现代临床医学丛书

总主编　任成山　肖颖彬

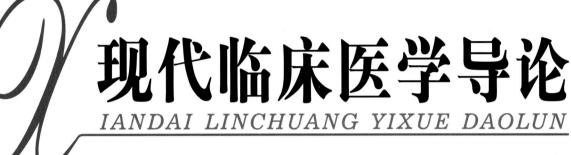

现代临床医学导论

XIANDAI LINCHUANG YIXUE DAOLUN

下　册

主　编　张　曦　郭乔楠

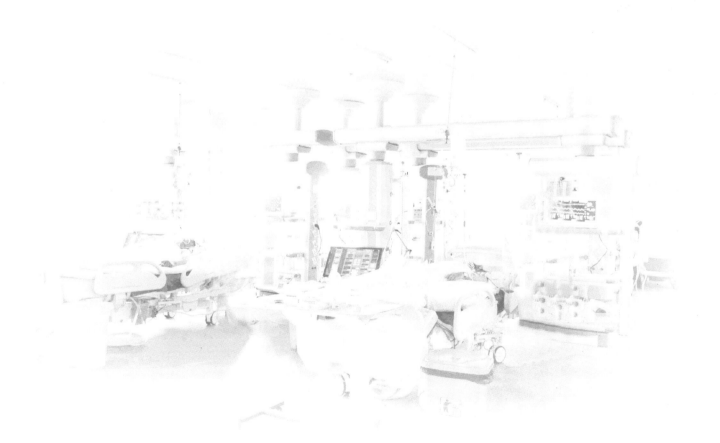

郑州大学出版社

图书在版编目(CIP)数据

现代临床医学导论. 下册／张曦，郭乔楠主编. — 郑州：郑州大学出版社，2024. 1
（现代临床医学丛书／任成山，肖颖彬总主编）
ISBN 978-7-5645-9928-7

Ⅰ. ①现…　Ⅱ. ①张…②郭…　Ⅲ. ①临床医学　Ⅳ. ①R4

中国国家版本馆 CIP 数据核字（2023）第 182936 号

现代临床医学导论. 下册
XIANDAI LINCHUANG YIXUE DAOLUN. XIACE

选题策划	李振川	封面设计	苏永生
责任编辑	薛　晗　李振川	版式设计	苏永生
责任校对	张彦勤　董　珊　张馨文	责任监制	李瑞卿

出版发行	郑州大学出版社	地　　址	郑州市大学路 40 号（450052）
出 版 人	孙保营	网　　址	http://www.zzup.cn
经　　销	全国新华书店	发行电话	0371-66966070
印　　刷	河南瑞之光印刷股份有限公司		
开　　本	890 mm×1 240 mm　1／16		
总 印 张	157.25	总 字 数	5 237 千字
版　　次	2024 年 1 月第 1 版	印　　次	2024 年 1 月第 1 次印刷
书　　号	ISBN 978-7-5645-9928-7	总 定 价	2 360.00 元（上、下册）

总主编简介

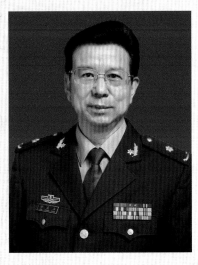

　　任成山,主任医师,教授,传统医学博士,硕士研究生导师。曾任中国人民解放军陆军军医大学第二附属医院(新桥医院)急诊科主任、门诊部主任,现任《中华肺部疾病杂志(电子版)》编辑部主任。

　　学术任职:曾任及现任中国人民解放军陆军军医大学科学技术委员会委员、重庆市生理科学会暨危重病专业委员会常委、重庆市急诊医学专业委员会副主任委员;《中华医药学杂志》编委、《中华综合临床医学杂志》副主编、《中国急救医学》常务编委、《世界危重病医学杂志》编委、《中华肺部疾病杂志(电子版)》常务副总编、重庆市高等学校学报研究会第五届理事会理事、中国高等学报自然学报研究会军队院校期刊专业委员会委员。

　　专业特长:从事临床医学一线工作及医学教育医学科学研究40多年,有系统、扎实的内科学和急诊医学基础理论知识,临床经验丰富。熟悉消化系统重症及疑难疾病的诊断与救治,对慢性乙型病毒性肝炎、慢性丙型病毒性肝炎、肝硬化、消化性溃疡、胰腺疾病基础与临床研究有较深的造诣。对医学杂志的创办和医学专著的组织编写有丰富经验,特别熟悉医学论文的编校、审稿、定稿、排版、印制和发行整个工作流程,尤为熟悉法定计量在医学中的应用,对医学杂志的编审及质量提升有较为丰富的经验。

　　学术成就:在医学研究和危重病救治工作中颇有建树,特别是对危重病患者和多器官功能障碍综合征(MODS)患者血清电解质与酸碱平衡紊乱诊断与防治有较深的研究。完成全军科研课题2项、重庆市科委课题1项。撰写并发表医学学术论文155篇,其中,中华系列杂志和国家统计源期刊138篇。主编医学专著9部,参编医学专著12部。获国家科学技术进步奖三等奖1项,军队科学技术进步奖及医疗成果奖一、二、三等奖共5项,重庆市科学技术进步奖二等奖1项。

　　个人荣誉:荣立集体三等功2次,个人三等功2次;中国人民解放军陆军军医大学"十五"科研先进个人。

总主编简介

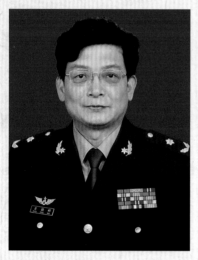

肖颖彬,主任医师,教授,博士研究生导师,专业技术少将。现任中国人民解放军陆军军医大学第二附属医院(新桥医院)全军心血管外科研究所所长,重庆市政协委员,享受国务院政府津贴。

学术任职:国务院学位委员会第八届学科评议组成员。现任中华医学会胸心血管外科分会常务委员,中国医师协会心脏外科医师分会常委,全军胸心血管外科专业委员会主任委员,重庆市胸心血管外科专业委员会名誉主任委员,重庆市医师协会心血管外科医师分会会长。担任《解放军医学杂志》《陆军军医大学学报》副主编。

专业特长:在复杂重症心脏瓣膜疾病、复杂先天性心脏病、婴幼儿先心病、冠心病和大血管疾病外科治疗有丰富经验。

学术成就:创新完善心脏不停跳心内直视手术技术,率先应用于婴幼儿、新生儿先心病手术和高原心脏手术。成功开展胸腹连体儿分离、复杂腹型异位心矫治等手术。以第一完成人获国家科学技术进步奖二等奖 1 项,重庆市科学技术进步奖一等奖 1 项,军队医疗成果奖二等奖 1 项。发表学术论文 160 余篇,参与编写专著 10 余部。

个人荣誉:"新世纪百千万人才工程"国家级人选,全军学科拔尖人才,第十三届"中国十大杰出青年"、"2020 中国最美医师"、"2022 重庆市最美医师"、全军优秀共产党员、全军优秀教师、重庆英才·优秀科学家、重庆市首席医学专家等。原中国人民解放军总后勤部科技新星、科技银星。荣立个人二等功、三等功各 1 次。

主编简介

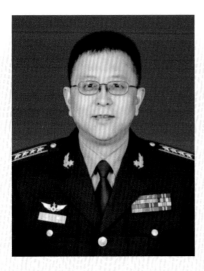

张曦，主任医师、教授、博士研究生导师，专业技术大校。现任中国人民解放军陆军军医大学第二附属医院（新桥医院）血液病医学中心（军队临床重点专科）主任，重庆市人大代表，享受军队特殊津贴。

学术任职：现任中华医学会血液学分会常务委员，造血干细胞应用学组副组长，中国抗癌协会血液肿瘤专委会副主任委员，中国医师协会血液科医师分会常务委员，中国血液病专科联盟副理事长，中国病理生理学会实验血液学专委会常务委员，第五、六届重庆市医学会血液病专委会主任委员；*Blood Genomics* 杂志主编，*The Lancet*、*JCO*、*Blood*、*JHO*、*Leukemia*、*Lancet Hematology*、*Science Bulletin*、*CMJ* 等杂志编委和审稿专家。

专业特长：对白血病、淋巴瘤等耐药难治复发性血液肿瘤的放化疗、造血干细胞移植、细胞免疫治疗等具有丰富经验。

学术成就：创新耐药难治复发性血液肿瘤的精准治疗以及造血干细胞移植后移植物抗宿主病（GVHD）的复合防控体系，牵头制定了基于"微环境重塑"的难治性白血病诊治技术，首次完成最大规模难治性白血病治疗 2 935 例，使 2 年总生存提高 21.5%，显著降低病死率。以第一完成人获国家科学技术进步奖二等奖 1 项，中华医学科技奖一等奖 1 项，重庆市科学技术进步奖一等奖、二等奖各 1 项。发表 SCI 论文 110 篇，最高影响因子 50.7；主编/副主编专著 5 部；执笔行业指南 6 项，参编 29 项；获国家发明专利 44 项。

个人荣誉：中国肿瘤青年科学家奖、中国人民解放军陆军优秀科技人员标兵、重庆市首席专家工作室和重庆市创新群体领衔专家、重庆市首席医学专家、重庆市科技创新领军人才、天府学者特聘专家、全军拔尖人才、首批中国人民解放军陆军科技英才。

主编简介

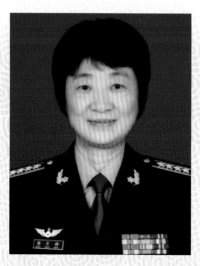

郭乔楠，主任医师、教授、博士研究生导师，专业技术大校。中国人民解放军陆军军医大学病理研究所副主任（副所长）。

学术任职：现任中国医师协会病理科医师分会常务委员，中国研究型医院协会超微与分子病理专业委员会常务委员，全军病理学专业委员会常务委员兼秘书长，重庆市医师协会病理科医师分会会长，重庆市妇幼卫生学会病理学专委会副主任委员。国家自然科学基金委项目评议人及国家学位委员会评审专家。担任《陆军军医大学学报》《局部手术学杂志》常务编委。

专业特长：从事肿瘤病理学的研究，研究方向为骨肉瘤增殖活性与预后间关系的研究；骨肉瘤多药耐药的研究及骨肉瘤发病机制的研究（骨肉瘤线粒体基因突变、$p53$ 基因突变及印迹基因变化及调控机制）。在软组织与骨肿瘤、淋巴瘤、肺癌及肾脏病理等外科病理诊断方面有较丰富的经验。

学术成就：作为课题负责人完成国家自然科学基金面上项目 6 项，重庆市自然科学基金重点项目 2 项，以第一完成人获大学临床新技术二级甲等 1 项。发表学术论文 100 余篇，其中 SCI 论文 30 余篇。主编教材、专著 2 部，副主编教材 2 部，参与编写专著 8 部。培养硕士研究生 14 名、博士研究生 1 名。

个人荣誉：中国人民解放军原总后勤部优秀党务工作者、院校教学比武"教学标兵"。2004 年获全军优秀教学成果奖三等奖、全军优秀院校"育才奖"银奖。2005 年课堂教学设计方案获中国人民解放军教育技术学会二等奖、整合案例获中国教育技术学会"昊天杯"赛一等奖。重庆市"三八红旗手"、重庆市沙坪坝区人大代表、重庆市第三批学科技术带头人、中国人民解放军陆军军医大学"十三五"教学名师等。荣立个人三等功 1 次。

作者名单

总主编　任成山　肖颖彬

主　编　张　曦　郭乔楠

副主编　张　冬　刘　勇　张志宏　刘煜亮　王晓礽　樊超强　于世勇
　　　　李　芳　王赤京　温皇鼎　马　军　伍亚舟　黄　磊　黄其密

编　委　（以姓氏笔画为序）
于世勇　中国人民解放军陆军军医大学第二附属医院（新桥医院）
万翠翠　中国人民解放军陆军军医大学第二附属医院（新桥医院）
马　丹　中国人民解放军陆军军医大学第二附属医院（新桥医院）
马　军　南方医科大学南方医院
马明镜　中国人民解放军陆军军医大学第二附属医院（新桥医院）
马翔宇　中国人民解放军陆军军医大学
马温惠　中国人民解放军空军军医大学第一附属医院（西京医院）
王　宁　重庆大学附属肿瘤医院
王　刚　中国人民解放军陆军军医大学第一附属医院（西南医院）
王　江　中国人民解放军陆军军医大学第二附属医院（新桥医院）
王　丽　山东阳光融和医院
王　兵　中国人民解放军陆军军医大学第二附属医院（新桥医院）
王　浩　四川大学华西医院
王　爽　中国人民解放军陆军军医大学第二附属医院（新桥医院）
王　璇　中国人民解放军陆军军医大学第二附属医院（新桥医院）
王云东　重庆大学附属肿瘤医院
王永强　山东阳光融和医院
王光宪　中国人民解放军陆军军医大学第二附属医院（新桥医院）
王伟强　重庆理工大学附属中心医院
王关嵩　中国人民解放军陆军军医大学第二附属医院（新桥医院）
王赤京　郑州大学第五附属医院
王宋平　西南医科大学附属医院
王晓礽　中国人民解放军总医院
王晓慧　重庆医科大学附属第一医院

1

王海霞　重庆大学附属肿瘤医院
王筱淇　中国人民解放军陆军军医大学第二附属医院（新桥医院）
毛战斌　重庆大学附属肿瘤医院
文　利　中国人民解放军陆军军医大学第二附属医院（新桥医院）
文　钦　中国人民解放军陆军军医大学第二附属医院（新桥医院）
节梦梦　中国人民解放军陆军军医大学第二附属医院（新桥医院）
左洋萍　重庆大学附属三峡医院
石洪成　复旦大学附属中山医院
龙　舟　中国人民解放军陆军军医大学第二附属医院（新桥医院）
卢　兵　中国人民解放军陆军军医大学第二附属医院（新桥医院）
卢　岩　中国人民解放军北京卫戍区后勤门诊部
叶　飞　中国人民解放军陆军军医大学第二附属医院（新桥医院）
叶　秋　中国人民解放军陆军军医大学第二附属医院（新桥医院）
冯玉洁　重庆大学附属肿瘤医院
吕金莎　中国人民解放军陆军军医大学第二附属医院（新桥医院）
朱　虹　江西省肿瘤医院
伍亚舟　中国人民解放军陆军军医大学
任成山　中国人民解放军陆军军医大学第二附属医院（新桥医院）
任丽丽　中国人民解放军东部战区总医院
向　颖　中国人民解放军陆军军医大学
刘　云　中国人民解放军陆军军医大学第二附属医院（新桥医院）
刘　利　重庆大学附属肿瘤医院
刘　诚　中国人民解放军陆军军医大学第二附属医院（新桥医院）
刘　玲　中国人民解放军陆军军医大学
刘　恒　中国人民解放军陆军军医大学第二附属医院（新桥医院）
刘　勇　中国人民解放军陆军军医大学第二附属医院（新桥医院）
刘　莉　中国人民解放军陆军军医大学第二附属医院（新桥医院）
刘国芳　中国人民解放军陆军军医大学第二附属医院（新桥医院）
刘国兵　复旦大学附属中山医院
刘春燕　中国人民解放军陆军军医大学第二附属医院（新桥医院）
刘唯佳　中国人民解放军陆军军医大学第二附属医院（新桥医院）
刘煜亮　重庆医科大学附属第一医院
江　维　江西省妇幼保健院
江海炜　江西省赣州市人民医院
孙　玲　中国人民解放军陆军军医大学第二附属医院（新桥医院）
孙　涛　中国人民解放军空军军医大学第二附属医院（唐都医院）
孙清荣　中国人民解放军陆军军医大学第二附属医院（新桥医院）
苏　蕾　重庆医科大学附属第二医院
苏晓萍　重庆大学附属肿瘤医院
杜春丽　中国人民解放军陆军军医大学第二附属医院（新桥医院）
杜晓锋　重庆市邮政医院

2

李　芳　重庆大学附属肿瘤医院
李　丽　中国人民解放军陆军军医大学第二附属医院(新桥医院)
李　凌　江西省妇幼保健院
李　涛　中国人民解放军陆军军医大学第二附属医院(新桥医院)
李　珺　江西省妇幼保健院
李　雪　中国人民解放军陆军军医大学第二附属医院(新桥医院)
李　敏　重庆大学附属肿瘤医院
李　喆　中国人民解放军海军特色医学中心
李　颖　重庆大学附属肿瘤医院
李玉英　西南医科大学附属医院
李永奇　中国人民解放军空军军医大学第一附属医院(西京医院)
李建军　中国人民解放军陆军军医大学第二附属医院(新桥医院)
李春花　中国人民解放军陆军军医大学第二附属医院(新桥医院)
李恒菊　郑州大学
李振川　郑州大学
李晋涛　中国人民解放军陆军军医大学
李晓欧　四川大学华西医院
李高森　中国人民解放军陆军军医大学第二附属医院(新桥医院)
李梓倩　北京和平医院
李晶晶　重庆大学附属三峡医院
李新哲　中国人民解放军陆军军医大学第二附属医院(新桥医院)
李锡军　中国人民解放军新疆军区机关门诊部
杨　柳　中国人民解放军陆军军医大学第二附属医院(新桥医院)
杨仕明　中国人民解放军陆军军医大学第二附属医院(新桥医院)
杨毕君　重庆医科大学附属第一医院
杨柳青　中国人民解放军陆军军医大学第二附属医院(新桥医院)
肖国有　广西医科大学附属肿瘤医院
肖颖彬　中国人民解放军陆军军医大学第二附属医院(新桥医院)
吴　桐　中国人民解放军陆军军医大学第二附属医院(新桥医院)
吴　雪　中国人民解放军陆军军医大学第二附属医院(新桥医院)
吴　瑶　中国人民解放军陆军军医大学第二附属医院(新桥医院)
吴艳秋　四川大学华西医院
吴梦雪　中国人民解放军陆军军医大学第一附属医院(西南医院)
吴绮楠　重庆市大足区人民医院
吴隘红　重庆大学附属肿瘤医院
邱宗文　中国人民解放军陆军军医大学第二附属医院(新桥医院)
何　滟　重庆大学附属三峡医院
何　蔼　中国人民解放军陆军军医大学第二附属医院(新桥医院)
何　蕾　中国人民解放军陆军军医大学第二附属医院(新桥医院)
何密斯　重庆大学附属肿瘤医院
余　睿　中国人民解放军陆军军医大学第二附属医院(新桥医院)

邹　朗　中国人民解放军陆军军医大学第二附属医院(新桥医院)
邹　霞　江西省肿瘤医院
邹冬玲　重庆大学附属肿瘤医院
邹利光　中国人民解放军陆军军医大学第二附属医院(新桥医院)
宋秋月　中国人民解放军陆军军医大学
张　义　中国人民解放军陆军军医大学第二附属医院(新桥医院)
张　冬　中国人民解放军陆军军医大学第二附属医院(新桥医院)
张　佐　南昌大学第二附属医院
张　青　中国人民解放军陆军军医大学第二附属医院(新桥医院)
张　松　中国人民解放军陆军军医大学第二附属医院(新桥医院)
张　峡　中国人民解放军陆军军医大学第二附属医院(新桥医院)
张　萍　中国人民解放军陆军军医大学第二附属医院(新桥医院)
张　磊　中国人民解放军陆军军医大学第二附属医院(新桥医院)
张　耀　中国人民解放军陆军军医大学
张　曦　中国人民解放军陆军军医大学第二附属医院(新桥医院血液科)
张　曦　中国人民解放军陆军军医大学第二附属医院(新桥医院放射科)
张志宏　中国人民解放军东部战区总医院
张启川　中国人民解放军陆军军医大学第二附属医院(新桥医院)
张明周　中国人民解放军陆军军医大学第二附属医院(新桥医院)
张明琼　重庆大学附属肿瘤医院
张倩倩　山东阳光融和医院
张智高　山东阳光融和医院
张群霞　重庆医科大学附属第二医院
陈　枫　中国人民解放军陆军军医大学第二附属医院(新桥医院)
陈　佳　中国人民解放军陆军军医大学第二附属医院(新桥医院)
陈　娇　中国人民解放军陆军军医大学第二附属医院(新桥医院)
陈　琦　南昌大学第二附属医院
陈汝雪　中国人民解放军总医院
陈莉发　中国人民解放军陆军军医大学第二附属医院(新桥医院)
陈敏良　山东阳光融和医院
范　婷　中国人民解放军陆军军医大学第二附属医院(新桥医院)
林　辉　中国人民解放军陆军军医大学第二附属医院(新桥医院)
易　东　中国人民解放军陆军军医大学第二附属医院(新桥医院)
罗　丽　重庆大学附属肿瘤医院
罗梦林　中国人民解放军陆军军医大学第二附属医院(新桥医院)
和丽娇　中国人民解放军陆军军医大学第二附属医院(新桥医院)
周　航　重庆大学附属肿瘤医院
周　银　中国人民解放军陆军军医大学第二附属医院(新桥医院)
庞　华　重庆医科大学附属第一医院
郑　磊　中国人民解放军陆军军医大学第一附属医院(西南医院)
郑子雯　江西省肿瘤医院

赵　刚　中国人民解放军陆军军医大学第二附属医院（新桥医院）
赵茂宇　中国人民解放军陆军军医大学第二附属医院（新桥医院）
赵晓辉　中国人民解放军陆军军医大学第二附属医院（新桥医院）
赵海燕　中国人民解放军陆军军医大学第二附属医院（新桥医院）
胡　星　重庆大学附属肿瘤医院
胡长江　中国人民解放军陆军军医大学第二附属医院（新桥医院）
钟　林　重庆大学附属肿瘤医院
钟杭美　中国人民解放军陆军军医大学第二附属医院（新桥医院）
段　东　中国科学院大学附属医院（重庆）
饶茂华　重庆医科大学附属第二医院
洪睿霞　重庆大学附属肿瘤医院
姚元志　重庆大学附属肿瘤医院
贺　英　中国人民解放军陆军军医大学第二附属医院（新桥医院）
骆文君　中国人民解放军陆军军医大学第二附属医院（新桥医院）
秦显莉　中国人民解放军陆军军医大学第二附属医院（新桥医院）
敖　梦　重庆医科大学附属第二医院
袁卫红　昆明医科大学第二附属医院
袁耿彪　重庆医科大学附属第二医院
莫琳芳　中国人民解放军海军特色医学中心
晋献春　中国人民解放军陆军军医大学第二附属医院（新桥医院）
夏　勋　成都医学院第一附属医院
夏　雪　中国人民解放军陆军军医大学第二附属医院（新桥医院）
钱　青　中国人民解放军陆军军医大学第二附属医院（新桥医院）
徐　斌　重庆大学附属肿瘤医院
徐　瑞　中国人民解放军陆军军医大学第二附属医院（新桥医院）
徐开家　江西省妇幼保健院
徐敏娟　江西省赣州市人民医院
徐慧琳　中国人民解放军陆军军医大学第二附属医院（新桥医院）
高　力　中国人民解放军陆军军医大学第二附属医院（新桥医院）
高　军　山东阳光融和医院
高　勇　中国人民解放军陆军军医大学第二附属医院（新桥医院）
郭乔楠　中国人民解放军陆军军医大学第二附属医院（新桥医院）
唐　朋　中国人民解放军陆军军医大学第二附属医院（新桥医院）
唐　波　中国人民解放军陆军军医大学第二附属医院（新桥医院）
唐光明　重庆理工大学附属中心医院
唐咸军　中国人民解放军陆军军医大学第二附属医院（新桥医院）
唐雪峰　中国人民解放军陆军军医大学第二附属医院（新桥医院）
涂开家　中国人民解放军陆军军医大学第二附属医院（新桥医院）
陶　俊　重庆医科大学附属第三医院
陶利民　南昌大学第一附属医院
陶玥颖　中国人民解放军陆军军医大学第二附属医院（新桥医院）

陶新曹　中日友好医院
黄　磊　南方医科大学南方医院
黄占文　西南医科大学附属医院
黄其密　中国人民解放军陆军军医大学第二附属医院（新桥医院）
黄定德　中国人民解放军陆军军医大学第一附属医院
黄莉舒　重庆大学附属肿瘤医院
黄微微　中国人民解放军陆军军医大学第二附属医院（新桥医院）
龚燕锋　南昌大学第一附属医院
崔　春　中国人民解放军陆军军医大学第二附属医院（新桥医院）
彭　学　中国人民解放军陆军军医大学第二附属医院（新桥医院）
葛晓东　中国人民解放军陆军军医大学第二附属医院（新桥医院）
董　蕾　中国人民解放军陆军军医大学第二附属医院（新桥医院）
董亚萍　中国人民解放军陆军军医大学第二附属医院（新桥医院）
敬兴果　重庆医科大学附属第一医院
粟　宇　中国人民解放军陆军军医大学第二附属医院（新桥医院）
程　超　中国人民解放军海军军医大学第一附属医院（长海医院）
傅　莉　中国人民解放军陆军军医大学第二附属医院（新桥医院）
税莉莉　重庆医科大学附属第一院医院
温皇鼎　南方医科大学南方医院
谢　桃　西南医科大学附属医院
谢明汛　中国人民解放军陆军军医大学第二附属医院（新桥医院）
谢荣凯　中国人民解放军陆军军医大学第二附属医院（新桥医院）
鄢　洁　西南医科大学附属医院
蒲丹岚　重庆大学附属肿瘤医院
楚明明　中国人民解放军陆军军医大学第二附属医院（新桥医院）
雷香梅　中国人民解放军陆军军医大学第二附属医院（新桥医院）
蔡元卿　中国人民解放军陆军军医大学第二附属医院（新桥医院）
廖翠薇　中国人民解放军陆军军医大学第二附属医院（新桥医院）
谭　虎　中国人民解放军陆军军医大学第二附属医院（新桥医院）
熊廷伟　中国人民解放军陆军军医大学第二附属医院（新桥医院）
熊鸿燕　中国人民解放军陆军军医大学
樊超强　中国人民解放军陆军军医大学第二附属医院（新桥医院）
戴书华　中国人民解放军陆军军医大学第二附属医院（新桥医院）
戴光明　中国人民解放军陆军军医大学第二附属医院（新桥医院）
魏龙晓　中国人民解放军空军军医大学第二附属医院（唐都医院）

其他参编人员（以姓氏笔画为序）
叶　楠　吕红霞　吕明昊　刘克辛　李　佳　李　珺　李庆平　闰素英
绘图及插图设计　任诗雨　西南医科大学附属医院
秘　书　程　敏　黄红稷　王亚南
本书编审　李振川

序

医学从史前走到近、现代，经历了朴素思想、原始药术到医学理论、先进药械和技术规范的发展过程。古代埃及、印度、巴比伦、亚述和中国医学为人类做出了重大贡献，《黄帝内经》就是中国对人体生理和病理系统医学做出重要贡献的经验总结。

进入20世纪后，现代科学技术特别是物理学、生物学、化学等相关科技的进步，快速地促进临床医学发展和疾病诊疗技术进步。在医学教育上，从唐代编纂《广济方》《广利方》普及医药知识、促进医学发展，到光绪帝诏令颁布《大清光绪新法令》将"病理"作为医科学校必修课程，再到西方医学教学内容和学科体系在中国的传播与建立，我国的现代医学基础教育和毕业后教育（包括住院医师规范化培训）制度逐步成熟和完善。在医学研究和学科发展上，科学仪器的发明和检测技术的应用使得近代医学具有实验医学属性，以及现代医学兼具学科细化与交叉整合特性。一方面，深度解析疾病过程和机制，另一方面，创新技术快速转化和提升医疗水平。医学模式也逐步转变为生物-心理-社会的综合模式。

当今医学的发展模式和特点对医护人员提出了更高要求，需要具备更全面和更专业的知识。而目前教科书或专著大部分更关注疾病的诊断和治疗，较少涉及基础理论、实验技术和医学人文等知识的介绍，在对医护人员全方位的医学知识和内涵培养方面有所欠缺，因此迫切需要推出一套符合现代医学发展和临床诊治需求的教科书，全方位提升医护人员的医学专业水平和综合素养。

临床医师应该对现代临床医学内涵与属性、理论与实践、基础与进展各方面有较深入的学习和认识。中国人民解放军陆军军医大学任成山、肖颖彬、张曦、郭乔楠4位教授组织编写的现代临床医学丛书之《现代临床医学导论（上、下册）》内容全面，与时俱进。本书首先介绍了临床医学的概念内涵、服务模式和医德医风，其后讲解了与现代临床诊疗发展密切相关的分子生物学、遗传学、免疫学、统计学等基础知识，更是全面介绍了临床诊治所涉及的各项检查、护理学和药理学知识。本书和既往教科书相比有两大特点：一是知识全面，本书共23篇165章（约520万字），涵盖了生物学、心理学和社会学三大方面的内容，覆盖了医学人文、临床基础医学、预防医学、临床诊疗医学和临床护理学等知识，体现了微观和宏观的医学发展。二是注重能力培养,基础医学与临床医学的联系融合,注重理论知识与临床实践的转化应用;更为难得的是,本书还就学术论文的撰写进行了专题论述,这对医护人员的能力和素养提升将会有非常大的帮助。

　　本书汇集了全国 16 所医学高等院校,35 家医院的 232 位临床、科研和教学工作者及知名专家的辛勤汗水,相信本书的出版一定能为读者带来有益的帮助,为现代临床医学规范和进步助力。

中国科学院院士

陆军军医大学第一附属医院病理科主任

2023 年 8 月 5 日

前　言

医学是一门包罗万象的科学,之所以包罗万象是因为医学涉及诸多学科。医学领域主要包括基础医学、临床医学、法医学、药理学、影像医学、检验医学、预防医学、康复医学、保健医学,以及祖国传统医学等。其中基础医学包括生理学、病理学、微生物学等30多个学科。临床医学包括临床诊断学、实验诊断学、内科学及外科学,其中又分为许多亚学科等40多个专业学科。祖国传统医学包括中医学、藏医学、蒙医学、维医学等10多个专业学科,以及新的医学学科等约100多个学科。所以说医学是一个包罗万象的大学科。

现代临床医学丛书之《现代临床医学导论(上、下册)》一书范围很宽广,共23篇165章,约520万字,在绪论中介绍了临床医学的概念与内涵、临床医学的服务模式、学医从医的目的、临床医师应具有的品德,以及循证医学、转化医学、群医学和整合医学的基本概念及意义。其后介绍了分子生物学基础与临床、医学遗传与疾病、医学免疫学基础与临床、临床微生物学基础与应用、恶性肿瘤与肿瘤免疫学、医学统计学基础及其应用、临床流行病学基础及其应用、疾病的三级预防、临床医学学术论文的写作与投稿、病史采集与医疗文书书写、临床思维与诊断疾病、常见临床症状与疾病、体征学与体格检查、电生理学检查及其临床意义、内镜检查与诊断及其临床意义、肺功能检查与诊断及其临床意义、医学影像学检查与诊断及其临床应用、病理学检查与诊断及其临床意义、临床常用诊疗操作技术、临床护理管理概论、临床药理学与常用药物应用、检验项目及其临床意义。

本书不同既往的教科书形式,而是着重从基础医学知识、与临床衔接、临床实用角度出发,力求贯彻理论紧密联系临床实际,让临床医师身临其境,从接触患者入手,询问病史、体格检查、分析实验资料,应用循证医学证据,结合临床思维,逐步进行诊断与治疗;同时结合循证医学等,判断所做出的诊断及治疗是否正确。医学学术论文的撰写是临床医师必备的素养,本书进行了专题论述。为了适应医学科学的发展,本书在放射性核素显像及其临床意义中,特别增添了正电子发射断层成像/磁共振成像。本书编写的格式统一规范,条目清晰,内容丰富,简明扼要,通俗易懂,方便阅读,突显科学性、实用性。它是有一定医学基础学者开启临床医学之门的密钥,是进入临床医学的桥梁,也是一部可供临床医师、进修医师、研究生和医学院校学生学习的重要参考书。

医学是一门近年来发展最快的学科,新观念、新技术、新药物不断涌现,虽然我们在编写中阅读了诸多国内外医学文献,但由于本书涉及学科较多,因编著者的专业所限,相关资料可能还不尽齐全,许多内容难以达到尽善尽美,不足之处在所难免。衷心希望读者提出批评指正。

本书在编写过程中,各位编者付出了辛勤的劳动,郑州大学出版社给予了大力的支持,做了认真细致的编辑审校工作,卞修武院士欣然为本书作序,在此一并表示衷心的感谢。期望本书能对读者有所帮助,这是本书全体编著者最大的心愿。

任成山 肖颖彬 张 曦 郭乔楠

2023 年 8 月 15 日

全书概览

现代临床医学导论·上册

第一篇　绪论

第1章　临床医学的概念与内涵
第2章　临床医学服务的模式
第3章　学医从医的目的
第4章　临床医师应具有的品德

第5章　循证医学的概念与临床应用
第6章　转化医学的概念与临床应用
第7章　群医学的概念与意义
第8章　整合医学的概念与意义

第二篇　分子生物学基础与临床

第9章　分子生物学关键技术

第10章　分子生物学技术与临床

第三篇　医学遗传与疾病

第11章　遗传性疾病及其分子基础
第12章　遗传性疾病的分子诊断
第13章　遗传性疾病的基因治疗

第14章　遗传类型与相关疾病
第15章　染色体异常与相关疾病

第四篇　医学免疫学基础与临床

第16章　医学免疫学与免疫系统
第17章　免疫损伤与疾病
第18章　器官移植与免疫

第19章　免疫功能检测与临床意义
第20章　疾病免疫防治基础与临床

第五篇 临床微生物学基础与应用

第21章 病原微生物的发现与分类

第22章 感染性疾病的病原微生物检查

第23章 临床常用抗菌药物的分类与应用原则

第24章 细菌耐药机制和耐药性的变迁

第六篇 恶性肿瘤与肿瘤免疫学

第25章 恶性肿瘤细胞与分子学基础

第26章 肿瘤的筛查与早期发现

第27章 恶性肿瘤的特点与诊断

第28章 恶性肿瘤的临床并发症

第29章 原发灶不明的转移癌

第30章 肿瘤抗原宿主与肿瘤免疫反应

第31章 肿瘤标志物对癌症诊断的临床意义

第32章 恶性肿瘤治疗方式的选择

第七篇 医学统计学基础及其应用

第33章 医学统计学基本概念、步骤与应用

第34章 常用医学统计方法

第八篇 临床流行病学基础及其应用

第35章 临床流行病学的特征与应用

第36章 临床流行病学的核心内容

第37章 临床流行病学的研究方法

第九篇 疾病的三级预防

第38章 疾病的自然史与三级预防

第39章 传染病的预防与控制

第40章 慢性非传染性疾病的预防与控制

第十篇　临床医学学术论文的写作与投稿

第41章　医学学术论文写作的基本　　　第43章　临床SCI论文撰写
　　　　知识　　　　　　　　　　　　　　　　　与投稿的注意事项
第42章　论文写作与投稿的注意
　　　　事项

第十一篇　病史采集与医疗文书书写

第44章　病史采集的重要性与规范　　　第46章　病历的种类与质量控制
　　　　要求　　　　　　　　　　　　第47章　电子病历与电子病历系统
第45章　病历的重要性与书写规范　　　第48章　病案首页的填写规范

第十二篇　临床思维与诊断疾病

第49章　临床思维　　　　　　　　　　第51章　循证医学在诊断疾病中的
第50章　诊断疾病　　　　　　　　　　　　　　应用

第十三篇　常见临床症状与疾病

第52章　一般症状　　　　　　　　　　第61章　呼吸系统症状与疾病
第53章　神经系统症状与疾病　　　　　第62章　心血管系统症状与疾病
第54章　精神症状与疾病　　　　　　　第63章　消化系统症状与疾病
第55章　皮肤症状与疾病　　　　　　　第64章　血液系统症状与疾病
第56章　眼部症状与疾病　　　　　　　第65章　内分泌、代谢系统症状与
第57章　耳部症状与疾病　　　　　　　　　　　疾病
第58章　鼻部症状与疾病　　　　　　　第66章　泌尿系统症状与疾病
第59章　口腔症状与疾病　　　　　　　第67章　生殖系统症状与疾病
第60章　咽喉部症状与疾病　　　　　　第68章　骨关节症状与疾病

第十四篇　体征学与体格检查

第69章　体格检查的重要性与注意　　　第71章　一般体格检查
　　　　事项　　　　　　　　　　　　第72章　头面部与颈部检查
第70章　基本检查法　　　　　　　　　第73章　胸部检查

第74章　腹部检查　　　　　　　　第76章　四肢与脊柱检查
第75章　生殖器、肛门与直肠检查　　第77章　神经系统检查

第十五篇　电生理学检查及其临床意义

第78章　心电图检查及其临床意义　　第81章　诱发电位检查及其临床
第79章　脑电图检查及其临床意义　　　　　　意义
第80章　肌电图和神经传导速度检　　第82章　经颅多普勒超声检查及其
　　　　查及其临床意义　　　　　　　　　　临床意义

现代临床医学导论·下册

第十六篇　内镜检查与诊断及其临床意义

第83章　胃镜检查及其临床意义　　　第87章　超声内镜检查及其临床
第84章　结肠镜与小肠镜检查及其　　　　　　意义
　　　　临床意义　　　　　　　　　第88章　腹腔镜检查及其临床意义
第85章　胶囊内镜检查及其临床　　　第89章　支气管镜检查及其临床意义
　　　　意义　　　　　　　　　　　第90章　内科胸腔镜与纵隔镜检查
第86章　十二指肠内镜逆行胆胰管　　　　　　及其临床意义
　　　　造影检查及其临床意义　　　第91章　阴道镜与宫腔镜检查及其
　　　　　　　　　　　　　　　　　　　　　临床意义

第十七篇　肺功能检查与诊断及其临床意义

第92章　肺功能参数及其临床意义　　第95章　心肺运动试验及其临床
第93章　气道反应性和气道阻塞　　　　　　　意义
　　　　可逆性检查及其临床应用　　第96章　呼吸调节检测及其临床
第94章　肺功能监测在机械通气　　　　　　　意义
　　　　时的临床应用　　　　　　　第97章　动脉血气分析与酸碱平衡
　　　　　　　　　　　　　　　　　　　　　紊乱判断及其临床意义

第十八篇 医学影像学检查与诊断及其临床应用

第 98 章 医学影像学检查技术及其
临床应用

第 99 章 骨与关节及软组织影像学
检查与诊断及其临床应用

第 100 章 呼吸系统影像学检查
与诊断及其临床应用

第 101 章 循环系统影像学检查
与诊断及其临床应用

第 102 章 消化系统影像学检查
与诊断及其临床应用

第 103 章 泌尿生殖系统影像学检查
与诊断及其临床应用

第 104 章 中枢神经系统影像学检查
与诊断及其临床应用

第 105 章 乳腺影像学检查与诊断
及其临床应用

第 106 章 介入放射学技术及其临床
应用

第 107 章 超声检查与诊断及其临床
应用

第 108 章 放射性核素显像检查
与诊断及其临床应用

第十九篇 病理学检查与诊断及其临床意义

第 109 章 病理学诊断的任务
和重要性及应用

第 110 章 病理学检查使用的技术
方法

第 111 章 病理学诊断的描述及病理
报告解读

第二十篇 临床常用诊疗操作技术

第 112 章 胸膜腔穿刺术

第 113 章 胸腔闭式引流术

第 114 章 胸膜活体组织检查术

第 115 章 经皮肺穿刺术

第 116 章 动脉穿刺术及插管术

第 117 章 骨髓穿刺术及骨髓活体
组织检查术

第 118 章 心包腔穿刺术

第 119 章 腹膜腔穿刺术

第 120 章 经皮肝穿刺活体组织
检查术和抽脓术

第 121 章 肾穿刺活体组织检查术

第 122 章 淋巴结穿刺术和活体组织
检查术

第 123 章 腰椎穿刺术

第 124 章 膝关节腔穿刺术

第 125 章 导尿和导尿术

第 126 章 前列腺检查和按摩术

第 127 章 中心静脉压测定术

第 128 章 痰液体位引流

第 129 章 结核菌素试验

第二十一篇　临床护理概论

第130章　基础护理
第131章　护理技术
第132章　营养饮食护理
第133章　护理技术操作并发症及处理

第二十二篇　临床药理学与常用药物应用

第134章　药理学的发展史
第135章　临床药物代谢动力学
第136章　治疗药物监测和给药个体化
第137章　药物不良反应及药物警戒
第138章　抗微生物药
第139章　抗寄生虫病药
第140章　麻醉药
第141章　镇痛、解热、抗炎、抗痛风药
第142章　神经系统用药
第143章　治疗精神障碍药
第144章　心血管系统用药
第145章　呼吸系统用药
第146章　消化系统用药
第147章　泌尿系统用药
第148章　血液系统用药
第149章　激素及调节内分泌功能药
第150章　抗变态反应药
第151章　免疫系统用药
第152章　抗肿瘤药
第153章　维生素类、矿物质类药、营养类药
第154章　调节水、电解质及酸碱平衡药
第155章　解毒药
第156章　生物制品
第157章　皮肤科用药
第158章　眼科用药
第159章　耳鼻喉科用药
第160章　妇产科用药

第二十三篇　检验项目及其临床意义

第161章　临床血液及体液检验
第162章　临床化学检验
第163章　临床免疫检验
第164章　分子生物学检验
第165章　临床微生物检验

汉英名词对照索引

目 录

现代临床医学导论·下册

第十六篇　内镜检查与诊断及其临床意义

第83章　胃镜检查及其临床意义 ································· 1183

第一节　胃镜检查的适应证、禁忌证及并发症 ················· 1184

一、适应证 ··· 1184

二、禁忌证 ··· 1184

三、并发症 ··· 1184

第二节　胃镜检查的准备及注意事项与操作方法 ············· 1184

一、检查准备及注意事项 ··································· 1184

二、操作方法 ··· 1185

第三节　胃镜检查的诊断及其临床意义 ····················· 1186

一、食管病变 ··· 1186

二、胃部病变 ··· 1189

三、十二指肠病变 ··· 1191

参考文献 ··· 1192

第84章　结肠镜与小肠镜检查及其临床意义 ················· 1193

第一节　结肠镜检查 ····································· 1193

一、适应证、禁忌证及并发症 ······························· 1193

二、检查准备及注意事项与操作方法 ························· 1194

三、诊断及其临床意义 ····································· 1196

第二节　小肠镜检查 ····································· 1200

一、适应证、禁忌证及并发症 ······························· 1200

二、检查准备及注意事项与操作方法 ························· 1200

三、诊断及其临床意义 ····································· 1201

参考文献 ··· 1203

第85章　胶囊内镜检查及其临床意义 ····················· 1204

第一节　胶囊内镜检查的适应证、禁忌证及并发症 ··········· 1204

一、适应证 ··· 1204

二、禁忌证 ··· 1205

三、并发症 ··· 1205

第二节　胶囊内镜检查的准备及注意事项与操作方法 ········· 1205

  一、检查准备及注意事项 ………………………………………………………………… 1205

  二、操作方法 ……………………………………………………………………………… 1206

 第三节 胶囊内镜检查的诊断及临床意义 ……………………………………………… 1206

  一、胶囊内镜在小肠疾病中的临床应用 ………………………………………………… 1206

  二、胶囊内镜在食管疾病中的临床应用 ………………………………………………… 1206

  三、胶囊内镜在结肠疾病中的临床应用 ………………………………………………… 1207

  四、磁控胶囊内镜在胃疾病中的临床应用 ……………………………………………… 1207

 参考文献 …………………………………………………………………………………… 1208

第86章 十二指肠内镜逆行胆胰管造影检查及其临床意义 …………………………… 1209

 第一节 内镜逆行胰胆管造影检查的适应证、禁忌证及并发症 …………………………… 1209

  一、适应证 ………………………………………………………………………………… 1209

  二、禁忌证 ………………………………………………………………………………… 1209

  三、并发症 ………………………………………………………………………………… 1210

 第二节 内镜逆行胰胆管造影检查的准备及注意事项与操作方法 ……………………… 1210

  一、术前准备及注意事项 ………………………………………………………………… 1210

  二、操作方法与术后处理 ………………………………………………………………… 1211

 第三节 内镜逆行胰胆管造影检查的诊断及临床意义 …………………………………… 1212

  一、诊断意义 ……………………………………………………………………………… 1212

  二、临床意义 ……………………………………………………………………………… 1212

 参考文献 …………………………………………………………………………………… 1214

第87章 超声内镜检查及其临床意义 ………………………………………………… 1215

 第一节 超声内镜检查的适应证、禁忌证及并发症 ……………………………………… 1215

  一、适应证 ………………………………………………………………………………… 1215

  二、禁忌证 ………………………………………………………………………………… 1216

  三、并发症 ………………………………………………………………………………… 1216

 第二节 超声内镜检查的准备及注意事项与操作方法 …………………………………… 1217

  一、检查准备及注意事项 ………………………………………………………………… 1217

  二、操作方法 ……………………………………………………………………………… 1217

 第三节 超声内镜检查的诊断及其临床意义 ……………………………………………… 1217

  一、正常消化道管壁结构 ………………………………………………………………… 1217

  二、隆起性病灶的鉴别诊断 ……………………………………………………………… 1219

  三、胃肠道肿瘤的 TNM 分期 …………………………………………………………… 1225

  四、胰腺疾病的超声内镜诊断 …………………………………………………………… 1226

  五、胆道疾病的超声内镜诊断 …………………………………………………………… 1229

  六、超声内镜在治疗中的应用 …………………………………………………………… 1231

 参考文献 …………………………………………………………………………………… 1236

第88章 腹腔镜检查及其临床意义 ……………………………………………………… 1237

 第一节 腹腔镜检查的适应证与禁忌证 …………………………………………………… 1237

  一、适应证 ………………………………………………………………………………… 1237

  二、禁忌证 ………………………………………………………………………………… 1238

 第二节 腹腔镜检查的并发症 ……………………………………………………………… 1238

  一、与气腹相关的并发症 ………………………………………………………………… 1238

  二、腹腔穿刺相关并发症 ………………………………………………………………… 1241

  三、腹腔镜手术的传统并发症 …………………………………………………………… 1242

第三节　腹腔镜检查的注意事项 ……………………………………………………………… 1243
　一、戳孔 ………………………………………………………………………………………… 1243
　二、检查顺序 …………………………………………………………………………………… 1244
　三、实质脏器的检查 …………………………………………………………………………… 1244
　四、空腔脏器的检查 …………………………………………………………………………… 1244
　五、腹腔间隙的检查 …………………………………………………………………………… 1244
　六、取活检 ……………………………………………………………………………………… 1244
第四节　腹腔镜检查的术前准备与术后处理 ……………………………………………………… 1245
　一、术前准备 …………………………………………………………………………………… 1245
　二、术后处理 …………………………………………………………………………………… 1246
第五节　妇科腹腔镜临床应用 ……………………………………………………………………… 1246
　一、妇科腹腔镜的组成部分 …………………………………………………………………… 1246
　二、妇科腹腔镜的适应证与禁忌证 …………………………………………………………… 1248
　三、妇科腹腔镜的基本操作 …………………………………………………………………… 1248
　四、妇科腹腔镜手术并发症及其防治 ………………………………………………………… 1249
　五、妇科腹腔镜手术术后护理 ………………………………………………………………… 1250
　参考文献 ………………………………………………………………………………………… 1250
第89章　支气管镜检查及其临床意义 ………………………………………………………… 1251
第一节　支气管镜检查的适应证、禁忌证及并发症 ……………………………………………… 1252
　一、适应证 ……………………………………………………………………………………… 1252
　二、禁忌证 ……………………………………………………………………………………… 1252
　三、并发症 ……………………………………………………………………………………… 1253
第二节　支气管镜检查的术前准备与注意事项 …………………………………………………… 1253
　一、术前准备 …………………………………………………………………………………… 1253
　二、注意事项 …………………………………………………………………………………… 1254
第三节　经支气管镜活检术 ………………………………………………………………………… 1254
　一、临床应用及方法 …………………………………………………………………………… 1254
　二、并发症及注意事项 ………………………………………………………………………… 1256
第四节　支气管肺泡灌洗技术 ……………………………………………………………………… 1256
　一、灌洗方法及临床应用 ……………………………………………………………………… 1256
　二、并发症及注意事项 ………………………………………………………………………… 1258
第五节　经支气管镜防污染保护毛刷技术 ………………………………………………………… 1259
　一、临床应用 …………………………………………………………………………………… 1259
　二、操作方法 …………………………………………………………………………………… 1259
第六节　经支气管镜治疗技术 ……………………………………………………………………… 1259
　一、摘取异物 …………………………………………………………………………………… 1260
　二、清除呼吸道分泌物 ………………………………………………………………………… 1260
　三、气道内激光消融治疗 ……………………………………………………………………… 1260
　四、经支气管镜氩等离子体凝固术 …………………………………………………………… 1261
　五、经支气管镜高频电切割及电凝治疗 ……………………………………………………… 1262
　六、经支气管镜(高压)球囊扩张术 …………………………………………………………… 1262
　七、气道支架 …………………………………………………………………………………… 1263
　八、支气管镜在人工气道建立中的应用 ……………………………………………………… 1264
　九、经支气管镜支气管腔内的冷冻治疗 ……………………………………………………… 1264
　十、严重肺部感染及肺不张的治疗 …………………………………………………………… 1265

十一、经纤维支气管镜注射药物治疗肿瘤 ………………………………………………… 1265
十二、用纤维支气管镜替代胸腔镜 ………………………………………………………… 1265
十三、用于治疗支气管胸膜瘘及气管食管瘘 ……………………………………………… 1266
十四、咯血的治疗 …………………………………………………………………………… 1266
十五、微波治疗肺癌 ………………………………………………………………………… 1266
十六、治疗气管支气管内膜结核 …………………………………………………………… 1266
十七、经纤维支气管镜对危重患者置放胃管 ……………………………………………… 1266
参考文献 ……………………………………………………………………………………… 1266

第90章　内科胸腔镜与纵隔镜检查及其临床意义 ……………………………………… 1267
第一节　内科胸腔镜检查及其临床意义 …………………………………………………… 1267
一、适应证、禁忌证及并发症 ……………………………………………………………… 1268
二、术前准备与操作方法 …………………………………………………………………… 1269
三、临床意义 ………………………………………………………………………………… 1270
第二节　纵隔镜检查及其临床意义 ………………………………………………………… 1271
一、适应证、禁忌证及并发症 ……………………………………………………………… 1271
二、术前准备与操作方法及注意事项 ……………………………………………………… 1271
三、临床意义 ………………………………………………………………………………… 1272
参考文献 ……………………………………………………………………………………… 1272

第91章　阴道镜与宫腔镜检查及其临床意义 …………………………………………… 1273
第一节　阴道镜检查及其临床意义 ………………………………………………………… 1273
一、适应证、禁忌证 ………………………………………………………………………… 1273
二、术前准备及注意事项与检查方法 ……………………………………………………… 1274
三、临床意义 ………………………………………………………………………………… 1274
第二节　宫腔镜检查及其临床意义 ………………………………………………………… 1275
一、适应证、禁忌证及并发症 ……………………………………………………………… 1275
二、术前准备及注意事项与检查方法 ……………………………………………………… 1276
三、临床意义 ………………………………………………………………………………… 1277
参考文献 ……………………………………………………………………………………… 1278

第十七篇　肺功能检查与诊断及其临床意义

第92章　肺功能参数及其临床意义 ……………………………………………………… 1281
第一节　肺容积 ……………………………………………………………………………… 1281
一、参数指标 ………………………………………………………………………………… 1281
二、测定方法 ………………………………………………………………………………… 1282
三、结果判读及临床应用 …………………………………………………………………… 1282
第二节　肺通气功能 ………………………………………………………………………… 1284
一、参数指标 ………………………………………………………………………………… 1284
二、测定方法 ………………………………………………………………………………… 1285
第三节　呼吸峰值流量 ……………………………………………………………………… 1289
一、参数指标 ………………………………………………………………………………… 1290
二、测定方法 ………………………………………………………………………………… 1290
三、结果判读及临床应用 …………………………………………………………………… 1290
第四节　气体分布 …………………………………………………………………………… 1291

一、通气分布不均产生机制 …………………………………………………………………………… 1291

二、通气分布的检查方法 …………………………………………………………………………… 1291

第五节　弥散功能 …………………………………………………………………………………… 1292

一、肺弥散功能的测试 …………………………………………………………………………… 1292

二、肺弥散功能检查指标 …………………………………………………………………………… 1293

三、影响肺弥散量的因素 …………………………………………………………………………… 1293

四、临床应用 …………………………………………………………………………………… 1294

五、结果判读 …………………………………………………………………………………… 1295

第六节　呼吸调节 …………………………………………………………………………………… 1296

一、中枢神经调节 …………………………………………………………………………………… 1296

二、神经反射调节 …………………………………………………………………………………… 1296

三、体液化学调节 …………………………………………………………………………………… 1297

第七节　气道阻力 …………………………………………………………………………………… 1297

一、常用指标及正常值 …………………………………………………………………………… 1297

二、临床应用 …………………………………………………………………………………… 1298

三、注意事项 …………………………………………………………………………………… 1298

参考文献 …………………………………………………………………………………………… 1299

第93章　气道反应性和气道阻塞可逆性检查及其临床应用 ………………………………………… 1300

第一节　支气管激发试验 …………………………………………………………………………… 1300

一、分类与方法 …………………………………………………………………………………… 1301

二、气道反应性的特点 …………………………………………………………………………… 1304

三、非特异性吸入性支气管激发试验的试验前准备 …………………………………………… 1305

四、吸入性支气管激发试验的测定 ……………………………………………………………… 1308

五、气道反应性测定的影响因素及质量控制 …………………………………………………… 1312

六、气道反应性测定的临床应用 ………………………………………………………………… 1313

第二节　支气管舒张试验 …………………………………………………………………………… 1314

一、试验前准备 …………………………………………………………………………………… 1315

二、测试步骤与结果判断 ………………………………………………………………………… 1315

三、适应证、禁忌证及临床应用 ………………………………………………………………… 1317

四、呼气流量峰值变异率测定 …………………………………………………………………… 1317

参考文献 …………………………………………………………………………………………… 1318

第94章　肺功能监测在机械通气时的临床应用 …………………………………………………… 1319

第一节　临床表现与气体交换功能监测 …………………………………………………………… 1319

一、临床表现监测 …………………………………………………………………………………… 1319

二、气体交换功能监测 …………………………………………………………………………… 1319

第二节　呼吸动力学监测 …………………………………………………………………………… 1321

一、肺容积 …………………………………………………………………………………………… 1321

二、顺应性 …………………………………………………………………………………………… 1321

三、气道阻力 ……………………………………………………………………………………… 1322

四、呼吸功 ………………………………………………………………………………………… 1322

五、内源性呼气末正压 …………………………………………………………………………… 1322

第三节　呼吸形式与呼吸肌功能监测 ……………………………………………………………… 1323

一、呼吸形式监测 …………………………………………………………………………………… 1323

二、呼吸肌功能监测 ……………………………………………………………………………… 1323

参考文献 …………………………………………………………………………………………… 1324

第95章　心肺运动试验及其临床意义 ··· 1325
　第一节　常用参数意义和正常值 ··· 1325
　　一、耗氧量与摄氧量 ··· 1326
　　二、代谢当量 ··· 1328
　　三、摄氧量与功率的关系 ·· 1328
　　四、无氧阈 ··· 1329
　　五、心率与摄氧量 ·· 1330
　　六、最大心率与最大心率储备 ·· 1331
　　七、心率反应 ··· 1331
　　八、氧脉 ··· 1331
　　九、血压 ··· 1332
　　十、反映通气变化的指标 ·· 1332
　　十一、通气血流比例不均的测定 ·· 1333
　　十二、最大二氧化碳产量 ·· 1336
　　十三、血气分析的指标 ··· 1336
　　十四、气体交换率与呼吸商 ·· 1336
　第二节　心肺运动试验的特征性反应 ·· 1337
　　一、心脏病心肺运动试验特点 ·· 1337
　　二、慢性阻塞性肺疾病心肺运动试验特点 ·· 1337
　　三、限制性肺疾病心肺运动试验特点 ··· 1338
　　四、肺血管疾病心肺运动试验特点 ·· 1339
　参考文献 ·· 1340

第96章　呼吸调节检测及其临床意义 ··· 1341
　第一节　通气应答 ·· 1341
　　一、中枢神经调节 ·· 1341
　　二、呼吸的反射性调节 ··· 1341
　第二节　0.1秒口腔闭合压 ·· 1343
　　一、0.1秒口腔闭合压的测量方法 ·· 1343
　　二、0.1秒口腔闭合压的意义和临床应用 ··· 1344
　第三节　呼吸反射调节在不同疾病中的价值与结果 ····························· 1344
　　一、呼吸反射调节在不同疾病中的价值 ·· 1344
　　二、呼吸反射调节的结果 ·· 1347
　参考文献 ·· 1347

第97章　动脉血气分析与酸碱平衡紊乱判断及其临床意义 ··················· 1348
　第一节　动脉血气分析常用参数 ··· 1349
　　一、pH值和[H^+] ·· 1349
　　二、动脉血二氧化碳分压 ·· 1349
　　三、碳酸氢根 ··· 1349
　　四、总二氧化碳含量 ··· 1350
　　五、二氧化碳结合力 ··· 1350
　　六、缓冲碱 ··· 1350
　　七、碱剩余 ··· 1350
　　八、阴离子隙 ··· 1351
　　九、碳酸氢盐隙 ··· 1351

　　十、潜在碳酸氢根离子 …………………………………………………………………… 1351
　　十一、动脉血氧分压 …………………………………………………………………… 1352
　　十二、血氧饱和度 ……………………………………………………………………… 1352
　第二节　动脉血气分析的步骤和方法 …………………………………………………… 1353
　第三节　阴离子隙及临床应用 …………………………………………………………… 1354
　第四节　潜在 HCO_3^- 及其临床应用 …………………………………………………… 1356
　第五节　酸碱分析 Stewart 理化法及临床应用 ………………………………………… 1357
　第六节　酸碱分析的碱剩余及临床应用 ………………………………………………… 1358
　第七节　碳酸氢盐隙法及其临床意义 …………………………………………………… 1360
　　一、碳酸氢盐隙的概念 ………………………………………………………………… 1360
　　二、碳酸氢盐隙的临床意义 …………………………………………………………… 1361
　第八节　蛋白和血磷在酸碱分析中的意义 ……………………………………………… 1362
　第九节　pH 值与 $[H^+]$ 的关系及对酸碱的评估 ……………………………………… 1363
　第十节　酸碱平衡紊乱预计代偿公式及临床应用 ……………………………………… 1365
　第十一节　酸碱平衡紊乱类型的判断方法 ……………………………………………… 1366
　　一、核实其动脉血气参数是否有误差 ………………………………………………… 1366
　　二、分清酸碱平衡紊乱是原发性或继发性 …………………………………………… 1367
　　三、分析是单纯性或混合型酸碱平衡紊乱 …………………………………………… 1367
　　四、用单纯性酸碱平衡紊乱预计代偿公式来判断 …………………………………… 1368
　　五、结合病史和临床表现综合判断 …………………………………………………… 1369
　第十二节　临床常见酸碱平衡紊乱类型及判断 ………………………………………… 1369
　　一、代谢性酸中毒 ……………………………………………………………………… 1369
　　二、代谢性碱中毒 ……………………………………………………………………… 1370
　　三、呼吸性酸中毒 ……………………………………………………………………… 1371
　　四、呼吸性碱中毒 ……………………………………………………………………… 1371
　　五、呼吸性酸中毒合并代谢性酸中毒 ………………………………………………… 1372
　　六、呼吸性酸中毒合并代谢性碱中毒 ………………………………………………… 1374
　　七、呼吸性碱中毒合并代谢性酸中毒 ………………………………………………… 1375
　　八、呼吸性碱中毒合并代谢性碱中毒 ………………………………………………… 1375
　　九、混合性代谢性酸中毒 ……………………………………………………………… 1376
　　十、代谢性酸中毒合并代谢性碱中毒 ………………………………………………… 1377
　　十一、三重酸碱平衡紊乱 ……………………………………………………………… 1378
　参考文献 ………………………………………………………………………………… 1381

第十八篇　医学影像学检查与诊断及其临床应用

第 98 章　医学影像学检查技术及其临床应用 ………………………………………… 1385
　第一节　影像学检查技术原理、图像特点与临床应用 ………………………………… 1385
　　一、X 射线成像 ………………………………………………………………………… 1385
　　二、X 射线计算机断层成像 …………………………………………………………… 1386
　　三、磁共振成像 ………………………………………………………………………… 1387
　　四、数字减影血管造影成像 …………………………………………………………… 1388
　　五、超声影像检查 ……………………………………………………………………… 1389
　第二节　图像存档与传输系统和成像技术比较及综合应用 …………………………… 1390
　　一、图像存档与传输系统 ……………………………………………………………… 1390

二、成像技术的比较及综合应用 ··· 1391

参考文献 ··· 1391

第 99 章　骨与关节及软组织影像学检查与诊断及其临床应用 ···················· 1392

第一节　骨与关节及软组织正常影像学表现 ·· 1392

一、X 射线表现 ··· 1392

二、CT 表现 ··· 1394

三、MRI 表现 ··· 1395

第二节　骨与关节及软组织基本病变影像学表现 ·································· 1396

一、骨骼基本病变影像学表现 ·· 1396

二、关节基本病变影像学表现 ·· 1401

第三节　骨与关节及软组织常见疾病影像学表现 ·································· 1404

一、骨骼创伤影像学表现 ·· 1404

二、关节外伤影像学表现 ·· 1409

三、慢性关节病影像学表现 ·· 1411

四、骨感染影像学表现 ·· 1413

五、骨肿瘤及瘤样病变影像学表现 ·· 1417

六、软组织肿瘤影像学表现 ·· 1422

参考文献 ··· 1424

第 100 章　呼吸系统影像学检查与诊断及其临床应用 ······························ 1425

第一节　呼吸系统正常影像学表现 ·· 1425

一、X 射线表现 ··· 1425

二、CT 表现 ··· 1426

三、MRI 表现 ··· 1426

第二节　呼吸系统基本病变影像学表现 ··· 1427

一、支气管基本病变影像学表现 ·· 1427

二、肺基本病变影像学表现 ·· 1427

三、胸膜基本病变影像学表现 ·· 1428

第三节　呼吸系统常见疾病影像学表现 ··· 1429

一、气管及支气管病变影像学表现 ·· 1429

二、肺部病变影像学表现 ·· 1430

三、胸膜病变影像学表现 ·· 1438

参考文献 ··· 1440

第 101 章　循环系统影像学检查与诊断及其临床应用 ······························ 1441

第一节　循环系统正常影像学表现 ·· 1441

一、X 射线表现 ··· 1441

二、CT 表现 ··· 1442

三、MRI 表现 ··· 1442

第二节　循环系统基本病变影像学表现 ··· 1443

一、心脏位置、形态和大小异常影像学表现 ······································ 1443

二、心脏运动和血流异常影像学表现 ·· 1443

三、冠状动脉异常影像学表现 ·· 1444

四、心包病变影像学表现 ·· 1444

五、肺门及肺血管异常影像学表现 ·· 1444

第三节　循环系统常见疾病影像学表现 ··· 1445

　　一、冠状动脉粥样硬化性心脏病影像学表现 …………………………………… 1445
　　二、风湿性心脏病影像学表现 ………………………………………………… 1446
　　三、原发性心肌病影像学表现 ………………………………………………… 1447
　　四、先天性心脏病影像学表现 ………………………………………………… 1447
　　五、心包疾病影像学表现 ……………………………………………………… 1450
　　六、肺动脉栓塞影像学表现 …………………………………………………… 1451
　　七、主动脉夹层影像学表现 …………………………………………………… 1451
　　八、下肢动脉粥样硬化影像学表现 …………………………………………… 1452
　　九、下肢深静脉血栓影像学表现 ……………………………………………… 1453
　　参考文献 ………………………………………………………………………… 1453

第102章　消化系统影像学检查与诊断及其临床应用 ……………………… 1454
　第一节　胃肠道影像学检查 …………………………………………………… 1454
　　一、胃肠道正常影像学表现 …………………………………………………… 1454
　　二、胃肠道基本病变影像学表现 ……………………………………………… 1456
　　三、食管疾病影像学表现 ……………………………………………………… 1457
　　四、胃部病变影像学表现 ……………………………………………………… 1462
　　五、小肠病变影像学表现 ……………………………………………………… 1468
　　六、结肠与直肠病变影像学表现 ……………………………………………… 1473
　第二节　肝、胆、胰及脾影像学检查 …………………………………………… 1476
　　一、肝影像学检查 ……………………………………………………………… 1476
　　二、胆道系统影像学检查 ……………………………………………………… 1481
　　三、胰腺影像学检查 …………………………………………………………… 1485
　　四、脾影像学检查 ……………………………………………………………… 1489
　第三节　急腹症影像学检查 …………………………………………………… 1492
　　一、腹部正常影像学表现 ……………………………………………………… 1492
　　二、腹部异常影像学表现 ……………………………………………………… 1492
　　三、腹部外伤影像学表现 ……………………………………………………… 1493
　　四、腹部常见疾病影像学表现 ………………………………………………… 1495
　　参考文献 ………………………………………………………………………… 1500

第103章　泌尿生殖系统影像学检查与诊断及其临床应用 ………………… 1501
　第一节　泌尿系统影像学检查 ………………………………………………… 1501
　　一、泌尿系统正常影像学表现 ………………………………………………… 1501
　　二、泌尿系统基本病变影像学表现 …………………………………………… 1502
　　三、泌尿系统常见疾病影像学表现 …………………………………………… 1503
　第二节　男性生殖系统影像学检查 …………………………………………… 1518
　　一、男性生殖系统正常影像学表现 …………………………………………… 1518
　　二、男性生殖系统基本病变影像学表现 ……………………………………… 1518
　　三、男性生殖系统常见疾病影像学表现 ……………………………………… 1519
　第三节　女性生殖系统影像学检查 …………………………………………… 1521
　　一、女性生殖系统正常影像学表现 …………………………………………… 1521
　　二、女性生殖系统基本病变影像学表现 ……………………………………… 1521
　　三、女性生殖系统常见疾病影像学表现 ……………………………………… 1522
　　参考文献 ………………………………………………………………………… 1530

第104章　中枢神经系统影像学检查与诊断及其临床应用 ……………………………… 1531

第一节　中枢神经系统正常影像学表现 ……………………………………………… 1531

一、X 射线表现 …………………………………………………………………… 1531

二、CT 表现 ……………………………………………………………………… 1531

三、MRI 表现 …………………………………………………………………… 1532

第二节　中枢神经系统基本病变影像学表现 ………………………………………… 1532

一、X 射线表现 …………………………………………………………………… 1532

二、CT 表现 ……………………………………………………………………… 1532

三、MRI 表现 …………………………………………………………………… 1533

第三节　中枢神经系统常见疾病影像学表现 ………………………………………… 1534

一、颅脑外伤影像学表现 ………………………………………………………… 1534

二、脑血管疾病影像学表现 ……………………………………………………… 1537

三、颅内常见肿瘤影像学表现 …………………………………………………… 1541

四、颅脑感染性疾病影像学表现 ………………………………………………… 1550

参考文献 ………………………………………………………………………… 1554

第105章　乳腺影像学检查与诊断及其临床应用 ……………………………………… 1555

第一节　乳腺正常影像学表现 ………………………………………………………… 1555

一、X 射线表现 …………………………………………………………………… 1555

二、MRI 表现 …………………………………………………………………… 1557

第二节　乳腺基本病变影像学表现 …………………………………………………… 1557

一、X 射线表现 …………………………………………………………………… 1557

二、MRI 表现 …………………………………………………………………… 1559

参考文献 ………………………………………………………………………… 1561

第106章　介入放射学技术及其临床应用 ……………………………………………… 1562

第一节　血管介入放射学 ……………………………………………………………… 1562

一、诊断性血管造影技术 ………………………………………………………… 1562

二、血管介入治疗技术 …………………………………………………………… 1564

第二节　非血管介入技术 ……………………………………………………………… 1565

一、经皮穿刺活检术 ……………………………………………………………… 1566

二、经皮穿刺引流和抽吸术 ……………………………………………………… 1566

参考文献 ………………………………………………………………………… 1567

第107章　超声检查与诊断及其临床应用 ……………………………………………… 1568

第一节　肝、胆、胰、脾疾病超声检查与诊断 ……………………………………… 1569

一、肝疾病超声检查与诊断 ……………………………………………………… 1569

二、胆道系统疾病超声检查与诊断 ……………………………………………… 1580

三、胰腺疾病超声检查与诊断 …………………………………………………… 1589

四、脾疾病超声检查与诊断 ……………………………………………………… 1594

第二节　肾、输尿管、膀胱及前列腺疾病超声检查与诊断 ………………………… 1600

一、肾疾病超声检查与诊断 ……………………………………………………… 1600

二、输尿管疾病超声检查与诊断 ………………………………………………… 1608

三、膀胱疾病超声检查与诊断 …………………………………………………… 1611

四、前列腺疾病超声检查与诊断 ………………………………………………… 1614

第三节　妇产科疾病超声检查与诊断 ………………………………………………… 1617

一、妇科超声检查与诊断 ………………………………………………………… 1617

二、产科超声检查与诊断 ……………………………………………………………… 1624

第四节　浅表器官疾病超声检查与诊断 …………………………………………………… 1632

一、乳腺疾病超声检查与诊断 ………………………………………………………… 1632

二、甲状腺疾病超声检查与诊断 ……………………………………………………… 1641

第五节　血管超声检查与诊断 ……………………………………………………………… 1647

一、颈部血管疾病超声检查与诊断 …………………………………………………… 1647

二、四肢血管疾病超声检查与诊断 …………………………………………………… 1656

三、腹部和盆腔血管疾病超声检查与诊断 …………………………………………… 1667

第六节　其他疾病超声检查与诊断 ………………………………………………………… 1677

一、腹膜后肿瘤超声检查与诊断 ……………………………………………………… 1677

二、阑尾炎超声检查与诊断 …………………………………………………………… 1681

三、肠套叠超声检查与诊断 …………………………………………………………… 1682

四、睾丸扭转超声检查与诊断 ………………………………………………………… 1683

五、胸、腹腔积液超声检查与诊断 …………………………………………………… 1684

参考文献 …………………………………………………………………………………… 1685

第108章　放射性核素显像检查与诊断及其临床应用 …………………………………… 1686

第一节　甲状腺显像检查与诊断及其临床应用 …………………………………………… 1687

一、显像原理与方法 …………………………………………………………………… 1687

二、临床应用 …………………………………………………………………………… 1688

第二节　甲状旁腺显像检查与诊断及其临床应用 ………………………………………… 1692

一、显像原理与方法 …………………………………………………………………… 1692

二、临床应用 …………………………………………………………………………… 1693

第三节　肾上腺皮质显像检查与诊断及其临床应用 ……………………………………… 1695

一、显像原理与方法 …………………………………………………………………… 1695

二、临床应用 …………………………………………………………………………… 1696

第四节　肾上腺髓质显像检查与诊断及其临床应用 ……………………………………… 1697

一、显像原理与方法 …………………………………………………………………… 1697

二、临床应用 …………………………………………………………………………… 1698

第五节　肾动态显像检查与诊断及其临床应用 …………………………………………… 1699

一、显像原理与方法 …………………………………………………………………… 1699

二、临床应用 …………………………………………………………………………… 1700

三、放射性核素肾动态显像的安全性 ………………………………………………… 1709

第六节　肝胆动态显像检查与诊断及其临床应用 ………………………………………… 1709

一、显像原理与方法 …………………………………………………………………… 1709

二、临床应用 …………………………………………………………………………… 1710

第七节　肝胶体显像检查与诊断及其临床应用 …………………………………………… 1714

一、显像原理与方法 …………………………………………………………………… 1714

二、临床应用 …………………………………………………………………………… 1715

第八节　脾显像检查与诊断及其临床应用 ………………………………………………… 1718

一、显像原理与方法 …………………………………………………………………… 1718

二、临床应用 …………………………………………………………………………… 1719

第九节　消化道出血显像检查与诊断及其临床应用 ……………………………………… 1720

一、显像原理与方法 …………………………………………………………………… 1720

二、临床应用 …………………………………………………………………………… 1721

第十节　唾液腺显像检查与诊断及其临床应用 …………………………………………… 1722

一、显像原理及方法 ································ 1722

二、临床应用 ································ 1723

第十一节　骨显像检查与诊断及其临床应用 ································ 1727

一、显像原理与方法 ································ 1727

二、临床应用 ································ 1727

第十二节　骨髓显像检查与诊断及其临床应用 ································ 1735

一、显像原理方法 ································ 1735

二、临床应用 ································ 1736

第十三节　心肌灌注显像检查与诊断及其临床应用 ································ 1742

一、显像原理与方法 ································ 1742

二、临床应用 ································ 1742

第十四节　肺灌注显像检查与诊断及其临床应用 ································ 1751

一、显像原理与方法 ································ 1751

二、临床应用 ································ 1752

第十五节　肺通气显像检查与诊断及其临床应用 ································ 1757

一、显像原理与方法 ································ 1757

二、临床应用 ································ 1758

第十六节　肿瘤^{18}F-FDG 正电子发射计算机体层显像仪显像检查与诊断及其临床应用 ································ 1760

一、显像原理与方法 ································ 1760

二、临床应用 ································ 1760

第十七节　正电子发射断层成像/磁共振成像在疾病诊断中的临床应用 ································ 1763

一、显像原理与方法 ································ 1763

二、临床应用 ································ 1764

参考文献 ································ 1767

第十九篇　病理学检查与诊断及其临床意义

第 109 章　病理学诊断的任务和重要性及应用 ································ 1771

第一节　病理学诊断的任务及重要性 ································ 1772

一、对疾病做出明确的病理诊断 ································ 1772

二、提供可能的病因学和线索 ································ 1772

三、为临床选择治疗的方案提供依据 ································ 1772

四、判断疾病的预后和手术切除范围 ································ 1772

五、监测疾病的进展和评估疗效 ································ 1773

六、其他 ································ 1773

第二节　病理学诊断的应用 ································ 1773

一、正确选用病理检查方法 ································ 1773

二、标本取材、固定及送检规范 ································ 1774

三、病理检查申请单的填写规范 ································ 1775

四、掌握病理诊断的表述形式及其含义 ································ 1775

五、临床医师与病理医师经常沟通的意义和作用 ································ 1775

六、临床病理讨论会及外科病理讨论会 ································ 1776

参考文献 ································ 1776

第110章　病理学检查使用的技术方法 ················ 1778

第一节　病理学诊断常用的检查技术 ················ 1778

一、常规诊断性活检标本的检查技术 ················ 1778

二、手术中快速病理检查(冷冻切片)活检标本的检查技术 ················ 1778

三、细胞学标本的检查技术 ················ 1779

四、免疫组织化学的检查技术 ················ 1779

第二节　病理学检查选用的其他检查技术 ················ 1780

一、特殊染色技术 ················ 1780

二、电子显微镜技术 ················ 1780

第三节　分子病理学诊断的临床意义及技术方法 ················ 1780

一、分子病理学诊断的临床意义 ················ 1781

二、分子病理学诊断的技术方法 ················ 1781

第四节　各组织系统的病理活检技术 ················ 1782

一、肾组织活检术 ················ 1783

二、肌肉组织活检技术 ················ 1783

三、皮肤组织活检技术 ················ 1784

四、肝组织活检技术 ················ 1784

五、胃肠组织活检技术 ················ 1785

六、前列腺组织活检技术 ················ 1785

七、淋巴结组织活检技术 ················ 1786

八、骨髓活检技术 ················ 1786

参考文献 ················ 1787

第111章　病理学诊断的描述及病理报告解读 ················ 1789

第一节　病理学诊断的描述及其临床意义 ················ 1789

一、炎症 ················ 1789

二、肿瘤 ················ 1789

三、癌前疾病 ················ 1790

四、非典型增生与异型增生 ················ 1790

五、原位癌 ················ 1791

第二节　部分系统疾病的病理分类和病理报告解读 ················ 1792

一、胃肠疾病病理分类和病理报告解读 ················ 1792

二、泌尿系统疾病病理分类和病理报告解读 ················ 1797

三、乳腺肿瘤病理分类和病理报告解读 ················ 1807

四、中枢神经系统肿瘤病理分类和病理报告解读 ················ 1811

五、神经内分泌肿瘤病理分类和病理报告解读 ················ 1815

六、淋巴系统肿瘤病理分类和病理报告解读 ················ 1820

七、2020年WHO软组织肿瘤病理分类和病理报告解读 ················ 1829

参考文献 ················ 1836

第二十篇　临床常用诊疗操作技术

第112章　胸膜腔穿刺术 ················ 1841

第一节　胸膜腔穿刺术适应证及禁忌证 ················ 1841

一、适应证 ················ 1841

　　二、禁忌证 ………………………………………………………………………………… 1841

　第二节　胸膜腔穿刺术方法 …………………………………………………………………… 1842

　　一、术前准备 ……………………………………………………………………………… 1842

　　二、体位及穿刺点 ………………………………………………………………………… 1842

　　三、操作程序 ……………………………………………………………………………… 1843

　　四、术后处理 ……………………………………………………………………………… 1843

　第三节　胸膜腔穿刺术注意事项 ……………………………………………………………… 1843

　第四节　胸膜腔穿刺术并发症及处理 ………………………………………………………… 1844

　　一、气胸 …………………………………………………………………………………… 1844

　　二、出血或血胸 …………………………………………………………………………… 1844

　　三、胸膜反应 ……………………………………………………………………………… 1844

　　四、胸腔内感染 …………………………………………………………………………… 1844

　　五、复张性肺水肿 ………………………………………………………………………… 1844

　参考文献 ………………………………………………………………………………………… 1845

第113章　胸腔闭式引流术 ………………………………………………………………… 1846

　第一节　胸腔闭式引流术适应证及禁忌证 …………………………………………………… 1846

　　一、适应证 ………………………………………………………………………………… 1846

　　二、禁忌证 ………………………………………………………………………………… 1846

　第二节　胸腔闭式引流术方法 ………………………………………………………………… 1846

　　一、术前准备 ……………………………………………………………………………… 1846

　　二、麻醉与体位 …………………………………………………………………………… 1847

　　三、操作程序 ……………………………………………………………………………… 1847

　第三节　胸腔闭式引流术注意事项 …………………………………………………………… 1847

　第四节　胸腔闭式引流术并发症及处理 ……………………………………………………… 1848

　　一、胸膜反应 ……………………………………………………………………………… 1848

　　二、胸腔内活动性出血 …………………………………………………………………… 1848

　　三、复张性肺水肿 ………………………………………………………………………… 1848

　　四、气胸 …………………………………………………………………………………… 1849

　　五、胸腔内感染 …………………………………………………………………………… 1849

　　六、穿刺伤口出血 ………………………………………………………………………… 1849

　　七、膈肌、肝等腹腔脏器损伤 …………………………………………………………… 1849

　参考文献 ………………………………………………………………………………………… 1850

第114章　胸膜活体组织检查术 …………………………………………………………… 1851

　第一节　胸膜活体组织检查术适应证及禁忌证 ……………………………………………… 1851

　　一、适应证 ………………………………………………………………………………… 1851

　　二、禁忌证 ………………………………………………………………………………… 1852

　第二节　胸膜活体组织检查术方法 …………………………………………………………… 1852

　　一、术前准备 ……………………………………………………………………………… 1852

　　二、操作程序 ……………………………………………………………………………… 1852

　第三节　胸膜活体组织检查术注意事项 ……………………………………………………… 1852

　第四节　胸膜活体组织检查术并发症及处理 ………………………………………………… 1853

　参考文献 ………………………………………………………………………………………… 1853

第115章　经皮肺穿刺术 …………………………………………………………………… 1854

　第一节　经皮肺穿刺术适应证及禁忌证 ……………………………………………………… 1854

一、适应证 ……………………………………………………………………………… 1854

二、禁忌证 ……………………………………………………………………………… 1854

第二节 经皮肺穿刺术方法 …………………………………………………………… 1854

一、术前准备 …………………………………………………………………………… 1854

二、操作程序 …………………………………………………………………………… 1855

第三节 经皮肺穿刺术注意事项 ……………………………………………………… 1856

第四节 经皮肺穿刺术并发症及处理 ………………………………………………… 1856

参考文献 ………………………………………………………………………………… 1856

第116章 动脉穿刺术及插管术 ……………………………………………………… 1857

第一节 动脉穿刺术及插管术适应证及禁忌证 ……………………………………… 1857

一、适应证 ……………………………………………………………………………… 1857

二、禁忌证 ……………………………………………………………………………… 1857

第二节 动脉穿刺术及插管术方法 …………………………………………………… 1857

一、术前准备 …………………………………………………………………………… 1857

二、操作方法 …………………………………………………………………………… 1858

第三节 动脉穿刺术及插管术注意事项 ……………………………………………… 1859

第四节 动脉穿刺术及插管术并发症及处理 ………………………………………… 1859

一、血栓形成 …………………………………………………………………………… 1859

二、栓塞 ………………………………………………………………………………… 1859

三、血肿与出血 ………………………………………………………………………… 1859

四、动脉静瘘 …………………………………………………………………………… 1860

五、感染 ………………………………………………………………………………… 1860

参考文献 ………………………………………………………………………………… 1860

第117章 骨髓穿刺术及骨髓活体组织检查术 ……………………………………… 1861

第一节 骨髓穿刺术 …………………………………………………………………… 1861

一、骨髓穿刺术适应证及禁忌证 ……………………………………………………… 1861

二、骨髓穿刺术方法 …………………………………………………………………… 1861

三、骨髓穿刺术注意事项 ……………………………………………………………… 1863

四、骨髓穿刺术并发症及处理 ………………………………………………………… 1863

第二节 骨髓活体组织检查术 ………………………………………………………… 1863

一、骨髓活体组织检查术适应证及禁忌证 …………………………………………… 1863

二、骨髓活体组织检查术方法 ………………………………………………………… 1863

三、骨髓活体组织检查术注意事项 …………………………………………………… 1864

四、骨髓活体组织检查术并发症及处理 ……………………………………………… 1864

参考文献 ………………………………………………………………………………… 1864

第118章 心包腔穿刺术 ……………………………………………………………… 1865

第一节 心包腔穿刺术适应证及禁忌证 ……………………………………………… 1865

一、适应证 ……………………………………………………………………………… 1865

二、禁忌证 ……………………………………………………………………………… 1865

第二节 心包腔穿刺术方法 …………………………………………………………… 1865

一、术前准备 …………………………………………………………………………… 1865

二、操作步骤 …………………………………………………………………………… 1866

第三节 心包腔穿刺术注意事项 ……………………………………………………… 1867

第四节 心包腔穿刺术并发症及处理 ………………………………………………… 1867

参考文献 ··· 1868

第119章　腹膜腔穿刺术 ··· 1869

第一节　腹膜腔穿刺术适应证及禁忌证 ··· 1869

一、适应证 ··· 1869

二、禁忌证 ··· 1869

第二节　腹膜腔穿刺术方法 ··· 1869

一、术前准备 ··· 1869

二、体位及穿刺点 ··· 1870

三、操作程序 ··· 1870

四、术后处理 ··· 1870

第三节　腹膜腔穿刺术注意事项 ··· 1870

第四节　腹膜腔穿刺术并发症及处理 ··· 1871

参考文献 ··· 1871

第120章　经皮肝穿刺活体组织检查术和抽脓术 ··· 1872

第一节　经皮肝穿刺活体组织检查术和抽脓术适应证及禁忌证 ··· 1872

一、适应证 ··· 1872

二、禁忌证 ··· 1873

第二节　经皮肝穿刺活体组织检查术和抽脓术方法 ··· 1873

一、术前准备 ··· 1873

二、操作步骤 ··· 1873

第三节　经皮肝穿刺活体组织检查术和抽脓术注意事项 ··· 1874

第四节　经皮肝穿刺活体组织检查术和抽脓术并发症及处理 ··· 1874

参考文献 ··· 1875

第121章　肾穿刺活体组织检查术 ··· 1876

第一节　肾穿刺活体组织检查术适应证及禁忌证 ··· 1876

一、适应证 ··· 1876

二、禁忌证 ··· 1876

第二节　肾穿刺活体组织检查术方法 ··· 1877

一、术前准备 ··· 1877

二、操作步骤 ··· 1877

第三节　肾穿刺活体组织检查术注意事项 ··· 1878

一、操作注意事项 ··· 1878

二、术后注意事项 ··· 1878

第四节　肾穿刺活体组织检查术并发症及处理 ··· 1878

参考文献 ··· 1879

第122章　淋巴结穿刺术和活体组织检查术 ··· 1880

第一节　淋巴结穿刺术和活体组织检查术适应证及禁忌证 ··· 1880

一、适应证 ··· 1880

二、禁忌证 ··· 1880

第二节　淋巴结穿刺术和活体组织检查术方法 ··· 1880

一、术前准备 ··· 1880

二、操作步骤 ··· 1881

第三节　淋巴结穿刺术和活体组织检查术注意事项 ··· 1881

第四节　淋巴结穿刺术和活体组织检查术并发症及处理 ··· 1881

参考文献 ……………………………………………………………………………………… 1881

第123章　腰椎穿刺术 …………………………………………………………………… 1882
第一节　腰椎穿刺术适应证及禁忌证 ……………………………………………… 1882
一、适应证 ……………………………………………………………………………… 1882
二、禁忌证 ……………………………………………………………………………… 1882
第二节　腰椎穿刺术方法 …………………………………………………………… 1883
一、术前准备 …………………………………………………………………………… 1883
二、操作步骤 …………………………………………………………………………… 1883
第三节　腰椎穿刺术注意事项 ……………………………………………………… 1884
第四节　腰椎穿刺术并发症及处理 ………………………………………………… 1885
参考文献 ………………………………………………………………………………… 1885

第124章　膝关节腔穿刺术 ……………………………………………………………… 1886
第一节　膝关节腔穿刺术适应证及禁忌证 ………………………………………… 1886
一、适应证 ……………………………………………………………………………… 1886
二、禁忌证 ……………………………………………………………………………… 1886
第二节　膝关节腔穿刺术方法 ……………………………………………………… 1886
一、操作前准备 ………………………………………………………………………… 1886
二、操作步骤 …………………………………………………………………………… 1887
第三节　膝关节腔穿刺术注意事项 ………………………………………………… 1887
第四节　膝关节腔穿刺术并发症及处理 …………………………………………… 1887
参考文献 ………………………………………………………………………………… 1888

第125章　导尿和导尿术 ………………………………………………………………… 1889
第一节　导尿和导尿术适应证及禁忌证 …………………………………………… 1889
一、适应证 ……………………………………………………………………………… 1889
二、禁忌证 ……………………………………………………………………………… 1889
第二节　导尿及导尿术方法 ………………………………………………………… 1889
一、术前准备 …………………………………………………………………………… 1889
二、操作步骤 …………………………………………………………………………… 1890
第三节　导尿和导尿术注意事项 …………………………………………………… 1891
第四节　导尿和导尿术并发症及处理 ……………………………………………… 1892
参考文献 ………………………………………………………………………………… 1892

第126章　前列腺检查和按摩术 ………………………………………………………… 1893
第一节　前列腺检查和按摩术适应证及禁忌证 …………………………………… 1893
一、适应证 ……………………………………………………………………………… 1893
二、禁忌证 ……………………………………………………………………………… 1893
第二节　前列腺检查和按摩术方法 ………………………………………………… 1894
一、前列腺检查 ………………………………………………………………………… 1894
二、前列腺按摩术操作方法 …………………………………………………………… 1894
第三节　前列腺检查和按摩术注意事项 …………………………………………… 1895
第四节　前列腺检查和按摩术并发症及处理 ……………………………………… 1895
参考文献 ………………………………………………………………………………… 1895

第127章　中心静脉压测定术 …………………………………………………………… 1896
第一节　中心静脉压测定术适应证及禁忌证 ……………………………………… 1896
一、适应证 ……………………………………………………………………………… 1896

　　二、禁忌证 ·· 1896
　第二节　中心静脉压测定术方法 ················· 1896
　第三节　中心静脉压测定术注意事项 ············ 1897
　第四节　中心静脉压测定术并发症及处理 ········ 1897
　参考文献 ·· 1898

第128章　痰液体位引流 ··························· 1899
　第一节　痰液体位引流适应证及禁忌证 ········· 1899
　　一、适应证 ·· 1899
　　二、禁忌证 ·· 1899
　第二节　痰液体位引流方法 ······················· 1899
　第三节　痰液体位引流注意事项 ················· 1900
　第四节　痰液体位引流并发症及处理 ············ 1901
　参考文献 ·· 1901

第129章　结核菌素试验 ··························· 1902
　第一节　结核菌素试验适应证及禁忌证 ········· 1902
　　一、适应证 ·· 1902
　　二、禁忌证 ·· 1902
　第二节　结核菌素试验方法 ······················· 1902
　　一、操作步骤 ·· 1902
　　二、结果判断 ·· 1903
　第三节　结核菌素试验注意事项 ················· 1903
　第四节　结核菌素试验并发症及处理 ············ 1903
　参考文献 ·· 1904

第二十一篇　临床护理概论

第130章　基础护理 ······························· 1907
　第一节　舒适与安全 ································· 1907
　　一、分级护理 ·· 1907
　　二、环境要求 ·· 1908
　　三、医院常见的不安全因素及防范 ············ 1910
　第二节　预防与控制医院感染 ··················· 1911
　　一、医院感染 ·· 1911
　　二、清洁、消毒、灭菌 ······························ 1913
　　三、手卫生 ·· 1916
　　四、无菌技术 ·· 1917
　　五、隔离技术 ·· 1918
　第三节　口腔与皮肤护理 ·························· 1920
　　一、口腔护理 ·· 1920
　　二、皮肤护理 ·· 1923
　第四节　生命体征评估与护理 ··················· 1930
　　一、体温的评估与护理 ···························· 1930
　　二、脉搏的评估与护理 ···························· 1932
　　三、血压的评估与护理 ···························· 1934

四、呼吸的评估与护理 ································· 1935

第五节 冷、热疗法 ································· 1937
一、冷疗法 ································· 1937
二、热疗法 ································· 1939

第六节 排泄护理 ································· 1940
一、排尿护理 ································· 1940
二、排便护理 ································· 1942

第七节 给药 ································· 1946
一、给药的基本知识 ································· 1946
二、给药的方法 ································· 1949
三、药物过敏试验 ································· 1950

第八节 静脉输液与输血及护理 ································· 1953
一、静脉输液 ································· 1953
二、静脉输血 ································· 1956

第九节 临终护理 ································· 1960
一、濒死与死亡 ································· 1961
二、临终患者及家属的心理护理 ································· 1962
三、死亡后的护理 ································· 1964

第十节 医疗与护理文件 ································· 1965
一、医疗和护理文件的记录和管理 ································· 1965
二、医疗和护理文件的书写 ································· 1966

参考文献 ································· 1969

第131章 护理技术 ································· 1970

第一节 无菌技术 ································· 1970
一、使用无菌持物钳法 ································· 1970
二、使用无菌容器法 ································· 1972
三、使用无菌包法 ································· 1973
四、无菌区域准备法 ································· 1974
五、倒取无菌溶液法 ································· 1976
六、戴、脱无菌手套法 ································· 1977

第二节 生命体征测量技术 ································· 1980
一、体温测量 ································· 1980
二、脉搏测量(以桡动脉为例) ································· 1982
三、血压测量 ································· 1984
四、呼吸测量 ································· 1987

第三节 鼻饲法 ································· 1988

第四节 与排泄相关的护理技术 ································· 1991
一、导尿术 ································· 1991
二、留置导尿管术 ································· 1994
三、膀胱冲洗 ································· 1996
四、灌肠法 ································· 1998
五、肛管排气法 ································· 2003

第五节 与给药相关的护理技术 ································· 2005
一、抽吸药液 ································· 2005
二、注射法 ································· 2007

　　三、氧气雾化吸入法 ·· 2018
　第六节　静脉输液与输血技术 ································ 2019
　　一、静脉输液技术 ·· 2019
　　二、静脉输血技术 ·· 2025
　第七节　常用急救技术 ······································ 2027
　　一、心肺复苏术 ·· 2027
　　二、洗胃法 ·· 2031
　　三、吸痰法 ·· 2034
　　四、鼻导管给氧术 ·· 2035
　参考文献 ·· 2037

第132章　营养饮食护理 ·································· 2038
　第一节　营养状况的评估 ···································· 2038
　　一、营养风险筛查 ·· 2038
　　二、饮食状况评估 ·· 2038
　　三、体格检查 ·· 2039
　　四、人体测量 ·· 2039
　　五、生化指标及免疫功能的评估 ························ 2040
　第二节　医院饮食 ·· 2040
　　一、基本饮食 ·· 2040
　　二、治疗饮食 ·· 2041
　　三、试验饮食 ·· 2041
　第三节　一般饮食护理 ······································ 2042
　　一、病区的饮食护理 ···································· 2042
　　二、患者的饮食护理 ···································· 2043
　第四节　特殊饮食护理 ······································ 2044
　　一、肠内营养 ·· 2044
　　二、胃肠外营养 ·· 2047
　参考文献 ·· 2048

第133章　护理技术操作并发症及处理 ·············· 2049
　第一节　注射术并发症及处理 ······························ 2049
　　一、静脉注射术 ·· 2049
　　二、皮内注射术 ·· 2051
　　三、皮下注射术 ·· 2052
　　四、肌内注射术 ·· 2053
　第二节　血标本采集术并发症及处理 ···················· 2054
　　一、静脉血标本采集术 ·································· 2054
　　二、动脉血标本采集术 ·································· 2054
　第三节　静脉输液术并发症及处理 ······················ 2056
　　一、发热反应 ·· 2056
　　二、急性肺水肿 ·· 2056
　　三、静脉炎 ·· 2056
　　四、血栓栓塞 ·· 2056
　　五、感染 ·· 2057
　　六、静脉穿刺失败 ·· 2057
　　七、导管阻塞 ·· 2057

八、穿刺处组织损伤 ·· 2057

第四节　静脉输血术并发症及处理 ·································· 2058

一、非溶血性发热反应 ·· 2058

二、过敏反应 ·· 2058

三、溶血反应 ·· 2058

四、与大量输血有关的反应 ·· 2058

第五节　胃肠减压术并发症及处理 ·································· 2059

一、插管过程中误入气管 ·· 2059

二、引流不畅 ·· 2059

三、上消化道出血 ·· 2059

四、声音嘶哑 ·· 2059

五、吸入性肺炎 ·· 2060

六、低血钾 ·· 2060

第六节　鼻饲法并发症及处理 ······································ 2060

一、胃潴留 ·· 2060

二、感染 ·· 2060

三、腹泻 ·· 2060

四、误吸 ·· 2061

五、血糖紊乱 ·· 2061

六、水、电解质紊乱 ·· 2061

第七节　体温测量并发症及处理 ·································· 2061

一、患者咬碎体温计 ·· 2061

二、体温和病情不相符 ··· 2061

第八节　鼻导管吸氧术并发症及处理 ···························· 2062

一、用氧不安全 ·· 2062

二、气道黏膜干燥 ·· 2062

三、氧中毒 ·· 2062

四、晶体后纤维组织增生 ·· 2062

第九节　吸痰术并发症及处理 ······································ 2063

一、气道黏膜损伤 ·· 2063

二、加重缺氧 ·· 2063

三、感染 ·· 2063

第十节　灌肠术并发症及处理 ······································ 2063

一、腹部不适 ·· 2063

二、虚脱 ·· 2063

三、肠道黏膜损伤 ·· 2064

四、肠穿孔、肠破裂 ·· 2064

五、水中毒、电解质紊乱 ·· 2064

六、肛周皮肤擦伤 ·· 2064

第十一节　导尿术并发症及处理 ·································· 2064

一、疼痛 ·· 2064

二、血尿 ·· 2065

三、感染 ·· 2065

四、虚脱 ·· 2065

参考文献 ·· 2065

第二十二篇 临床药理学与常用药物应用

第134章 药理学的发展史 ································· 2069
第一节 临床药理学发展概况 ···························· 2069
一、国外药理学发展概况 ···························· 2069
二、国内药理学发展概况 ···························· 2070
三、现代医学模式对临床药理学的影响 ·············· 2070
第二节 临床药理学的研究内容 ························ 2071
一、药效学研究 ····································· 2071
二、药物代谢动力学研究 ···························· 2071
三、毒理学 ··· 2071
四、临床试验 ······································· 2072
五、药物相互作用 ··································· 2072
参考文献 ·· 2072

第135章 临床药物代谢动力学 ····················· 2073
第一节 药物转运体 ·································· 2073
第二节 药物的体内过程 ······························ 2074
一、消化道内吸收 ··································· 2074
二、消化道外吸收 ··································· 2075
三、分布 ··· 2075
四、生物转化 ······································· 2077
五、排泄 ··· 2078
第三节 药物代谢动力学的基本原理 ·················· 2080
一、药物代谢动力学房室模型 ························ 2080
二、消除速率过程 ··································· 2081
三、主要的药物代谢动力学参数及其临床意义 ········ 2084
四、生理药物代谢动力学模型 ························ 2088
五、统计矩理论在药动学的应用 ······················ 2090
参考文献 ·· 2092

第136章 治疗药物监测和给药个体化 ··············· 2093
第一节 治疗药物监测 ································ 2093
一、血药浓度与药理效应 ···························· 2094
二、需要监测的药物 ································· 2095
三、治疗药物监测的方法 ···························· 2096
第二节 给药个体化 ·································· 2097
一、个体化给药方案设计 ···························· 2098
二、给药个体化的步骤 ······························ 2098
三、根据血药浓度制定与调整给药方案 ·············· 2099
第三节 群体药动学 ·································· 2101
一、群体药动学的方法学 ···························· 2101
二、群体药动学在治疗药物监测中的应用 ············ 2104
参考文献 ·· 2105

第137章 药物不良反应及药物警戒 ·· 2106

第一节 药物不良反应的基本概念和分类 ·· 2106

一、药物不良反应的基本概念 ··· 2106

二、药物不良反应的分类 ··· 2107

三、药物不良反应发生的原因 ··· 2110

第二节 药物不良反应报告和监测 ·· 2112

一、药物不良反应报告和监测体系 ··· 2112

二、药物不良反应报告程序 ··· 2113

三、药物不良反应报告范围 ··· 2114

四、药物不良反应监测方法 ··· 2114

第三节 药物不良反应因果关系评定依据及评定方法 ································· 2116

一、药物不良反应因果关系评定依据 ··· 2116

二、药物不良反应因果关系评定方法 ··· 2117

第四节 药物流行病学在药物不良反应监测中的应用 ································· 2118

一、药物流行病学概念 ··· 2118

二、药物流行病学的主要研究方法 ··· 2119

第五节 药源性疾病 ·· 2120

一、药源性疾病的分类 ··· 2120

二、诱发药源性疾病的因素 ··· 2120

三、药源性疾病的诊断和治疗 ··· 2121

第六节 药物警戒 ·· 2122

一、药物警戒概述 ··· 2122

二、药物警戒与药物不良反应监测 ··· 2123

三、监测药物不良反应信号 ··· 2123

参考文献 ··· 2124

第138章 抗微生物药 ·· 2125

第一节 青霉素类 ·· 2125

第二节 头孢菌素类 ·· 2126

第三节 单环 β-内酰胺类 ··· 2127

第四节 碳青霉烯类 ·· 2127

第五节 氨基糖苷类 ·· 2128

第六节 四环素类 ·· 2128

第七节 大环内酯类 ·· 2129

第八节 磺胺类 ·· 2129

第九节 喹诺酮类 ·· 2130

第十节 硝基咪唑类 ·· 2130

第十一节 硝基呋喃类 ·· 2131

第十二节 抗结核病药 ·· 2131

第十三节 抗麻风病类 ·· 2132

第十四节 抗真菌类药 ·· 2132

第十五节 多黏菌素类 ·· 2133

第十六节 噁唑烷酮类 ·· 2133

第十七节 甘氨酰环素类 ·· 2134

第十八节 环脂肽类 ·· 2134

第十九节 糖肽类 ·· 2134

第二十节　林可酰胺及其他类 ……………………………………………………………… 2135

第二十一节　抗病毒药 ……………………………………………………………………… 2135

参考文献 ……………………………………………………………………………………… 2136

第 139 章　抗寄生虫病药 …………………………………………………………… 2137

参考文献 ……………………………………………………………………………………… 2138

第 140 章　麻醉药 ……………………………………………………………………… 2139

第一节　局部麻醉药 ………………………………………………………………………… 2139

第二节　全身麻醉药 ………………………………………………………………………… 2140

第三节　麻醉辅助药 ………………………………………………………………………… 2141

参考文献 ……………………………………………………………………………………… 2141

第 141 章　镇痛、解热、抗炎、抗痛风药 ………………………………………… 2142

第一节　镇痛药 ……………………………………………………………………………… 2142

第二节　解热、抗炎药 ……………………………………………………………………… 2143

第三节　抗痛风药 …………………………………………………………………………… 2144

参考文献 ……………………………………………………………………………………… 2145

第 142 章　神经系统用药 …………………………………………………………… 2146

第一节　抗震颤麻痹药 ……………………………………………………………………… 2146

第二节　抗重症肌无力药 …………………………………………………………………… 2147

第三节　抗癫痫药与抗惊厥药 ……………………………………………………………… 2148

第四节　脑血管病用药及降颅压药 ………………………………………………………… 2149

第五节　中枢兴奋药 ………………………………………………………………………… 2150

第六节　抗痴呆药 …………………………………………………………………………… 2150

参考文献 ……………………………………………………………………………………… 2151

第 143 章　治疗精神障碍药 ………………………………………………………… 2152

第一节　抗精神病药 ………………………………………………………………………… 2152

第二节　抗抑郁药 …………………………………………………………………………… 2153

第三节　抗焦虑药 …………………………………………………………………………… 2154

第四节　抗躁狂药 …………………………………………………………………………… 2155

第五节　镇静催眠药 ………………………………………………………………………… 2155

参考文献 ……………………………………………………………………………………… 2156

第 144 章　心血管系统用药 ………………………………………………………… 2157

第一节　抗心绞痛药 ………………………………………………………………………… 2157

第二节　抗心律失常药 ……………………………………………………………………… 2158

第三节　抗心力衰竭药 ……………………………………………………………………… 2159

第四节　抗高血压药 ………………………………………………………………………… 2160

一、利尿降压药 ……………………………………………………………………………… 2160

二、钙拮抗剂 ………………………………………………………………………………… 2160

三、β 受体阻滞剂 …………………………………………………………………………… 2162

四、α 受体阻滞剂 …………………………………………………………………………… 2163

五、血管紧张素转换酶抑制剂 ……………………………………………………………… 2163

六、血管紧张素 Ⅱ 受体拮抗剂 …………………………………………………………… 2164

第五节　抗休克药 …………………………………………………………………………… 2165

第六节　调脂及抗动脉粥样硬化药 ………………………………………………………… 2167

参考文献 ……………………………………………………………………………………… 2169

第145章　呼吸系统用药 ·· 2170
　第一节　镇咳祛痰药 ·· 2170
　第二节　平喘药 ·· 2171
　参考文献 ··· 2172

第146章　消化系统用药 ·· 2173
　第一节　抗酸药及抗溃疡病药 ··· 2173
　第二节　助消化药 ·· 2175
　第三节　胃肠解痉药及胃动力药 ··· 2176
　第四节　泻药及止泻药 ·· 2177
　第五节　肝病辅助治疗药 ·· 2178
　第六节　微生态制剂 ·· 2180
　第七节　利胆药 ·· 2180
　第八节　治疗炎性肠病药 ·· 2181
　参考文献 ··· 2182

第147章　泌尿系统用药 ·· 2183
　第一节　利尿药及脱水药 ·· 2183
　第二节　良性前列腺增生用药 ··· 2184
　第三节　透析用药 ·· 2185
　参考文献 ··· 2185

第148章　血液系统用药 ·· 2186
　第一节　抗贫血药 ·· 2186
　第二节　抗血小板药 ·· 2188
　第三节　促凝血药 ·· 2188
　第四节　抗凝血药及溶栓药 ·· 2190
　第五节　血容量扩充剂 ·· 2191
　参考文献 ··· 2192

第149章　激素及调节内分泌功能药 ·· 2193
　第一节　下丘脑垂体激素及其类似物 ······································ 2193
　第二节　肾上腺皮质激素类药 ··· 2195
　第三节　胰岛素及口服降糖药 ··· 2196
　第四节　甲状腺激素及抗甲状腺药 ·· 2199
　第五节　抗甲状旁腺药 ·· 2199
　第六节　雄激素及同化激素 ·· 2199
　第七节　雌激素、孕激素及抗孕激素 ······································ 2200
　第八节　钙代谢调节及抗骨质疏松药 ······································ 2202
　参考文献 ··· 2203

第150章　抗变态反应药 ·· 2204
　参考文献 ··· 2205

第151章　免疫系统用药 ·· 2206
　第一节　免疫抑制药 ·· 2206
　第二节　生物反应调节剂 ·· 2207
　参考文献 ··· 2208

第152章　抗肿瘤药 ·· 2209
　第一节　烷化剂 ·· 2209

第二节 抗代谢药 ·········· 2210
第三节 抗肿瘤抗生素 ·········· 2211
第四节 抗肿瘤植物成分药 ·········· 2213
第五节 其他抗肿瘤药 ·········· 2214
第六节 抗肿瘤激素类药 ·········· 2216
第七节 抗肿瘤辅助类药 ·········· 2216
第八节 抗肿瘤靶向药 ·········· 2217
参考文献 ·········· 2220

第153章 维生素类、矿物质类、营养类药 ·········· 2221
第一节 维生素类药 ·········· 2221
第二节 矿物质类药 ·········· 2223
第三节 肠外营养药 ·········· 2224
第四节 肠内营养药 ·········· 2225
参考文献 ·········· 2226

第154章 调节水、电解质及酸碱平衡药 ·········· 2227
第一节 水、电解质平衡调节药 ·········· 2227
第二节 酸碱平衡调节药 ·········· 2228
参考文献 ·········· 2229

第155章 解毒药 ·········· 2230
参考文献 ·········· 2232

第156章 生物制品 ·········· 2233
参考文献 ·········· 2234

第157章 皮肤科用药 ·········· 2235
第一节 抗感染药 ·········· 2235
第二节 角质溶解药 ·········· 2236
第三节 肾上腺皮质激素类药 ·········· 2236
第四节 其他药物 ·········· 2237
参考文献 ·········· 2238

第158章 眼科用药 ·········· 2239
第一节 抗感染药 ·········· 2239
第二节 青光眼用药 ·········· 2240
第三节 其他药物 ·········· 2241
参考文献 ·········· 2242

第159章 耳鼻喉科用药 ·········· 2243
参考文献 ·········· 2244

第160章 妇产科用药 ·········· 2245
参考文献 ·········· 2247

第二十三篇 检验项目及其临床意义

第161章 临床血液及体液检验 ·········· 2251
第一节 血液一般检验 ·········· 2251
一、血细胞分析 ·········· 2251
二、红细胞沉降率测定 ·········· 2254

三、红斑狼疮细胞检验 …………………………………………………………… 2254

四、血微丝蚴检验 …………………………………………………………………… 2254

五、疟原虫检验 ……………………………………………………………………… 2254

第二节 凝血检验 ……………………………………………………………………… 2255

一、凝血酶原时间 …………………………………………………………………… 2255

二、国际标准化比值 ………………………………………………………………… 2255

三、活化部分凝血活酶时间 ………………………………………………………… 2255

四、凝血酶时间 ……………………………………………………………………… 2255

五、纤维蛋白原 ……………………………………………………………………… 2255

六、D-二聚体 ………………………………………………………………………… 2255

七、抗凝血酶-Ⅲ ……………………………………………………………………… 2256

八、纤维蛋白降解产物 ……………………………………………………………… 2256

第三节 尿液检验 ……………………………………………………………………… 2256

一、尿液一般检验 …………………………………………………………………… 2256

二、尿沉渣检验 ……………………………………………………………………… 2257

三、尿化学检验 ……………………………………………………………………… 2257

四、尿含铁血黄素试验 ……………………………………………………………… 2258

五、尿本周蛋白检验 ………………………………………………………………… 2258

六、乳糜试验 ………………………………………………………………………… 2258

七、尿液人绒毛膜促性腺激素 ……………………………………………………… 2259

八、尿 1 h 沉渣计数 ………………………………………………………………… 2259

九、24 h 尿液浓缩稀释试验 ………………………………………………………… 2259

十、24 h 尿肌酐 ……………………………………………………………………… 2259

十一、24 h 尿总蛋白 ………………………………………………………………… 2259

十二、24 h 尿微量白蛋白 …………………………………………………………… 2260

十三、尿液酶测定 …………………………………………………………………… 2260

第四节 阴道分泌物常规检验 ………………………………………………………… 2260

第五节 粪便检验 ……………………………………………………………………… 2261

一、外观检验 ………………………………………………………………………… 2261

二、显微镜检验 ……………………………………………………………………… 2261

三、粪便隐血试验 …………………………………………………………………… 2261

四、粪便转铁蛋白检测 ……………………………………………………………… 2261

五、粪便轮状病毒检测 ……………………………………………………………… 2262

第六节 精液检验 ……………………………………………………………………… 2262

一、精液常规检验 …………………………………………………………………… 2262

二、精液化学及免疫学检验 ………………………………………………………… 2263

第七节 前列腺液常规检验 …………………………………………………………… 2264

一、前列腺液颜色和量 ……………………………………………………………… 2264

二、前列腺液成分与内容物 ………………………………………………………… 2264

第八节 脑脊液检验 …………………………………………………………………… 2265

一、脑脊液常规检验 ………………………………………………………………… 2265

二、脑脊液化学检验 ………………………………………………………………… 2266

三、脑脊液酶学与免疫学检测 ……………………………………………………… 2267

第九节 浆膜腔积液检验 ……………………………………………………………… 2267

一、浆膜腔液量 ……………………………………………………………………… 2267

二、浆膜腔液颜色 …… 2267

三、浆膜腔液透明度 …… 2267

四、浆膜腔液比重 …… 2267

五、浆膜腔液 pH 值测定 …… 2268

六、浆膜腔液细胞计数及分类 …… 2268

七、浆膜腔液细胞学检查 …… 2268

八、浆膜腔液蛋白质测定 …… 2268

九、浆膜腔液葡萄糖测定 …… 2268

十、浆膜腔液乳酸脱氢酶活性测定 …… 2268

十一、浆膜腔液腺苷脱氨酶活性测定 …… 2268

十二、浆膜腔液溶菌酶检测 …… 2269

十三、浆膜腔液铁蛋白测定 …… 2269

十四、渗出液与漏出液的鉴别 …… 2269

第十节 关节腔积液检验 …… 2270

一、关节液颜色 …… 2270

二、关节液透明度 …… 2270

三、关节液黏稠度 …… 2270

四、关节液蛋白测定 …… 2270

五、关节液葡萄糖测定 …… 2270

六、关节液有核细胞计数 …… 2270

七、关节液有核细胞分类 …… 2270

八、关节液结晶 …… 2271

九、类风湿因子测定 …… 2271

第十一节 胃液与十二指肠引流液检验 …… 2271

一、胃液检验 …… 2271

二、十二指肠引流液检验 …… 2273

第十二节 羊水检验 …… 2274

一、一般检验 …… 2274

二、细胞学检验 …… 2274

第十三节 痰液检验 …… 2274

一、外观检验 …… 2274

二、显微镜检查 …… 2274

第十四节 渗透压测定 …… 2275

第十五节 卵泡刺激素排卵预测 …… 2275

第十六节 胎儿纤维连接蛋白检测 …… 2275

参考文献 …… 2275

第162章 临床化学检验 …… 2276

第一节 肝功能检验(分五类) …… 2276

一、总蛋白 …… 2276

二、白蛋白 …… 2276

三、球蛋白 …… 2277

四、白蛋白/球蛋白 …… 2277

五、血清胆红素 …… 2277

六、丙氨酸氨基转移酶 …… 2277

七、天冬氨酸氨基转移酶 …… 2277

八、γ-谷氨酰转移酶 ································· 2278

九、碱性磷酸酶 ································· 2278

十、总胆汁酸 ································· 2278

十一、前白蛋白 ································· 2279

十二、α-L-岩藻糖苷酶 ································· 2279

十三、5'-核苷酸酶 ································· 2279

十四、单胺氧化酶 ································· 2279

十五、腺苷脱氨酶 ································· 2279

第二节 肾功能检验 ································· 2280

一、肌酐 ································· 2280

二、尿素氮 ································· 2280

三、尿酸 ································· 2280

四、胱抑素 C ································· 2280

五、视黄醇结合蛋白 ································· 2281

第三节 心肌酶谱检验 ································· 2281

一、肌酸激酶 ································· 2281

二、肌酸激酶同工酶 ································· 2281

三、乳酸脱氢酶 ································· 2281

四、α-羟丁酸脱氢酶 ································· 2282

五、缺血修饰白蛋白 ································· 2282

第四节 心肌梗死、心力衰竭标志物检验 ································· 2282

一、心肌肌钙蛋白 I ································· 2282

二、肌红蛋白 ································· 2282

三、肌酸激酶 MB 同工酶质量测定 ································· 2283

四、N 末端脑钠肽 ································· 2283

第五节 脂类及脂蛋白检验 ································· 2283

一、三酰甘油 ································· 2283

二、胆固醇 ································· 2283

三、高密度脂蛋白 ································· 2283

四、低密度脂蛋白 ································· 2284

五、载脂蛋白 A1 ································· 2284

六、载脂蛋白 B ································· 2284

七、载脂蛋白 E ································· 2284

八、脂蛋白 ································· 2284

第六节 无机离子检验 ································· 2285

一、钾离子 ································· 2285

二、钠离子 ································· 2285

三、氯离子 ································· 2285

四、总二氧化碳 ································· 2285

五、阴离子隙 ································· 2286

六、钙离子 ································· 2286

七、无机磷 ································· 2286

八、镁离子 ································· 2286

九、血清铁 ································· 2286

十、总铁结合力 ································· 2287

第七节　糖代谢测定 ……………………………………………………………………… 2287
　　一、血糖 …………………………………………………………………………………… 2287
　　二、血清果糖胺 …………………………………………………………………………… 2287
　　三、糖化血红蛋白 ………………………………………………………………………… 2287
　　四、糖化白蛋白 …………………………………………………………………………… 2288
　　五、胰岛素 ………………………………………………………………………………… 2288
　　六、C-肽 …………………………………………………………………………………… 2288
第八节　甲状腺功能检验 ………………………………………………………………… 2289
　　一、三碘甲状腺原氨酸 …………………………………………………………………… 2289
　　二、甲状腺素 ……………………………………………………………………………… 2289
　　三、促甲状腺素 …………………………………………………………………………… 2289
　　四、游离三碘甲腺原氨酸 ………………………………………………………………… 2289
　　五、游离四碘甲腺原氨酸 ………………………………………………………………… 2289
　　六、甲状腺过氧化物酶 …………………………………………………………………… 2290
　　七、甲状腺球蛋白抗体 …………………………………………………………………… 2290
　　八、甲状腺结合球蛋白 …………………………………………………………………… 2290
　　九、促甲状腺受体抗体 …………………………………………………………………… 2290
第九节　激素检验 ………………………………………………………………………… 2290
　　一、雌二醇 ………………………………………………………………………………… 2290
　　二、泌乳素 ………………………………………………………………………………… 2291
　　三、孕酮 …………………………………………………………………………………… 2291
　　四、睾酮 …………………………………………………………………………………… 2291
　　五、促黄体生成素 ………………………………………………………………………… 2291
　　六、促卵泡激素 …………………………………………………………………………… 2291
　　七、胰岛素样生长因子结合蛋白-3 ……………………………………………………… 2292
　　八、血清生长激素 ………………………………………………………………………… 2292
　　九、胰岛素样生长因子-1 ………………………………………………………………… 2292
第十节　贫血相关检验 …………………………………………………………………… 2292
　　一、促红细胞生成素 ……………………………………………………………………… 2292
　　二、叶酸 …………………………………………………………………………………… 2292
　　三、维生素 B_{12} ……………………………………………………………………… 2292
第十一节　骨代谢相关标志物检验 ……………………………………………………… 2293
　　一、降钙素 ………………………………………………………………………………… 2293
　　二、总 I 型胶原氨基酸延长肽 …………………………………………………………… 2293
　　三、甲状旁腺激素 ………………………………………………………………………… 2293
　　四、25-羟基维生素 D ……………………………………………………………………… 2293
　　五、β-胶原特殊序列 ……………………………………………………………………… 2293
　　六、骨钙素 ………………………………………………………………………………… 2293
第十二节　其他临床化学检验 …………………………………………………………… 2294
　　一、脂肪酶 ………………………………………………………………………………… 2294
　　二、胆碱酯酶 ……………………………………………………………………………… 2294
　　三、淀粉酶 ………………………………………………………………………………… 2294
　　四、酸性磷酸酶 …………………………………………………………………………… 2294
　　五、甘氨酰脯氨酸二肽氨基肽酶 ………………………………………………………… 2294
　　六、透明质酸 ……………………………………………………………………………… 2295

七、层粘连蛋白 ……………………………………………………………………… 2295

八、乳酸 …………………………………………………………………………… 2295

九、β-羟丁酸 ……………………………………………………………………… 2296

十、同型半胱氨酸 ………………………………………………………………… 2296

十一、葡萄糖-6-磷酸脱氢酶 …………………………………………………… 2296

十二、超敏 C 反应蛋白 ………………………………………………………… 2296

十三、血氨 ………………………………………………………………………… 2296

参考文献 …………………………………………………………………………… 2296

第163章　临床免疫检验 …………………………………………………… 2298

第一节　肝炎标志物检验 ………………………………………………………… 2298

一、甲型肝炎病毒抗体 …………………………………………………………… 2298

二、丙型肝炎病毒抗体 …………………………………………………………… 2298

三、丁型肝炎病毒抗体 …………………………………………………………… 2298

四、戊型肝炎病毒抗体 …………………………………………………………… 2298

五、庚型肝炎病毒抗体 …………………………………………………………… 2298

六、乙型肝炎病毒前 S1 抗原 …………………………………………………… 2299

七、乙型肝炎病毒前 S2 抗原 …………………………………………………… 2299

八、乙型肝炎二对半 ……………………………………………………………… 2299

第二节　肿瘤标志物检验 ………………………………………………………… 2299

一、糖类抗原 19-9 ……………………………………………………………… 2299

二、癌抗原 12-5 ………………………………………………………………… 2300

三、癌抗原 15-3 ………………………………………………………………… 2300

四、癌胚抗原 ……………………………………………………………………… 2300

五、甲胎蛋白 ……………………………………………………………………… 2300

六、总前列腺特异性抗原 ………………………………………………………… 2301

七、游离前列腺特异性抗原 ……………………………………………………… 2301

八、复合前列腺特异抗原 ………………………………………………………… 2301

九、神经元特异性烯醇化酶 ……………………………………………………… 2301

十、鳞状细胞癌相关抗原 ………………………………………………………… 2301

十一、铁蛋白 ……………………………………………………………………… 2301

十二、胃蛋白酶原 Ⅰ ……………………………………………………………… 2302

十三、胃蛋白酶原 Ⅱ ……………………………………………………………… 2302

十四、非小细胞肺癌相关抗原 …………………………………………………… 2302

十五、人绒毛膜促性腺激素 ……………………………………………………… 2302

十六、人附睾蛋白 4 ……………………………………………………………… 2302

十七、血清100蛋白 ……………………………………………………………… 2302

第三节　优生优育检验 …………………………………………………………… 2303

一、抗风疹病毒抗体 ……………………………………………………………… 2303

二、人抗巨细胞病毒抗体 ………………………………………………………… 2303

三、抗单纯疱疹病毒抗体 ………………………………………………………… 2303

四、抗弓形体抗体 ………………………………………………………………… 2303

五、孕中期唐氏综合征筛查 ……………………………………………………… 2303

第四节　风湿系列检验 …………………………………………………………… 2304

一、抗链球菌溶血素 O …………………………………………………………… 2304

二、类风湿因子 …………………………………………………………………… 2304

三、C反应蛋白 ……………………………………………………………………… 2304

四、抗环瓜氨酸肽抗体 ……………………………………………………………… 2304

第五节　免疫球蛋白和补体检测 ………………………………………………………… 2304

一、免疫球蛋白A ……………………………………………………………………… 2304

二、免疫球蛋白G ……………………………………………………………………… 2305

三、免疫球蛋白M ……………………………………………………………………… 2305

四、免疫球蛋白E ……………………………………………………………………… 2305

五、补体成分3 ………………………………………………………………………… 2305

六、补体成分4 ………………………………………………………………………… 2305

第六节　自身免疫疾病相关检测 ………………………………………………………… 2306

一、过敏原检测 ………………………………………………………………………… 2306

二、抗核抗体谱 ………………………………………………………………………… 2306

三、抗双链DNA ………………………………………………………………………… 2307

四、抗中性粒细胞胞质抗体 …………………………………………………………… 2307

五、抗肾小球基底膜抗体 ……………………………………………………………… 2307

六、抗RA33抗体 ……………………………………………………………………… 2307

七、抗α-胞衬蛋白 ……………………………………………………………………… 2308

八、抗内皮细胞抗体 …………………………………………………………………… 2308

九、抗角蛋白抗体 ……………………………………………………………………… 2308

第七节　细菌和真菌抗原抗体检测 ……………………………………………………… 2308

一、降钙素原 …………………………………………………………………………… 2308

二、A族链球菌抗原检测 ……………………………………………………………… 2308

三、肺炎链球菌抗原检测 ……………………………………………………………… 2309

四、无乳链球菌抗原检测 ……………………………………………………………… 2309

五、真菌β-D-葡聚糖试验 ……………………………………………………………… 2309

六、真菌半乳甘露聚糖抗原试验 ……………………………………………………… 2309

七、隐球菌荚膜抗原检验 ……………………………………………………………… 2309

八、肥达试验 …………………………………………………………………………… 2309

第八节　梅毒螺旋体病的血清学检验 …………………………………………………… 2310

一、不加热(灭能)血清反应素试验 …………………………………………………… 2310

二、梅毒螺旋体血凝试验 ……………………………………………………………… 2310

参考文献 ……………………………………………………………………………………… 2310

第164章　分子生物学检验 …………………………………………………………… 2312

一、乙型肝炎病毒DNA定量检测 …………………………………………………… 2312

二、乙型肝炎病毒耐药突变位点检测 ………………………………………………… 2312

三、丙型肝炎病毒RNA定量检测 …………………………………………………… 2312

四、结核分枝杆菌DNA定量检测 …………………………………………………… 2313

五、人巨细胞病毒DNA定量检测 …………………………………………………… 2313

六、EB病毒核酸检测 ………………………………………………………………… 2313

七、人乳头瘤病毒核酸检测 …………………………………………………………… 2313

八、甲型流感病毒H1N1核酸检测 …………………………………………………… 2313

九、H7N9禽流感病毒核酸检测 ……………………………………………………… 2314

十、呼吸道合胞病毒核酸检测 ………………………………………………………… 2314

十一、JC病毒核酸定量检测 ………………………………………………………… 2314

十二、BK病毒核酸定量检测 ………………………………………………………… 2314

十三、肠道病毒通用型 RNA 检测 ………………………………………………………… 2315

十四、柯萨奇病毒 A16 型 RNA ………………………………………………………… 2315

十五、CYP2C9 和 VKORC1 基因多态性检测 …………………………………………… 2315

十六、CYP2C19 基因检测 ……………………………………………………………… 2315

十七、乙醛脱氢酶 2 基因检测 …………………………………………………………… 2315

十八、地中海贫血基因检测 ……………………………………………………………… 2315

十九、遗传性耳聋基因检测 ……………………………………………………………… 2316

二十、细菌耐药基因 KPC 检测 ………………………………………………………… 2316

二十一、抗甲氧西林金黄色葡萄球菌核酸检测 ………………………………………… 2316

　参考文献 ……………………………………………………………………………… 2316

第165章　临床微生物检验 ………………………………………………………… 2317

一、血液、骨髓细菌培养 ………………………………………………………………… 2317

二、脑脊液、心包液、关节液、胸腹水等细菌培养 …………………………………… 2317

三、痰细菌培养 …………………………………………………………………………… 2317

四、粪便细菌培养 ………………………………………………………………………… 2317

五、中段尿细菌培养 ……………………………………………………………………… 2318

六、脓汁及伤口分泌物细菌培养 ………………………………………………………… 2318

七、支原体培养 …………………………………………………………………………… 2318

八、放线菌培养 …………………………………………………………………………… 2318

九、奴卡菌培养 …………………………………………………………………………… 2318

十、艰难梭菌培养 ………………………………………………………………………… 2319

　参考文献 ……………………………………………………………………………… 2319

汉英名词对照索引 ……………………………………………………………………… 2321

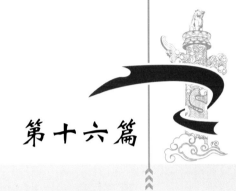

第十六篇

内镜检查与诊断及其临床意义

内容概览

第 83 章　胃镜检查及其临床意义

第 84 章　结肠镜与小肠镜检查及其临床意义

第 85 章　胶囊内镜检查及其临床意义

第 86 章　十二指肠内镜逆行胆胰管造影检查及其临床意义

第 87 章　超声内镜检查及其临床意义

第 88 章　腹腔镜检查及其临床意义

第 89 章　支气管镜检查及其临床意义

第 90 章　内科胸腔镜与纵隔镜检查及其临床意义

第 91 章　阴道镜与宫腔镜检查及其临床意义

第83章

胃镜检查及其临床意义

消化内镜发展经历了以下 4 个时期。

其一,硬式内镜。1805 年,德国医学博士菲利普·博齐尼(Philipp Bozzini)首先提出内镜的设想。1826 年,法国泌尿科医师皮埃尔·塞加拉斯(Pierre Segalas)研制成功膀胱镜与食管镜。1868 年,德国医师阿道夫·库斯莫尔(Adolph Kussmaul)借鉴江湖吞剑术发明的库斯莫尔管,它其实就是一根长金属管,末端装有镜子,制成第一台食管胃镜。但因为这种胃镜容易戳破患者食管,因此不久就废弃了。

其二,半曲式胃镜。1932 年,德国技师格奥尔格·沃尔夫(Georg Wolf)和德国医师鲁道夫·申德勒(Rudolf Sc. hincller)共同研制成功,可观察到胃的大部分区域,受检者可取左侧位,使胃镜达到了较为实用的阶段,在胃镜发展史上有重大意义。1950 年,日本医师宇治达郎成功发明软式胃镜的雏形——胃内照相机。

其三,纤维内镜。1958 年,美国胃肠病学家巴兹尔·希尔朔维茨(Basil Hirschowitz)制成第一台纤维内镜,内镜进入纤维光学镜阶段。

其四,电子内镜。1983 年,美国 WeIoh Allyn 公司首先开发了世界上第一台电子胃镜,它是内镜发展史上第 3 个里程碑。

目前临床上最先进的胃镜是胶囊内镜,它是以色列在 2000 年开发出的第一台将图像连续发射至体外的医学照相机,外形酷似药品胶囊,故俗称胶囊内镜。此类内镜从外形到操作方式与上述几类内镜完全不同,可自动记录、随胃肠蠕动排出体外,无须医师操作,患者痛苦小,尤其是可发现目前为消化道盲区的小肠病变,为内镜检查开辟了一个新途径。

中国内镜发展稍晚,从 20 世纪 50 年代起,一些大医院就开展了硬式内镜(或半曲式内镜)的检查,但每家医院 1 年内镜检查人数很少超过 50 人次。

20 世纪 70 年代初中国开始引进纤维内镜,使胃镜、结肠镜、经内镜逆行胰胆管造影(endoscopic retrograde cholangio-pancreatography,ERCP)等检查逐步开展。

20 世纪 80 年代起发展迅速,电子胃镜、ERCP 检查、内镜下介入治疗基本与国际接轨,至 90 年代内镜检查已普及到全国基层医院。

中国自 1966 年开始研制纤维内镜,1973 年上海医用光学仪器厂生产了第一台 XW-I 型纤维胃镜,实现了纤维内镜的国产化。

胃镜(gastroscope)是一种医学检查使用的器具。胃镜检查(gastroscopy)是借助一条纤细、柔软的管子伸入胃中,医师通过胃镜可以顺次地、清晰地直接观察食管、胃和十二指肠球部甚至降部的黏膜状态,尤其对微小病变的诊断更具优势。它能直接观察到被检查部位的真实情况,更可通过对可疑病变部位进行活体的病理学及细胞学检查,以进一步明确诊断,是上消化道病变的首选检查方法。

第一节　胃镜检查的适应证、禁忌证及并发症

一、适　应　证

胃镜检查适用于凡是怀疑上消化道(食管、胃、十二指肠)疾病，以及无禁忌证的普查人群。主要有：①有上消化道症状，包括上腹不适、胀、痛、胃灼热及反酸、吞咽不适、哽噎、嗳气、呃逆及不明原因食欲缺乏、体重下降、贫血等，考虑为食管、胃、十二指肠有炎症、溃疡、肿瘤等；②原因不明的急(慢)性上消化道出血，原因及部位不明，前者可行急诊胃镜检查，以确定病因并进行止血治疗；③影像学检查发现上消化道病变，需要胃镜明确性质；④上消化道高危人群(食管癌、胃癌高发区)的普查，癌前病变、癌前疾病检查；⑤评估溃疡及幽门螺杆菌(*Helicobacter pylori*,HP)感染治疗后的效果；⑥适用于胃镜下治疗者，如胃内异物、胃息肉、食管贲门狭窄等；⑦须随访的病变，如溃疡病、萎缩性胃炎、癌前病变、术后胃出血症状等。

二、禁　忌　证

1. 绝对禁忌证　以下情况应该作为检查的禁忌证：①精神异常，拒绝检查者；②严重肺部疾病，如哮喘、呼吸衰竭不能平卧者；③严重心脏病，如急性心肌梗死、严重心律失常、心肌梗死活动期、重度心力衰竭；④咽喉部疾病内镜不能插入者；⑤上消化道化学性烧伤的急性期，如腐蚀性食管损伤的急性期；⑥严重高血压及意识明显障碍不能合作者；⑦休克或食管、胃、十二指肠急性穿孔等危重患者；⑧脑卒中、明显的胸腹主动脉瘤患者。

2. 相对禁忌证　①心肺功能不全；②消化道出血，血压波动较大或不稳定；③严重出血倾向，血红蛋白低于 50 g/L 或凝血酶原时间(PT)延长超过 1.5 s 以上；④高度脊柱畸形；⑤消化道巨大憩室；⑥急性或慢性病急性发作，经治疗可恢复者，如急性扁桃体炎、咽炎、急性哮喘发作期等。

三、并　发　症

并发症如下：①过敏及休克；②咽喉部损伤，吸入性肺炎；③食管贲门撕裂伤；④食管、胃、十二指肠穿孔；⑤出血；⑥心脏意外，诱发严重的心律失常以及心脑血管疾病；⑦其他，比如下颌关节脱臼、喉头及支气管痉挛、唾液腺肿胀等。

第二节　胃镜检查的准备及注意事项与操作方法

一、检查准备及注意事项

1. 常规准备　术前应充分了解病情，包括详细的病史、体格检查、生化检查和钡剂灌肠等其他影像学资料，了解有无凝血功能障碍及是否应用抗凝药物。为避免交叉感染，制定合理的消毒措施，受检者检查前需做 HbsAg、抗 HCV、抗 HIV 等检查。判断有无胃镜检查的适应证和禁忌证。

2. 知情同意　由于胃镜检查和治疗存在一系列并发症，因此向受检者说明检查目的和可能出现的问题，征询其同意并签署知情同意书，交代注意事项及配合检查时的体位。向受检者做好解释工作，解除其

思想顾虑和紧张情绪,以便取得其配合,保证检查成功。

3.**禁食**　检查前戒烟、禁酒,禁食 6~8 h,在空腹时进行检查,如胃内存有食物则影响观察。已做钡餐检查者须待钡剂排空后再做胃镜检查。幽门梗阻或者贲门失弛缓的患者检查前应禁食 2~3 d,并每日清洁胃,必要时术前洗胃,将胃内积存的食物清除。高血压患者降压药可照常服用,暂停服用抗凝药物(5~7 d)及抗血小板药物(7~10 d)。

4.**祛泡剂**　检查前 15~30 min 口服去泡剂 2~3 ml,如西甲硅油,有去表面张力的作用,使附于黏膜上的泡沫破裂消失,视野更加清晰。

5.**祛黏液剂**　在胃镜检查前的 15~30 min,将 20 000 U 的链霉蛋白酶(1 袋)和包装盒内所附 1 g 碳酸氢钠散(1 袋)加入 50~80 ml 饮用水(20~40 ℃)中,振摇溶解后口服。可祛除胃黏膜表面的黏液,视野更加清晰。

6.**咽部麻醉**　只限于咽喉及食管上端,目的是减少咽部反应,使进镜顺利,减少受检者痛苦。有麻醉药物过敏史可不予麻醉。有两种方法:①喷雾法,术前 15 min 用 1% 丁卡因或 2% 利多卡因等咽部喷雾麻醉,每 1~2 min 一次,共进行 2~3 次;②麻醉制剂口服法,采用糊剂,如可服用利多卡因胶浆,含在口内仰头使药物在咽喉部停留自然流入食管,起局部麻醉作用。术前吞服即可检查,此法简单省时。为了达到理想的麻醉效果,咽喉麻醉时间不应少于 10 min,喷雾要达咽后壁。为预防麻醉意外,第一次用药量要少,在局部麻醉过程中要严格观察有无过敏反应,如用药后出现头晕、呼吸困难、面色苍白、脉搏细弱等不适时应立即停用,并进行适应处理,及时报告医师。

7.**无痛胃镜检查**　其优点是没有痛苦、创伤比较小,它对消化道出血、息肉等还可以进行多项的微创治疗。操作时间比较短,从检查开始几分钟内即可完成。它是在普通胃镜检查的基础上,配合异丙酚、芬太尼及利多卡因等药物静脉注射。受检者在胃镜检查过程中,很快进入鼾睡状态,且环咽肌较松弛,有助于胃镜推进。

8.**镇静解痉药**　一般患者不必使用。对精神紧张的患者,在检查前 15~30 min 肌内注射或缓慢静脉注射地西泮 10 mg,以消除紧张;解痉药,如山莨菪碱或阿托品(0.5 mg)可减少胃蠕动及痉挛,便于观察,但要注意其不良反应。

9.**体位**　插镜是否顺利和受检者的体位有着密切关系,受检者检查时取屈膝左侧卧位,颈部垫枕头并后仰,松开衣领、腰带,然后使头略前倾,下颏内收,以减少脊柱前凸度。确认活动性义齿已经取下,并嘱其咬住牙垫,于口侧垫以毛巾,在毛巾上放置弯盘,以承接口腔流出的唾液或呕吐物。

10.**受检者配合**　受检者要与医师合作,检查前受检者先去小便排空膀胱,进入检查室后,松开领口及裤带,取下假牙及眼镜,取左侧卧位,或根据需要改用其他体位。入镜后,不能用牙齿咬镜,以防咬破镜身的塑管身体及头部不能转动,以防损坏镜子并伤害内脏。如有不适情况,忍耐一段时间,实在不能忍受,可用手势向施术者(医师或护士)示意,以便采取必要措施。

11.**检查注意事项**　①检查完毕受检者坐起,并吐出唾液,由于检查时注入一些空气虽然在退镜时已吸出,但有的人仍有腹胀感,嗳气很多。胃镜检查完成后有人可能会有恶心呕吐,此时不要立即下床,以免晕倒。②因为麻醉作用未消失,过早吃东西容易使食物进入气管,故检查后 1~2 h 内勿进食,待咽部麻醉药作用消失后再试进流质食物。若活检者则需 2 h 后始能进食温凉流质饮食,以减少对胃黏膜创伤面的摩擦。若喉咙没有感觉不舒服,可先喝水;若无呛咳,就可先进食软性食物,以免粗糙食物造成食管或胃出血。有些人会有短暂的喉咙痛、异物感,通常 1~3 d 就可恢复。③注意观察有无活动性出血,如呕血、便血,有无腹痛、腹胀,有无重要生命体征改变,如心率、血压等。发现异常立即做相应处理。④做胃镜检查最好有家属陪同,检查结束后护送回家。检查后大多数人可照常工作,病情较多者可予休息,驾驶员当日不能单独驾驶。

二、操　作　方　法

(一)观察及操作

1.**食管**　胃食管全长约 25 cm,等分为上、中、下三段,食管中段有左心房压迹,并可见搏动运动。由于食管为一直行的管道,因而食管壁定位与胃及十二指肠稍有不同,视野上方为右侧壁,下方为左侧壁,左右侧仍分为前后壁。

2.幽门及胃窦部 以幽门为中心,调节弯角旋钮分别观察胃窦四壁,如果小弯无法全部窥视,可将胃镜沿大弯侧做反转观察。正常幽门收缩时呈星芒状,开放时为一圆形开口,经幽门腔可观察到十二指肠的部分黏膜,甚至可观察到球部的一些病变。胃窦部尤其是胃窦小弯侧是胃癌的好发区域,胃镜检查中应在俯视全貌后做近距离仔细观察,注意有无溃疡、糜烂、结节、局部褪色、僵直变形等病灶,发现胃癌病灶后应仔细观察幽门管开放是否正常、对称,以了解胃癌是否已累及幽门管,一般而言,早期胃癌较少累及幽门管。

3.胃角切迹 胃角切迹是胃内观察的难点之一,它由胃小弯黏膜转折而成,从贲门侧观察呈拱门型,看到的是贲门侧黏膜;在胃窦部可用低位反转法("J"形反转法),即尽量使弯角旋钮向上,推进胃镜,胃镜居高(可见幽门口),此时图像上下颠倒。胃角及其附近两侧是早期胃癌最常见的部位,必须重点观察。

4.胃体 胃体腔类似隧道,下方大弯侧黏膜皱襞较粗,纵向行走如脑回状,上方小弯为胃角延续部,左右分为胃体前后壁。胃体较大,分别称为胃体上、中、下部,中部又称垂直部,由于后壁与镜轴面呈切线关系,因而易遗漏病变。胃体部的观察一般采用"U"形倒镜以及退镜观察相结合的方法,发现可疑病变时将镜头贴近病变部位做重点观察,在疑及垂直部有病变时,可调弯角钮向右做仔细观察。

5.贲门及胃底部 此部位可采用高位或中位"U"形反转法观察,"U"形反转是将胃镜送入胃体中部,在看到胃腔弯向后壁侧时,将内镜角度旋钮向上顺时针旋转90°～180°,边观察后壁黏膜边将内镜向前推进,此时内镜则向贲门侧前进,直至可以看到贲门及从贲门进入胃内的插入管,此时插入管已呈"U"形,故称"U"形反转。"U"形反转时看到的内镜插入管(镜身)位于小弯侧,内镜的前端物镜是从大弯侧对向小弯侧,插入管遮盖的是小弯侧的黏膜,旋转操纵部即可将遮盖的部分露出。要注意在反转观察时,胃镜下方为小弯,上方为大弯,左侧为后壁,右侧为前壁。如需全面观察贲门及胃底部,检查手法的关键是多方位转动镜身及提拉胃镜,这种检查手法也是当前提高早期贲门诊断水平中最重要的内镜操作环节。

6.十二指肠 胃镜进入十二指肠,观察十二指肠球部和十二指肠降段,尽量暴露并观察十二指肠乳头形态和开口。

(二)活体组织检查

1.选择活检部位 发现病灶后先做全面仔细的观察,初步了解病变的性质,确定活检部位,调节好胃镜的方向,使病灶置于视野正中部位,并使活检钳尽可能垂直地指向活检部位,胃镜的头端离病灶的距离适中(3～5 cm)。隆起病灶应取其顶部(易于发现糜烂、恶变等)及其基底部的组织;糜烂、微凹或黏膜粗糙、色泽改变等平坦性病灶应在病灶周边黏膜皱襞中断处及中央处取活检;胃癌时以溃疡凹陷性病灶最常见,应在溃疡隆起边缘上特别是在结节性隆起及溃疡边缘内侧交界处下钳以提高阳性率,因为在胃癌的组织坏死处取材阳性率较低。

2.活检数量 不同的疾病在不同用途时会有差别。早期胃癌的活检次数与阳性率成正比,在多块活检标本中只有一块,甚至只有一块中的小部分为胃癌组织的情况并不少见,一般活检数为4～8块;慢性胃炎在用于研究时活检部位定位为5点,而用于临床时只需3点。不同部位的活检标本应分装在不同的试管中,标本应注意及时浸入甲醛固定液中。

第三节　胃镜检查的诊断及其临床意义

一、食 管 病 变

正常的食管黏膜为粉红色,表面光滑、湿润。食管有3个生理性狭窄,分别距中切牙15 cm、25 cm、

40 cm,这些狭窄均为异物容易滞留以及肿瘤好发的部位。内镜下,通常将食管入口至第二个狭窄称为食管上段,将第二个狭窄至食管胃交接均分为二等分,上半部分为食管中段,下半部分为食管下段。上段的血管网呈放射状,中段血管网呈树枝状,下段的血管网呈栅栏状。食管胃交界(esophagogastric junction, EGJ):正常情况下与食管鳞-柱状上皮重合,位于膈食管裂孔的远端。正常食管鳞状上皮细胞富含糖原,一般用1.5%~3.0%卢戈液,正常的食管遇碘呈褐色改变,当食管有炎症、癌前病变或癌变后糖原明显减少甚至消失,使得食管碘染色后黏膜不着色,呈淡黄色、淡粉色等改变。

1. 先天性异常,解剖学异常 ①胃黏膜异位:具有胃黏膜组织学特征的黏膜存在于胃以外的部分,并发生于全消化道,常常发生于食管入口到颈段食管,白光下呈橘红色改变,窄带成像(narrow band imaging,NBI)观察为界线明确的棕色区域,NBI放大观察见异位黏膜呈点状、绒毛样胃黏膜的微腺管结构,该病变本身为良性改变,并且没有症状,但少部分患者会出现溃疡、狭窄和腺癌等并发症。②食管憩室:食管憩室为食管壁的一部分从内腔向外侧突出,多无症状,有时候会因为吞咽困难及食物残留造成的憩室炎引起出血和穿孔,一般无须特殊治疗,出现并发症时候需要治疗(图83-1)。

2. 胃食管反流病 根据内镜诊断结果,分为内镜阴性的非糜烂性胃食管反流病和内镜阳性的反流性食管炎,目前洛杉矶分类在国内外运用广泛,分为以下4级。A 级:黏膜缺损长度≤5 mm,并且局限在一条黏膜皱襞内;B 级:至少有一处黏膜缺损>5 mm,并且相互不融合;C 级:至少有一处黏膜缺损融合,非全周性;D 级:融合为全周性黏膜缺损(图83-2)。

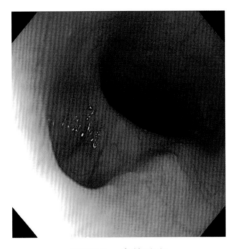

图 83-1 食管憩室

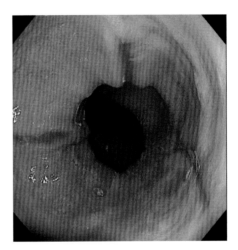

图 83-2 反流性食管炎

3. 早期食管癌 早期食管癌(early esophageal cancer,EEC)是指局限于黏膜层及黏膜下层以内且无淋巴结转移的食管癌。早期食管癌根据术后病理可分为原位癌(cancer in situ)、黏膜内癌(intramucosal carcinoma)及黏膜下癌(submucosal cancer),其中原位癌和黏膜内癌是内镜治疗的绝对适应证,黏膜下层1/3(submucosal,SM1)癌是内镜治疗的相对适应证。EEC 的白光具体表现:①色泽改变;②黏膜增厚、混浊、血管结构紊乱;③表面糜烂;④斑块样改变;⑤结节样改变;⑥隐匿性,即食管黏膜无明显改变,可经碘染发现。日本食管学会将井上和有马两种分型结合起来,建立了比较简便、统一的分型系统,即 AB 分型,A 型血管形态无明显变化或者有轻微变化,B 型血管分为 B1、B2 以及 B3,B1 型为扩张、扭曲、管径粗细不一以及形态不规则的环状异型血管,提示 M1 以及 M2 的癌,B2 型为难形成环状的异性血管,提示 M3 以及 SM1 的食管癌,B3 型为高度扩张的不规则血管,提示 SM2 以及以下的浸润食管癌。同时将 B 型血管包绕着的无血管或粗血管区域作为无血管(avascular area,AVA),分为小(AVA-small)、中(AVA-middle)、大(AVA-large),其中 AVA-small(<0.5 mm)提示 M1 或者 M2 浸润,AVA-middle(0.5 mm、3 mm)提示 M3 和 SM1 浸润,AVA-large(>3 mm)提示 SM2 或者更深的浸润(图83-3)。

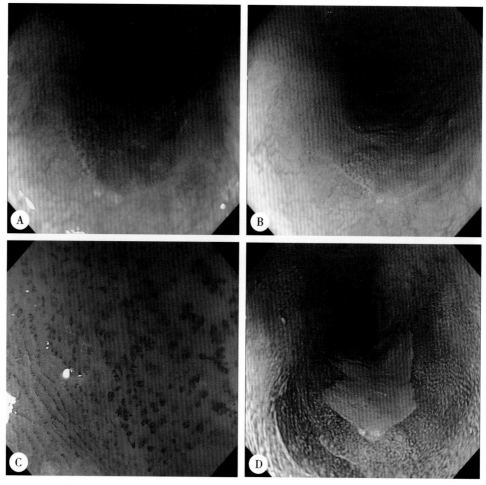

A. 窄带光内镜观察,食管中段可见茶褐色背景黏膜;B 白光内镜观察,食管中段可见局部发红糜烂;
C. 窄带光内镜放大观察,上皮内乳头状毛细血管祥(intra-epithelial papillary capillary loop,IPCL)B1 型;D.
碘染色观察可见病变处不着色,大小约 1 cm×1.2 cm。

图 83-3　早期食管癌

4. 食管肿瘤　多为恶性,多数是食管鳞癌,好发于食管上中段,少数腺癌,好发于食管下段,两者需要通过活检病理诊断。食管平滑肌瘤为非上皮来源的食管良性肿瘤,起源于黏膜肌层或固有肌层,内镜下一般为圆形的隆起,表面光滑(图 83-4)。

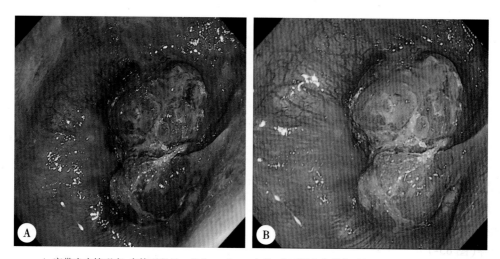

A. 窄带光内镜观察,食管下段见一约 2 cm×3 cm 占位,表面微血管结构破坏;B. 白光内镜观察,食管下段占位,表面发红,水肿糜烂,堵塞管腔。

图 83-4　食管癌

5. **食管平滑肌瘤**　为非上皮来源的食管良性肿瘤,起源于黏膜肌层或固有肌层,内镜下一般为圆形的隆起,表面光滑(图 83-5)。

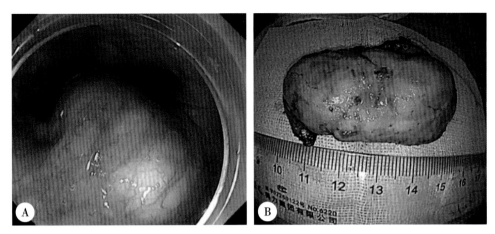

A. 食管距离门齿 20~25 cm 见一隆起,表面光滑;B. 内镜下切除的瘤体,约 3 cm×5 cm。

图 83-5　食管平滑肌瘤

二、胃部病变

正常胃黏膜光滑、柔软、有光泽,可分为贲门、胃底、胃体、胃窦、幽门前区。

1. **先天性异常,解剖学异常**　①先天性胃憩室:构成管腔脏器壁的一部分向周围突出的状态。多发生在胃穹窿部的后壁,临床上大多数患者无症状,在胃镜中偶然发现。②异位胰腺:典型的异位胰腺位于幽门前区,表现为 2~4 cm 的黏膜下隆起,伴有脐样凹陷,一般需要借助超声内镜进一步明确诊断。

2. **胃溃疡**　包括黏膜在内的组织缺损,好发部位是胃角部,随年龄增加,体部的发生率也增高。胃溃疡内镜分期分类如下:活动期(A1、A2)、愈合期(H1、H2)、瘢痕期(S1、S2 期)(图 83-6)。

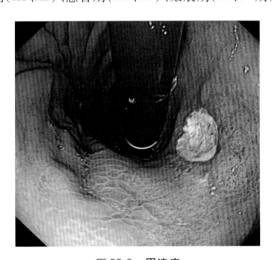

图 83-6　胃溃疡

3. **早期胃癌**　肿瘤局限于黏膜层及黏膜下层以内,无论有无淋巴结转移,早期胃癌多无症状,有时临床表现为上腹隐痛、腹胀、食欲缺乏等。对早期胃癌的白光诊断观察要点,主要通过观察病变的形态、色调、边界、深度(皱襞情况、溃疡情况等),白光结合 NBI 放大观察边界线,有无不规则微血管,有无不规则微表面结构等(图 83-7)。

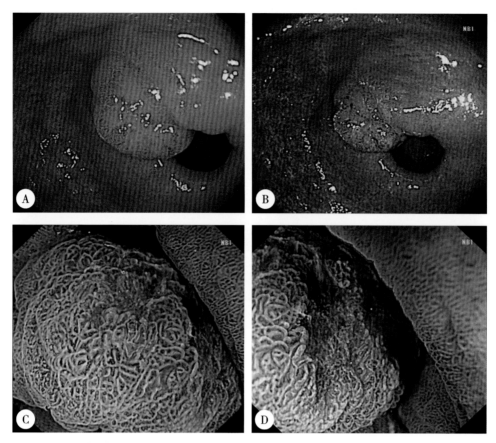

A. 白光胃镜观察,幽门处见一个直径约 1.0 cm 0～Ⅱa 型早期癌;B. 窄带光内镜观察,可见局部呈褐色背景黏膜;C. 窄带光内镜放大观察,可见边界线清楚,微表面(microsurface,MV)和微血管(microressels,MS)不规则;D. 窄带光内镜放大观察,可见不规则白色不透明物质(white opaqus substance,WOS)。

图 83-7　早期胃癌

4. 进展期胃癌　在《胃癌处理规约》中分为 4 类。1 型:肿瘤型;2 型:溃疡局限型;3 型:型溃疡浸润型;4 型:弥漫浸润型(图 83-8)。

5. 胃肠道间质瘤　肿瘤位于黏膜下,胃恶性胃肠道间质瘤(gastrointestinal stromal tumor,GIST)的特点是直径大于 5 cm,肿瘤内部有坏死改变,多数 GIST 的免疫组化显示 CD117 和 CD34 呈阳性(图 83-9)。

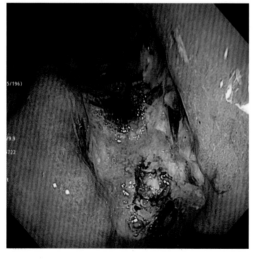

图 83-8　胃癌(溃疡局限型)

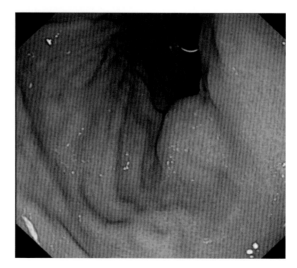

图 83-9　胃间质瘤

三、十二指肠病变

正常十二指肠球部呈天鹅绒样表现,色泽较胃黏膜稍淡,降部黏膜绒样,色泽较红,可见环形皱襞,乳头下有2~3条纵行皱襞,这是乳头的标志。

1.十二指肠炎　各种原因引起的十二指肠急性或者慢性黏膜改变,内镜下主要表现为黏膜充血、水肿、糜烂、点片状出血,或者黏膜颗粒样改变,绒毛显示不清楚等(图83-10)。

2.十二指肠溃疡　各种原因引起的十二指肠黏膜的慢性溃疡,目前认为与幽门螺杆菌有关,胃酸分泌过多在其发病中起了很大的作用。十二指肠溃疡好发于球部前壁,呈圆形或者椭圆形,可分为活动期(A1、A2)、愈合期(H1、H2)、瘢痕期(S1、S2 期)(图83-11)。

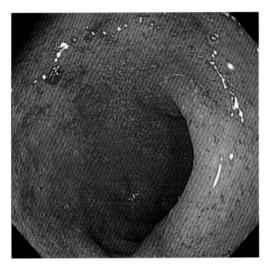

图83-10　十二指肠球炎

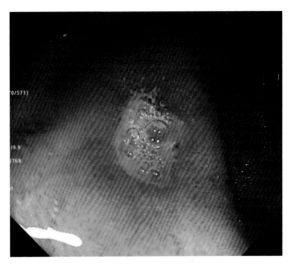

图83-11　十二指肠球部溃疡(H1 期)

3.十二指肠黏膜下肿瘤　大多数十二指肠黏膜下肿瘤是非上皮性来源的,包括平滑肌瘤、纤维瘤、脂肪瘤、血管瘤、囊肿等。内镜下表现通常呈圆形隆起,球形或者半球形突入管腔,基底较宽,表面光滑(图83-12,图83-13)。

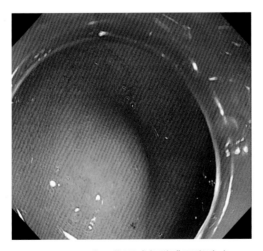

图83-12　十二指肠球部黏膜下脂肪瘤

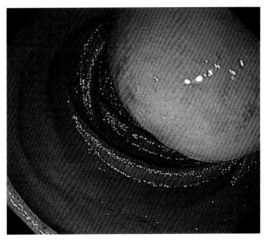

图83-13　十二指肠降段间质瘤

4.十二指肠癌　十二指肠癌发生率很低,十二指肠癌是十二指肠恶性肿瘤中最常见的,并以腺癌最常见,内镜下好发于十二指肠乳头部,内镜下表现通常呈结节状或者息肉状,可以表现为糜烂、溃疡等(图83-14)。

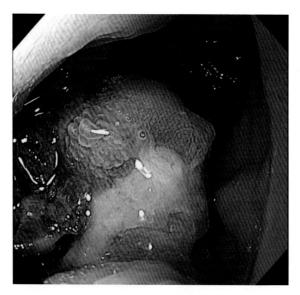

图 83-14　十二指肠癌

（樊超强　彭　学　李建军　高　勇　赵海燕）

参考文献

1　小山恒男.早期胃癌内镜诊断的方法与策略[M].沈阳:辽宁科学技术出版社,2017:49-50.

2　芳野纯治,川口实.内镜诊断与鉴别诊断图谱上消化道[M].2版.沈阳:辽宁科学技术出版社,2014:15-18.

3　尉秀清,王天宝.消化系统内镜解剖与诊断图谱[M].2版.广州:广东科技出版社,2014:77-90.

第84章

结肠镜与小肠镜检查及其临床意义

第一节 结肠镜检查

结肠镜(colonoscope)是一种临床常用的纤维内窥镜。结肠镜检查(colonoscopy)通过肛门插入逆行可检查到直肠、乙状结肠、降结肠、横结肠、升结肠和盲肠以及与大肠相连的一小段小肠(回肠末端)。可以清楚地发现肠道病变,同时还可对部分肠道病变进行治疗,如大肠息肉等良性病变镜下直接摘除、对肠道出血进行镜下止血、对大肠内异物进行取出。

结肠镜有两种:①金属硬管,因为痛苦大,已被废弃;②纤维结肠镜,纤维结肠镜检查于20世纪70年代初传入我国,1975年后国内很多医院相继开展此项检查。80年代美国Welch Allyn公司率先研制出了电子内镜,使内镜技术跨入了电子时代,现已广泛应用于临床。

纤维结肠镜属于光学内窥镜,通常由物镜系统和光学传/转像系统,含有或不含有观察目镜系统构成观察光路的内窥镜。电子结肠镜属于电子内窥镜,通常由物镜系统、像阵面光电传感器、A/D转换集成模块组成。将所要观察的腔内物体通过微小的物镜系统成像到像阵面光电传感器上,然后将接收到的图像信号送到图像处理系统上,最后在监视器上输出处理后的图像。

一、适应证、禁忌证及并发症

(一)适应证

适应证如下:①有下消化道症状,如腹痛、腹泻、长期进行性便秘、大便习惯改变等诊断不明者;②原因不明的消化道出血;③低位梗阻以及腹部包块不能排除肠道疾病者;④X射线钡餐及其他检查不能确定的肠道病变者,钡剂灌肠检查阴性,但有明显肠道症状或疑有恶性变者;⑤有结肠癌家族史;⑥已经确诊的肠道疾病或者肠道疾病治疗后需要长期随访者;⑦不明原因的消瘦与贫血,在排除其他疾病后;⑧原因未明的便血或持续粪潜血阳性者;⑨需进行结肠镜治疗者,如结肠息肉切除术、止血、乙状结肠扭转或肠套叠复位等;⑩结肠切除术后,需要检查吻合口情况者;⑪结肠癌手术后,息肉切除术后及炎症性肠病药物治疗后需定期结肠镜随访者;⑫肠道疾病手术中需结肠镜协助探查和治疗者;⑬需进行大肠疾病普查者,普通人群的常规检查。

(二)禁忌证

1. **绝对禁忌证** 严重心肺功能不全、休克、腹主动脉瘤、急性腹膜炎、肠穿孔等。

2.相对禁忌证 ①小儿及精神病或不能合作者不宜施行检查,必要时可在全身麻醉下施行;②妊娠、腹腔内广泛粘连及各种原因导致肠腔狭窄者、慢性盆腔炎、肝硬化腹水、肠系膜炎症、肠管高度异常屈曲及癌肿晚期伴有腹腔内广泛转移者等,如果必须检查时,由有经验的术者小心进行;③重症溃疡性结肠炎、多发性结肠憩室患者应看清肠腔进镜,勿用滑进方式推进结肠镜;④曾做腹腔尤其盆腔手术、曾患腹膜炎以及有腹部放疗史者进镜时宜缓慢、轻柔,发生剧痛则应终止检查,以防肠壁撕裂、穿孔;⑤肛门、直肠有急性感染或严重化脓性炎症或疼痛性病灶,如肛周脓肿、肛裂等,对检查不能耐受者,检查时必须慎重;⑥肛管直肠狭窄,无法插入者;⑦中毒性巨结肠;⑧有腹部疝气及切口疝者,有可疑肠道穿孔及有腹膜刺激症状者;⑨体弱、高龄病例,以及有严重的心脑血管疾病、对检查不能耐受者,检查时必须慎重;⑩妇女月经期一般不宜做检查。

(三)并发症

并发症如下:①过敏反应及休克;②出血;③肠穿孔;④病变活检部位引起的局部出血及黏膜撕裂伤;⑤各种严重的心律失常及脑血管疾病;⑥低血糖、水和电解质紊乱。

一旦发生上述并发症要果断做相应的妥善处理,如发生休克时应做相应急救,确诊为肠穿孔需立即内镜下修补或外科手术治疗。

二、检查准备及注意事项与操作方法

(一)检查前准备及注意事项

1.常规准备 术前应充分了解病情,包括详细的病史、体格检查、生化检查和钡剂灌肠等其他影像学资料,了解有无凝血功能障碍及是否应用抗凝药物,了解有无药物过敏及急慢性传染病等,如怀疑此类疾病则需先进行相关实验室检查以判断有无结肠镜检查的适应证和禁忌证。如果怀疑有结肠畸形、狭窄等,通常先做钡剂灌肠检查,以了解肠腔形状。检查所用器械、物品、电源是否齐备,有无故障。

2.知情同意 由于结肠镜检查和治疗存在一系列并发症,因此向受检者说明检查目的和可能出现的问题,征询其同意并签署知情同意书,交代注意事项及配合检查时的体位。向患者做好解释工作,解除其思想顾虑和紧张情绪,以便取得其配合,保证检查成功。

3.胃肠道准备 检查前1~2 d进低脂、细软、少渣的半流质饮食,严重便秘的患者应在检查前3 h给予缓泻剂或促动力药以排出结肠内潴留的大便。检查当日禁食早餐,糖尿病患者、老年人或不耐饥饿者可适当饮用含糖水及饮料。

清洁肠道是结肠镜检查成功的先决条件,肠道的清洁程度是关键之一。如结肠积有粪便,影响进镜与观察病变。目前清洁肠道的方法众多,各有其特点,常用方法:①检查前2 h以温盐水800 ml灌肠,也可在检查前晚,用番泻叶10 g,泡水200 ml口服以达清洁肠道目的。②聚乙二醇(polyethylene glycol,PEG)法:PEG具有很高的分子量,在肠道内既不被水解也不被吸收,因而在肠液内产生高渗透压,形成渗透性腹泻。将PEG 20~30 g溶入2 000~3 000 ml水中,于术前4 h口服,直至排出液清亮为止。也可将PEG加入电解质液中以提高渗透压,如复方聚乙二醇电解质散由PEG和电解质组成,PEG每次2~3袋溶于电解质溶液中,可减少饮水量至2 000 ml,患者易于接受。该法清洁肠道需时短,饮水量少,对肠道刺激少,一般不引起水、电解质失衡。但是肠道内残留黄色液体较多,部分形成黄色泡沫,影响视觉效果。

4.术前用药 肠镜检查的术前用药对保障顺利插镜、仔细观察及寻找病变、准确活检和精细的内镜下治疗均十分重要。对一些精神紧张的患者术前用药还有助于减少痛苦,更好地配合检查。

(1)解痉药:可抑制肠蠕动,解除痉挛,有利于插镜及寻找病变、活检及内镜下治疗。于检查前10~15 min肌内注射山莨菪碱20 mg或丁溴东莨菪碱10 mg,作用时间20~30 min。如果术中需要稳定肠管可随时肌内注射或静脉滴注。对青光眼、前列腺肥大或近期发生尿潴留者忌用,可改用维生素$K_3$8~16 mg肌内注射或硝苯地平10 mg舌下含服代替。

(2)镇静、镇痛药:随着插镜技术的提高,插镜痛苦已明显减少,国内已很少应用镇痛药。仅对少数精神紧张、耐受性差或病情需要者,术前肌内注射地西泮10 mg或静脉注射5~10 mg。个别患者可酌情肌内注射地西泮5～10 mg加哌替啶25～50 mg。用镇痛药时术者应时刻警惕因疼痛阈升高,患者对穿孔前的剧痛感觉迟钝,术者如继续进镜,就有导致穿孔或浆膜撕裂的危险,尤其是有肠管粘连或有溃疡的病例。因此,对有乙状结肠、横结肠粘连或该肠段有较深溃疡的病例尽量不用哌替啶类强镇痛药,如用强镇痛药时最好由经验丰富的医师操作。

(3)麻醉药:一些医院提倡无痛检查法,即在全身麻醉状态下进行结肠镜检查。通过静脉注射有镇静作用或麻醉作用的药物,使患者舒适、安静,呈浅麻醉状态,对镜检过程遗忘,达到无痛苦检查的目的;这种方法增加了患者的依从性,并方便检查医师的操作和诊断,提高了检查成功率。一般常用药物为异丙酚加芬太尼。

5. 检查后注意事项

(1)结肠镜检查过程中会不断注气以利于肠黏膜的观察,术后因空气积聚于大肠内,受检者可能感到腹胀不适,一般在数小时后会渐渐消失。

(2)对于结肠镜下取活检或息肉电切除及微创手术的患者,应该绝对卧床,禁食、禁饮。24 h后根据情况进流质饮食,要注意大便颜色改变,观察有无腹痛、便血等症状。

(3)结肠镜检查或镜下治疗术后,出现持续性腹痛,或大便出血量多情况,应及时告知医师,必要时进一步处理。

(4)无痛肠镜检查者术后24 h内禁止开车,禁止高空作业。

(二)操作方法

1. **体位及原则**　患者取左侧卧位,也可取俯卧屈膝位。进镜的基本原则是直视下前进,循腔进镜。

2. **通过直肠**　通过直肠后患者由左侧卧位转为仰卧位。镜端到达乙状结肠起始处,向右调整角度钮或顺时针旋转镜身60°～90°,再调整角度,向上使镜头对准乙状结肠起始弯曲处,缓缓插入,使其通过弯曲部而达移行部。此时将镜角向上并固定,然后缓缓向外撤出肠镜。这样乙状结肠及镜身可被拉直,使依行部的锐角消失。镜身继续推进即可送到降结肠。此法一次不成功时可重复钩拉1～2次。如仍不能通过乙状结肠移行部时可采用"α"型转位法或"ρ"型转位法。助手用右手握住镜身逆时针旋转,同时用左手在腹壁上触摸镜头并将其从左向右推移,边推边旋转镜身,术者也随着逆时针旋转操作部,最终镜头从左侧腹转到右侧腹使肠镜呈逆时针走行,乙状结肠移行部由急弯变慢弯,肠镜较易通过。

3. **通过降结肠**　降结肠由后腹膜固定,呈比较直的隧道管腔,循腔进镜便可通过。当到达脾曲时,解除镜身在乙状结肠形成的圈是必要的难点,助手可握镜身做顺时针旋转,边转变退镜身,很快镜身袢就可消失,将镜身拉长。

4. **通过脾曲**　进脾曲时主要在寻找横结肠的开口处。因为脾曲为膨大的盲端,与降结肠接合处的开口常位于盲端稍下的内侧方,故应向各方向调镜头,仔细辨别。

5. **通过横结肠及肝曲**　横结肠的肠系膜较长,始末两端固定于脾曲和肝曲,中段活动范围大,常常下垂明显,使升、横、降结肠呈M型,造成进镜困难,可采用"┌"型转位法通过。进镜方法是当镜头通过脾曲到达横结肠下垂的最低点时,助手在腹壁外将下垂的横结肠向上推,这样镜头则容易循腔通过。如达肝曲盲端时应缓慢后退镜身,寻找升结肠开口,调节镜头向左下方较易发现。

6. **通过升结肠达盲肠**　只要通过肝曲,几乎都可通过升结肠达盲肠。到达盲肠后可从侧面观察到回盲瓣,且进镜对回肠末端进行观察。结肠走行变化多异,故进镜方法也应灵活掌握,当操作熟练时,每个术者均有他自己进镜的经验。总的原则是循腔进镜,反复抽气,采用钩拉、旋镜、变换体位、防结袢等方法。

7. **退镜观察**　退镜时要慢,边退边看,上、下、左、右四壁均应仔细窥视,切勿放过观察结肠黏膜的机会。发现问题应该记清病变性质、范围及部位,可先摄影,而后取活体组织检查,一般不少于4块组织。细致观察病灶处,无出血时再缓慢退镜。正常黏膜管壁柔软,有时可见蠕动波,肠腔可见半环形皱襞、黏膜润泽,小血管清晰可见,黏膜表面不附挂任何分泌物或肠内容物。

8. **检查注意事项**　①动作轻柔,循腔进镜:直视下循腔进镜是电子结肠镜检的基本原则,须始终遵循。进镜时用力要柔缓,顺其自然,不可勉强。②及时排除观察障碍因素,如粪便堵塞或大量分泌物覆盖、反射性肠痉挛等。粪便或分泌物影响视野无法检查时,少量可用擦拭器取出,量多时应终止检查再次做肠道准备,或用长吸引器将分泌物吸除。如遇反射性肠痉挛可暂停进镜,并适当退镜以避免刺激,待痉挛解除后再设法通过。③不可充入过多气体:气体充入过多可使肠内压升高,肠壁张力增大,因炎症等病变已很脆弱的肠壁,镜检时稍不注意即有造成穿孔的危险。所以进镜时不可充入过多气体,对病情较重者应尽可能避免充气。④组织标本钳取注意点:取活检要避开血管,钳夹肠壁组织不可过深或撕拉组织,取活检后观察止血是否充分,一定要完全止血后再退镜。⑤镜检后,应嘱患者适当休息。

三、诊断及其临床意义

大肠黏膜正常表现呈橘红色,光滑湿润,有明显光泽,血管纹理清晰。

(一)炎症

1.溃疡性结肠炎　一般病变位于直肠以及乙状结肠,可见肠腔黏膜充血、水肿、质地变脆,触之易出血,黏膜呈颗粒感,失去光泽,粗糙不平,或者形成溃疡表浅,大小不等,表面有黄白色渗出物形成苔,也带血性黏液等(图84-1)。

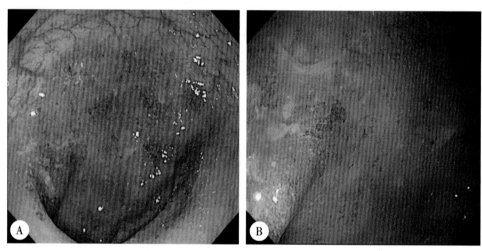

A.结肠黏膜水肿、发红、糜烂,血管纹理模糊;B.结肠黏膜表面覆着灰白色黏液。

图84-1　溃疡性结肠炎

2.克罗恩病　克罗恩病(Crohn disease,CD)一般不累及直肠,病变之间的黏膜正常,内镜下见肠腔黏膜充血,水肿,表面增厚呈结节样改变,与纵行溃疡相掺杂呈鹅卵石样,管腔狭窄,炎性息肉形成(图84-2)。

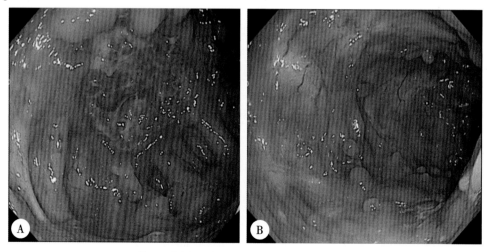

A.结肠黏膜纵行溃疡形成;B.结肠黏膜炎性息肉形成。

图84-2　克罗恩病

3.**缺血性肠病**　多见于老年人,发病急,有便血以及腹痛的病史,好发于左半结肠,内镜下肠腔黏膜不同程度的充血、水肿,血管纹理消失,黏膜皱襞增厚如肿块,并见不规则溃疡、糜烂、肠腔狭窄(图84-3)。

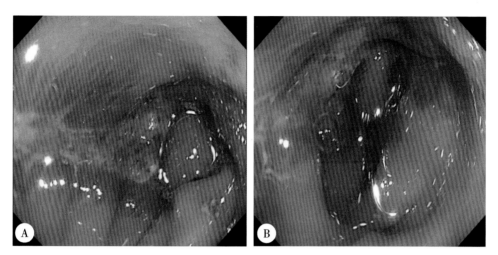

A.结肠黏膜纵行溃疡形成,黏膜肿胀;B.结肠黏膜肿胀,管腔狭窄。

图84-3　缺血性肠病

4.**放射性结肠炎**　一般患者有放疗病史,发生于直肠癌、宫颈癌放射治疗3个月至1年内,最为多见的是盆腔放疗导致的放射性直肠炎,内镜下可见黏膜充血,血管扩张,质脆,接触易出血,伴糜烂及浅溃疡,边缘平坦,肠腔狭窄(图84-4)。

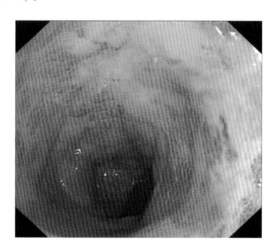

图84-4　放射性结肠炎

（二）息肉

息肉(polyp)指黏膜表面的隆起,可以分为腺瘤性息肉和非腺瘤性息肉,特别是腺瘤性息肉,属于结肠癌的癌前病变。根据息肉的形态可以分为有蒂(Ⅰp型)、无蒂(Ⅰs型)及亚蒂(Ⅰsp型)。腺瘤性息肉分为管状腺瘤、绒毛状腺瘤、管状绒毛状腺瘤。非腺瘤性息肉主要包括增生性息肉、炎性息肉和错构瘤息肉等(图84-5,图84-6)。

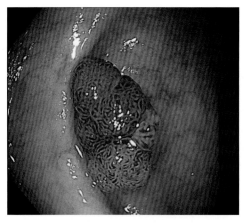

图84-5　结肠腺瘤

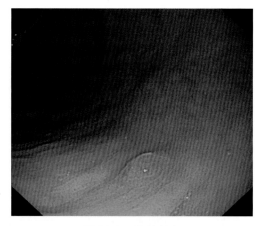

图84-6　炎性息肉

（三）黏膜下肿瘤

黏膜下肿瘤指一类来自黏膜层以下的消化道病变，包括脂肪瘤、结肠平滑肌瘤等。

1.脂肪瘤　可发生在全消化道，而以大肠最为多见，且多位于右侧结肠及回盲部，内镜下可见黏膜下球形隆起，常大于2 cm，表面黏膜多完整，光滑，颜色偏黄（图84-7）。

2.结肠平滑肌瘤　非常罕见，约占整个消化道平滑肌瘤的3%，好发于乙状结肠和横结肠，内镜下为发红、光滑、质硬的结节。

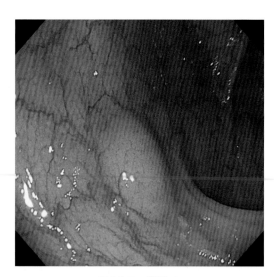

图84-7　脂肪瘤

（四）结直肠癌

结直肠癌一般经过腺瘤到腺癌的癌变途径，可通过结肠镜的检查、监测及对内镜下治疗进行有效的干预，从而实现对结肠癌的二级预防。

1.早期结直肠癌　指病变局限于黏膜及黏膜下层的结直肠癌，不论其大小以及是否有淋巴结转移。结直肠病变的诊断分为3个步骤：①白光内镜下发现病变；②NBI放大观察确认病变的微血管（CP分型）；③根据CP分型，选择随访或内镜切除，对于需行内镜或者外科切除的进行色素染色，并结合Pitpattern分析（图84-8）。

2.进展期结直肠癌　直肠是大肠癌最常累及的部位，在左半结肠，大肠癌常环形蔓延，造成管腔狭窄，盲肠和升结肠的大肠癌体积一般较大，伴有坏死。少数肿瘤较为平坦，主要往下浸润生长，多见于溃疡性结肠炎患者（图84-9）。

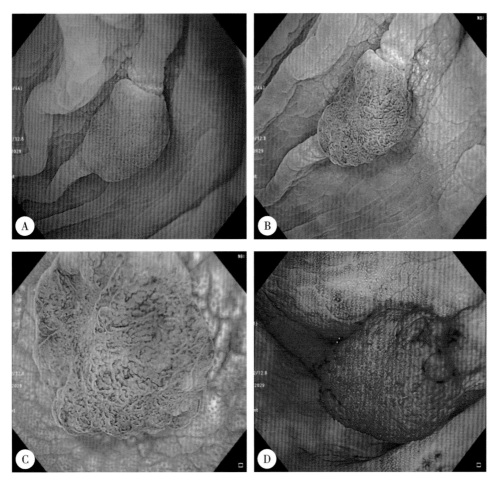

A. 白光内镜观察,乙状结肠见一个直径约 1.0 cm 0~Ⅱa 型早期癌;B. 窄带光内镜观察,可见病变呈茶褐色改变,周边可见白色鸡皮样改变;C. 窄带光内镜放大观察,局部日本窄带光成像专家组[Japan NBI (marrow-band imaging) Expert Team,JNET]-Type2B 型;D.0.05% 结晶紫染色观察,Pit Pattern(凹窝分型) Type Ⅵ轻度不整。

图 84-8　早期结直肠癌

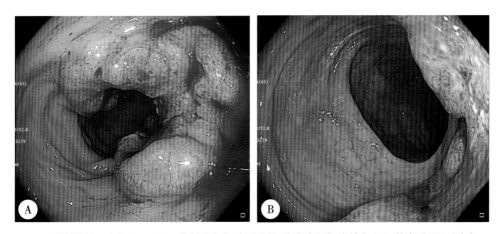

A. 横结肠见一个约 3 cm×4 cm 隆起型病变,表面溃烂,黏膜质地脆,容易出血;B. 镜身可以通过狭窄。

图 84-9　进展期结直肠癌

第二节　小肠镜检查

小肠镜检查(small intestinal endoscopy)是一种通过经口、经肛或经口和经肛对接的方式进镜,完成全小肠无盲区式的检查,以达到小肠疾病诊治目的检查方法。通过小肠镜检查可清晰观察小肠黏膜及肠腔情况,进行病变组织活检及治疗,可明显提高小肠疾病的诊断及治疗能力。目前在临床应用最多的小肠镜为双气囊电子小肠镜(double-balloon enteroscopy,DBE)和单气囊电子小肠镜(single-balloon enteroscopy SBE)。

一、适应证、禁忌证及并发症

小肠镜虽然能对小肠疾病做出直观、可靠的诊断及治疗,但作为一种侵入性检查,必须严格掌握其适应证、禁忌证,才能降低其并发症或不良事件的发生率。其适应证及禁忌证、并发症如下。

(一)适应证

适应证如下:①不明原因消化道出血及缺铁性贫血,尤其是上下消化道内镜检查及放射影像学检查无阳性发现者;②不明原因腹痛,经其他辅助检查排出消化道或其他系统所致腹痛者;③经其他辅助检查高度怀疑小肠肿瘤或增生性病变者,相关检查提示小肠存在器质性病变可能者;④发生于胃肠道术后改道出血、梗阻等并发症者;⑤使用常规结肠镜无法完成全结肠检查者;⑥已确诊小肠疾病需定期随访者;⑦既往有小肠恶性肿瘤病史,需了解复发情况者;⑧顽固性乳糜泻患者病情评估;⑨息肉综合征患者的监测随访及治疗;⑩不明原因小肠狭窄扩张者;⑪小肠异物;⑫小肠吸收不良综合征;⑬手术时协助外科医师进行小肠检查;⑭怀疑小肠克罗恩病或肠结核;⑮不明原因腹泻或蛋白丢失。

(二)禁忌证

禁忌证如下:①重要器官功能严重障碍者,如严重心肺功能不全;②高度麻醉风险患者;③无法耐受或无法配合内镜操作者;④实验室检查有明显异常者,如严重凝血功能异常、严重水及电解质酸碱紊乱者、在指标纠正前严重贫血、血浆清蛋白严重低下者;⑤多次腹部手术史者,严重广泛肠粘连者;⑥完全或不完全肠梗阻无法完成肠道准备患者;⑦其他高风险状态或病变者,如中度以上食管胃底静脉曲张、大量腹水等;⑧低龄儿童、妊娠者。

(三)并发症

小肠镜检查虽然能够明显提高小肠疾病的诊治水平,但作为一种有创的检查方式,临床诊疗过程中仍时有并发症发生。临床上常将其并发症分为诊断性操作并发症和治疗性操作并发症。诊断性操作并发症:发生率1%~3%。最常见为腹痛,常发生于检查当日或次日,其他并发症包括咽喉肿痛、消化道黏膜损伤或撕裂、消化道穿孔或出血、急性胰腺炎等。治疗性操作并发症:发生率6%~8%。主要为消化道穿孔、出血及病变残留等。

二、检查准备及注意事项与操作方法

(一)检查准备及注意事项

小肠镜作为一种侵入性的有创检查手段,必须严格掌握其适应证、禁忌证,遵循规范化操作流程才能提高操作成功率及降低并发症的发生率。故在检查前或检查过程中应高度重视,做好以下准备和注意事项:①检查前应严格把握适应证及禁忌证,并签署患者知情同意书。②检查前应完善血常规、凝血等相关实验室检查,并结合详细病史充分评估者病情,以保障检查的安全。③经口检查者,检查前可适度清肠并禁食6~12 h;经肛检查者,检查前1~2 d进食流质饮食,检查前12 h使用清肠药物进行清洁肠道。④其他准备同结肠镜检查。

(二)操作方法

1.体位及原则 受检者取左侧卧位。检查过程中,应严格遵循寻腔进镜原则,轻柔操作,尽量避免在视野不清时盲目或暴力进镜。充分利用勾拉技巧将内镜构建成同心圆结构,以方便内镜进入深部小肠,必要时可合理的腹部按压或改变体位提高进镜的效率。操作过程中应避免过度注气。退镜时应采用气囊轮流充气、放气方式,避免内镜过快大段滑脱,减少疾病的漏诊。通过小肠镜检查时间较长,且可能引起患者不适,应尽量在全身麻醉下进行。

2.操作 ①类同胃镜检查操作将小肠镜插入胃内腔后,少量注气、胃腔略张后再进镜。②经幽门进入十二指肠球内,此时静脉注射山莨菪碱10 mg或解痉灵20 mg,以减少小肠蠕动,必要时静脉注射地西泮(安定)10 mg或哌替啶50 mg。③按内镜逆行胰胆管造影术(endoscopic retrograde cholangiopancreatography,ERCP)方式送入内镜,进入十二指肠降部,采用钩拉法循腔进镜,当内镜深入达100 cm左右时,镜头已到达或超过屈氏韧带,可应用钩拉法消除肠袢的锐角及镜身的弯曲,通过调节角度钮循腔前进,少量注气,一般均可顺利进入空肠。④通过屈氏韧带后,镜身的走向可分为顺时针型(右型)和逆时针型(左型)两种,以逆时针型容易插入。一般可插入上部空肠50~60 cm,若用滑管可插至屈氏韧带下120 cm。⑤检查时通常边推进边观察,退镜过程中再做细致观察,如发现异常,可录像、活检。也可借助X射线透视或腹部平片来判断病变的确切部位。

3.检查注意事项 ①内镜使用时不要用力盘曲插入部,盘曲直径不得小于12 cm,否则会引起内镜导光束折断。②请勿碰撞插入部的先端,特别是物镜表面,否则会引起物镜的盖玻璃或电荷耦合器件(charge-coupled device,CCD)损坏。③请勿用力折弯曲部,否则会导致弯曲皮老化变形、脱落、发生漏水。④当将内镜电缆与内镜接头断开连接时,请务必确认主机的电源开关置于关闭位置,否则会导致CCD损坏。⑤内镜过分的送气可能会使患者疼痛增加或引起穿孔。⑥黏膜表面吸引时间过长,会导致黏膜损伤。⑦在腔内过分打弯,特别是肠镜检查时会导致黏膜的损伤或内镜卡在腔内。⑧在内镜视野不良的情况下,使用检查或治疗附件,会导致患者受伤或穿孔。⑨附件插入遇到阻力时,不要强插入否则会引起钳道损坏。

三、诊断及其临床意义

小肠镜是小肠疾病诊断及治疗的重要手段,目前已在较多医院开展。多年临床小肠镜诊治病例及经验的积累表明,小肠镜对小肠疾病的诊治具有重要的临床意义,包括对小肠疾病的诊断意义和治疗意义。

(一)诊断意义

1.肿瘤性病变 小肠肿瘤病变,包括上皮性肿瘤、黏膜下肿瘤、血管性或淋巴管性肿瘤等。通过小肠镜检查,能明确肿瘤部位、内镜下肿瘤形态及病变部位肠道有无狭窄等情况,并能通过组织活检,明确肿瘤性质。

2.炎症性病变 包括小肠克罗恩病,各种非特异性溃疡、糜烂和非特异性炎性改变等疾病。通过小肠镜检查,能明确炎性病变部位、范围,评估其严重程度,通过组织活检,明确病变性质。

3.黏膜弥漫性病变 多见于小肠复杂及疑难性病变,通过小肠镜检查及组织活检能明显提高此类病变的诊断率。

4.先天结构异常 包括先天小肠闭锁、小肠横膈症及憩室等病变。

5.非肿瘤血管病变 包括毛细血管扩张、血管畸形、静脉瘤等病变。通过小肠镜检查可直观发现血管病变的形态,并明确其诊断。

6.肠道感染性疾病 包括小肠病毒或细菌、寄生虫等引起的感染性相关疾病,如霍乱、小肠结核、小肠阿米巴病及小肠蛔虫病等。通过小肠镜检查,不仅可了解病变部位黏膜形态特征,并能行组织活检及培养。

7. **肠壁或腔外压性疾病** 导致的狭窄、梗阻通过小肠镜检查,可了解小肠肠腔狭窄、梗阻程度,能初步明确梗阻、狭窄病因,并能对腔内或腔外病变进行鉴别。

8. **囊肿性疾病** 通过小肠镜检查可了解囊性病变的部位,大小及形态,并利用小肠活检钳触之可了解其柔软程度,从而进一步明确诊断。

9. **腔内异物** 小肠镜可直观发现异物的部位,大小及种类,并能进行内镜下异物的取出治疗。

10. **各种小肠套叠** 多发生于2岁以下幼儿,成人少见。小肠镜可明确该疾病的诊断,并能在小肠镜下行松解治疗。

11. **瘘管** 小肠镜可直观发现瘘管的部位及大小、数量等,可为其治疗方法的选择提供帮助。

相关病例图片见图84-10 ~ 图84-18。

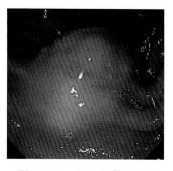

图 84-10　小肠黏膜下病变

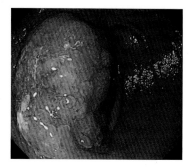

图 84-11　小肠腺癌

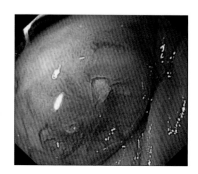

图 84-12　小肠神经内分泌瘤

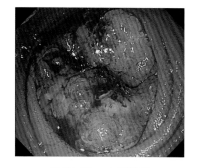

图 84-13　小肠狭窄

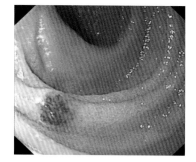

图 84-14　小肠毛细血管扩张

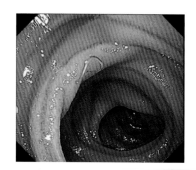

图 84-15　小肠钩虫

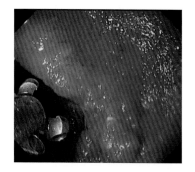

图 84-16　小肠溃疡

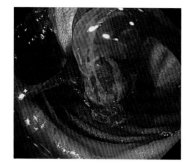

图 84-17　小肠出血

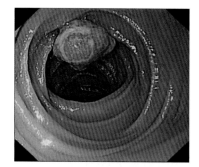

图 84-18　小肠息肉

(二)治疗意义

随着小肠镜检查的广泛开展,操作水平的提高以及小肠治疗相关器械设备的开发使用,目前小肠疾病经内镜下的治疗已在临床逐步开展。包括小肠肠息肉切除、小肠出血的止血、小肠狭窄的扩张、小肠支架植入及小肠异物取出、小肠套叠的松解、气囊辅助式肠镜-内镜逆行胆胰管造影等治疗,并取得了良好的效果。

相关病例图片见图84-19 ~ 图84-22。

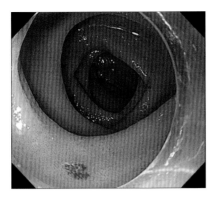

图 84-19　小肠毛细血管扩张

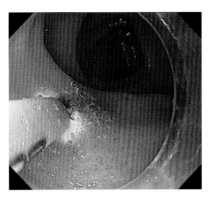

图 84-20　内镜下小肠毛细血管扩张治疗

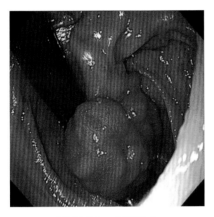

图 84-21　小肠息肉

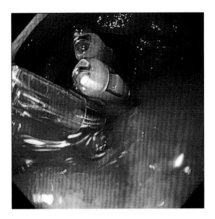

图 84-22　内镜下小肠息肉治疗

（樊超强　彭　学　李建军　高　勇　赵海燕）

参考文献

1　多田正大,大川清孝.内镜诊断与鉴别诊断图谱下消化道[M].2 版.沈阳:辽宁科学技术出版社,2015:5-9.

2　中国医师协会内镜医师分会消化内镜专业委员会,中国抗癌协会肿瘤内镜学专业委员会.中国消化内镜诊疗相关肠道准备指南精简版(2019,上海)[J].中华消化杂志,2019,39(7):438-443.

3　钟捷,杨云生,智发朝,等.双气囊内镜临床应用规范草案[J].中华消化内镜杂志,2008,25(1):5-6.

4　韩泽民,王宇欣.中国小肠镜临床应用指南[J].中华消化内镜杂志,2018,35(10):693-702.

第85章

胶囊内镜检查及其临床意义

1981 年,以色列光电工程师 Gavriel J. Iddan 教授首次提出"可吞服型小肠内镜"。1994 年,伦敦帝国理工学院 Paul Swain 教授在洛杉矶世界胃肠病大会首次提出"胶囊相机机器人"的概念。两位教授的想法不谋而合,他们共同成立了 Given Imaging 公司,于 1998 年试制出第一颗胶囊内镜,并完成了动物实验;1999 年 Paul Swain 教授吞下了人类历史上第 1 颗胶囊内镜,并进行小肠检查;2000 年,首张胶囊内镜拍摄的人消化道图像刊登于 Nature 杂志。2004 年我国第一颗胶囊内镜在重庆金山科技诞生。自 2004 年国内第一颗胶囊内镜问世到成为小肠疾病一线检查方式,从技术进步到适应证拓展,从非控制式胶囊内镜到智能导航胶囊机器人,胶囊从小肠到全消化道,从诊断到治疗初探,从技术应用到并发症预防,胶囊内镜为小肠疾病乃至全消化道疾病的诊疗模式带来了革命性变化。

胶囊内镜检查(capsule endoscopy,CE)是一种新型无创的、非侵入性的消化道无线监测系统,又称"智能消化道内镜"或"医用无线内镜",可作为消化道疾病尤其是小肠疾病诊断的首选方法。它通过口服内置摄像和信号传输装置的智能胶囊,借助消化道的蠕动功能,使其在消化道内运动、连续拍摄消化道内部图像,并以数字信号传输图像给体外的图像记录仪,进行存储记录图像。医师通过影像工作站分析、解读所记录的图像,从而对疾病做出诊断。

第一节　胶囊内镜检查的适应证、禁忌证及并发症

胶囊内镜是一种无痛、无创、风险相对较小的消化道检查方法,具有操作简便、依从性好、无交叉感染等优点,目前广泛用于消化道疾病的诊断及体检筛查。随着临床病例和数据的积累及研究,胶囊内镜的适应证及禁忌证、并发症逐渐明确,掌握胶囊内镜检查的适应证及禁忌证有利于消化道疾病的诊治,减少或避免并发症的发生。

一、适应证

适应证如下:①原因不明的小肠出血,尤其是上下消化道内镜检查及放射影像学检查无阳性发现者,是当前胶囊内镜检查最常见原因;②各种炎症性消化道疾病,除外肠梗阻及狭窄者,包括克罗恩病、溃疡性结肠炎等;③怀疑小肠器质性疾病导致的腹痛、腹泻者;④怀疑消化道肿瘤者,包括良性及恶性肿瘤者;⑤不明原因的缺铁性贫血者;⑥小肠息肉疾病的诊治或复查者,包括家族性腺瘤性息肉病、错构瘤性息肉病综合征、黑斑息肉综合征等;⑦肠营养吸收不良综合征,如乳糜泻等疾病;⑧其他疾病,如小肠结核、溃

疡、混合型过敏性紫癜、寄生虫等。

二、禁 忌 证

1.绝对禁忌证 ①无条件手术或拒绝接受任何腹部外科手术者;②病情危重或一般情况极差者。

2.相对禁忌证 ①发生胶囊内镜检查失败或胶囊排出高危人群;②已知或怀疑胃肠道梗阻、狭窄、消化道畸形、瘘管或穿孔患者;③心脏起搏器或其他电子产品植入者;④吞咽困难者;⑤妊娠;⑥放射性肠炎。

三、并 发 症

胶囊内镜是一种风险较小、非常安全的检查方法,只要掌握其适应证及禁忌证,一般极少发生严重的并发症。但随着胶囊内镜在临床诊疗中的广泛应用,也出现了关于胶囊内镜并发症的相关报道,其发生率较低,多数并发症均少见或罕见。其主要并发症如下。

1.胶囊滞留 为胶囊内镜主要并发症,发生率1%~2%,其发生率较高的疾病多为克罗恩病及小肠肿瘤性疾病。

2.肠梗阻 多为胶囊滞留于相对狭窄的肠腔引起。

3.胶囊嵌顿 多为胶囊内镜滞留嵌顿于肠腔狭窄处,其症状较重,多需要急诊内镜下取出或急诊外科手术取出。

4.肠穿孔 多为胶囊内镜滞留或嵌顿引起局部黏膜水肿、溃疡形成导致穿孔,多需要急诊外科手术治疗。

5.贲门黏膜撕裂出血 多为受检查者吞咽胶囊后发生频繁呕吐所致,出血量较大者可行急诊内镜止血治疗。

6.误入气管 多见于高龄男性受检者。病情较轻的可给予物理方法(如改变体位、拍背或刺激咳嗽等)排出胶囊,重者需急诊支气管镜下取出。

7.小肠出血 多为胶囊内镜滞留或嵌顿引起局部黏膜糜烂、溃疡形成导致出血。

第二节 胶囊内镜检查的准备及注意事项与操作方法

胶囊内镜虽然是一种安全及无创的检查方式,但仍需严格遵循其检查操作规范及流程,以提高疾病的诊断率及受检者的舒适度,同时降低或避免不良事件的发生率。为保证胶囊内镜检查的成功,在检查前或检查过程中应高度重视。

一、检查准备及注意事项

1.检查准备 ①检查前应严格把握适应证及禁忌证,并签署知情同意书。②检查前应根据检查需要禁食8~12 h,进行肠道清洁准备,检查前12 h可使用泻剂如番泻叶、甘露醇等,同时多饮水。③检查前2~3 d进食少渣、半流质食物。④检查前24 h内及检查期间,受检者禁止吸烟,若腹部体毛较多应剔除。⑤检查前2 h,禁止服用药物。

2.注意事项 ①吞服胶囊前应注意营造轻松愉快的气氛和环境,避免受检者精神紧张,导致喉肌痉挛,吞服失败。②经口检查者,检查前20 min应口服祛泡剂以改善近段小肠黏膜观察的清晰度。③胶囊滞留在食管或胃内,可通过胃镜送入十二指肠。④胶囊进入小肠后4 h可少量进食,检查完毕后可正常饮食。⑤检查过程中,不能脱下穿戴在身上的记录仪及移动记录仪的位置。⑥检查过程中,不能接近强电磁波信号源,以免造成信号干扰。⑦检查过程中避免剧烈运动。⑧检查过程中出现饥饿感可饮用少量葡萄糖水或无色功能饮料。⑨检查结束后,应注意观察胶囊是否从大便排出,若超过2周以上未排出者,应告知医师。⑩胶囊排出体外前,应禁止做 MRI 检查。

二、操 作 方 法

1. 安置记录仪传感器电极　通过导线将数据记录仪与粘贴于受检者体表的传感器电极相连接。

2. 吞服胶囊　嘱受检者吞服胶囊,当胶囊通过消化道时不断摄取彩色图像和数据。指导受检者按时记录相关症状,并监视数据记录仪上闪烁的指示灯,以确定检查设备能正常运行。受检者在吞服胶囊内镜 2 h 内需禁饮、禁食,2 h 后可饮少量水,4 h 后可进少量半流食。检查过程中,受检者可以保持正常活动,其平均通过胃部时间为 45 min。

3. 检查结束　在胶囊电池耗尽时,从受检者身上取下数据记录仪,连接到数据处理工作站,下载图像资料,并用相关软件进行分析、处理。

第三节　胶囊内镜检查的诊断及临床意义

胶囊内镜作为消化道疾病特别是小肠疾病检查的重要手段,目前已在临床广泛开展及普及,经过10 余年的临床效果研究表明,其对消化道疾病的诊断具有重要的临床意义。

一、胶囊内镜在小肠疾病中的临床应用

1. 不明原因消化道出血　不明原因消化道出血(obscure gastrointestinal bleeding,OGIB)指常规胃镜及结肠镜检查均未能发现出血病灶或明确病因,反复或持续发作的消化道出血。目前胶囊内镜对 OGIB 的总体诊断率为 35%~77%。其中以小肠血管病变多见(占 31.4%),其次为炎性疾病(占 26.2%)、肿瘤性疾病(占 27.6%)、寄生虫病(占 6.7%)、憩室病(占 2.1%)。

2. 克罗恩病　克罗恩病(Crohn disease,CD)是一种累及全消化道黏膜的非特异性炎症,以小肠损害为主。胶囊内镜可用于小肠克罗恩病的初次诊断、监控疾病的复发、明确病变的范围及严重程度,评估药物及手术疗效,其对克罗恩病的诊断率为 43%~77%。

3. 小肠肿瘤　小肠肿瘤患者常因消化道出血或贫血而进行胶囊内镜检查,其阳性发现率高于小肠CT。小肠恶性肿瘤包括腺癌、淋巴瘤及肉瘤等,潜在恶性病变包括间质瘤、神经内分泌瘤等,良性肿瘤包括血管瘤、错构瘤、腺瘤等。其镜下形态及临床表现各异。小肠腺癌多呈隆起增殖性病变,多伴有肠腔狭窄,表面凹凸不平、呈结节样或菜花样、部分表面溃烂,质地脆易出血。小肠间质瘤多呈隆起或半球状,表面光滑,中央可凹陷或溃疡,部分可见血痂或裸露血管。

4. 息肉性病变　胶囊内镜对非家族性息肉病、非黑斑性息肉病的检出率明显高于 MRI 小肠重建,对<0.5 cm 的息肉病变更具优势。

5. 乳糜泻　胶囊内镜对乳糜泻的诊断敏感性和特异性分别达 89% 和 95%。

6. 其他疾病　胶囊内镜对非甾体抗炎药物相关性小肠黏膜损害的诊断率可高达 68%。并能提高小肠憩室、结核、寄生虫及放射性肠炎、小肠动力障碍性病变、不明原因腹痛、腹泻等小肠疾病的诊断率。

二、胶囊内镜在食管疾病中的临床应用

对食管疾病的诊断,我们常使用食管专用胶囊内镜。但其诊断敏感性及特异性均低于普通上消化道内镜,目前临床开展较少。食管胶囊内镜对巴雷特食管(Barrett esophagus)的诊断敏感性和特异性分别为77% 和 86%。对食管炎的诊断敏感性和特异性分别为 50%~79% 和 90%。对食管静脉曲张的诊断敏感性和特异性分别为 82.7% 和 80.5%。

三、胶囊内镜在结肠疾病中的临床应用

对结肠病变的诊断,我们常使用结肠专用胶囊内镜。目前研究表明,结肠胶囊内镜可用于监控溃疡性结肠炎的活动及评估治疗效果。对结肠息肉(直径>6 mm 或数目>3 个)的诊断敏感性为 58%~86%。对于结直肠癌的患者,因胶囊滞留或嵌顿风险高,不推荐作为首选检查,仍建议常规结直肠镜检查。

四、磁控胶囊内镜在胃疾病中的临床应用

目前多项研究显示磁控胶囊内镜对胃疾病的诊断敏感性为 85%~92%,特异性为 67%~95%,与传统胃镜检查结果一致性为 87%~98%。故随着该胶囊内镜的进一步研究和发展,其具有更大的临床应用空间。

相关病例图片见图 85-1~图 85-9。

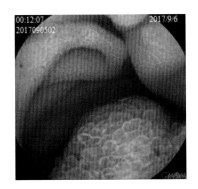
图 85-1 小肠隆起病变(1)

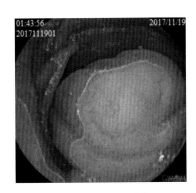
图 85-2 小肠隆起病变(2)

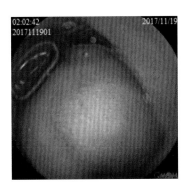
图 85-3 小肠隆起病变(3)

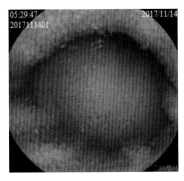
图 85-4 小肠隆起病变(4)

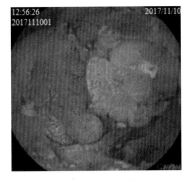
图 85-5 小肠癌并狭窄

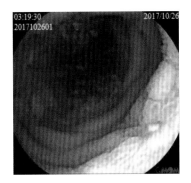
图 85-6 小肠溃疡

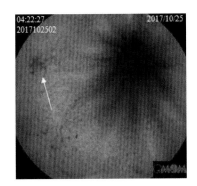
图 85-7 小肠毛细血管扩张

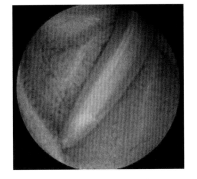
图 85-8 小肠蛔虫病

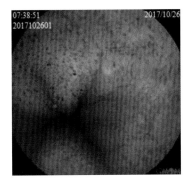
图 85-9 小肠炎性病变

(樊超强 彭 学 李建军 高 勇 赵海燕)

参考文献

1 戈之铮,厉有名,李兆申,等.中国胶囊内镜临床应用指南[J].中华消化内镜杂志,2014,31(10):549-558.

2 谢霞,宁守斌.小肠疾病胶囊内镜图谱[M].郑州:郑州大学出版社,2019:18-41.

3 于中麟.小肠疾病内镜诊断[M].2版.北京:科学出版社,2018:5-11.

4 尉秀清,王天宝.消化系统内镜解剖与诊断图谱[M].2版.广州:广东科技出版社,2014:118-130.

5 王新颖,许岸高.小肠常见疾病胶囊内镜诊断学[M].北京:高等教育出版社,2014:10-25.

6 CHETCUTI Z S,SIDHU R. Capsule endoscopy-recent developments and future directions[J]. Expert Rev Gastroenterol Hepatol,2021,15(2):127-137.

7 Hosoe N,Takabayashi K,Ogata H,et al. Capsule endoscopy for small-intestinal disorders:current status[J]. Dig Endosc,2019,31(5):498-507.

8 AKPUNONU B,HUMMELL J,AKPUNONU J D,et al. Capsule endoscopy in gastrointestinal disease:evaluation,diagnosis,and treatment[J]. Cleve Clin J Med,2022,89(4):200-211.

第86章

十二指肠内镜逆行胆胰管造影检查及其临床意义

内镜逆行胰胆管造影术（endoscopic retrograde cholangiopancreatography，ERCP）由美国华盛顿大学医学院的外科医师 Willam S McCunne 教授团队于1968年首次报道。ERCP 是利用侧视内镜插管至十二指肠降部并暴露十二指肠乳头，经内镜钳道插入造影导管至乳头开口部，注入造影剂后 X 射线摄片，以显示胰胆管。1972年，英国消化内科医师 Peter B. Cotton 综合本人及世界各国医师的经验，首次将其命名为ERCP。1974年内镜下括约肌切开术（endoscopic sphincterotomy，EST）用于临床，开启了 ERCP 治疗时代。当今，ERCP 已成为胆胰疾病微创诊疗不可或缺的手段。

第一节　内镜逆行胰胆管造影检查的适应证、禁忌证及并发症

一、适 应 证

一般认为凡疑有胰胆疾病者均为适应证，主要包括：①疑有胆管结石、肿瘤、炎症、寄生虫或梗阻性黄疸；②胆囊切除或胆管术后症状复发者；③临床疑有胰腺肿瘤、慢性胰腺炎或复发性胰腺炎缓解期；④疑有十二指肠乳头或壶腹部炎症、肿瘤，胆源性胰腺炎须去除病因者；⑤怀疑有胆总管囊肿等先天性畸形及胰胆管汇流异常者；⑥原因不明的上腹痛而怀疑有胰胆道疾病者；⑦因胆胰疾患需收集胆汁、胰液或行奥迪括约肌（sphincter of Oddi，SO）测压者；⑧因胰胆疾变需行内镜下治疗者；⑨胰腺外伤后疑胰管破裂者；⑩胆管手术疑有误伤者；⑪疑胰腺先天性病变；⑫胆管癌（胆总管、肝门部及胆囊）；⑬胆石症（胆总管、胆囊及肝内胆管）；⑭肝内胆管疾患（胆管炎）；⑮胆道系统狭窄及扩张性质、程度；⑯某些肝疾患等。

二、禁 忌 证

禁忌证主要包括：①伴有上消化道狭窄、梗阻，预计十二指肠镜无法到达十二指肠降段；②有严重的心肺功能不全、严重凝血障碍等以及其他内镜检查禁忌者；③非结石嵌顿性急性胰腺炎或慢性胰腺炎急性发作期；④有胆管狭窄或梗阻，而不具备胆管引流技术者；⑤对于碘造影剂过敏者，可改用非离子型造影剂，术前要做好急救准备工作；⑥重度胆管感染者。

三、并 发 症

1. 内镜逆行胰胆管造影术术后胰腺炎　内镜逆行胰胆管造影术术后胰腺炎(post-ERCP pancreatitis, PEP)是指在 ERCP 术后发生血清淀粉酶以及脂肪酶高于正常上限 3 倍以及发生腹痛等一系列临床症状。PEP 是 ERCP 操作最常见的并发症,最新文献报道其发生率约为 9.7%,对于高危人群其发生率甚至可达 14.7%。

2. 出血　出血是内镜下括约肌切开术最常见也是 ERCP 严重的并发症之一,其发生率在 0.3%~2.0%。其余引起出血的原因包括脾损伤、肝损伤、血管损伤和(或)假性动脉瘤。胆道出血也是 ERCP 相关并发症,尤其是在狭窄部位扩张后、胆道活检及消融治疗后。

3. 穿孔　ERCP 术中穿孔常见于以下几种情况:①由内镜镜身引起的管腔穿孔,一般会引起腹膜内穿孔;②括约肌切开超过了胆管或胰管壁内部分,引起腹膜后瘘;③导丝胆管外穿刺或支架移位。ERCP 术中十二指肠腔穿孔发生率为 0.08%~0.6%。

4. 感染　急性胆管炎是 ERCP 术后并发症之一,发生率为 0.5%~3.0%。胆囊炎在 ERCP 术后并不常见。胆囊结石患者发生 ERCP 术后胆囊炎的风险增加。肿瘤累及胆囊管开口的患者术后发生急性胆囊炎的风险升高,对于此类患者如放置全覆膜自膨式金属支架,术后急性胆囊炎发生率为 1.9%~12.0%,且全覆膜与不覆膜金属支架术后胆囊炎的发生率并无差异。

第二节　内镜逆行胰胆管造影检查的准备及注意事项与操作方法

一、术前准备及注意事项

1. 知情同意　ERCP 是有风险的复杂内镜操作,实施 ERCP 操作前,术者或主要助手应与患者或家属沟通,告知其 ERCP 的必要性,操作适应证、目的,诊疗方案和效果,替代方案(保守治疗),可能存在的风险,详细表述 ERCP 术中和术后可能出现的并发症,并由患者或患者指定的委托人签署书面知情同意书,取得患者及其亲属同意后方可进行。

2. 凝血功能检查　拟行 EST 的患者需行血小板计数、凝血酶原时间或国际标准化比值检测,检查的有效时间不宜超过 72 h,指标异常可能增加 EST 术后出血风险,应予以纠正。长期抗凝治疗的患者,在行 EST 前应考虑调整有关药物,如服用阿司匹林、非甾体抗炎药、活血中药、抗抑郁药物等,应停药 5~7 d;服用其他抗血小板凝聚药物(如氯吡格雷、噻氯匹定等),应停药 7~10 d;服用华法林者,可改用低分子肝素或普通肝素;内镜治疗后再酌情恢复使用。

3. 必要的准备　①饮食和药物,上午检查者前日晚餐后禁食,下午检查者,早晨少量流质(空腹 6 h 以上),可不必停用必需的口服药(如降压药、抗心律失常药等)。②过敏体质者应行碘过敏试验、抗生素过敏试验。③血常规、血型、血淀粉酶、肝肾功能、血糖,以及心电图、胸腹 X 射线片、腹部超声等必要的常规检查。④去除患者身上影响造影的金属物品或衣物。⑤右上肢前臂建立静脉通路。

4. 预防性抗菌药物应用　没有必要对所有拟行 ERCP 的患者术前使用抗菌药物,但是有以下情况之一者应考虑预防性应用:①已发生胆道感染的脓毒血症;②肝门部胆管狭窄;③胰腺假性囊肿的介入治疗;④器官移植/免疫抑制患者;⑤原发性硬化性胆管炎;⑥有中、高度风险的心脏疾病(心脏瓣膜疾病)。均建议使用广谱抗菌药物,抗菌谱需涵盖革兰氏阴性菌、肠球菌及厌氧菌。

5. 预防胰腺炎　有研究表明直肠应用吲哚美辛和术中留置胰管支架均能显著降低术后胰腺炎的发生率。

6.镇静与监护　术前应对患者病情及全身状况做全面评估,根据实际情况选择合适的镇静和麻醉方式,实施深度镇静或静脉麻醉时须有麻醉专业资质的医师在场,并负责操作过程中的麻醉管理与监护。操作过程中,应予患者心电、血压、脉搏及氧饱和度等实时监测。

7.术前建立静脉通道　建立较粗的静脉通道,尽量选择右前臂静脉,以利于病情急危重患者的抢救及大手术中快速输血、输液,是手术顺利进行的重要保证,也是手术成败的关键。

8.术前讨论　ERCP 术前均应进行术前讨论,对于疑难病例建议多学科术前讨论,结合病史、化验检查、影像学资料权衡 ERCP 的获益与风险,制定切实的诊疗方案,并详细书写讨论记录。

二、操作方法与术后处理

(一)操作方法

1.镇静与麻醉　由麻醉医师术前评估患者情况,并准备所需药品(常用镇静/麻醉药品有丙泊酚、芬太尼、咪达唑仑等),由麻醉医师具体掌握和实施,术中监测患者血氧饱和度、心电、血压及呼吸等指标。咽部麻醉与胃镜检查相同,术中可以根据情况予以解痉药。

2.体位　患者采取俯卧位或半俯卧位有脊柱弯曲或状态不佳的患者急诊操作也可采取左侧卧位。

3.插镜　患者一般采取俯卧位或左侧卧位,十二指肠镜经口依次通过食管、胃,进入十二指肠降段,找到十二指肠乳头。

4.插管　选择性插管是顺利进行 ERCP 诊断和治疗的基础。经活检孔插入导管,调节角度钮及抬钳器,使导管与乳头开口垂直,将导管插入乳头。多数 ERCP 医师插管成功率应大于85 % 以上,导丝引导下选择性插管成功率高,并发症少。

5.造影　在透视下经造影导管注入造影剂,在荧光屏上见到胆管或胰管显影,显示病变。尽量减少不必要的胰管显影,以防术后胰腺炎的发生。

6.拍片　胰胆管显影后,进行拍片存储。

7.治疗　根据患者胰胆管病变情况,采取不同内镜下治疗措施(如括约肌切开取石、放置引流管或支架缓解胆管梗阻、瘘管支架放置等)。

(二)术后处理

1.操作报告及相应影像资料操作　完成后,主要操作者以及助手应及时完成操作报告。标准化的 ERCP 报告应包括是否到达目的腔道,以及在插管时所应用的器械(括约肌切开器、套管、球囊导管等),还应该包括术中出现的异常情况、操作的主要目的、操作后的预期结果、术后可能存在的并发症以及应对建议。操作过程的图片在条件允许的情况下应按照相关规定存档管理。富有代表性的内镜下以及造影图片是证明手术发生过程的最佳客观依据,完善的操作记录有助于使涉及患者医疗的临床医师制定基于患者自身情况的个体化治疗方案。

2.恢复与病情观察　术中采用深度镇静或麻醉的患者,应按照相关规定于专用恢复室进行复苏,于恢复室安排特定护士观察,严密观察患者生命体征、神志以及肌力变化情况,并留意患者于复苏期间是否存在腹痛、恶心、呕吐、呕血等异常表现。患者转出前注意交代相关注意事项。

3.鼻胆管的管理　术后放置鼻胆管的患者应于体外妥善固定导管,以防意外脱出。动态观察引流量,若引流量减少或无胆汁引出,应疑为导管堵塞或脱出及是否扭曲打折,可经 X 射线透视证实,予以冲洗通畅或重新置管。置管期间注意维持水、电解质和酸碱的平衡。若为取石术后置引流管,临床症状改善,各种指标恢复正常或造影未见明显结石影,可拔除引流管。

第三节　内镜逆行胰胆管造影检查的诊断及临床意义

一、诊断意义

ERCP对部分胆胰疾病的诊断极其重要，但是由于它是一种侵入性操作，具有一定的创伤性和并发症发生风险。因此，不推荐实施单纯诊断性ERCP。对于胆胰疾病，一般首先通过非侵入性检查手段（如CT、MRCP、EUS等）明确诊断，再进一步实施ERCP微创诊治方案。

二、临床意义

ERCP是一种微创介入治疗方法，伴随ERCP技术、十二指肠镜及相关配套设备不断改进，治疗技术日趋成熟。十二指肠镜治疗胆总管结石具有微创、患者痛苦小、并发症少与死亡率低、恢复快、全身麻醉无须插管及安全、有效、简便等优点，同时保持胆管系统的完整性及生理功能。目前已成为治疗胆总管结石的首选方法。

1.胆总管结石　胆总管结石患者可有黄疸、发热、腹痛等症状，但也有一部分胆总管结实患者并无明显症状。因为，这种无症状的胆总管结石仍然有诱发胆管炎、胰腺炎等潜在风险，因此无论有无症状，胆总管结石都应治疗。ERCP是单纯胆总管结石主要治疗方式（图86-1）。

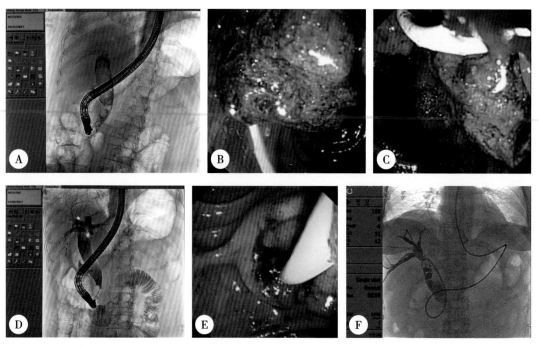

A.逆行胆管造影，可见胆总管显著扩张，直径约2 cm，内部见多个充盈缺损；B.用取石网篮分次取出结石；C.用取石球囊清理胆道；D.球囊辅助造影，肝内外胆管未见充盈缺损；E.置入7.5 F鼻胆引流管；F.X射线可见鼻胆引流管位置正常。

图86-1　胆总管多发结石并扩张，ERCP取石后置入鼻胆管

2.胆管恶性狭窄　胆总管中下段恶性肿瘤和肝门部恶性肿瘤，可引起黄疸、感染、肝功能衰竭、皮肤瘙痒等。对于失去外科手术机会的患者，采用ERCP的方法解决梗阻性黄疸（图86-2，图86-3）。

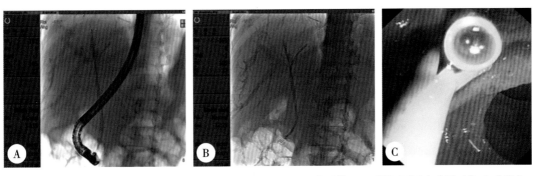

A.肝门部胆管癌并肝内胆管扩张,两根直径7 F塑料支架置入左右肝管;B.X射线显示支架位置正常;C.支架的十二指肠端位置正常。

图86-2　肝门部胆管癌并梗阻性黄疸,ERCP置入左右两根塑料支架

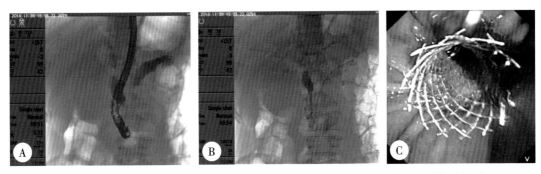

A.胆总管和主胰管显著扩张,直径约1.5 cm;B.胆胰管分别置入金属支架和塑料支架;C.支架引流通畅。

图86-3　胰头癌并梗阻性黄疸,ERCP置入胆总管和主胰管两根支架

3. 慢性胰腺炎　慢性胰腺炎是以胰腺实质和胰腺导管结构破坏为特征的胰腺不可逆性纤维炎症病变。ERCP微创治疗主要包括取出胰管内结石、解除胰管狭窄、改善胰液的引流、降低胰腺内压力,从而减轻疼痛,延缓内外分泌功能的损害(图86-4)。

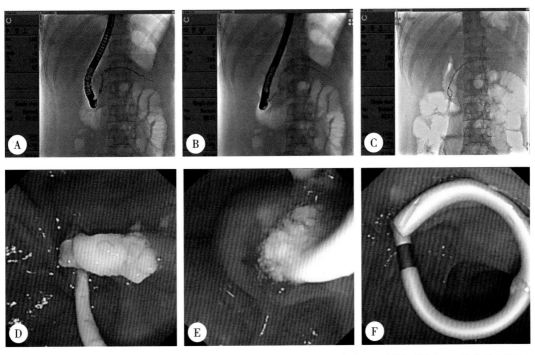

A.主胰管扩张约6 mm,内部可见多个充盈缺损;B.球囊取石;C.置入直径7 F胰管塑料支架;D.取出的白色结石;E.取出的白色颗粒样结石;F.支架引流通畅。

图86-4　慢性胰腺炎,主胰管结石,ERCP取石后置入胰管塑料支架

4.胰腺分裂 是腹侧胰管和背侧胰管在发育过程中不融合或融合不完全而导致的一种先天性变异,发病率约为7%。胰腺分裂可以没有明显临床症状,部分胰腺分裂患者可出现胰腺炎发作或者腹痛。ERCP是诊断胰腺分裂的金标准,需要进行主、副乳头分别插管造影,根据背侧胰管与腹侧胰管是否完全分离,分成完全型和不完全型两个亚型。无症状的胰腺分裂无须治疗,不建议实施ERCP干预。有症状的胰腺分裂建议首先选用内镜治疗,内镜治疗无效或操作失败的病例可考虑手术治疗(图86-5)。

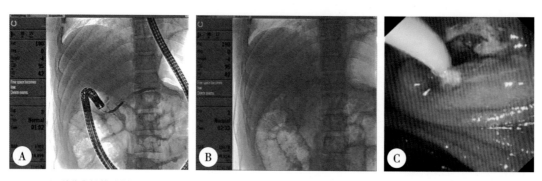

A.经副乳头插管造影显示主胰管扩张,约5 mm;B.经副乳头置入直径5 F胰管塑料支架;C.支架位置正常。

图86-5 胰腺分裂,ERCP副乳头括约肌切开后置入胰管塑料支架

(樊超强)

参考文献

1　中华医学会消化内镜学分会ERCP学组,中国医师协会消化医师分会胆胰学组,国家消化系统疾病临床医学研究中心,等.中国ERCP指南(2018版)[J].中国医刊,2018,53(11):1185-1215,1180.

2　吴卫泽,张圣道.内镜逆行胰胆管造影术的发展和现况[J].外科理论与实践,2020,25(4):273-276.

3　MAHALINGAM S,LANGDON J,MUNIRAJ T,et al. Endoscopic retrograde cholangiopancreatography:deciphering the black and white[J]. Curr Probl Diagn Radiol,2021,50(1):74-84.

4　ITOI T. Pancreatobiliary endoscopy:Diagnostic endoscopic retrograde cholangiopancreatography[J]. Dig Endosc,2022,34(Suppl 2):99-101.

5　BAIU I,VISSER B. Endoscopic retrograde cholangiopancreatography[J]. JAMA,2018,320(19):2050.

第87章

超声内镜检查及其临床意义

　　超声内镜(ultrasonic endoscope)是将内镜和超声相结合的消化道检查技术,将微型高频超声探头安置在内镜顶端,当内镜插入体腔后,在内镜直接观察消化道黏膜病变的同时,可利用内镜下的超声行实时扫描,可以获得胃肠道的层次结构的组织学特征及周围邻近脏器的超声图像,从而进一步提高内镜和超声的诊断水平。超声内镜检查(endoscopic ultrasonography,EUS)可对消化道管壁黏膜下生长的病变性质进行鉴别诊断,并可对消化道肿瘤进行术前分期,判断其侵袭深度和范围,鉴别溃疡的良恶性,并可诊断胰胆系统肿瘤,特别是对于较小肿瘤精确度高,对慢性胰腺炎等诊断亦优于其他影像学检查。另外,随着超声内镜技术在临床的普及,其应用越来越广泛,在超声内镜介导下,应用细针穿刺抽吸活检术也明显提高了病变的确诊率。尤其对于消化道肿瘤的术前分期,明确消化道早癌的浸润深度,合理把握内镜下微创治疗的适应证起到重要作用。近年来开展的超声内镜下穿刺活检、肿瘤射频、光动力和激光治疗等都取得了积极的进展。

　　具有内镜视野的超声内窥镜出现于1980年,Dimagno首次成功将电子线阵超声内镜用于动物实验,并首次提出"ultrasonicendoscope(超声内窥镜)"一词,这在超声内镜的发展史上具有划时代的意义。20世纪90年代初开始,超声内镜引导下的介入诊断和治疗技术逐步应用于临床,并蓬勃发展,成为消化道、胆胰疾病诊疗不可或缺的技术手段。经过几十年的临床实践,超声内镜的技术越来越成熟,其应用范围也不断扩大。超声内镜的出现使内镜技术实现了飞跃性的发展。目前超声内镜的超声图像处理器能够支持普通B超、彩色多普勒超声成像、二次谐波超声成像、造影谐波成像、超声弹性成像、三维超声成像等多种成像模式。未来超声内镜还将可能与虚拟导航、共聚焦激光扫描显微成像、光学相干层析成像、光声成像等技术结合或深度整合,拓展超声内镜的临床应用领域。

　　超声内镜可对消化道管壁黏膜下生长的病变性质进行鉴别诊断,并可对消化道肿瘤进行术前分期,判断其侵袭深度和范围,鉴别溃疡的良恶性,并可诊断胰胆系统肿瘤,特别是对于较小肿瘤精确度高,对慢性胰腺炎等诊断亦优于其他影像学检查。另外,在超声内镜介导下,应用细针穿刺抽吸活检术也明显提高了病变的确诊率。目前,超声内镜下的介入性诊断和治疗已经是国内外内镜技术的热点之一。

第一节　超声内镜检查的适应证、禁忌证及并发症

一、适 应 证

1. 确定消化道黏膜下肿瘤的起源与性质　超声内镜可将消化道壁分成5层(与其解剖结构相对应),

可轻易分辨出壁内肿瘤的生长层次,5层结构中任一层次的中断及异常变化可判断肿瘤浸润的深度。对于食管、胃、十二指肠及结直肠生长的黏膜下肿瘤,超声内镜是诊断消化道黏膜下肿瘤的金标准,可以通过肿瘤起源层次、大小、回声特点等初步判定肿瘤性质,可以鉴别消化道的隆起是是否黏膜下肿瘤或壁外病变压迫所致。

2.判断消化系统肿瘤的侵犯深度及外科手术切除的可能性 超声内镜可应用于消化道可疑癌变的诊断,食管癌、胃癌、结直肠癌的术前分期,并可较准确地诊断消化道早癌,为早癌的内镜下切除提供保障。对于进展期的消化道癌可进行较准确的术前肿瘤淋巴结转移分期(tumor node metastasis classification,TNM分期),以便于制定手术方案或进行术前新辅助放化疗。超声内镜对于肿瘤浸润深度的判断及壁外淋巴结的肿大诊断较准确,优于腹部CT等影像学检查。

3.胰胆系统肿瘤 超声内镜可紧贴胃壁或十二指肠壁进行扫描,与胰腺、胆道仅一壁之隔,可清晰地显示全部胰腺组织、胆管全长及胆囊。对于发现胰腺小的肿瘤、胆管末端肿瘤或十二指肠乳头部肿瘤有不可替代的作用。对于超声内镜诊断胰腺、胆道肿瘤浸润大血管或周围重要脏器的可靠性较高,可避免不必要的开腹手术探查。

4.慢性胰腺炎 目前所有诊断慢性胰腺炎的实验室检查或影像学检查都难以判断早期胰腺炎,尚无诊断慢性胰腺炎的金标准。超声内镜可清晰地显示胰腺的实质结构和胰管的细小改变,如胰腺实质内高回声、腺体呈小叶样结构、囊性变、钙化,胰管扩张、胰管结石等征象。超声内镜是诊断慢性胰腺炎的敏感工具。

5.其他 ①十二指肠壶腹部肿瘤的鉴别诊断;②纵隔病变;③判断食管静脉曲张程度与栓塞治疗的效果;④消化性溃疡;⑤胆道系统结石;⑥判断食管静脉曲张程度和栓塞治疗的疗效;⑦可显示部分纵隔病变。

二、禁 忌 证

消化道超声内镜检查的禁忌证基本与一般内镜检查相同。

1.绝对禁忌证 ①严重心肺疾病不能耐受者。②上消化道大出血处于休克等危重状态者。③怀疑有胃穿孔者。④不能配合的精神病患者或严重智力障碍者。⑤口腔、咽喉、食管和胃的急性炎症,尤其是腐蚀性胃炎。⑥其他:明显的胸主动脉瘤、脑血管意外等。

2.相对禁忌证 ①巨大食管憩室,明显的食管静脉曲张或者高位食管癌患者。②高度脊柱畸形者。③有心脏等重要脏器功能不全者,高血压未获控制者。④凝血机制障碍及出血倾向者。⑤高度脊柱畸形者。

三、并 发 症

消化道超声内镜检查较安全,一般无严重并发症。其可能发生的并发症如下:①窒息,发生率极低,主要由于胃内注水过多时变动受检者体位所致。避免方法是将注水控制在500 ml以内,术中在变动受检者体位前抽尽其胃内液体。②吸入性肺炎,较少发生,常系受检者术中误吸胃内液体或注入水量过多所致。③麻醉意外。④器械损伤,咽喉部损伤、食管穿孔、胃穿孔、肠穿孔。⑤消化道管壁擦伤。⑥出血。⑦心血管意外。

第二节　超声内镜检查的准备及注意事项与操作方法

一、检查准备及注意事项

超声内镜检查术前准备和注意事项基本同内镜检查。做检查的医师必须熟练掌握一般消化道内镜的操作技术和十二指肠镜的操作要点,并具有一定的体表超声经验和超声解剖知识,检查前要了解病史、检查目的、有无内镜禁忌证等。

1. 知情同意　向受检者讲清检查目的、必要性、相关风险及配合检查须注意的事项,消除受检者的顾虑。术前签写知情同意书。

2. 检查准备　①术前进行肝功能及乙型肝炎表面抗原等必要常规检查。②术前空腹 6~8 h,上午检查者前一天晚上 8 点后禁食禁水,下午检查者当日上午进食无渣半流质,中午禁食。保证胃有效排空。行结肠超声内镜检查者,术前应清洁肠道准备。③术前 15~30 min 口服祛泡剂,减少胃黏液附着,利于检查顺利进行;肌内注射东莨菪碱 20 mg,精神紧张者可肌内注射或缓慢静脉注射安定 5~10 mg,使受检者安静,减缓胃肠道蠕动。

3. 注意事项　因超声内镜前端部较硬,外径粗,弯曲度小,可致插入镜困难,插进时受检者较痛苦。因此,嘱受检者深吸气咬紧口垫,保持头放低稍后仰,以增大咽喉部的间隙,利于插镜和分泌物流出,出现恶心、呕吐、呛咳时,嘱受检者全身放松,让口水自然从口角流出,防止误吸、窒息。随时吸净口腔内分泌物,以保持呼吸道通畅,确保插镜顺利成功。

二、操 作 方 法

1. 体位及监护　消化道超声内镜通常要求受检者取左侧双曲膝卧位,头偏低稍后仰,解开衣领及裤带,取下义齿。高龄或疑有心血管疾病者给予氧气吸入和行血氧饱和度、心电监护及生命体征监测。

2. 麻醉　行上消化道检查者需要含服利多卡因胶浆(口服胃镜胶浆 10 ml)以局部麻醉及润滑咽喉部。

3. 操作步骤　超声内镜插入消化道后,可采用直接接触法、水囊法及水囊法合并无气水充盈法对胃肠道黏膜下病变、肿瘤及邻近脏器进行扫描检查。结合多普勒,超声内镜尚能够检测血流速度和血流量并能显示血流方向。

4. 术后注意事项　超声胃镜检查术后处理同普通胃镜检查,无须特殊处理。一般仅要求术后 2 h 内禁食、禁饮即可,超声肠镜检查术后处理同普通肠镜检查。

第三节　超声内镜检查的诊断及其临床意义

一、正常消化道管壁结构

(一)正常食管声像图

食管由黏膜层、黏膜下层、固有肌层和外膜构成,正常食管管壁厚度约为 3 mm,全长较均匀一致,若将正常食管标本浸泡于脱气水中进行超声扫描,可观察到5层结构:第一层为薄的高回声层,相当于表浅黏膜;第二层为低回声层,相当于黏膜肌层;第三层为高回声层,相当于黏膜下层;第四层为较厚的低回声层,相当于固有肌层;第五层为最外侧的高回声层,相当于外膜。12~20 MHz的小探头超声内镜,常常可以清晰显示食管壁7层结构(图87-1)。

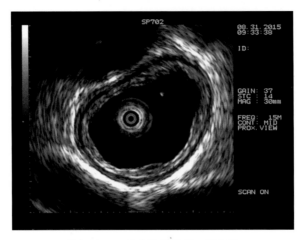

图87-1　正常食管管壁的7层结构

(二)正常胃声像图

胃壁在组织学上可分为:黏膜层、黏膜下层、固有肌层和浆膜层4层,胃的黏膜层较厚,0.3~1.5 mm,在腔内超声下,当超声的频率为5~20 MHz时,胃壁可显示出高回声→低回声→高回声→低回声→高回声5个胃壁层次,与组织学的对应关系如下。

第一层,高回声代表黏膜界面回声以及浅表的黏膜;第二层,低回声代表其余的黏膜层;第三层,高回声代表黏膜下层;第四层,低回声代表固有肌层;第五层,高回声代表浆膜层及浆膜下层(图87-2)。

消化道各段的组织结构稍有不同:食管表面黏液稀少,而胃表面则较多,因此,后者高回声较明显,食管外膜下几乎没有脂肪组织,而胃浆膜下常有较多的脂肪组织,在胃壁各层中,以第三层高回声带最为清楚,一般来说,胃底和胃体部胃壁比胃窦部薄,幽门及贲门部固有肌层最为明显。

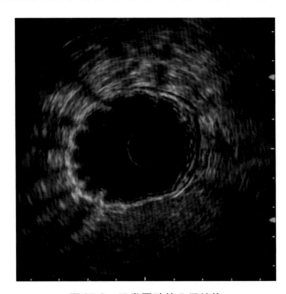

图87-2　正常胃壁的5层结构

二、隆起性病灶的鉴别诊断

（一）食管

1. 平滑肌瘤　食管平滑肌瘤是最常见的黏膜下肿瘤,约占食管良性肿瘤的52.1%~83.3%,多见于青壮年,肿瘤生长缓慢,早期可无任何临床症状,部分患者可有吞咽不适、咽部异物感和胸骨后疼痛等症状,且全身症状少,病程多在1~5年以上(图87-3,图87-4)。

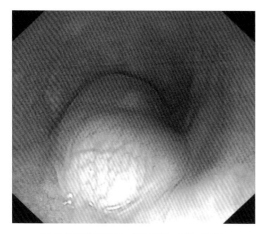

可见半球形的隆起,表面光滑、完整、质硬。

图87-3　食管左侧壁影像

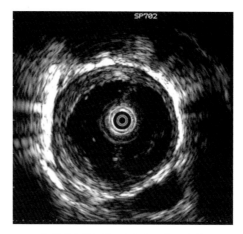

食管壁内低回声,病变主要位于食管壁固有肌层。

图87-4　EUS食管影像

2. 食管囊肿　食管囊肿较少见,可发生于任何年龄,超声表现为圆形或椭圆形无回声病变,多位于黏膜下层,多数形态规则,囊壁光滑,边界清晰,回声均匀,其后方回声增强,不侵及管壁结构(图87-5,图87-6)。

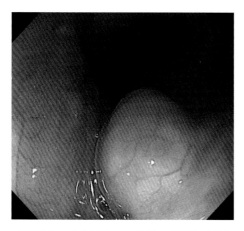

图87-5　食管30 cm处见一隆起,表面光滑

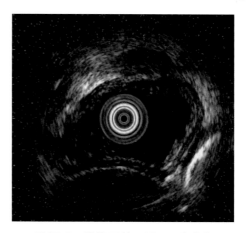

图87-6　EUS示第二层无回声改变

3. 食管静脉瘤　食管静脉瘤是一种食管的良性肿瘤,内镜下表现为局部黏膜呈结节状隆起,黏膜下可见紫蓝色包块,表面光滑,超声内镜表现起源于黏膜下层的无回声结构,边界清晰(图87-7,图87-8)。

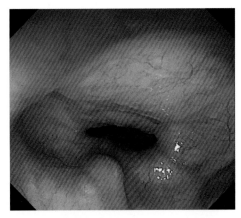

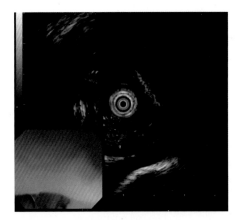

图 87-7 食管距门齿 30 cm 见一蓝紫色
隆起，表面光滑

图 87-8 EUS 示病变来源于第三层，
无回声

4. 食管颗粒细胞瘤 食管颗粒细胞瘤是一种少见的食管黏膜下肿瘤，起病隐匿，早期无明显症状。肿瘤为黏膜下结节，呈黄色斑块或丘状隆起，也可突入食管管腔，多数为良性，少数为恶性，超声表现为黏膜下层低回声、边界光滑清晰的肿物（图 87-9，图 87-10）。

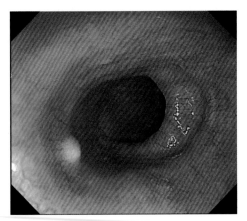

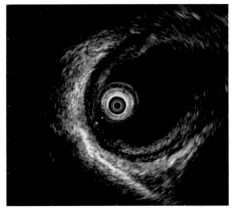

图 87-9 食管 36 cm 见一 0.3 cm 淡黄色
隆起

图 87-10 EUS 示第二层低回声

5. 早期食管癌 早期食管癌局限于黏膜层和黏膜下层，同时无淋巴结转移，EUS 判断标准：黏膜内癌表现为黏膜层和（或）黏膜肌层增厚，黏膜下层清晰、连续、完整且形态规整，黏膜下癌表现为黏膜肌层和黏膜下层层次紊乱、分界消失，黏膜下层增厚、中断；黏膜下层内较小的低回声影（图 87-11 ~ 图 87-13）。

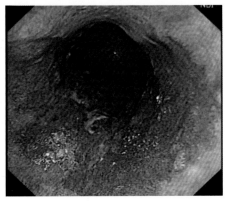

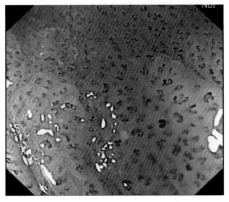

图 87-11 窄带成像（NBI）观察环周 3/4
呈茶色改变

图 87-12 窄带成像 - 放大内镜（NBI-
ME）观察上皮内乳头状毛细
血管袢呈 B1 型血管

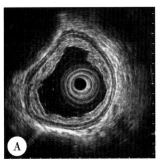 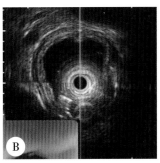 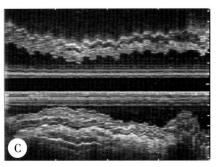

A.20 MHz 超声内镜检查,提示食管壁黏膜层稍增厚;B. 准备 3D 超声内镜检查;C.3D 超声内镜提示食管壁黏膜层稍增厚,黏膜下层和固有肌层完整。

图 87-13 EUS 示食管壁稍增厚,以黏膜层为主

6. 食管脂肪瘤 食管脂肪瘤罕见,超声表现为密集高回声,位于黏膜下层,X 射线检查管腔内显示圆形充盈缺损,边缘光滑锐利,周围黏膜正常,食管管腔一般无狭窄(图 87-14,图 87-15)。

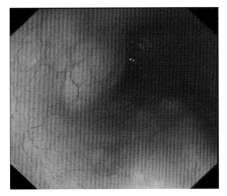 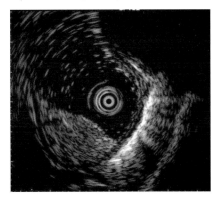

图 87-14 食管中段见一淡黄色黏膜隆　　图 87-15 EUS 检查提示病变来源于
　　　　　　起,表面光滑　　　　　　　　　　　　　　黏膜下层,呈均匀高回声

食管黏膜隆起,表面黏膜光滑、完整。示隆起处食管壁内可见高回声占位,病变回声均匀,边界不清楚,病变主要位于食管黏膜层。

7. 外压性隆起 食管外压性隆起声像图的改变取决于外压组织、器官、病变的性质,多数外压性隆起在超声内镜下管壁的结构完整无改变,X 射线钡餐下最常见的大血管压迫如主动脉弓、胸主动脉的硬化、迂曲、扩张很容易辨认(图 87-16 ~ 图 87-20)。

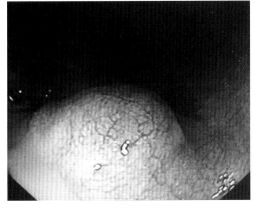 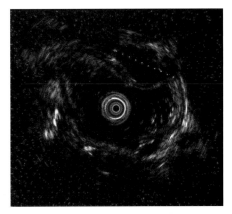

图 87-16 食管外压性改变　　　　　　图 87-17 EUS 小探头怀疑固有肌层
　　　　　　　　　　　　　　　　　　　　　　　　　　　　占位可能

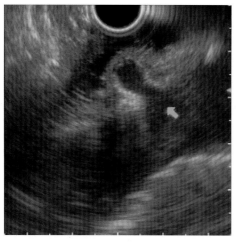

图 87-18　更换 6 MHz EUS 探头考虑壁外结构

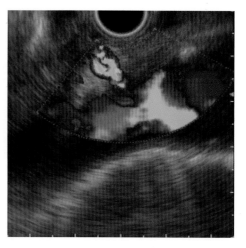

图 87-19　多普勒检查见病变血流丰富

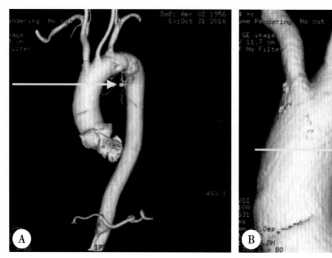

A. 支气管动脉瘤(黄色箭头);B. 支气管动脉瘤放大观察(黄色箭头)。

图 87-20　CT 血管造影(CTA)提示支气管动脉瘤(约 4 mm×6 mm)

(二)胃

1. 胃间质瘤　胃间质瘤大多数起源于固有肌层,少数起源于黏膜肌层,胃间质瘤的声像图表现,一般为低回声病灶,有的回声较低,接近于无回声,有的回声稍高,呈中等偏低回声,内部回声均匀,偶也可出现不均匀回声或液化区及钙化灶,病灶大小不一,多呈圆形或梭形,也可呈分叶状,边界清晰,有高回声包膜带(图 87-21,图 87-22)。

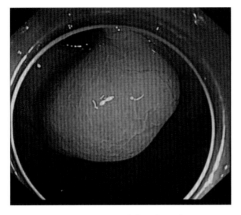

图 87-21　胃底隆起,表面光滑

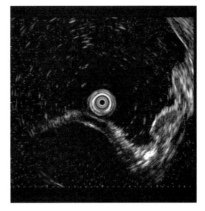

图 87-22　EUS 示固有肌层低回声
结构

2. 胃脂肪瘤　大多数起源于黏膜下层,圆形或椭圆形,呈密集高回声团块,内部回声均匀,边界清楚,但无明显包膜带(图 87-23,图 87-24)。

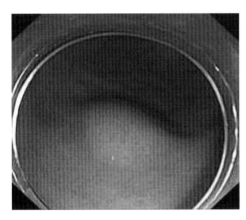

图 87-23　胃体隆起,淡黄色,表面光滑

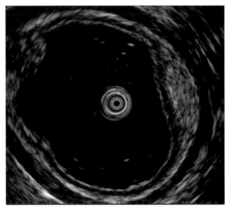

图 87-24　EUS 示黏膜下层高回声结构

3. 胃类癌　表现为表面光整的黏膜下隆起,色泽灰黄或淡黄色,触之质地相对较硬,病灶中低回声结节,内部回声欠均匀,起源于黏膜下层,边界模糊可辨,无包膜(图 87-25,图 87-26)。

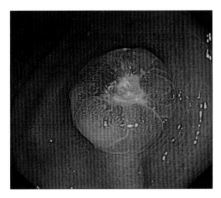

图 87-25　胃体隆起,中央见溃疡

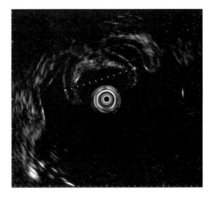

图 87-26　EUS 示黏膜下层不均质
低回声

4. 异位胰腺　黏膜下层起源最为多见,少数可起源于肌层、浆膜层和黏膜层,病灶呈中等或高回声,内部回声不均匀,可见高回声斑点,散布于黏膜、黏膜下层和肌层(图 87-27,图 87-28)。

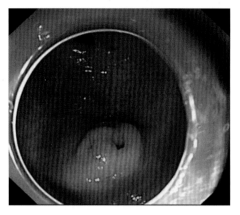

图87-27　胃窦见一隆起,顶部呈脐样
　　　　　改变

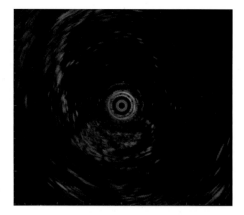

图87-28　EUS示黏膜下层不均质中高
　　　　　回声

5.胃壁囊肿　胃壁囊肿常位于黏膜下层,表现为圆形无回声暗区,囊壁清晰、光整、后方回声增强(图87-29,图87-30)。

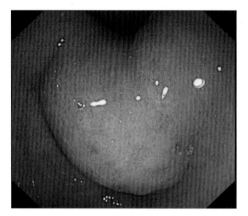

图87-29　胃底见隆起,质地软

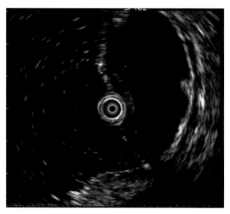

图87-30　EUS示黏膜下椭圆形无回
　　　　　声区,边界清楚

6.胃淋巴瘤　典型的胃淋巴瘤的声像表现为局限性或广泛性胃壁第2、3层明显低回声增厚,范围较广,有时候会累及十二指肠,早期表现为第2层,或者第2、3层低回声增厚,晚期表现为胃壁明显低回声增厚,层次结构不清楚(图87-31,图87-32)。

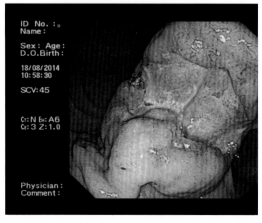

图87-31　胃角溃疡

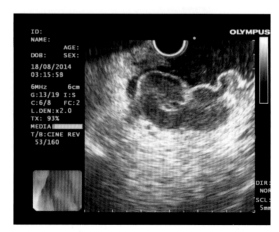

图87-32　EUS示第1~4层增厚,呈低回声

三、胃肠道肿瘤的 TNM 分期

胃肠道肿瘤超声内镜图像,表现为不均质的中低回声改变,伴有局部管壁的正常结构层次破坏。T_{1a}期,表现为第 1~2 层结构呈低回声改变,增厚或变薄凹陷,病变局限于黏膜层内;T_{1b}期表现为第 1~3 层结构呈不均质低回声增厚或变薄凹陷,病变局限于黏膜下层以上;T_2期,表现为管壁第 1~4 层结构呈低回声不规则肿块或伴有中央部凹陷;T_3期,表现为 1~5 层(全层)胃壁结构的破坏,层次结构不清,形成低回声不规则肿块;T_4期,表现为低回声肿块突破第 5 层,侵入周围组织结构或邻近脏器。

超声内镜对与胃肠道肿瘤的 TN 分期在不同部位和肿瘤不同阶段,准确率有一定差异。超声内镜对食管癌的 T 分期准确率为 75.90% ,其中 T_1 期为 57.89% ,T_2 期为 86.36% ,T_3 期为 86.21% ,T_4 期为 61.54% 。超声内镜对食管癌 N 分期整体正确率为 63.86% (图 87-33)。超声内镜对胃癌 T 分期的总准确率为 78% ,对 T_1 期、T_2 期、T_3 期、T_4 期胃癌的诊断准确率分别为 80% 、63% 、95% 、83% 。超声内镜对胃癌 N 分期准确率为 64% ,N_1 期胃癌诊断的灵敏度和特异度分别为 58.2% 和 87.2% ,N_2 期分别为 64.9% 和 92.4% (图 87-34)。超声内镜对结直肠癌 T 分期准确率分别为 87.50% 、80.00% 、94.12% 、83.33% 。超声内镜对结直肠癌 N 分期准确率为:N_0 期 76.92% 、N_1 期 79.17% 、N_2 期 86.67% (图 87-35)。

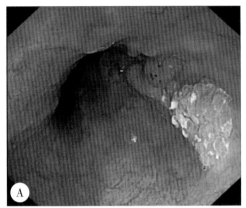
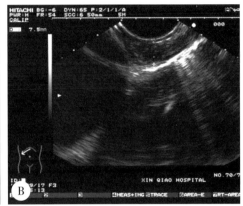

A. 食管中段可见一不规则隆起,表面结节样改变,管腔稍狭窄;B. 超声内镜可见局部管壁不规则增厚,呈不均质低回声,病变累及食管黏膜层、黏膜下层和固有肌层,外膜完整。

图 87-33　食管癌(T_2)

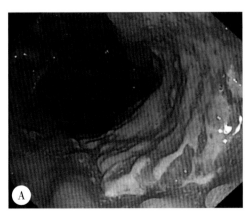
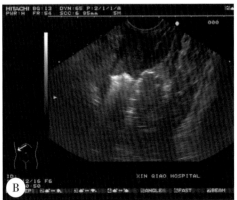

A. 胃体见一巨大规则溃疡,表面可见污秽苔;B. 超声内镜提示胃壁局部不规则增厚,呈不均质低回声,浆膜层受累。

图 87-34　胃体癌(T_3)

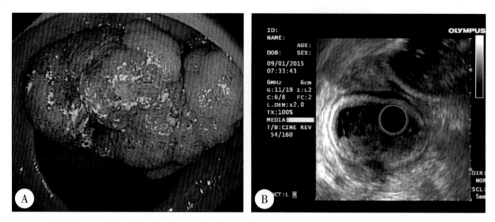

A.直肠见一巨大息肉样隆起,表面不规则;B.超声内镜提示管壁局部不规则增厚,呈不均质低回声,浆膜层受累。

图 87-35　直肠癌(T₃)

四、胰腺疾病的超声内镜诊断

1.胰腺癌　胰腺癌是一种恶性程度很高,诊断和治疗都很困难的消化道恶性肿瘤,EUS 诊断主要根据其声像图变化,确诊依靠 EUS 引导下的肿块穿刺(细针抽吸和细针活检)及其病理诊断,确诊标准:①胰腺实质内有明显的境界清晰的异常回声区。②胰腺异常回声区伴有下列所见:胰尾部胰管扩张,直径>3 mm;胰头部胆管狭窄和(或)闭塞;胰腺有局限性肿大(图 87-36)。

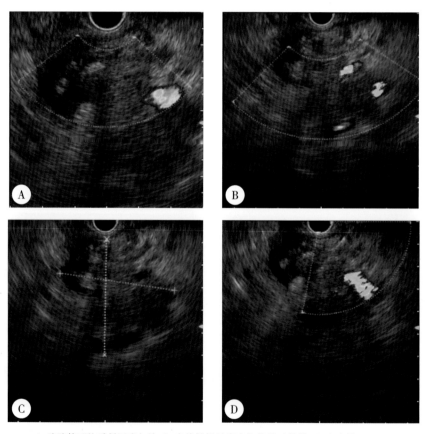

A.胰腺体不均质低回声包块;B.多普勒提示病变包绕脾动静脉;C.大小约 3 cm×4 cm;
D.用 22 G 穿刺针行细针穿刺活检(fine needle aspiration,FNA)。

图 87-36　胰腺癌

2.胰腺肉瘤　胰腺肉瘤是生长在胰腺的各个部位的软组织恶性肿瘤,本病好发于青少年,甚至婴幼儿,预后差。早期肿瘤较小可无任何症状,超声内镜下可表现为不均质混杂回声包块(图 87-37)。

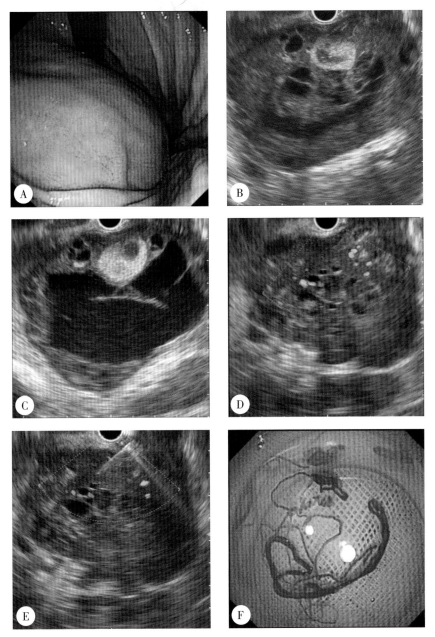

　　A.胃体上部后壁见一巨大外压性隆起;B.胰腺体部见一巨大低回声不均质包块,大小约 7 cm×8 cm;C.包块内部可见无回声区域;D.多普勒提示病变内部血流丰富;E.用 22 G 穿刺针行 FNA;F.穿刺获得的组织条。

图 87-37　胰腺肉瘤

　　3.胰腺假性囊肿　胰腺假性囊肿超声声像图特征,病变呈无回声的结构,病变通常比较大,典型的假性囊肿呈圆形或类圆形无回声区,起后方伴增强效应,早期的假性囊肿壁薄,成熟的假性囊肿较厚(图 87-38)。
　　4.胰腺内分泌肿瘤　胰腺内分泌肿瘤包括胰岛素瘤、胃泌素瘤、胰高血糖素瘤、胃泌素瘤、生长抑素瘤等。多数情况下胰腺内分泌肿瘤的 EUS 影像特征:圆形或类圆形相对于胰腺实质呈均匀弱低回声区域,常伴有光滑的连续或不连续高回声边缘(图 87-39)。

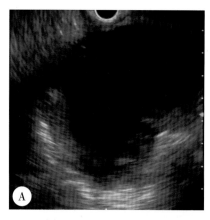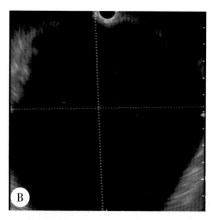

A.胰腺体部类圆形无回声病变;B.边界清楚,包裹完整,大小约 8 cm×9 cm。

图 87-38　胰腺假性囊肿

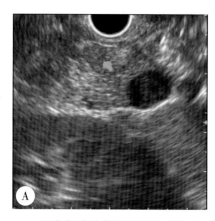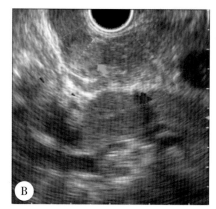

A.胰腺尾部中等偏低回声结节;B.大小约0.8 cm×1.0 cm,多普勒提示比病变内部无血流信号。

图 87-39　胰岛素瘤

5.胰腺导管内乳头状黏液性肿瘤　　胰腺导管内乳头状黏液性肿瘤(intraductal papillary mucinous neoplasm of the pancreas,IPMN)是一类大体可见的胰腺外分泌部黏液性肿瘤,发生于主胰管或主要分支胰管的胰管上皮,病灶呈乳头状突起,少数为扁平状,病灶直径常>1 cm。IPMN 按大体解剖部位分为主胰管型、分支胰管型和混合型。IPMN 的超声内镜声像图,主胰腺型表现为局限性或弥漫性主胰管扩张,可伴有胰管内结节,胰腺实质多有萎缩,分支胰管型可见多个囊性低回声区相互交通,呈葡萄串征象,可伴有主胰管轻度扩张,与主胰管相通是分支胰管型的一个重要征象。混合型兼有两者的表现(图 87-40)。

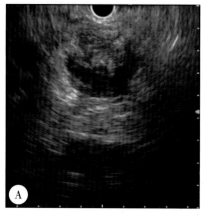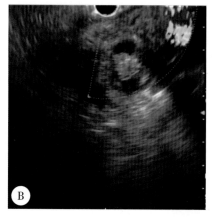

A.主胰管显著扩张约 1.5 cm;B.主胰管内部见多个中高回声附壁结节,多普勒提示病变内部无血流信号。

图 87-40　胰腺导管内乳头状黏液性肿瘤

五、胆道疾病的超声内镜诊断

1.胆管结石　肝外胆管结石的超声声像图有下列三大特征。①胆管管腔内存在伴有声影的恒定强回声团,个别呈中等或低回声团。②病变近端胆管有不同程度的扩张,部分有管壁增厚,回声增强。③回声团与管壁之间有明确的分界,能见到胆汁的细窄无回声带。肝内胆管结石的特征:①沿肝内胆管分布,贴近门静脉的斑片状或条索状强回声,伴有声影。②当结石所在胆管有胆汁淤滞时,强回声周围呈现宽窄不等的无回声区。③结石近端小胆管扩张,与伴行的门静脉分支可形成"平行管"征,或呈树枝状、囊状,多数伴有肝外胆管扩张。

2.胆囊结石　胆囊结石的超声声像图典型的表现:①胆囊腔内出现强回声光团;②后方伴有声影;③变换体位结石在胆囊腔内依重力方向移动(图87-41)。

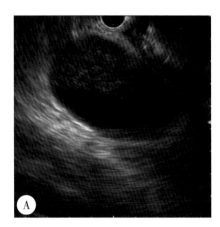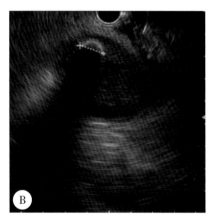

A.胆囊内胆泥淤积;B.胆泥内见一约0.6 cm高回声病变,其后方可见典型声影。

图87-41　胆囊结石

3.胆囊癌　胆囊癌于 EUS 中显示一个乳头状不规则高回声或低回声的团块,侵入囊壁并破坏其3层结构,通常存在不均匀的回声区,可以看到肿瘤的进展状况浸润或通过胆囊壁进入毗邻的肝。分为:① Ⅰ型(原位癌),典型者囊腔内可见直径 1~25 mm 的乳头状团块自囊壁突出,团块常呈中等回声,表面不平整,呈小结节状,有细蒂与胆囊壁相连。②Ⅱ型,胆囊腔内可见基底宽大、边缘不整齐的肿块,多呈弱回声或中等回声,常为多发,可融合成一片。③Ⅲ型,病变回声及形态同Ⅱ型,但局部胆囊壁外层高回声结构不完整,胆囊壁呈不均匀性增厚,常以颈部或体部最为显著。④Ⅳ型,癌组织侵犯超过浆膜层,整个胆囊壁全层正常结构消失,为肿瘤组织所取代(图87-42)。

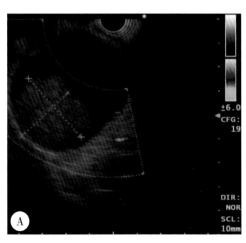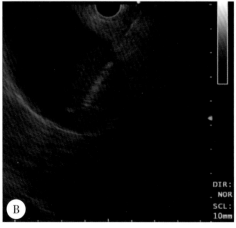

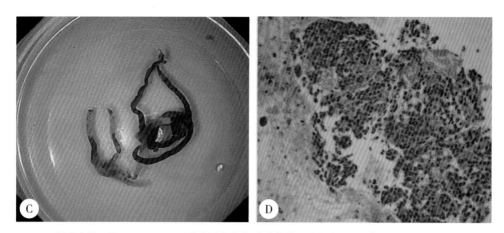

A.胆囊内见一约2.6 cm×3.3 cm 中高回声占位,多普勒检查病变内无血流信号;B.用22 G 穿刺针行 FNA;C.获得组织条;D.病理诊断为胆囊低分化腺癌。

图87-42 胆囊癌

4.胆管癌 胆管癌超声声像图,肿瘤多呈低回声向管腔内隆起,边界清楚,肿瘤回声不均匀,源于胆管壁并侵犯胆管壁3层结构。肝外胆管癌的低回声软组织影,少数可呈不均匀高回声,也可向管壁及其周围浸润,表现为胆管壁增厚、层次不清或消失,往往有狭窄前的胆管扩张现象(图87-43)。

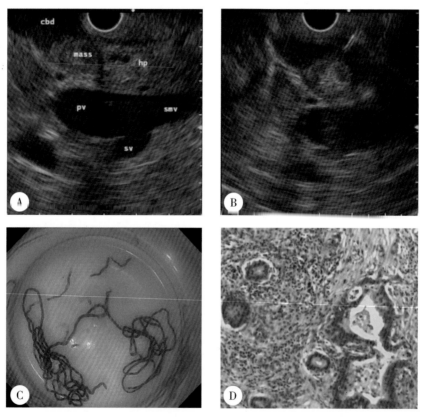

A.胆总管下段见一约1.5 cm 不均质低回声病变;B.用22 G 穿刺针行 FNA;C.获得组织条;D.病理诊断为胆总管腺癌。

图87-43 胆管癌

5.壶腹癌 十二指肠乳头又称壶腹法特壶腹(Vater ampulla),系有胆管和胰管合流的共通管道,包绕起周围的Oddi 括约肌,覆以十二指肠黏膜而形成乳头状隆起所组成。EUS 声像图表现如下。①边界清楚的低回声肿瘤图像;②十二指肠乳头部位:十二指肠壁一层或多层显示不清楚、消失、扭曲、中段或增厚;③不规则的低回声突入十二指肠腔内外或位于肠壁内形成类圆形肿块;④胆管、胰管、胰腺等周围脏器和淋巴结受侵表现;⑤胆管扩张、胰管扩张(图 87-44)。

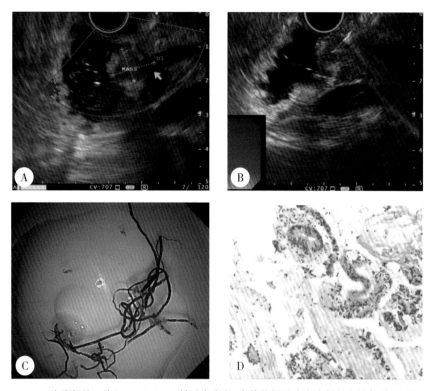

A.壶腹部见一约 1 cm×1.3 cm 低回声病变,多普勒提示病变内部无血流信号;B.用 25 G 穿刺针行 FNA;C.获得组织条;D.病理诊断为十二指肠壶腹部腺癌。

图 87-44　壶腹癌

六、超声内镜在治疗中的应用

1.胰腺包裹性坏死穿刺引流　和胰腺假性囊肿类似,采用经胃双猪尾支架+鼻囊肿管联合引流,以利于充分引流和冲洗。完善 CT 或 MRI 以及胃镜检查后,EUS 仔细观察病灶,确定病灶的最佳位置,在 EUS 引导下使用 19 G 穿刺针刺入坏死腔,抽吸并评估积液性质,经穿刺针置入导丝,应该放置足够的导丝至少在包裹性坏死内打圈,经导丝将球囊扩张器通过瘘管进入包裹性坏死内,然后对瘘管进行扩张,球囊扩张至 1.4 ~ 1.8 cm,然后置入 2 根或 2 根以上的塑料双猪尾巴料支架,然后放置一根鼻囊肿管对包裹性坏死进行间断冲洗(图 87-45 ~ 图 87-50)。

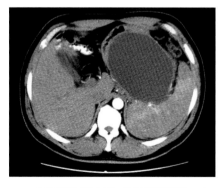

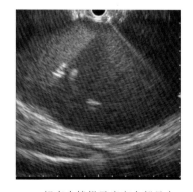

腹部增强 CT 扫描,发现胰尾部有一个约 8 cm×10 cm 囊性病变,内部无强化,包裹完整,胃壁受压。

图 87-45　胰腺脓肿

超声内镜提示病变内部呈中高回声,用 19 G 穿刺针抽出灰白色脓液。

图 87-46　超声内镜引导细针穿刺抽吸术检查

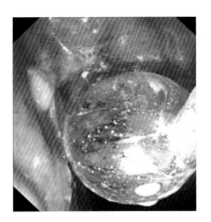

用柱状球囊扩张穿刺通道,扩张至
直径约0.8 cm。

图 87-47　扩张穿刺通道

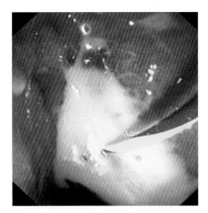

扩张后有大量灰白色脓液流出,留
置点 35(0.035 F)黄斑马导丝。

图 87-48　置入导丝

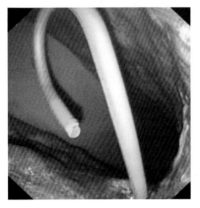

沿导丝置入 3 cm×10 F 双猪胃塑
料支架,引流通畅。

图 87-49　置入双猪尾引流管

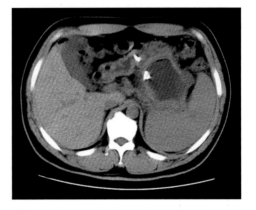

术后 3 d 复查腹部 CT,可见病变明显缩小。

图 87-50　脓肿显著缩小

2. 超声引导下无水酒精注射治疗　良性胰岛素瘤超声内镜引导下瘤内注射无水酒精治疗胰岛素瘤包括术前准备、医师谈话签署治疗知情同意书、术中无菌操作、术后密切观察。通过线性阵列超声内镜,避开胰管、血管、神经,明确肿瘤位置,使用 25 号针头经胃窦部穿刺,确保针道在肿瘤内部,使用 1 ml 精密注射器,取适量无水酒精,缓慢注入肿瘤内部,直至强回声云雾状在肿瘤内扩展开来,撤针前可停留约1 min,减少酒精携带造成穿刺道邻近正常组织的坏死(图 87-51)。

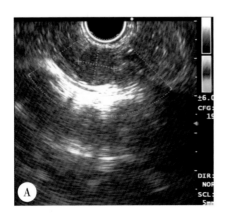

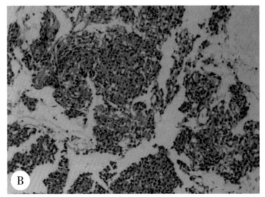

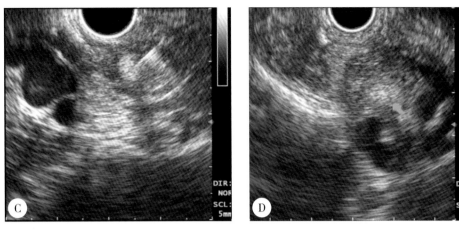

A. 胰腺体部见一直径约 1.0 cm 圆形低回声病变,边界清楚;B. 经穿刺,病理证实为胰岛细胞瘤;
C. 超声内镜引导下瘤体内注射无水酒精;D. 无水酒精消融后,瘤体局部呈片状高回声。

图 87-51　胰岛素瘤无水酒精注射

3. 超声内镜引导下 ^{125} 碘粒子植入术　首先于超声内镜引导下判断腹腔肿瘤(胰腺癌)的部位,大小及内部血供情况,结合 CT 或 MRI 影像,确定最佳穿刺位置,确定进针深度,然后根据超声穿刺引导标志插入穿刺针,按先深后浅、间隔合理原则种植 ^{125} 碘粒子,根据巴黎系统原则,放射性粒子彼此间距最佳 1 cm,每排间距保持 1 cm,同时需要避开血管、胰管和周围重要器官。于术后第 2 天常规行腹部 X 射线检查,判断放射性粒子位置,同时观察放射性粒子是否发生移位(图 87-52)。

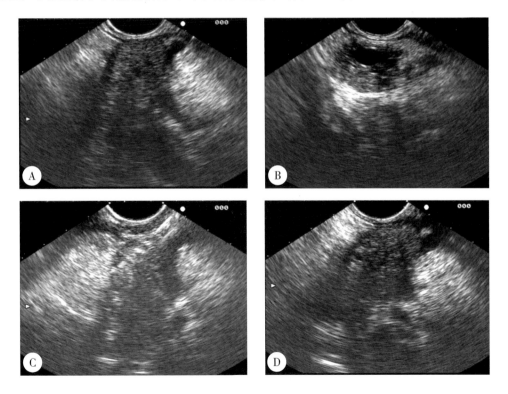

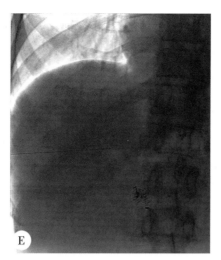

A. 胰腺头部见一约 3 cm×4 cm 不均质低回声占位;B. 胰腺体部主胰管扩张约 6 mm;C. 用 19 G
穿刺针置入放射性碘 125 粒子;D. 超声内镜可见种植的粒子;E. X 射线下可见种植的粒子。

图 87-52　超声内镜引导下^{125}碘粒子植入术

4. 超声内镜引导下腹腔神经阻滞术　腹腔神经节在主动脉前方,通常位于 L_1 水平,它分为左右两部分,两部分的位置与腹腔干起始部的关系相对恒定,右神经节通常位于腹腔干起始部下方 6 mm,左神经节通常位于腹腔干起始部下方 9 mm,患者取左侧卧位后,静脉应用镇静剂,整个操作过程进行无创血压、心电图及血氧饱和度监测,超声内镜经口进入胃内后,可经胃后壁矢状位观察到主动脉,先用超声内镜在胃小弯近端后方沿主动脉找到腹腔干起始部。在超声引导下降穿刺针置于主动脉一侧,然后注射药物,在退针时用生理盐水冲洗针道造成的无效腔,保证阻滞剂全量进入患者体内,阻滞完成后,用 Doppler 检查腹腔动脉及肠系膜上动脉的血流是否正常。

5. 超声内镜引导下胆管引流术　超声内镜引导下胆管引流术(endoscopic ultrasound guided bile drainage,EUS-BD)途径有经肝内胆管和经肝外胆管,主要分为三大类:①跨壁引流术;②对接引流术;③顺行引流术(图 87-53)。EUS-BD 先行超声内镜检查,选择穿刺路径,尽量选择离胆囊最近的地方,在 EUS 引导下用 19 G 穿刺针刺入胆囊,抽吸胆汁并送病原体培养,用生理盐水反复冲洗胆囊,直至胆囊液清亮,在 X 射线的引导下将导丝穿刺针进入胆囊并盘绕 2~3 圈,保留导丝于胆囊腔内并退出穿刺针,沿导丝用 6 Fr 或 7 Fr 的扩张探条扩张窦道,窦道建立后可选用合适的支架沿导丝置入胆囊。

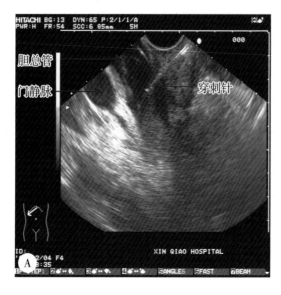

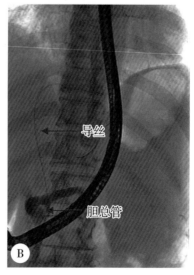

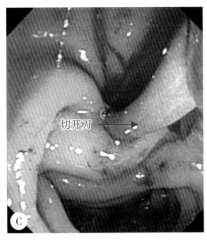
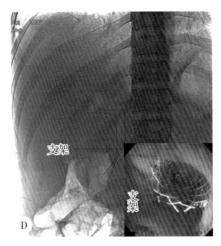

A. 用19 G穿刺针在十二指肠球部穿刺扩张的胆总管;B. 置入点35(0.035 F)黄斑马导丝;

C. 沿导丝用8.5 F囊肿切开刀切开十二指肠壁和胆总管壁;D. 置入覆膜胆道金属支架,引流通畅。

图87-53　超声内镜引导下胆管引流术

6. 超声内镜引导下胰管引流术　超声内镜引导下胰管引流术(endoscopic ultrasound guided pancreatic duct drainage,EUS-GPD)根据操作方法的不同可分为两大类。①逆行引流:EUS穿刺后置入导丝,再插入十二指肠镜行肠镜会师术。②顺行引流:只需要穿刺型超声内镜就可完成,又分为两种,如导丝能通过乳头或胰肠吻合口并成功置入支架,称为经乳头或胰肠吻合引流;如导丝无法通过胰管狭窄段或乳头或胰肠吻合口时,只能行透壁引流,透壁引流根据穿刺部位不同分为EUS引导下胰管胃吻合术、EUS引导下胰管十二指肠吻合术及EUS引导下胰管空肠吻合术(图87-54)。

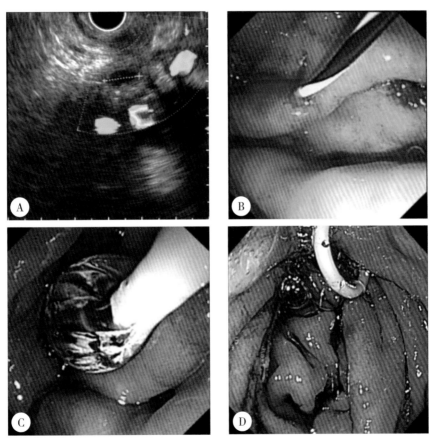

A. 胰腺尾部主胰管扩张,约10 mm;B. 用19 G穿刺针经胃壁穿刺扩张的胰管,并置入点35(0.035 F)黄斑马导丝;C. 用柱状球囊扩张穿刺通道约5 mm;D. 沿导丝置入7 F胰管塑料支架。

图87-54　超声内镜引导下胰管胃吻合术

(樊超强　吕明昊　彭　学　李建军　高　勇　赵海燕)

参考文献

1　金震东,李兆申.消化超声内镜学[M].3版.北京:科学出版社,2017:678-698.

2　葛楠,孙思予,金震东.中国内镜超声引导下细针穿刺临床应用指南[J].中华消化内镜杂志,2017,34（1）:3-13.

3　陈伟生.环扫式超声内镜在食管癌 TN 分期中的诊断价值[J].临床医学研究与实践,2020,28(5):103-105.

4　唐雪莲,蔺蓉,韩超群,等.超声内镜在胃癌TNM分期中的作用[J].世界华人消化杂志,2016,24(25):3641-3646.

5　韦捷,杜凌,陈刚,等.超声内镜在结直肠癌术前分期及手术方案指导中的应用[J].广州医药,2016,47（3）:56-58.

第88章

腹腔镜检查及其临床意义

腹腔镜检查(laparoscopy)作为一种微创诊断方法始于1901年的动物实验。1910年,首次应用于临床获得成功,至今发展到腹腔镜外科手术已有百年历史。由于过去腹腔镜功能局限,主要用于妇科检查,难以进一步推广。20世纪80年代初期,由于电子光学技术的发展,器械的创新,腹腔镜的应用渗入腹部外科的各个领域。1983年,德国外科医师Semm首次报告了经腹腔镜切除非急性阑尾炎,为外科腹腔镜的发展奠定了可行性基础。随着电子影像技术的高速发展,给腹腔镜显示病变提供了宽阔的视野。1987年3月法国里昂妇科医师Philipe Mouret为一女性患者实施腹腔镜盆腔粘连分离后,又切除了有结石的胆囊,成功地完成了世界首例腹腔镜胆囊切除术,开创了腹腔镜临床应用新时代,掀起了全世界腹腔镜手术新浪潮。1991年2月云南曲靖市第二人民医院荀祖武医师成功开展了我国第一台腹腔镜胆囊切除术,之后腹腔镜外科在我国发展迅猛。现代外科腹腔镜具有一定的先进性和多功能性,腹腔镜诊断的临床应用受到重视。近年来,现代外科腹腔镜不仅仅是诊断,还能完成很大范围内的外科治疗,这就是外科腹腔镜的特点和优势,虽然腹腔镜检查是一种安全、确诊率高、直观的腹部疾病诊断方法,但也存在一定的局限性和并发症。

腹腔镜由5个基本系统组成:腹腔镜摄录像监视系统、CO_2气腹系统、电切割系统、冲洗-吸引系统、手术器械等。

第一节　腹腔镜检查的适应证与禁忌证

一、适　应　证

(一)内科性疾病

1. 肝疾病　①肝大:当有肝大肝功能不正常,用其他检查方法不能确诊者,可经腹腔镜检查,直视下了解肝情况,并做肝组织活检,以获取病理诊断。②肝硬化:直接观察肝硬化程度,结合化验检查,准确分期。③肝占位性病变:若肝良性占位性病变直径<5 cm,位置表浅,腹腔镜既能诊断又能采取外科治疗。对恶性肿瘤,能明确肝肿瘤病变范围;是原发性还是继发性病变有无转移,为外科治疗提供重要的依据。④黄疸:通过腹腔镜检查,了解肝表面情况,取活体肝组织行病理检查明确黄疸原因。

2. 腹腔结核　由于抗生素的广泛应用,腹腔内结核病变的表现很不典型,临床上做直接性检查确诊腹腔内结核病变较为困难。当疑有腹腔内结核病变而其他检查又不能确定时,腹腔镜诊断极为准确。

3. 腹水的鉴别诊断　当患者有腹水难以用肝硬化病变来解释时,腹腔镜作为腹水原因的诊断是很有用的方法,可了解腹腔内病变情况,观察肝、腹膜、胃肠、盆腔器官等以做出产生腹水的原因判断。

4. 腹腔转移癌的诊断　当疑有转移癌的患者,通过腹腔镜检查可以诊断肝和腹膜表面的转移病灶,一些<1.0 cm 的病灶易被影像检查所忽略。腹腔镜下可采取病灶组织行病理诊断,对整体治疗有指导作用。

5. 其他　原因不明的慢性腹痛。

(二)外科性疾病

1. 妇科疾病　现代外科腹腔镜具有诊断治疗两大作用,对盆腔内妇科疾病的诊断确诊率很高。多数病变可在腹腔镜下完成手术,如卵巢囊肿、亚急性宫外孕、子宫浆膜下肌瘤、附件肿块等。

2. 腹部包块　可了解包块的来源、良性与恶性,是否有转移,为剖腹手术提供确切的资料。

3. 急腹症　产生急腹症的原因很多,性质复杂。有内科病原因和外科病原因,病变所在部位主要在腹腔内,但也有非腹部因素。治疗上有本质区别。因此,并不是所有急症都适宜腹腔镜检查。一些外科病变在腹腔镜下可完成治疗,如胃、十二指肠溃疡穿孔、急性胆囊炎、阑尾炎、宫外孕出血(生命体征平稳),卵巢囊肿蒂扭转等。

4. 腹部闭合性外伤　腹部闭合性外伤后在患者血流动力学稳定的情况下,腹部检查或穿刺均发现有不凝血,外科医师难以下剖腹探查术决心时,腹腔镜检查就是最好的适应证。

综上所述,腹腔镜诊断的适应证是:①应用各种检查方法均未获得明确诊断的腹部疾病;②仅以剖腹诊断为主要目的腹部外伤;③血流动力学稳定的闭合性腹部外伤。

二、禁 忌 证

适宜腹腔镜检查,并不意味着能行腹腔镜检查,还得根据患者的全身情况综合考虑。以下情况是腹腔镜检查的禁忌证。①严重心肺功能障碍的患者,因 CO_2 气体可导致危险的呼吸性酸中毒及血流动力学紊乱。②难以纠正的凝血功能障碍。③重度肝功能障碍、肝性脑病前期,或大量腹水者。④腹壁、腹腔内严重感染者。⑤腹部穿透伤或腹部外伤伴中、重度休克者。⑥膈疝。⑦腹部多次手术、严重粘连、重度腹胀的肠梗阻等。

第二节　腹腔镜检查的并发症

腹腔镜检查的并发症主要来自于:①穿入气腹针、腹腔镜套管锥鞘和其他套管。②CO_2气腹产生的并发症。③其他腹腔镜手术的传统并发症。其表现为腹壁和腹内血管损伤出血、空腔脏器损伤穿孔、实质性脏器破裂出血、外胆管损伤、胆瘘,CO_2气腹压过高或气体进入血管引起气栓、高碳酸血症等。

一、与气腹相关的并发症

腹腔镜术可分为有气腹和无气腹腹腔镜术。有气腹腹腔镜术建立气腹所用的气体常为 CO_2 气体,在心肺功能不好的病例也可选用其他气体,如氮气等。由于气腹的建立,必然对心肺及血流动力学产生明显影响。从而导致相关并发症的发生。

(一)皮下气肿

皮下气肿(subcutaneous emphysema)是常见的并发症,气胸、心包积气和气体栓塞等并发症虽发生率并不高,但属于危及生命的并发症。

皮下气肿一般发生于胸腹、面颈、上肢、会阴及上股部等,其发生率约占 0.5%,并且常伴有高碳酸血症和酸中毒。一般表现为上述部位有明显肿胀,触诊肿胀组织时会出现捻发音。皮下气肿常发生于年龄大,手术时间长,气腹压力高的病例。常见发生皮下气肿的原因有:①气腹针位置不妥,建立气腹时气体注入腹膜外间隙。②腹腔内 CO_2 经穿刺鞘周边入皮下组织内。③反复穿刺,穿刺鞘偏离首次穿刺部位,在腹膜处造成多侧孔,CO_2 经腹膜侧孔进入皮下组织内。④使用扩张器后,使皮下组织及腹膜与套管间封密程度较差,气体从这些缝隙进入腹膜与皮下组织之间。⑤可能存在腹股沟管及股管隐性未闭,当腹内压升高时由此进入股上部。严重而广泛的皮下气肿对呼吸的影响主要取决于其对肺通气的影响程度。其机械性作用可明显压迫胸廓及上呼吸道,使肺顺应性降低,气道内压上升,阻力增加。潮气量减少,最终可致 CO_2 蓄积和低氧血症,严重而广泛的皮下气肿对心血管系统可产生明显影响,主要包括增高的动脉血二氧化碳分压(partial pressure of carbon dioxide in arterial blood, arterial partial pressure of carbon dioxide,$PaCO_2$)、气道压、腹内压和皮下气肿对局部血管的压迫作用等,从而导致心排血量、中心静脉压、平均动脉压与心率的明显改变等。

轻度皮下气肿,对腹腔镜术的完成影响不大对患者也不造成严重后果。严重而广泛的皮下气肿可引起明显的心肺功能改变,对此应在术中严密监测,用双手将气体从戳孔处推出或局部粗针穿刺和在麻醉管理中采用过度换气。

（二）气胸、纵隔气肿与心包积气

气腹后气胸是比较少见的严重并发症。纵隔气肿和心包积气则更为少见。

1. 发生机制　①膈肌是由胸骨部、肋部和腰部共同构成膈肌中央腱性部,此部融合不全构成薄弱区或有局部缺损,气体沿主动脉周围或食管裂孔进入纵隔,破入胸膜腔;②腹腔镜术中损伤膈肌;③以往的经膈手术史、先天性肺疾病(如肺大疱等)、气管插管时损伤支气管,或气管和正压呼吸压力过高等均可致气胸的发生。腹腔镜术并发气胸,特别是双侧气胸是很少见的。

2. 临床表现和体征　腹腔镜术中如发现下述情况,应考虑气胸的发生。①气道压增加,或肺顺应性降低,通气困难;②无明确原因的血氧饱和度下降;③无法解释的血流动力学改变等典型的气胸体征包括:患侧肺呼吸音减弱或缺乏,叩诊反响过度,气管移位但在全身麻醉下,有时医师并不注意上述体征的改变。有时肺压缩较少,血流动力学改变等不明显,需拍片才能证实诊断。

3. 治疗　如果气胸发生于手术开始或在手术的中途,症状体征明显,应解除气腹,行患侧胸腔穿刺抽气或行胸腔闭式引流。如果在手术的中途,患者生命体征平稳,可重新建立气腹完成手术。如果气胸在手术即将完成时发现,患者生命体征稳定,那么应继续完成手术,一旦解除气腹,胸腔内 CO_2 会很快被吸收,并不需作胸腔闭式引流,但有时需做胸腔穿刺抽气术。如果为张力性气胸应置胸腔闭式引流,一旦肺膨胀良好,无漏气,并经 X 射线片证实,即应拔除胸腔闭式引流管。心包积气临床上非常少见。心包积气伴心包压塞的患者,大都可通过内科治疗而获愈。

（三）气体栓塞

1. 气体栓塞　气体栓塞是腹腔镜术中少见而严重的并发症,发生率约为 1/10 万。气体可以栓塞肺动脉,也可由于短路产生超常性栓塞,如冠状动脉和脑动脉等。气体栓塞可发生于各种腹腔镜术中,包括简单的腹腔镜诊断术、子宫切除术、绝育术、激光子宫内膜异位切除术、肝癌激光热治疗、肝活检和腹腔镜胆囊切除术(laparoscopic cholecystectomy,LC)术中。其发生率随着腹腔镜术手术范围的扩大,数量的增多,手术时间的延长,与既往腹腔镜手术史,气体栓塞的病例也将会增多。腹腔镜术中气体栓塞的途径可能有:①气腹针插入腹膜后或其他部位的静脉内,气体直接入血管内。②对组织实施解剖时,静脉断裂开放。③实质性器官新鲜创面的存在,使气体由创面小静脉进入肺动脉内。④在原有腹部手术史的患者分离粘连带时,粘连带内血管破裂、开放。

2. 临床表现及体征　气体栓塞可发生于不同的手术体位(仰卧位、垂头仰卧位、反垂头仰卧位等)和腹腔镜术的各术时,但最常见于建立气腹时。气体栓塞的临床表现各异,在全身麻醉过程中,首先观察到的是心率增快、心律不齐、室性异位心律或室性心动过速,也有表现为室性早搏或心动过缓的。血压下降、双瞳孔散大、无光反应、周围性发绀等;心前区可听到磨轮音(mill-wheel),第二心音加重;术毕时患者陷入昏迷状态不能苏醒。有时,上述症状、体征并不明显,循环系统的表现也不突出。发生气栓后,休克和死亡可能隐匿发生。门静脉气栓可缓慢进入体静脉,全身症状出现也较慢。

3. 预防与治疗

(1)预防措施:正确放置 Veress 针,建立气腹注气前,抽吸有无回血,使用低流量腹内压(11.25 ~ 15.00 mmHg),注意术中监测,包括心律、血压、心前区听诊,呼气末二氧化碳分压等。对以前有腹盆腔手术史的患者更需注意。

(2)治疗措施:①立即解除气腹,中止气体栓塞来源;②吸入纯氧;③左侧卧位;④通过中央静脉插管抽出中央静脉,右心房和肺动脉内气体;⑤具有神经症状、体征的患者可行高压氧治疗,以促进气体吸收,缩小气泡体积,提高缺血组织的氧浓度;⑥如发生心跳停止,除采用上述措施外,按通常的复苏法进行复苏。

4. 腹腔镜术后肠缺血　有气腹腹腔镜术中内脏血流明显减少是普遍存在的现象,而造成肠缺血坏死是非常少见的。它主要见于上腹部腹腔镜术后,以腹腔镜胆囊切除术和胃贲门折叠术多见。有气腹腹腔镜术中造成腹内脏器血流下降的危险性因素包括:①内脏血管受压;②血管加压物质的释放;③由于手术体位和腔静脉受压所致的回心血量减少;④解除气腹后内脏血流再灌注;⑤氧自由基的释放和细菌移位;⑥CO_2气腹使腹腔内温度下降,小血管收缩;⑦氟烷等麻醉药物对内脏血管的收缩作用等。

腹腔镜术后肠坏死主要见于老年(常伴有动脉硬化),有心血管病史、血高凝状态和手术时间较长的患者。其主要临床表现为:腹腔镜术后恢复过程中突发腹痛,白细胞增多伴核左移,代谢性酸中毒,肝功能实验检查明显受损,乳酸脱氢酶、碱性磷酸酶和胰淀粉酶明显升高患者很快陷入休克状态。术前明确诊断十分困难,死亡率可达70%~90%。当患者术后突然出现原因不明的严重腹痛,伴有上述各种酶指标的改变时,应想到这种并发症的可能性,必要时可做血管造影来明确诊断。救治措施包括应用扩血管药物,积极的液体复苏和及时的剖腹手术等。

5. 腹腔镜术后两侧肾上腺出血并急性肾上腺危象　各种手术后并发双肾上腺严重出血是一种少见而危及患者生命的严重并发症,由于临床表现的非特异性并常把由它引起的症状混同于其他术后并发症,因此诊断困难,做激素水平测定和腹部 CT 检查仍可明确诊断。

肾上腺接受来自3个肾上腺动脉,他们在肾包膜下由50~60支小血管形成的血管丛和窦,具有大量的肌性肾上腺静脉小梁,然后进入肾髓质,其出血是由于在低血压或其他状态下(如静脉瘀血、生理激素需要量增加等),肾上腺静脉压升高发生出血。一旦90%的肾上腺皮质被破坏,即可发生肾上腺功能不全,引起危象发作。

术后急性肾上腺功能不全的临床表现为腹痛、发热、腹肌紧张、中枢神经症状,如昏睡、食欲缺乏、反应迟钝等。生化指标为低血钠、高血钾、血红蛋白急剧下降,血皮质醇降低。正确诊断除有赖于上述临床表现、生化检查指标、皮质醇测定外,还可行腹部 CT 检查,了解双肾上腺影像学特点。

激素替代疗法是救治肾上腺功能不全的唯一有效措施。在急性应激状态的患者,可用地塞米松4~10 mg/d;也可用氢化可的松100~200 mg,每8 h 一次,或早晨200 mg 晚上100 mg 静脉给予,常可取得明显效果。

6. 高碳酸血症和酸中毒　向腹腔内灌注 CO_2 气体后,因腹内压的升高而影响膈肌运动,导致肺潮气量减少,CO_2 潴留,由此而形成 $PaCO_2$ 升高,这样又增强心肌收缩力,通过血管收缩增加外周阻力,同时提高心排血量。若术中采用肌肉松弛剂及辅助正压呼吸的方法,则可以克服气腹对肺通气功能的干扰,不致引起每分通气量的减少和 $PaCO_2$ 的明显升高。正常情况下,组织和血液 CO_2 浓度取决于许多因素,主要包括细胞代谢率,局部组织的灌注状况,区域血流和肺通气的能力等。一旦用 CO_2 建立气腹后,外源性 CO_2 气体进入体内,大多数患者并不产生明显的 CO_2 潴留,而另一小部分患者(术前有心肺功能异常者),则有发生严重高碳酸血症和 pH 值下降的可能性。

发生高碳酸血症和酸中毒与下列因素有关:①气腹压力,气腹压力的增加,必然导致 CO_2 进入血流的增多,易发生高碳酸血症和酸中毒。②气腹选用的气体,用 CO_2 建立气腹,由于 CO_2 的吸收产生呼吸性酸中毒;CO_2 经腹膜吸收又与组织灌注状况有关,所以在出血性休克时,高碳酸血症更为明显。③手术时间的长短,手术时间越长,腹膜吸收 CO_2 的量也越多。④皮下气肿和气胸腹腔镜术中发生严重的皮下气肿,或气胸,则常有较明显的高碳酸血症和酸中毒。⑤术前心肺功能状况,心肺功能不全患者术中发生经用药物和辅助正压呼吸不能纠正的酸中毒的可能性较心肺功能正常的患者明显增高。同时针对术前有心肺功能不全的患者,术中动脉血气分析是适宜的监测方法。

麻醉术中应严密监测呼吸末 CO_2 分压、脉搏、血氧饱和度、肺通气量、呼吸道压力、动脉血血气分析和血 CO_2 分压,以及对心功能的监测,有助于早期发现高碳酸血症和酸中毒,及早进行处理。一旦发现患者有严重的高碳酸血症和酸中毒时,由于患者已适应高碳酸血症对呼吸中枢和循环中枢的刺激,在行过度通气时需注意不能过速排出体内的 CO_2,否则将引起过度换气而产生 CO_2 排出综合征,即患者有周围血管麻痹、心排血量锐减、脑血管和冠状动脉收缩,临床上表现有血压降、脉搏细弱及呼吸抑制等综合症状。

7. 下肢静脉淤血和血栓形成　在腹腔镜术中下肢静脉淤血和血栓形成的危险因素包括:由于气腹,头高足低位所致的下肢静脉淤血,血管扩张和由此带来的血管壁内皮细胞受损,以及由静脉淤血、酸血症带来的高凝状态。诊断性腹腔镜术后,下肢静脉血栓形成和肺栓塞的发生率是很低的。上述并发症的发生率大约为 0.02%。由于有气腹腹腔镜术的广泛应用,特别是腹腔镜手术时间超过 1 h 以上者较多,大多用全身麻醉下头高足低位,这两种并发症的发生率有所增加。早期的下床活动、气囊弹力长袜、肝素和麦角胺等均有助于预防下肢静脉血栓形成和肺栓塞的发生。

8. 肩部酸痛　双肩部酸痛是腹腔镜术后常见轻微并发症之一。发生率为 35% ~ 63%。CO_2 气腹后,腹腔内 CO_2 全部吸收需 3 ~ 4 d。肩部酸痛直接影响患者术后的恢复和活动,其原因可能是由于残留于腹腔内的 CO_2 刺激双侧膈神经反射所引起的。当患者体位改变或取半卧位时肩部酸痛加重,上述症状一般在术后 3 ~ 5 d 内可完全消失。术毕时置患者于平卧位尽量排出腹腔内残存的 CO_2,可减轻此症状的发生率。若患者上述症状较重,可用镇静剂、行双肩部按摩,必要时可行局部封闭注射治疗。

9. 心律失常　腹腔镜术中需建立良好的气腹以保证有一个开阔的手术视野。气腹压力的高低与所选建立气腹的气体的种类,对机体各系统有着不同的影响,气腹对循环系统有着广泛的影响,尤其在术前已有明显心肺功能不全的患者,影响更为显著。在建立气腹过程中,如果开始 CO_2 流量过大,可发生严重的心律失常,且比率较高,因此在建立气腹时应以低流量开始,逐渐增加每分钟流量,维持腹腔内压力的稳定术中应严密监视心肺功能的变化。

10. 腹腔内高浓度一氧化碳　在 CO_2 气腹缺氧条件下,使用电凝电切腹腔内组织时,分离和不完全氧化产生高浓度一氧化碳(CO)。电凝后 5 min,腹腔内 CO 浓度可达 12.32(0.89 ~ 57.14) $\mu mol/L$。电凝 20(10 ~ 30) min 后,CO 浓度可高达 16.96(3.57 ~ 67.86) $\mu mol/L$。这时,已超过 CO 允许上限 1.25 $\mu mol/L$ 的 54 倍。相关实验研究表明,虽然手术室内空气受 CO 污染,但患者血中 CO 水平未发现升高。但是,吸入少量 CO 也足以危及手术室内工作人员的健康,手术室内应有良好的通风设备,尤其不宜长期在通风不良的环境中工作。

二、腹腔穿刺相关并发症

套管穿刺针是锐性器械,常为盲视穿刺,部分外科医师的稍许判断错误即可导致部分患者的明显损伤。其危险如下。

1. 腹腔脏器损伤　可分为:①空腔脏器穿孔,以小肠、升结肠和乙状结肠最为常见;②实质性脏器损伤,以肝最为常见。

2. 血管损伤　①腹壁血管损伤。损伤穿刺处腹壁血管,腹壁下动脉、腹直肌出血最为常见。②大的血管损伤。常见的为腹主动脉、下腔静脉、髂动脉和髂静脉。

术前留置胃管可及时抽空胃肠内容物,尤其对行气管内插管和吸入麻醉的患者更为重要,必要时术前灌肠排空结肠内粪便和积气有利于手术野的显露。放置尿管可以排空膀胱,可以有效避免下腹部穿刺时损伤膀胱。

套管穿刺针插入的危险绝大部分与开始盲目穿刺有关。手术医师应小心谨慎,穿刺孔大小要适中,穿刺第 1 个套管时应用巾钳提拉腹部,使腹壁与腹腔脏器间有充分的间隙;穿刺时应小心匀速用力,避免盲目暴力,有明显落空感后应及时停止,放入腹腔镜检查是否进入腹腔。严防用暴力穿刺若置入腹腔镜后发现肠管、网膜和腹壁有粘连者,应仔细检查有无胃肠道的损伤,肥胖患者宜采用开放式腹腔镜和带钝头的套管针,若穿刺手法得当,患者腹肌松弛而注气压上升速度较快或不能注入气体时,应考虑到腹腔内广泛粘连的存在或气腹针穿入腹内脏器,一旦出现上述情况应及时中转开腹手术。确认进入腹腔后,以后所有的套管穿刺针穿刺步骤均应在直视下进行,故可减少其危险性。利用腹腔内的腹腔镜灯光,透照腹壁血管,可将出血减少到最低限度。在置放第2个套管穿刺针以前,透照法可帮助辨认腹壁血管。应用开放式放置套管技术放置第1个套管,也可避免盲目插入套管针所致的危险,可避免所有腹膜后大血管损伤。即使采用开放式放置套管技术,有肠管与腹壁粘连的患者,如在粘连处切开也可发生肠管损伤,术前应做充分评估,必要时行B超或CT检查,从而判断戳孔位置。一旦发生腹腔内脏器或大血管损伤的严重损伤应考虑及时中转开腹手术。

三、腹腔镜手术的传统并发症

腹腔镜手术的传统并发症包括腹壁穿刺切口并发症和手术器械并发症。

(一)腹壁穿刺切口并发症

1. 穿刺切口感染　穿刺切口污染可引起感染,常发生在脐部或标本取出处。根据手术方式不同,其感染率不同。腹腔镜胆囊切除术穿刺切口感染率为0.25%~1.00%,腹腔镜阑尾切除术穿刺部位感染率可达2%。穿刺切口感染的常见原因有:脐部消毒不彻底;术中胆囊破裂、脓性胆汁污染伤口或施行污染较重的手术(如溃疡穿孔肠切除等)。

预防切口感染的措施:用塑料保护袋包装污染的标本,以减轻标本取出时对切口的污染;术后充分冲洗腹腔;检查穿刺口是否有出血,电凝或缝合止血,避免血肿形成,增加感染概率;也可于切口内置橡皮条引流,但需固定橡皮条,以防滑入腹腔。

2. 穿刺切口疝　穿刺部位切口疝并不常见,发生率为0.1%~0.3%。穿刺切口疝的内容物常是小肠和网膜,以前者最常见,易发生于下腹部和脐部穿刺孔处。由于上腹部有较发达的肌肉组织故穿刺疝较少。以下情况会增加其发生率:①肥胖,特别是肥胖女性的腹肌不发达,当套管针刺破筋膜后极易形成穿刺切口疝,尤其是使用大直径套管针情况下。尽管腹腔镜切口疝的发生率一般0.3%,但在肥胖妇女中可高达3%。②长期使用糖皮质激素,因某些疾病而长期使用这类药物的患者常引起肌肉萎缩皮肤变薄、腹壁脂肪堆积和易感染使切口疝的发生机会增加。③麻醉因素,在拔除套管时如果患者从麻醉中醒来剧烈咳嗽易发生该并发症。当腹内压尚未充分降低时迅速拔除套管可能使肠管嵌顿于穿刺口处。④使用大直径套管和扩大伤口。⑤腹腔镜手术操作时间过长筋膜易受损伤或被拉长。

腹腔镜手术后出现的任何不好解释的切口肿物都应考虑穿刺切口疝的可能性。多数患者出现肠梗阻症状和体征,如恶心、呕吐、腹痛、肠鸣音亢进、气过水声等。腹透示肠管扩张积气积液。腹部CT可见肠突出于腹壁筋膜外。

预防穿刺部位切口疝发生的方式:①套管针插入部位的切口应尽可能小于5 mm,高危因素患者(如肥胖女性、长期使用皮质激素者)应尽量使用小的套管针。②拔除套管前应抽尽腹腔内二氧化碳气体拔套管时应在直视下进行,以便及时发现和处理疝入穿刺口处的肠管和网膜。对大于10 mm的套管插入部位,在拔出套管后要插入小手指仔细检查是否有肠管和网膜,然后在直视下缝合筋膜层。③对于较大的标本,可用器械在体内碎掉,然后再从穿刺切口处取出,可避免切口的继续扩大根据不同情况可采取腹腔镜穿刺切口疝修补术。

3. 穿刺切口部位恶性肿瘤种植

(1)相关因素:应用腹腔镜对良性疾病进行诊断和治疗时可能遇到恶性肿瘤,或对已明确诊断的恶性肿瘤进行治疗时都可能发生肿瘤细胞在穿刺切口处种植的情况。在各种恶性肿瘤腹腔镜手术中以胆囊癌引起的腹壁穿刺部位恶性肿瘤种植率最高,其次为卵巢癌和结肠癌。与以下因素有关。

1)恶性腹水和肿瘤:临床分期漂泊在腹水中的肿瘤细胞可种植到伤口部位尤其是一些能分泌液体的恶性肿瘤细胞,如卵巢囊腺癌可随其分泌的液体种植到腹壁上。晚期肿瘤更易发生该并发症。

2)经血液循环种植:在腹腔内或胸腔内注射的肿瘤细胞可种植到腹壁伤处,提示肿瘤细胞可经血液循环种植到切口组织内。

　　3）局部因素:肿瘤细胞到达创伤组织部位时同渗出的血浆凝聚成胶状物阻止了机体抗肿瘤系统杀伤肿瘤细胞的作用。另外伤口内新生血管提供的高营养物质使伤口部位易发生恶性肿瘤种植。

　　4）器械:使用因素诊断性或治疗性腹腔镜手术最终需要把标本从套管口或小切口处取出使这些部位存在肿瘤细胞种植的可能性。

　　（2）防治原则:术中严格遵守"无瘤原则"进行操作。对需取活检的肿瘤或息肉样病变应严格遵守无瘤原则;杜绝反复触碰、挤压肿瘤;取肿瘤所用器械不能触碰其他地方并且用完及时丢弃;取出标本时应用保护套保护避免接触穿刺孔。同时对怀疑恶性肿瘤的患者应采取积极态度,若术中冰冻病理切片证实为恶性肿瘤,条件允许的情况下应即行彻底的根治性切除和区域性淋巴结清扫。

　　（二）手术器械并发症

　　1.能量平台　随着科学技术在临床的广泛应用,腹腔镜的能量平台有很多,常用的有单、双极电凝器,超声刀,其他有诸如氩气刀、Ligasure 等能量平台。单、双极电凝器主要的损伤方式为电灼伤,电灼伤的范围依能量平台种类的不同而有很大差别:双极电刀引起的损伤只限于两极之间面单极电刀的电流从电刀尖端流向患者皮肤的回流电极板上,因此电灼伤的范围往往比较大且常超出肉眼所见的损伤范围。超声刀的组织损伤范围为其工作面周围的 1 mm。

　　预防电极损伤的措施正确安装电凝器使用前检查绝缘系统。操作尖端应在可直视范围内,且仅在靶组织上使用。术中切忌在带电状态上移出视野,避免盲目使用电刀止血,在止血或分离过程中要用最短时间达到效果为度。输出功率应调节至最低有效量,不可连续长时间通电使用能量平台。尽量使用电刀的"电凝",少用"电切":用输出功率大的"电切"切割组织时,易因与组织接触时间短而使血管及小胆管凝闭不全,致使创面不久后再出血,影响术野清晰或引起术后再出血、胆漏等,"电凝"可明显减少以上情况。

　　2.吸引器及其他器械吸引器　形成的负压可导致脆性大、不健康的组织受损伤,带负压拔出吸引器时还可引起小肠或网膜的损伤及其在穿刺部位的嵌顿。吸引肠管导致机械损伤可引起穿孔。腹腔镜器械插入和操作不当可损伤腹腔内结构。预防措施:任何腹腔内操作应在有视野的情况下进行,避免靠感觉或盲目操作,这点一助医师应尤为注意;拔出吸引器头时应先关闭吸引器。

第三节　腹腔镜检查的注意事项

　　腹腔镜检查术没有固定的手术入路和手术流程,需根据具体病例和具体情况来决定。采取合适的手术入路和手术流程才能达到事半功倍的效果,尽量做到检查更系统、全面,防止病变的遗漏。并且腹腔镜检查有其局限性,如术中遇到腹腔镜无法检查或需行手术治疗而腹腔镜又无法手术时,应中转开腹。

一、戳　孔

　　行腹腔镜检查时,其病变部位不定,以往的经典戳孔难以满足需要,尤其是需检查整个腹腔时。①一般为三孔法即可完成检查,有时根据情况决定是否再戳第四孔。②腹腔镜戳孔一般首先在脐周,如需检查整个腹腔时,另两个戳孔必须有一个为 10 mm 戳孔,已备在检查脐周围小肠时放置腹腔镜。③在需检查整个腹腔时,因小肠的检查是整个腹腔检查中最复杂和耗时的,而小肠居于中、下腹,因而另两个戳孔,一个在平脐右锁骨中线上,另一个在左下腹相当于麦氏点外,这样检查比较方便、全面。④如术前评估需行较难检查部位的检查,戳孔位置应做出相应调整。比如,行胃后壁的检查需打开胃结肠韧带,那么戳孔位置应选择在肋下。⑤既往有手术史或腹部外伤史的患者,戳孔应避开手术疤痕位置;如怀疑腹腔存在粘连的患者,术前应通过 B 超或 CT 等检查,决定脐周的第一个戳孔是否有粘连,同时不能盲目直接穿刺戳孔,应逐层开腹开窗戳孔。

二、检 查 顺 序

采用"先全面后局部"的顺序,先用腹腔镜观察全部腹腔,再检查局部。在局部检查中,先检查明确有病变或液体(血液、脓液等)的部位,再检查其余部位。在外伤或未发现明确病变而行全面检查时,应"先实质后空腔",先检查肝、脾等实质性脏器,再检查胃、小肠及结肠等空腔脏器。

三、实质脏器的检查

肝两叶的前、上、下缘一般观察得比较清楚,而其膈面的深部难以观察到,术前或术中怀疑肝后缘有病变时,不易用腹腔镜检查。脾位置深、较固定,很不易观察清楚,只能观察到其前缘;如需检查,需游离脾胃韧带和脾结肠韧带。胰腺在胃后,用腹腔镜检查需打开小网膜囊。膈肌两侧的前缘易于检查,深面则很困难。

四、空腔脏器的检查

1. 胃及十二指肠的检查　胃的前面及十二指肠球部用腹腔镜检查很容易,而胃的后壁及十二指肠二、三、四段则很难检查到。

2. 小肠的检查　多自屈氏韧带开始,向回盲部检查;如不便寻找屈氏韧带,也可从回盲部开始向近端检查。检查注意事项:①应该用无损伤抓钳抓持肠管检查,既可避免肠管的损伤又可防止肠管滑脱。②应该用两把抓钳由远到近交替抓持肠管,两钳的大致距离是 10 cm,以便于确定小肠的远近和具体病变距回盲部或屈氏韧带的位置。③根据检查小肠的部位来变化腹腔镜的位置。④如发现肠管损伤,应行标记,再检查其余部位,最后找到损伤部位后再相应处理。⑤检查应将肠管的两边及附近系膜观察清楚、全面。

3. 结肠的检查　在腹腔镜检查中,盲肠和阑尾较容易检查,横结肠在揭开大网膜后,检查也较容易,乙状结肠亦然。而升、降结肠则需排除网膜及小肠的干扰,应仔细检查,其腹膜外部分难以检查,如需检查,应打开结肠旁沟行相关的游离。

五、腹腔间隙的检查

在检查和相应的处理完毕后,应仔细观察和冲洗膈下肠间及盆腔 3 个间隙,如发现其内的液体与所发现的病变检查或开腹探查。

六、取 活 检

主要针对怀疑腹腔肿瘤的患者,应注意:①在比较明显的病变部位,并尽量选择在腹壁、肠系膜等不易造成并发症的部位取活检。②用活检钳(取石钳)取,也可用分离钳,但不要过度挤压组织以免影响病理结果。③应取多处。④尽量不用电凝以免组织碳化。取活检后,如有出血,再用电凝止血。

第四节　腹腔镜检查的术前准备与术后处理

一、术 前 准 备

(一)术前评估

所有接受全身麻醉的患者都需要进行常规的术前评估:①年龄在 35 岁以下者,如以往无疾病史,仅需要询问病史,进行体检及测定血红蛋白。如为妇女并疑有妊娠,应行尿液妊娠试验。②35 岁以上患者,应行完整的病史询问和体检,全套血常规、电解质、心电图和胸片检查。上述两个年龄组的患者,如病史及物理检查有异常发现,则须行另外的检查。除上述实验室检查外,所有患者术前都要被询问有关血液病导致的凝血功能障碍或出血倾向。患镰状细胞病的患者,术前须行镰状细胞性肺疾患检查。如镰状细胞病患者存在有镰状细胞性肺疾患,腹腔镜检查可导致镰状细胞病危象和缺氧。为避免痛性血管阻塞性并发症,术前可输注红细胞。为判断哪些患者需做附加的检查,病史询问需包括住址、运动耐受量、吸烟史及胸痛史。如患者自诉有心脏病症状,应做全面心脏病学的检查。如患者在活动后出现呼吸短促且有吸烟史,以及任何有肺部疾病的患者,术前都应做肺功能检查和动脉血氧测定。

(二)患者的一般准备

1. 知情同意　术者向家属交代病情并在手术协议书上签字。医师应对家属就施行手术的必要性和腹腔镜检查术的优越性、手术效果、手术危险性、术中麻醉方式术中术后可能出现的并发症及术后恢复过程,以及注意事项都需详细交代清楚,以取得患者及家属的信任,对手术有充分信心和心理准备,应着重强调腹腔镜外科这一"钥匙孔"外科的优越性、与传统手术的区别。同时应使患者及家属了解病情不同以及腹腔镜技术的局限性,有中转开腹的可能,但这并不意味着腹腔镜手术失败。

2. 术前支持治疗　某些患者术前热量、蛋白质或维生素摄入或合成不足营养不良,可减弱患者对手术的耐受力,影响组织修复和创口愈合,降低抗感染能力。对此类患者术前应补充热量蛋白质和足够的维生素,尤其是水溶性 B 族维生素及维生素 C。贫血严重者或血浆蛋白过低的患者,对手术及麻醉耐受力较差,术中术后易发生各种并发症术前必须纠正。贫血除针对病因治疗外,还应适当输新鲜血或红细胞混悬液,使血红蛋白提高到 90 ~ 100 g/L 纠正低蛋白血症,可用白蛋白,使血浆总蛋白提高到 60 g/L,至少不低于 50 g/L,以提高对手术的耐受力。

3. 皮肤准备　患者术前要洗澡。备皮范围同开腹手术。对不明显的细汗毛可不必剃除。患者脐孔应彻底清洗干净。

4. 胃肠道准备　腹腔镜检查手术不需要特殊肠道准备。手术前 2 d 禁食豆类等易产气食物,术前 6 ~ 8 h 禁食水以防止麻醉过程中或术后呕吐而并发吸入性肺炎。术前应留置胃管,抽空胃内容物。术中随时吸出胃内容物减少穿刺中胃穿孔的危险,也便于手术野显露和手术顺利进行。单纯腹腔镜检查创伤小,对肠道干扰很小,多数患者术后 24 h 内恢复胃肠功能。

5. 膀胱准备　患者入手术室前排空膀胱。单纯腹腔镜检查手术时间短,术后很快清醒恢复排尿控制功能,术后很少出现尿潴留。因此,术前无须常规留置尿管,以减少医源性尿路感染的机会。估计手术时间长或盆腔手术,应置尿管以排空膀胱。

6. 预防手术期感染　围手术期感染主要来自患者本身和医院内的环境及各种医疗操作。糖尿病肥胖、营养不良、身体某些部位存在感染病灶、患者曾应用过肾上腺皮质激素、某些代谢疾病等,均是导致感染的潜在因素,术前应予发现并加以处理。腹腔镜手术是通过器械进入腹腔内完成的,而器械钮开关易存污物,如器械消毒不彻底,这些污物带入腹腔内,易引起感染。

单纯腹腔镜检查术无须应用抗生素。其他需术前应用抗生素预防感染的手术,包括胆道、肠道等污染手术,一般麻醉开始时静脉给予或术前30 min肌内注射,手术时间长则需术中重复给药。应用抗生素时间宜短而且围手术期可重复用药,如左半结肠手术则延长至24 h。预防性抗生素的应用绝不能代替术中的仔细操作,能依赖预防性抗生素的应用而违背外科原则。

7.术前麻醉用药 术前30～60 min肌内注射阿托品0.5 mg或哌替啶50 mg,对过度紧张者给予安定5～10 mg或苯巴比妥钠0.2 mg。

二、术后处理

术后处理是针对患者具体情况,采取必要的有效措施减轻患者的不适和痛苦,预防各种并发症的发生。

病房要准备好手术后床单和所需要的用具,如氧气瓶和吸氧管、胃肠减压器和负压吸引器、引流袋或引流瓶。患者术毕回病房后,必须密切观察血压、脉搏和呼吸。必要时行心电监测和胸部X射线摄片检查。危重患者行血气分析,观察PaO_2、$PaCO_2$、pH值。腹腔引流的患者要观察引流物量、色,并做详细记录。下面简述术后早期出现的几种常见症状及处理。

1.发热 发热是术后早期最常见症状。3 d内由于手术创伤,患者体温略有升高,一般在37.5 ℃以内,称之为吸收热。3 d后逐渐恢复正常。若3 d后体温不降,反而升高,应寻找发热的原因,如肺部疾病(如肺部感染、肺不张)、尿路感染、腹腔感染胆漏、吻合口瘘等,应及时检查,据临床表现做出明确诊断,并进行病因治疗。对发热应用物理降温,必要时应用退热药物。

2.疼痛 麻醉作用消失后,患者开始感觉切口疼痛,一般能耐受,在24 h内最剧烈,术后24 h可运用安定类药物治疗。少数不能忍受的,排除腹腔内肠瘘或内出血等并发症后,可应用镇痛药物或镇痛泵治疗。随着肠蠕动和肛门排气后腹痛减轻至消失。若疼痛加重,应注意有无腹腔感染胆漏、吻合口瘘等发生。

3.腹胀 腹胀可引起膈肌升高,呼吸运动受限,影响呼吸功能可加重切口疼痛;可引起腹内压升高使下腔静脉回流受阻,影响循环功能。诊断明确后针对肠麻痹进行处理。可行胃肠减压、吸氧、灌肠、注射新斯的明和足三里封闭以促进排气。

4.尿潴留 麻醉的影响、切口痛、不习惯床上小便均可引起尿潴留。术前训练患者床上解小便,以及精神诱导或体位改变,耻骨上部热敷。上述措施无效后可在严格无菌操作下导尿。

5.肩顶部酸痛 由于腹腔内残留CO_2刺激双侧膈神经反射引起,术后3～5 d自行消失(具体如前述)。

(马 丹)

第五节 妇科腹腔镜临床应用

妇科腹腔镜(gynecological laparoscopy)是一种带有微型摄像头的器械。腹腔镜手术是利用冷光源提供照明,将腹腔镜镜头(直径5～10 mm)插入腹腔内,运用数字化摄像技术使腹腔镜镜头拍摄到的图像通过光导纤维传导至后级信号处理系统,并实时显示在专用监视器上,医师通过监视器屏幕上所显示患者腹盆腔内情况,对患者病情进行分析判断,运用专用的腹腔镜器械进行手术。妇科腹腔镜手术可采用单孔操作法、2～4孔操作法等。

一、妇科腹腔镜的组成部分

妇科腹腔镜主要由摄像系统、气腹系统、冲吸系统和操作器械系统等四部分组成。

（一）摄像系统

摄像系统由腹腔镜、摄像头、摄像机、冷光源和监视器组成,并可外接录像机、光盘机、打印机、电脑等进行图像的存储、剪辑和处理。

1. 光源　给予手术必需的清晰、明亮照明。而考虑到热量限制的问题,冷光源最适合腹腔镜手术。目前亮度最大的冷光源是氙灯。

2. 腹腔镜　市面上根据直径主要有10 mm和5 mm两种,前者的传递光线强度比后者强5倍,另外视野和放大倍数也更大,适合大的复杂的手术。根据角度分为0°和30°两种在妇科,一般是用10 mm,根据手术要求选择0°或30°,其中0°没有折光,旋转镜体时视野不变,操作更加方便更适合初学者,30°可对特殊角度的手术提供更好的视野。

3. 摄像头和摄像机　摄像机有单镜片(300线以上)和三晶片(600线以上)两种,三晶片的镜头能接受红蓝绿三基色,不仅分辨率高,图像色调也更逼真。

4. 监视器　监视器的水平线数量应该要大于摄像机的水平线数量,这样便于医师更好观察手术操作,45.72～50.80 cm(18～20in)是最佳的监视器尺寸。

（二）气腹系统

气腹系统由气腹机、气腹针、二氧化碳设备、气腹管组成。腹腔镜手术中,通常采用自动充气系统,维持的腹压在12～15 mmHg的安全范围内。

气腹针(Veress针)用于制造气腹,外径为2 mm,针心前端圆钝、中空、有侧孔,可以通过针芯注水、注气和抽吸。针芯尾部有弹簧保护装置,穿刺腹壁时,针芯遇阻力回缩针鞘内,针鞘刺入腹腔落空,阻力消失,针芯因弹簧作用再突入腹腔,圆钝芯有助保护腹腔内器官组织。

（三）冲吸系统

为了保持手术区域的视野清晰,要及时吸净血液和冲洗术野,常用电动冲洗吸引器,冲洗吸引泵可通过5 mm的穿刺器套管进入腹腔,在腹腔外分别连接于灌洗及吸引装置,术者在台上按压相应按钮来控制。还可用于分离组织、吸气及注药等。

（四）操作器械系统

1. 穿刺器　用于建立手术操作通道,根据不同手术需要选择数量不等,直径、长度不一的穿刺器套管,常用的套管内直径为5 mm、10 mm、12 mm、15 mm,按照产品本身可分为重复使用和一次性使用两大类。目前一次性使用因能有效避免感染、器械轻便、操作性能好等优点,在临床上的使用越来越普及。

2. 手术夹钳类　有钳头、连杆和手柄3部分组成,利用杠杆原理,术者在腹腔外操作手柄进行相关操作。

（1）剪刀:用于对组织、血管等的剪切、割断和剥离。

（2）分离钳:用于对组织、血管、神经之间的分离,也可用于粘连组织的分离,有多种头端形状和不同弯曲角度。

（3）抓钳和夹持钳:用于抓取并固定组织,能让被固定组织不但要能紧紧抓住,而且不被损伤。

（4）活检钳:用于获取组织作病理诊断用。

（5）持针钳:用于缝合是夹持缝针,手柄上装有锁止棘齿,用于牢固固定缝针。

3. 电动旋切器　由锯齿缘的旋切刀、电动器和控制器组成,用于抓取、旋切组织变成碎块以便取出。可以通过较小的切口取出较大的子宫体或肌瘤。旋切刀的直径有15 mm、20 mm、24 mm等不同规格。

4. 举宫器　举宫器能将子宫举起,根据手术需要改变子宫位置,有利于暴露手术视野,便于手术操作。此类器械型号种类繁多,目前应用最广的为一类杯装举宫器此类举宫器有3个大小不同的杯套,且呈前浅后深的弧形,符合阴道穹窿前浅后深的解剖结构。

5. 电外科器械　以高频电为基础,通过高频电流发生器产生高频电,完成腹腔镜下电凝、止血、电切、分离等各项操作。主要包括单极、双极、超声刀、Ligasure等。

二、妇科腹腔镜的适应证与禁忌证

(一)适应证

适应证如下:①各类宫外孕,输卵管绝育术。可行腹腔镜输卵管切除术,输卵管线性切开取胚胎术保留输卵管。输卵管异位妊娠的包块清除术。②不孕症,输卵管造口术,绝育环外游取环术。③卵巢囊肿、卵巢黄体破裂、多囊卵巢综合征打孔。④子宫内膜异位症、子宫肌腺症、卵巢巧克力囊肿。⑤子宫肌瘤切除、子宫脱垂。⑥病因不明的慢性盆腔疼痛、性质不明肿物的术前中诊断,卵巢组织活检。⑦早期生殖系统恶性肿瘤。⑧子宫手术,单纯子宫肌瘤的切除术、子宫全切术、子宫次全切术、筋膜内子宫切除术、腹腔镜辅助阴式子宫切除术、子宫复位术、子宫悬吊术、子宫穿孔修补术。⑨辅助生育手术,腹腔镜下卵细胞的收集、配子输卵管内移植。⑩其他,输卵管或卵巢良性肿瘤切除术、附件切除术、盆腔粘连分解术等。

(二)禁忌证

禁忌证如下:①严重的心、肺、肝、肾功能不全。②盆、腹腔巨大肿块,肿块上界超过脐孔水平或妊娠子宫大于16孕周,子宫肌瘤体积超过孕4个月时(特殊部位的肌瘤需慎用,如阔韧带肌瘤、宫颈肌瘤等),盆、腹腔可供手术操作空间受限,肿块妨碍视野,建立气腹或穿刺均可能引起肿块破裂。③腹部疝或横膈疝,人工气腹的压力可将腹腔内容物压入疝孔,引起腹部疝的嵌顿。腹腔内容物经膈疝进入胸腔,可影响心肺功能。④弥漫性腹膜炎伴肠梗阻,由于肠段明显扩张,气腹针或套管针穿刺时易造成肠穿孔的危险。⑤缺乏经验的手术者。⑥严重的盆腔粘连,多次手术如肠道手术、多发性子宫肌瘤剥出术等造成重要脏器或组织周围致密、广泛粘连,如输尿管、肠曲的粘连,在分离粘连过程中造成重要脏器或组织的损伤。

三、妇科腹腔镜的基本操作

(一)气腹的形成

对于绝大多数腹腔镜手术而言,借助气腹来充分暴露术野是手术成功的第一步。

1. 穿刺部位的选择　脐部因为是天然的瘢痕组织,而且是腹壁最薄、血管分布最少的区域,所以此位置(或偏上、偏下方)是气腹针穿刺的最佳部位。

2. 穿刺方法　穿刺时提起脐部两侧皮肤,在穿刺处切开1 cm皮肤,右手穿刺时以右手腕关节接触上腹部皮肤作为支撑点,缓慢经切口将气腹针与腹壁呈90°进行穿刺。

3. 判断穿刺成功的方法　①气腹针穿过腹直肌前鞘及腹膜时有两次落空感;②针头进腹后,针尾连接含生理盐水的小针筒,由于腹腔内负压,生理盐水自动缓慢进入腹腔,液平面下降;③针末端接上 CO_2 导管接头,提起腹壁,压力表读数在负压范围。

(二)手术通道的建立

1. 置入穿刺器(建立观察孔)　当气腹建立成功后,需要置入首枚穿刺器,如果没有使用可视型穿刺器,则首枚穿刺器为盲穿,为此需要特别注意。当腹压达到标准后(15 mmHg),拔出气腹针,在穿刺原点插入首枚穿刺器(通常为10 mm),建立观测孔。

具体操作:提起腹壁,右手握穿刺器,用示指和中指夹紧穿刺器套管部位,用手掌将穿刺器旋转缓慢推入(这点很重要,超过50%的穿刺并发症接来源于此,另外双刃塑胶刀的穿刺器相比真刀穿刺器来说穿刺更为安全),穿刺时穿刺针可垂直皮肤或稍向下腹部倾斜,一旦进入腹腔,会产生落空感,此时应该立刻停止穿刺,拔出穿刺针,打开套管上的阀门开关(Luer口),听到气体溢出的声音,即表明穿刺成功。关闭阀门开关,置入腹腔镜摄像头。

2. 置入工作穿刺器套管　根据手术的需要选择不同规格的套管。一般为5 mm与10 mm。

常规选择:左右下腹部相当于麦氏点处做第二第三穿刺点,必要时在下腹正中距离耻骨联合上缘三横指进行第四点穿刺。在腹腔镜摄像头的监视下,穿刺方法如上。

亦有单孔腹腔镜的相关器械,经脐部操作。

（三）术中止血方法

腹腔镜下止血方法有很多,各有特点,列举4个主要的方式,临床需根据实际情况选择不同的方法,以"最简便、最小损伤、最佳止血"为目的。

1. 电凝法

（1）单极电凝:常用于止血的凝固和组织的切割,对小的出血和渗血效果较好,也可用于粘连分离。

其中:①钩形刀头可用来电切、电凝、分离组织。②针形刀头用来打孔和切割组织。③有电接头的弯钳和剪刀可以在分离切割的同时起到止血的效果。

缺点:组织损伤大、烟雾多。

（2）双极电凝:仅达到浅表的组织穿透,可用于肠管、血管、输尿管、膀胱等脏器的表面止血,但不能同时切割。

2. 施夹法　主要用于闭合腹膜或中等大小血管的阻断,妇科可用于输卵管钳夹绝育术。根据手术需要选用各种型号的钛夹和可吸收血管夹。

3. 缝合结扎法

（1）缝合方法:缝合时,左手用弯钳钳夹组织,右手将持针器钳夹缝针的尾部,将缝针摆成缝合的位置,使缝针的针尖呈90°进针,通过右手腕旋转90°,使缝针从对侧穿出。根据不同的组织止血要求,可以选择间断缝合法、连续缝合法、连续锁边缝合及连续褥式内翻缝合等。后两种常用于子宫肌瘤剥除术后的创面缝合。

（2）打结方法:缝合完毕盆腔内打结法与开腹手术时止血钳打结法一样。

（四）组织物的取出

1. 一般的软组织　单纯性卵巢囊肿、积水的输卵管等可以用冲洗吸引器吸出。

2. 较硬的组织　需用旋切器切碎后取出。

3. 炎性包块肿瘤等　有播散性的病变组织,需放入标本袋后,用抓钳夹住袋口,小心经套管拖出切口。

四、妇科腹腔镜手术并发症及其防治

妇科腹腔镜操作无论是诊断性或者是手术操作都属于一种损伤性技术,在操作过程中可出现一些并发症。

1. 气肿　气肿常出现于腹膜外腹直肌鞘后,亦可进入皮下甚或纵隔。患者感觉注气时腹痛明显,检查腹部可见膨隆不对称。气肿是完全可以预防的,主要是学会准确判断气腹针进入腹腔内的征象（如前所述）。气腹针确切在腹腔内才能充气。气肿发生时,应停止注气,一般不需处理,气体均会自行吸收。

2. 气栓　多因气腹针刺入血管,气体误入血循环所致,很罕见。发生时患者感觉胸闷、胸痛,检查见患者呼吸困难,随即出现发绀,严重者可立即死亡。防治要点:在气腹注气前,用空针回抽,无回血,方可注气,一旦发生气栓,立即停止注气,对症治疗及注射解痉、扩血管药物。

3. 出血　出血是腹腔镜手术死亡的主要原因之一。可因注气引起的脏器、组织的撕裂或因器械直接损伤组织及血管。小的出血点可用电凝、激光或缝合止血,严重出血需立即开腹止血。预防的关键式严格掌握适应证和禁忌证,操作轻柔,术者应熟悉局部解剖,穿刺时尽量避开血管。

4. 内脏损伤　易发生损伤的脏器是肠管、膀胱及子宫。损伤后易导致出血或感染,故需及时处理。

预防方法如下:①严格掌握禁忌证,有腹腔严重粘连者不行该手术。②气腹形成不好者不勉强操作。③操作前需经良好的技术培训,熟练掌握操作技能。④使用高频电刀、电凝或激光时,避开周围组织,目标准确。

5. 感染　一般不多见,偶尔在原有感染的病例,术后仍可能有感染。不按常规消毒器械或操作时缺乏无菌观念,也是易发生术后感染的原因。预防的方法是严密消毒手术器械,严格执行无菌操作,术后应适量抗生素,特别是对于原有感染的病例,术后需加强抗炎。

6.心肺功能障碍　妇科腹腔镜可因气腹、头低臀高位的影响,使得回心血量增加、横膈上升,发生心肺功能障碍,一旦术中发生这种并发症,应立即停止手术操作,积极抢救心肺衰竭。预防的关键是要严格掌握适应证及禁忌证,特别是对于曾经发生过心肺衰竭而目前心肺功能正常者,以及年老体弱者更应严格掌握指征,同时加强术中监护。

五、妇科腹腔镜手术术后护理

1.病情观察　诊断性腹腔镜手术后 4~6 h、手术腹腔镜术后 12 h 内,严密观察血压、脉搏、呼吸变化。

2.适当活动　一般术后 6~8 h 可鼓励患者下床活动,以减轻腹胀。

3.其他　术后根据情况适量使用抗生素预防感染。

（谢荣凯）

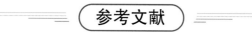

参考文献

1　潘祥林,王鸿利.实用诊断学[M].2 版.北京:人民卫生出版社,2017:582-587.

2　JONATHAN S. BEREK. Berek&Novak 妇科学[M].郎景和,向阳,沈铿,译.15 版.北京:人民卫生出版社,2018:679-720.

3　PAUL D BLUMENTHAL,JONATHAN S BEREK. 妇科诊室实用作指南[M].瞿全新,译.7 版.天津:天津科技翻译出版有限公司,2018:259-266.

第89章

支气管镜检查及其临床意义

支气管镜检查(bronchoscopy)是将细长的支气管镜经口或鼻置入患者下呼吸道,即经过声门进入气管和支气管以及更远端,用于做肺叶、段及亚段支气管病变的直接观察、活检采样、细菌学和细胞学检查,可配合电视(television,TV)系统可进行摄影、示教和动态记录。通过连接的活检取样附件,可以协助发现早期病变,并可根据病变进行相应的治疗,如进行息肉摘除等体内外科手术。它适用于支气管、肺部疾病研究以及术后检查等操作。

德国喉科 Gustav Killian 医师于 1897 年进行了第一次硬质支气管镜(rigid bronchoscope)检查。该过程在患者清醒状态下进行,给予患者可卡因作为局部麻醉剂。自此至 20 世纪 70 年代,硬质支气管镜被作为不可替代的气管镜。20 世纪 20 年代 Chevalier Jackson 改进了硬质支气管镜,他使用这种硬质气管镜对气管和主干支气管病变进行观察。与 Jackson 合作的英国喉科 Victor Negus 医师改进了内窥镜的设计,包括后来的"Negus 支气管镜"。1966 年 Shigeto Ikeda 发明了软性支气管镜(又称可弯曲支气管镜,flexible bronchoscopy)。软性气管镜最初采用光纤束,需要外部光源进行照明。这些示波器的外径为 5～6 mm,能够弯曲180°并延伸120°,使其能够进入肺叶和节段性支气管。现在光纤气管镜已被远端末端具有电荷耦合器件(charge-coupled device,CCD)件视频芯片的支气管镜所取代。

软性支气管镜分为纤维支气管镜(bronchofibroscope;简称纤支镜)和电子支气管镜(electronic bronchoscope)。

纤维支气管镜由光学和非光学 2 个部分组成。其基本组成部分是玻璃纤维束。每束纤维直径为 8～12 μm,外包第 2 层玻璃,即外膜。光线不断被束壁来回反射,以每分钟反射 10 000 次的速度从镜头到达操作者手中的目镜,在此过程中外膜有助于维持影像的稳定。光缆中也有一条操作通道(直径>2 mm 的空腔),自远端延伸至柄部。该通道可用于吸引、吹氧、滴注冲洗液或药物(如局部麻醉药)。但外径<2 mm 的纤维支气管镜没有操作通道。自柄部杠杆发出的 2 条钢丝走行在光缆中,能控制末端在矢状面上的运动。金属"外衣"保护了直至远端水平的整条插入光缆,光缆末端呈铰链式运动。冠状面上的运动是通过控制杠杆和旋转自柄部至远端的整条纤维支气管镜共同实现的。最后一个组成部分是光源,由 1 束或 2 束独立的玻璃纤维束将光线从柄部传播到远端,从而照亮目标。从柄部引出一条"通用"光缆可以连接到医用内镜光源上(图 89-1)。

电子支气管镜是在纤维内镜的目镜处连接一微型电荷耦合器件接口,可将图像转变为数字信号,再在电视系统显示,如 Panasonic 松下内镜图像电视系统、SONY 全数码内镜图像电视系统、EVIS CV-200/230 内镜图像电视系统等,能够提供适时图像捕捉、录像、编辑等功能。这种 CCD 能将光能转变为电能,再经过视频处理,即对图像进行一系列加工处理并通过各种方式将图像储存和再生,并最终显示在电视屏幕上,具有影像清晰,色彩逼真,分辨率高,还有放大、照相、录像、微机处理、资料储存、易于操作、更为安全及便于消毒等优点。

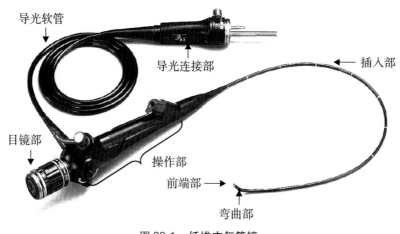

图 89-1　纤维支气管镜

第一节　支气管镜检查的适应证、禁忌证及并发症

一、适 应 证

1. 诊断检查适应证　①疑诊气管、支气管、肺肿瘤或肿瘤性病变需要确定病理分型,或确定浸润范围及分期时,应行支气管镜检查术。基于肺癌靶向和免疫治疗,也适用于对肿瘤进行分子病理学诊断和评价。②不明原因咯血或痰中带血持续 1 周以上的患者,尤其是年龄>40 岁,即使影像学未见明显异常,仍应行支气管镜检查术。③对于不能明确诊断、进展迅速、抗菌药物效果欠佳、病变持续存在或吸收缓慢、临床诊断为下呼吸道感染或伴有免疫功能受损的患者。④器官或骨髓移植后新发肺部病变,或者疑诊移植物抗宿主病、移植肺免疫排斥的患者。⑤临床上难以解释、病情进展或治疗效果欠佳的咳嗽患者,怀疑气管支气管肿瘤、异物或其他病变者。⑥原因不明的突发喘鸣、喘息,尤其是固定部位闻及鼾音或哮鸣音,需排除大气道狭窄或梗阻的患者。⑦对于原因不明的弥漫性肺实质疾病,如间质性肺炎、结节病、肺泡蛋白沉积症及职业性肺病的患者。⑧对于可疑气道狭窄的患者。⑨对于任何原因引起的单侧肺、肺叶或肺段不张的患者。⑩外伤后可疑气道损伤的患者。⑪临床症状及影像学表现怀疑各种气管、支气管瘘,如气管食管瘘、支气管胸膜瘘等的患者。⑫临床怀疑气道异物者。⑬原因不明的纵隔淋巴结肿大、纵隔肿物等。⑭肺部手术前检查,对指导手术切除部位、范围及估计预后有参考价值。

2. 治疗上的适应证　①取气管内异物。②抽取气管内分泌物及血块。③配合激光装置切除支气管内肿瘤或肉芽组织。④气管狭窄病患可施行扩张术或放置气管内支架。

二、禁 忌 证

1. 绝对禁忌证　①急性心肌梗死后 4 周内的患者,急性心肌梗死后 4 ~ 6 周内心内科医师会诊评估风险。②活动性大咯血的患者,若必须进行检查,需建立人工气道及急救准备。③有出血倾向者,血小板计数<20×10^9/L 时不推荐行支气管镜检查术。血小板计数<60×10^9/L 时不推荐行支气管镜下黏膜活检或经支气管肺活检。④妊娠期间不推荐。⑤恶性心律失常、不稳定型心绞痛、严重心肺功能不全、高血压危象、严重肺动脉高压、颅内高压、急性脑血管事件、主动脉夹层、主动脉瘤、严重精神疾病以及全身极度衰竭等。⑥低血氧患者、急性呼吸性酸中毒者、未曾治疗的开放性肺结核患者。

2.相对禁忌证　各种疾病之末期患者,心肺功能不良者,肺动脉高血压者,气喘发作或控制不良者,大量咳血者。

三、并 发 症

支气管镜检查与治疗常见并发症包括:①麻醉药过敏、鼻出血、咯血、发热、感染等。②喉头水肿,强行插入可能引起喉头水肿,重者出现呼吸困难,必要时需即行气管切开急救。③低氧血症,动脉血氧分压下降10～20 mmHg,对静息动脉血氧分压等于或小于60～70 mmHg 的患者,在行气管镜检查前,应予吸氧并持续到检查结束。④喘息及气道痉挛,支气管镜的刺激可能发生广泛的支气管痉挛,故对有支气管哮喘者,无论有无症状,均宜氨茶碱预防治疗。⑤窒息,肺功能不全的患者可能在活检后发生少量出血或继发性支气管痉挛,在检查后数分钟内发生窒息。⑥心搏骤停:强烈的刺激可能引起反射性心搏骤停。⑦肿瘤气管、支气管内种植转移。⑧自发性气胸、纵隔气肿。⑨食管-气管瘘、气管穿孔、气道梗阻窒息等,这些并发症多与治疗性支气管镜操作有关,如激光治疗、APC 消融治疗等。⑩其他主动脉瘤破裂等。

第二节　支气管镜检查的术前准备与注意事项

一、术 前 准 备

1.知情同意　检查过程中可能出现的问题向患者提供口头或书面指导。所有患者在接受检查前需书面告知相关风险,并签署知情同意书。

2.常规准备　术前应充分了解病情,包括详细的病史、体格检查、生化检查和其他影像学资料。检查前需要进行心、肺功能检查,拍摄 X 射线正和(或)侧位胸片,必要时行胸部 CT 检查,以确定病变部位。尤其是对慢性阻塞性肺疾病的患者要进行肺功能检查,若通气功能重度减退 FEV_1 占预计值% <40% ,建议进行动脉血气分析。有心脏病病史及其危险因素的患者,检查前应行心电图检查。了解有无凝血障碍(建议行凝血酶原时间、部分凝血活酶时间、血小板计数检查)及是否应用抗凝药物。为避免交叉感染,制定合理的消毒措施,受检者检查前需做 HbsAg、抗 HCV、抗 HIV 等检查(防止医源性感染)。判断有无检查的适应证和禁忌证。

3.物品准备　①支气管镜消毒、检查室消毒。②影像系统、光源等。③给氧、负压系统。④活检钳。⑤心电、血氧监护设备。⑥气管插管、心肺复苏相关抢救药品和器械等。

4.禁食及禁水　若无胃肠动力异常或梗阻,局部麻醉时应在检查术前4 h 开始禁食,术前2 h 开始禁水;全身麻醉时应在检查术前8 h 开始禁食,术前2 h 开始禁水。

5.术前用药　检查前建议建立静脉通道推荐。①术前镇静,如无禁忌证,提倡给予受检者镇静剂,使用短效苯二氮䓬类镇静药咪唑安定,由于其半衰竭期短(约2.5 h)以及镇静和麻醉作用间的安全范围较宽等优点,使其已成为内镜操作中清醒镇静的首选药物。止咳选阿片类,在检查前不常规应用抗胆碱能药物,如阿托品等。②慢性阻塞性肺疾病及支气管哮喘患者在检查前应预防性使用支气管舒张剂。③对于拟行活检的患者,推荐提前5～7 d 停用氯吡格雷,提前3～5 d 停用替格瑞洛,小剂量阿司匹林可继续使用。达比加群酯及利伐沙班需提前24 h 停药,不需用低分子肝素替换。对于拟行活检的患者,推荐提前5 d 停用华法林。若术后无明显活动性出血,可在支气管镜检查术后12～24 h 恢复使用,即操作当天夜里或第2天晨起恢复使用。对于需提前停用华法林的患者,可评估停药期间血栓形成风险。若为低风险,则停药期间无须替换为低分子肝素;否则,应替换为低分子肝素抗凝,并于支气管镜操作前24 h 停药。恢复华法林使用后仍应继续同时使用低分子肝素直至国际标准化比值(international normalized ratio,INR)达到治疗范围。④对于需提前停用氯吡格雷或替格瑞洛的患者,若植入冠状动脉药物涂层支架未满12 个月或植入冠状动脉金属裸支架未满1 个月,应与心内科医师沟通;若抗血小板药物治疗方案为氯吡格雷或替格瑞洛联合小剂量阿司匹林,则改为单用小剂量阿司匹林;并于操作第2天晨起恢复氯吡格雷或替格瑞洛的使用。

二、注意事项

(一)体位与麻醉

支气管镜检查时患者取仰卧位或半卧位。可选用全身麻醉或局部麻醉。行鼻部麻醉时,2%利多卡因凝胶的效果优于利多卡因喷雾。行咽喉部麻醉时,2%～4%的利多卡因雾化吸入较环甲膜穿刺注射更容易被患者接受。经支气管镜注入利多卡因时,应尽量减少其用量。成人利多卡因的总用量应限制在8.2 mg/kg(按体重70kg的患者计算,2%的利多卡因用量不超过29 ml)。对于老年患者、肝功能或心功能损害的患者,使用时可适当减量。

(二)术中与术后护理

及时观察是减少术中意外和术后并发症的重要措施。

1.术中护理　①检查时需保持静脉通路,术中除常规导管吸氧外,应密切观察呼吸、血压和脉搏改变,必要时行心电监护、监测血氧饱和度。②吸氧,检查过程中从鼻腔提供氧气,以确保氧气的充足。吸氧可能升高$PaCO_2$,因此对于支气管镜检查术前$PaCO_2$已升高者,操作中吸氧可能进一步提高$PaCO_2$,应警惕,但不需要术前常规进行吸氧试验确定呼吸中枢敏感性。$PaCO_2$升高并非静脉应用镇静剂的绝对禁忌证,应充分告知存在的潜在风险,应谨慎用药及密切监测。$PaCO_2$升高的患者接受支气管肺泡灌洗术可能导致$PaCO_2$进一步升高,但术后多可自行恢复。③操作时患者不可说话,以免声带受伤,但是操作过程中如有不舒服或是胸痛可以举手表示。

2.术后护理　①术后12 h内继续注意患者的呼吸、血压、脉搏变化。每日1次胸透,一旦发现早期并发症,及时向医师汇报,以便做出相应的处理。②检查后2 h内,因为局部麻醉药效未退,应避免进食(包括喝水),以免造成误呛,如2 h后喝水不会呛到才可进食。③如有切片检查,术后可能会有短暂少量的血痰或咳血,属正常的现象。如有咳血量较大且持续不停、剧烈胸痛、呼吸困难,请立即就诊,住院患者请立即告知医师或护理人员。

第三节　经支气管镜活检术

一、临床应用及方法

经支气管镜活检术(transbronchial biopsy,TBB)广义上包括支气管黏膜活检术(bronchial mucosal biopsy)、经支气管镜肺活检术(transbronchial lung biopsy,TBLB)、经支气管镜针吸活检术(transbronchial needle aspiration,TBNA)及经支气管镜病灶活检。TBB狭义指单纯针对支气管腔内直视下进行的活检术,如支气管黏膜活检和支气管内病灶活检,主要用于各种支气管腔内和黏膜病变。依据病灶部位的不同,选择合适的活检方式。发生在段及以上支气管的病灶划分为中央型,这类病灶多数可在镜下观察到,可在直视下进行支气管黏膜活检;发生在段支气管以下的病灶划分为周围性,可通过盲检或经支气管镜超声鞘管引导肺活检以及X射线透视下活检等。大多数肺部及气道疾病,如肿瘤、间质性肺病、肉芽肿性疾病以及某些感染性疾病需要通过经支气管镜活检术来确定诊断,这是最常用的一项检查项目。

TBB的临床应用:①气管、支气管腔内的病变,如支气管癌、中心型肺癌并支气管壁浸润、支气管内结核、支气管淀粉样变、结节病等。②肺部弥漫性病变,支气管镜直视下不可见的弥漫性病变,如肺周围型腺癌、弥漫性肺间质病变及各种炎症性病变等。③肺内局灶性病变,支气管镜直视不可见的周围型肺肿块或结节、局限性肺浸润性病变,如周围型肺癌、转移瘤、孤立结节为表现的肺癌、结核球、炎性病变及真菌结节灶等。这些局限性病变需要借助于超细支气管镜或经X射线或超声引导等手段进行病灶活检。④支气管腔外病变,一些在气管镜直视下不能窥见或仅表现为外压性表现的支气管腔外病变,如纵隔腔内或肺门区域病变,肿大的淋巴结、团块、结节病灶等,可采用经支气管壁针吸术,获取细胞学或组织学标本。

(一)支气管黏膜活检术

在直视下进行支气管黏膜活检,方法:①内镜引导下活检钳经由钳道接近病灶;②活检钳夹住病灶;③经由钳道取出标本。

(二)经支气管镜肺活检术

经支气管镜肺活检术(TBLB)主要用于肺部弥漫性病变及周围型肺内局灶性病变。

1.常规方法(盲检)　术前准备按常规支气管镜检查测定凝血功能、心电图、血常规。操作前要认真阅读X射线胸片及CT片,以确定病灶所在的叶、段位置。气管镜下一定要熟悉支气管开口的定位及走向,如病灶处于两叶段的临界位置,可在相邻两叶段均进行探查和活检,防止术前定位错误而漏诊。一般患者采用局部麻醉即可。当镜端至活检肺段或亚段支气管后,将活检钳从钳孔送入至有阻力为止,将活检钳后退1~2 cm再进行活检钳取组织。第一次钳取组织是注意观察出血情况,如出血不多可重复钳取5~6块组织,然后予以毛刷刷检后送检。

2.X射线透视下活检　经胸片和CT定位并在X射线引导下将支气管镜插入病灶所在肺段、亚段,一直到6~8级细支气管部位,在插入过程中如发现细支气管病灶,可直接进行活检组织并刷检,如果未发现病灶,转动患者体位,经多轴透视确定活检钳在肿块内时即取活检,尽可能在病灶上、下、左、右、中心多点活检,以5~8块组织为宜,然后再在同一部位进行刷检或灌洗。活检标本固定送病理检查,刷检涂片和灌洗液进行瑞士染色找瘤细胞,并行抗酸染色进行细菌学检查。其优点是可清楚看到病灶的位置取得有价值的标本,活检准确率较高,可达85%以上。

3.支气管镜超声鞘管引导肺活检　经支气管镜腔内超声(endobronchial ultrasonography,EBUS)与引导鞘相结合的方法(无须荧光透视)检测,先用EBUS检测到病变部位,然后退出EBUS,留置导管鞘,再沿导管鞘进行活检TBLB,钳取方法与普通活检方式相同。

4.虚拟导航支气管镜　OLYMPUS公司研制的虚拟导航支气管镜(virtual navigation bronchoscope,VNB)是根据仿真支气管镜的原理,对二维螺旋CT所收集到的数据,通过计算机处理产生三维气道内图像,超细支气管镜则在导航仪的引导下逐级进入病变的支气管内,同时可观测到气管镜图像,到达预定部位后再次CT扫描或插入EBUS进一步确认病变部位,再进行经支气管镜肺活检术。

5.电磁导航支气管镜　电磁导航支气管镜(electromagnetic navigation bronchoscope,ENB)由3个主要部件组成:一块可以产生弱电磁场的磁性板;一个位于可弯曲导管上的微传感器(micro sensor,MS);一台可以进行图像处理和对弱磁场中的MS运动进行实时监控的计算机系统。ENB亦是根据仿真支气管镜的原理设计而成。在进行电磁导航的操作之前,先将患者的二维胸部CT片上的图像输入计算机系统,经处理后,得到一幅反映出患者胸部病变部位以及支气管树的三维图像。操作时让患者躺在磁性板上,也就相当于将患者的全胸部置于磁场当中,通过支气管镜的活检钳道,将引导导管伸入到支气管腔内,这种导管的特殊之处在于可通过旋转近端手柄调节伸入方向。通过支气管镜下的图像显示与重建的三维支气管树及肺外周结节的位置进行对照,从而准确的引导,将导管送到病灶所在部位进行TBLB活检。

(三)经支气管镜针吸活检术

经支气管镜针吸活检术(TBNA)是一项应用于硬质或软质气管镜的一项技术,目前主要应用于软性支气管镜,通过应用一种特制的带有可弯曲导管的穿刺针,通过气管镜的活检通道进入气道内,然后穿透气道壁对气管、支气管腔外病变,如结节、肿块、肿大的淋巴结以及肺部的病灶等进行针刺吸引,获取细胞或组织标本进行病理学、细菌学及其他特殊检查。TBNA的操作主要针对结构较为复杂的纵隔和肺门区,对纵隔及肺门区病灶的诊断有着独特的作用和意义;同时,在肺癌的分期诊断上也有其独到的意义。TBNA具有操作简便、创伤小等特点。方法如下。

1.BNA穿刺定位法　TBNA主要在非直视下进行,在通常情况下,操作者不能直接看到病灶来进行活检,要提高活检的阳性率,准确定位是其中关键性的因素。许多初学者在开始接触此技术时认为比较容易,而经过一些初始病例的操作后,由于阳性率低,才认识到在管腔内对管腔外病灶进行准确定位的困难,相当部分医师从此放弃了开展此项技术。为解决这类问题,促进这项实用技术的发展,许多专家研究和探讨了有关穿刺定位法,对初学者而言,美国霍普金斯大学医学院王国本教授创造的 Wang TBNA 定位法是项较易理解和掌握的方法,而 CT、管腔内超声等特殊定位可作为初学者训练和了解纵隔病灶与管腔内标志的手段,熟练操作者使用日常定位法则更加得心应手,对任何变异的结构均可进行准确的定位。熟练掌握每个层面的结构后,则在操作时可随时在头脑中想象出管腔外的结构位置和形状,形成一个立体的构图,例如在气管中段第 4 软骨环左侧,主动脉弓与气管相贴近,在第 2 软骨环右侧,奇静脉与气管相贴近,在右主支气管上方,右肺动脉横跨等,在头脑中形成病变与这些结构的关系后,当然对病变的定位也就变得非常容易,对检出后的结果也能做准确地评价。

2. 操作技术　作为一项操作技术,TBNA 的成功与否除了定位准确外,另一个重要部分就是如何准确有效地将穿刺针透过气道壁进入纵隔或肺门的病灶内,由于所用穿刺针相当长,连接部分又是软性物质,属于远距离操作,穿刺针要避开软骨环,以较好的角度透过相对坚韧的气道壁并非易事,操作者必须掌握有关的操作技巧,充分利用气管镜来调节和辅助穿刺针,使在穿刺针远端施加的力度能尽可能集中于针尖上,这些技巧实质上主要还是依靠操作者本人在实践中不断体会和总结经验。气管镜经口或鼻进入气道,到达预定穿刺点后,将穿刺针由活检通道进入气道内,穿刺针进入活检通道前,先将穿刺针活检部推出,检查穿刺针活检部进出状态,然后将活检部完全退入导管的金属环内。通过导丝将组织推出,涂片或滤纸片固定后送检。

二、并发症及注意事项

(一) 经支气管镜肺活检术并发症及注意事项

TBLB 最常见并发症是咯血和气胸,一般术后 1～3 d 内咯血或痰血可完全消失,如果谨慎及熟练的操作可有效避免气胸发生。

TBLB 阴性结果的原因可能与以下因素有关:①病变范围较小,活检钳难以准确钳取病变标本;或肿瘤组织表面坏死,未取得有价值的标本。②病灶位于肺尖、纵隔旁支气管亚段及下叶后基底段,亚段与亚段支气管夹角较大,活检钳较难准确进入,尤其是小于 2 cm 的病变,活检钳就更难以准确到达病变部位钳取到有价值的标本。③活检钳长期、反复使用致使钳取标本小,影响结果。④与医师的操作技术熟练程度有明显关系。如不能准确判断病变亚段支气管,亦不能准确进入病变部位获得标本。

(二) 经支气管镜针吸活检术并发症及注意事项

仅少数患者术后发生气胸,其发生率不足 1%。TBNA 对支气管黏膜损伤最小,尖端具有斜面的穿刺针穿刺时其出血程度较之活检钳撕裂组织所致者小,仅在穿刺部位有少许出血,即使刺入血管或刺入易脆的肿瘤组织内,引起出血量亦不多,TBNA 后发生最大出血量仅 2 ml,尚未见大量出血的报道。曾报道在穿刺后 6 h 发生菌血症,用抗生素治疗后完全退热。亦曾有报道 TBNA 后引起纵隔积血的发生,必须予以注意。如果发生出血,应仔细观察,并在穿刺部位以下进行抽吸,使不至于妨碍穿刺部位的凝血块形成。国外曾报道隆嵴下肿块 TBNA 后发生细菌性心包炎,心包穿刺液呈脓性,细菌培养见厌氧、需氧多种混合细菌生长,认为是穿刺针通过气管镜时被气道分泌物污染,穿刺时把细菌带入纵隔引起化脓性纵隔炎或心包炎,临床上必须予以重视。

第四节　支气管肺泡灌洗技术

一、灌洗方法及临床应用

支气管肺泡灌洗(bronchoalveolar lavage,BAL)是一项经支气管镜进行的无创操作技术,在疾病诊断中已经被广泛地接受。通过向肺泡内注入足量的灌洗液并充分吸引,在肺泡水平得到以下重要信息,如免疫细胞、炎症细胞、细胞学和感染微生物病原学资料,辅助进行呼吸道疾病的诊断、病情观察和预后判断。支气管肺泡灌洗术分全肺灌洗和肺段肺泡灌洗。全肺灌洗是治疗肺泡蛋白沉积症和尘肺的标准治疗方法;后者是常规用于疾病诊断的方法。

(一)支气管肺泡灌洗的临床应用

1. 临床应用范围　①弥漫性实质性肺疾病的诊断,如结节病、过敏性肺炎、隐源性机化性肺炎、特发性肺纤维化等,支气管肺泡灌洗液(bronchoalveolar lavage fluid,BALF)具有一定的诊断价值。②肺部特殊感染,对于免疫抑制患者(如肾移植、肝移植、骨髓移植等患者)的机会性感染,BAL 可以帮助得到病原体,如人肺孢子菌肺炎,其 BALF 的阳性率优普通痰涂片。③针对某些特殊疾病,可提供强有力的线索,如急性嗜酸粒细胞性肺炎和弥漫性肺泡出血、肺泡蛋白沉积症等,如红色逐渐加深的 BALF 提示弥漫性肺泡出血,而白色混浊的 BALF 提示肺泡蛋白沉积症。④判断某些疾病的病程和治疗疗效。如特发性间质性肺炎(idiopathic interstitialpneumonia,IIP)中,特发性肺纤维化(idiopathic pulmonary fibrosis,IPF)和非特异性间质性肺炎(nonspecific interstitial pneumonia,NSIP)的 BALF 的改变有重要的差别。NSIP 的 BALF 的细胞分类以淋巴细胞增多为主,伴有轻度的中性粒细胞和嗜酸粒细胞增多,预后较好。IPF 的灌洗液以中性粒细胞增多为主,常预后不佳。

2. 临床治疗

(1)治疗呼吸衰竭:对呼吸衰竭在常规方法治疗不能奏效时采用此法治疗,病情可得到改善。灌洗用的液体通常用灭菌消毒的生理盐水加入对气道无刺激的抗生素或皮质激素,每次 30 ~ 50 ml,注入后再以 100 ~ 200 mmHg 压力抽吸,重复数次,左右侧交替灌洗、抽吸,然后注入抗生素。通过 BAL 治疗后患者 $PaCO_2$ 下降,神志清醒。

(2)治疗肺部感染性疾患:严重肺部感染如支气管扩张症、肺化脓症、肺炎等由于支气管黏膜充血、肿胀及脓性分泌物增加,引流支气管被阻塞,全身用药局部难以达到有效药物浓度,感染往往难以控制,用 BAL 治疗使传统方法难以治疗的患者经治疗后大多数病例获得满意效果,严重感染者慎用。在抗生素方面,根据细菌培养的药敏检查报告,选用青霉素、先锋霉素 V、西力欣、复达欣及妥布霉素等,此外加入适量地塞米松。BAL 治疗频度,每周予以 2 ~ 3 次为宜。

(3)治疗肺结核:对痰中找到结核菌确诊的各型活动肺结核,对其中初治病例和复治病例进行全身抗结核治疗局部 BAL 治疗(每周 1 次,共 4 次),1 个月后,X 射线显著吸收为 60% 以上,比口服化疗药治疗 3 个月、6 个月的疗效要好,而痰菌阴转率达到了口服化疗药治疗的效果。

(4)治疗支气管哮喘:对哮喘持续状态 1 个月以上者,以大量肝素行 BAL 治疗,有效率达 90% 以上,用生理盐水进行 BAL 治疗,取得一定效果。哮喘持续状态患者由于黏液栓和大范围通气不足易引起严重的低氧血症,此种黏液栓可通过盐水经支气管吸出。此法有一定危险性,对治疗患者要有条件地进行选择,通常在监护病房内,由训练有素的医师进行操作。

(5)治疗肺不张:肺不张多发生在右中叶及左舌叶,也有发生在其他肺叶。对于右中叶炎症引起肺不张,时间在 2 个月以内者用 BAL 方法治疗多可奏效(包括儿童)。时间超过 2 个月以上者仅部分有效。抽吸之后向局部注入抗生素(如丁胺卡那霉素 0.2 g 或西力欣 0.75 g)。右中叶因炎性肺不张者,时间在 2 个月之内者,每周进行 BAL 治疗 2 ~ 3 次,6 ~ 8 次多可治愈。

(6)治疗肺尘埃沉着病:通过 BAL 中的全肺灌洗(WLL)来对肺尘埃沉着病(pneumoconiosis,又称尘肺)急性期进行治疗。

(7)治疗肺泡蛋白沉着症:对肺泡蛋白沉着症患者在全身麻醉下进行用大量液体进行 WLL,治疗后能改善患者症状。目前尚未制定出统一的治疗标准。

(8)治疗吸入放射性微粒及其他疾病:应用 BAL 中的 WLL 进行清除肺内放射性物质,在进行动物实验的研究中,确定了 WLL 的清除效果。

(二)支气管肺泡灌洗的操作方法

1. 术前准备　操作前患者的准备、麻醉,以及心电、血压、脉搏血氧饱和度的监测与常规气管镜检查相同。

2. 操作程序　首先观察气管支气管分支全貌,然后进行 BAL,最后进行活检或刷检,这样的操作程序可减少医源性出血对肺泡灌洗液中细胞和蛋白成分的影响。

3. BAL 的部位　通常选择影像学表现最为显著的部位进行;对于病灶局限者选择病变肺段 BAL;对于弥漫性疾病,右中叶(B4 或 B5)和左舌叶是最佳的部位。常规气管镜检查时患者为仰卧位,这两个肺叶肺泡灌洗液体和细胞回收率最佳。

4. BAL 的液体注入　支气管镜置入并嵌顿在选定的灌洗部位即可进行 BAL。避免过度嵌顿造成气道的损伤和回收量减少。嵌顿不佳时可使液体外漏,导致回收量减少和液体灌入后咳嗽。当气管镜嵌顿于支气管的第三或第四级亚段,可获得最佳的肺泡灌洗回收量。

二、并发症及注意事项

(一)并发症

BAL 是一种微创的、患者容易耐受的、安全的检查方法,很少发生并发症。由于肺泡内残留部分灌洗液可导致短暂性低氧血症,因此操作中应进行血氧饱和度的监测并给予氧疗确保氧饱和度大于 92%。对于氧饱和度处于临界状态的患者应当做好气管插管的准备。BAL 总的并发症发生率为 0 ~ 3%,低于经支气管镜肺活检术(TBLB)的 7%和开胸肺活检的 13%,无严重并发症。目前,尚未见直接由 BAL 引起死亡的病例,而 TBLB 死亡率为 0.2%。常见的并发症包括:发热,发生率在 10% ~ 30%,与灌洗量的多少有关。其他常见不良反应:咳嗽、短暂性肺浸润和肺功能和(或)氧分压短暂下降,这可能是由于灌洗时,气管镜前端楔入右中叶或左舌叶时间较长,致气道黏膜机械性损伤和水肿,导致气道阻塞;PaO_2 下降除与气道阻力增加有关外,还与 BAL 时灌入的生理盐水渗透到肺间质和毛细血管,致灌洗局部肺段出现肺浸润,使 $\dot{V}/\dot{Q}$ 比例失调有关。在支气管哮喘和气道高反应的患者 BAL 中,可能出现喘息和支气管痉挛,甚至需要气管插管。具有基础疾病的患者 BAL 的不良反应较健康人更明显,同时也与操作者熟练程度有关。

(二)注意事项

1. 灌洗液　最常用的灌洗液是无菌生理盐水(0.9%氯化钠溶液),先加热到人体的体温 37℃,这样能减少咳嗽和提高细胞的回收量,但不少单位仍使用室温下的无菌生理盐水灌洗。

2. 灌洗量　通常经支气管镜的活检孔用注射器注入灌洗液,每次注入 20 ~ 60 ml(常规进行 4 ~ 5 次),直到总共灌洗 100 ~ 300 ml。灌洗液过少(<100 ml)则增加气管和支气管污染的可能,例如大气道的炎症细胞能使灌洗细胞分类结果产生偏倚。100 ml 的灌洗量相当于对 1 000 000 个肺泡(占全肺的 15% ~ 30%)进行灌洗,其结果已经能够代表肺泡的炎症和免疫过程。

3. BAL 的回吸收　第一管灌洗液注入后,需立即用注射器轻轻地持续吸引,或使用有显著异质性的患者。50 ~ 10 mmHg 负压吸引回收灌洗液,通常回收率为 40% ~ 60%。负压过强能使远端的气道陷闭或损伤气道黏膜、减少回吸收量或者改变 BAL 液的性状。对于那些轻轻吸引后仍出现气道陷闭的患者,需要采用慢慢地间断吸引来达到最大回收量。对于疑诊肺泡出血的患者,通常在同一部位进行 3 管液体的灌洗。观察回收的 3 管灌洗液的颜色呈逐渐加深。灌洗液注入肺泡后停留的时间,即何时进行回吸收并没有明确的规定。通常认为经过患者几次呼吸后进行吸引可以提高灌洗液中的细胞和非细胞成分,但可能改变气管镜嵌顿位置或增加气道损伤。肺泡灌洗的总时间大约 5 ~ 10 min。

4. BAL 与支气管冲洗和全肺灌洗的不同冲洗液　主要来自于大气道,通常要求注入盐水量为 10 ~ 30 ml,目的是对病灶肺段进行细菌学或脱落细胞等检查。全肺灌洗是用于治疗肺泡蛋白沉积症的一种独特的治疗方法,需要在全身麻醉下,通过双腔气管内导管注入大量(30 ~ 50 L)的无菌盐水,用于清洗肺泡蛋白沉积症患者的一侧全肺。

5. BAL 回吸量的影响因素　通常第一管灌洗液回收量<20%,以后几次逐渐增加,回收率为 40% ~ 70%。灌洗液过少(<100 ml)能增加灌洗液受黏液和大气道炎症细胞污染的可能,使得回吸收液不能代表远端肺泡的真实病变。吸烟者(包括当前吸烟者和曾经吸烟者)和慢性阻塞性肺疾病(chronic

obstructive pulmonary disease,COPD)患者回收率显著减少。正常不吸烟者回吸收率为50%~80%,而健康吸烟者仅为20%~30%;随着年龄的增加,回吸收量也逐渐下降。灌洗部位的嵌顿不佳或咳嗽时灌洗液漏出气管镜,均能使回收量减少。用硅化或塑料容器收集灌洗液能避免玻璃表面因细胞黏附所造成的损失。如果注入的液体量超过回收液体量100 ml、患者表现剧烈咳嗽或氧饱和度下降需要增加补充吸氧量时,需要停止BAL操作。

6.合格的BALF标本　BALF中没有大气道分泌物混入;回收率>40%;存活细胞占95%以上;红细胞<10%(除外创伤/出血因素),上皮细胞<3%~5%;涂片细胞形态完整,无变形,分布均匀。

第五节　经支气管镜防污染保护毛刷技术

经支气管镜防污染保护毛刷(protected specimen brush,PSB)技术主要用于重症或医院获得性肺炎的病原学诊断,尤其是呼吸机相关性肺炎或免疫抑制宿主肺部感染的病原学诊断。

一、临床应用

经支气管镜防污染保护毛刷技术的适用于:①免疫缺陷患者的肺部感染病原学诊断;②呼吸机相关性肺炎的病原学诊断;③肺炎治疗效果不佳或肺炎延迟吸收,即病原体不明的难治性肺炎的诊断;④怀疑有厌氧菌感染或有阻塞因素存在者;⑤肺部感染与非感染疾病难以鉴别;⑥非侵入性检查结果阴性或临床难以解释者。

二、操 作 方 法

经支气管镜防污染保护毛刷检查所用毛刷有单套管和双套管保护刷两种,常使用分子量在1 500~2 000的聚乙二醇制作保护塞。术前准备与注意事项及具体操作步骤如下。

1.术前准备与注意事项　同支气管镜检查术。

2.具体操作步骤

(1)支气管镜至直视有分泌物或至X射线有病变的肺段支气管开口后,经支气管镜活检孔插入保护性毛刷。

(2)将保护毛刷伸出支气管镜末端2~75 px,再推出内套管,顶掉毛刷末端的保护塞,内套管伸出外套管末端1~50 px后再推出毛刷,采集标本。

(3)依次退回毛刷或内套管,再将整个毛刷从支气管镜中拔出。

(4)用75%酒精擦拭外套管末端,然后用无菌剪刀将毛刷前面部分剪掉,伸出毛刷,将毛刷头剪掉至于1 ml生理盐水中充分震荡,使毛刷中的标本脱落。若要重复使用毛刷,可不剪掉毛刷而直接将毛刷头伸入试管中充分震荡。

(5)将标本做定量培养。PSB定量培养一般以>10 cfu/ml为阳性诊断标准。

第六节　经支气管镜治疗技术

纤维支气管镜发明后已广泛应用于临床。除在呼吸系统疾病诊断方面取得很大进展之外,在治疗方面也得到广泛应用。

一、摘 取 异 物

1. 纤维支气管镜常用型号　当前常用的纤维支气管镜有 PENTAXFB-15P、FB-15BS(后一种是便携式纤维支气管镜,可用交流电及电池作光源)以及 OlympusBF-P30 及 P40 型,外径为 4.8～4.9 mm,属成人纤维支气管镜中管径较细的纤维支气管镜,也可用于 6 个月以上的小儿患者,年龄在 6 个月以下者,以上各型纤维支气管镜难以插入与通过气管,可选择用 PENTAXFB-10P 型,以及 OlympusBF-3 c30 型,它们的外径为 3.5 mm,并有活检孔,可用于新生儿的检查及摘取异物。

2. 临床应用　由于异物种类繁多,有金属的,有植物,也有动物骨头,在摘取时,要选择合适的异物钳(如鳄齿钳、鼠咬钳、刮匙或带金属篮网的钳子等)。病情危重时,特别是 7 岁以下小儿要在手术室内全身麻醉下进行,并有 SaO_2 监测才可。金属异物,如大头针跌到段支气管、亚段支气管以下时,要有 X 射线或 TV 引导下进行摘除。手术中,操作要求小心、迅速,防止出血、纵隔气肿、外伤性气胸、窒息及心脏停搏。术后观察有无继发呼吸道及肺部感染或出血,小儿要观察气道是否通畅,由于手术过程中可引起气管、支气管黏膜破损出血、炎性分泌物渗出等,要经常吸痰并用血氧仪监护,防止气管分泌物过多或声带水肿而发生窒息。

二、清除呼吸道分泌物

1. 慢性呼吸衰竭　呼吸道、肺部感染未控制者,由于多量分泌物阻塞气道使病情加重,加上患者咳嗽无力,从鼻或口腔吸痰不能达到彻底清除分泌物目的,这时要使用纤维支气管镜直视下把气道分泌物抽吸干净。

2. 各种原因引起呼吸衰竭　气管插管人工通气后,由于湿化不够,气道干燥,气道分泌物黏稠,引流不畅阻塞气道,使气道阻力加大,人工通气效果不好,这时要定期用纤维支气管镜吸痰,加强气道湿化管理等。

3. 肺部手术后　肺部手术后由于渗血、出血与气道内分泌物集聚阻塞患侧或健侧气道,可造成肺不张,如不及时清除气道分泌物,可使病情加重,直接威胁患者生命,这时要立即用纤维支气管镜清除气道分泌物,进行抗感染治疗并加强气道管理。

三、气道内激光消融治疗

常用有钇铝石榴石激光(yttrium aluminum garnet laser, YAG)和掺钕钇铝石榴石激光(neodymium-doped, yttrium aluminum garnet laser, Nd:YAG)。

(一)治疗原理

当激光照射到生物组织时,可出现光的吸收、反射、传导和扩散 4 种生物效应。激光照射活体组织时,一部分被组织所吸收,光能可转化为热能而产生一系列组织变化,如细胞水肿与死亡、蛋白凝固、组织水沸腾、脱水组织燃烧等,另外一部分可经组织传导和扩散产生后效应。经支气管镜激光治疗,主要利用激光的热效应,使受照射组织出现凝固、汽化或碳化而达到消除病变的目的。

(二)适应证

经支气管镜可见的气道内新生物所致阻塞,用光导纤维能对位准确,便于操作的部位均可以应用激光治疗。目前,激光治疗很少用于气道疾病。

1. 气管、支气管内原发与转移性恶性肿瘤　包括原发性支气管肺癌、肉瘤、癌肉瘤、畸胎瘤、淋巴瘤、浆细胞瘤、类癌、腺样囊性癌等。一般用于失去手术机会的恶性肿瘤或肿瘤晚期。气道内病变组织增生阻塞大气道造成通气困难者,激光可以把阻塞组织消融再通、改善通气,缓解或治愈呼吸困难。

2. 气管、支气管良性肿瘤　包括错构瘤、乳头状瘤、息肉、软骨瘤、脂肪瘤、纤维平滑肌瘤、纤维瘤、子宫内膜异位症、支气管结石、硬结病、血管瘤、神经鞘瘤等。良性肿瘤一般比较局限,用激光容易切除,极少复发,所以激光对良性肿瘤治疗效果极好,对某些部位的良性肿瘤可以代替手术治疗。

3. 气管、支气管肉芽肿　主要包括手术缝线及气管切开金属套管等引起的异物性肉芽肿、结核性肉芽肿及炎性肉芽肿等。激光对异物性肉芽肿的治疗效果甚佳,对结核性及炎性肉芽肿的治疗效果欠佳,但至少能使气道再通,改善肺通气。对结核性肉芽肿的治疗最好在抗结核治疗使病灶稳定后进行。

4. 器质性气管、支气管狭窄　主要由于气管切开或气管插管、白喉、外伤、支气管内膜结核等原因引起的瘢痕性狭窄,特别是医源性气管切开或插管。对软骨环未受破坏者,激光治疗效果较好,对瓶颈样及外压性狭窄无效。

5. 其他　如气管–支气管内出血、气管–支气管瘘管、气管支气管内膜非典型增生等。由于激光具有明显的蛋白凝固及血管封闭作用,适当降低激光功率可用于气道内止血治疗。

（三）禁忌证及注意事项

激光治疗的禁忌证与常规支气管镜检查的禁忌证相似,但由于经常在全身麻醉下进行操作,禁忌证也与全身麻醉的禁忌证一致。但从内窥镜激光技术方面,主要禁忌证如下:①气管–支气管腔外压性狭窄主要由纵隔肿瘤、淋巴结病、肺叶萎缩等引起的,消融治疗会造成气管–支气管壁穿孔,是消融治疗的绝对禁忌证。②气道长距离漏斗状狭窄伴黏膜下浸润时,消融治疗的效果较差。③气道完全闭塞时,消融治疗也很棘手,术前必须评价阻塞的路径和阻塞远端的情况,否则易致管壁穿孔。非完全性气道闭塞的病例,消融治疗前必须评价阻塞远端肺组织的功能,如果远端肺组织丧失气体交换能力,消融治疗已没有必要。④肿瘤侵蚀气管后壁并影响食管时,消融治疗出现穿孔和形成窦道的概率很高。长期接受广泛性放疗的肺癌患者,由于放疗期易致气管壁扭曲、软化,此时消融治疗也易致穿孔。⑤消融治疗肺上叶病变要特别小心,由于该位置接近大血管,不慎易致大出血。⑥小细胞肺癌和淋巴瘤呈弥漫性病变,也常累及大气道,化疗可取得良效,选择消融治疗应掌握好时机。⑦患者的出凝血功能异常、电解质紊乱、低血压状态、严重感染等均应认为禁忌证。

（四）操作步骤与方法

1. 麻醉　经可弯曲支气管镜治疗可以在局部麻醉或全身麻醉下进行,采用全身麻醉时术前准备与一般全身麻醉手术相同,采用局部麻醉时与术前准备与普通支气管镜检查相同。

2. 操作方法　先预热激光治疗仪,激光功率 100 W,波长 1 064 nm。常规麻醉,麻醉尽可能表浅,尽可能对患者呼吸的抑制减少到最低程度,同时应用 2% 利多卡因行气道表面麻醉以减少刺激反应。插入气管导管,通过气管插管应用支气管镜治疗,插入支气管镜至病变处,将光导纤维经支气管镜活检孔插入,伸出支气管镜远端至少 1 cm,应用可见红光定位,对准并距离消融目标 4 ~ 10 mm,照射 Nd:YAG 激光。脚踏开关由操作者控制,所用功率一般为 20 ~ 40 W,每次照射（脉冲时间）0.5 ~ 1.0 s,间隔 0.1 ~ 0.5 s。所用能量根据病找灶大小而定,对较大病灶宜分次照射较为安全,每次间隔治疗 1 ~ 2 周。

四、经支气管镜氩等离子体凝固术

氩等离子体凝固术（argon plasma coagulation, APC）已经广泛用于呼吸系统疾病的治疗,并成为治疗呼吸系统疾病的一项重要技术手段。

氩气是一种惰性气体,在高频电流的作用下氩气流发生电离,电离后的氩等离子体束具有导电性,能将电流从高频输出电极导向组织,并集中于与之接触的一个点上。氩等离子体束具有趋向运动的特点,其运动方向决定于喷头到组织的最短距离,以使氩等离子体束的运动阻抗达到最小。

经支气管镜氩气刀治疗主要适用于可视范围内的气管、支气管的局部出血,呼吸道腔内生长性隆起病灶、管腔狭窄以及异物,如呼吸道良性狭窄（吻合口瘢痕狭窄）、主气道及左右气管开口处癌性阻塞病灶、呼吸道肉芽增生性病灶、呼吸道内固定缝线异物、呼吸道食物异物、呼吸道黏膜广泛剥脱性病灶（骨髓移植术后呼吸道黏膜霉菌感染）。不宜行支气管镜检查者、非呼吸道性大出血（如支扩性、肿瘤侵犯胸部大血管性大出血）为绝对禁忌证。

五、经支气管镜高频电切割及电凝治疗

高频电采用电凝和电切割的方式用于内镜治疗。高频电能产生热能,作用于组织,使之凝固、坏死、碳化及汽化,同时使血管闭塞。高频电治疗仪一般有电切割、电凝和混合切割3种治疗模式。

高频电治疗适用于失去手术机会的气管、支气管腔内恶性肿瘤的姑息性治疗;气管支气管腔内各种良性肿瘤的根治,其他良性病变(如原发性气管支气管淀粉样变)的治疗;外伤瘢痕引起支气管狭窄,各种炎症、手术、外伤后支气管内生长的肉芽肿及异物引起的肉芽肿的切除。安装有心脏起搏器的患者不能行高频电治疗,以免使起搏器失灵或引起心肌烧伤等损伤。

六、经支气管镜(高压)球囊扩张术

经支气管镜(高压)球囊扩张术主要用于中心气道狭窄的治疗。其原理是将球囊置于狭窄的气道,通过高压枪泵加压扩张球囊,使狭窄部位的气管全周产生多处纵向小裂伤,裂伤处被纤维组织填充,从而达到狭窄部位扩张的目的。

(一)适应证与禁忌证

1. 适应证　球囊扩张术对病因无治疗作用,主要用于良性瘢痕性病变所致的主气道狭窄,对恶性疾病所致气道狭窄仅作为辅助治疗手段。①气管、支气管结核性狭窄,主要是支气管结核治愈以后因瘢痕收缩引起的支气管狭窄。②医源性气道狭窄:气管切开后、长期气管插管后、放射治疗后、肺部手术后吻合口狭窄(如肺移植、袖状切除和气管切除后)。③炎性疾病累及气道,如结节病、Wegner肉芽肿病。④外伤后气道狭窄。⑤先天性气道狭窄。⑥恶性气道狭窄:外压性或合并外压性气道狭窄、辅助扩张气道,利于气道支架的伸展、协助置入治疗性气道导管。

2. 禁忌证　①狭窄远端丧失肺功能,气管虽然已通,但肺功能不可能有任何好转。②严重的出凝血功能障碍。③严重心肺功能不全,患者不能耐受,失去治疗机会;但如果因主气管狭窄引起的心肺功能不全时,应积极治疗争取早日解决病因,达到治疗的目的。④外科袖状吻合术后,气管的张力已经不一致,在进行扩张治疗时易造成吻合口的撕裂伤,扩张治疗需慎重。⑤气管软化不是球囊扩张治疗治的适应证,支气管软骨被破坏导致气管壁的支撑作用消失,球囊扩张治疗治时管腔可扩开,但球囊一放松管腔又会马上回缩。

(二)治疗时机

对结核引起的支气管狭窄,术前应充分进行抗结核治疗。建议术后坚持正规抗结核治疗9个月;治疗时支气管已无明显的活动性结核病变;支气管结核的治疗中勿使用热治疗、支架;扩张后发现有明显的感染或活动性结核病灶应立即停止扩张治疗,改为抗炎或抗结核治疗,待炎症吸收以后再行扩张治疗;对于抗结核治疗中气管收缩明显者要严密观察,一定要保持管腔不闭死,争取扩张治疗的机会。

(三)操作步骤和注意事项

1. 麻醉　主气管病变、狭窄严重扩张时间长的患者选择全身麻醉;病变位于主支气管但对侧肺功能差,局部麻醉下恐不能完成扩张操作,建议进行全身麻醉。

2. 选择恰当的球囊导管　了解正常气管和支气管的直径和长度:气管直径16～20 mm,长度10～325 px;右主支气管直径12～15 mm,长度1～50 px;右中间段支气管直径12 mm,长度75 px;左主支气管直径10～14 mm,长度125 px。目前常用美国波士顿科学公司生产的球囊,根据治疗性支气管镜的工作孔道的内径以及球囊的直径和长度选择恰当的球囊导管。

3. 置入导管并进行扩张　目前常用气管镜引导下经工作通道置入球囊导管,直视下确定扩张位置,用压力枪泵向球囊内注水,压力可选择3～8个大气压以达到不同的扩张直径,压力需从低到高依次递增。每次扩张操作需时30～60 s,观察效果,如无效可用冷冻处理病变再扩张,如仍无效可予高频电针切断瘢痕再扩张。注意勿切气管膜部。根据扩张的程度,每次操作可重复1～10次。没有治疗型气管镜

时,可采用透视和气管镜结合进行。先在透视下置入导丝和球囊导管,确定对应狭窄的位置,插入支气管镜观察球囊导管和狭窄处,这样利于操作者观察直视球囊扩张的过程。

4.注意事项　对于气管上段狭窄的扩张,注意保护声带;操作中逐渐增加压力,以免造成气管壁撕裂伤;球囊必须完全进入气道,避免损伤支气管镜;多于支气管狭窄的扩张,注意勿插入过深,以免损伤远端正常气道。

(四)常见并发症及处理

1.管壁出血　出血是最常见的并发症。但一般情况下出血不多,无须处理;出血多时可于凝血酶或肾上腺素稀释后(1∶10000 局部用),明确出血点可予局部内镜下氩等离子电凝(argon plasma coagulation,APC)治疗。

2.支气管破裂　治疗后患者出现纵隔或颈部皮下气肿,是扩张时气管破裂引起的。一般休息后绝大部分可以自愈。此时要注意让患者尽量减少咳嗽并给予预防感染治疗。

3.狭窄再复发　要区别是因结核感染未能控制引起的复发,还是因患者是瘢痕体质造成瘢痕的增生、挛缩引起的再狭窄。第一种情况积极抗结核治疗。第二种情况需要反复扩张、冷冻,部分患者可采用放射治疗,抑制瘢痕的增生,即使经过上述治疗仍有部分患者狭窄不能控制,需要采取其他治疗手段。

七、气道支架

气道支架(stent)主要应用于气管及支气管病变,应用在气管及支气管狭窄处并避免进一步狭窄,起着支撑及扩张作用。也用于各种原因所致的气管壁薄弱、失去支撑作用造成的气管萎陷。也有人用于难修复的气管食道瘘。

(一)支架种类与优缺点

气道支架按其制作材料可分成硅酮管状支架和金属网眼支架(镍钛记忆合金,覆膜或不覆膜)两大类,各自具有优缺点。

1.硅酮管状支架　相对于金属网眼支架而言,硅酮管状支架的价格便宜;支架放置过程中其位置的调整及移出比较容易,但支架置入需要在全身麻醉下采用硬质支气管镜方可进行,影响黏液纤毛清除功能,较易发生分泌物阻塞管腔,易发生支架移位,特别是对于短的锥状气道狭窄,而且贴壁性较差,不宜用于气道不规则或表面凹凸不平的狭窄。目前,国内尚无硅酮支架。

2.金属网眼支架　与硅酮管状支架相比,金属网眼支架的置入比较方便,大多数患者均可在局部麻醉下采用可弯曲支气管镜进行置入;金属网眼支架具有良好的弹性,故置入后移位的发生率相对较低;支架本身较薄,有较高的内/外径比值,同时可在一定程度上保留气道的黏液清除功能。金属网眼支架的缺点是(无覆膜)金属网眼支架发生肿瘤或肉芽组织穿过网眼生长致支架腔内再狭窄的比率较高。由于金属网眼支架植入后不易移出,对于良性气道狭窄,特别是病变部位尚处于急性炎症期的患者,金属网眼支架的置入应当慎用,目前主张应用可取出金属支架(如李氏支架)。

(二)气道支架植入的适应证

气道内支架植入术(endotracheal stent implantation)的适应证主要包括:①中央气道(包括气管和段以上的支气管)器质性狭窄的管腔重建。②气管、支气管软化症软骨薄弱处的支撑。③气管、支气管瘘口或裂口的封堵。

中央气道的器质性狭窄的病因包括恶性肿瘤和良性病变两个方面。对于恶性肿瘤所引起的气道狭窄,如果已失去手术治疗的时机,多数情况下需要在支气管镜下通过激光、氩气刀、高频电烧灼或冷冻疗法,清除腔内肿瘤组织。如果此时患者因管壁肿瘤广泛浸润或腔外肿瘤和转移淋巴结压迫引起气道阻塞和呼吸困难,则可进行气道阻塞部位的临时支架植入。目前认为,恶性气道狭窄是气道内支架植入的适应证。良性气道狭窄的病因则相对复杂,在我国,以气管、支气管结核及气管插管或切开套管球囊压力过高所造成的黏膜损伤为最常见的原因。对于良性气道狭窄,支架植入应慎重,植入的原则应该是在采用激光、高频电烧灼或冷冻及球囊扩张术之后,疗效难以维持者,才考虑气道内支架植入,同时主张应用可取出支架。

支气管结核、复发性多软骨炎以及其他炎症或机械性压迫等原因所造成的气管、支气管软骨的破坏和缺损,常常可使软骨缺损处的气道壁出现运动异常。对于这类患者来说,支架植入有时是唯一可供选择的方法。

食管与气管或支气管之间的瘘道可以是先天性的,但临床所见的绝大多数是恶性肿瘤所致。气管食管瘘的临床症状主要有饮水和进食时,出现呛咳、呼吸困难和吸入性肺炎。食管肿瘤浸润气道引起气管食管瘘,食管支架植入可提高患者的生活质量,但一般并不能完全有效地封闭瘘道,食管和气道内双重带膜支架的植入可以取得更为理想的临床效果。

支气管残端及支气管吻合口瘘或裂口,是中央型肺癌肺叶切除术和支气管袖状切除术的常见并发症。除了以往采用的支气管镜下明胶海绵、纤维素、医用黏合剂局部封闭外,带膜支架植入或先用明胶海绵填塞再用普通金属支架固定,亦是近年来气管、支气管瘘口或裂口封堵的常用且有效的办法。

(三)操作方法及并发症

用特制的钳夹持气道支架,在X射线引导下进入气道病变位置中,起支撑作用。如要拔出时,注入冰水,可以将其钳出体外,由于金属支架对局部黏膜、软组织刺激性大,可使局部溃疡感染等,局部可生长炎性肉芽组织从金属缝隙穿过进入腔内,可造成气道梗阻。现德国已制成金属及硅胶合制的支架,有气管的形状(后壁与食管接触的部位呈半圆形,凹陷下去),又有左主及右主支气管的分支,支架中间是金属支撑,外边是透明质软的硅胶,且有不同型号,减少了对局部黏膜软组织的压迫与刺激,减少损伤。国内外有人应用在肺和心肺移植后气道狭窄的治疗中,应用支架后,患者气道分泌物的引流常出现不畅,局部摩擦,易形成慢性细菌感染,可造成血管糜烂出血,甚至大出血,危及患者生命,有待深入研究解决的。

八、支气管镜在人工气道建立中的应用

人工气道的建立一般都是由麻醉科医师来完成的,但对有些患者进行气管插管常遇到困难,如颈椎炎、重症肌无力、肢端肥大症及严重头部外伤的患者。这时应用支气管镜来引导插管是唯一的选择。另外,由于支气管镜的直观可视性,可以避免常规盲目插管所带来的损伤,尤其对可能存在上气道异常而插管困难的患者。当需要进行分侧肺机械通气时,必须行双腔管气管插管,用支气管镜引导是一个很好的方法,对双腔气管插管位置的确定,支气管镜是最可靠的工具。

在更换气管插管中,支气管镜亦是非常有用的工具。在ICU病房内,常因气囊破裂、气管插管型号过细需要更换气管插管,或需将经口插管换成经鼻插管时,应用支管镜协助更换气管插管,既可观察到原气管插管及气道的情况,便于及时发现异常情况,又可在最短时间内重新建立人工气道,减少缺氧对危重患者的影响。

临床上,有些患者在拔除气管插管后突然发生呼吸窘迫,其中部分原因是上气道阻塞(upper airway obstruction,UAO),这种UAO多发生在声门下或声门处。发生UAO必须重建人工气道,虽然重新插管后很快解除患者的呼吸窘迫症状,但却仍未搞清楚UAO的原因。而对可能发生UAO的患者,于撤管时先插入支气管镜,使支气管镜与气管插管一同撤出,这样可发现UAO的原因,与此同时可以立即重新送入气管插管,避免UAO对患者的影响。然后根据所发生情况寻找处理方法。UAO的发生一般与患者以前曾插过管并且插管困难并经反复多次插管的尝试以及机械通气时间过长等有关。

通过纤维支气管镜进行气管插管还常用于协助麻醉插管,呼吸衰竭患者的人工通气以及对支气管哮喘的哮喘持续状态的治疗。

九、经支气管镜支气管腔内的冷冻治疗

冷冻治疗(cryotherapy)在早期主要应用于治疗多种皮肤病,此后随着各种冷冻器械的研制,被广泛应用于临床各种肿瘤的治疗。冷冻所造成的损伤可以发生在分子、细胞、组织和器官水平。局部冷却和

溶解的速度及所能达到的最低温度决定细胞能否存活,组织对冷冻的敏感性通常与其含水量相关,含水量多的组织对冷冻相对比较敏感,而含水量少的组织对冷冻的耐受性较好。一般肿瘤组织比普通细胞对冷冻更加敏感。

冷冻治疗适用于气管、支气管腔内恶性肿瘤的姑息性治疗;气管、支气管良性肿瘤的根治性治疗;支架植入后两端及腔内再狭窄的治疗;气管、支气管异物或血凝块等的摘除。

多通过金属气管镜治疗气管或左右主支气管的恶性肿瘤同时加用放射治疗,降温是用 CO_2 气体,低温的气体连接探头可伸入气管对恶性肿瘤进行治疗。

冷冻治疗后,完全的血管内血栓形成发生在治疗后 6～12 h,在随后的数日内,细胞将发生变性、坏死,组织的非出血性坏死发生在治疗后的 8～15 d。由于冷冻治疗具有延迟效应,所以其不适用于解除急性气道梗阻。

十、严重肺部感染及肺不张的治疗

急慢性肺脓肿、肺炎、支气管感染性疾病等由于血-支气管屏障、组织包裹、脓液的理化性质等因素,常造成全身用药疗效不佳。经支气管镜引流及给药可使局部药物浓度增高。一般将支气管镜插入定向肺段、肺叶支气管内,先充分吸引痰液,然后用少量生理盐水冲洗,将冲洗液抽吸干净后,注入含有敏感、无刺激呼吸道作用的抗生素,如青霉素、丁胺卡那霉素、头孢类药物溶于生理盐水 10 ml 注入病变内作为保留治疗药物。总灌洗量不宜超过 100 ml。如病情危重应限制操作时间在 15 min 内,可不进行冲洗。

慢性阻塞性肺疾病(chronic obstructive pulmonary diseases,COPD)伴呼吸衰竭的患者或其他危重患者常因黏稠的痰液或血块阻塞较大气道,造成段、叶或一侧肺不张,此时患者的病情往往急性加重并可危及生命。当采用刺激咳嗽、深呼吸运动、拍背及体位引流等措施后仍无效时,可使用支气管镜进行抽吸及灌洗可有效地解除肺不张从而挽救患者的生命。有些患者,如肋骨骨折、血胸、气胸及手术后等患者,不能用拍背等方法刺激咳嗽,而支气管镜成为解除肺不张的唯一有效工具。一般经支气管镜吸引及冲洗后,大多数肺不张可得到解除。

十一、经纤维支气管镜注射药物治疗肿瘤

1. 治疗鼻咽癌 对鼻咽癌放射治疗后复发的患者,采用经纤维支气管镜直视下,对鼻咽顶部复发病灶用纤维支气管镜注射针向鼻咽癌病灶内注入5-氟尿嘧啶,每周注射2～3次,共注射6次,2个月后鼻咽顶部的癌性病灶完全消失。如果新患者,用此法加上放射治疗,效果较好。

2. 治疗中央型肺癌 对于不能手术的病者,经纤维支气管镜直视下,向肿瘤组织中注射5-氟尿嘧啶,每周2～3次并加用放射治疗,可使肿瘤缩小,使气道阻塞改善,可改善通气功能。

3. 治疗肺泡细胞癌 对于肺泡细胞癌患者,特别是双肺罹患此症者,除施用全身化疗外,局部使用大剂量5-氟尿嘧啶或顺铂灌注治疗,尤其当患者全身情况差,不能耐受全身化疗者可用此方法治疗。常规纤维支气管镜检查,如气道内有多量分泌物时,可抽吸,必要时用类似支气管肺泡灌洗方法灌洗抽吸后,向一侧肺各叶支气管注入抗癌药物,每周2～3次(两肺轮流注药),每次注入药物剂量约为全身化疗每次用量的 1～2 倍,注药后应用止呕剂及镇静剂。

十二、用纤维支气管镜替代胸腔镜

用气管导管插入胸壁之切口到胸腔内,进行引导。纤维支气管镜沿导管进入胸腔内,在所检查的范围内,如见到自发性气胸,脏层胸膜有小的破裂孔,有气泡溢出时,可向裂孔处注入黏合胶或50%葡萄糖液,可使裂孔黏合。如因在脏层和壁层胸膜之间有纤维条索粘连,使裂孔不能闭合时,可用活检钳或微型电刀把纤维条索切断使裂孔处能闭合,起到治疗自发性气胸的作用。如发现胸腔内有出血时,可用电烧灼止血。

十三、用于治疗支气管胸膜瘘及气管食管瘘

瘘孔非肿瘤引起,孔洞约0.3 cm以下多可"修补"成功。有人用过的药物有10%硝酸银、黏合剂、速高捷(Solcoseryl)、纤维蛋白胶等。

十四、咯血的治疗

有人曾用无水酒精注射至出血部位。常用药物如立止血可注射到出血部位,也可静脉推注,止血效果肯定。再有可用高频电刀通过纤维支气管镜止血,也可用导管气囊止血,也可用气管插管插入气管打胀气囊起到止血作用。

十五、微波治疗肺癌

有人对中心型肺癌有气道阻塞症状又不适于手术者或手术后复发者,用微波治疗机加温同时加用放射治疗,增强了疗效,另有通过纤维支气管镜进入气道,可对中心型肺癌、良性疾患进行切割治疗类似高频电刀作用,切割面碳化程度比微型电刀小。

十六、治疗气管支气管内膜结核

在应用全身抗结核的化疗治疗外,局部应用在病灶处注药(异烟肼)、微型电刀切割治疗,以及"支架置放"多种方法(视具体情况)进行治疗。

十七、经纤维支气管镜对危重患者置放胃管

常用于神志不清患者,全身及较大面积烧伤患者,许多内、外科危重患者,不能进食而需胃肠道补给营养者,常规方法置放胃管失败者可采用纤维支气管镜置放胃管。

(张明周 王 浩 吴艳秋 王关嵩)

参考文献

1 潘祥林,王鸿利. 实用诊断学[M]. 2版. 北京:人民卫生出版社,2017:588-593.

2 VALIPOUR A,WAHIDI M M,WEIR M,et al. Interventional bronchoscopy[J]. Am J Respir Crit Care Med,2020,202(1):29-50.

3 CRINER G J,EBERHARDT R,FERNANDEZ-BUSSY S,et al. Interventional bronchoscopy[J]. Am J Respir Crit Care Med,2020,202(1):29-50.

4 DIAZ-MENDOZA J,PERALTA A R,DEBIANE L,et al. Rigid bronchoscopy[J]. Semin Respir Crit Care Med,2018,39(6):674-684.

5 LEE D H,DRIVER B E,PREKKER M E,et al. Bronchoscopy in the emergency department[J]. Am J Emerg Med,2022,58:114-119.

第 90 章

内科胸腔镜与纵隔镜检查及其临床意义

第一节 内科胸腔镜检查及其临床意义

内科胸腔镜(medical thoracoscope,又称为 pleuroscopy)是一种呼吸系统疾病诊疗过程中常用的内镜技术,作为一项有创的操作技术,主要应用于经无创方法不能确诊的胸腔积液和胸膜疾病的诊治,能够在直视下观察胸膜腔的变化并可进行胸膜壁层和(或)脏层活检,因此,这项技术在对肺胸膜疾病的诊治方面具有很重要的临床应用价值(图 90-1)。内科胸腔镜在局部麻醉下(或加用静脉镇静)即可进行,一般无须全身麻醉,操作在内镜室即可进行。前端可弯曲的内科电子胸腔镜可在直视下进行活检和治疗。因此,与电视胸腔镜技术,即外科胸腔镜相比,创伤更小,医疗费用更低,并且诊断和治疗有效率高,并发症少,目前在临床上已得到广泛应用。

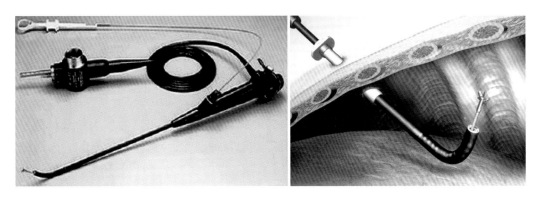

图 90-1 内科胸腔镜

1910 年,瑞典斯德哥尔摩德内科医师 Jacobaeus 在局部麻醉下,使用胸腔镜对渗出性胸膜炎的患者进行了诊断性检查,这就是最早的"诊断性胸腔镜"。此后 40 年间,人们采用"Jacobaeus 方法"用来进行胸膜粘连的松解治疗,以提高肺结核患者的气胸治疗效果。20 世纪 60 年代早期,随着抗结核治疗药物的进展,结核性胸膜粘连明显减少,一些熟悉胸腔镜应用的欧洲内科医师,开始用胸腔镜诊治肺胸膜疾病,主要用于结核和恶性胸腔积液的诊断;同时,一些美国医师也开始在临床应用这项技术。

20 世纪 90 年代,由于内镜技术的发展和微创操作的要求,出现了"外科胸腔镜",主要是电视胸腔镜外科手术(video-assisted thoracoscopic surgery,VATS)。外科胸腔镜的应用使得更多的肺科医师了解和使用"内科胸腔镜"。在我国,已有多家医院采用普通硬质胸腔镜或支气管镜代胸腔镜进行诊断肺胸膜疾病。有一种新型软硬结合的胸腔镜(称为 application of flexi-rigid thoracoscopy),是由可弯曲的前端与硬质的操作杆部组成的,比传统的硬质胸腔镜更易于操作。许多医师已开始在临床应用这种顶端可弯曲的内科胸腔镜(flexi-rigid thoracoscopy,或称为 semi-rigid thoracoscopy)。

胸腔镜检查为临床医师提供了直视胸膜腔内病变的机会,并可能对病变进行诊断和治疗。内、外科胸腔镜的主要区别:①内科胸腔镜由肺科医师或呼吸内镜医师在气管镜室来完成,而外科胸腔镜由胸外科医师在手术室进行。②内科胸腔镜采用局部麻醉(或加用静脉镇静)下胸壁单一切口来完成对胸膜腔的观察和病灶活检,患者容易耐受,外科胸腔镜则需要全身麻醉、双腔气管插管来保证患侧操作。③内科胸腔镜很少使用一次性用品,无须全身麻醉,因此费用明显低于外科胸腔镜。④内科胸腔镜由于视野小,仅有一个观察切口,因此主要用于诊断以及粘连松解和胸膜固定,而外科胸腔镜科可完成病灶切除和粘连严重的胸膜松解等操作。

一、适应证、禁忌证及并发症

(一)适应证

内科胸腔镜技术主要分为诊断性及治疗性技术。

1. 诊断性技术　①原因不明的胸腔积液;②胸膜占位性病变;③气胸;④肺癌或胸膜间皮瘤的分期;⑤弥漫性肺部疾病;⑥肺外周性病变的诊断,如在膈肌、纵隔和心包进行活检。

2. 治疗性技术　①胸膜粘连的松解;②胸膜腔内出血的凝固;③胸膜的粘连固定;④脓胸的引流;⑤胸膜肿瘤的治疗;⑥对恶性积液或复发性良性积液患者进行滑石粉胸膜固定治疗;⑦自发性气胸中的 I 期和 II 期的局部治疗。

(二)禁忌证

1. 绝对禁忌证　胸膜腔闭塞是本项检查的绝对禁忌证,因此严重胸膜粘连者不宜进行检查。

2. 相对禁忌证　①出血性疾病,以血小板低于 $40×10^9/L$ 为临界值;②低氧血症;③严重心血管疾病;④持续的不能控制的咳嗽;⑤极度虚弱者。

(三)并发症

并发症很少(2%~5%),常见的并发症包括发热、皮下气肿、出血和感染、胸痛、心律失常、轻度高血压或低氧血症等。死亡率<0.1%。

1. 发热　占10%左右,常见于滑石粉胸膜固定术后,发热一般不超过38 ℃,2~3 d 可好转。必要时给予对症处理。有一部分患者胸腔镜术后也可出现一过性发热,多数不需要特殊处理,只需针对原发性疾病进行治疗。术中一定严格无菌操作,气管镜要严格消毒。

2. 皮下气肿　占0.6%左右,主要见于气胸患者,在切口大、老年患者及皮下组织松弛时易发生,尤其是术后引流不畅时轻者可不予处理,重者需处理引流管,保持引流管通畅。

3. 出血　活检后出血多数可以自行止血,对于相对微小地持续出血,可以采用电凝固来止血,胸腔镜造成轻微的出血不需要外科进行干预。出血多者需重新进行胸腔镜检查,寻找出血点,给予必要的止血处理活检时尽量选取壁层上的病变组织,一是可避免脏层胸膜损伤所致的术后气胸,二是脏层胸膜上的病变不易钳取。活检后仔细观察活检部位,如有出血,可局部用肾上腺素喷雾止血,或用冷冻或氩气刀止血。相对最少见而严重的并发症是血管损伤造成的出血,也是引起死亡的主要原因,需要进行紧急开胸手术止血治疗。

4. 感染　切口局部感染,抗感染治疗。术中一定严格无菌操作,气管镜要严格消毒。

5. 胸痛　操作在局部麻醉下进行,整个过程患者清醒,操作时镜头触碰胸壁、胸膜活检以及术后置管引流排气,都有可能引起患者胸痛,但多数患者胸痛都能够耐受。患者出现较严重的胸痛时,要警惕胸腔内出血和引流管置入胸腔太长触碰胸壁。

6. 心律失常、轻度高血压或低氧血症　这些并发症多能够通过吸氧完全纠正。

7. 空气或气体栓塞　人工气胸造成的最危险的并发症是空气或气体栓塞,发生率为0.1%。

8. 气胸、支气管胸膜瘘　活检后出现气胸、支气管胸膜瘘少见,选择安全的穿刺点和小心地活检可以避免这一并发症。

9. 肺水肿　气管镜退出后,需注意肺复张后肺水肿的发生。一般胸腔积液吸引后复张性肺水肿的发生率很低。对术中抽出积水超过100 ml的患者,术毕已放置的胸腔引流管可暂时夹闭,防止气体过多排出,回病房后还要继续吸氧,并间断松开引流管,缓慢排出气体,以防复张性肺水肿的发生。

10. 肿瘤种植　胸膜间皮瘤或胸膜癌转移的患者,切口局部可发生肿瘤种植,所以胸腔镜术后10～12 d可进行局部放疗,以防穿刺点肿瘤转移。

二、术前准备与操作方法

内科胸腔镜是一项侵入性较小的操作,仅需要在胸壁做一个检查切口,所用装置包括胸壁穿刺器套管、胸腔镜或代用纤维支气管镜及其光源和图像系统、活检钳及术后所需胸腔引流等物品。用于检查的胸腔镜主要有以下3种:①普通硬质胸腔镜,与外科胸腔镜不同,是将导光束、目镜及活检孔道全部集于一根金属管中,当操作者在操作时可直接采用硬质活检钳对病灶区域进行活检。通常由于工作孔道较粗,故活检钳也相对较大,活检组织亦较大,病理阳性率较高。其不足是操作不灵活、不易变化方向多角度观察胸腔内改变。②支气管镜代胸腔镜,与硬质镜比较存在一定的缺点,如气管镜在胸腔内的定位不易掌控,活组织取材较小。③前端可弯曲电子胸腔镜,它的硬质杆部具有普通硬质胸腔镜的易操作性,而前端可弯曲部分可多方向观察胸腔内改变,并且与电子气管镜使用同一光源监视系统,有良好的应用前景。

(一)术前准备

术前检查血型、血小板、凝血4项、心电图、肺功能等常规项目。事先拍胸片或B超,充分估测胸腔内气体或液体的量,做好检查计划。应与患者及家属详细说明操作过程,并签署知情同意书。术前准备好胸腔镜,并做好各种连接。

(二)麻醉前准备

麻醉术前半小时肌内注射苯巴比妥100 mg或哌替啶50 mg。送患者进手术室,行心电图血压、脉搏、血氧饱和度监测。给予吸氧。若呼吸衰竭严重,可行气管插管呼吸机辅助呼吸。

(三)操作方法

1. 体位与切口选择　患者通常取健侧卧位,上肢上举,使肋间隙增宽。切口选择在患侧腋前线或腋中线胸壁第4～8肋间,常用第6～7肋间,靠近病变部位即可,勿正对病变处。亦可手术当天借助B超或CT定位。

胸腔镜操作的前提条件是足够的胸膜腔空间,至少6～10 cm,通常对没有粘连的胸腔积液患者容易进行操作。如果没有足够胸腔空间,则需要在胸腔镜术前或当时在X射线引导下进行人工气胸来制造一个安全的穿刺空间,避免损伤肺。经胸壁超声选择穿刺点置入穿刺针既安全有效,又不需要进行术前的人工气胸,同时超声检查节省时间,因此超声定位穿刺进针可以替代内科胸腔镜前的人工气胸。

2. 局部麻醉　常规消毒、铺无菌单及孔巾。穿刺点处给予2%利多卡因5～20 ml局部麻醉,疼痛明显者可给予肌内注射哌替啶或静脉注射咪达唑仑和芬太尼镇静,并进行心电、血压、血氧饱和度监测,保持患者自主呼吸良好。

3. 切口、置入胸腔镜和观察胸膜腔　在穿刺点沿肋间隙行1 cm的切口,钝性分离皮下各层至胸膜,用专用戳卡硬质胸腔镜(与软胸腔镜戳卡不同)由切口垂直插入胸腔,拔出针芯,空气自由进出胸腔,使肺处于自然萎缩状态。若患者无不适,待其屏气时,将胸腔镜插入套管并进入胸膜腔,按照内、前、上、后、侧、下的顺序观察脏层胸膜、壁层胸膜和肋胸膜、纵隔胸膜、膈胸膜及切口周围胸膜。可疑病变可进行活检。胸腔积液多时可先将胸液抽净,然后重点观察病变部位,并行活检及刷检。遇到胸腔粘连,可采用电凝或电切进行粘连带的松懈,但需注意出血,由于内科胸腔镜不如 VATS 止血方便可靠,所以分离时要特别注意,宁慢勿快,比较粗大的粘连带和时间较长的粘连带内容易有小的血管,可首先用去甲肾上腺素局部喷洒,多点分段电凝,慎用电切。遇到恶性胸腔积液或复发性良性积液需行胸膜固定术,常用 3~5 g 消毒的干的滑石粉通过雾化装置均匀喷入胸膜腔。对于气胸患者,2~3 g 滑石粉即可,术后需要留置胸腔闭式引流进行负压吸引。

4.术后处理 操作完成后,自切口经胸壁穿刺器套管置入胸腔闭式引流管,术后行 X 射线胸片了解置管位置及胸腔变化。术后 24 h 观察生命体征的变化。肺复张后夹管 24 h,复查胸片无气胸存在可拔管。

三、临 床 意 义

(一)胸膜病变的诊断

胸腔积液及胸膜占位性病变的诊断胸腔积液原因待查是内科胸腔镜检查最重要也是最早的适应证。临床上 20% 患者经各种检查后仍然原因未明,应尽早行胸腔镜检查,这是内科胸腔镜检查的绝对指征。曾有报道了 1 000 例胸腔积液,通过各种手段仍有 215 例患者原因不明而行胸腔镜检查,结果 131 例诊断为恶性,仅有 4% 患者通过胸腔镜检查后仍然原因不明。由此可见通过胸腔镜检查能明显提高胸腔积液的病因诊断率,显示出内科胸腔镜检查的诊断价值。对胸膜间皮瘤,常规胸膜活检阳性率低,胸腔镜检查为最适合的指征,胸腔镜检查的范围大并且能获取大标本,提高了诊断的阳性率。对于其他多种多样的胸膜炎,如石棉性、风湿性、心源性、结节病等,胸腔镜的主要任务在于排除恶性病变。

(二)肺癌的分期

肺癌出现胸腔积液并非全部由于胸膜转移引起,肿瘤引起胸积液的可能原因:①壁层胸膜的转移(弥漫或局限);②脏层胸膜的转移;③膈肌的转移;④阻塞性肺炎或肺不张;⑤心脏压塞;⑥低蛋白血症。

确定有无胸膜转移有助于肺癌的分期,从而决定患者的治疗。对于单纯性胸腔积液而常规胸膜活检阴性的患者,临床上难以分期,往往延误患者的治疗。胸腔镜检查可以帮助这部分肺癌患者的分期。

(三)胸腔积液的胸膜固定术

1.适应证 胸膜固定术病例的选择主要为恶性胸腔积液患者,其适应证为:①对化疗失败或存在化疗禁忌证考虑行胸膜固定术;②胸腔积液必须是难治性,通过常规胸穿抽液后患者的症状能得到明显缓解或暂时的缓解;③胸腔积液的生长速度快,每次抽液均为大量积液,如 2~3 L。

符合以上几点的胸腔积液患者才考虑行胸膜固定术。

2.禁忌证 肺的膨胀是胸膜固定术的先决条件,支气管源性肿瘤或恶性肿瘤支气管内转移引起的肺不张及脏层胸膜肥厚患者应避免行胸膜固定术,另外低蛋白血症,高龄患者估计生存期不长,存在并发症,一般情况差,KPS 评分[即 Karnofsky(卡氏)功能状态评分标准,百分法]小于 60 分者也应该避免行胸膜固定术。

3.并发症及注意事项 胸膜固定术长期引流可引起胸腔继发感染;大量蛋白质流失加剧患者的恶病质;纵隔摆动危及生命等并发症。如果采用胸腔镜可以选择最佳入口放置引流管至最佳位置,可以分离粘连带,消除积液的分房,还可以直视下喷洒粘连剂直接行胸膜粘连术。从而减少甚至避免并发症的发生。

(张明周 李晓欧 吴艳秋 王关嵩)

第二节 纵隔镜检查及其临床意义

纵隔镜检查(mediastinoscope)又称"纵隔镜检查术"(mediastinoscopy),是一种用于上纵隔检查及活检的技术。在手术室全身麻醉条件下进行,将纵隔镜通过胸骨上凹切口插入纵隔腔内,可接近隆突、肺门、气管旁和支气管旁淋巴结及后上纵隔,直接观察纵隔腔内组织、淋巴结、血管、神经等,并根据病变进行相应检查与治疗。依据入路及范围分为标准的颈部纵隔镜术、胸骨旁纵隔镜术、扩大的颈部纵隔镜术等。

瑞典医师 Carlens 于 1959 年首先报道经胸骨上颈前切口的经颈纵隔镜检查术,以后该技术在临床上主要用于肺癌的诊断和分期,也是其他纵隔疾病的主要诊断方法之一。很多欧美国家把其作为肺癌患者的术前常规检查方法,是肺癌术前分期的金标准。近年来,随着对肺癌治疗前诊断和分期准确性的要求日益严格,纵隔镜对分期,治疗和临床研究的指导意义更是不容忽视。其操作简便安全可靠、敏感性及特异性都很高,目前仍是肺癌术前病理分期的最重要检查方法之一。

一、适应证、禁忌证及并发症

(一)适应证

检查适应证如下:①肺癌患者的术前临床分期;②原因不明的纵隔肿大淋巴结或肿物的诊断;③纵隔、肺门、肺疾病的诊断;④评估支气管肺癌手术切除的可能性;⑤对不能切除的纵隔、胸内病灶或肺功能不允许开胸的病例,用纵隔镜来获得组织学诊断,作为化疗或放疗的组织学根据;⑥用于安放心房起搏器,切断右侧迷走神经以解除晚期肺癌之疼痛。

(二)禁忌证

1. 绝对禁忌证 ①严重的贫血或凝血功能障碍;②主动脉瘤;③心肺功能不全。

2. 相对禁忌证 ①上腔静脉梗阻;②严重气管偏位;③血管畸形,主动脉弓动脉瘤;④纵隔纤维化;⑤伴有严重颈椎病或胸廓畸形者;⑥以往曾行纵隔放射治疗,纵隔镜,正中胸骨切开或气管切开术;⑦不能耐受全身麻醉。

(三)并发症

并发症发生率<3%,主要有出血、气胸、纵隔炎、喉返神经损伤、胸导管损伤引起的乳糜胸、颈切口感染;严重并发症发生率0.2%~0.5%,主要为大血管损伤、食管撕裂、气管撕裂;死亡率几乎为零。偶有颈切口肿瘤种植。

二、术前准备与操作方法及注意事项

(一)术前准备

按全麻醉做术前准备,其他准备同胸腔镜检查。

(二)操作方法

纵隔镜检查采用全身麻醉、单腔螺纹气管插管,在手术室中进行;患者取仰卧位,肩部垫高,头过度后仰,按胸骨正中开胸术消毒铺巾。于胸骨切迹上一横指、甲状腺峡部下方、双侧胸锁乳突肌间做 3 cm 横切口切开颈阔肌,沿颈白线锐性分离,并用小拉钩牵开两侧颈前肌群,至气管前筋膜将之剪开暴露气管前间隙,分离至气管软骨环,用示指(指甲面贴气管前壁)沿气管前间隙向下钝性分离触摸和推开气管两侧筋膜脂肪组织至两侧气管支气管拐角区,并尽可能向隆突下延伸。在气管前建立纵隔血管后"隧道",感觉有足够空间后自该"隧道"置入纵隔镜,用金属吸引器接头打开气管两旁筋膜脂肪组织,暴露包埋其中的淋巴结;将纵隔镜继续向隆突下延伸,用同样方法暴露其中的淋巴结,逐次对所暴露的第2、3、4和7组淋巴结的检查和活检。注意必先用细针穿刺淋巴结排除血管后再取活检。部分活检组织送快速病理,术中即可明确诊断。出镜后常规逐层缝合颈部切口。

(二)注意事项

只要方法掌握得当,纵隔镜是一项安全有效的诊断和分期手段。进镜前寻找气管前间隙十分重要,进镜后用纵隔镜吸引器对气管两旁的筋膜脂肪组织进行钝性分离,直到淋巴结或肿物完全显露再进行活检,可以避免对大血管的误伤。当淋巴结与静脉难以辨认时,建议用细针对其进行穿刺,见回血则不宜活检。损伤多发生在双侧的气管支气管拐角区,在右侧应注意奇静脉和右上叶动脉的分支,在左侧应注意左侧喉返神经。小的出血点可用电凝止血,当出现大出血时,首先用纱条进行纵隔填塞,通常5~10 min后能够控制止血,否则根据出血部位开胸止血。即使在有上腔静脉阻塞综合征的情况下,纵隔镜检查仍可进行。

三、临床意义

(一)纵隔疾病的诊断价值

有研究报道了纵隔镜用于纵隔肿物的诊断,诊断符合率83%~87%。主要疾病有纵隔转移癌、恶性胸腺瘤、结核、节病、淋巴结淋巴滤泡增生、成熟性畸胎瘤、肺炎性假瘤等。

(二)肺癌术前分期的意义

纵隔淋巴结转移是影响预后的不利因素,手术的疗效与能否达到完全切除有直接的关系,显著的纵隔淋巴结转移手术难于达到完全切除的效果。尽管CT、MRI以及PET/CT给治疗前的分期提供极有价值的证据,但仍然不能取代纵隔镜的诊断价值。纵隔镜正是迄今为止诊断最为准确手段;它不仅能使部分不适合手术的患者免受开胸之苦,同时又能为肺癌外科治疗方案的制定提供最佳依据。

(三)纵隔镜的敏感性、特异性和安全性

纵隔镜是判断肺癌纵隔淋巴结是否转移的最准确方法。纵隔镜手术在肺癌术前病理分期中,其敏感性和特异性可分别达到90%以上和100%。纵隔镜检查比较安全,手术并发症通常不超过25%,病死率低于0.5%,甚至可作为门诊手术。

(吴艳秋　李晓欧　张明周　王关嵩)

参考文献

1　潘祥林,王鸿利.实用诊断学[M].2版.北京:人民卫生出版社,2017:594-597.

2　JONATHAN P. Advances and controversies in thoracentesis and medical thoracoscopy[J]. Semin Respir Crit Care Med,2019,40(3):410-416.

3　TRUJILLO-REYES J C,MARTÍNEZ-TÉLLEZ E,RAMI-PORTA R,et al. Combination video-assisted mediastinoscopic lymphadenectomy and transcervical thoracoscopy[J/OL]. Multimed Man Cardiothorac Surg,2018,2018.

第91章

阴道镜与宫腔镜检查及其临床意义

第一节 阴道镜检查及其临床意义

阴道镜（colposcope）是一种妇科内窥镜，主要用于外阴、阴道、宫颈上皮内病变、早期宫颈癌及其他下生殖道早期病变的辅助诊断及评估。它是将充分暴露的阴道和宫颈光学放大 10～40 倍，直接观察这些部位的血管形态和上皮结构，以发现与癌变有关的异形上皮、异形血管，对可疑部位进行定位活检，以提高宫颈病变的确诊率。在过去的 50 年中，阴道镜结合宫颈癌筛查和治疗癌前病变，在降低宫颈癌的发病率和死亡率方面发挥了关键作用。

阴道镜检查（colposcopy）是通过阴道镜这个特定仪器，实时可视化评估宫颈，尤其是宫颈转化区（transformation zone，TZ），以发现宫颈鳞状上皮内病变（squamous intraepithelial lesion，SIL）和浸润癌。阴道镜也可用于其他情况，如对阴道外阴评估。阴道镜检查实践包括从宫颈视觉评估到活检采样的完整阴道镜操作。由于阴道镜印象的主观性和不精确性，还需对所有潜在病变进行活检，以明确最严重病变的组织病理学诊断。

一、适应证、禁忌证

（一）适应证

阴道镜检查的主要适应证：①异常或不确定的宫颈癌筛查结果。②可能提示宫颈癌的症状或体征，包括盆腔检查时发现任何可疑的宫颈异常，异常生殖道出血，或原因不明的宫颈阴道分泌物、宫颈脱落细胞学检查巴氏Ⅱ级或以上者、肉眼可疑宫颈恶变者、有接触性出血，肉眼观察宫颈无明显病变者。③既往治疗或未治疗的异常肛门生殖道细胞学或病理学。④外阴、阴道病变者。⑤宫颈锥切前确定病变范围者

（二）禁忌证

阴道镜检查无绝对禁忌证，其相对禁忌证即镜下活检的禁忌证为生殖道急性炎症、大量阴道出血、宫颈恶性肿瘤。

二、术前准备及注意事项与检查方法

(一)术前准备

术前准备如下:①询问病史、月经史,以选择合适的检查时间。②常规白带滴虫、真菌、巴氏涂片检查。③对可疑感染者应做阴道、宫颈管分泌物培养。对阳性者应先对症治疗。④术前72 h禁性生活,术前48 h禁阴道冲洗及用药,以免药物黏附于阴道和宫颈表面,影响检查结果,术前24 h禁妇科检查等阴道操作。

(二)注意事项

注意事项如下:①置阴道窥器时勿使用润滑剂,扩阴器应在直视下边扩张边置入,避免擦伤宫颈。②有可疑病变者宜在阴道镜下行活组织检查。③充分暴露宫颈管避免漏诊,注意转化区内移者。④检查时间选择,怀疑宫颈癌或宫颈上皮内瘤样病变无时间限制,了解宫颈管内病变宜于接近排卵期或排卵期,其他疾病则宜于月经干净后2周内。⑤阴道镜检查不能确定病变组织检查。⑥阴道镜检查和细胞学检查联合使用可降低漏诊率。

(三)检查方法与程序

1. 检查方法　①患者排空膀胱后,取膀胱截石位,用阴道窥器暴露宫颈阴道部。②用棉球轻轻拭去宫颈分泌物和黏液。用肉眼观察宫颈形态、大小、色泽、向斑及赘生物等。③打开照明开关,将物镜调至与被检部位同一水平,调节物镜距离,一般距宫颈20 cm左右,调节物镜焦距至物像清晰为止。在白光下用10倍低倍镜粗略观察宫颈外形、颜色及血管等,再用高倍镜识别宫颈病变。④用蘸有3%~5%醋酸的棉球涂擦宫颈表面,柱状上皮在醋酸作用下肿胀微白呈葡萄状,鳞状上皮色泽微微发白而无葡萄状改变,以此来鉴别鳞状上皮和柱状上皮。1~2 min后颜色变化完全出现,仔细观察可疑病变部位。若需长时间观察时,每3~5 min应重复涂擦3%~5%醋酸溶液1次。为清晰观察血管形态变化可用绿色滤光镜片检查。醋酸试验后用复方碘溶液涂抹宫颈表面,原始鳞状上皮染色呈深棕色,柱状上皮不染色,化生的鳞状上皮则根据化生的成熟程度不同而显示出染色的深浅不一,据此明确病变部位及范围。碘试验阴性区域(不着色区)为可疑病变部位,在阴性区取活检并送病理检查。

2. 检查程序　术者需先检查患者的外阴和阴道,然后再给宫颈涂抹3%~5%醋酸后放大观察宫颈情况,然后在宫颈涂抹3%~5%醋酸后,使用多倍放大镜,白光及(蓝或绿)滤镜检查宫颈。简化版阴道镜检查仅需用文字记录结果,而全面的阴道镜检查需使用图表、照片,尽量在病变部位做标注,并将结果导入电子病历中。需要强调的是,不论是简化版还是全面版,鳞柱交界(squamocolumnar junction,SCJ)的可见性,是否有醋酸白改变以及病灶情况均需详细记录。每一个阴道镜检查都要记录阴道镜评估印象(正常/良性或 LSIL 或 HSIL 或癌)。若有病灶,需记录其可见情况(完全或不完全),病灶的大小,位置和描述其特征(颜色、形状、边界、血管改变)。若需活检,应在 SCJ 取样,并记录是否行宫颈管取样活检术(endocervical sampling,ECS),如行 ECS,还需记录其方式。最后,所有术者均应告知患者病变活检及 ECS 的结果,以及后续的治疗计划。

三、临床意义

在阴道镜问世之前,基本上所有宫颈细胞学异常的女性都接受了子宫颈锥切或子宫切除术作为诊断和治疗的手段。阴道镜可同时定位并获取活组织检查,可更加精确诊断宫颈病变。此外还可以排除癌前病变,从而避免了不必要的锥切风险和手术并发症。这使接受手术切除患者的数量大幅减少,并将手术指征限制在已经确诊宫颈癌前病变或具有隐匿性浸润癌高风险的患者。

有效治疗宫颈癌前病变,需要阴道镜评估宫颈转化区,特别是病变的范围和识别鳞柱交界(SCJ)的可见性。最合适治疗方式的选择取决于子宫颈病变的特征、病变有无侵犯宫颈管内或向外累及阴道、SCJ的可见性和最显著异常的严重程度。在初始阴道镜检查时,如果评估确认为高级别病变,可以立即进行诊断性切除手术。这种"即查即治"(see-and-treat)的切除方法有可能提高患者依从性、降低失访率和避免对隐匿性癌进行消融治疗。

阴道镜检查在减少低级别病变过度治疗中同样有着重要的作用。这一点对那些宫颈异常细胞学发生率高,而宫颈上皮内病变自然消退率也高的年轻女性,特别是宫颈上皮内瘤变(cervical intraepithelial neoplasia,CIN)-Ⅱ患者尤为重要。目前的指南允许经过阴道镜评估后,对低级别病变和一些经过选择的高级别病变的年轻女性进行观察。

总之,阴道镜检查是对异常宫颈癌筛查结果初始评估的重要一步。它可评估宫颈癌前病变的风险。当明确为癌前病变时,阴道镜可提供个体化治疗方法所需的信息:病变大小、特征、位置和严重程度。依据阴道镜提供的病变程度和宫颈转化区大小实施切除手术,阴道镜对于用"即查即治"方法管理高级别宫颈细胞学异常的患者至关重要。另外,阴道镜也可用于患者的随访。

第二节　宫腔镜检查及其临床意义

宫腔镜检查(hysteroscopy)是一项新型微创性妇科诊疗技术,宫腔镜(hysteroscope)是应用于检查子宫腔和治疗的一种纤维光源内窥镜,包括宫腔镜、能源系统、光源系统、灌流系统和成像系统。它是利用镜体的前部进入宫腔,对所观察的部位具有放大效应,因直观、准确的特点成为妇科出血性疾病和宫内病变的首选检查方法。宫腔镜不仅能确定病灶存在的部位、大小、外观和范围,且能对病灶表面的组织结构进行细致的观察,并在直视下取材或定位刮宫,大大提高了对宫腔内疾病诊断的准确性。对于大部分适应于行诊断性刮宫的患者,先行宫腔镜检查明确病灶部位后再作活组织检查更加有效。宫腔镜在临床上可诊断和治疗多种疾病。以下是其在临床中的应用。

一、适应证、禁忌证及并发症

(一)适应证

宫颈镜检查的适应证如下:①异常子宫出血、宫内占位、宫内节育环异位、B超发现异常宫腔回声和(或)占位、输卵管碘油造影检查异常。②诊断并分离宫腔粘连、检查多次习惯性流产和妊娠失败的宫颈管或宫内原因。③检查与妊娠有关的疾病,如不全流产,胎盘或胎骨残留、葡萄胎、绒癌等,检查幼女阴道异物及恶性肿瘤。④早期诊断子宫颈癌和子宫内膜癌。⑤宫腔镜手术后的疗效观察,评估药物对子宫内膜的影响,经宫腔镜放置输卵管镜检查输卵管异常。

(二)禁忌证

宫颈镜检查的禁忌证如下:①盆腔感染,急性或亚急性生殖炎症。②大量子宫出血、近期子宫穿孔、要求继续妊娠者。③患有严重的内科疾患,难以耐受宫腔镜检查者。④血液系统疾病的后续治疗者,生殖道结核,未经抗结核治疗者。⑤浸润性宫颈癌。

(三)并发症

1.损伤　①原因:扩宫时,易发生宫颈撕裂、子宫穿孔。预防:可疑癌瘤、结核及哺乳期、绝经后妇女可与检查前放置宫颈扩张棒。膨宫压力过高,可发生输卵管破裂,少见。②预防:有控制装置可避免。

2.出血　检查后有少量出血,1周左右可自止,出血多时可对症处理。

3.感染　①原因:未控制炎症,器械消毒不严格、操作无菌观念不强。②预防:严格无菌操作。③处理:抗感染治疗。

4.心脑综合征　①原因:由于扩宫颈、膨宫致迷走神经张力增加。②表现:头晕、恶心、呕吐、面色苍白、心悸、心率减慢。③处理:吸氧,对症处理。

5.二氧化碳气栓、气腹　①气栓:操作时间长,宫腔灌注量过大,过快所致,表现气憋、胸闷。处理:停止操作,吸氧、静脉注射地塞米松 5 ~ 10 mg。②气腹:操作时间过长,气体入腹量过多,致腹胀、疼痛等。处理,气体吸收后缓解。

6. 过敏反应　①原因:对右旋糖酐-70(Hyskon 液)过敏。②表现:面色苍白、面部皮疹、哮喘。③处理:抗过敏。停用右旋糖酐-70 及羧甲基纤维素钠。

7. 膨宫介质进入血液　①原因:短期内膨宫压力较大,介质进入宫壁血管或淋巴管,可发生严重的并发症。子宫结核、黏膜下肌瘤、子宫内膜异常及近期宫腔操作、有创伤史者,易发生。②处理:应立即停止操作,吸氧,静脉注射地塞米松。避免过高压力。

二、术前准备及注意事项与检查方法

(一)术前准备

术前准备如下:①询问病史、月经史,以选择合适的检查时间。②常规做心肺检查,测血压、脉搏,查白带常规,行宫颈刮片检查。传染病检查(乙型肝炎表面抗原、HIV、HCV、RPR),肝功能、肾功能、心电图、血尿常规、凝血 4 项。③对可疑感染者应做阴道、宫颈管分泌物培养。对阳性者应先对症治疗。④术前 72 h 禁性生活,术前 48 h 禁止阴道冲洗及用药,以免药物黏附于阴道和宫颈表面,影响检查结果,术前 24 h 禁妇科检查等阴道操作。⑤检查时间除特殊情况外,一般以月经干净后 5 d 内为宜。

(二)注意事项

注意事项如下:①对不规则出血的患者在止血后任何时期都可进行检查,必要时给予抗生素预防感染。②在妊娠期不应检查,以免导致不良后果。③有急性生殖器炎症时不宜检查,以防炎症扩散。④在病变活动或出血时亦不宜做宫腔镜检查。⑤已确定为子宫内膜癌时亦不应检查,以免癌扩散。⑥检查后 2 ~ 7 d 内阴道可能有少量血性分泌物。⑦宫腔镜检查后保持会阴部清洁,术后禁止性生活 2 周和洗盆浴,以防感染,因为在此期间宫口尚未闭合紧密,容易使细菌侵入。⑧检查后必要时给抗生素预防感染,并针对原发病进行处理。

(三)检查方法与操作步骤

1. 麻醉及镇痛　可选择以下任何一种。

(1)消炎痛栓:检查前 20 min 将消炎痛栓 50 ~ 100 mg 塞入肛门深处。

(2)宫颈旁神经阻滞麻醉:两侧宫颈旁各注入 1% 普鲁卡因 5 ~ 10 ml。

(3)宫颈管黏膜表面麻醉:用长棉签浸 2% 利多卡因溶液插入宫颈管,上述宫颈内口水平,保留 1 min。

(4)子宫黏膜喷淋麻醉:0.25% 布比卡因 8 ml 通过特制管腔喷注器喷淋于子宫内膜表面,5 min 后检查。

2. 方法与步骤　取截石位,常规消毒外阴及阴道,用宫颈钳夹持宫颈前唇,以探针探明宫腔深度和方向,根据鞘套外径扩张至 6.5 ~ 7 号。常用 5% 葡萄糖注射液或生理盐水膨宫,先排空镜鞘与光学镜管间的空气,缓慢置入宫腔镜,打开光源,注入膨宫液,膨宫压力 98 ~ 112 mmHg,待宫腔充盈后,视野明亮,可转动镜并按顺序全面观察。先检查宫底和宫腔前、后、左、右壁再检查子宫角及输卵管开口。注意宫腔形态、有无子宫内膜异常或占位性病变,必要宫腔形态、有无子宫内膜异常或占位性病变,必要时定位活检,最后在缓慢推出镜体时,仔细检视宫颈内口和宫颈管。

3. 术后处理　①预防感染,适当使用抗生素。②休息 1 周。③术后数日有微热,1 周内少量出血,可不处理。

三、临床意义

(一)异常子宫出血

异常子宫出血(abnormal uterine bleeding,AUB)是妇科常见病,影响患者正常生活和工作。包括生育期、围绝经期及绝经后出现的异常出血,如月经过多、过频、经期延长、不规则出血以及绝经前、后子宫出血。妇科检查时多无异常发现,B超检查或盲目诊刮也常常误诊或漏诊,据报道漏诊宫内病变者高达10%~35%。临床中应用宫腔镜检查,不仅能准确确定病灶存在的部位、大小、外观和范围,对病灶表面的组织结构进行细致的观察,且能对可疑病变直视下活检,大大提高了宫内疾病诊断的准确率。

经宫腔镜检查所呈现的最常见病变为子宫肌瘤、子宫内膜增生和子宫内膜息肉,其次为子宫内膜癌。

(二)不孕症或习惯性流产者

通过宫腔镜检查宫颈管和宫腔及双侧输卵管开口,以发现干扰受精卵着床和(或)发育的病变;经宫腔镜检查发现导致的不孕及习惯性流产的宫内因素有先天性子宫畸形、黏膜下及壁间内突型子宫肌瘤、宫腔粘连(intrauterine adhesion,IUA)、子宫内膜息肉(endometrial polyp)、宫内异物等。

(三)宫腔内异物

各种异常声像学所见宫腔内异常回声或占位性病变均为间接检查结果,宫腔镜检查可为之进行确认、评估、定位,决定能否用宫腔镜技术取出。经宫腔镜检查发现宫内异物最常见的有宫内节育器(嵌顿、断片残留)及妊娠产物残留。

(四)黏膜下子宫肌瘤切除

黏膜下子宫肌瘤(submucosal fibroids)的主要临床表现为月经过多、经期延长。经宫腔镜治疗黏膜下肌瘤是应用宫腔电切镜的电极切除黏膜下肌瘤和内突壁间肌瘤的手术。术后月经量可明显减少,并保留患者生育能力。

(五)子宫内膜息肉切除

子宫内膜息肉是异常子宫出血与不育症的主要原因。通常的方法是盲目刮宫,但常遇到无法根治的问题,复发率高。宫腔镜子宫内膜息肉切除术是采用宫腔镜环形电极切除子宫内膜息肉及其蒂附着处2~3 mm的肌肉组织,并且不损伤周围正常子宫内膜,是治疗息肉的最佳方法。

(六)宫腔粘连

宫腔粘连是因子宫内膜受损后形成部分或全部粘连的病理现象,绝大部分由刮宫引起,主要表现为腹痛、经量减少及闭经、不孕等。在宫腔镜问世之前,IUA的诊断依靠病史、体格检查、试验室资料和子宫输卵管造影术(hysterosalpingography,HSG)。HSG对于可疑宫腔粘连能判断宫腔封闭的程度,但不能提示粘连的坚韧度和类型。在宫腔镜的直视下可排除30%的异常HSG结果,做出最终诊断,是诊断宫腔粘连的金标准,并可通过电切等手术操作进行分离。

(七)子宫纵隔切除

纵隔子宫(septate uterus)是最常见的子宫畸形,易发生早产、流产、胎位异常及产后胎盘滞留。子宫纵隔切除术(transcervical resection of septum,TCRS)是用宫腔镜环形电极和针状电极切开,切除或划开子宫纵隔组织以达到恢复宫腔正常形态和生育功能目的的手术。术时无明显出血,术后病率低,易被患者接受,术后4周可考虑妊娠。

(八)子宫内膜癌

子宫内膜癌(endometrial carcinoma)是常见的女性生殖道恶性肿瘤。子宫内膜癌的高危人群主要是围绝经期和绝经后妇女,为了明确子宫内膜的病变,传统的方法是诊断性刮宫,可能遗漏位于宫角深部或黏膜下肌瘤后方的小癌灶,部分子宫内膜区域刮不到,难以做出正确的判断。子宫内膜细胞学涂片有可能提供假阴性结果,尤其是高分化或小的肿瘤。近几十年诸多资料表明,宫腔镜检查直接活检和病理学是筛查高危人群、早期发现和准确诊断子宫内膜癌的最佳方法。

（谢荣凯　卢　岩）

参考文献

1　潘祥林,王鸿利.实用诊断学[M].2版.北京:人民卫生出版社,2017:598-607.

2　Moawad N S,Palin H. Hysteroscopic myomectomy[J]. Obstet Gynecol Clin North Am,2022,49(2):329-353.

3　LASMAR R B,LASMAR B P,MOAWAD N S. Hysteroscopic myomectomy[J]. Medicina(Kaunas),2022,58(11):1627.

4　宋冬梅,李天照,夏恩兰.宫腔镜检查诊断慢性子宫内膜炎的临床价值[J].中国妇产科临床杂志,2020,21(2):120-124.

5　张凤芝,谢俊房,白桦.宫腔镜检查患者疼痛管理的研究进展[J].中国内镜杂志,2017,23(9):84-88.

6　肖豫,刘玉环.454例不良孕产史患者宫腔镜检查的临床分析[J].中国妇产科临床杂志,2017,18(3):238-239.

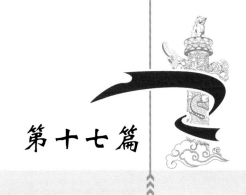

第十七篇

肺功能检查与诊断及其临床意义

内容概览

第 92 章　肺功能参数及其临床意义

第 93 章　气道反应性和气道阻塞可逆性检查及其临床应用

第 94 章　肺功能监测在机械通气时的临床应用

第 95 章　心肺运动试验及其临床意义

第 96 章　呼吸调节检测及其临床意义

第 97 章　动脉血气分析与酸碱平衡紊乱判断及其临床意义

第92章

肺功能参数及其临床意义

第一节 肺 容 积

　　肺容积(lung volume,pulmonary volume)是反映外呼吸的容积空间,即呼吸道与肺泡的总容积,在呼吸运动中,由于呼吸肌肉运动引起胸廓的扩张和回缩,导致胸腔内肺组织容纳的气量发生相应的变化。肺内容纳的气量产生相应的改变。其为具有静态解剖意义的指标(图92-1)。

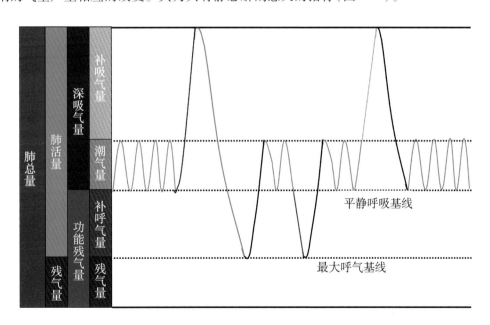

图 92-1　肺容积测定曲线

一、参 数 指 标

(一)基础容积指标

　　根据肺和胸廓扩张和回缩的程度,肺内容纳的气量产生相应的改变,可分为以下 4 种基础容积(量)和 4 种容量。

1. 潮气量　潮气量(tidal volume,V_T)是平静呼吸时,每次吸入或呼出的气量。

2. 补吸气量　补吸气量(inspiratory reserve volume,IRV)是平静吸气后所能吸入的最大气量。

3. 补呼气量　补呼气量(expiratory reserve volume,ERV)是平静呼气后能继续呼出的最大气量。

4. 残气量　残气量(residual volume,RV)是补呼气后,肺内不能呼出的留气量。

以上4种为基础容积,彼此互不重叠。

(二)其他容积指标

1. 深吸气量　深吸气量(inspiratory capacity,IC)为平静呼气后能吸入的最大气量。它是潮气量和补吸气量之和,是衡量最大通气潜力的一个重要指标。

$$IC = V_T + IRC$$

2. 功能残气量　功能残气量(functional residual capacity,FRC)为平静呼气后肺内所含有的气量。FRC在生理上起着稳定肺泡气体分压的缓冲作用,减少了通气间歇时对肺泡内气体交换的影响。如果没有FRC,呼气末期肺泡将完全陷闭。FRC增加提示肺泡扩张,FRC减少说明肺泡缩小或陷闭。

$$FRC = ERV + RV$$

3. 肺活量　肺活量(vital capacity,VC)为最大吸气后能呼出的最大气量。包括潮气量、补吸气量和补呼气量三部分。VC存在较大的个体差异,受年龄、性别、身材、呼吸肌强弱及肺和胸廓弹性等因素的影响。一般说,身体越强壮,VC就越大。VC与最大吸氧量存在很高的相关性,常用作评价人体素质的指标。

$$VC = IRV + V_T + ERV \text{ 或 } VC = IC + ERV$$

4. 肺总量　肺总量(total lung capacity,TLC)为深吸气后肺内所含有的总气量,即深吸气量加上功能残气量为肺总量。肺总量是肺容量指标中判断是否存在肺限制性疾病和疾病程度的最重要指标。

$$TLC = IRV + V_T + ERV + RV = IC + FRC = VC + RV$$

二、测 定 方 法

潮气量、深吸气量、补呼气量和肺活量可用肺量计直接测定。功能残气量、残气量和肺总量为静态肺容量,其组成部分均含有无法用肺量计直接测得的残气量,目前用气体标记检测换算法、气体稀释法的原理及体积描记法,又因检测方法不同故检测结果差异较大。

三、结果判读及临床应用

测量结果的临床意义:正常的肺容量值都与测试者的身高、年龄和性别有关,容量值与身高成正比,与年龄成反比,男性要比女性大,种族与体重也会影响测量值。反应肺部异常最有意义的指标是VC、FRC、RV与TLC。IC与ERV随着测试者的VC而改变,不是敏感的指标。

残气量(RV)与肺总量(TLC)的比值(RV/TLC%)对评价肺总量是非常有意义的。如在正常健康青年RV/TLC%应在20%～35%,并随年龄增加而增高。比值超过35%提示阻塞引起的气体滞留。值得注意的是当TLC与VC都低于正常值时,除病理性外,应排除测试者配合不当所引起的。

肺部病变引起的肺容量改变通常有限制型、阻塞型和混合型。同时还需结合时间肺活量指标[第一秒用力呼气量(forced expiratory volume in first second,FEV₁);FEV₁/VC_max,VC_mn 为 FVC_in、FVC_ex、VC_in 和 VC_ex 4 项指标中的最大值,in 为吸气、ex 为呼气]综合判断,如出现混合型先明确阻塞再分析限制。

限制型通常表现为所有肺容量值的下降,阻塞型表现在某些肺容量值的上升(表 92-1 ~ 表 92-4)。

表 92-1   限制型与阻塞型肺部病变引起的肺容量的改变

肺容量	限制型	阻塞型	
		气体滞留	过分充气
TLC	↓	N	↑
VC	↓	↓	N
FEV₁/VC	N/ ↑	↓	↓
FRC	↓	↑	↑
RV	↓	↑	↑
RV/TLC%	N	↑	↑

注:N 正常;↑增大;↓减少。

表 92-2   限制型的肺部病变

病变	临床表现
胸腔病变	胸腔积液、胸腔肿瘤等
肺部病变	肺炎、肺部巨大占位性病变、肺叶切除等
肺弹性回缩力增高	特发性肺间质纤维化、石棉肺、尘肺等
胸部畸形	脊柱后侧凸,胸廓成形术等
其他	神经肌肉疾患引起呼吸肌力量减弱,麻痹性疾患时肌肉功能丧失,部分术后对胸腔及膈肌影响等

表 92-3   阻塞型的肺部病变

病变	临床表现
气道炎症病变	慢性支气管炎、支气管哮喘等
肺弹性回缩力下降	慢性阻塞性肺气肿、老年性肺气肿等

表 92-4   肺容量异常的程度评价

肺容量	正常	类型	异常程度		
			轻度	中度	重度
TLC	80% ~ 120%	限制	70 ~ 80	60 ~ 70	<60
	预计值	阻塞	120 ~ 130	130 ~ 150	>150
VC	>90%	限制	70 ~ 90	50 ~ 70	<50
	预计值	阻塞	70 ~ 90	50 ~ 70	<50
FRC	65% ~ 135%	限制	55 ~ 65	45 ~ 55	<45
	预计值	阻塞	135 ~ 150	150 ~ 200	>200
RV	65% ~ 135%	限制	55 ~ 65	45 ~ 55	<45
	预计值	阻塞	35 ~ 150	150 ~ 250	>250

第二节 肺通气功能

肺通气功能（pulmonary ventilatory function）是单位时间随呼吸运动进出肺的气体容积，显示时间与容量的关系，并与呼吸幅度、用力大小有关，是一个较好地反映肺通气功能的动态指标。凡能影响呼吸频率、呼吸幅度和气体流速的生理、病理因素均可影响肺通气量。

肺量计（spirometer）是最常用的肺通气功能检查设备，除肺泡通气量外其余参数均能直接测定，肺量计检查（spirometry）亦是临床上最常用的检查方法。肺量计检查主要包括慢肺活量、用力肺活量及最大自主通气量检查。

一、参数指标

用力肺活量（forced vital capacity，FVC）通过标准的用力呼吸动作，通过肺量计检查设备检测出相应的测试曲线和指标。

（一）容积-时间曲线

容积-时间曲线（volume-time curve，V-T曲线）是呼气时间与容积变化的关系曲线（图92-2）。

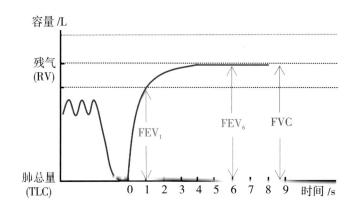

图92-2 容积-时间曲线（V-T曲线）

（二）流量-容积曲线

流量-容积曲线（flow-volume curve，F-V曲线）是呼吸气体流量随肺容积变化的关系曲线（图92-3）。曲线形状和指标大小取决于呼气力量、胸肺弹性、肺容积及气道阻力对呼气流量的综合影响。在F-V曲线的起始部分，呼气肌的长度最长，收缩力最大，流量也最大，图形上表现为流量迅速增至峰值，其值与受试者的努力程度有关，故称为用力依赖部分。在曲线的终末部分，呼吸肌长度显著缩短，收缩力显著降低，呼气流量与用力无关，流量的大小与小气道的通畅程度密切相关，故称为非用力依赖部分。V-T曲线和F-V曲线上的常用指标如下。

1. 用力肺活量　用力肺活量（FVC）指完全吸气至TLC位后以最大的努力、最快的速度做呼气，直至残气量位的全部肺容积。在正常情况下，VC与FVC相等。但在气流阻塞的情况下，用力呼气可致气道陷闭，VC可略大于FVC。

2. t秒用力呼气量　t秒用力呼气量（forced expiratory volume in t second，FEVt）指完全吸气至TLC位后在t秒以内的快速用力呼气量。按呼气时间，可分为$FEV_{0.5}$、$FEV_{0.75}$、FEV_1、FEV_3和FEV_6等指标，分别表示完全吸气后在0.5 s、0.75 s、1 s、3 s、6 s的用力呼气量。

3.一秒率　一秒率(FEV$_1$/FVC)是 FEV$_1$ 与 FVC 的比值,常用百分数(%)表示,是判断气流阻塞的主要指标。气流阻塞时,给予充足的呼气时间,受试者可充分呼出气体,FVC 可基本正常或轻度下降,但呼气速度减慢,FEV$_1$/FVC 下降;随着阻塞程度的加重,FEV$_1$/FVC 进一步下降;当严重气流阻塞时,受试者难以完成充分呼气,FVC 明显下降,FEV$_1$/FVC 反而升高。FEV$_1$/FVC 可反映气流阻塞的存在,但不能准确反映阻塞的程度。在严重气流阻塞的情况下,受试者充分完成 FVC 的时间显著延长,甚至达到 20 s 以上,但受试者难以耐受呼气时间过长,甚至晕厥,推荐以 FEV$_1$/VC$_{max}$ 取代一秒率来评价气流阻塞。其他情况不宜使用,否则易致误诊。

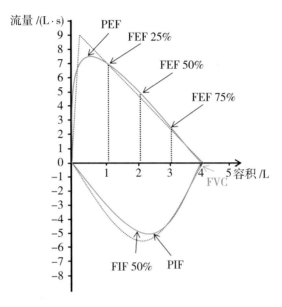

图 92-3　流量-容积曲线(F-V 曲线)

4.最大呼气中期流量　最大呼气中期流量(maximal mid-expiratory flow,MMEF)指用力呼出气量为 25%~75% 肺活量间的平均呼气流量,亦可表示为 FEF$_{25\%~75\%}$,最大呼气中段曲线处于 FVC 非用力依赖部分,流量受小气道直径所影响,流量下降反映小气道的阻塞。

5.呼气流量峰值　呼气流量峰值(peak expiratory flow,PEF)又称最大呼气流量,是指用力呼气时的最高气体流量,是反映气道通畅性及呼吸肌肉力量的一个重要指标。

6.用力呼出 x% 肺活的呼气流量　用力呼出 x% 肺活量的呼气流量(forced expiratory flow at x% of FVC exhaled,FEFx$_\%$)。根据呼出肺活量的百分率不同,可衍生出 FEF$_{25\%}$、FEF$_{50\%}$、FEF$_{75\%}$,分别表示用力呼出 25%、50%、75% 肺活量的呼气流量,单位是 L/s。

7.最大自主通气量　最大自主通气量(maximal voluntary ventilation,MVV)是指 1 min 内以尽可能快的速度和尽可能深的幅度重复最大自主努力呼吸所得到的通气量,即潮气量与呼吸频率的乘积。MVV 的大小与呼吸肌力量、胸廓弹性、肺组织弹性和气道阻力均相关,是一项综合评价肺通气功能储备量的指标。

二、测 定 方 法

肺通气功能是用不同原理的肺量计检测仪,通过相同的标准呼吸动作在专业技术人员的指导下,做出有质量的有效数据,辅助临床诊断。从检测开始到结束质量控制贯穿整个过程,质量控制直接影响临床判别。

结果判读及临床应用:气道通畅性、肺顺应性(肺泡可扩张及可回缩性)、胸廓顺应性、呼吸中枢及其支配神经通路、呼吸肌肉功能(主要为膈肌)等因素均可影响肺通气功能。

（一）判断通气功能障碍的类型及程度

1.通气功能障碍的类型　依其损害性质可分为阻塞性通气功能障碍、限制性通气功能障碍及混合性通气功能障碍。

（1）阻塞性通气功能障碍：是指由于气道阻塞引起的通气障碍，主要表现为 FEV_1 及其与 FVC 的比值 $FEV_1/FVC\%$ 的显著下降，<70%。该比值与年龄有关，少年儿童一般应>85%，青年>80%，中年>75%，老年>70%，或可依大于预计值-8%判断为正常。MVV、MMEF、$FEF_{50\%}$ 等指标也有显著下降，但 FVC 可在正常范围或只轻度下降。RV、FRC、TLC 和 RV/TLC% 可增高，气速指数<1，流速-容量曲线的特征性改变为呼气相降支向容量轴的凹陷，凹陷愈明显者气道阻塞愈重（图92-4）。引起气道阻塞的病变常见有慢性阻塞性肺疾病（chronic obstructive pulmonary disease，COPD）、哮喘等（表92-1）。阻塞性通气功能障碍的特殊类型如下。

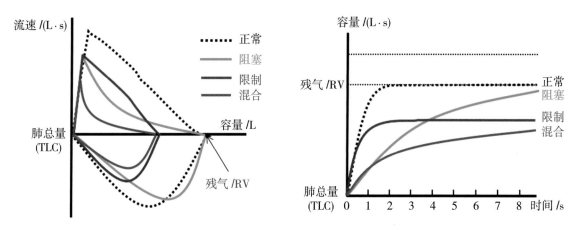

图 92-4　各种类型通气功能障碍的时间-容量曲线和流量-容积曲线特征

1）小气道病变：小气道病变是气道阻塞的早期表现，其病变部分是可逆的。小气道因其数量多，总横截面积大，对气流的阻力仅占总阻力的 20% 以下，因此，当它早期发生病变时，临床上可无症状和体征，通气功能改变也不显著，FVC、FEV_1 及 FEV_1/FVC 比值尚在正常范围，但时间-容量曲线的 MMEF 及流量-容积曲线的 $FEF_{50\%}$、$FEF_{75\%}$ 均有显著下降，反映该病对通气功能的影响主要为呼气中、后期的流速受限。当该 3 项指标中有 2 项低于正常预计值的 65%，可诊断为小气道病变。小气道病变常见于慢性阻塞性肺疾病早期、哮喘或吸烟者。

2）上气道梗阻：上气道梗阻（upper airway obstruction，UAO）是阻塞性通气障碍的一种特殊类型，上气道是指气管隆嵴（气管隆突）以上的气道，气管异物、肿瘤、肉芽肿、淀粉样变、气管内膜结核、喉头水肿、声门狭窄等均可发生 UAO。

依位于胸廓入口以内或胸外的上气道梗阻部分可分为胸内型或胸外型，依梗阻时受吸气或呼气流速的影响与否可分为固定型或可变型。①可变胸外型 UAO：由于梗阻发生于胸廓入口以外，吸气时气道内压下降低于大气压，使气管壁趋于闭陷，吸气阻力增加致吸气流速受限明显，但呼气时因气道内压高于大气压而使气道趋于扩张，故气流受限可不明显，流速-容量曲线上表现为吸气相平台样改变（图92-5），FEV_{50}/FIF_{50} 比值>1。由于胸外型 UAO 表现为吸气性呼吸困难，临床上出现三凹征，喉头部可闻及哮鸣音，临床上较易发现及处理，但胸内型 UAO 临床上不易诊断，易被误诊断慢性阻塞性肺疾病或支气管哮喘等疾病而延误治疗，应引起临床重视。②可变胸内型 UAO：当发生可变胸内型 UAO 时，由于吸气时胸腔内压下降，胸腔内压低于气道内压，肺因扩张而向外牵拉致气道扩张。吸气相气流受限可能不甚明显，但呼气时胸腔内压增高高于气道内压，使气管趋于闭陷，气道阻力增加因而阻塞加重，表现为呼气流速受限，尤为呼气早中期，$FEF_{200\sim1\,200}$，$FEV_{0.5}$ 等反映呼气早中期的流速显著下降，流速容量曲线表现为呼气相平台样改变（图92-6）。③固定型 UAO：当 UAO 病变部位较广泛或因病变部位较僵硬，气流受限不受呼吸相的影响时，则为固定型 UAO，吸、呼气流速均显著受限而呈平台样改变，FEF_{50}/FIF_{50} 比值接近 1

（图 92-7）。

　　上气道梗阻者其 MVV 下降较 FEV_1 下降更甚。

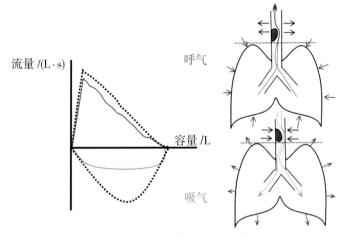

图 92-5　典型胸外型上气道梗阻

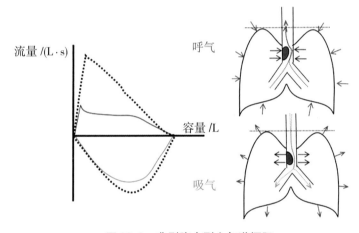

图 92-6　典型胸内型上气道梗阻

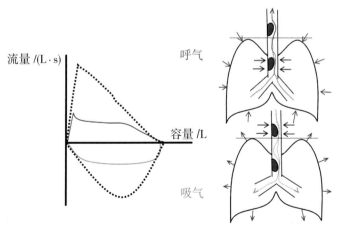

图 92-7　固定型上气道梗阻

　　3）单侧（左或右）主支气管完全阻塞：此时因只有健侧肺通气，而患侧肺无通气，形同虚设，肺功能检查可表现为限制性通气功能障碍，肺容量 VC（FVC）、TLC 等显著下降，应与引起限制性功能障碍的其他疾病鉴别。

4)单侧主支气管不完全性阻塞:流速-容量曲线表现为双蝶型改变(图92-8),这是因为健侧气流不受限而患侧气流受限,吸/呼出相早中期主要为健侧通气,患侧气则在后期缓慢吸/呼出所致,此类型病者的呼气相曲线易与一般的阻塞性通气障碍混淆,应结合吸气相改变及临床资料分析。

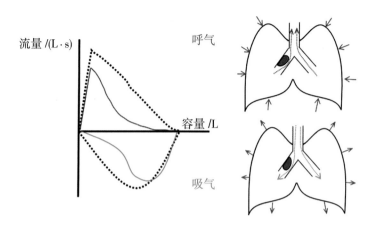

图92-8　单侧主支气管不完全性阻塞:典型双蝶型改变

(2)限制性通气功能障碍:是指肺容量减少,扩张受限引起的通气障碍,以TLC下降为主要指标,VC、RV减少,RV/TLC%可以正常、增加或减少,气速指数>1,流量-容量曲线显示肺容量减少。常见于胸或胸膜病变、肺间质病变等。

(3)混合性通气功能障碍:兼有阻塞性及限制性两种表现,主要表现为TLC、VC及FEV_1/FVC%下降,FEV_1降低更明显。流量-容量曲线显示肺容量减少及呼气相降支向容量轴的凹陷,气速指数则可正常,大于或少于1。此时应与假性混合性通气功能障碍区别,后者的VC减少是由于肺内残气量增加所致,常见于慢性阻塞性肺疾病及哮喘病者,做肺残气量测定或支气管舒张试验可资鉴别。

各类型通气功能障碍的判断及鉴别,见表92-5。

表92-5　各类型通气功能障碍的判断及鉴别

项目	阻塞性通气功能障碍	限制性通气功能障碍	混合性通气功能障碍
病因	呼吸道阻塞性疾病	弥漫性肺间质纤维化,肺肉芽肿病、肺水肿;胸、腹腔、胸廓疾病	兼有阻塞限制两种因素(COPD,哮喘)
通气功能特征	呼气流量降低	肺总量,肺活量降低,呼气流量正常	呼气流量降低,肺总量,肺活量降低
FVC、VC%预计值	正常或↓	↓～↓↓	↓～↓↓
MVV%预计值	↓～↓↓	正常或↓	↓～↓↓
FEV_1/FVC	↓～↓↓	正常或↑	↓～↓↓
MMEF%预计值	↓～↓↓	正常或↓	↓～↓↓
RV/TLC	↑↑	正常,↓或↑	↑～↑↑
TLC%预计值	正常或↑	↓～↓↓	↓
AVI	<1	>1	正常,大于或小于1

注:↓轻度降低,↓↓明显降低;↑轻度升高,↑↑明显升高。

2.通气功能损害的程度　不同的临床协会、研究组织对肺功能损害的程度评估标准有所不同。应注意虽然有证据显示肺功能损害的程度可能与疾病的发作频度、严重程度、生活质量、病死率等因素有关,但不能仅依此判断疾病的严重程度。举一个简单的例子,一个肺功能正常的哮喘患者在接触某过敏原(又称变应原)后可能会立即诱发严重的气道痉挛、窒息甚至死亡。因此,肺功能损害程度的判断应结合临床资料综合分析。

国内呼吸指南建议无论是阻塞性、限制性还是混合型通气功能障碍均以 FEV$_1$% 占预计值作为肺功能损害的程度分级,见表 92-6。

表 92-6　肺功能损害严重分级

严重程度	FEV$_1$占预计值%
轻度	≥70%,但<LLN* 或 FEV$_1$/FVC<LLN
中度	≥60% ~ <70%
中重度	≥50% ~ <60%
重度	≥35% ~ <50%
极重度	<35%

* LLN:正常值下限。

(二)判断气道反应性

临床上对气道反应性的检测可分为支气管激发试验和支气管舒张试验,详见相关章节。

(三)评估药物或其他治疗方法的有效性

通过治疗前后肺功能的测定,可对治疗疗效进行有效性评估,并常常作为优化治疗方案的重要评估手段。常用于支气管哮喘、慢性阻塞性肺疾病(COPD)、肺间质性病变等疾病的疗效评估。

(四)评估胸肺手术及劳动能力的耐受力

正常肺功能取决于胸廓完整,气道通畅,呼吸肌健全,胸廓及肺组织顺应性良好,以及肺组织血流灌注良好,胸腹部外科手术是创伤性治疗,可直接损坏胸廓完整性、损伤肺组织及损伤呼吸肌肉而影响肺功能,而术前肺功能检查,不但有助于确定手术适应证,且关系到手术及术后的安全性、疗效和术后生活质量的评价。

常用的通气功能检查检查项目有时间肺活量、最大通气量、肺容量(尤为残气量或功能残气量)、通气储备力。

预测术后肺功能值≈术前肺功能值×(1−将被切除的肺的通气值/总肺通气值)。同时,术前肺功能评价指标亦应结合患者的体质、年龄、术式、手术切除部位的大小、病灶的性质等因素综合判断,随着胸部外科技术及术后监护、康复技术的发展、手术适应证逐步放宽,因而术前肺功能的测定亦显得尤为重要。

此外,某些重体力活动需要有良好的肺功能基础。职业性肺损伤的评估也根据肺功能的结果做出判断。

(五)用力肺通气功能检查的禁忌证

近周内有大咯血、气胸、巨大肺大疱且不准备手术治疗、心功能不稳定者慎做需用力呼气的肺功能检查。

第三节　呼吸峰值流量

呼气流量峰值是检查肺通气功能的常用项目之一,与肺量计测定的第 1 秒用力呼气量(FEV$_1$)具有良好的相关性,能较好地反映气道的通畅性,也可用于测定大气道功能和了解呼吸肌肉力量。

一、参 数 指 标

呼气流量峰值(peak expiratory flow,PEF)是指用力呼气时的最高流量,亦称最高(大)呼气流量、呼气流量峰值(速)等。

呼气流量峰值变异率(peak expiratory flow variability,PEFR)是指一定时间内 PEF 在各时间点或时间段的变化程度,能较好地反映气道的舒缩功能,是检测气道反应性和(或)可逆性的重要肺功能检查项目之一,主要用于支气管哮喘(哮喘)的诊断和病情监测。正常情况下人体 PEF 也有一定波动,一般清晨最低、下午最高,但变化程度较小;非稳定期哮喘患者 PEF 变异率较大,并随患者病情改变而变化,在临床中被广泛应用。

二、测 定 方 法

PEF 测定通过受试者正确的操作机械式峰流量计和电子式峰流量计,至少检查 3 次,若 3 次实测值之间差异过大,应注意检查方法是否正确。可重复多次,使最佳 3 次之间差异<5%,或 3 次中最佳 2 次的实测值差异<40 L/min;取最高值记为 PEF。也可通过肺量计做用力肺活量得出 PEF。

三、结果判读及临床应用

呼气流量峰值及呼气流量峰值变异率也较好地反映气道的舒缩功能。是气道可逆性检查的内容之一。正常人体有一定的生物钟规律,人体的某些代谢和功能会随时间的变化有一定的改变。正常人 PEF 在清晨最低,下午最高,但变异较少(<12%)。支气管哮喘患者因气道敏感性较高,舒缩变异较大,故最高呼气流速的变异也大(常>15%)。最高呼气流速的变异也随着病情的好转而减少,或恶化而增大。因此监测 PEFR 可准确地反映哮喘的病情严重程度和变化趋势。由于 PEFR 监测常需连续多天监测,故需患者配合及掌握测定的方法。可于每天的早晚各测定 1 次,或每天测定 4 次(06:00,12:00,18:00,24:00),每次最少吹 PEF 3 次,记录最高值。PEFR 的计算:$PEFR = 2 \times (PEF_{最高值} - PEF_{最低值})/(PEF_{最高值} + PEF_{最低值}) \times 100\%$。

结果判断:PEFR≥15%,气道可逆性改变程度较高,提示支气管哮喘。PEFR<15%,需排除仪器的故障和患者能否很好地掌握测定技术的因素。

一般用 PEF 实测值占正常预计值的百分率 来判断。如果 PEF 占预计值%≥80%,提示 PEF 正常或无呼气气流受限;PEF 占预计值% 在 60%～79%,提示轻至中度的呼气气流受限;如果 PEF 占预计值%<60%,提示呼气气流受限程度较重。

对于部分 PEF 占预计值% 在正常范围,但却有典型哮喘症状的患者,可取个人最佳值(指经过积极治疗后 PEF 最大值或无症状时的 PEF 最大值)作为判断参考标准且每年应当随着受试者年龄的增长更新,但需要注意这只是一个相对值。

对于 PEF 变异率对可变呼气气流受限的判断:①监测 PEF 每日 2 次,最少监测 2 周;若成人 PEF 平均变异率>10% 或 PEF 周变异率>20%;儿童 PEF 平均变异率>13%,均证实存在可变的呼气气流受限。值得注意的是,"PEF 平均变异率"指最少连续 7 d 内每日 PEF 昼夜变异率的平均值(每日 PEF 昼夜变异率之和/7);"PEF 周变异率"指 2 周内 PEF 最高值和最低值的变异率[(2 周内最高 PEF 值-最低 PEF 值)/[(2 周内最高 PEF 值+最低 PEF)×1/2]×100%],两者有明显的区别。②使用 4 周抗感染治疗并排除呼吸道感染后,PEF 较基础值上升>20% 可证实存在可变的呼气气流受限。③儿童运动后 PEF 下降>15%,可作为儿童运动激发试验的阳性判断标准之一,证实存在可变的呼气气流受限。④儿童在临床随访期间 PEF 下降>15%(可能包含呼吸道感染),也证实存在可变的呼气气流受限。

第四节　气体分布

正常人无论在动态还是静态均存在通气分布不均现象,它不仅是通气功能异常的结果,而且也是换气功能异常的原因之一。弥漫性支气管肺疾病可加剧这种分布不均,通气血流分布不均是动脉低氧血症的最常见原因。测定通气在肺内的分布对判断病理状况下病理生理改变有重要价值。

一、通气分布不均产生机制

(一)生理因素

1.年龄　随着年龄增加,通气分布不均亦增加,可能是肺的退行性改变所致,也可能与吸入的有毒物质长期作用于呼吸道有关。通气分布不均无性别差异。

2.胸廓　由于胸廓上部和底部外形的差异,胸廓上部的活动度和肋骨弯曲度均较小,吸气过程中肺底部容积的增加量比肺尖部多,上胸部每100 g肺组织在吸气过程中肺容积增加量仅为下胸部的2/3。

3.横膈　在吸气过程中,横膈下降使肺下叶扩张比上叶明显;上叶的向下运动受气管支气管牵拉,其运动幅度较下叶小。

4.体位　体位亦影响通气在肺的分布,肺组织和血液因重力和肺自身重量对肺顺应性分布的影响与通气的垂直分布不均匀密切相关。在失重状态,通气分布不均匀的解剖因素仍存在,但不会引起局部肺单位萎陷。

(二)病理因素

生理因素产生了一定程度的通气不均匀分布,肺和气道的病理改变则加重了此现象。局部肺组织弹性改变,如肺纤维化,将影响肺顺应性。在一定的跨肺压差,肺组织顺应件越小,肺组织的扩张度亦越小。局部气道阻塞,如肿瘤压迫气道,增加了气流阻力,使某些肺区域通气不良。胸腔积液可限制肺扩张,使肺顺应性下降,导致通气不均匀分步。

二、通气分布的检查方法

1.单次呼吸氮气呼出试验　主要指标是ΔN_2和Ⅲ相斜率。前者为呼出气750~1 250 ml的氮气浓度差。健康年轻人平均值为0.5%~1%;70岁时,增加至3%;慢性阻塞性肺疾病(COPD)患者因吸气期间气体分布不均和呼气期间气体的非同步排空而使此值明显增高达10%。后者即每升呼出气体所增加的氮气浓度,$\Delta N_2/L$表示,健康人平均为(1.98 ± 1.37)%/L。

2.7 min氮气清洗法　令受检者呼吸纯氧7 min,每一次吸入的纯氧均稀释了肺泡内的氮气浓度,同时每次呼气均可带走一些肺泡氮气,即所谓的氮气的"洗出",在吸入纯氧7 min末嘱受检者做最大呼气至残气位,测定呼出气氮气浓度的变化。

如全肺肺泡通气分布均匀,则在7 min末其肺泡内气体氮气浓度将低于2.5%(20岁以下<1.5%,20岁以上<2.5%)。可是如存在肺泡通气不良,这些肺泡获得的纯氧少,氮气不易被稀释和洗出,则在7 min末肺泡氮气浓度仍相当高。当这些肺泡被一次用力呼气所排空时,则总的呼出肺泡气的氮气浓度可能大大超过2.5%。但是,在过度通气的患者,如单次呼吸氮气呼出试验表明存在明显通气分布不均,而7 min氮气清洗法的结果却可能正常。

3.体积描记仪检查　单次呼吸[如肺一氧化碳弥散量(diffusion capacity for carbon monoxide of lung, D_LCO)检查时]和体积描记仪测定的肺总量(TLC)之间存在显著容积差别,提示通气分布不均。通常采用单次呼吸法测定的TLC仅代表了与气道相通的肺泡的总容积;而通过体积描记仪测定的TLC则包括整个胸腔内的气体容积(不论是否与气道相通,甚至在气胸患者,亦包括胸膜腔内的气体)。如存在通气不良的肺泡,则可能发生"气体陷闭",2 种方法测得的 TLC 势必存在差异。同理,单次呼吸测得和体积描记仪测得的肺泡通气量的比值亦可作为通气分布不均的指标之一,该指标值一般为 1.0~0.85,<0.85 即提示存在通气分布不均。

4.示踪气体显示法　通过放射性惰性气体(如^{133}Xe)或气溶胶(如 ^{99m}Tc-DTPA)经气道吸入后,在肺内的分布与肺的局部通气量成正比,通过体外探测肺内放射性示踪剂的分布,可以观察肺的局部通气功能。正常情况下,可见两肺野内放射性均匀分布;在支气管阻塞的相应部位,放射性惰性气体或气溶胶不能被吸入,扫描图上呈现放射性缺损。气溶胶吸入显像已经广泛应用于临床,代替^{133}Xe 肺通气显像。主要因为^{99m}Tc 半衰期短、能量适合于 γ 显像,价格便宜,且吸入一次可进行多个体位的显像,以便和肺灌注显像的结果进行严格的对比。在临床工作中,检测通气平面图像(前、后、侧、斜位)的方法已由单一的扫描发展为 γ 照相;三维图像可通过单光子计算机发射断层扫描(SPECT)获得,但使用较少。

第五节　弥散功能

肺弥散功能是指某种肺泡气通过肺泡-毛细血管膜(由肺泡上皮及其基底膜-肺泡毛细血管内皮及其基底膜以及 2 个基底膜之间的结缔组织所构成)从肺泡向毛细血管扩散到血液并与红细胞中的血红蛋白(Hb)结合的能力。在肺泡-毛细血管膜中进行交换的气体主要是氧气(O_2)和二氧化碳(CO_2)。由于直接计算氧气的弥散量需测定肺毛细血管血氧平均分压方法复杂;而一氧化碳(CO)与血红蛋白的结合力比 O_2 大210 倍,生理范围内的氧分压不是一个主要干扰因素;除大量吸烟者外正常人血浆中一氧化碳含量几乎为零,便于计算检查中一氧化碳的摄取量;而且一氧化碳在转运过程中极少溶解在血浆中,所以一氧化碳成为测定肺弥散功能的理想气体。1915 年 Krogh 根据弥散原理,最先提出用一氧化碳测定肺弥散量。

利用一氧化碳进行肺弥散功能检查有许多不同的方法,包括一口气呼吸法、一氧化碳摄取法、恒定状态法、重复呼吸法以及最近发展的操作简单无须屏气的内呼吸法,但以 Ogilvie 等建立的一口气呼吸法肺一氧化碳弥散量(D_LCO single-breath method,D_LCO-sb)最为常用。

一、肺弥散功能的测试

肺弥散量(diffusion capacity of lung,D_L;简称弥散量)的测试是检查肺的某种肺泡气通过肺泡毛细血管途径到血液内与血红蛋白结合的能力。气体交换的动力取决于该气体的肺泡(P_{Agas})与毛细血管(P_{Cgas})的分压差。某种气体的弥散能力(D_{Lgas} 或者 D_{gas})与在特定的分压差下该气体通过肺泡毛细血管路径的量有关,如果这个路径的条件保持不变,分压差越大,进行交换的气体便越多。

对于一个已知溶解度的气体,D_{Lgas} 是由两个因素决定:单位时间内该气体通过肺泡及肺毛细血管进行气体交换的量(V_{gas};ml/min);该气体沿着弥散途径的分压差($P_{Agas}-P_{Cgas}$;mmHg)。

以下的公式表示了弥散能力与上述两个因素的关系:

$$D_{Lgas} = \frac{V_{gas}(STPD)}{P_{Agas}-P_{Cgas}}$$

其中 P_{Agas} 与 P_{Cgas} 的值为该气体在各自生理部位的平均值。

肺的弥散功能不单受上述因素的影响,肺的通气血流比例(ventilation/perfusion ratio,$\dot{V}/\dot{Q}$)同样也可影响肺内的气体交换,另外,用于决定 D_{Lgas} 的测试过程并不能真正代表实际的肺弥散功能。影响的因素很多,有人认为用转移因子(T_{gas})来表示肺气体交换的功能比 D_{Lgas} 更为准确,目前 D_{Lgas} 仍广泛运用。

用于测量 D_{Lgas} 的气体必须满足两种生理要求：①该气体必须能够沿着肺泡-肺毛细血管途径弥散；②该气体必须能够与血红蛋白结合，被血红蛋白携带及转运。

这样，仅有两种气体——氧气和一氧化碳可被考虑。使用氧气进行弥散功能的测定会是最有临床意义的方法，然而有许多原因限制了氧的弥散能力的测定。毛细血管氧分压（partial pressure of oxygen in capillary blood，P_cO_2）并不是稳定的，当血流经过肺泡时，P_cO_2 的增加为非线性的。虽然可测定 P_cO_2 的平均值，但方法很复杂而且不准确，影响氧弥散功能测定的准确性。

一氧化碳（CO）是测定气体弥散功能的理想气体。CO 透过肺泡毛细血管膜以及与红细胞血红蛋白反应速率与 O_2 相似；除大量吸烟者外，正常人血浆内 CO 含量几乎是零，因而便于计算检查中 CO 的摄取量；CO 与血红蛋白的结合力比 O_2 大 210 倍，因此生理范围内的 O_2 分压不是一个主要干扰因素。CO 在转运过程中是几乎没有溶解在血浆中的，这样平均毛细血管的一氧化碳分压（P_cCO）为 0 mmHg，基于这个原因 P_ACO-P_cCO 之差（CO 肺泡-毛细血管分压差）就可以被认为等于 P_ACO。

应用 CO 进行测定时，肺 CO 弥散量（D_LCO）系指 CO 气体在单位时间（1 min）及单位压力差（1 mmHg）条件下所能转移量（ml）。可以下式表示：

$$D_LCO = \frac{V_{CO}(STPD)}{P_ACO}$$

注：STPD：standard temperature and pressure，干燥状态下标准温度和压力，dry 为标准条件。单位是 CO ml/（min·mmHg）。

二、肺弥散功能检查指标

1.肺一氧化碳弥散量和肺一氧化碳弥散因子　D_LCO 是指一氧化碳在单位时间（1 min）及单位压力差（1 mmHg=0.133 kPa）条件下从肺泡转移至肺泡毛细血管内并与血红蛋白结合的量（ml 或 mmol），其单位是 ml/（min·mmHg）或 mmol/（min·kPa），是反映肺弥散功能的主要指标。肺弥散能力不仅受毛细血管膜的影响，也受毛细血管血流的影响，有学者提出用转移因子（T_L）代替弥散量（D_L），检测方法、单位、意义与 D_LCO 相同。

2.肺泡容量　吸入气量中能达到肺泡并进行气体交换的容量，用于估算肺内一氧化碳能够扩散并通过肺泡毛细血管膜的肺容积，其单位是 L，正常受试者肺泡容量（V_A）近似等于 TLC 减去无效腔气量。

3.肺一氧化碳弥散量与肺泡容量比值　肺一氧化碳弥散量与肺泡容量比值（D_LCO/V_A）也称单位肺泡容积的弥散量或比弥散量，由于弥散量受肺泡容量影响，肺泡容量减少可导致 D_LCO 减少，评价弥散功能时应该考虑受试者的肺泡容量（V_A），以排除肺容积对弥散量的影响，临床上常用 D_LCO/V_A 作矫正。D_LCO/V_A 更容易区分肺部与肺外的病理生理改变。但由于 D_LCO 与 V_A 的关系不是线性且显著小于 1:1，因此不能准确校正容量的影响。

4.每升肺泡容积的一氧化碳弥散量　其单位是 mmol/（min·kPa），意义同 D_LCO/V_A。

5.校正后 D_LCO 值　校正后 D_LCO 值（D_LCOc）常用血红蛋白、吸入气氧分压（inhaled partial oxygen pressure，PIO_2）和碳氧血红蛋白（carboxyhemoglobin，COHb）进行校正。

三、影响肺弥散量的因素

1.身高或体表面积　弥散量与身高或体表面积成正相关，即身高或体表面积越大，D_LCO 就越大。由于 O_2 耗量随身高或体表面积增加而增加，而肺泡动脉血 O_2 分压不受身材影响，故 O_2 耗量增加必然伴有弥散量增加。

2.年龄　弥散量直接与年龄成负相关，即其随年龄的增加而减少，减少程度为每年 0.01~0.24 ml CO/（mmHg·min），减少原因可能与有功能的毛细血管床的变化或通气血流分布的变化有关。

3.性别 相同年龄组,男性弥散量较女性为大;儿童的弥散量仅受身高的影响,而不受年龄及性别的影响。

4.血红蛋白 弥散量与血红蛋白水平呈正相关,即血红蛋白水平越高弥散量会越大。受试者的血红蛋白每上升或下降1 g,弥散量便会上升或下降7%。在一些弥散量正常统计值的计算公式中包含了血红蛋白的关系,而使用那些没有考虑血红蛋白影响的预计公式时则需要在测试结果与正常预计后比较以前先校正为下列公式:

$$Hb\ 校正=\frac{1}{0.07\times Hb(mg)}$$

$$D_L CO(校正)=D_L CO(实例)\times Hb\ 校正$$

5.测试方法 用恒定状态法测试的弥散量要比单次呼吸法少30%。一次呼吸法测定时肺容积为TLC,而重复呼吸法测定时,肺容积在TLC与RV之间。由于重复呼吸法测定时肺容积较小,因而弥散量测定值较一次呼吸法为小。

6.测试时间 若每天从清晨开始计算,弥散量测定值以每小时递减1.2%~2.2%,所以同一受试者在同一天不同时间测量时,结果的重复性会受影响。

7.体位 有报道卧位较坐位时弥散量增加14%~20%,而坐位较立位时增加13%。部分原因是立位时肺血流量最小,由立位改为卧位或头低位时,肺血流量逐渐增加,故测定弥散量时需注明受试者的体位。有测定正常人从坐位改为卧位时 V_c 与 D_m 的改变,说明卧位时弥散量增加主要系由于肺血流量增加,原因为闭合的肺毛细血管开放,使血流量与弥散面积增加。在正常情况下,肺毛细血管仅很少部分开放。除肺血流量以外,肺血管压和通气-血流分布也是重要因素。

8.运动 运动时测定的弥散量比静息时的要明显增加,这是因为运动时肺血流量及肺血管压力的增加而使 V_c 及 D_m 增加。运动时肺血流量增加原因,可能由于已开放的肺毛细血管的扩张,或闭合的毛细血管于运动时开放,以致肺毛细血管床增加。

9.体温 肺弥散量随体温的降低而减少。麻醉狗实验说明,体温每降低1 ℃,弥散量减少5%。体温降低可使CO在肺泡膜的溶解度增加,但弥散系数、肺血流量以及肺血管压力均降低,体温明显降低时,可使弥散量减少,发热对弥散量无明显影响。

10.吸烟 吸烟可使弥散量减少,这是因为吸烟可使血液中的与CO结合的血红蛋白的浓度增高,测试时CO的弥散量下降。

11.胸腔压力 当胸腔压力增加时,如见于正压人工呼吸与屏气法(Vasalval 法)呼吸动作时,由于阻滞了静脉回流,导致血流量的减少、弥散量的减低。但胸腔压的改变对弥散功能的影响并不大。

12.肺泡 O_2 分压 增加吸入 O_2 浓度对肺泡膜弥散能力无影响,但对血红蛋白摄取CO能力产生影响,如肺泡内 O_2 浓度增加(达40%~100%),则 O_2 对CO与血红蛋白的竞争也增加,红细胞对CO的摄取率将会降低,所以对于刚吸 O_2 的或是刚做完气体稀释检查的患者要间隔20 min 后再进行弥散量的测定以避免高浓度 O_2 的影响。肺泡 O_2 浓度减少(10%~20%),则 O_2 对CO与血红蛋白的竞争减少,而血红蛋白对CO的摄取率增加。

13.高原 因为大气压下降使肺毛细血管血流量增加,加上大气的 O_2 浓度要下降,所以CO的弥散量增加。弥散能力增加的原因可能由于遗传因素,或出生早期的 O_2 刺激对肺发育的影响。

四、临床应用

凡能影响肺泡毛细血管膜面积与弥散能力、肺泡毛细血管床容积以及CO与血红蛋白反应者,能影响CO弥散量,使测定值降低或增高。应该指出的是,弥散功能障碍极少是唯一的生理异常。疾病过程中,肺泡膜增厚或面积减少总是导致通气与毛细血管血流的不均。

（一）弥散量增加的病理生理状态或疾病

能使肺毛细血管流量增加，使正常情况下很少开放的肺毛细血管开放的生理或病理状态，均能使弥散量增加。如左向右分流的先天心脏病变、世居高原的居民、运动过程、左心衰竭、平卧体位、肥胖、早期的红细胞增多症及部分弥漫性肺泡出血等均可以引起 $D_L CO$ 增加。

（二）弥散量减少的生理病理状态或疾病

引起弥散量减少的病理状态比较多，主要是弥散距离增加，如间质性肺疾病、肺水肿；肺泡破坏引起的肺毛细血管床减少导致弥散面积减少，如肺气肿，肺切除术后等；肺血管疾病，如肺动脉高压、肺血管炎、肺栓塞等；贫血等引起血红蛋白水平下降；少数过度肥胖、右心衰竭、红细胞增多症及弥漫性肺泡出血等均可引起 $D_L CO$ 下降。此外一些肺外疾病，如糖尿病、肾功能不全、甲状腺功能亢进、化疗药物及抗心律失常药物的长期使用也会造成 $D_L CO$ 的降低。

弥散量的测试对判断 COPD 的严重程度是没有帮助的。呼气流速及肺活量的测定对 COPD 严重程度的评价远比弥散功能准确及敏感。然而，弥散功能有助于气道阻塞或肺气肿的分类。若一定程度的气道阻塞，弥散功能接近正常的基础病变是慢性支气管炎，因为支气管阻塞而肺实质不受影响；而弥散功能下降的基础病变则是慢性阻塞性肺气肿，肺泡的破坏引起肺毛细血管床的减少，通气血流比例失衡也是导致弥散量下降的重要原因。

仅仅口气呼吸法肺一氧化碳弥散量（$D_L CO\text{-sb}$）的异常还不能很完整地说明受试者肺部病变的情况，在评价弥散功能时应该考虑受试者的肺容量，如以下公式。

$$D_L/V_A = \frac{D_L CO\text{-sb}}{V_A}$$

D_L/V_A 更容易区分肺部的病理生理的改变，特别是当弥散量下降时。按 D_L/V_A 的改变，可以出现以下 3 种情况。

其一，弥散量（D_L）增加而肺容量（V_A）相对不变，这样 D_L/V_A 是升高的。如左向右分流的先天心脏病、世居高原的居民、运动状态、左心衰竭、仰卧位及早期的红细胞增多症。

其二，D_L 与 V_A 都下降，这样 D_L/V_A 有可能正常、轻度升高或轻度下降。如肺叶切除（D_L 与 V_A 的下降是平衡的）、石棉肺、慢性过敏性肺炎、恶性肿瘤的肺淋巴道转移、急性间质性肺炎（Hamman-Rich 综合征）、肺部组织细胞增多症、氧中毒性肺炎、放射性肺间质纤维化、肺结节病、硬皮性肺病、系统性红斑狼疮的肺部受。

其三，D_L 下降而 V_A 正常或增加，或轻度下降，这样 D_L/V_A 是下降的。如：V_A 正常示贫血、肺栓、早期肺胶原–血管病、早期粟粒的肺结核、早期肺结节病。

V_A 增加示慢性阻塞性肺气肿；V_A 轻度下降示肺泡蛋白沉着症。

五、结 果 判 读

弥散功能检查结果是否正常，需与正常预计值进行比较，判断是否在正常范围，正常范围通常以95% 人群可达到的数值为界，即预计方程的 95% 可信区间，高于这个最低临界值视为正常，此值称为正常值下限（lower limits of normal，LLN）。理论上 LLN 是判断肺弥散功能结果最可靠的标准，但计算 LLN 较为烦琐，所以为了临床应用方便，$D_L CO$、$D_L CO/V_A$ 等指标直接以预计值的 80% 为 LLN，低于该值视为异常。肺弥散功能损害严重程度分级。①正常：DLCO 占预计值% ≥80% 或 LLN。②轻度障碍：60% ≤ DLCO 占预计值% <80% 或 LLN。③中度障碍：40% ≤DLCO 占预计值% <60%。④重度障碍：DLCO 占预计值% <40%。

要结合受试者的病史及临床表现来分析弥散量受损的严重程度，当受试者出现了弥漫性的肺间质病变时，弥散量低于正常值的 40% 说明受试者的弥散功能已是严重损害。

第六节 呼 吸 调 节

呼吸调节是在中枢神经系统的控制下,在呼吸系统的感觉神经(神经性反射)和体液化学的变化的反馈调节下,通过多种呼吸肌肉的活动与呼吸系统共同配合来完成的过程,最终达到满足机体代谢对通气量的需要,维持动脉血氧分压(PaO_2)、动脉血二氧化碳分压($PaCO_2$)和酸碱度(pH 值)稳定的目的。呼吸调节是一种很复杂的功能,调节的内容包括呼吸中枢驱动、呼吸节律、通气量和呼吸形式等。

一、中枢神经调节

呼吸运动主要是自主节律的,但亦受大脑皮质控制而产生随意的呼吸动作。参与呼吸调节的中枢神经结构比较复杂,简要归纳如下。

1. 延髓的呼吸节律中枢　延髓是基本呼吸节律的起源,具结构比较分散,包括疑核、孤束核和后疑核的呼吸神经元。

2. 呼吸调节中枢　位于脑桥的网状结构下,包括长吸中枢和呼吸调整中枢。长吸中枢能兴奋延髓的呼吸节律中枢,促进吸气;而呼吸调整中枢可抑制长吸中枢的活动和直接抑制延髓的呼吸节律中枢的吸气神经元,起到调节呼吸节律的作用。

3. 大脑皮质　在大脑皮质中,边缘叶-下丘脑系统与呼吸运动有关,在一定限度内可以随意控制呼吸的频率、节律和深度,也可以随意控制屏气和配合唱歌、谈话等与呼吸有关的活动。这种随意的呼吸运动的驱动,通过大脑皮质的运动区和运动前区,再经过皮质脊髓束下传到呼吸肌肉。

二、神经反射调节

气道和肺内存在丰富的感觉神经,对正常和疾病过程中的呼吸活动起到调节作用。

1. 肺牵张反射(黑伯氏射)　当肺被充气牵张时,位于支气管和细支气管的牵张感受器受到刺激,将冲动经迷走神经传入脑干的孤束核,抑制该处的吸气神经元,防止进一步充气。呼气时肺缩小,牵张感受器受到的刺激减弱,传入冲动减少,这样就解除了吸气神经元的抑制,有利于下一周期吸气的开始。肺牵张反射是一种负反馈调节机制。它使吸气时间不至于过长,促使吸气动作及时向呼气转化,维持正常的呼吸节律和避免肺的过度充盈。在正常人中肺牵张反射中枢的阈值较高,平静吸气时并不能触发肺牵张反射,肺牵张反射的作用不显著。当肺部有病理改变,发生肺充血或肺水肿时,肺的顺应性降低,吸气时,气道受到较强的机械牵张,肺牵张感受器发出更多的冲动,此时通过肺牵张反射抑制了吸气过程,使吸气变浅、呼吸增快。

2. 呼吸肌肉的本体反射　呼吸肌肉中存在肌梭和腱索的本体感受器,感受肌肉的张力。肌纤维受到牵拉时肌梭感受器受到刺激,将神经冲动经脊神经背根传到脊髓中枢,由脊髓前角 α 运动神经元传到肌纤维加强肌肉收缩,又由脊髓前角 γ 神经元传到肌梭引起收缩,起到正反馈的作用。呼吸肌的本体感受器反射的生理意义在于随着呼吸肌肉负荷增加,相应地增加呼吸肌肉的收缩,保证足够的通气量。慢性阻塞性肺气肿时,气道阻力增加,通过该反射增强了呼吸肌的收缩,这对克服增加的气道阻力起着重要的作用。

3. 其他的反射　与呼吸调节有关的感受器还有肺毛细血管旁感受器(J 感受器)和气道无髓鞘感觉神经等。J 感受器主要感受肺毛细血管的扩张,气道无髓鞘感觉神经主要感受气道的张力改变和化学刺激,导致吸气肌肉活动增加和呼吸加快。此外,咳嗽反射和吞咽反射等也对呼吸调节有一定的影响。

三、体液化学调节

化学感受器是指感受体液中的 PO_2、PCO_2 和 pH 值的感受器。根据化学感受器的部位和功能的不同,呼吸的体液化学感受器可分为中枢性和外周围性两类。

1. 中枢化学感受器 中枢化学感受器是调节呼吸的主要感受器,位于延髓的腹外侧表面,在第9对和第10对脑神经发出处附近。中枢化学感受器主要感受脑脊液的 PCO_2 和 pH 值的变化。PCO_2 的增加和 pH 值的下降对中枢化学感受器有强烈的兴奋作用,使呼吸肌肉活动增强,呼吸加深增快。当 PCO_2 增高超过一定的界限值(如吸入 CO_2 浓度>20%)时,会引起呼吸抑制(二氧化碳麻醉现象)。

2. 外周化学感受器 外周化学感受器包括有颈动脉体和主动脉体。颈动脉体位于颈总动脉和颈内、外动脉的分叉处,主动脉体化学感受器位于肺动脉和主动脉弓之间。外周化学感受器感受血的 PO_2 都 PCO_2 的变化,当缺氧和二氧化碳潴留时,通过刺激外周化学感受器,使通气量增加。与中枢化学感受用相比,外周化学感受器对 PCO_2 增加的调节作用是次要的;相反,缺氧对中枢化学感受器无刺激作用。所以,外周化学感受器主要是在缺氧时对呼吸起调节作用。

呼吸调节的检查内容包含对中枢驱动、节律、对负荷或刺激的反应及参与呼吸的肌肉活动调节等。目前有睡眠监测来监测睡眠时出现的呼吸暂停现象,属于睡眠呼吸暂停综合征。还有运动心肺功能检查,通过运动来监测呼吸运动时的动态变化,比如氧代谢、心电、血压、判断通气反应是否正常。

第七节　气　道　阻　力

气道通畅性通常以呼吸气体流量来反映,气体流量与气道管径成正比,气道管径越大,流量越通畅。反之气道痉挛、狭窄或堵塞,则气道管径小,气体流量减慢。一般情况下,上述推论是正确的,但是却忽略了一个重要的因素,气体流量除与管径有关外,尚与气体流动的驱动压有关。相同管径下,驱动压越高,则气体流量越快。仅以气体流量反映气道通畅性是不全面的。

气体从肺外进入肺内,需要呼吸做功,而呼吸做功需要克服气体流动通过气道时因摩擦所消耗的阻力(其物理特性为黏性阻力),此外,尚需克服胸廓和肺组织扩张膨胀所消耗的阻力(其物理特性为弹性阻力,倒数即为胸廓和肺的顺应性),以及在气体流动和胸廓扩张运动中产生的阻力(其物理特性为惯性阻力)。呼吸系统的黏性阻力、弹性阻力和惯性阻力之和统称为呼吸总阻力(或称呼吸总阻抗)。

呼吸系统的阻力按解剖位置分类,可分为鼻腔阻力、口腔阻力、咽喉部阻力、气管阻力、支气管阻力、肺泡及肺组织阻力及胸廓阻力等。

与气道通畅性关系最为密切的是黏性阻力,常将其称作气道阻力(airway resistance,Raw)。气道阻力等于维持一定呼吸气体流量($\dot{V}$)所耗的压力差(ΔP)与该流量的比值,即: $Raw = \Delta P / \dot{V}$ 。气道阻力在呼吸总阻抗中所起的作用亦最大,同时其测量亦相对容易,临床使用最为广泛。

气道阻力测定有多种方法,不同方法测定的指标、结果及其意义各有不同。体积描记法(简称体描)是目前唯一可直接测量人体气道阻力的方法,临床应用最为广泛,且已建立相应的测试标准。

一、常用指标及正常值

1. 气道阻力 气道阻力(airway resistance,Raw)为维持一定呼吸气体流量所需的驱动压与该流量的比值。$Raw = P/V$。平均为 0.147 kPa/(L·s)或 1.5 cmH_2O/(L·s),范围为 0.019 6 ~ 0.196 kPa/(L·s)或 0.2~2 cmH_2O/(L·s)。或可参考以下正常值。

上海地区(朱希,等):

男,Raw=1.45。

女,Raw=1.78。

广东地区(候恕,等):

男,$Raw=1.008-0.120\ 07 \times LnA-0.000\ 06 \times H+0.563\ 34 \times LnW$。

女,$Raw=16.593-0.221\ 16 \times LnA-3.414\ 93 \times LnH+0.737\ 57 \times LnW$。

式中,A 为年龄(岁),H 为身高(cm),W 为体重(kg),Ln 为自然对数。

2. 气道传导率　气道传导率(airway conductance,Gaw)为气道阻力的倒数。

$$Gaw=1/Raw$$

3. 比气道阻力　比气道阻力(specific airway resistance,sRaw)为气道阻力与胸腔气量的乘积。

$$sRaw=Raw \times TGV=TGV/Gaw$$

4. 比气道传导率　比气道传导率(specific airway conductance,sGaw)为比气道阻力的倒数或气道传导率与胸腔气量的比值。

$$sGaw=1/sRaw=Gaw/VTG$$

广东地区(候恕,等):

男,$sGaw=-97.574-1.351\ 01 \times W+0.005\ 83 \times W^2+38.563\ 65 \times LnW$。

女,$sGaw=-0.08+0.129\ 56 \times LnA-0.000\ 02 \times A \times H$。

式中,A 为年龄(岁),H 为身高(cm),W 为体重(kg),Ln 为自然对数。

二、临 床 应 用

气道阻力增加提示有气道阻塞或狭窄,其敏感性远较 FEV_1 为高,支气管哮喘发作时气道阻力增加可达 2~4 倍。支气管激发试验的评价,常以 Raw 增加或 sGaw 减少≥35% 为试验阳性的标准,判断为气道反应性增高。支气管舒张试验的评价则以 Raw 减少或 sGaw 增加≥35% 为试验阳性的标准,判断气道可逆性的改变。当气道阻力发生改变的时候,sGaw 的改变方向与 FEV_1 的方向一致,临床易于理解,因此较为常用。

三、注 意 事 项

对正常受试者,在气道阻断瞬间假设口腔压等于肺泡压是可行的。但对气流受阻者,由于气道阻力的增大使口腔压在反应肺泡压上出现延迟,测定口腔压可能低估肺泡压。采用浅快呼吸可能克服此不足。同时,浅快呼吸由于呼吸气量少,也减少了呼出气体温度对箱温的影响,同时亦使呼吸商的影响所导致的误差减到最小,从而使测试更为精确。

由于气道阻力与气道的直径成反比,而气道直径却与胸腔气量成正比,胸腔气量越大,气道阻力越小,可见气道阻力的测定受胸腔气量或肺容量的影响。为排除肺容量对气道阻力的影响,不同人群之间或个体自身前后进行比较可指定在某一肺容量(通常以功能残气量)情况下进行。体描法的优点之一是可同时测定胸腔容量,因此,可用经胸腔气量校正的气道阻力来表达。

临床习惯上以常规的用力通气功能判断患者的肺功能,做出阻塞性功能障碍的评价。但气道阻力的测定因综合考虑了气流驱动压的影响,对气道阻塞的判断更为敏感和精确。实际检测发现,有些通气功能检测正常的受试者,其气道阻力的指标如 Raw、sGaw 已反映异常,提示气道阻力的测定更为敏感。

虽然气道阻力测定的敏感性高于用力通气功能测定,但因其变异度亦较大,重复性逊于 FEV_1。

由于种族差异的存在,国人采用国外预计值时应注意到其差异,尽量采用相应人群的预计值。

(龙　舟　吴艳秋　李晓欧　王关嵩)

参考文献

1　中华医学会呼吸病学分会肺功能专业组.肺功能检查(第一部分):概述及一般情况[J].中华结核和呼吸杂志,2014,37(6):402-405.

2　中华医学会呼吸病学分会肺功能专业组.肺功能检查指南:体积描记法肺容量和气道阻力检查[J].中华结核和呼吸杂志,2015,5(38):342-346.

3　中华医学会呼吸病学分会肺功能专业组.肺功能检查指南(第五部分):弥散功能检查[J].中华结核和呼吸杂志,2015,38(3):164-169.

第93章

气道反应性和气道阻塞可逆性检查及其临床应用

　　自然界存在着各种各样的刺激物,如生物性刺激(尘螨、动物皮毛、花粉等)、物理性刺激(冷空气等)及化学性刺激(如甲苯、二氧化硫等),当这些刺激物被吸入时,气道可做出不同程度的收缩反应,此现象称为气道反应性(airway reactivity)。反应的强度可因刺激物的特性、刺激物的作用时间以及受刺激个体对刺激的敏感性而有所不同。正常人对这种刺激反应程度相对较轻或无反应;而在某些人群(特别是哮喘),其气管、支气管敏感状态异常增高,对这些刺激表现出过强和(或)过早出现的反应,则称为气道高反应性(bronchial hyperresponsiveness,BHR 或 airway hyperreactivity or airway hyperresponsiveness,AHR)。

　　另一方面,痉挛收缩的气道可自然舒缓或经支气管舒张药物治疗后舒缓,此现象为气道可逆性(airway reversibility)。气道反应性和气道可逆性是气道功能改变的两个重要的病理生理特征。

　　通过吸入某些刺激物诱发气道收缩反应的方法,称为支气管激发试验(bronchial provocation test 或 bronchial challenge test),可测定受试者的气道反应性特性。同理,通过给予支气管舒张药物的治疗,观察阻塞气道的舒缓反应的方法,称为支气管舒张试验(bronchial dilation test),亦称支气管扩张试验。由于直接测量支气管管径有困难,所以常借助肺功能指标的改变来判定支气管缩窄或舒张的程度。近20年来了解气道反应的测定方法得到了广泛的重视,将之应用于疾病研究和临床诊断,并趋向标准化和规范化。美国胸科协会(American Thoracic Society,ATS)、欧洲呼吸协会(European Respiratory Society,ERS)、加拿大胸科协会(Canadian Thoracic Society,CTS)及中华医学会呼吸学会等相继制定了气道反应测定的指南。

第一节　支气管激发试验

　　支气管激发试验(bronchial provocation test 或 bronchial challenge test)是通过物理、化学、生物学等各种因素的刺激,比较激发试验前后肺功能指标的改变来判断气道缩窄的程度,从而检测气道高反应性,对气道反应性做出定性甚至定量的判断。目前临床激发试验应用较多的是吸入非特异性刺激物比如组胺、醋甲胆碱等的直接激发试验,其特点是方法简单、操作标准化,且敏感性高,但对临床疾病的诊断特异性略嫌不足。近年来开展的以运动、吸入高渗溶液、甘露醇以及冷空气等作为刺激物的激发试验,通过诱发组织细胞的炎症介质和生物活性物质释放,间接引起气管平滑肌收缩,出现肺功能指标的变化。这种间接激发试验具有特异性高,与临床疗效关系更为密切等优点,正越来越受到人们的重视。

一、分类与方法

(一)分类

按刺激因素的来源可分为药物激发试验(如组胺、醋甲胆碱)、生物激发试验(如尘螨)、物理激发试验等(表93-1)。按照刺激的方法可分为吸入性激发试验和非吸入性激发试验。按激发试验的机制是否直接引起支气管平滑肌的收缩,可分为直接激发试验和间接激发试验。目前吸入性激发试验是最常用的激发试验方法,直接激发药物是最常用的刺激物。

表93-1　支气管激发试验的刺激因素

直接刺激	间接刺激		
	化学	物理	生物
组胺类	阿司匹林	运动	尘螨
胆碱类	赖氨酸–阿司匹林	过度通气	花粉
醋甲胆碱、甲酰胆碱、乙酰胆碱	普萘洛尔	冷空气	动物皮毛
前列腺素(PG)	一磷酸腺苷	高渗盐水	蟑螂
$PGF_2\alpha$、PGD_2	神经肽A	低渗盐水	霉菌
白细胞三烯(简称白三烯,LT)	缓激肽	蒸馏水	豚草
LTC4 LTD4 LTE4	速激肽	甘露醇	
刺激性气体	速激肽		
二氧化硫(SO_2)等			

(二)直接激发试验

1. 方法　常用射流雾化器、手捏雾化器、超声雾化器等雾化吸入装置吸入药物。注意雾化吸入效果受到雾粒直径、吸气流量、气道的通畅性、鼻腔的过滤作用的影响。受试者检查前至少休息15 min,停用可能干扰检查结果的药物及食物(表93-2)。

表93-2　支气管激发试验影响药物及停用时间

影响因素	停用时间/h
支气管舒张药	
吸入型	
短效(沙丁胺醇、特布他林)	8
中效(异丙托溴铵)	24
长效(沙美特罗、福摩特罗、噻托溴铵、茚达特罗)	48
口服型	
短效(氨茶碱)	12
中、长效(缓释茶碱、丙卡特罗、班布特罗)	24 ~ 48
糖皮质激素	
吸入型(布地奈德、氟替卡松、丙酸倍氯米松)	12 ~ 24
口服型(泼尼松、甲泼尼龙)	48
抗过敏药及白三烯受体拮抗剂	
抗组胺药(氯雷他定、扑尔敏、赛庚啶、酮替芬)	72
肥大细胞膜稳定药(色甘酸钠)	8
白三烯受体拮抗剂(孟鲁司特、扎鲁司特)	96
其他	
食物(茶、咖啡、可口可乐、巧克力)	检测日
剧烈运动、冷空气吸入、吸烟	4

2. 程序 检查基础肺功能;经口吸入激发物稀释液(常用生理盐水)做对照,观察稀释液是否对肺功能有影响,若对照值与基础值变异<5%,取最大值为基础参考值,否则以对照值为参考值。从最低剂量起、以双倍浓度递增吸入刺激物,吸入 90~120 s 后检查肺功能,直至肺功能指标达到阳性标准或出现明显的不适及临床症状,或吸入最高浓度的激发剂仍呈阴性反应,停止激发剂吸入。若激发试验阳性且伴明显的气促、喘息,应予以支气管舒张剂吸入缓解患者症状,10~20 min 后复查肺功能指标恢复正常终止试验(图 93-1)。

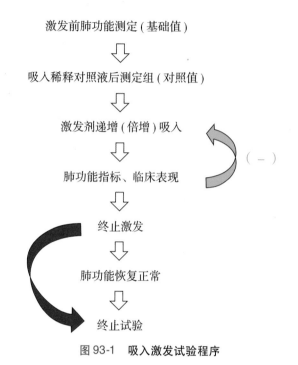

激发前肺功能测定(基础值)

⇩

吸入稀释对照液后测定组(对照值)

⇩

激发剂递增(倍增)吸入

⇩

肺功能指标、临床表现

⇩

终止激发

⇩

肺功能恢复正常

⇩

终止试验

图 93-1 吸入激发试验程序

(三)间接激发试验

通过刺激物间接引起支气管平滑肌收缩,从而引起肺功能指标的变化,临床常用的间接支气管激发试验有以下几种。

1. 运动激发试验 有平板跑步法和踏车法,逐渐增加平板速度或者踏车功率,直至心率达到预计最高心率的 80%~90%(预计最高心率=220-年龄或210-0.65×年龄),持续运动 6 min,运动停止后 1、5、10、15、20 min 分别测定 FEV_1。FEV_1下降≥10%,运动试验激发试验结果阳性,予以吸入支气管舒张剂缓解症状。

2. 高渗盐水吸入激发试验 常采用浓度为 4.5%的高渗盐水、0.3%的低渗盐水或蒸馏水,超声雾化吸入 1.5 ml/min。流程同吸入激发试验,吸入持续时间分别为 1 min、2 min、4 min、8 min,每次吸入后复查肺通气功能,如任一时间内 FEV_1下降≥15%或 sGaw 下降≥35%,则为阳性,需停止激发试验,并给予支气管舒张剂缓解症状。8 min 后 FEV_1下降仍<10%,则结果为阴性,终止试验。

3. 等二氧化碳过度通气激发试验 按吸入气体温度分为冷空气吸入等二氧化碳过度通气激发试验和室温吸入等二氧化碳过度通气激发试验。每分通气量为基线 FEV_1 的 30 倍,最低有效的每分通气量为 FEV_1 的 21 倍。为避免过度通气导致肺泡 CO_2 浓度降低,可吸入一定浓度的 CO_2(常为 5%)。过度通气激发试验完成后,分别在 5 min、10 min 和 15 min 进行至少 2 次可重复性的肺通气功能检查,FEV_1下降≥10%,试验结果阳性。

4. 特异性激发试验 以特异性激发物的稀释液或化学物溶液吸入,其选择依据患者的工作和生活环境、过敏原或皮肤反应原结果等综合考虑。有可能导致患者肺功能速发相和迟发相的肺功能下降,危险性较大,需要在良好的监护下进行。适用于明确某种变应原与气道高反应性的关系,确定职业性哮喘的病因和判断免疫治疗的效果。

间接支气管激发试验方法还包括低渗盐水或蒸馏水吸入激发试验、甘露醇吸入激发试验、普萘洛尔吸入激发试验、单磷酸腺苷吸入激发试验、段支气管抗原激发试验,以及针对非甾体抗炎药有反应的阿司匹林激发试验,应用于临床支气管哮喘的辅助诊断以及哮喘气道炎症的病理生理和发病机制的研究。

(四)各种激发试验方法的比较

组胺、醋甲胆碱试验从20世纪50年代开始被应用于测定气道反应性。经过多年的发展,对这两种试验已积累了丰富的经验,近20年在临床和实验室中得到了广泛的应用,方法已标准化,且较为简单易行。

尽管组胺及醋甲胆碱开展较为广泛,但其仍有一定的局限性。如不能区分运动性哮喘及判断其严重性、不能区分气道高反应性与气道重塑、对激素治疗效果的评估不准确等。近年来人们重新关注用于评估气道高反应性的其他方法,尤其是通过引起气道炎症介质释放导致气道痉挛的间接的气道反应测定方法,如运动、高渗盐水、一磷酸腺苷等。

运动是小儿哮喘的重要触发因素之一。运动激发试验在儿童比较常用,因为这是一种生理性刺激,容易取得儿童的合作。大多数支气管哮喘患者在运动后能诱发哮喘症状,尤其在儿童较为明显。近代研究认为,运动性哮喘在儿童中较成年人更为重要,几乎在所有的哮喘儿童中予以一定量的运动后都能引起支气管收缩,诱发和加重哮喘。运动试验在成人中应用较少,因其需特殊运动设备,所需时间较长。

高渗盐水、低渗盐水或蒸馏水激发试验,通过改变气道的渗透压环境而诱发气道痉挛。其特异性及敏感性均佳,安全可行,经过试验论证后,被广泛用于流行病调查。在第二期全球儿童哮喘及过敏性疾病调查(International Study of Asthma and Allergies in Childhood,ISAAC)研究中已被指定为代替醋甲胆碱激发试验。研究报道,高渗盐水激发试验无假阳性试验,与临床症状更为一致。如果激发试验阴性,至少可提示无哮喘;或患者哮喘症状得到控制或近期无哮喘。1998年,在ISAAC研究的广州地区10~11岁学龄儿童的调查中发现,哮喘患者的高渗盐水激发试验阳性率较乙酰胆碱试验为高;16例无近期喘息(至少1~2年),或过去曾有1~2次喘息的儿童,做醋甲胆碱试验阳性,但高渗盐水试验阴性。18例无哮喘症状和历史的学生醋甲胆碱试验阳性,但高渗盐水试验却正常;对35例吸入表面激素治疗2~3年以上、症状完全稳定至少1年以上的哮喘患儿进行BHR的复查,发现54.3%(19/35)的患儿的高渗试验转为阴性,但仅2例患儿的组胺激发试验阴转。

有文献对393个完成了Ⅰ期ISAAC哮喘症状问卷调查的学生进行了4.5%高渗盐水激发试验和自由跑步运动激发试验的比较,发现高渗盐水激发试验与近期喘息相符的敏感性和特异性分别为46%和92%,而运动激发试验的相应数值分别为46%和88%。高渗盐水激发试验、运动激发试验和药物激发试验的敏感性和特异性相近,而高渗盐水激发试验的敏感性比冷空气和蒸馏水激发的敏感性高。也被用于测定气道反应性。

冷空气激发试验优点是模仿自然环境,非药物刺激,其缺点是,试验需要较复杂的仪器完成,大大限制了该试验的广泛开展。与组胺激发试验相比较,冷空气激发试验具有较低的敏感性(分别为31%和52%)和相近的特异性(大约90%)。室温下过度通气试验与冷空气激发试验的结果相近,因省去了制冷设备,费用较低,较易开展。

各种支气管激发试验特性的比较,见表93-3。

表93-3　各种支气管激发试验特性的比较

项目	醋甲胆碱	组胺	高渗盐水	蒸馏水	运动试验	冷空气过度通气	室温下过度通气
敏感性	高	高	中	中	中	中	中
特异性	中/高	中/高	高	高	中/高	中/高	中/高
重复性	高	高	高	高	中	高	高
不良反应	低	低	低	低	高*	低	低
实用性	高	高	高	中	高	低	中
费用	低	低	低	低	高**	高	低

注:*指在高强度运动时对成人心血管系统不良反应大,而对儿童影响较少。

　*　*指需要运动踏车、运动平板、心电图监护等仪器设备时。对儿童的简易运动激发所需费用却较低。

二、气道反应性的特点

(一)剂量-反应曲线

气道反应性的改变可表现为气道的舒张和收缩,通过气道管径的大小反映出来。由于在整体上测定气道管径有困难,根据流体力学中阻力与管腔半径的 4 次方成反比这一原理,临床和实验室检查常用测定气道阻力的大小来反应气道管腔的改变。同时,由于气道阻力与气体流量成反比,因而气体流量指标,如第一秒用力呼气量(FEV$_1$)、呼气流量峰值(peak expiratory flow,PEF)等,也常用于反映气道管径的大小。

图 95-1 显示不同情形下气道反应性的剂量-反应曲线,随刺激药物量的增大,气道阻力上升,呈"S"形改变。气道阻力对较低浓度的刺激无明显反应,为曲线的低平台部分,随刺激浓度的增加,当达到一定的阈值后,气道阻力开始增加,但当反应达到最大值时,即使再增加刺激浓度也无反应,出现曲线的高平台部分。图中曲线 A 为正常曲线;曲线 B 左移,提示较小剂量的刺激即可引起气道管径的改变,刺激阈值前移,敏感度(sensitivity)增加;曲线 C 幅度增大,提示其刺激阈虽与正常曲线相同,但增加剂量情况下其气道反应的强度,即反应性(reactivity)增大。曲线 D 则为气道敏感性和反应性均增高,气道高反应性者多见此种改变。图 93-2 显示了不同受试者的特征曲线。

临床实践中,考虑到受试者的安全性,一般当给予刺激后机体反应达到一定的强度(如 FEV$_1$ 较基础值下降20%或以上)时即终止激发试验,而无须达到反应最大值。

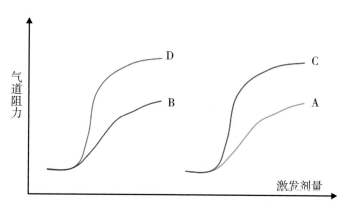

图 93-2　几种不同情形的剂量-反应曲线

(二)气道高反应性的特征

各种物理性、化学性及生物性因素的刺激可影响气道高反应性(BHR 或 AHR)。致喘因子的强弱程度及作用时间的长短,决定了气道收缩反应的强弱、是否发病及其发作的严重程度。BHR 是支气管哮喘的重要病理生理特征之一,哮喘患者气道对各种刺激物的敏感性为正常人气道的100~1 000 倍。尽管哮喘患者的气道反应性较高,但与正常人之间也存在一定的重叠。BHR 者并非都是哮喘患者。但哮喘患者的 BHR 程度常较非哮喘的其他 BHR 升高为重,且症状越严重者其剂量-反应曲线越左移、斜率越高,剂量-反应曲线特征见图 93-3。非变应原刺激,一般仅引起哮喘的急性发作,但变应原刺激既可引起哮喘急性发作(速发相),也可引起哮喘慢性发作(迟发相)。在病理上,BHR 者有程度不同的气道炎症性改变,包括黏膜上皮损伤、纤毛脱落、腺体增生、支气管腔内分泌物增多、平滑肌增生和炎症细胞浸润等,慢性期者可有气道重塑、基底膜增厚、新生血管形成、纤维组织增生、平滑肌层肥厚。

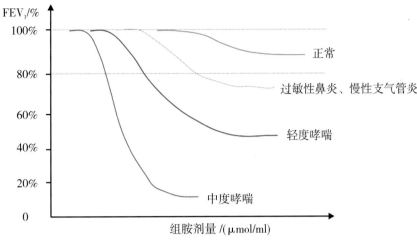

图93-3　不同人群的组胺剂量–反应曲线

三、非特异性吸入性支气管激发试验的试验前准备

吸入性支气管激发试验是临床及实验中采用最为普遍的方法。包括各种吸入非特异性激发物,如组胺、醋甲胆碱(又名氯化乙酰甲胆碱,acetyl-β-methylcholine chloride)、乙酰胆碱、腺苷、白三烯 E_4、高渗盐水、低渗盐水、冷空气吸入,以及尘螨、花粉、动物皮毛等特异性抗原刺激物,特异性抗原激发试验另章叙述,常见的非特异性刺激物,见表93-4。通过刺激物的量化测量及与其相应的反应程度,还可判断气道高反应性的程度。

表93-4　支气管激发试验的常用刺激物

直接刺激	间接刺激		
	药物	生理	生物
组胺*	普萘洛尔#	运动*	尘螨
胆碱类	一磷酸腺苷	高通气	花粉
醋甲胆碱*、卡巴胆碱	焦亚硫酸盐/SO_2	冷空气等 CO_2	动物皮毛
乙酰胆碱、甲酰胆碱等	神经肽 A	渗透压	蟑螂
前列腺素	缓激肽	高渗盐水*	霉菌
$PGF_{2\alpha}$,PGD_2	速激肽	低渗盐水	
白细胞三烯	阿司匹林	蒸馏水	
LTC_4、LTD_4、LTE_4	赖氨酸–阿司匹林	甘露醇粉剂	

注 * 临床最常用的激发方法。# 可引起持久的气道收缩,目前较少应用。

(一)吸入激发物的制备与储存

1.激发剂　磷酸组胺(histamine phosphate)或醋甲胆碱现为临床上最为常用的激发剂,两者的临床使用有数十年,其操作程序已规范化。

组胺或醋甲胆碱为直接的气道平滑肌收缩刺激剂,其作用机制不完全相同。前者为具有生物活性的介质,吸入后直接刺激支气管平滑肌收缩,同时也刺激胆碱能神经末梢,反射性地引起平滑肌细胞;后者为胆碱能药物,吸入后直接与平滑肌细胞上的乙酰胆碱受体结合使平滑肌收缩。一般说来,平滑肌对这两种试剂相同剂量的刺激反应程度是一致的。激发效果和安全性相似,两者所用药物浓度也相似,临床可比性较高,但在使用较大剂量时,醋甲胆碱的不良反应(如头痛、脸色潮红、声音嘶哑等)较组胺小。另外,组胺试验后有一短暂不应期,在此期间重复试验则支气管平滑肌不起反应,而乙酰胆碱则无此现象。有学者认为醋甲胆碱可为胆碱能阻断剂所阻断,临床使用可能更安全一些,在国外使用较为普遍,某些国家不推荐使用组胺。但组胺价格相对较低,较易获得,国内仍较常用。两者的对比试验,发现两者作为刺激原引起的反应作用相似,无明显不良反应,可以互相代替使用。

心得胺激发试验临床应用曾较多,但由于心得胺是 β 受体阻断剂,当诱发支气管痉挛后使用 β 受体兴奋剂无效,增加了受试者的危险性,其支气管收缩作用强烈而持久,不宜作为激发试验的刺激剂。

2. 稀释液　激发剂需用稀释液稀释后才能用于吸入。稀释液常用生理盐水(0.9% NaCl),因其等渗且配制容易,其缺点为略呈酸性(pH 值<5.0)。有学者建议用 0.5% NaCl+0.275% NaHCO$_3$ + 0.4% 苯酚的水溶液,该配方稀释液等渗,pH 值为 7.0,且含酚防腐,保存时间较久,但配制较为复杂。醋甲胆碱在偏酸的溶液中稳定性更好,中性溶液中反而容易分解。故需保存的醋甲胆碱溶液不宜为中性溶液。蒸馏水(注射用水)因其为低渗溶液,可诱发气道痉挛而不宜作为稀释液。

3. 配制　通常是先配制"原液"(可用于激发试验的最高浓度激发液),如 5% 组胺、5% 醋甲胆碱等,以利于储存。于需要时才将原液按对半或 4 倍稀释。亦可按需倍增激发物浓度,配制成浓度为 0.03、0.06、0.12、0.25、0.5…至 32 mg/ml,或按表 93-5 和表 93-6 所示的浓度配制,然后分别存储于不同的容器中。注意配制液应充分溶解及均匀后才能使用,配制过程时间应尽量缩短,同时注意无菌操作。

表 93-5　二磷酸组织胺激发试验吸入浓度及剂量表

二磷酸组按/(mg/ml)	吸入次数	5 次吸入剂量	累积吸入剂量
0.03	5	0.15	0.15
0.06	5	0.30	0.45
0.12	5	0.60	1.05
0.25	5	1.25	2.30
0.50	5	2.50	4.80
1.00	5	5.00	9.80
250	5	12.50	22.30
5.00	5	25.00	47.30
10.00	5	50.00	97.30

表 93-6　醋甲胆碱激发试验吸入浓度及剂量表

醋甲胆碱/(mg/ml)	吸入次数	5 次吸入剂量	累积吸入剂量
0.075	5	0.375	0.375
0.15	5	0.750	1.125
0.31	5	1.55	2.68
0.62	5	3.10	5.78
1.25	5	6.25	12.00
2.50	5	12.50	24.50
5.00	5	25.00	49.90
10.00	5	50.00	99.50
25.00	5	125.00	225.00

4.储藏　醋甲胆碱的粉剂有强烈的吸湿性,开封后应存储于有干燥剂的容器内。组胺有遇光分解的特性,应避光保存。5%组胺及5%醋甲胆碱在低温(4 ℃)的条件下可保存3个月,但若混有细菌污染可加速组胺的分解。用前须在室温下放置30 min,因温度会影响雾化剂排出量。

（二）雾化吸入装置

1.射流雾化器　射流雾化器借助高速气体流过毛细管孔口并在孔口产生负压,将液体吸至管口并撞击,形成雾化颗粒(雾粒),亦称气溶胶。可用瓶装压缩气源或电动压缩气源产生高速气体。此类型雾化器仅需患者作潮气呼吸,无须其他呼吸动作配合,患者易于掌握。对年老,年幼病者及严重气促病者最为适用。

2.手捏式雾化器　亦采用射流雾化原理,以手捏加压驱动雾化器产生雾液。常用的有De Velbiss 40雾化器或其仿造、改进型。材质为玻璃或塑料。释雾量每揿(0.003 0±0.000 5)ml,70%~80%雾粒直径<5 μm。

3.超声雾化器　超声雾化器通过电流的转换使超声发生器发生高频振荡,经传导至液面产生雾粒。多数超声雾化产生之雾粒直径较小(1 μm)、均匀而量大(相同时间内较射流雾化器释雾量大2~4倍),吸入时间过长可致气道湿化过度,对支气管哮喘或严重COPD者并不合适。此外,超声作用也可能破坏某些激发物成分,尤其是生物激发物。但利用其释雾量大的特点,可用于高渗盐水、低渗盐水或蒸馏水吸入激发试验。

（三）雾化吸入的影响因素

雾化吸入是通过雾粒(携带激发药物的载体)在支气管树及肺泡的沉积而起作用的。雾粒直径的大小、吸气流量以及气道的通畅性均可影响雾粒在气道的沉积,从而影响气道反应性。

1.雾粒直径　最适宜的雾粒直径为1~5 μm,雾粒过小(<0.5 μm)不易在呼吸道停留而随呼气排出,且所携带药物能力有限(直径0.5 μm的颗粒只有直径10 μm颗粒的1/8 000大小);而雾粒过大(>10 μm)则被截留在上呼吸道,不能进入支气管树沉积而产生刺激作用。

2.吸气流量　吸气流量增加可增加撞击沉积的机会而使雾粒更多地沉积在口咽部及中央气道。慢而深的吸气利于雾粒的重力沉积及扩散沉积,因而使更多的雾粒沉积于外周气道和肺泡。反之,快速呼气因使气道变窄及增加撞击沉积,利于药物的停留作用。

3.气道的通畅性　声门的闭启、气道直径的缩小(如气道痉挛)、气道分泌物对雾粒的截留或阻塞气道等均可影响雾粒在气道内的沉积作用。故气道分泌物较多时应鼓励将其咳出。

4.鼻腔的过滤　由于鼻腔的过滤作用,直径>1 μm的颗粒多被过滤而使到达支气管及肺部的药物量不足。此外,药物又可直接刺激鼻黏膜而产生不良反应。因此,推荐经口吸入雾化吸入,避免经鼻吸入。对于需用面罩吸入(如年老、体弱、年幼病者)应同时夹鼻。

理想的雾化呼吸方式为:经口从残气量位缓慢吸气至肺总量位(流量<1 L/s),吸气末屏气(5~10 s),然后快速呼气。此方式适用于定量气雾吸入。连续潮气呼吸者患者多采用自然平静呼吸方式。

（四）受试者的准备

测试前受试者应在实验室休息至少15 min。应详细了解受试者的病史、是否曾经做过激发试验及其结果,是否有严重的气道痉挛发生并做体格检查,排除所有激发试验的禁忌证(后述)。

试验前应停用可能干扰检查结果的药物:吸入性短效β_2受体兴奋剂或抗胆碱能药停用4~6 h、口服短效β_2受体兴奋剂或茶碱停8 h、长效或缓释型停用24 h以上、抗组胺药停用48 h、色甘酸钠停用24 h、糖皮质激素口服停24 h、吸入停12 h,并应避免剧烈运动、冷空气吸入2 h以上;避免吸烟、咖啡、可口可乐饮料等6 h以上。

注意观察受试者所用的雾化吸入器处于直立位,激发溶液的液面应高于虹吸管开口,同时观察雾化液量的输出是否正常,保证雾化吸入的正确性。

对于复查的患者,重复试验应选择每天相同的时间进行。以减少生物钟的影响。

支气管激发试验具有一定危险性。试验时吸入激发物浓度应从小剂量开始,逐渐增加剂量。应备有急救器械和药品,如氧气、雾化吸入装置与输液设备、吸入型β_2受体兴奋剂、注射用肾上腺素、注射器等。

试验时需有经验的临床医师在场,及时发现并处理可能出现的危险。

四、吸入性支气管激发试验的测定

(一)常用的吸入方法

支气管激发剂的吸入有多种方法,各有优缺点,临床使用取决于仪器设备和实验室的习惯。

1. Chai 氏测定法(间断吸入法) 为较经典的一种测定方法。通过定量雾化吸入器(Dosimeter)从低浓度到高浓度逐次定量吸入雾化液(浓度及剂量,见表93-2和93-3),每次吸入均从残气位(或功能残气位)缓慢深吸气至肺总量位,在吸气开始时通过喷出雾化药物(目前已有吸气流量触发同步喷出雾化药物的装置)。每次吸气时间成人约为0.6 s。每一浓度吸入5次。吸入后30 s和90 s分别测定肺功能,如不符合质量控制标准,应重做,但尽量控制在3 min内完成。继而倍增浓度吸入。此法可对吸入刺激物进行定量,便于标准化。欧洲呼吸健康调查委员会(European Community Respiratory Health Survey, ECRHS)及美国胸科协会(ATS)推荐使用本法。

2. Yan 氏测定法(简易手捏式雾化吸入法) 1983 年 Yan 氏等建立了简易气道反应性测定方法。该法使用手捏式雾化器来输送一定雾粒直径和释雾量的组胺或醋甲胆碱。药物浓度为 3.15、6.25、25、50 g/L 4 个级别。起始剂量为 3.15 g/L 吸入 1 次(组胺剂量为 0.03 μmol 或乙酰胆碱剂量为 0.05 μmol),按累积剂量倍增式吸入。最大剂量为 50 g/L 吸入 8 次(组胺累积剂量为 7.8 μmol 或乙酰胆碱累积剂量为 12.8 μmol)。每次从残气量(RV)位开始缓慢吸气,在吸气开始后同步喷给药物,1~2 s 内吸至肺总量(TLC)位,屏气 3 s。每次吸入后 60 s 测肺功能,接着吸入下一剂量。为缩短激发试验时间,可根据具体情况选用下列方法:①对于高度怀疑或确诊为哮喘病者,按常规倍增法吸入激发药物;②对于基础通气功能正常的非哮喘患者,其浓度或剂量可按 4 倍递增。但当 FEV_1 比基础下降超过 10% 时,即转回 2 倍递增法。剂量流程见图 93-4;③用潮气呼吸和定量吸入法时,对于病情轻,稳定,无须用激素控制症状,且基础肺通气功能在正常范围的患者,根据实际情况选用较高起始浓度(0.125~2.0 g/L)。

剂量次数	累积剂量/μmol	程序 A 用于非正常受试者		程序 B 用于正常受试者	
		组胺浓度	吸入次数 *	组胺浓度	吸入次数
1	0.03	0.3%	1		
2	0.06	0.3%	1	0.6%	1
3	0.12	0.6%	1		
4	0.24	0.6%	2	0.6%	3
5	0.49	2.5%	1		
6	0.98	2.5%	2	2.5%	3
7	1.96	2.5%	4		
8	3.91	5%	4	5%	6
9	7.8	5%	8	5%	8

* 为达到该组胺剂量,吸入相应浓度所需的次数。

† 若 FEV_1(PEF)改变率 <10%,继续程序 B;若 FEV_1(PEF)改变率 >10% 而 <20%,转入程序 A;若 FEV_1(PEF)改变率 ≥20%,停止组胺吸入。

图 93-4 Yan 氏法剂量流程

此法简便快捷、价廉、操作容易,无须电源、便于携带。其可靠性和安全性经过长期的实验室和临床验证得到了证实,适合在我国推广应用,尤其适用于基层医院及流行病的调查。据我们的调查,目前开展激发试验的医院半数以上采用该法。但该法对技术员的操作技术要求较高,技术员需反复训练以尽量保证每次操作的喷药质量。

3.Cockcroft 测定法(潮气吸入法)　采用射流雾化器持续产生雾液,释雾量可通过气体流量进行调节,一般要求为(0.13%±10%)ml/min。起始浓度 0.03 g/L,最大浓度范围 16~32 g/L,每次潮气呼吸吸入 2 min,吸入后分别在 30 s 和 90 s 测定肺功能。间隔 5 min 后吸入下一浓度。

因采用连续潮气呼吸形式,需受试者吸入配合较少,尤适用于小儿、老年人等配合欠佳者,但总测定时间偏长。潮气呼吸法药物随呼气释放在空气中较多,易导致环境污染,近来国外比较强调在呼气口加用雾粒过滤器以吸附雾化药物。

亦有激发试验采用储存袋储存射流雾化器产生的雾粒,通过调整药液浓度和储存袋容积来调节吸入刺激物的量。受试者潮气吸入储存袋中的雾粒。

研究证明了潮气呼吸法与 Chai 氏法所测的 $PC_{20}FEV_1$ 结果相近。研究显示 Chai 氏法、Yan 氏测定法及潮气呼吸法间均有良好的相关性。但此 3 种方法操作仍较为烦琐,间断吸入次数多、时间长,由于需要频繁地进行 FEV_1 测定,反复地深呼吸易使呼吸肌疲劳,致肺功能指标(如 FEV_1)下降。另外,深吸气动作亦可诱发哮喘患者支气管平滑肌的痉挛收缩,为上述方法的不足。然而,却可缩小支气管哮喘者的吸入阈值,减少激发试验的危险性。

4.滝岛任法(强迫振荡连续描记呼吸阻力法)　采用 Chest 公司生产的 Astrograph 气道反应测定仪连续潮气吸入诱发剂,同时采用强迫振动技术连续测定呼吸阻抗(包括胸廓、肺弹性阻力及气道的黏性阻力等)。11 个雾化器内分别置有生理盐水及不同浓度的激发物(如醋甲胆碱),每一浓度吸入 1 min,然后自动转入下一个浓度继续吸入,直至呼吸阻力升高 2 倍左右或吸至最高浓度时停止。此法不受吸气动作的干扰、快速、安全测定剂量-反应曲线,同时测定气道敏感性和气道反应性,但吸入药物浓度连续递增,累积剂量概念不易与其他方法的剂量比较,且设备复杂,价格昂贵。

(二)激发试验程序

其一,测定基础肺功能,详见肺通气功能章节,FVC 及 FEV_1 变异率<5%。

其二,经口吸入激发物稀释液以作对照。目的:①让患者认识吸入刺激物的过程,减轻其心理负担,熟悉吸入方法,增加吸入过程的协从性;②观察稀释液是否对肺通气功能有所影响,作为以后吸入激发物的对照。若吸入稀释液后 FEV_1 下降>10%,则稀释剂本身即可增加气道反应性,或患者经数次深吸气诱发气道痉挛,其气道反应性较高,此时试验不宜继续进行,或需作严密观察,谨慎进行,同时在试验报告中注明。

其三,从最低激发浓度(剂量)起,依次以双倍的浓度(剂量)递增吸入刺激物,吸入后 30~90 s,测定肺功能,直至肺功能指标达到阳性标准或出现明显的不适及临床症状,或吸入最高浓度的激发剂仍呈阴性反应时,停止激发剂吸入。

若受试者身体状况良好、无明显喘息病史,为加快试验进度,可采用 4 倍浓度(或剂量)递增的方式吸入刺激物。但当其气道功能指标改变达到其预期值的一半时,应恢复为原 2 倍浓度递增方式吸入。例如:以 4 倍递增吸入方法激发后,FEV_1 较基础值下降>10%(预期值为下降20%),则改为 2 倍递增方法继续吸入。

其四,若激发试验阳性且伴明显气促、喘息,应予支气管舒张剂吸入以缓解病者症状,10~20 min 肺功能指标恢复后终止试验。

激发程序,见图 93-5。

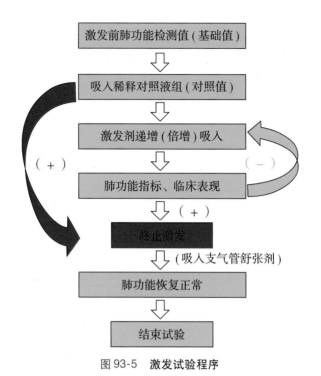

图 93-5　激发试验程序

（三）测定指标及结果判断

1. 测定指标　常用的测定指标及其改变值的计算方法，见表 93-7，其中以 FEV_1 最为常用，其结果稳定、重复性好。

表 93-7　支气管激发试验指标及阳性诊断标准

指标	改变率/%
FEV_1	20
$FEF_{25\%\sim75\%}$	25
$FEF_{50\%}$	25
PEFR	20
sGaw	35
Fres	100

$$改变率（\%）=\frac{基础值-激发后测定值}{基础值}\times100\%$$

FEV_1 的测定应严格按照肺通气功能测定的质量控制标准进行，但如 FEV_1 为唯一的观察指标（不考虑 FVC 及 FEV_1/FVC），用力呼气时间可缩短至约 2 s。如某一浓度激发后有多次测定，如 FEV_1 变异大于 10%（多见于气道痉挛者，用力呼气至气道阻塞进一步加重），其数值的取舍，应取该激发剂量下的最大值或最少值，目前尚未统一。有学者认为应取 FEV_1 的最大值，理由同用力肺活量测定，另有学者认为应取最少值，可减少激发的危险性，同时更符合受试者气道的实际情况。但如选取最少值者，对技术员操作的要求较高，必须排除受试者努力程度不足所导致的 FEV_1 的下降。

呼气流量峰值（PEF）测定简单方便，不受场地限制，与 FEV_1 有较好的相关，适于流行病学调查，但其

质控略逊于 FEV_1，受试者的努力程度影响较大；比气道传导率（sGaw）测定气道功能变化的敏感性较高，但重复性稍差。

2. 定性判断

（1）激发试验阳性：在试验过程中，当 FEV_1、PEF 较基础值下降≥20%，或 sGaw 下降≥45% 时，可判断为激发试验阳性，即气道反应性增高。

（2）激发试验阴性：如果吸入最大浓度后，这些指标仍未达上述标准，则为气道反应性正常，激发试验阴性。

无论激发试验结果阴性或阳性，应排除影响气道反应性的因素。对于结果可疑者（如 FEV_1 下降 15%～20%，无气促喘息发作），可预约 2～3 周后复查，必要时 2 个月后复查。

3. 定量判断

（1）累积激发剂量或累积激发浓度：累积激发剂量（PD）或累积激发浓度（PC）可用于定量判断气道反应性，为目前最常用的定量指标。如 $PD_{20}FEV_1$ 是指使 FEV_1 下降20%时累积吸入刺激物的剂量。其计算方法，见图93-6。由于吸入刺激物的剂量（或浓度）呈几何级递增，故以对数/反对数模型计算。

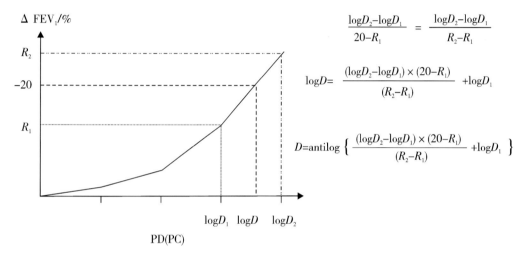

D_1＝使 FEV_1 下降20%前的累积剂量（或浓度）；D_2＝使 FEV_1 下降20%后的累积剂量（或浓度）；

R_1＝D_1剂量（或浓度）下的 FEV_1 改变率（%）；R_2＝D_2剂量（或浓度）下的 FEV_1 改变率（%）；

D＝使 FEV_1 下降20%的累积剂量（或浓度），即 PD_{20} 或 PD_{20}。

由于吸入剂量呈几何级倍增，故以对数（log）/反对数（antiog）形式计算。

图93-6　累积激发剂量或浓度的计算方法

气道高反应性（BHR）严重程度的评估，用于评价气道敏感性，其重复性好、特异性高。

依 $PD_{20}FEV_1$（组胺）可分为 4 级：<0.1 μmol（0.03 mg）为重度 BHR；0.1～0.8 μmol（0.03～0.24 mg）为中度 BHR；0.9～3.2 μmol（0.25～0.98 mg）为轻度 BHR；3.3～7.8 μmol（0.99～2.20 mg）为极轻度 BHR。

依 $PC_{20}FEV_1$（醋甲胆碱）可分为三级：<0.1 mg/ml 为中至重度 BHR；1.0～4.0 mg/ml 为轻度 BHR；4.0～16 mg/ml 为可疑（边缘）BHR；>16 mg/ml 为正常气道反应性。

（2）阈值浓度：阈值浓度（threshold concentration，TC）指连续测定 3 次肺功能（如 FEV_1）的均值减去其两个标准差之值。TC 敏感性高，但特异性差。

（3）剂量-反应曲线斜率：剂量-反应曲线斜率乃最后一个剂量相应的肺功能指标（如 FEV_1）下降百分率与总吸入剂量之比。优点：$PD_{20}FEV_1$ 用于流行病学调查时，对大多数正常人群因 FEV_1 下降少于20%而不能计算，而本法则可对所有人计算，不管其 FEV_1 下降多少。有报道其与症状严重性的关系似乎优于 $PD_{20}FEV_1$。当试验后 FEV_1 无减少，甚或增加时，其计算值为零或正数，为将此转换为对数计算，需增加一个数值，如 3。

(四)激发试验报告

激发试验报告应包括测试方法、吸入药物、累积剂量（或浓度）、呼吸功能指标、改变值、并发症状、激发浓度（剂量）、结果判断等。特异性激发试验还需报告抗原反应特征（速发、迟发型）等。

例如：手捏式深吸气法累积吸入组胺 0.7 μmol，FEV_1 下降 29%，伴胸闷、咳嗽，听诊闻双肺喘鸣音，吸入支气管舒张剂沙丁胺醇 400 μg 10 min 后 FEV_1 回复至基线。$PD_{20}FEV_1 = 0.58$ μmol，支气管组胺激发试验阳性（中度 BHR）。

五、气道反应性测定的影响因素及质量控制

（一）影响气道反应性的因素

1. 性别和年龄的关系　由于女性气道内径小于男性，因此基础呼吸阻力略高于男性，但气道反应的阈值在男女之间并无显著性差异。

年龄与气道反应性之间有无相关性尚存有争议，一般认为两头高，中间低，即婴儿的气道反应性较儿童的高，儿童的气道反应性较成人高，在成人中，高龄者（>50 岁）的气道反应性又高于低龄者（<50 岁）。健康婴儿可以有气道高反应性，并且较为普遍。随着年龄增大，BHR 减少。这是由于小儿支气管树的各级管径与成人比较相对狭窄，小儿的支气管软骨环柔软，支架作用较差，黏膜组织疏松，容易发生渗出和水肿，因此小儿的气道反应性通常较成人更加敏感，更易发生气道高反应性。此外，BHR 的增加也可能与吸入气道内的药物剂量及肺容积相关。气道反应性的增高临床上表现为小儿哮喘的发病率往往高于成年人。

目前对儿童哮喘的气道反应性的研究还很少，5 岁以上儿童的气道反应性测定方法与成人相似，判断结果亦基本参考成人标准，结果可能有偏差，应加强这方面的研究。

2. 气道反应性的昼夜变化　气道反应性有明显的生物钟规律。清晨 4 点的气道反应性明显高于午后 4 点，无论是正常人或支气管哮喘患者有此种改变，后者表现明显。这种昼夜之间的变化可能与血中激素（如肾上腺素、肾上腺皮质激素等）浓度的改变以及迷走神经张力的改变等因素有关，同时也说明支气管哮喘患者为什么在夜间或清晨时容易发作。因此测定气道反应性时，最好能在同一时间测定。

3. 气道反应性与季节的关系　部分支气管哮喘患者在易感季节（通常是春季或秋季）表现出较高的气道反应性，这些季节往往与空气中的花粉、真菌等变应原的季节飘散的峰值期相一致。在其他季节气道反应性可正常或只略为增加。

4. 气道反应性与气候因素的关系　许多气候因素（包括气温、气压、湿度等）的改变都会对气道反应性有一定的影响，诱发哮喘的发作。气候变化的速度较气候参数的绝对值对气道反应性的影响更大，这是为什么患者常主诉"天气变化"时症状加重的原因。

5. 药物及其他因素对气道反应性的影响　任何改变支气管平滑肌舒缩反应和气道炎症反应的药物均对气道反应性有明显的影响，或使气道反应性增高，如 β 受体阻断剂；或使气道反应性降低，如 β 受体激动剂、儿茶酚胺、抗胆碱药、抗组胺药、茶碱类药物、糖皮质激素等。吸烟、剧烈运动等亦可加重气道反应性。

（二）质量控制

气道反应性测定受使用仪器、测定方法、吸入激发剂的种类和数量、受试者测定时的状态等诸多因素的影响。为使同一受试者前后两次激发试验，不同受试者的试验结果具有可比性，必须对试验质量进行严格控制，试验方法应标准化。

例如所采用的射流雾化器及其相匹配的压缩气体产生的压力、流量、雾粒的大小及雾化量等都对气道反应性测定的结果有明显的影响，因此对试验用的雾化器装置和压缩空气动力源都必须有严格的规定和标准化。雾化的动力来自压缩空气或压缩氧气时，最好是使用压缩空气泵，因可保持恒定的压力，也可以用压缩空气瓶或氧气瓶。压力要求为 1.0 kgf/cm²（相当于 140 kPa）至 3.5 kgf/cm²（相当于 345 kPa），气流量度应调至 5~7 L/min。流量比压力更为重要，因其直接影响雾化量。每次试验时，必须调好流量

并保持恒定,雾化器中雾化剂的容积应固定,例如连续潮气呼吸法每次放入雾化器中的溶液应为 5 ml。每个雾化器使用前应测定其每分雾化排出量,一般要求释雾量为 0.13 ml/min(±10%)。对所产生的雾粒的大小及其分布,流量等应有统一的规定。雾化颗粒在 1~5 μm 最为理想。

对于可调节释雾量的雾化器(如超声雾化器),其释雾量应保持恒定。用 Yan 氏简易方法,每次捏橡皮球一定要满,要保证受试者足量吸入雾化液。注意激发剂的调配和保存,过期的激发剂一定要去掉,否则会严重影响激发结果。观察受试者吸入激发剂是否恰当和充分,若吸气与释雾不同步,也会影响激发的效果。

六、气道反应性测定的临床应用

(一)适应证

其一,支气管激发试验主要用于临床疑诊为哮喘,包括咳嗽变异性哮喘、职业性哮喘等的患者,用以了解其气道反应性是否增加,从而协助临床诊断。一般不用于临床明确诊断的哮喘患者,尤其在急性发作期。

其二,对需要了解治疗前后气道反应性是否发生改变,用于临床疗效判断时,支气管激发试验也可作为客观的评估结果。

其三,了解其他可能伴有气道反应性增高的疾病的气道反应性,如变应性鼻炎、慢性支气管炎、病毒性上呼吸道感染、过敏性肺泡炎、热带嗜酸细胞增多症、肺囊性纤维化(pulmonary cystic fibrosis,CF)、结节病、支气管扩张、急性呼吸窘迫综合征(acute respira-tory distress syndrome,ARDS)、心肺移植术后、左心衰竭,以及长期吸烟、接触臭氧等也可能出现 BHR。

(二)禁忌证

1.绝对禁忌证 ①对诱发剂吸入明确超敏;②基础肺通气功能损害严重(FEV$_1$<50% 预计值或<1.0 L);③心功能不稳定,近期内(<3 个月)有心肌梗死或正使用拟副交感神经药物、心动过缓、严重心律失常等;④严重的未被控制的高血压(收缩压>200 mmHg,舒张压>100 mmHg);⑤近期脑血管意外;⑥主动脉瘤;⑦严重甲状腺功能亢进;⑧有不能解释的荨麻疹;⑨不适宜测定用力肺活量的患者(如肺大疱、气胸等),不宜采用用力肺活量法测定呼吸流量。

2.相对禁忌证 ①基础肺功能呈中度阻塞(FEV$_1$<70% 预计值),但如严格观察并做好充足的准备,则 FEV$_1$>60% 预计值者仍可考虑予以激发试验;②肺通气功能检查已诱发气道阻塞发生,在未吸入激发剂的状态下 FEV$_1$ 即下降>20%;③不能做好基础肺功能测定的受试者(肺功能基础值测定不符合质控要求);④近期呼吸道感染(<4 周);⑤哮喘发作加重期;⑥癫痫需用药物治疗;⑦妊娠、哺乳妇女;⑧正在使用胆碱酯酶抑制剂(治疗重症肌无力)的患者不宜做醋甲胆碱激发试验。

(三)并发症状

1.气道痉挛引起症状 咳嗽、胸闷、气促、喘鸣。此时以伴通气功能下降为特征。气道痉挛症状经吸入 β$_2$ 受体兴奋剂吸入剂可迅速缓解。

2.非气道痉挛的症状 如咳嗽、声嘶、咽痛(咽喉部及声带受刺激充血水肿所致)、头痛、面红等,但不伴有通气功能的降低。吸入组胺引起的这些症状较醋甲胆碱稍多。非气道痉挛症状多数经休息后 15~30 min,可自行缓解,小部分可延长至 2.5~4.0 h。

对于特异性激发试验,应特别重视迟发相气道反应的发生,并严密观察至少 24 h。

(四)激发试验以外的选择

对于某些不适宜或没有条件做激发试验的受试者,以及怀疑某些激发试验呈假阴性的患者,可采用以下方法了解其气道反应性。①让患者在其工作或生活环境等激发所至出现症状时尽快到医院测试肺功能。若肺功能下降达到诊断标准则有意义。②让患者自我监测(用峰流量仪或简易肺功能仪)。计算其每天[可为昼夜两次或每天(06:00、12:00、18:00、23:00)4 次],或每周,或发病前后的肺功能变化率,若肺功能或峰流量PEF值的变异大于15%,说明患者的气道变化较为敏感,存在气道高反应性。

（五）临床应用

支气管激发试验主要适用于协助临床诊断气道反应性增高,尤其是对支气管哮喘的诊断。此外,亦用于对病情严重度的判断和治疗效果的分析,并可用于对气道疾病发病机制的研究。

1.协助哮喘的诊断　典型的哮喘由于表现为反复发作的咳嗽、胸闷、呼吸困难,特别是出现喘鸣,这些症状可经治疗或自然缓解。在排除可能相关的其他肺部疾病后,根据病史、体征比较容易得出诊断。但对于轻度支气管哮喘或患有变应性鼻炎而哮喘处于潜伏期的患者,气道高反应性可能是唯一的临床特征和诊断依据,气道高反应性的早期发现对于哮喘的预防和早期治疗具有重要的指导作用。一般认为,大多数哮喘的患者都有BHR,有症状的哮喘患者几乎100%气道反应性增高。有气道高反应性的人有可能患有哮喘,或以后发展为哮喘。一些患者在缓解期既无症状,肺功能检查亦正常,此时做支气管激发试验若为阳性,则可协助诊断,因为哮喘患者即使在缓解期,气道高反应性仍存在。有些患者仅以慢性咳嗽为哮喘的唯一症状,经多种检查仍不能明确原因,此时做支气管激发试验若为阳性,则可考虑为咳嗽变异性哮喘(cough variant asthma,CVA)。结合平喘治疗有效而短期停药后复发可做出CVA诊断。这种患者随访数月或数年后,多可出现典型的哮喘症状。目前大多数临床医师将气道高反应性作为早期发现和早期诊断哮喘的主要依据之一。

对于有职业刺激原反复接触史且怀疑在接触刺激原后诱发气道痉挛的病者,采用特异性支气管激发试验以鉴别该刺激物是否真的会诱发支气管收缩,这对于职业性哮喘的诊断以及防治有着重要的意义。

但有个别人的BHR与其近期哮喘的程度并不完全一致。而且BHR可见于慢性支气管炎和吸烟者等;6%~8%无哮喘症状的儿童可有BHR及3%正常成人可有BHR。在有哮喘历史的患者,BHR可持续存在,虽然其BHR程度可能较轻。所以,近期哮喘症状结合BHR才是哮喘诊断的最有力根据。

2.作为哮喘严重程度及预后的评估　气道反应性的高低常与哮喘的严重程度相平行。气道反应性的高低可以直接反映支气管哮喘的严重程度,是目前判断哮喘病情轻重和严重程度分级的主要指标之一,并对判断支气管哮喘的预后提供了重要的参考资料。气道反应性较高而无症状的患者,其发生严重气道痉挛或猝死的危险性可能较有喘息但气道反应性较低的患者更为严重。

3.判断治疗效果的重要指标　测定气道反应性可作为哮喘患者重要的随访手段。反应性轻者表明病情较轻,可减少用药,重者则提示应积极治疗。有学者提出将消除BHR作为哮喘治疗的最终目标。哮喘患者经长期治疗,气道高反应性减轻,可指导临床减药或停药。亦可通过服药前后的气道反应性的改变来判断治疗哮喘药物的抗炎活性和临床疗效。在治疗哮喘的药物验证中,常测定气道反应性。

4.研究哮喘的发病机制　既然气道高反应性是哮喘的特征,了解气道高反应性形成的原因,也就可以了解哮喘的发病机制,掌握了哮喘的发病机制,有助于对哮喘的治疗。因此无论在哮喘的机制研究和治疗研究中,经常测定气道反应性。

第二节　支气管舒张试验

支气管舒张试验(bronchial dilation test)是通过给予支气管舒张剂后,观察阻塞气道的气流受限是否可逆的方法,又称为支气管扩张试验。2019年美国胸科协会(American Thoracic Society,ATS)发布的肺功能指南认为该试验是观察气道对舒张剂的是否反应而做出结果判断,建议名称改为支气管扩张剂反应试验(bronchodilator responsiveness testing)。不管用何种名称,该试验的目的是为了了解气道气流受限是否可逆。目前该试验以吸入性用支气管舒张剂较多,吸入型β_2肾上腺素受体激动剂因其起效迅速、疗效确切、使用剂量小且不良反应少,在临床上使用最为广泛。

一、试验前准备

（一）支气管舒张剂的选择

舒张支气管的药物，常用的有舒张支气管平滑肌的药物，如 β_2 受体兴奋剂、M 受体阻滞剂、茶碱等；以及消除气道黏膜水肿、减轻气道炎症而使气道通畅的药物，如糖皮质激素等。药物可通过雾化吸入、口服、静脉等不同途径给药。其中雾化吸入 β_2 受体兴奋剂因作用快速、疗效确切、使用剂量少而不良反应较小等优点而为最广泛使用。

1. 吸入型支气管舒张剂 吸入剂型包括定量气雾剂（metered-dose aerosol, MDI）、干粉剂或悬液雾化吸入。药物以短效 β_2 受体兴奋剂如沙丁胺醇及特布他林最为常用。所用剂量只为其口服剂量的 1/20 ~ 2/10。一般吸入短效 β_2 受体兴奋剂后 5 min 内生效，达峰时间 15 ~ 30 min。可依病情不同给予患者 200、300、400 μg 的沙丁胺醇。也可用 M 受体阻滞剂，如异丙托品 40 ~ 80 μg 吸入，15 min 起效，达峰时间 30 ~ 60 min。

非选择性的肾上腺素能兴奋剂如肾上腺素、异丙基肾上腺素等的雾化吸入因其不良反应较多，目前已基本弃用。

2. 非吸入型支气管扩张剂 口服或皮肤吸收、皮下注射、静脉注射等方式给予支气管舒张剂后，亦可测定支气管舒张的反应程度。对于部分对吸入型支气管舒张剂无反应或反应欠佳者可采用此方式进一步明确支气管的可舒张性。但该法起效较慢，需观察数小时、数天至数周。

糖皮质激素常需较长期应用（如 2 周），才能观察到其支气管舒张作用，但疗效较为确切。

（二）吸入药物的方法

1. 定量气雾剂单剂量吸入法 让受试者张口从残气位或功能残气位开始经口做缓慢的深吸气（吸气时间 1 ~ 2 s），开始吸气后，操作者马上按下定量气雾药罐将药物释出，受试者吸入喷雾直至深吸气末（肺总量位），屏气 5 ~ 10 s，或在没有感觉不适的情况下尽量屏息久些，然后才快速呼气至功能残气位。若需要多吸 1 剂，应间隔至少 1 min 后再重新吸入。

该法为目前最为常用的方法，操作简便，价格便宜，适用于大多数受试者。对部分吸气动作配合欠佳者，可应用辅助吸入储雾罐，药物喷入罐后受试者只需用口含着储雾罐，做数个平静呼吸即可。

2. 干粉剂吸入法 受试者口含干粉吸入器，口角不能漏气。从残气位用口（不能用鼻）做深深的、缓慢的吸气（需保证有一定的气流量度 >60 L/min）。该法吸入药物效果较好，结果稳定，尤适合于年老、体弱等病者。但年龄过小（一般 <5 岁）儿童因其吸气流量较小，不宜用此法。干粉药物及其吸入器成本相对较高。

3. 潮气呼吸法 以平静、自然的潮气呼吸连续吸入雾化悬液，如 5 ml 沙丁胺醇雾化液（0.5% 沙丁胺醇 1 ml 混于生理盐水 4 ml 中）。该法适用于几乎所有受试者，吸入效果好，唯需时较长。

（三）受试者准备

试验前详细了解受试者的病史，尤其需了解其是否有对所用支气管舒张剂的过敏史，了解是否有严重心脏病史，体格检查心率应 <120 次/min，肺功能基线检查的试验前准备同肺功能检查。

支气管舒张试验前 4 ~ 6 h 受试者需停用短效 β 受体兴奋剂吸入；如为口服制剂的短效 β 受体兴奋剂或氨茶碱需停用 12 h；长效或缓释放型 β 受体兴奋剂及茶碱则应停用 24 ~ 48 h。

二、测试步骤与结果判断

（一）测试步骤

受试者先测定基础肺功能（如 FEV_1、PEF 或 sGAW），然后吸入 β_2 激动剂（如沙丁胺醇）。全部吸入药物后 5、10、15 min，必要时 30 min 重复肺功能检查。其他途径给药者，按药物性质给药数分钟至 2 周后复查肺功能。支气管舒张试验的流量–容积曲线和时间–容积曲线见图93-7。

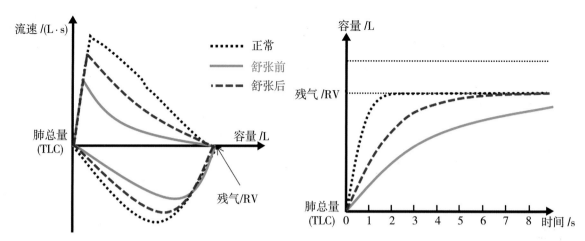

图93-7　支气管舒张试验的流速–容量曲线及时间–容量曲线改变

（二）评定指标

评价支气管扩张试验的常用肺功能指标有 FEV_1、FVC、PEF、$FEF_{25\% \sim 75\%}$、$FEF_{50\%}$、sGaw、Raw、呼吸阻抗响应频率（respiratory impedance response frequency,Fres）等，其中以 FEV_1 最为常用，因其结果可靠且重复性好；PEF 测定简便；sGaw 及 Fres 较为敏感，但重复性稍逊。

通常根据这些指标变化率及绝对值的改变来进行结果判断。常用的指标及判断标准,见表93-4。

1. 变化率　可用下式计算：

$$肺功能指标变化率（\%）=\frac{用药后肺功能值-用药前肺功能值}{用药前肺功能值}\times100\%$$

2. 绝对值改变

（三）结果判断

1. 支气管舒张试验阳性

（1）以 FEV_1 或 FVC 判断：若用药后 FEV_1 或 FVC 变化率较用药前增加 12% 或以上且绝对值 ≥ 200 ml,则判断支气管舒张试验为阳性。

（2）其他指标阳性判断标准：用药后较用药前 PEF 增加 15% 或以上,$FEF_{25\% \sim 75\%}$、$FEF_{50\%}$ 增加 25% 或以上,sGaw 增加 35% 或以上,Zr 增加 1 倍或以上,Fres 减少 1 倍或以上。

（3）临床意义：支气管舒张试验阳性,意味着缩窄的气道具有可舒张性,对所用药物敏感,对于支气管哮喘的诊断和临床选用支气管舒张药物有十分重要的指导意义。

2. 支气管舒张试验阴性　若使用舒张药物后肺功能指标达不到上述标准,则支气管舒张试验阴性。支气管舒张试验阴性,有以下可能原因：①轻度气道缩窄者,因其肺功能接近正常,用药后气道舒张的程度较小；②狭窄的气道内有较多的分泌物堵塞气道,如重症哮喘患者支气管腔内常有大量黏液栓,影响吸入药物在气道的沉积和作用；③药物吸入方法不当,致使药物作用不佳,为保证药物的吸入,可采用雾化吸入方法；④使用药物剂量不足,故有时为明确了解支气管的可舒张性,常用较大剂量,如 MDI 或干粉吸入 400 μg 沙丁胺醇；⑤缩窄的气道对该种支气管舒张剂不敏感,但并不一定对所有的支气管舒张剂都不敏感,此时应考虑改用别的支气管舒张剂再做检测,如由沙丁胺醇转为异丙托品；⑥在做支气管舒张试验前数小时内已经使用了舒张剂,气道反应已达到极限,故此时再应用舒张剂效果不佳,但并不等于气道对该舒张剂不起反应；⑦狭窄的气道无可舒张性,作此一结论应排除上述 6 点因素。

因此,在做舒张试验前应停用支气管舒张剂一段时间,吸入性短效 β_2 受体兴奋剂或抗胆碱能药停用 4 ~ 6 h、口服短效 β_2 受体兴奋剂或茶碱停 8 h、长效或缓释型停用 12 ~ 24 h 以上。

三、适应证、禁忌证及临床应用

（一）适应证

有合并气道痉挛的疾病如支气管哮喘、慢性阻塞性肺疾病（COPD）、过敏性肺泡炎、泛细支气管炎等。有气道阻塞征象，需排除可逆性气道阻塞的疾病，如上气道阻塞。

（二）禁忌证

对已知支气管舒张剂过敏者，禁用该舒张剂。测定用力肺活量评价气道可逆性改变者，禁忌证同用力肺活量测定。肺功能检查证实无气道阻塞者，无须做本项检查。

（三）临床应用

1. 诊断哮喘　支气管哮喘的特征之一是支气管平滑肌的痉挛具有可逆性。故在支气管舒张试验时，表现出狭窄的支气管舒张，肺功能有相当程度的改善。支气管舒张试验阳性支持哮喘的诊断。

对疑似哮喘患者的应用：有些哮喘患者肺功能较差，例如 $FEV_1<60\%$ 预计值，不宜做支气管激发试验时，可采用本试验。若舒张试验阳性，可证实哮喘。

对一些无明显气道阻塞症状的哮喘患者或哮喘的非急性发作期，当其肺功能不正常时，经吸入支气管舒张药，肺功能指标有明显的改善，亦可作为判断支气管哮喘（发作期）的依据。

由于哮喘患者病情常有波动，试验本身即使在同一个人，在不同时间内，也有一定程度变异，故有时需间隔一段时间，两次或两次以上的结果才比较可靠。

2. 指导用药　支气管舒张试验还可用于评价某种支气管舒张药物的疗效，以指导治疗。可通过本试验了解或比较某种支气管舒张剂的疗效。有不少哮喘患者，自诉用 β_2 受体激动剂后效果不佳，不愿吸入，但如舒张试验阳性，表示气道痉挛可逆，可据此向患者耐心解释，指导患者正确用药，提高患者的依从性。

出现阴性结果时并不表示支气管狭窄程度一定是不可逆的，需仔细分析，有时试验阴性，需口服泼尼松 30 mg/d，连续 1~2 周后再做试验，如肺功能仍无改善者，方可认为是不可逆病变，可以考虑停用激素。

3. 对慢性阻塞性肺疾病患者的应用　少数 COPD 患者，可合并有支气管哮喘或为 COPD 患者喘息型者，有时可出现舒张试验阳性结果。本试验须结合临床资料才能做出正确判断。如 COPD 病者对本试验阳性，其意义与气道反应性增高一样，预示肺功能逐年下降的趋势比较快，应长期使用支气管舒张剂治疗。

四、呼气流量峰值变异率测定

呼气流量峰值变异率（PEFR）能较好地反映气道的舒缩功能，也作为气道可逆性检查在临床中广泛应用。正常人体有一定的生物钟规律，人体的某些代谢和功能会随时间的变化有一定的改变。正常人 PEF 在清晨最低，下午最高，但变异较少（<12%）。支气管哮喘患者因气道敏感性较高，舒缩变异较大，故最高呼气流量的变异也大（常>15%）。最高呼气流量的变异也随着病情的好转而减少或恶化而增大。因此监测 PEFR 可准确地反映哮喘的病情严重程度和变化趋势。近年来国内外学者推荐每位哮喘患者应随身备带峰速仪。

（一）测定方法

1. PEF 的测定　见通气功能章节。

2. PEFR 的测定时间　有多种方法：①每天的早晚各测定 1 次；②每天测定 4 次（06:00,12:00,18:00,24:00）；③在出现症状（咳嗽、喘息、胸闷、气促等）时；④使用支气管舒张剂吸入治疗前、后等。

3. 记录值　每次测定最少检测 PEF 3 次，记录最高值。

4. PEFR 的计算　PEFR = 2×（PEF 最高值−PEF 最低值）/（PEF 最高值+PEF 最低值）×100%。

5. 检测周期　①日内或昼夜变异率:观察每天的变化率(日内最高值和最低值间的变异率);②周内变化率:观察每周的变化率(周内最高值和最低值间的变异率);③激发变异率:跑步或其他运动等刺激前后;④治疗改善率:使用支气管舒张剂吸入治疗前和吸入后 20 min。

(二)结果判断

PEFR≥20%,气道可逆性改变程度较高,提示支气管哮喘。PEFR<20%,气道可逆性阴性。但需排除仪器的故障和病者能否很好地掌握测定技术的因素。如由于 PEFR 监测常需连续多天监测,故需患者配合及掌握测定的方法。

(三)临床意义

峰流量变异率的测定,其具体作用如下。

1. 诊断哮喘　中华医学会呼吸病学分会制定的哮喘防治指南对症状不典型患者的诊断标准中有关最大呼气流量的规定标准为:日内或昼夜波动率≥20%。最大呼气流量低于预计值70%者,可吸入支气管扩张剂,如喘乐宁气雾剂 2 揿,合 200 μg,20 min 后再测定最大呼气流量,若其值较前提高 15%~20% 就有诊断意义。最大呼气流量也可用于跑步或其他运动后,其值下降 15% 或更多则有诊断意义。

2. 自我检测病情程度　所有峰流量仪都带有根据身高、种族、性别和年龄而调整的预计值,通过观察实测值占预计值的百分比(实测值/预计值×100)和每日波动率(最高值−最低值/最高值×100)评估病情。如果实测值占预计值的 80% 以上和每日波动率≤20% 为间歇发作;实测值占预计值的 80% 以上和每日波动率 20%~30% 为轻度;实测值占预计值 60%~80% 和每日波动率在>30% 为中度;实测值占预计值 60% 以下和每日波动率>30% 或哮喘(成人)患者的最大呼气流量<100 L/min 或经积极的治疗其值仍低于正常为重度。

3. 监测哮喘病情及评价药物疗效,指导治疗　如果近期的最大呼气流量明显降低,昼夜波动率增大,表明哮喘的病情有加重,需到医院就诊或积极给予治疗。经治疗后最大呼气流量值有所上升,且一直维持在接近预计值或个人最佳值(患者哮喘得到控制时所达到的最高呼气流量值)水平,说明治疗有效,应继续治疗一段时间;如果治疗过程中,最大呼气流量值初有上升,中间几天下降,后又上升提示病情不稳定,须加强治疗;如患者吸入 β₂ 激动剂后最大呼气流量值仍没有提高,提示病情确实严重,积极治疗 6 h 其值没有明显上升,则需加大治疗力度,甚至考虑住院治疗。

(龙　舟　税莉莉　吴艳秋　王关嵩)

参考文献

1　中华医学会呼吸病学分会肺功能专业组. 肺功能检查指南(第一部分):概述及一般情况[J]. 中华结核和呼吸杂志,2014,37(6):402-405.

2　中华医学会呼吸病学分会肺功能专业组. 肺功能检查指南(第二部分):肺量计检查 [J]. 中华结核和呼吸杂志,2014,37(7):481-486.

3　中华医学会呼吸病学分会肺功能专业组. 肺功能检查指南(第三部分):组胺和乙酰甲胆碱支气管激发试验[J]. 中华结核和呼吸杂志,2014,37(8):566-571.

4　中华医学会呼吸病学分会肺功能专业组. 肺功能检查指南(第四部分):支气管舒张试验[J]. 中华结核和呼吸杂志,2014,37(9):655-658.

5　COATES A L,WANGER J,COCKCROFT D W. Cockcroft,ERS technical standard on bronchial challenge testing:general considerations and performance of methacholine challenge tests[J]. Eur Respir J,2017,49(5):1601526.

第94章

肺功能监测在机械通气时的临床应用

机械通气时对各种生理指标的监测是抢救呼吸衰竭成败的关键。一般而言,呼吸衰竭是指机体不能维持有效的氧合(oxygenation)和(或)通气(ventilation)。对呼吸衰竭监护,必须包括与氧合及通气有关的生理指标。

第一节 临床表现与气体交换功能监测

一、临床表现监测

(一)呼吸频率

对已行机械通气或将行脱机的患者,其自主呼吸频率的变化是一个敏感的指标。一般说来,呼吸频率>30 次/min,脱机极少成功。

(二)呼吸方式

胸腹运动的协调。目前临床常用浅快呼吸指数(rapid shallow breathing index,RSBI)监测呼吸形式,一般认为>105,难于脱机。

(三)皮肤

对皮肤的颜色、温度、湿度及有无水肿是衡量机械通气患者组织供氧、灌注情况的重要指标。

(四)意识

意识的变化是判断通气效果极重要的一环。有效的通气可使患者意识转清,烦躁不安者趋向安静,反之,则要及时检查各项呼吸机通气参数及患者的肺部情况。

(五)血压、心率、尿量

有效的机械通气可使心率趋向正常,血压平趋向稳及每小时尿量趋向稳定、改善。

二、气体交换功能监测

(一)血氧监测

1.动脉血气分析 动脉血氧分压(PaO_2)、动脉血二氧化碳分压($PaCO_2$)是反映气体交换的重要指标,PaO_2 与年龄相关的经验公式：$PaO_2(mmHg)= 100-1/4 \times$ 年龄。

2. 经皮氧监测　为了能连续监测患者，发展了经皮氧监测（transcutaneous oxygen pressure monitor, $TcPO_2$），$TcPO_2$ 在一定程度上反映了组织中氧释放的能力，它既和动脉全氧分压有关，又与循环灌注有关，在循环正常情况下，$TcPO_2$ 在婴幼儿中与 PaO_2 相关系数可达 0.99，在成人则较差（$r=0.65 \sim 0.96$）。

3. 氧饱和度或测氧仪　采用耳氧计或脉氧计作为监测 SaO_2 的指标。目前为临床上最常用于连续测定的有效指标。

4. 混合静脉血氧分压或混合静脉血氧饱和度　混合静脉血氧分压（partial pressure of oxygen in mixed venous blood, $P_{\bar{V}}O_2$）或混合静脉血氧饱和度（oxygen saturation in mixed venous blood, $S_{\bar{V}}O_2$）监测是了解肺氧合和组织灌注的一项综合指标。$P_{\bar{V}}O_2$、$S_{\bar{V}}O_2$ 的正常值是 $36.1 \sim 39.8$ mmHg（73% ～ 83%），对 $P_{\bar{V}}O_2$、$S_{\bar{V}}O_2$ 变化的评价最好结合 PaO_2、SaO_2 的变化来分析。

（二）反映氧气交换效率的指标

1. 肺泡-动脉血氧分压差　肺泡-动脉血氧分压差（alveolar-artery oxygen partial pressure gradient $P_{A-a}O_2$）用以评价氧通过肺泡壁进入肺毛细血管内的能力。

$$P_AO_2 = (PB-Ph_2O) \times FiO_2 - P_ACO_2/R$$

$P_{A-a}O_2$ 正常值：吸空气 <10 mmHg，$FiO_2 = 0.5$ 时为 20 mmHg，$FiO_2 = 1.0$ 时为 50 mmHg。因而注意要以同一 FiO_2 来比较。

2. 动脉血氧分压/吸入气氧浓度　氧分压/吸入气氧浓度（PaO_2/FiO_2）指标简单明了，已成为衡量氧气交换能力最常用的指标。

3. 动脉血氧分压/肺泡气氧分压　动脉血氧分压/肺泡气氧分压（PaO_2/P_AO_2）指标更恒定（$0.90 \sim 0.93$），临床上一般 >0.78 即为正常。

4. 肺内静脉血分流/心输出量　肺内静脉血分流/心输出量（Qs/Qt）是反映肺内分流以及通气血流比例失调的指标，正常人 <5%。

氧耗 VO_2 与氧输送量 DO_2 的监测是反映组织氧合状态的有效指标，揭示了氧输送量与组织氧耗量的关系，两者结合可综合反映呼吸与循环功能的状态。

（三）二氧化碳的监测

1. 动脉血二氧化碳分压　根据 $PaCO_2 = K \times VCO_2/VA$，$PaCO_2$ 值与每分 CO_2 的生成量及肺泡通气量相关，它是反映通气功能的一个综合指标。

2. 经皮二氧化碳监测　较之 $TcPO_2$ 来说，在成年测出的经皮二氧化碳监测（$TcPCO_2$）与 $PaCO_2$ 的相关更加显著。一般 $TcPCO_2$ 读数较 $PaCO_2$ 高（23.3 ± 11.3）mmHg，受循环灌注因素的影响相对较小，当心搏指数显著降低时 [<2 L/（min·kg）]，$TcPCO_2$ 读数明显增高与 $TcPO_2$ 测定情况类似，$TcPCO_2$ 皮肤电极亦需每 $4 \sim 6$ h 更换部位。对于试行脱机的患者，$TcPCO_2$ 在动态监测患者能否维持通气方面是个有价值的指标。

3. 呼出气二氧化碳分压　呼出气二氧化碳分压（partial pressure of carbon dioxide in mixed expired gas, $P_{\bar{E}}CO_2$）测定生理无效腔，根据波尔方程：生理无效腔与潮气量百分比（V_D/V_T）= $PaCO_2 - P_{ET}CO_2/PaCO_2$ 可通过 $P_{ET}CO_2$ 及 $PaCO_2$ 的同时测定以计算生理无效腔，正常人在 $0.33 \sim 0.45$，女性较低，在机械通气时，常用此指标来评价呼气末正压（PEEP）对减少无效腔的效果，对行将脱机的患者，若 $V_D/V_T \geq 0.6$，脱机很难成功。

4. 潮气末二氧化碳分压及呼出气 CO_2 图　潮气末二氧化碳分压（partial pressure of end-tidal carbon dioxide, $P_{ET}CO_2$）及呼出气 CO_2 图在机械通气时常用 CO_2 连续监测 $P_{ET}CO_2$（图 94-1）。正常人 $P_{et}CO_2$ 与 $PaCO_2$ 的差值约为 $1.0 \sim 7.0$ mmHg 可应用红外光吸收或质谱仪连续监测 $P_{ET}CO_2$，在机械通气的呼吸频率或潮气量变化时（如管道脱开、漏气、送气故障等）可从 $P_{ET}CO_2$ 的变化值中迅速反映出来（图 94-2）。

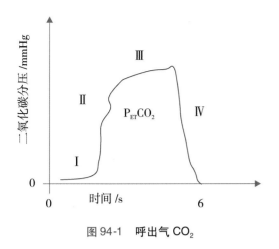

图 94-1　呼出气 CO_2

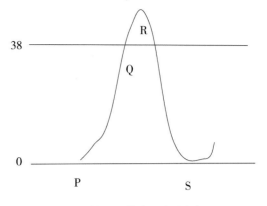

图 94-2　慢性阻塞性肺疾病呼出气 CO_2

第二节　呼吸动力学监测

一、肺 容 积

肺活量(vital capacity,VC)可作为危重患者肺容积测定的一项指标,正常值为 65～75 ml/kg,若 VC ≤10 ml/kg,则难维持自主呼吸需做机械通气。临床更重视潮气量 (V_T) 和每分通气量。正常 V_T 值为 400～500 ml 或 10 ml/kg,一般若<200 ml 多需辅助通气。在做机械通气时更注意实际送给患者的 V_T(而非呼吸机的预定 V_T),可将呼吸机管道连接带刻度的水箱直接测定 V_T。静息每分通气量(minute ventilation at rest,VE)为 V_T 与呼吸频率的乘积,正常人为 6～10 L/min。在机械通气患者由于每分 CO_2 产生量(VCO_2)增加和(或)及无效腔增加,其 VE 亦增加。恰当的 VE 是维持患者正常 pH 值 及 $PaCO_2$ 的重要基础。患者代谢或呼吸状态的变化往往先从 VE 的变化表现出来。一般来说当 VE>15 L/min 时脱机很少成功,若 VE ≤13 L/min,而且令患者作最大随意通气(maximal voluntary ventilation,MVV),其值超过静息 VE 的 1 倍时脱机较易成功。

二、顺 应 性

对机械通气的患者在任何一个预定潮气量条件下,以静态吸气压(在吸气停顿或于呼气初暂时阻断气流时测得的平台压力)除以潮气量代表胸廓的静态顺应性(static compliance,C_{st})。若患者采用 PEEP 通气,则按以下公式:C_{st} =潮气量/平台压力－PEEP,正常值为 60～100 ml/cmH$_2$O 时,则可能有明显肺气肿或有气道漏气。另一项指标为动态顺应性(C_{dyn})是以最高吸气压除以潮气量或 C_{dyn} =潮气量/峰压为－PEEP(图 94-3),一般较 Crs·st 低 10%～20%,为 50～80 ml/cmH$_2$O。若以不同的潮气量为纵坐标,顺应性(压力)为横坐标,就可做出一个压力-容积曲线图。与正常值比较,若静态及动态的压力,容积曲线同时右移,则多表示有肺实质病变,如张力性气胸、肺不张、肺水肿、肺炎等。若静态压力-容积曲线不变,而动态-容积曲线右移,则表示有气道小阻塞,如气道痉挛、黏液阻塞或机械管道扭曲等。

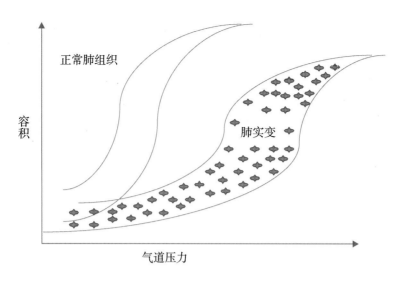

图94-3　静态和动态压力-容积曲线右移

三、气 道 阻 力

气道阻力（airway resistance,Raw）是机械通气中最常用的呼吸动力学指标之一,根据测定气流流量计算 Raw。Raw＝峰压力-平台压力/气流流量。正常 Raw 为 $2\sim3$ cmH$_2$O/（L·s）,气道分泌物增加或痉挛时,Raw 明显上升。

四、呼 吸 功

机体每一呼吸动作均需克服肺和胸壁的弹性回缩力及摩擦阻力,即需作呼吸功。正常人呼吸做功只占总氧耗的 $1\%\sim3\%$,慢性阻塞性肺疾病（COPD）患者可达到 24%（最高达到 50%）,对无自主呼吸的机械通气患者,呼吸功＝平均经肺压×潮气量。对了解呼吸功能脱机可能性的评价有帮助。

五、内源性呼气末正压

肺泡内空气的滞留是构成内源性呼气末正压（intrinsic positive end-expiratory pressure,PEEPi）的主要原因。可发生在自主呼吸或机械通气患者,特别是伴有气流受阻的 COPD 或哮喘患者。正常肺于呼气末呼气完全,此时没有气流,肺泡压等于大气压,反之,气道有阻塞,呼气气流受限制,呼气不完全或呼气时间过短,在患者呼气气流尚未完全结束时下一次机械通气又开始。若呼气末有气流,在大气与肺泡间产生压差,其大小借气道阻力来测量。阻塞性肺疾病患者,机械通气下肺容量过度膨胀或呼气时间短等因素,可能在生产 PEEPi 中起作用。近端气道压即大气压（呼吸机上的压力表监测）,常在呼气末回到零点,未能反映 PEEPi,又称隐伏性（Occult）PEEP。呼气末阻断呼气口的气流,便在无气流的情况下,近端气道压与肺泡压相等,增加的压力在呼吸机压力表上显示即为 PEEPi。监测 PEEPi 的意义在于:①它与外源 PEEP 有同样效应,如降低心排血量,影响血流动力学参数的判断。例如过高估计肺动脉楔压影响液体的补充。②增加近端气道压,包括峰压和平台压。③可用于测定支气管扩张药的反应。④由于呼吸功增加,降低撤机的能力。⑤容量控制通气 易致肺损伤。⑥影响肺顺应性的测定。如未从平台压中减PEEPi,减则所测顺应性减少。

为促使气体完全排达到降低 PEEPi 的目的:①减少充气容量;②增加吸气流速以增加气体排空时间;③降低呼吸频率;④COPD 患者使用外源 PEEP,即增加下游阻力,平衡 PEEPi 上游阻力以减轻吸气负荷。PEEP<75% PEEPi,如>85% PEEPi 反而加重肺的过度充气。PEEPi<3 cmH$_2$O 视为正常。

第三节　呼吸形式与呼吸肌功能监测

一、呼吸形式监测

在呼吸衰竭的患者,对其呼吸形式的监测除了呼吸气量、频率以外,还包括胸腹运动的协调性,吸气时间分数及呼吸节律等,可以采用呼吸感应体积描记仪(respiratory-inductive plethysmography)进行监测。

（一）胸腹动度监测

正常人随呼吸其胸腹的扩张是协调同步的,在 COPD 或其他胸肺疾病患者,随着呼吸肌疲劳,胸廓与腹腔动度可出现不同步或矛盾运动,若将其与胸、腹动度振幅结合起来分析,对预测能否顺利脱机有一定的价值。

（二）吸气时间分数

一般呼吸肌是在吸气时起作用的,吸气时间分数(吸气时间/呼吸周期时间,Ti/Ttot)可达 0.35,若延长到 0.4~0.5,即可能出现吸气肌疲劳。

（三）呼吸节律

节律对判断呼吸中枢的兴奋性有一定参考。但应注意正常老年人有 33% 可出现类似陈-施呼吸的潮式呼吸(年轻人亦有 12%),多数中重度 COPD 患者亦有渐强-渐弱的类潮式呼吸。焦虑的患者常有不规则呼吸,叹气式呼吸可达 16~100 次/h。

二、呼吸肌功能监测

（一）最大吸气压

应用单向活瓣,在功能残气位进行最大吸气求得最大吸气压(maximal inspiratory pressure,MIP),其正常值为-73.7~-36.8 mmHg,当 MIP 低于-14.7 mmHg 时,一般需做机械通气,对已进行机械通气者,若 MIP>-21.8 mmHg 脱机较易成功。

（二）最大跨膈压

采用一条双腔聚乙烯管伴气囊的系统,分别测定吸气时胃内压及食管内压以计算跨膈压,在功能残气位做最大努力吸气时所测得的压为最大跨膈压(maximum transdiaphragmatic pressure,Pdimax),正常健康人的 Pdimax 为 60~162 mmHg,在 COPD 患者,若 Pdimax 仅及正常值的 1/3 时,多数要考虑做辅助通气。

（三）膈肌肌电图

由于体表测定膈肌肌电干扰因素较多,目前仍多采用附有食管电极的导管测定肌电图(electromyogram,EMG),根据 EMG 的功率谱(即肌电功率在不同频率的分布)来评价膈肌功能。多以中位频率(Fc)和高频功率(H,150~250 Hz)与低频功率(L,20~50 Hz)的比值(H/L)来表示。正常人 Fc 多为 70~120,H/L 为 0.3~0.9。差异较大,故需做动态观察,一般 Fc 或 H/L 较基础值下降 20% 以上时,提示有膈肌疲劳的征象。其敏感性较膈肌肌力者 Pdimax 高,对监测早期膈肌疲劳有帮助。

（唐咸军　李晓欧　吴艳秋　王关嵩）

参考文献

1 张浩月,张宇佳,蒲萍. 经鼻导管高流量氧疗在 ICU 机械通气患者撤机后效果的 Meta 分析[J]. 中华肺部疾病杂志(电子版),2022,15(6):801-805.

2 刘刚,李琦. 无创正压通气:优化设置模式与参数应用及管理[J]. 中华肺部疾病杂志(电子版),2022,15(6):916-919.

3 REITERER F,SCHEUCHENEGGER A,RESCH B,et al. Bronchopulmonary dysplasia in very preterm infants:Outcome up to preschool age,in a single center of Austria[J]. Pediatr Int,2019,61(4):381-387.

第95章

心肺运动试验及其临床意义

第一节 常用参数意义和正常值

心肺运动试验(cardiopulmonary exercise testing, CPET)亦称运动心肺功能测试,是指伴有代谢测定[摄氧量(VO_2)、二氧化碳排除量(VCO_2)等气体交换指标]的心肺运动测验,是最有意义的非侵入性检查技术,不同于一般的只是单纯观察心电图 ST-T 的变化或心律变化的运动试验;也不同于静态肺功能。心血管系统与呼吸系统的基本功能是维持细胞呼吸。CPET 是综合心与肺,在一定功率负荷下测出 VO_2 及 VCO_2 等代谢指标、通气指标及心电图变化。所以它反映细胞呼吸功能的变化。

每分摄氧量=每分心排量×(动脉血氧含量−混合静脉血氧含量),同时每分摄氧量=每分通气量×(吸入气氧浓度−呼出气氧浓度)。血管内 VO_2 与肺泡内 VO_2 是处于动态平衡的,心脏病学家 Weber K T 指出"心脏病学家和肺病学家不是把注意力集中于左心室,就是把注意力集中于肺泡。这种局限性不能恰当地理解和较全面地观察心肺单元"因而提出"心肺单元"的概念。呼吸病学家 Wasserman K 更进一步提出"单独给心或肺增加负荷是不可能的,所有的运动均需要心脏功能和肺功能的协调,以及周围循环和肺循环的协调作用来完成生存和工作所需要的气体交换作用",并强调外呼吸−细胞呼吸正常偶联,即肺−心−活动肌群,因而它反映人体的最大有氧代谢能力和心肺储备能力,特别强调心肺联合功能测定。

肺(外呼吸)到细胞(内呼吸)的气体运输机制。齿轮表示各系统生理组成成分间在功能上互相依赖。由于肌群活动耗氧量(QO_2),氧利用激增,从肌群灌注血中氧的摄取增加,周围血管床扩张,心排血量(每搏出量和心率)增加,肺血管床重开放和扩张,肺血流增加,最后通气增加以满足 QO_2 的需要。根据肺泡通气与肺血流比率及肺毛细血管内氧不饱和程度经肺摄取的氧量称为摄氧量(VO_2)。稳态情况下 $VO_2=QO_2$。即供氧−需氧平衡。新产生的 CO_2(QCO_2)排泄至肺(VCO_2),为促使 $PaCO_2$ 与氢离子达到体内平衡,导致通气量(潮气量与呼吸频率)增加。

任何疾病状态扰乱了正常气体交换耦联均为运动受限的原因。人类摄入植物、动物食品(糖类、蛋白质和脂肪等营养素),并吸收空气中氧,进入体内被消化分解为葡萄糖、氨基酸、脂肪酸,再进入细胞内进一步氧化、代谢、释放能量。约一半能量表现为热量,维持体温,另 45% 转移到腺苷三磷酸(adenosine triphosphate,ATP;又称三磷酸腺苷),维持各器官功能,合成新物质,修复组织,为运动提供能量等生理活动,剩余者储存。在运动中肌肉收缩做功,将化学能又转化为物理能。

肌肉收缩的能量供应来自 3 个系统:①腺苷三磷酸−磷酸肌酸系统(ATP-CP);②糖酵解系统;③营养素有氧氧化系统。

ATP-CP 系统:1 mol ATP 水解可产生 16 kcal(1 kcal＝4.186 kJ)能量,在 ATP 储量减少以后,又由另一高能键物质,磷酸肌酸(CP)释放能量,再合成 ATP。ATP 是肌肉收缩唯一可直接利用的能量,也是任何强度运动首先、最快速地被动员的能量,供能速度 13 kcal/(kg·s)。

糖酵解系统:持续 30 s 以上的运动,需起动糖的无氧代谢提供 ATP,因 ATP-CP 系统供能已难以维持。1 mol 葡萄糖产生 2 mol ATP。供能速度次于 ATP-CP 系统,为 7 kcal/(kg·s),同属应急能源。

糖酵解最终产物为乳酸,肌细胞中乳酸容易扩散到血液中去($H^+ La^- + K^+ HCO_3^- \rightarrow K^+ La^- + H_2O + CO_2$),被血浆中 HCO_3^- 缓冲,形成乳酸盐,生成的 CO_2 排出体外。

ATP-CP 系统及糖酵解供能均不需要氧气,故两个系统供能的肌肉收缩或运动称无氧肌肉收缩或无氧运动,其最大强度运动时间累计为 41 s,可持续供能 2～3 min。

营养素有氧氧化系统:在氧供充足情况下,葡萄糖、肌糖原、脂肪、蛋白质氧化可产生大量的能供腺苷二磷酸(adenosine diphosphate,ADP)合成 ATP。

$$\left.\begin{array}{l}\text{糖原、葡萄糖} \quad \text{酶} \\ \text{甘油、脂肪酸} \\ \text{氨基酸(脱氨基酸)}\end{array}\right\} + O_2 + ADP + Pi \rightarrow ATP + H_2O + CO_2$$

这种供能系统,底物种类多、储量大,只要氧供充足,可形成大量的能。有氧代谢是人类生存、长期运动所需的能量供应系统,同时还是补充、保证上述两种无氧供能的基础。但供能速度较慢,为 3.6 kcal/(kg·s)。所以在运动初始时常需无氧方式供能。

运动中消耗的能量主要来自糖、脂肪、蛋白质的氧化。其氧化的氧气量即耗氧量,是能量释放的基础,代表机体的活动能力,用于表示运动的能量消耗和运动强度。有氧氧化共产生 36 mol ATP,是糖酵解产生 ATP 的 18 倍之多。耗氧量也是组织吸收,利用的氧量,又称摄氧量。

由于计算机技术的应用,运动心肺功能各项指标能很快经过计算处理,形成数据图表报告,医师可选择所需数据资料进行分析研究。根据运动心肺功能特点,其各项观察指标可分为三大类:①反映运动耐量以及心功能的指标,如最大耗氧量、千克耗氧量、无氧阈、代谢当量、最大氧脉、最大心率储备、呼吸商、气体交换率以及耗氧量与运动负荷之间的关系等;②反映通气功能的指标,如呼吸储备、最大通气量、最大潮气量、最大呼吸频率以及潮气量与深吸气量的比值等;③反映气体交换的指标,如动脉血氧分压、肺泡-动脉血氧分压差、动脉血二氧化碳分压、呼气末二氧化碳分压、动脉血-呼气末二氧化碳分压差、氧当量、二氧化碳当量、无效腔和潮气量的关系等。现简要分析如下。

一、耗氧量与摄氧量

机体一定时间内消耗的氧气量称为耗氧量(oxygen consumption,QO_2),反映细胞中氧的利用程度,包括运动中肌肉细胞氧的利用情况。经肺泡与肺血流摄取的氧量称为摄氧量(oxygen uptake,VO_2),通常情况下供氧、需氧平衡,摄氧量即为耗氧量,通过血液循环将氧输送至运动肌群,VO_2 可以通过心输出量×动静脉血氧含量差或每分通气量×吸入气与呼出气氧浓度之差计算得出。以 L/min、ml/min 表示,是用气体分析法来测定的。

最大摄氧量(maximal oxygen uptake,$VO_{2\,max}$):指在运动的最后阶段,即竭尽全力阶段,循环和呼吸系统发挥最大作用时每分所能摄取的氧量。此时随着功率的增加,VO_2 不再增加而形成一个平台,相邻两次(1 min 内)VO_2 差值＜2 ml/(kg·min),称为 $VO_{2\,max}$。亦可用千克摄氧量表示,消除了体重的影响。通常也称为最大耗氧量、最大有氧代谢能力等。其计算公式为:

$$VO_{2\,max} = CO_{max} \times C_{a-v}O_2 \tag{1}$$
$$= MVV(FiO_2 - FeO_2) \tag{2}$$

其中，CO_{max}指最大心输出量，$C_{a-v}O_2$为动脉-混合静脉血氧含量差，MVV为最大通气量，FiO_2-FeO_2为吸入气氧浓度与呼出气氧浓度差。

由公式（1）可以看出，每分最大摄氧量取决于循环系统的功能，主要是心输出量，反映循环系统氧转运的能力，其数值大小与运动方式有关，参与运动肌群数量越多的运动形式其数值越大，如平板运动VO_{2max}比踏车运动高5%~11%，因为后者参加运动的肌群相对较少。由公式（2）可以看出，每分最大摄氧量也取决于呼吸系统的功能，主要是每分最大通气量，反映呼吸系统通气能力，因而呼吸和循环受限均是其影响因素。VO_{2max}减少，说明运动耐量下降。

广东省人民医院研究健康医务工作者14例前后平均11年（7~13年）的运动心肺功能测验自然变动。男7例，平均年龄由（30.3±6.7）岁至（41.0±8.3）岁；女7例，平均年龄由（29.0±6.6）岁至（39.0±5.5）岁。结果表明男女两性运动耐力或有氧代谢能力均有明显下降。VO_2 max/kg男性平均每年下降1%，女性下降1.3%。

VO_{2max}实测值必须与预计值相比较，达到预计值的84%以上为正常，其预计值与个体的性别、年龄（A, yr）、身高（H, cm）、体重（W, kg）显著相关。VO_{2max}预计值公式取自 Wasserman K（小于预计体重20%为消瘦，超过预计体重20%为肥胖）。

男性：

$$正常体重预计值 = 0.79 \times H - 60.7$$

正常体重者最大耗氧量预计值 $VO_{2max} pred(ml/min) = 实际体重 \times (50.72 - 0.372 \times 年龄)$
消瘦者 $VO_{2max} pred(ml/min) = [(实际体重 + 预计体重)/2] \times (50.72 - 0.372 \times 年龄)$
肥胖者 $VO_{2max} pred(ml/min) = [预计体重 \times (50.72 - 0.372 \times 年龄)] + 6 \times (实际体重 - 预计体重)$

女性：

$$正常体重预计值 = 0.65 \times H - 42.8$$

正常体重 $VO_{2max} pred(ml/min) = (实际体重 + 43) \times (22.78 - 0.17 \times 年龄)$
消瘦者 $VO_{2max} pred(ml/min) = [(实际体重 + 预计体重 + 86)/2] \times (22.78 - 0.17 \times 年龄)$
肥胖者 $VO_{2max} pred(ml/min) = [(预计体重 + 43) \times (22.78 - 0.17 \times 年龄)] + 6 \times (实际体重 - 预计体重)$

如果是平板运动，VO_{2max} pred 为踏车运动 VO_{2max} pred 的1.11倍。

1984年何岱等、1989年赵连云等均已报告中国人正常值。

峰值摄氧量（peak or maximum oxygen uptake, VO_2 peak）：指运动过程中出现摄氧量的最高值，正常人 VO_2 peak 与 VO_{2max}二者数值接近，因最大运动平台极难出现，峰值摄氧量可以近似认为是最大摄氧量。

症状限制最大摄氧量（VO_{2max} symptom limited）：通常指患者的运动终点为各种症状所限，如呼吸困难、心悸、心绞痛、血压过高和心电图异常等，不能达到竭尽全力的极量运动阶段，此时测出的峰值摄氧量即为症状限制最大摄氧量（图95-1）。

广东省人民医院对29例 COPD 患者进行静态肺功能与踏车递增运动肺功能测定的研究，发现 VO_{2max}/VO_{2max} pred 与 MVV/MVVpred 呈正相关（$r=0.70, P<0.001$），回归方程式为 VO_{2max}/VO_{2max} pred（%）= 40.21 + 0.58MVV/MVVpred（%）。只需测定 MVV，即可推算 VO_{2max}。而 MVVpred 及 VO_{2max} pred 是按年龄、身高和体重等计算取得。

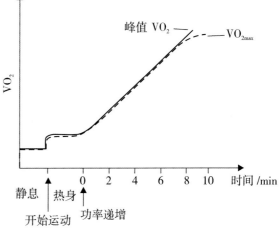

图95-1 功率与耗氧量的关系

二、代 谢 当 量

代谢当量(metabolic equivalent,MET)是指人安静时平均VO_2,相当于每分、每千克、3.5 ml 的摄氧量,可用来衡量运动强度、生活活动强度,如用于康复运动处方。

三、摄氧量与功率的关系

摄氧量(VO_2)与功率之间的关系说明外界负荷增加时运动者氧的利用量,反映了外界与细胞呼吸偶联的重要信息,影响 VO_2 与功率关系的因素和机制有如下几种。

1. 功率增加形式和 VO_2 关系 运动方案设置以 1 min 阶梯式递增(step increment)及斜坡式递增(ramp)形式的摄氧量与功率的关系曲线最为平滑,表明当功率递增时,VO_2 平稳增加,斜线光滑,其斜率可以计算,而其他形式如 3 min 递增等摄氧量与功率的关系曲线波动大不能计算斜率。

2. 体重影响摄氧量与功率的关系曲线的位置 踏车运动中肥胖者为了完成额外的负荷,耗氧量增加,其曲线平行上移高于正常人水平。平板运动中由于影响因素多,较难判断耗氧量的变化规律。

3. 摄氧量与功率的关系曲线斜率可用来评价无氧供能 该斜率反映的是功率增加时氧的消耗量。如果氧转运不足,肌肉不能获得足够的氧,则斜率低于正常,$VO_{2\,max}$ 降低。

当递增负荷大于运动者承受能力,运动供能的很大一部分需要无氧代谢来提供,VO_2 减低,摄氧量与功率的关系 k 曲线低平,斜率变浅。当递增负荷相对较少,则可以使摄氧量与功率的关系 曲线在 AT 之上变陡直,这些特点在 AT 之下时不明显,在 AT 之上时则显著得多。因此,负荷在小范围内增加,很少影响 VO_{2max} 变化规律。一般来说,男性以 15~25 W/min、女性以 10~20 W/min 功率递增,其耗氧量增加的幅度基本相同(图 95-2)。

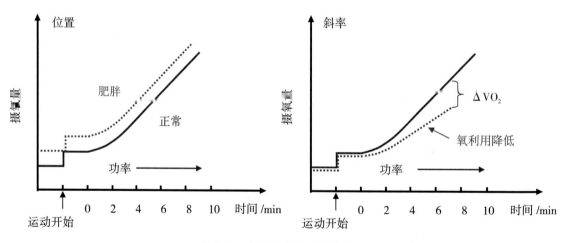

图 95-2 摄氧量与功率的关系

4. 摄氧量-功率的斜率 摄氧量-功率的斜率($\Delta VO_2/\Delta WR$)=(最大耗氧量-无负荷耗氧量)/(运动总时间-0.75)×递增功率。临床上用于鉴别循环障碍的患者(包括肺循环、体循环和外周血循环)$\Delta VO_2/\Delta WR$ 下降是由于肌肉中氧提取能力增加异常缓慢,不能及时增加肌肉血流量以提供肌肉足够的能量满足肌肉运动。冠心病患者 $\Delta VO_2/\Delta WR$ 下降是由于心输出量不能增加。而运动员的 $\Delta VO_2/\Delta WR$ 通常高于平均水平[11~12 ml/(min·W)],正常值 10.3±1.0 ml/(min·W)。

四、无 氧 阈

无氧阈（anaerobic threshold，AT 或 VO_2AT）指运动时有氧供能尚未需要无氧代谢补充供能时的最大 VO_2 值，即尚未发生乳酸性酸中毒时的最高 VO_2，反映了机体耐受负荷的潜能，同时也反映了乳酸盐和乳酸盐/丙酮酸比率在肌肉和动脉血中增加，它取决于无氧代谢时乳酸产量。是运动时无氧代谢能力的标志。可用于运动医学、运动训练、生理及航空医学等方面。

$VO_{2\,max}$ 与无氧阈最重要的一个方面是可根据其数值确定运动者的心功能状态，不同于 NYHA Ⅰ、Ⅱ、Ⅲ、Ⅳ分级。心功能分级系根据 Weber K T 标准，按 VO_{2max}/kg 及 AT 分级：

A 级：$VO_{2\,max}$/kg >20 ml/（min·kg），AT>14 ml/（min·kg）。

B 级：$VO_{2\,max}$/kg 为 16～20 ml/（min·kg），AT 为 11～14 ml/（min·kg）。

C 级：$VO_{2\,max}$/kg 为 10～16 ml/（min·kg），AT 为 8～11 ml/（min·kg）。

D 级：$VO_{2\,max}$/kg <10 ml/（min·kg），AT <8 ml/（min·kg）。

AT 点以下运动，乳酸盐、乳酸盐/丙酮酸水平与休息时相同，没有出现代谢性酸中毒；而在 AT 点以上，血中乳酸盐和乳酸盐/丙酮酸比率持续上升并产生乳酸性酸中毒。无氧阈可以从概念上定义（无氧阈）也可以从生化水平上定义（乳酸性酸中毒）。与 $VO_{2\,max}$ 一样，AT 值也取决于参加运动肌群的数目。

确定 AT 点常用 3 种方法。①乳酸法：即桡动脉插管后持续取动脉血做血气分析检测乳酸水平，出现乳酸性酸中毒时即为无氧阈。②V-Slope 法。③通气当量法：根据 VO_2、VCO_2、VE、VE/VO_2、VE/VCO_2趋势图。AT 点上 VE、VCO_2突然非线性增加使直线呈角度上升，而 VO_2仍呈线性不变；VE/VO_2开始增加，而没有 VE/VCO_2相应增加（图 95-3，图 95-4）。

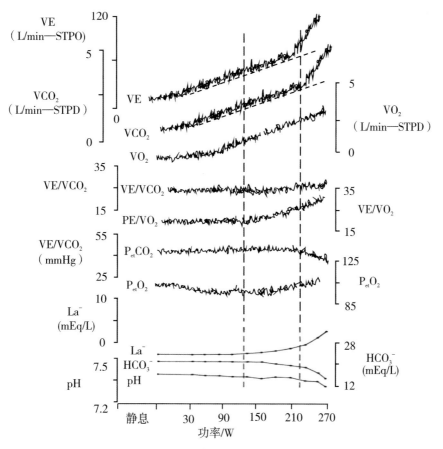

STPD：干燥状态下标准温度和压力。

图 95-3　乳酸法和通气当量法确定 AT 点

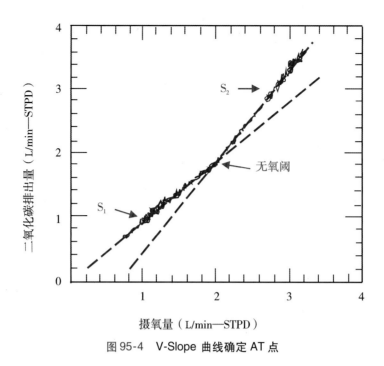

图 95-4　V-Slope 曲线确定 AT 点

五、心率与摄氧量

正常情况下,随着运动负荷增加,心输出量与心率呈线形递增。而心脏病患者由于每搏量降低,随着 VO_2 的增加,心率呈陡直上升;冠状动脉供血不足的患者由于心肌缺血,VO_2 通常随着功率的增加缓慢递增,心输出量不能与负荷增加同步;肺血管病时,由于肺血管压力增加,左心室输出量减低,表现为随负荷增加,心率(HR)增加呈陡直反映(图 95-5)。

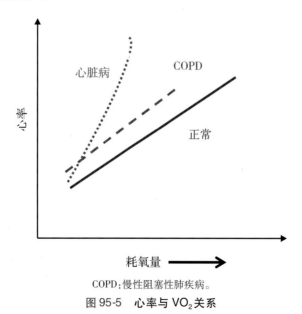

COPD:慢性阻塞性肺疾病。

图 95-5　心率与 VO_2 关系

六、最大心率与最大心率储备

最大心率(maximal heart rate,HR$_{max}$)为最大运动时实测的最高心率。最大心率储备(maximal heartrate reserve,HRR$_{max}$)是预计最大心率与实测最大心率的差值,它反映了最大运动时心率增加的潜能。最大心率预计值(HR$_{max}$pred)=220−年龄(岁)或210−0.65×年龄。主要用在运动受限的鉴别诊断。正常情况下,HRR<15 beat/min;高血压病和冠脉缺血的患者由于血压过高、心肌缺血而提前停止运动,HR 尚未接近最大值,故 HRR 大;心脏传导系统疾病及窦房结疾病患者 HRR 大乃因其心率增加缓慢;用力不足者和服用了 β 受体阻滞剂或因肺因素受限的患者 HRR 较大。

七、心 率 反 应

正常情况下心率与VO$_2$呈线性关系,如果心脏泵功能受损,心率反应(HR response,HRr)在任一 VO$_2$ 情况下不呈比例增加。其计算公式为 HRr=(HR$_{max}$−HRrest)/(VO$_{2max}$−VO$_2$rest)。HRr 为 25～35(受过锻炼);HRr 为 35～45(办公室工作者或未经锻炼者);HRr>50(心脏病或心脏泵功能受损患者,或体弱者)。由于通气受限未达到 VO$_{2max}$者,其 HRr 正常,如同时并存有心脏与循环(肺血管或周围血管病)受限者 HRr 增加。Eschenbacher WL 将 HRr 引入作为评定呼吸困难的重要指标(图95-6)。

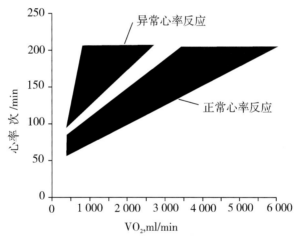

图95-6 运动中耗氧量和 HRr 的关系

八、氧 脉

摄氧量与心率的比值即氧脉(O$_2$ pulse,VO$_2$/HR),等于每搏出量与动脉−混合静脉血氧含量差的乘积,是指每一次心搏时摄取氧或氧进入肺血管中的量。运动中,随着功率的增加,动脉−混合静脉血氧含量差增加,因而氧脉增加。贫血、碳氧血红蛋白升高、严重的低氧血症、肺血氧合能力降低及右向左分流可导致动脉氧含量下降,氧脉随之下降。骨骼肌氧化能力低下、心功能减退每搏出量降低也可导致氧脉下降。

正常情况下运动开始和终止时的氧脉不同。运动开始时,随着心输出量增加,动脉−混合静脉血氧含量差增加,氧脉逐步增加。运动后期至终止时,正常人氧脉下降(图95-7)。心力衰竭患者氧脉增加,考虑可能与运动接近终止时血压开始下降、左心室后负荷突然降低、左室射血分数明显增加和心搏出量增加等有关。

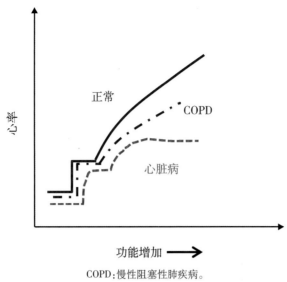

COPD:慢性阻塞性肺疾病。

图 95-7　运动功率增加 VO_2/HR 的变化

最大氧脉预计值计算公式 $(VO_2/HR)_{max}$ pred = $VO_{2\ max}$ pred/HR_{max} pred,若氧脉实测值大于最大氧脉预计值,表明运动者心血管系统正常或服用了 β 受体阻滞剂。

九、血　压

动脉血压决定于心输出量和末梢血管阻力,运动时,由于心输出量大幅度增加,收缩压上升,上升程度与运动强度、心输出量密切相关。正常情况下,运动量越大,血压越高。收缩压增加大于舒张压的增加,而由于运动时外周总阻力下降,舒张压通常不变或稍下降。运动时血压不能正常上升反而下降表明左心室功能低下,要警惕冠心病心肌缺血的发生。当运动时收缩压高于 240 mmHg、舒张压高于 115 mmHg 时运动要立即停止。正常情况下,最大运动时收缩压可升至 180～220 mmHg、舒张压可升至 70～90 mmHg,若舒张压升高超过 15 mmHg,要警惕隐性高血压。

十、反映通气变化的指标

1. 潮气量与深吸气量的比值　运动时正常人潮气量(V_T)通常小于静息时深吸气量(IC)的70%,V_T/IC 罕见超过0.8。由于 VC 测定影响因素较多,V_T/IC 比 V_T/VC 更有价值。

2. 通气量、最大运动通气量与呼吸频率　通气量(VE)常指每一分钟进入或从肺中排出的气体量。等于 V_T 与呼吸频率(RR)的乘积。随着运动量的增加运动通气量(VE)呈不同程度的增加。VE 与患者身高、年龄、性别、无效腔通气等有关。

最大运动通气量(VE_{max})是指极量运动时的通气量。安静时 VE 为 5～8 L/min,最大运动时 VE_{max} 可达 70～120 L/min。无氧阈以下的运动负荷,通气量与运动负荷呈线性相关。无氧阈以上运动负荷时,通气量与 VO_2 呈非线性关系,通气量增加超过了耗氧量的增加。

RR 是指呼吸频率,正常人最大运动时 RR 可达 34～46 次/min,很少超过 50 次/min。

3. 运动时通气量与潮气量的关系　运动时二者的关系为曲线关系,运动强度不同,通气量增加的机制不同。早期低负荷运动量时,VE 的增加靠 V_T 增加而增加,V_T 明显增加,但不超过 IC。V_T 最高可达 55% VC(男性)和 45% VC(女性)。后期高负荷运动时,当 V_T 增加到肺活量(VC)的 50%～60% 时,则需要靠加强呼吸次数来增加 VE。

4. 呼吸储备　呼吸储备(breathing reserve,BR)反映最大运动时的最大呼吸能力,BR 降低通常为运动受限的因素之一,由于通气功能障碍,通气能力减低(MVV 低)所致。故限制性或阻塞性肺疾病常导致低 BR(图 95-8)。而因心血管因素运动受限者 BR 升高。

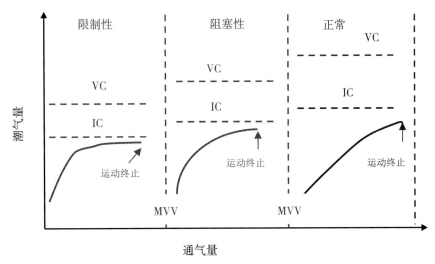

图 95-8　运动中 V_T、IC、MVV、VE 之间的关系

公式 BR =(MVV−VE_{max})或(MVV−VE_{max})/MVV% [正常值:(38±22)L/ min,或 20%~50%],限制性肺疾病 IC 下降,如肺纤维化患者运动时 V_T 增加受限,低负荷时 V_T/IC 即接近 1,只能靠增加 RR 来满足明显增加的 VE,RR 通常大于 50 次/min。

十一、通气血流比例不均的测定

1. 无效腔通气　生理无效腔与潮气量比值($VD/V_{T\circ}$)正常值:男性< 40 岁,静息时≤0.40,AT 时≤0.25,最大运动时≤0.21;男性> 40 岁,静息时 0.30±0.08,AT 时 0.20±0.07,最大运动时为 0.19±0.07。

无效腔通气等于每分通气量与肺泡通气量之差,取决于解剖和生理因素,也与呼吸方式有关。休息时,呼吸相对浅快,无效腔通气增高。运动时由于生理无效腔减少,潮气量增加因而无效腔通气减少。当肺泡通气与血流灌注匹配时,无效腔通气最低。休息时生理无效腔正常为 1/3,而运动时则减为 1/5。肺疾病患者通气血流灌注不平衡,肺栓塞的患者肺泡灌注减少或缺如,无效腔通气休息时则偏高,但运动后不能降至正常。无效腔通气意义在于发现原发肺血管病或继发于限制性或阻塞性肺疾病的患者(图 95-9)。

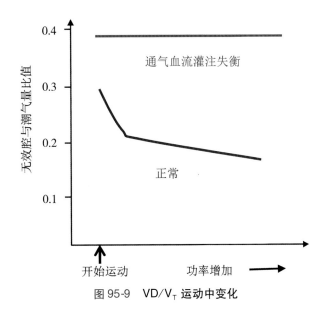

图 95-9　VD/V_T 运动中变化

2.肺泡-动脉血氧分压差 PaO_2 正常值:静息时约为80 mmHg以上,最大运动时稍有升高。$P_{A-a}O_2$ 正常值:20～39岁,静息为8 mmHg,AT时为11 mmHg,最大运动为15 mmHg;40～69岁,静息为6～20 mmHg,AT时为10～24 mmHg,最大运动为10～28 mmHg。

气道阻塞性疾病患者,由于肺泡通气量降低,氧交换减少,$\dot{V}/\dot{Q}$ 降低,运动时随着功率增加,PaO_2 降低,$P_{A-a}O_2$ 增大。运动时心输出量增加,通过 $\dot{V}/\dot{Q}$ 不均区域的血流增加,由于肺泡通气降低,故小动脉缺氧而收缩。但 $\dot{V}/\dot{Q}$ 均衡区域的肺泡血流量增加,减少低氧血症的发生,运动负荷可继续增加。如果此机制失效,低氧血症加剧,$P_{A-a}O_2$ 加宽。此外,右房压力增加,导致分流,$P_{A-a}O_2$ 增加(图95-10)。肺纤维化、肺血管病患者血管床减少,运动时负荷增加,心输出量增加,但血管床不能增加,血流通过仅有的血管床使气体交换不足,导致明显的低氧血症。肺泡蛋白沉着症患者,当运动负荷增加时,心输出量增加,肺泡灌注增加,因弥散障碍肺泡氧不能与红细胞内的氧达到平衡,出现低氧血症。休息时由于肺泡毛细血管内的红细胞有足够的时间停留进行气体交换,PaO_2 可以在正常水平。当出现过度通气时,肺疾病的患者 PaO_2 可以正常,但 $P_{A-a}O_2$ 会出现异常。$P_{A-a}O_2$ 升高表明 $\dot{V}/\dot{Q}$ 不均,弥散异常,右向左分流。

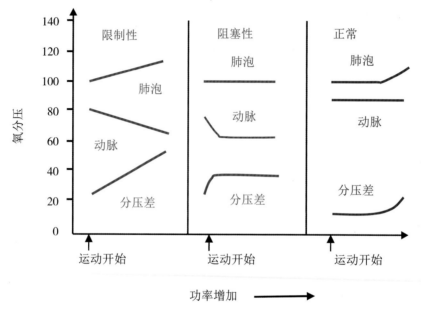

图95-10 运动中 $P_{A-a}O_2$ 的变化

3.动脉血-呼气末二氧化碳分压差($P_{a-et}CO_2$) $P_{a-et}CO_2$ 反映 $\dot{V}/\dot{Q}$ 不均、肺泡无效腔变化。运动时因 CO_2 产量增加,运送到肺的 CO_2 增加,由于呼气时新鲜空气不稀释肺泡内气体,此时的肺泡 $PetCO_2$ 接近静脉 PCO_2,$PetCO_2$ 明显高于 $PaCO_2$。$PetCO_2$ 是肺泡内最高的 PCO_2,而动脉 PCO_2 代表的是平均肺泡 PCO_2,因此运动时 $PetCO_2$ 高于 $PaCO_2$。$P_{a-et}CO_2$ 为负值-4 mmHg左右,休息时稍呈正值,$PaCO_2$ 高于 $PetCO_2$ 2 mmHg左右。呼吸频率越慢,$PetCO_2$ 越高。若运动后 $P_{a-et}CO_2$ 为正值,证明有通气的肺泡灌注减少,V_A/Q 增高。左向右分流时,$PaCO_2 > PetCO_2$,为了代偿 $PaCO_2$ 增加,肺泡必然过度通气。$P_{a-et}CO_2$ 为正值是过度通气的重要依据。由于 VD/V_T 增加,$P_{a-et}CO_2$ 增高,表明 V_A/Q 不均发生在高 V_A/Q 肺单位中,反之 $P_{A-a}O_2$ 增加,V_A/Q 不均发生在低 V_A/Q 肺单元中(图95-11)。

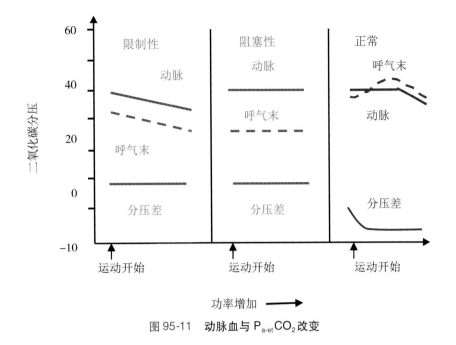

图 95-11　动脉血与 $P_{a\text{-}et}CO_2$ 改变

　　4.二氧化碳通气当量与氧通气当量　二氧化碳通气当量(VE/VCO_2)是无效腔通气的指标之一。计算公式：

$$VE/VCO_2 = = K/[PaCO_2 \times (1-VD/V_T)]$$

　　公式中可以看出：当 VD/V_T 增大时，VE/VCO_2 随之增加；过度通气时，$PaCO_2$ 下降，VE/VCO_2 增加。正常值在 AT 点时，VE/VCO_2 约为 ±29/4.3。若升高，表明过度通气、无效腔增加。VE/VCO_2 显示排除 1 L CO_2 所需的通气量，反映通气效率。

　　运动开始后，VD/V_T 下降，VE/VCO_2 逐渐降低，最低值代表呼吸代偿程度，即呼吸代偿点(图 95-12)。

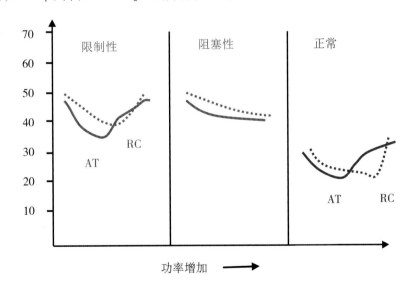

虚线表示二氧化碳通气当量，实线表示氧通气当量。

图 95-12　运动中 V_E/VCO_2 和 VE/VO_2 改变

　　氧通气当量(VE/VO_2)指摄入或消耗 1 L 氧量所用的通气量。VE/VO_2 反映氧提取的效率，运动时其最低点反映无氧阈的位置，是确定无氧阈最敏感的指标，也反映化学感受器的敏感度。当化学感受器不敏感时,VE/VO₂到运动终末时才下降。COPD 时 $\dot{V}/\dot{Q}$ 不均,运动最大耗氧量减低,VE/VO₂就增加;而出现代谢性酸中毒时,通过过度通气代偿酸中毒,因而 VE/VCO₂也增加。过度通气的气体代谢特点是 VD/V_T升高,PaCO₂降低,VE/VCO₂ 及 VE/VO₂增加。

十二、最大二氧化碳产量

反映机体清除代谢产物二氧化碳的量。在递增运动初始阶段,随着运动负荷的增加,二氧化碳产量(VCO₂)也不断增加,增加幅度近似于耗氧量的增加。一旦到达无氧阈,VCO₂增加比 VO₂增加要快,这时就需要 HCO_3^-/H_2CO_3 缓冲机制来调节。最大运动时 VCO₂可增加到约为正常静息时的 20 倍左右。

十三、血气分析的指标

比较运动前后各指标的变化,另章已有论述。

十四、气体交换率与呼吸商

气体交换率(respiratory exchange ratio,R)表示外呼吸过程中肺内每分 CO₂排除量与每分 O₂摄取量之比,R = VCO₂/VO₂。呼吸商(respiratory quotient,RQ)表示组织内每分 CO₂的产量(QCO₂)与每分 O₂消耗量(QO₂)之比,RQ = QCO₂/QO₂。由于人体肺内 O₂摄取与 CO₂排除的比率和组织中氧消耗与二氧化碳产量的比率相等,因此 R = RQ,这种气体交换的平衡对于保证体内生理平衡正常状态是必需的。如前所述,在递增运动初始阶段,随着运动负荷的增加,VCO₂也不断增加,增加幅度近似于(或稍低于)耗氧量的增加,此阶段的 R 和 RQ 之值均小于 1。达到无氧阈时,VCO₂增加比 VO₂增加要快,因而此阶段的 R 和 RQ 之值均大于 1,即由静息时的 0.8 增加到 1 以上的水平,最高可达 1.5。

以上介绍的各项参数的正常值列表如下供参考(表 95-1)。

表 95-1　CPET 各参数正常值范围(最大运动时)

参数		正常范围
摄氧量	VO₂max	>84% 预计值
	AT	>40% VO₂max pred
	ΔVO₂/ΔWR	>8.29 ml/(min·W)(10.3±1.0)
心血管反应	VO₂/HR(O₂ pulse)	>80% pred
	HR reserve	<15 次/min
	HR response	<50 次/min
	BP	<220/90 mmHg
通气反应	DImax	VEmax/MVV<75%
	BRmax	MVV-VEmax>11L
	RR	<50 次/min
	V_T/VC	<55%
	V_T/IC	<80%

续表95-1

参数		正常范围
气体交换	VE/VCO$_2$@ AT	<34
	VE/VO$_2$@ AT	<30
	VD/V$_T$	<0.28
	P$_{a-ET}$CO$_2$	<0
	PaO$_2$	>80 mmHg
	P$_{A-a}$O$_2$	<35 mmHg

第二节　心肺运动试验的特征性反应

各种疾病心肺运动试验表现参考 Wasserman K 的总结。

一、心脏病心肺运动试验特点

心血管系统最主要、最直接的作用是气体运输。4 种类型心脏病（冠心病、心肌病、瓣膜病和先天性心脏病）心功能不全,在运动中引起 VO$_2$、VCO$_2$、HR 的变化。HR 与 VO$_2$关系密切,VO$_2$ =SV×HR×(CaO$_2$–CvO$_2$),心脏病患者心搏出量(SV)降低,VO$_2$降低,运动时心排血量的增加依靠心率(HR)的增加,在 HR-VO$_2$坐标图上呈低氧耗–高心率改变,在心排血量低的情况下,于低功率时 CvO$_2$已达到低值,CaO$_2$–CvO$_2$加宽,氧脉(SV×C$_{a-v}$O$_2$) 低,且增加至一定程度后不再继续上升,呈平坦趋势。最大功率时 ΔVO$_2$/ΔWR 变浅,反映无氧代谢比率增加,乃因氧运输受限之故。某些心力衰竭患者 VD/V$_T$增高,发展至通气/灌注比率失调,为维持血 pH 值体内平衡需要而进一步增加通气。慢性代谢性酸中毒,运动中急性加重加之伴随无效腔增加,均为慢性心力衰竭患者呼吸困难症状明显的重要原因。

1. 瓣膜心脏病气体交换指标特点　①低 ΔVO$_2$/ΔWR,而且逐渐降低;②低 VO$_{2\,max}$;③低 AT;④低 VO$_2$/HR,于低功率时达一平台;⑤HR-VO$_2$斜率变陡,呈低氧耗–高心率改变;⑥恒定功率运动时,高 VO$_2$,VO$_2$递升减缓。

2. 周围血管疾病心肺运动试验特点　①低 ΔVO$_2$/ΔWR;②低 VO$_{2\,max}$;③低 AT;④下肢痛;⑤血压异常升高。

3. 冠心病气体交换指标特点　①ΔVO$_2$/ΔWR 于低功率时正常,当接近最大功率时可突然变平坦,EKG 呈心肌缺血性改变,但胸痛不一定出现;②低 VO$_{2\,max}$;③HR-VO$_2$斜率变陡;④高 BR;⑤运动结束时出现代谢性酸中毒;⑥运动后 VO$_2$/HR 立即增加。

4. 心肌病 CPET 气体交换特点　①ΔVO$_2$/ΔWR 缓慢升高接近 VO$_{2\,max}$与冠心病的突然变平不同;②低 VO$_{2\,max}$;③低 AT;④低 VO$_2$/HR$_{max}$;⑤HR-VO$_2$斜率线形增加,变陡,有时 HR$_{max}$偏低;⑥于低功率时出现 45～90 s 呼吸及 VO$_2$摆动形式,达到峰值功率时则很少见到;⑦运动后 VO$_2$/HR 立即增加;⑧恒定功率运动,超过 AT 时,VO$_2$递升缓慢,ΔVO$_2$高。

二、慢性阻塞性肺疾病心肺运动试验特点

慢性阻塞性肺疾病(COPD)心肺运动试验(cardiopulmonary exercise test,CPET)特点,见图95-13。

特点如下:低 VO$_{2max}$;高 VD/V$_T$;高 P$_{a-et}$CO$_2$;高 P$_{A-a}$O$_2$;低 BR;通气耗氧量增加,于低功率时出现乳酸

酸中毒,代谢性酸中毒时不能进行呼吸补偿;高 HRR;异常(矩形 Trapezoidal)呼气流量型。

慢性阻塞性肺疾病(COPD)患者 CPET 特点主要表现为通气能力减低和通气需要增加,COPD 患者通气能力减低系由于气流阻塞增加伴肺弹性回缩力降低,而慢性支气管炎和哮喘乃系气流阻力增加之故。

COPD 通气需要增加是基于肺通气不足导致 $\dot{V}/\dot{Q}$ 失调,部分肺区通气不足,部分肺区过度通气,致使 VD/V_T 增加,因而需要增加通气排出 CO_2,维持血中 PCO_2 恒定。在有灌注的肺单元,因低通气引起低血氧,通过颈动脉体化学感受器也使肺通气增加。

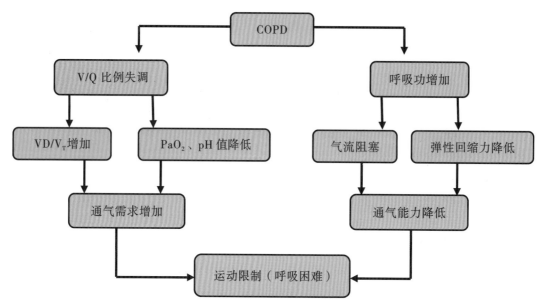

图 95-13　COPD 患者运动受限的机制示意

三、限制性肺疾病心肺运动试验特点

限制性肺疾病心肺运动试验特点,见表 95-2。

表 95-2　限制性肺疾病 CPET 各指标的特点

项目	肺间质纤维化	胸廓运动(呼吸泵)障碍
VO_{2max}	低	低
V_T/IC	高	高
RR	>50 次/min	>50 次/min
BR	低	低
VD/V_T	高	HRR 高
$P_{a-et}CO_2$	高	
PaO_2	降低	正常
$P_{A-a}O_2$	增加	
$\Delta VO_2/\Delta WR$	降低	正常

肺间质纤维化使肺总量(TLC)及深吸气量(IC)降低,运动中潮气量(V_T)能增加的程度受限,同时患者必须用较正常人快的呼吸频率以达到运动中通气需要,故而 V_T/IC 比值接近 1,RR 超过 50 次/min,于最大功率时通气量接近最大自主通气量(MVV)。肺间质纤维化功能性肺毛细血管床减少,运动中不能

增加。当功率和心排血量增加时,红细胞经过肺毛细血管内时间缩短,进行性驻留时间缩短导致 PaO_2 降低,由于通气-灌注原因,无效腔通气增加,加之快速、浅表的呼吸形式使低血氧恶化,导致呼吸困难。胸壁病变患者如肺间质纤维化一样,运动过程中 V_T 增加受限,使肺扩张的最大胸腔内压不能使 V_T 随功率增加而正常增加。因此 VE 增加需要 RR 增快。VO_2 随运动受限的程度而降低,但 $\Delta VO_2/\Delta WR$ 即 VO_2 随功率增加而正常成比增加。由于肺实质正常,PaO_2 正常并不随功率增加而降低。主要特点是呼吸动力机制限制最大运动实施。反之 HRR 高。

四、肺血管疾病心肺运动试验特点

肺循环疾病 CPET 特点:①高 VE:于次极量功率时;②高 VD/V_T;③高 $P_{a-et}CO_2$;④PaO_2 随功率增加而降低;⑤$P_{A-a}O_2$ 随功率增加而增加;⑥低 $VO_{2\ max}$;⑦低 AT;⑧$\Delta VO_2/\Delta WR$ 接近最大功率时斜率变浅;⑨低VO_2/HR。

肺血管病变使通气好的肺泡灌注减少,没有血管病变即灌注好的肺泡表现必须接受高于正常的灌注,而且必须高于正常的通气排出 CO_2 以维持 PaO_2 及 pH 值于正常水平。低灌注肺泡的过度通气造成肺泡无效腔。无效腔通气增加导致高 VD/V_T 和 $P_{a-et}CO_2$ 持续正值。

低血氧随功率增加而加重,最常见于肺血管疾病,虽然休息时其 PaO_2 属正常。原因有 3 个:①功能性毛细血管床减少,氧弥散平衡时间由于运动肺血流加速将更进一步缩短,肺泡和毛细血管末端间 PO_2 很少能达到平衡。②运动使患者肺血管阻力增加,肺动脉压增高,通过潜在的卵圆孔开放发展成右至左分流,导致低血氧。吸 100% 氧情况下,重复运动试验,如出现低血氧当可确定右至左分流。③低 $\dot{V}/\dot{Q}$ 肺单元所致低血氧常见于急性肺栓塞,但在慢性肺血管阻塞性疾病中不是重要原因,后者高 $\dot{V}/\dot{Q}$ 肺单元明显,不引起低氧血症。

肺血管阻力引起血流动力学障碍使右室输送至左心房血液难以满足运动中心排血量增加的需要。肺血管病患者运动中心排血量降低,同心脏病相似,其 $VO_{2\ max}$、AT 和 VO_2/HR 降低。同时气体交换出现异常,表现为 VD/V_T、$P_{a-et}CO_2$ 和 $P_{A-a}O_2$ 增高。

各种疾病的运动心肺特征性反应的机制,见图 95-14。

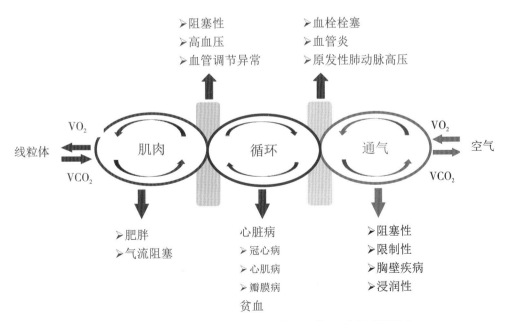

图 95-14　各种疾病状态影响代谢-心血管-通气偶联的位点

(唐咸军　王　浩　吴艳秋　李晓欧)

参考文献

1 BARKER S J, CURRY J, REDFORD D, et al. Measurement of car oxyhemoglobin and methemoglobin by pulse oximetry: a human volunteer study[J]. Anesthesiology, 2011, 105(5): 892-897.

2 LAMMERS A E DILLER G P, ODENDAAL D, el al. Comparison of 6-min walk test distance and cardiopulmonary exercise test performance in children with pulmonary hypertension[J]. Arch Dis Child, 2011, 96(2): 141-147.

3 PLOEGSTRA M J, BERGER R M F. Prognostic biomarkers in pediatric pulmonary arterial hypertension[J]. Cardiovasc Diagn Ther, 2021, 11(4): 1089-1101.

4 ATASAYAN V, CANBEYLI F, TUNAO LU F S, et al. Prognostic value of oxygen saturation and heart rate during a six-minute walk test in pediatric pulmonary hypertension[J]. Turk J Med Sci, 2021, 51(4): 1833-1840.

5 RAGHUVEER G, HARTZ J, LUBANS D R, et al. Cardiorespiratory fitness in youth: an important marker of health: a Scientific statement from the American heart association[J]. Circulation, 2020, 142(7): e101-e118.

第 96 章

呼吸调节检测及其临床意义

第一节　通气应答

通气应答(ventilation response)在国内大多数文献和书籍中也被称为呼吸调节,是在中枢神经系统的控制下,在呼吸系统的感觉神经(神经性反射)和体液化学变化的反馈调节下,通过多种呼吸肌肉活动与呼吸系统共同配合来完成的过程,最终达到满足机体代谢对通气量的需求,维持动脉血氧分压(PaO_2)、动脉血二氧化碳分压($PaCO_2$)和酸碱度(pH 值)稳定。调节内容包括呼吸中枢驱动、呼吸节律、通气量和呼吸形式等。其中,神经反射和体液化学变化调节,均属于反射性调节。

一、中枢神经调节

呼吸中枢是指中枢神经系统内产生和调节呼吸运动的神经细胞群所在的部位,分布在大脑皮质、间脑、脑桥、延脑和脊髓。呼吸运动主要是自主节律,但也受到大脑皮质控制而产生随意的呼吸动作。正常呼吸节律和呼吸运动是在各层面的呼吸中枢相互联系、相互协调、相互配合之下完成的。呼吸肌受延髓发出的膈神经和脊髓前角运动神经元发出的肋间神经支配,而后者又受到呼吸中枢的控制。其中延髓是呼吸节律的起源点,脑桥可使呼吸节律更加完善,脊髓上位神经元是与主要呼吸肌进行神经联系的通路,大脑皮质主要在随意呼吸运动中起作用。

二、呼吸的反射性调节

节律性呼吸运动虽然起源于脑,但同时也受血气变化以及呼吸器官本身等其他器官系统感受器传入冲动的反射性调节。主要包括神经反射性调节和化学感受器的反射性调节。

(一)神经反射性调节

与其他神经反射调节活动相同,呼吸的神经放射性调节过程也包括感受器、传入神经、中枢、传出神经和效应器 5 部分。但呼吸运动的神经反射性调节非常复杂,临床常见的几种情况如下。

1.肺牵张反射　1868 年,Breuer 和 Hering 发现在麻醉动物,肺扩张或向肺内充气时可引起吸气活动的抑制,肺萎陷或从肺内抽气时则吸气活动增强,切断迷走神经后上述反应消失,吸气过程延长,吸气加深,呼吸变得深而慢。肺扩张或缩小而引起的呼吸频率和幅度的反射性变化叫牵张反射(pulmonary strach reflex)。牵张反射包括肺扩张反射(pulmonary inflation reflex)和肺萎陷反射(pulmonary deflation reflex)。

肺扩张反射也称为肺扩张反射或黑-伯反射(Breuer-Hering reflex),是指肺扩张时抑制吸气活动的反射,感受器位于从气管到细支气管的平滑肌中,是牵张感受器。其结果是使呼吸受到限制,加速吸气向呼气过程的转换,使呼吸频率增加,其生理意义在于协助中止吸气,使吸气不致过深过长。在人类出生4~5 d后,该反射的敏感性明显减弱,在成人吸入气量达到800 ml以上时才引起肺扩张反射。所以在平静时肺扩张反射一般不参与呼吸运动的调节。在病理情况下,肺顺应性降低,肺扩张时对气道的牵张刺激较强,可引起该反射,使呼吸变浅变快。在重度哮喘或慢性阻塞性肺疾病(COPD)等患者呼吸调节有重要作用。

肺萎缩反射是肺萎陷时引起吸气的反射,感受器同样位于气道平滑肌内,在平静呼吸时意义不大,一般在肺较大程度萎陷时才出现,对阻止呼气过深和肺不张有一定作用,故在肺水肿或肺炎等情况下,肺的顺应性下降,肺泡不易扩张,肺萎缩反射也兴奋,出现浅而快的呼吸。

2.呼吸肌本体感受器调节　呼吸肌中的肌梭是本体感受器。肌梭受到牵张刺激时,反射性地引起所在肌的骨骼肌收缩,这种反射称为骨骼肌牵张反射(muscle strach reflex),属于本体感受性反射(proprioceptive reflex)。呼吸肌本体感受性反射也参与正常呼吸运动的调节,但在呼吸肌负荷增加时能发挥明显的作用,使机体能随呼吸肌负荷的增加而相应地加强呼吸运动。例如支气管哮喘急性发作或COPD急性加重、气道阻力增高导致呼吸肌负荷增加,经本体感受器传入的冲动也随之增加,其结果是使呼吸运动增强,保持通气量不至于下降或增加。

3.肺毛细血管旁感受器(J感受器)导致的呼吸反射　通常认为J感受器存在于肺毛细血管旁,当毛细血管扩张时受到刺激,经迷走神经传至延髓,可引起呼吸暂停或浅促呼吸、心动过缓、血压下降等。肺充血时产生呼吸增快和呼吸困难感觉,可能与本反射有关。

(二)化学感受器的反射性调节

1.化学感受器　化学因素对呼吸的调节也是一种反射性调节,这里的化学因素主要是指动脉血、组织液或脑脊液的CO_2、O_2和H^+。机体通过呼吸运动调节血液中的CO_2、O_2和H^+,动脉血中的CO_2、O_2和H^+又通过化学感受性调节呼吸运用,维持内环境这些因素的相对稳定。化学感受器按其存在部位,可分为外周化学感受器和中枢化学感受器两大类。

(1)外周化学感受器:主要包括颈动脉体和主动脉体。虽然颈动脉体和主动脉体都参与呼吸与血液循环的调节,但颈动脉体主要调节呼吸,而主动脉体更侧重于循环调节。这些感受器在动脉血PaO_2降低、$PaCO_2$和H^+浓度升高时受到刺激,传入延髓,反射性引起呼吸加深、加快和血液循环加快。在化学感受器中,颈动脉体对低O_2的敏感性密切相关。尽管低O_2能增强周围化学感受器的感受效应,但颈动脉体主要监控动脉血的PaO_2,而主动脉体的主要功能是感受动脉血的氧饱和度。因为实验发现氧化血红蛋白的变化并不影响颈动脉体化学感受性的活性。

(2)中枢化学感受器:在延髓表面的腹外侧,左右对称,可分成头、中、尾3个区。中间区不具有化学感受性,但局部阻滞或损伤中间区,可以使动物的通气量降低,并使头端区和尾端区受刺激时的通气反应消失。提示中间区可能是头端区和尾端区传入冲动向脑干呼吸中枢投射的中继站。如果保持人工脑脊液的pH值不变,用含高浓度CO_2的人工脑脊液灌流所引起的通气增强反应消失,因此中枢化学感受器的生理刺激是脑脊液和局部细胞外液中的H^+,而不是CO_2。血液中的CO_2能迅速通过血脑屏障,使化学感受器周围细胞外液H^+浓度升高,刺激中枢化学感受器。脑脊液中碳酸酐酶含量少,CO_2与H_2O的反应很慢,对CO_2刺激的反应有一定延迟。血液中的H^+不易通过血脑屏障,血液pH值的变化对中枢化学感受器的作用小,也较慢。

中枢化学感受器与外周化学感受器不同,不接受低O_2的刺激,对H^+的敏感性比外周化学感受器高,反应潜伏期较长。中枢化学感受器的主要生理作用可能是调节脑脊液的H^+,使中枢神经系统处于相对稳定的pH值。外周化学感受器主要是维持低O_2下的呼吸驱动。

2.动脉血二氧化碳分压、氢离子和动脉血氧分压对呼吸的反射性调节

(1)动脉血二氧化碳分压:一定水平的动脉血二氧化碳分压($PaCO_2$)是维持呼吸中枢活动所必需的,$PaCO_2$过高或过低都可能引起呼吸暂停。当动脉血$PaCO_2$升高,呼吸加深加快,肺通气量增加,促进CO_2的排出,当$PaCO_2$大于80 mmHg时,出现呼吸抑制、甚至昏迷,导致CO_2麻醉。在健康人,$PaCO_2$的变化是兴奋呼吸中枢的主要因素,其对呼吸的影响主要通过两条途径实现。一是延髓的中枢化学感受器,对$PaCO_2$的变化非常敏感,动脉血$PaCO_2$升高2 mmHg,会出现通气加强反射;二是通过外周化学感受器间接影响呼吸中枢的兴奋性,但敏感性要低得多,动脉血$PaCO_2$升高10 mmHg才会出现通气加强反应。中枢化学感受器在CO_2引起的同期反应中起主要作用。CO_2通过中枢化学感受器直接兴奋延髓呼吸中枢的作用强度也要远远高于外周化学感受器,前者大约占80%,后者约占20%。在下述情况下,外周化学器的作用可能是主要的:①因为中枢化学器反应较慢,所以当$PaCO_2$突然升高时,外周化学感受器可能起主要作用。②中枢化学感受器受抑制时,外周化学感受器起主要作用。$PaCO_2$变化兴奋呼吸中枢的作用有一定的限度,当动脉血$PaCO_2$明显升高,可抑制中枢神经系统,包括呼吸中枢的活动,产生CO_2麻醉。

(2)氢离子:动脉血的氢离子(H^+)浓度增加,可引起呼吸加深加快和通气量增加;H^+浓度降低时,呼吸受到抑制,通气量则降低。与$PaCO_2$的变化对呼吸中枢的影响相似,H^+浓度的变化对呼吸中枢的影响也是通过中枢和外周化学感受器发挥作用的。中枢化学感受器对H^+(或pH值)变化的敏感性也比外周化学感受器的敏感性高得多,前者大约是后者的25倍。脑脊液中H^+,才是中枢化学感受器最有效的刺激物,CO_2对中枢化学感受器的作用主要是通过H^+实现,但由于血脑脊液屏障的作用,血液中的H^+,进入脑脊液的速度非常缓慢,限制了它对中枢化学感受器的作用。

一般来说,脑脊液与血液中pH值是一致的。但因脑脊液或血液中的HCO_3^-不易透过血脑脊液屏障,而CO_2可自由通过,故脑脊液局部发生代谢性碱中毒或酸中毒后,通过血液代偿的速度非常缓慢,导致两部位的酸碱状态显著不一致。在撤离机械通气时,应充分考虑,否则容易导致撤机失败。

(3)动脉血氧分压:动脉血氧分压(PaO_2)完全是通过影响外周化学感受器兴奋呼吸中枢,其对呼吸中枢的直接作用是抑制性的。一般情况下,PaO_2对呼吸中枢的影响最不敏感,PaO_2下降至80 mmHg以下时,才可出现可察觉的通气反应的增加;下降至60 mmHg以下时,才可出现通气反应的明显增加。因此,正常情况下,PaO_2对呼吸中枢兴奋性的影响微乎其微。但在慢性CO_2潴留的患者,呼吸中枢对CO_2的变化逐渐适应,这时低PaO_2对呼吸中枢的兴奋性才更重要。

$PaCO_2$、H^+、PaO_2 3种因素可单独发挥作用,但实际情况下,更多是相互影响共同发挥作用,既可发生叠加而加大反射效应,也可能相互抵消而减弱。

第二节　0.1秒口腔闭合压

测量患者对抗封闭气道用力吸气的0.1 s时的口腔压力,称为0.1秒口腔闭合压(mouth occlusion pressure at 0.1 s after onset of inspiratory effort,$P_{0.1}$),也称为口腔阻断压,是反应呼吸中枢驱动的指标之一。最大0.1秒口腔闭合压(maximal mouth occlusion pressure at 0.1 s after onset of inspiratory effort,$P_{0.1}max$,$P_{0.1}max$)是呼吸中枢吸气驱动的最大值,其降低可反应中枢呼吸驱动储备下降,呼吸系统代偿能力下降,运动耐力下降。

一、0.1秒口腔闭合压的测量方法

用鼻夹阻断鼻腔通气,平静呼吸3~4个周期后,由测试仪自动与呼气末(功能残气位)阻断呼吸道,测定受试者努力吸气后0.1 s时的口腔压力($P_{0.1}$)。一般检测4~6个呼吸周期,最少检测3次,3次检测结果数值相差要<10%,取最小值作为最终检测结果。在过去,该方法需要使用特殊装置来封闭气道,但

现在使用的部分呼吸机可以测量 $P_{0.1}$。

患者以最快最大力量做最大深长通气时，呼气末，迅速关闭吸气通道，所测得的 $P_{0.1}$ 的值，即为最大 0.1 s 口腔闭合压。

二、0.1 秒口腔闭合压的意义和临床应用

除外了呼吸系统力学及意识等因素的影响，在神经传导通路正常的情况下，$P_{0.1}$ 可直接反应呼吸中枢吸气驱动的水平。呼吸驱动是指吸气时呼吸中枢发出的激发吸气肌收缩的神经冲动，而 $P_{0.1}$ 是反应延髓呼吸中枢驱动的良好指标，可帮助评估中枢通气驱动。在没有气流的情况下呼吸力学的影响微乎其微，并且阻塞时间太短，不会受肌无力或有意识呼吸变化的影响。对正常志愿者使用箭毒后测量值增加，证实了肌无力时 $P_{0.1}$ 不会下降。$P_{0.1}$ 重复性好，无创、易行。

正常人的 $P_{0.1}$ 低于 $2 \text{ cmH}_2\text{O}$。$P_{0.1}$ 可用于评估对缺氧和高碳酸血症的通气反应，并帮助机械通气患者脱机。$P_{0.1}$ 较高表明患者正在尽最大努力呼吸且储备很少。撤机失败的患者呼吸驱动增强，所以 $P_{0.1}$ 更高。部分研究显示，$P_{0.1}$ 高于 $4 \sim 6 \text{ cmH}_2\text{O}$ 提示撤机失败。如果根据最大吸气压（maximal inspiratory pressure，MIP）校正气道闭合压（$P_{0.1}/\text{MIP}$），则 $P_{0.1}$ 预测撤机结局的准确性可能会显著增加。

$P_{0.1}$ 值随年龄增长而降低，有证据表明，出生时 $P_{0.1}$ 反应下降的个体如果发生气道阻塞，则容易出现高碳酸血症。正常受试者和患者的 $P_{0.1}$ 值高度重叠，但每分通气量与 $P_{0.1}$ 值的比值能够可靠地区分正常受试者和肺病患者。相同 $P_{0.1}$ 值下，肺病患者的每分通气量更低。

第三节 呼吸反射调节在不同疾病中的价值与结果

呼吸反射调节是一种很复杂的功能，在许多疾病的发病过程中，呼吸调节的异常，可能加重了患者的症状和呼吸功能障碍。单纯的呼吸调节的改变，如高通气综合征，可引起明显的呼吸困难的症状，通过开展呼吸调节的检查的研究，有助于进一步阐明呼吸调节与呼吸系统疾病和功能障碍的关系，为临床上疾病的防治提供理论依据。呼吸反射调节检查的内容包括节律、对负荷或刺激的通气反应以及参与呼吸的肌肉活动的调节等。

一、呼吸反射调节在不同疾病中的价值

(一)呼吸节律的检查

呼吸节律的异常可以通过临床观察、胸腹动度描记图或多导睡眠图来检测诊断。通过对胸腹部活动和口鼻气流等指标的检测，可以准确地描记呼吸的节律。常见的节律异常是呼吸暂停，表现为呼吸节律不规则和间歇短暂停止的状态。可以分为两种典型的异常形式：潮式呼吸（也成为陈-施呼吸，Cheyne-Stokes Breathing）和间停呼吸（也称比奥呼吸，Biot Breathing）。

1. 潮式呼吸 表现为呼吸逐渐减弱，出现短暂的呼吸停止，然后呼吸逐渐增强的周期性变化，往往每 $1 \sim 5$ min 反复 1 次。

2. 间停呼吸 表现为不规则的短暂呼吸暂停。呼吸暂停常见于疾病的危重阶段（中枢抑制）、颅脑疾病、严重的 CO_2 潴留和缺氧时。其发生机制与呼吸中枢的抑制状态和正常的反馈调节机制不能很好参与呼吸节律的调节有关。在深而快的呼吸时相，呼出了大量的 CO_2，使体液中的 CO_2 降低，抑制了呼吸。呼吸受抑制后，出现呼吸微弱和暂停，继而 CO_2 又复蓄积，刺激了中枢化学感受器、兴奋呼吸中枢、增加通气，又开始了一个新的周期。在一般健康状况良好的人，睡眠时出现呼吸暂停的现象，属于睡眠呼吸暂停综合征。其发生机制绝大多数与睡眠时维持上气道开放的肌肉松弛有关。

（二）通气量调节的检测

通气量调节的检测主要用于研究，或者用于特殊情况，如肺功能测定和呼吸肌肌力检测未能找到 PaO_2 或 $PaCO_2$ 水平异常的原因时。检测方法包括高 CO_2 刺激和缺氧性通气反应、呼吸模式分析、弹性和阻力负荷测试等。检测患者对缺氧和高碳酸血症的通气反应可能造成危险，且不同患者的正常情况有巨大差异。应仔细斟酌患者的临床状况和检测指征。检测期间，应监测脉搏 O_2 饱和度和呼气末 CO_2 分压。

1. 高 CO_2 刺激的通气反应　$PaCO_2$ 是调节正常人通气量的重要因素。通过人为地增加 $PaCO_2$ 可刺激通气量的增加，从而检查人体对 CO_2 的刺激的通气应答。可代用重复呼吸法和稳定状态呼吸法。

（1）检测高 CO_2 刺激通气反应的方法

1）重复呼吸法：用一个容积 5 ~ 7 L 的储气囊，储入 7% ~ 8% 的 CO_2 和 92% ~ 93% 的氧气。受试者夹鼻，通过接口器向囊内的混合气体重复呼吸 4 min。重复呼吸使 $PaCO_2$ 逐渐增加，每分通气量也随之增加，观察吸入气体 CO_2 浓度、咬嘴中的 CO_2 分析仪测量呼气末 CO_2 浓度（在正常肺中约等于肺泡和 $PaCO_2$；但呼气末 $PaCO_2$ 通常不能准确反映气流阻塞和其他肺部异常患者的 $PaCO_2$，因此需直接测量 $PaCO_2$），以及 $PaCO_2$ 水平与通气量的关系，计算出高 CO_2 刺激的通气应答曲线。

2）稳定状态呼吸法：用含不同浓度的 CO_2 的混合气体吸入一段时间后，待通气的反应达到稳定状态后检查其通气反应。混合气体中 CO_2 的浓度为 0、3%、5% 和 7%，O_2 浓度为 21%。

（2）高 CO_2 刺激的通气反应在疾病中的应用：在正常人，高 CO_2 刺激的通气反应与基础肺功能、性别、年龄和实验条件有关，对 CO_2 的通气反应主要反映中枢化学感受器的活动，同时也反映呼吸系统总体的调节能力。通气量随 $PaCO_2$ 上升而线性增加，$PaCO_2$ 每增加 1 mmHg，通气量一般增加 2.5 ~ 3 L/min。但约 15% 的成人对 CO_2 刺激的通气反应减弱：$PaCO_2$ 每上升 1 mmHg，通气量的增加不到 1 L/min。当出现其他呼吸系统问题如肥胖、阻塞性肺疾病或哮喘持续状态时，这些个体容易发生 CO_2 潴留。

1）慢性阻塞性肺疾病：COPD 患者发生高碳酸血症通常表明病情较严重，但在气流受限程度相近的患者中，其发生情况并不一致。因此，肺功能检查结果相似的患者可呈高碳酸血症（CO_2 潴留伴 $PaCO_2$ 升高）和低氧血症，也可呈血碳酸正常且血氧水平相对正常。前者的呼吸驱动下降，而后者增加。

部分存在高碳酸血症、低氧血症的 COPD 患者在给氧时可加重 CO_2 潴留，通常需给予控制性氧疗。此类患者的高碳酸血症和低氧血症对呼吸的驱动作用通常均减弱。慢性 CO_2 潴留患者的呼吸模式以低潮气量和高呼吸频率（通常 ≥22 次/min）为特点，这种呼吸模式结合通气血流灌注不匹配可导致无效腔通气增加和肺泡通气减少，从而促进 CO_2 潴留。吸氧期间促使 CO_2 潴留的其他因素包括：代偿性肺血管收缩缓解继发的通气-血流灌注分布恶化，以及 Haldane 效应导致的 CO_2 与血红蛋白解离。

目前尚无理想方式预测 CO_2 潴留与非潴留的 COPD 患者，可能相关的危险因素有以下 3 种：①既往高碳酸血症病史；②基线时和（或）给氧时有 CO_2 潴留的病史；③初始 pH 值偏低（<7.33）和（或）初始 PaO_2 偏低。而呼吸驱动检测相关研究或许可以提供更多预测指标。

2）支气管哮喘：部分哮喘患者发生近乎致死性哮喘发作（表现为重度低氧血症和高碳酸血症）的风险增加，哮喘发作期间出现 CO_2 潴留的哮喘患者很可能在以后的发作中出现相同情况。但目前基线哮喘症状的严重程度、哮喘病程、吸烟习惯、哮喘药物的使用情况和因哮喘的住院史均无法识别致死性哮喘患者。但研究显示，重症致死性哮喘发作，可能与通气驱动受抑制有关。即使在没有支气管痉挛的疾病静息期，有近乎致死性哮喘史的患者也显示出低氧性和高碳酸性通气反应受抑，并对阻力负荷增加所致呼吸困难的感知减弱。如果哮喘患者的化学敏感性降低，呼吸困难感知迟钝，则很可能在哮喘发作期间延误就医，导致发生致死性哮喘的风险增加。

2. 缺氧通气反应　缺氧通气反应（hypoxic ventilatory response，HVR）测试一般仅用于研究，或者低氧血症病因不明的罕见情况。中枢感受器不接受低 O_2 的刺激，外周化学感受器主要维持低 O_2 下的呼吸驱动。动脉血氧分压下降可刺激外周化学感受器，增加呼吸驱动。因此，缺氧性通气反应可评估外周化学感受器和通往呼吸中枢的感觉通路的完整性。

（1）缺氧通气反应的测试方法：患者通过重复呼吸装置呼吸缺氧性混合气体（通常 O_2 浓度为 10% ~ 12%），以诱发 4 ~ 6 min 的进行性低氧血症。通过钠石灰装置清除重复呼吸袋中的 CO_2，从而保持肺泡和

血液 CO_2 分压恒定。另一种测试方法是让受试者呼吸 2 min 含 8% O_2 的混合气体，然后测量通气反应。

正常情况下，以氧饱和度降低为横坐标，通气反应呈直线，氧饱和度每下降 1%，每分通气量约增加 1 L/min。如果以 PaO_2 为横坐标，则通气反应呈曲线；当 PaO_2 降至 50～55 mmHg，对于同等幅度的氧分压下降，每分通气量的增幅越来越大。当 PaO_2 达到 40 mmHg（一般对应 75% 的血氧饱和度）时，大多数正常人的通气量增加至静息值的 3～6 倍。

异常缺氧性反应通常提示外周化学感受器传出信号减弱，例如各种疾病状态或衰老时，但也可见于耐力运动员和高海拔地区居民。对于后两个人群，缺氧性通气驱动调节可减少呼吸困难感，实际可能有利。

（2）缺氧通气反应检测的意义和在疾病中的应用：增加通气时改善氧输送的第一步，也是最重要的一步。在高海拔地区停留的数日期间，HVR 敏感性会增加，通气量增加可升高肺泡 PO_2 和降低 PCO_2，引起呼吸性碱中毒。在同一海拔高度待 4～7 d 后通气量可达到最大，因为会发生呼吸性碱中毒的肾脏代偿反应。

HVR 的敏感性由基因决定，个体差异大，不受运动训练影响，但可受外在因素影响，如呼吸抑制剂（如酒精、镇静剂、安眠药等）和睡眠片段化可降低 HVR。相反，呼吸兴奋剂（如孕酮）和拟交感神经药物（如古柯及咖啡因）可增加 HVR。一些优秀的登山者和高海拔区居民（夏尔巴人和安第斯山人）的 HVR 降低，却仍可在高海拔地区活动自如。较低的 HVR 可使高原肺水肿风险增加，可能与其加重了缺氧诱发的肺血管收缩，导致肺动脉压剧增。

3. 呼吸模式分析　对高碳酸血症性或缺氧性刺激的正常反应是潮气量增加但呼吸频率变化不大。各种神经肌肉疾病患者的呼吸模式为低潮气量和高呼吸频率，并在缺氧性或高碳酸血症性应激期间保持这种模式。不相称的呼吸频率升高提示呼吸肌肌力障碍或者来自胸腔的刺激，而不是中枢控制异常。

4. 弹性和阻力负荷　阻力负荷测试是在受试者呼气期间逐渐增加吸气或呼气阻力，方法是逐渐缩小呼吸管路。用 Borg 量表将受试者自我感知的呼吸困难记为 0～10 分，0 分表示呼吸正常，10 分表示呼吸极度困难。正常个体在弹性负荷期间短呼气，在吸气阻力负荷期间长吸气。

（三）呼吸肌肌力检测

呼吸肌肌力可通过测量最大吸气压（maximal inspiratory pressure，MIP 或 P_{Imax}）和最大呼气压（maximal expiratory pressure，MEP 或 P_{Emax}）进行评估。MIP 反映横膈和其他吸气肌的肌力，而 MEP 反映腹肌和其他呼气肌的肌力。最大经鼻吸气压（sniff nasal inspiratory pressure，SNIP）可作为吸气肌肌力的替代或附加测试。主要用于以下 3 个方面：①疑似呼吸肌无力，例如存在神经肌肉疾病、咳嗽无力或不明原因呼吸困难（特别是端坐呼吸）的患者；②肺功能测定显示不明原因的肺活量降低或弥散量增加；③评估已知的呼吸肌无力是改善、保持稳定还是加重。呼吸肌肌力取决于年龄、性别和肺容积，在预计患者的肌力时应将这些因素考虑在内。

1. 呼吸肌肌力的检测　最大吸气压力（MIP），指导患者用嘴包住咬嘴，密闭口唇，缓慢充分呼气，然后用力吸气。患者应该维持吸气压至少 1.5 s，并记录维持至少 1 s 的最大负压（非短暂性峰值），允许患者休息约 1 min，然后重复操作 5 次，目标是测量值间的差异低于 10 cmH_2O。

最大呼气压（MEP），指导患者最大程度深吸一口气，咬嘴紧紧包在嘴里，然后尽可能用力吹出，患者应维持呼气压至少 1.5 s，并记录持续至少 1 s 的最大正压（非短暂性峰值），让患者休息约 1 min，然后重复操作 5 次，目标是测量值间的差异低于 10 cmH_2O。

经鼻吸气压（sniff nasal inspiratory pressure，SNIP），SNIP 是对吸气肌肌力的无创性检测，对大多数患者来说用鼻吸气操作简单、无须咬嘴，这对面肌无力的患者尤其有帮助。SNIP 测试时，一侧鼻孔插入一个完全阻塞鼻孔气流的塞子，一根细导管穿过其连接压力传感器。指导患者用对侧无阻塞的鼻孔用力吸气，阻塞侧鼻孔所测压力即代表吸气肌肌力。

2. 呼吸肌肌力检测的意义和在疾病中的运用　MIP、MEP 和 SNIP 的测试特征已得到了广泛研究。测量结果正常能可靠地排除有临床意义的呼吸肌无力（即阴性预测值高），但测量值低并不能可靠地确认吸气肌无力（即阳性预测值低）。阳性预测值低可能与患者在操作中不尽力或技术不佳带来等发生率较高有关。

MIP、SNIP 或 MEP 明确降低,若非患者操作敷衍或技术不当导致则提示呼吸肌无力,可能有多种病因。包括神经肌肉疾病,例如,肌萎缩侧索硬化症、重症肌无力、多发性肌炎和吉兰-巴雷综合征或累及骨骼肌肌力的全身性疾病(如甲状腺毒症、心力衰竭、营养不良和 ICU 后综合征)。

大部分慢性阻塞性肺疾病患者并无呼吸肌无力,但因为肺过度充气导致吸气肌缩短和几何学改变,最大吸气压随之减少。因此,最大压力较低与疾病严重程度及预后相关。

3. 其他呼吸用力检测　相比于呼吸肌肌力测量,肌电图能够更直接地测量从呼吸中枢传向呼吸肌的神经冲动,能够分开测量肌肉内在力量和神经驱动。例如,与正常人相比,重症肌无力患者膈肌和肋间肌的体表肌电活动增加,而呼吸肌肌力(如吸气和呼气力)下降。囊性纤维化和慢性阻塞性肺疾病患者的神经呼吸驱动也增加,与疾病严重程度相关。

二、呼吸反射调节的结果

呼吸反射调节是一个非常复杂的过程,通过呼吸中枢的控制、神经及化学性调节、呼吸肌活动等多种方式,使呼吸运动的深度和频率随着体内外环境改变而变化。调节和维持动脉血氧分压(PaO_2)、动脉血二氧化碳分压($PaCO_2$)和酸碱度(pH 值)稳定在相对狭窄的生理范围内。

在经典化学反射性调节的基础上,如 $PaCO_2$ 升高、pH 值或 PaO_2 降低,呼吸中枢兴奋,呼吸运动加深、加快,CO_2 排出量增多、PO_2 增高;反之血液中 $PaCO_2$ 降低、pH 值或 PaO_2 升高,则呼吸运动变浅、变慢,减少 CO_2 的排出,增加血液中 H_2CO_3 的含量。由于代谢调节反射不断完善和成熟,在高级中枢神经系统(皮质等)的参与下,形成前反馈调节,即在血气出现异常而引起的负反馈调节之前,对将要发生的异常进行纠正,具有预见性,预先改变通气,而代谢的变化随后发生。例如,开始学跑步,最初是跑起来后,由于机体代谢增高,$PaCO_2$ 升高,呼吸加深加快,通气量增大。反复练习后,"跑步"在脑子里形成的表象很自然和呼吸深快、通气量增大练习起来,"跑步"的表象就成了通气量增大的信号。经过反复强化,起跑时在血气出现异常而引起负反馈调节之前,人体对将要发生的代谢增强具有预见性而先改变通气,代谢的增加随后发生。条件反射逐渐完善,以至于通气的增加无论发生的时间上和量上都恰到好处。代谢的负反馈调节主要是在非快速眼动睡眠期和麻醉状态下发挥优势调节作用。在醒觉状态下和快速眼动睡眠期,高级中枢神经系统发挥优势调节作用。最终,通过呼吸调节,使机体适应环境,以适应满足代谢的需要。

(王晓慧　王　浩　王关嵩)

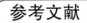
参考文献

1　刘玮,邵莉. 呼吸系统[M]. 上海:上海交通大学出版社,2012:45-56.

2　NUNEZ C A,HASSINGER A B. Predictors of Negative Pressure Ventilation Response in Pediatric Acute Respiratory Failure[J]. Respir Care,2020,65(1):91-98.

3　TENG Q,JIA Q,JU M,et al. Effect of comprehensive nursing intervention in children with respiratory failure[J]. Am J Transl Res,2022,14(10):7217-7225.

4　ANNUNZIATA A,CALABRESE C,SIMIOLI F,et al. Negative-Pressure Ventilation in Neuromuscular Diseases in the Acute Setting[J]. J Clin Med,2022,11(9):2589.

5　DOS SANTOS ROCHA A,HABRE W,ALBU G. Novel ventilation techniques in children[J]. Paediatr Anaesth,2022,32(2):286-294.

第 97 章

动脉血气分析与酸碱平衡紊乱判断及其临床意义

经过大量的实验研究证明二氧化碳(CO_2)对 pH 值的影响,提示血浆碳酸氢盐(serum bicarbonate)标志对酸碱平衡的作用。亨德森(Henderson)通过平衡公式证实了 CO_2 和碳酸氢盐是碳酸盐质量作用的关键因素。哈塞尔巴赫(Hasselbalch)引用负对数"pH 值"符号和运用亨利定律(Henry law),重新阐述了该公式,产生了"动脉血二氧化碳分压"(arterial partial pressure of carbon dixide,$PaCO_2$)术语。并且很快就得到了认可,但 Henderson-Hasselbalch(H-H 公式)未能说明非碳酸氢盐缓冲液和血浆电解质对酸碱诠释的影响。该公式指出 $PaCO_2$ 和 HCO_3^- 为 pH 值的独立预测指标,事实上这些变量是相互依存的。该公式必然可用于描述患者的酸碱平衡状态,并不能深入了解患者酸碱平衡紊乱(acid-base disturbance,ABD)的机制。Siggaard Anderson 寻求可靠的碳酸氢盐法用于酸碱分析,以区别代谢和呼吸的协同作用。在固定的体温和二氧化碳分压的条件下,测量了血浆的碳酸氢盐浓度,并比较测定值与参考值的差值。该差值被常量修正后,得出碱剩余(base excess,BE)。BE 的临床上表示单位液体达到正常 pH 值的耗酸量。此方法很快便备受争议,如实验得出的 BE 值表示所有代谢性酸碱异常的净效应,因此,代谢性酸中毒和代谢性碱中毒共存的效应可否定无酸碱异常存在的错误提法。实际上有 1/6 酸碱平衡紊乱的危重病患者在这两大类紊乱中被观察到正常的 BE 值。此外,一旦酸碱异常出现,BE 值不能为已发现的酸碱平衡紊乱提供病原学依据。

在判断酸碱平衡紊乱时,最好先选择一个起点,那就是出现酸碱平衡紊乱的时间。就酸碱平衡紊乱而言,应先了解下列公式中的碳酸氢盐/二氧化碳(HCO_3^-/CO_2)缓冲系统,即:

$$CO_2 + H_2O \rightleftharpoons H_2CO_3 \rightleftharpoons [H^+] + HCO_3^-$$

该公式是人体酸碱平衡生理学的基础。该公式向左或向右的过程就是维持机体 pH 值正常的过程,公式的左边部分一般出现在肺部,右边发生在肾脏。任何时候当 $[H^+]$ 缺失时,公式就会向右边运行,肺能保留着更多 CO_2,形成 $PaCO_2$,CO_2 转变成碳酸(H_2CO_3),H_2CO_3 再分解为 $[H^+]$ 和 HCO_3^-,以替代 $[H^+]$ 的缺失。同样,当发生过度通气时,肺排除 $PaCO_2$ 增加,公式就会向左边运行。人体对 CO_2 丢失($PaCO_2$)的代偿机制是肾脏保留更多的 $[H^+]$ 或分泌更多 HCO_3^-,以使 pH 值保持在"正常"水平。然而,主要的区别是 $PaCO_2$ 和 HCO_3^- 的产生是相互独立的,人体过量的 CO_2 必须通过肺部呼出,而不能通过肾脏排出;同样,人体多余的 $[H^+]$ 若不能转变成 $PaCO_2$,就必须由肾脏排出,而不能通过肺排出。

所有的酸碱平衡紊乱原理都能使用上述公式来解释。代谢性酸中毒不是由于 $[H^+]$ 过量引起,而是由于 HCO_3^- 含量不足导致;另外,代谢性碱中毒不是由于 HCO_3^- 过量引起,而是由于 $[H^+]$ 不足引起。呼吸性酸中毒是由 $PaCO_2$ 过多引起,呼吸性碱中毒是由 $PaCO_2$ 不足引起。原发性代谢性酸碱平衡紊乱可以被视为血清 HCO_3^- 水平紊乱伴呼吸代偿不全,具体反映在动脉血气分析(arterial blood gas analysis,ABG)中

$PaCO_2$ 的变化；同样，呼吸性酸碱平衡紊乱患者主要反映在 ABG 中 $PaCO_2$ 的变化伴代谢性因素的代偿，具体反映在血清 HCO_3^- 水平的变化。因此，仅凭实验室参数，不能准确判断引起酸碱平衡紊乱的原发因素，参考原发性疾病的诊断十分重要。所有引起酸碱平衡紊乱的原因都可以通过 ABG、血清电解质、结合病史及原发性疾病的诊断来判断。

20 世纪 70—80 年代被推荐用于酸碱平衡紊乱分析的是阴离子隙（anion gap, AG），计算潜在 HCO_3^- 和斯图尔特（Stewart）理化法。每种方法均为识别共存的酸碱平衡紊乱提供手段。以及随后发展了 BE 改进法和 Stewart 理化法。特别是酸碱平衡紊乱预计代偿公式的计算，使临床上酸碱平衡紊乱的判断水平有了显著提高。

第一节　动脉血气分析常用参数

一、pH 值和［H^+］

pH 值和［H^+］是平价酸碱度的重要指标，体液的酸碱度常以［H^+］浓度的负对数 pH 值来表示。正常人动脉血 pH 值为 7.35 ~ 7.45，平均值为 7.40，相当于［H^+］35 ~ 45 nmol/L，平均值为 40 nmol/L。从 pH 值估计［H^+］的方法，见表 97-1。

表 97-1　从 pH 值估计［H^+］的方法

pH 值	6.80	6.90	7.00	7.10	7.20	7.30	7.40	7.50	7.60	7.70
实际［H^+］/（nmol/L）	158	126	100	79	63	50	40	32	25	20
估计［H^+］					←—1.25×0.8					
"0.8/1.25"法	153	122	98	78	63	50	40	32	26	20
有限的关系	—	—	—	70	60	50	40	30	—	—

pH 值<7.35 为酸血症或酸中毒，pH 值>7.45 为碱血症或碱中毒，而 pH 值正常范围则提示无酸碱平衡紊乱，或代偿性酸碱平衡紊乱，或酸碱中毒并存相互抵消。但动脉血 pH 值本身不能区分酸碱平衡紊乱的类型，不能判定酸碱平衡紊乱的性质，所以进一步测定 $PaCO_2$ 和 HCO_3^- 是非常重要的。

二、动脉血二氧化碳分压

动脉血二氧化碳分压（$PaCO_2$）是血浆中呈物理状态的 CO_2 分子产生的张力。由于 CO_2 通过呼吸膜弥散快，测定 $PaCO_2$ 可了解肺泡通气量的情况，即 $PaCO_2$ 与肺泡通气量成反比，因而其属于呼吸性指标，如 $PaCO_2$ 原发性升高，即呼吸抑制，引起 pH 值降低，为呼吸性酸中毒，而 $PaCO_2$ 原发性降低，即呼吸过度，引起 pH 值升高，则发生呼吸性碱中毒。

$PaCO_2$ 是反映呼吸性酸碱平衡紊乱的重要指标，正常人动脉血 $PaCO_2$ 为 35 ~ 45 mmHg，平均值 40 mmHg。如 $PaCO_2$>45 mmHg，表示有 CO_2 潴留，临床上见于呼吸性酸中毒或代偿后的代谢性碱中毒；如 $PaCO_2$<35 mmHg，表示 CO_2 呼出过多，见于呼吸性碱中毒或代偿后的代谢性酸中毒。

三、碳 酸 氢 根

碳酸氢根（bicarbonate, HCO_3^-）是 HCO_3^- 碳酸的其轭碱，也是碳酸根离子的共轭酸。HCO_3^- 是 ABG 的主

要指标,反映机体酸碱代谢状况,包括实际碳酸氢盐(actual bicarbonate,AB)和标准碳酸氢盐(standard bicarbonate,SB)。AB 是指隔绝空气的血液标本在实验条件下所测的血浆 HCO_3^- 值。正常值为 22 ~ 27 mmol/L,平均值 24 mmol/L,动脉血与静脉血 HCO_3^- 大致相等。HCO_3^- 是反映酸碱平衡代谢因素的重要指标之一,HCO_3^- < 22 mmol/L,可见于代谢性酸中毒或呼吸性碱中毒代偿;HCO_3^- > 27 mmol/L,可见于代谢性碱中毒或呼吸性酸中毒代偿。

SB 是动脉血在37℃,$PaCO_2$ 在 40 mmHg,氧饱和度 100% 条件下测得的 HCO_3^- 含量,正常人两者无差异。SB 也是判断代谢因素的指标,SB 正常值为 22 ~ 27 mmol/L,平均值为 24 mmol/L。在临床上,一般来说 AB、SB 两者均为正常,表示酸碱平衡正常;如果 AB、SB 均低于正常,则为代谢性酸中毒失代偿;如果 AB、SB 均高于正常,则为代谢性碱中毒失代偿;如果 AB>SB,提示 CO_2 潴留;如果 AB<SB,则提示 CO_2 排出过多。

四、总二氧化碳含量

总二氧化碳含量(total carbon dioxide content,TCO_2)是反映化学结合 CO_2 量(24 mmol/L)和物理溶解的 CO_2 量($0.03×40 = 1.20$ mmol/L)。也就是说 TCO_2 是指血浆中所有各种形式存在的 CO_2 的总含量,其中大部分(95%)是 HCO_3^- 结合形式,少量是物理溶解的 CO_2(5%),还有极少量是以碳酸、蛋白质氨基甲酸酯等形式存在,因此 TCO_2 在体内受呼吸及代谢两方面因素影响,但主要是代谢因素影响为主。正常值为:脐带血为 14 ~ 22 mmol/L;新生儿为 17 ~ 24 mmol/L;婴儿、儿童为 20 ~ 28 mmol/L;成年人为 23 ~ 31 mmol/L。TCO_2 升高,临床上见于呼吸性酸中毒或代谢性碱中毒;TCO_2 降低,见于代谢性酸中毒或呼吸性碱中毒。

五、二氧化碳结合力

二氧化碳结合力(carbondioxde combining power,CO_2CP)是指血浆中以 HCO_3^- 形式存在的 CO_2 含量,即当室温 25 ℃、$PaCO_2$ 为 40 mmHg 时,在血浆中以 HCO_3^- 形式存在的 CO_2 含量。正常参考值,CO_2CP 可用两种单位来表示:若以体积分数(%)来表示,正常值为 50% ~ 70%,平均值 58%;若以浓度(mmol/L)来表示,正常值为 23 ~ 31 mmol/L,平均值为 27 mmol/L。

六、缓 冲 碱

缓冲碱(buffer base,BB)是指全血中具有缓冲作用的阴离子总和。或体液中所有缓冲阴离子总和,包括 HCO_3^-、蛋白质(Pr^-)、Hb^-。BB 以多种形式存在,血浆缓冲碱由血浆中 HCO_3^- 和蛋白质阴离子组成,全血缓冲碱由血浆缓冲碱加上 Hb 组成,而细胞外液缓冲碱则是由血浆缓冲碱及 Hb 相当于 5 g 时的缓冲碱组成。在温度 37℃、一个标准大气压下,使血样在 PCO_2 为 40 mmHg 的氧混合气体平衡,并使 Hb 充分氧合并调整 pH 值至 7.40,此时测得的血样 BB 值为正常缓冲碱,其与实测的缓冲碱的差值为 ΔBB。

BB 正常值为 45 ~ 55 mmol/L,平均值为 50 mmol/L。BB 升高:临床上常见于代谢性碱中毒;BB 降低:临床上常见于代谢性酸中毒,如果此时 AB 为正常,有可能为贫血或低蛋白血症。由于 BB 指标不仅受血浆蛋白和 Hb 的影响,还受呼吸因素及电解质影响,该指标不能确切反映代谢性酸碱内稳状态。

七、碱 剩 余

碱剩余(base excess,BE)是指在标准条件下表示血浆碱储量增加或减少的量。BE 正值时表示缓冲碱增加;BE 负值时表示缓冲碱减少,即碱缺失(base deficit,BD)。BE 是反映酸碱平衡紊乱代谢性因素的指标。全血碱剩余 $= BE_b = BE_{15} =$ 实际碱剩余(actual base excess,ABe);细胞外液碱剩余 $= BE_b = BE_{ECF} =$ 标准碱剩余(standard base excess,SBE)。

正常值为-3 ~ +3 mmol/L,平均值为0。当 BE 值正值增大,说明缓冲碱增加,提示机体可能为代谢性碱中毒;如负值增大,说明缓冲碱减少,提示机体可能有代谢性酸中毒。因此,BE 是反映酸碱平衡紊乱时代谢性因素的一个客观指标。

八、阴 离 子 隙

阴离子隙(anion gap,AG)是指血浆中未测定阴离子(undetermined anion,UA)与未测定阳离子(undetermined cation,UC)的差值,即 AG=UA-UC。由于细胞外液电中性原理,可知 $Na^+ + UC = CL^- + HCO_3^- + UA$,据此可推导出 AG 的计算公式,即 $AG = UA-UC = Na^+ - Cl^- - HCO_3^-$ 或 $AG = Na^+ + (HCO_3^- + Cl^-)$ 计算所得。正常值即 $140 - (104+24) = 12$ mmol/L,波动范围在 12 mmol/L±2 mmol/L。

AG 可增高也可降低,但增高的临床意义更大:①目前多以 AG>16 mmol/L 作为判断界限。AG 增高表明体内存在过多的 UA 或固定酸含量增多,即乳酸根、磷酸根及硫酸根等的增多,这些 UA 在体内堆积,必要取代 HCO_3^-,使之下降,从而发生高 AG 代谢性中毒的存在;②代谢性酸中毒尚可发生于 AG 正常的情况,因此 AG 增高与否可作为判断代谢性酸中毒类型和原因的依据;③在混合型酸碱平衡紊乱的类型判断中,通过计算 AG 有助于正确地判断。

AG 降低在诊断酸碱失衡方面意义不大,仅见于 UA 减少或 UC 增多的情况下,如低蛋白血症等。

九、碳酸氢盐隙

碳酸氢盐隙(bicarbonate gap,BG)是指在高 AG 型代谢性酸中毒时使用来判断混合型酸碱平衡紊乱。BG 是指血浆 AG 变化值(ΔAG)和血浆 TCO_2 变化值(ΔTCO_2)之间差。正常情况下,AG 值与 TCO_2 降低值之差应该不大。不论是正值或负值,均提示患者有混合型酸碱平衡紊乱。BG 可用以下公式计算,即:

$BG = \Delta AG - \Delta TCO_2$

$\Delta AG = 实测 AG - 12$ mmol/L

$\Delta TCO_2 = 27$ mmol/L-实测 TCO_2 或 $\Delta HCO_3^- = 24 - 实测 HCO_3^-$

$BG = (AG-12) - (27-TCO_2)$

　　$= [(Na^+ - Cl^- - TCO_2) - 12] - [27 - TCO_2]$

$BG(\Delta AG - \Delta TCO_2)$

$= Na^+ - Cl^- - 39$

BG 正常值为:±6 mmol/L。

Na^+ 140 mmol/L,Cl^- 104 mmol/L(为正常值中位数),39 为 TCO_2 均值为 27 mmol/L,AG 中位数为 12 mmol/L,27+12=39 mmol/L。

$Na^+ - Cl^- - 39 = 140 - 104 - 39$

　　　　　　$= 140 - 104 - 39$

　　　　　　$= -3$ mmol/L

因为正负 3 mmol/L 的倍数为 6 mmol/L。所以有 BG 正常值为±6 mmol/L。

十、潜在碳酸氢根离子

潜在碳酸氢根离子(潜在 HCO_3^-)是指排除并存高 AG 代谢性酸中毒对 HCO_3^- 掩盖作用之后的 HCO_3^-,用公式表示为潜在 $HCO_3^- = 实测 HCO_3^- + \Delta AG$。其意义可揭示代谢性碱中毒+高 AG 代谢性酸中毒和三重酸碱平衡紊乱中的代谢性碱中毒存在。若忽视计算潜在 HCO_3^- 和 AG,常可延误混合型酸碱平衡紊乱中的代谢性碱中毒的判断。因此下列相关规则应牢记:

高 AG 型代谢性酸中毒：$\Delta HCO_3^- \downarrow = \Delta AG \uparrow$，$\Delta Cl^-$ 不变。

高 Cl^- 性代谢性酸中毒：$\Delta HCO_3^- \downarrow = \Delta Cl^- \uparrow$，$\Delta AG$ 不变。

代谢性碱中毒和呼吸性酸中毒时 HCO_3^- 代偿性↑，符合 $\Delta HCO_3^- \uparrow = \Delta Cl^- \downarrow$，$\Delta AG$ 不变。

十一、动脉血氧分压

动脉血氧分压（arterial partial pressure oxygen，PaO_2）是指血浆中物理溶解的 O_2 分子所产生的压力。它具有以下 2 个特点。

1. 动脉血氧分压　正常值为 80 ~ 100 mmHg，其正常值随着年龄增加而有所下降。预计：

$$PaO_2 值（mmHg）= 102 - 0.33 \times 年龄（岁） \pm 10.00$$

由于老年人呼吸系统解剖结构生理性退化，可引起通气血流比例（$\dot{V}/\dot{Q}$）和气体扩散功能障碍，造成肺换气功能降低，最终引起 PaO_2 有所下降。由此可见高龄者即使无呼吸功能障碍，正常 PaO_2 可处于较低值。但临床上对于呼吸衰竭判断不管年龄大小均是统一标准，$PaO_2 < 60$ mmHg 即可判断呼吸衰竭，这表明老年人呼吸功能储备能力较低。而也可解释临床上老年人易引起呼吸衰竭，即使是高热、肺部感染、输液反应会导致呼吸功能障碍而引起呼吸衰竭。

2. 静脉血氧分压　静脉血氧分压（PvO_2）正常值 40 mmHg，静脉血 PvO_2 不仅受呼吸功能影响而且可受循环功能影响。呼吸功能正常的患者，当休克微循环障碍时，由于血液在毛细血管停留时间延长、组织利用氧增加，可出现 PaO_2 正常，而 PvO_2 明显降低。因此，在判断呼吸功能时，一定要用 PaO_2，决不能用 PvO_2 替代。

联合应用 PaO_2 和 $PaCO_2$ 可判断呼吸衰竭，即 I 型呼吸衰竭时 $PaO_2 < 60$ mmHg，而 $PaCO_2$ 正常或下降；II 型呼吸衰竭时 $PaO_2 < 60$ mmHg，$PaCO_2 > 50$ mmHg。但必须强调是在海平面平静呼吸空气所测得的 $PaCO_2$ 和 PaO_2 值。

十二、血氧饱和度

血氧饱和度（oxyhemoglobin saturation，SO_2）是指血红蛋白实际上所结合的氧含量被全部血红蛋白能够结合的氧除得的百分率。血氧饱和度的计算公式为：

$$SO_2 = \frac{氧合血红蛋白}{全部血红蛋白} \times 100\%$$

动脉血氧饱和度（SaO_2），正常范围为 95% ~ 99%。SaO_2 与 PaO_2 间的关系即是氧解离曲线。SaO_2 可直接测定所得，但目前血气分析仪上所提供的 SaO_2 是依 PaO_2 和 pH 值推算所得。依据 PaO_2、Hb 和 SaO_2 尚可以推算出全血氧含量（$C-O_2$）。所谓 $C-O_2$ 是指氧的化学结合量和物理溶解量的总和。理论上讲每克血红蛋白可结合 1.39 ml 氧，但实际上每克血红蛋白结合氧量为 1.34 ml。故临床常用的动脉血氧含量（CaO_2）由下列公式计算：

$$CaO_2 = 1.34 \times Hb（g/L） \times SaO_2（\%） + 0.003 \times PaO_2（mmHg）$$

按上述计算，在一般正常条件下每 1 000 ml 的血约含 200 ml 氧。目前血气分析仪上所提供的动脉血氧饱和度是依动脉血氧分压和 pH 值推算所得，SaO_2 90% 时，PaO_2 约为 60 mmHg。

第二节　动脉血气分析的步骤和方法

　　首先了解酸碱平衡与紊乱的基本概念。熟知实验室报告和各类型检验的正常值与范围,如 pH 值为 7.35~7.45,$PaCO_2$ 为 35~45 mmHg。人体在正常的生理状态下,一定会尽量维持 pH 值和 $PaCO_2$ 分别接近于 7.40 和 40 mmHg;因此,一旦这些数值发生变化,都应被视为不正常。另外,基于机体代谢的需求,机体每天血浆 HCO_3^- 水平变化波动于 22~27 mmol/L。

　　为保持机体内环境稳定,人体必须不断地代偿呼吸或代谢性变化。如人体在进行剧烈运动时,体内会发生一系列变化。首先,由于肌肉消耗了氧气,就开始进行无氧代谢;在这个过程中,肌肉产生的代谢性产物乳酸(lactic acid,LA),能引起代谢性酸中毒;为了代偿和维持 pH 值正常,机体就会增加呼吸频率,使 CO_2 排出过多,严重者可导致呼吸性碱中毒;如果在运动时做 ABG,可以发现伴 AG 增加的 HCO_3^- 降低和 $PaCO_2$ 降低。虽然依据运动量的大小,pH 值可能轻度偏酸,但呼吸中枢会不断地代偿,以防止发生严重的代谢性酸中毒。

　　由于原发性疾病的不同和代偿机制的调节。当出现任何呼吸系统异常,机体均会通过肾脏调节血浆 HCO_3^- 的变化来代偿,该代偿可能需要 3~5 d,有时甚至需要 1 周才能代偿完全。任何代谢性紊乱都可以通过肺调节 $PaCO_2$ 来代偿,肺的代偿比肾脏快,几分钟就开始,完全代偿仅需要数小时。

　　评估 ABG 的重要内容是判断原发性酸碱平衡紊乱的类型及是否有代偿。这项工作比较困难,但如果使用图 98-1 介绍的步骤或方法,单纯性或复杂性的酸碱平衡紊乱都可能被发现。首先,也是最重要,必须要判断患者当时是否处在正常的生理状态,pH 值能反映患者是酸中毒还是碱中毒;其次,对 $PaCO_2$ 和 HCO_3^- 能帮助临床鉴别原发性酸碱平衡紊乱和是否有代偿;最后一步只能是如果患者存在代谢性酸中毒,必须计算 AG 和 ΔAG,以鉴别酸碱平衡紊乱的原因,选择或确定更好的治疗方案。阶梯式方法测量动脉血气,见图 97-1。

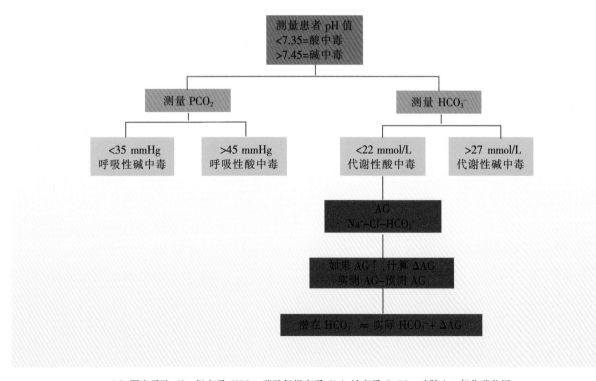

AG:阴离子隙;Cl^-:氯离子;HCO_3^-:碳酸氢根离子;Na^+:钠离子;$PaCO_2$:动脉血二氧化碳分压。

图 97-1　阶梯方法测量动脉血气

第三节　阴离子隙及临床应用

阴离子隙（anion gap，AG）通过血浆离子组成中的定量变化，充当酸储量的测值。血浆强酸（plasma strong acid，[XAH]）拥有的 pK 酸度系数（许多等级的量值）低于血浆 pH 值，[XAH]完全解离为共轭碱（conjugate base，[XA⁻]）和一个氢离子。随后该质子结合缓冲液生成中性类，共轭碱潴留标志着酸类的存在。换言之，共轭碱可被认为是强酸佐证。强酸解离改成了血浆阴离子类的相关组成，缓冲液减少，共轭碱增加，但电中性仍保持不变。该过程图解见图 97-2。当强酸为有机酸时，AG 升高反映出共轭碱的增加数量。AG 是指血浆未测定阴离子（UA）和血浆未测定阳离子（UC）之差。AG 可用血浆中常规测定的阳离子（Na⁺）与常规测定的阴离子（Cl⁻ 和 HCO₃⁻）的差计算。AG 的推导源于电中性原理，即公式：

$$Na^+ + K^+ + Mg^{2+} + Ca^{2+} + [H^+] = Cl^- + CO_3^- + protein^- + PO_4^{2-} + OH^- + SO_4^{2-} + CO_3^{2-} + [XA^-]$$

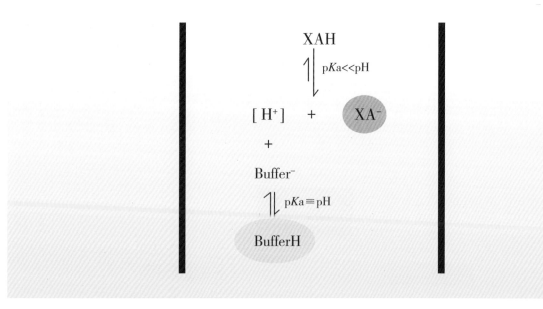

有机酸（[XHA]）的 pK 系列远低于 pH 值。它在血浆中迅速解离。质子消耗缓冲液，而共轭碱（[XA⁻]）潴留并标志酸的储量；Buffer⁻:碱性缓冲液；BufferH:酸性缓冲液。

图 97-2　有机酸（[XHA]）与 pH 值 和共轭碱（[XA⁻]）的关系

血浆中的 OH⁻、SO₄²⁻、CO₃²⁻和[H⁺]离子类浓度非常低，因此它们对电中性方程的影响可以忽略。血浆中的 Na⁺、K⁺、Cl⁻ 和 HCO₃⁻浓度在常规化学检验单中被列出。其余的阴离子总数（即 Pr⁻、PO₄²⁻和[XA⁻]）为 UA，而其余的阳离子总数（即 Ma²⁺和 Ca²⁺）为 UC。把电中性方程简单地代数重排，得出 AG 的表达，即：

$$AG = UA - UC = (Na^+ + K^+) - (Cl^- + HCO_3^-)$$

因血浆细胞外 K⁺浓度较少，对 AG 的影响不大。因此，AG 临床上实际应用时，常将血浆 K⁺不计算在内，即：

$$AG = Na^+ - (HCO_3^- + Cl^-) \quad \text{或} \quad AG = Na^+ - HCO_3^- - Cl^-$$

AG 正常值为（12 ± 4）mmol/L。有机酸（[XAH]）消耗碳酸氢盐的同时解离形成阴离子类 [XA$^-$]，[XAH] 的存在导致 UA 增加和随之的 AG 升高。因此与常规的参考值相比，AG 计算值增量式增加，提示代谢性酸中毒的存在。

虽然 AG 升高提示有代谢性酸中毒，但 UA 或 UC 浓度的任何变化会影响 AG 的计算值，尤其是当阴离子浓度有更大的波动趋势时，阴离子浓度会紧密调控。因此对于 AG 来说，阴离子浓度的变化比阳离子浓度的变化更具有临床意义。

尽管 AG 是代谢性酸中毒的重要指标，但并非所有的代谢性酸中毒都会导致 AG 升高。思考酸以盐酸的形式增加到血浆中的一个例子，在解离的基础上，质子消耗碳酸氢盐缓冲液的同时，Cl$^-$ 作为共轭碱潴留，最终 Cl$^-$ 的增加，HCO$_3^-$ 的减少达到平衡。

临床上利用 AG 易于鉴别出单纯性代谢性酸碱平衡紊乱，且根据有无 AG 升高可轻易鉴别出伴随的代谢性酸中毒，如图 97-3 所示。因乳酸或酮酸生成增多、毒素摄入、肾脏排泄减少或代谢失调引起有机强酸过高，导致 AG 升高而发生代谢性酸中毒。非 AG 高氯性酸中毒的例子包括输注生理盐水或高营养所致的氯盐增多以及肾脏或胃肠的碳酸氢盐损耗增多。因氯丢失或碳酸氢盐增加所致的低蛋白血症以及低氯血症，均可引起代谢性碱中毒。

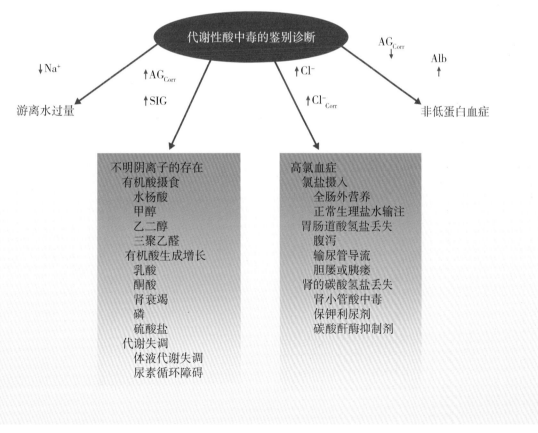

Na$^+$：钠离子；AG$_{Corr}$：根据白蛋白浓度变化所修正的阴离子隙；Cl$^-$：氯离子；Alb：白蛋白。

图 97-3　代谢性酸中毒的鉴别诊断

临床上动脉血气分析常用于危重病患者的监测，但是危重病患者罕有单纯性代谢性酸碱平衡紊乱，而是具有混合型酸碱平衡紊乱生理学的典型表现。Delta-Delta（德尔塔，Δ–Δ）概念可用于阐明混合型酸碱平衡紊乱。AG$_{Corr}$ 计算值与 AG 参考值之差为 ΔAG 修正值（ΔAG$_{Corr}$），HCO$_3^-$ 测定值与 HCO$_3^-$ 参考值差

为 ΔHCO_3^- 修正值(ΔHCO_3^-),$\Delta-\Delta$ 是将 ΔAG_{Corr} 与 ΔHCO_3^- 相比。正如经典描述内容所说,AG_{Corr} 增量式增加应反映 HCO_3^- 相等的增量式减少,即仅存在高 AG 型代谢性酸中毒时,驻 AG_{Corr} 应当与 ΔHCO_3^- 相等。然而过于简单化的驻 AG_{Corr} 与 ΔHCO_3^- 比率(1:1)未能考虑到非碳酸氢盐缓冲液的作用,假定共轭碱和质子的分布容积相等,忽视了酸中毒的持续期。将这 3 个条件考虑进来,依据存在的酸类,ΔAG_{Corr} 与 ΔHCO_3^- 的实际比率是完全可变化的。有文献报道表明乳酸的该比率范围为(0.80~1.80):1,而酮酸和甲苯的该比率范围为<(0.80~1.00):1。$\Delta-\Delta$ 计算结果可简单化为(1.00~1.60):1。为理解 $\Delta-\Delta$ 的临床有效性,设定 ΔAG_{Corr} 为 10 mmol/L,根据 ΔAG_{Corr} 与 ΔHCO_3^- 的比率(1.00~1.60):1,HCO_3^- 的预测值比参考值少 6~10 mmol/L。若 HCO_3^- 测定值高出预测值范围,提示共存的代谢性碱中毒;而 HCO_3^- 测定值低于预测值范围,则提示共存的非高 AG 型代谢性酸中毒。

图 98-3 根据 AG 或 Stewart 理化法分析易于描述代谢性酸中毒的鉴别诊断。采用 AG 法,据白蛋白浓度变化所修正的 AG 值(AG_{Corr})和氯浓度(Cl^-)决定了最右边哪一项目包含鉴别诊断。AG 法无法诊断游离水过量。采用 Stewart 法,强离子隙(strong ion gap,SIG)、氯浓度修正值(Cl_{Corr}^-)、钠浓度(Na^+)以及白蛋白浓度(Alb)决定了包含鉴别诊断的栏。

Δ 比值(Δratio)公式:

$$\Delta\ 比值=(AG-10)\div(24-实测\ HCO_3^-)$$

Δ 比值>2.0,提示合并代谢性碱中毒。

Δ 比值<1.0,提示合并正常 AG 型代谢性酸中毒。

AG 在临床上实际应用时,必须注意以下 4 点:①计算 AG 时强调同步测定动脉血气和血清电解质;②排除实验误差引起的 AG 假性升高,因为 AG 是根据 Na^+、Cl^-、HCO_3^- 3 项参数计算所得,因此,此 3 项参数中任何一项参数的测定误差均可引起 AG 假性升高;③结合临床综合判断;④AG 升高的标准。根据国外 Gabow 和国内钱桂生的报道,AG 正常范围为 8~16 mmol/L,凡是 AG>16 mmol/L,应考虑高 AG 型代谢性酸中毒存在。根据临床经验,只要 AG>16 mmol/L,结合临床,可以判断为高 AG 型代谢性酸中毒,特别是动态监测所得的 AG 临床意义更大。

第四节　潜在 HCO_3^- 及其临床应用

潜在 HCO_3^- 是由 Gabow 首先提出的一个新概念,是指排除并存高 AG 型代谢性酸中毒对 HCO_3^- 掩盖作用之后的 HCO_3^-,用公式表示为潜在 $HCO_3^- = 实测\ HCO_3^- + \Delta AG$。其意义可揭示代谢性碱中毒+高 AG 型代谢性酸中毒和三重酸碱平衡紊乱中的代谢性碱中毒存在。若忽视计算 AG、潜在 HCO_3^-,常可延误混合型酸碱平衡紊乱中的代谢性碱中毒的判断。要理解上述意义,必须牢记以下几点。

高 Cl^- 性代谢性酸中毒:ΔHCO_3^- 下降=ΔCl^- 升高,AG 不变。

高 AG 型代谢性酸中毒:ΔHCO_3^- 下降=ΔAG 上升,Cl^- 不变。

代谢性碱中毒和呼吸性酸中毒时 HCO_3^- 代偿性升高,符合:ΔHCO_3^- 上升=ΔCl^- 下降,AG 不变。

呼吸性碱中毒时 ΔHCO_3^- 代偿下降,符合:ΔHCO_3^- 下降=ΔCl^- 上升,AG 不变,即:

$$\Delta AG=实测的\ AG-AG\ 预计值$$
$$实测\ HCO_3^-=\Delta AG+血清\ HCO_3^-$$

根据上述代偿规律,呼吸性酸中毒型三重酸碱平衡紊乱(triple acid-base disorder,TABD)时,呼吸性酸中毒引起的 HCO_3^- 代偿升高,符合:ΔHCO_3^- 上升=ΔCl^- 下降;高 AG 型代谢性酸中毒:ΔHCO_3^- 下降=ΔAG

上升;代谢性碱中毒:ΔHCO_3^- 上升=ΔCl^- 下降。三者混合必符合:ΔHCO_3^-=ΔCl^-+ΔAG。即 HCO_3^- 变化反映了:①呼吸性酸中毒引起的代偿性 HCO_3^- 上升;于代谢性碱中毒的原发 HCO_3^- 上升;②高 AG 型代谢性酸中毒的原发 HCO_3^- 下降。由此可见,实测 HCO_3^- 包括了高 AG 型代谢性酸中毒时引起的 HCO_3^- 下降。为了正确反映高 AG 型代谢性碱中毒时等量 HCO_3^- 下降,提出了潜在 HCO_3^- 概念,假如机体没有高 AG 型代谢性酸中毒时,体内应有 HCO_3^- 值,即潜在 HCO_3^- = 实测 HCO_3^-+ΔAG。因此,在判断 TABD 中呼吸性酸中毒或呼吸性碱中毒代偿程度时应该用潜在 HCO_3^- 与预计 HCO_3^- 值相比,不应用实测 HCO_3^-。潜在 HCO_3^- 的作用就是揭示被高 AG 型代谢性酸中毒所掩盖的 TABD 中的代谢性碱中毒存在。

病例 1　患者的动脉血气及血清电解质结果为:pH 值 7.38,$PaCO_2$ 42 mmHg,PaO_2 89 mmHg,HCO_3^- 324 mmol/L,K^+ 3.80 mmol/L,Na^+ 140 mmol/L,Cl^- 90 mmol/L。

判断:AG=140−(24+90)=140−114=26 mmol/L>16 mmol/L,提示为高 AG 型代谢性酸中毒;ΔAG=26−16=10 mmol/L,潜在 HCO_3^- = 实测 HCO_3^-+ΔAG=24+10=34 mmol/L>27 mmol/L,提示为代谢性碱中毒。

结论:代谢性碱中毒并高 AG 型代谢性酸中毒。若不计算潜在 HCO_3^- 及 AG,必误认为无酸碱平衡紊乱。

根据电中性原理,可揭示以下规律:①高 AG 型代谢性酸中毒,ΔHCO_3^- 下降=ΔAG 上升;②高氯性代谢性碱中毒,ΔHCO_3^- 下降=ΔCl^- 上升,呼吸性碱中毒引起的代偿性 HCO_3^- 下降也符合此规律;③代谢性碱中毒,HCO_3^- 上升=ΔCl^- 下降,呼吸性酸中毒引起的代偿性 HCO_3^- 增高也符合此规律。

一旦 ΔHCO_3^- 下降≠ΔAG 上升或 ΔHCO_3^- 下降≠Cl^- 上升均应考虑混合型酸碱平衡紊乱的可能。即:①混合性代谢性酸中毒时,ΔHCO_3^- 下降=ΔCl^- 上升+ ΔAG 上升。②代谢性碱中毒加高 AG 型代谢性酸中毒时,ΔHCO_3^-≠ΔAG,其中 ΔHCO_3^- 与 ΔAG 差值部分应考虑为代谢性碱中毒。③TABD 时,影响 HCO_3^- 的因素有 3 种,呼吸因素引起 HCO_3^- 变化符合 ΔHCO_3^- 上升=ΔCl^- 下降;代谢性碱中毒引起 HCO_3^- 变化也符合 ΔHCO_3^- 上升=ΔCl^- 下降;高 AG 型代谢性酸中毒符合 ΔHCO_3^- 下降=ΔAG 上升。三者混合在一起,必定是 ΔHCO_3^-≠ΔAG,ΔHCO_3^- 下降≠ΔCl^-,ΔHCO_3^-=ΔAG 上升+ ΔCl^- 下降。

第五节　酸碱分析 Stewart 理化法及临床应用

酸碱分析 Stewart 理化法是一种定量的理化模型来解释酸碱生理学。该方法 $PaCO_2$ 是一种生理系统的数学分析法,为理解酸碱平衡紊乱打下了基础。Stewart 理化法定义为:溶液包括生理 pH 值溶液中完全解离的强离子、生理 pH 值溶液中部分解离的弱酸,以及与体外 $PaCO_2$ 平衡的 CO_2。用一个方程式体系来表示它的模型,该体系满足了部分解离类的解离平衡、质量守恒和电中性原理。虽然临床酸碱分析中不需要完全理解该模型,但理解 Stewart 分析得出的一些基本原理很重要。首先,Stewart 仅特定鉴别 3 个自变量,即强离子差(strong ion difference,SID)、弱酸总浓度(the total concentration of weak acids,A_{TOT})和 $PaCO_2$。其次,只有 3 个自变量的变化会导致因变量 $[H^+]$ 和 HCO_3^- 的变化。因此酸碱平衡紊乱仅可能随 SID、A_{TOT} 和 $PaCO_2$ 的变化而发生。

尽管 $PaCO_2$ 受呼吸调控,但 $PaCO_2$ 的变化导致呼吸性酸碱平衡紊乱。A_{TOT} 或 SID 的变化导致代谢性酸碱平衡紊乱。在此阐述了变量 SID、A_{TOT} 的临床意义以及这些变量的变化如何影响代谢性酸碱平衡的概念。

SID 是指强阳离子总数与强阴离子总数之差。强离子是指生理 pH 值溶液中完全解离的离子类。强阳离子是指 Na^+、K^+、Ca^{2+} 和 Mg^{2+},强阴离子是指 Cl^-。近似的 SID 表示,即:

$$SID_{App} = (Na^+ + K^+ + Ca^{2+} + Mg^{2+}) - (Cl^-)$$

病理学条件下可能存在其他强阴离子,包括乳酸、甲酸、酮酸、水杨酸和硫酸。这些 UA($[XA^-]$)将

改变 SID,比如有效 SID(SID$_{Eff}$)变,即:

$$SID_{Eff} = (Na^+ + K^+ + Ca^{2+} + Mg^{2+}) - (Cl^- + [XA^-])$$

[XA$^-$]的数量具有临床意义,因为它预示了有机酸中毒。这些 UA 可通过强离子隙(SIG)定量化,SIG 表示,即:

$$SIG = SID_{App} - SID_{Eff} = [XA^-]$$

经重排这些离子和不计可忽略的离子(OH$^-$、SO$_4^{2-}$、CO$_3^{2-}$和[H$^+$]),利用电中性方程计算 SID$_{Eff}$的近似值,即:

$$SID_{Eff} \equiv (Na^+ + K^+ + Ca^{2+} + Mg^{2+}) - (Cl^- + [XA^-]) = HCO_3^- + protein^- + PO_4^{2-}$$

可根据血浆中的白蛋白和血清磷浓度来计算 Pr$^-$和 PO$_4^{2-}$的值,如实验室报告所示:SID$_{Eff}$以 HCO$_3^-$+ 0.28×白蛋白(g/L)+1.80×P(磷)(mmol/L)。目前所有 SID$_{App}$和 SID$_{Eff}$的计算项是由常规实验室检查决定。最后[XA$^-$]可根据 SIG 轻易估算出来。

上述结论得出,强阴离子为共轭碱,是酸类物质的佐证。类似的强阳离子为共轭酸,是碱类物质的佐证。因此,SID 的增加表明阳离子的净增量,导致代谢性碱中毒;SID 的减少表明阴离子的净增量,导致代谢性酸中毒。微碱性的生理 pH 值溶液(pH 值约为 7.44)中,SID 呈阳性。

从上述结论可看出,自变量 SID 的变化必然会导致酸碱平衡的变化。了解 SID 如何改变的好处之一是能够更好地鉴别既定的酸碱平衡紊乱的原因。强离子浓度的相对变化或绝对变化引起 SID 的变化。

强离子浓度的绝对变化也会改变 SID。Na$^+$浓度变化最初是由渗透调节引起的,仅通过游离水的变化反映出来。潴留的强阳离子 Mg^{2+}、K$^+$和 Ca^{2+}无显著改变,不影响酸碱平衡状态。而强阴离子浓度变化则对酸碱平衡紊乱具有重要意义。强阴离子 Cl$^-$的减少导致代谢性碱中毒。此时低氯血症的发生常伴胃肠疾病呕吐或肾脏疾病 Cl$^-$的丢失。强阴离子 Cl$^-$的增多导致代谢性酸中毒。此时高氯血症是由生理盐水或高营养注入所引起的。分析 Cl$^-$浓度时解释可能存在的游离水含量变化是十分重要的。游离水含量的变化将导致 Cl$^-$浓度的相对变化。因此 Cl$^-$浓度应根据 Na$^+$浓度进行修正,即:

$$Cl_{Corr}^- = (140/Na^+) \times Cl^-$$

其余强阴离子(包括乳酸、甲酸、酮酸、水杨酸和硫酸)的存在也会引起 SID 的绝对减少,合成代谢性酸中毒。

根据 Stewart 理论,A$_{TOT}$是影响代谢性酸碱平衡的第二自变量(A$_{TOT}$是指解离和非解离形式的弱酸类总数)。在生理系统中,主要的弱酸是白蛋白和血清磷。弱酸浓度的增高导致代谢性酸中毒,主要为肾脏功能衰竭中的高磷血症和血液浓缩的非低蛋白血症。弱酸浓度的降低导致代谢性碱中毒,主要为因营养不良、肝硬化或肾病综合征造成的低蛋白血症。由于正常的血磷浓度相对比较少,因此单独的低磷血症并不会导致显著的代谢性碱中毒。

根据 Stewart 理论,可通过分析 SID 和 A$_{TOT}$的变化来阐明代谢性酸碱平衡紊乱。代谢性酸碱平衡紊乱的鉴别诊断可根据 SID 和 A$_{TOT}$的变化来决定。

第六节　酸碱分析的碱剩余及临床应用

碱剩余(base excess,BE)表示血浆碱储量增加或减少的量。正常范围为±300 mmol/L,平均为 0。BE

正值时表示缓冲碱增加；BE 负值时表示缓冲碱减少或缺失（base deficit，BD）。它是反映酸碱平衡紊乱代谢性因素的指标。

$$全血碱剩余 = BEb = BE15 = Abe$$
$$细胞外液碱剩余 = BEb = BEECF = Sbe$$

BE 经典理论具有局限性，无法鉴别共存的代谢酸碱平衡紊乱。Gilfix 等根据 Stewart 理化模型的基本原理描述 BE 方法，将酸碱平衡紊乱的代谢性因素定量化。根据 Stewart 模型的分析，Gilfix 提出仅 4 个条件会产生非呼吸性酸碱平衡紊乱，即：①游离水的缺失或过量，根据 Na^+ 浓度的变化来决定；②Cl^- 浓度的变化；③蛋白电荷的变化，主要是白蛋白电荷的变化；④有机 UA 的存在。

BE 是指 37 ℃、40 mmHg $PaCO_2$ 的单位液体达到中性 pH 值的可滴定酸耗酸量。BE 正值或升高表示碱中毒，反之负值增加或下降表示酸中毒。BE 经临床实验室可迅速得出报告。Gilfix 等研究表明，经实验报告的 BE 应当与上述列出的 4 个条件的 BE 总和相等，即：

$$BE_{lab} = BE_{fw} + BE_{Cl} + BE_{alb} + BE_{XA}$$

BE_{lab} 的每项决定因素计算如下，即：

$$BE_{fw}(mmol/L) = 0.30(Na^+ - 140)$$
$$BE_{Cl}(mmol/L) = 102 - Cl_{Corr}^-$$
$$BE_{alb}(mmol/L) = 0.34[白蛋白参考值(g/L) - 白蛋白测定值(g/L)]$$

因 $[XA^-]$ 表示 UA，一旦其余 4 个量已知，则 BE_{XA} 可通过前述公式 10 进行计算。酸碱分析的 BE 法为床旁测定患者酸碱平衡状态中的非呼吸性紊乱提供了简单、容易的方法。

临床上应用及认识 AG 法，但该方法需要一个以经验推导的修正系数来说明白蛋白浓度变化的影响。此外，AG 法 Δ-Δ 计算中简化的假设情况可能隐蔽微妙的酸碱异常，如 AG 法不能鉴别由血浆游离水的变化引起的酸碱异常，还有 AG 法不能解释血浆游离水变化下 Na^+ 浓度的修正。最终采用 AG 法分析将不能鉴别出稀释性碱中毒下的高氯性代谢性酸中毒。相比之下，Stewart 理化法和 BE 改进法能够更好地描述共存的酸碱平衡紊乱。Stewart 理化法数学运算精密，可能难以常规用于床旁分析。BE 改进法是基于 Stewart 理化法的原理，但它数学运算简单，易于应用到床旁分析。然而采用 Stewart 理化法或 BE 改进法能否鉴别微妙的酸碱平衡异常仍不清楚，但其具有临床意义。

由于 AG 法、Stewart 理化法和 BE 改进法 3 种方法均可鉴别与 UA 相关的代谢性酸中毒，且尚未明确哪种方法比其他 2 种方法更具优势，因此，临床医师可决定哪种方法更适合用于临床诊断危重病患者的代谢性酸碱平衡紊乱。概括由 AG 法、Stewart 理化法和 BE 改进法观察到的生理变量，如表 97-2 所示。总结每种方法的主要方程式，见表 97-3。

表 97-2　酸碱分析 AG 法、Stewart 理化法和 BE 改进法观察代谢性酸中毒生理变量

变量	AG 法	理化法	BE 法
游离水过量	—	↓ SID，↓ Na^+	$-BE_{fw}$
高氯血症	AG，↑ Cl^-	↓ SID，↑ Cl_{Corr}^-	$-BE_{Cl}$
不明阴离子的存在	↑ AG_{Corr}	↓ SID，↑ SIG	$-BE_{XA}$
非低蛋白血症	↓ AG_{Corr}	↑ Albumin	$-BE_{alb}$

缩写的含义：AG 表示阴离子隙；AG_{Corr} 表示根据白蛋白浓度变化所修正的 AG 值；Cl_{Corr}^- 表示根据钠浓度变化所修正的氯浓度；SID 表示强离子差；SIG 表示强离子隙；BE_{fw}、BE_{Cl}、BE_{XA} 和 BE_{alb} 分别表示游离水、未测定阴离子和白蛋白的碱剩余。

表 97-3　酸碱分析 AG 法、Stewart 理化法和 BE 改进法诊断代谢性酸碱平衡紊乱的方程式

方法	主要方程式
AG 法	$AG \equiv UA - UC = (Na^+ + K^+) - (Cl^- + HCO_3^-)$
Stewart 理化法	$SID_{Eff} \equiv (Na^+ + K^+ + Ca^{2+} + Mg^{2+}) - (Cl^- + [XA^-] = HCO_3^- + protein^- + PO_4^{2-})$
BE 改进法	$BE_{lab} = BE_{fw} + BE_{Cl} + BE_{alb} + BE_{XA}$

缩写的含义：AG 表示阴离子隙；UA 表示未测定阴离子；UC 表示未测定阳离子；SID_{Eff} 表示解释未测定阴离子（$[XA^-]$）的有效强离子差；BE_{lab} 表示临床实验室报告中所测定的血浆碱剩余；BE_{fw}、BE_{Cl}、BE_{XA} 和 BE_{alb} 分别表示游离水、氯、未测定阴离子和白蛋白的碱剩余。

第七节　碳酸氢盐隙法及其临床意义

一、碳酸氢盐隙的概念

碳酸氢盐隙（bicarbonate gap，BG）是指在高 AG 型代谢性酸中毒时使用来判断混合型酸碱平衡紊乱。BG 是指血浆 AG 变化值（ΔAG）和血浆 TCO_2 变化值（ΔTCO_2）之间差。正常情况下，AG 值与 TCO_2 降低值之差应该不大。不论是正值或负值，均提示患者有混合型酸碱平衡紊乱。BG 可用以下计算公式，即：

$BG = \Delta AG - \Delta TCO_2$

$\Delta AG = $ 实测 AG-12 mmol/L

$\Delta TCO_2 = 27$ mmol/L$-$实测 TCO_2 或 $\Delta HCO_3^- = 24-$实测 HCO_3^-

$BG = (AG-12) - (27-TCO_2)$

$\quad = [(Na^+ - Cl^- - TCO_2) - 12] - [27 - TCO_2]$

$BG(\Delta AG - \Delta TCO_2)$

$= Na^+ - Cl^- - 39$

BG 正常值为：± 6 mmol/L。

Na^+ 140 mmol/L，Cl^- 104 mmol/L（为正常值中位数），39 为 TCO_2 均值为 27 mmol/L，AG 中位数为 12 mmol/L，$27+12=39$ mmol/L。

$Na^+ - Cl^- - 39 = 140 - 104 - 39$

$\qquad\qquad\qquad = 140 - 104 - 39$

$\qquad\qquad\qquad = -3$ mmol/L

因为正负 3 mmol/L 的倍数为 6 mmol/L。所以 BG 正常值为 6 mmol/L。

二、碳酸氢盐隙的临床意义

在高 AG 型代谢性酸中毒时,如果 BG 负值或正值越大,表明酸碱平衡紊乱发生的可能性就越大。

1. BG 负值<6 mmol/L 时　当血浆 BG 负值<36 mmol/L(负值的 BG),TCO_2 值的减少>AG 值的改变。此时提示高 AG 型代谢性酸中毒合并高氯性(正常 AG 型)代谢性酸中毒和(或)呼吸性碱中毒时代偿性的碳酸氢盐排泄增加。

2. BG>6 mmol/L 时　当血浆 BG>6 mmol/L(正值的 BG),TCO_2 的减少<AG 的改变。此时提示高 AG 型代谢性酸中毒合并代谢性碱中毒和(或)呼吸性酸中毒时代偿性的碳酸氢盐潴留。

病例 2　患者的动脉血气及血清电解质结果:pH 值 7.41,$PaCO_2$ 40 mmHg,PaO_2 86 mmHg,HCO_3^- 24 mmol/L,K^+ 3.80 mmol/L,Na^+ 147 mmol/L,Cl^- 97 mmol/L,TCO_2 25 mmol/L。

判断:

第一步,计算 AG。

AG = 147-(97+25) = 25 mmol/L

第二步,计算 ΔAG 和 ΔAG-CP。

ΔAG = 25-12 = 13 mmol/L

ΔTCO_2 = 27-25 = 2 mmol/L

第三步,计算 BG。

$\Delta AG-\Delta TCO_2$ = 13-2 = 11 mmol/L

上述公式简化为:

Na^+-Cl^- -39

= 147-97-39

= 11 mmol/L

结论:看似血气分析参数为正常,但通过计算 BG 值仍存在酸碱平衡紊乱。BG 为 11 mmol/L>6 mmol/L,提示为高 AG 型代谢性酸中毒。

病例 3　患者的动脉血气及血清电解质结果:pH 值 7.23,$PaCO_2$ 37 mmHg,PaO_2 89 mmHg,HCO_3^- 10 mmol/L,K^+ 4.30 mmol/L,Na^+ 145 mmol/L,Cl^- 113 mmol/L,TCO_2 11 mmol/ L。

判断:

第一步,计算 AG。

AG = 145-(113+11) = 21 mmol/L

第二步,计算 $\Delta AG-\Delta TCO_2$。

ΔAG = 21-12 = 9 mmol/L

ΔTCO_2 = 27-11 = 16 mmol/L

第三步,计算 BG。

$\Delta AG-TCO_2$ = 9-16 = -7 mmol/L

上述公式简化为:

Na^+-Cl^- -39

= 145-113-39

= -7 mmol/L

结论:pH 值 7.23<7.35,HCO_3^- 10 mmol/L<24 mmol/L,提示为代谢性酸中毒。AG 为 21 mmol/L>16 mmol/L,提示为高 AG 型代谢性酸中毒。BG 明显降低为-7 mmol/L,提示为高 AG 型代谢性酸中毒合并高氯性代谢性酸中毒。

第八节　蛋白和血磷在酸碱分析中的意义

在正常情况下,蛋白质和血清磷对酸碱平衡有影响,尤其是对 AG 有一定影响。蛋白质可降低 AG,特别是血浆白蛋白对 AG 有显著影响,如 10 g/L 白蛋白能使 AG 降低 2.50 mmol/L,临床上可以通过血浆白蛋白数,其正常 AG 值可以通过血清白蛋白数乘以 3 计算所得。这证明一个规律,当计算 ΔAG 时,ΔAG 等于实测 AG 与 AG 预计值之差。ΔAG 只能用于当 HCO_3^- 不被包含在 AG 中时,也就是说应该将 ΔAG 加到已测的 HCO_3^- 中,检测结果中的血清 HCO_3^- 是不包括 AG 的。此概念在确定补充碳酸氢钠能否纠正酸中毒特别有用。

临床上危重病患者不但血浆白蛋白降低,血清磷水平也显著降低,且血浆白蛋白和血清磷浓度降低会导致 UA 减少和随之 AG 的降低。因此,低蛋白血症和低磷血症可引起的 AG 降低可掩盖有机酸所致的 AG 升高,见图 97-4。

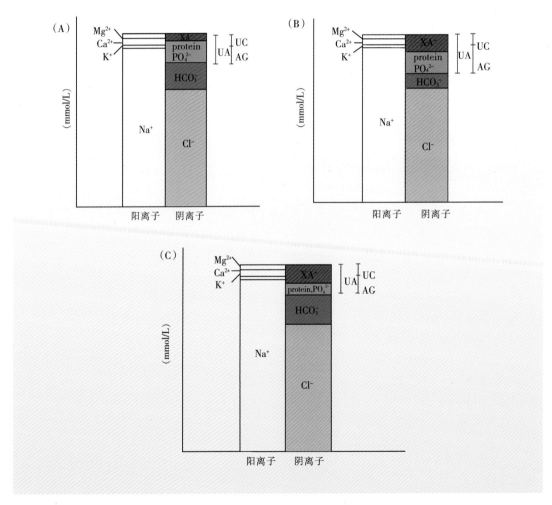

表示出 AG 的变化,可看出 AG 表示 UA 与 UC 之差。Mg^{2+}:镁离子;Ca^{2+}:钙离子;K^+:钾离子;HCO_3^-:碳酸氢根离子;PO_4^{2-}:磷酸根离子。(A)表示无代谢性酸碱紊乱存在的正常血清离子浓度和正常 AG;(B)表示因有机阴离子增多所致的代谢性酸中毒中的 AG 升高;(C)表示因有机阴离子增多所致的代谢性酸中毒的正常 AG,以及因蛋白和磷浓度降低所致的代谢性碱中毒的正常 AG。该情况下,有机阴离子的增多量等于磷和蛋白的减少量,因此总的 UA 数量保持不变。

图 97-4　Gamblegrams 图

当危重病患者血浆蛋白含量和血清磷水平发生变化时,计算 AG 必须考虑到这些变化。虽然有数值方法评价血清磷和血浆蛋白的电荷作用,但目前证据表明,只有白蛋白浓度的变化会影响 AG 的计算。虽然球蛋白是构成血浆蛋白的主要成分,但与白蛋白相比,血浆球蛋白不具有显著的电荷作用,因为其 pK 系数远高于血浆 pH 值。此外,白蛋白的电荷作用显著高于血清磷。实际上,血浆 pH 值与血浆白蛋白浓度呈线性相关。基于这些研究结果,可根据白蛋白浓度修正 AG 值。据经验决定,修正的 AG 值(AG_{Corr})表示:

$$AG_{Corr} = AG + 0.25 \times (白蛋白参考值 - 白蛋白测定值)$$

白蛋白浓度用 g/L 表示。该 AG_{Corr} 值可揭示之前未发现的低蛋白血症中的酸中毒。

第九节　pH 值与[H^+]的关系及对酸碱的评估

动脉血气分析评估通气、氧合和酸碱平衡等 3 种生理过程中,酸碱平衡状态是最复杂,而且涉及 2 种或更多的代偿调节,包括肺(H_2CO_3)、肾脏(HCO_3^-)、血液和细胞等参与复杂的代偿调节过程。

享德森–哈塞尔巴赫公式(H-H 公式)用 pH 值反映 [H^+]浓度。

$$pH = \log \frac{1}{[H^+]} = \log \frac{1}{K_a} + \log \frac{HCO_3^-}{H_2CO_3} = pK_a + \log \frac{HCO_3^-}{\alpha \times PaCO_2}$$

$$pH 值 = pK + \log([HCO_3^-] / H_2CO_3)$$

式中,pK = 6.10,α = 0.03 mmol/(L·mmHg)。

$$pH 值 = 6.10 + \log(HCO_3^- / 0.03 \times PCO_2)$$

该公式表明血浆 pH 值是由 PCO_2 和 HCO_3^- 的比值决定的,而不是由某个值决定的。若 PCO_2 的变化引起 HCO_3^- 的比值,两者比值不变,则 pH 值可保持不变。pH 值表示[H^+]的负对数。

在临床上,H-H 公式又可写为:

$$[H^+] = K_a \times (\alpha PCO_2 / HCO_3^-)$$
$$[H^+] = 23.8 \times (PCO_2 / HCO_3^-)$$

式中,K_a(794 nmol/L)和 α(0.03)相乘所得 23.80。为了便于临床计算,此数近似为 24,所以临床常应用 24。

$$[H^+] = 24 \times (PCO_2 / HCO_3^-)$$

式中,[H^+]的单位为 nmol/L,HCO_3^- 为 mmol/L,或 mEq/L,PCO_2 为 mmHg。如果 PCO_2 是 40 mmHg 和 HCO_3^- 是 24 mmol/L 时,其[H^+]是 40 nmol/L。

$$HCO_3^- = 24 \times (PCO_2 / [H^+])$$
$$PCO_2 = HCO_3^- \times [H^+] / 24$$

$[H^+]$与pH值的关系是随着pH值升高而$[H^+]$值降低,两者间呈负相关,但在pH值7.20~7.55,pH值每升降0.01时,则$[H^+]$降升1 nmol/L,呈直线关系,也就是其pH值的小数点后两位数$[H^+]$的值约等于80。如果pH值为7.40时,$[H^+]$为40 nmol/L,40+40=80;pH值为7.45时,$[H^+]$为35 nmol/L,45+35=80(表97-5)。

已知pH值,计算$[H^+]$的简便方法:

pH值每升高0.10,$[H^+]$乘以0.80。

例如:pH值7.50时,其pH值比正常值升高0.10,故其$[H^+]$40×80=32 nmol/L。

pH值每降低0.10,$[H^+]$乘以1.25。

例如:pH值7.30时,使pH值比正常值降低0.10,则$[H^+]$为40×1.25=50 nmol/L。

表97-5　pH值与$[H^+]$的关系

pH值	$[H^+]$/(nmol/L)	$[H^+]$/(nmol/L)大约等于
7.00	100	≈79×1.25
7.10	79	≈10×0.80,或≈63×1.25
7.20	63	≈79×0.80,或≈50×1.25
7.30	50	≈63×0.80,或≈40×1.25
7.40	40	(正常参考值)
7.50	32	≈40×0.80,或≈25×1.25
7.60	25	≈32×0.80,或≈20×1.25
7.70	20	≈25×0.80

用血中$[H^+]$来反映体内酸碱平衡状态,更为确切。若仅从pH值变化来看,似乎机体对酸或碱的耐受性是相近的,但从$[H^+]$的绝对值变化来看。就可以看出机体对酸的耐受性远比对碱的耐受性强。当pH值从7.40降低至7.00时,$[H^+]$则从40 nmol/L上升至100 nmol/L;当pH值从7.40增加至7.80时,$[H^+]$则从40 nmol/L降低至16 nmol/L。可见,pH值紊乱只减0.40与只增0.40时,$[H^+]$改变的绝对值是60 nmol/L与25 nmol/L之比,故判断酸碱临床紊乱时,$[H^+]$比pH值更为精确,所以在评估酸碱平衡状态时,仍配合使用。不过pH值目前仍然被临床所使用,而且看起来在动脉血气分析报告中没有让位于$[H^+]$。

从动脉血气分析pH值、$PaCO_2$和HCO_3^- 3个主要参数变量中,分析这3个主要变量是否有误,可从3个变量中选2个参数计算出另一个参数,具体方法如下。

已知$PaCO_2$ 77 mmHg,HCO_3^- 37 mmol/L,计算$[H^+]$和pH值。按$[H^+]=24×(PaCO_2/HCO_3^-)$计算,$[H^+]=24×(77/37)=50$ nmol/L;当pH值7.40时,$[H^+]$为40 nmol/L,与pH值小数点(40)后两数相加,40+40=80,80-50=30,所以pH值为7.30。

已知pH值7.50和7.30时,$[H^+]$浓度是多少?按pH值每升高0.10,$[H^+]$ 40×0.80计算,当pH值7.50时,$[H^+]=40×0.80=32$ nmol/L;按pH值每升高0.10,$[H^+]$40×1.25算,当pH值7.30时,$[H^+]=40×1.25=50$ nmol/L。

已知HCO_3^- 18 mmol/L,$[H^+]$ 50 nmol/L时,$PaCO_2$是多少?按$PaCO_2=HCO_3^-×[H^+]/24$计算,$PaCO_2=18×50/24=900/24=37.50$ mmHg。已知$PaCO_2$ 50 mmHg,HCO_3^- 30 mmol/L时,pH值和BE值各是多少?Siggaard-Andersen列线图,见图97-5。

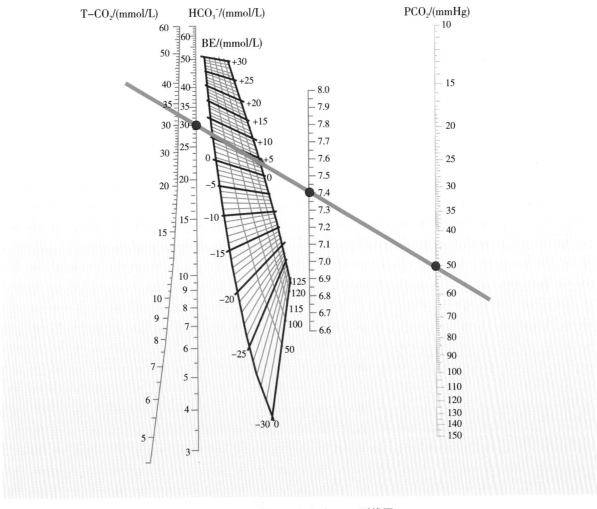

图 97-5　Siggaard-Andersen 列线图

从图 97-5 分析,从 $PaCO_2$ 50 mmHg 和 HCO_3^- 30 mmol/L 的连接直线,然后从其直线 pH 值和 BE 的变点分别是 7.40 和 5.20 mmol/L;血红蛋白(Hb)= 50 g/L = 相当于细胞外液 BE 值。使用 Siggaard-Andersen 列线图,只要在 pH 值、$PaCO_2$ 和 HCO_3^- 指标中已知 2 个数值,就能很快地得知另一个数值。

第十节　酸碱平衡紊乱预计代偿公式及临床应用

自酸碱平衡紊乱预计代偿公式应用于酸碱推移的判断以来,使临床酸碱推移的判断由定性进入定量诊断,判断方法简便、准确、实用,对危重患者酸碱平衡紊乱的诊断及指导治疗有较大的临床意义。

在临床使用酸碱平衡紊乱预计代偿公式时,一定要考虑酸碱平衡紊乱的代偿程度及代偿极限。反映酸碱平衡紊乱代偿程度的定量指标是酸碱平衡紊乱预计代偿公式。目前,临床上所用的酸碱平衡紊乱预计代偿公式是根据严格选择的单纯性酸碱平衡紊乱患者的酸碱参数,经统计学处理所推算出的直线回归方程。代谢性酸碱平衡紊乱主要经肾脏代偿,时间快,无急性与慢性之分。呼吸性酸碱平衡紊乱患者主要是肺调节,因肾脏最大代偿能力发挥需要 3 ~ 5 d,因此在临床上对呼吸性酸碱平衡紊乱按时间小于 3 d 或大于 3 d,分成急慢性呼吸性酸中毒和呼吸性碱中毒。急性与慢性呼吸性酸中毒或呼吸性碱中毒之间代偿程度差异极大,慢性呼吸性酸碱平衡紊乱代偿程度大于急性呼吸性酸碱平衡紊乱,其中慢性呼吸性碱中毒代偿程度最大。在临床上,对于呼吸性酸碱平衡紊乱判断时一定要考虑时间因素。也必须考虑代偿极限。所谓代偿极限,即为机体发挥最大代偿能力所能达到的代偿值。各型酸碱平衡紊乱预计代偿公式均有代偿极限。若超过此极限,不管 pH 值正常与否均应判断为混合型酸碱平衡紊乱。

正确使用预计代偿公式的步骤:①必须首先通过 pH 值、$PaCO_2$、HCO_3^- 3 个变量参数,并结合临床确定原发性酸碱平衡紊乱;②根据原发性酸碱平衡紊乱选用公式;③将公式计算所得结果与实测 HCO_3^- 或 $PaCO_2$ 相比做出判断。酸碱平衡紊乱预计代偿公式见本章相关内容。

病例 4 患者的动脉血气和血清电解质结果:pH 值 7.33,$PaCO_2$ 65 mmHg,PaO_2 92 mmHg,HCO_3^- 32 mmol/L,BE-2 mmol/L,K^+ 4.9 mmol/L,Na^+ 137 mmol/L,Cl^- 106 mmol/L。

判断:①$PaCO_2$ 65 mmHg>40 mmHg,HCO_3^- 32 mmol/L>24 mmol/L,pH 值 7.33<7.40,判断原发性酸碱平衡紊乱为呼吸性酸中毒;②选用呼吸性酸中毒预计代偿公式 $\Delta HCO_3^- = 0.35 \times \Delta PaCO_2 \pm 5.58 = 0.35 \times (65-40) \pm 5.58 = 8.75 \pm 5.58$,预计 $HCO_3^- = $ 正常 $HCO_3^- + \Delta HCO_3^- = 24 + 8.75 \pm 5.58 = 31 \pm 5.58 = 27.17 \sim 38.33$ mmol/L;③实测 HCO_3^- 32 mmol/L 落在此范围内。

结论:单纯性呼吸性酸中毒。

病例 5 患者的动脉血气和血清电解质结果:pH 值 7.48,$PaCO_2$ 20 mmHg,PaO_2 90 mmHg,HCO_3^- 15 mmol/L,BE 2 mmol/L,K^+ 3.90 mmol/L,Na^+ 136 mmol/L,Cl^- 105 mmol/L。

判断:①$PaCO_2$ 20 mmHg<40 mmHg,HCO_3^- 15 mmol/L<24 mmol/L,pH 值>7.40,判断原发性酸碱平衡紊乱为呼吸性碱中毒;②选用呼吸性碱中毒预计代偿公式,$\Delta HCO_3^- = 0.50 \times \Delta PaCO_2 \pm 2.50 = 0.59 \times (20-40) \pm 2.50 = -10.00 \pm 2.50$,预计 $HCO_3^- = $ 正常 $HCO_3^- + \Delta HCO_3^- = 24 - 10.00 \pm 2.50 = 14.00 \pm 2.50 = 11.50 \sim 16.50$ mmol/L;③实测 HCO_3^- 15 mmol/L 在此代偿范围内。

结论:单纯性呼吸性碱中毒。

病例 6 患者的动脉血气和血清电解质结果:pH 值 7.34,$PaCO_2$ 32.5 mmHg,PaO_2 97 mmHg,HCO_3^- 17 mmol/L。

判断:①$PaCO_2$ 32.5 mmHg<40 mmHg,HCO_3^- 17 mmol/L<24 mmol/L,pH 值<7.40,判断原发性酸碱平衡紊乱为代谢性酸中毒;②选用代谢性酸中毒预计代偿公式,$PaCO_2 = 1.50 \times HCO_3^- + 8 \pm 2 = 1.50 \times 17 + 8 \pm 2 = 33.50 \pm 2 = 31.50 \sim 35.50$ mmHg;③实测 $PaCO_2$ 32.50 mmHg 在此代偿范围内。

结论:单纯性代谢性酸中毒。

病例 7 患者的动脉血气和血清电解质结果:pH 值 7.45,$PaCO_2$ 49 mmHg,PaO_2 95 mmHg,HCO_3^- 33 mmol/L,BE 7 mmol/L,K^+ 3.40 mmol/L,Na^+ 135 mmol/L,Cl^- 94 mmol/L。

判断:①HCO_3^- 33 mmol/L>24 mmol/L,$PaCO_2$ 49 mmHg>40 mmHg,pH 值 7.45>7.40,判断原发性酸碱平衡紊乱为代谢性碱中毒;②选用代谢性碱中毒预计代偿公式,$PaCO_2 = 0.90 \times \Delta HCO_3^- \pm 5 = 0.90 \times (33-24) \pm 5 = 8.10 \pm 5$;预计 $PaCO_2 = $ 正常 $PaCO_2 + \Delta PaCO_2 = 40 + 8.10 \pm 5 = 8.10 \pm 5 = 43.10 \sim 53.10$ mmHg;③实测 $PaCO_2$ 49 mmHg 在此代偿范围内。

结论:单纯性代谢性碱中毒。

第十一节 酸碱平衡紊乱类型的判断方法

一、核实其动脉血气参数是否有误差

pH 值、$PaCO_2$ 和 HCO_3^- 3 个变量一定符合 H-H 公式(pH 值 $= pK + \log \dfrac{HCO_3^-}{\alpha \cdot PaCO_2}$)。将检验报告所示 pH 值、$PaCO_2$ 和 HCO_3^- 值代入 H-H 公式,其等式不成立,必表明报告有误差,可不必分析。H-H 公式涉及

对数形式,在实际应用中较烦琐,因此可用 H-H 公式来判断,即 $[H^+] = 24 \times \dfrac{PaCO_2}{HCO_3^-}$,此公式中 $PaCO_2$ 用 mmHg、HCO_3^- 用 mmol/L 表示,先将 pH 值换算成 $[H^+]$。pH 值 7.40 时 $[H^+]$ 为 40 nmol/L。这是由于 α 为 CO_2 的溶解系数,血液中的 $[H^+]$ 浓度为 0.000 000 04 mol/L,即 $= 0.40 \times 10^{-7}$ mol/L $= 40$ nmol/L,所以血液 pH 值 $= -\log(0.40 \times 10^{-7}) =$ pH 值 7.40。然后将 $[H^+]$、$PaCO_2$、HCO_3^- 三个变量代入 H-H 公式来判断。其方法简单,便于临床使用。

病例8 患者的动脉血气分析结果:pH 值 7.40,$PaCO_2$ 40 mmHg,HCO_3^- 24 mmol/L。

判断:pH 值 7.40 即 $[H^+] = 40$ mmol/L,将数值代入 H-H 公式,40 = 24×40/24,等式成立,表示此结果是正确的。

病例9 患者的动脉血气分析结果:pH 值 7.35,$PaCO_2$ 60 mmHg,HCO_3^- 36 mmol/L。

判断:pH 值 7.35 比 7.40 下降 0.05 单位,故 $[H^+]$ 应比 40 mmol/L 高 5 mmol/L,即 $[H^+] = 45$ mmol/L。将数值代入 H-H 公式,45 ≠ 24×60/36,表示此结果有误差。

二、分清酸碱平衡紊乱是原发性或继发性

酸碱平衡紊乱代偿必须遵循下述规律:①HCO_3^-、$PaCO_2$ 任何一个变量的原发变化均可引起另一个变量的同向代偿变化,即原发 HCO_3^- 升高,必有代偿的 $PaCO_2$ 升高;②原发 HCO_3^- 下降,必有代偿 $PaCO_2$ 下降;③原发性酸碱平衡紊乱变化必大于代偿变化。

根据上述代偿规律,可以得出以下 3 个结论:①原发性酸碱平衡紊乱决定了 pH 值是偏碱或是偏酸;②HCO_3^- 和 $PaCO_2$ 呈相反变化,必有混合型酸碱平衡紊乱存在;③$PaCO_2$ 和 HCO_3^- 明显异常同时伴 pH 值正常,应考虑有混合型酸碱平衡紊乱存在。牢记上述代偿规律和结论,对于正确判断酸碱推移是极重要的。根据上述的代偿规律和结论,一般地说,单纯性酸碱平衡紊乱的 pH 值是由原发性酸碱平衡紊乱所决定的。如果 pH 值<7.40,提示原发性酸碱平衡紊乱可能为酸中毒;但 pH 值>7.40,原发性酸碱平衡紊乱也可能为碱中毒。

病例10 患者的动脉血气分析结果:pH 值 7.33,$PaCO_2$ 32 mmHg,PaO_2 93 mmHg,HCO_3^- 16 mmol/L。

判断:$PaCO_2$<40 mmHg,可能为呼吸性碱中毒;HCO_3^-<24 mmol/L 可能为代谢性酸中毒,但因 pH 值<7.40 偏酸。

结论:单纯性代谢性酸中毒。

病例11 患者的动脉血气分析结果:pH 值 7.45,$PaCO_2$ 49 mmHg,PaO_2 87 mmHg,HCO_3^- 34 mmol/L。

判断:$PaCO_2$>40 mmHg,可能为呼吸性酸中毒;HCO_3^->24 mmol/L,可能为代谢性碱中毒,但因 pH 值>7.40 偏碱。

结论:单纯性代谢性碱中毒。

病例12 患者的动脉血气分析结果:pH 值 7.43,$PaCO_2$ 30 mmHg,PaO_2 90 mmHg,HCO_3^- 20 mmol/L。

判断:$PaCO_2$<40 mmHg,可能为呼吸性碱中毒;HCO_3^-<24 mmol/L,可能为代谢性酸中毒,但因 pH 值>7.40 偏碱。

结论:单纯性呼吸性碱中毒。

病例13 患者的动脉血气分析结果:pH 值 7.35,$PaCO_2$ 64 mmHg,PaO_2 96 mmHg,HCO_3^- 32 mmol/L。

判断:$PaCO_2$>40 mmHg,可能为呼吸性酸中毒;HCO_3^->24 mmol/L,可能为代谢性碱中毒,但因 pH 值<7.40 偏酸。

结论:单纯性呼吸性酸中毒。

三、分析是单纯性或混合型酸碱平衡紊乱

1. 呼吸性酸中毒合并代谢性酸中毒 $PaCO_2$ 升高同时伴有 HCO_3^- 下降,多为呼吸性酸中毒合并代谢

性酸中毒。

病例 14 患者的动脉血气分析结果:pH 值 7.23,$PaCO_2$ 51 mmHg,PaO_2 97 mmHg,HCO_3^- 20 mmol/L。

判断:$PaCO_2$ 51 mmHg>40 mmHg,提示为呼吸性酸中毒,而 HCO_3^- 20 mmol/L<24 mmol/L,提示为代谢性酸中毒。

结论:呼吸性酸中毒合并代谢性酸中毒。

2. 呼吸性碱中毒合并代谢性碱中毒 $PaCO_2$ 下降同时伴有 HCO_3^- 升高,多为呼吸性碱中毒合并代谢性碱中毒。

病例 15 患者的动脉血气分析结果:pH 值 7.56,$PaCO_2$ 32 mmHg,PaO_2 85 mmHg,HCO_3^- 32 mmol/L。

判断:$PaCO_2$ 32 mmHg<40 mmHg,提示呼吸性碱中毒,而 HCO_3^- 32 mmol/L>24 mmol/L,提示呼吸性碱中毒,pH 值 7.56>7.40,提示代谢性碱中毒。

结论:呼吸性碱中毒合并代谢性碱中毒。

3. 混合型酸碱平衡紊乱 $PaCO_2$ 和 HCO_3^- 明显异常同时伴 pH 值正常,应考虑有混合型酸碱平衡紊乱的可能,进一步确诊可用单纯性酸碱平衡紊乱预计代偿公式计算。

病例 16 患者的动脉血气分析结果:pH 值 7.38,$PaCO_2$ 72 mmHg,PaO_2 92 mmHg,HCO_3^- 42 mmol/L。

判断:$PaCO_2$ 明显大于 40 mmHg;HCO_3^- 明显大于 24 mmol/L,但 pH 值在正常范围内,提示有混合型酸碱平衡紊乱的可能。用单纯性酸碱平衡紊乱公式判断:$PaCO_2$ 72 mmHg>40 mmHg,提示有呼吸性酸中毒可能。用慢性呼吸性酸中毒预计代偿公式计算,$\Delta HCO_3^- = 0.35 \times \Delta PaCO_2 \pm 5.58 = 0.35 \times (72-40) \pm 5.58 = 6 \pm 5.58$,预计 $HCO_3^- = 24 + 11.20 \pm 5.58 = 35.2 \pm 5.58 = 29.62 \sim 40.78$ mmol/L;实测 HCO_3^- 42 mmol/L>40.78 mmol/L,提示有代谢性碱中毒存在。

结论:呼吸性酸中毒合并代谢性碱中毒。

正确认识混合型酸碱平衡紊乱的关键是要正确地应用酸碱平衡紊乱预计代偿公式、AG 和潜在 HCO_3^-。目前在临床上所使用的酸碱平衡紊乱预计代偿公式较多,但要正确使用公式必须要遵从以下步骤:①必须首先通过动脉血 pH 值、$PaCO_2$、HCO_3^- 3 个参数,并结合临床确定原发性酸碱平衡紊乱;②根据原发性酸碱平衡紊乱选用合适公式;③将公式计算所得结果与实测 HCO_3^- 或 $PaCO_2$ 相比做出判断,凡落在公式计算代偿范围内判断为单纯性酸碱平衡紊乱,落在范围外判断为混合型酸碱平衡紊乱;④若为并发高 AG 型代谢性酸中毒的混合型酸碱平衡紊乱,则应计算潜在 HCO_3^-,将潜在 HCO_3^- 替代实测 HCO_3^- 与公式计算所得的预计 HCO_3^- 相比,以判断该型酸碱平衡紊乱类型。

四、用单纯性酸碱平衡紊乱预计代偿公式来判断

病例 17 患者的动脉血气分析结果:pH 值 7.52,$PaCO_2$ 40 mmHg,PaO_2 89 mmHg,HCO_3^- 33 mmol/L。

判断:HCO_3^- 30 mmol/L>24 mmol/L,提示有代谢性碱中毒可能。按代谢性碱中毒公式计算:$\Delta PaCO_2 = 0.90 \times \Delta HCO_3^- \pm 5 = 0.90 \times (32-24) \pm 5 = (7.20 \pm 5)$ mmHg,预计 $PaCO_2 = $ 正常 $PaCO_2 + \Delta PaCO_2 = 40 + 7.20 \pm 5 = 48.10 \pm 5 = 43.10 \sim 53.10$ mmHg,实测 $PaCO_2$ 40 mmHg<43.10 mmHg,提示有呼吸性碱中毒存在。虽然此时 $PaCO_2$ 40 mmHg 在正常范围内,仍可诊断为原发性代谢性碱中毒的基础上合并相对呼吸性碱中毒。

结论:原发性代谢性碱中毒合并相对呼吸性碱中毒。

病例 18 患者的动脉血气分析结果:pH 值 7.40,$PaCO_2$ 25 mmHg,PaO_2 88 mmHg,HCO_3^- 15 mmol/L。

判断:HCO_3^- 15 mmol/L<24 mmol/L,$PaCO_2$ 25 mmHg<40 mmHg,pH 值<7.40,提示有代谢性酸中毒存在。按代谢性酸中毒预计代偿公式计算:$PaCO_2 = 1.50 \times HCO_3^- + 8 \pm 2 = 1.50 \times 15 + 8 \pm 2 = 30.50 \pm 2 = 28.50 \sim 32.50$ mmHg,实测 $PaCO_2$<28.50 mmHg,提示有呼吸性碱中毒存在。虽然 pH 值 7.40 在正常范围内,仍可诊断为呼吸性碱中毒合并代谢性酸中毒。

结论:呼吸性碱中毒合并代谢性酸中毒。

五、结合病史和临床表现综合判断

动脉血气分析虽然对酸碱平衡紊乱的判断甚为重要,但仅凭血气分析报告做出的诊断,有时难免有误。为使诊断符合患者的情况,必须结合临床、血清电解质和多次动脉血气分析的动态观察,以免临床判断有误。

病例19　患者的动脉血气分析结果:pH 值 7.45,$PaCO_2$ 53 mmHg,PaO_2 91 mmHg,HCO_3^- 35 mmol/L。

判断分析:根据动脉血气分析结果,判断为:HCO_3^- 35 mmol/L>24 mmol/L,可能为代谢性碱中毒,$PaCO_2$ 53 mmHg>40 mmHg,可能为呼吸性酸中毒,但因 pH 值>7.40,偏碱性,提示为代谢性碱中毒。若按代谢性碱中毒公式计算,预计 $PaCO_2 =$ 正常 $PaCO_2 + \Delta PaCO_2 = 40 + 0.90 \pm 5 = 49.90 \pm 5 = 44.90 \sim 54.90$ mmHg,实测 $PaCO_2$ 53 mmHg 在此代偿范围内。

结论:代谢性碱中毒。但是结合病史,此患者系肺源性心脏病患者,原有血气分析为呼吸性酸中毒合并代谢性碱中毒,也可称为二氧化碳排出后碱中毒或称为高碳酸血症后碱中毒。

必须牢记混合型酸碱平衡紊乱判断时须联合使用预计代偿公式、AG 和潜在 HCO_3^-。具体步骤为:①先用预计代偿公式计算出 HCO_3^- 或 PCO_2 代偿范围,判断其是单纯性或混合型酸碱平衡紊乱;②计算 AG,判断是否并发高 AG 型代谢性酸中毒;③计算潜在 HCO_3^-,揭示代谢性碱中毒并高 AG 型代谢性酸中毒和 TABD 中的代谢性碱中毒存在,即判断并发高 AG 型代谢性酸中毒的混合型酸碱平衡紊乱中代谢性碱中毒存在,必须计算潜在 HCO_3^-,用潜在 HCO_3^- 替代实测 HCO_3^- 与预计代偿公式计算所得的预计 HCO_3^- 相比,若潜在 HCO_3^- 大于预计 HCO_3^-,即可判断并发代谢性碱中毒存在;④结合病史和临床表现综合分析判断。

第十二节　临床常见酸碱平衡紊乱类型及判断

传统认为,临床上常见的酸碱平衡紊乱类型仅有代谢性酸中毒、代谢性碱中毒、呼吸性碱中毒、呼吸性酸中毒合并代谢性碱中毒、呼吸性酸中毒合并代谢性酸中毒、呼吸性碱中毒合并代谢性碱中毒和呼吸性碱中毒合并代谢性酸中毒 8 型。随着 AG 和潜在 HCO_3^- 概念在酸碱平衡领域的应用,认为尚有以下几种酸碱平衡紊乱存在:①混合性代谢性酸中毒(高 AG 型代谢性酸中毒+高氯性代谢性酸中毒);②代谢性酸中毒合并代谢性碱中毒,包括高 AG 型代谢性酸中毒合并代谢性碱中毒和高氯性代谢性酸中毒合并代谢性碱中毒两型;③三重酸碱平衡紊乱(TABD),包括呼吸性酸中毒+代谢性碱中毒+高 AG 型代谢性酸中毒(呼吸性酸中毒型 TABD)和呼吸性碱中毒+代谢性碱中毒+高 AG 型代谢性酸中毒(呼吸性碱中毒型 TABD)两型。必须强调,迄今为止,在临床上只能对并发高 AG 型代谢性酸中毒的 TABD 做出判断,而伴有高氯性代谢性酸中毒的 TABD,从理论上讲可以存在,但尚缺乏有效的判断手段。

一、代谢性酸中毒

原发性的血浆 HCO_3^- 减少而导致 pH 值下降称为代谢性酸中毒。代谢性酸中毒时动脉血气和血清电解质变化特点为:①pH 值下降或正常;②HCO_3^- 原发性下降<22 mmol/L;③$PaCO_2$ 代偿性下降,但必须符合预计代偿公式,$PaCO_2 = 1.50 \times HCO_3^- + 8 \pm 2$;④$K^+$ 升高;⑤Na^+ 下降或正常;⑥Cl^- 升高或正常;⑦若为高 AG 型代谢性酸中毒,AG 则升高;⑧PaO_2 常下降。高 AG 型代谢性酸中毒 HCO_3^- 下降必有等量 AG 升高,即 $\Delta HCO_3^- = \Delta AG$;正常 AG 型代谢性酸中毒 HCO_3^- 下降必有等量 Cl^- 升高,而 AG 值不变,即 $\Delta HCO_3^- = \Delta Cl^-$。预计代偿公式:

$$PaCO_2 = 1.50 \times HCO_3^- + 8 \pm 2$$

凡实测 $PaCO_2$ 落在 $1.50 \times HCO_3^- + 8 \pm 2$ 范围内,可诊断为单纯性代谢性酸中毒;凡实测 $PaCO_2 > 1.50 \times HCO_3^- + 8 + 2$,可诊断为代谢性酸中毒合并呼吸性酸中毒;凡实测 $PaCO_2 < 1.50 \times HCO_3^- + 8 - 2$,可诊断为代谢性酸中毒合并呼吸性碱中毒。$PaCO_2$ 的代偿极限为 10 mmHg。

病例20 患者的动脉血气分析结果:pH 值 7.33,$PaCO_2$ 30 mmHg,PaO_2 95 mmHg,HCO_3^- 15 mmol/L。

判断:HCO_3^- 15 mmol/L<24 mmol/L,pH 值 7.33<7.40,偏酸,可诊断为代谢性酸中毒。按代谢性酸中毒预计代偿公式计算:$PaCO_2 = 1.50 \times 15 + 8 \pm 2 = 22.50 + 8 \pm 2$。

预计:$PaCO_2 = 1.50 \times$ 实测 $HCO_3^- + 8 \pm 2 = (30.50 \pm 2)$ mmHg $= 28.50 \sim 32.50$ mmHg。实测:$PaCO_2$ 30 mmHg 落在此范围内。

结论:单纯性代谢性酸中毒。

病例21 患者的动脉血气和血清电解质结果:pH 值 7.30,$PaCO_2$ 29 mmHg,$PaCO_2$ 110 mmHg,HCO_3^- 14 mmol/L,BE−8 mmol/L,K^+ 5.60 mmol/L,Na^+ 142 mmol/L,Cl^- 110 mmol/L,CO_2CP 15 mmol/L。

判断:$PaCO_2$ 29 mmHg<40 mmHg,可能为呼吸性碱中毒;HCO_3^- 14 mmol/L<24 mmol/L。提示为代谢性酸中毒,但 pH 值 7.30<7.40,偏碱性,也提示为代谢性酸中毒。按代谢性酸中毒预计代偿公式计算:$PaCO_2 = 1.50 \times HCO_3^- + 8 \pm 2$。

预计:$PaCO_2 = 1.50 \times 14 + 8 \pm 2 = 29 \pm 2 = 27 \sim 31$ mmHg。实测:$PaCO_2$ 29 mmHg 落在 $27 \sim 31$ mmHg 代偿范围内。

结论:单纯性代谢性酸中毒。

临床上常按 AG 将代谢性酸中毒分为高 AG 型和正常 AG 型(高氯性)。不管何型代谢性酸中毒,均应符合上述动脉血气特点,其不同点为:高 AG 型代谢性酸中毒 HCO_3^- 下降必有等量 AG 升高,而 Cl^- 不变,即 $\Delta HCO_3^- = \Delta AG$;正常 AG 型代谢性酸中毒 HCO_3^- 下降必有等量 Cl^- 升高,而 AG 不变,即 $\Delta HCO_3^- = \Delta Cl^-$。

二、代谢性碱中毒

原发性的 HCO_3^- 增多而导致的 pH 值升高称为代谢性碱中毒。代谢性碱中毒时动脉血气和血清电解质变化特点为:①pH 值升高;②HCO_3^- 原发性升高;③$PaCO_2$ 代偿性升高,但 $PaCO_2$ 必须在 $40 + 0.90 \times \Delta HCO_3^- \pm 5$ 范围内;④K^+ 下降;⑤Cl^- 下降;⑥Na^+ 下降或正常;⑦AG 正常或轻度升高;⑧PaO_2 轻度下降。预计代偿公式:

$$\Delta PaCO_2 = 0.90 \times \Delta HCO_3^- \pm 5$$

凡实测 $PaCO_2$ 落在正常 $PaCO_2(40) + \Delta PaCO_2$ 范围内,可诊断为代谢性碱中毒;凡实测 $PaCO_2 > 0.90 \times \Delta HCO_3^- + 5$,可诊断为代谢性碱中毒合并呼吸性酸中毒;实测 $PaCO_2 < 0.90 \times \Delta HCO_3^- - 5$,可诊断为代谢性碱中毒合并呼吸性碱中毒。其他代偿时限为 $12 \sim 24$ h,$PaCO_2$ 的代偿极限为 55 mmHg。

病例22 患者的动脉血气分析结果:pH 值 7.48,$PaCO_2$ 49 mmHg,PaO_2 90 mmHg,HCO_3^- 37 mmol/L。

判断:HCO_3^- 37 mmol/L>24 mmol/L,pH 值 7.48>7.40,偏碱,可诊断为代谢性碱中毒。按代谢性碱中毒预计代偿公式计算:$\Delta PaCO_2 = 0.90 \times (37 - 24) \pm 5 = (11.70 \pm 5)$ mmHg。

预计:$PaCO_2 =$ 正常 $PaCO_2 + \Delta PaCO_2 = 40 + 11.70 \pm 5 = (51.70 \pm 5)$ mmHg $= 46.70 \sim 56.70$ mmHg。实测:$PaCO_2$ 49 mmHg 落在此范围内。

结论:代谢性碱中毒。

病例23 患者的动脉血气和血清电解质结果:pH 值 7.53,$PaCO_2$ 48 mmHg,$PaCO_2$ 99 mmHg,HCO_3^- 38 mmol/L,K^+ 3.30 mmol/L,Na^+ 141 mmol/L,Cl^- 88 mmol/L。

判断:HCO_3^- 38 mmol/L>24 mmol/L,pH 值 7.53>7.40,偏碱性,可诊断为代谢性碱中毒。

预计代偿公式:$\Delta PaCO_2 = 40 + 0.90 \times (HCO_3^- - 24) \pm 5$。

预计:$PaCO_2 =$ 正常 $PaCO_2 + \Delta PaCO_2 = 40 + 12.60 \pm 5 = (52.60 \pm 5)$ mmHg $= 47.60 \sim 57.60$ mmHg

预计 AG 值 $= 141 - (88 + 38)$

$AG = 141 - 126$

$AG = 15$ mmol/L

AG 15 mmol/L<16 mmol/L,无代谢性酸中毒。

结论:单纯性代谢性碱中毒。

三、呼吸性酸中毒

原发性的 $PaCO_2$(或血浆 H_2CO_2)升高而导致的 pH 值下降称为呼吸性酸中毒。临床上按呼吸性酸中毒发生时间分为急性和慢性两型。发生于 3 d 以内为急性呼吸性酸中毒,3 d 以上者为慢性呼吸性酸中毒。

呼吸性酸中毒时动脉血气和血清电解质变化特点为:①$PaCO_2$ 原发性升高;②HCO_3^- 代偿性升高,但慢性呼吸性酸中毒必须符合预计 $HCO_3^- = 24 + 0.35 \times \Delta PaCO_2 \pm 5.58$;急性呼吸性酸中毒 $HCO_3^- < 30$ mmol/L;③pH 值下降;④Cl^- 下降;⑤K^+ 升高或正常;⑥Na^+ 下降或正常;⑦AG 正常;⑧$PaCO_2$ 下降,低于 60 mmHg,严重时 $PaO_2 < 40$ mmHg。

病例 24 患者的动脉血气分析结果:pH 值 7.30,$PaCO_2$ 72 mmHg,PaO_2 93 mmHg,HCO_3^- 35 mmol/L,K^+ 4.50 mmol/L,Na^+ 140 mmol/L,Cl^- 96 mmol/L。

判断:PaO_2 72 mmHg>40 mmHg,可能为呼吸性酸中毒;HCO_3^- 35 mmol/L>24 mmol/L,可能为代谢性碱中毒;pH 值 7.30<7.40,偏酸性,但 HCO_3^- 35 mmol/L>30 mmol/L,超过了急性呼吸性酸中毒代偿极限范围,也应考虑急性呼吸性酸中毒合并代谢性碱中毒的可能。预计代偿公式:

$$HCO_3^- = 24 + 0.35 \times \Delta PaCO_2 \pm 5.58$$

凡实测 HCO_3^- 落在 $HCO_3^- = 0.35 \times PaCO_2 \pm 5.58 = 0.35 \times (72 - 40) \pm 5.58 = (11.20 \pm 5.58)$ mmol/L,预计:$HCO_3^- =$ 正常 $HCO_3^- + \Delta HCO_3^- = 24 + 11.20 \pm 5.58 = 35.20 \pm 5.58 = 29.62 \sim 40.78$ mmol/L,HCO_3^- 35 mmol/L 落在此代偿范围内。

结论:单纯性慢性呼吸性酸中毒。

病例 25 患者的动脉血气和血清电解质结果:pH 值 7.33,$PaCO_2$ 69 mmHg,$PaCO_2$ 68 mmHg,HCO_3^- 34 mmol/L,K^+ 3.40 mmol/L,Na^+ 136 mmol/L,Cl^- 92 mmol/L。

判断:$PaCO_2$ 69 mmHg>40 mmHg,可能为呼吸性碱中毒;HCO_3^- 34 mmol/L>24 mmol/L,可能为代谢性碱中毒;pH 值 7.33>7.40,偏酸性,但 HCO_3^- 34 mmol/L>30 mmol/L,超过了急性呼吸性酸中毒代偿极限范围,如果 $HCO_3^- > 45$ mmol/L,也应考虑慢性呼吸性酸中毒合并代谢性碱中毒之可能。

预计代偿公式:$HCO_3^- = 24 + 0.35 \times \Delta PaCO_2 \pm 5.58$。

实测:$HCO_3^- = 24 + 0.35 \times (69 - 40) \pm 5.58 = 24 + 10.15 \pm 5.58 = 34.15 \pm 5.58 = 28.57 \sim 39.73$ mmol/L。HCO_3^- 34 mmol/L 落在 28.75 $\sim$ 39.73 mmol/L 代偿范围内。

结论:单纯性慢性呼吸性酸中毒。

四、呼吸性碱中毒

原发性的 $PaCO_2$(或血浆 H_2CO_2)减少而导致的 pH 值升高称为呼吸性碱中毒。临床上按呼吸性碱中毒发生时间分为急性和慢性呼吸性碱中毒两型。发生于 3 d 以内的急性呼吸性碱中毒,3 d 以上者为慢性呼吸性碱中毒。

呼吸性碱中毒时动脉血气和血清电解质变化特点为：①$PaCO_2$原发性下降；②HCO_3^-代偿性下降，但必须符合 $HCO_3^- = 24 + 0.50 \times \Delta PaCO_2 \pm 2.50$ 范围内；③pH值升高；④K^+下降或正常；⑤Na^+正常或下降；⑥Cl^-升高；⑦AG正常；余 PaO_2 下降，常低于 60 mmHg。

病例26 患者动脉血气和血清电解质结果：pH值7.45，$PaCO_2$ 32 mmHg，PaO_2 90 mmHg，HCO_3^- 20 mmol/L，K^+ 3.60 mmol/L，Na^+ 139 mmol/L，Cl^- 106 mmol/L。

判断：$PaCO_2$ 32 mmHg<40 mmHg，可能为呼吸性碱中毒；HCO_3^- 20 mmol/L<24 mmol/L，可能为代谢性酸中毒；但pH值7.46>7.40，偏碱性，提示为呼吸性碱中毒。预计代偿公式：

$$急性：\Delta HCO_3^- = 0.20 \times \Delta PaCO_2 \pm 2.50$$

$$慢性：\Delta HCO_3^- = 0.50 \times \Delta PaCO_2 \pm 2.50$$

凡实测（急性）$\Delta HCO_3^- = 0.20 \times \Delta PaCO_2 \pm 2.50 = 0.20 \times (32-40) \pm 2.50 = (-1.60 \pm 2.50)$ mmol/L，预计：$HCO_3^- =$ 正常 $HCO_3^- + \Delta HCO_3^- = 24 - 1.60 \pm 2.50 = 22.40 \pm 2.50 = 19.90 \sim 24.90$ mmol/L，实测 HCO_3^- 20 mmol/L 落在此范围内，结论为急性呼吸性碱中毒。凡实测（慢性）$\Delta HCO_3^- = 0.50 \times \Delta PaCO_2 \pm 2.50 = 0.50 \times (32-40) \pm 2.50 = (-4 \pm 2.50)$ mmol/L，预计：$HCO_3^- =$ 正常 $HCO_3^- + \Delta HCO_3^- = 4-24 \pm 2.50 = 20 \pm 2.50 = 17.50 \sim 22.50$ mmol/L，实测 $HCO_3^- = 20$ mmol/L 落在此范围内。

结论：慢性呼吸性碱中毒。

病例27 患者的动脉血气和血清电解质结果：pH值7.45，$PaCO_2$ 31 mmHg，PaO_2 78 mmHg，HCO_3^- 21 mmol/L，K^+ 3.50 mmol/L，Na^+ 138 mmol/L，Cl^- 109 mmol/L。

判断：$PaCO_2$ 31 mmHg<40 mmHg，可能为呼吸性碱中毒；HCO_3^- 21 mmol/L<24 mmol/L，可能为代谢性酸中毒；但pH值7.45>7.40，偏碱性，提示为呼吸性碱中毒，结合病史，本例患者为上消化道出血，提示为急性呼吸性碱中毒。

预计代偿公式（按急性呼吸性碱中毒预计代偿公式计算）：$\Delta HCO_3^- = 0.20 \times \Delta PaCO_2 \pm 2.50 = 0.20 \times (31-40) \pm 2.50 = -1.80 \pm 2.50$

预计：$HCO_3^- =$ 正常 $HCO_3^- + \Delta HCO_3^- = 24 - 1.80 \pm 2.50 = 22.20 \pm 2.50 = 19.70 \sim 24.70$ mmol/L。实测：HCO_3^- 21 mmol/L 落在 19.70 ~ 24.70 mmol/L 范围内。

结论：急性呼吸性碱中毒。

五、呼吸性酸中毒合并代谢性酸中毒

急性或慢性呼吸性酸中毒复合不适当 HCO_3^- 下降或者代谢性酸中毒复合不适当 $PaCO_2$ 升高，可考虑为呼吸性酸中毒合并代谢性酸中毒。

呼吸性酸中毒合并代谢性酸中毒时动脉血气和血清电解质变化特点为：①$PaCO_2$升高、下降或正常，若以代谢性酸中毒为主，必须符合 $PaCO_2 > 1.50 \times HCO_3^- + 8 + 2$；②$HCO_3^-$升高、下降或正常，多以下降或正常，若以慢性呼吸性酸中毒为主，必须符合实测 $HCO_3^- < 24 + 0.35 \times \Delta PaCO_2 - 5.58$；③pH值显著下降；④$K^+$升高；⑤$Na^+$下降或正常；⑥$Cl^-$下降、升高或正常；⑦AG升高；⑧$PaO_2$下降，常低于 60 mmHg。

临床上大致有以下3种常见情况。

1. **呼吸性酸中毒合并代谢性酸中毒** $PaCO_2$升高>（40 mmHg），HCO_3^-下降（<24 mmol/L），提示，$PaCO_2$升高的同时伴有 HCO_3^- 下降，肯定为呼吸性酸中毒合并代谢性酸中毒。

病例28 患者的动脉血气和血清电解质结果：pH值7.25，$PaCO_2$ 55 mmHg，PaO_2 92 mmHg，HCO_3^- 20 mmol/L，K^+ 5.20 mmol/L，Na^+ 142 mmol/L，Cl^- 112 mmol/L。

判断：$PaCO_2$ 55 mmHg>40 mmHg，可能为呼吸性酸中毒；HCO_3^- 20 mmol/L<24 mmol/L，可能为代谢性酸中毒。计算 $AG = 142 - (112 + 20) = 10$ mmol/L<16 mmol/L，提示为混合型酸碱平衡紊乱中高 Cl^- 性代谢

性酸中毒。

2. 呼吸性酸中毒合并相对代谢性酸中毒　$PaCO_2$ 升高伴 HCO_3^- 升高,但符合 $HCO_3^-<$ 正常 HCO_3^- $(24\ mmol/L)+0.35\times\Delta PaCO_2-5.58$,若起病时间$<3\ d$,应考虑为单纯性呼吸性酸中毒;若$>3\ d$,应考虑为呼吸性酸中毒合并相对代谢性酸中毒。

病例29　患者的动脉血气和血清电解质结果:pH 值 7.23,$PaCO_2$ 78 mmHg,PaO_2 97 mmHg,HCO_3^- 30 mmol/L,K^+ 5.60 mmol/L,Na^+ 139 mmol/L,Cl^- 100 mmol/L。

判断:$PaCO_2$ 78 mmHg$>$40 mmHg,可能为呼吸性酸中毒;HCO_3^- 30 mmol/L$>$24 mmol/L 可能判为代谢性碱中毒;但 pH 值 7.23$<$7.40,提示为呼吸性酸中毒。根据预计代偿公式(按慢性呼吸性酸中毒预计代偿公式计算):$\Delta HCO_3^-=0.35\times\Delta PaCO_2\pm5.58$。

凡实测 $\Delta HCO_3^-=0.35\times\Delta PaCO_2\pm5.58=37.30\pm5.58=31.72\sim42.88$ mmol/L,实测 HCO_3^- 30 mmol/L$<$31.72 mmol/ L。

结论:慢性呼吸性酸中毒合并代谢性酸中毒。

3. 代谢性酸中毒合并呼吸性酸中毒　HCO_3^- 下降伴 $PaCO_2$ 下降,但符合 $PaCO_2>1.50\times HCO_3^-+8+2$,提示为代谢性酸中毒合并呼吸性酸中毒。

病例30　患者的动脉血气和血清电解质结果:pH 值 7.25,$PaCO_2$ 38 mmHg,PaO_2 98 mmHg,HCO_3^- 15 mmol/L,K^+ 5.20 mmol/L,Na^+ 142 mmol/L,Cl^- 112 mmol/L。

判断:$PaCO_2$ 38 mmHg$<$40 mmHg,提示为呼吸性碱中毒;HCO_3^- 15 mmol/L$<$24 mmol/L,可判为代谢性酸中毒;但 pH 值 7.25$>$7.40,提示为代谢性酸中毒。预计代偿公式(按代谢性酸中毒预计代偿公式计算):$PaCO_2=1.50\times HCO_3^-+8\pm2$。

凡实测 $PaCO_2=1.50\times HCO_3^-+8\pm2=1.50\times15+8\pm2=28.50\sim32.50$ mmHg,实测 $PaCO_2$ 38 mmHg$>$32.50 mmHg,提示存在呼吸性酸中毒。虽然本患者 $PaCO_2$ 38 mmHg$<$40 mmHg,可判断为代谢性酸中毒的基础上合并相对呼吸性酸中毒。

以上 3 种组合 AG 升高,AG 升高常是并发代谢性酸中毒的重要指标。

病例31　患者的动脉血气和血清电解质结果:pH 值 7.23,$PaCO_2$ 46 mmHg,PaO_2 359 mmHg,BE-9 mmol/L,HCO_3^- 16 mmol/L,K^+ 5.40 mmol/L,Na^+ 145 mmol/L,Cl^- 105 mmol/L,CO_2CP 17 mmol/L。

判断:

1)$PaCO_2$ 46 mmHg$>$40 mmHg,可能为呼吸性酸中毒;pH 值 7.23$<$7.35,HCO_3^- 18 mmol/L$<$24 mmol/L,BE 为-9 mmol/L,提示为代谢性酸中毒。

2)比较 $\Delta PaCO_2$ 和 ΔHCO_3^- 均值大小来判定原发性酸碱平衡紊乱。若 $\Delta PaCO_2>\Delta HCO_3^-$ 时,提示为原发性酸碱平衡紊乱为呼吸因素,若 $\Delta PaCO_2<\Delta HCO_3^-$ 时,提示其原发性酸碱平衡紊乱为代谢因素。本例患者的 $\Delta PaCO_2=46-40=6$ mmHg,$\Delta HCO_3^-=24-16=8$ mmol/L,显然 $\Delta PaCO_2<\Delta HCO_3^-$ 数值,提示其原发性因素为代谢性酸中毒。

3)计算 AG$=145-(105+16)=145-121=24$ mmol/L。提示合并高 AG 型代谢性酸中毒。

4)根据预计代偿公式计算:$PaCO_2=1.50\times HCO_3^-+8\pm2=32\pm2=30\sim34$ mmHg。本例患者实测 $PaCO_2$ 46 mmHg$>$预计代偿值的 34 mmHg 高限,提示代偿性酸中毒合并呼吸性酸中毒。

5)计算 BG$=145-105-39=1$ mmol/L。BG 值为正常,不提示合并代谢性碱中毒。

6)评估氧合状态:计算 $P_{A-a}O_2$。公式:

$$P_{A-a}O_2=[(PB-47)\times FiO_2]-PaCO_2\times1.25-PaO_2$$

本例患者吸入 100% O_2 25 min,患者吸入的氮气已完全从肺排出,而肺内存在的是 O_2、CO_2 和水蒸气,所以患者吸入的气体中的氧分压和 $PaCO_2$ 两者之差$=PaO_2$。如果吸入 100% O_2,患者的 PaO_2 设定为 $PaCO_2=40$ mmHg,在 $FiO_2=1.00$ 时,$PaO_2=$吸入气 $PO_2-PaCO_2=(760-47)-PaO_2$;$P_{A-a}O_2$ 的正常值是 100 mmHg 以下:①计算 $PaO_2=(760-47)-46=667$ mmHg,其 $P_{A-a}O_2=667-359=308$ mmHg,本患者的 P_{A-a}

$O_2 = 308$ mmHg,远比在 $FiO_2 = 1.0$ 时所需的 100 mmHg 高得多,提示该患者可能有通气血流比例(ventilation/ perfusion ration,$\dot{V}/\dot{Q}$)失调,肺泡毛细血管通气和灌流不平衡,也可能有部分分流存在;如果吸入纯 O_2 后,$P_{A-a}O_2 > 300$ mmHg,提示为生理分流/心排血量比值 $> 20\%$;所以 $P_{A-a}O_2$ 值增大的主要原因可能为其生理分流所致。②计算肺血分流率($\dot{Q}_S/\dot{Q}_T$):当吸入 100% O_2 时($FiO_2 = 1.00$)[公式:$P_{A-a}O_2/20$]。这是由于分流率每增加 1% 时,$P_{A-a}O_2$ 可增加大约 20 mmHg,本例 $\dot{Q}_S/\dot{Q}_T = 308/20 = 15.40$。一般分流率在 5% 以下为正常,如果 $>15\%$ 属于重症患者。③计算 PaO_2/FiO_2:正常值为 $400 \sim 500$ mmHg,本患者 $PaO_2/FiO_2 = 359/1.00 = 359$ mmHg,主要是由于可能存在肺右向左分流所致。

7)计算呼吸指数(respiratory index,RI):公式:$RI = A\text{-}aDO_2/PaO_2$。正常值为 $0.10 \sim 0.37$,如果 $RI > 1.00$ 时,提示氧合功能明显降低,若 $RI > 2.00$ 时常需要机械通气;本例患者 $RI = 308/359 = 0.86$,其 RI 值 0.86 $>$ 正常值的高限,说明有一定的肺氧合功能损伤。

六、呼吸性酸中毒合并代谢性碱中毒

急性或慢性呼吸性酸中毒复合不适当升高的 HCO_3^- 或代谢性碱中毒复合不适当升高的 $PaCO_2$ 均可诊断为呼吸性酸中毒合并代谢性碱中毒。动脉血气特点为 $PaCO_2$ 升高,HCO_3^- 升高,pH 值 升高、下降或正常。其 pH 值主要取决于呼吸性酸中毒与代谢性碱中毒的相对严重程度。若两者相等,pH 值 正常;若以呼吸性酸中毒为主,则 pH 值下降;若以代谢性碱中毒为主,pH 值升高。

呼吸性酸中毒合并代谢性碱中毒时动脉血气和血清电解质变化特点为:①$PaCO_2$ 原发升高,若以代谢性碱中毒为主,必须符合实测 $PaCO_2 > 40 + 0.90 \times \Delta HCO_3^- + 5$;②$HCO_3^-$ 原发升高,若以呼吸性酸中毒为主,必须符合实测 $HCO_3^- > 24 + 0.35 \times \Delta PaCO_2 + 5.58$,但慢性呼吸性酸中毒最大代偿能力是 HCO_3^- 42 $\sim$ 45 mmol/L,因此当 $HCO_3^- > 45$ mmol/L 时,不管 pH 值 正常与否,均可诊断为慢性呼吸性酸中毒并代谢性碱中毒;③pH 值升高、正常或下降,其 pH 值正常与否取决于 2 种酸碱平衡紊乱相对严重程度,但多见于下降或正常;④K^+ 下降或正常;⑤Cl^- 严重下降;⑥Na^+ 下降或正常;⑦AG 正常或轻度升高;⑧PaO_2 下降,常低于 60 mmHg。

临床上大致有以下 3 种常见情况。

1.急性呼吸性酸中毒合并代谢性碱中毒 急性呼吸性酸中毒时,只要 $HCO_3^- > 30$ mmol/L,即可诊断为急性呼吸性酸中毒合并代谢性碱中毒。

病例 32 患者的动脉血气和血清电解质结果:pH 值 7.28,$PaCO_2$ 78 mmHg,PaO_2 96 mmHg,HCO_3^- 36 mmol/L,K^+ 5.30 mmol/L,Na^+ 140 mmol/L,Cl^- 94 mmol/L。

判断:①$PaCO_2$ 78 mmHg > 40 mmHg,可能为呼吸性酸中毒;HCO_3^- 36 mmol/L > 24 mmol/L,可能为代谢性碱中毒;但 pH 值 7.28 < 7.40,提示可能为呼吸性酸中毒;②该患者为急性疾病,考虑为急性呼吸性酸中毒,此时 HCO_3^- 36 mmol/L > 30 mmol/L,提示为代谢性碱中毒。

结论:急性呼吸性酸中毒合并代谢性碱中毒。

2.慢性呼吸性酸中毒合并代谢性碱中毒 慢性呼吸性酸中毒为主时,$PaCO_2$ 原发升高,HCO_3^- 代偿性升高,且符合 $HCO_3^- >$ 正常 HCO_3^-(24 mmol/L)$+ 0.35 \times \Delta PaCO_2 + 5.58$ 或 $HCO_3^- > 45$ mmol/L;pH 值下降或正常。

病例 33 患者的动脉血气和血清电解质结果:pH 值 7.39,$PaCO_2$ 75 mmHg,PaO_2 101 mmHg,HCO_3^- 42 mmol/L,K^+ 4.00 mmol/L,Na^+ 140 mmol/L,Cl^- 90 mmol/L。

判断:①$PaCO_2$ 75 mmHg > 40 mmHg,可能为呼吸性酸中毒;但 pH 值 7.39 < 7.40,提示可能为呼吸性酸中毒;②该患者为慢性呼吸性酸中毒,可用慢性呼吸性酸中毒预计代偿公式计算,$\Delta HCO_3^- = 0.35 \times \Delta PaCO_2 \pm 5.58 = 0.35 \times (75 - 40) \pm 5.58 = (12.25 \pm 5.58)$ mmol/L,预计 $HCO_3^- =$ 正常 $HCO_3^- + \Delta HCO_3^- = 24 + 12.25 \pm 5.58 = 36.25 \pm 5.58 = 30.67 \sim 41.83$ mmol/L,实测 HCO_3^- 42 mmol/L > 41.83 mmol/L,提示为代谢性碱中毒。

结论:慢性呼吸性酸中毒合并代谢性碱中毒。

3. 代谢性碱中毒合并呼吸性酸中毒　代谢性碱中毒为主时,HCO_3^-原发升高,$PaCO_2$代偿升高,且符合$PaCO_2>$正常$PaCO_2$ 40 mmHg+0.90×ΔHCO_3^-+5 或 $PaCO_2>55$ mmHg;pH 值升高或正常。

病例 34　患者的动脉血气和血清电解质结果:pH 值 7.41,$PaCO_2$ 57 mmHg,PaO_2 87 mmHg,HCO_3^- 34 mmol/L,K^+ 3.50 mmol/L,Na^+ 136 mmol/L,Cl^- 86 mmol/L。

判断:①$PaCO_2$ 57 mmHg>40 mmHg,可能为呼吸性酸中毒;HCO_3^- 34 mmol/L>24 mmol/L,可能为代谢性碱中毒;但 pH 值 7.41>7.40,提示可能为代谢性碱中毒;②按代谢性碱中毒预计代偿公式计算,$\Delta PaCO_2=0.90×\Delta HCO_3^-\pm5.00=0.90×(34-24)\pm5.00=(9\pm5.00)$ mmHg;预计 $PaCO_2=40+9\pm5.00=44\sim54$ mmHg,实测 $PaCO_2$ 57 mmHg>54 mmHg,提示为呼吸性酸中毒。

结论:代谢性碱中毒合并呼吸性酸中毒。

七、呼吸性碱中毒合并代谢性酸中毒

呼吸性碱中毒伴有不适当的 HCO_3^- 下降或代谢性酸中毒伴有不适当的 $PaCO_2$ 下降,即可诊断为呼吸性碱中毒合并代谢性酸中毒。此型酸碱平衡紊乱常有 AG 升高。呼吸性碱中毒合并代谢性酸中毒时动脉血气及血清电解质变化特点:①$PaCO_2$ 原发下降,若以代谢性酸中毒为主,必须符合实测 $PaCO_2<1.50×HCO_3^-+8-2$;②HCO_3^- 实测 $HCO_3^-<24+0.20×\Delta PaCO_2-2.50$,慢性呼吸性碱中毒实测 $HCO_3^-<24+0.50×\Delta PaCO_2-2.50$;③pH 值升高、正常或下降,其 pH 值 正常与否取决于 2 种酸碱平衡紊乱相对严重程度;④K^+正常或下降;⑤Cl^-明显升高;⑥Na^+下降或正常;⑦AG 升高;⑧PaO_2下降或正常。

临床上大致有以下 2 种常见情况。

1. 以呼吸性碱中毒为主的重度紊乱　pH 值升高,$PaCO_2$ 下降,HCO_3^- 下降且符合:急性为 $HCO_3^->$ 正常 HCO_3^-(24 mmol/L)+0.20×$\Delta PaCO_2$-2.50;慢性为 $HCO_3^->$ 正常 HCO_3^-(24 mmol/L)+0.50×$\Delta PaCO_2$-2.50。

病例 35　患者的动脉血气和血清电解质结果:pH 值 7.50,$PaCO_2$ 15 mmHg,PaO_2 92 mmHg,HCO_3^- 11 mmol/L,K^+ 3.50 mmol/L,Na^+ 140 mmol/L,Cl^- 107 mmol/L。

判断:①$PaCO_2$ 15 mmHg<40 mmHg,可能为呼吸性碱中毒;HCO_3^- 11 mmol/L<24 mmol/L,可能为代谢性酸中毒;但 pH 值 7.50>7.40,提示可能为呼吸性碱中毒。②结合病史,按急性呼吸性碱中毒考虑,HCO_3^- 11 mmol/L 小于急性呼吸性碱中毒代偿极限(18 mmol/L),提示有代谢性酸中毒。结论为急性呼吸性碱中毒合并代谢性酸中毒。③结合病史,按慢性呼吸性碱中毒考虑,HCO_3^- 11 mmol/L 也小于慢性呼吸性碱中毒代偿极限(15 mmol/L),提示代谢性酸中毒存在。

结论:慢性呼吸性碱中毒合并代谢性酸中毒。

2. 以呼吸性碱中毒为主的轻度酸碱平衡紊乱或代谢性酸中毒为主的酸碱平衡紊乱　pH 值正常或下降,HCO_3^- 下降,$PaCO_2$ 下降且符合 $PaCO_2<1.50×HCO_3^-+8-2$。此型酸碱平衡紊乱并发的代谢性酸中毒常为高 AG 型代谢性酸中毒,因此 AG 升高是揭示并发高 AG 型代谢性酸中毒的重要指标。

病例 36　患者的动脉血气和血清电解质结果:pH 值 7.39,$PaCO_2$ 26 mmHg,PaO_2 94 mmHg,HCO_3^- 14 mmol/L,K^+ 4.50 mmol/L,Na^+ 140 mmol/L,Cl^- 106 mmol/L。

判断:①$PaCO_2$ 26 mmHg<40 mmHg,可能为呼吸性碱中毒;HCO_3^- 14 mmol/L<24 mmol/L,可能为代谢性酸中毒;pH 值 7.39<7.40,提示可能为代谢性酸中毒;②按代谢性酸中毒预计代偿公式计算,预计 $PaCO_2=1.50×HCO_3^-+8\pm2=1.50×14+8\pm2=29\pm2=27\sim31$ mmHg,实测的 $PaCO_2$ 26 mmHg<27 mmHg,提示呼吸性碱中毒存在。

结论:虽然 pH 值 7.39 在正常范围,仍可诊断为代谢性酸中毒合并呼吸性碱中毒。

八、呼吸性碱中毒合并代谢性碱中毒

呼吸性碱中毒伴有不适当的 HCO_3^- 下降,或代谢性碱中毒有不适当 $PaCO_2$ 升高均可诊断呼吸性碱中毒合并代谢性碱中毒,共存的呼吸性碱中毒和代谢性碱中毒,可引起严重的碱血症,预后较差。临床上常见于肝性脑病患者。临床常见为Ⅰ型呼吸衰竭患者在原有的呼吸性碱中毒基础上,不适当使用碱性药物、排钾利尿剂、糖皮质激素和脱水剂等医源性因素存在,常可在缺氧伴有呼吸性碱中毒基础上并代谢性碱中毒。但少数也可见于Ⅱ型呼吸衰竭呼吸性酸中毒患者,由于使用机械通气治疗,排出 CO_2 过多、过快,或呼吸衰竭患者经有效治疗后 CO_2 排出而未能注意及时补钾,而引起呼吸性碱中毒或呼吸性碱中毒合并代谢性碱中毒,即二氧化碳排出后碱中毒。

呼吸性碱中毒合并代谢性碱中毒动脉血气和血清电解质变化特点为:①$PaCO_2$ 下降、正常或升高,但多为下降或正常;②HCO_3^- 升高、正常或下降,但多为升高或正常;③pH 值极度升高;④K^+ 下降;⑤Cl^- 下降或正常;⑥Na^+ 下降或正常;⑦AG 正常或轻度升高;⑧PaO_2 下降,常低于 60 mmHg。

临床上常见于以下 3 种情况。

1. 呼吸性碱中毒合并代谢性碱中毒　$PaCO_2$ 下降<40 mmHg,同时伴有 HCO_3^- 升高(>24 mmol/L),肯定为呼吸性碱中毒合并代谢性碱中毒。

病例 37　患者的动脉血气和电解质结果:pH 值 7.62,$PaCO_2$ 32 mmHg,HCO_3^- 30 mmol/L,K^+ 3.00 mmol/L,Na^+ 140 mmol/L,Cl^- 98 mmol/L。

判断:$PaCO_2$ 30 mmHg<40 mmHg,HCO_3^- 30 mmol/L>24 mmol/L,符合 $PaCO_2$ 下降同时伴有 HCO_3^- 升高。

结论:呼吸性碱中毒合并代谢性碱中毒。

2. 呼吸性碱中毒合并相对代谢性碱中毒　$PaCO_2$ 下降,HCO_3^- 轻度下降或正常,且符合急性:$HCO_3^->$正常 HCO_3^-(24)$+0.20×\Delta PaCO_2+2.50$。慢性:$HCO_3^->$正常 HCO_3^-(24)$+0.50×\Delta PaCO_2+2.50$,即所谓呼吸性碱中毒合并相对代谢性碱中毒。

病例 38　患者的动脉血气和电解质结果:pH 值 7.58,$PaCO_2$ 22 mmHg,PaO_2 89 mmHg,HCO_3^- 19 mmol/L,K^+ 3.20 mmol/L,Na^+ 140 mmol/L,Cl^- 110 mmol/L。

判断:①$PaCO_2$ 22 mmHg<40 mmHg,可能为呼吸性碱中毒;但 pH 值7.58>7.40,提示可能为代谢性碱中毒。②结合病史,患者是急性起病,可用急性呼吸性碱中毒预计代偿公式计算,$\Delta HCO_3^-=0.20×\Delta PaCO_2$ $±2.50=0.20×(22-40)±2.50=-3.60±2.50$,预计 $HCO_3^-=$ 正常 $HCO_3^-+\Delta HCO_3^-=24+(-3.60±2.50)=20.40±2.50=17.90~22.90$ mmol/L,实测 HCO_3^- 19 mmol/L 落在上述代偿范围内,结论为急性呼吸性碱中毒。③结合病史,患者是慢性起病,可用慢性呼吸性碱中毒预计代偿公式计算,$\Delta HCO_3^-=0.50×\Delta PaCO_2±$ $2.50=0.50×(22-40)±2.50=-90±90$,预计 $HCO_3^-=$ 正常 $HCO_3^-+\Delta HCO_3^-=24+(-9±2.50)=14.00±2.50=$ $11.50~16.50$ mmol/L,实测 HCO_3^- 19 mmol/L>16.50 mmol/L,可考虑为代谢性碱中毒。

结论:虽然此时 HCO_3^- 19 mmol/L<24 mmol/L,仍可诊断为慢性呼吸性碱中毒合并相对代谢性碱中毒。

3. 代谢性碱中毒合并相对呼吸性碱中毒　HCO_3^- 升高并 $PaCO_2$ 轻度升高或正常,且符合 $PaCO_2<$ 正常 $PaCO_2$(40)$+0.90×\Delta HCO_3^--5$,即所谓代谢性碱中毒合并相对呼吸性碱中毒。

病例 39　患者的动脉血气和血清电解质结果:pH 值 7.54,$PaCO_2$ 45 mmHg,PaO_2 85 mmHg,HCO_3^- 36 mmol/L,K^+ 3.10 mmol/L,Na^+ 140 mmol/L,Cl^- 90 mmol/L。

判断:①$PaCO_2$ 45 mmHg>40 mmHg,可能为呼吸性酸中毒;HCO_3^- 36 mmol/L>24 mmol/L,可能为代谢性碱中毒;pH 值 7.54>7.40,提示可能为代谢性碱中毒。②按代谢性碱中毒预计代偿公式计算,$\Delta PaCO_2$ $=0.90×\Delta HCO_3^-±5=0.90×(36-24)±5=(10.80±5)$ mmHg,预计 $PaCO_2=$ 正常 $PaCO_2+\Delta PaCO_2=40+10.80±$ $5=50.80±5=45.80~55.80$ mmHg,实测的 $PaCO_2$ 45 mmHg<45.8 mmHg,提示为呼吸性碱中毒。

结论:虽然此时 $PaCO_2$ 45 mmHg>40 mmHg,仍可诊断为慢性代谢性碱中毒合并相对呼吸性碱中毒。

九、混合性代谢性酸中毒

混合性代谢性酸中毒是指高 AG 型合并高 Cl^- 性代谢性酸中毒。临床上常见于肾功能衰竭患者。其动脉血气特点与单纯性代谢性酸中毒完全相同,pH 值下降、HCO_3^- 原发下降、$PaCO_2$ 代偿性下降,且符合 $PaCO_2 = 1.50 \times HCO_3^- + 8 \pm 2$。AG 是揭示此型酸碱平衡紊乱依据。单纯性高 Cl^- 性代谢性酸中毒符合 Cl^- 升高数(ΔCl^-)= HCO_3^- 下降数(ΔHCO_3^-),在此基础上再合并高 AG 型代谢性酸中毒,HCO_3^- 继续下降数(ΔHCO_3^-)= AG 升高数(ΔAG),其结果为 $\Delta HCO_3^- = \Delta Cl^- + \Delta AG$。因此,一旦出现 AG 升高时伴有 $\Delta HCO_3^- > \Delta Cl^-$ 或 $\Delta AG < \Delta HCO_3^-$,应想到混合性代谢性酸中毒存在的可能。

混合性代谢性酸中毒时动脉血气和血清电解质变化特点为:①ΔHCO_3^- 原发下降;②$PaCO_2$ 代偿性下降,且符合 $PaCO_2 = 1.50 \times HCO_3^- + 8 \pm 2$;③pH 值下降;④$K^+$ 升高或正常;⑤Cl^- 升高,但 Cl^- 的升高数小于 HCO_3^- 的下降数;⑥Na^+ 下降或正常;⑦AG 升高,$\Delta AG < \Delta HCO_3^-$;⑧$\Delta HCO_3^- = \Delta Cl^- + \Delta AG$;⑨$PaO_2$ 可正常。

病例 40 动脉血气和血清电解质结果:pH 值 7.29,$PaCO_2$ 32 mmHg,HCO_3^- 15 mmol/L<24 mmol/L,K^+ 5.20 mmol/L,Na^+ 140 mmol/L,Cl^- 108 mmol/L。

判断:①$PaCO_2$ 32 mmHg<40 mmHg,可能为呼吸性碱中毒;HCO_3^- 15 mmol/L<24 mmol/L,可能为代谢性酸中毒;7.29<7.40,偏酸性,提示可能为代谢性酸中毒。②按代谢性酸中毒预计代偿公式计算,预计 $PaCO_2 = 1.50 \times HCO_3^- + 8 \pm 2 = 1.50 \times 15 + 8 \pm 2 = 30.50 \pm 2 = 28.50 \sim 32.50$ mmHg,实测的 $PaCO_2$ 32 mmHg 落在此代偿范围内,结论为代谢性酸中毒。③$\Delta HCO_3^- = 15 - 24 = -10$ mmol/L,$Cl^- = 94 - 100 = -8$ mmol/L,ΔHCO_3^- 降低$\neq \Delta Cl^-$ 升高;AG $= 140 - (15 + 108) = 140 - 122 = 17$ mmol/L,提示为高 AG 型代谢性酸中毒,$\Delta AG = 17 - 16 = 1$ mmol/L,$\Delta HCO_3^- = \Delta Cl^- + \Delta AG = 8 + 2 = 10$ mmol/L。

结论:高 AG 型代谢性酸中毒合并高 Cl^- 性代谢性酸中毒(混合性代谢性酸中毒)。

十、代谢性酸中毒合并代谢性碱中毒

此型酸碱平衡紊乱时的动脉血气变化较为复杂。代谢性酸中毒和代谢性碱中毒复合存在时,机体有较为复杂的代偿作用和血清电解质及动脉血气改变,pH 值、HCO_3^-、$PaCO_2$ 可升高、正常或降低,主要取决于 2 种原发性酸碱平衡紊乱的相对严重程度,识别此型酸碱平衡紊乱极为重要。因为其中的每一种酸碱平衡紊乱都需要适当的治疗,仅注意其中一种而忽视另一种,可引起严重的酸血症或碱血症。

代谢性酸中毒合并代谢性碱中毒的发生机制为,严重急性胃肠炎时呕吐合并腹泻并伴有低 K^+ 血症和脱水;尿毒症患者和糖尿病患者剧烈呕吐等为基本病因。急性胃肠炎患者和尿毒症患者、糖尿病患者剧烈呕吐的同时伴腹泻、呕吐可导致含盐酸胃液大量丢失,细胞外液(ECF)中 Cl^- 下降 HCO_3^- 呈代偿升高;胃液中 K^+ 的含量为血浆的 2 倍多(10 mmol/L),由于频繁呕吐导致大量 K^+ 丢失,患者因禁食,断绝了饮食中 K^+ 的来源,肾脏保 K^+ 的能力较差,饥饿引起的分解代谢使 K^+ 向 ECF 转移,血清细胞内酸中毒而细胞外碱中毒,血清 K^+ 进一步降低,肾脏泌[H^+]增加,则发生代谢性碱中毒。重度腹泻造成大量胃肠道消化液丢失,特别是肠液的丢失,因肠液中含有较高浓度的 HCO_3^-,以小肠液为例,HCO_3^- 浓度为 50 mmol/L,是血液中 HCO_3^-(24 mmol/L)2.10 倍,而小肠液中 Cl^- 浓度为 70 mmol/L,仅是血液中(Cl^- 103 mmol/L)2/3;按此数字计算,从小肠液中每丢失 2.10 个 HCO_3^-,Cl^- 则仅丢失 0.68 个。因而出现血 Cl^- 与 HCO_3^- 呈相反变化,血 Cl^- 浓度升高,则发生高 Cl^- 性代谢性酸中毒。

根据 AG 值的变化,将代谢性酸中毒合并代谢性碱中毒分为两大类:高 AG 型代谢性酸中毒合并代谢性碱中毒和正常 AG 型高 Cl^- 性代谢性酸中毒合并代谢性碱中毒。

这类患者是因频繁呕吐加腹泻并伴有低 K^+ 血症和脱水,而导致血浆 HCO_3^- 升高或降低,若 2 种原因同时存在,可彼此相互抵消,常使血浆 HCO_3^- 及血液 pH 值在正常范围内,$PaCO_2$ 也在正常范围内或略高略低变动。高 AG 型代谢性酸中毒合并代谢性碱中毒时,计算 AG 值和潜在 HCO_3^- 对诊断该型酸碱平衡紊乱有重要意义,ΔHCO_3^- 下降 = ΔCl^- 升高,ΔAG 不变。

高 AG 型代谢性酸中毒合并代谢性碱中毒,符合 $\Delta HCO_3^- = \Delta AG + \Delta Cl^-$,潜在 HCO_3^- = 实测 $HCO_3^- + \Delta AG >$ 正常 HCO_3^-,AG 和潜在 HCO_3^- 是揭示此型酸碱平衡紊乱的重要指标;正常 AG 型代谢性酸中毒合并、此型酸碱平衡紊乱临床上较难识别,主要是依靠详细的病史。如急性胃肠炎患者频繁呕吐和腹泻并存时,呕

吐可引起低 K^+、低 Cl^- 性代谢性碱中毒;重度腹泻时则可导致大量肠液的丢失,因肠液中含有较高浓度的 HCO_3^-,虽肠液中也含有 Cl^-,但 Cl^- 浓度较低,造成 HCO_3^- 的丢失大于 Cl^- 的丢失。因而出现 Cl^- 与 HCO_3^- 呈相反变化,则发生高 Cl^- 性代谢性酸中毒。

病例 41 动脉血气和血清电解质结果:pH 值 7.32,$PaCO_2$ 38 mmHg,PaO_2 98 mmHg,HCO_3^- 15 mmol/L,Na^+ 140 mmol/L,Cl^- 115 mmol/L;AG = 140 − (15+115) = 140 − 130 = 10 mmol/L。

判断:pH 值<7.40 偏酸,血 Cl^- 升高,可诊断为正常 AG 型代谢性酸中毒。结合病史,由于患者呕吐合并有代谢性碱中毒,除机体代偿或纠酸时补充碱性药物,因而 HCO_3^- 从 15 mmol/L 升高到 25 mmol/L,Cl^- 从 115 mmol/L 下降到 105 mmol/L,HCO_3^- 和 Cl^- 的升降数均为 10 mmol/L,而 AG 值不变,pH 值从 7.32 恢复到 7.40。结合病史,此例可诊断为正常 AG 型代谢性酸中毒合并代谢性碱中毒。

pH 值、HCO_3^-、$PaCO_2$ 均可表现为升高、正常或降低,主要取决于 2 种原发性酸碱平衡紊乱的相对严重程度。其动脉血气和血清电解质变化特点为:①AG 升高型,此型酸碱平衡紊乱为代谢性碱中毒合并高 AG 型代谢性酸中毒。AG 及潜在 HCO_3^- 是揭示此型酸碱平衡紊乱的重要指标。高 AG 型代谢性酸中毒时,ΔAG 上升 = ΔHCO_3^- 下降,Cl^- 不变。而代谢性碱中毒时,ΔHCO_3^- 上升 = ΔCl^- 下降,AG 值不变;潜在 HCO_3^- = 实测 HCO_3^- + ΔAG 必大于正常 HCO_3^-(24 mmol/L);$\Delta HCO_3^- < \Delta AG$。而代谢性碱中毒严重时,AG 升高同时不伴有 HCO_3^- 下降;HCO_3^- 反而升高。相反,当高 AG 型代谢性酸中毒严重时,HCO_3^- 下降与 Cl^- 下降同时存在。②AG 正常型,此型酸碱平衡紊乱为代谢性碱中毒合并高 Cl^- 性代谢性酸中毒。临床较难识别,主要依赖详细的病史。例如,急性胃肠炎患者呕吐与腹泻同时存在,呕吐可引起低 K^+ 低 Cl^- 性代谢性碱中毒,而腹泻可发生高 Cl^- 性代谢性酸中毒。结合病史及低 K^+ 血症存在可帮助做出正确的诊断。

病例 42 患者的动脉血气和血清电解质结果:pH 值 7.40,HCO_3^- 25 mmol/L,$PaCO_2$ 42 mmHg,PaO_2 96 mmHg,Na^+ 142 mmol/L、Cl^- 97 mmol/L;AG = 140 − (25+97) = 142 − 122 = 20 mmol/L。

判断:AG 型代谢性酸中毒;根据电中性原理,HCO_3^- 下降数 = AG 升高数 = 20 − 10 = 10 mmol/L,可预计,此患者如仅有高 AG 型代谢性酸中毒存在,则 HCO_3^- = 25 − 10 = 15 mmol/L,实测 HCO_3^- 25>15 mmol/L,提示代谢性碱中毒。换言之,此患者因合并代谢性碱中毒,所以 HCO_3^- 从 15 mmol/L 升高至 25 mmol/L。

结论:高 AG 型代谢性酸中毒合并代谢性碱中毒。若忽视计算 AG,必误诊为无酸碱平衡紊乱存在。

病例 43 患者的动脉血气和血清电解质结果:pH 值 7.31,$PaCO_2$ 32 mmHg,PaO_2 89 mmHg,HCO_3^- 17 mmol/L,BE−9 mmol/L,K^+ 5.20 mmol/L,Na^+ 139 mmol/L,Cl^- 96 mmol/L;CO_2CP = 18 mmol/L,血红蛋白 108 g/L,白蛋白 20 g/L。

判断:

1)pH 值 7.31<7.35,同时并伴有 $PaCO_2$ 下降,且 $PaCO_2$ 32 mmHg<35 mmHg,HCO_3^- 17 mmol/L<24 mmol/L,其酸中毒的原因是由于 HCO_3^- 的原发性降低所致。

2)计算 AG 值 = 139 − (96+17) = 139 − 113 = 26 mmol/L>16 mmol/L,提示为高 AG 型代谢性酸中毒。

3)预计:按代谢性酸中毒预计代偿公式计算($PaCO_2$ = 1.50×HCO_3^-+8±2)。$PaCO_2$ = 1.50×17+8±2 = 33.50±2 = 31.50 ~ 35.50 mmHg。患者实测 $PaCO_2$ 为 32 mmHg,落在 31.50 ~ 35.50 mmHg 代偿范围内,所以患者不存在合并有呼吸性碱中毒。

4)校正 AG(AG_{Corr})值:因患者伴有低蛋白血症,血浆血蛋白仅为 20 g/L,当血浆白蛋白降低时,可引起 AG 值降低,所以用较正的 AG 判断血浆白蛋白正常时的 AG 值。当白蛋白每降低 10 g/L,可使 AG 下降 25 mmol/L。计算公式:AG_{Corr} mmol/L = 实测 AG+[0.25×(40−实测 20)g/L]。

校正 AG = 26+[0.25×(40−20)] = 26+5 = 31 mmol/L,亦提示为高 AG 型代谢性酸中毒。

5)计算潜在 HCO_3^-:潜在 HCO_3^- 是提示被高 AG 型代谢性酸中毒所掩盖的代谢性碱中毒。按公式计算 HCO_3^- = 实测 HCO_3^-+(AG−12) = 17+(31−12) = 36 mmol/L,提示为代谢性碱中毒。

结论:高 AG 型代谢性酸中毒合并代谢性碱中毒。

十一、三重酸碱平衡紊乱

三重酸碱紊乱(TABD)是指患者同时混合存在 3 种原发性酸碱平衡紊乱。即一种呼吸性酸碱平衡紊乱+代谢性碱中毒+高 AG 型代谢性酸中毒。

TABD 比较复杂,必须在充分了解原发病情的基础上,结合实验室检查进行综合分析后才能得出正确的结论,判断方法是:①根据病史及 $PaCO_2$ 变化,决定是呼吸性酸中毒还是呼吸性碱中毒;②计算 AG 值是否升高,决定是否有 AG 增高性代谢性酸中毒,因三重混合型酸碱平衡紊乱 AG 值应大于 16 mmol/L;③根据 $\Delta AG = \Delta HCO_3^-$,计算出未被固定酸中和前实际 HCO_3^- 值,即实测 HCO_3^- 值+ΔAG 值(mmol/L);④根据呼吸性酸中毒或呼吸性碱中毒的代偿公式,计算预测 HCO_3^- 的最大值,根据 HCO_3^-+ΔAG 值是否大于此最大值,以明确是否合并代谢性碱中毒。该型多发生于危重病和严重创伤并发多器官功能障碍综合征患者。由于同一患者不可能同时存在呼吸性酸中毒和呼吸性碱中毒,因此三重混合型酸碱平衡紊乱只存在 2 种类型。

1. 呼吸性酸中毒合并高 AG 型代谢性酸中毒和代谢性碱中毒 该型的特点是 $PaCO_2$ 明显增高,AG>16 mmol/L,HCO_3^- 一般也升高,Cl^- 明显降低。多见于严重肺源性心脏病呼吸衰竭伴有功能障碍时。

呼吸性酸中毒合并高 AG 型代谢性酸中毒和代谢性碱中毒时的动脉血气和血清电解质变化特点为:①pH 值下降、正常均可,少见升高,其 pH 值取决于 3 种酸碱平衡紊乱的相对严重程度;②$PaCO_2$ 升高;③HCO_3^- 升高或正常;④AG 升高,$\Delta AG \neq \Delta HCO_3^-$;⑤潜在 HCO_3^- = 实测 HCO_3^-+ΔAG>正常 HCO_3^-(24)+0.35×$\Delta PaCO_2$+5.58;⑥K^+ 正常或升高;⑦Na^+ 正常或下降;⑧Cl^- 正常或下降;⑨PaO_2 下降,常低于 60 mmHg。

病例44 患者的动脉血气和血清电解质结果:pH 值 7.33,$PaCO_2$ 72 mmHg,PaO_2 72 mmHg,HCO_3^- 36 mmol/L,Na^+ 140 mmol/L,Cl^- 80 mmol/L。

判断:①$PaCO_2$ 72 mmHg>40 mmHg,HCO_3^- 36 mmol/L>24 mmol/L,pH 值 7.33<7.40,提示呼吸性酸中毒。按呼吸性酸中毒预计代偿公式计算,ΔHCO_3^- = 0.35×(72−40)±5.58 = (11.20±5.58)mmol/L,预计 HCO_3^- = 24+11.2±5.58 = 35.2±5.58 = 29.62~40.78 mmol/L;②AG = 140−(80+36) = 24>16(mmol/L),提示为高 AG 型代谢性酸中毒;③潜在 HCO_3^- = 实测 HCO_3^-+ΔAG = 36+(24−16) = 36+8 = 44 mmol/L>40.78 mmol/L,提示为代谢性碱中毒。

结论:呼吸性酸中毒+代谢性碱中毒+高 AG 型代谢性酸中毒(呼吸性酸中毒型 TABD)。若不计算潜在 HCO_3^- 和 AG 必误诊为单纯性呼吸性酸中毒。

2. 呼吸性碱中毒合并高 AG 型代谢性酸中毒和代谢性碱中毒 该型的特点是 $PaCO_2$ 降低,AG>16 mmol/L,HCO_3^- 可高可低,Cl^- 一般低于正常。临床上多见于呼吸性碱中毒并代谢性碱中毒的基础上,再合并高 AG 型代谢性酸中毒;也可见于呼吸性碱中毒并高 AG 型代谢性酸中毒的基础上,再合并代谢性碱中毒。呼吸性碱中毒合并高 AG 型代谢性酸中毒和代谢性碱中毒时的动脉血气和血清电解质变化特点为:①pH 值升高、正常,少见下降,其 pH 值关键取决于 3 种酸碱平衡紊乱的相对严重程度,由于此型酸碱平衡紊乱是 2 种碱化过程和一种酸化过程叠加,因此,pH 值多见升高;②$PaCO_2$ 下降;③HCO_3^- 下降或正常;④AG 升高,$\Delta AG \neq \Delta HCO_3^-$;⑤潜在 HCO_3^- = 实测 HCO_3^-+ΔAG>正常 HCO_3^-(24)+0.50×$\Delta PaCO_2$+2.50;⑥K^+ 正常或下降;⑦Na^+ 正常或下降;⑧Cl^- 升高、正常、下降均可;⑨PaO_2 下降,常低于 60 mmHg。

病例45 患者的动脉血气和血清电解质结果:pH 值 7.61,$PaCO_2$ 32 mmHg,PaO_2 59 mmHg,HCO_3^- 29 mmol/L,K^+ 3 mmol/L,Na^+ 140 mmol/L,Cl^- 90 mmol/L。

判断:①$PaCO_2$ 32 mmHg<40 mmHg,而 HCO_3^- 29 mmol/L>24 mmol/L,符合 $PaCO_2$ 下降同时伴有 HCO_3^- 升高,提示为呼吸性碱中毒合并代谢性碱中毒;②AG = 140−(29+90) = 21 mmol/L,AG 升高,提示为高 AG 型代谢性酸中毒。

结论:呼吸性碱中毒+代谢性碱中毒+高 AG 型代谢性酸中毒(呼吸性碱中毒型 TABD)。此种类型的呼吸性碱中毒 TABD 的判断较为容易,不使用潜在 HCO_3^-,仅用实测 HCO_3^- 即可检出 TABD 的代谢性碱中毒存在。

病例46 患者的动脉血气和血清电解质结果:pH 值 7.52,$PaCO_2$ 28 mmHg,PaO_2 65 mmHg,HCO_3^- 22 mmol/L,K^+ 4 mmol/L,Na^+ 140 mmol/L,Cl^- 96 mmol/L。

判断:①$PaCO_2$ 28 mmHg<40 mmHg,可能为呼吸性碱中毒;HCO_3^- 22 mmol/L<24 mmol/L,可能为代谢性酸中毒,但 pH 值 7.52>7.40,提示可能为呼吸性碱中毒;②AG = 140−(22+96) = 22 mmol/L,AG 升高,

提示为高 AG 型代谢性酸中毒;③潜在 HCO_3^- = 实测 HCO_3^- + ΔAG = 22 + (22−16) = 22 + 6 = 28 mmol/L>27 mmol/L,超过 HCO_3^- 正常高值,提示代谢性碱中毒。

结论:呼吸性碱中毒+高 AG 型代谢性酸中毒+代谢性碱中毒(呼吸性碱中毒型 TABD)。

病例47 患者的动脉血气和血清电解质结果:pH 值 7.42,$PaCO_2$ 60 mmHg,PaO_2 78 mmHg,HCO_3^- 34 mmol/L,BE 5 mmol/L,K^+ 3.40 mmol/L,Na^+ 136 mmol/L,Cl^- 82 mmol/L,CO_2CP 35 mmol/L。

判断:

1)pH 值 7.42,$PaCO_2$ 60 mmHg,HCO_3^- 34 mmol/L,PaO_2 78 mmHg。当 $PaCO_2$ 60 mmHg>40 mmHg 时,可能为呼吸性酸中毒,或是代谢性碱中毒而引起继发性呼吸代偿导致 $PaCO_2$ 升高;HCO_3^- 34 mmol/L>24 mmol/L,比较 $\Delta PaCO_2$ 60−40 = 20 mmHg>HCO_3^- 34−24 = 10 mmol/L,提示呼吸因素为原发性酸碱平衡紊乱改变,结合病史可能呼吸性酸中毒为原发性酸碱平衡紊乱。

2)计算 AG 值 = 136−(82+34) = 20 mmol/L,AG 值 20 mmol/L>16 mmol/L,提示为高 AG 型代谢性酸中毒。

3.计算潜在 HCO_3^- 实测 HCO_3^-+(AG−12) = 34+(20−12) = 42 mmol/L,潜在 HCO_3^- 为 42 mmol/L。

4.预计代偿公式 ΔHCO_3^- = 0.35×(60−40)±5.58,预计 HCO_3^- = 24+7±5.58 = 31±5.58 = 25.42 ~ 36.58 mmol/L,潜在 HCO_3^- 42 mmol/L>36.58 mmol/L,提示该患者合并有代谢性碱中毒。

结论:呼吸性酸中毒+代谢性碱中毒+高 AG 型代谢性酸中毒。

病例48 患者的动脉血气和血清电解质结果:pH 值 7.52,$PaCO_2$ 28 mmHg,PaO_2 65 mmHg,HCO_3^- 22 mmol/L,K^+ 4 mmol/L,Na^+ 140 mmol/L,Cl^- 96 mmol/L。

判断:①$PaCO_2$ 28 mmHg<40 mmHg,可能为呼吸性碱中毒。HCO_3^- 22 mmol/L<24 mmol/L,可能为代谢性酸中毒,但 pH 值 7.52>7.40,提示可能为呼吸性碱中毒。②AG = 140−(22+96) = 22 mmol/L,AG 升高,提示为高 AG 型代谢性酸中毒。③潜在 HCO_3^- = 实测 HCO_3^-+ΔAG = 22+(22−16) = 22+6 = 28 mmol/L>27 mmol/L,超过 HCO_3^- 正常高值,提示为代谢性碱中毒。

结论:呼吸性碱中毒+高 AG 型代谢性酸中毒+代谢性碱中毒(呼吸性碱中毒型 TABD)。

病例49 患者的动脉血气和血清电解质结果:pH 值 7.42,$PaCO_2$ 28 mmHg,PaO_2 78 mmHg,HCO_3^- 15 mmol/L,BE−4 mmol/L,K^+ 4.00 mmol/L,Na^+ 147 mmol/L,Cl^- 100 mmol/L,CO_2CP 16 mmol/L。

判断:

1)$PaCO_2$ 28 mmHg<40 mmHg,pH 值 7.42>7.40,可能为呼吸性碱中毒,但 HCO_3^- 15 mmol/L<24 mmol/L,也提示为代谢性酸中毒。

2)预计:按急性呼吸性碱中毒预计代偿公式计算,ΔHCO_3^- = 0.20×$\Delta PaCO_2$±2.50;预计 HCO_3^- = 正常 HCO_3^-+ΔHCO_3^- = 24+(28−40)±2.50 = 24+(−2.40±2.50) = 21.60±2.50 = 19.10 ~ 24.10 mmol/L;实测 HCO_3^- 15 mmol/L<代偿预计低值 19.10 mmol/L,提示为呼吸性碱中毒合并代谢性酸中毒。

3)计算 AG:AG = 147−(100+15) = 147−115 = 32 mmol/L,AG 32 mmol/L>16 mmol/L,提示患者伴有高 AG 型代谢性酸中毒。

4)计算潜在 HCO_3^-:潜在 HCO_3^- = 实测 HCO_3^-+(AG−12),计算 HCO_3^- = 15+(32−12) = 15+20 = 35 mmol/L,提示合并伴有代谢性碱中毒。

5)计算 BG:BG = (AG−12)−(24−HCO_3^-) = (32−12)−(24−15) = 20−9 = 11 mmol/L,BG 值 11 mmol/L>6 mmol/L,也提示合并代谢性碱中毒。

6)计算 Δ 比值:Δ 比值 = (AG−10)÷(24−HCO_3^-),计算 Δ 比值 = (32−10)÷(24−15) = 22÷9 = 2.40 mmol/L,Δ 比值 2.4>2.0 mmol/L,也提示合并为代谢性碱中毒。

7)计算 $P_{A-a}O_2$ 值:$P_{A-a}O_2$ = [(PB−47)×FiO_2]−$PaCO_2$×1.25−$PaCO_2$,$P_{A-a}O_2$ = 0.21×(760−47)−28×1.25−78 = 149.7−28×1.25−78 = 36.7 mmHg;为了排除年龄对 $P_{A-a}O_2$ 的影响因素,计算年龄预计值,[$P_{A-a}O_2$ = 年龄/4+4],其患者为 51 岁,计算 51 岁 $P_{A-a}O_2$ = 51/4+4 = 16.70 mmHg,本例患者的 $P_{A-a}O_2$ 值为 36.70 mmHg>16.70 mmHg,提示本例患者可能伴有 $\dot{V}/\dot{Q}$ 比值失调,肺泡毛细血管通气和血流比例不平衡。

8）计算 PaO_2/FiO_2：$PaO_2/FiO_2 = 78/0.21 = 371.40$，正常值为 $400 \sim 500$ mmHg。

9）计算 $PaCO_2$ 与 HCO_3^- 差值：根据 $PaCO_2$ 与 HCO_3^- 值的变化判断酸碱平衡紊乱是原发性与继发性的代偿改变，比较 HCO_3^- 差值 $= 24 - 15 = 9$ mmol/L 与 $PaCO_2$ 差值 $= 40 - 28 = 12$ mmHg，HCO_3^- 与 $PaCO_2$ 差值为 $9 < 12$，提示呼吸因素是其原发性改变。

此种类型的呼吸性碱中毒型 TABD，必须联合应用 AG 和潜在 HCO_3^-，才能做出呼吸性碱中毒型 TABD 的判断。AG 揭示高 AG 型代谢性酸中毒存在，而潜在 HCO_3^- 是揭示代谢性碱中毒存在的唯一线索，若忽视计算潜在 HCO_3^-，必误诊为呼吸性碱中毒合并代谢性酸中毒；若忽视计算 AG 和潜在 HCO_3^-，必误诊为单纯性呼吸性碱中毒。

动脉血气分析的定义及其功能　　酸碱失衡的类型及酸碱失衡预计值公式　　单纯酸碱失衡及二重酸碱失衡的判断方法与步骤　　三重酸碱失衡的判断步骤

（任成山　王　浩　吴艳秋　李晓欧　王关嵩）

参考文献

1　朴镇恩. 动脉血气分析快速解读[M]. 北京:中国医学科技出版社,2013:83-106.

2　钱桂生. 现代临床血气分析[M]. 北京:人民军医出版社,2002:249-276.

3　钱桂生,任成山,徐剑铖. 实用血气分析及酸碱紊乱治疗学[M]. 郑州:郑州大学出版社,2014.

4　傅琳,胡明冬. 危重病代谢性酸中毒诊断:通过阴离子隙、Stewart 理论和碱剩余的方法[J/CD]. 中华肺部疾病杂志(电子版),2009,2(2):126-135.

5　李慧平,张睢扬,王英,等. 慢性阻塞性肺疾病急性加重机械通气治疗后酸碱平衡状态及电解质的变化[J/CD]. 中华肺部疾病杂志(电子版),2013,6(3):216-221.

6　钱桂生. 动脉血气分析的判断[J/CD]. 中华肺部疾病杂志(电子版),2008,1(2):173-178.

7　任成山,陆海华,赵志强,等. 危重病患者的三重酸碱失衡分析[J]. 中国急救医学,2003,23(5):289-291.

8　任成山,钱桂生. 动脉血气分析与酸碱失衡判断进展及其临床意义[J/CD]. 中华肺部疾病杂志(电子版),2010,3(2):125-145.

9　任成山,赵志强,李霞,等. 全身炎症反应综合征/多器官功能障碍综合征患者酸碱失衡的分析[J]. 第三军医大学学报,2004,26(10):874-877.

10　DUBIN A,MENISES M M,MASEVICIUS F D,et al. Comparison of three different methods of evaluation of metabolic acid base disorders[J]. Crit Care Med,2007,35(5):1264-1270.

11　FELDMAN M,SONI N,DICKSON B. Influence of hypoalbuminemia or hyperalbuminemia on the serum anion gap[J]. J Lab Clin Med,2005,146(6):317-320.

12　FENCL V,JABOR A,KAZDA A,et al. Diagnosis of metabolic acid base disturbances in criticallyill patients[J]. Am J Respir Crit Care Med,2000,162(6):2246-2251.

13　FIDKOWSKI C,HELSTROM J. Diagnosing metabolic acidosis in the critically ill:bridging the aniongap, Stewart,and base excess methods[J]. Can J Anaesth J Can Anaesth,2009,56(3):247-256.

14 KRAUT J A,MADIAS N E. Serum anion gap:its uses and limitations in clinical medicine［J］. Clin J Am Soc Nephrol,2007,2(1):162-174.

15 MORRIS C G,LOW J. Metabolic acidosis in the critically ill:part 2. Causes and treatment［J］. Anaesthesia, 2008,63(4):396-411.

16 REN C S,QIAN G S,GUO Z J,et al. Study on acid base disturbance in patients with post traumatic multiple organ dystunction syndrome［J］. Chin J Trumatol,2000,3(2):107-110.

17 REN C S,WANG L,ZHAO X Y,et al. Hepatic encphalopathy complicated with hyponatremia and acid-base disturbance and its prognosis［J］. J Med Colleg PLA,2012,27:143-160.

18 SIRKER A A,RHODES A,GROUNDS R M,et al. Acid base physiology:the'traditional'and the'modern' approaches［J］. Anaesthesia,2002,57(4):348-356.

19 WARGO K A,CENTOR R M. ABCs of ABGs:a guide to interpreting acid base disorders［J］. Hospital Pharmacy,2008,43(10):808-815.

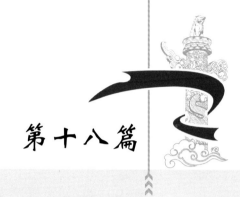

第十八篇

医学影像学检查与诊断及其临床应用

内容概览

第 98 章　医学影像学检查技术及其临床应用

第 99 章　骨与关节及软组织影像学检查与诊断及其临床应用

第 100 章　呼吸系统影像学检查与诊断及其临床应用

第 101 章　循环系统影像学检查与诊断及其临床应用

第 102 章　消化系统影像学检查与诊断及其临床应用

第 103 章　泌尿生殖系统影像学检查与诊断及其临床应用

第 104 章　中枢神经系统影像学检查与诊断及其临床应用

第 105 章　乳腺影像学检查与诊断及其临床应用

第 106 章　介入放射学技术及其临床应用

第 107 章　超声检查与诊断及其临床应用

第 108 章　放射性核素显像检查与诊断及其临床应用

第98章

医学影像学检查技术及其临床应用

　　医学影像学(medical imaging)或称医学影像技术学(medical imaging technology),是研究借助于某种介质(如 X 射线、电磁场、超声波等)与人体相互作用,把人体内部组织器官结构、密度、组织成分等信息以影像方式表现出来,供临床医师根据影像提供的信息进行判断,从而对人体健康状况进行评价的一门科学,包括医学成像系统和医学图像处理两方面相对独立的研究方向。医学成像又称卤化银成像,因为从前的菲林(胶卷)是用感光材料卤化银化学感光物成像的。医学影像学可以作为一种医疗辅助手段用于诊断和治疗,也可以作为一种科研手段用于生命科学的研究中。诊断主要包括 X 射线(X-ray)成像、X 射线计算机断层成像(X-ray computed tomography,X-CT/ CT;包括普通 CT、螺旋 CT 等)、正电子发射断层成像(positron emission tomography,PET)、数字减影血管造影(digital subtraction angiography,DSA)、超声检查(ultrasonography;包括 B 型超声、彩色多普勒超声、心脏彩超、三维彩超)、磁共振成像(magnetic resonance imaging,MRI)和放射性核素显像等。治疗主要应用为介入治疗、放疗等方面。另外,除了医疗上面的用途之外,影像学结合其他学术领域,譬如认知心理学(cognitive psychology)、语言学(linguistics)、教育学(education)、社会学(sociology)等,可以让研究人员探索人类在进行认知行为时的大脑活动,这样的研究已经逐渐成形,学术界称之为认知神经科学(cognitive neuroscience)。

　　自 1895 年德国的物理学家威廉·康拉德·伦琴(Wilhelm Conrad Röntgen)发现了 X 射线,不久即被用于人体的疾病检查,并由此形成了放射诊断学。随着科学技术的发展,20 世纪以来,CT、MRI、超声(ultrasound,US)和核素显像等医学影像学检查技术应运而生,并得到了广泛的应用,且在不断地改进和完善,检查技术和方法也在不断地创新,医学影像学的发展受益于现代计算机技术的突飞猛进,其与图像处理、计算机视觉、模式识别技术的结合产生了一个新的计算机技术分支——医学图像处理。医学影像诊断已从单一依靠形态变化进行诊断发展成为集形态、功能、代谢改变为一体的综合诊断体系。与此同时,一些新的技术如心脏和脑的磁源成像和新的学科分支如分子影像学在不断涌现,影像诊断学的范畴仍在不断发展和扩大之中。

第一节　影像学检查技术原理、图像特点与临床应用

一、X 射线成像

(一)技术原理

　　X 射线成像应用于临床检查及诊断,已有百余年历史,至今仍然是医学影像学检查的重要组成部分。X 射线之所以能够使人体组织在荧屏上或胶片上形成影像,主要是基于以下两方面的 X 射线特性:①X

射线的穿透性、荧光效应和感光效应(摄影效应);②人体不同组织器官厚度、密度不同,导致对 X 射线衰减能力不同。因此,当 X 射线穿透人体后、由于人体组织对其的不同衰减能力,使具有不同信息的 X 射线到达探测器,经模拟或数字转换后形成黑白差异的对比影像。对于缺乏自然对比的组织或器官,可以引入一定量的人工造影剂增加密度差产生对比。

(二)成像特点

X 射线图像是 X 射线束穿透某一部位的不同密度和厚度组织结构后的投影总和,是该穿透路径上各层投影相互叠加在一起的影像。正位 X 射线投影中,它既包括有前部,又有中部和总后的组织结构。重叠的结果,能使体内某些组织结构的投影因累积增益而得到很好的显示,也可使体内另一些组织结构的投影因减弱抵消而较难或不能显示。由于 X 射线束是从 X 射线管向人体做锥形投射,因此,将使 X 射线影像有一定程度放大并产生伴影。伴影使 X 射线影像的清晰度降低。锥形投射还可能对 X 射线影像产生影响。处于中心射线部位的 X 射线影像,虽有放大,但仍保持被照体原来的形状,并无图像歪曲或失真;而边缘射线部位的 X 射线影像,由于倾斜投射,对被照体则既有放大,又有歪曲。

X 射线图像是由从黑到白不同灰度的影像所组成。这些不同灰度的影像反映了人体组织结构的解剖及病理状态。这就是赖以进行 X 射线检查的自然对比。对于缺乏自然对比的组织或器官,可人为地引入一定量的在密度上高于或低于它的物质,便产生人工对比。因此,自然对比和人工对比是 X 射线检查的基础。

(三)临床应用

X 射线成像检查技术包括透视(fluoroscopy)、传统 X 射线摄影、软 X 射线摄影、数字 X 射线数字检查、计算机 X 射线摄影(computer radiography)、数字 X 射线摄影(digital radiography)及造影检查(contrast examination)。

X 射线检查方法的选择,应该在了解各种 X 射线检查方法的适应证、禁忌证和优缺点的基础上,根据临床初步诊断,提出一个 X 射线检查方案。一般应当选择安全、准确、简便而又经济的方法。因此,原则上应首先考虑透视或拍平片,必要时才考虑造影检查。但也不是绝对的,例如不易为 X 射线穿透的部位,如颅骨就不宜选择透视,而应摄平片。有时两三种检查方法都是必须的,例如对于某些先天性心脏病,准备手术治疗的患者,不仅需要胸部透视与平片,还必须做心血管造影。对于可能产生一定反应和有一定危险的检查方法,选择时更应严格掌握适应证,不可视做常规检查加以滥用,以免给患者带痛苦和损失。

二、X 射线计算机断层成像

(一)技术原理

X 射线计算机断层成像(X-CT/ CT,又称计算机断层成像、计算机体层摄影)是利用高度准直的 X 射线束环绕人体一定厚度的体层层面进行扫描,透过该层面的 X 射线被部分吸收导致 X 射线强度衰减,而衰减后的 X 射线被探测器接收,转变为可见光,经光电转换器转变为电信号,再经模拟/数字(A/D)转换器(analog/digital converter)转为数字信号输入计算机处理,利用不同的算法将层面内各个体素(voxel)分开并获取对应的 X 射线吸收数值,依其数值高低赋予不同的灰阶,进而转换为黑白不同的灰度图像单元,并按照原有位置排列为数值矩阵,重建为灰阶图像。数字矩阵可存贮于磁盘或光盘中。经数字/模拟转换器把数字矩阵中的每个数字转为由黑到白不等灰度的小方块,即像素(pixel),并按矩阵排列,即构成 CT 图像。所以,CT 图像是重建图像。每个体素的 X 射线吸收系数可以通过不同的数学方法算出。

(二)成像特点

CT 图像是由一定数目由黑到白不同灰度的像素按矩阵排列所构成。这些像素反映的是相应体素的 X 射线吸收系数。不同 CT 装置所得图像的像素大小及数目不同。大小可以是 1.0 mm×1.0 mm,0.5 mm×0.5 mm 不等;数目可以是 256×256,即 65 536 个,或 512×512,即 262 144 个不等。显然,像素越小,数目越多,构成图像越细致,即空间分辨力(spatial resolution)高。CT 图像的空间分辨力不如 X 射线图像高。

CT 图像是以不同的灰度来表示,反映器官和组织对 X 射线的吸收程度。因此,与 X 射线图像所示的黑白影像一样,黑影表示低吸收区,即低密度区,如肺部;白影表示高吸收区,即高密度区,如骨骼。但是CT与X射线图像相比,CT的密度分辨力高,即有高的密度分辨力。因此,人体软组织的密度差别虽小,吸收系数虽多接近于水,也能形成对比而成像。这是CT的突出优点。所以,CT可以更好地显示由软组织构成的器官,如脑、脊髓、纵隔、肺、肝、胆、胰以及盆部器官等,并在良好的解剖图像背景上显示出病变的影像。

X射线图像可反映正常与病变组织的密度,如高密度和低密度,但没有量的概念。CT图像不仅以不同灰度显示其密度的高低,还可用组织对X射线的吸收系数说明其密度高低的程度,具有一个量的概念。实际工作中,不用吸收系数,而换算成CT值,用CT值说明密度。单位为亨斯菲尔德单位(Hounsfield unit,Hu)。

水的吸收系数为10,CT值定为0 Hu,人体中密度最高的骨皮质吸收系数最高,CT值定为+1 000 Hu,而空气密度最低,定为-1 000 Hu。人体中密度不同和各种组织的CT值则居于-1 000 Hu到+1 000 Hu的2 000个分度之间。人体软组织的CT值多与水相近,但由于CT有高的密度分辨力,所以密度差别虽小,也可形成对比而显影。CT值的使用,使在描述某一组织影像的密度时,不仅可用高密度或低密度形容,且可用它们的CT值平说明密度高低的程度。

CT图像是层面图像,常用的是横断面。为了显示整个器官,需要多个连续的层面图像。通过CT设备上图像的重建程序的使用,还可重建冠状面和矢状面的层面图像。

(三)临床应用

CT检查包括普通CT检查(平扫,plain CT scan)、造影对比增强(contrast enhancement,CE)检查、能谱CT检查以及图像后处理技术。

CT诊断由于它的特殊诊断价值,已广泛应用于临床。但CT设备比较昂贵,检查费用偏高,某些部位的检查,诊断价值,尤其是定性诊断,还有一定限度,所以不宜将CT检查视为常规诊断手段,应在了解其优势的基础上,合理的选择应用。CT诊断应用于各系统疾病有以下特点及优势。

CT检查对中枢神经系统疾病的诊断价值较高,应用普遍。对颅内肿瘤、脓肿与肉芽肿、寄生虫病、外伤性血肿与脑损伤、脑梗死与脑出血以及椎管内肿瘤与椎间盘脱出等病诊断效果好,诊断较为可靠。因此,脑的X射线造影除脑血管造影仍用以诊断颅内动脉瘤、血管发育异常和脑血管闭塞以及了解脑瘤的供血动脉以外,其他如气脑、脑室造影等均已少用。螺旋CT扫描,可以获得比较精细和清晰的血管重建图像,CT血管造影显像(angiography computed tomography,CTA),而且可以做到三维实时显示,有希望取代常规的脑血管造影。

CT对头颈部疾病的诊断也很有价值。例如,对眶内占位病变、鼻窦早期癌、中耳小胆指瘤、听骨破坏与脱位、内耳骨迷路的轻微破坏、耳先天发育异常以及鼻咽癌的早期发现等。但明显病变,X射线平片已可确诊者则无须CT检查。

对胸部疾病的诊断,CT检查随着高分辨力CT的应用,日益显示出它的优越性。通常采用造影增强扫描以明确纵隔和肺门有无肿块或淋巴结增大、支气管有无狭窄或阻塞,对原发和转移性纵隔肿瘤、淋巴结结核、中心型肺癌等的诊断,均很有帮助。肺内间质、实质性病变也可以得到较好的显示。CT对平片检查较难显示的部分,例如同心、大血管重叠病变的显示,更具有优越性。对胸膜、膈、胸壁病变,也可清楚显示。

心及大血管的CT检查,尤其是后者,具有重要意义。心脏方面主要是心包病变的诊断。心腔及心壁的显示,由于扫描时间一般长于心动周期,影响图像的清晰度,诊断价值有限。但冠状动脉和心瓣膜的钙化、大血管壁的钙化及动脉瘤改变等,CT检查可以很好显示。

腹部及盆部疾病的CT检查,应用日益广泛,主要用于肝、胆、胰、脾,腹膜腔及腹膜后间隙以及泌尿和生殖系统的疾病诊断。尤其是占位性病变、炎症性和外伤性病变等。胃肠病变向腔外侵犯以及邻近和远处转移等,CT检查也有很大价值。当然,胃肠管腔内病变情况主要仍依赖于钡剂造影和内镜检查及病理活检。

骨关节疾病,多数情况可通过简便、经济的常规X射线检查确诊,因此使用CT检查相对较少。

三、磁共振成像

(一)技术原理

磁共振成像(MRI;又称核磁共振成像)是通过对处于静磁场中的人体感兴趣区施加特定频率的

射频(radio frequency,RF)脉冲,使对应区域组织中氢质子受到激励而发生磁共振现象;当停止发射 RF 脉冲,发生共振的氢质子迅速恢复至原有平衡状态,这一过程称为弛豫过程(relaxation process);发生共振的氢质子在弛豫过程中切割磁力线产生代表组织 T_1 值和 T_2 值的 MR 信号,经接收线圈采集信号后,通过空间编码和傅里叶转换,重建出人体断层的 MRI 灰阶图像。

(二)成像特点

1. 无损伤性检查 对人体无电离辐射的危害。

2. 各种参数都可以用来成像 多个成像参数能提供丰富的诊断信息,多种图像类型,常用的图像类型就有近 10 种,通过对不同类型的图像进行对比,可以更准确地发现病变、确定病变性质。这使得医疗诊断和对人体内代谢和功能的研究方便、有效。例如肝炎和肝硬化的 T_1 值变大,而肝癌的 T_1 值更大,作 T_1 加权图像,可区别肝部良性肿瘤与恶性肿瘤。原则上所有自旋不为零的核元素都可以用以成像,例如氢(H)、碳(C)、氮(N 和 N)、磷(P)等。

3. 图像对比度高 磁共振图像的软组织(膀胱、直肠、子宫、阴道、骨、关节、肌肉等部位)对比度要明显高于 CT。磁共振的信号来源于氢原子核,人体各部位都主要由水、脂肪、蛋白质 3 种成分构成,它们均含有丰富的氢原子核作为信号源,且 3 种成分的 MRI 信号强度明显不同,使得 MRI 图像的对比度非常高,正常组织与异常组织之间对比更显而易见。

4. 通过调节磁场可自由选择所需剖面(任意方位断层) 由于 MRI 是逐点逐行获得数据,所以可以在任意设定的成像断面上获得图像。能得到其他成像技术所不能接近或难以接近部位的图像。对于椎间盘和脊髓,可作矢状面、冠状面、横断面成像,可以看到神经根、脊髓和神经节等。不像 CT 只能获取与人体长轴垂直的横断面。

5. 心血管成像无须造影剂增强 基于 MRI 特有的时间飞逝法和相位对比法血流成像技术,开发出了磁共振血管成像(magnetic resonance angiography,MRA)。MRA 与传统的血管造影相比,有无创性、费用低、检查方便等优点。

6. MRI 介入治疗是介入治疗发展的热门方向 传统介入治疗过程中,医师与患者均会受到大剂量的 X 射线照射,对身体造成一定的损害。而 MRI 检查无电离辐射。

7. 代谢、功能成像 MRI 的成像原理决定了 MRI 信号对于组织的化学成分变化极为敏感。目前在高场 MRI(1.5T 以上)系统上开发出了磁共振功能成像(FMRI)、磁共振波谱分析(MRS),划时代地实现了对于功能性疾病、代谢性疾病的影像诊断。

(三)临床应用

MRI 检查包括普通平扫检查、对比增强 CE、MRA 检查、MR 水成像、MR 波谱成像、功能磁共振成像(functional magnetic resonance imaging,fMRI)。

用于检查诊断心脏疾病、脑血管意外及血管疾病,胸腔及腹腔的器官疾病,诊断及评价、追踪肿瘤的情况及功能上的障碍。被广泛运用在运动相关伤害的诊断上,对近骨骼和骨骼周围的软组织,包括韧带与肌肉,可呈现清晰影像,因此在脊椎及关节问题上,是极具敏感的检查。因 MRI 没有辐射暴露的危险,因此经常被使用在生殖系统、乳房、骨盆及膀胱病的检查及诊断上。

四、数字减影血管造影成像

(一)技术原理

数字减影血管造影(digital subtraction angiography,DSA)是计算机与常规血管造影技术结合的产物。X 射线数字荧光透视(digital fluorography,DF)是 DSA 的基础,使人体某部位在影像增强器(image intensifier,II)输出屏上成像,用高分辨力摄像机对影像增强器上的图像进行序列扫描,把所得的连续视频信号转为间断的各自独立的信息,经 A/D 转换器转成数字,并排列成数字矩阵,图像被数字化,获得数字图像。

DSA 都是将采集的受检部位未注入和注入造影剂的数字图像输入计算机进行处理,将两幅图像的数字信息相减,得到差值信号,再经过对比增强和 D/A 转换器转换成模拟信号,通过显示器显示。从而得到去除骨骼、肌肉和其他软组织而只留下血管影像的减影图像。

DSA 具有对比度分辨率高、检查时间短、造影剂用量少,浓度低、患者 X 射线吸收量明显降低以及节省胶片等优点,在血管疾患的临床诊断中,具有十分重要的意义。

（二）成像特点

DSA 是通过计算机把血管造影片上的骨与软组织的影像消除,仅在影像片上突出血管的一种摄影技术。DSA 图像的优点是能用很淡的造影剂显示出充盈的细小血管,图像对比度、分辨率很高,与传统血管造影相比,图像更清晰和直观,一些精细的血管结构亦能显示出来,而且造影剂用量少,检查费用较低、时间短,一般用静脉数字减影血管造影,可以解决 90% 的临床诊断问题。血管造影图像与 CT、MR 图像的融合能够更加准确地显示解剖结构,而与 PET 图像的融合还能反应靶器官和靶病变的病理特征。

（三）临床应用

DSA 包括诊断和治疗两部分。其中诊断检查技术分为静脉法 DSA(intravenous DSA,IV-DSA)、动脉法 DSA(intraarterial DSA,IA-DSA)和动态 DSA。DSA 主要用于诊断动、静脉病变,血管手术后的检查,占位病变术前的血管位置的确定,心腔缺陷的诊断,以及定量地评价心脏(尤其是左心室)功能。

IV-DSA 经周围静脉注入造影剂,即可获得动脉造影,操作方便,但检查区的大血管同时显影,互相重叠,造影剂用量较多,故临床应用少,不过在动脉插管困难或不适于做 IA-DSA 时可以采用。IA-DSA 对显示颈段和颅内动脉均较清楚,可用于诊断颈段动脉狭窄或闭塞、颅内动脉瘤、血管发育异常和动脉闭塞以及颅内及颅内肿瘤的供血动脉和肿瘤染色等。

DSA 有助于心、大血管的检查。对主动脉夹层、主动脉瘤、主动脉缩窄或主动脉发育异常和检查肺动脉可用 IV-DSA。DSA 对显示冠状动脉亦较好。对腹主动脉及其大分支以及肢体大血管的检查,DSA 也很有帮助。DSA 技术发展很快,现已达到三维立体实时成像,更有利于病变的显示。

五、超声影像检查

（一）技术原理

超声检查是一种基于超声波(超声)的医学影像学诊断技术,使肌肉和内脏器官——包括其大小、结构和病理学病灶——可视化。它利用超声产生的波在人体内传播时,通过示波屏显示体内各种器官和组织对超声的反射和减弱规律来诊断疾病的一种方法。超声波具有良好的方向性,当在人体内传播过程中,遇到密度不同的组织和器官,即有反射、折射和吸收等现象产生。根据示波屏上显示的回波的距离、弱强和多少,以及衰减是否明显,可以显示体内某些脏器的活动功能,并能确切地鉴别出组织器官是否含有液体或气体,或为实质性组织。

彩色多普勒超声检查(color Doppler ultrasonography,CDS)原理是在高清晰度的黑白 B 超基础上引入彩色多普勒技术进行的工作。可以形成彩色多普勒超声血流图像,既具有二位超声结构图像的优点,又同时提供了血流动力学的丰富信息,在临床上被誉为"非创伤性血管造影"。

（二）成像特点

由声波产生图像经由 3 个步骤:产生声波,接收回声并将这些回声可视化。超声成像对肌肉和软组织显像良好,对于显示固体和液体腔隙之间的界面有特别用处;实时生成图像,可动态选择对诊断最有用的部分观察并记录,利于快速诊断;可显示脏器的结构。

彩色多普勒超声检查可快速直观显示血流的二维平面分布状态。显示血流的运行方向。有利于辨别动脉和静脉。识别血管病变和非血管病变。了解血流的性质、方向与速度。能对血流的起源、宽度、长度、面积定量分析。

（三）临床应用

医学超声检查应用广泛,并相对灵活,有小型的、便携式扫描仪,可在患者床边进行检查,相对于其他检查价格便宜(例如 CT 成像,双向 X 射线吸收成像或者核磁共振成像)。常用的超声仪器有多种:A 型(示波,幅度调制型)、B 型(成像,辉度调制型)、M 型(光点扫描型,超声心动图)、扇型(两维超声心动图)、多普勒超声波等类型。B 型法又分为线扫、扇扫和弧扫三类,即扇型法应该包括在 B 型法之中。A 型和 M 型均为一维显示,应用范围有限。D 型是根据超声多普勒原理制成,C 型则用近似电视的扫描方式,显示出垂直于声束的横切面声像图。近年来,超声成像技术不断发展,如灰阶显示和彩色显示、实时成像、超声全息摄影、穿透式超声成像、超声计并机断层坟影、三维成像、体腔内超声成像等。超声成像方法常用来判断脏器的位置、大小、形态,确定病灶的范围和物理性质,提供一些腺体组织的解剖图,鉴别胎儿的正常与异常,在眼科、妇产科及心血管系统、消化系统、泌尿系统的应用十分广泛。

1. A 型超声 较常用,从示波上的波幅、波数、波的先后次序等(是以波幅的高低表示反射信号的强弱,显示的是一种"回声图"),来判断有无异常病变。在诊断脑血肿、脑瘤、囊肿,及胸、腹水肿、早孕、葡萄胎等方面比较可靠。

2. B 型超声 最常用(简称 B 超),即超声切面成像仪,是以亮度不同的光点表示接收信号的强弱,在探头沿水平位置移动时,显示屏上的光点也沿水平方向同步移动,将光点轨迹连成超声声束所扫描的切面图,为二维成像。可得到人体内脏各种切面图形,用于颅脑、眼球(如视网膜剥离)及眼眶、甲状腺、肝(如检出小于 1.5 cm 直径的小肝癌)、胆囊及胆道、胰腺、脾、泌尿系统(肾、膀胱、前列腺、阴囊)以及妇产科检查,鉴别腹部肿块、腹腔内大血管疾病(如腹主动脉瘤、下腔静脉栓塞)、颈部及四肢大血管疾病的诊断。其图形直观而清晰,容易发现较小病变。

3. M 型超声 是以垂直方向代表从浅至深的空间位置,水平方向代表时间,显示为光点在不同时间的运动曲线图。它是根据体内心脏等结构活动,记录其与胸壁(探头)间的回声距离变化曲线,从这种曲线图上,可清晰认出心壁、室间隔、心腔、瓣膜等特征。常同时加入心电图、心音图显示记录,用以诊断多种心脏病。某些疾病如心房内黏液瘤等,其符合率极高。

4. 扇型超声 可得到心脏各种切面图像,并可观察到心脏收缩和舒张期的不同表现。由于它看到的图形比较全面,诊断范围大大超过了 M 型法,并且更为细致和确切。此外,还用于可诊断肝、胆、胰、脾、脑、妇产科等疾病。

5. 多普勒超声 多普勒超声(Doppler ultrasound)大大提高了医学超声检查的能力,它利用一种超声波的多普勒效应实时显示组织器官的血流速度、血液状态等信息的技术,是一种无创伤性检查心内分流和反流的技术。它可检测和判断某结构(通常是血流)是否朝向或背离探头运动,并计算出其相对速度。通过计算部分样本容积的频率漂移(例如心脏瓣膜上方的喷射血流),可以确定其方向、速度,并显示出来。这对心血管方面的研究特别有用,对其他的一些医学领域也是必要的,比如说诊断肝门静脉高压症时的血流逆行。多普勒信息的图形化显示可以使用频谱多普勒,也可以使用彩色多普勒或者能量多普勒。通常此信息利用立体声扬声器表现出来:是一种虽然为人工合成,但是特征明显的声音。

第二节 图像存档与传输系统和成像技术比较及综合应用

一、图像存档与传输系统

图像存档与传输系统(picture archiving and communication system,PACS)是适用于医学领域的数字化、网络化和信息化发展趋势的要求,以数字成像、计算机技术和网络技术为基础,以全面解决医学影像获取、显示、处理、储存、传输和管理为目的的综合性规划系统。放射科信息系统(radiology information system,RIS)与 PACS 连接在一起是信息技术在医院影像科室的具体应用,是整个医院数字化与信息化建设的重要环节。

PACS 的主要技术内容包括数据获取、大容量数据的储存、图像显示和处理、数据库管理及用于传输影像的网络。

经过20多年的计算机及信息技术的快速发展,高性能服务器、网络技术、储存设备及形式的不断更新提高,基于DICOM3.0国际标准设计,PACS具备以下优势:①图像储存、传输无失真,传输速度快;②影像存储无胶片化;③影像资料共享;④影像资料读取快捷化;⑤放射学数字化及信息化管理;⑥远程会诊;⑦云存储和云数据,实现医院间或医联体间的数据互通。PACS的主要不足包括:价格昂贵,建成后还需不断完善;融入计算机、网络、通信等多方面的高新技术,为了保证系统正常、高效的运行,除影像科医师、技术员外,还需计算机、网络、管理等多方面技术人员的相互配合。

二、成像技术的比较及综合应用

各影像检查设备其成像原理不同,对于人体内结构及疾病的显示各有优势,所以不同疾病是不一样检查方式的综合应用。对于影像检查技术的选择需遵从由简单到复杂,由无创到有创;一种检查方式可以确诊的,不再过度检查;能用费用低的就不用费用高的检查方法。综合使用影像检查技术以简单、安全、费用低廉且能达到诊断目的为原则。

X射线成像、CT、DSA具有电离辐射损伤;CT检查可以薄层重建对于肺部、骨折、钙化、出血等有优势;MRI利用高组织对比度,对于颅脑、颈部、肌肉、心脏、肿瘤分期等疾病诊断更精准,但其检查时间较长,对于一些老年性、急重症及其他特殊患者等并非首选;DSA是诊断血管疾病的金标准,属于微创性检查。

掌握各类检查技术优势,有利于临床工作开展。如临床怀疑骨折,常规X射线成像具有高空间分辨率应作为首选进行确诊;当要求多角度多方位观察骨折断面、断端成角等其他时,可选择CT检查并利用其强大的后处理技术;若怀疑骨髓性病变、肿瘤与周围组织关系等要求高组织对比时,采用MRI检查。如肺部体检时,X射线成像作为筛查首选;怀疑有肺部肿块时,选用CT进一步确诊及分析病灶的大小、形状、密度、边缘等情况。疑是脑出血可直接行CT检查,需明确出血病因时,可行CT血管造影、MR非造影/造影血管检查,甚至直接行DSA检查来确诊是血管畸形还是动脉瘤破裂所致。

检查费用方面,一般来讲X射线成像费用较为低廉,CT检查费用中等,MRI检查费用相对较高,DSA为入院后的检查方式。

（王　爽　崔　春）

参考文献

1　余建明,曾勇明.医学影像检查技术学[M].北京:人民卫生出版社,2016:1-17.
2　于兹喜,郑可国.医学影像检查技术学[M].4版.北京:人民卫生出版社,2016:2-14.
3　中华医学会影像技术分会.放射师临床工作指南[M].北京:人民卫生出版社,2013:246-247.

第99章

骨与关节及软组织影像学检查与诊断及其临床应用

第一节 骨与关节及软组织正常影像学表现

骨是由骨细胞、骨基质、矿物盐和纤维构成。骨的细胞成分包括成骨细胞、骨细胞和破骨细胞。骨细胞埋置于骨基质中。骨基质为有机的胶原纤维,有矿物盐沉积,因此,X 射线片上呈高密度影。

骨质按其结构分为密质骨和松质骨两种。密质骨由于骨结构密实,X 射线片显影密度高而均匀。松质骨由多数骨小梁组成,骨小梁自骨皮质向骨髓腔延伸,互相连接形成海绵状,骨小梁间充以骨髓,X 射线显影密度低于密质骨,且可见多数骨小梁交叉排列。

骨的发育包括骨化与生长。在胚胎期即开始进行。骨化有两种形式,一种为膜化骨,包括颅盖诸骨和面骨。膜化骨是间充质细胞演变为成纤维细胞,形成结缔组织膜,在膜的一定部位开始化骨,成为骨化中心(ossification centre),再逐步扩大,完成骨的发育。另一种为软骨内化骨,躯干及四肢骨和颅底骨与筛骨均属软骨内化骨。软骨内化骨由间充质细胞演变为软骨,已具有成年骨的形态,即软骨雏形,为软骨原基。在软骨原基中心的软骨细胞肥大,基质钙化,软骨膜血管侵入软骨细胞囊中,由成骨细胞的成骨活动而成骨,形成原始骨化中心。以后,还出现继发骨化中心。骨化中心不断扩大,最后全部骨化,而完成骨骼的发育。锁骨及下颌骨则兼有两种形式的骨化。

骨骼在生长发育过程中不断增大,根据生理功能的需要,通过破骨细胞的骨质吸收活动而改建塑型。骨质的吸收过程称为破骨。骨髓腔的形成就是在骨发育过程中骨皮质内面骨吸收的所造成的。骨骼的发育、发展主要是以成骨和破骨的形式进行的。

一、X 射线表现

(一)长骨

1. 小儿骨骼

(1)骨干:骨皮质表现为密度均匀致密影,外缘清楚,在骨干中部最厚,越近两端越薄;骨皮质外面(除关节囊内部分)和内面均覆有骨膜,前者为骨外膜,后者为骨内膜,骨膜为软组织,X 射线上不能显影;松质骨表现为致密网格影;骨干中央为骨髓腔,充满骨髓,表现为无结构的半透明区。

(2)干骺端:干骺端表现为致密骨小梁彼此交叉呈海绵状结构影;顶端为一横行薄层致密带影,为干骺端的预备钙化带,即临时钙化带,骨干与干骺端间无清楚分界线。

（3）骨骺:骺软骨不显影;骺软骨有化骨功能。在骨化初期于骺软骨中出现一个或几个二次骨化中心,表现为小点状骨性致密影。骺软骨不断增大,其中的二次骨化中心也不断由于骨化而增大,形成松质骨,边缘由不规则变为光整,最后与干骺端融合。

（4）骺板:骺板呈横行透明带状影,居于二次骨化中心与干骺端之间;骺板进一步变薄,形成线状透明影;称为骺线;骺板不断变薄,最后消失,即骨骺与干骺端融合,完成骨的发育,X 射线上表现为骺线消失(图 99-1A）。

2.成年骨　成年骨应发育完全,骨骺与干骺端融合,骺线消失,只有骨干和由骨松质构成的骨端。骨端有一薄层壳状骨板为骨性关节面,表层光滑,其上方覆盖一层软骨为关节软骨,X 射线上不能显示;成年长骨骨皮质较厚,密度高;骨端各部位所承受重力、肌肉张力以及功能活动不同,其骨小梁分布的比例和排列方向也不同;此外,靠近关节附近,还常有光滑的籽骨附于骨骼附近的肌腱中,位置与数目常有所差异,以手及足部为多见(图 100-1B）。

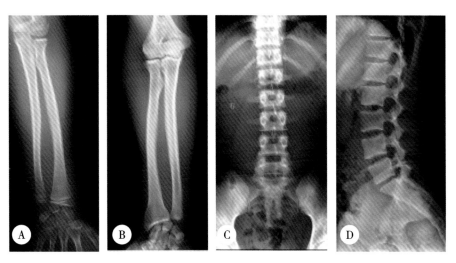

A.正常儿童尺桡骨正位平片;B.正常成年尺桡正位骨平片;C、D.成人腰椎正、侧位片。

图 99-1　正常长骨及关节、腰椎（平片）

（二）关节

由于软骨、关节囊都是软组织密度,X 射线片不能显示,所以,关节相对骨端之骨性关节面间呈半透明间隙,称为关节间隙。因此,X 射线所见关节间隙包括了软骨及其间的解剖学上的关节间隙和少量滑液。两个相对骨端的骨性关节面光滑整齐,相距匀称,间隙清晰,宽度均匀。关节间隙的宽度因部位和年龄而异。

新生儿的关节间隙,由于骨端有骺软骨,骨化中心尚未出现或很小,而显得较宽,随着年龄增长,骨化中心逐渐增大,则间隙逐渐变窄,待骨骼发育完成,则成为成年的宽度。

（三）脊柱

1.正位片

（1）椎体:呈长方形,从上向下依次增大,主要由松质骨构成,纵行骨小梁比横行骨小梁明显,周围为一层致密骨皮质,密度均匀,轮廓光滑;其上下缘的致密线状影为终板(end plate)。

（2）横突和椎弓根:椎体两侧有向外延伸的横突影;在横突内侧可见椭圆形环状致密影,为椎弓根的投影,称为椎弓环(vertebral arch ring)。

（3）关节突、椎弓板和棘突:在椎弓根的上下方为上下关节突的影像;椎弓板由椎弓向后内延续,于中线联合成棘突,投影于椎体中央的偏下方,呈尖向上类三角形的线状致密影,大小与形状可有不同。

2.侧位片

（1）椎体:也呈长方形,其上下缘与后缘成直角,椎弓根紧居其后方。

（2）椎管：椎管在椎体后方，显示为纵行的半透明区。

（3）椎弓板和棘突：椎弓板位于椎弓根与棘突之间；棘突在上胸段斜向后下方，与肋骨重叠不易观察，于腰段则向后突，易于显示。

（4）关节突：上下节突分别起于椎弓根与弓板连接处之上、下方，下关节突位于下个脊椎上关节突的后方，以保持脊椎稳定，不向前滑脱；同一脊椎上下关节突之间为椎弓峡部，腰椎椎弓峡部常于斜位片显示清楚；脊椎椎小关节间隙呈匀称的半透明影，颈、胸椎者于侧位片显示清楚，腰椎正位片清楚。

（5）椎间盘：椎间盘的纤维软骨板、髓核及周围的纤维环系软组织密度，故呈宽度匀称的横行半透明影，称为椎间隙。

（6）椎间孔：椎间孔居相邻椎弓根、椎体、关节突及椎间盘之间，呈半透明影，颈椎斜位片显示清楚，胸、腰椎侧位片清楚，呈类圆形（图99-1C、D）。

（四）软组织

骨骼系统的软组织，包括肌肉、肌腱、血管、神经、筋膜、韧带和关节囊等，由于其组织间密度差别小，缺乏良好的自然对比，X射线平片上均表现为中等密度，无法分辨。

二、CT表现

（一）长骨

1. 小儿骨骼

（1）骨干：骨皮质为致密线状或带状影；骨小梁为细密网状影；骨髓腔呈低密度影。

（2）干骺端：干骺端表现为骨小梁彼此交叉构成细密的网状影；密度低于骨皮质；网格间为低密度的骨髓组织；临时钙化带在CT上呈致密影。

（3）骨骺：骺软骨为软组织密度影；其中骨化中心的结构和密度类似干骺端。

（4）骺板：骺板与骺线的表现与骺软骨相似。

2. 成年骨　成年骨可见骨干与骨端，包括骨皮质、骨小梁、骨髓腔，CT表现与小儿骨类似，但不再显示骺软骨与骺板。

（二）关节

1. 关节骨端　关节骨端骨性关节面在CT上表现为高密度影，关节面上复盖的关节软骨及儿童时期尚未骨化的骺软骨呈软组织密度，在CT上不能分辨。

2. 关节间隙　关节间隙在CT上表现为关节骨端间的低密度间隙，在冠状位和矢状位重组图像上比较直观，骺软骨、关节软骨及少量滑液在CT上常不能分辨。

3. 关节囊、关节韧带、关节盘　关节囊壁在CT上有时可显示呈窄条状软组织密度影，厚约3mm；韧带在CT上有时可见，显示为线条状或短带状软组织影；一些关节内的关节盘，如膝关节半月板在薄层CT横断面上可显示，但效果差，表现为密度均匀的"C"或"O"形结构，CT值在70～90Hu。

（三）脊柱

CT横断面图像可见以下特点。

1. 椎体　在骨窗像上显示为由薄层骨皮质包绕的海绵状骨质结构，其后缘中心向前凹；在椎体中部层面上有时可见松质骨中的"Y"形低密度线条影，为椎体中央静脉管。

2. 椎管　由椎体、椎弓根和椎弓板构成椎管骨环，为骨性椎管横截面，硬膜囊居椎管中央，呈低密度影，与周围结构有较好的对比；黄韧带为软组织密度，附着在椎弓板和关节突的内侧，正常厚2～4mm；腰段神经根位于硬膜囊前外侧，呈圆形中等密度影，两侧对称；侧隐窝呈漏斗状，其前方是椎体后外缘，后方为上关节突，侧方为椎弓根内壁，其前后径不小于3mm，隐窝内有神经根穿出椎间孔。

3. 椎间盘　由髓核、纤维环和软骨板组成，其密度低于椎体，CT值为50～110Hu，表现为均匀的软组织密度影，但靠近终板层面由于层厚和扫描位置的原因常可见椎体终板影混入其中（图99-2）。

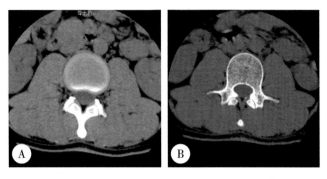

A.CT平扫椎间盘平面,显示椎间盘呈软组织密度,后缘包括部分相邻椎体终板而呈新月状高密度;B.CT平扫椎体平面,显示为由薄层骨皮质包绕的海绵状骨质结构。

图99-2 正常腰椎CT横断面

（四）软组织

CT图像可分辨脂肪、肌肉和血管等组织结构。皮肤呈线样中等密度,皮下脂肪层厚薄不一,呈低密度,CT值在-100～-40 Hu;脂肪与骨之间见中等密度的肌肉、肌腱和韧带,肌间隙内有低密度的脂肪间隔;血管和神经多走行于肌间,在肌间脂肪衬托下呈中等密度的小圆形或条索影。CT增强扫描,血管强化,易与并行的神经区别。

三、MRI 表 现

（一）长骨

1. 小儿骨骼

（1）骨干:骨皮质和骨小梁在 T_1WI 和 T_2WI 上均为低信号;骨髓腔如为红髓则 T_1WI 为中等信号、T_2WI 为高信号,如为黄髓,T_1WI 和 T_2WI 上均为高信号影。

（2）干骺端:由于干骺端骨髓常为红髓且含有一定的骨小梁,信号往往低于骨干区的骨髓腔;临时钙化带呈低信号。

（3）骨骺:骺软骨为中等信号;而骨化中心的信号特点与干骺端类似。

（4）骺板:骺板与骺线的表现与骺软骨相似。

2. 成年骨 骨皮质和骨小梁在 T_1WI 和 T_2WI 上均为低信号;由于随年龄增长骨髓中的脂肪成分增多,故成人骨髓信号较婴幼儿高。

（二）关节

1. 关节骨端 骨性关节面在各序列图像上均呈薄层清晰锐利低信号影,关节软骨在 T_1WI 和 T_2WI 上呈中等偏低均匀信号影,在脂肪抑制图像呈相对高信号影。

2. 关节间隙 关节滑液在 T_1WI 上呈薄层低信号,在 T_2WI 上呈细条状高信号。

3. 关节囊、韧带、关节盘 关节囊在各序列上均呈光滑连续的弧形线样低信号;韧带表现为条状低信号;关节盘,如膝关节半月板,在 T_1WI 和 T_2WI 矢状和冠状图像上均可清楚显示,表现为领结状或三角形低信号结构。

（三）脊柱

1. 骨皮质、前、后纵韧带和黄韧带 在 T_1WI 和 T_2WI 上均呈低信号。

2. 骨髓 在 T_1WI 上为高信号,T_2WI 上为中等或略高信号。

3. 椎间盘 在 T_1WI 上信号较低且不能区分纤维环和髓核,在 T_2WI 上纤维环为低信号、髓核为高信号;随着年龄增长,髓核在 T_2WI 上信号减低。

4. 脊髓 在 T_1WI 上为中等信号,信号高于脑脊液;在 T_2WI 上则低于脑脊液信号。

5.神经根　在高分辨的 T_2WI 上可见神经根穿行于高信号的脑脊液中(图99-3)。

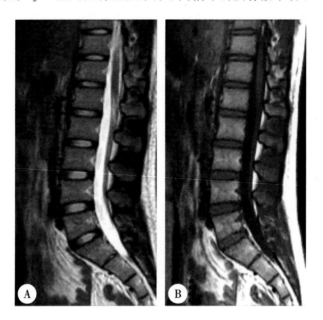

A.MRI平扫 T_2WI；B.MRI平扫 T_1WI。

图99-3　正常腰椎矢状面(MRI)

(四)软组织

1.脂肪　在 T_1WI 和 T_2WI 上均呈高信号,脂肪抑制序列上呈低信号。

2.肌肉　T_1WI 上呈中低信号,在 T_2WI 上呈低信号。

3.透明软骨　在 T_1WI 上呈中等信号,在 T_2WI 上呈高信号。

4.纤维组织、肌腱、韧带和纤维软骨等　在 MRI 各序列上均呈低信号。

5.血管　因其存在流空现象,在 T_1WI 和 T_2WI 上均呈低或无信号的圆形或条状结构,常位于肌间隙内。

6.较大的周围神经　可以识别,在 T_1WI 和 T_2WI 上呈中等信号。

MRI 可清晰地显示上述软组织结构。

第二节　骨与关节及软组织基本病变影像学表现

一、骨骼基本病变影像学表现

(一)骨质疏松

1.**概念**　骨质疏松(osteoporosis)是指一定单位体积内正常钙化的骨组织含量减少,即骨组织的有机成分和钙盐都减少,但两者比例仍正常。组织学变化是骨皮质变薄、哈氏管扩大和骨小梁减少。广泛性骨质疏松主要见于老年人、绝经后妇女、营养不良者、代谢或内分泌障碍者等。局限性骨质疏松多继发于骨关节病变后失用。

2.**影像学表现**

(1)X 射线及 CT:主要表现是骨密度降低,骨小梁稀疏、减少、间隙增宽,骨皮质出现分层、变薄(图99-4)。

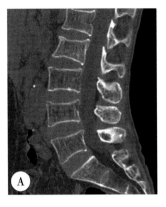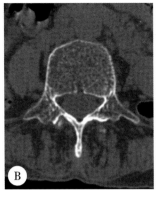

A、B.CT 示骨密度降低,骨小梁稀疏、减少、间隙增宽,骨皮质
出现分层、变薄。

图 99-4　骨质疏松

(2)MRI:除可见骨外形的改变外,老年性骨质疏松由于骨小梁变细和数量减少以及黄骨髓增多,在 T_1WI 和 T_2WI 上信号增高;骨皮质变薄及其内出现线状高信号,代表哈氏管扩张和黄骨髓侵入;炎症、外伤等病变的长骨骨质疏松区因局部充血、水肿而表现为边界模糊的 T_1WI 低信号、T_2WI 高信号影。

(二)骨质软化

1. 概念　骨质软化(osteomalacia)是指一定单位体积内骨组织矿物质含量减少,而有机成分正常,骨的钙盐含量降低,骨质发生软化。组织学上显示骨样组织钙化不足,常见骨小梁中央部分钙化,而周围环以一定未钙化的骨样组织。骨质软化常见于佝偻病、骨软化症等疾病。

2. 影像学表现　X 射线:表现为骨密度降低,骨小梁和骨皮质边缘模糊;可见假骨折线。在骨骺未愈合前可见骺板增宽、先期钙化带不规则或消失,干骺端呈杯口状,边缘呈毛刷状(图 99-5)。

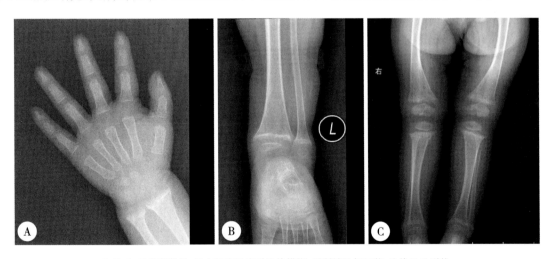

A、B、C.骨密度降低,骨小梁和骨皮质边缘模糊,干骺端呈杯口状,边缘呈毛刷状。

图 99-5　骨质软化

(三)骨质破坏

1. 概念　骨质破坏(destruction of bone)是局部骨质为病理组织所代替而造成的骨组织消失,破坏原因可由病变组织本身或由其引起的破骨细胞活动增强所致。骨松质和骨皮质均可发生。骨质破坏见炎症、肉芽肿、肿瘤或瘤样病变等。

2. 影像学表现

(1)X 射线:主要表现是局限性骨质密度降低,骨小梁稀疏或正常骨结构消失,边界可清、可不清,可伴骨膜反应及周围软组织肿胀。根据 X 射线表现,骨质破坏可分为浸润性骨质破坏和膨胀性骨质破坏。

（2）CT：骨松质的破坏表现为斑片状缺损区，骨皮质破坏表现为皮质内筛孔样破坏和其内外表面的不规则虫蚀样改变、骨皮质表薄，甚至斑块状的骨皮质和骨松质缺损（图99-6）。

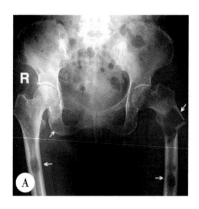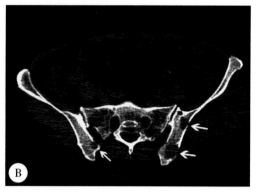

A.骨盆正位片；B.CT平扫横断位。平片示骨盆、双侧股骨多发、大小不一、斑片状溶骨性骨质破坏，边界不清，左侧股骨上段骨皮质不连续。CT片示双侧髂骨、骶骨多发斑片状溶骨性骨质破坏，边界不清。

图99-6　骨盆、双侧股骨多发转移瘤伴左侧股骨病理性骨折

（3）MRI：骨质破坏形态改变与CT所见相同，骨皮质表现为低信号的骨皮质被不同信号强度的病理组织所取代，骨松质破坏常表现为高信号的骨髓被较低信号或混杂信号影所取代。

（四）骨质增生硬化

1.概念　骨质增生硬化（hyperostosis osteosclerosis）是指一定单位体积内骨量的增多。组织学上可见骨皮质增厚，骨小梁增多、增粗。骨质增生硬化可见于外伤、慢性炎症、原发性骨肿瘤及代谢性、中毒性疾病等。

2.影像学表现

（1）X射线和CT：表现为骨质密度增高，骨小梁增粗、增多、密集，骨皮质增厚，边缘可见骨赘形成（图99-7）。

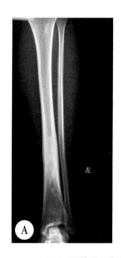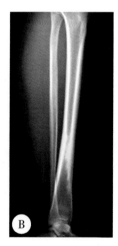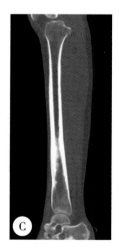

A、B.胫腓骨正侧位片；C.CT矢状位重建。胫骨干骨皮质增厚，髓腔变窄，未见明显骨膜反应。

图99-7　胫骨骨质增生硬化

（2）MRI：增生硬化的骨质在 T_1WI 和 T_2WI 上均为低信号。

（五）骨膜反应

1.概念　骨膜反应（periosteal reaction，又称骨膜增生），是因骨膜受刺激，骨膜内层成骨细胞活动增加形成骨膜新生骨。组织学上可见骨膜变厚、水肿、内层成骨细胞增多,可有新生的骨小梁。

2. 影像学表现

(1)X 射线和 CT:根据骨膜增生和破坏的程度,可表现为与骨皮质表面平行排列的线状、层状、针状、放射状或花边状骨膜反应。新生骨膜被破坏、形成 Codman 三角,是恶性肿瘤的征象(图 99-8)。

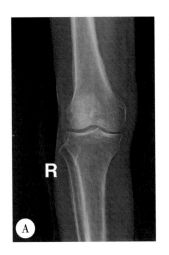
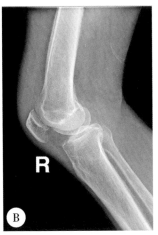

膝关节正(A)侧(B)位片,右股骨下段、胫腓骨上段洋葱皮样
骨膜增生。

图 99-8 右膝关节骨膜增生

(2)MRI:显示骨膜增生早于 X 射线和 CT,早期的骨膜水肿在 T_1WI 为中等信号,T_2WI 为高信号,骨膜新生骨在 T_1WI 和 T_2WI 均为低信号。

骨质增生多见于炎症、肿瘤、外伤、骨膜下出血等。

(六)骨与软骨钙化

1. 概念 骨与软骨钙化(bone and chondral calcification)分为生理性(如肋软骨钙化)、病理性(如瘤软骨钙化)。

2. 影像学表现

(1)X 射线:表现为颗粒状、小环或半环形的致密影,数量不等,可在瘤体内广泛分布或局限于某一区域(图 99-9)。

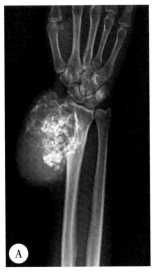
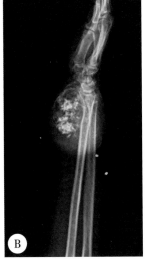

腕关节正(A)侧(B)位片,桡骨远端偏心性骨质破坏、巨
大软组织肿块,肿块内斑片、斑块、半环钙化影及不规则骨化影。

图 99-9 右桡骨远端软骨肉瘤

（2）CT：能显示平片不能见到的钙化影，瘤软骨钙化的形态同 X 射线所见。

（3）MRI：骨内与软骨内钙化在 T_1WI 和 T_2WI 一般均为低信号，MRI 对发现和确定细小的钙化不敏感。

（七）骨质坏死

1.概念　骨质坏死（osteonecrosis）是骨组织局部代谢的停止，坏死的骨质称为死骨。原因主要是血液供应中断。组织学上是骨细胞死亡、消失和骨髓液化、萎缩。骨质坏死见于炎症、外伤等。

2.影像学表现

（1）X 射线和 CT：坏死早期，X 射线平片上无异常表现；其后，死骨表现为骨质局限性密度增高（图99-10）。

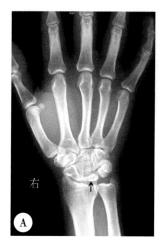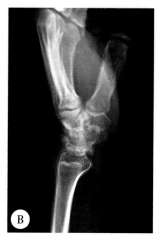

右腕关节正（A）侧（B）位片，月骨塌陷，骨质密度增高，期内见斑片状低密度影。

图99-10　月骨缺血性坏死

（2）MRI：表现为 T_1WI 等或高信号，T_2WI 为等到稍高信号；死骨周围肉芽组织和软骨化生组织带在 T_1WI 为低信号，T_2WI 为高信号；最外侧新生骨质硬化带在 T_1WI 和 T_2WI 均为低信号。

（八）矿物质沉积

1.概念　铅、磷、铋等进入人体内，大部沉积于骨内。在生长期主要沉积于生长较快的干骺端。

2.影像学表现　X 射线：表现为干骺端内多条平行于骺线的致密带，厚薄不一，于成年期则不易显示。

（九）骨骼变形

1.概念　骨骼变形多与骨骼大小改变并存，可累及一骨、多骨或全身骨骼。局部病变或全身性疾病均可引起骨骼变形，如骨肿瘤可使骨局部膨大、变形，发育畸形可使一侧骨骼增大，垂体功能亢进使全身骨骼增大，骨软化症和成骨不全使全身骨骼变形。

2.影像学表现　X 射线和 CT：易于显示局部和全身骨骼变形，对于适合矫形治疗的骨骼变形还可于术前进行精确测量（图99-11）。

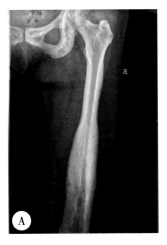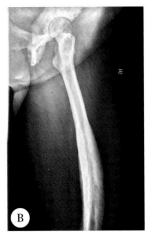

A、B. 左股骨正侧位片，股骨中下段增粗、变形、弯曲，骨皮质增厚；耻骨上、下支骨皮质增厚。

图 99-11　左侧股骨畸形性骨炎

二、关节基本病变影像学表现

（一）关节肿胀

1. 概念　关节肿胀常由关节积液或关节囊及其周围软组织充血、水肿、出血和炎症所致。常见于关节炎症、外伤和出血性疾病等。

2. 影像学表现

（1）X 射线：表现为关节周围软组织肿胀，整个关节区密度增高，大量积液时关节间隙可增宽。

（2）CT：表现为软组织密度的关节囊肿胀、增厚；关节腔内积液表现为关节腔内水样密度影，如合并出血或积脓其密度可较高；关节附近的滑囊积液表现为关节附近含液的囊状影。

（3）MRI：关节肿胀除见关节囊增厚外，在 T_2WI 上可见关节囊尤其是滑膜层呈高信号；关节周围软组织肿胀可呈弥漫性 T_1WI 低信号、T_2WI 高信号；一般关节积液表现 T_1WI 低信号、T_2WI 高信号，合并出血时 T_1WI 和 T_2WI 为高信号（图 99-12）。

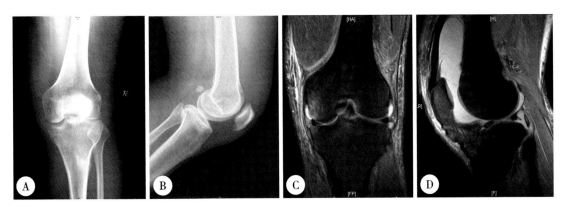

A、B. X 射线示关节周围软组织肿胀，关节区密度增高；C、D. MRI 示见关节囊增厚，在 T_2WI 上可见关节囊尤其是滑膜层呈高信号；关节周围软组织肿胀呈弥漫性 T_1WI 低信号、T_2WI 高信号。

图 99-12　关节肿胀

（二）关节破坏

1. 概念　关节破坏是关节软骨及关节面下骨质被病理组织所侵犯、代替。关节破坏常见于肿瘤、急性化脓性关节炎、关节滑膜结核、类风湿性关节炎等。

2.影像学表现

(1)X射线:表现为关节面模糊、缺损和消失,关节间隙狭窄,关节面下骨端骨质破坏,晚期出现半脱位和变形。

(2)CT:可清晰显示关节软骨下的骨质破坏,目前CT尚不能显示软骨(图99-13)。

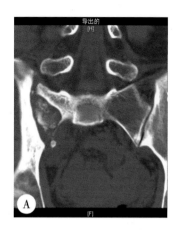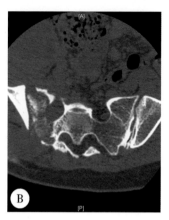

A、B.CT冠状位重建,CT示右侧骶髂关节骨质破坏。

图99-13 关节破坏

(3)MRI:关节软骨破坏的早期可见关节软骨表面毛糙、凹凸不平、表层缺损致局部软骨变薄,严重时可见关节软骨不连续、呈碎片状或者大片状破坏消失;关节骨质破坏时低信号的骨性关节面中断、不连续。

(三)关节退行性变

1.概念 关节退行性变指关节软骨变性坏死,逐渐被纤维组织所替代。多见于老年人,常见于脊柱、膝关节、髋关节等。

2.影像学表现

(1)X射线:表现为骨性关节面模糊、毛糙,关节组成骨骨质增生、骨赘形成,关节面下囊变,关节间隙变窄(图99-14)。

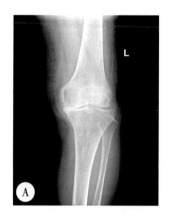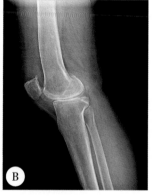

A、B.左膝关节正侧位。X射线示骨性关节面模糊、毛糙,关节
组成骨骨质增生、骨赘形成,关节面下囊变,关节间隙变窄。

图99-14 关节退行性变

(2)CT:关节退行性变的各种X射线征象在CT上更加清楚显示。

(3)MRI:在关节退行性变时,可明确显示关节软骨变薄或缺损、关节间隙变窄;还可见骨性关节面中断或局部增厚;关节面下骨质增生在 T_1WI 和 T_2WI 上均为低信号;骨赘表面为低信号的骨皮质,其内可见高信号的骨髓;关节面下囊变区呈 T_1WI 低信号、T_2WI 高信号,大小不等,边缘清晰。

（四）关节强直

1.概念　关节强直分为骨性强直及纤维性强直。骨性强直是关节明显破坏后,关节骨端由骨组织所连接;纤维性强直为关节轻度破坏,关节骨端间并无骨组织而为纤维组织连接。

2.影像学表现

（1）X 射线:骨性强直表现为关节间隙明显狭窄或消失,有骨小梁穿行连接,常见于化脓性骨关节炎（图99-15）;纤维性强直表现为关节间隙变窄,但无骨小梁穿行连接,常见于关节结核、外伤等。

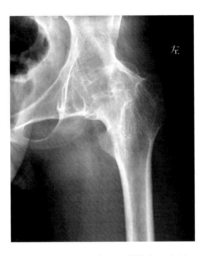

左髋关节正位。X 射线表现为关
节间隙明显狭窄或消失,有骨小梁穿行
连接。

图 99-15　关节骨性强直

（2）CT:关节强直的各种 X 射线表现在 CT 上更加清楚显示。

（3）MRI:关节骨性强直可见关节软骨完全破坏,关节间隙消失,骨髓信号贯穿于关节骨端之间;纤维性强直时,关节间隙仍可见,但关节骨端有破坏,骨端间可有高、低混杂异常信号影。

（五）关节脱位

1.概念　关节脱位指构成关节的两个骨端脱离、错位,分完全脱位和半脱位。关节脱位常见原因为外伤,也见于先天性脱位及病理性脱位。

2.影像学表现

（1）X 射线:表现为关节窝及相应骨端移位,间距明显增宽或不对称（图99-16）。对有些部位的关节脱位 X 射线则难以明确。

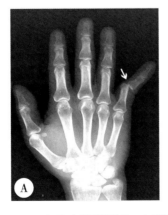 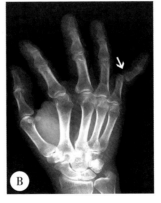

A、B.左手正斜位片。左手第 5 近节指间关节脱位,中节指骨
向尺、背侧移位。

图 99-16　手关节脱位

（2）CT：对X射线难以发现的关节脱位，CT能清晰显示，如胸锁关节前、后脱位和骶髂关节脱位等。

（3）MRI：不但能显示关节脱位，还能直观显示关节脱位合并的损伤，以及关节周围的软组织损伤等。

第三节　骨与关节及软组织常见疾病影像学表现

一、骨骼创伤影像学表现

较严重的骨创伤一般均需行影像检查。目的：①明确有无骨折；②判断是否为病理性骨折；③了解骨折错位的情况；④复位固定后，观察复位情况；⑤定期复查，观察愈合情况和有无并发症。骨折患者一般行X射线平片检查，结构复杂、X射线影像重叠较多的部位可首选CT检查，而要了解软骨和软组织损伤则需行MRI检查。

（一）骨折概论

骨折（fracture）是骨和（或）软骨结构发生断裂，骨的连续性中断。骨折以长骨和脊椎骨较多。

1.临床与病理　骨折后在骨断端之间及其周围形成血肿，为日后形成骨痂修复的基础。常有明显外伤史。

2.影像学表现

（1）X射线：X射线平片是骨折的首选影像学检查方法，表现为骨连续性中断，可伴成角或移位（图99-17，图99-18）。

1）骨折表现和类型：骨折根据程度可分为完全性和不完全性骨折；根据骨折线形态分为横形、斜形、螺旋形、T形、Y形、撕脱性、嵌入性、压缩性和粉碎性骨折等。

2）骨折的移位：①横向移位；②断端嵌入；③重叠移位；④分离移位；⑤成角；⑥旋转移位等。

3）儿童骨折的特点：骨骺骨折在X射线上骺软骨不显影，骨骺损伤导致骨骺移位后只表现为骨骺与干骺端的距离增加，故以前也称骺离骨折；青枝骨折是发生于幼儿、青少年长骨骨干的不完全性骨折，X射线表现为部分骨皮质横行断裂，或表现为一侧骨皮质局部皱褶、隆起，长骨轻微弯曲、变形。

4）骨折愈合的病理及X射线表现：骨折2~3 d后血肿开始机化，形成纤维性骨痂，进而骨化形成骨性骨痂。此时，X射线平片可见骨折线模糊，也可见骨膜增生骨化形成骨痂。骨痂继续增多，骨折断端连接达一定强度即达临床愈合期；此后骨痂范围增多，骨折线消失而成为骨性愈合。以后继续进行骨折塑形，骨痂可消失。骨折愈合的速度与患者年龄、骨折类型及部位、营养状况和治疗方法等有关。

5）骨折的常见并发症：①骨折延迟愈合或不愈合；②骨折畸形愈合；③骨质疏松；④骨感染；⑤骨缺血性坏死；⑥关节强直；⑦关节退行性变；⑧骨化性肌炎。

（2）CT：CT一般不作为骨折的常规检查方法，但对骨盆和髋、肩、膝、腕等关节以及脊柱和面骨外伤的检查非常重要，并可作为首选检查方法，有利于显示这些解剖结构比较复杂、X射线上有骨结构重叠的部位有无骨折和骨折碎片的数目及位置。

（3）MRI：骨折线由于骨髓高信号的衬托而显示为低信号，并可清晰显示骨折断端及周围出血、水肿和软组织损伤情况，以及邻近组织和脏器的损伤情况。MRI对于骨创伤的价值主要在于显示骨挫伤、隐性骨折、软骨骨折、区分是否为病理性骨折。

3.诊断及鉴别诊断　影像检查发现骨折线，结合患者的局部外伤史，即可明确诊断骨折。

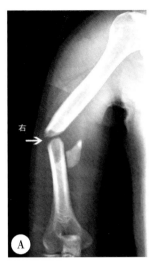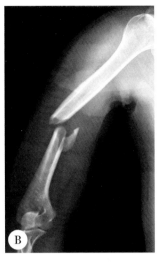

A、B. 右肱骨正侧位。右侧肱骨中段骨质断裂,远折端稍向内
侧移位,向外成角畸形,远断端内侧见骨片影,周围软组织肿胀。

图 99-17　肱骨中段骨折

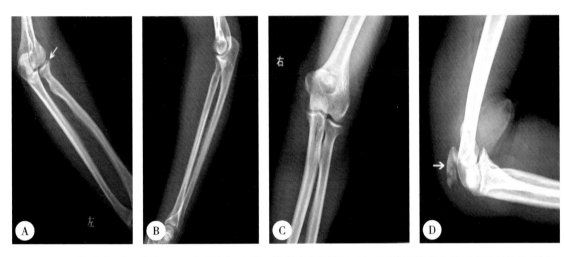

A、B. 尺桡骨中上段正侧位;C、D. 右肘关节正侧位。桡骨小头骨折(A、B),骨折片稍向外分离,未见明显错位;尺骨
鹰嘴骨折(C、D),断端分离。

图 99-18　尺桡骨近端骨折

(二)常见的长骨骨折

X 射线易于发现 Colles 骨折、肱骨髁上骨折,并可确定骨折移位、成角等改变,复位后还可评估骨折对位、对线情况。对股骨颈骨折,X 射线平片能发现其中大多数骨折,部分嵌入性骨折难以检出,此时需结合临床表现,进一步行 CT 或 MRI 检查。

1. Colles 骨折　又称伸直型桡骨远端骨折,为桡骨远端 3 cm 以内的横行或粉碎性骨折,骨折远段向背侧移位,向掌侧成角畸形,可伴有尺骨茎突骨折(图 99-19)。

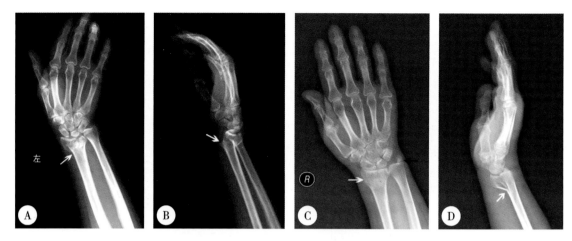

A～D. 腕关节正侧位。图 A、B 为 Colles 骨折,桡骨远端向背侧、桡侧移位,掌侧成角畸形,伴尺骨茎突骨折。图 C、D 为 Smith 骨折,桡骨远端骨折,远折端向背侧成角畸形,伴尺骨茎突骨折。

图 99-19　尺桡骨远端骨折

2. 肱骨髁上骨折　多见于儿童。骨折线横过喙突窝和鹰嘴窝,远断端多向背侧移位(图 99-20)。

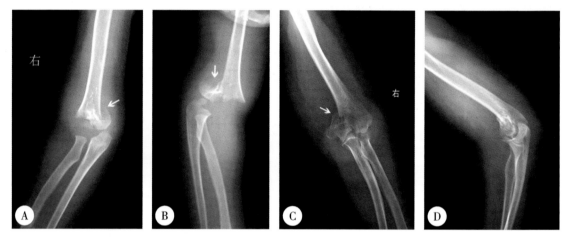

A、B. 右肘关节正侧位,右侧肱骨髁上骨折,远折端向后上方错位、分离;C、D. 右肘关节正侧位,右侧肱骨内侧髁骨折,肱骨内侧髁骨质不连续,断端稍错位。

图 99-20　肱骨远端骨折

3. 股骨颈骨折　多见于老年妇女。骨折可发生于股骨头下、股骨颈中部和基底部。断端常有错位或嵌插(图 99-21)。

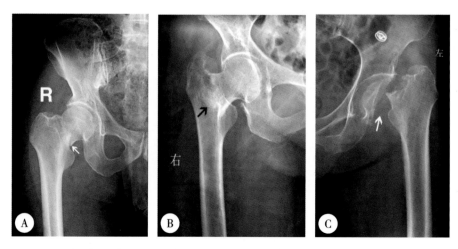

A. 股骨颈中型骨折,股骨颈骨折,无明显错位;B. 股骨基底型骨折,股骨颈基底骨折,颈干角稍变小,断端稍嵌插;C. 股骨头颈型骨折,股骨头颈交界区骨折,断端错位,远折端向上移位。

图 99-21　股骨颈骨折

（三）脊柱骨折

1. 临床与病理 患者多有高处跌下、足或臀部着地,或由重物落下冲击头肩部的外伤史,常见于活动范围比较大的椎体。

2. 影像学表现

（1）X 射线和 CT（图 99-22）

1）压缩性骨折为脊柱骨折最常见的一种,一般只累及椎体前柱,以胸腰椎最为常见。表现为矢状位椎体呈楔形改变,可见骨皮质中断及透亮骨折线。

2）爆裂性骨折:前、中柱均有受累,常伴有脊髓受压,CT 显示骨碎片碎裂后突入椎管的情况。

3）安全带骨折:多见于车祸。骨折线横行经过棘突、椎板、椎弓与椎体,后部张开;或仅有棘上、棘间与黄韧带断裂,关节突分离,椎间盘后部断裂;或骨折与韧带断裂同时存在。

4）骨折-脱位:表现椎体脱位、关节突交锁,常伴骨折。

5）寰枢椎损伤:包括寰枢关节脱位、寰椎骨折和齿状突骨折。

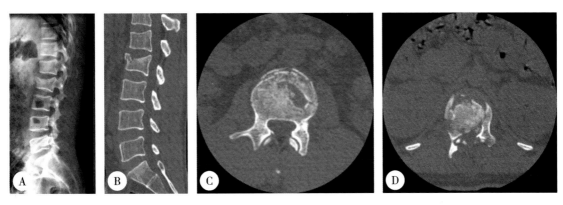

A.腰椎侧位片,示第 2 腰椎椎体压缩、楔形变扁;B、C、D.腰椎 CT 矢状位重组图像及轴位,腰 2 椎体爆裂性骨折,椎体压缩、楔形变扁,椎体前缘双边征,骨片进入椎管。

图 99-22 脊柱骨折

（2）MRI:除可显示脊椎骨结构变化外,更重要的是能发现 X 射线及 CT 所不能显示的骨挫伤、椎间盘损伤、韧带撕裂和脊髓受压和损伤情况等,对指导手术治疗及判断预后有很大帮助。

1）椎间盘损伤:急性损伤的椎间盘呈明显的 T_1WI 低信号和 T_2WI 高信号改变,以矢状面显示较好。

2）韧带撕裂:正常韧带在各成像序列中均呈低信号;撕裂后,其低信号影失去正常的连续性且因水肿或(和)出血而表现为不同程度的高信号影。

3）脊髓损伤:脊髓损伤出血,在 T_1WI 和 T_2WI 上多呈高信号;脊髓水肿,T_1WI 上呈低或等信号,T_2WI 上呈高信号;脊髓软化、囊变、空洞形成和粘连性囊肿,均呈 T_1WI 低信号和 T_2WI 高信号;脊髓萎缩,表现脊髓局限或弥漫性缩小,伴或不伴信号异常。

3. 诊断及鉴别诊断 依据外伤时的受力情况及椎体变形、骨质断裂等表现,容易诊断。脊柱外伤性骨折有时须与全身性骨质疏松、脊椎结核和转移瘤等鉴别。

（四）椎间盘突出

1. 临床与病理 椎间盘突出是指髓核经纤维环向外突出,纤维环可发生局部的部分性或完全性破裂。可发生在颈椎、胸椎与腰椎,以下段腰椎最常见。主要临床表现为局部刺激症状及脊髓、神经根压迫症状。

2. 影像学表现

（1）X 射线:X 射线平片不能直接观察椎间盘结构。

（2）CT:根据椎间盘异常改变可分为椎间盘变性、膨出、突出。椎间盘突出 CT 直接征象是椎间盘后缘局限性突出,可伴有钙化。间接征象是硬膜外脂肪间隙变窄、移位或消失,神经根出口、侧隐窝、椎管继发性狭窄。

（3）MRI:直接征象是髓核突出,信号一般 T_1WI 呈等信号,T_2WI 呈等高信号,变性明显者 T_2WI 呈低信号；髓核游离；Schmorl 结节。间接征象是硬膜囊、脊髓或神经根受压；受压节段脊髓若损伤则可见异常信号；硬膜外静脉丛受压、迂曲；相邻骨结构及骨髓改变(图99-23)。

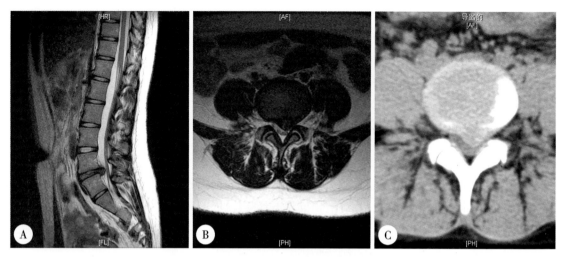

A、B. MRI 示髓核突出，T_2WI 呈等高信号，硬膜囊受压；C. CT 示椎间盘向后局限性突出，密度与椎间盘一致，硬膜囊受压。

图99-23　椎间盘突出

3.诊断及鉴别诊断　本病诊断主要依靠 CT 或 MRI 检查，可直接显示椎间盘突出的部位、形态、程度及硬膜囊受压情况。不典型须与硬膜外瘢痕、肿瘤鉴别。

(五)膝关节半月板撕裂

膝关节半月板撕裂是由于外伤或在半月板变性的基础上发生的半月板结构的部分性或完全性撕裂。

影像学表现：MRI 示半月板内高信号影不达其上、下和附着侧边缘，则一般为正常或变性改变；高信号影若达到其上、下或附着侧边缘，则为撕裂，严重者可见呈碎裂状表现；半月板撕裂常伴有局部关节软骨的损伤、剥脱及软骨下骨骨髓水肿表现(图99-24)。

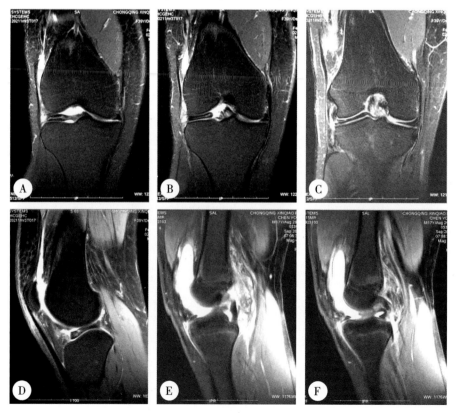

A～C. 右膝关节冠状位 fs PDWI；D～F. 右膝关节矢状位 fs PDWI。外侧半月板增宽、增厚，
半月板内见横行线状、片状高信号，达关节面边缘；关节内见高信号积液。

图99-24　盘状半月板伴横行撕裂

二、关节外伤影像学表现

常见的有关节脱位与关节软骨损伤。

(一)关节脱位

以肩和肘关节常见,而膝关节少见。

1. 临床与病理　患者外伤后关节局部肿痛,活动功能障碍,可见关节畸形。关节脱位常伴有关节囊的撕裂,有的还伴有骨折。

2. 影像学表现

(1)肩关节脱位:①肱骨头前脱位,常见,多同时向下移位,位于肩胛盂的下方,称为盂下脱位(图99-25);也可向上移位,位于喙突下方或锁骨下方,分别称为喙突下或锁骨下脱位;肩关节脱位常并发肱骨大结节或肱骨颈骨折。②后脱位,少见,肱骨头和关节盂重叠,关节腔未显示,常伴有肱骨头凹陷骨折或者肩胛冈骨折。

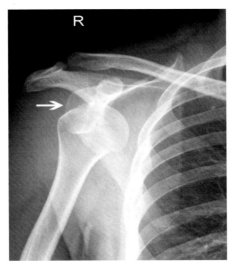

右肩关节正位片。右肱骨头脱位至喙突
下方,大结节向外,肱骨干轻度外展。

图99-25　肩关节脱位

(2)肘关节脱位:①常为后脱位(图99-26),尺骨与桡骨端同时向肱骨后方脱位,尺骨鹰嘴半月切迹脱离肱骨滑车;②少数可为侧方脱位,尺、桡骨向外侧移位。肘关节脱位常并发骨折、严重关节囊及韧带损伤,还可并发血管及神经损伤。小儿轻微肘关节脱位须与肱骨远端骨骺分离鉴别。

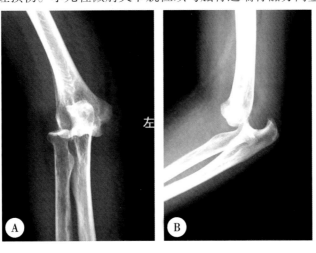

A、B.左肘关节正侧位。肘关节后脱位,肘关节间隙消失,尺骨
近端向后方明显移位。

图99-26　肘关节后脱位

（3）髋关节脱位：①后脱位（图99-27），常见，表现为股骨头脱离髋臼并向后、上移位，Shenton线不连续，可伴有髋臼、股骨头骨折；②前脱位，股骨头突破关节囊向前、下方移位，Shenton线不连续，可合并髋臼前缘骨折；③中心脱位，常继发于髋臼骨折，股骨头通过髋臼底骨折突入盆腔内，此型脱位较为严重，常合并髂外动脉损伤。

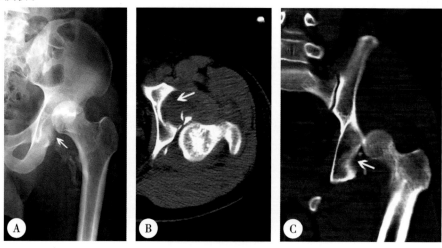

A.左髋关节正位片；B.CT横断位；C.CT冠状位重建。左侧股骨头向髋臼后上方移位，伴髋臼后壁骨折。

图99-27 髋关节后脱位

（4）寰枢关节脱位：分过伸性损伤和过屈性损伤。主要表现为寰枢侧块关节间隙增宽，成人距离超过2 mm或儿童超过4 mm应怀疑脱位，成人超过2.5 mm或儿童超过4.5 mm则肯定有脱位；齿状突与寰椎侧块的关系失常，齿状突偏位，双侧小关节不对称。常合并齿状突基底部骨折，可有颈椎椎管前、后缘连续性中断。

3.诊断及鉴别诊断　成人大关节脱位，特别是完全性脱位，X射线征象明确，临床诊断不难；解剖结构复杂及X射线相互重叠较多的关节，需行CT或MRI检查以明确脱位情况、有无合并骨折等并发症，对临床治疗至关重要。

（二）关节软骨损伤

关节骨端的骨折常引起关节软骨的损伤或断裂。影像学表现如下。

1.X射线和CT　不能直接显示关节软骨的损伤，但如发现骨折线波及骨性关节面甚至骨性关节面而出现错位时，应考虑合并有关节软骨损伤。

2.MRI　可以直接显示断裂的关节软骨，表现为关节软骨内出现较高信号区，甚至关节软骨和骨性关节面呈现阶梯状改变，受损的软骨下骨髓内可见局部水肿和出血（图99-28）。

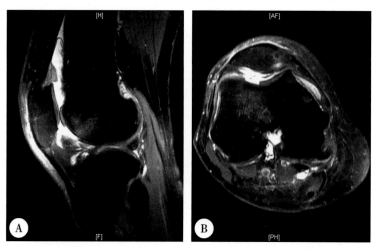

A.右膝关节fs PDWI矢状位；B.横断位；关节软骨表面毛糙、凹凸不平、表层局部软骨缺损。

图99-28 关节软骨损伤

三、慢性关节病影像学表现

慢性关节病是指发病缓慢、逐渐发展、病程长、涉及全身多个关节的一系列疾病。

(一)退行性骨关节病

退行性骨关节病又称骨性关节炎、增生性或肥大性关节炎,是一种由于关节软骨退行性改变所引起的慢性骨关节病,而不是真正的炎性病变。

1.临床与病理　退行性骨关节病分原发与继发两种:前者是原因不明的关节软骨退行性变所致,多见于40岁以上成年人的承重关节,后者则是继发于炎症、外伤等因素。常见症状是局部疼痛、运动受限、关节变形;关节一般无肿胀,也无全身症状;症状与关节变化程度并不一致。

2.影像学表现

(1)X射线:脊椎退行性骨关节病包括脊椎小关节和椎间盘的退行性变,可统称为脊椎关节病。①椎小关节,上下关节突变尖、关节面骨质硬化和关节间隙变窄;②椎体,边缘出现骨赘,相对骨赘可连成骨桥,椎体上下骨缘硬化,椎间隙变窄;③由于退行性变,上下椎体可相对移位。

(2)CT和MRI:脊椎退行性骨关节病时,可发现椎间盘变性:椎间盘呈真空征,内可见气体密度影,髓核可见钙化;椎小关节肥厚,关节间隙变窄;项韧带、黄韧带等增厚、钙化;黄韧带增厚、椎间盘突出可导致椎管、双侧椎间孔继发性狭窄(图99-29)。

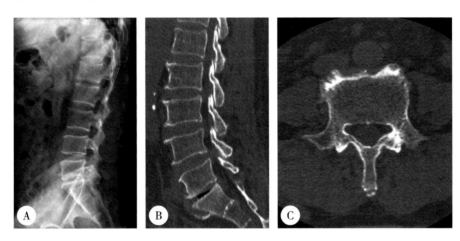

A.腰椎侧位片;B、C.腰椎CT扫描矢状面重组及轴位。腰椎前后缘骨质增生硬化、骨赘形成,腰5/骶1椎间隙狭窄;腰5/骶1椎间盘呈真空征,椎小关节增生。

图99-29　腰椎退行性改变

3.诊断及鉴别诊断　退行性骨关节病与其他类型的关节病变的鉴别要点是本病中老年发病、慢性过程,无骨性关节面的破坏、多无关节肿胀。

(二)类风湿性关节炎

类风湿性关节炎是一种多发性、非特异性慢性炎症为主要表现的全身性疾病。

1.临床与病理　多见于女性,临床表现为关节肿胀、酸痛、晨僵。好发于手足小关节,多为对称性。病理表现:①早期滑膜炎,晚期滑膜肿胀肥厚;②富含毛细血管肉芽组织的血管翳形成,导致关节软骨破坏;③关节相邻的骨赘破坏及骨质疏松。

2.影像学表现

(1)X射线:早期X射线表现为手足小关节多发对称性梭形软组织肿胀,进而关节间隙变窄,关节软骨边缘骨侵蚀;晚期骨质疏松明显,骨质严重破坏吸收,可出现半脱位,还可导致关节纤维性强直(图99-30)。

(2)CT和MRI:有助于发现早期的骨侵蚀。

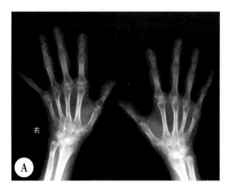
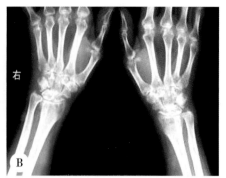

A.双手正位片;B.双腕关节正位片。双腕关节、双侧手指多发对称性侵蚀性骨质破坏,关节间隙变窄。

图 99-30　类风湿性关节炎

3.诊断及鉴别诊断　本病影像学诊断主要依靠 X 射线平片,其表现具有特征性,须与关节结核、强直性脊柱炎鉴别。

(三)强直性关节炎

强直性关节炎是以中轴关节慢性炎症为主的全身疾病,原因不明,为血清阴性,脊椎关节病中最常见的一种。

1.临床与病理　青年男性发病率较高,发病隐匿,起初多为臀部、骶髂关节或大腿后侧隐痛,难以定位。早期主要是累及骶髂关节,晚期脊柱韧带广泛性骨化致脊柱强直,关节畸形。实验室检查 C 反应蛋白增高,红细胞沉降率加快。90% 患者 HLA-B27 阳性,类风湿性因子多阴性。

病理表现:关节周围可见滑膜增生、淋巴细胞浸润及血管翳形成。

2.影像学表现

(1)X 射线和 CT:主要表现如下。①骶髂关节,病变最先开始于骶髂关节下 1/3 有滑膜的部位,初期,边缘模糊、毛糙及小囊变;中期,关节软骨和软骨下骨质破坏后,出现关节间隙假性增宽;后期,破坏区边缘出现骨增生硬化,最后形成骨性强直。②脊柱,初期,上行侵犯脊柱,表现为椎体前缘凹面消失,呈"方椎";晚期,脊周韧带钙化,呈"竹节样"改变。③四肢关节,可受累,以双髋关节受累多见,表现为髋关节间隙变窄,关节面侵蚀,关节外缘骨赘形成;晚期骨性强直;肩关节受累仅次于髋关节(图 99-31)。

(2)MRI:能清楚显示关节滑膜增厚和积液。

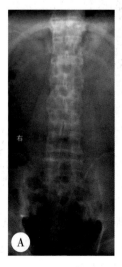
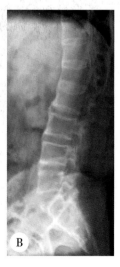
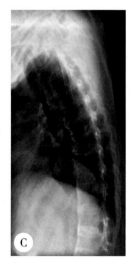

A、B.腰椎正侧位片;C.胸椎侧位片。胸椎、腰椎呈"竹节样"改变,椎小关节显示模糊;双侧骶髂关节面增生、毛糙。

图 99-31　强直性脊柱炎

3. 诊断及鉴别诊断　强直性脊柱炎(ankylosing spondylitis, AS)的影像学改变较临床症状出现晚。影像学表现典型者,诊断不难,主要与类风湿性关节炎鉴别。

四、骨感染影像学表现

(一)化脓性骨髓炎

化脓性骨髓炎(pyogenic osteomyelitis)是血源或直接感染化脓性细菌引起的骨髓炎症,常见的致病菌为金黄色葡萄球菌,其他致病菌有溶血性葡萄球菌、链球菌等。病变好发于四肢长骨中,通常从干骺端开始向骨干方向发展,以胫骨、股骨、肱骨和桡骨多见。

1. 临床与病理

(1)急性化脓性骨髓炎:临床表现如下。①发病急、高热和明显中毒症状;②患肢活动障碍和深部疼痛;③局部红肿和压痛。病理改变:早期为干骺端骨松质中出现局限性骨质疏松,继而形成多数分散不规则的骨质破坏区,骨小梁模糊、消失,破坏区边缘模糊。以后骨质破坏向骨干延伸,范围扩大,可达骨干2/3或全骨干。小的破坏区融合而成为大的破坏区。骨皮质也遭受破坏。有时可引起病理性骨折。由于骨膜下脓肿的刺激,骨皮质周围出现骨膜增生,表现为一层密度不高的新生骨与骨干平行,病程越长,则新生骨越明显,新生骨广泛则形成包壳,骨膜增生一般同骨的病变范围一致;脓液侵蚀、穿破包壳级骨外软组织时,形成引流脓液到体外的瘘管。

(2)慢性化脓性骨髓炎:急性化脓性骨髓炎若未得到及时而充分治疗,即转化为慢性化脓性骨髓炎;临床表现多无全身症状,局部可出现肿痛、窦道形成、流脓,久治不愈。病理改变如下。①急性期骨质破坏区缩小,周围有大量骨质明显增生硬化,骨小梁增多、增粗;骨膜新生骨增多,并与残存的骨皮质融合,骨干轮廓增粗。②残留的骨质破坏区内部充满脓液和肉芽组织,在新骨包裹下成为无效腔,内可有死骨并常有经久不愈的瘘管。

2. 影像学表现

(1)急性化脓性骨髓炎

1)X射线:早期(2周内)仅表现为软组织肿胀;进展期(2周后)表现为干骺端松质骨内筛孔样或斑片状低密度骨质破坏灶,骨小梁结构模糊,可见到少量骨膜新生骨;炎症进一步发展,骨质破坏融合成大片破坏区,并累及骨皮质,可见死骨形成、骨膜新生骨,并伴有骨破坏区周围的骨质增生硬化。

2)CT:同X射线表现相似,可以清晰显示骨髓内脓肿的部位和蔓延范围(图99-32)。

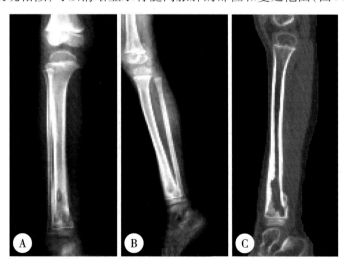

A、B. 左胫腓骨正侧位片;C. CT矢状位重建;胫骨中下段骨质破坏,并见死骨,周围见花边状骨膜反应,周围软组织肿胀。

图99-32　急性化脓性骨髓炎

3）MRI：早期显示为广泛骨髓水肿和软组织肿胀，呈弥漫性长 T_1、长 T_2 异常信号；进展期骨髓炎症区在 T_1WI 呈低信号，T_2WI 呈不均匀高信号；骨皮质多发虫蚀状骨质破坏，T_1WI 呈低信号、T_2WI 呈高信号，骨膜反应在 T_1WI、T_2WI 上均呈连续的环状稍高信号，增强扫描有明显强化。

（2）慢性化脓性骨髓炎

1）X 射线和 CT：表现为广泛骨质增生，脓腔和死骨存在，骨膜新生骨显著，骨内膜增生伴骨髓腔变窄、闭塞消失；骨外膜增生致骨干增粗、轮廓不光整（图 99-33）。

2）MRI：病灶的炎性水肿、肉芽组织和脓液在 T_1WI 上均呈低信号，在 T_2WI 上呈明显高信号；骨质增生硬化在 T_1WI 和 T_2WI 上均呈低信号。

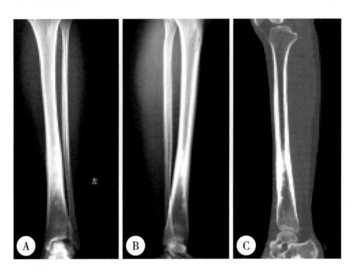

A、B.胫腓骨正侧位片；C.CT 矢状位重建。胫骨干骨皮质增厚，病变向骨髓腔发展，未见明显骨膜反应。

图 99-33　慢性化脓性骨髓炎

3. 诊断及鉴别诊断

（1）急性化脓性骨髓炎与骨结核鉴别：骨结核起病隐匿，骨质破坏范围小，常有砂粒样死骨，病变临近区骨质疏松，一般无骨膜新生骨，常越过骺线生长。

（2）慢性化脓性骨髓炎与成骨型骨肉瘤鉴别：成骨型骨肉瘤进展快，无死骨形成，骨膜新生骨多见，且可被破坏，软组织肿块内可见瘤骨形成。

（二）化脓性关节炎

化脓性关节炎（pyogenic arthritis）为细菌感染滑膜引起的关节化脓性炎症，儿童和婴儿多见，致病菌以金黄色葡萄球菌常见，多见于承重大关节，如髋关节、膝关节。

1. 临床与病理

（1）临床表现：儿童和婴儿多见，患者常急性发病，局部关节有红肿热痛及功能障碍，并可有全身症状，如寒战、发热、血白细胞增多等。

（2）病理表现：关节滑膜明显充血水肿，关节腔内有大量渗出液，内含较多的纤维素及中性粒细胞。

2. 影像学表现

（1）X 射线和 CT：早期关节囊和周围软组织肿胀、关节积液。关节间隙增宽，局部骨质疏松。进展期关节间隙变窄，软骨下骨质破坏，以持重面为重，随破坏灶扩大，可出现大片骨质破坏和死骨。晚期多出现骨性强直，周围软组织可出现钙化（图 99-34）。

（2）MRI：对于显示化脓性关节炎的滑膜炎症、关节积液和关节周围软组织受累的范围均优于 X 射线片和 CT，并可显示关节软骨的破坏。

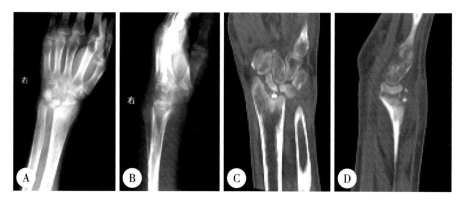

A、B. 右腕关节正侧位片；C、D. CT 平扫冠状位、矢状位重建。右桡骨远端、舟骨、月骨骨质破坏、密度增高，桡腕关节间隙狭窄、显示不清，下尺桡关节脱位，腕关节周围软组织肿胀。

图 99-34　化脓性关节炎

3. 诊断及鉴别诊断　化脓性关节炎起病急，多累及一个关节，症状明显，早期即可出现关节间隙改变，骨端破坏先于关节的承重面，破坏区比较广泛；晚期表现为骨性强直；以上可与其他关节炎做鉴别。

（三）骨结核

骨结核（skeletal tuberculosis）属于肺外结核的一种类型，多数病变是体内其他部位结核灶经血行播撒到骨的结果，病变进展缓慢。

1. 临床与病理　本病好发于儿童及青少年。临床表现：全身症状有不规则低热、乏力。早期局部疼痛、肿胀和功能障碍，晚期冷脓肿形成时，穿破皮肤后可形成窦道。病理表现：肺等部位的活动性结核灶内病菌随血流到达长骨、关节及脊椎等部位引起的结核炎症，出现骨质破坏、肉芽组织形成，穿破骨皮质后可见软组织内形成冷脓肿。

2. 影像学表现

（1）长骨结核：X 射线、CT 和 MRI 示长骨干骺端或骨骺局灶性圆形、类圆形或分叶状骨质破坏，常穿越骺板线，边缘清楚，破坏区内可见"砂粒样"小死骨，周围可有少量骨质增生硬化，邻近骨质疏松明显。

（2）关节结核

1）X 射线：①骨型关节结核，X 射线表现较为明显，即在骺、干骺端结核基础上，又有关节周围软组织肿胀、关节间隙不对称性狭窄或关节骨质破坏等。②滑膜型关节结核，早期表现为关节囊和关节周围软组织肿胀，密度增高，关节间隙正常或增宽和骨质疏松；进展期首先累及非承重轻部位，表现为关节边缘虫蚀状骨质破坏，对应关节面常受累，而承重区关节软骨破坏出现较晚；晚期表现为关节骨质破坏范围扩大，关节间隙变窄，周围软组织内冷脓肿形成，有时可穿破皮肤，形成窦道；愈合后可产生关节强直，多为纤维性强直（图 99-35）。

2）CT：关节骨质结构改变比 X 射线平片表现显示更清楚，可显示关节囊和关节周围软组织的肿胀增厚以及关节囊内积液，关节周围冷脓肿为略低影，增强检查其边缘出现强化。

3）MRI：滑膜型关节结核早期，可见关节周围软组织肿胀，肌间隙模糊，呈弥漫性长 T_1、长 T_2 信号；关节囊内大量积液表现为长 T_1、长 T_2 信号；滑膜增厚呈长 T_1、等 T_2 信号；病变进一步发展，可见关节腔内肉芽组织呈均匀长 T_1、等 T_2 和长 T_2 混杂信号表现；关节软骨破坏表现为软骨不连续、碎裂或大部消失；关节面下骨破坏区内的肉芽组织信号特点与关节腔内肉芽组织相同，若为干酪坏死则 T_2WI 上呈较低信号；关节周围的结核性脓肿呈长 T_1、长 T_2 信号；增强检查，充血肥厚的滑膜明显强化，与不强化的囊内积液形成明显对比，在关节腔内和骨破坏区内的肉芽组织以及结核性脓肿的边缘亦明显强化。

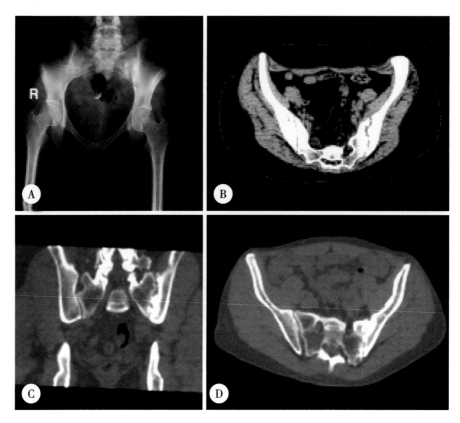

A. 骨盆正位片；B、C、D. CT 轴位及冠状位重建。骨盆正位片示左侧骶髂关节骨质密度增高，见骨质破坏影，关节间隙狭窄不明显。CT 可显示内部见小片状骨质破坏，关节间隙稍狭窄。

图 99-35　关节结核

（3）脊椎结核

1）X 射线：①骨质破坏，表现为椎体骨质破坏，边缘清楚或不清楚，常见小死骨，典型者呈"砂粒样"；又因脊椎承重关系，椎体常塌陷变扁或呈楔形，重者整个椎体被破坏消失。②椎间隙变窄或消失，结核易破坏椎间盘及软骨终板，致椎间隙变窄、消失，造成相邻破坏的椎体互相融合，是脊椎结核的重要特征。③后突畸形，是晚期脊椎结核的特征性表现，因椎体及椎间隙破坏、椎体融合而高度小于正常、椎弓及其他附件常无受累而高度正常所致；可伴有侧弯。④冷脓肿，指脊椎结核椎体周围软组织内的脓肿；腰大肌脓肿表现为腰大肌边缘外突；胸椎结核形成的椎旁脓肿表现为胸椎两旁梭形软组织影；颈椎结核形成的咽后壁脓肿表现为咽后壁软组织增厚，并呈弧形前突；较久的冷脓肿壁可有不规则钙化（图 99-36）。

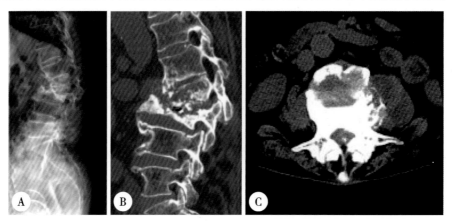

A. 腰椎侧位片，腰 1～3 椎体骨质破坏，椎体变扁，融合，相应椎间隙变窄、消失，后突畸形；
B、C. CT 平扫矢状位、轴位片，椎体骨质破坏、变扁，椎间隙变窄消失，左侧腰大肌内冷脓肿形成。

图 99-36　脊椎结核

2）CT：能清楚显示骨质破坏，特别是较隐蔽和较小的破坏灶，也更容易发现死骨及病理性骨折碎片；增强扫描可更好显示冷脓肿位置、大小及其与周围组织器官的关系，以及脓肿或骨碎片突入椎管内的情况。脓肿表现为局限性密度降低区，边缘较清楚，可伴砂粒状钙化，增强扫描边缘环形强化。

3）MRI：比 CT 更敏感显示骨质破坏、椎间盘破坏及软组织肿胀。大多数椎体和椎间盘的结核破坏灶在 T_1WI 上呈不均匀低信号，T_2WI 多呈混杂高信号，增强扫描常为不均匀强化。

3. 诊断及鉴别诊断　骨结核的诊断要点是：起病缓慢、以骨质破坏为主、少或无骨质增生、邻近骨质疏松，常有冷脓肿形成，可有小死骨或沙砾状钙化。长骨干骺端结核应与慢性骨脓肿鉴别：前者破坏区常跨越骺线侵犯骨骺，边界模糊，周围无骨质增生硬化，患肢有骨质疏松等。关节结核应与化脓性关节炎鉴别：化脓性关节炎起病急，病程较短，局部有红、肿、热、剧痛，病程进展快，累及范围广，先于关节面承重区骨质破坏，早期即出现关节狭窄。脊椎结核应与椎体压缩性骨折鉴别：前者主要 X 射线表现是椎体骨质破坏、变形，椎间隙变窄或消失和形成冷脓肿；后者多有明确外伤史，椎体仅表现压缩，无骨质破坏，椎间隙不变窄。

五、骨肿瘤及瘤样病变影像学表现

影像学检查是临床诊断骨肿瘤的主要方法：①判断骨骼病变是否为肿瘤；②明确肿瘤的大小及范围；③评估骨肿瘤是良性还是恶性，属于原发还是转移性；④推断肿瘤的组织类型。

（一）常见良性骨肿瘤和瘤样病变

1. 骨软骨瘤　骨软骨瘤（osteochondroma）又名骨软骨外生骨疣，为在骨的表面覆以软骨帽的骨性突出物，分为单发和多发；少数骨软骨瘤可发生恶变，多发者恶变率较高。

（1）临床与病理：本病好发于 10～30 岁，男性多见。肿瘤早期一般无症状，仅局部扪及一硬结。肿瘤增大时可有轻度压痛和局部畸形，邻近关节时可引起活动障碍，或可压迫邻近的神经而引起相应的症状。肿瘤由骨性基底、软骨帽、纤维包膜三部分构成。骨性基底由松质骨和外被薄层骨皮质构成，二者与母体骨的相应部分相连续。软骨帽位于骨性突起物的顶部，为透明软骨，其厚度一般随年龄增大而减退，致成年可完全骨化。

（2）影像学表现

1）X 射线：肿瘤骨性基底为母体骨向外突出的骨性赘生物，发生于长骨者多背离关节面生长；赘生物周边为骨皮质，其内为骨小梁，两者与母骨骨皮质及骨小梁相延续；肿瘤顶端可膨大，或呈菜花状或呈丘状隆起；软骨帽不能显示，但当软骨帽钙化时，肿瘤顶缘外出现点状或环形钙化影（图 99-37）。

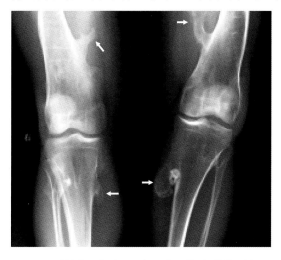

双膝关节正位片。双侧股骨下端、胫腓骨上端见
多发突出骨表面、背离关节面的骨性密度影，肿块与母骨
骨皮质相连、骨松质相通。

图 99-37　骨软骨瘤

2）CT：骨性基底的骨皮质和松质骨与母体骨相延续。如果与周围组织形成良好对比时，可显示软骨帽，为骨性瘤体与周围组织之间的较低密度区域；软骨帽边缘多光整，其内可有点状或环形钙化；增强扫描无明显强化。

3）MRI：肿瘤的形态特点与X射线、CT所见相同。软骨帽信号特点与关节透明软骨相似，在T_1WI上呈低信号，在脂肪抑制T_2WI上为明显高信号，若软骨帽厚度大于2 cm，则提示恶变。

（3）诊断及鉴别诊断：根据上述影像特征，仅X射线片就能做出明确诊断。CT检查对确诊解剖结构复杂部位的骨软骨瘤非常有价值。MRI可清晰显示软骨帽，有助于较早发现恶变。骨软骨瘤常需与以下疾病鉴别。①骨旁骨瘤：肿瘤来自骨皮质表面，不与母骨髓腔相通。②表面骨肉瘤：不具有骨皮质和松质骨结构的基底，基底部与母体骨没有骨皮质和骨小梁的延续。

2. 骨巨细胞瘤　骨巨细胞瘤（giant cell tumor of the bone）曾称为破骨细胞瘤，是由于肿瘤的主要组成细胞之一类似破骨细胞。

（1）临床与病理：骨巨细胞瘤以20~40岁为常见，好发于骨骺已闭合的四肢长骨骨端，以股骨下端、胫骨上端和桡骨下端为常见。主要临床表现为局部疼痛、肿胀和压痛。较大肿瘤可有局部皮肤发热和静脉曲张。病理表现：肿瘤软而脆，似肉芽组织，富含血管，易出血；有时有囊性变，内含黏液或血液，邻近肿瘤的骨皮质变薄、膨胀，形成菲薄的骨壳，生长活跃者可穿破骨壳而长入软组织中形成肿块，一般肿瘤邻近无骨膜新生骨。

（2）影像学表现

1）X射线：肿瘤常位于骨端，接近关节面，多为偏侧性、膨胀性骨质破坏，骨质破坏区与正常骨交界清楚但不锐利、无硬化，邻近骨皮质变薄。肿瘤明显膨胀时，周围只留一薄层骨性包壳；骨质破坏区内常有数量不等、纤细的骨嵴，形成大小不一的间隔，呈"皂泡样"改变；少数病例破坏区内无骨嵴，表现为单一的骨质破坏；肿瘤内无钙化或骨化影；邻近无反应性骨膜增生；肿瘤一般不穿破关节软骨，但偶可发生，甚至越过关节侵犯邻近骨端。如果破坏区骨性包壳不完全并于周围软组织中出现肿块者，表示肿瘤生长活跃；若肿瘤边缘出现筛孔状或虫蚀状骨破坏，骨嵴残缺紊乱，侵犯软组织出现明确肿块者，则提示为恶性骨巨细胞瘤。

2）CT：较平片可更清楚显示骨壳、骨嵴、软组织改变等特征。平扫检查，骨壳基本完整，但多数可有小范围中断；骨壳外缘基本光滑，内缘多呈波浪状，为骨壳内面的骨嵴所致；平片上所见的分房征象实为骨壳内面骨嵴的投影；骨破坏边缘一般无骨质增生硬化带；骨破坏区内为软组织密度影，无钙化和骨化影；其内的更低密度区则多为肿瘤坏死液化，偶尔可见液-液平面，可能为囊性变中液体成分密度不同所致或伴发动脉瘤样骨囊肿。增强扫描，肿瘤组织有较明显的强化，而坏死囊变区无强化。生长活跃或恶性骨巨细胞瘤的骨壳往往不完整，常可见骨壳外的软组织肿块影并有强化（图99-38）。

3）MRI：①平扫检查，肿瘤在T_1WI上多呈低或中等信号强度，T_2WI多为高信号；坏死囊变区在T_1WI上信号较低，而在T_2WI呈显著高信号；肿瘤内出血在T_1WI和T_2WI上均为高信号；液-液平面T_1WI常下部信号高于上部，而T_2WI则相反。②增强检查，肿瘤可有不同程度强化。

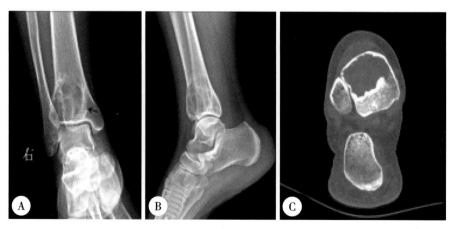

A、B. 右踝关节正位；C. CT平扫轴位。胫骨下端偏心性膨胀性骨质破坏，内见骨性分隔（骨嵴），边缘无硬化。

图99-38　骨巨细胞瘤

（3）诊断及鉴别诊断：良性骨巨细胞瘤应与骨囊肿等鉴别。骨巨细胞瘤以多发于干骺愈合后的骨端、偏心性膨胀性骨破坏为其特征。

3. 骨囊肿　骨囊肿（bone cyst）为单发性骨的瘤样病变，病因不明。瘤样病变是指临床、病理和影像学表现与骨肿瘤相似而并非真性肿瘤的病变。

（1）临床与病理：骨囊肿好发于青少年，多发生于长骨干骺端，尤以股骨及肱骨近端更为多见；随长骨的纵向生长，囊肿可逐渐移向骨干中部，呈纵向生长。患者一般无症状，多因发生病理性骨折而被发现。

（2）影像学表现

1）X 射线：长骨干骺端或（和）骨干内卵圆形或圆形、边界清楚的透明区，多为单房；有时呈膨胀性破坏，骨皮质变为薄层骨壳，其外无骨膜新生骨，易发生病理骨折，骨折碎片可陷入囊中；小囊肿可因骨折后自行消失；大的囊肿也可变小（图 99-39）。

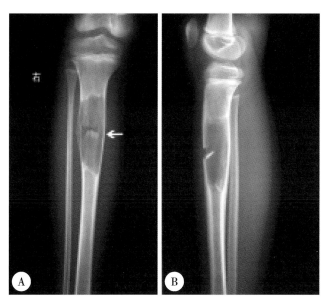

A、B. 右胫腓骨正侧位片。胫骨上段椭圆形轻度膨胀性囊状低
密度影，边界清楚；病灶边缘骨皮质中断，碎骨片向囊内陷入。

图 99-39　骨囊肿（平片）

2）CT：较平片能更细致观察囊肿壁的情况，且可以测量囊肿内容物的 CT 值。平扫，一般呈均匀水样密度，增强扫描，囊内无强化。

3）MRI：囊内容物的信号通常与水的信号一致，即 T_1WI 上为低信号，而 T_2WI 上为明显高信；若有病理骨折合并囊内出血，则可见液-液平面。

（3）诊断及鉴别诊断：骨囊肿应与骨巨细胞瘤等鉴别，后者多见于干骺愈合后的骨端，破坏区膨胀多明显，内常有骨嵴，且内容物为实质性组织，边缘无硬化边。

（二）原发性恶性骨肿瘤

1. 骨肉瘤　骨肉瘤（osteosarcoma）起源于骨间叶组织，以瘤细胞能直接形成骨样组织或骨质为特征，是最常见的原发性恶性骨肿瘤。

（1）临床与病理：骨肉瘤多见于青少年，11～20 岁约占 50%；男性多见，多见于股骨下端、胫骨上端和肱骨上端；以干骺端为好发部位。主要临床表现是局部进行性疼痛、肿胀和功能障碍；局部皮温常较高并可有浅静脉怒张；病变进展迅速，早期即可发生远处转移，预后较差。长骨干骺端的骨肉瘤大多开始在骨髓腔内生长，产生骨破坏和增生；病变向骨干一侧发展而侵蚀、破坏骨皮质，侵入骨膜下则出现平行、层状骨膜增生和骨化，肿瘤可侵及和破坏骨膜新生骨；当侵入周围软组织时，则形成肿块；有时肿瘤还可侵及骨端并破坏关节软骨侵入关节。

（2）影像学表现

1）X射线：①骨质破坏，可为溶骨性、成骨性或混合性，边缘多不清。②骨膜反应，可呈葱皮样、平行状，且可被再破坏而形成Codman三角（也称骨膜三角）。③肿瘤骨，为云絮状、针状和斑块状致密影。④软组织肿块，为边界不清楚的软组织密度影，其内也可见肿瘤骨；根据骨质破坏和骨质增生的多少，以X射线表现为基础，骨肉瘤大致可分为成骨型、溶骨型和混合型，以后者多见（图99-40）。

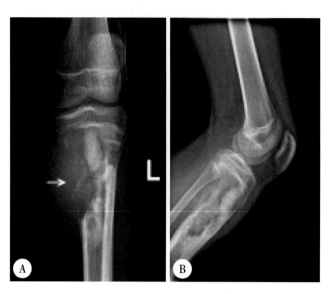

A、B.膝关节正侧位片，胫骨上端溶骨性骨质破坏，边界不清，
破坏区见斑片状骨化、钙化影，可见Codman三角，胫前软组织增厚。

图99-40　骨肉瘤（平片）

2）CT：平扫显示骨质破坏、肿瘤骨和软组织肿块较平片更清晰，能较好显示肿瘤与邻近结构的关系；还可显示肿瘤在髓腔内的侵犯，表现为含脂肪的低密度骨髓影被软组织密度的肿瘤所取代；增强扫描，肿瘤的实质部分（非骨化部分）可有较明显强化，使肿瘤与周围组织的区分变得较为清楚。

3）MRI：平扫大多数骨肉瘤骨质破坏和骨膜增生在T_1WI上表现为不均匀低信号，T_2WI表现为不均匀高信号；瘤骨和瘤软骨钙化在T_2WI上显示最好；均表现为低信号影。MRI的重要价值在于清楚显示肿瘤与周围正常结构分界。

（3）诊断及鉴别诊断：影像学检查是骨肉瘤诊断的主要方法。其要点包括：多见于男性青少年，局限性骨质破坏、骨膜反应、瘤骨形成和软组织肿块。骨肉瘤应注意与化脓性骨髓炎鉴别，骨肉瘤一般无急性发病，病变相对比较局限，不但有骨膜增生，且常见数量不等的瘤骨，还可穿破骨皮质形成软组织肿块，均不同于化脓性骨髓炎。

2.骨髓瘤　骨髓瘤（myeloma）为起源于骨髓网织细胞的恶性肿瘤，由于其高分化的瘤细胞类似浆细胞，又称为浆细胞瘤。本病有单发和多发之分，多发者占绝大多数。单发者少见，其中约1/3可转变为多发性骨髓瘤。晚期可广泛转移，但很少出现肺转移。少数可原发于髓外组织，如硬脑膜、垂体、甲状腺、胸腺、皮肤、纵隔等。

（1）临床与病理：临床表现：本病约占骨恶性肿瘤的6%，老幼均可发病，40岁以上多见，男女之比约2：1。好发于富含红骨髓的部位，如颅骨、脊椎、肋骨、骨盆、胸骨、股骨和肱骨近端等。临床表现复杂，骨骼系统表现为全身性骨骼疼痛、软组织肿块及病理性骨折；病理：本病起于红骨髓，在髓腔内呈弥漫性浸润，也可为局限性。初期为髓腔内蔓延，骨外形正常，后期可破坏骨皮质，侵入软组织。瘤细胞可分为浆细胞型和网状细胞型，有时两型混杂存在。

（2）影像学表现

1）X射线：①广泛性骨质疏松；②多发性骨质破坏；③软组织肿块（图99-41）。

2）CT：较X射线平片能更早期显示骨质细微破坏和骨质疏松。典型表现为松质骨内呈弥漫性分布、边缘清楚的溶骨性破坏区,无明显骨膜反应,常见软组织肿块。

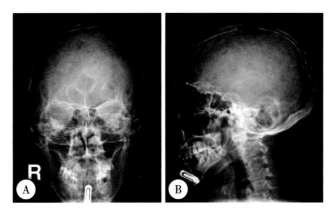

头颅正(A)侧(B)位片,颅骨多发穿凿样骨质破坏。

图99-41　多发性骨髓瘤(平片)

3)MRI:X射线平片及CT对骨破坏出现之前的改变不能显示,MRI对检出病变、确定范围非常敏感。骨破坏或骨髓浸润区在T_1WI上呈边界清楚的低信号,多位于中轴骨及四肢骨近端。病变弥漫时,为多发、散在点状低信号,分布于高信号骨髓背景内,呈特征性的"椒盐状"改变;T_2WI上呈高信号;STIR序列由于脂肪信号被抑制,病灶高信号较T_2WI更明显。

(3)诊断及鉴别诊断

1)骨质疏松:X射线平片及CT示骨皮质完整,无骨小梁缺损区,无短期内进行性加重趋势,颅骨无异常改变。

2)骨转移瘤:转移瘤灶大小不一,边缘模糊,多不伴有骨质疏松。

(三)转移性骨肿瘤

转移性骨肿瘤(metastatic tumor of bone)是恶性骨肿瘤中最常见者,主要是经血流从远处原发肿瘤,如癌、肉瘤等转移而来。

1.临床与病理　转移性骨肿瘤常发生在中年以后。原发肿瘤多为乳腺癌、肺癌、甲状腺癌、前列腺癌、肾癌、鼻咽癌等。骨转移常多发;多见于中轴骨,其次为髂骨、颅骨和肱骨等。主要临床表现为进行性骨痛、病理性骨折。

2.影像学表现

(1)X射线:①溶骨型转移瘤,发生在长骨者,表现为骨松质中多发或单发小的虫蚀状骨质破坏区;病变发展,破坏区融合扩大,骨皮质也被破坏;一般无骨膜增生;常并发病理性骨折;发生在脊椎者,可见椎体破坏,椎体可变扁,但椎间隙多保持正常;椎弓根多受侵。②成骨型转移瘤,呈斑片状或结节状高密度影;骨皮质多完整;多发生在腰椎与骨盆,常多发,发生在椎体时椎体往往不压缩、变扁。③混合型转移:溶骨与成骨表现混合存在,密度不均。

(2)CT:①溶骨型转移,表现为松质骨或(和)皮质骨的低密度缺损区,边缘较清楚多无骨硬化,常伴有软组织肿块;②成骨型转移,为松质骨内斑点状、片状、棉团状或结节状边缘模糊的高密度灶,一般无软组织肿块,少有骨膜反应;③混合型转移,溶骨与成骨表现混合存在,密度不均(图99-42)。

(3)MRI:对发现肿瘤组织及其周围水肿非常敏感,因此能检出X射线平片、CT甚至核素骨显像不易发现的转移灶,并能发现尚未引起明显骨质破坏的骨转移瘤,且能明确转移瘤的数目、大小、分布和邻近组织是否受累。

平扫显示如下:①大多数骨转移瘤在T_1WI上呈低信号,在高信号的含骨髓脂肪正常骨组织的衬托下显示非常清楚;在T_2WI上呈不同程度的高信号,脂肪抑制序列可以清楚显示;②成骨型转移瘤则在T_1WI和T_2WI上大多均呈低信号,脂肪抑制序列呈低或高信号。另外,全身DWI检查还可在发现骨转移瘤后协助寻找原发灶,也可以明确其他骨、器官或组织的转移灶。

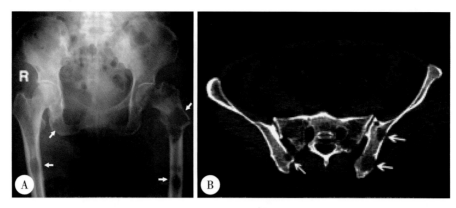

A. 骨盆正位片；B. CT 平扫横断位。平片示骨盆、双侧股骨多发、大小不一、斑片状溶骨性骨质破坏，边界不清，左侧股骨上段骨皮质不连续。CT 片示双侧髂骨、骶骨多发斑片状溶骨性骨质破坏，边界不清。

图 99-42　骨盆、双侧股骨多发转移瘤伴左侧股骨病理性骨折（平片、CT）

3. 诊断及鉴别诊断　转移性骨肿瘤特点为高龄发病，常多发，并以中轴骨受累多见，侵犯长骨时少见骨膜增生及软组织肿块。对怀疑骨转移瘤者，可行全身 DWI 或 PECT 检查，以寻找原发灶及其他转移灶。

六、软组织肿瘤影像学表现

软组织肿瘤种类繁多，根据肿瘤组织的分化和生物学行为的不同，分为良性和恶性两大类，较常见的有脂肪瘤、血管瘤、脂肪肉瘤。

（一）脂肪瘤

脂肪瘤（lipoma）由分化成熟的脂肪组织构成，是最常见的软组织良性肿瘤。

1. 临床与病理　软组织脂肪瘤以 30～50 岁多见，女性多见；多位于皮下组织，以身体的近心端，如躯干、颈部和肢体近端多见。脂肪瘤常为单发，生长缓慢，质地柔软，常无明显临床症状。病理上，脂肪瘤包膜完整，呈圆形或分叶状，肿瘤巨大时可出现脂肪坏死、液化、囊变和钙化。

2. 影像学表现

（1）X 射线：在周围中等密度组织的衬托下，脂肪瘤表现为圆形或类圆形脂肪样低密度区，边界清晰。

（2）CT：①平扫，表现为软组织内的圆形或类圆形、边界清楚的脂肪样低密度区，CT 值通常在 −100～−40 Hu 左右；内部可有分隔；瘤内偶有不规则钙化。②增强扫描，病变无强化（图 99-43）。

（3）MRI：①平扫，表现为圆形或类圆形、边界清楚的短 T_1、中长 T_2 异常信号区，脂肪抑制序列，病变转变为低信号；瘤内可有纤维分隔，厚度常小于 2 mm，在 T_1WI 和 T_2WI 上均呈略低信号。②增强扫描，肿瘤本身无强化，瘤内分隔可轻度强化。

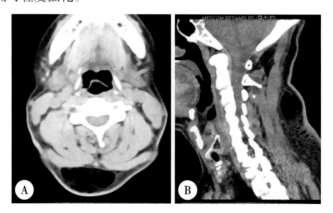

A、B. CT 平扫轴位、矢状位重建，后颈部皮下椭圆形脂肪样低密度影，内见纤维分隔。

图 99-43　颈部脂肪瘤

3. 诊断及鉴别诊断　脂肪瘤在 CT 和 MRI 上具有典型的脂肪组织密度和信号特征,诊断不难。主要应与脂肪组织的其他病变鉴别:①分化良好的脂肪肉瘤,瘤内可含有部分脂肪组织,呈团、条片状或无定形脂肪密度和信号,但瘤内还含有软组织密度和信号区;②畸胎瘤(teratoma),由 3 个胚层组织构成,除脂肪外,还含有其他组织成分,如钙化、骨骼、牙齿和液体成分等。

(二)血管瘤

　　血管瘤(hemangioma)是常见的软组织良性肿之一,生长缓慢。

　　1. 临床与病理　病理上,按照血管腔的大小和血管类型分为毛细血管型、海绵型、静脉型和混合型。

　　(1)毛细血管瘤:呈紫红色的隆起性包块,边界清楚,无包膜;主要发生于 1 岁内;好发于头面部皮肤和皮下组织,尤以口唇及眼睑部为多见。

　　(2)海绵状血管瘤:多在 10 cm 以下,质地柔软,有假包膜,切面呈腔隙状,由囊性扩张管腔、薄壁的较大血管构成,内有大量淤滞的血流;可发生于任何年龄,多为单发,位于表浅部位者呈凹凸不平的蓝色隆起,位于深部者呈颜色较淡的弥漫性肿块。

　　(3)肌间血管瘤:是深部软组织中最常见的一种血管瘤,各型均可发生,好发于青少年下肢肌肉。

　　2. 影像学表现　毛细血管瘤常见于皮肤和皮下,外观有特征性,一般不需影像学检查。

　　(1)X 射线和 CT:海绵状血管瘤常有钙化,约 50% 为静脉石,X 射线平片和 CT 平扫上呈特征性"纽扣样"高密度影,CT 动态增强检查,病变有逐渐强化的特点,延迟期病变的密度更均匀。

　　(2)MRI:①平扫检查,典型海绵状血管瘤因含有粗细不等的血管且其内充满淤滞的血流在 T_1WI 上呈等或稍高信号,T_2WI 上呈明显高信号,"纽扣样"钙化在各序列上均呈低信号;此外,海绵状血管瘤常含有不同比例的脂肪、纤维、黏液、平滑肌、钙化或骨质等成分,其病变信号通常不均匀。②动态增强检查,同 CT 动态增强检查所见(图 99-44)。

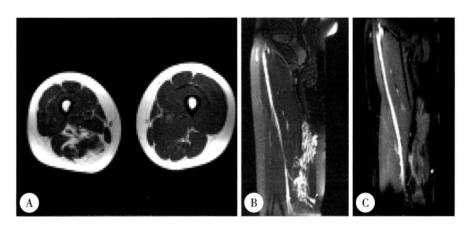

A. MRI 平扫 T_1WI 轴位;B. MRI 平扫 fs T_2WI 矢状位;C. MRI 增强矢状位。右大腿内后侧肌间不规则片状 T_1 等信号影,T_2 高信号影,增强扫描病灶明显强化。

图 99-44　右大腿肌间血管瘤(MRI)

　　3. 诊断及鉴别诊断　本病典型影像表现是平片及平扫 CT 上可见到"纽扣状"静脉石,以及 CT 和 MR 动态增强检查有逐渐强化的特点,诊断并不困难。

(三)脂肪肉瘤

　　脂肪肉瘤(liposarcoma)为起源于原始间叶组织的恶性软组织肿瘤,属于常见的软组织肉瘤之一,占软组织肉瘤的 10%~18%。

　　1. 临床与病理　脂肪肉瘤多见于 40~60 岁,男性多于女性;多发生于股部、腹膜后、肩胛区等的深部软组织区,皮下脂肪层少见,与脂肪瘤分布相反;可有肺及其他内脏转移。临床表现为深部无痛性肿块,边界不清。组织学上,可分为高分化、去分化、黏液样、圆细胞、多形性和混合型脂肪肉瘤等多种亚型,其中以黏液样脂肪肉瘤最常见。

2.影像学表现

（1）X射线：平片上，病灶较大者表现为局限性软组织肿块影，边界不清，分化较好的病灶内可见脂肪性低密度影。

（2）CT：病变密度较低、不均匀，常低于肌肉。①分化较好者，病灶内含有成熟及不成熟脂肪成分，常伴有条片状软组织密度影，增强扫描有轻度强化；②分化不良者，呈水样至软组织密度肿块，瘤内常无脂肪组织，形态不规则，边界多不清，增强扫描可见强化。

（3）MRI：①分化较好者，瘤内含有脂肪成分，在 T_1WI 和 T_2WI 上均为高信号；此外还可含有长 T_1 长、T_2 信号灶。②分化不良者，瘤内少有脂肪成分，表现为 T_1WI 中低混杂信号，T_2WI 中高混杂信号，边界常较模糊；增强扫描肿瘤常有显著强化；部分肿瘤可发生钙化、出血和坏死（图99-45）。

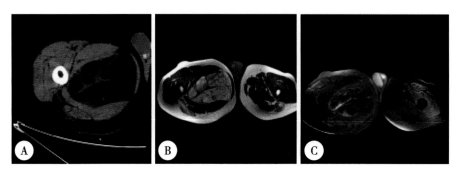

A.CT平扫轴位，右大腿股骨内侧见含脂肪样密度肿块，内有不规则条状软组织密度影；B、C.MRI平扫轴位 T_1WI、STIR，肿块 T_1WI 呈高信号，内有不规则条状低信号，STIR 序列，肿块内脂肪信号明显降低。

图99-45　右大腿肌间脂肪肉瘤（MRI）

3.诊断及鉴别诊断　脂肪肉瘤的影像检查主要依靠 CT 和 MRI，表现典型者能确定诊断，但有时定性诊断也较难：分化好的脂肪肉瘤常难与脂肪瘤鉴别，脂肪瘤一般位于皮下，以脂肪成分为主，分隔较细，增强扫描无强化，对鉴别有一定帮助；分化不良的脂肪肉瘤由于少有脂肪组织，难与恶性纤维组织细胞瘤、纤维肉瘤、原始神经外胚层肿瘤等鉴别。

（文　利　杨　柳　刘　云　吕明昊）

参考文献

1　徐克，龚启勇，韩萍.医学影像学[M].8版.北京：人民卫生出版社，2018：271-305.

2　韩萍，于春水.医学影像诊断学[M].4版.北京：人民卫生出版社，2017：538-622.

3　徐文坚.中华影像医学：骨肌系统卷[M].3版.北京：人民卫生出版社，2019：641-652.

4　孟悛非，徐文坚.中华临床医学影像学：骨关节与软组织分册[M].北京：北京大学医学出版社，2015：245-290.

5　MANASTER A，PETERSILGE R.影像专家鉴别诊断：骨关节肌肉分册[M].程晓光，译.北京：人民卫生出版社，2016：44-47.

第100章

呼吸系统影像学检查与诊断及其临床应用

第一节 呼吸系统正常影像学表现

一、X射线表现

（一）胸廓

正常胸部X射线影像是胸腔内、外各种组织、器官包括胸壁软组织、骨骼、心脏大血管、肺、胸膜和膈肌等相互重叠的综合投影（图100-1）。

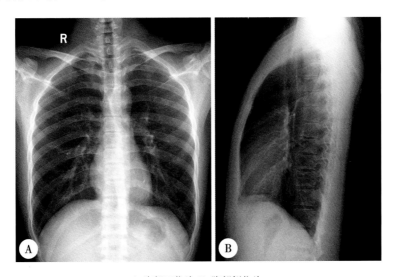

A.胸部正位片；B.胸部侧位片。

图100-1 正常胸部X射线片

1.胸壁软组织　正位胸片上可显示胸锁乳突肌、胸大肌、乳房与乳头。

2.骨性胸廓　骨性胸廓由胸椎、肋骨、胸骨、锁骨和肩胛骨组成。

3.胸膜 分为脏层胸膜和壁层胸膜,脏层胸膜包裹肺并构成叶间裂,壁层胸膜位于胸壁及纵隔内表面。两层胸膜之间为潜在的胸膜腔。

（二）肺

1.肺野 正常充气的两肺在胸片上表现为均匀一致较为透明的区域称肺野。

2.肺门 肺门影主要由肺动脉、肺叶动脉、肺段动脉、伴行支气管及肺静脉构成。

3.肺纹理 在正常充气的肺野,可见自肺门向外呈放射分布的树枝状影,称为肺纹理。

4.肺叶和肺段 肺叶由叶间胸膜分隔而成。右肺包括上、中、下 3 个肺叶,左肺包括上、下 2 个肺叶。

5.气管、支气管 气管在第 5～6 胸椎平面分为左、右主支气管。

（三）纵隔与横膈

1.纵隔 纵隔位于胸骨之后,胸椎之前,介于两肺之间,上为胸廓入口,下为横膈;两侧为纵隔胸膜和肺门。

2.横膈 横膈是向上膨隆的薄的横纹肌,封闭胸廓下口,成为胸腔的底和腹腔的顶。周围是肌肉,中心为腱膜,称中心腱。左右横幅均呈圆顶状,呈内高外低,前高后低。

二、CT 表 现

胸部组织复杂,有含气的肺、脂肪、肌肉及骨组织等;其 CT 值的范围广,所以在观察胸部 CT 时,至少需采用肺窗与纵隔窗,分别观察肺野与纵隔。

胸部 CT 图像上,两肺野内含气而呈极低密度影。在其衬托下,可见由中心向外围走行的由粗渐细的肺血管分支,上下走行或斜行的血管则表现为圆形或椭圆形的断面影。肺叶及肺段支气管与相应肺动脉的相对位置、伴行关系及管径的大小较为恒定。CT 对双侧肺门结构显示要优于平片,尤其是增强 CT 扫描。

胸部 CT 横断图像能清楚显示前、中、后纵隔的结构,前纵隔位胸骨后方,心脏大血管之前,主要为胸腺组织。中纵隔包括气管与主支气管、心脏、大血管及其分支、淋巴结等。后纵隔为食管前缘之后,胸椎前及椎旁沟的范围。后纵隔内有食管、降主动脉,奇静脉等结构。纵隔各组淋巴结在 CT 上均表现为圆形或椭圆形软组织影,正常时其短径小于 10 mm。

三、MRI 表 现

心脏大血管的流空效应及脂肪组织所特有的信号强度,使 MRI 在显示纵隔结构和病变方面具有明显的优势（图 100-2）。气管与主支气管腔内为气体,因而无 MRI 信号。血管腔内因血流所产生流空效应而表现为无信号区,因此血管腔内的低信号与周围脂肪的高信号形成鲜明对比。胸段食管多能显示,尤其上段和下段由于其周围结构简单而易于观察,中段因与左心房紧贴而难以分辨。胸腺表现为均质的信号影。纵隔内的淋巴结较易显示,T_1WI 和 T_2WI 上均表现为中等信号的小圆形或椭圆形结构。

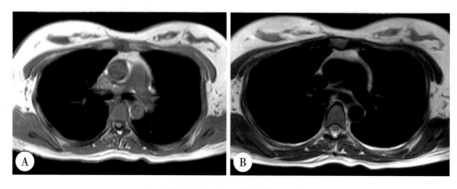

A. 横轴位 T_1WI；B. 横轴位 T_2WI。

图 100-2 正常胸部 MRI

肺门区肺动静脉在自旋回波序列均呈管状的无信号影,而肺门部的支气管也呈管状无信号影。

目前 MRI 在肺实质的成像尚不理想,整个肺实质的影像基本呈无信号的黑色。

胸膜不易在 MRI 上显示。在 MRI 上横膈四周的肌腱部分及膈顶的大部呈较低信号影。冠状面及矢状面能较好显示横膈的厚度和形态。

第二节　呼吸系统基本病变影像学表现

一、支气管基本病变影像学表现

(一)支气管阻塞

支气管阻塞(bronchial obstruction)由支气管腔内阻塞或外在性压迫所致,包括阻塞性肺气肿、阻塞性肺炎和阻塞性肺不张;支气管不完全性阻塞时产生阻塞性肺气肿,支气管完全阻塞时产生阻塞性肺不张。

1.阻塞性肺气肿　肺气肿(emphysema)是指终末细支气管以远的含气腔隙过度充气、异常扩大;可分为局限性肺气肿和弥漫性肺气肿。

(1)X 射线检查:胸片上局限性阻塞性肺气肿表现为肺部局限性透明度增加;弥漫性阻塞性肺气肿表现为两肺野透明度普遍性增加。

(2)CT 检查:局限性阻塞性肺气肿表现为断层图像上肺局限性透明度增加,肺纹理稀疏;弥漫性阻塞性肺气肿表现为两肺纹理普遍稀疏、变细、变直。

2.阻塞性肺不张　阻塞性肺不张(obstructive atelectasis)为支气管腔内完全阻塞、腔外压迫或肺内瘢痕组织收缩引起。

(1)X 射线检查:一侧性肺不张,患侧肺野均匀致密,肋间隙变窄,纵隔向患侧移位,横膈升高,健侧有代偿性肺气肿表现;肺叶不张,不张肺叶缩小,密度均匀增高,纵隔及肺门可不同程度向患部移位;邻近肺叶可出现代偿性肺气肿。

(2)CT 检查:一侧性肺不张,不张侧肺缩小,呈均匀软组织密度影,增强扫描可见明显强化;肺叶不张,表现为不张的肺组织呈三角形或窄带状软组织密度影,边缘清楚。

二、肺基本病变影像学表现

(一)肺实变

肺实变(pulmonary consolidation)指终末细支气以远的含气腔隙内的空气被病理性液体、细胞或组织所替代。

1.X 射线检查　实变范围可大可小,多数连续的肺泡发生实变,则形成单一的片状致密影,多处不连续的实变,隔以含气的肺组织,则形成多灶性致密影。在实变区中可见含气的支气管分支影,称为支气管气象或空气支气管征。

2.CT　以渗出为主的急性实变在肺窗上表现为均匀高密度影,纵隔窗上则呈软组织密度影,大的病灶内常可见空气支气管征;病灶密度均匀,边缘多不清楚。

(二)空洞与空腔

空洞为肺内病变组织发生坏死并经引流支气管排出后所形成。空腔与空洞不同,是肺内生理腔隙的病理性扩大,肺大疱、含气囊肿及肺气囊等都属于空腔;构成空腔的壁薄而均匀;合并感染时,腔内可见液平面,空腔周围亦可见实变影。

(三)结节与肿块

一般认为肺内结节直径≤3 cm,>3 cm 则为肿块。良性病灶形态多规则,恶性病灶多呈分叶状;单发良性结节多见于结核球、错构瘤和炎性病变,恶性者多见于周围型肺癌,少数为肉瘤和单发的转移瘤。多发病灶多见于转移瘤,良性病灶多数边缘光滑、清楚,肺癌边缘多可见毛刺。结核球和错构瘤内可有钙化。

(四)网状、细线状及条索状影

肺部的网状、细线状及条索状影是间质性病变的表现,肺间质病变是指以侵犯肺间质为主的病变。常见的肺间质病变有慢性支气管炎、特发性肺纤维化、癌性淋巴管炎、尘肺及结缔组织病等。

(五)钙化

钙化在病理上属于变质性病变,一般发生在退行性变或坏死组织内,多见于肺或淋巴结干酪性结核病灶的愈合阶段。某些肺内肿瘤组织内或囊肿壁也可见发生钙化。

三、胸膜基本病变影像学表现

(一)气胸及液气胸

气胸(pneumothorax)是指脏层或壁层胸膜破裂,空气进入胸膜腔内。气胸可同时伴有胸腔出血及渗出,胸膜腔内液体及气体同时存在则为液气胸。

(二)胸腔积液

多种疾病可累及胸膜产生胸腔积液(pleural effusion)。病因不同,可为感染性、肿瘤性、变态反应性等;积液性质可以是血性、乳糜性、脓性的;可以是渗出液,也可以是漏出液。

胸腔积液根据其流动性又分为游离性胸腔积液和局限性胸腔积液,后者又依据积液局限的位置分为叶间积液和肺底积液。

(三)胸膜增厚、粘连及钙化

胸膜炎性纤维素性渗出、肉芽组织增生、外伤出血机化均可引起胸膜肥厚、粘连及钙化。轻度局限性胸膜肥厚粘连多发生在肋膈角区,胸膜钙化多见于结核性胸膜炎、出血机化和尘肺。

X 射线胸片上局限胸膜肥厚粘连常表现为肋膈角变浅、变平。广泛胸膜肥厚、粘连时,可见患侧胸廓塌陷,肋膈角变窄,肺野密度增高,横膈升高且顶部变平,纵隔可向患侧移位;胸膜钙化时边缘可见高密度影;CT 表现为沿胸壁的带状软组织密度,厚度不均匀,表面不光滑。胸膜肥厚达 2 cm 以上时需警惕恶性病变。

(四)胸膜肿块

胸膜肿块主要见于胸膜原发或转移性肿瘤,原发者多为胸膜间皮瘤。胸膜肿瘤可分为局限性或弥漫性,弥漫性均为恶性;可伴或不伴胸腔积液,肿块合并胸水多为恶性;此外胸膜肿块也可见机化性脓胸及石棉肺形成的胸膜斑块等。

CT 检查表现为广基底胸壁相连的软组织密度肿块,有时可见肿块周边与胸膜相延续形成胸膜尾征。弥漫性胸膜肿瘤多呈普遍性胸膜增厚,内缘凹凸不平,呈波浪状。

第三节　呼吸系统常见疾病影像学表现

一、气管及支气管病变影像学表现

（一）支气管扩张

支气管扩张（bronchiectasis）是指支气管内径的异常增宽，多为后天性。多发生于左肺下叶、左肺舌叶及右肺下叶。

1. 临床与病理　根据病因分先天性和后天性，多数为后天性。根据扩张形态分为柱状型支气管扩张、曲张型支气管扩张、囊状型支气管扩张。临床上，患者常出现咳嗽、咳脓痰和咯血等症状。

2. 影像学表现

（1）X 射线：常规胸片可表现正常，有时可在病变部位显示肺纹理增多和（或）环状透亮影。

（2）CT：扩张而含气的支气管可表现为粗细不规则的管状透明影，如扩张的支气管内为黏液所充盈时，表现与血管伴行而粗于血管的柱状或结节高密度影，呈指状征。曲张状支气管扩张表现为支气管管径呈粗细不均的囊状改变，呈串珠状。囊状支气管扩张表现为支气管远端呈囊状膨大，成簇的囊状扩张，形成葡萄串状影。合并感染时囊内可出现气液平面及囊壁增厚，为特征性征象，周围呈斑片状模糊影（图 100-3）。

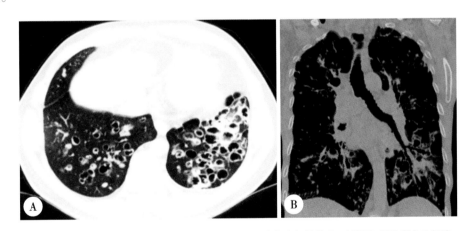

A. CT 横断位肺窗；B. 冠状位重建。两肺下叶见囊状支气管扩张，壁增厚，部分囊内见气液平影。

图 100-3　支气管扩张

3. 诊断及鉴别诊断　胸部平片有时可提示支气管扩张，进一步确诊及明确扩张的类型、范围和程度则应行 CT 检查。囊状型支气管扩张须与多发含气肺囊肿和肺气囊鉴别。

（二）慢性支气管炎

慢性支气管炎（chronic bronchitis）是指支气管黏膜及其周围组织的慢性非特异性炎症，为一种多病因的呼吸道常见病，多见于老年人。

1. 临床与病理　病变常经上呼吸道累及小叶支气管，并以小叶为中心向邻近扩散，在小叶支气管和肺泡内产生炎性渗出物。临床表现以发热为主，可有咳嗽、咳黏液泡沫样痰或胸痛、呼吸困难和发绀。

2. 影像学表现

（1）X 射线：早期无异常。当病变发展到一定阶段，可表现为肺纹理增多、紊乱、扭曲及变形；由于支气管增厚，当其走行与 X 射线垂直时，可表现为平行的线状致密影，形如双轨，故称为"轨道征"（图 100-4）。

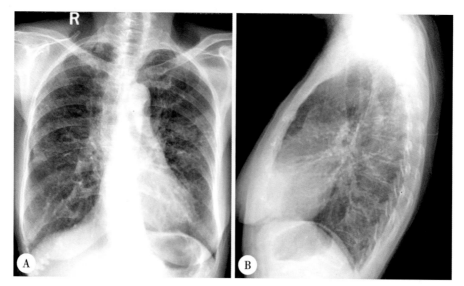

A、B.胸部正侧位片。两肺容量增大,透光度增加,膈肌低平,肋间隙增宽,胸廓前后径增大。

图100-4　慢性支气管炎

(2)CT:显示支气管壁增厚,管腔可不同程度狭窄或扩张。弥漫性肺气肿表现为肺野透亮度增加,肺组织密度低而不均匀,小血管影稀疏、细小,胸膜下区常可见肺大疱影,气管呈刀鞘状改变。合并肺实质性炎症时,表现为两肺多发斑片状阴影。肺组织的纤维化可表现为条索状或网状影,其内可伴有小点状影,可呈弥漫性网状影。

3.诊断及鉴别诊断　慢性支气管炎有明显的临床症状,影像学表现又有一定的特征,常可做出诊断。对于病变迁延或反复发作者,CT检查可明确有无并发的支气管扩张。

二、肺部病变影像学表现

(一)肺部炎症

1.大叶性肺炎　大叶性肺炎(lobar pneumonia)为细菌引起的急性肺部炎症,主要致病菌为肺炎链球菌。

(1)临床与病理:多见于青壮年,起病急,以突然高热、胸痛、咳铁锈色痰为临床特征。可出现叩诊浊音,语颤增强,呼吸音减低和肺部啰音等。实验室检查白细胞总数及中性粒细胞明显增高。病理上分为四期:充血期、红色肝样变期、灰色肝样变期、消散期。

(2)影像学表现

1)X射线:基本X射线表现为不同形状及范围的渗出与实变。①充血期,可无异常发现,或仅显示肺纹理增多,肺透明度降低;②实变期,表现为不同形状及范围的渗出与实变,可为大片状均匀的致密阴影,可见空气支气管征;③消散期,表现为实变影的密度降低,呈散在的、大小不一和分布不规则的斑片状影,进一步吸收仅见条索状阴影或病灶完全消失(图100-5A)。

2)CT:基本征象主要是实变的病变呈大叶性或肺段性分布,病变中可见"空气支气管征",病变边缘被胸膜所局限且平直,实变的肺叶体积通常与正常时相等(图100-5B)。

(3)诊断及鉴别诊断:大叶性肺炎临床症状比较典型,实变期的影像学表现亦较具有特征性。X射线胸片上上叶大叶性肺炎应与干酪性肺炎等鉴别,下叶大叶性肺炎应与胸膜炎鉴别。

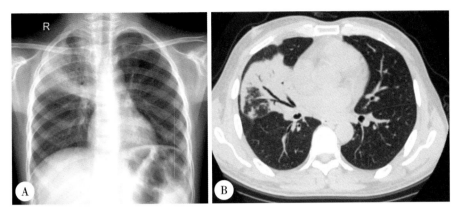

A. 胸部正位片;B. CT 横断位肺窗。胸片示右肺上叶大叶性肺炎,水平裂显示清晰;CT 显示
病灶更清晰,右肺实变内可见"空气支气管征"。

图 100-5 大叶性肺炎

2. 支气管肺炎 支气管肺炎(bronchopneumonia),又称小叶性肺炎。病原体可为细菌性、病毒性,以细菌性比较常见。多见于婴幼儿、老年人及极度衰弱的患者。

(1)临床与病理:临床表现较重,多有高热、咳嗽、咳泡沫样黏痰或脓痰,并伴有呼吸困难、发绀及胸痛等。胸部听诊有中、小水泡音。

(2)影像学表现:病变多位于双肺中下野的内中带,沿肺纹理分布。病灶呈弥漫散在斑片影,典型者呈腺泡样形态,边缘较模糊,或呈分散的小片状实变影,边缘较淡且模糊不清,病变可融合成片状或大片状。病灶液化坏死可形成空洞。支气管炎性阻塞时,可见肺不张呈致密影,相邻肺野有代偿性肺气肿表现。CT 易于显示病灶中的小空洞(图 100-6)。

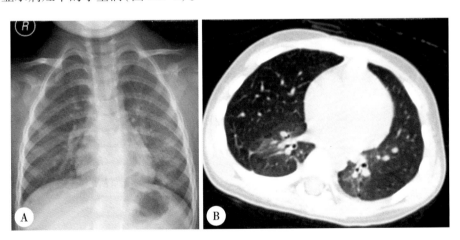

A. 胸部正位片;B. CT 横断位肺窗。胸片示两肺野中内带沿肺纹理分布的斑片状模糊影。
CT 显示病灶更加明显。

图 100-6 支气管肺炎

(3)诊断及鉴别诊断:支气管肺炎好发于两中下肺的内、中带,病灶沿支气管分布,呈多发散在小斑片状影,常合并阻塞性小叶性肺气肿或小叶肺不张。结合临床多见于婴幼儿及年老体弱者,有相应的临床症状体征,多可做出诊断。

3. 支原体肺炎 支原体肺炎(mycoplasmal pneumonia)是由支原体引起的以间质改变为主的肺炎。

(1)临床与病理:多数患者症状较轻,有疲乏感,或有低热、咳嗽,有时咳少量白色黏液痰。部分患者体温可达 38 ℃以上,也有胸痛、咳嗽。

(2)影像学表现:病变多见于下叶,早期主要是肺间质性炎症改变,表现为肺纹理增多及网状影。肺泡内渗出较多时,则出现斑点状模糊影。病变多数呈节段性分布,少数为小斑片状影或大叶性实变。较典型的表现为自肺门附近向肺野外围伸展的大片扇形影,其外缘逐渐变淡而消失。实变病灶密度多较淡,病灶中多可见肺纹理影。CT可较清晰地显示其内走行的肺纹理(图100-7)。

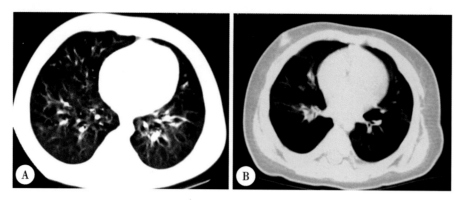

A、B.CT横断位肺窗。双肺散在分布斑片状密度增高模糊影,边缘模糊不清。

图100-7　支原体肺炎

(3)诊断及鉴别诊断:根据支原体肺炎影像学所见,结合临床症状较轻、肺部体征较少、白细胞计数不高和支原体抗体阳性等表现,诊断多不难。有时须与细菌性肺炎、过敏性肺炎、病毒性肺炎及渗出浸润为主的继发性肺结核等鉴别。

4.间质性肺炎　间质性肺炎(interstitial pneumonia)是肺间质的炎症,病因有感染性与非感染性之分。感染性间质性肺炎可由细菌或病毒感染所致,以病毒感染所致者较多见。

(1)临床与病理:除原发的急性传染病症状外,常同时出现气急、发绀、咳嗽、鼻翼扇动等。发生在婴幼儿时,呼吸急促等缺氧症状比较显著。

(2)影像学表现:病变分布较广泛,好发于两肺门区附近及双下肺。累及支气管、血管周围的间质时,呈纤细条纹状密度增高影。累及终末细支气管以下的肺间质时,呈短条状,相互交织成网状的密度增高影。高分辨率CT可见小叶间隔及叶间胸膜增厚(图100-8)。

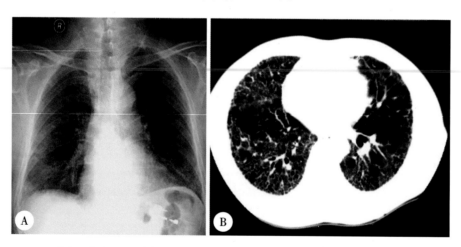

A.胸部正位片;B.CT横断位肺窗。两肺纹理增多紊乱,交织成小网格状,其内见斑片状模糊影。

图100-8　间质性肺炎

(3)诊断及鉴别诊断:间质性肺炎病因很多,影像学表现可相似,应注意鉴别。粟粒状影须与血行播散型肺结核相鉴别。

5.肺脓肿　肺脓肿(lung abscess)是多种化脓性细菌所引起的肺部坏死性疾病。早期肺实质呈化脓性肺炎,继之发生液化坏死形成脓肿,分为急性肺脓肿与慢性肺脓肿。

(1)临床与病理:急性肺脓肿发病急剧,有高热、寒战、咳嗽、胸痛等症状。慢性肺脓肿以咳嗽、脓痰或脓血痰、胸痛、消瘦为主要表现。

（2）影像学表现：急性化脓性炎症呈较大片状的致密影，多累及一个肺段或两个肺段的相邻部分，其内可见空气支气管征。坏死物排除后形成空洞，空洞中可见液平面。可伴有邻近胸膜增厚或少量胸腔积液，也可因脓肿破入胸腔而引起局限性脓胸或脓气胸。慢性肺脓肿周围可有较广泛纤维条索影和胸膜增厚（图 100-9）。

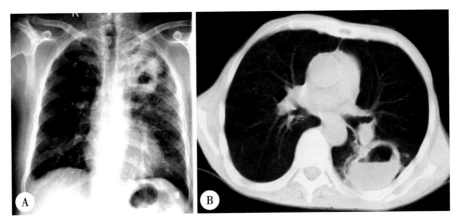

A. 胸部正位平片；B. CT 横断位肺窗。胸片示左上肺团片状密度增高影，部分边缘模糊，其内见气液平影。CT 为另一患者，示左下肺团块状高密度影，病灶内见液化坏死及气液平影。

图 100-9　肺脓肿

（3）诊断及鉴别诊断：肺脓肿形成空洞之前，须与大叶性肺炎进行鉴别。大叶性肺炎按肺叶分布，肺脓肿则可跨叶分布。肺结核：结核性空洞病程较长，一般为薄壁空洞，大多无气液平，病灶周围可见播散灶。肺癌：肺癌性空洞一般为偏心性，壁较厚且厚薄不均，内壁不规则或凹凸不平，液平少见。

（二）肺结核

肺结核（pulmonary tuberculosis）是由结核分枝杆菌在肺内所引起的一种常见的慢性传染性疾病。可表现为低热、盗汗、乏力、食欲减退和明显消瘦等。2017 年我国实施新的结核病分类标准，肺结核分为原发型肺结核，血行播散型肺结核，继发性肺结核，气管、支气管结核，结核性胸膜炎 5 型。

1. 原发型肺结核　机体初次感染结核分枝杆菌所引起的肺结核病称为原发型肺结核。原发型肺结核最常见于儿童。

（1）原发综合征

1）临床与病理：肺部原发灶、局部淋巴管炎和所属淋巴结炎三者合称为原发综合征（primary complex）。原发病灶可融合或扩大，甚至可累及整个肺叶。

2）影像学表现：原发病灶表现为云絮状或类圆形密度增高影。多见于上叶的下部或下叶上部靠近胸膜处。肺门或纵隔肿大淋巴结表现为突出于正常组织轮廓的结节影。典型的原发综合征显示原发病灶、淋巴管炎与肿大的肺门淋巴结连接在一起，形成哑铃状。CT 能敏感发现原发病灶邻近的胸膜改变。

（2）胸内淋巴结结核

1）临床与病理：当原发病灶完全吸收时，纵隔和（或）肺门淋巴结肿大则成为原发型肺结核的重要表现，称此为胸内淋巴结结核，分为炎症型及结节型。

2）影像学表现：炎症型表现为从肺门向外扩展的高密度影，略呈结节状，其边缘模糊，与周围肺组织分界不清。数个相邻淋巴结均增大可呈分叶状或波浪状边缘。结节型表现为肺门区突出的圆形或卵圆形边界清楚的高密度影，以右侧肺门较为多见（图 100-10）。

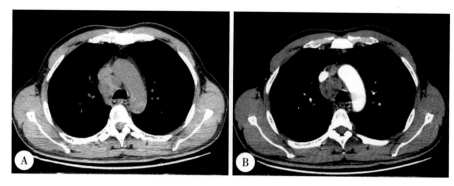

A. CT 横断位纵隔窗；B. CT 增强纵隔窗。右上纵隔软组织密度结节影，增强后软组织影边缘环形强化。

图 100-10 胸内淋巴结结核

2. 血行播散型肺结核 血行播散型肺结核(hematogenous disseminated pulmonary tuberculosis)为结核分枝杆菌进入血液循环所致。分为急性血行播散型肺结核、亚急性或慢性血行播散型肺结核。

(1)急性血行播散型肺结核

1)临床与病理：急性血行播散型肺结核 (acute miliary pulmonary tuberculosis)是由于大量结核分枝杆菌一次或短时间内数次侵入血液循环所引起，多见于儿童及原发型肺结核阶段。

2)影像学表现：发病初期仅见肺纹理增多，约在 2 周才出现典型粟粒样结节。呈广泛均匀分布于两肺的粟粒大小的结节状密度增高影。特点为病灶分布均匀、大小均匀和密度均匀，即所谓三均匀，其直径 1～2 mm，境界较清楚(图 100-11)。

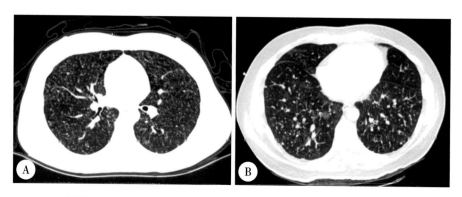

CT 横断位肺窗。急性血行播散型肺结核，表现为两肺见分布、大小、密度均匀的粟粒样结节影(A)；慢性血行播散型肺结核，表现为两肺见大小、密度、分布不均的粟粒及小结节影(B)。

图 100-11 血行播散型肺结核

(2)亚急性或慢性血行播散型肺结核

1)临床与病理：亚急性或慢性血行播散型肺结核 (chronic hematogenous disseminated pulmonary tuberculosis)是由于较少量的结核分枝杆菌在较长时间内多次侵入血液循环所致。

2)影像学表现：病灶大小不一，直径从粟粒样至 1 cm 左右。密度不一，渗出增殖性病灶密度较高，钙化灶密度更高，边缘锐利。分布不一，硬结钙化病灶大都位于肺尖和锁骨下，新的渗出增殖病灶大都位于下方。

3. 继发性肺结核

(1)临床与病理：继发性肺结核 (secondary pulmonary tuberculosis)是肺结核中最常见的类型，大多见于成人，多为已静止的原发病灶的重新活动，多在肺尖、锁骨下区及下叶背段。

(2)影像学表现：①渗出浸润为主型：病灶大多呈斑片状或云絮状，边缘模糊，密度不甚均匀，可有空洞形成。增殖性病灶密度较高，边缘清楚，病灶内或周围不规则钙化灶。浸润性病变常与纤维化并存，可伴有邻近的支气管扩张。②干酪为主型(包括结核球和干酪性肺炎):结核球呈圆形或椭圆形,好发于上叶尖后段与下叶背段,多数为单发,周边或中央常可见钙化,病灶中心有时可见小空洞表现。结核球邻近肺野散在增殖性或纤维性病灶,称为卫星病灶。干酪性肺炎表现为肺段或肺叶实变,轮廓较模糊,与大叶性肺炎相似,以上叶多见。③空洞为主型:以纤维厚壁空洞、广泛的纤维性变及支气管播散病灶组成病变的主体。锁骨上下区见不规则的慢性纤维空洞,空洞病灶周围有较多的条索状致密影、钙化。在同侧和(或)对侧多可见斑点状的支气管播散病灶。广泛的纤维收缩常使同侧肺门上提,可合并支气管扩张。可引起同侧胸廓塌陷,纵隔被牵拉向患侧移位(图100-12)。

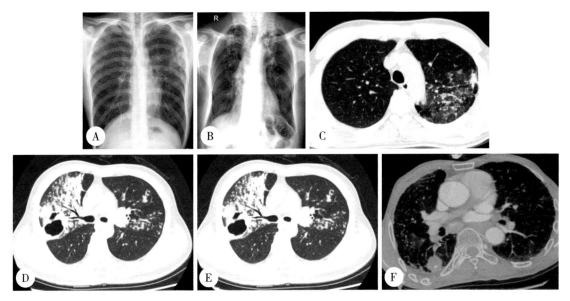

A、B.胸部正位片;C、D.CT横断位肺窗;E、F.CT横断位纵隔窗。左上肺斑片状密度增高影,密度欠均,边缘模糊(A)。双上肺条索状、结节状、斑片状密度增高影,邻近胸膜增厚粘连,双肺门上抬(B)。左上肺斑片状密度增高模糊影,密度不均(C)。右上肺片状实变,其内可见空洞影(D)。双上肺斑片状、条索状、结节状密度增高影,邻近胸膜增厚粘连(E)。右肺下叶背段团状影,其内点状钙化(F)。

图100-12　继发性肺结核

4.气管、支气管结核

(1)临床与病理:支气管结核又称支气管内膜结核,是指发生在气管、支气管黏膜和黏膜下层的结核病,气管、支气管结核是肺结核中的一种特殊类型。随着内镜技术的不断进步及广泛应用,临床上发现气管、支气管结核的患者越来越多,特别是年轻女性患者。10%~20%的活动性肺结核伴有支气管内膜结核。

(2)影像学表现:气管、支气管结核主要表现为气管或支气管壁不规则增厚、管腔狭窄或阻塞,狭窄支气管远端肺组织可出现继发性不张或实变、支气管扩张及其他部位支气管播散病灶等。

5.结核性胸膜炎　结核性胸膜炎(tuberculous pleurisy)分为干性胸膜炎和渗出性胸膜炎。干性胸膜炎为胸膜的早期炎症反应,通常无明显的影像表现;渗出性胸膜炎主要表现为胸腔积液,且胸腔积液可表现为少量或中大量的游离积液,或存在于胸腔任何部位的局限积液,吸收缓慢者常合并胸膜增厚粘连,也可演变为胸膜结核瘤及脓胸等。

诊断及鉴别诊断:肺结核的影像学表现呈多样性,结合病史、影像学表现特点及实验室检查结果,一般不难做出诊断。

(三)肺肿瘤

肺肿瘤可发生在肺内及支气管,包括肺原发肿瘤与肺转移瘤。肺原发肿瘤中常见为肺癌(lung cancer)。肺癌是指原发于支气管的上皮、腺上皮或肺泡上皮的恶性肿瘤,也是肺内最常见的恶性肿瘤。

1.临床与病理　早期多无症状,中晚期可有咯血、刺激性咳嗽和胸痛等临床症状,间断性痰中带有少量鲜血是肺癌的重要临床表现。根据肺癌的发生部位,分为中央型、周围型和弥漫型。中央型肺癌以鳞癌多见;周围型肺癌可见于多种组织学类型,以腺癌多见;弥漫型肺癌是指肿瘤在肺内弥漫性分布。

2.影像学表现

(1)中央型肺癌

1)直接征象:①癌灶小时胸片可无任何异常所见,或有肺门轻度增大或结构模糊;②肿瘤进展增大后显示病侧肺门不规则高密度肿块影;③当肿瘤局限于支气管内,或仅有支气管管壁轻度增厚及管外小结节时,薄层 CT 可见支气管管壁增厚及腔内、外结节,引起支气管狭窄甚至截断;④当病变进展时可见肺门肿块。

2)间接征象:①阻塞性肺气肿可为最早的间接征象;②阻塞性肺炎为局限性斑片状影或肺段、肺叶实变影;③支气管完全阻塞时发生肺不张,右上叶不张时,可形成反置的或横置的 S 状,称为"反 S 征"或"横 S 征";④阻塞性支气管扩张表现为带状或条状致密影,当相邻的支气管扩张呈手套状表现时,称为手套征;⑤增强扫描可见肺不张内的肿块轮廓,且可显示肺不张内有条或结节状低密度影,为支气管内潴留有黏液,因不强化而呈低密度,即黏液支气管征。

3)转移征象:中央型肺癌转移到邻近的肺门淋巴结引起肺门影增大。纵隔淋巴结转移引起纵隔影增宽。其他转移表现为肺内结节,胸腔积液,肋骨破坏及心包积液等(图 100-13)。

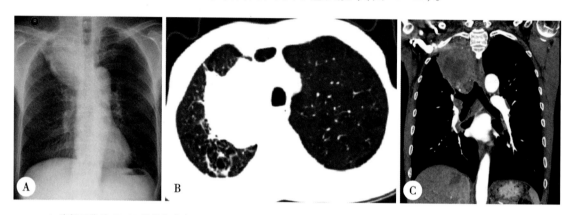

A.胸部正位片;B.CT 横断位肺窗;C.CT 增强冠状位重建纵隔窗。胸片示右肺上叶肺不张与肺门肿块的下缘相连,呈"反 S 征"。CT 示右上肺团片状高密度影、周围可见斑片条索影。增强后肿块不均匀强化、中心片状低密度无强化区,右肺上叶支气管阻塞。

图 100-13 右上肺中央型肺癌

(2)周围型肺癌:肺内结节或肿块。密度较均匀,可形成空洞,多为厚壁,且厚薄不均,内壁不规则。边缘毛糙,可见分叶及毛刺,常具有胸膜凹陷征。

1)早期周围型肺癌:可表现为磨玻璃结节(ground glass nodules,GGN)或实性结节,根据 GGN 成分比例的不同分为均匀性 GGN 和混杂性 GGN,后者恶性概率更高。常在 CT 筛查或其他目的行 CT 检查时偶然发现。

2)中晚期周围型肺癌:常在肺内形成较大的肿块,分叶征较常见。空洞多不规则,钙化多为斑片状或结节状。

增强后的 CT 值比平扫增加 15~80 Hu,呈均匀或不均匀强化,动态增强的时间-密度曲线呈逐渐上升的形态(图 100-14)。

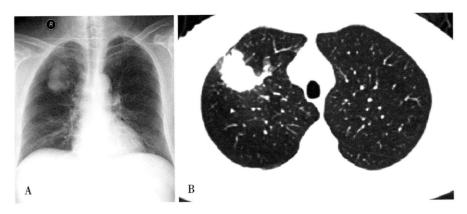

A. 胸部正位片；B、C. CT 横断位肺窗。胸片示右肺上叶肿块，形态不规则，可见分叶及毛刺。CT 示右肺上叶结节状密度增高影，可见分叶、毛刺及胸膜凹陷征。

图 100-14　周围型肺癌

（3）弥漫型肺癌：两肺多发弥漫性结节、斑片状影或多发肺叶、段的实变影，可伴有纵隔、肺门淋巴结增大。肺叶、段的实变在 CT 上可见空气支气管征，支气管不规则狭窄、扭曲、僵硬感，细小分支消失截断。增强时在肺叶及肺段实变中出现血管强化影，称为血管造影征（图 100-15）。

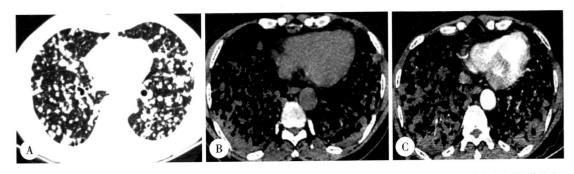

A. CT 平扫肺窗；B. CT 平扫纵隔窗；C. CT 增强纵隔窗。两肺弥漫结节、斑片状影，双下肺可见小片状实变影；增强后轻度不均匀强化，双下肺实变影中可见血管造影征。

图 100-15　弥漫型肺癌

3. 诊断及鉴别诊断　中央型肺癌须与支气管内膜结核和支气管腺瘤鉴别。前者支气管壁增厚伴内缘不规则而外缘较光滑，一般不形成管壁肿块，而支气管腺瘤表面光滑，邻近支气管壁无受侵和增厚。确诊需经支气管镜活检。

周围型肺癌须与炎性假瘤、结核球及肺错构瘤鉴别。炎性假瘤一般边缘光滑，无或偶有分叶；结核球边缘清楚，内部可以环状或斑片状钙化，周围常伴"卫星灶"；肺错构瘤边缘光滑锐利，无毛刺，可有分叶，若出现"爆米花"样钙化或脂肪成分，则可明确诊断。

（四）肺转移瘤

肺是转移瘤的好发脏器。原发恶性肿瘤向肺内转移的途径有血行转移、淋巴道转移和肿瘤直接侵犯。

1. 临床与病理　患者初期可无任何症状，后期可表现为咳嗽、呼吸困难、胸闷、咯血和胸痛等。多数肺转移瘤患者先有原发肿瘤的临床症状及体征，也有些患者缺乏原发肿瘤的临床表现。

2. 影像学表现

（1）血行转移：两肺多发大小不等的结节及肿块影，以两肺中下肺野常见，病变边缘清楚。少数为单发的结节和肿块，有的表现为多发空洞影。结节伴发出血时出现晕轮征，即有略高密度影环绕结节，病变边缘模糊，成骨肉瘤的肺转移可有钙化。

（2）淋巴道转移：沿淋巴管分布的结节，网状及多发细小结节影。CT 显示支气管血管束增粗，常并有结节,小叶间隔呈串珠状改变或不规则增粗,小叶中心有结节灶,并有胸膜下结节。常合并胸腔积液,约半数患者有纵隔及肺门淋巴结肿大(图100-16)。

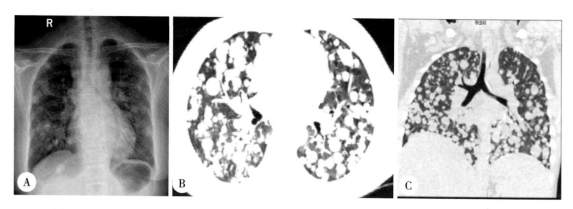

A.胸部正位片;B.CT横断位肺窗;C.CT冠状位重建。双肺多发结节,大小不一,多为球形,边缘清楚光滑,病灶以双肺中下野多见。

图100-16　肺转移瘤

3.诊断及鉴别诊断　结合原发肿瘤病史,肺内多发转移瘤容易诊断。如为肺内单发转移瘤,且原发肿瘤又不明确时,则诊断有一定困难,应结合病史,必要时行肺部肿块穿刺活检以明确诊断。

三、胸膜病变影像学表现

胸膜疾病是指起源于胸膜或累及胸膜的疾病,分为原发性与继发性,主要包括胸膜的炎症、损伤、肿瘤、尘肺及结缔组织病等引起的胸膜病变。常见临床表现有发热、咳嗽、胸部不适、胸闷、胸痛等。

(一)化脓性胸膜炎

化脓性胸膜炎常简称为脓胸,多数由邻近脏器感染直接蔓延,少数由远处感染灶经血液循环而累及胸膜。

1.临床与病理　急性期可有高热、气急、胸痛等症状,慢性期中毒症状减轻,主要表现慢性消耗性疾病症状。化脓性胸膜炎可分为结核性和非结核性。前者主要是由干酪性病变或结核空洞破溃到胸膜腔引起,或是结核性病变经淋巴结侵及胸膜腔所致;后者可为肺脓肿、大叶性肺炎等累及胸膜。胸膜腔受累后可引起胸腔积脓,最终导致胸膜增厚、粘连和钙化,可继发胸廓塌陷。

2.影像学表现

(1)X射线:①急性期,主要表现为胸腔游离积液或包裹性积液,部分患者并发支气管胸膜瘘,可见有气-液平面;②慢性期,主要表现为胸膜增厚、粘连,甚至钙化,患病侧肋间隙变窄,胸廓塌陷,纵隔移向患侧,横膈上升。

(2)CT:①CT平扫,可见胸腔积液的密度较一般渗出性胸腔积液的密度稍高,邻近的肺实质受压移位;脓胸的壁厚而较均匀,内壁较光滑;②增强检查,可见局限增厚的脏壁两层胸膜即脓腔壁有明显强化(图100-17)。

3.诊断及鉴别诊断　脓胸主要表现为胸腔积液,但易形成包裹及胸膜肥厚,结合典型临床表现不难诊断。脓胸主要需要与周围肺脓肿鉴别,肺脓肿急性期边缘不清楚,常伴有肺内渗出性病变;脓肿壁可厚薄不均。

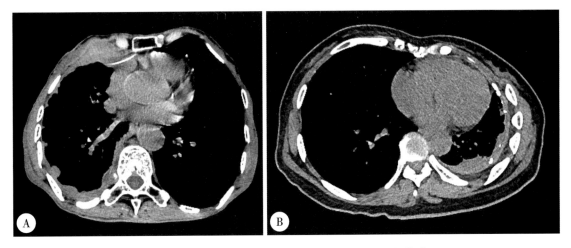

CT 横断位。右侧胸膜局限性增厚粘连（A），左右侧胸膜广泛增厚钙化（B）。

图 100-17　慢性胸膜炎

（二）胸膜肿瘤

胸膜肿瘤分为原发性和继发性，原发性胸膜肿瘤类型较多，主要有纤维性肿瘤、间皮瘤等，继发性主要为转移性肿瘤。

1. 原发性胸膜肿瘤　原发性胸膜肿瘤以局限性纤维性肿瘤与胸膜间皮瘤常见。

（1）临床与病理：局限性胸膜纤维性肿瘤可无临床症状；弥漫性胸膜间皮瘤可表现为胸痛且多为剧烈疼痛、呼吸困难、咳嗽，部分病例可出现肺性肥大性骨关节炎。

局限性纤维性肿瘤起源于胸膜纤维细胞，多为良性，但约 1/3 为恶性；弥漫性胸膜间皮瘤均为恶性。胸膜肿瘤发病原因不明，部分弥漫性胸膜间皮瘤与接触石棉有关。病变可起源于脏或壁层胸膜，以前者多见。

（2）影像学表现

1）X 射线：胸片有时仅见胸腔积液，局限性者病变较大时可显示突入肺野的结节或肿块，瘤底一般较宽平，贴附于胸内壁。

2）CT：①平扫检查，局限性胸膜纤维肿瘤可见于胸膜的任何部位，多见于肋胸膜、常呈类圆形，密度均匀，偶可见钙化及出血坏死，边缘光滑锐利，与胸膜可呈锐角或钝角相交，少数带蒂；②增强检查，多呈均匀一致强化。弥漫性胸膜间皮瘤表现为胸膜较广泛的结节状或不规则增厚，以胸膜腔下部受累多见，且多累及纵隔胸膜和叶间胸膜，常伴胸腔积液，部分病例可见纵隔淋巴结增大、椎体或肋骨破坏征象（图 100-18）。

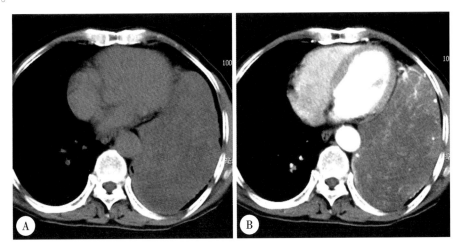

A. CT 平扫横断位；B. CT 增强横断位。CT 平扫示左侧胸腔软组织肿块影，CT 增强示肿块不均匀强化，其内可见供血动脉。

图 100-18　胸膜孤立性纤维瘤

（3）诊断及鉴别诊断：局限性胸膜纤维性肿瘤呈边缘光整的结节影，常偶然发现，动态观察变化不明显。临床上无症状，多不难诊断。弥漫性胸膜间皮瘤多表现为胸膜较为广泛、不规则结节状、明显增厚，伴胸腔积液，结合临床症状重，进展快，常可诊断，但需要与转移瘤鉴别。

2. **胸膜转移瘤**　胸膜转移瘤胸是其他部位肿瘤沿血行或淋巴途径达胸膜所致。全身很多部位的肿瘤均可转移到胸膜，常见于肺癌、乳腺癌和胃肠道肿瘤等。

（1）临床与病理：临床主要表现为持续性胸痛，且进行性加重，多伴胸腔积液而感到胸闷及进行性呼吸困难。主要病理变化为胸膜散在多发转移性结节，且多伴有血性胸腔积液，积液发展快。

（2）CT：①平扫检查，可仅见大量胸腔积液而无明显结节性病灶，部分病例可见胸膜散在的结节形成，或胸膜不规则结节状增厚，同时可见纵隔内淋巴结肿大；②增强检查，可见胸膜结节明显强化。

（3）诊断及鉴别诊断：胸膜转移瘤多见于肺癌等肺部恶性病变，一般同时可见肺部瘤灶征象，诊断不难。必要时还可依据胸腔积液细胞学检查或胸膜活检而确定，本病须与弥漫性胸膜间皮瘤鉴别。

（邹利光　陈　佳　王　兵　谢明汛）

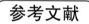

参考文献

1　韩萍,于春水.医学影像诊断学［M］.4 版.北京:人民卫生出版社,2017:177-241.
2　徐克,龚启勇,韩萍.医学影像学［M］.8 版.北京:人民卫生出版社,2018:98-139.
3　FUSCO R,GRANATA V,GRAZZINI G,et al. Radiomics in medical imaging:pitfalls and challenges in clinical management［J］. Jpn J Radiol,2022,40(9):919-929.
4　PFEIFFER D,PFEIFFER F,RUMMENY E. Advanced X-ray imaging technology［J］. Recent Results Cancer Res,2020,216:3-30.

第101章

循环系统影像学检查与诊断及其临床应用

第一节 循环系统正常影像学表现

一、X射线表现

X射线平片心脏、大血管的正常投影。

1. 后前位 心脏右缘上方儿童为上腔静脉、成人为升主动脉,右心房构成心脏大血管右缘的下1/2;左缘上方向外突起的部分为主动脉弓;其下方为肺动脉段,此处向内凹入,故称心腰;左下心缘向外下方延伸处称为尖。

2. 侧位 胸片的正前方为胸骨侧位相。心影的前下缘为右心室;向上向后为右室流出道与肺动脉主干,然后与主动脉重叠,并被掩盖。心后缘上方为左心房,下方为左心室。心脏大小:测量心胸横径比率是确定心脏大小最简单的方法。即心影最大横径与通过右膈顶与两侧肋骨内缘间的连线长度之比。正常成人心胸横径比率≤0.50(轻度增大0.51~0.55,中度增大0.56~0.60,重度增大≥0.61)(图101-1)。

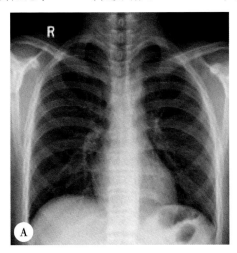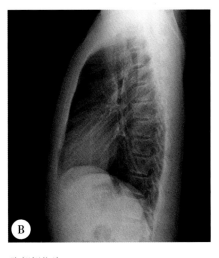

A. 胸部后前位片;B. 胸部侧位片。

图101-1 正常胸部X射线片

二、CT 表 现

（一）心脏

1. 主动脉弓层面　在主动脉弓层面可见主动脉弓呈自右前向左后斜行。

2. 主-肺动脉窗层面　在主-肺动脉窗层面上界为主动脉下缘,下界为左肺动脉,前方为升主动脉,内后方为气管。

3. 左心房层面　在左心房层面可见左心房位于主动脉根部及右心耳后方,奇静脉、食管及降主动脉前方。此平面常同时显示冠状动脉主干及主要分支的近段。

4. 四腔心层面　在四腔心层面可见左、右心房和左、右心室。

5. 心脏长轴位及短轴位层面　长轴位及短轴位层面是心脏的特有成像体位。用于观察心脏大小、心肌厚度、瓣膜和乳头肌等(图 101-2)。

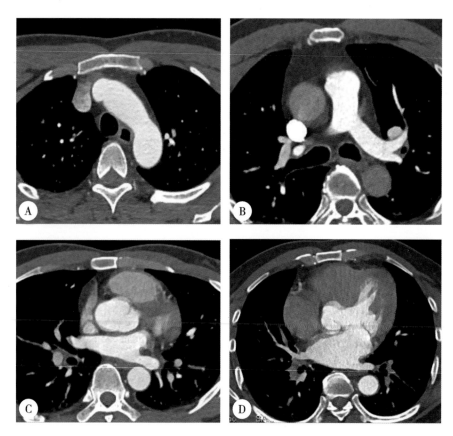

A. 主动脉弓层面;B. 主肺动脉窗层面;C. 左心房层面;D. 四腔心层面。

图 101-2　正常心脏计算机体层血管成像

（二）心包

通常显示的是壁层心包,正常厚度为 1～2 mm。CT 平扫时几乎均能显示心包。

三、MRI 表 现

（一）心脏

MRI 为多方位成像,可获得任意平面断层的图像,能清晰显示心脏、大血管的解剖结构。常用扫描体位及正常表现如下。

1. 横轴位　横轴位为最基本的心脏切层,呈不典型的四腔心断面,并为其他的心脏 MRI 检查体位提供定位图像。

2. 冠状位　冠状位可较好显示左心室腔及左心室流出道、主动脉窦和升主动脉的形态、走行,并能显示左心房、右心房后部的上腔静脉入口形态。

3. 矢状位　不同心型的心脏矢状切面心腔及心壁的形态结构变异较大,因此主要用于心脏 MRI 扫描的定位。

4. 长轴位　长轴位主要用于观察左心室长轴收缩期和舒张期的径线改变及二尖瓣功能。

5. 短轴位　短轴位主要用于心室功能的评估,计算射血分数等,亦是观察右心室流出道末端的最佳层面。

（二）心包

通常显示的是壁层心包,正常厚度为 1~2 mm。MRI 平扫时几乎均能显示心包。

（三）血管

磁共振血管成像是基于血管内血液的流动,其信号强弱取决于血液的流速及方向。近年来应用磁共振血管成像,除用于观察血管的形态、内径、走行等,还可用于测量血流速度和观察血流特征。磁共振血管成像(MRA)与传统血管造影相比,具有无创性、无辐射性、经济有效等优点。在周围血管疾病除了需介入治疗,MRA 已基本取代 DSA,成为可靠的常规检查方法。

第二节　循环系统基本病变影像学表现

一、心脏位置、形态和大小异常影像学表现

（一）位置异常

1. 整体位置异常　包括心脏移位和异位。①心脏移位,是由于胸肺疾患或畸形使心脏偏离其正常位置;②心脏异位,是指心脏位置异常,常与胸腹部脏器转位及心内畸形并存。

2. 房室相对位置异常　正常时解剖学右房居右,解剖学左房居左后方,如情况颠倒,为心房反位;同理,为心室反位。

3. 房室连接关系异常　解剖学右房与解剖学右室相连,解剖学左房与解剖学左室相连,即为对应房室连接。相反时,称为不对应的房室连接。

4. 心室大动脉连接异常　正常时主动脉与左心室、肺动脉与右心室相连接。主动脉和(或)肺动脉发育异常,可引起其与心室连接异常。

（二）形态和大小异常

1. 整体形态异常　心脏疾病中各房室大小的改变各异,使心脏失去正常形态。常可分为四型:二尖瓣型、主动脉瓣型、普大型和怪异型。

2. 内部结构异常　主要指房、室间隔和心脏各瓣膜结构的异常。

二、心脏运动和血流异常影像学表现

（一）运动异常

依据室壁运动的收缩幅度和协调状态分为运动增强、运动减弱、运动消失、矛盾运动。

（二）血流异常

1. **血流速度异常**　流速高于或低于正常范围。
2. **血流时相异常**　血流时相持续时间长于或短于正常，或者出现在正常情况下不应出现的时相。
3. **血流性质异常**　血流失去正常的层流状态而变为湍流状态。
4. **血流途径异常**　流经正常心脏中不存在的血流通道。

三、冠状动脉异常影像学表现

冠状动脉异常分为先天性冠状动脉发育变异和获得性冠状动脉病变：前者包括冠状动脉起源异常、走行异常和冠状动脉瘘等；后者主要为冠状动脉粥样硬化斑块引起的管壁钙化、管腔狭窄和闭塞，也可为管腔瘤样扩张。

四、心包病变影像学表现

1. **心包积液**　正常情况下，心包腔内有少量液体，如液体量超过 50 ml，即为心包积液。
2. **心包增厚**　指心包厚度在 4 mm 以上，重者合并不同程度的心室舒张功能受限。
3. **心包钙化**　表现为心包处线样或蛋壳样钙化，部分或全部包绕心脏。
4. **心包肿块**　良性肿瘤多局限、单发、边缘清晰、可见包膜、少有心包积液；恶性肿瘤则累及范围较大、可有多个突起、边界模糊、多明显强化并伴有与肿块体积不相称的心包积液。

五、肺门及肺血管异常影像学表现

（一）肺门异常

双侧肺门增大，见于肺充血或瘀血。

（二）肺动脉异常

1. **肺充血**　常见于左向右分流的先天性心脏病。主要表现为肺动脉分支呈比例地增粗且向外周伸展。长期肺充血，最终导致肺动脉高压。
2. **肺动脉高压**　常见于肺源性心病、先天性心脏病肺血流量增多型以及肺栓塞等。主要表现为肺动脉段突出，肺门区动脉大分支扩张而外周分支变细，两者间有突然分界，即肺门截断现象或残根样表现。
3. **肺少血**　肺少血由右心排血受阻引起。主要表现为肺野透光度增大，肺门动脉变细，肺内血管纹理稀疏、变细；重者可出现粗乱的网状纹理血管，系为来自体动脉的侧支循环。

（三）肺静脉高压

病因主要有左房压力增高、左室阻力增加、肺静脉阻力增加。主要表现有淤血、间质性肺水肿、肺泡性肺水肿。

（四）混合型肺循环高压

可兼有肺动脉和肺静脉高压两种征象。

第三节　循环系统常见疾病影像学表现

一、冠状动脉粥样硬化性心脏病影像学表现

冠状动脉粥样硬化性心脏病(简称冠心病),其定义是冠状动脉血管的任何一处发现由动脉粥样硬化病变导致的≥50%的管腔狭窄。

(一)临床与病理

冠状动脉粥样硬化的主要病理改变是冠状动脉壁脂质沉积、纤维组织增生和粥样斑块形成,由于斑块的增大融合或斑块发生溃疡继发的血栓形成,使管腔进一步狭窄甚至闭塞。冠心病的临床表现有心绞痛、心肌梗死、心力衰竭、猝死等。

(二)影像学表现

1.冠状动脉粥样斑块的 CT 征象　根据 CT 密度值将斑块划分为钙化斑块(CT 值>100 Hu)、非钙化斑块(CT 值<100 Hu)和混合斑块(既有钙化成分又有非钙化成分)。

2.CT 将冠状动脉狭窄　正常(狭窄 0)、轻度狭窄(<50%)、中度狭窄(50%~70%)、重度狭窄(70%~99%)、完全闭塞(100%),闭塞的血管 CT 表现为无造影剂充盈(图 101-3)。

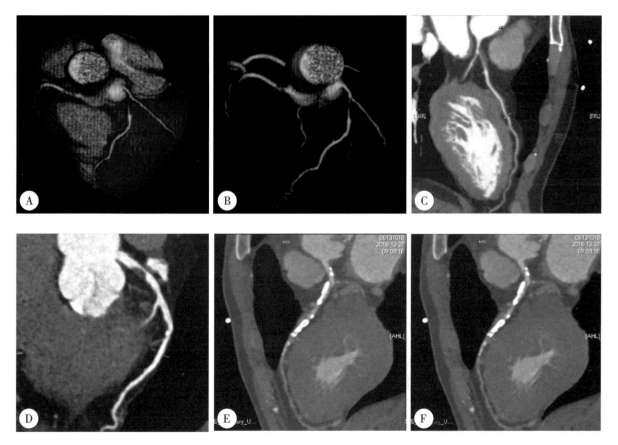

A、B.VR 图像;C~F.不同患者曲面重建。A~C 左冠前降支近段管腔节段性非钙化斑块形成伴管腔重度狭窄,狭窄程度约 90%;D.非钙化斑块;E、F.混合斑块。

图 101-3　冠状动脉粥样硬化性心脏病计算机体层血管成像表现

（三）诊断及鉴别诊断

经导管冠状动脉造影是诊断冠心病管腔狭窄的"金标准"，计算机体层血管成像（CTA）是冠心病的首选检查方法。冠心病的鉴别诊断主要是各种能累及冠状动脉的疾病。

二、风湿性心脏病影像学表现

风湿性心脏病分为急性风湿性心肌炎与慢性风湿性心脏病两个阶段，后者为急性期后遗留下来的心脏病变，在心脏瓣叶交界处发生粘连，瓣口缩小，加之腱索纤维化、短缩与腱索间的粘连，加重了瓣膜的狭窄。以二尖瓣狭窄最为常见，主动脉瓣次之，并常出现狭窄伴关闭不全。

（一）临床与病理

慢性风湿性心瓣膜病的基本病理改变为：瓣叶增厚、粘连，开放和关闭受限。血流动力学改变因受累瓣膜部位和受损程度而异，二尖瓣狭窄时，表现为以劳累后心悸为主，重者可有咯血、端坐呼吸、肝大、下肢水肿等右心衰竭与体征。心尖区有舒张期隆隆样杂音，关闭不全时症状与上述相似，后期可出现左心衰竭症状。

（二）影像学表现

1. X 射线

（1）后前位：两侧肺淤血，上肺静脉扩张，下肺静脉变细，血管模糊。左房增大导致右下心缘可出现双心房影。主动脉结因心搏量减少及心脏旋转而变小；肺动脉段隆起，肺动脉增粗，血管模糊；左心缘出现第三心弓（左心耳突出），左下心缘平直，心尖圆钝上翘。

（2）侧位：胸骨后心前下缘接触面增大，食管受左心房压迫而向后推移，单纯狭窄者食管前心后透亮三角区存在（图 101-4）。

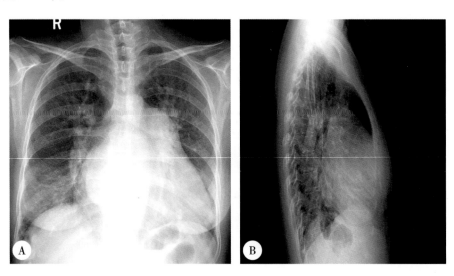

A.胸部正位片；B.胸部侧位片。双肺淤血，心脏明显增大，心右缘可见双心房影，左心缘见
肺动脉段突出，心前接触面增大。

图 101-4　风湿性心脏病二尖瓣狭窄

2. CT 和 MRI　多层螺旋 CT（multi-slice spiral computed tomography，MSCT）通过对容积数据进行多期相重建，即可多角度、动态观察瓣膜形态。MRI 以心长轴位像的四腔心切层显示最佳，SE 序列可见左心房增大，内有缓慢血流的高信号，左心室不大；肺动脉主干扩张，右心室壁肥厚，右心室腔亦见扩大。

（三）诊断及鉴别诊断

本症为后天性，影像表现为肺淤血，肺动脉段突出、左心房、右心室增大。应注意是否伴有关闭不全及多瓣膜病变，可结合心杂音和心脏超声进行鉴别。

三、原发性心肌病影像学表现

原发性心肌病指不明原因的心肌疾病,包括扩张型心肌病、肥厚型心肌病、限制型心肌病,以扩张型心肌病较常见,扩张型心肌病亦称充血型心肌病,以下简述扩张型心肌病。

(一)临床与病理

心脏常呈球形扩大,4 个心腔均扩大,以左心为著。心肌松弛无力,通常肌壁不厚,少数可出现心室壁增厚,但与心腔扩张不相称,附壁血栓机化可使心内膜增厚。心室收缩功能降低,心排血量降低,舒张期房室腔内血量增加和压力升高是扩张型心肌病的主要病理生理异常。

临床表现无特征性,常有心悸、气短、胸痛等症状,不能耐受运动和劳累。

(二)影像学表现

1. X 射线　多数有异常表现:①心影常呈普大型或主动脉型;②各房室均有增大,以左心室增大最显著;③半数有肺淤血,间质性肺水肿,提示左心功能不全。

2. CT　CT 表现为:①心脏舒张末期左、右室腔扩大,以左室扩大为著,伴有左右房扩大;②心室壁厚度多正常或偏厚,部分可变薄;③心肌收缩功能普遍减弱,心肌增厚率降低,射血分数降低。

3. MRI　扩张型心肌病时心肌信号为均匀一致中等强度,无特征性改变;其形态、功能异常同 CT 所见(图 101-5)。

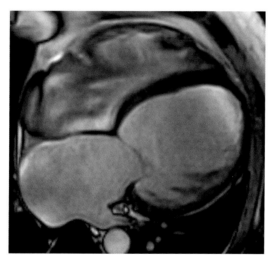

MRI 检查,各房室均有增大,以左房、左室增大为主。

图 101-5　扩张型心肌病

(三)诊断及鉴别诊断

本病的诊断原则是排除继发因素所致的心腔扩大或心肌肥厚。

四、先天性心脏病影像学表现

(一)房间隔缺损

房间隔缺损简称房缺,按缺损部位分为第一孔(原发孔)型、第二孔(继发孔)型及其他少见类型。

1. 临床与病理　房间隔缺损分为第一孔(原发孔)型和第二孔(继发孔)型缺损。正常情况下左房压力大于右房,有房间隔缺损时左房的血流可分流入右房,从而加重右心的负荷,导致右房扩大和右室的扩张肥厚,并最终出现肺动脉高压,随着肺动脉压力逐渐升高,右房压力亦升高,分流量减少,甚至发生分流方向的逆转。早期可无症状,逐渐因肺动脉高压而出现劳累后心悸、气短、乏力,并可有咳嗽、咯血,易患呼吸道感染,晚期因出现右向左分流,可出现发绀、晕厥等症状。体检胸骨左缘第2肋间可闻及收缩期柔和的吹风样杂音。

2.影像学表现

(1)X射线

1)后前位:心脏呈二尖瓣型,轻、中度增大,右心缘可见双心房影,主动脉结缩小,肺动脉段突出,左心耳突出,心尖圆钝上翘,双肺血(充血)增多。

2)侧位:心前缘与胸骨接触面增加,心后三角形透亮区存在(图101-6)。

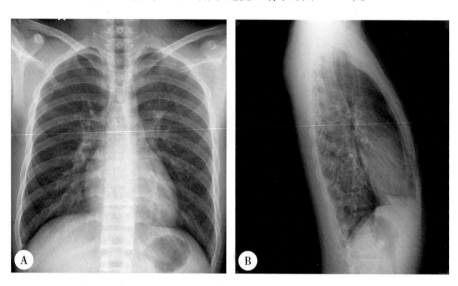

A.正位片双肺充血,右房右室增大,肺动脉段稍突出;B.侧位片左房、左室不大。

图101-6　先天性心脏病房间隔缺损X射线检查

(2)CT和MRI:增强MSCT可直接显示缺损的位置和大小。SE序列可直接显示房间隔不连续(图101-7)。

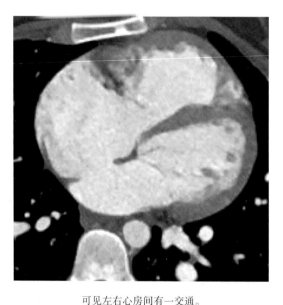

可见左右心房间有一交通。

图101-7　先天性心脏病房间隔缺损CT增强检查

3.诊断及鉴别诊断　影像表现为右心房室增大,肺血增多。小的房间隔缺损须与卵圆孔未闭鉴别。

(二)法洛四联症

法洛四联症是由先天性的室间隔缺损、主动脉骑跨、肺动脉狭窄及继发的右心室肥厚组成,在发绀型先天性心脏病中为首位,约占 50% 。

1. 临床与病理　法洛四联症的基本畸形包括:①肺动脉、肺动脉瓣或(和)瓣下右室流出道狭窄;②高位室间隔缺损;③主动脉脉骑跨;④右心室肥厚。临床上,由于主动脉接受含氧少的静脉血而出现发绀,肺动脉(右室流出道)狭窄程度的轻重决定了发绀的程度,右向左血液分流增加,可出现杵状指、趾,喜蹲踞或有晕厥史,发育迟缓。胸骨左缘 2 ~ 4 肋间可闻收缩期杂音,有细震颤,肺动脉第二心音减弱或消失。

2. 影像学表现

(1)X 射线:由于 25%~30% 的患者伴有右位主动脉弓,故右上纵隔处可见突出之主动脉结,这部分患者左上纵隔无主动脉结,心影呈靴型,肺动脉段(心腰)凹陷,右心室增大,心左下缘可见心尖圆钝上翘,肺动脉和肺血均细少(图 101-8)。

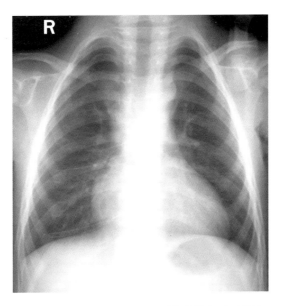

胸部平片:双肺纹细少,心脏轻度增大,主动脉弓
增宽心腰凹陷,右房右室增大。

图 101-8　法洛四联症

(2)CT 和 MRI:MSCT 可显示主动脉转位及心脏房室的大小及心内各种畸形。SE 序列横轴位可清晰显示右心室流出道狭窄,右心室壁明显增厚,甚至达到和超过左室壁的厚度,升主动脉扩张、前移,并骑跨于室间隔上;矢状位扫描常可显示增大前移的主动脉、狭小的肺动脉瓣环及增厚的瓣膜、漏斗部狭窄和室间隔缺损,部分可见第三心室形成(图 101-9)。

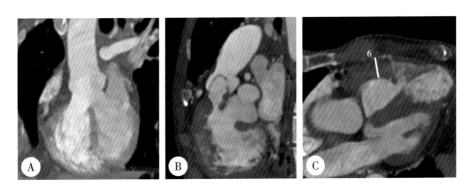

A. 增强冠状位,显示主动脉骑跨约 50% ;B. 增强矢状位,见右室流出道狭窄、肺动脉瓣狭窄
并增厚、第 3 心室形成;C. 增强横轴位,显示高位室间隔缺损。

图 101-9　法洛四联症 MRI 表现

3. 诊断及鉴别诊断　影像表现为肺血少，右心室增大、肥厚，室间隔缺损，肺动脉段多凹陷，1/4～1/3伴右位主动脉。注意与右室双出口、大动脉转位、单心室等鉴别。

五、心包疾病影像学表现

（一）心包积液

正常时心包腔有 15～30 ml 的淡黄色液体，起润滑作用。若心包腔内液体增加，超过 50 ml，即为心包积液。

1. 临床与病理　心包积液病理上可为浆液纤维蛋白性、化脓性、浆液血性、出血性和乳糜性等。临床症状与心包积液产生的速度有关：①少量或慢性积液时临床可无症状；②大量或急性者可压迫心脏出现填塞症状，临床上有发热、疲乏；③心前区疼痛和心脏压塞症状如面色苍白、发绀、上腹胀痛、端坐呼吸等。④体征有心界扩大、搏动减弱、心音遥远、心包摩擦音、颈静脉怒张、脉压低、奇脉、肝大和腹水等。

2. 影像学表现

（1）X 射线：少、中量积液 X 射线可为阴性。中、大量积液 X 射线表现为心影增大，呈"烧瓶形"。漏出液时一般呈水样密度，渗出液时密度略高于水。

（2）CT 和 MRI：心包厚度增加（>4 mm），密度随液体的性质而定，为心包积血，则 CT 值与血液接近。CT 和 MRI 一般把心包积液分为三度：Ⅰ度，少量积液，积液量<100 ml，心包脏壁层间距 5～15 mm；Ⅱ度，中量积液，积液量 100～500 ml，心包脏壁层间距 15～25 mm；Ⅲ度，大量积液，积液量>500 ml，心包脏壁层间距>25 mm（图 101-10）。

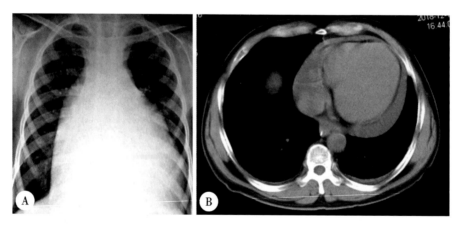

A. 胸部正位片，见心脏呈烧瓶样增大；B. CT 横轴位，见心包腔及左侧胸腔少量积液。

图 101-10　心包积液

3. 诊断及鉴别诊断　X 射线表现为心影增大，失去正常心形，大量积液心影可呈烧瓶状；CT 及 MRI 检查有助于心包积液的确诊和积液量的判断；CT 与 MRI 还可对积液的性质进行观察。

（二）缩窄性心包炎

缩窄性心包炎是由于心包慢性炎症所导致心包增厚、粘连、钙化；心包增厚可使心脏舒张、收缩受限，心功能减退，引起全身血液回流循环障碍的疾病。

1. 临床与病理　右心室受压，致颈静脉与上腔静脉扩张、肝大、腹水和水肿等；左心室受压，可引起肺循环淤滞，左心房增大，出现症状如心悸、气短、咳嗽等；当发生右心衰竭时可有颈静脉怒张、腹胀、肝大和腹水等。

2. 影像学表现　心脏为怪异型，典型表现是心包钙化，心包局部可变形。CT 可显示心包增厚，通常心包厚度>3 mm 提示异常（图 101-11）。

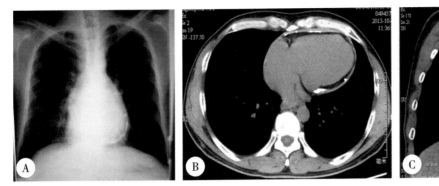
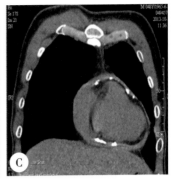

A. 胸部正位片；B、C. CT 平扫。平片可见心脏边沿有条状钙化；CT 见心包有环状钙化。

图 101-11　缩窄性心包炎

3. 诊断及鉴别诊断　影像表现为心包增厚、钙化。MRI 对本症与限制性心肌病的鉴别有价值。

六、肺动脉栓塞影像学表现

内源性或外源性栓子堵塞肺动脉或其分支引起肺循环障碍的临床和病理生理综合征。

1. 临床与病理　下肢深静脉血栓是公认的肺栓塞首位病因，肺栓塞的临床表现多样，常见症状有突发性呼吸困难、胸痛、咯血、不明原因的急性右心衰竭或休克、大部分患者合并有下肢深静脉血栓形成。表现为下肢肿胀、压痛。体征有肺动脉瓣区收缩期杂音，P2 音亢进，常伴有下肢肿胀、色素沉着和浅静脉曲张。

2. 影像学表现　肺血减少及肺动脉高压表现，肺梗死时，可见肺段楔状实变影，顶端指向肺门；CTA 见肺动脉内充盈缺损，远端血管变细，严重时，肺动脉完全阻塞（图 101-12）。

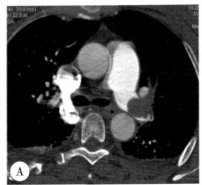
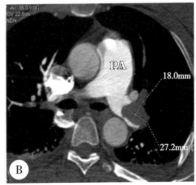
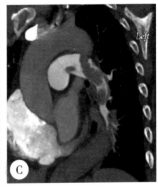

A、B. CT 增强轴位；C. MIP 矢状位。肺动脉干多处有充盈缺损。

图 101-12　肺动脉栓塞 CTA 表现

3. 诊断及鉴别诊断　CT 肺动脉造影可明确本病诊断。并发肺梗死时，须与肺炎、肺不张等鉴别。

七、主动脉夹层影像学表现

主动脉夹层（aortic dissection，AD）指各种病因导致主动脉内膜出现破口，血液由内膜破口进入主动脉壁中层，造成主动脉内膜与中层分离的一种病理状态。

1. 临床与病理　主动脉夹层的内膜和中层的撕裂多起于升主动脉；或发生在主动脉弓降部，左锁骨下动脉开口以远；夹层可累及主动脉主要分支，可累及主动脉瓣环，可破入心包、胸腔、纵隔和腹膜后等部位。主要症状是剧烈胸痛，多突然发生，呈撕裂样或刀割样，疼痛的范围与内膜撕裂的范围而不同。患者一般都有高血压病史。

2. 影像学表现 ①内膜破口表现为内膜连续性中断,破口可一个或多个;②内膜片是诊断的直接征象,将管腔分为真腔和假腔;③明确真假腔,真腔一般较小,可见内膜钙化内移,假腔一般较大,包绕真腔;④主要分支血管的受累情况;⑤夹层的分型:常用的有 DeBaKey 和 Stanford 分型(图 101-13)。

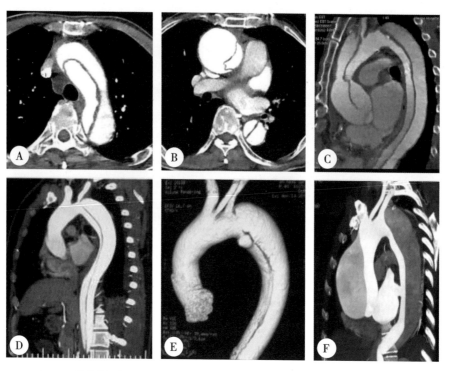

　　A、B. CT 增强横断位,显示内膜片及真假腔;C~F 显示破口部位、内膜片、真假腔和夹层累及范围。

图 101-13　主动脉夹层 CTA 表现

3. 诊断及鉴别诊断 CT 可显示主动脉夹层的各种征象。应与引起急性胸痛的相关疾病,如急性冠脉综合征、急性肺栓塞等鉴别。

八、下肢动脉粥样硬化影像学表现

下肢动脉粥样硬化导致的周围血管的狭窄和闭塞,常有糖尿病、高胆固醇血症等疾病相关。

1. 临床与病理 病因尚不完全明确,与糖尿病、吸烟、血脂异常和高血压等因素有关。可无症状,也可出现间歇性跛行,少数性有缺血性疼痛,极少数有溃疡和坏疽。

2. 影像学表现 CT 表现为平扫可见动脉壁的钙化,多层螺旋 CT 血管造影重组可见受累血管狭窄、闭塞,粥样硬化斑块形成并显示病变的范围和程度(图 101-14)。

3. 诊断及鉴别诊断 CT、MRI 和 DSA 均能直接显示周围血管病变,DSA 是诊断病变血管狭窄和闭塞的"金标准"。

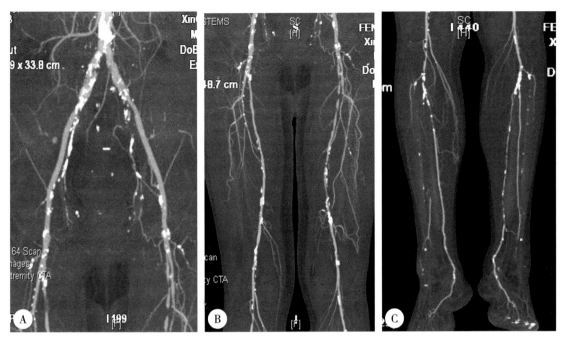

双下肢 CTA：A、B、C 可见双侧髂动脉、股动脉等下肢动脉血管多发钙化斑及不同程度狭窄。

图 101-14　双下肢动脉粥样硬化 CTA 表现

九、下肢深静脉血栓影像学表现

下肢深静脉血栓指血液在下肢深静脉系统内不正常的凝结，堵塞管腔，导致静脉回流障碍的一种疾病。

1. 临床与病理　下肢深静脉与同名动脉伴行，最后由股静脉汇入髂外静脉，深静脉血栓形成使下肢血液回流障碍，导致远端组织水肿和缺氧。急性期主要表现为疼痛、下肢肿胀、代偿性浅静脉曲张、全身反应。

2. 影像学表现　静脉造影是诊断深静脉血栓的金标准，可使静脉直接显影，准确判断有无血栓及血栓位置、范围和侧支循环建立的情况。

（戴书华　赵　刚　徐慧琳　吕明昊）

参考文献

1　韩萍,于春水.医学影像诊断学［M］.4 版.北京：人民卫生出版社,2017：256-307.
2　徐克,龚启勇,韩萍.医学影像学［M］.8 版.北京：人民卫生出版社,2018：140-157.
3　金征宇.中华影像医学：心血管系统卷［M］.北京：人民卫生出版社,2019：47-276,299-338,446-453.

消化系统影像学检查与诊断及其临床应用

第一节　胃肠道影像学检查

一、胃肠道正常影像学表现

(一)食管

1. X 射线造影检查　食管上端于第 6 颈椎平面与下咽部相连,下端于第 10～11 胸椎平面与贲门相连。吞钡后食管的蠕动将造影剂自上而下推进,显示食管轮廓光滑整齐,管壁伸缩自如。食管黏膜皱襞为纵行,且相互平行的纤细透明条纹影,相邻透明条纹影间的致密线影为充盈钡剂的黏膜皱襞间沟,食管黏膜皱襞向下通过贲门与胃小弯的黏膜皱襞相连续(图 102-1)。

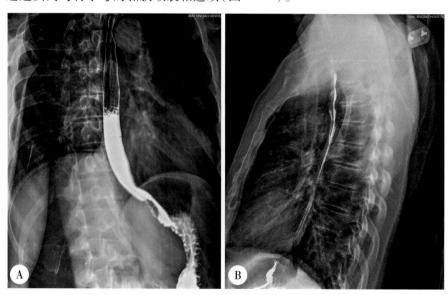

A. 充盈相;B. 黏膜相。

图 102-1　正常食管钡餐

2.CT 检查　食管 CT 横断层面图像上呈圆形软组织影,管腔内含有气体或造影剂时,可以观察食管壁的厚度,约 3 mm。

3.MRI 检查　食管壁的信号强度与胸壁肌肉相似。

（二）胃与十二指肠

1.X 射线造影检查　胃分胃底、胃体、胃窦 3 部分及胃小弯和胃大弯。

(1)胃的形状:与体型、张力和神经功能状态有关,分牛角型胃、钩型胃、长型胃、瀑布型 4 种类型(图 102-2)。

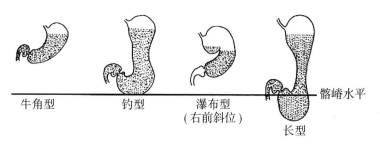

图 102-2　胃的大体分型

(2)胃的黏膜:胃小弯侧的皱襞平行整齐,大弯侧逐渐变粗呈横行或斜行,胃底皱襞互相交错呈网状,胃窦黏膜皱襞为小弯黏膜延续呈纵、横、斜形。

(3)胃的蠕动和排空:蠕动由胃体的上部开始,有节律地向幽门方向推进,一般于服钡后 2～4 h 排空。十二指肠呈 C 形,分球部、降部、水平部和升部,将胰头包绕。

2.CT 和 MRI 检查　可以观察胃壁的厚度,胃充分扩张时,正常胃壁厚度不超 5 mm;CT 与 MRI 增强扫描动脉期胃黏膜皱襞强化显著,而黏膜下层强化程度较轻;静脉期整个胃壁呈均匀一致的强化。

（三）小肠

1.X 射线造影检查

(1)口服钡剂小肠造影:空肠位于左上中腹,小肠环状黏膜皱襞,常呈羽毛状影像(图 102-3)。空肠与回肠之间没有明确分界;回肠位于右下腹和盆腔,黏膜皱襞少而浅,轮廓光滑;末段回肠与盲肠相连。空肠蠕动迅速有力,回肠蠕动慢而弱。服钡后 2～6 h 钡剂前端可达盲肠,7～9 h 小肠排空。

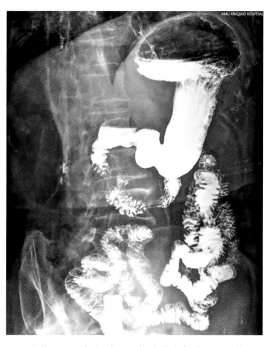

空肠位于左上中腹,小肠环状黏膜皱襞,常呈羽毛状。

图 102-3　正常上消化造影

（2）小肠灌肠气钡双重对比造影：小肠管腔被钡剂涂布并被气体充分扩张，肠管粗细均匀。空肠环状皱襞呈羽毛状，回肠管径细而小，皱襞少而细。

2.CT 和 MRI　肠腔造影剂充盈良好的 CT 图像上，肠管呈充满造影剂的连续管状结构，肠壁内缘黏膜皱襞呈锯齿状，肠壁厚度均匀。

（四）结肠、直肠

1.X 射线造影检查　结肠气钡双重对比造影（图102-4），钡剂涂布于直肠、结肠和盲肠内壁。盲肠位于右髂窝处，下方为盲端，阑尾开口于其内下方，内侧通过回盲瓣与回肠相续。升、降结肠分别位于腹腔两侧，纵向走行，降结肠与乙状结肠在左髂嵴处相移行。结肠特征是充气时可见大致对称的袋状凸出，称为结肠袋，之间是由半月皱襞形成的不完全间隔。阑尾呈长条状，位于盲肠内下方。

2.CT 和 MRI 检查　肠腔造影剂充盈良好的 CT 图像上，结直肠壁厚度为 1～3 mm，大于 5 mm 提示病变可能。

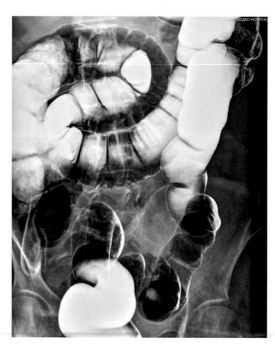

图 102-4　正常结肠气钡双重造影

二、胃肠道基本病变影像学表现

（一）X 射线检查

1.肠腔改变　①内腔狭窄：肠内腔缩小为狭窄，如炎症、肿瘤、外压及痉挛均可造成狭窄。②内腔扩张：肠内腔扩大为扩张，内腔扩大可由远端肠内腔狭窄或梗阻及肠麻痹所致。

2.轮廓的改变　①充盈缺损：钡剂涂布均匀的轮廓、伴局限性内凹陷的表现，为腔壁局限性肿块向腔内突出，引起局部钡剂不能充盈所致。②龛影：是指钡剂涂布的胃内壁局限性外突的影像，为溃疡形成的腔壁凹陷，使钡剂充填滞留所致。轴位溃疡呈火山口（crater）状。③憩室：表现为向壁外突出的囊袋状影，与正常黏膜相连，与龛影不同（图102-5）。

3.黏膜与黏膜皱襞的改变　①黏膜破坏：黏膜皱襞消失，呈杂乱不规则的钡斑影。②黏膜皱襞平坦：黏膜皱襞的条纹状影变得浅淡，严重时可完全消失。③黏膜皱襞增宽和迂曲：表现为黏膜的透明条纹影增宽。④黏膜皱襞纠集：为皱襞由四周向病变区集中，呈放射状。

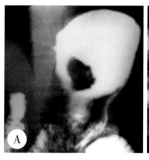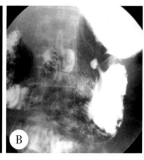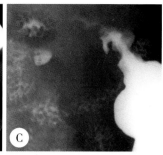

A. 充盈缺损；B. 龛影；C. 憩室。

图 102-5　胃轮廓改变

4. 功能性改变　①张力的改变：肠管张力高内腔缩小。②蠕动的改变：分蠕动增强或减弱。③运动力的改变：服钡后 4 h 胃未排空，可认为胃运动力减低或胃排空延迟。口服钡剂 2 h 内可到达盲肠，超过 6 h 未通过为缓慢，超过 9 h 小肠内钡剂尚未排空为排空延迟。④分泌功能的改变：胃分泌液增多。立位见胃液平面、钡剂呈絮片状下降和不均匀分布。肠液分泌增多时，钡剂分散在分泌液中，呈不定型的片状或线状影，黏膜皱襞模糊不清。

（二）CT 和 MRI 检查

1. 腔壁局限性增厚和肿块　CT、MRI 显示胃壁不规则增厚或肿块。

2. 腔壁密度或信号异常　肠缺血性病变，CT 平扫肠壁密度降低，强化程度减弱。出血时平扫密度增高。活动性出血时，多期增强扫描见造影剂血管外溢。肠壁的炎性病变，活动期肠壁强化明显。

3. 系膜血管的改变和淋巴结异常　动脉供血增多及静脉回流受阻，均可引起肠系膜小血管的增粗、增多、密集；而动脉阻塞引起肠系膜血流灌注减少，系膜血管变细、稀疏。炎症和肿瘤均可引起淋巴结的增大和密度不均。

三、食管疾病影像学表现

（一）反流性食管炎

反流性食管炎（reflux esophagitis）也称消化性食管炎。含胃酸与胃消化酶的胃液，通过胃食管连接部反流入食管，长期反复地刺激，引起食管黏膜的炎症（图 102-6）。

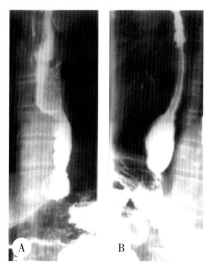

A、B. 食管吞钡斜位。管壁毛糙。

图 102-6　反流性食管炎

1. 临床与病理　常继发于食管裂孔疝,晚期可因瘢痕而致食管狭窄。典型表现胸骨后烧灼感(烧心)、反流和胸痛。反流症状多见于饱餐后或腹压增高。

2. 影像学表现　食管双造影剂 X 射线造影,早期可为阴性;炎症进展期,可见管壁毛糙、糜烂引起的针尖状钡点,或星芒状、网织交错的线样龛影,以及增生组织所致的颗粒状表现,管壁轻度变形或欠规则。病变晚期瘢痕形成,引起食管狭窄,上段食管扩张,管壁偏移,毛糙,边缘呈毛刺状,狭窄与正常段食管分界不清,呈移行状,部分患者可引起滑动性食管裂孔疝。

3. 诊断及鉴别诊断　依据临床症状及 X 射线造影表现即可诊断。主要与硬化性食管癌鉴别,后者狭窄段与正常食管分界清晰,狭窄段短,多<3 cm。

(二)贲门失弛缓症

贲门失弛缓症(achalasia)是食管下端及贲门部的神经肌肉功能障碍,以吞咽困难为特征。

1. 临床与病理　吞咽困难、胸骨后疼痛、食物反流,以及因食物反流误吸入气管引起呛咳、肺部感染等症状。

2. 影像学表现　食管双造影剂 X 射线造影,食管下端自上而下逐渐狭窄呈漏斗状或鸟嘴状,狭窄段长短不一,边缘光滑,质地柔软,黏膜皱襞正常,呈光滑的细条影状。钡剂通过贲门受阻,间歇性流入胃内。狭窄段以上食管不同程度扩张。食管蠕动减弱或消失,取代原发蠕动的是同步低频幅收缩,遍及食管全长,此外,尚有第三收缩波频繁出现。部分患者合并炎症及溃疡(图 102-7)。

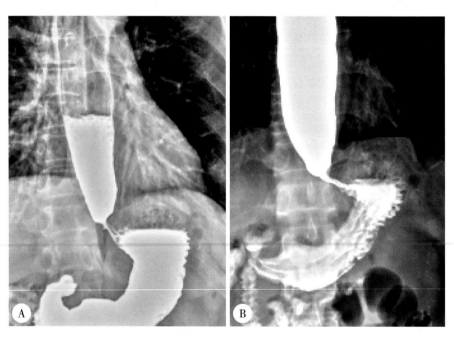

A、B.食管吞钡斜位。食管下段呈鸟嘴征,其上段食管扩张。

图 102-7　贲门失弛缓症

3. 诊断及鉴别诊断　依据临床症状及 X 射线表现可诊断。鉴别诊断包括:①食管瘢痕狭窄,患者有误服化学药物史、食管手术或食管炎史,表现边缘不规则,管腔粗细不均匀的狭窄段,与贲门失弛缓症狭窄区局限于贲门管相区别;②食管贲门癌(见食管癌)。

(三)食管肿瘤

1. 食管平滑肌瘤　食管平滑肌瘤(leiomyoma of esophagus)为黏膜下壁内的肿瘤,大多数起源于管壁平滑肌。

(1)临床与病理:肿瘤质地坚硬、光滑、包膜完整,向食管腔外膨胀性生长。食管中段多见,病程长,症状多不显著,常为胸骨后不适或喉部异物感。

(2)影像学表现:X 射线对比造影检查,肿瘤呈边缘完整、光滑、锐利的充盈缺损(图 102-8),呈圆形、椭圆形或分叶状。切线位呈半圆形突向食管腔内的阴影,与食管壁呈钝角。当钡剂大部分通过后,肿瘤上、下方食管收缩,肿瘤处食管似被撑开,肿瘤周围钡剂环绕,其上下缘呈弓状或环形,称为"环形征"。肿瘤局部黏膜皱襞完整,可变细变浅甚至平坦消失。较大的肿瘤或向壁外生长的肿瘤可借助 CT 或 MRI 检查了解其大小、形态、边缘、密度及邻近关系。

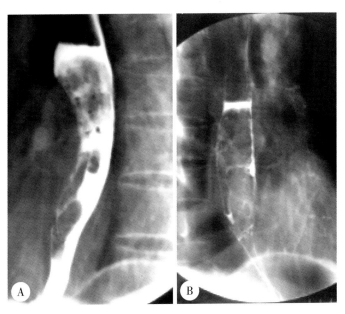

A、B. 食管吞钡斜位。食管造影可见边缘光滑、锐利的充盈缺损。

图 102-8　食管平滑肌瘤

(3)诊断及鉴别诊断:食管平滑肌瘤较小时可无临床症状,当肿瘤较大时可有胸骨后不适或喉部异物感,钡餐检查见光滑充盈缺损或 CT 检查见边界清楚软组织结节或肿块即可诊断。鉴别诊断见食管癌诊断及鉴别诊断。

2. 食管癌　食管癌(esophageal carcinoma)是我国最常见的恶性肿瘤之一。

(1)临床与病理:典型症状为进行性咽下困难,先是难咽干的食物,继而是半流质食物,最后水和唾液也不能咽下。

(2)影像学表现

1)早期表现:可分3 型。①平坦型,管壁边缘欠规则、扩张性略差或钡剂涂抹不连续,黏膜粗细不均、扭曲或聚拢、中断。②隆起型,病变呈不规则扁平状隆起,分叶或花边状,表面呈颗粒状充盈缺损。③凹陷型,切线位见食管边缘轻微不规则,正位像可为单个或数个不规则浅钡斑,其外围见小颗粒状隆起或黏膜皱襞集中现象。早期食管癌 CT 或 MRI 检查表现不明显。

2)中晚期表现:可分为4 型。①髓质型,较长范围的不规则充盈缺损,伴有大小不一的龛影,管腔变窄,病灶上下缘与正常食管分界不清晰。②蕈伞型,肿瘤向腔内生长为主,呈不规则或菜花状充盈缺损与偏心性管腔狭窄僵硬,肿瘤区与正常食管分界清楚,狭窄上方食管扩张。③溃疡型,长条扁平状腔内龛影,黏膜皱襞破坏,管壁僵硬,无明显梗阻。④缩窄型,环形狭窄为主要特点,肿瘤区与正常食管分界清楚,上段食管明显扩张。CT 或 MRI 表现为食管局部管壁不规则增厚或软组织肿块,且能显示周围组织、邻近器官的关系,了解有无浸润、包绕及有无淋巴结转移(图 102-9)。

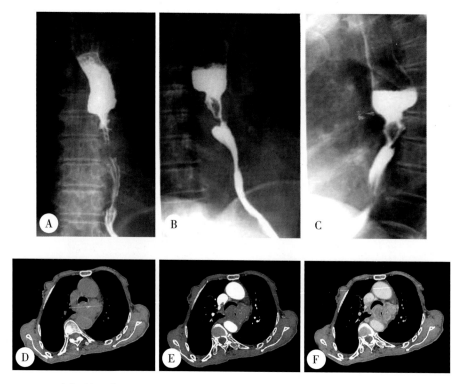

A.食管吞钡正位;B、C.吞钡斜位;D、E、F 食管纵隔 CT。食管吞钡显示食管中段管腔不规则狭窄及充盈缺损,CT 提示食管中段管壁不规则增厚,强化不均匀,管腔变窄,纵隔淋巴结肿大。

图 102-9　食管癌

（3）诊断及鉴别诊断:依据吞咽困难病史及 X 射线或 CT 表现即可诊断。鉴别诊断包括以下几点。①食管平滑肌瘤,腔内肿块呈分叶状充盈缺损,肿瘤上下端与正常食管呈弧状压迹并呈锐角,肿瘤区黏膜皱襞撑平消失。②食管炎:常见于食管下段,管腔持续性狭窄,轻度扩张和收缩,黏膜皱襞无破坏;早期食管癌多呈环形狭窄,管壁僵硬、扩张差,黏膜破坏,病变区与正常食管分界清楚。③食管静脉曲张(见食管静脉曲张相关内容)。

（四）食管静脉曲张

食管静脉曲张(esophageal varices)是由食管静脉血量增加或回流障碍所致的疾病,常见于肝硬化。

1. 临床与病理　患者食管黏膜下静脉由于曲张而变薄,易被损伤导致呕血或柏油样大便,严重出血可导致休克或死亡。

2. 影像学表现　吞钡后早期可见食管下段黏膜皱襞增宽,略迂曲,食管边缘不光整或显锯齿状,管壁柔软,钡剂通过良好。中晚期(图 102-10),黏膜皱襞消失或明显增宽、迂曲,呈蚯蚓状或串珠状充盈缺损,管壁边缘呈锯齿状。食管张力降低,管腔扩张,蠕动减弱,排空延迟,伸缩自如,无局部狭窄和阻塞。中晚期 CT 或 MRI 显示食管中下段周围血管增粗、增多,门静脉侧支血管管腔迂曲扩张及肝硬化表现等。

3. 诊断及鉴别诊断

（1）X 射线造影检查:食管静脉曲张食管壁柔软并伸缩自如;但是食管癌管壁僵硬,扩张差,病变部位与正常食管分界清楚。

（2）CT 和 MRI 检查:增强可直接观察到曲张的静脉。

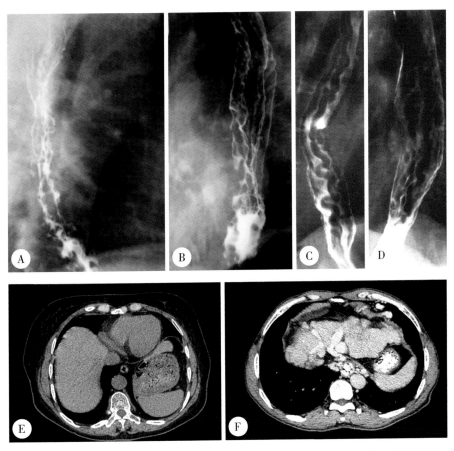

A～D. 食管吞钡斜位黏膜相。食管中下段多发蚯蚓状或串珠状充盈缺损,管壁边缘呈锯齿状。E. CT 平扫正常食管下段,F. CT 增强门脉期见食管下段迂曲增粗静脉。

图 102-10　食管静脉曲张

(五)食管裂孔疝

食管裂孔疝(esophageal hiatus hernia)是腹腔内脏器通过膈食管裂孔进入胸腔的疾病。

1. 临床与病理　食管裂孔疝分先天性和后天性,后天性多见。食管反流,常并发消化性食管炎或溃疡。伴反酸、嗳气,胸骨后灼热感及疼痛。饭后加重,而立位时症状减轻。

2. 影像学表现　常用检查方法为上消化道双造影剂 X 射线造影。可分为短食管型(图 102-11)、食管旁型、混合型、滑动型。充钡和双重钡像可见膈上疝囊,疝囊上界与食管间有一收缩环,即上升的食管括约肌收缩形成的环称"A"环;疝囊下界为食管裂孔形成的环形缩窄,缩窄区多>2 cm。当胃食管前庭段上行时,因其上皮交界环位于膈上,管腔舒张时,表现管腔边缘的隔状切迹,即食管胃环称"B"环,此环浅时仅 1～2 mm,深时可达 5 mm,呈对称性或单侧性切迹表现,多位于"A"环下方的 2 cm 处。

3. 诊断及鉴别诊断　患者临床有典型食管反流症状或有溃疡病史,上消化道 X 射线造影若发现 A 环或 B 环即可诊断。需要与食管膈壶腹、食管憩室鉴别:①食管膈壶腹是正常的生理现象,表现为膈上 4～5 cm 一段食管生理扩张成椭圆形。②食管憩室:食管憩室与胃之间有一段正常食管相隔,且与食管有一狭颈相连。

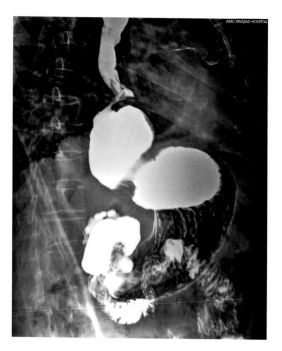

食管钡餐。膈上疝囊,疝囊下界与膈肌裂孔有一
收缩环(A环);疝囊下界为食管裂孔形成的环形缩窄。

图102-11　食管裂孔疝(短食管型)

四、胃部病变影像学表现

(一)胃炎

胃炎(gastritis)由不同致病因素所致胃黏膜炎症的总称,多局限于黏膜层;根据发病缓急分为急性胃炎(acute gastritis)与慢性胃炎(chronic gastritis)。

1.急性胃炎　临床表现多在进食后数小时突然发病,上腹剧痛,拒食和恶心、呕吐等症状。根据临床症状、病史多可做出诊断,一般无须依赖X射线、CT检查。

2.慢性胃炎

(1)临床与病理:多无临床症状或上腹疼痛和饱胀感;一般可分为3型:浅表型胃炎、萎缩型胃炎、肥厚型胃炎。

(2)影像学表现:双对比X射线造影(图102-12)。①浅表型胃炎,中度以上可有黏膜皱襞略增粗、紊乱、扁平。②萎缩型胃炎,早期胃小沟浅而细、胃小区显示模糊、结构不规则;中晚期腺体萎缩后,多被腺窝上皮增生替代,胃黏膜皱襞增粗,胃小沟增宽、密度增高、粗细不均,胃小区增大、大至3~4 mm,数目减少。③肥厚型胃炎,黏膜像见黏膜皱襞隆起、粗大而宽,排列紊乱、扭曲不正,皱襞数量减少,常伴有多发表浅溃疡及大小不等的息肉状结节;充盈相时,轮廓呈波浪状。CT或MRI表现不明显。

(3)诊断及鉴别诊断:影像学检查对胃炎类型诊断困难者,需结合胃镜或活检。

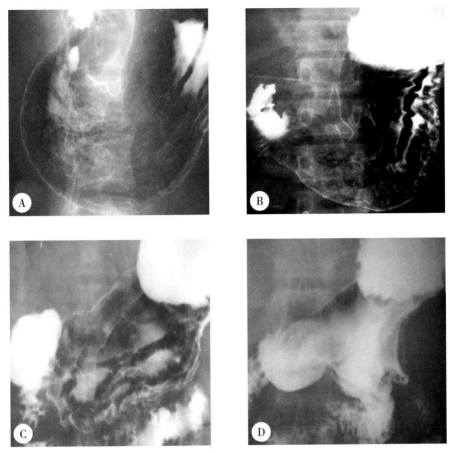

A.浅表型胃炎,钡餐黏膜相示胃窦部胃小区糜烂、小片状钡斑。B.萎缩型胃炎,钡餐黏膜相示胃体广泛胃小沟细、胃小区结构不规则。C、D.肥厚型胃炎,钡餐黏膜相示皱襞粗大、排列紊乱(C);钡餐充盈相示胃轮廓呈波浪状(D)。

图102-12　胃炎

（二）胃溃疡

胃溃疡(ulcer of the stomach)是常见的消化道疾病,多见于胃小弯与胃角附近,其次是胃窦。

1.临床与病理　上腹部疼痛,具有反复性、周期性和节律性的特点。胃溃疡的疼痛多在餐后1 h内出现,1~2 h后逐渐缓解。

2.影像学表现

（1）X射线造影:龛影(图102-13)为胃溃疡直接征象,凸出于胃内壁轮廓之外,切线位常呈乳头状或半圆形;龛影口部常有一圈黏膜水肿形成的透明带。痉挛性改变,小弯溃疡其对应处大弯侧出现痉挛切迹。胃蠕动增强或减弱。慢性瘢痕性溃疡常可致胃变形、狭窄,如小弯侧溃疡使小弯缩短,也可使胃体环状狭窄呈"葫芦样"或"哑铃样"胃。

（2）CT和MRI:能显示较大溃疡,表现为局部胃壁增厚或正常强化的黏膜线中断。

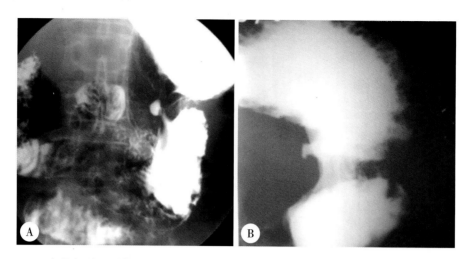

钡餐充盈相。胃体见一结节状龛影,合并狭颈征,伴胃大弯侧痉挛切迹(A);胃小弯乳头状
龛影,胃体环状狭窄,呈葫芦状(B)。

图 102-13　胃溃疡

3. 诊断及鉴别诊断　胃溃疡的良恶性鉴别非常重要(表 102-1)。

表 102-1　胃良性溃疡与恶性溃疡的 X 射线鉴别诊断

鉴别要点	良性	恶性
龛影形状	正面观呈圆形或椭圆形,边缘光滑整齐	不规则,星芒状
龛影位置	突出于胃轮廓外	位于胃轮廓之内
龛影周围与口部	黏膜水肿的表现为"黏膜线征""项圈征""狭颈征",胃黏膜皱襞向龛影集中直达龛影口部	指压迹样充盈缺损,有不规则环堤,皱襞中断、破坏
附近胃壁	柔软有蠕动波	僵硬、峭直、蠕动消失

(三)胃肿瘤

1. 胃癌　胃癌(gastric carcinoma)是我国最常见的恶性肿瘤之一。好发年龄 40~60 岁,以胃窦、胃小弯和贲门区常见。

(1)早期胃癌:癌组织仅限于黏膜层和黏膜下层,无论有否淋巴结转移,均称为早期胃癌。分 3 型:隆起型、平坦型、凹陷型。微小胃癌为早期胃癌的始发阶段,直径 1.0 cm 以下统称为微小胃癌(图 102-14)。

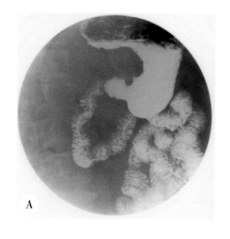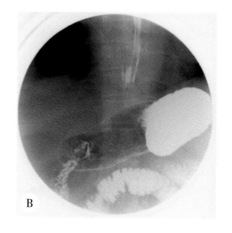

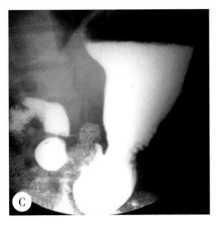
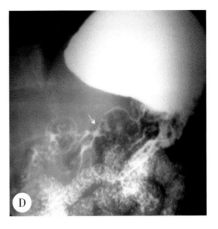

胃钡餐造影。隆起型(A、B),钡餐胃角低张相浅淡小钡斑,充盈相胃角切迹不光整;凹陷型
(C、D),钡餐胃角区充盈相小弯侧局部平直,黏膜相突向胃轮廓内不规则小龛影、周围胃黏膜
紊乱。

图 102-14　早期胃癌

1)临床与病理:临床症状轻,与胃炎、胃溃疡类似。

2)影像学表现:胃癌分 3 型。①隆起型:肿瘤呈圆形突向胃腔内的结节,边界清楚锐利,高度超过
5 mm。②浅表型:瘤灶区胃小区与胃小沟破坏呈不规则颗粒状杂乱影,多数病灶边界清晰。③凹陷型:
瘤灶凹陷呈形态不整龛影,其周围隆起环堤。早期胃癌 CT 或 MRI 表现不明显。

(2)进展期胃癌:癌组织越过黏膜下层,侵及肌层以下者,常有癌细胞浸润或远处的转移。分为 3 型:
隆起型、浸润型、溃疡型(图 102-15)。

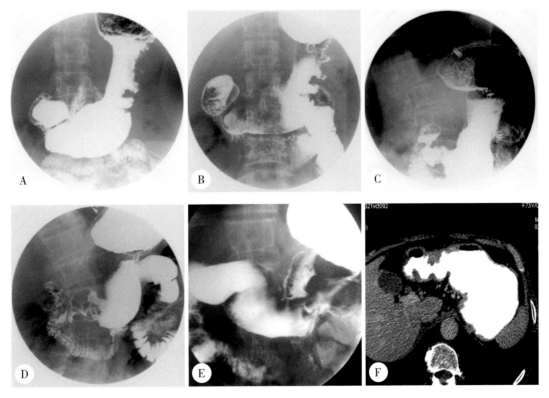

A、B.上消化钡餐。Ⅰ型,胃大弯侧形态不规则充盈缺损,胃小弯胃壁局部低平;C、D.上消化钡餐。浸润型,胃窦
腔不规则狭窄、胃壁僵硬、凹凸不平;E.上消化钡餐。溃疡型腔内巨大不规则龛影,外缘平直,内缘见多个尖角,称"半
月综合征";F.CT平扫横断位。胃窦进展期胃癌Ⅱ期胃窦壁波浪状不规则性增厚,未超出胃壁。

图 102-15　进展期胃癌

1)临床与病理:临床症状为上腹部痛、消瘦与食欲减退,呈渐进性加重,出现贫血与恶病质,恶心呕吐咖啡样物和黑便,部分发生转移。

2)影像学表现

X射线检查:3型表现不同。①隆起型表现不规则形态的充盈缺损,龛影周围见宽窄不均的透明带。此外,癌灶黏膜皱襞破坏、中断,胃壁僵硬、蠕动消失。②浸润型表现胃腔狭窄。③溃疡型表现不规则形龛影,表现为"半月综合征",即龛影位于胃轮廓之内,多呈半月形,外缘平直,内缘不整齐,而有多个尖角。

CT检查:软组织肿块、胃壁增厚、僵硬、强化明显。瘤灶分为四期,Ⅰ期仅限于腔内肿块,无胃壁增厚或扩散;Ⅱ期胃壁增厚大于1.0 cm,但未超出胃壁。Ⅲ期胃壁增厚,直接侵及邻近器官但无远处转移;Ⅳ期有远处转移。

3)诊断及鉴别诊断:早期胃癌影像学诊断较困难,需要结合胃镜、病检等。进展期胃癌结合临床病史及影像学检查诊断不难,各型表现不同,需要分别鉴别:①肿块型或蕈伞型胃癌须与息肉等鉴别,息肉多为外形光整;②胃癌常有不规则扁平状溃疡,与良性溃疡鉴别(表102-1);③胃窦部浸润型癌与肥厚型胃窦炎鉴别,后者胃黏膜皱襞正常,有弹性无僵硬,低张造影胃壁扩张,狭窄边界不清;④全胃癌须与胃淋巴瘤鉴别(见胃淋巴瘤)。

2. 胃淋巴瘤　胃淋巴瘤(gastric lymphoma)占胃恶性肿瘤第二位,起自胃黏膜下的淋巴组织,以非霍奇金淋巴瘤为主,分为原发性与继发性。

(1)临床与病理:发病年龄多在40~50岁。上腹部疼痛为主;可有上腹部肿块,以及浅表淋巴结及肝脾大。

(2)影像学表现

1)X射线造影检查:胃恶性淋巴瘤常表现为局限或广泛浸润性胃壁增厚,黏膜皱襞不规则、粗大,胃壁柔韧度降低。

2)CT检查:胃壁增厚呈广泛性或阶段性,增厚程度可达4~5 cm,但具有一定柔软性,不常侵及邻近器官,增厚的胃壁密度均匀,强化均匀一致,强化稍低,伴有局部肿块或有溃疡。继发性胃淋巴瘤还可见胃周及腹膜后淋巴结肿大、肝脾大等(图102-16)。

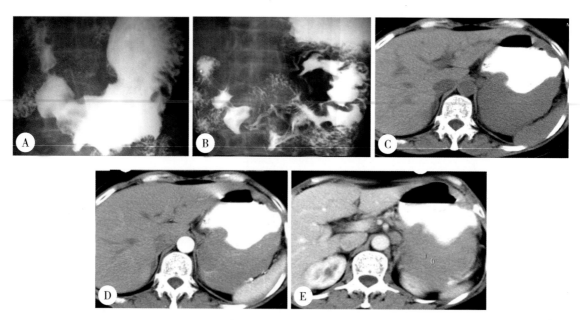

A. 钡餐充盈相;B. 钡餐黏膜相;C. CT平扫横断位;D. 增强动脉期;E. 增强静脉期。钡餐示胃黏膜广泛增粗紊乱,胃壁不规则,胃腔变形狭窄;CT示胃壁局部明显增厚,密度均匀,边界清晰,增强动脉、静脉期肿块均匀性轻度强化。

图102-16　胃淋巴瘤

(3)诊断及鉴别诊断:X射线造影对胃恶性淋巴瘤缺乏特异性,鉴别困难。CT表现具有特征,胃壁增厚明显,且柔软度改变不一致,胃周脂肪间隙部分存在,胃腔缩窄程度低,增厚胃壁强化程度低,常伴有腹腔肿大淋巴结。需要与全胃癌鉴别,全胃癌亦是胃壁广泛增厚,但是胃部僵硬,蠕动差甚至无,严重者犹如皮革。

3. 胃间质瘤　胃肠道间质瘤(gastrointestinal stromal tumors,GIST)是消化道最常见的原发性间叶源性肿瘤,来自胃肠道未定向分化间质细胞,可发生于食管至小肠的消化道的任何部位,最常见于胃。

(1)临床与病理:胃肠道间质瘤可单发或多发,肿块大小不等,呈膨胀性向腔内外生长,质地坚硬,境界清楚,瘤体较大时中心可坏死。潜在恶性肿瘤。50 岁以上中老年人多见,临床表现无特异性。

(2)影像学表现

1)X 射线造影检查:呈胃黏膜下肿瘤特点,即黏膜展平、破坏、局部胃壁柔软,钡剂通过顺畅。向腔外生长且肿瘤较大时,周围肠管可受压、移位。

2)CT 检查:显示肿瘤位于胃的各个部位,胃大弯常见,呈圆形或类圆形的软组织密度影,向腔内外生长。恶性者多大于 5 cm,形态不规则,合并坏死、出血,与周围结构分界不清,可侵犯邻近组织或实质脏器的转移。增强扫描肿块呈中等或明显强化,肿瘤表面可见强化明显的黏膜面(图 102-17)。

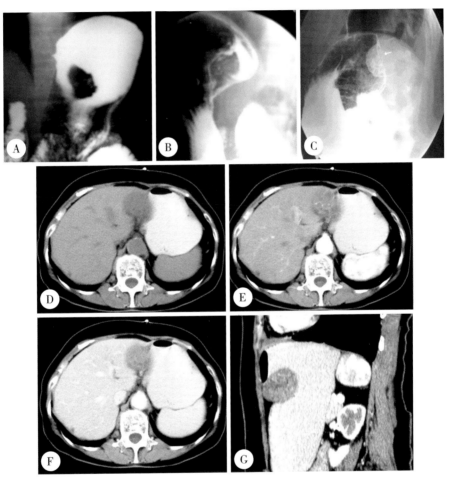

A~C. 上消化道钡餐,胃底较大类圆形充盈缺损并见较展平柔软胃黏膜,向腔内外生长;
D. CT平扫;E. 增强动脉期,F. 静脉期;G. 动脉期矢状位。胃腔内外生长软组织肿块,增强扫描中等程度强化,强化不均匀。

图 102-17　胃良性间质瘤

(3)诊断及鉴别诊断:胃间质瘤较小时,临床症状不明显,较大时可有腹痛。影像学检查发现胃黏膜下软组织肿块时要考虑此病。其鉴别诊断主要有以下几种。①胃淋巴瘤,呈息肉状肿块时,多突入腔内;黏膜下弥漫浸润,致胃壁广泛增厚,常伴有其他部位淋巴结肿大。②胃癌,向腔内生长,钡餐造影有黏膜破坏、恶性溃疡征象,伴胃壁僵硬;CT 显示胃腔内肿块呈菜花状,邻近胃壁常受侵增厚、管腔变窄和幽门梗阻等。

4. 胃息肉　胃息肉(gastric polyp)指胃黏膜上皮局限性病变,向胃腔内隆起,胃窦部多见。

(1)临床与病理:临床表现缺乏特异性。

（2）影像学表现

1）X 射线钡餐造影检查：见胃腔内单发或多发圆形、卵圆形、乳头状、葡萄状充盈缺损。多见于胃窦、胃体，多者可数十个，有蒂或无蒂。位置形态随体位或加压后改变；胃壁柔软、蠕动良好，无黏膜破坏。部分患者可并发良性溃疡或胃癌。

2）CT 和 MRI 检查：能发现胃壁软组织结节，但是检出率受胃充盈状况影响较大（图102-18）。

（3）诊断及鉴别诊断：X 射线钡餐检出胃腔内受体位改变充盈缺损可诊断，但是需要观察是否合并有胃黏膜脱垂、胃十二指肠溃疡、胃癌等。另外应注意观察胃肠道其他部位有无息肉。

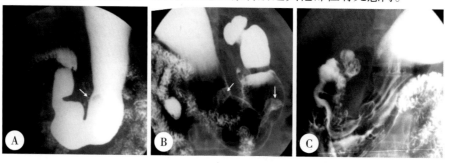

A ~ C.上消化道钡餐。胃多发息肉，胃体小弯侧、胃窦多个卵圆形边缘光整的充盈缺损。

图102-18　胃息肉

五、小肠病变影像学表现

（一）十二指肠溃疡

十二指肠溃疡（duodenal ulcer）是常见病，较胃溃疡更常见，好发于十二指肠球部。

1.临床与病理　十二指肠溃疡好发于球后壁或前壁。慢性周期性、节律性上腹痛，多在两餐间，进食后可缓解，伴有反酸、嗳气。当有并发症时，可呕吐咖啡样物、黑便、梗阻、穿孔等相应症状。

2.影像学表现

（1）X 射线造影检查：主要有两大表现。龛影直接征象，多见于球部偏基底部，钡龛呈圆形或椭圆形。球部变形是重要征象，常见于球部一侧壁的切迹样凹陷，以大弯侧多见，呈山字形、三叶形或葫芦形。激惹征为活动性溃疡的间接征象，钡剂在球部不能停留，迅速排空，称为"激惹征"（图102-19）。

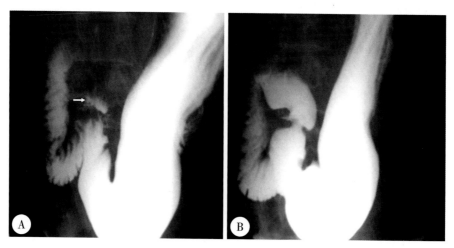

A.钡餐黏膜相；B.钡餐充盈相。球部变形，见圆形钡斑，边缘光滑，伴有大弯侧痉挛切迹。

图102-19　十二指肠球部溃疡

（2）CT 和 MRI 检查：表现不明显。

3. 诊断及鉴别诊断　十二指肠溃疡诊断主要根据 X 射线双造影剂钡餐检查，需要鉴别的有以下几点。①十二指肠球炎：球部痉挛或激惹征，但无龛影，也无变形。②胃黏膜脱垂：球部呈典型的菌伞形改变。

（二）十二指肠憩室

十二指肠憩室（duodenal diverticulum）为肠管局部向外膨出的囊袋状病变。多发生于十二指肠降段的内后壁，尤其是壶腹部周围，其次为十二指肠与空肠曲交界处，单发或多发。

1. 临床与病理　临床上多无明显症状，憩室并发炎症时，可有上腹部疼痛。

2. 影像学表现

（1）X 射线钡餐造影检查：憩室通常呈圆形或卵圆形囊袋影，突出肠腔之外，边缘光滑整齐，加压时可见正常黏膜位于憩室内并与肠壁黏膜相连。

（2）CT 检查：见十二指肠壁外类圆形或类椭圆形囊袋影，增强扫描憩室壁可强化，类似十二指肠壁强化（图 102-20）。

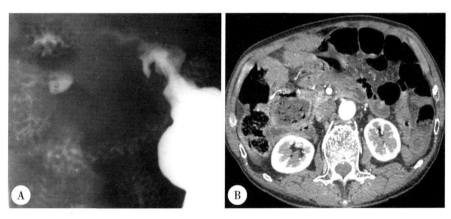

A. 钡餐充盈相；B. CT 横断位动脉期。钡餐示十二指肠球部变形呈山字形，降段见突出腔外之囊袋影。CT 示十二指肠降段类圆形囊袋影，壁类似肠壁强化，腔内残留肠道内容物。

图 102-20　十二指肠球部溃疡、降段憩室

3. 诊断及鉴别诊断　须与十二指肠溃疡鉴别。憩室可以看到囊袋里有黏膜延续。

（三）十二指肠癌

十二指肠癌（duodenal cancer）常发生在降部、水平部，其中多在十二指肠乳头周围。

1. 临床与病理　临床表现隐匿，无特异性。

2. 影像学表现

（1）X 射线检查：消化道 X 射线钡餐造影或十二指肠低张造影有以下特点。①以溃疡为主的不规则龛影或钡斑，伴有周围隆起；②以多发息肉为主的不规则息肉样充盈缺损，可有肠腔狭窄；③浸润型呈局限性环状狭窄，肠壁僵硬及狭窄，扩张差，近端肠管扩张或伴有胃扩张与潴留，同时有黏膜皱襞消失、破坏、中断的表现。

（2）CT 检查：可显示肠腔内肿块，以及肠壁不规则性增厚、肠腔狭窄，重点在于了解有无肿瘤向腔外侵犯及转移（图 102-21）。

3. 诊断及鉴别诊断　十二指肠癌的诊断及鉴别诊断较困难，当发现十二指肠溃疡或异常软组织肿块时要注意是否恶变征象，常要结合胃镜及病理活检。

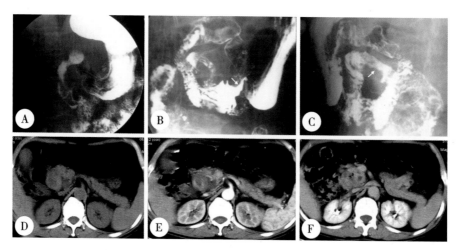

A、B、C.十二指肠水平段不规则充盈缺损,管腔变窄,近端肠管扩张。D、E、F.十二指肠降段软组织肿块,形态不规则,强化不均匀,肠壁增厚、管腔变窄。

图102-21　十二指肠球部溃疡与降段憩室

(四)小肠克罗恩病

小肠克罗恩病(Crohn disease,CD)好发于青壮年的非特异性、节段性小肠肉芽肿炎性病变。可累及口腔至肛门的消化道任何部分,以末端小肠和结肠最常见。

1.临床与病理　多数起病缓慢。表现为腹泻、腹痛、低热、体重下降等。病变表现为纵行线状溃疡,呈节段性或跳跃性分布,好发于肠的系膜缘。当慢性溃疡穿透、发生肠内瘘、粘连、腹膜增厚,可有腹部包块,严重时可伴不全性肠梗阻。

2.影像学表现

(1)小肠双对比造影检查:病程早晚与受累部位的不同而表现而异。

1)早期仅有黏膜粗乱、扁平,钡剂涂布不良;肠壁边缘尖刺状影,正位像呈直径1～2 mm周围透亮的钡点影,呈口疮样溃疡表现。

2)中期有特征性表现:①肠管由于水肿及痉挛而狭窄,呈长短不一、狭窄不等的线样征;②深而长的纵行线状溃疡,与肠纵轴一致,多位于肠管的系膜面,常合并横行溃疡;③卵石征,为纵横交错的裂隙状溃疡,围绕水肿的黏膜形成,弥漫分布于病变肠段;④正常肠曲与病变肠管呈节段性或跳跃性分布;⑤病变肠管轮廓不对称,肠系膜侧常呈僵硬凹陷,而对侧肠管轮廓外膨,呈假憩室样变形。

3)晚期:瘘管或窦道形成,可有肠间瘘管、肠壁瘘管或通向腹腔或腹膜外的窦道形成(图102-22)。

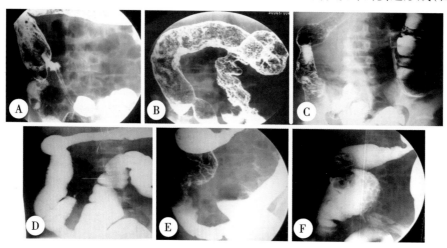

A、B.早期克罗恩病,回盲部、回肠、结肠多发低密度结节、伴环形钡斑;C、D.中期克罗恩病,升结肠深而长纵行钡斑、肠壁欠光滑;E、F.中期克罗恩病,升结肠弥漫龛影呈卵石征。

图102-22　克罗恩病

（2）CT 检查：主要表现是节段性肠壁增厚，增厚程度多小于 15 mm。①急性期，肠壁可呈分层现象，表现为"靶征"或"双晕征"。②慢性期，肠壁增厚，均匀性强化，肠腔狭窄。肠系膜多种改变，包括肠间距扩大；肠系膜脂肪密度增高；肠系膜蜂窝织炎；肠系膜内淋巴结增大；增强扫描肠系膜血管沿肠壁梳状排列，称为"梳样征"，提示克罗恩病（图 102-23）。

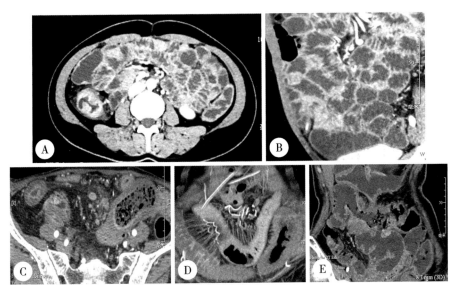

A、B. 回盲部、回肠远段多处肠壁增厚；C. 小肠壁多处水肿增厚呈靶征，肠间距增宽，系膜脂肪增生，淋巴结增大；D. 回肠壁弥漫增厚、强化，肠系膜血管增多、增粗，沿肠壁梳状排列，呈"梳样征"；E. 横结肠与空肠间形成管道状瘘。

图 102-23　晚期克罗恩病

3. 诊断及鉴别诊断　克罗恩病常好发于回肠，常累及右半结肠，病变呈节段性、跳跃性，易发生窦道及肠梗阻，根据影像学及临床表现，多可诊断，且能判断病变范围、有无活动性及并发症。主要需要鉴别如下。①小肠结核：常累及回盲部，痉挛明显，为连续性、环周性管壁受累，瘘管、窦道少见；另外，结合临床病史及抗结核药治疗有助于诊断。②溃疡性结肠炎（见溃疡性结肠炎）。

（五）小肠肿瘤

1. 小肠腺瘤及腺癌　小肠腺瘤（adenoma of the small intestine）是最常见的小肠黏膜肿瘤，约占小肠良性肿瘤 1/4。小肠腺癌（adenocarcinoma of the small intestine）比较少见，好发于空肠近端或回肠远端，呈结节样隆起或息肉状凸入肠腔，亦可沿肠壁内浸润生长形成环形狭窄。

（1）临床与病理：小肠腺瘤多无明显临床症状，腺癌多腹痛；肿块可导致不同程度肠梗阻、肠套叠。

（2）影像学表现

1）X 射线小肠造影检查：腺瘤表现为圆形或卵圆形充盈缺损，表面光滑，境界清晰，带蒂者可活动移位。若大于 1.0 cm，有恶变的可能；若肿瘤表面有不规则钡斑或龛影时则应考虑恶变。腺癌呈肠腔内不规则充盈缺损，可伴有龛影，以及边界清晰的管腔狭窄、僵硬、黏膜破坏，钡剂通过受阻及近端管腔扩张。

2）CT 检查：主要表现为局部肠壁的增厚或肿块，增强扫描病变中等程度强化，对于腺癌能显示肠腔外浸润和淋巴结转移（图 102-24）。

（3）诊断及鉴别诊断：小肠腺瘤及腺癌影像学诊断主要观察小肠是否有异常软组织肿块及恶性征象，确诊良恶性需结合临床和病理。腺癌主要需要与淋巴瘤鉴别，后者好发于回肠，呈单发或多发息肉样充盈缺损，黏膜破坏轻于腺癌，且较少形成狭窄。

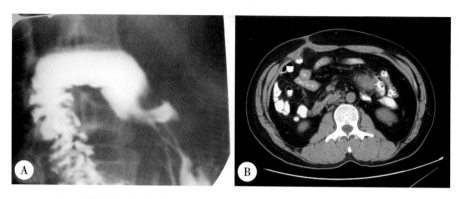

A.十二指肠腺瘤钡餐,十二指肠球部圆形充盈缺损;B.小肠腺癌 CT。小肠壁肿块,向腔外生长浸润。

图 102-24　小肠腺瘤、腺癌

2. 小肠淋巴瘤　小肠淋巴瘤(lymphoma of the small intestine)起源于肠壁黏膜下淋巴组织,可多源性发生,以非霍奇金淋巴瘤多见。

(1)临床与病理:临床上常有腹部脐周钝痛,下消化道出血、发热、腹部包块、腹泻、消瘦等。病变好发生于回肠,亦可局限于一段肠管或散在分布于小肠。

(2)影像学表现

1)X 射线造影检查:多发溃疡、大小不一的结节状充盈缺损,较长范围的管腔不规则狭窄与扩张间杂存在,管壁柔软,肠管扩张如动脉瘤样扩张。若肠管粘连固定,可伴发肠套叠(图 102-25)。

2)CT 检查:表现为分叶状软组织肿块,密度均匀,增强呈轻-中度强化。肠壁阶段性及弥漫性增厚,肠腔扩张,长(病变范围长)、宽(病变段肠管扩张)、多(病变可累及多段肠管)、均(CT 扫描密度均匀)为其特征。

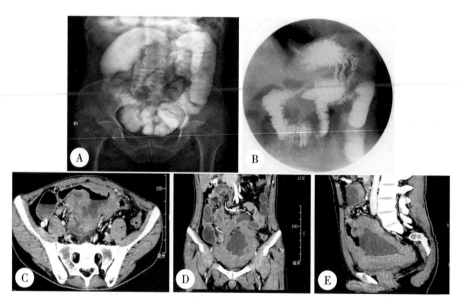

A、B. 小肠不同程度狭窄、瘤样扩张;C、D、E. 小肠壁弥漫增厚,肠腔呈动脉瘤样扩张。

图 102-25　小肠淋巴瘤

(3)诊断及鉴别诊断:小肠淋巴瘤影像学表现较具特点,肠壁不规则环形增厚,且柔软度较好,肠管动脉瘤样扩张;若是肿块,CT 示肿块密度均匀的特点。需要鉴别的诊断如下。①小肠间质瘤,沿肠管内外生长,肠管间质瘤体积大时,容易坏死、囊变,形态不规则,周围肠系膜淋巴结肿大少见。病灶可呈均匀及混杂密度,增强扫描强化程度不一,大多数明显强化。②小肠癌,病变往往局限,很少触及包块,易浸润邻近组织,MSCT 常显示管壁僵硬、管腔狭窄,浆膜层及周围脂肪受侵,并发肠梗阻、邻近器官转移。③克罗恩病,管腔偏心性狭窄,假憩室形成,病变呈节段性,与正常肠管境界清楚,有卵石征,有纵行溃疡且伴瘘管、窦道形成。

六、结肠与直肠病变影像学表现

(一)溃疡性结肠炎

溃疡性结肠炎(ulcerative colitis,UC)是一种非特异性大肠黏膜慢性炎症性病变。

1. 临床与病理　常发生于青壮年,20～40 岁,大便带血或腹泻,内有黏液脓血,常伴有阵发性腹泻与里急后重,可有发热、贫血、消瘦等全身症状。病变易累及左半结肠,也可累及整个结肠,甚至末段回肠。

2. 影像学表现　疑有肠管中毒性扩张者,需先行腹部平片检查排除肠穿孔;结肠中毒性扩张是最严重的并发症,结肠扩张管径大于 5.0 cm 时,应严密监控。

(1)X 射线造影检查

1)早期:肠腔变窄,结肠袋变浅,甚至消失,肠管蠕动增强,钡剂排空快,黏膜皱襞粗细不均、紊乱。溃疡形成期,多发的细小溃疡在结肠充盈相显示肠壁外缘的锯齿状改变,排空相有小尖刺影形成,结肠外缘凹凸不平。炎性息肉形成时,肠管边缘毛糙或高低不平、深浅不一的小圆形充盈缺损,黏膜相示黏膜皱襞紊乱,腔内有大小不等的颗粒样或息肉样充盈缺损。

2)晚期:肠壁广泛纤维化导致肠管狭窄与缩短,结肠袋形消失,边缘僵直或浅弧形;纤维化严重时,在充盈相或黏膜相上,病变处狭窄肠管多光滑僵硬,肠管舒张与收缩受限而呈管状(图 102-26A～E)。

(2)CT 检查:肠壁轻度增厚,多连续、对称和均匀,早中期增厚的结肠黏膜面由于溃疡和炎性息肉,而肠壁凹凸不平,若黏膜下水肿则出现分层现象,形成"靶征";晚期病变区肠管变细、缩短;肠系膜和直肠周围间隙可出现脂肪浸润及纤维化,致直肠周围间隙增宽(图 102-26 F、G)。

3. 诊断及鉴别诊断　溃疡性结肠炎常见于左半结肠,影像学表现为多发小溃疡,而呈弥漫的小锯齿状龛影,假性息肉状不规则影,肠管呈无结肠袋样的细管状影;结合患者年龄、临床表现方可诊断。其重要鉴别诊断是结肠 Crohn 病:后者病变主要在右半结肠,呈节段性不连续性,病变分布不对称,溃疡多为纵形,黏膜增生呈卵石征,晚期有瘘管形成。

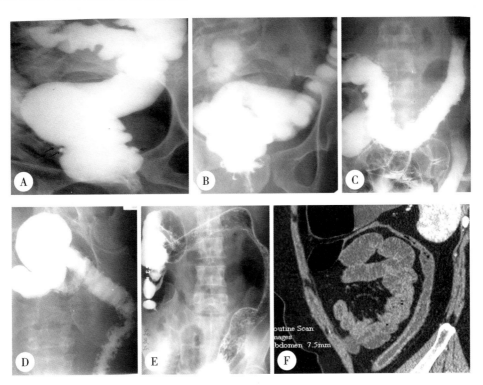

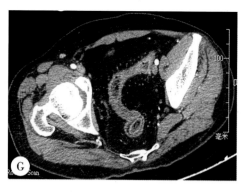

A、B.直肠肠壁外缘呈锯齿状小龛影;C、D、E.横结肠降结肠黏膜皱襞紊乱,肠壁有串珠状颗粒样龛影;痉挛收缩期呈管状;F、G.降结肠肠腔狭窄、管壁连续增厚,边缘呈小锯齿状,分层形成"靶征"。

图102-26 溃疡性结肠炎

(二)回盲部结核

回盲部肠结核好发于回肠末端及回盲部,多继发于肺结核;可分溃疡型、增殖型。

1.临床与病理 常见有腹泻、腹痛、发热。腹痛多在右下腹,不伴里急后重。

2.影像学表现

(1)X射线钡餐检查:溃疡型结核表现为"跳跃征",钡剂抵达病变时,盲肠、回肠末端或升结肠的一部分肠管不充盈,或仅有少量造影剂充盈呈细线状,而其上下端肠管充盈正常。病变中期肠壁增厚,管腔变窄、变形、近端肠管淤滞扩张。增殖型表现肠管不规则变形狭窄为主,以及肠腔缩短、变形、僵直,可伴有黏膜粗糙紊乱、多发小息肉样充盈缺损,多无龛影与激惹征象。

(2)CT检查:表现为以回盲部为中心,早期肠壁多为轻度增厚,病变累及的范围多较长;增生型可见肿块、中心见肠内气体;回盲部充盈差;伴有肠系膜淋巴结增大、钙化等腹腔内结核征象(图102-27)。

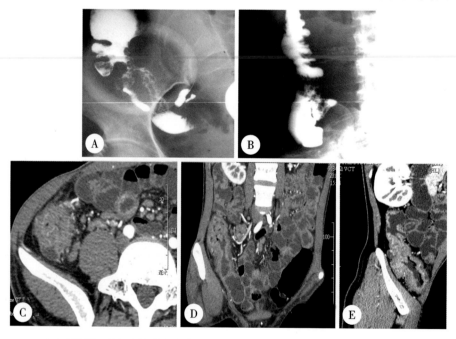

A、B.钡灌肠。回肠末端、盲肠黏膜皱襞紊乱、盲肠痉挛收缩、出现跳跃征象;C、D.CT增强。回盲部为中心肠壁不规则增厚、管腔狭窄。

图102-27 回盲部结核

3. 诊断及鉴别诊断 肠结核的诊断需结合临床症状、实验室检查及影像学表现,以及是否合并全身其他部位的结核,综合诊断。鉴别诊断如下:①克罗恩病(见小肠克罗恩病相关内容)。②溃疡性结肠炎:常见左半结肠受累为主,溃疡多见,而呈较弥漫的小锯齿状龛影,假性息肉状不规则影,肠管呈无结肠袋样的细管状影。③盲肠癌:盲肠癌与回盲部增殖型结核鉴别,前者为移行段短、不规则性充盈缺损;后者与正常移行段较长,境界不清,充盈缺损相对较完整,并有回盲部上移的特点。

(三)结直肠癌

结直肠癌(colorectal cancer)是常见的胃肠道恶性肿瘤,发病率仅低于胃癌与食管癌。

1. 临床与病理 临床表现为腹部肿块、便血、腹泻或顽固性便秘。直肠癌主要为便血、粪便变细与里急后重。40~50岁多见,好发于直肠与乙状结肠。大体分为增生型、浸润型、溃疡型。

2. 影像学表现

(1)X射线造影检查:①增生型为腔内不规则充盈缺损,轮廓不整,病变多位于肠壁一侧,肠黏膜皱襞中断、消失,局部肠壁僵硬。②浸润型表现肠管狭窄,多见于肠壁一侧或向心性生长,轮廓不整或不规则,肠壁僵硬、黏膜破坏,病变区界限清晰。③溃疡型为肠腔内较大龛影,形状不规则,边界不整齐,龛影周有不同程度充盈缺损与狭窄。

(2)CT和MRI检查:①发现结、直肠内小而隐蔽的病灶;②评估肿瘤与其周围组织的关系,有无肿大淋巴结转移,有无脏器浸润及转移;③结直肠癌分期;④观察结肠癌完全梗阻时,阻塞近端肠管内情况(图102-28)。

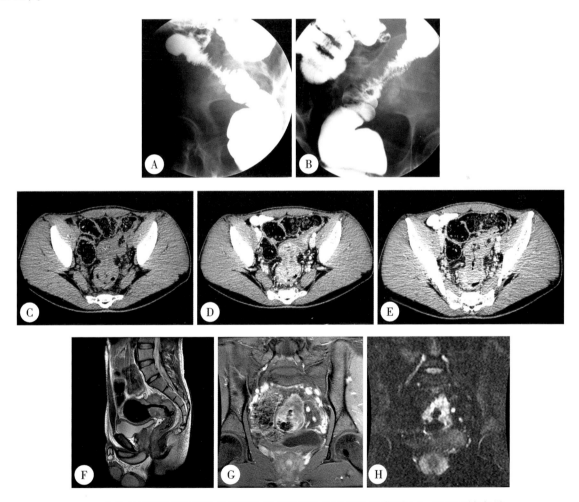

A、B. 乙状结肠癌浸润型:肠腔狭窄、轮廓不规则,肠壁僵硬、黏膜破坏;C~H. CT平扫加增强,乙状结肠直肠交界区肠壁不规则增厚,强化不均匀,DWI病变呈高信号,管腔变窄,浆膜面毛糙,周围脂肪间隙见淋巴结。

图102-28 直肠、结肠癌

3. 诊断及鉴别诊断 结直肠癌的诊断,结合有肠梗阻、便血病史,影像学显示局限性肠壁增厚、肿块和肠腔狭窄多可诊断。常需与良性肿瘤及息肉鉴别,后者形成的充盈缺损形态、黏膜规则,蠕动正常。

(四)结肠息肉及息肉综合征

结肠息肉(colonic polyp)为隆起于结肠黏膜上皮表面的局限性病变,可呈广基底、短蒂或长蒂。若结肠内有多发息肉,则称息肉综合征。

1. 临床与病理 临床有无痛性便血,鲜红色血液覆盖于粪便表面,与粪便无混合。继发炎症感染时,常伴黏液便或黏液血便,里急后重,便秘或便次数增多,带蒂息肉或近肛门者,可有息肉脱出肛门。

2. 影像学表现 双对比钡灌肠 X 射线造影(图 102-29),表现为肠腔内境界光滑锐利的圆形充盈缺损,有时可呈分叶状或绒毛状。有以下征象者考虑息肉恶变:体积短期内迅速增大,息肉外形不光滑规则;带蒂息肉顶端增大并进入蒂内,致蒂变短形成一广基底肿块;息肉基地部肠壁形成凹陷切迹,提示癌组织浸润致肠壁收缩。CT 或 MRI 应用于息肉诊断较少。

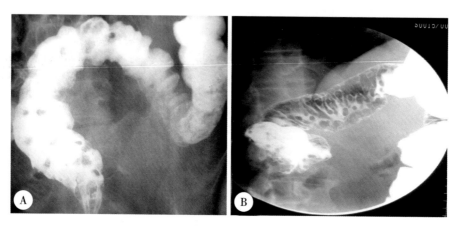

A、B. 钡灌肠。肠腔内见多发大小不一圆形充盈缺损,边界清晰。

图 102-29　乙状结肠、直肠多发息肉

3. 诊断及鉴别诊断 依据影像学特点,息肉容易诊断,需要注意是否有恶变或有无多发,以及胃肠道其他部位是否亦有息肉;对较小的息肉诊断需要结合胃肠镜检查。

第二节　肝、胆、胰及脾影像学检查

一、肝影像学检查

(一)肝正常影像学表现

1. X 射线检查

(1)腹部平片:只能大致了解肝的形态和大小。

(2)血管造影:肝动脉造影或门静脉造影可显示肝动脉和门静脉。肝动脉表现为肝实质内树枝状分布的血管影。肠系膜上静脉与脾静脉汇合为门静脉后,在肝门分出左、右支入肝。肝静脉多数情况下显影不佳。

2. CT 检查 肝表面光滑锐利,其大小形态因体形、身长而异,不同层面显示的肝形态亦不同。肝平扫表现均匀一致的软组织密度,略高于脾密度高,CT 值为 55～75 Hu。通常肝静脉或门静脉影在肝实质内表现为条形或圆形低密度影。对比增强检查时,动脉期可显示肝动脉及其分支,但肝实质没有明显对比增强,门静脉期肝实质增强密度明显增高,增强密度均匀一致,平衡期对比增强密度逐渐下降。

3.MRI 检查　MRI 横断面图像显示肝的形态、边缘轮廓和大小与 CT 相同。正常肝实质表现为 T_1WI 中等信号,但高于脾的信号,T_2WI 表现为低信号,明显低于脾的信号,信号均匀一致。对比增强后,肝实质表现 T_1WI 信号增高,增强效果与 CT 相同。肝血管由于流空效应,自旋回波 T_1WI 表现无信号的管状影,T_2WI 上多表现为高信号影;胆管也在 T_1WI 表现低信号影,T_2WI 表现高信号影。

（二）肝基本病变影像学表现

1.肝的大小与形态异常　肝明显增大,X 射线平片可见右膈隆起,肝下角下移。CT、MRI 可见肝角变钝,肝叶厚度和长度超过正常范围,肝叶形态饱满;肝萎缩则相反,肝叶缩小,变形,肝外缘与腹壁距离增宽,肝裂、胆囊窝增宽。肝叶大小的改变,如肝硬化,常表现一个肝叶增大而另一肝叶萎缩,肝叶径线测量表现为各肝叶大小比例失调。

2.肝的边缘与轮廓异常　肝硬化结节再生或占位性病变等,可见突出肝表面结节,致肝边缘与轮廓异常。

3.肝的弥漫性病变　多种病因引起弥漫性肝细胞变性、坏死,一般在出现肝大小改变的同时,CT 表现全肝或某一肝叶、肝段的密度增高、减低或混杂密度异常;MRI 表现灶性或弥漫性异常信号,脂肪浸润 T_1WI 呈高信号,T_2WI 呈稍高信号,脂肪抑制序列则表现低信号。如果肝含铁血黄素沉着,则 T_1WI 和 T_2WI 都表现低信号。

4.肝的局灶性病变或占位性变　常见有肝囊肿、脓肿、寄生虫和肿瘤等病变。CT 平扫肝占位性病变,多数表现为单发或多发的圆形、类圆形低密度肿块,如肿瘤、脓肿或囊肿等;少数表现为高密度,如血肿或钙化。增强 CT 扫描,囊肿或缺乏血供的病变无强化;肝脓肿边缘明显强化;海绵状血管瘤动脉期边缘结节样强化,门脉期至延迟期,强化逐渐向中心延伸,成为等密度或高密度;肝癌动脉期强化明显或比较明显,但门静脉期强化程度快速下降。MRI 对显示占位性病变的大小、形态、数目、边缘等表现与 CT 所见相似。肝囊肿 T_1WI 上呈极低信号,T_2WI 呈极高信号;海绵状血管瘤 T_1WI 上表现稍低信号,T_2WI 呈明显高信号;肝癌 T_1WI 表现为稍低信号,T_2WI 表现为稍高信号。静脉注射造影剂后行快速多期扫描,肿块的对比增强表现与 CT 多期扫描表现相同。

5.肝血管异常　包括肝动脉、静脉和门静脉的异常。增强 CT 扫描肝硬化合并门静脉高压可见肝动脉变细、扭曲,门静脉扩张、扭曲;门静脉或肝静脉血栓或癌栓在对比增强后显示充盈缺损;血供丰富的肝肿瘤在对比增强扫描,可显示供血血管增粗,肿瘤内部出现大小不等、走向混乱、扭曲的血管团,为肿瘤的病理血管;动脉期扫描,出现门静脉或肝静脉增强,则提示肝动静脉瘘。MRI 扫描,门静脉癌栓表现门静脉增粗,T_1WI 呈低信号或稍高信号,T_2WI 呈高信号。静脉注射 Gd-DTPA 行血管增强追踪多期扫描,更容易显示门静脉高压的门静脉增粗或癌栓引起的门静脉充盈缺损。

（三）肝常见疾病影像学表现

1.感染性病变　以细菌性肝脓肿为例。细菌性肝脓肿(pyogenic liver abscess,PLA)是全身或肝邻近器官化脓性细菌及其脓毒栓子,通过门静脉、肝动脉、胆道或直接蔓延引起肝的局限性化脓性炎症。

(1)临床与病理:肝大、肝区疼痛以及发热等。常见致病菌为大肠埃希菌、金黄色葡萄球菌等。

(2)影像学表现:肝实质见圆形或类圆形低密度灶,中央为脓腔,周围为脓肿壁。增强扫描脓肿壁环形强化,门静脉及延迟期持续强化。水肿带动脉期无强化,门静脉及延迟期逐渐强化。肝脓肿在动脉期显示"环征"。没有水肿时表现为单环;"双环征"水肿带+脓肿壁,"三环征",由内至外依次为坏死组织、纤维肉芽组织、脓肿壁最外层。"环征"和小气泡为肝脓肿的特征性表现(图 102-30)。

(3)诊断及鉴别诊断:肝脓肿出现的"环征"和脓肿内小气泡为肝脓肿的特征性影像表现,结合临床一般诊断不难。

鉴别诊断:①肝囊肿,囊壁无强化。②囊性转移瘤,多发病灶。③转移瘤,壁厚薄不均,周围常无水肿,有原发肿瘤病史。

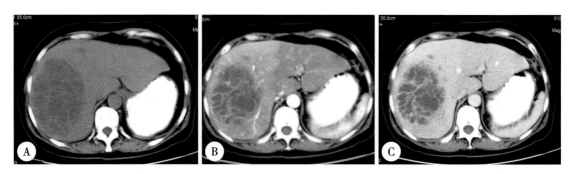

A.CT平扫横断位;B.CT动脉期横断位;C.CT门静脉期横断位。肝右叶混杂密度影,其内见蜂窝状坏死区及分隔,

增强扫描脓肿壁环形强化,门静脉及延迟期持续强化。

图 102-30　肝右叶脓肿

2.肝恶性肿瘤　肝恶性肿瘤是常见的恶性肿瘤,分原发性、继发性,亚洲国家以原发性肝癌常见。CT 和 MRI 是主要诊断手段。

(1)肝细胞癌:肝细胞癌(hepatocellular carcinoma,HCC)好发于 30～60 岁,男性多见。发病与乙型肝炎、肝硬化密切相关,50%～90% 肝细胞癌合并肝硬化,30～50% 肝硬化并发肝细胞癌。

1)临床与病理:肝区疼痛、腹部包块。60%～90% 甲胎蛋白（alpha fetoprotein,AFP）呈阳性。

病理学分型如下:①巨块型;②结节型;③弥漫型。直径≤3 cm 的单发结节或 2 个结节直径之和≤3 cm 的为小肝癌。主要由肝动脉供血。

2)影像学表现:巨块型和结节型,呈单发或多发性肿块,边缘有假包膜。弥漫型结节分布广泛、境界不清。肿块多数为低密度;部分肿瘤周围见小子灶。增强扫描为"快进快出",早期明显强化,门静脉及延迟期强化消退。假包膜呈延迟强化;门腔静脉、胆道可受侵。可出现淋巴结、肺、肾上腺及骨骼远处转移(图 102-31)。

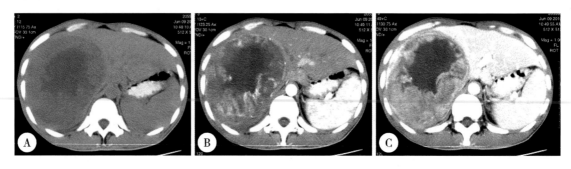

A.CT平扫横断位;B.CT动脉期横断位;C.CT门静脉期横断位。肝右叶巨块型混杂密度影,其内见大片状坏死区,

增强扫描病灶明显不均匀强化,静脉期强化迅速消退,坏死区未见确切强化,呈"快进快出"。

图 102-31　肝右叶巨块型肝癌

3)诊断及鉴别诊断:HCC 的影像诊断主要依据有无肝硬化表现,肝内多发或单发的软组织结节、肿块、假包膜,多期增强检查呈"快进快出"表现。结合影像特点与血中 AFP 明显增高即可诊断。

鉴别诊断主要有:①肝硬化结节,增强无明显强化;②炎性假瘤,边界不清,增强无"快进快出";③转移性肝癌,常多发,可见典型"牛眼征";④肝腺瘤,口服避孕药史,肿瘤周围可有低密度环。

(2)肝转移瘤:肝最常见的恶性肿瘤之一。

1)转移途径:①邻近器官肿瘤直接侵犯;②经肝门部淋巴结转移;③经门静脉转移;④经肝动脉转移。

2)临床与病理:肝大、肝区疼痛、消瘦、黄疸、腹水等。AFP 为阴性。

3)影像学表现:平扫肝内多发、大小不等、圆形或类圆形低密度肿块,密度均匀或不均匀。增强扫描动脉期边缘不规则强化,延迟期强化程度减低。少数肿瘤可见"牛眼征"或表现为边缘强化囊状病灶。多发肿块,增强扫描表现为边缘环形强化,出现典型的"牛眼征"。

4）诊断及鉴别诊断：结合其他部位原发恶性肿瘤，一般可诊断肝转移瘤。

鉴别诊断：①原发性肝癌，多有肝炎、肝硬化史，增强典型表现为"快进快出"，当发现有包膜、AFP 阳性、门脉癌栓和肝门淋巴结转移有助于肝癌的诊断。②肝血瘤，增强典型表现为"快进慢出"，瘤体较大时，坏死部分不强化。③肝局灶性结节增生，可有中心瘢痕延迟强化（图 102-32）。

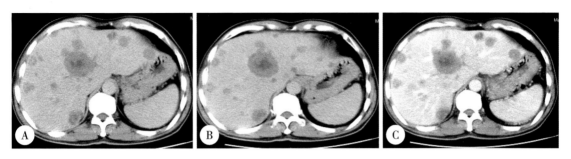

A. CT 平扫横断位；B、C. 增强扫描。肝内多发大小不等类圆形低密度影，增强扫描呈不均匀强化，中心见坏死区呈"牛眼征"。

图 102-32　肝内多发转移灶

3. 肝良性病变

（1）肝血管瘤：肝血管瘤（hepatic hemangioma）是常见的良性肿瘤，占 80% 左右，女性好发，为男性 4.5 ~ 5.0 倍，多见于 30 ~ 60 岁。

1）临床与病理：临床多无症状，90% 为单发，肿瘤大小不等，超过 5 cm 者为巨大海绵状血管瘤。

2）影像学表现：CT 平扫见肝内境界清楚的圆形或类圆形低密度肿块。增强扫描动脉期（20 ~ 30 s）肿瘤边缘明显强化。门静脉期（50 ~ 60 s）强化灶互相融合，向肿瘤中央扩展。延迟期整个肿瘤均匀强化，强化程度有所下降，呈高于或等于周围肝实质密度。即"早出晚归"（图 102-33）。

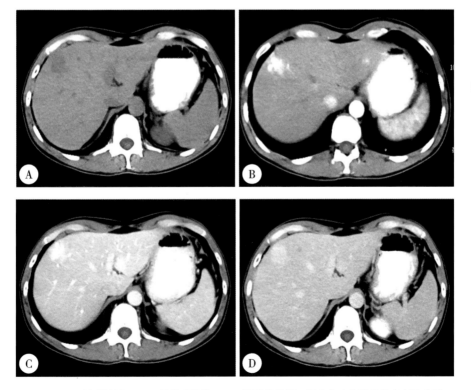

A. CT 平扫横断位；B. CT 增强动脉期；C. CT 增强静脉期。肝右前叶上段稍低密度结节影，动脉期病灶边缘强化，静脉期强化逐渐向中心推进，呈"快进慢出"。

图 102-33　肝右前叶上段血管瘤

3)诊断及鉴别诊断:肝血管瘤影像典型表现诊断不难,增强扫描呈"早出晚归"征象。

鉴别诊断:①原发性肝癌,多有肝炎、肝硬化史,增强典型表现为"快进快出",当发现有包膜、甲胎蛋白阳性、门脉癌栓和肝门淋巴结转移有助于肝癌的诊断。②肝局灶性结节增生:可有中心瘢痕延迟强化。③肝腺瘤,多见于育龄期女性,与口服避孕药有关,有包膜、血供丰富、易出血且脂肪含量高,CT增强动脉期强化程度低,可见包膜延迟强。

(2)肝囊肿:肝囊肿(hepatic cyst)是常见的肝疾病,通常指先天性肝囊肿。分单纯性肝囊肿和多囊肝,前者包含单发或多发性肝囊肿,后者为常染色体显性遗传,常合并多囊肾。

1)临床与病理:多见于30~50岁,症状轻微,常偶然发现。

2)影像学表现:肝内圆形低密度区,边缘锐利,边界清楚,囊内密度均匀,0~20 Hu。增强无强化;囊内有出血时,CT值超过20 Hu。合并感染囊壁可强化(图102-34)。

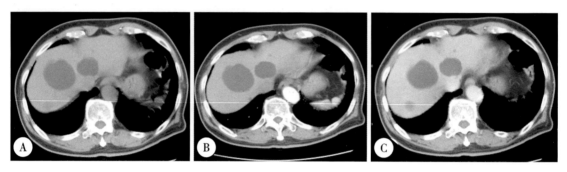

A.CT平扫横断位;B.CT增强动脉期;C.CT增强静脉期。肝顶部大小不等类圆形低密度影,边界清,密度均匀,增强扫描病灶未见强化。

图102-34 肝多发囊肿

3)诊断及鉴别诊断:多数肝囊肿有典型上述影像表现,易于诊断,少数肝囊肿其影像表现不典型者,需增强扫描有助于明确诊断。肝脓肿有明显发热病史,囊内可有气体,增强后囊壁强化。肝棘球囊肿多来自牧区,囊肿张力较大,CT扫描囊壁伴有钙化,囊腔内可有虫体物质。

(3)肝局灶性结节增生:肝局灶性结节增生(focal nodular hyperplasia,FNH)肝内少见病变,病因不明,女性多见。

1)临床与病理:多无临床症状。肿瘤中央可见星状瘢痕组织,一般大小为4~7 cm。

2)影像学表现:CT平扫肝内等或稍低密度肿块。增强动脉期明显强化,门静脉及延迟期强化逐渐下降。中央星状瘢痕组织(临床上称为瘤巢)动脉期不强化,随时间延长逐渐强化呈等或高密度(图102-35)。

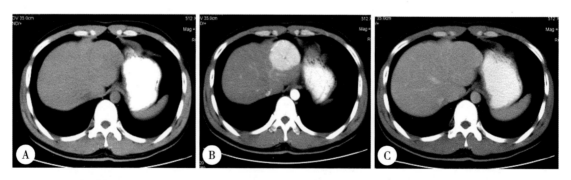

A.CT平扫横断位;B.CT增强动脉期;C.CT增强静脉期。左外叶类圆形稍低密度肿块,增强早期明显强化,并见星状瘢痕,延迟期星状瘢痕强化。

图102-35 肝左外叶FNH

3)诊断及鉴别诊断:肝局灶性结节增生多无症状,肿瘤中央可见星状瘢痕组织。

鉴别诊断：①富血供肝细胞癌，肝细胞癌的强化特征为"快进快出"，无中央瘢痕延迟期强化特征，肝细胞癌患者常有乙型肝炎、肝硬化或甲胎蛋白常为阳性。②肝血管瘤，典型肝血管瘤强化特点是"快进慢出"，强化从边缘开始，随着延迟强化向中央扩散。③肝腺瘤，比肝局灶性结节增生更为少见，好发于育龄期女性长期口服避孕药者，亦为富血供病变，但无肿块内中央瘢痕在延迟期强化的特征。

（4）脂肪肝：正常肝脂肪含量低于 5%，超过 5% 可致脂肪肝（fatty liver）。常见发病原因肥胖、糖尿病、肝硬化、饮酒等。

1）临床与病理：临床表现各不同。脂肪肝分为弥漫性和局灶性，后者多位于肝裂周围及肝边缘部分。

2）影像学表现：平扫肝的局灶性或弥漫性密度减低。CT 值低于正常，严重者为负 CT 值；如果肝/脾值比<0.85，则可诊断脂肪肝。脂肪肝可见肝管呈相对高密度，但走向、排列、大小、分支正常，无受压或移位，增强扫描显示特别清晰。肝岛通常位于胆囊周围、肝裂附近或左叶内侧段的肝被膜下（图 102-36）。

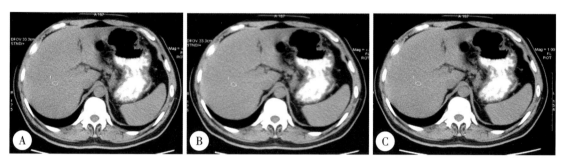

A ~ C. CT 平扫横断位。肝实质密度均匀性减低，CT 值约 46 Hu，低于脾实质密度。

图 102-36　脂肪肝

3）诊断及鉴别诊断：弥漫性脂肪肝诊断不难，局灶性脂肪肝须与肝肿瘤鉴别。局灶性脂肪肝表现为片状或楔形低密度区，增强扫描结合病灶内血管分布正常，无占位效应。

二、胆道系统影像学检查

（一）胆道系统正常影像学表现

1. X 射线检查　PTC 或 ERCP 都能比较好地显示胆管。肝内胆管呈树枝状分布，走行自然。肝总管长为 3 ~ 4 cm，向下延续成胆总管，胆总管末端与胰管汇合后共同开口于十二指肠乳头部。胆总管长为 4 ~ 8 cm。

2. CT 检查　平扫胆囊横断面呈圆形或类圆形，直径为 4 ~ 5 cm，胆囊腔表现均匀水样低密度，CT 值为 0 ~ 20 Hu。胆囊壁光滑锐利，厚度为 2 ~ 3 mm。增强检查胆囊腔内无强化，胆囊壁为均匀一致的强化。正常肝内、外胆管大多数 CT 不显示，薄层扫描少数可显示。

3. MRI 检查　轴位胆囊形状与 CT 表现相同，冠状位呈长圆形，位于肝门部。胆囊、胆管内信号均匀，T_1WI 呈低信号，T_2WI 呈高信号，边缘光滑锐利。MRCP 多数胆囊都能清晰显示，正常胆囊内含有胆汁，表现为极高均匀信号，边缘光滑。

（二）胆道系统基本病变影像学表现

1. 胆囊大小、形态、数目和位置异常　CT、MRI 检查容易发现胆囊增大，通常见于胆囊炎或胆囊管梗阻者。CT 检查胆囊横断面直径大于 5 cm。胆囊缩小，多伴有胆囊壁增厚，胆囊壁厚度超过 3 mm，可表现环形或局限性增厚。单纯胆囊壁增厚常见于胆囊炎；MRI 表现 T_1WI 低信号，T_2WI 高信号；CT 增强检查增厚的胆囊壁明显增强，边缘轮廓欠规则，呈锯齿状或幕状突起。位于肝门部胆囊床外的胆囊或双胆囊均为先天发育异常。

2. 异常钙化灶　胆囊钙化灶多为结石所致，胆囊和胆管内结石，CT 检查可见胆囊或胆管内单发或多发、密度均匀或不均匀的高密度影。MRI 检查胆囊和胆管内结石在 T_1WI 和 T_2WI 均表现低信号，T_2WI 及

MRCP 显示更加清晰,高信号的胆汁中见圆形或类圆形低信号充盈缺损。

3.胆管扩张　PTC 或 ERCP 均可显示胆管先天性扩张,呈单发或多发的局部胆管梭形或囊状扩张。后天性的胆管扩张,由于下端的阻塞或狭窄引起上段胆管全程扩张,胆总管扩张直径超过 1.1 cm,形成所谓"软藤征"或"枯枝征"。壶腹部周围的病变,引起胆管扩张外,还有胰管扩张,出现"双管征",为低位性胆管梗阻的重要征象。MRI 检查扩张的胆管 T_1WI 表现低信号,T_2WI 表现高信号。MRCP 由于黑色的肝背景与极高信号的胆系形成明显的信号差,扩张的胆管显示更加清晰。

4.胆管狭窄　炎症、结石、肿瘤是最常见引起胆管狭窄的原因,狭窄以上的胆管扩张。狭窄的胆管 PTC 或 ERCP 可见不同程度胆管管腔变细或突然中断。炎症引起的胆管狭窄呈鼠尾状或漏斗状的狭窄,边缘光滑,范围较长;结石或胆管癌引起的胆管狭窄,为局限的偏心性或向心性狭窄。

5.充盈缺损　胆管内的结石或肿瘤均可引起胆管完全阻塞。CT 对胆囊阳性结石容易显示,胆管结石可在扩张的胆管内见到高密度结石影,胆囊肿瘤表现为胆囊内软组织肿块,胆囊壁增厚,胆管肿瘤则在扩张的胆管内见到胆管壁增厚及其向腔外生长的软组织肿块。胆结石 MRI 检查,T_2WI 上高信号的胆汁中见低信号影。胆管肿瘤为胆囊或胆管内软组织信号的充盈缺损。MRCP 图像上,胆管结石于扩张胆管末端见边缘光滑的倒"杯口"状充盈缺损,胆管肿瘤的充盈缺损表现边缘欠规则。

（三）胆道系统常见疾病影像学表现

1.胆石症　胆石症(cholelithiasis)是常见病多发病,胆囊结石在我国以胆色素结石多见,胆固醇结石发病率有上升趋势,超声、CT、MRI 正确诊断率达 95%。

(1)临床与病理:反复、突发性右上腹绞痛,可放射至后背和右肩胛下部。

(2)影像学表现

1)X 射线检查:80%~90% 为阴性结石,平片不能显示。

2)CT 检查:高密度结石(CT 值>25 Hu)、等密度结石(CT 值 0~25 Hu)、低密度结石(CT 值<0 Hu)。高密度结石,CT 表现为高密度影;等、低密度结石 CT 不易显示(图 102-37)。

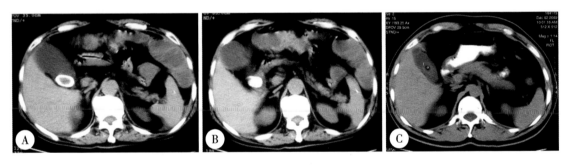

CT 平扫横断位。胆囊腔结节状高密度影(A、B);胆囊结节状低密度影,阴性结石(C)。

图 102-37　胆囊结石

(3)诊断及鉴别诊断:X 射线诊断胆结石限度大,CT 对肝外胆管结石的显示要优于超声,诊断困难的胆管阴性结石可行 MRI 及 MRCP 检查,多可诊断。

鉴别诊断:①胆囊癌,胆囊癌引起的胆囊壁增厚为不规则性增厚,胆囊腔内隆起,肿块边缘凹凸不平,增强后不均匀明显强化。②胆囊胆固醇沉积症,一般为突出于胆囊黏膜表面的黄色小颗粒,结节约 5 mm,不大于 10 mm。

2.胆囊炎症　胆囊炎(cholecystitis)分为急性和慢性。胆系的胆汁淤积、胆结石、胆道蛔虫等为诱发因素。急性胆囊炎常见急腹症。通常由于胆结石嵌顿引起。

(1)临床与病理:常见于 45 岁以下,男女比 1:2。急性发作性右上腹痛,放射至右肩胛部(图 102-38)。

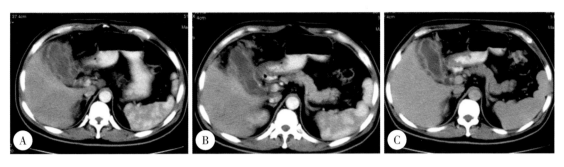

A. CT 增强动脉期; B. CT 增强静脉期; C. CT 增强延迟期。水胆囊壁增厚, 水肿, 增强扫描壁呈明显持续性强化, 伴胆囊壁周围低密度水肿带。

图 102-38　急性胆囊炎

（2）影像学表现: 胆囊增大, 直径>5 cm; 胆囊壁弥漫性增厚超过 3 mm。胆囊壁呈分层状强化, 内层强化明显且时间长, 外层为无强化的组织水肿层。炎症渗出, 胆囊周围脂肪密度增高并可有液体潴留。胆囊可坏死、穿孔, 胆囊窝可见含有液平面的脓肿。CT 发现胆囊内或胆囊壁内有气体则为气肿性胆囊炎。

（3）诊断及鉴别诊断: 胆囊炎多可见胆囊增大, 直径>5 cm; 胆囊壁弥漫性增厚超过 3 mm。增强扫描。胆囊壁呈分层状强化。

鉴别诊断: ①胆囊癌, 胆囊癌引起的胆囊壁增厚为不规则明显增厚, 胆囊腔内隆起, 肿块边缘凹凸不平, 增强后不均匀明显强化。②胆囊胆固醇沉积症, 一般为突出于胆囊黏膜表面的黄色小颗粒, 结节约 5 mm, 不大于 10 mm。

3. 胆囊肿瘤性病变

（1）胆囊癌: 胆囊癌(carcinoma of gallbladder)是常见的恶性肿瘤, 原因不明, 预后不良。

1）临床与病理: 中老年女性多见。男女比 1∶3。右上腹持续性疼痛。多发生于胆囊底部或颈部。70% ~ 90% 为腺癌。80% 为浸润性生长; 20% 呈乳头状生长。晚期可侵犯周围器官, 也可远处转移和经淋巴结转移。

2）影像学表现: 胆囊癌 CT 分胆囊壁增厚型、腔内型、肿块型 3 型。①胆囊壁增厚型, 胆囊壁呈不规则或结节状增厚; ②腔内型, 突向胆囊腔内的单发或多发乳头状肿块, 基底部胆囊壁增厚; ③肿块型, 胆囊腔几乎全部被肿瘤所占据形成软组织肿块, 可累及肝实质。增强扫描肿瘤及其局部胆囊壁明显强化。晚期可见肝门部淋巴结肿大(图 102-39)。

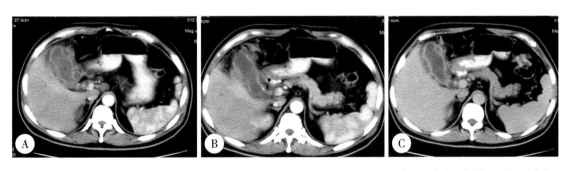

A. CT 平扫横断位; B. CT 增强动脉期; C. CT 增强静脉期。胆囊壁不规则增厚, 呈软组织密度, 动脉期呈明显不均匀强化, 延迟期强化较动脉期有所消退。

图 102-39　胆囊癌

3）诊断及鉴别诊断: 胆囊癌胆囊壁不规则增厚, 胆囊腔内可见大小不等的肿块, 诊断多不难。

鉴别诊断: ①慢性胆囊炎, 厚壁型胆囊癌须与慢性胆囊炎鉴别, 胆囊炎胆囊壁明显不规则增厚, 胆囊轮廓不规则, 厚度大于 10 mm。②胆囊息肉, 多数病灶在 10 mm 之内, 胆囊癌大多>10 mm, 病灶多形态规则、光整、胆囊壁无增厚。

4.胆管病变

（1）胆管结石

1）临床与病理：结石形成原因及表现同胆囊结石。

2）影像学表现：高密度结石多见，肝内胆管结石呈点状、结节状、不规则状，与肝管走行方向一致，常伴有周围胆管扩张。胆总管结石表现为胆总管上部胆管扩张，结石部位的层面，扩张的胆管突然消失，于充满胆汁的扩张胆管中央或后部见高密度的结石，即"靶环征"或"半月征"（图102-40）。

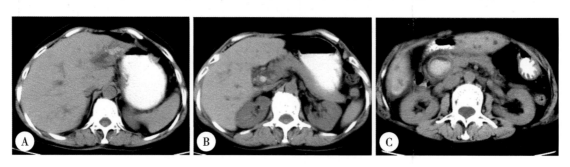

A.左肝内胆管多发结石，左外叶萎缩;B.肝总管结节状高密度影;C.胆总管结节状高密度影。

图102-40　肝内外胆管结石

3）诊断及鉴别诊断：超声为首选检查方法，阴性结石诊断困难。

（2）胆管癌：胆管癌（carcinoma of bile duct）分为左、右肝管及以下的肝外胆管癌。①上段胆管癌，左、右肝管及混合部、肝总管的肿瘤（肝门部胆管癌，占50%）；②中段胆管癌，肝总管和胆囊管混合部以下至胆总管中段的肿瘤；③下段胆管癌，胆总管下段、胰腺段、十二指肠壁内段的肿瘤。

1）临床与病理：右上腹隐痛或胀痛、进行性黄疸。80%为腺癌。肿瘤进展可合并胆管炎、胆汁性肝硬化、肝脓肿、门静脉高压和门静脉周围纤维化。

2）影像学表现：①上段胆管癌，70%病例可发现肝门部软组织肿块，肝内胆管扩张，扩张的左右肝管多不汇合。②中段和下段胆管癌，表现为肝内和近段胆管扩张，扩张的胆总管突然变小或中断，该处即为肿瘤所在，并可见胆管壁增厚或形成的软组织肿块，对比增强检查肿瘤明显强化。肝门部等处可见淋巴结肿大（图102-41）。

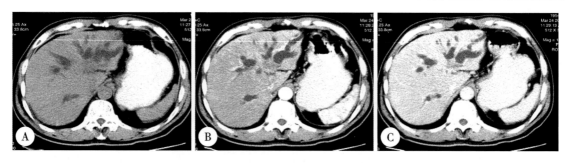

A.CT平扫横断位;B.CT增强动脉期;C.CT增强静脉期。肝门部软组织密度块影，伴肝内胆管扩张，增强动脉期轻度不均匀强化，延迟期病变强化渐明显，呈延迟强化。

图102-41　肝门部胆管癌

3）诊断及鉴别诊断：胆管癌均易显示胆管扩张，若扩张的胆管突然狭窄和中断，管腔管壁不均匀增厚，腔内和（或）外可见软组织结节，并有强化，结合临床及实验室检测常可明确诊断。

鉴别诊断：①肝细胞癌，大多有慢性肝病、肝硬化病史，AFP常升高，肿瘤多无肝包膜回缩征，增强后动脉期强化明显，门静脉期病灶强化开始消退，延迟期造影剂已消退，无胆管细胞癌的延迟强化征象。②肝脓肿，常呈环形强化，且有周围水肿形成"晕征"，动脉期周围肝组织水肿较胆管细胞癌明显。③转移瘤,常为多发,有原发病灶,呈环形强化,中心坏死呈"牛眼征",病灶内多无线样强化。

三、胰腺影像学检查

(一)胰腺正常影像学表现

1.X 射线检查　平片检查,正常胰腺难以识别。胰腺血管造影可显示正常胰腺的供血动脉和引流静脉。

2.CT 检查　正常胰腺实质密度均匀,略低于脾,增强扫描后密度均匀性增高,呈带状,横跨于第 1、2 腰椎之前,由头向尾逐渐变细。正常胰头、体、尾与胰腺长轴垂直的径线可达 3 cm、2.5 cm 和 2 cm。胰腺大小存在一定的差异,60 岁以上老人胰腺逐渐萎缩变细。胰管位于胰腺偏前部,可不显示或表现为细线状低密度影。

3.MRI 检查　腹膜后脂肪组织 T_1 显示为高信号,在勾画胰腺轮廓上有一定帮助。在 T_1WI 和 T_2WI 上,胰腺表现为均匀的较低信号结构,与肝的信号相似。其背侧的脾静脉由于流空效应呈现无信号血管影,可勾画出胰腺的后缘。十二指肠内液体常表现为较高信号。

(二)胰腺基本病变影像学表现

胰腺局部或全胰增大,外形改变,胰腺周界不清以及密度、信号等异常。如:CT 上呈囊状低密度改变;而胰腺肿瘤一般为实质性病灶,往往其密度低于周围的胰腺实质。胰腺肿瘤可侵犯邻近的下腔静脉、脾动、静脉、肝动脉和门静脉等,血管受侵时常用 CT 进行评估。胰管扩张提示有梗阻或有慢性胰腺炎。MRCP 可显示胰管扩张的形态,ERCP 可见胰管狭窄、梗阻、突然中断、扩张、粗细不均、扭曲以及受压、牵拉、变细等改变。增强 CT 扫描对胰腺病变性质、肿瘤分期、急性胰腺炎坏死程度等判定上有重要价值。MRI 对胰腺疾病的诊断原则与 CT 相仿。

(三)胰腺常见疾病影像学表现

1.胰腺炎症　分急性胰腺炎和慢性胰腺炎。

(1)急性胰腺炎:急性胰腺炎(acute pancreatitis)主要是由胆系疾病或饮酒所引发,可危及生命。

1)临床与病理:起病急,主要为发热、恶心、呕吐、腹胀等。中上腹部持续性剧烈疼痛,常放射到胸背部,严重可出现休克。上腹部压痛、反跳痛和肌紧张。

2)影像学表现:①急性水肿性胰腺炎,胰腺体积弥漫性增大。胰腺密度轻度下降。胰腺轮廓清楚或模糊,可伴有胰周积液。增强扫描胰腺均匀强化,无不强化的坏死区(图 102-42A、B)。②急性坏死性胰腺炎,胰腺体积弥漫性增大。胰腺水肿则 CT 值降低,坏死区更低,胰腺出血区 CT 值增高。胰腺周围脂肪间隙消失,边界模糊不清。胰周常有明显积液,累积左侧肾旁前间隙,并可扩散至对侧。肾筋膜增厚(图 102-42C、D)。

3)诊断及鉴别诊断:根据急性胰腺炎病史,体征和实验室结果,诊断并不困难。影像检查的目的除进一步确诊外,主要是明确其类型、炎性渗出的范围及有无并发症。应指出轻型急性水肿型胰腺炎时,影像学检查可无明确异常所见。

鉴别诊断:①慢性胰腺炎,胰腺呈节段性或弥漫性萎缩,胰管扩张可累及整个胰管,胰管结石和胰腺实质钙化,假性囊肿;②胰腺癌,局限性肿块,对比增强扫描可清楚显示肿块轮廓及肿瘤侵犯血管。

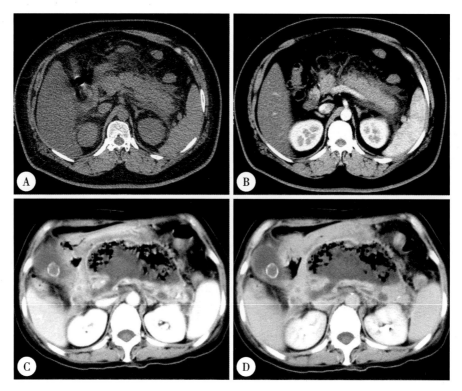

A. CT 平扫横断位；B. CT 横断位动脉期；C. CT 横断位动脉期；D. CT 横断位延迟期。图 A、B 示急性胰腺炎胰腺水肿、周围脂肪模糊；图 C、D 为另一患者，显示急性坏死性胰腺炎胰腺积气积液、胆囊结石。

图 102-42　急性胰腺炎

（2）慢性胰腺炎：70%～80%病例与长期酗酒有关，可发生慢性炎症和钙化。国内报道多由急性炎症反复发作所致。

1）临床与病理：上中腹部疼痛、体重减轻、胰腺功能不全。酒精性慢性胰腺炎，胰管结石和钙化比较常见。

2）影像学表现：胰腺体积变化，可正常、缩小或增大。胰管扩张，多数表现为不同程度的胰管扩张，典型表现为串珠状主胰管扩张。胰管结石和胰腺实质钙化灶。约34%病例可有假性囊肿（图 102-43）。

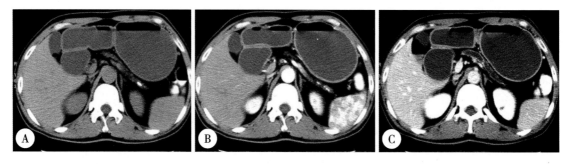

A. CT 平扫横断位，B. CT 增强动脉期，C. CT 增强静脉期。胰腺体积萎缩，内见散在钙化，伴胰管扩张。

图 102-43　慢性胰腺炎

3）诊断及鉴别诊断：慢性胰腺炎，特别是有胰头局限性增大者，应与胰腺癌鉴别。

鉴别诊断：①胰腺癌，若胰腺萎缩仅局限胰腺体、尾部时，应高度警惕，同时有胰头增大或肿块时，需要考虑胰腺癌可能。②局限性胰腺炎，通常局限于胰头，肿块或胰腺内见到钙化，一般支持炎性改变。

2. 胰腺肿瘤

（1）胰腺癌

1)临床与病理:胰腺癌(pancreatic cancer)好发于 40~70 岁的中老年人,男性高于女性。腹部胀痛不适。以头部最多,占 60%~70%,其次为胰体和胰尾。

2)影像学表现:平扫胰腺局部增大并形成肿块。增强扫描大多数肿块呈低密度影,个别肿瘤可为多血供。①胰管扩张,胰管阻塞、肿瘤远端的主胰管扩张。②胆总管扩张,胰管、胆总管均受累的双管征,为胰头癌可靠征象。肿瘤侵犯胰腺周围血管和脏器。大网膜表现为饼状、常同时有腹膜转移及合并大量腹水。肿瘤转移,血行转移和淋巴结转移(图 102-44)。

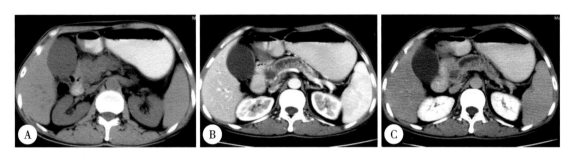

A. CT 平扫横断位;B. CT 增强动脉期;C. CT 增强延迟期。胰头部等密度结节影,边界不清,动脉期病灶轻强化,伴体尾部胰腺萎缩、胰管扩张,延迟期呈轻度不均匀延迟性强化。

图 102-44　胰头癌

3)诊断及鉴别诊断:胰腺癌的影像检查有明确异常表现,结合实验室检测及临床多可确诊。中老年无明显诱因反复发作胰腺炎者,应警惕胰头癌的可能。

鉴别诊断:①慢性胰腺炎,大多表现为胰腺整体萎缩,出现钙化灶。和胰腺癌相比,沿胰管走行的钙化发生率更高。②胰腺囊腺瘤,病灶呈囊实性,主胰管不扩张,没有周围侵犯、淋巴结肿大等表现。

(2)胰腺囊腺瘤和囊腺癌:胰腺囊腺瘤(pancreatic cystadenoma)和胰腺囊腺癌(pancreatic cystadenocarcinoma)占胰腺肿瘤的 10%~15%,主要为浆液性和黏液性囊腺瘤。

1)临床与病理:浆液性囊腺瘤,常发生体尾部,老年女性多见,无恶变倾向。黏液性囊腺瘤和囊腺癌,黏液性常有恶变可能。多见于 40~60 岁,胰腺体尾部多见。

2)影像学表现:①浆液性囊腺瘤,常为分叶形、蜂窝样,囊内为低密度液体。中央纤维瘢痕和分隔有时可见不规则钙化或特征性日光放射状钙化,则高度提示浆液性囊腺瘤。增强扫描肿瘤的蜂窝状结构更清晰(图 102-45)。②黏液性囊腺瘤和囊腺癌,单囊或多囊,囊壁厚薄不均,囊内有线状菲薄分隔。囊壁可见钙化及乳头状结节突入腔内。恶性者囊壁较厚。增强扫描囊壁、分隔、壁结节强化。不规则厚壁和突入腔内的壁结节提示恶性可能大,有转移灶则为恶性的可靠依据。

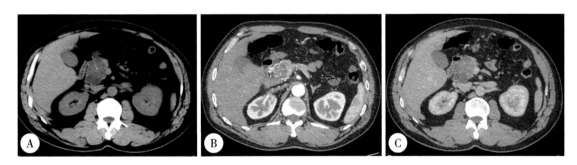

A. CT 平扫横断位;B. CT 增强动脉期;C. CT 增强静脉期。胰头区多囊状低密度影,见分隔及钙化,囊内密度均匀,动脉期囊壁及分隔强化。

图 102-45　胰头浆液性囊腺瘤

3)诊断及鉴别诊断:胰腺囊性肿瘤主要应与胰腺假性囊肿、真性囊肿鉴别。①胰腺假性囊肿,继发于胰腺炎,有胰腺炎病史,囊壁薄而均匀,没有壁结节,增强扫描囊壁光滑锐利,囊内液体无强化、无分隔。②真性囊肿为先天性囊肿,壁菲薄、无强化。

（3）胰腺神经内分泌肿瘤：占胰腺肿瘤的2%~10%，分功能性和非功能性。前者分胰岛素瘤、胃泌素瘤、舒血管肠肽瘤、胰高血糖素瘤和生长激素释放抑制激素瘤。

1）临床与病理：临床以其分泌激素而定，胰岛素瘤为低血糖昏迷，胃泌素瘤为顽固性消化性溃疡。

2）影像学表现：①功能性神经内分泌肿瘤，多数肿瘤较小，密度与胰腺接近。绝大多数为富血供性肿瘤。增强动脉期强化明显高于正常胰腺组织，静脉期与正常胰腺组织密度接近（图102-46）。②非功能性胰腺神经内分泌肿瘤，胰腺肿块大，平均10 cm，多发生在胰腺体、尾部。肿块密度可不均匀；1/5病变内有结节状钙化，增强实性部分明显强化，如发现肝转移、局部淋巴结肿大，则提示恶性。

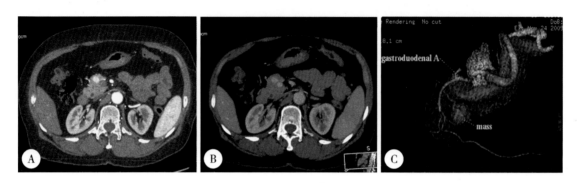

A. CT横断位动脉期；B. CT横断位延迟期；C. CT重建彩色图谱。胰头部明显强化结节影，延迟期强化较动脉期有所消退。

图102-46　胰头胰岛细胞瘤

3）诊断及鉴别诊断：胰腺神经内分泌瘤多数肿瘤较小，密度与胰腺接近。增强动脉期强化明显高于正常胰腺组织，静脉期与正常胰腺组织密度接近。

鉴别诊断：①胰腺囊腺癌或囊腺瘤，老年女性多见，以囊性成分为主，有壁结节，增强后强度低于胰岛细胞瘤。②胰腺实性-假乳头状瘤，多为伴有钙化的囊实性肿块，包膜完整，增强动脉期呈中度强化，延迟期强度高于动脉期，但低于正常胰腺。

（4）胰腺实性-假乳头状瘤：胰腺实性-假乳头状瘤（solid pseudopapillary neoplasm of the pancreas）少见而具有恶性潜能或呈低度恶性，占胰腺外分泌肿瘤的1%~2%。

1）临床与病理：年轻女性，多偶然发现。以胰头、胰尾多见，肿瘤主要位于胰外。

2）影像学表现：多位于胰腺边缘，呈外生性生长，为囊实性，包膜完整，境界清晰，可见钙化。肿块常表现为囊、实性混杂密度，瘤内可有出血。实性部分渐进性强化，强化程度略低于胰腺组织，包膜强化较明显（图102-47）。

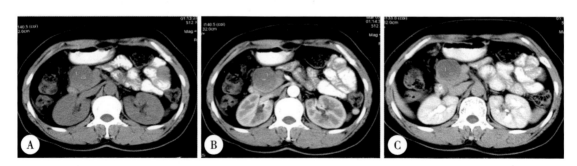

A. CT平扫横断位；B. 增强动脉期；C. CT延迟期。胰头部类圆形囊实性混杂密度肿块，CT值约38.15 Hu，增强扫描强化不明显，CT值约37.45 Hu，延迟期CT值约33.14 Hu。

图102-47　胰头实性-假乳头状瘤

3）诊断及鉴别诊断：胰腺实性假乳头状瘤，以胰头、胰尾多见，肿瘤主要位于胰外，不难诊断。

鉴别诊断：①非功能性胰腺神经内分泌肿瘤，富血供肿瘤，一般都有较显著强化。②胰腺囊腺瘤，多房囊性肿块，壁及分隔可钙化，囊壁及分隔强化明显。③胰腺癌，乏血供肿瘤，增强后肿瘤强化不明显，其恶性度高,浸润性强,病灶边缘模糊,常侵犯周围结构。

四、脾影像学检查

(一)脾正常影像学表现

1.CT 检查　正常脾前后径平均为 10~12 cm,宽径 6 cm,上下径为 15 cm。平扫近似于新月形或内缘凹陷的半圆形,密度均匀,略低于肝。正常脾内侧缘常有小切迹,脾门处可见大血管出入,增强扫描动脉期脾不均匀强化,门静脉期和实质期脾的密度渐变均匀。

2.MRI 检查　正常脾在腹腔内脂肪的衬托下轮廓清晰可见,其形态因层面不同而有差异。横断面上与 CT 表现类似,冠状面上在显示脾的大小、形态及其与邻近器官的关系上优于 CT。脾的信号是均匀的,由于脾的血窦较肝更为丰富,故 T_1 及 T_2 弛豫时间比肝、胰长,而与肾相似。脾门血管呈黑色流空信号,易于辨认。

(二)脾基本病变影像学表现

平片可粗略判断脾的大小,可发现明显的脾内钙化灶。脾的变异有多脾、副脾、无脾或异位脾,变异的脾 CT 密度、MRI 信号强度及强化表现与脾相同。脾内低密度病灶见于脾囊肿、脓肿、梗死与挫伤等。MRI 多呈长 T_1,等低信号和长 T_2 高信号。

副脾呈类圆形,位于胰脾之间。脾肿瘤多为单发,也可多发,CT 多呈稍低密度影,与正常脾密度差小,平扫不易分辨;肿瘤 MRI 表现为圆形或椭圆形,边缘清楚或不清楚,呈稍长 T_1、长 T_2 信号,如果肿瘤伴有出血、坏死则为混杂信号。高密度病灶可见于急性外伤性血肿、脾钙化灶等。血管瘤 CT 增强扫描早期呈周边性强化,延迟扫描趋向等密度。淋巴瘤、转移瘤表现为轻至中度强化。脓肿壁为环状强化。脾囊肿和脾梗死无强化表现。脾内血肿的信号与出血时间有关。脾钙化灶呈低信号,不易显示。

(三)脾常见疾病影像学表现

1.脾脓肿　脾脓肿(splenic abscess)多为败血症脓栓的结果,最常见于亚急性心内膜炎,其次是腹部脏器的严重感染。

(1)临床与病理:患者常存在败血症表现,如寒战、高热、恶心、呕吐和白细胞计数升高;大多数患者有腹痛,典型者可以局限于左上腹或左肩胛区疼痛。

(2)影像学表现:CT 平扫早期表现为脾弥漫性增大,密度稍低,但均匀。发生坏死后,平扫见单个或多个大小不一类圆形低密度灶,边界清楚或模糊。增强扫描脾实质和脓肿壁强化,坏死区不强化,正常脾实质和脓肿壁之间有低密度水肿带。少数脓肿内见小气泡或小气-液平,为脾脓肿特征表现(图 102-48)。

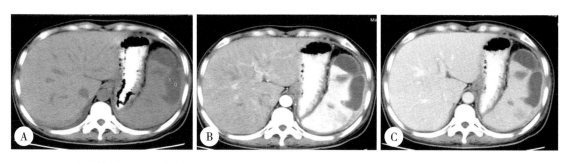

A.CT 平扫横断位;B.增强动脉期;C.增强静脉期。脾弥漫性增大,脾包膜下多发囊状低密度影,增强扫描脾实质和脓肿壁强化,坏死区不强化。

图 102-48　脾多发脓肿

(3)诊断及鉴别诊断:根据影像学表现,结合临床多可做出诊断。鉴别诊断:脾囊肿,平扫时呈圆形或类圆形低密度灶,边沿光滑,无明确的壁,增强后无强化。脾挫伤:病灶多位于脾边缘,呈楔形,平扫及增强均无强化,多无占位效应。

2. **脾囊肿** 脾囊肿(splenic cyst)为良性病变,分为寄生虫性和非寄生虫性,后者分为真性或假性。

(1)临床与病理:脾小囊肿多无症状,大囊肿产生相应的压迫症状。假性囊肿大多与外伤、感染、栓塞有关,主要病因为外伤,其次是胰腺炎并发症。

(2)影像学表现:平扫见脾囊肿呈圆形低密度水样密度影,CT值为0~10 Hu。边缘光滑,单发或多发,少数囊肿可见囊壁弧形钙化。外伤性囊肿内可出血机化,囊内可呈混合性密度,增强扫描无强化(图102-49)。

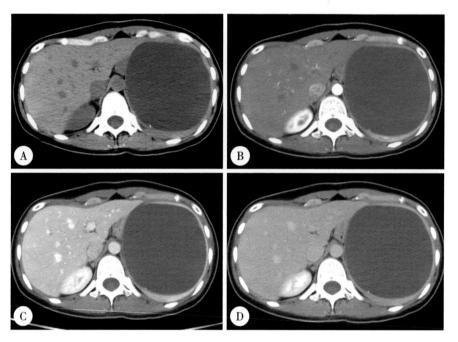

A. CT平扫横断位;B. CT横断位动脉期;C. CT横断位静脉期;D. CT横断位延迟期。脾巨大类圆形水样低密度影,边缘光滑、壁点状钙化,增强扫描病灶未见强化。

图102-49 脾囊肿

(3)诊断及鉴别诊断:脾囊肿边缘光滑,增强扫描无强化。

鉴别诊断:①脾淋巴管瘤,液性占位内见粗大分隔,CT值常高于单纯囊肿。②囊性转移瘤,平扫相似,增强扫描转移瘤壁不规则增厚,囊壁、附壁结节强化。

3. **脾血管瘤** 脾血管瘤(splenic hemangioma)是脾常见的良性肿瘤。

(1)临床与病理:临床常无症状。较大者产生压迫症状,极少数脾大血管瘤破裂出血,产生急腹症、血压下降等。偶产生脾功能亢进,出现贫血、乏力、心悸等表现。

(2)影像学表现:平扫表现为边缘清晰的低密度区,常有点状钙化。增强扫描病灶周围可见明显结节强化。并逐渐向中心填充,延迟期大多数病灶能完全填充,与正常脾实质密度一致(图102-50)。

(3)诊断及鉴别诊断:脾血管瘤类似肝血管瘤,增强扫描病灶周围可见明显结节强化,并逐渐向中心填充,延迟期大多数病灶能完全填充,与正常脾实质密度一致。

鉴别诊断:①脾错构瘤,点状钙化灶,强化不均匀。②脾转移瘤,强化程度较低,中心易坏死。

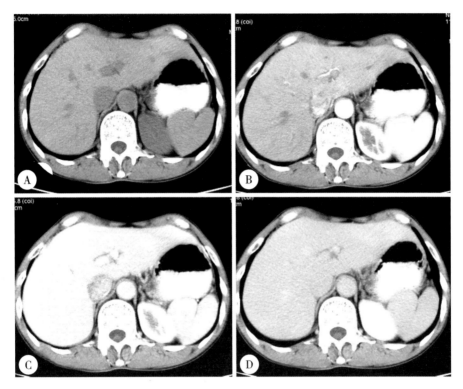

A. CT 平扫横断位；B. CT 横断位动脉期；C. CT 横断位门脉期；D. CT 横断位延迟期。脾类
圆形，边界清晰，稍低密度，动脉期边缘结节强化，强化向中心填充，病灶完全填充，与正常脾实质
一致。

图 102-50　脾血管瘤

4. 脾淋巴瘤　脾淋巴瘤（splenic lymphoma）分为原发性淋巴瘤和全身淋巴瘤脾浸润。可分为弥漫脾大型，粟粒型，多发结节型，孤立大肿块型。

（1）临床与病理：可表现为脾增大或手触其边缘有结节状感觉。有时患者感觉左上腹疼。霍奇金淋巴瘤（Hodgkin lymphoma，HL）或非霍奇金淋巴瘤（non-Hodgkin lymphoma，NHL）均可累及脾。

（2）影像学表现：弥漫增大型仅见脾增大，粟粒型因瘤灶太小 CT 不易显示。多发结节型和孤立肿块型脾增大，可见密度不均的单发或多发低密度肿块，边界模糊不清。增强扫描肿块与正常脾组织密度差别大。全身淋巴瘤伴脾浸润者，还可见脾门或其他部位淋巴结肿大（图 102-51）。

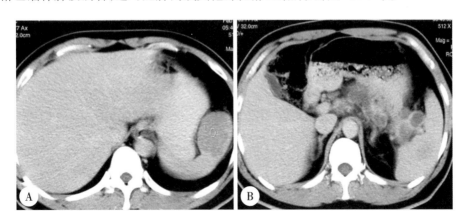

A、B. CT 平扫横断位。脾稍低密度肿块，腹膜后、脾门多发肿大淋巴结。

图 102-51　脾淋巴瘤

（3）诊断及鉴别诊断：脾淋巴瘤弥漫增大，仅见脾增大者，诊断困难。多发结节型，应与其他脾肿瘤鉴别,尤其转移瘤。脾内病变并有邻近淋巴结或其他部位淋巴结肿大,多提示全身淋巴瘤累及脾,但仍须与广泛转移瘤鉴别。

鉴别诊断:①脾梗死,病灶常呈楔形或三角形,底部位于脾包膜下,尖端指向脾门,CT增强后常无强化表现。②脾结核,一般可见散在点片状钙化,当形成脓肿时,出现"蜂窝状""花瓣状"改变。

第三节　急腹症影像学检查

急腹症(acute abdomen)是一类以急性腹痛为突出表现的腹部急性疾病的总称,涉及消化、泌尿及循环系统多种疾病。此外,其他系统或某些全身性疾病也可以出现类似急腹症的表现。因此急腹症就影像学范畴而言,是一组内容很广的疾病。

一、腹部正常影像学表现

(一)腹部正常X射线表现

腹部X射线平片应包括整个腹部,上界包括双侧膈顶部,下界包括耻骨联合。腹部包括实质脏器和胃肠道,它们的密度几乎相等,不易显示。但由于部分脏器有脂肪包绕,所以在平片上有时可以显影。如要确切了解脏器的形态及内部结构必须依靠超声、CT或MRI检查。

肝位于右上腹部,呈均匀致密影。脾位于左膈下,靠近左外侧胸壁,下极位于第12肋骨下方。胰腺腹部平片上不能显示。肾位于$T_{12} \sim L_3$水平之间,呈八字形位于脊柱两侧,在肾周脂肪较多时,可见肾轮廓。正常肾密度均匀,外缘光整,有时呈波浪状,内缘中部稍内凹,为肾门所在。

胃肠道正常的情况下,胃肠道积气腹部平片可显示。结肠袋的特点是,每一结肠袋两侧壁之间距离较宽,形状呈长方影,结肠袋之间有肠壁浆膜层切迹。空肠呈环状皱襞,环状皱襞多而靠近且间距相等。回肠比较光滑,内径较窄,位置多在下腹靠近中部。

(二)腹部正常CT表现

CT对组织分辨能力较X射线片高,CT扫描可以清晰显示腹腔内脏器、胃肠道、脂肪组织。

二、腹部异常影像学表现

(一)腹部异常X射线表现

腹部平片能显示腹腔异常积气、积液、腹内肿块以及腹内异常钙化灶等征象,是X射线平片诊断急腹症的重要依据。

1. 腹腔积气　腹腔积气又称气腹,是指胃肠道外的气体。正常脏、壁腹膜之间无气体存留,最常见于胃肠道穿孔,胃肠道内的气体进入腹膜腔而产生气腹,若积气随体位改变而游动,则称游离气。当患者立位检查时,气体游离到膈下,在膈与肝或膈与胃底之间,显示为新月形透亮气影。当仰卧水平位投照时,气体浮聚于腹腔前方。

2. 腹腔积液　腹腔炎症及外伤等病因均可致腹腔积液[又称腹水(ascites)]。当腹腔内游离液体量较少,在仰卧位X射线平片上不易显示,这时液体多聚积于盆腔直肠旁窝内。当液体增多时,则肾及腰大肌阴影变得模糊,腹部密度增高。

3. 胃肠道积气、积液及管腔扩大　胃肠道积气、积液及管腔扩大常见于梗阻性病变,也见于炎症和外伤等病因。在立位或侧卧水平投照时,可显示液平面,该征象为肠梗阻的X射线特征。液平面的形态、宽窄、数目同肠梗阻的性质、发病时间的长短、肠内液气量的多少及肠壁张力等因素有关。

4. 腹腔内高密度影　主要为阳性结石、钙斑和异物等。在急腹症患者中,阳性结石包括泌尿系统结石、胆结石、阑尾粪石等。X射线检查可依据钙化灶的数目、大小、形态、密度、部位及可移动性等征象判断病变的性质。

5.腹脂线、盆脂线　在局限性腹膜炎或腹外伤时,病侧腹脂线常显示密度增高、变宽、边缘模糊或消失,为脂肪肿胀表现。全腹膜炎或大量腹水时,两侧腹脂线均不清或消失。盆腔内炎症、积液时,盆脂线模糊。

6.胸部改变　腹部外伤应注意胸部有无合并外伤,如肋骨骨折、血气胸、皮下气肿及肺挫伤等。急腹症常合并有胸腔积液、脓胸。膈肌的变化对急腹症的诊断具有重要意义,如急性胆囊炎、急性胰腺炎、肝周围脓肿等可使患侧膈肌运动减弱、消失、膈肌位置上升等。腹内炎症可引起肺底不张、肺下部炎症急腹症患者,虽然多采用腹部 X 射线平片检查,但由于 CT 具有很高的密度分辨力,能更加准确判断。

(二)腹部异常 CT 表现

1.异常密度　CT 平扫发现腹腔及腹内脏器有异常密度时,CT 值的测量是必需的。因为它能提供辨认病变性质的信息。如测得的 CT 值相当于水的密度(0~20 Hu),腹腔内可能是腹水、尿液或淋巴液积存,脏器内者为陈旧性血肿、囊肿、肿瘤中心坏死或液化等;CT 值在 60~90 Hu 时,一般认为是脏器内的血液,而游离在腹腔的不凝血液的平均 CT 值为 45 Hu 左右;CT 值大于 90 Hu 者,则可为结石结、结石性钙化、陈旧血肿钙化、慢性胰腺炎并部分钙化、粪石或其他如有钙化的转移灶等;CT 值为负值者,则为脂肪组织或脂肪瘤;CT 值更低者为气体。

2.腹腔脏器大小改变　胃肠道管腔的扩张增大,可能是由腔内肿瘤、腔外肿瘤侵及腔壁、炎症粘连、肠扭转等引起的肠梗阻所致;实质脏器普遍性增大,依据 CT 值改变和增强表现,可推测是炎症、水肿或肿块;局限增大,也可依此推测是肿瘤、脓肿、出血等病变。

3.病变区相邻脏器位置改变及与腹腔内肿块与邻近脏器的关系　CT 可显示其横断面影像特点,而为定位诊断提供可靠依据。如异常肿块是位于腹膜腔内或腹膜腔外,是位于后腹膜间隙或位于盆腔内,根据病变周围脏器受压移位的方向,常有助于确定病变的起源部位。

4.增强 CT 扫描的表现　急腹症患者不宜首选造影剂增强 CT 扫描,采用者多疑有腹腔实体脏器外伤破裂、腹腔内肿块性质难以确定者,或考虑肠系膜血管病变者。CT 增强扫描时,首先应观察 CT 值改变,如肝脾外伤后破裂,正常区呈均匀强化,而破裂区轻度不均匀增强或无强化;无增强者,可见于囊肿、肿瘤中心坏死区、血肿等;病变区环形增强,多见于慢性脓肿、腹腔恶性肿瘤,也可不规则形和不均匀增强,或间隔样增强;肠系膜血管病变时,显示管腔狭窄或闭塞。

三、腹部外伤影像学表现

(一)脾破裂

1.临床与病理　脾破裂(rupture of spleen)多为暴力或刀枪直接损伤所致。根据脾破裂程度,分完全性破裂、中央破裂、包膜下破裂。临床表现为左上腹部或全腹部疼痛。血液外溢后腹膜刺激征象、血红蛋白明显下降等。

2.影像学表现

(1)X 射线检查:脾外形不清、脾增大、密度增高;胃体右移,左半结肠及脾曲下移,胃大弯与结肠脾曲间隙增宽;腹腔内有游离液体征象。

(2)CT 检查:①局限性包膜下积血,为脾缘处新月形或半月形稍高密度影;相邻脾实质受压变平或内凹状;对比增强扫描,脾实质强化而血肿不强化。②脾内血肿,呈圆形或椭圆形略高密度、等密度或低密度影,对比增强,脾实质强化,血肿不强化(图 102-52)。③脾撕裂,脾实质内可见窄带样低密度影,对比增强扫描显示更清楚。

3.诊断及鉴别诊断　CT 检查能确认脾损伤的存在,同时还可以了解损伤的范围和类型,具有较高的敏感性和特异性。对单一撕裂或脾周血肿、腹腔积血者,CT 平扫脾损伤征象可不明显,必须行 CT 对比增强扫描,进一步观察和分析,结合临床明确诊断。

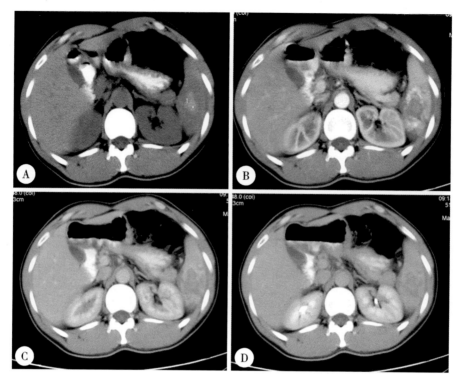

A.CT横断位平扫;B.横断位动脉期;C.横断位静脉期;D.横断位延迟期。脾内可见稍高密度影,增强扫描,可见血肿周围环形强化、血肿不强化。

图102-52　脾内血肿

（二）肝损伤

1.临床与病理　肝损伤（liver injury）是仅次于脾损伤的常见腹部创伤。上腹部开放性和闭合性的外伤常为直接原因。开放性肝损伤多为锐性暴力,如刀伤、枪伤,闭合性损伤多为钝性暴力、如拳击、严重挤压等。肝肿瘤、囊肿等也可自发性破裂。

2.影像学表现

（1）X射线检查:有时可见合并肋骨骨折、胸腔积液、气胸或皮下气肿;腹腔内积液征象;结肠肝曲受压移位;肝三角消失,肝下缘模糊不清。

（2）CT检查:①肝包膜下血肿呈新月形或双凸形,为磨玻璃样低或等密度,其边缘清楚。当急性血肿时,CT值略高或近似肝实质密度,血肿CT值随时间延长而降低,增强扫描血肿无强化。②肝内血肿呈圆形或椭圆形略高密度、等密度或低密度影,增强扫描脾实质强化,血肿不强化（图102-53）。③肝撕裂实质内可见窄带样低密度影,对比增强扫描显示更清楚。

3.诊断及鉴别诊断　CT检查能确认肝损伤同时,还可以了解肝损伤的范围及类型,对于肝周围血肿及腹腔积血而肝内损伤征象不明显的患者和单一撕裂患者,必须行CT增强扫描,以结合临床明确诊断。

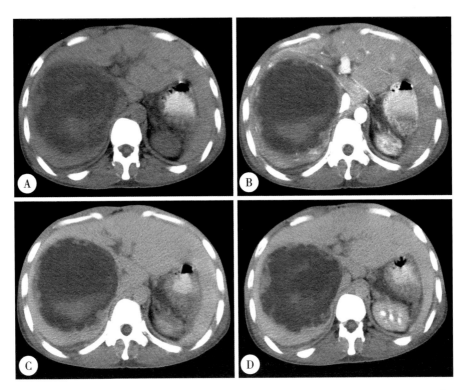

A. CT 平扫横断位；B. 横断位动脉期；C、D. 横断位延迟期。肝内见混杂密度影，增强后血肿
无强化。

图 102-53　肝实质内血肿

四、腹部常见疾病影像学表现

(一)胃肠道穿孔

1.临床与病理　胃肠道穿孔(gastro-intestinal perforation)是常见的急腹症,常继发于溃疡、创伤、肿瘤。胃及十二指肠溃疡穿孔是最常见的原因。穿孔时,胃及十二指肠内的气体和内容物流入腹腔,造成气腹和急性腹膜炎。临床表现起病急,持续性上腹剧痛,并可延及全腹,扪及腹紧张,全腹压痛、反跳痛等腹膜刺激症状。

2.影像学表现　胃肠道穿孔主要表现为气腹、腹腔积液、腹脂线异常和麻痹性肠胀气等征象。平片发现气腹是诊断胃肠道穿孔的重要征象,以膈下游离气体为典型表现。胃肠穿孔后,除了腹腔游离气体外,常伴有胃肠内液体漏出,继而引起腹膜炎、腹腔积液。CT 检查可确认积液的部位和量,特别是能显示少量积液(图 102-54)。

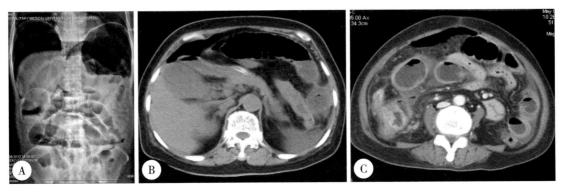

A.腹部立位；B. CT 平扫横断位；C. CT 横断位动脉期。平片示双侧膈下游离气体,CT 示腹腔内气体密度影。

图 102-54　胃肠道穿孔

3.诊断及鉴别诊断　胃肠道穿孔以胃、十二指肠溃疡穿孔最常见,穿孔后主要出现气腹、腹腔积液、腹脂线异常及麻痹性肠胀气等影像征象。腹部手术后患者,短期内膈下可见游离气体,不要误诊为胃肠穿孔。间位结肠:结肠过长者可移位至膈肌与肝之间,少数不易与膈下游离气体鉴别,胃泡有时可误为膈下游离气体,应结合体征。

（二）肠梗阻

肠梗阻(intestinal obstruction)是指任何原因引起的肠内容物通过障碍或肠内容物不能顺利通过肠道,分为机械性、动力性、血运性3类,以机械性肠梗阻最常见。机械性肠梗阻分为单纯性和绞窄性。动力性肠梗阻分为麻痹性和痉挛性。血运性肠梗阻见于肠系膜动脉血栓形成或栓塞,有血液循环障碍和肠肌运动功能失调。

1.单纯性小肠梗阻

（1）临床与病理:单纯性小肠梗阻(simple small intestinal obstruction)最常见,由各种原因引起的肠粘连、小肠炎症狭窄、肠腔内肿瘤阻塞,以肠粘连最常见。临床表现主要为腹痛、恶心、呕吐、停止排气排便、腹胀等症状。

（2）影像学表现

1）确定肠梗阻:小肠扩张积气,常在上中腹部呈现"鱼肋样""弹簧样"肠曲。肠腔内积液,多个短小、高气柱液平面,液平面呈阶梯状排列(图102-55)。胃结肠内气体减少或消失。

2）梗阻部位判断:高位肠梗阻,可见胃、十二指肠充气扩张,并见宽大的液平面,以下大小肠内无液平。低位肠梗阻,可见积气扩张的空回肠占满腹腔,呈阶梯状排列的液平。

3）梗阻程度的判断:完全性梗阻,肠内容物不能通过梗阻点,梗阻点以下肠腔内无积液和液平面,临床上无排便排气。不全性梗阻,肠腔内容物可部分通过梗阻点,梗阻以上肠管扩张相对较轻。

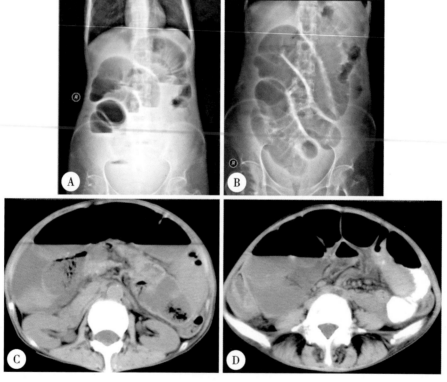

A、B.腹部立卧位;C、D.CT平扫横断位。平片示积气扩张的肠管及阶梯状液平面,CT示积气扩张的肠管及液平面。

图102-55　单纯性肠梗阻

（3）诊断及鉴别诊断:小肠梗阻的及时诊断很重要,部分典型病例可根据小肠的扩张、积液、积气,而结肠无气体的征象进行诊断。

绞窄性小肠梗阻:发现小跨度卷曲肠袢、假肿瘤征、咖啡豆征、空回肠换位或 CT 上"旋涡征"征象,需要提示临床绞窄性肠梗阻可能。

2. 绞窄性肠梗阻

(1)临床与病理:绞窄性肠梗阻(strangulated intestinal obstruction)是肠梗阻合并肠系膜血运受阻,致使肠管血液循环发生障碍,引起小肠坏死。因小肠扭转、粘连带压迫和内疝引起。临床症状及体征较单纯性肠梗阻为重。

(2)影像学表现:绞窄性肠梗阻有小肠扩张、积气、积液的基本征象外,还可出现以下特殊征象。

1)假肿瘤征:是由于闭袢肠曲完全为液体充满所致。

2)咖啡豆征:近端肠管内的大量液体、气体进入闭袢肠曲,致使闭袢肠曲不断地扩大显示为椭圆形、边缘光滑、中央有条分隔带透亮影(图 102-56)。

3)多个小跨度卷曲肠袢:发生绞窄时,系膜因痉挛水肿而变短,于是以肠系膜为轴心,牵拉闭袢梗阻的肠曲两端纠集变位,产生多种排列状态,如"C"形、"8"形、"花瓣"形、"香蕉串"形等。

4)长液面征:小肠内扩大几个长的液平面、气柱低而扁平。

5)空、回肠换位征:正常空肠位于左上腹、回肠位于右下腹,当小肠扭转度数为 180° 的奇数倍时,回肠移位于左上腹,空肠移位于右下腹,此为小肠扭转的可靠征象。

CT 检查可协助确定"假肿瘤征",观察腹腔内有否积液,对诊断有一定帮助。此外,若检查发现肠系膜血管扭转(旋涡征)、换位、变形有利于小肠扭转的诊断。

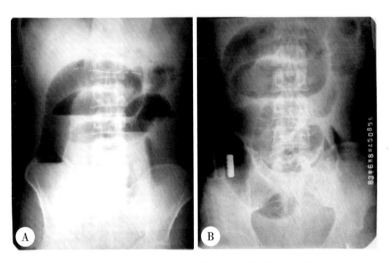

A、B. 腹部立卧位。平片可见绞窄性肠梗阻"咖啡豆征"。

图 102-56　绞窄性肠梗阻

(3)诊断及鉴别诊断:明确绞窄性肠梗阻诊断后,外科需立刻急诊手术,因此当确认小肠梗阻时,还必须检查分析是否有绞窄性肠梗阻的可能,如果发现小跨度卷曲肠袢、假肿瘤征或咖啡豆征、空回肠换位或腹腔内大量积液等征象,结合临床症状、体征和发病过程,可做出初步诊断。

单纯性小肠梗阻:小肠积气、扩张,并见多发的、阶梯状的液平面。

3. 麻痹性肠梗阻

(1)临床与病理:麻痹性肠梗阻(paralytic intestinal obstruction)常见于腹部手术后、腹膜炎、腹部外伤及感染等病变。主要表现腹胀,也可有疼痛、呕吐和停止排气及排便等症状。腹部柔软,肠鸣音减弱或消失。

(2)影像学表现:胃、小肠和大肠等均积气、扩张,其中结肠积气更为显著(图 102-57)。立位可见液平面,但液平面少于机械性小肠梗阻。多次复查肠管形态改变不明显。如果不合并有腹膜炎,则扩张的肠曲相互靠近,肠间隙正常。如果合并腹腔内感染,则肠间隙可增宽,腹脂线模糊。

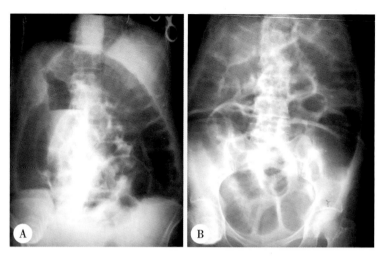

A.腹部立位;B.腹部卧位片。大小肠均明显积气、扩张及气液平面。

图 102-57　麻痹性肠梗阻

（3）诊断及鉴别诊断：胃、小肠和大肠等均积气、扩张，其中结肠积气更为显著，立位可见液平面，但是液平面少于机械性小肠梗阻。

机械性肠梗阻,常与肠腔堵塞、小肠先天性发育畸形或肠外压迫等疾病有关,临床表现以阵发性腹绞痛。机械性肠梗阻见"鱼肋样""弹簧样"肠曲。麻痹性肠梗阻则可见胃肠道广泛胀气,小肠充气肠祥大小较为一致。

（三）肠套叠

1. 临床与病理　肠套叠（intussusception）是指肠管的一部分及其相应的肠系膜套入邻近的肠腔内,并引起肠梗阻。是婴儿肠梗阻最常见的原因。一般是近段肠管套入远段,外层肠管称为鞘部,进入其内的 2 层肠管称为套入部,共有 3 层肠壁。肠管套入后,由于套入部的肠系膜血管受压、肠管供血发生障碍,导致肠壁淤血、水肿和坏死。根据套入部的不同,分为回结型、小肠型、结肠型。主要临床表现为阵发性腹痛、呕吐、红果酱样血便、腹部包块。

2. 影像学表现　①X 射线表现为肠管内可见阶梯状气液平,早期可为阴性。钡灌肠呈杯口状或球形充盈缺损,鞘部有钡剂进入时,可呈弹簧状或螺旋状。空气灌肠可见肠管内有类圆形或马铃薯状软组织肿块影。随着肠腔内气体压力的维持和增加,肿块阴影变小、消失。大量气体进入小肠呈沸腾状、礼花状表现,提示肠套叠已复位。②CT 呈靶环状表现的肿块（与套入肠管垂直时）,各层密度高低相间,或呈高低密度相间的香肠状肿块（与套入肠管平行时）（图 102-58）。CT 检查可明确诊断及肠套叠部分,确认肠梗阻的程度,寻找病因,评估肠管血运状况。

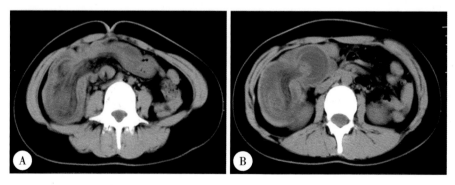

A、B.CT 平扫横断位。肠套叠呈靶环状表现的肿块。

图 102-58　肠套叠

3.诊断鉴别诊断　肠套叠的典型表现为靶环征。急性坏死性小肠炎小肠胀气,大小不一液面或小肠壁增厚,黏膜不规则改变征象。蛔虫性肠梗阻大部分患者的腹片上可见各种虫体姿态,或成索条状排列,或蜷曲成团。见到大小相似粗颗粒状虫体断面影,形态不断变化。

(四)肠系膜血管病变

1.临床与病理　小肠或结肠因血供不足而发生的缺血性损害。多见于肠系膜上动、静脉的主干或分支的栓塞,引起肠壁缺血缺氧、痉挛,而后产生充血、水肿、出血和坏死以及肠穿孔。临床上表现为血运性肠梗阻。肠腔内有气体、液体积滞。

2.影像学表现　发病早期多缺少明显影像学征象,依据闭塞的部位和范围不同,其表现不同。①肠曲充气扩张:肠曲扩张的范围与闭塞肠系膜上动脉分布相一致。②受累肠管改变:受累肠曲管壁增厚、僵直、管腔扩张、黏膜皱襞增粗,造影检查可见肠管外形呈锯齿状。③肠壁坏死征象和门静脉积气:肠系膜血管闭塞引起肠管坏死后,黏膜层破溃,肠腔内气体可通过破口进入肠壁,并可进入血管顺流进门静脉内。肠壁积气在腹部平片上为小肠肠腔之外沿肠道分布的弧形线状透明影,门静脉积气只有在气体进入肝后才容易显示。④腹腔积液:可见结肠旁沟变宽、肝三角消失及肠间隙增宽等征象。⑤肠系膜上动脉栓塞:增强扫描可见肠系膜上动脉无强化或者血管腔内局限性充盈缺损,肠管扩张、积液、发生急性小肠坏死时,肠壁可见积气(图 102-59)。⑥肠系膜上静脉栓塞:增强扫描可见肠系膜上静脉内血栓,肠壁出现水肿、增厚,病变处肠壁不强化或强化明显减弱,肠祥扩张并有积液,肠系膜密度增高模糊,肠壁坏死时出现肠壁内积气。

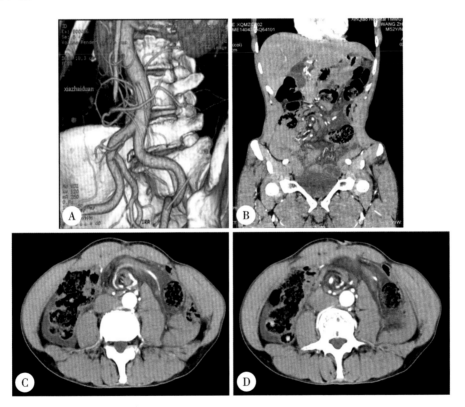

A.VR 重建;B.CT 增强冠状位;C、D.CT 横断位动脉期。肠系膜上动脉呈旋涡状改变。

图 102-59　肠系膜扭转

3.诊断及鉴别诊断　CT 增强扫描,应用 CTA 检查,可直接显示肠系膜上动脉或静脉主干及较大分支内血栓或闭塞,可明确诊断。

(五)阑尾炎

1.临床与病理　急性阑尾炎是最常见的急腹症,可发生在任何年龄,大部分依据典型的临床表现和实验室检查可确诊。CT 是其中最有价值的检查手段。依据病理表现分单纯性、化脓性、坏疽性。穿孔后形成阑尾周围脓肿,脓肿可在右下髂窝或在盆腔内,当阑尾位置异常或阑尾较长时,脓肿可在腹腔的任何部位。典型表现是转移性右下腹疼痛,并反跳痛、恶心、呕吐、发热和血中性粒细胞增高。

2.影像学表现　①反射性肠淤滞征象:阑尾附近回肠扩张充气,合并小液平。②盲肠挛缩收缩征象:因炎症刺激收缩,盲肠区局部无气。③腹膜刺激征象:右侧腹脂线及右侧腰大肌边缘模糊。④气腹征象:大部分阑尾穿孔多无游离气体,仅少数发生膈下游离气体。

CT对阑尾的显示特异性较大,阑尾可增粗、肿大(直径>6 mm),阑尾壁增厚,腔内积气、积液和粪石。阑尾脓肿、肠腔外气体、肠腔外阑尾粪石以及阑尾壁缺损是诊断阑尾穿孔的特征性征象,无上述征象也不能排除阑尾穿孔(图102-60)。

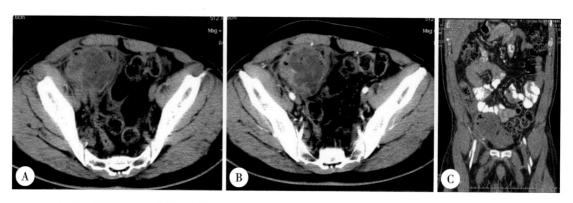

A.CT平扫横断位;B.CT横断位动脉期;C.CT冠状位重建。阑尾增粗、肿大,阑尾壁增厚,腔内积气、积液伴不均匀强化。

图102-60　急性阑尾炎

3.诊断及鉴别诊断　阑尾可增粗、肿大,阑尾壁增厚,腔内积气、积液和粪石。肠结核钡剂造影可见排空快,充盈不佳,而病变的上、下肠段则钡剂充盈良好,称为X射线钡影跳跃征象。病变肠段如充盈,则显示黏膜皱襞粗乱、肠壁边缘不规则,有时呈锯齿状。也可见肠腔变窄、肠段缩短变形、回肠盲肠正常角度消失。

(孙清荣　张　义　刘国芳　葛晓东　吕明昊)

参考文献

1　韩萍,于春水.医学影像诊断学[M].4版.北京:人民卫生出版社,2017:343-457.
2　徐克,龚启勇,韩萍.医学影像学[M].8版.北京:人民卫生出版社,2018:174-236.
3　ELSAYES K M.腹盆部影像诊断陷阱与典型征象[M].北京:科学出版社,2019:148-159.

第103章

泌尿生殖系统影像学检查与诊断及其临床应用

第一节 泌尿系统影像学检查

一、泌尿系统正常影像学表现

（一）KUB 平片

肾（kidney）-输尿管（ureter）-膀胱（bladder）（KUB）X 射线平片前后位上脊柱两侧可见密度略高的豆状肾影，自内上斜向外下，边缘光滑，长 12～13 cm，宽 5～6 cm。

（二）尿路造影

排泄性尿路造影示肾实质密度均匀，肾盂呈喇叭状，形态可有变异，每侧可有 2～4 个肾大盏和 6～14 个肾小盏，肾大盏边缘光整，顶部连接肾小盏，基底部与肾盂汇合，肾小盏顶部呈杯口状凹陷。输尿管近侧与肾盂相连，在脊柱两侧下行，入盆后在骶髂关节内侧走行，越过骶骨水平后向外，最后向前内斜行入膀胱底部。输尿管有 3 个生理性狭窄：肾盂连接处、越过骨盆边缘与髂血管相交处及进入膀胱前。充盈的膀胱呈椭圆形，边缘光滑，密度均匀，若膀胱充盈欠佳，其边缘可呈锯齿状。

（三）CT 检查

肾横断位呈圆形或椭圆形，肾门内凹，平扫肾实质为均匀软组织密度、边缘光整，肾窦脂肪呈极低密度，肾盂为水样密度。增强检查：①皮质期（注药后 30～90 s），肾血管、肾皮质和肾柱强化明显，髓质强化不明显；②实质期（注药后 90～120 s），皮质强化程度降低，髓质密度增高而与皮质近似并逐渐超过肾皮质；③排泄期（注药后 5～10 min），肾实质强化程度下降，肾盂肾盏及输尿管内造影剂浓集。输尿管壁厚薄均匀，边缘光滑，部分层面管腔内可见低密度水样密度显示，增强后管壁强化均匀。膀胱呈圆形或椭圆形，其内尿液为均匀水样密度，膀胱壁为均一薄壁的软组织密度，边缘光滑，增强后强化均匀，排泄期膀胱内可见造影剂显示。

（四）MRI 检查

平扫 T_1WI 上，肾髓质信号强度略低于皮质。T_2WI 上，肾皮质、髓质均呈较高信号，髓质信号较皮质更高，增强检查与 CT 相似。输尿管及膀胱内尿液呈均匀 T_1WI 低信号、T_2WI 高信号，壁厚壁均匀，与肌肉信号相似,增强后因其腔内含造影剂呈明显高信号。

二、泌尿系统基本病变影像学表现

（一）X 射线检查

1. 腹部平片　肾影增大包括先天的重复肾、多囊肾等和后天的肾肿瘤、肾囊肿、脓肿、血肿及肾积水等;肾影缩小多为肾动脉狭窄或慢性肾盂肾炎所致;肾区钙化影主要为肾盂肾盏结石所致,也可见于肾结核、肾癌、肾囊肿和肾动脉瘤;输尿管和膀胱区钙化影多为结石所致,也可见于结核、肿瘤。

2. 尿路造影　肾显影异常,仅在排泄性尿路造影上显示,常为显影浅淡、显影延迟和不显影,但均无特异性;肾盂、输尿管数目异常,多为先天性发育所致;肾盂肾盏变形,多为肾内病变所致,如肾囊肿、肾肿瘤、血肿或脓肿,此外较大的肾外病变也可压迫肾盂肾盏;肾盏肾盂破坏,主要见于肾结核、肾盂癌、侵犯肾盏肾盂的肾细胞癌及黄色肉芽肿性肾盂肾炎等;肾盂肾盏、输尿管、膀胱内充盈缺损,主要见于肿瘤、结石和血块等;肾盏肾盂、输尿管、膀胱扩张积水,病因可为梗阻性或非梗阻性,前者多见,常为结石、肿瘤、血块或炎性狭窄等所致,非梗阻性扩张见于先天性巨肾盂、巨输尿管和巨膀胱以及某些神经源性膀胱等;膀胱输尿管反流,仅显示于逆行性膀胱造影,其原因包括先天性异常、尿路感染、膀胱出口梗阻和输尿管膀胱入口处损伤等。

3. 肾动脉造影　肾动脉狭窄和闭塞,见于动脉粥样硬化、大动脉炎、纤维肌肉发育不良等;肾动脉扩张,常见于动脉瘤;肾实质肿块,可压迫邻近血管发生移位,恶性肿瘤可出现网状和不规则杂乱的肿瘤血管。

（二）CT 检查

1. 肾实质异常　水样密度囊性肿块,见于各种类型肾囊肿;低密度、软组织密度或混杂密度肿块,见于各种类型良恶性肿瘤,也可为炎性病变;高密度肿块,见于囊肿出血和部分肾细胞癌,也可见于肾实质血肿。肾实质病灶内钙化常见于肾结核或肾细胞癌等。

2. 肾盂肾盏异常　肾盂肾盏扩张积水常由尿路梗阻所致;肾盂肾盏壁增厚常见于慢性肾盂肾炎或肾结核等炎性病变;肾盂肾盏内肿块主要为血块或肾盂肾盏肿瘤,此外还可见钙化影,常为肾盂肾盏结石。

3. 肾周异常　主要表现为肾周脂肪密度增高、筋膜增厚或出现积液积血、肿块,多为炎症、外伤所致,也可见于肿瘤。

4. 输尿管异常　输尿管扩张积水,多为梗阻所致,病因多为结石、肿瘤、血块或先天性狭窄、损伤性狭窄、纤维束带压迫;输尿管内肿块,包括血块、结石或软组织密度肿块,后者多为输尿管肿瘤;输尿管管壁增厚,较广泛均匀弥漫性增厚多见于炎症,串珠样增厚及僵硬、短缩多由输尿管结核所致,局限性偏心性增厚并肿块形成多见于肿瘤。

5. 膀胱异常　大膀胱常由于各种原因尿道梗阻所致,小膀胱主要见于慢性炎症或结核所致的膀胱挛缩。膀胱形态不规则、囊袋状突出,为膀胱憩室;膀胱壁弥漫性增厚见于炎症或慢性尿道梗阻,局限性增厚常为膀胱肿瘤,也可为膀胱周围炎症或肿瘤累及膀胱;膀胱肿块可为肿瘤或血块,偶为炎症。高密度钙化常为结石,也可见于肿瘤;膀胱移位多由盆腔内异常肿块压迫所致。

6. 肾动脉 CTA　异常表现与 X 射线肾动脉造影相似。

7. CT 尿路造影　CT 尿路造影(CT urography,CTU)异常表现与 X 射线排泄性尿路造影相似。

（三）MRI 检查

1. 肾实质异常　水样长 T_1 长 T_2 信号影,类圆形,无强化,主要见于单纯性肾囊肿;短 T_1 长 T_2 信号影,见于出血性肾囊肿和肾内血肿;T_1WI 和 T_2WI 混杂信号肿块,内有脂肪信号,为肾血管平滑肌脂肪瘤;内无脂肪信号,常见于其他各种肾肿瘤。

2. 肾盂肾盏异常　T_1WI 和 T_2WI 皆为极低信号,常为肾结石;肾盏肾盂扩大,为肾积水;肾盏肾盂肿块,T_1WI 和 T_2WI 上分别高于和低于尿液信号,有强化表现,见于肾盂肿瘤。

3. 肾周异常　异常表现类似 CT 所见,但有不同信号强度。

4.膀胱异常　弥漫性膀胱壁增厚为炎症或梗阻,局限性增厚见于肿瘤;膀胱肿块,T_1WI和T_2WI均为极低信号,为膀胱结石;类似膀胱壁信号,有强化,多为膀胱肿瘤。

5.肾动脉 MRA 检查　异常表现类似于肾动脉造影检查。

6.磁共振尿路造影　磁共振尿路造影(magnetic resonance urography,MRU)异常表现类似 X 射线尿路造影。

三、泌尿系统常见疾病影像学表现

(一)泌尿系统先天畸形影像学表现

泌尿系统先天性发育异常类型繁多且较为常见,约占人群中的10%左右,这类疾病通常无症状,影像学检查是确诊的主要手段,包括肾、肾盂和输尿管、膀胱及尿道的先天发育异常。

1.马蹄肾　马蹄肾(horseshoe kidney)为双肾的下极或上极相互融合,以下极融合多见。融合部称为峡部,多为肾实质,少数为纤维组织相连。

(1)临床与病理:发生率为 0.01%~0.1%,多见于男性。多可无症状,或因腹部肿块就诊。部分病例可有尿路梗阻、感染的表现。

(2)影像学表现

1)X 射线检查:肾影位置低,肾脊角发生改变。尿路造影表现为双肾下肾盏距离缩短,上肾盏距离增大,且伴有旋转异常。

2)CT 和 MRI 检查:双肾下极或上极相连于脊柱前方,其密度、信号及强化表现与正常肾实质一致,并可见并发的肾积水等表现(图 103-1)。

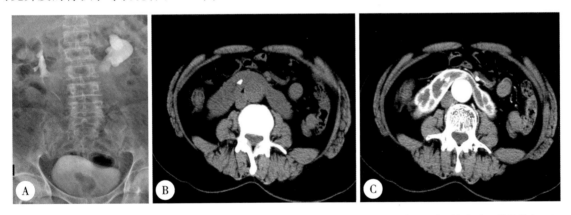

A.静脉肾盂造影。双肾下盏距离缩短,上盏距离增大,呈倒"八"字形;B、C.CT 平扫。双肾下极相连于脊柱前方,双肾旋转异常,伴双肾积水。

图 103-1　马蹄肾

(3)诊断及鉴别诊断

1)马蹄肾的特征:双侧肾上极或下极相连,尿路造影可发现相关异常表现,CT 和 MRI 检查能直接显示这种特征,易于诊断。

2)鉴别诊断:其他融合肾,"L"形肾,交叉异位肾横卧于正常侧肾的下极;乙状肾交叉异位的肾位于对侧肾下面,两肾相接,呈"S"形;块状肾,双肾广泛融合呈不规则肿块。

2.先天肾缺如　肾缺如(renal agenesis)是肾先天数目异常,双侧者难以存活,出生后短期内死亡,故临床上肾缺如均为单侧性,亦称孤立肾。

(1)临床与病理:尸检发现率为 0.1%,一般无临床症状。常伴有其他先天性异常,常见为孤立肾异位和旋转不良,肾缺如侧输尿管未发育或呈盲端,同侧的膀胱三角区也可不发育,肾动脉可完全缺如。

(2)影像学表现

1)X 射线检查:一侧肾影缺如,对侧增大,排泄性尿路造影示一侧肾、肾盂肾盏及输尿管未见显示;逆行尿路造影示缺如侧的输尿管呈盲端且管径较细。

2）CT和MRI检查：一侧肾床内无肾影显示，对侧肾代偿性增大，且密度、信号及强化方式正常(图103-2)。

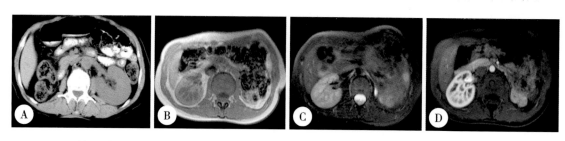

A.CT平扫，右肾影未见显示，左肾代偿性增大；B、C、D.另一患者的MRI平扫加增强图像，左肾影未见显示，右肾代偿性增大，右肾未见异常强化，无手术史。

图103-2　先天性单侧肾缺如

（3）诊断及鉴别诊断

1）诊断：孤立肾影像学表现具有特征，即缺如侧无肾结构显示，对侧肾代偿性增大，易于做出诊断。

2）鉴别诊断：①异位肾，超声、CT、MRI均可发现异位的肾。②先天性肾发育不良，一侧肾体积小，但组织结构正常。③手术后肾缺如，有明确手术史。

3.肾盂输尿管重复畸形　肾盂输尿管重复畸形(duplication of kidney)即重复肾，为一个肾分为上、下两部，各有一套肾盂、输尿管。上、下两部多不相等，两段表面间有一浅沟。两套输尿管可相互汇合，也可分别汇入膀胱。

（1）临床与病理：可因异位输尿管口狭窄引起上部肾积水。

（2）影像学表现

1）X射线检查：平片无异常；静脉肾盂造影(intravenous pyelography,IVP)一侧肾区有两套肾盂、肾盏及输尿管，并可见两支输尿管汇合或分别进入膀胱，若上部肾盂、输尿管积水，可不显影。

2）CT和MRI检查：CTU和MRU均显示一侧肾区有两套肾盂、肾盏及输尿管，表现与IVP相似，可显示上部肾盂、输尿管的扩张积水(图103-3)。

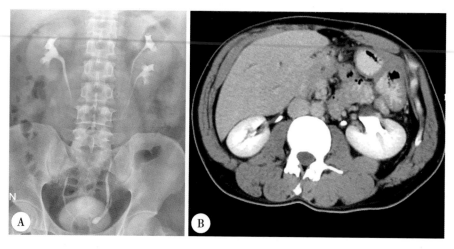

A.IVP，左侧泌尿系统显示两套肾盂肾盏及输尿管；B.另一患者CT排泄期，左肾见两套肾盂、肾盏及输尿管，下部肾盂扩张、积液。

图103-3　肾盂输尿管重复畸形

（3）诊断及鉴别诊断

1）诊断：排泄性尿路造影、CTU和MRU均可显示肾盂输尿管重复畸形，不难诊断，如伴有上方肾盂输尿管积水时，排泄性尿路造影难以显示。

2）鉴别诊断：双肾盂畸形，两个肾窦并未被肾实质完全分离，肾盂输尿管无积水。

（二）泌尿系统外伤影像学表现

外伤造成泌尿系统脏器的损伤,包括肾、输尿管及膀胱等。

1. 肾外伤　肾外伤(renal injuries)是泌尿系统最常见的损伤部位,分为肾周血肿、肾包膜下血肿、肾挫伤及肾撕裂伤。

(1)临床与病理　视损伤程度而异,主要为疼痛、血尿、伤侧腹壁紧张和腰部肿胀,严重者可发生休克。

(2)影像学表现

1)肾周血肿:肾周围新月形高密度影,范围较广,但限于肾筋膜囊内,常合并肾包膜下血肿。

2)肾包膜下血肿:与肾实质边缘紧密相连的新月形或双凸状高密度影,增强扫描无强化。

3)肾挫伤:肾实质内高密度、混杂密度或低密度灶,增强扫描多无强化,偶见造影剂血管外溢或含造影剂的尿液进入病灶内。

4)肾撕裂伤:肾实质连续性中断,其间隔内见不规则带状高密度或低密度影。增强扫描撕裂的肾组织可有强化,如完全离断,则无强化。常合并肾周血肿(图 103-4)。

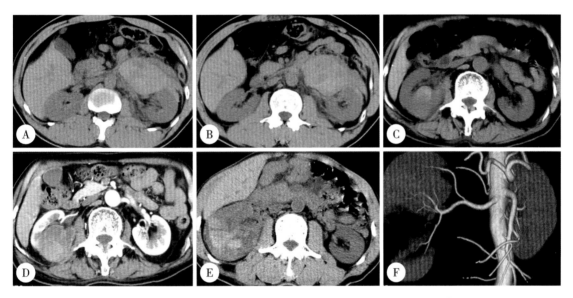

A、B. CT 平扫,左肾前方团片状高密度影,密度不均,局限于肾筋膜囊内,左肾边缘另见新月型高密度影,考虑左肾周血肿伴包膜下血肿形成。C、D. 另一患者 CT 平扫加增强,右肾团块状稍高密度影,密度不均,增强后见轻度强化。E、F. 另一患者 CT 平扫加增强加 CTA,右肾团块状混杂密度影,增强后无强化,相应肾组织连续性中断,考虑肾撕裂伤。

图 103-4　肾外伤

(3)诊断及鉴别诊断

1)诊断:肾外伤后,CT 为首选检查方法,检查时,除观察肾损伤外,还需注意有无并存的其他脏器损伤如肝、脾、胰腺。

2)鉴别诊断:①复杂性肾囊肿,边界较清楚,常突出于肾外,增强后无强化。②肾癌,明显不均匀强化,可有其他部位转移灶。

2. 膀胱破裂　膀胱破裂(rupture of bladder)是指由于钝性、穿通性或医源性外伤导致的膀胱壁损伤。分为腹膜外型、腹膜内型及混合型。腹膜外型最常见,多位于膀胱前壁及颈部,常伴骨盆骨折;腹膜内型多位于膀胱顶部;混合型为腹膜内、外型同时存在。

(1)临床与病理:临床常表现为耻骨上方疼痛、压痛,肉眼或镜下血尿,严重者可出现休克或死亡。可伴有骨盆骨折,盆腔内有游离液体。

(2)影像学表现

1)CT 膀胱造影检查:腹膜内型可见外溢的造影剂围绕肠管袢,位于肠系膜皱褶间、结肠旁沟及子宫周围;腹膜外型示外溢的造影剂限制于膀胱周围间隙或超出膀胱周围间隙到达股部、阴囊、阴茎、会阴、前腹壁、髋关节等部位;联合破裂同时具有腹膜内、外破裂的征象。

2)膀胱造影检查:腹膜内破裂示造影剂外溢,位于结肠旁沟或围绕肠管袢;腹膜外破裂示造影剂外溢在膀胱周围间隙,呈火焰状膀胱,也可超过膀胱周围间隙到达股部、前腹壁等;排尿后观察造影剂外溢最佳(图103-5)。

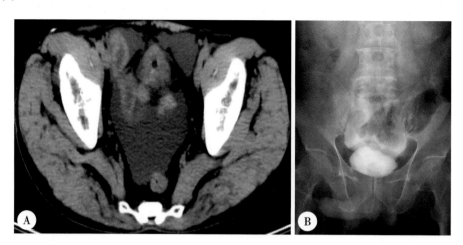

A.CT 平扫,B.膀胱造影。CT 围绕肠管袢可见较多积液,膀胱造影显示膀胱及膀胱上方肠管周围可见造影剂显示。

图 103-5   膀胱破裂

(3)诊断及鉴别诊断:单纯性男性尿道损伤,造影剂可外溢至盆腔的腹膜外间隙,易误诊为膀胱破裂,可结合多种检查方法综合分析。

(三)泌尿系统结石影像学表现

泌尿系统结石亦称尿路结石,可发生于肾盏、肾盂直至尿道的任何部位。多见于青壮年,男性多于女性。常由多种成分组成,因其含量不同呈现不同的密度及形态。依部位分为肾结石、输尿管结石、膀胱结石及尿道结石。

1.肾结石   肾结石(renal calculus)位于肾盂、肾盏内,在泌尿系结石中居首位。

(1)临床与病理:多见于青壮年,通常为单侧,约 10% 为双侧,可单发或多发。其典型症状为疼痛和血尿,疼痛为钝痛或绞痛,常向下腹和会阴部放射;血尿多为镜下血尿,少有肉眼血尿。并发感染时,可出现尿频、尿急、尿痛和脓尿。

(2)影像学表现

1)X 射线检查:可显示阳性结石,表现为肾门区高密度影,可单发或多发、单侧或双侧,密度、形态、大小不一;尿路造影可用于检查阴性结石,表现为肾盂肾盏内充盈缺损。

2)CT 检查:多表现为肾盂肾盏内均匀高密度影,可伴肾积水。

3)MRU 检查:不敏感,肾盂肾盏内极低信号结节影(图103-6)。

(3)诊断及鉴别诊断

1)诊断:通常以肾(kidney)-输尿管(ureter)-膀胱(bladder)(KUB)X 射线平片作为初查方法,多数阳性结石具有典型表现,诊断不难。若平片诊断困难或为阴性结石,行 CT 检查易于确诊。

2)鉴别诊断:①髓质海绵肾,钙化位于肾锥体处,且为双侧多发性。②肾钙质沉着症:双侧对称弥漫分布于肾髓质和皮质的羽毛状或小点状钙化。

2.输尿管结石   输尿管结石(ureteral calculus)为泌尿性常见结石,大多数为肾结石下移而来。

(1)临床与病理:结石易停留在生理狭窄处,即输尿管与肾盂连接部、输尿管骨盆缘处及输尿管膀胱入口处。主要症状为突发性肋腹部绞痛并向会阴部放射,常伴有血尿;继发感染可出现尿频、尿急、尿痛等膀胱刺激症状。常使上方尿路发生不同程度扩张积水。

(2)影像学表现

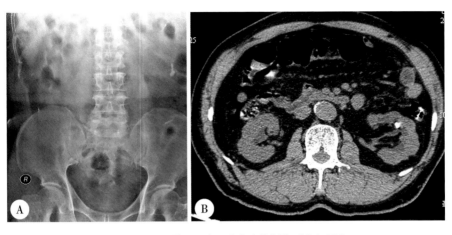

A. KUB；B. CT 平扫。左肾区高密度结节影，形状欠规则。

图 103-6　左肾结石

1）X 射线检查：平片可发现阳性结石，表现为卵圆形致密影，长轴与输尿管走行一致，易见于输尿管 3 个生理性狭窄处；尿路造影可显示阴性结石，为输尿管内充盈缺损，同时能显示结石上方输尿管及肾盂肾盏的扩张积液征象。

2）CT 检查：平扫示输尿管走行区高密度影，常伴有上方输尿管及肾盂肾盏不同程度扩张，并于高密度影处突然截断。

3）MRU 检查：可显示输尿管及肾盂肾盏的扩张积水，结石表现为梗阻处的极低信号影（图 103-7）。

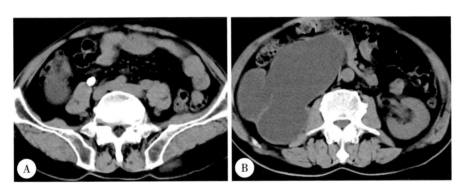

A、B. CT 平扫，右侧输尿管腹段圆形高密度影，其上方肾盂肾盏及输尿管扩张积液，肾实质明显变薄。

图 103-7　右侧输尿管腹段结石伴右肾重度积水

（3）诊断及鉴别诊断：通常以 KUB 平片作为初查方法，当发现上述阳性结石典型表现时，诊断不难。须与主动脉钙化相鉴别，主动脉钙化位于泌尿道外。

3. 膀胱结石　膀胱结石（bladder calculus）为膀胱腔内的钙化。分为原发和继发，原发形成于膀胱，继发由肾结石或输尿管结石下降所致。

（1）临床与病理：多见于男性，多为 10 岁以下儿童和老年人。临床表现为排尿疼痛、尿流中断、尿频、尿急、血尿等。发生梗阻时可致上方尿路扩张积水，膀胱壁增厚形成小梁，亦可形成假性憩室。

（2）影像学表现

1）X 射线检查：平片是耻骨联合上方圆形、横置椭圆形或多角状致密影，单发或多发，大小不等，边缘光滑或毛糙，密度均匀、不均或分层；膀胱造影可显示阴性结石，为膀胱内随体位变化而移动的充盈缺损。

2）CT 检查：平扫示膀胱腔内高密度影，阴性结石密度亦高于周围结构。

3）MRI 检查：膀胱内 T_1WI、T_2WI 极低信号影（图 103-8）。

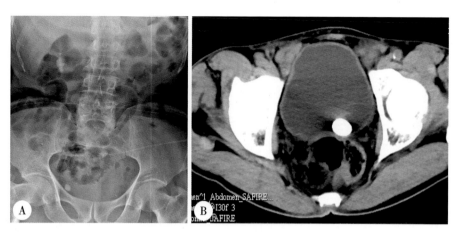

A. KUB；B. CT平扫。盆腔区示圆形高密度影，边缘光滑。

图 103-8　膀胱结石

（3）诊断及鉴别诊断：膀胱结石的诊断主要依赖于 X 射线平片、膀胱造影，通常不难诊断。阳性结石须与盆腔内其他钙化、静脉石、粪石相鉴别；阴性结石在膀胱造影时表现为充盈缺损，应与血块、气泡或肿瘤相鉴别。

（四）泌尿系统感染影像学表现

泌尿系统感染是各种致病菌引起的泌尿系统炎症。

1. **肾盂肾炎**　肾盂肾炎（pyelonephritis）多为下尿路感染逆行累及肾所致。依照病程和病理变化不同分为急性和慢性肾盂肾炎。

（1）急性肾盂肾炎

1）临床与病理：起病急，表现为寒战、高热、尿频、尿急、尿痛。尿中有大量白细胞和白细胞管型。主要病理改变为间质水肿、炎症细胞浸润及微小脓肿形成。

2）影像学表现

X 射线检查：KUB 及尿路造影多正常，少数可出现弥漫性肾肿胀，肾盂肾盏细小，充盈不良。

CT 检查：平扫多正常，少数见肾增大；增强早期示肾实质内多个楔形低密度影，自肾乳头向皮质表面辐射，与正常肾实质界限清晰，随后逐渐分界不明显，延迟期强化有所增加。

MRI 检查：平扫示肾实质内条状、楔形 T_1WI 低信号、T_2WI 高信号影，呈放射状，DWI 为高信号，增强后肾实质强化减弱，强化不均（图 103-9）。

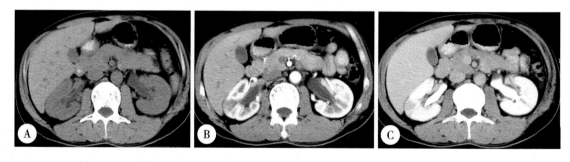

A. CT平扫；B. CT动脉期；C. CT排泄期。平扫双肾未见明显异常密度影，动脉期右肾实质内多个楔形低密度影，指向肾门，分界较清晰；排泄期右肾病灶分界较前稍模糊，强化有所增加。

图 103-9　右侧急性肾盂肾炎

3）诊断及鉴别诊断：急性肾盂肾炎临床诊断多明确，一般不行影像学检查。影像上须与肾梗死和肾脓肿鉴别。①肾梗死，较大的病灶呈圆形，皮质缘示侧支循环构成的环状强化带；较小的病灶呈楔形，鉴别困难，需结合临床病史。②肾脓肿，低密度圆形肿块，壁及分隔强化。

（2）慢性肾盂肾炎

1）临床与病理：临床表现复杂，或隐匿发病，或间断发热，或表现为尿频、尿急、血尿，直至严重感染症状，肾功能受损。

病理特点为肾体积缩小并有不规则瘢痕形成，表面出现多发深浅不同的凹陷，严重者出现双肾萎缩。

2）影像学表现

X 射线检查：KUB 示肾影缩小，表面呈波浪状，多累及双肾；尿路造影示肾小盏变形成为杵状，严重者肾盂肾盏广泛变形并扩张。

CT 检查：肾体积缩小，肾实质不均匀变薄，轮廓不光整，表面多发深浅不等的切迹，不宜行增强检查。

MRI 检查：与 CT 表现类似（图 103-10）。

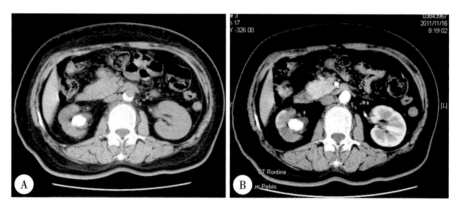

A. CT 平扫；B. CT 增强。左肾体积小，轮廓不光整，肾实质不均匀变薄，肾盂肾盏轻度扩张。
增强扫描左肾实质不均匀萎缩变薄，强化欠均匀。

图 103-10　慢性肾盂肾炎

3）诊断及鉴别诊断

ⅰ. 诊断：典型慢性肾盂肾炎的影像学表现具有特征，即肾缩小、实质变薄、肾表面多个切迹，结合临床病史和实验室检查，易于明确诊断。

ⅱ. 鉴别诊断：①先天性肾发育不良，肾外缘光滑，肾实质与肾盂肾盏大小呈比例。②缺血性肾萎缩，血管成像是显示肾动脉狭窄。

2. 肾脓肿　肾脓肿（renal abscess）是局限性细菌性肾炎。

（1）临床与病理：多由血源性感染所致，也可为尿路逆行性感染引起。感染可局限于肾内，也常蔓延至肾周间隙，甚至形成肾周脓肿。临床表现为起病急，发热，肾区叩痛和局部肌紧张，尿中白细胞增多，尿培养可见致病菌生长。

（2）影像学表现

1）X 射线检查：平片示肾影增大，轮廓模糊不清；排泄性尿路造影示患侧不显影、显影不良或肾盂肾盏受压。

2）CT 检查：炎症早期表现为肾实质内略低密度影，增强后呈轻度不均匀强化；脓肿成熟期表现为类圆形均匀低密度影，增强后边缘环形明显强化，中心无强化，部分脓腔内可见气体影；感染蔓延至肾周间隙时，肾周脂肪密度增高；合并肾周脓肿时，表现为肾周脂肪间隙消失，见混杂密度肿块，增强后呈环形强化。

3）MRI 检查：病灶呈 T_1WI 低信号、T_2WI 高信号，病灶周围 T_2 信号增高（水肿），DWI 为弥散受限高信号，增强后呈边缘环形强化（图 103-11）。

（3）诊断及鉴别诊断

1）诊断：结合临床和典型影像学表现，诊断不难。

2）鉴别诊断：①复杂性囊肿，壁和分隔薄而均匀，无强化及异常实现成分。②囊性肾癌，囊壁早期强化，厚薄不均，可有壁结节，可伴钙化，分隔常见。

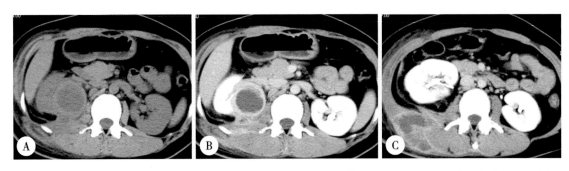

A、B、C.CT平扫加增强。右肾实质内团块状稍低密度影,增强后呈边缘环形强化,肾周脂肪密度增高,肾周及右后腹壁片状环形强化灶。

图103-11 右肾脓肿伴周围脓肿形成

3. 肾结核与肾自截 肾结核(renal tuberculosis)多为继发性的结核分枝杆菌感染,来源于身体其他部位结核灶。肾结核时若机体抵抗力增强,则病变趋向好转,出现局部钙化,甚至全肾钙化(肾自截)。

(1)临床与病理:大多为血源性。早期多无明显症状,随着病情进展可出现尿频、尿痛、脓尿和血尿。此外,还可伴有消瘦、乏力、低热等全身症状。实验室检查可出现贫血、红细胞沉降率加快、肾功能损害等。

(2)影像学表现

1)X射线检查:平片可无异常,或肾实质内云絮状、环状钙化,甚至全肾钙化。尿路造影早期可正常,当肾实质空洞与肾小盏相通时,可显示肾小盏边缘呈虫蚀状,小盏外侧与之相通的造影剂团;病变累及全肾,排泄性尿路造影可不显影,逆行尿路造影示大而不规则空腔。

2)CT检查:早期为肾实质内低密度灶,边缘不光整,增强后呈环形强化,并见造影剂进入;累及肾盂肾盏时,可见肾盏与肾实质内囊状影相通,肾盂狭窄时,出现肾积水;囊状影内多发点状或不规则高密度钙化灶,肾自截时,可见肾体积缩小,全肾钙化。

3)MRI检查:肾实质内多发囊状长T_1、长T_2信号影,部分与肾盏相通,肾盏不光整,肾盂、肾大盏管腔可狭窄,出现肾积水。肾自截时,肾体积小,轮廓变形(图103-12)。

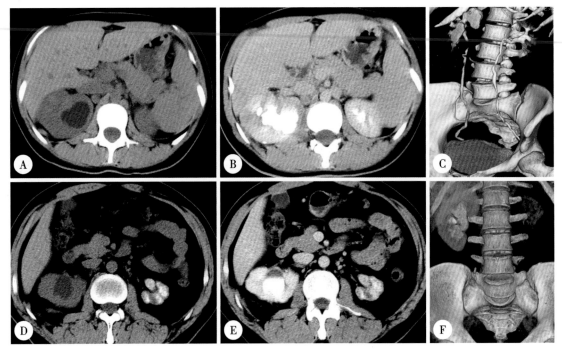

A、B、C.CT平扫增强+CTU,右肾囊状低密度影,与右肾盏相通,排泄期见造影剂进入。D、E、F.另一患者CT平扫加增强,左肾体积缩小,其内见弥漫性钙化,增强后无强化,左侧泌尿系统未见造影剂显示,右肾积水。

图103-12 肾结核与肾自截

（3）诊断及鉴别诊断

1）诊断：肾结核的诊断主要依赖于尿中查出结核分枝杆菌和相应的临床及影像学表现,后者多以尿路造影和 CT 检查为主,可显示病变范围、程度和病期,有助于正确诊断。

2）鉴别诊断：①多囊肾,累及双肾,囊内未见造影剂进入。②髓质海绵肾,钙化位于肾锥体处,且为双侧多发性,肾髓质表现为"毛刷征"。

4.输尿管结核　输尿管结核(ureteral tuberculosis) 多由双侧肾结核向下蔓延所致,也可为膀胱结核分枝杆菌随尿液反流所发生的逆行感染。

（1）临床与病理：病变早期,输尿管黏膜破坏,溃疡形成,管径扩大;后期因结核性肉芽组织形成,发生管壁增厚、僵直,管腔狭窄甚至闭塞。病变的输尿管也可发生部分乃至全部钙化,临床上,输尿管结核表现同肾结核。

（2）影像学表现

1）X 射线检查：平片检查多无价值,偶可发现输尿管钙化。尿路造影:病变早期输尿管全程扩张和管壁轻微不规则;病变进展,管壁僵直、蠕动消失,出现多发不规则狭窄与扩张而呈串珠状改变;输尿管外形也可极不规则,呈扭曲状,犹如软木塞钻表现;严重者管壁硬化、短缩和管腔狭窄,形似笔杆。串珠状、软木塞钻状和笔杆状表现是输尿管结核的特征。

2）CT 检查：早期输尿管结核常无异常表现或呈轻度扩张,后期则可显示输尿管管壁较弥漫性增厚,管腔呈多发不规则狭窄与扩张,可累及输尿管全程,冠、矢状位重建显示效果更佳。

3）MRI 检查：表现类似 CT 检查,MRU 典型表现为输尿管僵硬,不规则,呈多发相间的狭窄与扩张,表现与尿路造影相似(图 103-13) 。

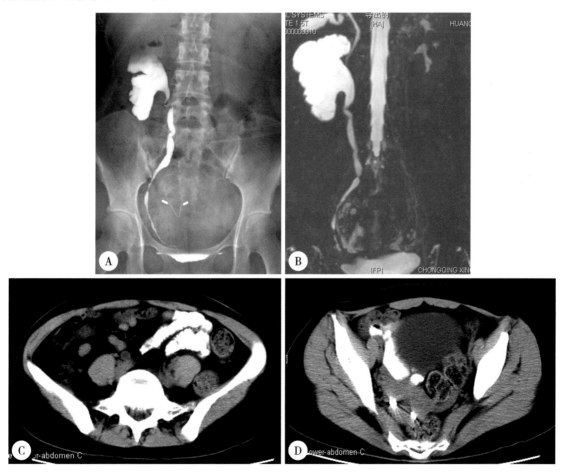

A、B. 右侧肾造瘘管造影和 MRU,右肾积水,右侧输尿管粗细不均。C、D. 同一患者 CT 平扫,右侧输尿管积水,右侧输尿管管壁稍增厚,管腔粗细不均。

图 103-13　输尿管结核

（3）诊断及鉴别诊断:输尿管结核影像学诊断主要靠尿路造影和CT检查,输尿管呈串珠样、软木塞钻状或笔杆状表现和输尿管管壁增厚及并存的肾结核表现均是诊断的可靠依据,结合临床典型表现,不难做出诊断。

5.膀胱结核　膀胱结核(tuberculosis of urinary bladder)多由肾、输尿管结核蔓延而致。

（1）临床与病理:临床上可见尿频、尿痛、脓尿、血尿及低热、乏力、消瘦等全身症状。结核相关实验室检查可为阳性。

（2）影像学表现

1）X射线检查:平片价值有限;尿路造影早期示膀胱壁不光整、变形,甚至形成充盈缺损,晚期出现膀胱挛缩,膀胱体积小,边缘不规整而呈锯齿状改变。排泄性尿路造影示患侧不显影、显影不良或肾盂肾盏受压。

2）CT检查:膀胱内壁不光整,膀胱壁增厚,膀胱腔变小。

3）MRI检查:与CT表现相似,呈T_1WI低信号、T_2WI高信号(图103-14)。

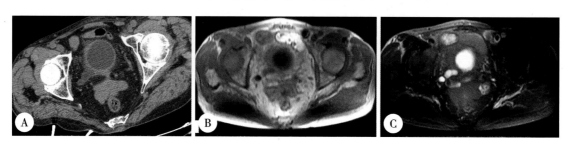

A.CT平扫;B、C.MRI平扫。膀胱体积小,壁增厚、毛糙,右侧输尿管开口处受累;T_1WI呈等信号,T_2WI呈高信号,边缘毛糙,右侧输尿管积水。

图103-14　膀胱结核

（3）诊断及鉴别诊断

1）诊断:膀胱结核早期影像学表现缺乏特征,晚期发生挛缩、体积变小、壁增厚,通常合并肾和输尿管结核表现,结合临床和实验室检查,多不难诊断。

2）鉴别诊断:膀胱结核晚期须与慢性膀胱炎相鉴别:慢性膀胱炎膀胱体积小,壁增厚,并多发假性憩室,肾及输尿管无明显改变。

（五）肾囊性病变影像学表现

包括肾单纯性囊肿、肾复杂性囊肿、肾盂旁囊肿、多囊性肾病等。

1.肾单纯性囊肿及复杂性囊肿　肾单纯性囊肿(simple cyst of kidney)是一种常见的良性、非肿瘤性、囊性病变。单纯性囊肿发生出血、感染、钙化可形成复杂性囊肿(complicated cyst)。

（1）临床与病理:临床上比较常见,无性别差异。可单发或多发,可单侧或双侧,大小不等,多起于皮质,常突向肾外。多数患者无症状,较大的囊肿可引起季肋部不适或触及肿块。

（2）影像学表现

1）X射线检查:平片多无异常,较大囊肿可致肾轮廓改变,囊壁偶可发生弧线状钙化;尿路造影可正常,亦可压迫肾盂、肾盏出现变形,但不造成破坏。

2）CT检查:肾内边缘锐利的类圆形低密度灶,常突向肾外,壁薄而不显示;增强扫描病灶无强化。复杂性囊肿表现为囊壁增厚、钙化和（或）囊内密度增高。

3）MRI检查:类圆形长T_1、长T_2信号,类似水样信号,边缘光滑、锐利,增强后无强化。复杂性囊肿因其囊内成分不同,可在T_1WI上表现为不同程度高信号,T_2WI仍为高信号(图103-15)。

（3）诊断及鉴别诊断:CT和MRI检查,肾单纯性囊肿具有以上表现特征,易于诊断。肾复杂性囊肿须与囊性肾癌相鉴别:囊性肾癌,囊壁厚薄不均,可有壁结节,可伴钙化,分隔常见,增强后囊壁及分隔早期明显强化。

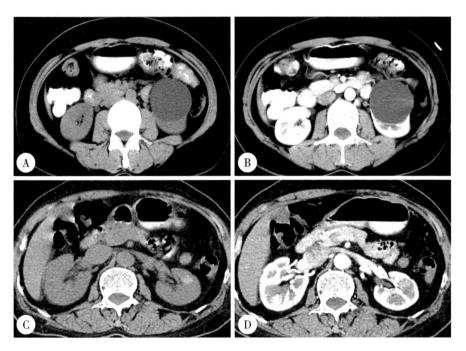

A、B. CT 平扫加增强。左肾实质内圆形低密度影,边缘光滑,突向肾外,壁薄,增强后无强化,提示肾单纯性囊肿;C、D. 另一患者 CT 平扫加增强,左肾实质内类圆形高密度影,边界较清晰,增强后无强化,提示肾复杂性囊肿。

图 103-15　肾囊肿

2. **多囊性肾病**　多囊性肾病(polycystic kidney disease),是遗传性疾病,分常染色体显性遗传性多囊肾(成人型)和常染色体隐性遗传性多囊肾(婴儿型),成人型常合并多囊肝。

(1)临床与病理:无性别差异。通常在 30～50 岁出现症状,常表现为无症状或肋腹痛、高血压和血尿等,晚期可出现肾衰竭甚至死亡。

(2)影像学表现

1)X 射线检查:平片示双肾影呈分叶状增大;尿路造影可见双侧肾盂肾盏移位、拉长、变细和分离,呈蜘蛛足样改变。

2)CT 检查:双肾多发大小不等圆形或卵圆形水样低密度影,增强后无强化,肾的轮廓和大小早期大致正常,随着疾病进展,囊肿增多、增大,肾体积增大,边缘呈分叶状,部分囊肿内可有出血。常合并多囊肝表现。

3)MRI 检查:双肾多发圆形、卵圆形 T_1WI 低信号、T_2WI 高信号影,伴有复杂性囊肿时可表现为 T_1WI 不同程度高信号,增强后各病灶无强化(图 103-16)。

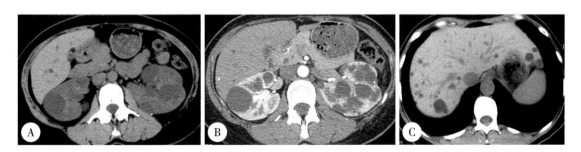

A、B、C. CT 平扫加增强。双肾体积增大,肾实质内多发圆形低密度影,增强后无强化,部分病灶内见高密度影,同一患者肝内多发类圆形低密度无强化灶。

图 103-16　多囊肾并多囊肝

(3)诊断及鉴别诊断

1)诊断:成人型多囊肾的 CT 或 MRI 检查均有典型表现,即双肾布满多发类圆形水样密度或信号强度灶,常并有多囊肝,具有特征,不难诊断。

2）鉴别诊断：①多发单纯性肾囊肿，肾增大不明显，囊肿数目相对较少，无家族史。②透析继发性囊性疾病，双侧肾变小，合并多发肾小囊肿。

（六）泌尿系统肿瘤影像学表现

1. 肾肿瘤 肾肿瘤较为常见，以恶性者居多，常见类型依递减次序为肾细胞癌、肾盂癌和肾母细胞瘤，少见者为淋巴瘤和转移瘤。肾良性肿瘤发病率较低，常见者为血管平滑肌脂肪瘤。

（1）肾细胞癌

1）临床与病理：肾细胞癌（renal cell carcinoma）约占全部肾恶性肿瘤的85%，常发生于40岁以后，男女比例3∶1。病理上分为透明细胞癌（占70%）、乳头状细胞癌（占10%~20%）、嫌色细胞癌（占5%~10%）、集合管癌（占1%）和未分化癌（罕见）5种亚型。临床上主要表现为无痛性肉眼血尿、肋腹部痛和腹部肿块。

2）影像学表现

X射线检查：尿路造影检查显示邻近肾盏拉长、狭窄或受压变形，平片部分病灶可见点状或弧形钙化。

CT检查：平扫肾实质单发肿块多见，常突出于肾轮廓外，可见"假包膜"征，肿块较大可有出血、坏死及囊变；增强检查：肿块强化程度和形式与组织学亚型相关；常见透明细胞癌呈"快进快出"型（图103-17A~C），即肾皮质期肿块实性成分明显强化，肾实质期强化迅速减低；乳头状癌（图103-17D~F）和嫌色细胞癌（图103-17G~I）呈"缓慢升高"型，即增强各期肿块实性成分呈现轻度持续强化；嫌色细胞癌强化相对均一，少有坏死；淋巴结转移常位于肾血管周围及腹主动脉周围；远隔组织和器官转移常显著强化。

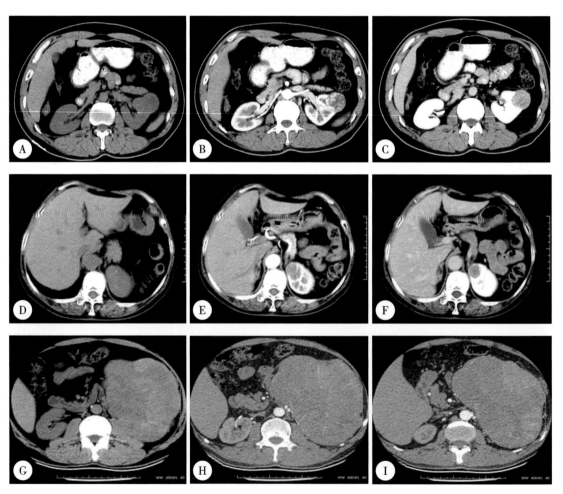

平扫CT（A）为左肾低密度实性肿块，突向肾轮廓外；增强检查皮质期（B），肿块明显不均匀强化；肾实质期（C），周围肾实质强化，肿块密度下降，呈相对低密度；D~F为左肾乳头状细胞癌，平扫（D）为左肾低密度实性肿块，突向肾轮廓外，密度不均匀；增强检查（E、F），肿块呈持续性轻度强化；G~I为左肾嫌色细胞癌，平扫（G）左肾突出于肾轮廓不规则软组织密度肿块；增强扫描（H、I）肿块轻度持续强化。

图103-17 左肾透明细胞癌

MRI 检查：T_1WI 上，肿块信号强度常等于或低于肾皮质，T_2WI 多为混杂高信号，有时肿块周围可见低信号环，代表肿瘤假性包膜，具有一定特征；Gd-DTPA 增强检查，不同组织亚型肾细胞癌的强化程度和形式类似 CT 增强检查。

3）诊断及鉴别诊断：肾细胞癌影像学检查，尤其 CT 检查时，根据上述表现特征，结合临床资料，一般诊断不难。

其诊断时，需要与以下疾病鉴别：①肾血管平滑肌脂肪瘤，其内常含有确切脂肪成分；②肾盂癌，病变主要位于肾窦区，一般不造成肾轮廓改变；③肾淋巴瘤多伴有腹腔和腹膜后多发肿大或融合成团的淋巴结。

（2）肾盂癌

1）临床与病理：肾盂癌（renal pelvic carcinoma）占肾恶性肿瘤的 8%～12%，好发于 40 岁以后。病理上属于尿路上皮细胞肿瘤，其中移行细胞癌最多，占 80%～90%，肿瘤可向下种植至输尿管和膀胱。临床主要表现为无痛性全程血尿、肋腹部痛和腹部肿块。

2）影像学表现

X 射线检查：静脉肾盂造影显示肾盂肾盏内充盈缺损，形态不规则，肿块引起阻塞后可造成肾盂肾盏积水扩张；当肿瘤侵犯肾实质后，表现为肾盂肾盏受压、变形。

CT 检查：表现为肾窦区肿块，其密度高于尿液而低于肾实质（图 103-18A）块较大时可侵犯肾实质。增强检查肿块呈轻、中度强化（图 103-18B、C），CTU 能整体观察肾盂肾盏内肿块。

MRI 检查：表现与 CT 检查类似，T_1WI 上肾盂肾盏肿块的信号强度高于尿液，T_2WI 上则低于尿液，MRU 能清楚显示肿瘤导致的肾盂肾盏内充盈缺损。

3）诊断及鉴别诊断：①肾盂癌的影像学诊断依据是发现肾盂肾盏内肿块，其中尿路造影检查时是较为敏感的检查方法，CT 检查常用于定性诊断和显示病变范围。②鉴别诊断主要与肾盂内阴性结石及血块鉴别：阴性结石在 CT 上密度相对较高，超声呈强回声且后方伴有声影；血块在超声检查时内部多呈细小光点，结石和血块增强检查均无强化。

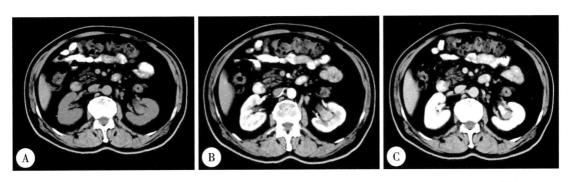

CT 平扫（A）左侧肾盂软组织结节，CT 增强检查（B、C），动脉期肾盂肿块中等度强化，排泄期肾盂轻度积水扩张。

图 103-18　左肾盂癌

（3）肾母细胞瘤

1）临床与病理：肾母细胞瘤（nephroblastoma）常发生于 4 岁以下儿童，呈单个实性肿块；肿块常进行性增大，临床上可有肉眼血尿。

2）影像学表现：① CT 平扫，腹腔巨大密度不均匀肿块，界清，可有假包膜，可坏死、出血，少有钙化，肿块可跨中线，腹膜后大血管受压，但不被包绕。②增强检查，肿块不均匀强化（图 103-19A、B），残存肾呈新月形强化为典型 CT 表现。

3）诊断及鉴别诊断：肾母细胞瘤根据影像表现结合临床资料，一般诊断不难，须与以下病变鉴别。①黄色肉芽肿性肾盂肾炎，常有血尿、脓尿、贫血等，血常规白细胞增高，好发于女性儿童倾向；②腹膜后神经母细胞瘤，好发于肾上腺区及交感干区，形态不规则，钙化多见，可跨中线，但包绕腹主动脉。

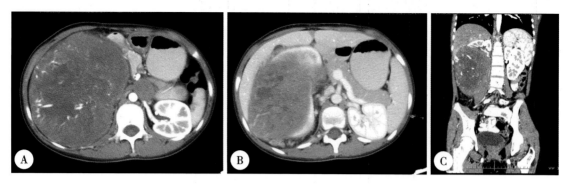

CT 增强检查(A、B),巨大软组织肿块,肿块明显不均匀、明显强化;C. 多平面重建残存肾呈新月形强化。

图 103-19　右肾母细胞瘤

(4)血管平滑肌脂肪瘤

1)临床与病理:血管平滑肌脂肪瘤(renal angiomyolipoma)常称为错构瘤,是肾较为常见良性肿瘤,常单发,由不同比例的平滑肌、血管及脂肪组织构成,多见 40～60 岁女性;临床上早期无症状,肿瘤较大可触及肿块,且易自发破裂出血出现急性腹痛和休克等症状,血尿少见。

2)影像学表现

CT 检查:肿瘤表现取决于其内脂肪与非脂肪成分的比例,典型表现为肾实质内或突向肾外的边界清楚的混杂密度肿块,内有脂肪性低密度灶和软组织密度区(图 103-20A),前者为脂肪成分,后者代表血管及平滑肌组织;增强扫描脂肪成分无强化,血管成分明显强化(图 103-20B)。

MRI 检查:因成分多发表现为高低混杂信号,其内脂肪高信号在抑脂序列呈低信号较具特征。

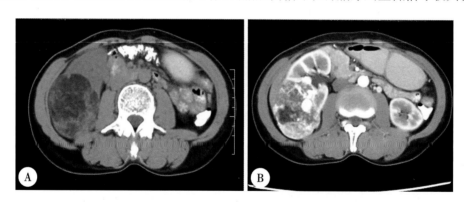

平扫 CT(A)为右肾混杂密度肿块,内含脂肪和软组织密度;增强检查(B),肿块内软组织密度结构明显强化。

图 103-20　右肾血管平滑肌脂肪瘤

3)诊断及鉴别诊断:脂肪含量较少时难以与肾细胞癌相鉴别,发生于肾上极的血管平滑肌脂肪瘤应与肾上腺髓脂瘤鉴别,需要注意肾上极皮质是否完整。

2.输尿管肿瘤　输尿管肿瘤(tumor of ureter)较为少见,占泌尿系统肿瘤 1%～2%,且 80% 左右为恶性。

(1)临床与病理:输尿管癌(ureteral carcinoma)多见于老年男性,平均发病年龄为 60 岁,临床常表现为血尿和腹痛,晚期可侵犯周围组织,转移至周围淋巴结,也可通过血行或淋巴发生远隔性转移。

(2)影像学表现

1)CT 平扫检查:输尿管内软组织肿块,病变上方肾盂、输尿管不同程度积水扩张(图 103-21A、C);增强检查:肿块轻中度强化,并显示病变区输尿管狭窄或闭塞,管壁不规则增厚或腔内充盈缺损(图 103-20B)。

2)MRI 检查:同样可显示肿瘤上方的输尿管、肾盂肾盏扩张积水,其中 MRU 显示效果较佳,于输尿管梗阻部位发现肿块。

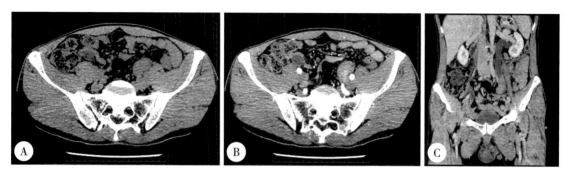

　　平扫 CT（A）为左侧输尿管内软组织密度影；增强检查（B），肿块中等度强化；多平面重建（C）肿块上方肾盂、输尿管不同程度积水扩张。

图 103-21　左侧输尿管癌

　　（3）诊断及鉴别诊断：影像学检查输尿管、肾盂肾盏不同程度积水扩张，于输尿管梗阻端发现肿块或腔内充盈缺损及管壁不规则增厚，是输尿管癌主要诊断依据，其需要与输尿管结石及血块鉴别，结石密度高，边界清晰；输尿管血肿增强扫描无强化，其密度和形态短期内复查易发生改变。

　　3.膀胱肿瘤

　　（1）临床与病理：膀胱肿瘤（tumor of urinary）多发生于 40 岁以上男性，有多种组织类型，分为上皮性和非上皮性肿瘤，上皮性肿瘤约占膀胱肿瘤 95%，其中大多数为恶性，即膀胱癌。膀胱癌（bladder carcinoma）多为移行细胞癌，临床表现多见无痛性肉眼血尿，常并有尿频、尿急和尿痛等膀胱刺激症状。

　　（2）影像学表现

　　1）X 射线检查：X 射线平片诊断价值不大，膀胱造影检查或静脉肾盂造影检查表现为自膀胱壁突向腔内的结节状或菜花状充盈缺损（图 103-22A）。

　　2）CT 检查：平扫肿块常发生于膀胱侧壁和三角区；肿块大小不等，呈菜花状、结节状或不规则状突向膀胱内，基底部较宽（图 103-22B）。增强检查：早期扫描肿瘤多均一强化，延时扫描膀胱腔内充盈造影剂，肿块为低密度充盈缺损（图 103-22C、D）。

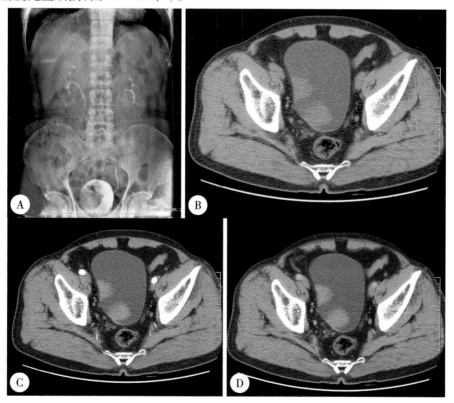

　　IVP（A）膀胱右侧壁菜花样充盈缺损；CT 平扫（B）膀胱右侧壁两处稍低软组织肿块，突向腔内，以宽基底相连；增强检查（C、D），肿块轻度较均匀强化。

图 103-22　膀胱癌

3）MRI:膀胱癌的形态学表现与 CT 相仿,增强检查早期,肿瘤强化且显著高于正常膀胱壁,因此可准确显示肿瘤的范围,MRI 检查还可确定肿瘤对周围组织器官的侵犯及淋巴结转移,并进行肿瘤分期,指导临床治疗。

（3）诊断及鉴别诊断:根据上述影像学表现,结合临床多能明确膀胱癌诊断。须与膀胱内血凝块鉴别,血凝块位置可变,增强扫描无强化。

第二节　男性生殖系统影像学检查

男性生殖系统常见病变是前列腺增生和前列腺癌,其次为睾丸肿瘤和精囊病变。影像学检查不但能发现病变,且多能准确地做出诊断并可进行病变分期,对指导临床治疗和疗效评价具有重要意义。

一、男性生殖系统正常影像学表现

（一）CT 表现

1. 前列腺　前列腺周围有低密度脂肪组织对比,能够清楚显示,其大小随年龄而增大,年轻人前列腺平均上下径、横径和前后径分别是 3.0 cm、3.1 cm 和 2.3 cm,而老年人则分别为 5.0 cm、4.8 cm 和 4.3 cm。CT 检查不能确切分辨前列腺各解剖带,也不能识别前列腺被膜。

2. 精囊　精囊位于膀胱后方,呈"八"字形软组织密度影,边缘常呈小分叶状。两侧精囊前缘与膀胱后壁之间各有一尖端向内的锐角形脂肪低密度区,称为精囊角(seminal vesicles angles)。

（二）MRI 表现

1. 前列腺　MRI 能够多方位直接显示前列腺,其中横轴位是主要观察位置,T_1WI 上前列腺呈均一低信号,不能识别解剖带。T_2WI 上前列腺各解剖带由于组织结构和含水量差异而呈不同信号强度,中央区呈低信号,代表移行带和中央带;外周区为新月形高信号,代表周围带,前纤维间质呈低信号,包膜为细环状低信号影。磁共振波谱(magnetic resonance spectrum,MRS)显示枸橼酸盐(citrate,Cit)峰值较高,为正常前列腺腺体组织产生和分泌,而胆碱复合物(choline complex,Cho)和肌酸(creatine,Cre)峰值较低,周围带的 Cit 波峰最高,波峰(Cho+Cre)/Cit 的比值约为 60% 左右。加权成像(DWI)显示正常前列腺周围带表观扩散系数(apparent diffusion coefficient,ADC)高于移行带和周围带。

2. 精囊　精囊呈长 T_1 低信号和长 T_2 高信号,精囊壁为低信号。

3. 睾丸　正常睾丸为卵圆形,T_1WI 上信号强度低于脂肪而高于水,T_1WI 上则高于脂肪低于水。睾丸周边环以一薄的 T_2WI 低信号影,为睾丸白膜。

二、男性生殖系统基本病变影像学表现

男性生殖系统缺乏自然对比,X 射线较少用于生殖系统疾病的检查。基本病变主要是前列腺增大、精囊肿块和睾丸肿块。

（一）前列腺增大

前列腺增大是前列腺最常见的异常征象,常见于良性前列腺增生和炎症,也可见于前列腺癌。对称性增大时,前列腺内部回声、密度和信号强度多不均匀,若 MRS 显示较高的 Cit 峰和较低 Cho 峰及 ADC 值较高,多提示为良性病变;前列腺非对称性增大多见于前列腺癌,表现局部结节状膨隆或呈分叶状改变,血供丰富则提示前列腺癌,若 MRS 显示 Cit 峰和 Cho 峰倒置和(或)ADC 值较低,也提示为前列腺癌。

（二）精囊肿块

精囊肿块常见于精囊囊肿、脓肿及原发和继发肿瘤,肿瘤的密度及信号复杂且血供丰富,恶性肿瘤还

可侵犯周围组织。

（三）睾丸肿块

表现为睾丸增大,常见于睾丸肿瘤,不同类型的肿瘤信号有所不同,睾丸鞘膜积液表现为液体包绕睾丸。

三、男性生殖系统常见疾病影像学表现

（一）良性前列腺增生

1. 临床与病理　良性前列腺增生(benign prostatic hyperplasia,BPH)是老年男性常见疾病,60 岁以上发病率高达75%。病理上,前列腺增生主要发生在移行带,表现为腺体组织不同程度增生,当增大的组织压迫邻近尿道和膀胱出口时,导致不同程度膀胱梗阻。主要临床表现为尿频、尿急、夜尿及排尿困难。血清前列腺特异性抗原(prostate specific antigen,PSA)水平可略高于正常水平。

2. 影像学表现

（1）CT 检查:前列腺弥漫一致性增大。正常前列腺上缘低于耻骨联合平面,如耻骨联合上方 2 cm 或（和）前列腺横径超过 5 cm,即可判断前列腺增大,增大前列腺密度均匀,边缘清楚,但可有点状或沙粒样钙化;增强检查呈对称性较均一强化。

（2）MRI 检查:前列腺较均匀对称性增大,常呈均一 T_1 低信号(图 103-23A)、混杂 T_2 高信号,增生结节信号强度取决于基质和腺体比例,边缘可有假包膜(图 103-23B)。增大前列腺压迫并突入膀胱颈部,但膀胱壁无不规则增厚。DWI 显示前列腺内无局灶性水分子扩散受限表现(图 103-23C),增强扫描早期斑片状不均匀强化,延迟期则趋向于均匀强化。

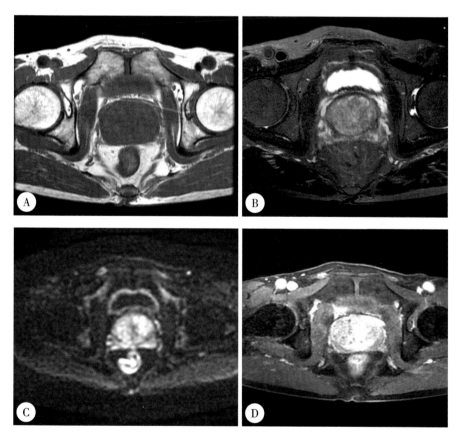

MRI 平扫(A、B)前列腺对称性增大,T_1WI(A)呈均匀低信号,脂肪抑制 T_2WI 上,前列腺中央带和移行带体积增大,信号不均,周围带受压变薄;DWI(C)和增强检查(D),增大前列腺内无局限性弥散受限和异常强化结节。

图 103-23　良性前列腺增生

3.诊断及鉴别诊断 BPH 主要表现为 CT 和 MRI 检查时前列腺均匀对称性增大,以中央腺体即移行带增生为主,伴增生结节形成,需要与前列腺癌鉴别,详见前列腺癌部分。

（二）前列腺癌

1.临床与病理 前列腺癌(carcinoma of prostate,prostate cancer,PCa)多发生于老年男性,欧美国家发病率较高,国内前列腺癌发病率近年来呈上升趋势。前列腺癌主要发生在外周带,常合并有前列腺增生。前列腺癌早期临床表现类似前列腺增生,即尿频、尿急、排尿困难,晚期出现膀胱和会阴部疼痛及转移体征。肛门指检可触及前列腺硬结,表面不规则。血清前列腺特异性抗原(prostate-specific antigen,PSA)显著增高,且游离 PSA/总 PSA 的比值降低。

2.影像学表现

（1）CT 检查:早期前列腺癌可仅显示前列腺增大,而密度无异常改变,CT 诊断价值不大;进展期前列腺癌表现为前列腺不规则增大和分叶软组织肿块,周围脂肪密度改变和邻近结构受侵,增强检查肿块有早期强化的特点。

（2）MRI 检查:MRI 对前列腺癌的诊断、分期及随访有较高价值。前列腺癌多位于外周带,呈 T_1 较均匀稍低信号,在 T_2WI 上表现为正常高信号外周带内出现低信号病灶(图 103-24A、B),DWI 检查肿瘤表现为明显高信号结节(图 103-24C),ADC 值减低,动态增强 MRI 显示前列腺癌具有早期强化特点。MRI 是前列腺癌分期的最佳影像检查方法,可确定包膜有无破坏、突破以及精囊是否受侵,对临床是否采取手术和评估疗效非常重要。正常前列腺包膜光滑连续,当前列腺包膜受侵,其包膜局部隆起变形、连续性中断,包膜突出,两侧神经丛不对称,最常见包膜于后外侧穿破。MRI 检查还可检出转移所致盆腔和其他部位淋巴结增大,也易于发现其他器官和(或)骨转移。

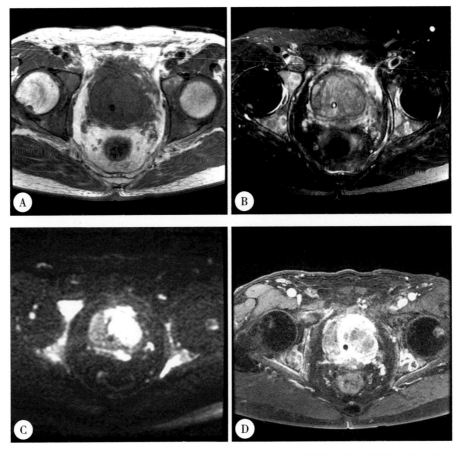

MRI 平扫(A、B)前列腺增大,左侧缘膨隆,T_1WI(A)呈左侧外周带比较清楚低信号结节,脂肪抑制 T_2WI 上(B),前列腺外周带稍低信号结节,边界清楚;DWI(C)肿瘤呈明显高信号;增强检查(D),肿瘤早期明显强化并突破包膜侵犯周围组织,周围骨转移明显强化。

图 103-24 前列腺癌

3.诊断及鉴别诊断　对于早期限于前列腺包膜内的前列腺癌,MRI 宜作为首选影像检查方法,T₂WI 上较高信号周围带内出现低信号结节是诊断主要依据。早期前列腺癌须与前列腺增生鉴别,两者平扫有相似影像表现,动态增强扫描、DWI 和 MRS 检查可作为两者鉴别手段。对于进展期前列腺癌 CT 和 MRI 诊断并不困难,但前列腺癌向上突入膀胱内时,易与膀胱癌混淆,但前者肿块与前列腺内病变相连且位于前列腺轮廓内,此外,血中 PSA 检测也有助于其鉴别。

第三节　女性生殖系统影像学检查

一、女性生殖系统正常影像学表现

(一)子宫输尿管造影

子宫呈边缘光滑的倒三角形。子宫底与双侧输卵管相通,输卵管为迂曲柔软的线样影,分为峡部、壶腹部及伞部。复查片示造影剂进入腹腔,呈多发弧形或波浪状致密影,提示输卵管通畅。子宫下端与宫颈管相连,宫颈管呈柱状,边缘呈羽毛状。

(二)CT 检查

平扫示子宫体为横置椭圆或圆形软组织密度影,边缘光滑,中心见较小的低密度宫腔。宫颈位于子宫体下方,呈圆形或横置椭圆形软组织密度影。宫旁组织位于子宫体、宫颈和阴道上部的两侧,为脂肪性低密度区,内含细小点状或条状软组织密度影(血管、神经和纤维组织)。增强检查示子宫肌层呈明显均匀强化,中心低密度宫腔显示更清晰。子宫前方为膀胱,后方为直肠。育龄期正常卵巢表现为双侧子宫旁卵圆形较低的不均匀软组织密度结构,排卵前期可见低密度成熟卵泡显示,输卵管难以识别。

(三)MRI 检查

平扫 T₁WI 上,宫体、宫颈、阴道表现为均一较低信号。T₂WI 上,宫体有 3 层结构,中心高信号为子宫内膜及宫腔分泌物,中间低信号带为子宫肌内层(亦称联合带或结合带),最外层为中等信号的子宫肌外层。绝经期前,正常卵巢表现为 T₁WI 低信号,T₂WI 上卵泡呈高信号,余为低至中等信号。增强扫描子宫内膜和子宫肌外层强化,子宫肌内层强化程度较低。MRI 上多可识别正常卵巢,T₁WI 呈卵圆形均匀低信号,T₂WI 上其周边卵泡呈高信号,而内部的中央基质呈低信号。绝经后妇女,由于卵巢萎缩和缺乏卵泡,卵巢多难以识别,正常输卵管难以识别。

二、女性生殖系统基本病变影像学表现

(一)子宫异常

1.子宫大小、形态异常　单纯子宫大小或形态异常者主要有幼稚子宫、双角子宫、双子宫等,同时可伴有宫腔改变。更常见的子宫大小和形态异常多合并子宫肿块。

2.子宫肿块　表现为子宫内局灶性密度或信号异常,主要见于各种类型良恶性肿瘤,边界清楚、含有钙化、密度均匀,多为良性;边界不清、密度不均多提示恶性。

(二)盆腔肿块

多来自卵巢,当双侧卵巢显示正常时可除外肿块来自卵巢。卵巢肿块常有一些特征性表现。类圆形或椭圆形肿块、壁薄而均一、水样密度或信号,常为卵巢囊肿;边缘不规则或分叶状肿块,呈多发表现,同时有液体和实性成分,为卵巢囊腺瘤或囊腺癌常见表现;密度、信号混杂且有脂肪性成分,为卵巢囊性畸胎瘤表现。

三、女性生殖系统常见疾病影像学表现

（一）女性生殖道先天性畸形

女性生殖道先天性畸形（congenital anomalies of female reproductive tract）发病率为0.1%～0.5%，常合并肾先天畸形。

1. **临床与病理**　较为常见的是子宫不同类型畸形，包括单角子宫、双子宫、双角子宫、纵隔子宫。子宫畸形可导致不孕、流产、早产等表现。

2. **影像学表现**

（1）X射线检查：子宫输卵管造影可显示子宫内腔，但不能显示子宫外形，此外，子宫腔粘连也可限制造影检查的应用。

（2）CT检查：可发现先天性无子宫、幼稚子宫及双子宫，但不能显示宫腔形态，因而不能发现局限于腔内的子宫畸形，如纵隔子宫。

（3）MRI检查：MRI是显示子宫畸形的最佳方法，单角子宫呈香蕉状表现，靴型子宫宫腔呈心形表现，双子宫有两个分开的宫体和宫颈，纵隔子宫的宫底外缘光滑或轻度凹陷（<1 cm），双角子宫宫底外缘有明显切迹，共用一个子宫颈。

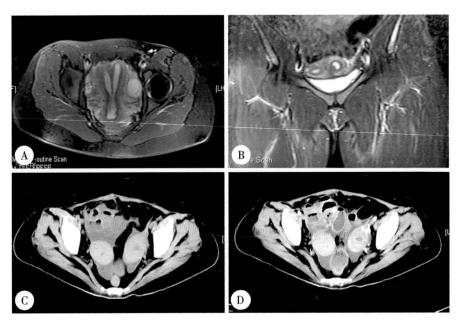

A、B. MRI平扫T₂压脂轴位及冠状位，子宫底部汇合不全，呈双角状，但仅有一个宫颈。

C、D. 另一患者CT平扫加增强，子宫底部汇合不全，呈双角状，但仅有一个宫颈。

图103-25　双角子宫

3. **诊断及鉴别诊断**　首选MRI检查，其次为超声和子宫输卵管造影。

（二）女性生殖系统炎症性疾病

女性生殖系统常见炎症性疾病为子宫输卵管炎和盆腔炎症。

1. **子宫输卵管炎**

（1）临床与病理：子宫输卵管炎是导致妇女不孕的主要原因之一，可分为非特异性子宫输卵管炎及子宫输卵管结核。急性期临床表现为高热、下腹痛、白带多或子宫出血症状，慢性期主要为腰背痛、坠胀感和月经失调。子宫输卵管结核多无明显症状和体征，或表现为一般感染症状，常伴有不育。

病理上，急性期显示充血、水肿，继而形成积脓，慢性期发生宫腔粘连、输卵管粘连和闭塞。子宫输卵管结核首先累及输卵管，形成干酪性坏死和溃疡，进而形成输卵管僵直、变硬、狭窄和粘连，宫腔狭窄、粘连和变形,并可见钙化。

（2）影像学表现

1）X 射线检查:子宫输卵管造影是主要检查方法,同时也有分离粘连的治疗作用。①慢性输卵管炎,病变多为单侧,输卵管粗细不均,但仍较柔软,当输卵管完全阻塞时,梗阻近端管腔扩大,且复查片显示造影剂不能进入腹腔,宫腔受累则形态不规整,粘连处见充盈缺损。②子宫输卵管结核,宫腔边缘不规整,严重时宫腔狭小、变形,双侧输卵管狭窄、变细、僵直、边缘不规则、可呈狭窄与憩室状突出相间表现,充盈造影剂时呈植物根须状表现,是结核的重要特征。

2）CT 和 MRI 检查:目前很少用于本病检查。

（3）诊断及鉴别诊断:急性子宫输卵管炎不宜行子宫输卵管造影,以防止感染扩散,慢性非特异性子宫输卵管炎和子宫输卵管结核均有特征性的表现,根据上述子宫输卵管造影表现,不难做出诊断。

2. 盆腔炎症

（1）临床与病理:女性内生殖器及周围结缔组织、盆腔腹膜发生细菌感染时,造成盆腔炎症,可形成炎性肿块,甚至发生脓肿。

急性期表现为高热、下腹痛、呕吐、腹泻等症状,慢性期为下腹坠胀、痛经、不孕。

（2）影像学表现

1）X 射线检查:子宫输卵管造影,若盆腔炎症累及子宫输卵管,可有相应表现。

2）CT 和 MRI 检查:早期多无异常,当出现渗出是,盆腔脂肪间隙密度增高模糊,形成脓肿时,表现为盆腔内单发或多发类圆形或椭圆形病变,呈水样密度或长 T_1、长 T_2 信号,DWI 表现为弥散受限高信号,增强后呈边缘明显环形强化。

（3）诊断及鉴别诊断:盆腔炎症形成脓肿时,CT 和 MRI 表现明确,结合临床不难诊断;尚未形成脓肿或脓肿机化的炎性肿块,与其他盆腔肿块鉴别较困难,可根据临床表现短期复查,有助于明确诊断。

（三）女性生殖系统肿瘤和肿瘤样病变

1. 子宫平滑肌瘤　子宫平滑肌瘤（uterine leiomyoma）又称子宫肌瘤（uterine myoma）,是子宫最常见的良性肿瘤,绝经期前发病率为 20%～60%。

（1）临床与病理:好发于 30～50 岁,常多发,大小不等。以子宫体多见（90%）,分为黏膜下、肌壁间和浆膜下。临床主要表现为月经改变、邻近器官受压、疼痛、不孕和盆腔肿块。

病理上,由旋涡状排列的平滑肌细胞和数量不等的纤维结缔组织分隔所构成,肿瘤可发生多种变性,包括玻璃样变、红色变、囊性变等,病变可发生钙化。

（2）影像学表现

1）CT 检查:子宫增大,呈分叶状改变,平扫时肌瘤密度与正常子宫密度相似、不易识别,肌瘤发生变性时呈较低密度,增强扫描,肌瘤可有不同程度强化,多略低于正常子宫肌的强化,约 10% 子宫肌瘤可发生钙化,主要见于绝经后退变的肌瘤。

2）MRI 检查:MRI 是发现和诊断子宫肌瘤最敏感的方法。典型的肌瘤在 T_1WI 上信号强度类似于子宫肌,在 T_2WI 上呈明显均一低信号,边界清楚,肌瘤变性时,依变性类型不同,T_2WI 和 T_2WI 上,瘤内可有等、高或混杂信号灶,钙化在 T_2WI 和 T_2WI 上均表现为低信号。增强扫描,病灶强化常不均匀（图 103-26）。

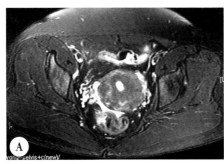
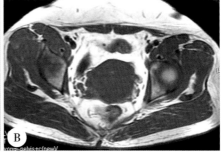

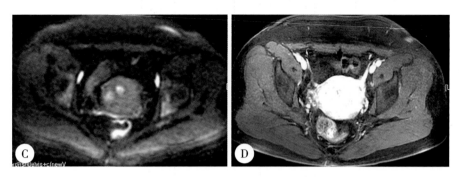

A、B. MRI 平扫 T_1WI、T_2 压脂；C、D. DWI 及 T_1 增强检查，子宫右侧壁可见一结节影，呈 T_1 等信号、T_2 压脂低信号，弥散序列呈高信号，增强后强化欠均匀。

图 103-26　子宫肌瘤

（3）诊断及鉴别诊断：CT 检查，除钙化外，平扫时缺乏组织对比，常不能进行准确定位，难以区分浆膜下肌瘤与盆腔内肿瘤或卵巢肿瘤。MRI 检查为主要检查方法，常有典型表现，诊断不难，偶尔肌瘤表现不典型，由于富含水分在 T_2WI 上呈高信号，与平滑肌肉瘤鉴别常较困难。

2. 子宫内膜癌　子宫内膜癌（endometrial carcinoma）是女性生殖系统常见恶性肿瘤，发病率仅次于宫颈癌。

（1）临床与病理：常见于中老年女性，发病峰值为 55～65 岁。临床主要表现为阴道不规则出血，特别是绝经后女性，可出现白带增多并血性和脓性分泌物，晚期时发生疼痛。

病理上，多为腺癌，早期病变位于子宫内膜，其后向外侵犯子宫肌，并可向下延伸侵犯宫颈及阴道。淋巴转移是常见的转移途径，血行转移和腹膜转移较少见。

（2）影像学表现

1）CT 检查：早期肿瘤，当瘤体较小时，CT 显示不清，肿瘤侵犯肌层后，表现为子宫对称性或局限性增大，增强扫描肿瘤强化程度低于正常肌层，发生宫外侵犯时可见宫旁软组织密度影，宫旁间隙不清，远处转移时可发现远处器官转移灶及肿大淋巴结。

2）MRI 检查：病变局限于子宫内膜时，T_1WI 和 T_2WI 可显示正常，但 DWI 可表现为明显高信号，侵犯子宫肌时，T_2WI 上病灶显示为不均匀较高信号，并中断了邻近正常的低信号联合带，增强扫描病灶强化程度低于邻近正常子宫肌；肿瘤侵犯宫旁组织及邻近器官时，可显示肿块影，此外，还可发现盆腔淋巴结转移（图 103-27）。

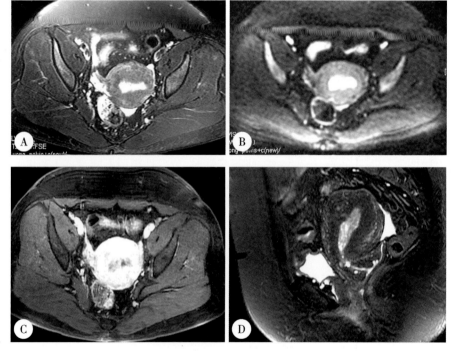

A、B. MRI 平扫 T_2 压脂轴位、矢状位；C、D. DWI 及 T_1 增强检查，子宫内膜增厚，呈长 T_2 信号，DWI 呈弥散受限高信号，增强后强化不均，略低于子宫肌。

图 103-27　子宫内膜癌

（3）诊断及鉴别诊断：子宫内膜癌主要依靠刮宫和细胞学检查，影像学检查可以确定肿瘤范围、观察治疗效果及判断肿瘤有无复发，其中 MRI 检查最有价值，CT 仅对晚期子宫内膜癌有意义。

3. 子宫颈癌　子宫颈癌（cervical carcinoma）又称宫颈癌，是我国女性生殖系统最常见的恶性肿瘤。

（1）临床与病理：常见于 45～55 岁妇女。早期主要临床表现为接触性出血，晚期则发生不规则阴道流血和白带增多，肿瘤侵犯盆腔神经可引起剧烈疼痛，侵犯膀胱和直肠则表现为血尿和便血。妇科检查可见宫颈糜烂及菜花或结节样肿物。

病理上，多为鳞状上皮癌，约占 90%，多发生在鳞状上皮与柱状上皮结合处，富于侵犯性。淋巴转移是主要的转移途径，血行转移少见。

（2）影像学表现

1）CT 检查：早期瘤体较小的肿瘤，CT 显示不清，增强呈不规则强化，肿瘤较大时，可见宫颈不规则增大，发生宫旁侵犯时可见宫旁软组织密度影，宫旁间隙不清，可累及下段输尿管、膀胱、直肠。

2）MRI 检查：难以识别原位癌和微小肿瘤，当肿瘤侵犯宫颈基质时，T_2WI 表现为中等信号，宫颈管扩大，宫颈基质低信号中断，肿瘤可侵犯阴道、宫旁组织、膀胱、直肠。绝大多数宫颈癌病灶在 DWI 上表现为局限性高信号，而 ADC 值显著低于正常宫颈，增强扫描病灶强化不均（图 103-28）。

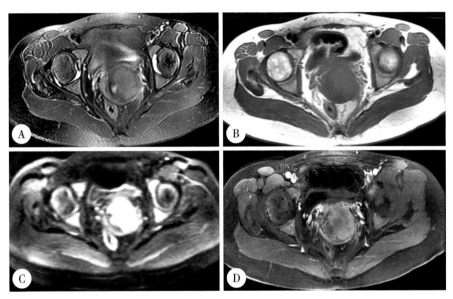

MRI 平扫 T_1WI、T_2 压脂、DWI 及 T_1 增强检查，子宫颈左侧壁可见等 T_1、稍长 T_2 团块影，DWI 呈弥散受限高信号，增强后见不均匀强化。

图 103-28　子宫颈癌

（3）诊断及鉴别诊断：子宫颈癌早期主要依靠临床检查及活检病理诊断，影像学检查主要适用于进展期子宫颈癌的分期，判断肿瘤范围、明确有无宫旁侵犯、盆壁或周围器官受侵及淋巴结转移，MRI 检查是子宫颈癌分期首选影像检查方法。

（四）子宫内膜异位症

子宫内膜异位症（endometriosis）指功能性子宫内膜发生在正常子宫内膜外置以外的任何其他部位，分为内在性子宫内膜异位症即子宫腺肌病（adenomyosis）和外在性子宫内膜异位症。

1. 外在性子宫内膜异位症

（1）临床与病理：主要症状为继发性和渐进性痛经、月经失调，不孕，肠道及尿路症状，一般多表现为与月经有关的周期性发作。体格检查可发现子宫后倾后屈固定，双侧附件增厚或扪及与子宫相连的不活动囊性肿物。可位于盆腔组织器官表面，呈大小不等蓝紫色病灶，其中卵巢受累最常见。如病变局限于卵巢表层则可见大小不等的囊肿，称为巧克力囊肿。

（2）影像学表现

1）X射线检查：子宫输卵管造影显示子宫移位，输卵管移位、扭曲、变窄、边缘呈锯齿状或结节状，也可因粘连牵拉而增宽，但是从输卵管通畅。

2）CT检查：盆腔内囊性肿块并囊腔内积血表现，因出血时间不同，可为水样密度囊肿，也可为高密度囊肿。多数病灶为轮廓不清、密度不均的囊性肿块，增强扫描囊壁呈不规则强化而囊内无强化。

3）MRI检查：不规则囊实性肿块，囊肿典型表现为短 T_1、长 T_2 信号，也可为长 T_1、长 T_2 信号或混杂信号，囊内可出现液–液平面。囊肿边缘与子宫周围可见不规则软组织信号粘连带，增强扫描囊肿周围粘连带和腔内分隔可见强化（图103-29）。

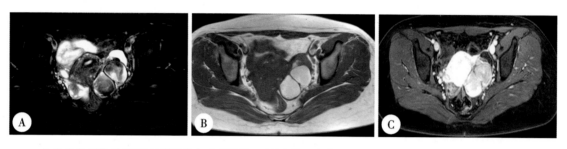

A、B、C. T_2 压脂、T_1WI 及 T_1 增强检查，左侧附件区可见囊状 T_1 高信号、T_2 压脂混杂信号影，边缘光滑，增强后边缘及分隔见强化。

图103-29　巧克力囊肿

（3）诊断及鉴别诊断：外在性子宫内膜异位症的影像学表现多种多样。卵巢子宫内膜异位囊肿须与卵巢囊肿、卵巢囊腺瘤和卵巢囊腺癌鉴别，卵巢周围广泛粘连带是卵巢子宫内膜异位症的特征。CT、MRI是鉴别诊断的重要检查方法。诊断困难时，可随诊复查，若发现这些病变随月经周期变化则应考虑本病。

2. 子宫腺肌病

（1）临床与病理：常见于多产妇女，主要症状为下腹痛、经血过多和子宫增大。分为弥漫型和局限型，弥漫型子宫均匀增大、质硬、肌层内肌束增生，无包膜，不形成结节，其内散在针尖至数毫米大小的暗红色或蓝紫色液体；局限型为内膜局灶性侵入肌层，子宫不规则增大，以后壁多见。

（2）影像学表现

1）X射线和CT检查：无诊断价值，CT仅可显示子宫体增大。

2）MRI检查：T_2WI 上子宫体的低信号联合带局限性或弥漫性增厚且外缘不清（正常为 5～12 mm），增厚的联合带内散在点状短 T_1 和长 T_2 信号灶是其特征性表现（图103-30）。

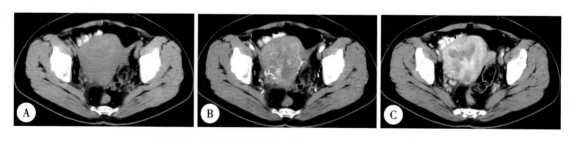

A、B、C. CT平扫加增强检查，子宫增大，增强后强化不均匀。

图103-30　子宫腺肌病

（3）诊断及鉴别诊断：MRI检查最具有诊断价值，根据其特征性表现及临床症状，可做出诊断，并可明确病变的位置、范围和深度而有助于临床治疗。

（五）卵巢囊肿和卵巢肿瘤

1. 卵巢囊肿　卵巢囊肿（ovarian cyst）有多种类型，包括单纯性囊肿和功能性囊肿，后者可为滤泡囊肿、黄体囊肿和黄素囊肿等。

（1）临床与病理：常见于 30～40 岁女性,多数为单侧,部分为双侧,囊肿大小不等,多为单房性、壁薄、无分隔。多囊性卵巢为双侧性,且呈周边分布多发小囊,代表未排卵泡,为小丘脑无周期性活动所致。

临床上常无症状,囊肿破裂或扭转时可出现急性腹痛。功能性者可有月经异常,多囊性卵巢表现为多毛和不孕,巧克力囊肿可随月经周期大小发生变化。

（2）影像学表现

1）CT 检查:附件区均一水样低密度肿块,圆形或椭圆形,边缘光滑,壁薄,无分隔。多囊性常难与肠管区分。

2）MRI 检查:形态学与 CT 相似,T_1WI 为低信号,T_2WI 为高信号,如囊内蛋白物质较多,T_1WI 和 T_2WI 均可呈高信号,囊壁薄而光滑。多囊性卵巢表现为 T_2WI 上双侧卵巢被膜下多发类圆形高信号小囊,卵巢常增大。巧克力囊肿于 T_1WI 呈明显高信号(图 103-31)。

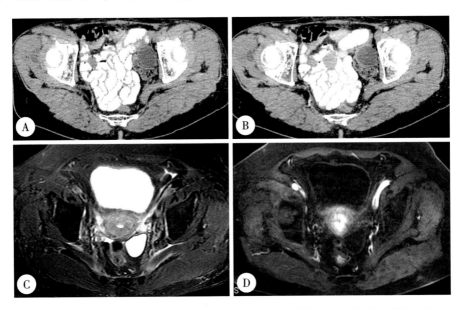

A、B. CT 平扫及增强检查；C、D. T_2 压脂及 T_1 增强。左侧附件区可见囊状低密度影,边缘光滑,密度均匀,增强后无强化,T_2 压脂呈均匀高信号,增强后无强化。

图 103-31　卵巢囊肿

（3）诊断及鉴别诊断:CT 和 MRI 检查表现典型的卵巢囊肿诊断不难,但多不能鉴别其类型,部分囊肿壁较厚或为多房性,与卵巢囊腺瘤鉴别较困难。

2. 卵巢肿瘤　卵巢肿瘤是女性生殖器官常见肿瘤之一；卵巢常见的良性肿瘤包括浆液性囊腺瘤、黏液性囊腺瘤和囊性畸胎瘤,恶性肿瘤多为浆液性囊腺癌和黏液性囊腺癌。

（1）浆液性囊腺瘤和黏液性囊腺瘤

1）临床与病理:常见于中年女性,浆液性囊腺瘤多为单侧多数为单侧,可有钙化,有单纯性和乳头状两者,前者多为单房,囊壁光滑,后者常为多房,内见乳头,恶变率较高；黏液性囊腺瘤多为单侧,体积较大,常为多房,囊内少有乳头生长。

主要临床症状表现为盆腹部肿块,较大肿块可产生压迫症状,造成大小便障碍。

2）影像学表现

CT 检查:盆腔内较大肿块,浆液性囊腺瘤呈水样低密度,壁薄且均匀一致,体积一般较小,囊壁上可见乳头状软组织突起。黏液性囊腺瘤密度较高,囊壁较厚,体积大,囊壁上少见乳头状突起。如肿块呈多房状,各房密度可略有差异。增强扫描,壁和分隔或乳头状突起有轻度均匀强化,囊腔无强化。

MRI 检查:边界清楚的肿块,浆液性囊腺瘤表现为长 T_1、长 T_2 液性信号,黏液性囊腺瘤由于含黏蛋白而致肿瘤在 T_1WI 上信号强化有不同程度增高,T_2WI 上呈高信号。增强扫描,壁和分隔可见强化(图 103-32)。

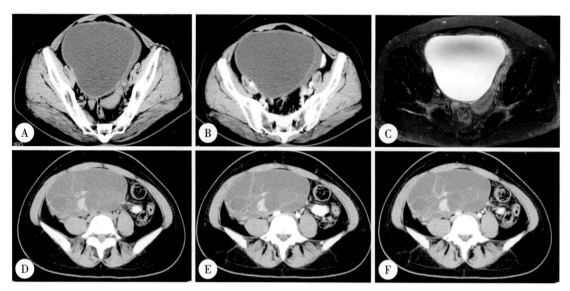

A、B、C.左侧附件区可见囊状低密度影,增强后无强化,T$_2$压脂呈均匀一致高信号,病理诊断为浆液性囊腺瘤;D、E、

F.右侧附件区可见多房囊状低密度影,其内多发分隔,边缘光滑,增强后分隔见轻度强化,病理诊断为黏液性囊腺瘤。

图 103-32   卵巢浆液性囊腺瘤和黏液性囊腺瘤

3)诊断及鉴别诊断:CT 和 MRI 检查,卵巢浆液性和黏液性囊腺瘤表现具有一定特征,及盆腔内较大的分房性囊性肿块,壁和分隔薄而均一,其内呈液性密度和信号,据此可做出诊断。此外,浆液性者可有小的乳头状壁结节,黏液性者壁较厚,CT 上囊内密度较高和 MRI 中 T$_1$WI 上呈较高信号。当卵巢囊腺瘤较小且为单房性时,不易与卵巢囊肿鉴别。

(2)卵巢囊性畸胎瘤:囊性畸胎瘤(cystic teratoma)是卵巢常见的良性肿瘤,占卵巢肿瘤的 20%。

1)临床与病理:由来自 3 个胚层的成熟组织构成,其中以外胚层为主。肿瘤呈囊性,表面光滑,囊壁较厚,内含皮质样物质、脂肪、毛发,并可见浆液、牙齿或骨组织。

可见于任何年龄,主要见于育龄妇女,多为单侧,少部分(约 10%)为双侧,恶性发生率很低。

通常无症状,大者可触及肿块,发生扭转、破裂时可出现疼痛。

2)影像学表现

CT 检查:盆腔内边界清楚的混杂密度囊性肿块,内含脂肪、软组织密度成分和钙化。有时可见脂肪-液平,偶可在界面处见漂浮物,为毛发团。囊壁可发生局限性增厚,呈结节状突起。少数囊性畸胎瘤无明确脂肪成分和钙化。

MRI 检查:盆腔内混杂信号肿块,病灶内含有脂肪信号灶为其特征性表现,即 T$_1$WI 高信号、T$_2$WI 中高信号,且在各序列上均与皮下脂肪信号相同。此外,MRI 检查同样可发现液-液平面、由囊壁向内突出的壁结节和由钙化形成的低信号区(图 103-33)。

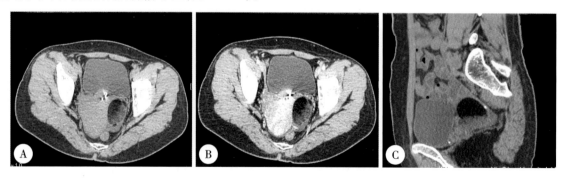

A、B.CT 平扫加增强;C.矢状位重建。左侧附件区可见混杂密度团块影,含脂肪、液性密度及钙化,矢状位可见脂肪-

液平。

图 103-33   左侧卵巢囊性畸胎瘤

3）诊断及鉴别诊断：盆腔内不均质肿块，病灶内含脂肪、骨、牙齿、钙化、软组织和液体成分，是囊性畸胎瘤的主要诊断依据。

（3）卵巢浆液性囊腺癌和黏液性囊腺癌：卵巢癌是卵巢最常见的恶性肿瘤，主要为浆液性囊腺癌（serous cystadenocarcinoma）和黏液性囊腺癌（mucinous cystadenocarcinoma），其中浆液性囊腺癌最多见。

1）临床与病理：浆液性囊腺癌为囊实性，切面示瘤内有许多大小不等囊性区，内含陈旧性出血，囊壁上有明显乳头状突起。黏液性囊腺癌为多房状，囊内有乳头状增生。

早期多无症状，晚期表现为腹部迅速增大的肿块，常合并压迫症状，多有血性腹水，并有消瘦、贫血、乏力等表现。实验室检查提示 CA125 和 CEA 明显升高。卵巢癌可出现局部侵犯、腹膜腔种植转移和淋巴转移。

2）影像学表现

CT 检查：早期难以发现，晚期表现为盆腹腔内较大肿块，内有多发大小不一、形态不规则的低密度囊性成分，分隔和囊壁厚薄不均，有明显的软组织密度实性成分。增强扫描其实性成分及囊壁、分隔可见明显强化。多数肿瘤合并腹水。发生种植转移时可见大网膜弥漫性增厚或肠系膜、壁腹膜表面多发结节，黏液性囊腺癌种植性转移时，可见腹盆腔内多发低密度肿块，形成腹腔假性黏液瘤。此外，还可发现盆腔、腹腔、腹膜后、腹股沟淋巴结转移和肝转移。

MRI 检查：形态学表现与 CT 相似，呈不规则囊实性肿块，囊液因其成分不同，T_1WI 表现为低至高信号，T_2WI 为高信号，囊壁及分隔厚薄不均，增强后可见明显强化，囊液无强化（图 103-34）。

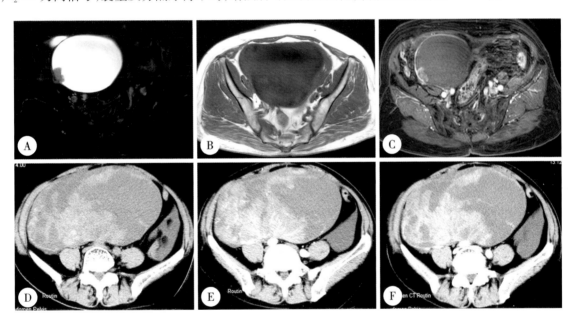

A、B、C. 右侧附件区可见囊状长 T_1 长 T_2 信号影，其内见壁结节形成，增强后囊壁及壁结节可见较明显强化，病理诊断为卵巢浆液性囊腺瘤；D、E、F. 右侧附件区可见多房囊实性病变，其内多发分隔及实性成分，增强后实性成分呈不均匀强化，病理诊断为黏液性囊腺癌。

图 103-34　卵巢浆液性囊腺癌和黏液性囊腺癌

3）诊断及鉴别诊断：女性盆腔内较大的单侧或双侧囊实性肿块，壁和分隔厚而不规则，并有明显实性成分，是卵巢囊腺癌的主要诊断依据。有时病变不典型，不易与卵巢囊腺瘤鉴别，当发现病变有直接延伸或转移征象时，可诊断为囊腺癌。

3. 卵巢转移瘤　卵巢是恶性肿瘤易发生转移部位之一，可来自肿瘤直接延伸、腹腔种植、淋巴或血行转移，其原发瘤多为胃肠道或乳腺肿瘤。

（1）临床与病理：多发生在 30～50 岁，临床表现为下腹部肿块，生长迅速，并有腹胀和腹痛，常出现腹水和（或）胸腔积液。来源于胃肠道的卵巢转移瘤被称为库肯勃瘤（Krukenberg tumor），多为双侧。

（2）影像学表现

1）CT检查：单侧或双侧卵巢肿块，呈软组织密度或其内并有低密度区，常合并腹水和（或）胸腔积液。

2）MRI检查：表现与CT相似，呈长T_1长T_2信号，肿块内可有更长T_1长T_2信号灶，代表瘤内坏死囊变（图103-35）。

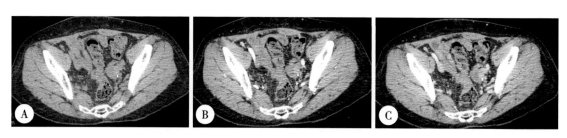

A、B、C.CT平扫加增强，结肠癌术后，左侧附件区可见软组织密度结节影，增强后强化不均匀。

图103-35　左侧卵巢转移瘤

（3）诊断及鉴别诊断：有原发恶性肿瘤，特别是胃肠道或乳腺的恶性肿瘤，若出现双侧卵巢肿块并腹水和（或）胸水，应考虑卵巢转移瘤，其表现为实性为主或为混合性。部分卵巢转移瘤表现不易与卵巢原发恶性肿瘤鉴别，应仔细检查胃肠道、乳腺等器官有无原发病灶。

（王光宪　蔡元卿　陈　娇　吕明昊）

参考文献

1　徐克,龚启勇,韩萍.医学影像学[M].8版.北京:人民卫生出版社,2018:237-266.

2　韩萍,于春水.医学影像诊断学[M].4版.北京:人民卫生出版社,2017:458-531.

3　陈敏.中华影像医学:泌尿生殖系统卷[M].3版.北京:人民卫生出版社,2019:28-238.

4　N.里德,邓尼克.泌尿生殖系统影像诊断学[M].陈娟,主译.北京:中国科学技术出版社,2019:95-163.

第104章

中枢神经系统影像学检查与诊断及其临床应用

第一节 中枢神经系统正常影像学表现

一、X 射线表现

颈动脉数字减影血管造影(digital subtraction angiography,DSA)检查,颈内动脉经颅底入颅后,先后发出眼动脉、脉络膜前动脉和后交通动脉。终支为大脑前、中动脉:①大脑前动脉的主要分支依次是额极动脉、胼缘动脉、胼周动脉等;②大脑中动脉的主要分支依次是额顶升支、顶后支、角回支和颞后支等。这些分支血管多相互重叠,结合正侧位造影片容易辨认。正常脑动脉走行迂曲、自然,由近及远逐渐分支、变细,管壁光滑,分布均匀,各分支走行较为恒定。

二、CT 表 现

（一）CT 平扫

1. 颅骨　颅骨为高密度,颅底层面可见其中低密度的颈静脉孔、卵圆孔、破裂孔等。鼻窦及乳突内气体呈极低密度。

2. 脑实质　分大脑额、颞、顶、枕叶及小脑、脑干。皮质密度略高于髓质,分界清楚。大脑深部的灰质核团密度与皮质相近,在髓质的对比之下显示清楚:①尾状核头部位于侧脑室前角外侧,体部沿丘脑和侧脑室体部之间向后下走行;②丘脑位于第三脑室的两侧;③豆状核位于尾状核与丘脑的外侧,呈楔形,自内而外分为苍白球和壳核,苍白球可钙化,呈高密度;④豆状核外侧近岛叶皮层下的带状灰质为屏状核。尾状核和丘脑与豆状核之间的带状髓质结构为内囊,自前向后分为前肢、膝部和后肢;豆状核与屏状核之间的带状髓质结构为外囊。内、外囊均呈略低密度。

3. 脑室系统　包括双侧侧脑室、第三脑室和第四脑室,内含脑脊液,为均匀水样低密度。双侧侧脑室对称,分为体部、三角区和前角、后角、下角。

4. 蛛网膜下腔　包括脑沟、脑裂和脑池,充以脑脊液,呈均匀水样低密度。脑池主要有鞍上池、环池、桥小脑角池、枕大池、外侧裂池和大脑纵裂池等;其中鞍上池在横断面上表现为蝶鞍上方的星状低密度区,多呈五角或六角形。

(二)CT 增强扫描

1. 普通增强检查　正常脑实质仅轻度强化,血管结构、垂体、松果体及硬脑膜呈显著强化。

2. CTA 检查　脑动脉主干及分支明显强化,MIP 上所见类似正常脑血管造影的动脉期表现。

3. CT 灌注检查　可获得脑实质各种灌注参数图,其中皮质和灰质核团的血流量和血容量均高于髓质。

三、MRI 表 现

(一)MRI 平扫

1. 脑实质　脑髓质组织结构不同于皮质,其 T_1 和 T_2 值较短,故 T_1WI 脑髓质信号稍高于皮质,T_2WI 脑髓质信号则稍低于皮质。脑内灰质核团的信号与皮质相似。

2. 含脑脊液结构　脑室和蛛网膜下腔含脑脊液,信号均匀,T_1WI 为低信号,T_2WI 为高信号、水抑制 T_1WI(液体抑制反转恢复序列,fluid attenuated inversion recovery sequence,FLAIR sequence)呈低信号。

3. 颅骨　颅骨内外板、钙化和脑膜组织的水和氢质子含量很少,T_1WI 和 T_2WI 均呈低信号。颅骨板障和颅底骨内黄骨髓组织在 T_1WI 和 T_2WI 上均为高信号。

4. 血管　血管内流动的血液因"流空效应"在 T_1WI 和 T_2WI 上均呈低信号;当血流缓慢时,则为高信号。

(二)DWI 和 DTI 检查

在弥散加权成像(diffusion-weighted imaging,DWI)上,正常脑实质除额极和岛叶皮质、内囊后肢和小脑上脚可呈对称性略高信号外,其余部分均为较低信号,无明显高信号区;此外,还可通过计算获取脑实质各部水分子运动的量化指标即表观扩散系数(apparent diffusion coefficient,ADC)值以及重组的 ADC 图。在弥散张量成像(diffusion tensor imaging,DTI)上,可见不同色彩标记的不同走向的白质纤维束;纤维束成像则可显示其分布和走向。

第二节　中枢神经系统基本病变影像学表现

一、X 射线表现

脑血管 DSA 检查:脑血管单纯性狭窄、闭塞常见于脑动脉粥样硬化;脑血管局限性突起多为颅内动脉瘤;局部脑血管异常增粗、增多并迂曲为颅内动静脉畸形表现;脑血管受压移位、聚集或分离、牵直或扭曲见于颅内占性病变。

二、CT 表 现

(一)平扫 CT 检查

1. 密度改变　①高密度病灶:见于新鲜血肿、钙化和富血管性肿瘤等。②等密度病灶:见于某些肿瘤、血肿吸收期、血管性病变等。③低密度病灶:见于某些肿瘤、炎症、梗死、水肿、囊肿、脓肿等。④混杂密度病灶:为各种密度混合存在的病性,见于某些肿瘤、血管性病变、脓肿等。

2. 脑结构改变　①占位效应:为颅内占位性病变及周围水肿所致,表现局部脑沟、脑池、脑室受压变窄或闭塞,中线结构移向对侧。②脑萎缩:可为局限性或弥漫性,皮质萎缩显示脑沟和脑裂增宽、脑池扩大,髓质萎缩显示脑室扩大。③脑积水:交通性脑积水时,脑室系统普遍扩大,脑池增宽;梗阻性脑积水时,梗阻近侧脑室扩大,脑沟和脑池无增宽。

3.颅骨改变　①颅骨本身病变:如外伤性骨折、颅骨炎症和肿瘤等。②颅内病变累及颅骨:如蝶鞍、内耳道或颈静脉孔扩大以及局部骨质增生和(或)破坏,常见于相应部位的肿瘤性病变。

(二)增强 CT 检查

1.普通增强 CT 检查　可见病变呈不同形式强化。①均匀性强化:见于脑膜瘤、转移瘤、神经鞘瘤动脉瘤和肉芽肿等。②非均匀性强化:见于胶质瘤、血管畸形等。③环形强化:见于脑脓肿、结核瘤、胶质瘤、转移瘤等。④无强化:见于脑炎、女肿、水肿等。

2.CTA 检查　异常表现与 DSA 检查所见类似。

3.CT 灌注检查　脑血流量降低、血容量变化不明显或增加、平均通过时间延长且范围与脑血管供血区一致,为脑缺血性疾病表现;局灶性恼血流量和血容量均增加,常见于脑肿瘤。

三、MRI 表现

(一)平扫检查

1.信号改变　病变的信号变化与其性质和组织成分相关。

(1)肿块:一般肿块含水量高,呈长 T_1 和长 T_2 信号改变;脂肪类肿块呈短 T_1 和长 T_2 信号改变;含顺磁物质的黑色素瘤呈短 T_1 和短 T_2 信号改变;钙化或骨化性肿块则呈长 T_1 和短 T_2 信号改变。

(2)囊肿:含液囊肿呈长 T_1 和长 T_2 信号改变;而含黏蛋白和类脂性囊肿则呈短 T_1 和长 T_2 高信号改变。

(3)水肿:脑组织发生水肿时,T_1 和 T_2 值均延长,T_1WI 上呈低信号,T_2WI 上呈高信号。

(4)出血:因血肿时期而异。①急性期,T_1WI 和 T_2WI 呈等或稍低信号,不易发现;②亚急性血肿,T_1WI 和 T_2WI 血肿周围信号增高并向中心部位推进;③慢性血肿,T_1WI 和 T_2WI 均呈高信号,周围可出现含铁血黄素沉积形成的低信号环;④囊变期,T_1WI 呈低信号,T_2WI 呈高信号,周围低信号环更加明显。

(5)梗死:①急性脑梗死早期(超急性期脑梗死)在 T_1WI 和 T_2WI 上信号多正常;②急性期和慢性期由于脑水肿、坏死和囊变,呈长 T_1 和长 T_2 异常信号。

2.脑结构改变　脑结构改变的表现和分析与 CT 相同。

(二)增强检查

脑病变的增强 MRI 表现和分析与 CT 相似。

(三)MRI 检查

异常表现及意义与 CTA 检查相同。

(四)^{1}H-MRS 检查

氢质子磁共振波谱(^{1}H magnetic resonance spectroscopy,^{1}H-MRS)检查代谢物峰的异常改变常见于脑肿瘤、脑梗死、脑脓肿等,如星形细胞肿瘤的 N-乙酰天冬氨酸(N-acetyl aspartic acid,NAA)峰减低,而胆碱(choline,Cho)峰明显增高甚至超过前者。

(五)DWI 和 DTI 检查

DWI 异常表现是高信号,见于所有能导致组织内水分子运动改变(主要是受限)的疾病,如超急性期脑梗死、脑肿瘤和脑脓肿等;其中,星形细胞肿瘤的病理级别越高,信号强度也越高;脑脓肿的脓液呈高信号,而肿瘤的坏死灶为低信号,有助于其间鉴别。DTI 的白质纤维束成像上,可见其受压移位,常为占位性病变所致;也可表现破坏中断,多见于脑梗死、脱髓鞘疾病,也可为高级别星形细胞肿瘤等。

(六)MR-PWI 检查

磁共振灌注加权成像(magnetic resonance perfusion weighted imaging,MR-PWI)异常表现及意义与 CT 灌注检查所见相似。

第三节　中枢神经系统常见疾病影像学表现

一、颅脑外伤影像学表现

颅脑外伤(cerebral trauma;或称创伤性颅脑损伤,traumatic brain injury)是外界暴力直接或间接作用于头部所造成的损伤,一般分为头皮软组织伤、颅脑损伤、脑实质损伤。急性脑外伤死亡率高。影像学检查对颅脑损伤的诊断和预后评估具有较高价值。由于受力部位不同和外力类型、大小、方向不同,可造成不同类型、程度的颅内损伤,如脑挫裂伤、脑内或脑外出血等,其中脑外出血又包括硬膜外、硬膜下和蛛网膜下腔出血。

(一)脑挫裂伤

脑挫裂伤(contusion and laceration of brain)是指颅脑外伤导致脑实质的挫伤、裂伤、出血、水肿等器质性损伤,包括脑挫伤和脑裂伤两种形式,两者常同时发生。

1.临床与病理　有明确外伤史,可发生于暴力直接作用的部位,也可发生于对冲部位;主要临床表现为意识障碍、颅内高压、局灶性脑损伤征象。病理为脑内散在出血灶,静脉淤血和脑肿胀,脑膜、脑或血管撕裂。

2.影像学表现　CT显示低密度脑水肿区内,散在点片状高密度出血灶;伴有占位效应;也可表现为广泛性脑水肿或脑内血肿(图104-1)。

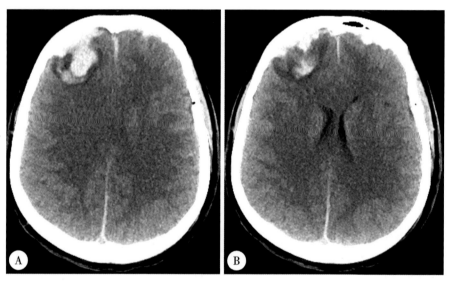

A、B.CT横断位平扫。双侧额叶多发斑片状高密度出血灶。

图104-1　脑挫裂伤

(二)颅内血肿

颅内血肿(intracranial hematoma)为颅脑损伤后引起继发性出血,血液聚集于脑内或脑膜与颅骨之间,形成局限性占位性病变,造成脑组织受压及颅压增高症状。按血肿的来源和部位可分为硬脑膜外血肿(epidural hematoma)、硬脑膜下血肿(subdural hematoma)及脑内血肿(intracerebral hematoma)等。

1.硬脑膜外血肿　颅内出血积聚于颅骨与硬膜之间。占全部颅内血肿的25%~30%,仅次于硬脑膜下血肿。按其病程和血肿形成时间不同,分为急性(85%)、亚急性(12%)、慢性(3%)。

（1）临床与病理：多发生于头颅直接损伤部位，损伤局部多有骨折（约占90%），硬膜与颅骨粘连紧密，故血肿的范围局限，形成双凸透镜形，一般不跨越颅缝。临床表现为昏迷－清醒－昏迷（发病率<50%）。10%~25%显示有迟发型增大，严重者出现脑疝。

（2）影像学表现：CT显示颅骨内板下梭形或半圆形高密度影，边界锐利，血肿范围一般不超过颅缝。骨窗可显示骨折线。可见占位效应（图104-2）。

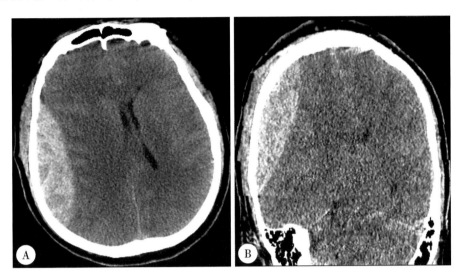

A. CT横断位平扫；B. CT冠状位重建图。右侧额颞部颅骨内板下梭形高密度影。

图104-2　硬脑膜外血肿

（3）诊断及鉴别诊断：多因头部直接暴力造成，常合并颅骨骨折或颅骨局部变形，应与硬脑膜下血肿相鉴别，后者主要为颅骨内板下边界清楚的新月形高密度病灶，范围较广泛，占位征象重。

2. 硬脑膜下血肿　颅内出血积聚于硬脑膜与蛛网膜之间。占全部颅内血肿的50%~60%。按血肿形成时间分为急性、亚急性和慢性硬脑膜下血肿。

（1）临床与病理：由于蛛网膜与硬脑膜结合不紧密，故血肿范围较广。症状重且恶化迅速，多数为持续性昏迷，且进行性加重。大于70%的急性硬脑膜下血肿合并其他病变（如蛛网膜下腔出血）。

（2）影像学表现

1）CT检查：①急性硬脑膜下血肿（<3 d），约60%表现为颅板下方新月形高密度影。40%表现为混杂密度、等密度或低密度影（与脑脊液及血清渗入血肿相关）。②亚急性硬脑膜下血肿（4 d至3周）的形态由新月形逐步发展为双凸状，密度可为高、等、低或混杂密度，常合并挫裂伤，占位效应显著。③慢性硬脑膜下血肿（>3周或轻微外伤后），多表现为新月形低密度影，少数由于血肿内机化粘连形成高密度分隔。④具有占位效应，血肿下方的脑组织、蛛网膜下腔受压，中线结构移位，侧脑室受压、移位、变形。

2）MRI检查：硬脑膜下血肿的MRI信号改变，随出血期龄而异。急性者T_2WI呈低信号，T_1WI呈等信号。亚急性者T_1WI及T_2WI均可呈高信号。随着时间推移，正铁血红蛋白变成血黄素，T_1WI信号低于亚急性者，但仍高于脑脊液，T_2WI仍为高信号（图104-3）。

（3）诊断及鉴别诊断：硬脑膜下血肿形态多为新月形高密度影，可超过颅缝，慢性硬脑膜下血肿应与硬脑膜下积液相鉴别，后者表现为颅骨内板下边界清楚的新月形低密度病灶，范围较广泛。

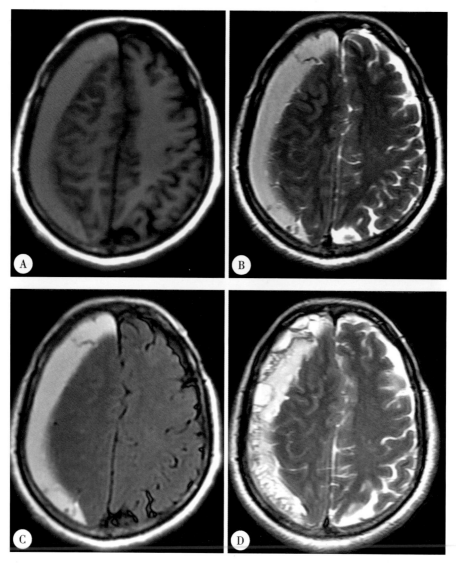

A. MRI 横断位 T_1 WI；B. 横断位 T_2 WI；C. 横断位 T_2 flair；D. 1 个月后复查横断位 T_2 WI。右侧额顶部颅骨内板下方新月形高信号，中线稍向左偏。1 个月后复查病灶呈不均匀高信号。

图 104-3　急性硬脑膜下血肿

(三)蛛网膜下腔出血

蛛网膜下腔出血(subarachnoid hemorrhage,SAH)是由于颅内血管破裂,血液进入蛛网膜下腔所致。分为外伤性和自发性,外伤是导致蛛网膜下腔出血最常见的原因。而自发性 SAH 以颅内动脉瘤破裂最常见(51%)。

1. **临床与病理**　临床起病急,剧烈头痛,脑膜刺激征,常伴随有呕吐、短暂意识障碍、项背部疼痛、畏光等,约25%出现谵妄、幻觉等精神症状。

2. **影像学表现**　CT 上蛛网膜下腔出血(SAH)直接征象为脑沟、脑池内铸型高密度影。间接征象包括脑积水、脑水肿、脑室内积血、脑疝等,其中脑室内积血常表现为双侧侧脑室后角内高密度影伴液-液分层(图104-4)。

3. **诊断及鉴别诊断**　主要影像表现脑沟、脑池内铸型高密度影,若 MRI 出现流空信号,需 CT 血管造影排除动脉瘤、脑动脉畸形。

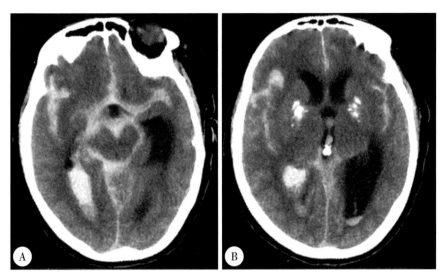

A、B. CT 平扫横断位。双侧外侧裂池、鞍上池、纵裂池及脑沟内高密度影,双侧侧脑室、第三脑室积血。

图 104-4　蛛网膜下腔出血

二、脑血管疾病影像学表现

脑血管疾病是常见病和多发病,影像检查可快速、准确获得诊断,主要为缺血性和出血性脑血管疾病,包括脑梗死、颅内出血、脑血管畸形与颅内动脉瘤等。

(一)脑梗死

脑梗死(cerebral infarction)是一种缺血性脑血管疾病,其发病率在脑血管病中占首位,常见有脑大中、动脉闭塞性脑梗死和腔隙性脑梗死。

1. 脑大中、动脉闭塞性脑梗死　主要病因是脑的大或中等管径的动脉发生粥样硬化,继发血栓形成,导致管腔狭窄、闭塞,引起病变血管供应区脑组织坏死。

(1)临床与病理:多见于 50~60 岁以上患有动脉硬化、糖尿病、高脂血症者,常于休息或睡眠时发病。临床表现因梗死区部位不同而异。常见症状和体征包括偏瘫和偏身感觉障碍、偏盲、失语等,小脑或脑干梗死示长有共济失调、吞咽困难、呛咳等症状。梗死发生后 4~6 h 脑组织发生缺血与水肿,继而脑组织出现坏死;1~2 周后脑水肿逐渐减轻,坏死组织液化,有胶质细胞增厚和肉芽组织形成;8~10 周后形成含液体的囊腔即软化灶。

(2)影像学表现

1)CT 检查:发病 24 h 内常无阳性发现;24 h 后表现为低密度灶,部分和范围与闭塞血管供血区一致;可有占位效应,但是相对较轻。增强扫描可见脑回状强化。1~2 个月后形成边界清楚的低密度囊腔,且不再发生强化(图 104-5A)。

2)MRI 检查:发明后 1 h 即可见局部脑回肿胀,脑沟变窄,随之出现 T_1WI 低信号、T_2WI 高信号影。磁共振弥散成像(DWI)可更早地检出脑缺血灶,表现为弥散受限高信号。MRA 检查能显示脑动脉较大分支的闭塞(图 104-5B、C)。

(3)诊断及鉴别诊断:脑实质内在 CT 上呈低密度,在 MRI 上呈长 T_1 长 T_2 信号病变区,与某一血管供应区相一致,为脑梗死的典型表现,不典型者需近期内复查,须与脑肿瘤、脑脓肿、脱髓鞘疾病相鉴别。

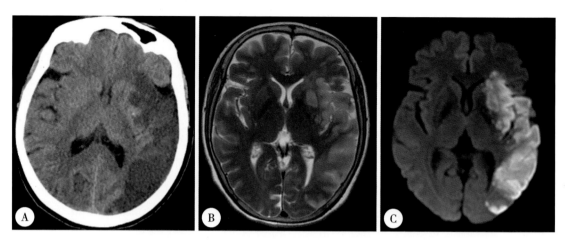

A. CT 平扫；B. MRI 横断位 T₂WI；C. DWI。CT 示左侧颞枕岛叶及基底节区大片状低密度影，边界清楚；MRI 示病灶呈 T₂ 高信号影，灰白质均受累。DWI 示病灶弥散受限。

图 104-5　左侧颞枕岛叶及基底节区脑梗死

2. 脑小动脉闭塞性梗死（腔隙性脑梗死）　腔隙性脑梗死（lacunar infarction）是脑穿支小动脉闭塞引起的深部脑组织较小面积的缺血性坏死。

（1）临床与病理：临床表现可有轻偏瘫，偏身感觉异常或障碍等局限性症状。病理改变为局部脑组织缺血、坏死，腔隙灶直径 5~15 mm，大于 10 mm 者有时称为巨腔隙灶。主要病因为高血压和脑动脉硬化。好发部位为基底节区和丘脑区，也可发生于脑干、小脑等其他区域，局部脑组织缺血坏死，约 1 个月形成软化灶。

（2）影像学表现

1）CT 检查：表现为基底节区或丘脑区类圆形低密度灶，边界清楚，病灶可多发，无明显占位效应。可伴发局部脑萎缩或广泛脑萎缩征象。增强扫描，梗死后 3 d 至 1 个月可发生均匀或不规则形斑片状强化（图 104-6A）。

2）MRI 检查：病灶呈长 T₁、长 T₂ 信号，没有占位征象。DWI 可发现早期腔隙性梗死灶（图 104-6B、C）。

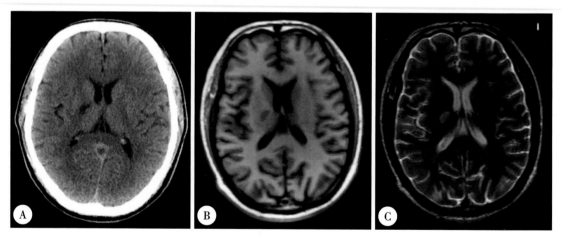

A. CT 平扫；B. MRI 横断位 T₁WI；C. MRI 横断位 T₂WI。CT 示左侧内囊后肢结节状低密度影，边界清楚。MRI 示左侧病灶长 T₁、长 T₂ 信号影。

图 104-6　左侧内囊后肢腔隙性脑梗死

（3）诊断及鉴别诊断：基底节区、丘脑、脑干类圆形小病灶，在 CT 上呈低密度，在 MRI 上呈长 T₁ 长 T₂ 信号，边界清楚，结合病史，即可诊断。须与软化灶、血管周围间隙相鉴别，必要时增强扫描。

（二）颅内出血

颅内出血（intracranial hemorrhage）可发生于脑实质内、脑室内和蛛网膜下腔，也可同时累及上述部位。脑出血（cerebral hemorrhage）是指非外伤性脑实质内的自发性出血，绝大多数是高血压小动脉硬化的血管破裂引起，故也称高血压性脑出血。

1. 临床与病理　多见于50岁以上成人，其病死率占脑血管病的首位。临床表现为剧烈头痛、头昏、恶心、呕吐，并逐渐出现一侧肢体无力、意识障碍等。出血部位常见于基底节、大脑半球、脑干及小脑等。

2. 影像学表现

（1）CT检查：①急性期（包括超急性期），脑内圆形、类圆形或不规则形高密度灶，CT值在50～80 Hu，灶周出现水肿，血肿较大者可有占位效应。②亚急性期，血肿密度逐渐降低，灶周水肿由明显到逐步减轻，血肿周边吸收，中央仍呈高密度，出现"融冰征"。③慢性期，病灶呈圆形、类圆形或裂隙状低密度影，病灶大者呈囊状低密度区（图104-7）。

（2）MRI检查：①超急性期，血肿 T_1WI 呈等信号，T_2WI 呈稍高信号。②急性期，血肿在 T_1WI 为等或略低信号，T_2WI 为低信号。③亚急性期，血肿 T_1WI、T_2WI 均为周边环形高信号，病灶中心低信号或等信号；亚急性晚期血肿在 T_1WI 及 T_2WI 均为高信号。④慢性期，囊肿完全形成时，T_1WI 呈低信号，T_2WI 呈高信号，周边可见含铁血黄素沉积。

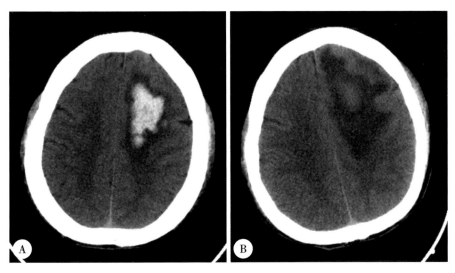

A、B. CT平扫。图 A 左侧额叶急性脑出血，周围脑组织水肿。图 B 为 2 周后复查，脑出血明显吸收，边界模糊，"融冰征"表现。

图 104-7　左侧额叶脑出血

3. 诊断及鉴别诊断　CT是脑出血的主要检查手段，尤其在超急性期和急性期，显示直观，诊断准确率高，吸收期血肿须与胶质瘤、脑梗死、脑脓肿相鉴别，可进一步MRI及CT血管造影检查。

（三）脑血管畸形

脑血管畸形（cerebral vascular malformation）为先天性脑血管发育异常。一般分为4种基本类型：脑动静脉畸形（cerebral arteriovenous malformation，CAVM）、毛细血管扩张症（capillary telangiectasia）、海绵状血管瘤（cavernous angioma）和静脉畸形（venous malformation），其中CAVM最多见。以CAVM为例，介绍其临床及影像表现。

1. 临床与病理　多数青壮年起病，85%发生于幕上，98%为单发。病变中畸形血管粗细不等呈团块状，有时可见动脉与静脉直接相通。有些部位还可以有脑水肿、梗死、钙化和出血。主要临床表现有出血、头痛、癫痫，以及颅内压增高征象。

2. 影像学表现

（1）CT检查：显示不规则混杂密度灶，其中可见高密度钙化，无脑水肿和占位效应。增强扫描可见点、条状强化影,亦可显示粗大引流血管。CT血管造影可见扭曲成团的血管影,可见病灶内的供血动脉和引流静脉。可继发脑内血肿、蛛网膜下腔出血及脑萎缩等改变(图104-8)。

(2)MRI检查:可见扩张流空的畸形血管团影,邻近脑实质内的混杂或低信号灶为反复出血后改变。MRA可直观地显示畸形血管团、供血动脉和引流静脉。

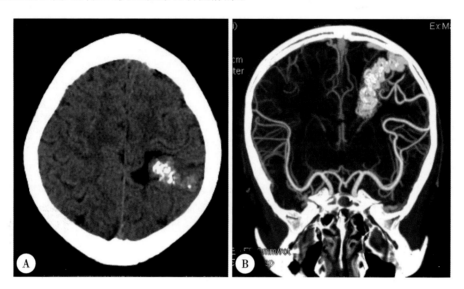

A.CT平扫;B.CT血管造影。左侧额顶叶交界区混杂密度影,其内可见钙化和软化灶。
CTA可见扭曲成团的血管影,并见供血动脉和引流静脉。

图104-8 左侧额顶叶交界区动静脉畸形

3.诊断及鉴别诊断 CAVM在CT上特征性表现为脑表浅部位不规则形混杂密度病灶,无占位表现,增强扫描显示出点状或弧线状血管影,MRI上特征性表现为血管流空信号。需要与脑梗死、软化灶、脑肿瘤相鉴别。

(四)颅内动脉瘤

颅内动脉瘤(intracranial aneurysm)是指颅内动脉的局灶性异常扩大,发病率约为0.9%。一半以上的自发性蛛网膜下腔出血是由于动脉瘤破裂所致。

1.临床与病理 好发于Willis动脉环周围。动脉瘤未破裂时常无症状,部分病例可有癫痫、头痛、脑神经压迫症状以及由于血栓形成引起的脑缺血或脑梗死症状。动脉瘤破裂出血则出现蛛网膜下腔出血、脑内血肿的相应症状。

2.影像学表现

(1)CT检查:动脉瘤有血流的部分密度稍高;血栓部分为等密度,其内可见钙化。增强扫描,有血流的部分强化,血栓部分不强化(图104-9A)。CT血管造影可三维立体显示动脉瘤及其与载瘤动脉的关系(图104-9B)。

(2)MRI检查:动脉瘤瘤腔在T_1WI、T_2WI上呈圆形流空信号灶,动脉瘤内血栓则呈高低相间的混杂信号。

3.诊断及鉴别诊断 根据病变位置、CT或MRI特征性表现可做出动脉瘤诊断,脑血管造影是诊断颅内动脉瘤最可靠办法。鞍区附近动脉瘤须与垂体瘤、颅咽管瘤、脑膜瘤相鉴别。

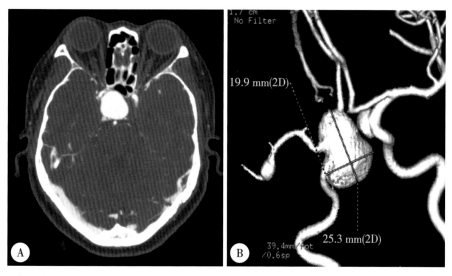

A. CT 血管造影横断位;B. VR 重建图像。右侧颈内动脉虹吸部可见与动脉同时显影的球形造影剂密度影,大小为 19. 9 mm×25. 3 mm,并可见多个小动脉瘤。

图 104-9　右侧颈内动脉虹吸部巨大动脉瘤

三、颅内常见肿瘤影像学表现

(一)星形细胞瘤

星形细胞肿瘤(astrocytic tumors)是颅内最见常原发性肿瘤(约占 60%)。好发于 30 ~ 70 岁,男性略多于女性。可发生在中枢神经系统任何部位,以额叶及颞叶多见,顶叶次之,可累及两个以上脑叶,双侧大脑半球多发者少见。成人幕上多见,儿童幕下多见(小脑和第四脑室较多见,脑干次之)。

1. 临床与病理　癫痫、颅内压增高表现常见。肿瘤所致定位体征和局灶性神经功能缺失:偏瘫、头痛、呕吐、视力视野改变等。

2. 影像学表现

(1)Ⅰ、Ⅱ级星形细胞肿瘤。

1)CT 检查:多位于脑白质区;少见钙化及囊变,瘤周水肿不明显。平扫边界清楚、均匀的低或等密度肿块。增强后无强化或轻度强化(图 104-10)。

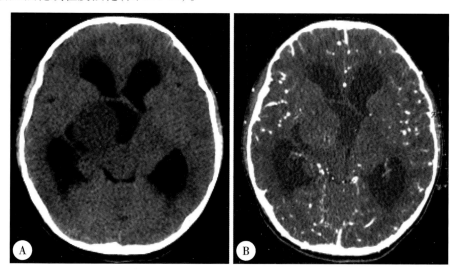

A. CT 平扫;B 增强扫描。第三脑室囊实性占位,边界清晰,第三脑室、双侧侧脑室扩张积水。增强后肿瘤实质部分呈轻度不均匀强化。

图 104-10　第三脑室Ⅰ级毛细胞性星形细胞瘤

2）MRI 检查：多位于额、颞叶脑白质区。少见钙化及囊变，瘤周水肿不明显。T_1WI 呈稍低信号，T_2WI 呈高信号。增强后无强化或轻度强化。

毛细胞型星形细胞瘤（Ⅰ级），好发于小脑，常伴有囊变，平扫呈明显低密度（CT 值 3～15 Hu），增强后囊壁不强化或轻度强化，壁结节和实性部分明显强化。

弥漫性星形细胞瘤（Ⅱ级），多数病灶周围无水肿带，增强后不强化或轻度强化。

（2）Ⅲ、Ⅳ级星形细胞肿瘤：CT 和 MRI 平扫肿块密度、信号混杂，呈浸润性生长。占位效应及瘤周水肿明显。增强后形态不规则明显强化。间变性星形细胞瘤（Ⅲ级）（图 104-11），表现为低、等或混杂密度影，水肿较重，边界常不清楚，占位效应明显；增强后多数出现不均匀强化。多形性胶质母细胞瘤（Ⅳ级），单或多脑叶受累的高低不等混杂密度影，与邻近组织分界不清，易出血、囊变、坏死，常伴重度水肿，可通过胼胝体跨中线结构蝶翼状生长；增强后肿瘤实质部分常呈花环状或不规则明显强化，囊变坏死区不强化（图 104-12）。

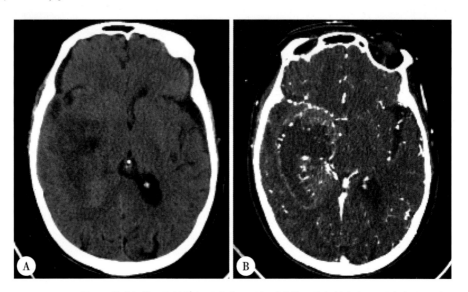

A.CT 平扫；B.增强扫描。右侧颞叶、基底节区不规则片状不均匀低密度影，右侧侧脑室受压变窄。增强后病灶呈花环状强化。

图 104-11　右侧颞叶间变性星型细胞瘤（Ⅲ级）

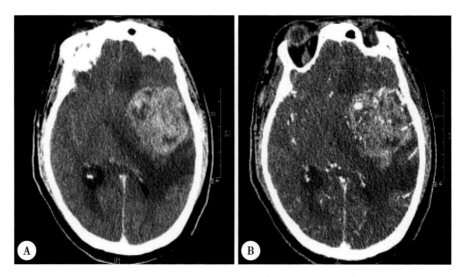

A.CT 平扫；B.增强扫描。左侧颞叶不规则稍高密度块影，病灶局部可见片状低密度坏死影，周围见片状水肿，左侧脑室受压变窄，中线结构向右侧偏移。增强后肿瘤呈明显不均匀强化，中央坏死区无强化。

图 104-12　左侧颞叶胶质母细胞瘤（Ⅳ级）

3.诊断及鉴别诊断

（1）Ⅰ、Ⅱ级星形细胞肿瘤：CT平扫边界清楚、均匀的低或等密度肿块，多位于脑白质区，少见钙化及囊变，瘤周水肿不明显，增强后无强化或稍有强化。毛细胞型星形细胞瘤（Ⅰ级），好发于小脑，常伴有囊变，平扫呈明显低密度（CT值3～15 Hu），增强后囊壁不强化或轻度强化，壁结节和实性部分明显强化。弥漫性星形细胞瘤（Ⅱ级），多数病灶周围无水肿带，增强后不强化或稍有强化。

（2）Ⅲ、Ⅳ级星形细胞肿瘤：肿块密度混杂，呈浸润性生长，占位效应及瘤周水肿明显，增强后形态不规则明显强化。间变性星形细胞瘤（Ⅲ级），表现为低、等或混杂密度影，水肿较重，边界常不清楚，占位效应明显；增强后多数出现不均匀强化。多形性胶质母细胞瘤（Ⅳ级），单或多脑叶受累的高低不等混杂密度影，与邻近组织分界不清，易出血、囊变、坏死，常伴重度水肿，可通过胼胝体跨中线结构蝶翼状生长；增强后肿瘤实质部分常呈花环状或不规则明显强化，囊变坏死区不强化。

鉴别诊断：①少突胶质细胞瘤，常合并较多钙化级出血。脑脓肿：呈规则环形厚壁强化，内壁光滑。②脑转移瘤，有原发肿瘤病史，小病灶大水肿。

（二）少突胶质细胞肿瘤

少突胶质细胞瘤是一种分化良好、生长缓慢但呈浸润性生长的肿瘤，典型者累及皮层及皮层下白质，20%～50%有侵袭性（简便性少突胶质细胞瘤）。男性多于女性，多发生在幕上，少数发生在幕下。

1.临床与病理　癫痫、头痛为常见症状，1/3有偏瘫和感觉障碍，1/3有颅内高压表现；可出现精神症状。

2.影像学表现　CT和MRI表现多呈类圆形，边界不清楚的高低混杂密度或混杂信号肿块。约70%病例有钙化（呈局限点片状、弯曲条带状、不规则团块状）。间变性肿瘤常伴有囊变、出血。瘤周轻度水肿，间变性肿瘤水肿及占位效应明显。增强扫描，少突胶质细胞瘤常无强化，而间变性少突胶质细胞瘤多为斑片状中度强化，强化不均匀（图104-13）。

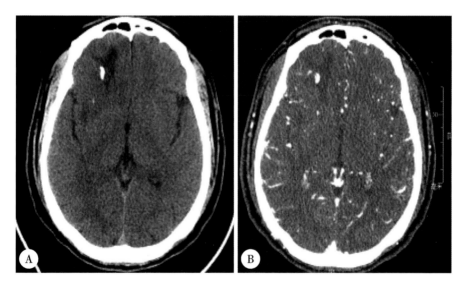

A.CT平扫；B.增强扫描。右侧额叶见不规则等、低密度块影，其内见多枚结节状钙化影。增强后肿瘤强化不明显。

图104-13　右额叶少突胶质细胞瘤

3.诊断及鉴别诊断　①CT平扫：多呈类圆形，边界不清楚的高低混杂密度肿块，约70%病例有钙化（呈局限点片状、弯曲条带状、不规则团块状）；间变性肿瘤常伴有囊变、出血；瘤周轻度水肿，间变性肿瘤水肿及占位效应明显。②CT增强：突胶质细胞瘤常无强化；而间变性少突胶质细胞瘤非钙化肿瘤实质部分多均匀强化，少数环形强化。

星形细胞瘤：钙化不常见，多累及白质，灰质相对保留。神经节细胞胶质瘤：青少年多见，多发生于颞叶深部脑白质，边界锐利、常有囊变，钙化常见。

（三）室管膜瘤

室管膜瘤（ependymoma）起源于室管膜细胞或室管膜残余组织，生长缓慢。占颅内原发肿瘤5%，1～5岁（儿童期第三常见的后颅窝肿瘤）儿童多发，成人少见。以第四脑室多见（约65%），幕上室管膜瘤常位于脑实质（占30%）。

1. 临床与病理　头痛、恶心、呕吐、癫痫常见。共济失调，偏身轻瘫，视觉障碍，颈痛，斜颈，眩晕。婴儿表现为易激惹、嗜睡、发育延迟、呕吐、大头畸形。

2. 影像学表现

（1）CT检查：肿瘤多位于脑室系统内，第四脑室多见。平扫呈等或稍高密度，其内可有散在低密度囊变区及高密度钙化。增强扫描80%肿瘤实质部分均匀强化，囊变区不强化。瘤周无水肿或轻度水肿，可伴有脑积水（图104-14）。

（2）MRI检查：肿瘤多位于脑室系统内，第四脑室多见。平扫T_1WI呈低信号，T_2WI呈高信号，其内可有囊变区及钙化影。增强扫描80%肿瘤实质部分均匀强化，囊变区不强化。瘤周无水肿或轻度水肿，可伴有脑积水。

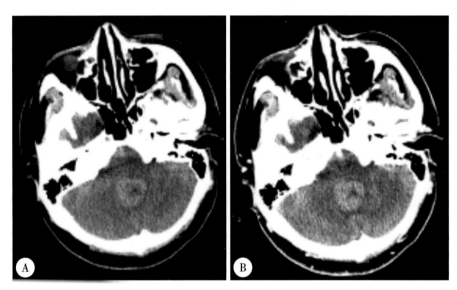

A. CT平扫；B. 增强扫描。肿瘤位于第四脑室内，呈高密度影，病灶中央见低密度囊变区。
增强后病灶实质部分较均匀强化，囊性部分未见强化。

图104-14　第四脑室室管膜瘤

3. 诊断及鉴别诊断　CT平扫呈等或稍高密度，其内可有散在低密度囊变区及高密度钙化；CT增强，80%肿瘤实质部分均匀强化，囊变区不强化；瘤周无水肿或轻度水肿，可伴有脑积水。

鉴别诊断：①星形细胞瘤，钙化不常见，多累及白质，灰质相对保留。②神经节细胞胶质瘤，青少年多见，多发生于颞叶深部脑白质，边界锐利、常有囊变，钙化常见。

（四）脑膜瘤

脑膜瘤（meningioma）为最常见的脑膜起源肿瘤，占颅内肿瘤的15%～20%，起源于蛛网膜帽状细胞，与硬脑膜相连。多见于成年人，以中年女性居多。

1. 临床与病理　肿瘤小或发病部位不敏感时，无症状或症状轻微。肿瘤大或长在脑神经敏感部位表现出脑神经受压迫症状及颅内高压症状。

2. 影像学表现

（1）CT检查：平扫呈圆形或类圆形等、稍高密度肿块。边缘光滑，与脑膜或颅板广基底相连，与硬膜呈钝角。周围脑组织推压形成脑外肿瘤的典型征象"脑白质塌陷征"。增强后肿瘤明显均匀强化，可见"脑膜尾征"。非典型脑膜瘤可以囊性为主或密度混杂，增强扫描呈不均匀强化或环形强化（图104-15）。

（2）MRI 检查：平扫 T_1WI 呈等或低信号，T_2WI 呈等或高信号，增强后肿瘤明显均匀强化，可见"脑膜尾征"。

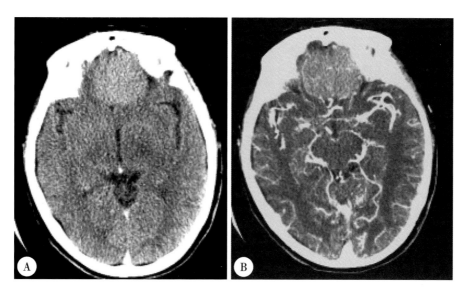

A. CT 平扫；B. 增强扫描。额部见类圆形稍高密度块影，密度均匀，边界清晰；增强后病灶明显均匀强化，邻近硬脑膜"鼠尾状"强化，周围脑实质受压。

图 104-15　左侧鞍上区脑膜瘤

3. 诊断及鉴别诊断　CT 平扫呈圆形或类圆形等、稍高密度肿块，边缘光滑，与脑膜或颅板广基底相连，对周围脑组织推压形成脑外肿瘤的典型征象"脑白质塌陷征"。增强后肿瘤明显均匀强化，可见"脑膜尾征"。

鉴别诊断：①星型细胞瘤多呈低密度，增强扫描不强化或轻微强化。②脑转移瘤有原发肿瘤病史，小病灶大水肿。

（五）垂体腺瘤

垂体腺瘤(pituitary adenoma)是鞍区最常见肿瘤，占颅内原发肿瘤的 10%，发生于成人。男女发病率相等。

1. 临床与病理　压迫症状：头痛、视力障碍、垂体功能低下、阳痿。内分泌功能异常：闭经、泌乳、肢端肥大、库欣综合征。

2. 影像学表现

（1）CT 检查：①垂体微腺瘤，指直径≤10 mm 并局限在鞍内的肿瘤；平扫为等密度，合并出血、囊变为高密度或低密度，垂体高度异常、上缘膨隆，垂体柄对侧偏移，鞍底骨质变薄、稍凹陷，增强后病灶相对于正常垂体呈低密度影。②垂体大腺瘤，指直径>10 mm 的垂体腺瘤；平扫多呈类圆形或分叶状或不规则形，等或略高密度影，常合并囊变、坏死、出血，少见钙化；蝶鞍扩大、鞍底下陷，可向四周生长，侵犯鞍底、蝶窦、海绵窦等结构；增强后多数呈明显均匀强化，少数强化不均或环形强化，可推移压迫或包绕双侧颈内动脉(图 104-16)。

（2）MRI 检查：平扫 T_1WI 呈等或低信号，T_2WI 呈高信号，增强后肿瘤明显均匀强化，强化程度低于正常垂体实质。垂体柄偏移，可推移压迫或包绕双侧颈内动脉。

3. 诊断及鉴别诊断　CT 平扫为等密度，合并出血、囊变为高密度或低密度，垂体高度异常、上缘膨隆，垂体柄对侧偏移，鞍底骨质变薄、稍凹陷。增强后病灶相对于正常垂体呈低密度影。垂体大腺瘤直径>10 mm 的垂体腺瘤；CT 平扫多呈类圆形或分叶状或不规则形，等或略高密度影，常合并囊变、坏死、出血，少见钙化；蝶鞍扩大、鞍底下陷，可向四周生长，侵犯鞍底、蝶窦、海绵窦等结构；增强后多数呈明显均匀强化，少数强化不均或环形强化，可推移压迫或包绕双侧颈内动脉。

鉴别诊断:①鞍旁脑膜瘤,可见到与肿块分离的垂体,邻近硬脑膜增厚、强化。②动脉瘤,常为偏心性,伴有钙化,可见到正常垂体,增强后与邻近血管强化程度类似。

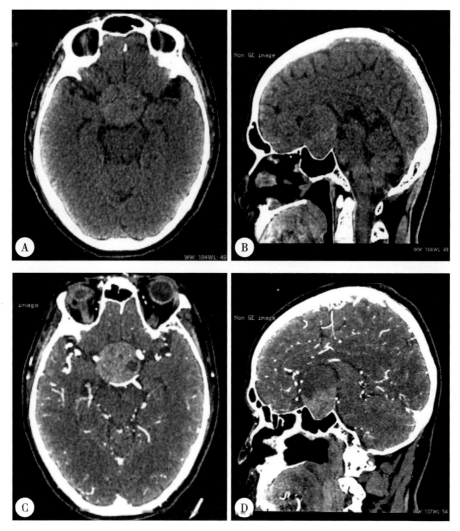

A. CT平扫横断位;B. CT平扫矢状位;C. 增强横断位;D. 增强矢状位。蝶鞍扩大,鞍底下陷,鞍区见一类椭圆形向鞍上生长肿块,其内囊变区,边界清楚。增强后病灶实质部分明显强化,囊变区未见强化。

图104-16　垂体瘤

(六)颅咽管瘤

颅咽管瘤(craniopharyngioma)是颅内较常见肿瘤,国内统计占原发颅内肿瘤3%~6%,国外占2%~7%,常见于儿童,也可发生于成人,20岁以前发病者接近半数。

1.临床与病理　儿童多有发育障碍、颅内压增高。成人多有视力和视野障碍、精神异常及垂体功能低下。内分泌功能紊乱表现为生长激素缺乏、尿崩症等。

2.影像学表现

(1)CT检查:①平扫显示,圆形或类圆形囊性或囊实性肿块,肿瘤囊壁(壳状钙化)及实性部分(点状或不规则形)常伴有钙化。②增强扫描,肿瘤实性部分可呈均匀或不均匀强化,囊壁呈环状强化。一般无脑水肿,阻塞室间孔可出现脑积水(图104-17)。

(2)MRI检查:平扫T_1WI呈低信号,T_2WI呈高信号,常伴有囊变,增强后肿瘤均匀或不均匀强化,囊壁呈壳状强化。一般无脑水肿,阻塞室间孔可出现脑积水。

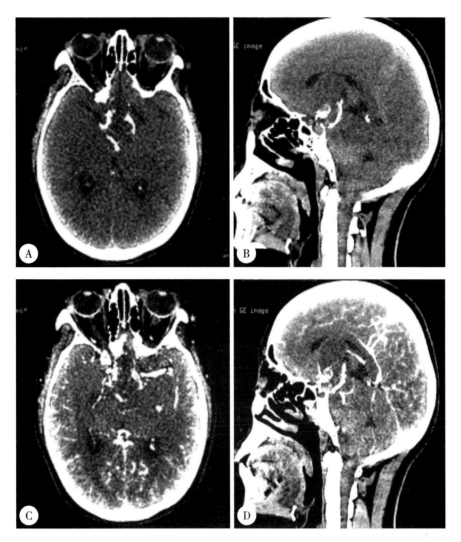

A. CT 平扫横断位;B. 平扫矢状位;C. 横断位增强;D. 矢状位增强。鞍上区见一类椭圆形
囊实性占位,边界清楚,边缘见"蛋壳样"钙化;增强后肿瘤实性部分及囊壁呈明显强化。

图 104-17　颅咽管瘤

3. 诊断及鉴别诊断　CT 平扫显示圆形或类圆形囊性或囊实性肿块,肿瘤囊壁(壳状钙化)及实性部分(点状或不规则形)常伴有钙化;CT 增强显示肿瘤实性部分可呈均匀或不均匀强化,囊壁呈环状强化,阻塞室间孔可出现脑积水。

鉴别诊断:①Rathke 裂囊肿无钙化,通常不强化。②表皮样囊肿匐匍式生长,增强后不强化。③黄色肉芽肿,多发生于青少年,病变较小,主要位于鞍内的肿块。

（七）生殖细胞瘤

生殖细胞瘤(germinoma)是生殖细胞起源肿瘤中最多见的类型,占原发颅内肿瘤的 0.5%~2% ,好发于松果体区,其次为鞍上池、丘脑和基底节区;多见于儿童和青少年,而成人少见。

1. 临床与病理　头痛等颅内压增高表现。中枢性尿崩、生长障碍。内分泌紊乱。双眼上视困难、双耳听力丧失。

2. 影像学表现

（1）松果体区生殖细胞瘤

1）CT 检查:第三脑室后部包绕的等或高密度肿块。包围有结节状、团簇状钙化(为湮没或移位的原有松果体钙化)。常伴有梗阻性脑积水。增强后明显均匀强化,脑室壁出现带状或结节状强化影(图 104-18)。

2）MRI 检查：平扫 T_1WI 呈低信号，T_2WI 呈稍高信号，可伴有囊变，增强后肿瘤不均匀明显强化。

（2）鞍上区生殖细胞瘤

1）CT 检查：呈边界清楚的稍高密度，增强扫描强化显著；放疗后肿块内可出现低密度囊性变。

2）MRI 检查：平扫 T_1WI 呈低信号，T_2WI 呈稍高信号，可伴有囊变，增强后肿瘤不均匀明显强化。

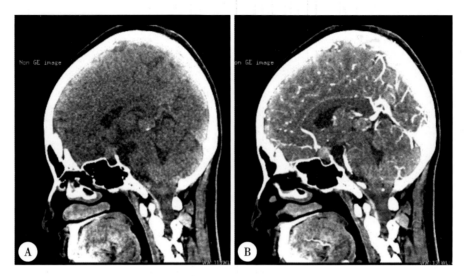

A. CT 平扫矢状位；B. 增强矢状位。鞍上区、松果体区各见一结节状稍高密度结节影；增强
扫描病灶明显强化。

图 104-18　鞍区、松果体区生殖细胞瘤

3. 诊断及鉴别诊断　①畸胎瘤：来源于两个或多个胚层，密度更混杂，增强后强化不明显。②松果体细胞瘤和松果体母细胞瘤：好发于成人，对放疗不敏感，常见周围钙化。③颅咽管瘤：常有囊变或壳状钙化。

（八）听神经瘤

听神经瘤（acoustic neurinoma）是脑神经肿瘤中最常见者，占原发颅内肿瘤的 8%～10%；是成人常见的颅后窝肿瘤，约占 40%，并占桥小脑角区肿瘤的 80% 左右。好发于中年人，10 岁以下很少见。

1. 临床与病理　耳鸣、听力丧失、面部感觉异常。桥小脑角综合征：病侧面听神经、三叉神经受损及小脑症状，颅内高压。

2. 影像学表现

（1）CT 检查：肿瘤位于岩骨后缘，以外耳道为中心，与岩骨多锐角相交。类圆形或半月形等或稍高密度影，可伴有囊变，少数有钙化。内听道常漏斗样扩大，部分有骨质破坏。瘤周轻度水肿，可伴有脑积水。增强后明显均匀强化，部分不均匀强化或环形强化（图 104-19）。

（2）MRI 检查：平扫 T_1WI 呈低信号，T_2WI 呈高信号，可伴有囊变，增强后明显均匀强化，部分不均匀强化或环形强化。

3. 诊断及鉴别诊断　肿瘤位于岩骨后缘，以外耳道为中心，与岩骨多锐角相交；类圆形或半月形等或稍高密度影，可伴有囊变，少数有钙化；内听道常漏斗样扩大，部分有骨质破坏；瘤周轻度水肿，可伴有脑积水；增强后明显均匀强化，部分不均匀强化或环形强化。

鉴别诊断：①脑膜瘤，宽基底附着于岩骨，可引起岩骨骨质增生，肿瘤不延伸入内听道，无内听道增宽，常见"脑膜尾"征。②三叉神经瘤，有岩骨尖破坏而无内听道扩大，跨中后颅窝生长。③表皮样囊肿，低密度，增强后无强化。

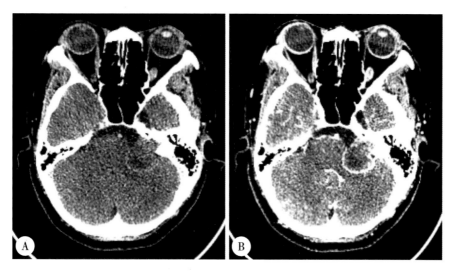

A.CT 平扫;B.增强扫描。左侧桥小脑角区见一类圆形等、稍低密度占位,边缘呈稍高密度,病灶延伸入左侧内听道区域,左侧内听道扩大;增强后病灶呈环形强化。

图 104-19　左侧桥小脑角区听神经瘤

(九)脑转移瘤

脑转移瘤(metastatic tumor of brain)较常见,以往统计占颅内肿瘤的 3%～13%,实际发病率却远高于此。可发生于任何年龄,发病高峰年龄 40～60 岁,约占 80%,男性稍多于女性。

1.临床与病理　头痛、恶心、呕吐、共济失调、视神经盘水肿等。有时表现极似脑卒中,极少数患者表现为痴呆。有 5%～12% 患者无神经系统症状。

2.影像学表现

(1)CT 检查:平扫灰白质交界区等或稍低密度结节或肿块,常多发,可伴有出血、囊变。小病灶,周围有广泛水肿。增强扫描明显斑点状、结节状或环形强化。累及硬脑膜,其可弥漫或结节状增厚、强化(图 104-20)。

(2)MRI 检查:平扫 T_1WI 呈等或低信号,T_2WI 呈等、高信号,多发,小病灶,周围有广泛水肿,增强扫描明显斑点状、结节状或环形强化。

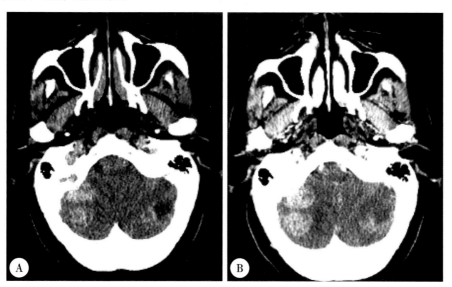

A.CT 平扫;B.增强扫描。双侧小脑区见多个结节状、环状高密度影,部分病灶周围见片状水肿密度。增强后病灶呈明显结节状、环形强化。

图 104-20　小脑半球转移瘤

3. 诊断及鉴别诊断　①CT 平扫,灰白质交界区等或稍低密度结节或肿块,常多发,可伴有出血、囊变;小病灶,周围有广泛水肿。②CT 增强,明显斑点状、结节状或环形强化;累及硬脑膜,其可弥漫或结节状增厚、强化。

鉴别诊断:①脑脓肿,多有局部或全身急性感染症状,病变较大,周围水肿较轻。②胶质母细胞瘤,病灶大、形态不规则,占位效应重,常囊变、出血、坏死,增厚后花环状或不规则形强化。③颅内结核,有结核中毒症状,病变多位于脑表面、脑沟、脑池区。

四、颅脑感染性疾病影像学表现

(一)颅内化脓性感染

化脓性细菌进入颅内引起炎性改变,可形成化脓性脑炎(purulent encephalitis)、脑脓肿(brain abscess),两者是脑部感染发生和发展的连续过程;亦可引起化脓性脑膜炎(purulent meningitis)。

1. 脑脓肿

(1)临床与病理:头痛为最常见症状。局部或全身急性感染症状(少于50%的患者有发热)。可有颅内压增高和局部定位征,可有脑疝形成。

(2)影像学表现

1)CT 检查:平扫显示等密度或高密度环壁,也可仅见低密度区。增强扫描:环壁明显均匀强化、壁光滑,可有"子脓肿",少数可片状或分房状强化。发生在小脑的脓肿,呈不规则低密度区,脓腔与脓壁显示模糊,增强后脓壁环形或少数结节状强化(图104-21)。

2)MRI 检查:平扫 T_1WI 呈低信号,T_2WI 呈高信号,增强扫描呈环形强化、壁光滑,可有"子脓肿";少数可片状或分房状强化。

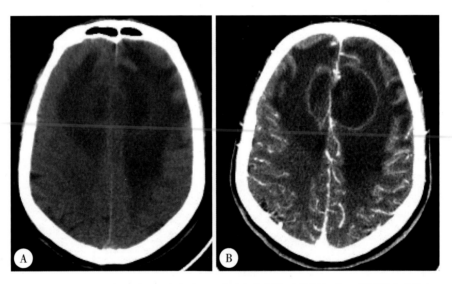

A. CT 平扫;B. 增强扫描。双侧额叶见环形稍高密度影,占位征象明显,周围见大片状水肿。增强呈环形强化,环壁(脓肿壁)光滑,脓腔内呈水样低密度影。

图 104-21　双侧额叶脑脓肿

(3)诊断及鉴别诊断:①CT 平扫显示等密度或高密度环壁,也可仅见低密度区;②CT 增强:环壁明显均匀强化、壁光滑,可有"子脓肿",少数可片状或分房状强化。

鉴别诊断:①星形细胞瘤,起病较缓慢,增强扫描不强化或轻微强化。②脑转移瘤,有原发肿瘤病灶,小病灶大水肿。

2. 化脓性脑膜炎

(1)临床与病理:头痛、精神异常。急性发热、脑膜刺激征。可有脑神经受损表现。

（2）影像学表现

1）CT 检查：①平扫，脑沟、脑池、大脑纵裂及脑基底池密度可增高，脑回间隙模糊。②增强扫描，脑表面出现线条状或脑回状强化；病变累及脑室则脑室壁呈条带状强化或脑室内出现分隔。并发脑炎时，脑内有局限或弥漫性的低密度区。可伴有脑积水、硬膜下脓肿、硬膜外脓肿、室管膜或脑表面钙化（图 104-22）。

2）MRI 检查：平扫脑沟、脑池、大脑纵裂及脑基底池区 T_1WI 呈低信号，T_2WI 呈高信号。增强扫描脑表面出现线条状或脑回状强化。

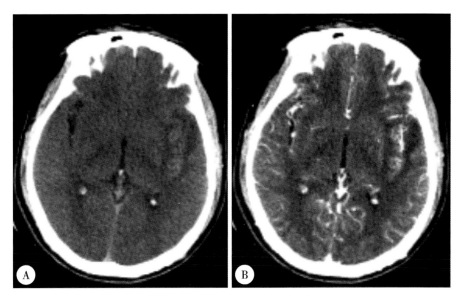

A. CT 平扫；B. 增强扫描。左侧外侧裂区见片状密度稍高密度影，周围见轻度水肿；增强后病灶区呈条带状明显强化。

图 104-22　左侧颞部化脓性脑膜炎

（3）诊断及鉴别诊断：①CT 平扫，脑沟、脑池、大脑纵裂及脑基底池密度可增高，脑回间隙模糊。②CT 增强，脑表面出现线条状或脑回状强化；病变累及脑室则脑室壁呈条带状强化或脑室内出现分隔；并发脑炎时，脑内有局限或弥漫性的低密度区。

鉴别诊断：①脑膜结核，有全身结核中毒症状，脑脊液检查白细胞及蛋白含量中度升高，糖和氯化物降低；脑膜增厚，脑沟、脑池增宽，伴有脑水肿、脑积水和脑梗死等。②脑膜转移瘤，有原发肿瘤病灶，脑脊液检查白细胞及蛋白含量正常或轻度升高。

（二）颅内结核

1. 临床与病理

（1）结核性脑膜炎：结核性脑膜炎（tuberculous meningitis）有全身中毒表现、脑膜刺激征、颅压增高征象、癫痫、脑神经障碍、大脑与脑干受损的表现、意识障碍。

（2）脑结核球：癫痫、偏瘫、失语等。幕上结核球可出现头痛、感觉异常；幕下结核球呈现颅内高压和小脑功能失调的症状。

（3）结核性脑脓肿：主要表现为头痛、呕吐、发热及局限性脑炎的症状。

2. 影像学表现

（1）结核性脑膜炎：CT 平扫早期可正常（10%～15%）或蛛网膜下腔区密度增高（鞍上池、外侧裂为著）；增强后基底池、外侧裂、脑沟等蛛网膜下腔区不规则明显强化。

（2）脑结核球：CT 平扫见单或多发，等、高或混杂密度，圆形或分叶状肿块，可伴水肿，钙化少见；增强后病变明显实性或环形强化。

（3）结核性脑脓肿

1）CT平扫：见单或多发或弥漫分布于大脑或小脑区的等密度或低密度结节影,增强扫描呈明显结节状、环状强化(图104-23)。

2）MRI平扫：脑沟、脑池、大脑纵裂及脑基底池区条状、结节状、片状T_1WI呈低信号,T_2WI呈高信号,增强扫描可见结节状、环形、条状、片状强化。

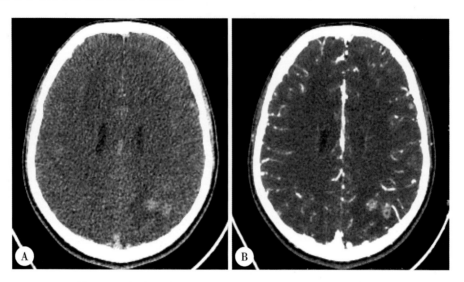

A.CT平扫;B.增强扫描。脑灰、白质界限稍模糊,双侧额顶叶区见多发环形、结节状稍高密度影;增强后病灶呈明显环形、结节状强化。

图104-23　结核性脑脓肿

3.诊断及鉴别诊断　①结核性脑脓肿:CT平扫见单或多发或弥漫分布于大脑或小脑区的等密度或低密度结节影,增强扫描呈明显结节状、环状强化。②化脓性脑脓肿:起病急,有局部或全身急性感染症状,抗感染治疗有效。

鉴别诊断:胶质瘤,无全身中毒表现,病灶较大,常单发,密度混杂,水肿较重,增强后可花环形、不规则片状等强化。

（三）颅内寄生虫病

脑囊虫病(cerebral cysticercosis)最常见(在世界范围内最广泛传播的寄生虫感染),其他还有脑棘球蚴病(又叫脑包虫病)、脑血吸虫等。60%~90%有脑部感染,是疫区癫痫最常见的原因。

1.临床与病理　疫区生活或有寄生虫接触病史。癫痫为最常见症状,可以颅高压表现,运动障碍,精神异常和脑膜刺激征等。常伴有脑外寄生虫病。脑脊液寄生虫补体试验阳性。有些寄生虫感染(如包虫病)很多年进展缓慢。

2.影像学表现

（1）脑囊虫病

1）脑实质型:①急性脑炎型,幕上半球白质区广泛低密度影,脑肿胀,脑沟变窄、脑室变小,增强后无强化。②多发小囊型,幕上灰白交界区多发散在小圆形低密度影,直径5~10 mm,其内见小结节状致密影,增强后无强化,周围轻度水肿。③多发大囊型,颅内单一巨大类(椭)圆形低密度影,其内为脑脊液密度,边界清晰,无实性结节,增强后无强化或轻度环形强化。④多发结节或环状强化型,颅内散在多发不规则低密度影,增强后低密度区出现结节状、环状强化,直径3~5 mm。⑤多发钙化型,脑实质内多发圆形或椭圆形钙化,直径2~5 mm,增强后无强化(图104-24)。

2）脑室型:脑室内(第四脑室为主,其次是第三脑室,侧脑室少见)见类圆形等或稍高密度影、边缘可钙化,脑室形态异常或局限性不对称扩大,脉络丛移位,脑室积水;增强后囊壁可见环形强化。

3）脑膜型:外侧裂、鞍上池囊性扩大,蛛网膜下腔扩大、变形,脑室对称性增宽,增强后,囊壁强化或结节状强化,脑膜强化。

　　4)混合型:以上两种或两种以上表现同时存在。

　　(2)脑包虫病:单或多房性囊肿,囊壁可钙化,有或无分隔及子囊。无病灶周围水肿,增强后无强化。

　　(3)脑血吸虫病:等或高密度肿块(肉芽肿性脑炎)。增强后沿着线样区域分布的点状、结节状强化影。

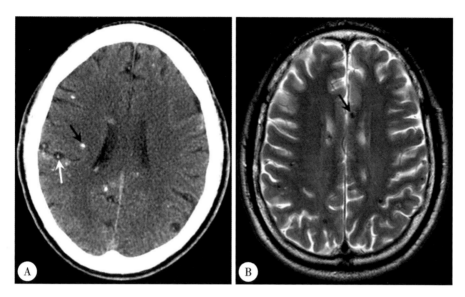

A. CT 平扫;B. MRI 横断位 T_2WI。CT 示双侧大脑半球多发散在小圆形低密度影(其内可见小结节状高密度,为囊虫头节(白色箭头)及多发小钙化影(黑色箭头)。MRI 示小钙化呈低信号。

图 104-24　脑囊虫病

　　3.诊断及鉴别诊断　①颅内结核:无疫区生活或寄生虫接触,无寄生虫补体实验阳性,抗结核治疗有效。②化脓性脑脓肿:起病急,有局部或全身急性感染症状,抗感染治疗有效。

　　(四)病毒性脑炎

　　病毒性脑炎(viral encephalitis)是由各种病毒引起的一组以精神和意识障碍为突出表现的中枢神经系统感染性疾病。病变可累及脑实质(病毒性脑炎)及脑膜(病毒性脑膜炎)或二者同时受累(病毒性脑膜脑炎)。好发于儿童,但也可见于成人。

　　1.临床与病理　头痛、发热、呕吐、意识障碍、惊厥等。可出现脑神经麻痹、肢体瘫痪和精神症状。可有脑膜刺激征和巴宾斯基征阳性等。

　　2.影像学表现

　　(1)CT 检查:①平扫,呈对称性或不对称性分布的脑内单发、多发的低密度灶。脑组织肿胀,基底池消失,脑沟变浅,脑室轻度增大。②增强后不强化或弥漫性、脑回样强化。晚期有脑软化、脑萎缩改变,可有钙化(图 104-25)。

　　(2)MRI 检查:①平扫,呈对称性或不对称性分布的脑内单发、多发的片状 T_1WI 呈低信号,T_2WI 呈高信号。②增强扫描,不强化或弥漫性、脑回样强化。

　　3.诊断及鉴别诊断　①脑梗死:患者年龄偏大,起病急,病灶与血管分布范围一致。②多发性硬化:临床症状多具有缓解、复发或缓慢进展的特点,急性期 CT 增强扫描病灶有强化。③脑转移瘤:常有原发肿瘤病史,病灶多发且有瘤结节。

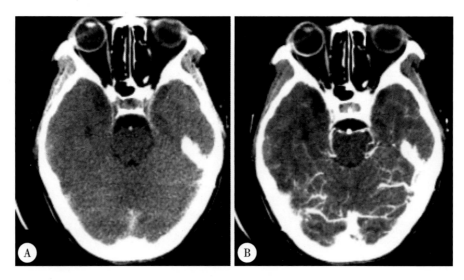

A. CT 平扫;B. 增强扫描。双侧颞极区见较对称片状低密度影,边界欠清晰。增强后病灶未见明显强化。

图 104-25　病毒性脑炎

（张　冬　廖翠薇　张　磊　张　曦　吕明昊）

参考文献

1　徐克,龚启勇,韩萍.医学影像学[M].8 版.北京:人民卫生出版社,2018:44-73.

2　于春水,马林.颅脑影像诊断学[M].3 版.北京:人民卫生出版社,2019:267-270.

3　龚启勇.中华影像医学[M].3 版.北京:人民卫生出版社,2019:36-91.

第105章

乳腺影像学检查与诊断及其临床应用

第一节　乳腺正常影像学表现

一、X 射线表现

1.乳头和乳晕　乳头位于锥形乳腺的顶端和乳晕的中央,密度较高,大小不一,一般两侧等大。乳晕呈盘状,位于乳头周围,乳晕区皮肤厚度为 1~5 mm,较其他部的皮肤稍厚(图 105-1A)。

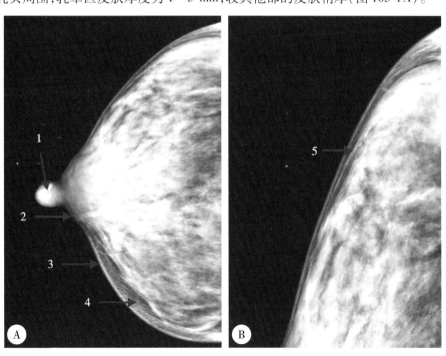

1.乳头;2.乳晕;3.皮肤;4.皮下脂肪;5.悬吊韧带。

图 105-1　乳头、乳晕、皮肤、皮下脂肪、悬吊韧带 X 射线表现

2. 皮肤和皮下脂肪层 皮肤呈线样影,厚度均一,下后方邻近胸壁反褶处略厚。皮肤的厚度因人而异,为 0.5~3.0 mm。皮下脂肪层常为皮肤下方厚度为 5~25 mm 透亮的低密度带,其内交错、纤细而密度较淡的线样影为纤维间隔、血管和悬吊韧带,皮下脂肪层厚度随年龄及胖瘦不同而异,年轻致密型乳腺此层较薄,肥胖者则较厚,脂肪型乳腺的皮下脂肪层与乳腺内脂肪组织影混为一体(图 105-1B)。

3. 纤维腺体组织 X 射线上的纤维腺体影是由许多小叶及其周围纤维组织间质重叠、融合而成的片状致密影,边缘多较模糊。纤维腺体组织的 X 射线表现随年龄增长常有较大变化。①年轻女性或中年未育者,腺体及结缔组织较丰富,脂肪组织较少,X 射线表现为整个乳腺呈致密影,称为致密型乳腺(图 105-2)。②中年女性腺体组织逐渐萎缩,脂肪组织增加,X 射线表现为散在片状致密影,其间散在的脂肪透亮区;生育后的老年女性,整个乳腺大部或几乎全部由脂肪组织、乳导管、残留的结缔组织及血管构成,X 射线上较为透亮,称为脂肪型乳腺(图 105-3)。美国放射学会提出的乳腺影像报告和数据系统(Breast Imaging Reporting and Data System,BI-RADS),将乳腺分为 4 型:脂肪型、散在纤维腺体型、不均匀致密型(包括弥漫和局限两种情况)、致密型。这种分型的主要意义在于说明 X 射线对不同乳腺类型中病变检出的敏感性不同,对发生在脂肪型乳腺中病变的检出率很高,而对发生在致密型乳腺中病变的检出率则有所降低。

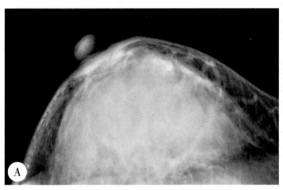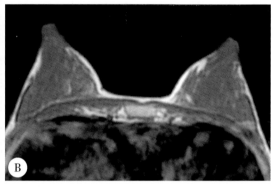

A. X 射线平片;B. MRI。

图 105-2 致密型乳腺

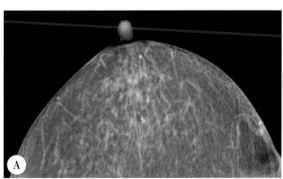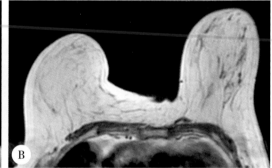

A. X 射线平片;B. MRI。

图 105-3 脂肪型乳腺

4. 乳导管 正常人有 15~20 支输乳管即乳导管,开口于乳头,呈放射状向乳腺深部走行。X 射线平片上可显示大导管,起自乳头下方,呈线样放射状向乳腺深部走行,也可表现为均匀密度的扇形影而无法辨认各支导管。X 射线平片上乳导管表现的线样影同纤维组织构成的线样影难以鉴别,可统称为乳腺小梁。乳腺导管造影能清楚显示大导管及其分支导管。

5. 乳腺后脂肪 乳腺后脂肪位于乳腺纤维腺体层后方、胸大肌前方,与胸壁平行,X 射线上表现为线样或带状透亮影,厚度 0.5~2.0 mm,向上可达腋部。在 X 射线片上,乳腺后脂肪的显示率较低。

6. 血管 X 射线上在乳腺上部的皮下脂肪层内多能见到线状静脉影,静脉的粗细因人而异,一般两侧大致等粗。未婚妇女静脉多较细小,生育及哺乳后静脉增粗。乳腺动脉在致密型乳腺多不易显示,在脂肪型乳腺有时可见迂曲走行的动脉影。动脉壁钙化时,呈双轨或柱状表现。

7. 淋巴结　乳腺内淋巴结一般不能显示,偶见呈圆形结节影,直径多小于 1 cm。X 射线上常见的淋巴结多位于腋前或腋窝软组织内,根据其走向与 X 射线投照的关系可呈圆、椭圆形或蚕豆状的环形或半环形影,边缘光滑。淋巴结的一侧凹陷部称为"门"部,表现为低密度区,此处有较疏松的结缔组织、血管、神经和淋巴管由此进出淋巴结。正常淋巴结大小差异较大,当淋巴结内含有大量脂肪即脂肪化时可至数厘米。

二、MRI 表现

乳腺 MRI 表现因检查序列不同而有所差别。

1. 脂肪组织　通常在 T_1WI 和 T_2WI 上呈高和中高信号,而在脂肪抑制序列上均呈低信号,增强检查几乎无强化。

2. 纤维腺体组织和乳导管　在 T_1WI 和 T_2WI 上,纤维和腺体组织通常不能区分;T_1WI 上表现为较低或中等信号,与肌肉大致呈等信号;T_2WI 上,表现为中等信号(高于肌肉,低于液体和脂肪);在 T_1WI 脂肪抑制像上则呈中等或较高信号。乳腺类型不同,MRI 表现有所差异:①致密型乳腺(图 105-2B)的纤维腺体组织占乳腺的大部或全部,T_1WI 为低或中等信号,T_2WI 上为中等或稍高信号,周围是较高信号的脂肪组织;②脂肪型乳腺图(图 105-3B)主要由高或较高信号的脂肪组织构成,残留的部分索条状乳腺小梁在 T_1WI 和 T_2WI 上均表现为低或中等信号;③中间混合型乳腺的表现介于脂肪型与致密型之间。动态增强 T_1WI 扫描时,正常乳腺实质通常表现为轻度、渐进性强化,增强幅度不超过强化前信号强度的 1/3,如在经期或经前期也可呈中度甚至重度强化表现。

3. 皮肤和乳头　乳房皮肤厚度大致均匀,增强后呈程度不一渐进性强化。乳头双侧大致对称,亦呈轻至中等程度渐进性强化。

第二节　乳腺基本病变影像学表现

一、X 射线表现

1. 肿块　乳腺肿块可见于良性及恶性病变,对于肿块的分析应包括如下几个方面(图 105-4,图 105-5)。①形状:肿块的形状可为圆形、卵圆形、分叶状及不规则形,按此顺序,良性病变的可能性依次递减,而癌的可能性依次递增。②边缘:肿块边缘特征可以是边缘清晰、模糊、小分叶、边界不清及毛刺,肿块边缘清晰、锐利、光滑者多属良性病变;而小分叶、边缘模糊、不清及毛刺多为恶性征象,但表现为边缘模糊时应注意是否与正常组织影重叠所致,此时行局部压迫点片有助于明确判断。③密度:肿块与周围或对侧相同体积的正常乳腺组织密度比较,分为高密度、等密度、低密度或含脂肪密度;一般良性病变呈等密度或低密度,而恶性病变密度多较高,但极少数乳腺癌亦可呈等或低密度;含脂肪密度肿块仅见于良性病变,如错构瘤、脂肪瘤和脂性囊肿等。④大小:肿物大小对良、恶性的鉴别并无意义,但当临床触及的肿块大于 X 射线所示时,则恶性的可能性较大,这是因为触诊时常将肿块周围的浸润、纤维组织增生、肿瘤周围水肿以及皮肤等都包括在肿块大小内所致。X 射线和临床触诊肿块大小的差异程度与肿块边缘特征有关,通常有明显毛刺或浸润时差异较大,而边缘光滑锐利者相差较少。

2. 钙化　乳腺良、恶性病变均可出现钙化。通常良性钙化多较粗大,形态可为颗粒状、爆米花样、粗杆状、蛋壳状、圆形、新月形或环形,密度较高,分布较为分散;而恶性钙化的形态多呈细小砂粒状、线样或线样分支状,大小不等,浓淡不一,分布上常密集成簇或呈线性及段性走行。钙化可单独存在,也可位于肿块内。钙化的大小、形态和分布是鉴别乳腺良恶性病变的重要依据。对于大多数临床隐匿性乳腺癌而言,多依据 X 射线上恶性钙化表现而做出诊断。依据美国放射学会(American College of Radiology,ACR)第 5 版 BI-RADS 诊断系统标准,将乳腺钙化表现类型分为典型良性和可疑恶性两类。

3. 结构扭曲　是指乳腺局部正常结构失常、变形、紊乱,但无明显肿块,其可见于乳腺癌,也可见于良性病变如慢性炎症、脂肪坏死、手术后瘢痕、放疗后改变等。此征象易与乳腺内正常重叠纤维结构影相混淆,需在两个投照方位上均显示时方能判定,对于结构扭曲,如能除外系术后或放疗后等改变,应建议活检以除外乳腺癌。

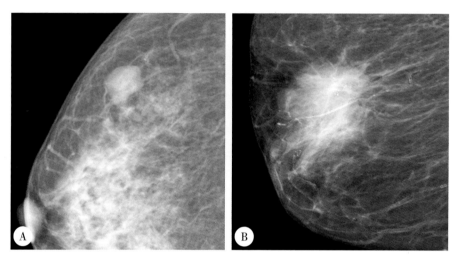

A.乳腺良性肿块(纤维腺瘤),轮廓清楚、边缘光滑、密度均匀;B.乳腺恶性肿块(乳腺癌),形态欠规则,边缘分叶及毛刺,多发细小模糊钙化。

图 105-4　乳腺良、恶性肿块 X 射线表现

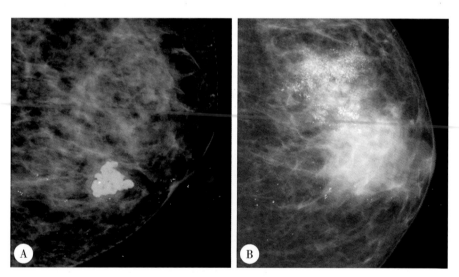

A.乳腺良性钙化多发粗颗粒状聚集成爆米花状,密度较高;B.乳腺恶性钙化,乳腺内簇状细小砂粒状钙化,密度较淡。

图 105-5　乳腺良、恶性钙化 X 射线表现

4. 局限性不对称致密或进行性不对称致密　两侧乳腺比对有不对称局限性致密,或与以前 X 射线片比较发现新出现的局限性致密区,特别是当致密区进行性密度增高或扩大时,应考虑浸润性癌的可能,需行活检。

5. 导管征　表现为乳头下一或数支乳导管增粗密度增高、边缘毛糙,可见于乳腺恶性病变,但非特异性,也可发生在部分良性病变中。

6. 晕圈征　表现为肿块周围一圈薄的透亮带,有时仅显示一部分,为肿块推压周围脂肪组织所形成。

此征常见于良性病变,如囊性病变或纤维腺瘤,但有时也可见于恶性肿瘤。

7.皮肤增厚、凹陷　多见于恶性肿瘤,其为肿瘤经皮下脂肪层直接侵犯皮肤所致,此时多表现为局限性皮肤增厚;也可为血供增加、静脉淤血及淋巴回流障碍等原因所致,此时多表现为广泛性皮肤增厚。增厚的皮肤可向肿瘤方向回缩,此即酒窝征,但也可为手术后瘢痕所致。

8.乳头回缩　乳头后方的癌灶与乳头间有浸润时,可导致乳头回缩、内陷,称为漏斗征,但也可见于先天性乳头发育不良。判断乳头是否有内陷,必须是标准的头尾位或侧位片,即乳头应处于切线位。

9.血供增多　表现为在乳腺内出现增多、增粗、迂曲的异常血管影,多见于恶性肿瘤。

10.腋下淋巴结增大　病理性增大淋巴结一般呈圆形或不规则形,外形膨隆,边界模糊或毛刺,密度增高,淋巴结门的低密度脂肪结构影消失。淋巴结增大可为乳腺癌转移所致,也可为炎症反应。

11.乳导管改变　乳腺导管造影可显示乳导管异常改变,包括导管扩张、截断、充盈缺损、受压移位、走行僵直、破坏、分支减少及排列紊乱等。

二、MRI 表 现

(一)形态学表现

1.灶性强化　小斑点状强化灶,难以描述其形态和边缘特征,无明确的占位效应,通常小于 5 mm。灶性强化可为多发,呈斑点状散布于乳腺正常腺体或脂肪内,多为偶然发现的强化灶。灶性强化可为腺体组织灶性增生性改变,如两侧呈对称性分布则提示可能为良性或与激素水平相关。乳腺背景强化明显时,较小的病变容易漏诊。

2.肿块性强化　为呈三维立体结构的异常强化的占位性病变。对乳腺肿块性病变的形态学分析,与 X 射线检查相似,其中提示恶性的表现包括形态不规则,呈星芒状或蟹足样,边缘不清或呈毛刺样;反之形态规则、边缘清晰则多提示为良性。然而小的病变和少数病变可表现不典型。

3.非肿块性强化　如增强后既非表现为灶性强化又非肿块性强化,则称为非肿块性强化。其中,导管样强化(指向乳头方向的线样强化,可有分支)或段性强化(呈三角形或锥形强化,尖端指向乳头,与导管或其分支走行一致)多提示恶性病变,特别是导管原位癌。区域性强化(非导管走行区域的大范围强化)、多发区域性强化(两个或两个以上的区域性强化)或弥漫性强化(遍布于整个乳腺的广泛散在强化)多发生在绝经前妇女(表现随月经周期不同而不同)和绝经后应用激素替代治疗的女性,多提示为良性增生性改变。

(二)信号强度及内部结构

平扫 T_1WI 乳腺病变多呈低或中等信号;T_2WI 上信号强度则依其细胞、胶原纤维成分及含水量不同而异,通常胶原纤维成分含量多的病变信号强度低,而细胞及含水量多的病变信号强度高。一般良性病变内部信号多较均匀,但多数纤维腺瘤内可有胶原纤维形成的分隔,其在 T_2WI 上表现为低或中等信号强度;恶性病变内部可有坏死、液化、囊变、纤维化或出血,表现为高、中、低混杂信号。动态增强检查,非肿块性良性病变的强化多均匀一致或呈弥漫性斑片样强化,而表现为肿块的良性病变强化方式多由中心向外围扩散,呈离心样强化,或为均匀渐进性强化(图 105-6);而表现为肿块的恶性病变强化多不均匀或呈边缘环状强化(图 105-7),强化方式多由边缘强化向中心渗透,呈向心样强化,而表现为非肿块性的恶性病变,多呈导管样或段性强化。

(三)动态增强后血流动力学表现

包括评价增强后病变的早期强化率和时间-信号强度曲线类型等,关于早期强化率,因所用设备和序列而不同,目前尚缺乏统一标准。对于异常强化病变的时间-信号强度曲线的分析包括两个阶段,第一阶段为早期时相(通常指注射造影剂后 2 min 内),其信号强度变化可分为缓慢、中等或快速增加;第二阶段为延迟时相(通常指注射造影剂 2 min 以后),其变化决定曲线形态,通常将动态增强曲线分为 3 型。①渐增型:在整个动态观察时间内,病变信号强度表现为缓慢持续增加。②平台型:注药后于动态增强早期时相信号强度达到最高峰,在延迟期信号强度无明显变化。③流出型:病变于动态增强早期时相信号强度达到最高峰,其后减低。一般渐增型曲线多提示良性病变(可能性为83%~94%);流出型曲线常提示恶性病变(可能性约为87%);平台型曲线可为恶性也可为良性病变(恶性可能性约64%)。

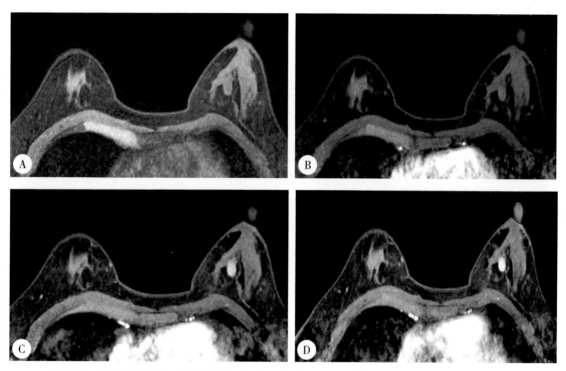

A.T₁WI平扫左乳类圆形软组织信号肿块,形态规则、边缘光整;B、C、D动态增强后肿块信号强度随时间延迟渐进性增高。

图105-6　乳腺纤维腺瘤MRI表现

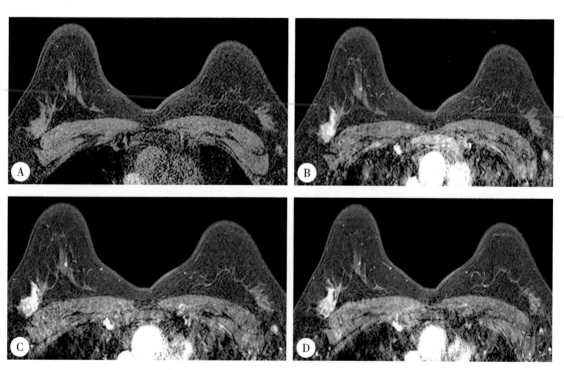

T₁WI平扫右乳软组织信号肿块,形态欠规则,边缘见浅分叶及毛刺(A);动态增强早期(B)肿块不均匀明显强化,边缘强化为著,随时间延迟(C、D)肿块强化向病灶中心渗透,周边强化程度降低。

图105-7　乳腺癌MRI表现

(廖翠薇　杨柳青　吕明昊)

参考文献

1　韩萍,于春水.医学影像诊断学[M].4 版.北京:人民卫生出版社,2017:310-340.
2　徐克,龚启勇,韩萍.医学影像学[M].8 版.北京:人民卫生出版社,2018:160-173.
3　周纯武.中华临床医学影像学:乳腺分册[M].北京:北京大学医学出版社,2016:30-635.

第 106 章

介入放射学技术及其临床应用

　　介入放射学(interventional radiology,IR)是以影像诊断学为基础,在医学影像诊断设备的引导下,利用穿刺针、导管及其他介入器材,对疾病进行治疗或采集组织学、细菌学及生理、生化资料进行诊断的学科。介入放射学按其目的分为介入诊断学和介入治疗学,按其临床应用技术和解剖部位可分为血管介入技术和非血管介入技术。介入放射学是在影像医学的引导下,为现代医学诊疗提供了新的给药途径和手术方法(与传统的给药途径和手术方法相比较,更直接有效、更简便微创)。

　　介入放射学是在影像诊断学、选择或超选择性血管造影、细针穿刺和细胞病理学等新技术基础上发展起来的。它包括两个基本内容:①以影像诊断学为基础,利用导管等技术,在影像监视下对一些疾病进行非手术治疗。②在影像监视下,利用经皮穿刺、导管等技术,取得组织学、细菌学、生理和生化资料,以明确病变的性质。

　　在国外始于 20 世纪 60 年代,最早由 Lussenhop 和 Spence 在 X 射线引导下应用导管栓塞了一例颅内动静脉畸形。大多是在 Seldinger 穿刺插管技术的基础上发展而来,目前它不但用于血管系统疾病和出血的治疗,并广泛用于其他系统多种疾病的诊断和治疗。

　　介入放射学是近 20 世纪 80 年代初传入我国,并迅速发展起来的一门融医学影像学和临床治疗于一体的新兴边缘学科,涉及人体消化、呼吸、运动、泌尿、神经、心血管等多个系统疾病的诊断和治疗。尤其对以往认为不治或难治的病症(各种癌症、心血管疾病),介入开拓了新的治疗途径,且简便、安全、创伤小、合并症少、见效快。它是在影像学方法的引导下采取经皮穿刺插管,对患者进行药物灌注、血管栓塞或扩张成形等“非外科手术”方法诊断和治疗各种疾病。由于其在疾病诊疗方面拥有传统的内、外科学不具备的(具有微创性;可重复性强;定位准确;疗效高、见效快;并发症发生率低;多种技术的联系应用简便易行)等独有特点,在现代医疗诊治领域已迅速确立其重要地位。在 1996 年 11 月国家科委、卫生部、国家医药管理局联合召开“中国介入医学战略问题研讨会”正式将介入治疗列为与内科、外科治疗学并驾齐驱的第三大治疗学科,称为介入医学(interventional medicine)。随着介入医学的不断发展,该学科将会像内科、外科等临床学科一样,细分为神经介入科、心脏介入科、消化介入科等。

第一节　血管介入放射学

一、诊断性血管造影技术

　　诊断性血管造影是在医学影像设备的引导下,利用相应介入器材经血管途径进行疾病诊断的操作技术。诊断性血管造影的基本器材、材料及药品包括穿刺针、导丝、造影导管、造影剂等。诊断性血管造影包括良性病变的诊断性血管造影及恶性病变的诊断性血管造影。

（一）良性病变的血管造影表现

常见的良性病变有以下几种情况：狭窄或闭塞、扩张、血栓或栓塞、破裂或出血、发育畸形、痉挛和良性肿瘤。良性病变可以是恶性的结果，如颅内动脉瘤破裂、冠状动脉主干急性闭塞、急性肺动脉栓塞等均能导致患者猝死。其主要表现有：

1.动静脉狭窄或闭塞　动脉狭窄或闭塞性病变主要引起供血区域或器官的缺血，其严重性与急性或慢性发病、狭窄或闭塞发生部位、阻塞程度或侧支血供的代偿能力有明显关系。动脉造影为动脉狭窄或闭塞性疾病诊断的金标准，它可清楚地显示狭窄或闭塞动脉的部位、范围、程度、狭窄后扩张及其周围侧支循环等共有征象。

静脉狭窄或闭塞病变常见病因包括血栓形成、瘤栓、管腔内隔膜形成、炎症和外来压迫等，临床主要表现为引起引流区域和器官的淤血、水肿、腹水等。

2.动脉瘤　动脉瘤指多种血管扩张性疾病，目前主要用于真性、假性及夹层动脉瘤等 3 种病变，其共同特点为其瘤腔内均有流动的血流，临床主要表现为肿块、疼痛和局部组织受压、缺血、出血等相关表现，其体征最主要为波动性肿块和局部血管杂音。

（1）真性动脉瘤：真性动脉瘤简称动脉瘤，指局限性动脉扩张；多起因于动脉粥样硬化和高血压，其他尚有先天性、外伤、炎症等因素。动脉瘤由瘤壁、瘤腔和瘤颈组成。血管造影表现为动脉局限性梭形扩张或动脉一侧壁浆果样、丘状外突。

（2）假性动脉瘤：假性动脉瘤是指动脉破裂出血后血肿或周围组织包裹而形成的血腔，形成原因主要与外伤和手术创伤有关，动脉造影可见与动脉相通的囊腔，其瘤壁常不规则，切线位造影时常可见瘤颈瘤腔内造影剂排空缓慢。

（3）夹层动脉瘤：夹层动脉瘤是指动脉中层血流纵向撕裂而形成真假两个血管腔，其主要诱因为动脉硬化合并高血压和 Marfan 综合征的动脉中膜坏死，发病部位主要在主动脉，内膜破裂以升主动脉起始部和主动脉弓部为多。临床症状主要是突发性胸背部剧烈疼痛、高血压，以及多脏器缺血的相关症状，破裂至动脉外膜者可造成大出血及猝死。

DeDakey 等根据内膜坡口位置和撕裂范围，在病理上将主动脉夹层动脉瘤分为 3 型。①Ⅰ型：破口位于升主动脉，病变累及升主动脉、主动脉弓、降主动脉甚至腹主动脉。②Ⅱ型：破口位于升主动脉，病变仅累及升主动脉。③Ⅲ型：破口位于动脉韧带附近，病变仅累及降主动脉。

动脉造影对本病的诊断及拟定治疗方案起决定性作用。切线位造影可见造影剂自真腔内流入假腔，血流呈旋涡状，真腔受压变小，假腔内可见不规则充盈缺损代表附壁血栓。

3.深静脉血栓形成　深静脉血栓形成常见于下肢，深静脉血栓早期阶段容易发生脱落而发生肺动脉栓塞，静脉血管造影是诊断深静脉血栓的常用方法，可准确判断有无血栓，以及血栓的大小、位置、形态及侧支循环情况，常见表现为深静脉显影中断或呈不规则细线状。

下腔静脉血栓血管造影表现为下腔静脉内充盈缺损，慢性附壁血栓表现为偏心性充盈缺损。

4.静脉曲张　静脉曲张是指静脉回流受阻或作为侧支循环而承受过多的血流产生的静脉长期过度充盈，造成静脉迂曲、扩张。静脉曲张常见于大或小隐静脉、左侧精索静脉、卵巢静脉、食管静脉等。血管造影表现为静脉血管管腔增粗、迂曲，血流相对缓慢。

5.血管畸形　血管畸形亦统称为动静脉畸形，可发生于任何部位，以颅内、颜面部和四肢多见。血管造影对血管畸形的诊断的重要性不言而喻，常表现为供血动脉代偿性增粗，畸形血管团管腔粗细不均、排列紊乱，引流静脉扩张、显影时间提早。

6.动静脉瘘　动静脉瘘是指动静脉之间存在异常通道，动脉造影可以明确瘘口的部位、大小、数目以及附近血管扩张和侧支循环状况，表现为组成瘘的动静脉异常增粗、扩张和迂曲，供血动脉通过瘘口直接注入扩张的静脉，静脉和动脉几乎同时显影。

（二）恶性病变的血管造影表现

影像学检查是诊断恶性病变必不可少的方法，在诊断不明确的情况下，血管造影具有重要价值，它可进一步明确病变的性质、部位、数目、血流动力学情况和有无癌栓形成,并以此指导介入治疗。其主要的表现如下。

1.肿瘤血管和肿瘤染色　多数恶性肿瘤于动脉期可清楚显示粗细不均、形态不一和排列紊乱的肿瘤血管,于毛细血管期由于造影剂聚集或滞留于间质间隙和肿瘤血管内,可见瘤体染色。

2.动脉弧形推移　见于较大的瘤体,邻近瘤体的载瘤器官供血动脉和其分支显示为弧形推移,有时呈握球状包绕于瘤体周围。

3.动脉不规则僵直或中断　由于肿瘤将动脉支包埋或浸润所致,常见于富含纤维组织多血供性巨块型恶性肿瘤。

4.血管湖或血管池　造影剂呈湖样或池样聚集,开始出现于动脉期,消失较慢,在动脉内造影剂排空后仍见到。有学者认为是造影剂滞留于坏死区或于扩张的衬以单层内皮细胞的异常血管所致。

5.动静脉分流　动静脉分流在恶性肿瘤的血管造影中出现率较高,目前认为其发生原因可能与以下因素有关,一是发生在肿瘤血管间的短路可能为形成动静脉分流的主要途径,二是动静脉分流形成与静脉内瘤栓有关,三是动静脉同步且彼此相邻,是动静脉分流较为常见的另一原因。

6.静脉癌栓的造影表现　静脉癌栓血管造影表现为静脉内充盈缺损、线样征、静脉增粗、回流静脉不显影以及癌性静脉高压所伴发的侧支循环表现。

7.侧支供血　侧支血供形成的部位与肿瘤部位有关,如膈下动脉对肝右后叶和左外叶原发性肝癌的供血以及网膜动脉对右前叶原发性肝癌的肿瘤血供等,称之为寄生性供血。

二、血管介入治疗技术

血管介入治疗技术是在医学影像设备的引导下,利用相应介入器材经血管途径进行治疗的操作技术。血管介入技术的基本器材、材料及药品包括穿刺针、导管鞘、导管和导丝、球囊扩张导管、血管内支架及覆膜血管内支架、下腔静脉滤器、栓塞剂及封堵器材、造影剂等。

血管介入治疗技术具体分为经皮血管造影术、经皮血管成形术、经皮血管内支架置入术、经导管血管栓塞剂封堵术、经导管动脉药物灌注术、经导管溶栓术。

(一)经皮血管造影术

经皮血管造影术(percutaneous angiography)是所有血管介入技术的基本步骤,除对血管性病变进行诊断性造影外,还可根据造影结果制订下一步治疗方案。常用的血管入路包括动脉入路和静脉入路,动脉入路包括股动脉入路、肱动脉入路和桡动脉入路等;静脉入路包括股静脉入路及颈静脉入路等,另有部分介入治疗需经皮肝穿刺门静脉进行。

(二)经皮腔内血管成形术

经皮腔内血管成形术(percutaneous transluminal angioplasty,PTA)广泛用于外周动脉、内脏动脉、冠状动脉及颈动脉等血管狭窄的治疗。基本原理是通过球囊扩张的方式(球囊血管成形术,balloonangioplosy),使狭窄段血管内膜、中膜及动脉粥样硬化斑块撕裂,管壁张力下降,以达到血管通畅的目的。PTA最常见的并发症是血管夹层、血管破裂出血及血栓形成。

1.球囊血管成形术的适应证　①动脉粥样硬化、大动脉炎、血管壁肌纤维发育不良、血管蹼、血管先天发育畸形等先天性、后天性原因引起的有血流动力学意义的血管狭窄、闭塞;②血管搭桥术后所致的吻合口狭窄、移植血管吻合口等术后狭窄;③布-加综合征;④血液透析分流通道狭窄;⑤放射治疗后引起的血管狭窄;⑥血管移植术前病变血管扩张的辅助措施;⑦缺血造成截肢,术前挽救部分肢体、降低截肢水平。

2.球囊血管成形术的禁忌证　①严重的心、肺、肝、肾功能不全,凝血机制异常;②病变部位有动脉瘤形成;③大动脉炎活动期;④长段血管的完全性闭塞是否可行球囊血管成形术应视流出道情况而定,如流出道通畅则应行球囊血管成形术,否则不宜行球囊血管成形术,当然,适应证中缺血造成截肢,术前挽救部分肢体、降低截肢水平除外。

（三）经皮血管内支架置入术

经皮血管内支架置入术（percutaneous intravascular stent implantation，PTS）主要用于 PTS 术后血管夹层及血管弹力回缩或直接用于狭窄闭塞程度较重的血管病变，是对 PTS 治疗的重要补充，可提高血管介入治疗术后的中远期通畅率。然而，治疗后由于血管重塑、内膜增生及血栓形成引起的远期支架内再狭窄仍然是医学界无法彻底解决的难题。经皮血管内支架置入术的并发症主要包括血管损伤、支架移位、折断、支架内血栓形成及远期支架内再狭窄等。

1. 经皮血管内支架置入术适应证　①球囊血管成形术后出现并发症或不成功者；②狭窄病变动脉累及主动脉壁或粥样硬化明显者；③颈部及颅内动脉具有血流动力学意义的狭窄，在保护伞的保护下，可植入血管支架；④腔静脉或较大静脉分支的狭窄或闭塞；⑤重建血管通道并纠正血流动力学的异常，如门静脉高压患者的门体分流术；⑥支架移植物可用于动脉瘤的治疗，消除动脉瘤破裂的危险；⑦金属支架能封闭粥样斑块溃疡，对预防再狭窄有一定的价值。

2. 经皮血管内支架置入术禁忌证　①严重的心、肺、肝、肾功能不全，凝血机制异常；②动脉炎活动期；③严重末梢血流障碍；④生长发育未成熟者大部分情况禁用；⑤病变血管流出道欠通畅者应慎用；⑥病变部位动脉壁广泛致密钙化时，放置支架要慎重，以防动脉损伤。

（四）经导管血管栓塞术

经导管血管栓塞术（transcatheter arterial embolization，TAE；简称栓塞术），是介入放射重要的基本技术之一，是将人工栓塞材料或装置经导管注入或放置到靶血管内，使之发生闭塞，中断血供或封堵血管瘘口，以达到控制出血、减少血供或治疗肿瘤性病变的目的。临床应用包括止血、血管性疾病的治疗、肿瘤的治疗（手术前辅助性栓塞、姑息性栓塞治疗、相对根治性栓塞治疗）、器官灭活（治疗脾功能亢进、终止异位妊娠）。禁忌证包括难以恢复的肝、肾衰竭和恶病质患者；导管不能插入并固定于靶血管处，在栓塞过程中随时可能退出者；导管不能选择性插管（避开重要的非靶血管），可能发生严重并发症者。栓塞反应包括疼痛、发热、消化道反应，栓塞并发症包括过度栓塞引起的并发症、误栓、感染等。

（五）经导管动脉灌注术

经导管动脉灌注术（transcatheter arterial infusion，TAI）是将导管选择性插入靶血管内，经导管注入血管活性药物或化疗药物以达到局部治疗的目的。经导管血管活性药物灌注术主要用于血管收缩以控制组织器官的弥漫性动脉性出血。经导管化疗药物灌注术可使肿瘤局部化疗药物浓度增高，而将外周血药浓度降低，提高局部疗效，减少化疗药物的全身性毒副作用。也可用于选择性插管的乏血供实体肿瘤的局部化疗。禁忌证包括恶病质或严重心、肝、肺、肾功能障碍者；伴高热、感染及白细胞计数较低者；肿瘤严重脑和全身转移者；严重出血者；各种活动性出血者。

（六）经导管溶栓术

经导管溶栓术（transcatheterdirected thrombolysis）是指经导管向靶血管的血栓性病变局部灌注溶血栓药物，使血栓局部溶栓药物浓度增高，外周血浆药物浓度降低，从而提高疗效，减少全身不良反应。适用于动脉内急性血栓形成，急性深静脉血栓形成，急性肺栓塞等微创治疗。禁忌证包括：已知出血倾向；消化性溃疡活动出血期；近期颅内出血及发病时间超过 48 h 的脑血栓形成；严重高血压；近期接受过外科手术治疗；严重心、肝、肾功能不全等；常用溶栓剂包括尿激酶、重组组织型纤溶酶原激活剂、链激酶及蛇毒制剂等。

第二节　非血管介入技术

非血管介入技术是以影像诊断为基础，在影像手段的监视下，利用穿刺针、引流导管、金属支架或其他介入器材，进行组织学检查或对非血管系统疾病进行治疗。由于非血管介入技术具有创伤小、疗效明显、患者恢复快等优点,现已为各科医师广泛接受。

非血管介入技术一般分为诊断技术和治疗技术,其中诊断技术包括经皮穿刺活检技术,治疗技术包括经皮穿刺活栓术、经皮穿刺引流和抽吸术。

一、经皮穿刺活检术

经皮针刺活检术(percuta neousneedle biopsy,PNB)是有价值的诊断方法,已应用于身体各部位、各器官病变。经皮针刺活检有3种方式,即细针抽吸活检、切割式活检与环钻式活检。3种活检所用活检针不同,适于不同部位病变的活检需要。

（一）经皮穿刺活检机械

目前穿刺活检机械的种类很多,可大致分为3种。

1.经皮穿刺针 穿刺针用于通过皮肤与血管、胆道、泌尿道、胃肠道及胸、腹腔等空腔器官建立通道,然后引入导丝、导管或引流管等进行治疗的一种器械;经皮穿刺针也可直接穿入肿瘤或囊腔做抽吸、活检或灭能等诊断与治疗。针的直径较细,对组织损伤小,只能获得细胞学标本,如千叶(Chiba)针。

2.切割针 直径较粗,针尖具有不同形状,其结构为内芯前端有一凹槽,当凹槽部分进入活检部位后,组织陷入凹槽内,推动针外套管,将陷入凹槽内的组织切割下来,活检时可得到组织芯或组织碎块,可行病理学诊断。这类针很多,如 Turner 针、Rotex 针等。

3.自动活检枪 自动活检枪的取材原理与切割针完全相同。

（二）经皮针刺活检的导向方法

经皮针刺活检是在影像导向下进行,不同于开放式和盲目活检。所用的导向方法为 X 射线透视、超声、CT 和 MRI。超声对实质器官的囊性或实体性肿物可进行实时监视,定向准确,且可显示活检针的针迹、进针的方法、进针深度以及针尖的邻近结构。导向成功率高,且使用方便,是目前最常用的、首选导向方法。透视简单,适用于能在透视下定位的病变,如肺部肿块、骨骼病变等。CT 导向准确,但操作程序较超声导向复杂且接受 X 射线辐射量较大,多用于腹部、盆部和胸部病变活检。MRI 无射线,利用 MRI 透视功能可以对浅表病变行活检导向,但要求无磁性的特殊穿刺设备。

（三）临床应用

已广泛用于诊断各系统、各器官的病变。①胸部:诊断不明的肺内结节、肿块病变。以及已知为恶性病变,但组织类型不明,均适于经皮针刺活检。针刺活检对恶性病变的准确率为 90%。良性病变为95%。②腹部:肝、胰、肾、腹膜后等部位性质不明的病变可经皮针刺活检,尤其对胰腺癌与胰腺炎的鉴别诊断有价值。③其他:骨关节、肌肉系统、盆部、乳腺、椎管内病变等均可行经皮针刺活检。

二、经皮穿刺引流和抽吸术

经皮穿刺引流和抽吸术在脓肿、囊肿、血肿、积液的治疗中得到广泛应用,取得侵袭小、见效快的治疗效果;对于胆道和泌尿道梗阻性疾病的治疗,起到很好的作用。

（一）经皮经肝胆道引流

分外引流、内引流、留置永久性涵管或支架引流。这种非手术性胆道引流已成为胆道恶性梗阻姑息治疗和梗阻性黄疸减压的有效方法。单纯减压效果优于外科手术引流,且侵袭小、见效快。

1.外引流 先行经皮经肝穿刺胆管,在导丝的引导下,将有多个侧孔(侧孔的多少和位置,根据穿刺点和梗阻部位决定)的引流管置入扩张的胆管内,导管头端放在梗阻的上方,即可将胆汁引流至体外,降低胆道内压力,缓解黄疸。经皮胆道外引流近期效果满意,并发症少,但长期引流易发生胆管炎和引流管阻塞。因此安置引流管后,应加强导管护理,及时观察与处理功能发生异常的引流管。由于外引流丧失大量电解质,有引发感染的危险,因此外引流主要用为内引流治疗打基础或为手术前胆道减压,待病情缓解平稳后,再治疗引起胆管狭窄的疾病。

2.内引流　在外引流的基础上,或穿刺后在导丝的引导下,直接将引流管头端通过狭窄段,置于狭窄远端的胆管内或十二指肠内,胆汁即可经引流管之侧孔流入梗阻下方胆管,进入十二指肠内。侧孔的多少和位置须根据狭窄部位决定。关闭留于体外的引流管即可达到内引流的目的。内引流避免丧失胆汁的弊病,对于不能手术的恶性梗阻较为适宜。如引流管阻塞,流通不畅,可经原途径调换新引流管。随着支架及内涵管材料和技术的发展,一般在内引流的基础上,进行支架或内涵管留置,可以拔除引流管,进一步提高生存质量。

3.永久性涵管引流　主要用于不能手术切除的恶性胆道梗阻患者,作姑息治疗用。在内引流的基础上,将一段合成材料制成的内涵管置于狭窄段的胆管内,以便胆汁经内涵管流入梗阻远侧胆管,进入十二指肠内。这种引流,体外无引流管,可进一步避免发生感染和提高生存质量。目前多采用支架支撑方法代替塑料导管引流。

4.永久性支架引流　见恶性胆管狭窄支架治疗。

(二)经皮尿路引流

上尿路梗阻可采用经皮肾盂造影、经皮肾盂造口术以及经皮引流等诊断与治疗措施。

1.经皮肾盂造影　当上尿路梗阻在静脉尿路造影、逆行肾盂造影无法判断梗阻部位、性质时,可采用经皮顺行肾盂造影。这一造影是在影像系统导向下(如透视、超声)进行的,以细针从后路穿刺患侧肾盏肾盂。针进入肾盂后,先抽吸积蓄尿液,并行化验检查。随后注入造影剂,观察尿路梗阻的原因与部位。还可通过输尿管灌注试验,以鉴别梗阻与非梗阻性尿路扩张;判断输尿管疾病的部位与程度;测量肾盂静止压。经皮肾盂造影为经皮肾盂造口术提供准确的定位标志,也利于肾组织经皮针刺活检,是经皮肾盂造口术的必要措施。

2.经皮肾盂造口术　定位经皮肾盂造影或用其他方法确定。如用于尿路引流治疗,则以肾盂造影所显示的肾盏肾盂为目标,在影像系统导向下,经皮穿刺,将引流管置于肾盂、输尿管内,进行引流、灌注药物或行诊断性操作。如需经此通道做肾镜检查或取石,则用不同规格的扩张器,将通道,即皮肤小切口、软组织和肾盂穿刺孔道逐步扩张,以便于较粗的器械经此通道进入肾盂内进行操作。

经皮肾盂造口术的成功率高,并发症少,是治疗尿路梗阻的有效方法,使一些患者免于手术,一些不能手术的肿瘤患者得到姑息治疗。

(三)囊肿、脓肿经皮抽吸引流

囊肿、脓肿、血肿和积液均可在影像系统导向下,经皮穿刺病灶后,直接或在导丝引导下放置引流管进行引流、抽吸。抽吸液可行细胞学、细菌、生化等项检查,以进一步明确病变性质。还可经引流管灌注硬化剂,抗生素或化疗药物进行治疗。

(张　冬　张启川　熊廷伟)

参考文献

1　郭启勇.介入放射学[M].4版.北京:人民卫生出版社,2017:184-205.
2　徐克,龚启勇,韩萍.医学影像学[M].8版.北京:人民卫生出版社,2018:340-380.
3　姜卫剑,钟红珊.中华医学影像案例解析宝典:介入分册[M].北京:人民卫生出版社,2017:76-77.

第 107 章

超声检查与诊断及其临床应用

Pierre 等于 1880 年发现了压电效应,在 1881 年通过实验验证了逆压电效应并得出了正逆压电常数,从而奠定了超声探头的理论基础。1973 年 Bom 提出的多阵元探头电控扫查实现了 B 型超声实时显像。我国超声医学起始于 20 世纪 50 年代,随着科技的发展,超声医学已经从单纯的疾病诊断发展为将超声技术应用于筛查、诊断、治疗、随访及医学研究的一门新兴学科。在与生物医学超声工程、生物医学超声物理学、信息处理技术等多学科结合共同发展下,超声医学的理论与临床技术日渐成熟,已经被广泛应用于临床医学各个领域。

超声诊断学(ultrasound diagnostics)是研究超声通过人体组织时,被组织作用和变化的规律,并利用这些信息对人体进行检查和诊断。超声波在临床诊断的应用,始于 A 型超声诊断法。A 型超声诊断法是采用幅度调制型的显示法,现应用较多的为脑中线探测等。B 型超声诊断法是采用辉度调制显示,图像切面的亮度与组织声衰减特性、组织之间的声阻抗之差有密切关系,是目前在临床诊断应用的最基本的模式。M 型超声诊断法多用于显示组织运动轨迹。多普勒成像是通过多普勒技术获取人体血液(或组织)的运动速度在组织平面上分布并以一定方式形成的运动速度分布图。在二维超声基础上,用彩色图像实时显示血流的方向和相对速度的技术,称为彩色多普勒血流成像(color Doppler flow imaging,CDFI)或彩色血流图(color flow mapping,CFM)。弹性成像(elasticity imaging),是对生物组织的弹性参数或硬度进行成像和量化,在甲状腺结节、乳腺结节良恶性的判断、肝纤维化量化等方面中应用广泛。超声造影(contrast enhanced ultrasonography,CEUS)又称对比增强超声,是近年来兴起的新型超声检查手段,通过将与人体软组织回声特性明显不同或声阻抗差显著的超声造影剂注入血管或体腔内,从而增强显示人体组织器官或病变微血管血流灌注,还可通过时间-强度曲线的绘制及参数计算来反映组织器官或病变的血流灌注特征,为精准诊断病变提供更多信息。在临床被广泛应用于疾病定性诊断、手术和治疗及疗效评估,如肿瘤定性诊断、血管斑块性质判断、心脏先天畸形诊断、外伤类病变的检出及器官移植灌注评价等方面。介入性超声(interventional ultrasound)于 1983 年在哥本哈根世界介入性超声学术会议上被正式命名,指由超声引导完成各种诊断和治疗,如穿刺活检、积液引流、肿瘤消融等。与其他介入诊治方法比较,介入性超声具有无辐射、操作简便、费用低廉等优势,已经成为微创精准诊断及治疗最重要支撑技术之一。广义的涵盖高强度聚焦超声的介入性超声技术是综合性介入技术,应用广泛,能够对多种疾病进行精准诊疗。近年来结合超声造影引导进行介入操作及治疗,以及可融合 CT/MRI 或 PET/CT 等影像进行成像的超声融合导航技术更进一步提升了介入性超声的临床应用范围和价值。

(李 芳 罗 丽)

第一节 肝、胆、胰、脾疾病超声检查与诊断

一、肝疾病超声检查与诊断

（一）肝解剖与正常声像图

肝是人体最大的实质性脏器，也是最大的消化腺。肝大部分位于右上腹部，左外叶可横过腹中线达左上腹。肝周间隙借肝分为肝上间隙和肝下间隙。肝动脉、门静脉、肝管、淋巴管及神经被纤维包裹，它们在肝门及肝内一起走行，称 Glisson 系统。临床上对肝段划分通常采用 Couinaud 分段法，即肝静脉及门静脉在肝内的分布将肝实质分为 8 个段，也是超声检查中最常用的肝分段方法（图 107-1）。

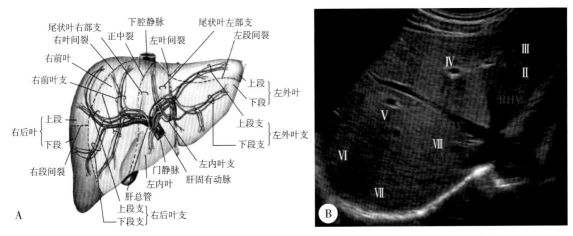

A. 肝解剖分叶分段；B. 肝超声：Ⅱ ~ Ⅷ为肝 2 ~ 8 段；RHV 为肝右静脉；MHV 为肝中静脉；LHV 为肝左静脉。

图 107-1 肝分叶分段

肝右叶厚大而饱满，左叶扁薄而边缘锐利。肝表面轮廓光整，包膜线清晰呈均匀一致的线状高回声。肝实质呈均匀、中等、细小点状回声。正常肝右叶最大斜径为 10 ~ 14 cm，左叶厚度为 5 ~ 6 cm，长度为 5 ~ 9 cm。肝内管道呈树枝状分布，门静脉管壁厚而回声高，内径最粗，肝管管壁回声略低，内径次之，肝动脉内径最细，在肝内较难显示，肝静脉管壁极薄而回声弱，与周围肝实质难以区分。正常门静脉内径为 10 ~ 12 mm，肝静脉内径为 5 ~ 9 mm。

正常门静脉为入肝血流（图 107-2），频谱多普勒呈单向、连续、带状血流频谱，随呼吸和心脏搏动略有波动，肝门部门静脉平均流速为 15 ~ 30 cm/s。肝静脉为离肝血流，脉冲多普勒呈三相波型，受心动周期影响明显。肝动脉在肝内较难显示，在肝门部频谱多普勒呈单峰波动性血流频谱，平均流速为 55 ~ 70 cm/s，阻力指数（resistance index，RI）为 0.5 ~ 0.7。

（二）脂肪肝

脂肪肝（fatty liver）是指各种原因引起的甘油三酯在肝细胞内异常堆积的病变，是全球最常见的慢性肝病，普通成人患病率在 6.3% ~ 45.0%，包括中国在内的亚洲多数国家患病率处于中上水平（>25%）。大多数情况下脂肪肝是一种可逆性疾病，早期诊断并及时处理可恢复正常。对于轻型患者大多无临床症状，重型患者通常存在营养过剩、肥胖和代谢综合征，肝功能异常等相关表现，常规诊断主要依靠影像学结合实验学检查，穿刺病理仍是明确疾病分期及严重程度的"金标准"。

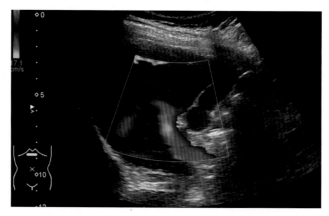

图 107-2　正常门静脉血流,血流为向肝血流

1. 超声表现

（1）二维超声：肝大小可正常,也可轻、中度增大,肝实质回声细密、增强,呈明亮肝（图 107-3A）,肝内回声分布不均匀,常表现为近场回声增强,远场回声衰减,肝内管状结构走行欠清晰,严重者甚至无法显示。有时脂肪在肝内堆积不均匀,称为不均匀性脂肪肝,表现为肝内稍高或稍低回声区（图 107-3B）,边界欠清,形态欠规则,后方无衰减,周围无声晕,此时需要与肝内局灶性占位性病变相鉴别。

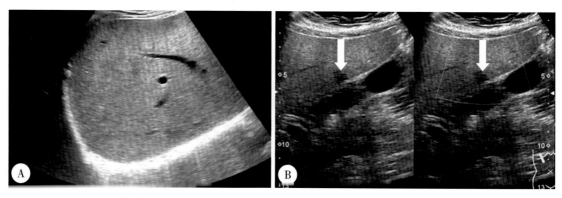

A. 肝实质回声细密增强,呈明亮肝；B. 不均匀性脂肪肝（箭头所示）,肝内低回声区。

图 107-3　脂肪肝超声表现

（2）彩色多普勒超声：由于脂肪肝导致的声衰减,肝内走行血管较正常欠清晰,表现为门静脉、肝静脉等血流颜色变暗、变少甚至消失。频谱多普勒显示的血流频谱仍为正常。而非均匀性脂肪肝,其内及周边无明确血流信号显示。

（3）超声造影：非均匀性脂肪肝表现为三相期内与周围肝实质一致同步增强及廓清。

2. 鉴别诊断　主要需要与肝脏局灶性病变相鉴别,包括血管瘤、肝瘤等,非均匀性脂肪肝超声造影的特异性表现能够与之鉴别。

（三）肝硬化

肝硬化（liver cirrhosis）是指各种原因所致的肝终末期病变,表现为肝细胞弥漫性变性坏死,进一步发生纤维组织增生和肝细胞结节状再生,最终导致肝内血液循环途径和肝小叶结构被改变,早期无明显症状,中晚期会出现不同程度的门静脉高压和肝功能障碍。肝穿刺活检为其临床诊断的“金标准”。

1. 超声表现

（1）二维超声：典型肝硬化时,肝形态失常,肝被膜不光整,呈锯齿样改变,肝体积缩小,有时肝左叶及肝尾状叶代偿性增大。肝实质回声弥漫性增粗、不均,呈条索样、网格样改变（图 107-4A）,也可呈结节样改变,表现为低回声或高回声结节,肝硬化结节常无明显边界。肝内血管正常纹理结构紊乱,肝静脉管腔变细,显示不清或走行迂曲;门静脉及肝动脉代偿性增宽。当出现门静脉高压时,可出现胆囊壁毛糙、增厚;脾大、侧支循环建立,腹水形成。

（2）彩色多普勒超声:门静脉增宽,流速减慢,部分呈双向甚至反向的离肝血流,部分患者因门静脉内血栓形成也可呈现充盈缺损的表现。肝静脉粗细不一并走行迂曲;肝动脉代偿性增宽,流速及阻力指数增高。出现门静脉高压时,侧支循环形成:脐静脉开发,腹壁静脉曲张,可出现门脉血流反向（图107-4B）,食管胃底静脉曲张等。

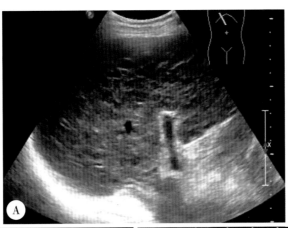

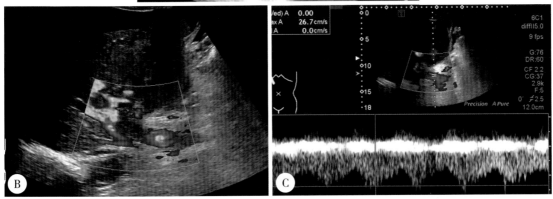

A.肝实质回声增粗增强,分布不均,呈网格状;B、C.肝硬化患者门脉血流反向,为离肝血流。

图107-4　肝硬化超声表现

（3）超声造影表现:肝内血流动力学改变是超声造影诊断基础,肝硬化后,肝内血液循环处于高动力状态,使造影剂到达肝静脉的时间提前,研究表明,肝静脉达到时间<24 s是诊断肝硬化敏感指标之一。

2.鉴别诊断

（1）各类型肝硬化相互鉴别:淤血型肝硬化常有肝静脉和下腔静脉扩张的表现。血吸虫病型肝硬化常有疫区居住旅游史。坏死型肝硬化肝实质内常可见多量粗大结节回声。胆汁型肝硬化的超声显像除具有肝硬化的表现外,还应有胆道系统梗阻的表现,在小儿为先天性胆道闭锁,在成人多为胆系结石或肿瘤。

（2）弥漫型肝癌:原发性弥漫型肝癌需与结节型肝硬化鉴别。前者呈多发的弥漫性癌结节,结节直径多在1～2 cm,其二维超声特点为肝形态失常,肝常增大。癌结节形态不规则,边缘毛糙,结节可突破边缘向周围浸润性生长,其内部回声不均匀,肝内管道系统多有受压移位和绕行,门静脉内可发现癌栓,若在实性结节内检测出高速动脉样血流频谱,对明确诊断具有特异性。

（3）急性病毒性肝炎:急性病毒性肝炎肝实质回声增粗不均,常需要与早期肝硬化相鉴别。前者肝体积增大,肝缘可正常,实质回声降低,后方回声轻度增强。胆囊体积缩小,胆囊壁增厚,充盈不佳。脾一般不大。

（四）肝淤血

肝淤血（liver congestion）主要见于右心衰竭的患者，由于肝静脉回流受阻，致使肝小叶中央静脉及肝窦扩张淤血。根据病程长短可分为急性和慢性，急性肝淤血时肝体积增大，暗红色，小叶中央可见肝细胞萎缩、坏死，周围肝细胞发生脂肪变性。慢性肝淤血时，肝小叶中央严重淤血呈暗红色，多个肝小叶中央淤血区相连，而肝小叶周边肝细胞因脂肪变性为黄色，致使肝呈红黄相间的花纹状，如同槟榔的切面，称为槟榔肝，长期慢性肝淤血可致肝淤血性硬化。临床上由于肝体积急剧增大，肝包膜被牵拉，患者疼痛明显，可出现呕吐、腹水增加、转氨酶增高、黄疸、精神萎靡不振等表现。

1. 超声表现

（1）二维超声：肝均匀性增大，各肝径线增加；肝静脉及下腔静脉增宽（肝静脉>10 mm，下腔静脉>25 mm），管腔内血流速度减慢，呈云雾状，下腔静脉及肝静脉随呼吸运动变化不明显，甚至消失。肝实质回声细密、增强，病程长者可见肝实质回声增粗、增强（图107-5）。同时可见肾静脉及下肢静脉淤血增宽，脾大、腹水等表现。

（2）彩色多普勒超声：下腔静脉及肝静脉管腔内的血流颜色暗淡，频谱多普勒显示肝静脉及下腔静脉内的回流速度降低，频谱波形减弱甚至消失。

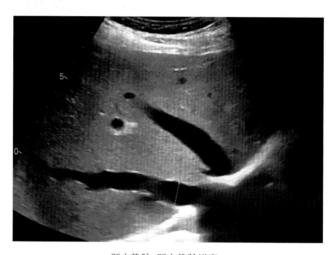

肝中静脉　肝右静脉增宽

图107-5　肝淤血超声表现

2. 鉴别诊断

（1）肝炎伴肝大：肝炎伴肝大需要与淤血性肝病相鉴别，前者肝大常以肝左叶及尾状叶为甚，不伴有肝静脉及下腔静脉增宽，以此可以相鉴别。

（2）下腔静脉阻塞综合征：当肝静脉和（或）下腔静脉阻塞而导致肝静脉回流受阻时，也会引起肝广泛淤血，此时需要与心源性淤血性肝病相鉴别，前者表现为肝静脉和（或）下腔静脉狭窄或闭塞，而后者表现为下腔静脉及肝静脉增宽。

（五）肝囊肿

肝囊肿（hepatic cyst）是较常见的肝内良性占位性病变，一般分为寄生虫性和非寄生虫性两大类，其中以非寄生虫性肝囊肿中的先天性肝囊肿及潴留性肝囊肿最为常见。好发中年女性。患者多无临床症状和体征，当囊肿合并感染时可有发热、剧痛、黄疸等症状。目前肝囊肿病因尚不明确，多数学者认为囊肿起源于肝内迷走的胆管，是胚胎期肝内迷走胆管和淋巴管因炎症增生或阻塞，导致管腔内容物潴留，发育障碍而致囊肿形成。可单发也可多发，大小不一，小者仅几毫米，大者可达数厘米。

1. 超声表现

（1）二维超声：肝内见一个或者多个无回声区，边界清，形态规则，常为椭圆形或者类圆形，有光整、菲薄高回声包膜（图107-6）；囊壁菲薄、纤细，可有侧壁回声失落及后方回声增强现象；囊内透声一般可，当合并出血或者感染时,囊内透声变差,可见点状回声,可随体位改变移动。肝形态除较大囊肿有局部改变外,一般无明显变化。

(2)彩色多普勒超声:囊肿内无血流信号,但对于较大囊肿,有时可在囊壁上检测到少许点条状血流信号,频谱多普勒检测多为静脉及低阻性动脉型频谱。

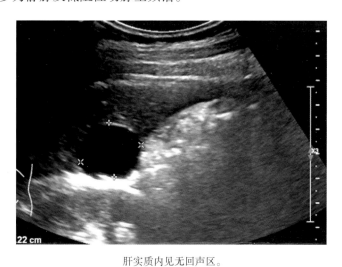

肝实质内见无回声区。

图107-6　肝囊肿超声表现

2. 鉴别诊断

(1)肝脓肿:肝囊肿需要与完全液化的肝脓肿相鉴别,前者囊壁光滑与周围组织分界清楚,后者囊壁较厚、毛糙常呈虫蚀样改变。

(2)肝包虫病:肝包虫病超声图像可表现囊性病灶,但可出现囊中囊或葡萄串征的超声表现,且有疫区接触史,有助于二者的鉴别。

(六)肝脓肿

肝脓肿(hepatic abscess)是临床上较常见的肝内感染性病变,分为细菌性肝脓肿(pyogenic liver abscess,PLA)和阿米巴性肝脓肿(amoebic liver abscess),其中细菌性肝脓肿更为常见。细菌性肝脓肿通常起病较急,表现为突发的寒战、高热、上腹疼痛,肝大并触痛,白细胞计数升高等。细菌性肝脓肿在病理表现上具有一定的阶段性,早期表现为肝内局部充血水肿及炎症细胞浸润,继而病灶内发生不同程度的坏死液化,形成许多小脓腔,进一步可融合成一个或多个较大的脓腔,脓腔内为坏死的肝组织及脓液。后期脓肿周围肉芽组织增生、纤维化,可形成脓肿壁。阿米巴性肝脓肿起病较缓慢,常表现为长期发热伴右上腹疼痛,肝大及压痛,伴全身消耗等症状。阿米巴性肝脓肿以单个多见,大小不等,脓肿内容物呈棕褐色果酱样,由液化坏死物质和陈旧性血液混合而成,炎症反应不明显。慢性阿米巴性肝脓肿周围肉芽组织及纤维组织包绕。

1. 超声表现

(1)二维超声:细菌性肝脓肿在不同病理阶段有不同的超声表现。早期表现为肝内局部出现大小不等的低回声或高回声区,内回声不均匀,呈类圆形或不规则形,边界不清晰。随着疾病的发展,病灶组织液化坏死,表现为极低回声或无回声区,其内壁不光整,内部见较多絮状回声,分布不均匀(图107-7)。脓液较稀薄时,可随体位改变而漂浮或移动,有时可见分层现象。脓肿完全液化,可表现为典型的无回声区,边界清晰,呈圆形或类圆形,伴后方回声增强。脓肿壁呈典型的高回声,厚约数毫米,壁的内面不光整,呈虫蚀样改变。脓肿吸收期,病灶明显缩小,脓肿残留物及脓肿壁呈不均匀高回声,边界不清晰,有时可见强回声的钙化斑,后方伴声影。此外,超声还可发现胸腔积液、腹腔积液、肝内管道受压移位、扩张等肝脓肿所致继发改变。阿米巴性肝脓肿常表现为肝内单发厚壁无回声区,内部见细小点状回声,脓肿边界清晰。

(2)彩色多普勒超声:细菌性肝脓肿早期病变区内部及周边可见点状或条状彩色血流信号,频谱多普勒可探及动脉血流频谱,阻力指数多为低阻型(RI<0.6)。脓肿成熟期,在坏死液化区未显示彩色血流信号,但在脓肿壁上可探及少量点状或条状彩色血流信号,多呈低阻型动脉血流频谱。阿米巴性肝脓肿内部及周边一般较难探及血流信号。

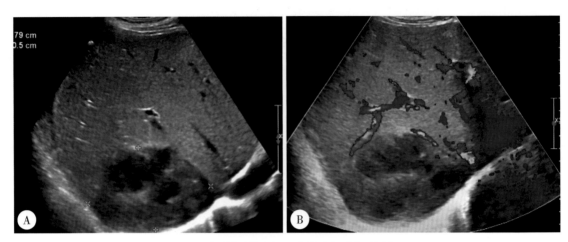

A、B.肝实质内见低回声区,边界不清,形态不规则。

图 107-7　肝脓肿超声表现

(3)超声造影:细菌性肝脓肿超声造影表现与不同病理阶段密切相关。脓肿早期病变区多呈实性表现,其声像图有时与肝恶性肿瘤性疾病鉴别较困难,造影时在动脉期表现为不均匀性快速增强,门脉期迅速消退而呈低增强,延迟期呈明显低增强;当病变合并液化坏死时,液化坏死区不出现增强,表现为蜂窝状改变。脓肿完全液化后,病灶内部呈无增强,周边可表现为厚环状高增强。

2.鉴别诊断

(1)肝囊肿:患者无发热、白细胞计数升高的临床表现。有完整、纤细、厚度均匀的囊壁,囊内呈无回声区,透声好,无杂乱回声出现,与周围肝组织分界清晰。

(2)肝血肿:常有外伤病史,肝血肿常常表现为形态不规则的低回声区,内部回声不均匀,超声造影表现为杂乱的低增强或无增强。

(3)原发性肝癌:部分恶性肿瘤内部出现明显坏死或出血时,表现为无回声,容易与肝脓肿相混淆。大多数原发性肝癌具有肝硬化或慢性肝病背景表现,肿瘤标志物可升高,病灶内常可探及高阻动脉血流信号,超声造影动脉期表现为不均匀高增强,门脉期及延迟期消退呈低增强。

（七）多囊肝

多囊肝(polycystic liver)是一种先天性肝多囊性疾病(多囊肝病,polycystic liver disease,PCLD,PLD),是一种罕见的遗传性疾病,常有家族史,可以独立成病也可作为常染色体显性多囊肾、常染色体隐性多囊肾的伴随症状。目前认为与多因素引起的先天胆管发育异常有关。大多长期无临床症状,但随着年龄的增大,临床表现逐渐出现,从而影响生活质量。

1.超声表现

(1)二维超声:肝体积普遍增大,形态失常,肝内多切面显示大小不等的圆形或者类圆形无回声区,严重者肝正常组织结构显示不清,囊肿间的肝组织回声明显增强(图107-8);常常合并其他多囊性脏器(脾、肾、胰等)。

(2)彩色多普勒超声:囊内未见明确血流信号,囊肿周围正常肝实质内血流信号显示不清,或者受压推移。

(3)超声造影:单纯囊肿内三相期内均无增强及廓清,囊壁和周围正常肝组织呈同步增强及廓清。

2.鉴别诊断

(1)多发性肝囊肿:多发性肝囊肿常为单个散在分布,数目一般较少,肝不肿大,囊肿之间为正常肝组织;一般不合并其他器官的囊性病变。

（2）先天性肝内胆管囊状扩张：超声表现为肝实质内大小不等的圆形或梭形无回声区，追踪扫查可见无回声区相互交通并与肝外胆管连通，常伴有胆总管的梭形扩张。

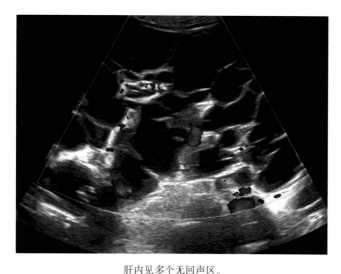

肝内见多个无回声区。

图 107-8　多囊肝超声表现

（八）肝血管瘤

肝血管瘤（hepatic hemangioma）是肝最常见的良性肿瘤，其中以肝海绵状血管瘤最常见。本病好发于中年女性，常为单发，右肝多见。肝血管瘤的形成原因不明确，一般认为是先天性肝内血管结构发育异常所致。肝血管瘤常无明显的临床症状，肿瘤较大时或邻近肝包膜时，可出现右上腹胀痛不适或压迫症状。肝血管瘤在随访过程中，其大小通常无明显变化。在组织病理学上，肝血管瘤具有众多的血管腔隙，内衬以单层内皮细胞，其外为纤维间隔支撑，血管腔隙内通常为血液充填，部分肿瘤的血管腔隙内可见血栓。

1. 超声表现

（1）二维超声：肝血管瘤多呈类圆形，小部分呈分叶状或不规则形，边界清晰，后方回声伴不同程度的增强。较大且位置表浅的肝血管瘤轻按时可出现压瘪或凹陷，放松后即恢复原状。肝血管瘤的超声表现主要有 3 种。①高回声型，最多见，肿瘤体积通常较小，其内部回声均匀，致密，呈筛孔状。②低回声型，较少见，多见于肿瘤体积为中等大小，内部以低回声为主，周边可见高回声条状结构环绕，呈花瓣状或浮雕状（图 107-9）。③混合回声型，主要见于较大的肝血管瘤中，内部表现为高回声、低回声及无回声混合，分布均匀，呈现粗网络状或蜂窝状结构，偶可见斑点状强回声，后方伴声影。

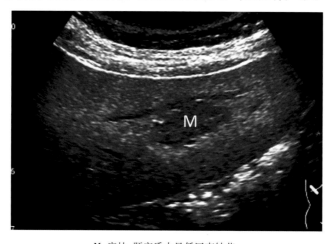

M：病灶，肝实质内见低回声结节。

图 107-9　肝血管瘤超声表现

（2）彩色多普勒超声：由于肝血管瘤内血管腔隙的血流速度缓慢，彩色多普勒常难以探及血流信号，血流检出率为10%～30%，多在肿瘤边缘部位显示，多呈动脉血流频谱，阻力指数通常<0.6。

（3）超声造影：肝血管瘤一般具有典型的超声造影表现，动脉期表现为肿瘤周边环状伴或不伴结节状增强，并逐渐快速向心性增强，在门脉期肿瘤被完全或大部分充填而呈团块状高回声或等回声增强，延迟期廓清较慢，可持续呈等回声增强改变，回声可持续高于周围肝实质。总体上呈"快进慢出"良性肿瘤灌注及廓清模式。

2. 鉴别诊断

（1）原发性肝癌：对于具有肝硬化或慢性肝病背景的患者，无论是高回声还是低回声的肝血管瘤，都需要与肝癌相鉴别。典型的肝癌内部多表现为不均匀回声，呈结节镶嵌状，周边可见低回声"晕环"，彩色多普勒可以检测出高阻型动脉血流信号，超声造影表现为造影剂呈"快进快出"，即动脉期表现为快速高增强，门脉期及延迟期表现为快速消退低增强。

（2）肝局灶性结节增生：肝局灶性结节增生常与低回声型肝血管瘤相混淆，典型表现为不均匀低回声，周边常无高回声带环绕，彩色多普勒可见轮辐状血流信号，超声造影表现为轮辐状或离心性增强对鉴别诊断有很大帮助。

（3）肝血管平滑肌脂肪瘤：是一种含平滑肌、血管及成熟型脂肪细胞的肝良性肿瘤，多表现为高回声，边界清楚，周边无纤细的高回声带环绕。超声造影不同典型肝血管瘤表现，而表现为不均匀高增强。

（九）肝局灶性结节增生

肝局灶性结节增生（focal nodular hyperplasia，FNH）是仅次于肝血管瘤的第二常见的肝良性肿瘤，约占所有肝原发肿瘤的8%。目前认为该病是肝实质对先天存在动脉畸形的增生性反应，而不是真正意义上的肿瘤。女性患病率为男性的6～8倍，尤其多见于生育期女性。肝局灶性结节增生通常为单发，直径一般小于5 cm，边界清晰，无包膜，一般没有临床症状，多在偶然或体检时发现。切面一般呈浅棕色或黄白色，很少出血坏死。典型的病灶切面中央可见星状纤维瘢痕组织形成的间隔向四周放射，中央瘢痕包含畸形的血管结构，异常增粗的动脉随分隔进入病灶内部呈放射状分布。

1. 超声表现

（1）二维超声：该病多无慢性肝炎或肝硬化背景，多为单发病灶，通常表现为不均匀低回声或高回声，边界清晰，周边可有低回声的暗环。

（2）彩色多普勒超声：肝局灶性结节增生血管丰富，内部可见线状或分支状的粗大彩色血流，典型者表现为粗大的血管进入病灶中央，然后从中央呈轮辐状向周边分布或呈星状血流。脉冲多普勒可探及动脉血流频谱，阻力指数通常<0.6。

（3）超声造影：肝局灶性结节增生的典型超声造影表现为在动脉期早期快速增强，造影剂进入病灶中央后向四周呈放射状灌注，动脉期晚期病灶呈均匀的高增强，门脉期或延迟期表现为稍高回声或等回声改变，而中央瘢痕在动脉期及门脉期表现为低增强（图107-10）。

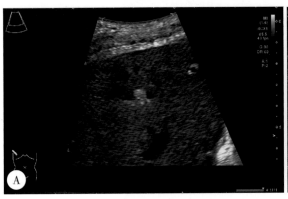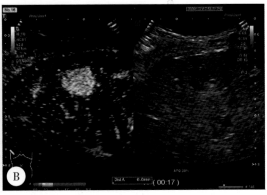

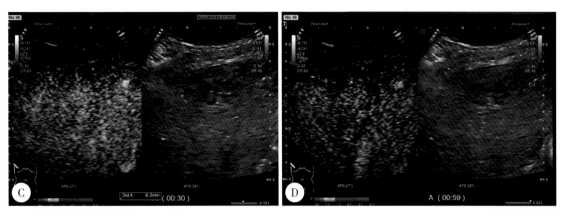

A.二维超声显示肝实质内见低回声结节;B.超声造影动脉早期快速增强,早于周围肝实质,可见滋养血管;C.超声造影动脉期呈等增强;D.超声造影延迟期呈等增强。

图 107-10　肝 FNH 超声造影表现

2. 鉴别诊断

(1)原发性肝癌:常伴有肝硬化或慢性肝病背景,多数患者伴有甲胎蛋白(AFP)升高,多以不均匀低回声表现为主,有时可见"结中结"或周边低回声晕,超声造影表现为造影剂呈"快进快出"的表现。

(2)肝血管瘤:典型的肝血管瘤呈高回声及网格状改变,较容易鉴别。超声造影动脉期表现为周边呈结节状增强,门脉期及延迟期表现为向心性增强,与肝局灶性结节增生超声造影表现有明显不同。

(3)肝细胞腺瘤:多见于女性,与长期服用避孕药有关,在超声二维声像图上与肝局灶性结节增生较难鉴别。超声造影肝细胞腺瘤表现为造影剂从肿瘤周边开始,然后向肿瘤中心呈向心性增强,而肝局灶性结节增生典型超声造影表现为造影剂经粗大血管进入病灶中央后向四周呈放射性增强。

(十)肝破裂

外伤是闭合性损伤肝破裂(closed injury liver rupture)的主要原因。根据损伤程度,肝破裂可以分为:肝包膜下破裂、真性肝破裂和中央型肝破裂。肝破裂伤以肝右后叶最为多见。患者主要表现为局部疼痛,若出血量过多,患者可出现失血性休克。

1. 超声表现

(1)肝包膜下破裂:表现为肝包膜下血肿。在肝包膜与肝实质之间出现梭形无回声区,周围肝实质受压,出现弧形压迹。

(2)真性肝破裂:肝包膜与实质同时破裂。肝包膜回声连续性中断,伴有伸向肝实质内的无回声或低回声区。腹腔内可见游离无回声区。

(3)中央型肝破裂:肝实质中央破裂出血,肝包膜完整。超声表现为肝实质内圆形或不规则形的稍高回声,范围较大时周围组织、血管挤压移位。

(4)超声造影诊断分级:超声造影能够更加准确的评估肝破裂的范围及严重程度。参照肝破裂的临床及 CT 诊断标准,国内外学者制定了相应的肝破裂超声造影诊断分级标准。具体如下(表 107-1)。

表 107-1　肝破裂超声造影诊断分级标准

分级	超声造影表现
Ⅰ	仅见包膜下血肿,或裂伤程度小于 1 cm,无或仅肝周少量积液
Ⅱ	裂伤深度 1~3 cm,或实质内血肿直径小于 10 cm;肝周及盆腔少量积液
Ⅲ	裂伤深度大于 3 cm,或实质内血肿直径大于 10 cm,腹腔少中量积液
Ⅳ	实质裂伤累及 1~3 个肝段,腹腔中大量积液
Ⅴ	实质裂伤累及大于 3 个肝段,有较大血管损伤,可见造影剂外溢至腹腔,动态观察腹腔积液进行性增加

2.鉴别诊断 肝损伤后早期轻症或破裂口很小,肝区无特异表现,或腹腔内积血,游离性液体区不明显,肝门部血管较多,损伤后出血量大,血凝块形成杂乱回声,结构不清,不易辨认,或因腹腔内气体较多难以显示,可结合腹腔穿刺抽出的血液进行分析,肝损伤穿刺血不凝固,血中含食物或有粪便则有胃肠破裂。

(十一)原发性肝癌

原发性肝癌(primary hepatic carcinoma,PHC)是我国常见的恶性肿瘤之一,高发于东南沿海地区。我国肝癌患者的发病年龄多在中年以上,男性多于女性。肝癌的病因及发病机制尚未确定,肝硬化是主要的高危风险因素,慢性病毒性肝炎、黄曲霉菌毒素以及长期大量饮酒等也是重要的危险因素。肝癌早期无临床症状,中晚期患者多表现为肝区疼痛不适、食欲下降、消瘦等,实验室检查是否异常与肿瘤大小、细胞分化程度及病理类型有关,60%～70% 患者 AFP 升高。病理组织学上将原发性肝癌分为肝细胞癌(hepatocellular carcinoma,HCC)、胆管细胞肝癌(intrahepatic cholangiocellular carcinoma,ICC)和肝细胞与胆管细胞混合型肝癌(combined hepatocholangio carcinoma)3 类,其中肝细胞癌最多见,占91% 以上。大体病理学上又将肝癌分为 3 型。①结节型:肿瘤结节直径<5 cm,单发或多发,多伴有肝硬化,最常见。②块状型:肿瘤结节直径>5 cm,其中>10 cm 者称为巨块型,块状型肿瘤多呈膨胀性生长,邻近的肝组织和较大的血管、胆管被推移或受压变窄形成假包膜,内部多伴有出血、坏死。③弥漫型:肿瘤结节小,呈弥漫性分布,多伴有明显的肝硬化,肿瘤结节与周围肝组织分界不清晰,易与肝硬化混淆。肝内单个肿瘤结节直径<3 cm,或肿瘤结节不超过 2 个且 2 个肿瘤结节直径之和<3 cm 称为小肝癌。近年来也将单个肿瘤直径≤2 cm 的肝癌定义为微小肝癌。

1.超声表现

(1)二维超声:大多数肝癌具有肝硬化或慢性肝病背景,根据肿瘤内部回声表现大致可分为低回声型、等回声型、高回声型及混合回声型,其中以低回声型和混合回声型多见。癌结节内部回声多不均匀,部分具有周围暗环,有较高的超声诊断特异性。

1)结节型:肿瘤可单发或多发,回声类型多样,主要表现为肿瘤的边界欠清晰,周边多无低回声晕。

2)块状型:块状型肝癌边界清晰,形态多较规则,周边多见低回声晕,肿瘤内部多表现为混合回声。有时可见肿瘤由多个结节融合而成,可特征性表现为结中结或马赛克征。周围肝组织内可出现肝内播散的卫星灶。其中巨块型表现为肿块占据肝的部分或整个叶段,边界多清晰,多有完整假包膜,内部回声混杂不均,多浸润或压迫周围组织或管道结构。

3)弥漫型:弥漫型肝癌结节多表现为不均匀低回声,少数为高回声,与周围肝组织分界不清晰且多伴有明显肝硬化,在声像图上与肝硬化结节难以区分,诊断较困难。弥漫型肝癌常侵犯门静脉分支,故发现门静脉内栓子且肝实质回声杂乱时应高度警惕存在弥漫型肝癌的可能。

4)部分肝癌可出现间接征象:①癌栓,门静脉癌栓最多见(图 107-11),表现为血管腔内低回声或中等回声充填,癌栓也可出现在肝静脉或下腔静脉内;②肝表面局限性膨隆,较大或位于肝包膜下的肿瘤可导致肝包膜局部膨隆呈"驼峰征"(图 107-11),邻近肝缘处可使边缘变钝;③肝内管道受压,较大肿瘤可压迫、推挤引起血管移位、管腔变细,肝内胆管受压可致远端胆管扩展。

(2)彩色多普勒超声:多数肝癌表现为富血供,其中肝动脉供血占 70% 以上,肿瘤周边及内部见线状、分支状血流信号,周边可见紊乱的滋养血管,脉冲多普勒可探及动脉血流频谱,阻力指数多>0.6。

(3)超声造影:注射造影剂后,在动脉期早期肿瘤病灶内出现快速均匀高增强,明显早于周围肝实质,随后病灶开始快速消退,在门脉期和延迟期表现为低于周围肝实质回声的低回声区。呈现较典型的"快进快出"造影表现时对诊断肝癌有较高的特异性和敏感性。

2.鉴别诊断

(1)肝血管瘤:典型的肝血管瘤呈高回声及网格状改变,较容易鉴别。有些肝血管瘤病灶内可出现不均匀低回声及晕环样改变,与原发性肝癌较难鉴别。肝血管瘤在超声造影上表现为从周围向中央的向心性增强,而原发性肝癌表现为"快进快出",两者在造影增强方式上有利鉴别。

(2)肝脓肿:肝脓肿早期或大量使用抗生素后,病灶内无明显液化而呈实性回声,与肝癌较难鉴别。

肝脓肿通常伴有发热、白细胞计数升高等临床表现,AFP 正常。超声造影动脉期可呈不均匀高增强,无增粗扭曲的肿瘤新生血管,造影剂消退较快,在动脉期晚期或门脉期早期即出现消退,延迟期明显低增强,而原发性肝癌增强模式不同。

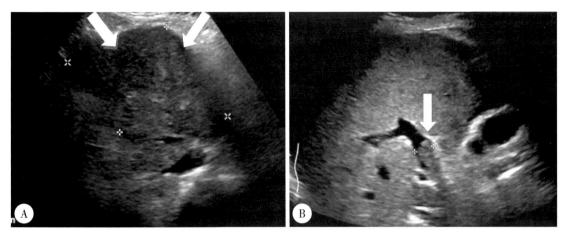

A.肝包膜呈"驼峰征"(箭头处);B.门静脉内癌栓形成(箭头处)。

图 107-11　肝癌二维超声表现

(3)转移性肝癌:通常有肝外原发恶性肿瘤病史,而无肝硬化或慢性肝炎病史背景,AFP 正常。肿瘤病灶常为多发,大小不一,超声造影多表现为在动脉期呈快速环状增强或整体增强为主,消退较快,出现消退时间明显早于原发性肝癌。

(十二)转移性肝癌

肝是人体最大的实质性器官,血管丰富,是恶性肿瘤最常见的转移部位,尤其是消化道和盆腔恶性肿瘤,多经门静脉、淋巴管及肝动脉播散。转移性肝癌与原发病灶的病理基本一致,但大小不等,数目不定。转移性肝癌病灶质地多较硬。临床上早期多无症状,多因术前常规检查而发现。

1. 超声表现

(1)二维超声:转移性肝癌病灶常为多发,大小不等,形态不一,边界多清晰,可表现为低回声、高回声及混合回声结节,病灶回声常与原发肿瘤相关,周围常见细薄的低回声晕环,肿瘤较大时内部回声不均匀,可出现坏死液化。转移性肝癌病灶较大时可推挤门静脉、肝静脉及肝内胆管等结构,但出现癌栓较少见,部分可引起肝门部、胰腺及腹主动脉周围淋巴结肿大。如能发现原发病灶,对支持诊断肝内转移具有重要作用(图 107-12)。

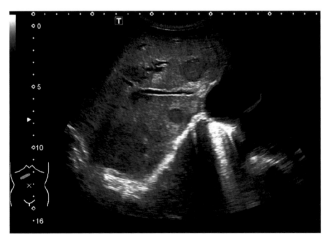

肝实质内见多个低回声结节。

图 107-12　肝内转移性肿瘤超声表现

（2）彩色多普勒超声:转移性肝癌具有原发肿瘤病灶的血供特点,肿瘤病灶较大时可在周边及内部显示少量点线状血流信号,脉冲多普勒可探及动脉血流频谱,阻力指数多高于肝良性肿瘤($RI>0.6$)。

（3）超声造影:转移性肝癌可分为乏血供和富血供两类。在注射造影剂后,转移性肝癌在动脉期呈快速环状增强或整体增强为主,消退较快,在动脉期或门脉相早期开始迅速廓清呈低回声表现,廓清时间明显早于原发性肝癌,到延迟相廓清较彻底多表现为"黑洞征"、回声明显低于周围肝实质。

2. 鉴别诊断

（1）原发性肝癌:常有肝硬化或慢性肝炎病史背景。单发多见,超声多普勒显示彩色血流较丰富,脉冲多普勒可探及高阻力动脉血流频谱。超声造影呈整体快速增强,并且快速消退表现。

（2）肝脓肿:临床上多伴有发热、白细胞计数升高等表现。二维超声上多表现为不均匀的低回声病灶,边界模糊,无周边低回声晕。超声造影动脉期呈不均匀高增强,内部可见大小不一的无增强区,内部见分隔增强带,呈"蜂窝状"改变,可与转移性肝癌鉴别。

（十三）临床应用进展

1. 超声弹性成像　通过弹性成像组织的机械激励,测量组织对激励的相关响应,可以得到组织的弹性相关信息。常规二维超声对于早期肝弥漫性病变的诊断效能不高,超声弹性成像体外测定脏器组织硬度能够弥补这一不足,使得肝纤维化的诊断及分期成为可能。

2. 超声引导介入　超声引导肝介入已经广泛应用于肝病变的穿刺活检、抽液、消融等方面。二维超声引导下的肝穿刺活检已经相对成熟,对于二维超声显示不满意的病灶或考虑肿瘤合并液化坏死时,可联合超声造影进行精准定位引导。对于肝顶部紧靠膈肌等的病灶,可以建立人工胸腹水,为穿刺消融提供安全的路径和距离;融合 CT/MRI 或 PECT 进行成像的超声融合导航技术、实时三维超声成像等技术近年来取得了突出进展,它能够准确获得肿瘤实际大小、模拟安全边缘,在消融过程中清楚显示针尖、针道与肿瘤的关系,引导准确布针。

（姚元志　李　芳　李　敏）

二、胆道系统疾病超声检查与诊断

（一）胆道系统解剖及正常声像图

胆道系统由胆囊和胆管组成,肝内由毛细胆管汇合入小叶间胆管、段间胆管、左右肝管,出肝后汇入肝总管,与胆囊、胆囊管汇合成胆总管,最终进入十二指肠（图 107-13）。胆道系统是将肝排泌的胆汁输入到十二指肠所经过的管道结构。即肝实质内的胆管系统,肝内胆管最小的分枝为肝毛细胆管。在正常情况下,超声能够观察到的最细肝内胆管为段间胆管,段间胆管内径为 1～2 mm。

肝外胆道由肝总管、胆囊管和胆总管组成。肝左、右肝管在肝门部汇合成肝总管,通常作为肝外胆管的起始部。肝总管在肝十二指肠韧带外缘下行,约在此韧带中部与胆囊管汇合成胆总管。胆囊管由胆囊颈向下延伸形成,常以锐角汇入胆总管。

胆总管长为 4～8 cm,内径为 3～8 mm。胆总管内径有随年龄增加而增宽的趋势,老年人可达10 mm。胆囊切除术后或者曾经有过胆道梗阻的患者,胆总管内径可增粗。按照其走行和毗邻关系,解剖学将其分为 4 段:十二指肠上段、十二指肠后段、胰腺段、十二指肠壁内段。在实际工作中,超声难以将上述 4 段准确划分,也不能严格区分肝总管和胆总管,因此,常统称为肝外胆管。为了结合临床实际需要和超声对肝外胆管的显示能力,可将肝外胆管分为上下两段:上段与门静脉伴行,下段与下腔静脉伴行并延伸进入胰头背侧。

胆囊为梨形的囊性器官,可分为底、体、颈 3 部分（图 107-13）。胆囊底是胆囊的起始部,底部突出在肝下缘,通常指向下方,呈钝圆形。胆囊体位于胆囊的中间部分,呈漏斗状。胆囊颈部是胆囊体与胆囊管的结合部,由粗变细,多呈"S"形弯曲。胆囊颈部近端有一最膨大的部位呈袋状结构,此部位即哈德曼袋,胆石常在这里发生嵌顿。

正常胆囊长径为 7~10 cm,横径 3~4 mm,胆囊壁空腹状态下小于 3 mm,容量 30~60 ml。胆囊大小不固定,有时长度达 13 cm 未必是病态。横径的增大、张力高、压缩性差更重要,常提示为病理改变。胆囊的主要功能是储存并浓缩胆汁、调节胆汁的排放,并具有分泌功能。

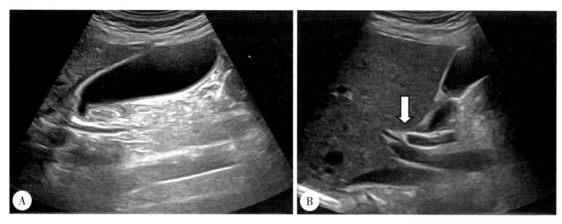

A.正常胆囊声像图;B.与门静脉伴行的肝门部肝外胆管(箭头所示)。

图 107-13　胆囊与肝外胆管超声

(二)先天性胆道疾病

1. 先天性胆管囊性扩张症　先天性胆管囊状扩张症(congenital biliary dilatation,CBD)又称先天性胆管囊性畸形、先天性胆总管囊肿,可发生于肝外胆管的任何部位。本病多见于女性,在儿童时期出现反复发作的上腹部疼痛、黄疸或腹部包块。目前病因尚不明确,众多学者认为可能是胆管壁先天性薄弱,当胆管末端受阻致管内压力增高时,管壁扩大或囊状。

(1)超声表现

1)二维超声:肝门部见类圆形或梭形囊性无回声区,边界清楚,沿胆管主干分布。扩张的胆管与正常的胆管相通,近端胆管不扩张或轻度扩张。扩张胆管的囊壁一般较薄,合并感染或囊壁癌变时,囊壁增厚;部分囊腔可见胆泥或结石。

2)彩色多普勒超声:肝门部囊性无回声区内无血流信号。

(2)鉴别诊断

1)胰腺假性囊肿:多位于胰腺附近,囊肿毗邻胰腺实质,主要病因是胰腺炎或者外伤,若囊内可见胰管回声,鉴别容易。

2)肝囊肿:肝内出现单发或者多发的囊性无回声区,不与正常胆管相同。

2. 先天性肝内胆管囊状扩张症　先天性肝内胆管囊状扩张症(congenital cystic dilatation of intrahepatic duct)又称卡罗利病(Caroli disease),是一种没有梗阻的肝内胆管囊状扩张的综合征。病变可为弥漫性或局限于一个肝叶及肝段,扩张的囊腔内可合并结石。病变轻者可不引起症状,当胆管扩张范围大,同时并发结石或感染时,表现为右上腹疼痛、发热、黄疸,严重时,呈现类似急性肝脓肿的临床表现。

(1)超声表现:与门静脉走行一致的囊状或柱状无回声区,与胆管相通。囊壁回声增强,不规整,欠光滑。继发感染后囊肿内无回声区可见密集点状回声。囊腔的大小和多少差别较大,少则一个,多者大量囊腔形成蜂房状无回声区,互相交通。

(2)鉴别诊断:多囊肝呈现大小不等、互不相通的圆形或椭圆形无回声区,前后囊肿可不规则重叠,邻近囊肿相互挤压,囊壁回声强弱不均,与胆管不相通,具有家族性和遗传性特点。

3. 先天性胆道闭锁　先天性胆道闭锁是新生儿持续性黄疸的最常见原因。病理可分 2 型:①胆管闭锁,肝内外胆管全部闭塞。②胆管上皮部分被破坏而有狭窄形成,但尚未完全受阻。主要临床表现为新生儿出生 1~2 周后进行性黄疸加重,食欲下降、白色大便、深色小便、肝硬化、肝脾大及门静脉高压等。

(1)超声表现:超声表现为肝内型和肝外型。①肝内型,肝大,肝内回声均匀性增强,肝内外胆管、胆囊均不能显示,或仅在肝门部或门静脉主干前方显示条索样或斑块样高回声。②肝外型,肝大,肝内胆管扩张,闭锁部位位于胆囊管汇合处以下,胆囊和近端肝外胆管扩张,闭锁部位位于胆囊管汇合处以上,胆囊和肝外胆管均不能显示。

(2)鉴别诊断:肝内型胆道闭锁与新生儿巨红细胞性肝炎鉴别,鉴别点是后者经过治疗后肝内胆管和胆囊可显示。肝外型胆道闭锁与肝内胆管囊状扩张症鉴别,后者无持续性梗阻性黄疸的症状。在超声基础上联合应用腹腔镜合胆管造影、^{99m}锝–二乙基乙酰苯胺亚氨二醋酸(^{99m}technetium-diethylacetanilide iminodiacetic acid,^{99m}Tc-EHIDA)放射性核素扫描可以进一步得到先天性胆道闭锁的诊断。

(三)胆管结石

1.肝内胆管结石 肝内胆管结石(intrahepatic bile tube stone)指发生于肝内胆管系统的结石。超声对肝内胆管结石检出率高,准确率在80%～95%。肝内胆管结石为左右肝管汇合部以上胆管系统内结石,常因肝外胆管引流不畅导致肝内胆汁滞留而继发,少数可为原发性。肝内胆管结石常为多发,大小及形态不一,常沿肝内病变胆管呈树状或串珠样区段性分布,通常伴结石以上部位胆管扩张。有2.0%～9.0%的肝内胆管结石病例在病程后期可并发肝胆管癌。急性发作期患者可出现肝区胀痛、发热及背部不适。双侧肝管阻塞严重时可出现黄疸。合并严重并发症时可出现肝脓肿、胆道出血、胆汁性肝硬化、门静脉高压症以及肝胆管癌等相应临床表现。

(1)超声表现:肝内沿胆管走行分布的圆形、斑点状、索条状或形态不规则的片团状强回声,后方伴有声影,可呈"串珠样""条索状"排列(图107-14)。结石梗阻部位以上肝内胆管呈囊状、柱状或"树枝状"扩张,与伴行门静脉分支构成肝内平行管征。通常大于伴行门静脉管径1/3以上时,可认为胆管扩张。也有文献报道以4 mm以上为肝内胆管扩张标准。

并发小胆管炎时可出现胆管壁回声增厚、模糊,反复炎症、淤胆时,出现相应肝实质回声增粗不均,甚至肝叶段萎缩、硬化,此时胆管扩张可不明显。

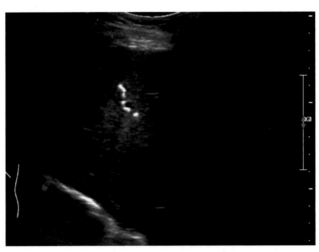

肝实质内见点团状强回声,呈"串珠样"排列。

图107-14 肝内胆管结石

(2)鉴别诊断

1)肝内钙化灶:肝实质内可见强回声伴声影,多孤立存在,无相应胆管扩张,无伴行门静脉。

2)肝内胆管积气:呈强回声,于肝内胆道内呈条带状排列,后方通常有声尾,可有声影,多有胆道手术病史。

2.肝外胆管结石 肝外胆管结石(extrahepatic bile tube stone)指发生在左右肝管汇合部以下的结石。肝外胆管结石分为原发性和继发性两种。原发性结石指在肝外胆管内形成的结石,继发性结石是指由肝内胆管或胆囊内结石排出的结石。结石长期在胆管内的长期存在,可导致胆管不同程度的扩张,管壁充血、水肿、溃疡形成及纤维组织增生,导致管壁增厚、管腔狭窄。若并发感染,可引起急性化脓性胆管炎。若结石嵌顿于壶腹部,可因胆汁逆流引起急性胰腺炎。若结石未引起明显梗阻时,可无明显症状或仅有轻度右上腹不适、疼痛,也可出现恶心、呕吐等消化道症状。出现明显梗阻并发感染时,胆囊增大伴压痛,"Murphy"征可阳性,并有阵发性上腹痛、发热畏寒及黄疸等症,甚至出现中毒性休克。

(1)超声表现:胆管内见斑点及团状强回声团,后方伴有声影(107-15);变换体位或胆汁排泄时可移动。肝外胆管扩张,内径常大于 7~9 mm;胆管壁增厚,回声增强;胆囊可增大。当结石较小或呈泥沙样时,可呈细点状等弱回声,后方声影可不明显。

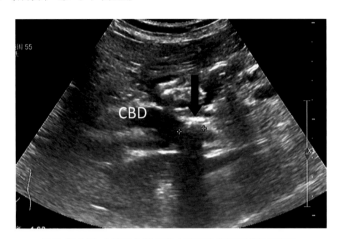

CBD:胆总管,在扩张的胆总管内可见团状强回声后伴声影。

图 107-15　胆总管结石(箭头所示)

(2)鉴别诊断:肝内胆管结石须与胆总管下段癌、壶腹癌及胰头癌鉴别。通常癌肿所致的胆管扩张较结石更明显,病程更长,黄疸逐渐加深。超声可见等低回声团块,胆管下段狭窄呈"鸟嘴样",也可合并梗阻部位以上扩张的胆管或胆囊内结石。

(四)硬化性胆管炎

硬化性胆管炎有原发性和继发性两种。原发性硬化性胆管炎(primary sclerosing cholangitis,PSC)是一种不明原因引起的,以肝内外胆管多灶性狭窄为特征的慢性胆汁淤积性肝病,其病理特点为病变胆管壁均匀性增厚,管腔狭窄,严重时可完全闭塞。任何年龄段均可发病,但诊断时年龄多在 30~40 岁,65%~70%为男性,约70%合并炎症性肠病(inflammatory bowel disease,IBD)。继发性胆管炎多呈局限性管壁增厚、纤维化、管腔不规则狭窄,可渐进发展为肝硬化,常见原因有慢性胆道梗阻、手术、感染、免疫性因素等。原发性硬化性胆管炎起病隐匿,且临床表现个体差异较大,近半数患者确诊时无任何临床症状,仅因体检发现胆汁淤积指标或胆管影像学异常而就诊。出现慢性胆汁淤积者大多数已有胆道狭窄或肝硬化。临床表现主要有右上腹疼痛、肝脾大、进行性加重的梗阻性黄疸,可伴有发热。晚期可由肝硬化相关表现。

1.超声表现　胆管壁明显增厚,厚度常>5 mm,回声增强,呈僵硬带状强回声。胆管管腔内径变窄,甚至闭塞。肝内小胆管受累者可呈短条状强回声线,即"等号"征。病变可累及胆囊,囊壁增厚,收缩功能减弱。

2.鉴别诊断

(1)浸润性胆管癌:胆管壁呈弥漫性不规则增厚,回声减低,管腔狭窄或闭塞,通常有截断感,通常伴梗阻以上胆管扩张。而原发性硬化性胆管炎通常管壁增厚较均匀,呈强回声,仅伴轻度胆管扩张或不扩张。

(2)化脓性胆管炎:多继发于急性胆管梗阻后,超声表现为胆管壁明显增厚、模糊,可出现管壁水肿呈"双边"征;胆管扩张,管腔无回声区内可见细密点状等弱回声或絮状沉积物。

(五)化脓性胆管炎

急性化脓性胆管炎(acute suppurative cholangitis)是由于急性胆管梗阻伴感染所致,其主要病因为胆管结石。由于胆道梗阻继发细菌感染,胆管黏膜充血坏死,黏膜上皮坏死脱落,胆管腔内压力增高,炎症向肝内蔓延,可形成多发小脓肿,严重者可出现脓毒血症及多器官功能衰竭。患者一般起病急,表现为上腹部疼痛、寒战、高热,部分患者表现为查科三联征。

1. 超声表现 肝内外胆管扩张,以肝外胆管扩张为甚,管壁增厚,回声增强。胆管内透声差,可见点状等回声浮动或泥沙样沉积物。扩张的胆管下段常可见结石、蛔虫或肿瘤征象。常合并急性胆囊炎,胆囊增大,壁水肿呈"双边征"。

2. 鉴别诊断 化脓性胆管炎须与硬化性胆管炎相鉴别,具体见上述。

(六)胆道蛔虫病

胆道蛔虫病(biliary ascariasis)是由于肠道内蛔虫经十二指肠乳头开口钻入胆道所致。蛔虫停留在肝外胆管者约占80%,少数进入肝内胆管。钻入的蛔虫多为一条,偶尔可见多条。进入胆道的蛔虫可以导致胆管不全性梗阻和胆道继发性感染。患者主要表现为上腹部剧烈钻顶样疼痛,向背部或右肩部放射,间歇时如常人,发作时常伴有食欲下降、恶心、呕吐。严重时可有轻度黄疸。

超声检查显示胆道扩张,扩张的胆道内可见两条平行的高回声带,中间夹一条低回声带,呈"等号"征,也称"通心面"征,横切时表现为"同心圆"状,与胆管壁分界较清晰。当虫体尚存活,偶尔可见蛔虫蠕动、虫体死亡后可呈条索样、弓形、弧形等不同形状。

(七)胆管癌

胆管癌(carcinoma of bile duct)指起源于胆管上皮的恶性肿瘤,是肝胆道系统的第二大恶性肿瘤,发病年龄多为50～70岁,男性略多,95%以上为腺癌。胆管癌起病隐匿,早期症状不明显,多为食欲下降、厌油等。随着病程发展,后期可出现梗阻性黄疸的症状和体征。胆管癌病因可能与以下因素有关:胆管结石和胆道感染,寄生虫感染,硬化性胆管炎等。

1. 超声表现 根据病灶发生的部位不同有不同的超声表现。

(1)肝内型胆管癌:肝内可探及低回声肿块,一般无声晕,边界不清,形态不规整。部分病灶可表现为肝内未探及明确肿块,肝内胆管可轻度扩张,管壁增厚,不光滑。其周围肝组织回声紊乱。

(2)肝门部胆管癌:因其生长方式不同,有不同超声表现。第一种为乳头型,肿块呈乳头样中强回声,自胆管壁突入胆管腔内,边缘不整齐,位置固定。第二种为团块型,肿块呈圆形或分叶状堵塞于扩张的胆管内,与管壁无界限,胆管壁回声中断。第三种为截断型或狭窄型,扩张的胆管远端突然截断,呈"鼠尾征",该处胆管壁往往增厚、紊乱,界限不清。

(3)远段胆管癌:胆总管中、下段内部可见等回声肿物,后方无声影,无明显界限,边界不清,壁内生长性或浸润性可出现扩张的胆管突然中断,狭窄或闭塞,胆管壁回声中断或残缺不全。

2. 鉴别诊断 胰头部可见异常回声肿块,胰管扩张,多数为胰头癌;胆管扩张,而胰管不扩张时,多数为胆管癌。如肿瘤向下浸润到胰头和壶腹部则超声很难鉴别。

(八)梗阻性黄疸

黄疸(jaundice)是由于胆色素代谢障碍,以致胆色素在血液和组织中积聚的一种症状。当胆汁在肝内至十二指肠乳头之间的任何部位发生梗阻,均可出现梗阻性黄疸。梗阻性黄疸只是征象而不是独立的疾病,与胆道梗阻并非同一概念,一侧肝胆管梗阻不一定出现黄疸,因为对侧肝叶有能力排除足量的胆红素。

1. 超声表现 ①正常左右肝管>3 mm 则提示有扩张。二级以上肝内胆管与伴行的门静脉分支形成小"平行管"征,是肝内胆管轻度至中度扩张的标志。重度扩张时,扩张的胆管呈"树枝状"向肝门部汇集,相应的门静脉分支受压而显示不清,其形态往往呈现一种"星状"结构。②肝外胆管上段内径为8～10 mm 者为轻度扩张,大于 10 mm 者为显著扩张。扩张的胆总管与门静脉形成"平行管征"或"双筒猎枪征"(图107-16)。

2. 胆道不同部位梗阻(图107-17) 根据梗阻位置可分 3 型:①胆管内梗阻,如胆管结石;②胆管外梗阻,如胰头癌、胰头区淋巴结肿大压迫胆总管;③胆管壁的因素,如胆管损伤、炎症、肿瘤、先天性胆管闭锁。除原发疾病引起的症状和体征外,常见皮肤巩膜黄染、皮肤瘙痒、陶土色样便等表现。

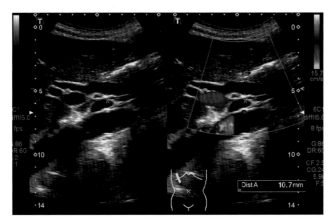

图 107-16　肝外胆管扩张超声表现

（1）胆总管下段或壶腹部梗阻：梗阻部位以上胆道全程均可扩张，包括胆总管、胆囊管、左右肝管、肝内胆管全程扩张，胆囊增大；如梗阻发生在胆总管与主胰管汇合的壶部或以下，同时多伴有主胰管扩张。

（2）胆总管中上段梗阻：胆囊轻度增大，梗阻部位以上的胆总管扩张，以下的胆总管不扩张。

（3）肝总管与胆囊管汇合部位以上梗阻：肝总管、左右肝管、肝内胆管扩张，胆囊不增大。

（4）左肝管或右肝管梗阻：患侧肝内胆管及其分支扩张，胆囊和胆总管正常；如梗阻发生于左右肝管汇合部位，则左右肝内胆管均扩张。胆囊和胆总管正常。

（5）胆囊管梗阻：仅胆囊增大，其余胆道系统无扩张。

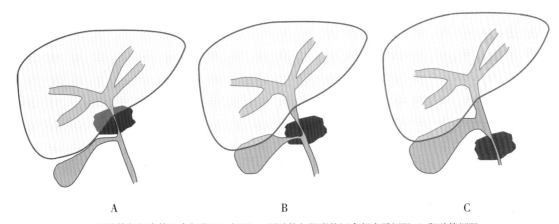

A　　　　　　　　　　　　B　　　　　　　　　　　　C

A.肝总管与胆囊管汇合部位以上梗阻；B.肝总管与胆囊管汇合部水平梗阻；C.胆总管梗阻。

图 107-17　胆道不同部位梗阻

3.梗阻病因判断　梗阻性黄疸病因的鉴别重点主要是对结石与肿瘤进行鉴别诊断。

（1）胆管结石：特征性表现为形态规则整齐的点状或团状强回声，后方伴声影，与胆管壁分界清楚，胆管壁连续无中断。膝胸位或脂餐试验后结石可随体位改变而移动。

（2）软组织肿瘤：多显示为低或等回声肿块，形态不规则，后方无声影，与胆管分界不清或无分界，不随体位改变而移动。胆管壁增厚，当癌肿浸润生长破坏胆管壁时，表现为管壁的高回声线中断。

（3）由于超声检查中胃肠胀气患者的胆总管下段难以显示，应结合 ERCP 和 PTC 等检查来提高病因诊断的准确性。

（九）急性胆囊炎

急性胆囊炎（acute cholecystitis）是由细菌感染、结石嵌顿、寄生虫等原因引起的胆道阻塞或胰液反流引起的急性炎症性改变。根据炎症程度不同，病理上分为单纯型、化脓型、坏疽型 3 类。主要临床特征为突发的右上腹剧烈疼痛并阵发性加剧，常伴有发热、畏寒、呕吐等症状，Murphy 征阳性；炎症波及腹膜时，可引起腹肌强直等症状。

1. 超声表现　①胆囊形态饱满、体积增大,横径增大较明显,常大于4 cm。②胆囊壁增厚、毛糙:常呈弥漫性增厚,多数可达0.5～1.0 cm,内膜面毛糙,增厚的囊壁内可见连续或中断的低或无回声带,形成囊壁的"双边影"征(图107-18)。当扩张胆囊突然缩小,囊壁局部膨出或缺损,胆囊周边出现境界不清的液性暗区时,提示胆囊穿孔。③超声Murphy征阳性:探头触及胆囊区域时,患者疼痛明显,或将探头置于胆囊体表处加压,嘱患者深吸气时,患者感疼痛加剧,称为超声Murphy征阳性。④胆汁混浊:胆囊透声差,呈密集或稀疏的细小光点样回声,常有一定的移动性。

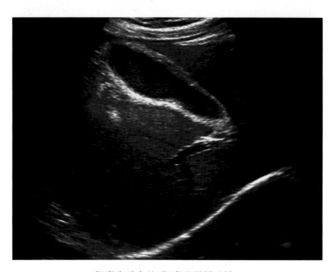

胆囊内透声差,胆囊壁增厚毛糙。

图107-18　急性胆囊炎超声表现

2. 鉴别诊断　①慢性胆囊炎:胆囊肿大不明显,囊壁虽增厚,但"双边影"征少见,并且超声墨菲征(Murphy sign)阴性。②急性肝炎、低蛋白血症所致的胆囊壁增厚,常不伴有胆囊的明显增大,可结合病史及临床表现进行鉴别。③梗阻性黄疸的胆囊增大常不伴有胆囊壁的增厚,并且超声Murphy征阴性,病史及临床表现也不相同。

（十）慢性胆囊炎

慢性胆囊炎(chronic cholecystitis,CC)是最常见的胆囊疾病,是有急性胆囊炎反复发作演变而来,病因繁杂,结石的慢性刺激和化学损伤、寄生虫、细菌感染等均可引起,根据病因及病理分为感染性、代谢性、阻塞性3类。临床上,患者常有胆绞痛史,腹胀、嗳气、打嗝、厌油、食欲下降及右上腹隐痛不适等症状,部分患者可无明显症状,超声体检时偶然发现。

1. 超声表现　①胆囊缩小变形,轮廓不规则,萎缩性胆囊炎时,囊腔缩窄,囊内无胆汁回声。当胆囊内充满结石时可呈囊壁-结石-声影三联征(wall-echo-shadow,WES征)。囊壁增厚,常达0.5 cm以上,回声增强,边缘毛糙不光滑。胆囊内透声差,囊腔内见强弱不等的沉积物回声,胆泥和结石常见(图107-19)。②脂餐试验提示胆囊收缩功能差或无功能。脂餐后胆囊不排空或缩小<1/3提示收缩功能差,胆囊大小同空腹,则提示胆囊无收缩功能,若空腹大小<正常胆囊,提示有重度病变致胆囊失去功能,若胆囊增大则提示梗阻。

2. 鉴别诊断

（1）胆囊癌:厚壁型胆囊癌囊壁增厚常不均匀,以颈、体部为著,黏膜面常不规则,可表现出对周围肝实质及肝门部的侵犯。

（2）胆囊腺肌症:增厚的囊壁内有小囊腔(罗-阿窦),脂餐试验提示收缩亢进。

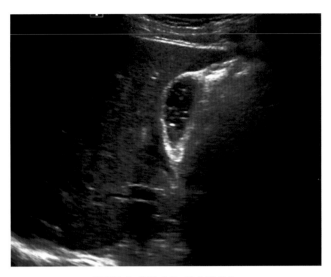

胆囊缩小,囊壁毛糙,腔内透声差。

图 107-19　慢性胆囊炎超声表现

(十一)胆囊结石

胆囊结石是最常见的胆囊疾病,根据结石化学成分不同分为胆固醇结石、胆色素结石及混合性结石3 类。本病好发于女性,常合并胆囊炎并且互为因果,单纯的胆囊结石患者可无自觉症状,合并胆囊炎时,多数患者常有上腹部疼痛不适、厌食、嗳气等症状,结石嵌顿时可出现右上腹剧烈绞痛并向右肩部放射性痛。若继发感染,可出现高热、寒战等症状。

1. 超声表现

(1)典型胆囊结石:胆囊腔内出现一个或多个形态固定的团状强回声,可呈星月型、椭圆形或类圆形,多发较小的结石堆积于后壁时可形成数个细小强回声堆积的强回声带。强回声后方伴声影,其边缘锐利,声影宽度与结石宽度基本一致(107-20A)。强回声可随体位改变沿重力方向移动。

(2)充满型胆囊结石:胆囊正常形态消失、轮廓不清,胆囊腔变小甚至闭合,胆囊内无回声区消失,胆囊前壁增厚呈低回声,囊内充满结石呈弧形强回声,后方出现明显声影,厚壁显示不清,出现特征性的囊壁–结石–声影三联征(WES 征)(图 107-20B)。

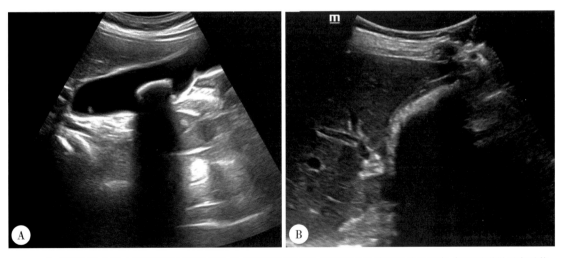

A 典型胆囊结石,腔内团状强回声后伴声影;B 充满型胆囊结石,胆囊区未见确切胆汁无回声,仅见弧形强回声后伴声影。

图 107-20　胆囊结石超声表现

（3）胆囊颈部结石：未嵌顿时，在胆汁的衬托下易于显示；嵌顿后，可借助结石后方声影进行诊断。

（4）胆囊后壁出现厚薄不一的细小光点或光斑状强回声，后方伴有较宽的声影，体位改变时可见其随之移动。

（5）胆囊壁内结石：囊壁常增厚，其内可见单发或多发的微小强回声，后方出现彗星尾征，体位改变时结石不移动。

2. 鉴别诊断

（1）肠道气体：可呈强回声团的表现，但其不稳定，改变探头方向可消失，后方声影杂乱，而结石的声影锐利清晰。

（2）胆囊炎性沉积物、浓缩胆汁：多见于胆道系统梗阻及长期禁食者，并且其后方不伴声影，可借此与泥沙样结石相鉴别。

（十二）胆囊癌

胆囊癌（carcinoma of gallbladder）是胆道系统中最常见的恶性肿瘤，约占胆道系统恶性肿瘤的2/3，多发生在胆囊体部和底部，腺癌为主，占70%～90%，恶性程度高，女性多见，该病与胆囊结石及慢性胆囊炎关系密切。

本病起病隐匿，早期常无明显症状体征，晚期常表现为腹痛并放射至肩背部，肿瘤侵犯、阻塞胆囊颈或胆囊管后，可产生类似结石梗阻和急性胆囊炎的表现。胆囊癌转移的主要途径为局部浸润与淋巴转移，淋巴结常可肿大压迫胆道出现梗阻。

1. 超声表现　根据病理形态特征，胆囊癌声像图表现可分为以下4型。

（1）结节型：自囊壁突入囊腔的乳头状等回声，基底部宽，常大于1 cm，边缘不规则，呈分叶状或蕈伞型，有声衰减，好发于胆囊颈部（图107-21）。

（2）厚壁型：胆囊壁局部或弥漫性囊壁增厚，不光滑，增厚处回声不均匀。晚期整个胆囊壁僵硬。

（3）实块型：胆囊形态失常，边缘不规则，胆囊腔被实性占位充填，胆囊内暗区完全或基本消失，内部为低回声或不均匀的混合回声。病灶可浸润周围正常组织，此型为胆囊癌的晚期表现。

（4）混合型：厚壁型和结节型同时存在，具有上述两型声像图表现。

超声造影：胆囊癌造影通常表现为早于周围肝实质的等增强或稍高增强，内部增强不均匀，门脉期表现为低增强，与正常胆囊壁分界不清。当病灶突破胆囊壁侵犯肝时，受侵肝表现为与病灶相同的增强模式，故超声造影能够更准确地显示病灶与肝的关系。

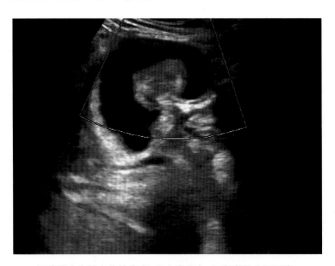

胆囊腔内实性占位性病变，突入囊腔内，与胆囊壁分界不清。

图107-21　胆囊癌超声表现

2. 鉴别诊断

（1）胆囊胆固醇沉着症：表现为胆囊壁轻度增厚，囊壁上乳头状或桑葚状高回声，基底较窄，有蒂，不随体位改变而移动。

（2）胆囊腺肌增生症：胆囊壁明显增厚，壁内可见小囊状低回声区，可见点状强回声后伴彗星尾征，脂餐试验胆囊收缩亢进。

（3）胆囊增生性疾病：胆囊增生性疾病是指胆囊壁内某种成分过度增生的一种非炎症性疾病，包括胆固醇沉着症、胆囊腺肌增生症、胆囊神经组织增生等。本文着重阐述两种常见病变：胆囊胆固醇沉着症及胆囊腺肌增生症。

（十三）胆囊胆固醇沉着症

胆固醇代谢紊乱，胆汁中胆固醇沉积于胆囊黏膜固有层的巨噬细胞内，逐渐形成黄褐色颗粒向黏膜表面突出，故称胆囊胆固醇沉着症（cholesterolosis of gallbladder）。因形态呈息肉样，又称为胆固醇息肉。一般无明显症状或体征，少数患者有右上腹隐痛不适等症状。

1. 超声表现　胆囊壁上见乳头状或桑葚状高回声附着，基底较窄，或有长短不一的蒂，突向腔内，不随体位改变而移动，可合并胆囊结石。局限性者可发生于胆囊的任何部位，常为多发性。弥漫性病变者往往仅有胆囊壁增厚粗糙，与慢性胆囊炎相似，无特征性改变。

2. 鉴别诊断　详见前述。

（十四）胆囊腺肌增生症

胆囊腺肌症是一种良性增生性病变，由于胆囊壁上罗-阿窦增殖，黏膜增生后窦扩大成小囊状，并深入肌层形成。根据病变范围分为弥漫型、节段型和局限型 3 型，局限型多见，常位于胆囊底部，呈肿块样增厚。该病好发于年轻女性，通常无明显症状。

1. 超声表现　根据病变范围可分为 3 种类型：局限型、节段型和弥漫型。声像图表现主要有以下几点。①病变部位胆囊壁明显增厚，局限型病变以胆囊底部多见，表现为底部梭形增厚，节段型则表现为增厚的胆囊壁向腔内突出。②胆囊壁内散在分布一个或多个无回声囊腔，内含斑点状强回声后伴彗尾征，此为重要超声征象。脂餐试验提示胆囊收缩功能亢进。

2. 鉴别诊断　详见前述。

（十五）临床应用进展

1. 超声引导下胆系介入治疗　对于因胆管梗阻导致胆汁淤积不能手术或不宜立即手术的患者，超声引导下经皮肝穿胆道引流术能够引流胆汁，治疗梗阻性黄疸。超声引导能够显著提高穿刺的准确性和安全性，且具有操作简便易行、创伤小、并发症少等优点。

2. 三维超声的应用　三维超声成像技术由重建三维成像发展到实时三维成像，使检查方法更加简便、迅速、无创、准确。可以为临床诊疗提供可靠依据。对胆囊结石的诊断，实时三维成像能够更加准确、清晰地显示结石的部位，特别是对于一些较难诊断的特殊部位，如胆囊颈部的结石。

（周　航　黄莉舒　罗　丽）

三、胰腺疾病超声检查与诊断

（一）胰腺的解剖及正常声像图

胰腺是人体重要的第二大消化腺，由外分泌部和内分泌部组成。胰腺属于腹膜外器官（除胰尾外），位置较深，位于腹上区和左季肋区，紧贴腹后壁，约与第 1 腰椎、第 2 腰椎水平平齐，横跨于脊柱前方。胰腺呈一扁长形，胰体略呈三棱形，胰腺全长 14～20 cm，分为头、颈、体、尾四部分，各部分无明显分界。

胰头为胰腺最右端膨大部分，位于十二指肠环内，其上方、右侧、下方被十二指肠包绕。胆总管的远端位于胰腺背侧沟或穿过胰头实质，进入十二指肠乳头。胰头下部向左方突出形成钩状，故称为钩突。胰颈较短，为胰头与胰体之间狭窄的部分，位于腹正中线右侧，其前上方为胃幽门部，其后方为有肠系膜上静脉通过，并与脾静脉汇合成门静脉。胰体较长，占胰腺的大部分，位于腹正中线左侧，其前方隔胃网膜囊与胃相邻,后方邻腹主动脉、左肾上腺、左肾及脾静脉。胰尾较细,由胰体向左上方延伸,多数可抵达脾门。

胰管位于胰腺实质内,是胰液排出的通道,包括主胰管和副胰管,前者通常与胆总管汇合形成 Vater 壶腹共同开口于十二指肠大乳头,后者开口于十二指肠小乳头。

正常胰腺声像图表现为外形光滑而整齐,因胰腺无致密包膜,故其边缘显示欠清楚,内实质呈较肝稍增高的均匀点状回声(图 107-22),部分正常胰腺内可显示主胰管回声,其内径小于 2 mm。随着年龄的增长,胰腺回声可逐渐增强。老年人随着胰腺组织的萎缩、纤维组织增生及脂肪组织浸润的增加,会引起胰腺缩小、实质回声明显增强,边缘不规则。

胰腺实质内血流信号不丰富,彩色多普勒血流成像(CDFI)可显示胰腺后方脾静脉、腹主动脉等。

胰腺造影时相分为动脉相和组织相,正常胰腺超声造影表现为实质呈均匀性增强,主胰管通常不显示,动脉相胰腺实质回声强度接近腹主动脉,组织相回声降低,可低于同期正常左肝实质回声。胰腺轮廓动脉相较清晰,组织相较模糊。

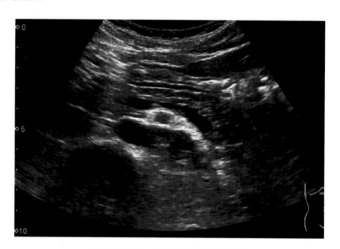

图 107-22　正常胰腺超声表现

(二)急性胰腺炎

急性胰腺炎(acute pancreatitis)是一种临床常见的急腹症之一。多发生于 20～50 岁青壮年,女性多于男性。急性胰腺炎病因较多,国内报道常见的主要病因为胆道系统疾病(如胆石症、胆道炎症及胆道蛔虫),约占 50% 以上,西方国家报道常见的主要病因为酒精,约占 60% 以上,创伤、经内镜逆行胰胆管造影、某些药物等也会引起急性胰腺炎。急性胰腺炎的病理过程一般认为是由于胰管阻塞并伴有胰腺分泌旺盛,胰腺消化酶被激活后,引起胰腺实质及周围组织自身消化,从而引起的化学性炎症。病理类型可分为急性水肿型、急性出血坏死型。临床表现常常为突发性上腹剧烈疼痛,也可表现为恶心、呕吐、腹胀、肠麻痹等消化道症状,亦可出现发热、黄疸、胸水、腹水、电解质紊乱、出血、皮下瘀斑、休克等症状,甚至猝死。

1. 超声表现

(1)二维超声:典型胰腺炎大多数胰腺有不同程度的弥漫性增大,形态饱满,急性水肿型胰腺轮廓较清晰,而出血坏死型轮廓模糊不清,形态不规则,呈腊肠状。少数胰腺呈局限性肿胀,形成局限性炎性肿块。水肿型胰腺炎大多数胰腺回声降低,部分甚至为无回声。出血坏死型胰腺炎因出血、坏死及渗出,内部回声不均匀,大部分呈高回声,并可见小片状低或混合回声区,或无回声暗区。少数主胰管轻度扩张。急性胰腺炎常并发胰外积液、胰腺假性囊肿、胰腺脓肿、胆管扩张、胸腹水、脾静脉周围炎症、胆囊或胆管结石等。

(2)彩色多普勒超声:可引起脾静脉周围炎症、狭窄及栓塞,部分受累血管血流频谱异常,可表现为流速增加或减慢。

(3)超声造影:急性水肿型胰腺炎胰腺呈均匀增强,后期同步消退;胰腺周围可见线样少量无增强区,提示为渗出性改变。急性出血坏死型胰腺炎早期胰腺实质呈不均匀增强,后期消退,如出现坏死时可见无增强区。胰腺周围见到大片状无增强区,边界清晰,壁薄而光整,可提示为假性囊肿。

2.鉴别诊断　大动脉夹层也可以上腹部疼痛为首发症状,大动脉夹层患者可出现疼痛范围扩大,超声检查胰腺形态大小正常,部分患者可见大动脉内线样等回声漂浮,彩色多普勒可发现真假腔,二者可鉴别。

(三)慢性胰腺炎

慢性胰腺炎(chronic pancreatitis)是反复发作或持续性进行性炎症,多见于中年男性。其主要病因西方国家及国内不同,西方国家的既往研究表明酒精是主要病因,而国内既往研究显示胆道疾病是主要病因。慢性胰腺炎基本病理改变为胰腺广泛纤维化、局灶性坏死及胰腺导管内结石形成或弥漫性钙化。胰腺逐渐变硬变细或呈不规则的硬化,可有大小不等的假性囊肿,胰管扩张、胰管钙化或结石形成。临床表现多为反复发作或持续性上腹痛、腹胀、厌油。

1.超声表现

(1)二维超声:胰腺不同程度的肿大或局限性肿大,少数病例晚期时胰腺可萎缩,形态僵硬、轮廓不清,边界不规则,实质回声增强、不均匀,如胰腺同时伴有钙化、胰管扩张、胰管结石、胰腺假性囊肿等,即可诊断慢性胰腺炎(图107-23)。

(2)彩色多普勒超声:胰腺实质血流信号不丰富。

(3)超声造影:典型的慢性胰腺炎增强与正常胰腺实质增强方式相似,表现为整体同步等增强改变,有主胰管扩张时可见胰管内无增强,无占位性病变的表现。肿块性胰腺炎时,因肿块非真正的肿瘤,而是增生的胰腺,其增强及廓清方式与周边胰腺实质相同,为全期同步等增强和等廓清。

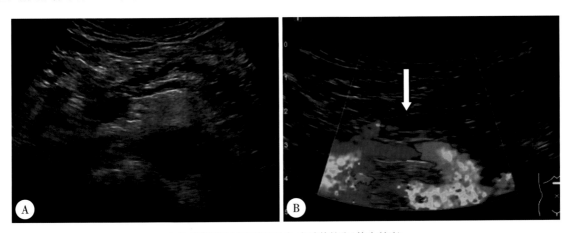

A、B.胰腺实质回声增强不均,主胰管扩张(箭头所示)。

图 107-23　慢性胰腺炎超声表现

2.鉴别诊断

(1)胰腺癌:慢性局限性胰腺炎与胰腺癌较难鉴别,胰腺癌肿块多位于十二指肠和胰头之间,胰腺内肿块呈膨胀性生长,可向周围浸润,边界不清,形态不规则,可伴主胰管扩张及胰周淋巴结肿大。

(2)老年性胰腺:胰腺回声会随着年龄的增长逐渐增强,老年人胰腺组织声像图常显示回声增强,边缘欠规则,但内部回声较均匀,一般无胰管扩张及胰管结石等。

(四)胰腺囊性病变

胰腺囊肿(pancreatic cyst)病变以囊壁有无上皮衬覆而分为胰腺真性囊肿(true cyst of pancreas)和胰腺假性囊肿(pseudocyst of the pancreas)。真性囊肿少见,包括先天性和后天获得性两类,后天获得性又分为潴留性、寄生虫性和肿瘤性3种。假性囊肿较真性囊肿多见,多在外伤或炎症后发生,胰液周围被增生的纤维组织包裹后形成。囊肿较小时多无临床症状,而囊肿增大时压迫邻近器官,可出现相应症状。

1.超声表现

(1)二维超声:胰腺内部可见单个或多个圆形或椭圆形无回声区,边界清晰,后方回声增强

（图107-24）。而假性囊肿多在胰腺炎后出现,囊肿常较大,形态不规则,内可见点状、絮状稍高回声。

（2）彩色多普勒超声:囊肿内部及囊壁均无血流信号。

（3）超声造影:真性胰腺囊肿超声造影无增强,囊壁光整,无增强的结节,主胰管一般不显示。假性胰腺囊肿超声造影与真性囊肿相似,囊腔内全期无增强,且囊壁上无结节增强。

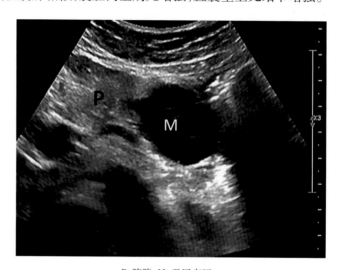

P:胰腺;M:无回声区。

图107-24　胰腺囊性病变,胰腺体部见无回声区

2.鉴别诊断

（1）胰外囊肿:邻近器官的囊肿多位于胰腺轮廓外,且位置会随呼吸而发生改变。

（2）胰腺囊腺瘤:囊腺瘤的囊壁较厚且不规则,囊内无回声暗区透声较差,且内部可见实性团块,彩色多普勒显示实性团块及囊壁上有血流信号。

（五）胰腺外伤

腹部钝性及锐器外伤均可导致胰腺损伤,并且产生相应的继发性改变。胰腺外伤根据包膜完整性与否分为胰腺挫伤及胰腺断裂。由于胰颈及胰体位于脊柱正前方,因此这两个部位是胰腺损伤的好发部位。临床表现为上腹疼痛,可为弥漫性疼痛或仅局限于剑突下,血常规白细胞计数升高,血淀粉酶及尿淀粉酶改变等。

1.超声表现　有外伤史,胰腺呈普遍性增大、轮廓模糊、包膜完整或中断,内部回声异常,仔细观察内部可见断裂口处回声稍强回声。同时会伴有胰管扩张或假性囊肿形成、胰周积液等。

2.鉴别诊断

（1）胰腺炎:多无外伤史,且胰腺包膜完整。

（2）胰腺假性囊肿:继发于急慢性胰腺炎、胰腺外伤或胰腺手术后,因此假性囊肿的出现并非是某种疾病的独特表现,需要密切结合临床病史。

（六）胰岛素瘤

胰岛素瘤（insulinoma）是胰腺内分泌肿瘤的一种,占胰腺内分泌肿瘤的70%~80%,由胰岛 B 细胞生成。好发于胰腺体、尾部,呈单发结节,大多小于2.0 cm。该肿瘤一般为良性,对周围组织压迫不明显。临床表现常为惠普尔三联征（Whipple triad）:①禁食后发生低血糖的症状和体征;②发作时血糖<2.8 mmol/L;③进食、口服或静脉注射葡萄糖,使血糖水平恢复正常后症状迅速缓解。

（1）二维超声:胰腺体、尾部实质内圆形或椭圆形肿块,形态规则,边界清晰,可见包膜回声,内呈低回声或近乎无回声,回声较均匀,肿瘤体积较小（小于2 cm）。

（2）彩色多普勒超声:肿瘤内部及周边可见丰富血流信号。

2.鉴别诊断　需要与胰腺癌及胰腺囊腺瘤相鉴别,具体见表107-2。

表 107-2　胰腺癌、胰腺囊腺瘤、胰岛素瘤鉴别点

超声特征	胰腺癌	胰腺囊腺瘤	胰岛素瘤
形态	不规则或分叶状	圆形,呈多房状或蜂窝状	圆形、椭圆形
内部回声	低回声或不均匀等低回声	无回声暗区,壁厚	低–无回声区
边界	不清	清晰	清晰
包膜	无包膜,向周围浸润"蟹足状"	见包膜	见包膜
血流信号	不丰富,侵犯血管时可见血栓形成	周边见血流信号	肿瘤内部及周边见丰富血流信号

（七）胰腺囊腺瘤

胰腺囊腺瘤（pancreatic cystadenoma）非常少见,占胰腺肿瘤的 5% 以下,好发于中老年女性。胰腺囊腺瘤可分为两大类:浆液性囊腺瘤、黏液性囊腺瘤或囊腺癌。临床上以黏液性囊腺瘤多见。病理起源于胰腺导管上皮囊性增生,生长缓慢。早期多无典型症状,若肿块较大引起上腹部压迫等不适症状。

1. 超声表现

（1）二维超声:呈圆形或分叶状肿块,边界清晰,内呈多房性或蜂窝状无回声暗区,黏液性囊腺瘤囊壁较厚,可见分隔,内壁不光滑,壁上有时可见乳头状实性回声病灶向腔内突出。

（2）彩色多普勒超声:彩色多普勒检查瘤体的实质性部分或周边可见血流信号。

（3）超声造影:胰腺浆液性囊腺瘤超声造影可表现为囊壁及囊内蜂窝状分隔增强;黏液性囊腺瘤囊壁、分隔及附壁乳头结构可表现为不规则的增强、增强程度可接近或稍高于胰腺实质。

2. 鉴别诊断　见表 107-2。

（八）胰腺癌

胰腺癌（pancreatic cancer）是胰腺最常见的恶性肿瘤。病理大多数来源于胰管导管上皮,少数来自腺泡上皮。胰腺癌好发于胰头部,占 70% ~ 80%,胰体、尾部占 20% ~ 30%。多发生于 40 岁以上,男性多于女性。胰腺癌的早期通常无特异性症状,可表现为轻微上腹疼痛、消化不良,后可出现体重减轻、黄疸、腰背部疼痛等症状,晚期时则可出现腹胀、消瘦、乏力、食欲下降、恶心、呕吐等。

1. 超声表现

（1）二维超声:胰腺内可出现不规则或分叶状肿块,胰头多见,边界不清、轮廓不规则,内部呈低回声或不均匀低至中等回声,散布粗大高回声或强回声,向周围浸润呈"蟹足样",多伴有后方回声衰减现象（图 107-25）。胰头或胰体肿瘤可出现主胰管不同程度扩张。因胰头癌或周围肿大淋巴结的压迫、浸润胆总管,可出现肿瘤上方的胆道系统扩张。常伴有肝内转移灶。

（2）彩色多普勒超声:肿瘤血流信号不丰富,当侵犯血管时,可表现为血管内血栓形成,出现充盈缺损。

（3）超声造影:胰腺癌增强方式目前尚不统一,文献报道基本可分为 3 种:①胰腺病变区全期低增强或无增强,边界光整;②动脉相早期呈低增强,动脉相晚期为等增强,组织相呈低增强;③动脉相高增强或等增强,组织相呈等增强或低增强。

2. 鉴别诊断　见表 107-2。

（九）壶腹周围癌

壶腹周围癌（periampullary carcinoma）包括壶腹癌、胆总管末端癌、胰管末端癌及十二指肠乳头癌。大多发生于 40 岁以上男性。病理组织类型以腺癌最常见,其次为乳头状癌及黏液癌等。主要病变是肿瘤阻塞胆管及胰管引起梗阻性黄疸。临床表现为患者较早出现黄疸,且呈进行性加重,同时常伴有其他消化道症状。

1. 超声表现　胆总管下段可见实性低回声肿块,同时存在肝内胆管、胆总管、主胰管扩张并伴有胆囊肿大时,彩色多普勒显示肿瘤内部可见少许血流信号（图 107-26）。晚期肿瘤可压迫或绕周围大血管,同时会伴有周围淋巴结肿大。但超声对于小于 1 cm 的肿块显示能力有限,尤其是十二指肠乳头癌,此时可通过摄入胃肠道造影剂充盈胃肠道来提高病灶显示率。

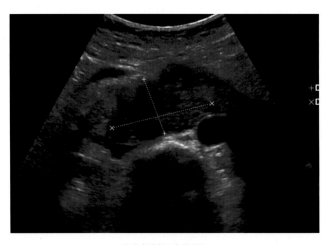

胰头部低回声块影。

图 107-25　胰腺恶性肿瘤超声表现

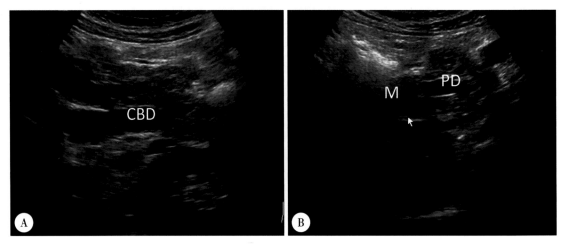

肝门部肝外胆管、胰管扩张,壶腹部见低回声肿块;CBD:胆总管;PD:胰管;M:肿块。

图 107-26　壶腹部肿瘤超声表现

2. 鉴别诊断

(1)胰头癌:胰头癌表现为胰头局限性增大,内见形态不规则的实性低回声肿块;而壶腹周围癌胰腺外形多无明显改变。但当壶腹周围癌向周围浸润,侵及胰头并与其粘连时,二者较难鉴别。

(2)胆总管下段结石:胆总管下段或壶腹部见团状强回声伴声影,但部分声影不明显的结石与壶腹周围癌鉴别困难,需要行超声内镜或经内镜逆行胰胆管造影检查。

(徐　斌　周　航)

四、脾疾病超声检查与诊断

(一)解剖及正常声像图

脾位于左季肋区,第9~10肋骨其长轴与肋骨一致。脾呈扁圆形,分脏膈两面、前后两缘和上下两极。膈面隆凸,朝向外上方与膈肌相贴;脏面凹陷,近中央处为脾门,是血管、神经、淋巴等出入之处。脾前上方与胃体、胃底相贴,后下方与左肾及左肾上腺邻近,前方下毗邻结肠脾曲,脾门内侧是胰尾部。脾是人体最大的淋巴器官,在机体免疫中起着重要的作用,脾同时兼有血液滤过、破坏衰老的血细胞的功能。正常脾的肋间斜切面呈半月形,冠状切面呈三角形(图107-27)。脾轮廓清晰,表面光滑整齐,包膜呈线状中等回声,脾中部向内凹陷为脾门,回声较强,显示脾静脉的断面图像。脾实质呈均匀分布的细密低回声光点,回声强度略低于正常肝实质,脾内血管不易显示。正常脾长径为 8 ~ 12 cm,厚径不超过4 cm。

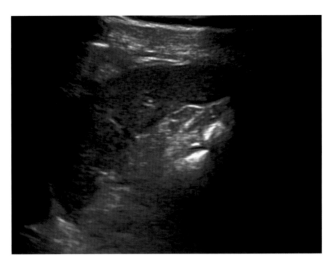

图 107-27　正常脾超声表现

(二)先天性发育异常

脾先天性发育异常以副脾多见,发病率为 10% ~ 20%,其组织结构以及功能均与正常脾相同。副脾的数量及位置不定,可为一个或多个,常位于脾门处。多脾综合征和无脾综合征极为罕见,通常合并心血管系统畸形。

1. 超声表现

(1)副脾:表现为脾门处或脾周围圆形或椭圆形低回声结节,边界清楚,形态规则,包膜完整,回声与脾相同(图107-28)。部分结节中彩色多普勒血流成像可探及与脾门处血管相连的血管分支。

(2)多脾综合征:超声表现为多个脾回声,相互融合,患者常同时伴发心血管系统畸形。

(3)无脾综合征:腹腔内无正常脾回声,同时合并胸腹腔脏器位置异常,合并先天性心血管畸形。

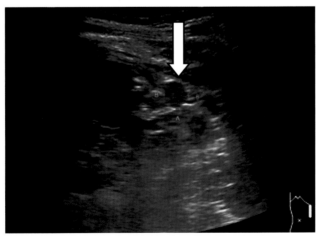

脾下极下方见类圆形结节,内部回声同脾(箭头所示)。

图 107-28　副脾超声表现

2. 鉴别诊断

(1)脾门处淋巴结肿大:多为恶性肿瘤淋巴结转移引起,常为多发淋巴结肿大,呈串珠样排列。单个肿大淋巴结较难鉴别,但若患者存在恶性肿瘤病史,同时短期内随访肿块增大明显则可诊断。

(2)游走脾:在左季肋区无法探及正常脾图像,在腹腔内可探及脾图像可鉴别。

(三)脾血管瘤

脾血管瘤(splenic hemangioma)是脾最常见的良性肿瘤,尸检结果显示发病率为 0.03% ~ 0.14%。此病 20 ~ 50 岁多发,男性多于女性,脾血管瘤无明显包膜,与正常的脾实质分界清楚,形态多为圆形或者类圆形。

1. 超声表现

(1)二维超声:表现为脾实质内稍高回声或低回声结节,边界清晰,形态规则,内部回声不均匀,部分可见管状无回声区(图 107-29)。

(2)彩色多普勒超声:可探及周边少许血流绕行。

(3)超声造影:动脉期一般表现为造影剂微泡稍快于周围脾组织进入呈高增强,多数病例为病灶整体迅速增强,也有病例表现为从周边开始向心性强化,小血管瘤动脉期无明显特殊灌注,表现为与周围脾实质同步的等增强;实质期造影剂均廓清缓慢呈等增强或持续高增强。总体上呈"快进慢出",符合良性病变的增强模式。

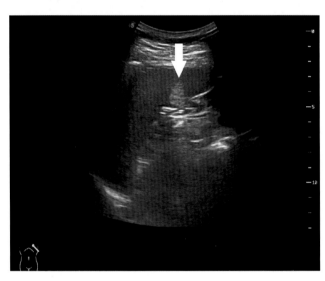

图 107-29　脾血管瘤超声表现(箭头所示)

2. 鉴别诊断

(1)脾脓肿:患者存在急性感染症状,脾内可见不规则无回声区,边缘模糊,超声造影脾脓肿周边见环形增强,内部无增强。

(2)转移瘤:患者有恶性肿瘤基础病史,同时超声造影通常表现为"快进快出"的造影模式。

(四)脾囊肿

脾囊肿(splenic cyst)较为少见,根据发病原因可分为真性囊肿与假性囊肿两类。真性囊肿其囊壁上存在分泌细胞,如表皮样囊肿等,可单发或多发。先天性多囊肝、多囊肾患者偶有合并多囊脾。假性囊肿又称继发性囊肿,其囊壁上无分泌细胞,内容物多为积液、积血等,如脾陈旧性积血或脾梗死后液化而成。

1. 超声表现　①二维超声表现为脾内圆形无回声区,边界清楚,形态规则,后方可见回声增强(图 107-30);当囊内合并出血时,内部可存在细密点状弱回声;表皮样囊肿壁可稍增厚,腔内可见弱回声。②彩色多普勒血流成像囊内无血流信号。③超声造影各期囊肿均无强化。

2. 鉴别诊断

(1)脾包虫病:患者有疫区生活史,脾内病灶具有特征性,表现为囊壁稍厚呈双层结构,可见单囊或多囊,可与肝包虫囊肿合并存在。

(2)脾脓肿:患者常有寒战、高热病史,部分患者存在左季肋区疼痛,当病灶内出现液化坏死时,超声可显示脾不规则无回声区,内透声差,可见点状弱回声漂浮。

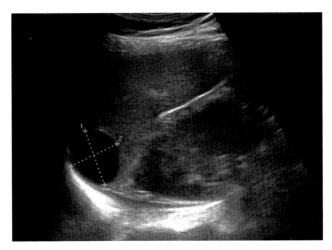

脾实质内见无回声区。

图 107-30　脾囊肿超声表现

(五)脾梗死

脾梗死(splenic infarction)是由于脾动脉及其分支堵塞引起的脾缺血性坏死的疾病,风湿性心脏左心及心瓣膜上的血栓脱落、脾周围脏器肿瘤和组织炎症引起脾动脉内血栓脱落、脾蒂扭转等均可阻塞脾动脉及其分支,引起脾梗死。有些病变引起脾明显肿大后可致部分脾组织发生缺血坏死。其余如栓塞脾动脉以治疗脾大引起的脾功能亢进等。脾梗死早期局部组织水肿、坏死,继之机化、纤维化等。

1. 超声表现

(1)二维超声:可分为急性及陈旧性脾梗死。急性期通常表现为脾内楔形的低回声区,尖部指向脾门,基底部较宽,边界不清楚,形态不规则,内部回声不均匀,可见条状稍高回声(图 107-31)。陈旧性脾梗死可表现为脾局限性或弥漫性缩小,形态不规则,梗死灶呈三角形或不规则稍高回声,呈瘢痕组织的回声特征。

(2)彩色多普勒超声:彩色多普勒成像可显示局部血流信号减少。

(3)超声造影:超声造影中,梗死灶因微循环血流灌注障碍而呈无增强,边界会更清晰,较易诊断。

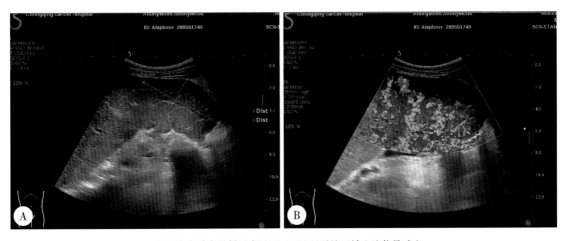

A. 显示脾实质内见低回声区;B. CDFI 显示该区域血流信号减少。

图 107-31　脾梗死超声表现

2. 鉴别诊断　脾淋巴瘤:二者在二维超声表现上有时难以鉴别,可通过超声造影,急性期脾梗死可表现为脾实质内局限性低灌注区域,由此可以鉴别。

（六）脾结核

脾结核（splenic tuberculosis）较少见，是结核病的局部表现之一，结核病并非都伴有脾结核。结核属特殊性炎症变化、变性、渗出、增生，形成肉芽肿。临床表现为发热、消瘦、盗汗、脾大和脾区疼痛等。脾结核分为3种类型：①粟粒型为脾结核相对早期阶段，脾内仅有散在粟粒样结核结节。②干酪坏死型为脾结核的进展期，脾实质内出现大小不等的脓腔，其内充满干酪样坏死组织和脓液。③钙化型为脾结核的稳定好转期，脾内多发钙化点、钙化灶。

1. 超声表现

（1）二维超声：不同类型的脾结核存在不同的二维超声表现，具体表现如下。

1）粟粒型：当患有急性全身性粟粒结核时，在脾内可形成无数肉眼可见的粟粒结核结节。声像图显示脾轻中度增大，脾内均匀密布米粒大小低回声结节，边界较清晰。当患有慢性血行播散性结核时脾轻度肿大，声像图表现大小不一、分布不均匀实性结节，可呈现强回声、低回声，边界较清晰，有的呈散在增强点状回声，似满天星状。

2）干酪坏死型：脾大明显，脾内可见多个大小不等的混合性团块，为强弱不等的实性区与无回声区相间，或呈蜂窝状，边界不规则，无回声区内可见细点状回声漂浮。

3）钙化型：脾大小正常或轻度肿大，脾内单个或多个点状、团块状或不规则强回声，后方伴声影。

（2）彩色多普勒超声：脾结核病灶血流信号常不丰富。

（3）超声造影：脾结核超声造影动脉期均匀高增强，若发生内部坏死可表现为不均匀增强，增强后期快速消退呈低增强，具有造影剂"快进快退"的特征，单从影像特征上很难将炎性与恶性病变鉴别，除需结合临床表现外，必要时需穿刺活检取组织送病检明确诊断。

2. 鉴别诊断

（1）脾脓肿：脾脓肿液化与脾结核干酪坏死型的声像图类似，但前者常单发，边界清晰，壁较厚，液性暗区可见密集点状或絮状回声。脾结核以多发为主，边界多不规则，内部回声杂乱，常为增生、钙化斑等不同病程的声像图表现同时存在，为结核病特点。

（2）脾梗死：为各种原因引起脾动脉或其分支栓塞所致的脾组织局部缺血坏死。超声表现为实质内不规则形均质低回声区，范围较大，呈楔形，尖端指向脾门，内部无血流信号和造影剂灌注可鉴别。

（七）脾外伤性病变

脾是腹部钝性伤中最容易受损伤的腹腔内器官，钝性伤常常可导致脾挫裂伤、破裂、血肿形成，需注意的是有时单核细胞增多症患者可存在脾自发性破裂。若脾实质表面破裂，但包膜完整，则血液会聚集在包膜下，形成包膜下血肿。若脾实质受损破裂，可形成脾实质内血肿。

1. 超声表现

（1）二维超声：①脾包膜下血肿。脾表面与包膜之间可出现无回声区，呈扁长、半月形或不规则形，轮廓清楚，无回声区内可见细小弱回声，且无回声区随呼吸上下移动。②脾实质内血肿。血肿较大时引起脾增大，形态饱满。血肿局部呈圆形或椭圆形无回声区，内回声不均匀，形态规则或不规则。③脾真性破裂。脾包膜连续性中断，脾周围可见条状、月牙状或不规则无回声区，可延伸至脾内部，有时可合并腹腔积液。

（2）彩色多普勒超声：脾内及脾包膜下血肿异常回声区域无血流信号显示。

（3）超声造影：有助于提高脾损伤的检出率及明确损伤范围。脾血肿表现为动脉期及静脉期脾内不规则低和（或）无增强区，包膜下血肿往往呈"新月形"无增强区，与周围正常组织分界清楚。

2. 鉴别诊断　脾外伤超声检查存在假阴性。如超声未能明确显示脾破裂的直接征象，但腹腔内出现游离液体时，应结合临床，不能完全除外脾破裂的可能，对于腹部闭合伤者，应尽可能做到迅速、多脏器、多切面检查，部分脾外伤患者可出现延迟性脾破裂，常在外伤后数天至2周间出现，而在外伤后的当时超声检查常无异常发现，因此必要时应重复检查，提高超声检查的技术水平和责任感，减少漏诊的发生。

（八）脾淋巴瘤

脾淋巴瘤（splenic lymphoma）为全身性淋巴瘤的一种表现，患者通常合并其他部位淋巴结肿大。

1. 超声表现

（1）二维超声：可分为弥漫性及局限性两类。弥漫性脾淋巴瘤表现为脾增大，实质回声降低。局限性脾淋巴瘤可表现为脾实质内单个或多个低回声区或极低回声区，边界清楚，形态可为圆形、类圆形或不规则，内部回声不均匀（图107-32）。

（2）彩色多普勒超声：CDFI显示病灶内及周边可见到血流信号。

（3）超声造影：超声造影动脉期为等增强或低增强；实质期呈明显低增强并快速廓清，符合恶性病变超声造影表现。

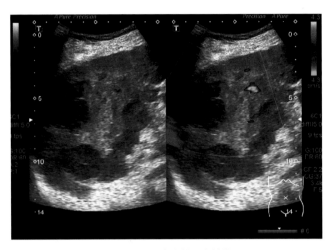

脾实质内可见多个低回声结节。

图107-32　脾淋巴瘤超声表现

2. 鉴别诊断　脾血管瘤通常不合并全身淋巴结肿大，造影与肝血管瘤类似，为早期周边环状强化，后向中心填充，此特征可与淋巴瘤相鉴别。

（九）脾弥漫性增大

脾弥漫性增大可由多种病因引起，有感染性病变：如病毒、寄生虫、螺旋体感染等，非感染性疾病常见的有肝硬化、门静脉高压症、慢性右心衰竭。恶性肿瘤如白血病、恶性淋巴瘤等也可引起脾弥漫性增大。

超声表现多无特异性，常表现为脾测值增大，实质回声均匀，当脾重度增大时可显示周围器官受压移位，当合并门静脉高压症时可存在脾静脉增宽（图107-33）。

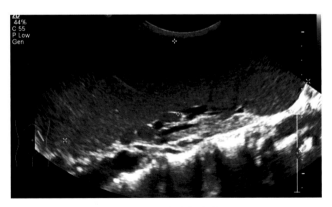

图107-33　脾大超声表现

（十）临床应用进展

对于脾占位，可以进行超声引导下穿刺活检鉴别其性质。同时对于脾较大的囊肿，可以选择超声引导下的囊肿硬化治疗，其操作简单安全、疗效好。超声引导经皮微波消融治疗脾继发性功能亢进既保留了脾正常解剖结构和免疫功能,又降低了脾破坏血细胞的作用,是微创简便安全有效可行的治疗继发性脾功能亢进的方法。

(李 颖 罗 丽)

第二节 肾、输尿管、膀胱及前列腺疾病超声检查与诊断

一、肾疾病超声检查与诊断

(一)肾解剖与正常声像图

肾(kidney)是腹膜后间隙内的成对器官,脊柱两侧各一,肾由外向内被肾筋膜、脂肪囊、纤维囊包绕。其上端向内前倾斜,双肾长轴呈"八"字形,横轴指向后内侧。双肾上极圆而厚,与其各自的肾上腺毗邻,右肾前面紧邻肝,前下部为结肠右曲,内侧为十二指肠降部。左肾前上方为胃底后壁、胰尾和脾门;中部为结肠左曲。双侧肾内前上端为肾上腺,后面的上部为肋膈隐窝,中下部紧贴腰肌。

正常的肾冠状断面呈外凸内凹的"蚕豆"形,包膜回声光滑、呈高回声、连续性好。正常皮质,由肾实质外层向内延伸到锥体之间,呈均匀低回声强度略低于肝、脾回声。髓质回声低于皮质,又称锥体,呈顶端指向肾窦的圆锥三角形弱回声区。肾窦内的肾盂、管状结构、脂肪组织等构成非常复杂的声学界面,声像图表现为被实质包绕的椭圆形高回声结构,也称集合系统回声(图107-34)。当膀胱高度充盈时,轻度扩张的集合系统无回声区增宽,但是一般不超过1.5 cm。

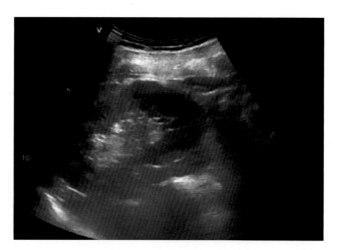

图107-34　成人左肾超声冠状断面

(二)肾相关疾病

1. 肾先天性异常

(1)重复肾:重复肾(duplex kidney)也称重复集合系统或双集合系统(duplex collecting system),是最常见的泌尿系统畸形,发生率为0.5%~10%,男女比例为1:2。

重复肾多数融合为一体,表面有一浅沟,而肾盂、输尿管上端和肾血管可完全分开,自成一体,但肾盂、输尿管的上端及血管明显分开,通常上部体积较小,功能较差,集合系统引流不畅,而导致积水和结石。重复肾的输尿管变化较多,在发育过程中有的形成完整的双输尿管,并有各自的开口进入膀胱(完全性);有的上端为两条,到中下端融合成为一条,呈"Y"字形输尿管(不完全性),开口于正常位置。继发

反复尿路感染是双集合系统的最常见病,患者常有腰痛、发热、脓尿、血尿、有尿路刺激征等临床症状。

1)超声表现:患肾外形大致正常或长径轻度增大。部分肾表面可见一个表浅的切迹,因上极的发育常较下极差,或引流不畅,所以上极相对较小,常有积水回声(图107-35)。

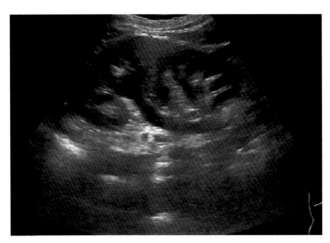

上极较小,并发输尿管扩张积水。

图107-35 重复肾超声表现

双集合系统肾声像图的最突出特征为一侧肾内有上下两个相互独立的肾窦高回声团,每个肾窦回声团较正常肾窦回声小,尤其以上位肾窦更为显著,肾门部斜断扫查显示两处肾门。

在肾窦发育不全时,常伴有积水,反复感染的病例,积水内透声差。有肾盂积水者,几乎都有输尿管积水。沿输尿管追踪扫查,显示扩张的输尿管呈管状或腊肠样无回声结构,常依此来寻找异位输尿管口的位置。CDFI很容易将其与血管区别。

2)鉴别诊断:双肾盂畸形表现为上下两组肾盏过早地分别汇合,形成肾盂,继而又移行为一条输尿管,与双集合系统同样有两个肾盂,但仅有一个肾门,无肾盂和输尿管积水征象,也无反复尿路感染的临床症状。

(2)异位肾:由于在胚胎发育过程中,肾上升停顿、过度或上升到对侧,以致没有到达正常位置,称为异位肾。包括盆腔肾(较常见)、胸内肾(罕见)、交叉异位肾。异位肾在没有合并其他畸形时,无临床症状,多数为偶然发现腹腔内包块,或体检时无意中发现。部分病例合并尿路感染而就诊。

1)超声表现:①一侧肾区无肾,异位区见肾回声,多发育不良,健侧肾则呈代偿性增大。②盆腔肾多数发育较差,或存在其他合并症,显示为盆腔内实性低回声团块,边界清楚,具有不典型的肾回声特征。但外形常小,实质回声薄,集合系统分离有时可见结石强回声。③胸内肾位置多贴近横膈,表现为横膈上方的实质性包块,具有肾回声特征。④单侧交叉异位肾者,双肾在同侧。在正常位置肾的下方又有一个肾,其上极常与另一肾的下极融合,形成"S"状。集合系统常存在积水无回声区。⑤双侧交叉异位肾者,虽在左、右各有一肾,但是其位置常低于正常,形态失常,多数伴有积水无回声区。当合并下尿路梗阻时,或膀胱输尿管反流,可以追踪扩张输尿管的走行,显示其位于对侧。⑥异位肾几乎都存在旋转不全和肾血供异常。CDFI可以从肾门追溯肾动脉的起源。

2)鉴别诊断:异位肾主要应与游走肾和肾下垂鉴别。前者的特点为活动度大,位置不固定,可越过脊柱进入对侧腹腔,也可以回到正常位置,但形态和内部回声正常。CDFI显示游走肾的血供来源于正常肾动脉,容易与异位肾鉴别。下垂肾的活动幅度较游走肾小,于站立位下降到盆腔,但不越过脊柱,其血供来源正常,与盆腔肾容易鉴别。

(3)融合肾:胚胎发育的早期,若两侧生后肾原基在脐动脉之间发生融合即产生融合肾,融合肾分为两大类:两肾在中线一侧融合者称为同侧融合肾;在中线附近融合者称为两侧融合肾或横过型融合肾。在后一类中,若两肾的下极或上极融合,形成蹄形,谓之蹄铁或马蹄肾(horseshoe kidney)(图107-36);两肾上极与对侧肾下极融合,形似"S"形,称为"S"形肾(S-shaped kidney)或乙状肾(sigmoid kidney);两肾极部融合或内侧融合,形似圆盘者,谓为盘状肾(disk kidney);融合成块者,谓为团块肾(lump kidney)。融合肾的位置较低,其中90%以上为两肾下极融合。患者主要的临床表现为腹部肿块、腹胀、尿路刺激症状等。

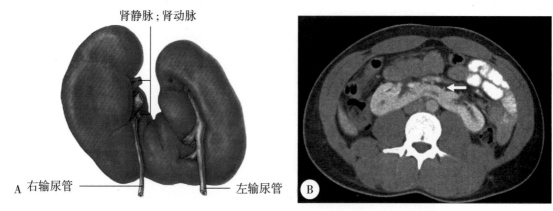

A.马蹄肾示意;B.马蹄肾CT横断面,可见双侧肾实质在脊柱前方相连(箭头所示)。

图107-36　马蹄肾

1)超声表现:声像图主要特征如下。①肾位置较低;②形态失常,伴旋转不全;③两肾无分界;④有两个相互独立的集合系统。

蹄铁型肾(马蹄肾),两肾下极靠近中心,并在中线融合(图107-37),形成蹄铁状外形。其长轴线呈"V"字形。集合系统位置前移,肾门旋转向前方,极易显示。

"S"形肾(乙状肾),连续扫查可见两肾位置上下相差,上极位置高低正常,下极明显降低并移至中线与另一侧肾上极融合,另一侧肾的位置显著降低,形成"S"状外形。而肾长轴接近于平行。肾门也明显转向前,很容易显示其内部结构和出入的血管。

同侧融合肾的声像图特点为仅在一侧显示一个外形较长的大肾,其集合系统为两个各自独立、分界明显的高回声团。对侧或其他部位再无肾回声,颇似重复肾。

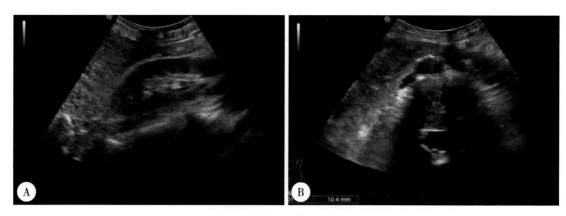

双肾下极靠近中心,并在中线融合。

图107-37　马蹄肾超声表现

2)鉴别诊断:重复肾有两个集合系统回声,与同侧融合肾极为类似。但是前者对侧有肾,而后者对侧无肾。此外,前者常合并患侧输尿管开口异位,后者两个输尿管开口位置一般正常。

(4)单纯性肾囊肿:单纯性肾囊肿绝大多数为单侧或双侧的孤立性囊性病变,也可为多发,称为多发性肾囊肿(multiple renal cystic disease)。其病因不完全肯定。近来研究可能由肾小管憩室发展而来。囊肿位于肾实质,内径从几毫米到几厘米,呈圆形或椭圆形,壁薄。囊内为无色或呈略淡黄色的液体。不与肾盂或肾盏相通。未受累的肾组织仍可正常。绝大多数囊肿进展缓慢,无临床症状,在超声体检中偶然发现,或是因腹部包块就诊时发现。当囊肿巨大或合并感染、出血时,可出现腰痛、腹痛。

1）超声表现：单纯性囊肿的典型声像图为圆形或椭圆形无回声囊，边界清晰光滑，囊壁菲薄不可测量，后方回声增强、内收。体积过小的单纯性囊肿，由于部分容积效应，声像图显示其内部不呈典型的无回声。后方回声增强不明显（图107-38）。

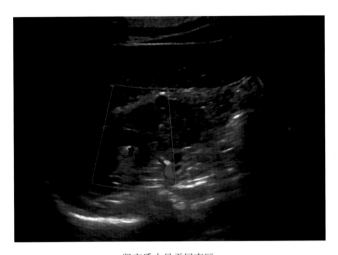

肾实质内见无回声区。

图 107-38　单纯性肾囊肿超声表现

2）鉴别诊断：重度肾积水，单纯性囊肿的大部分肾结构完整，皮髓质结构层次清晰，无回声形状多为圆形或椭圆形，有些有分隔，而重度肾积水的肾实质变薄，无回声形状为调色板样。

（5）多囊肾：多囊肾是一种较常见的先天性遗传性疾病，约占长期透析患者的10%。绝大多数双侧肾同时受累，但程度可不同。全肾布满大小不等的囊腔，大小相差悬殊，从小到肉眼不能辨认至大到十几厘米。囊肿之间很少能见到正常的肾组织。肾盂受压变形。

由于病变程度及伴随病变不同，临床表现及其严重程度有很大差异。多数患者于40岁左右出现临床症状，表现为腰部胀痛，甚至肾绞痛、血尿、尿路感染和腹部包块等。高血压发病较早，可能与肾缺血有关。个别患者伴发的多囊肝严重而多囊肾相对较轻，肝功能衰竭在先。

1）超声表现：早期肾仅轻度增大，随着囊肿的增大，肾外形显著增大，可达正常肾体积的数倍或更大，轮廓明显不规则。

肾内充满大小悬殊的囊状无回声区，难以计数的囊肿互相重叠、挤压，使囊肿失去光整的轮廓。当合并出血或感染时，一个或数个囊肿内部呈密集细点状回声，部分囊肿囊壁伴钙化强回声斑（图107-39）。

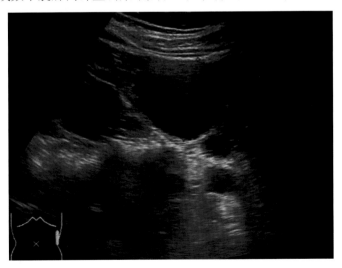

肾形态失常，实质内见多个无回声区。

图 107-39　多囊肾超声表现

2）鉴别诊断：①多发性肾囊肿，囊肿数目虽多，但多可计数，而且囊肿间可见到正常肾实质回声。②巨大肾盂积水，积水多为单侧，无回声区大而且分隔不完全、互相连通。最大囊腔总在中央，见不到很小的囊腔。

2.肾血管平滑肌脂肪瘤 肾血管平滑肌脂肪瘤（renal angiomyolipoma，RAML），又称肾错构瘤，是最常见的肾良性肿瘤，由平滑肌细胞、畸形血管及脂肪组织3种成分构成。尸检发现率约11%。典型肾错构瘤含典型的肾血管平滑肌脂肪。

RAML大小相差很大，可由2~3 cm到20 cm，但是多数较小。小RAML很少有临床症状。多为超声偶然发现。当超过4 cm时，可能出现出血、腰痛、腰部包块。内部出血时瘤体可在几天内迅速增大，而后逐渐缩小，再出血后又增大。当破裂时，可致急性腹痛。偶可致腹腔内大量积血甚至休克。

（1）超声表现

1）二维超声：典型RAML有较多脂肪，小RAML超声显示为肾实质内圆形高回声结节，回声强度与肾窦相当，边界清楚，易诊断（图107-40）。大RAML的内部声学界面较大，表现为高低回声相间的杂乱回声。但当肿瘤中的脂肪成分比例<20%时称为乏脂肪肾血管平滑肌脂肪瘤，在所有RAML中约占4.5%，呈低回声，影像学特征不明显，易误诊为肾癌。

2）彩色多普勒超声：RAML血流信号不丰富或少量点条状血流信号。

3）超声造影：典型RAML多表现为快进慢出及向心性均匀性不明显增强。部分乏脂肪型RAML表现为缓慢向心增强、达峰值均匀增强。

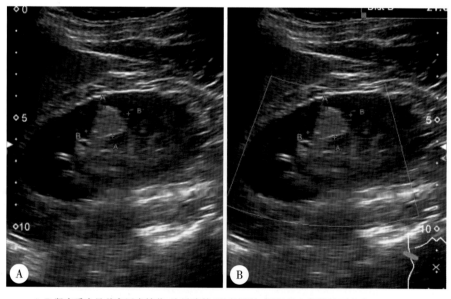

A.B肾实质内见稍高回声结节，边界清楚，形态规则，CDFI见血流信号不丰富。

图107-40　肾血管平滑肌脂肪瘤

（2）鉴别诊断：肾细胞癌，小肾癌多数回声较高，但是低于AML。小肾癌可见假包膜回声，内部有钙化或小的不规则无回声区。体积大的RAML合并内部出血时，也可能与大的肾细胞癌混淆。但是RAML局限性好，无周围浸润，无血管内瘤栓。

3.肾细胞癌 肾细胞癌（renal cell carcinoma，RCC）是最常见的肾恶性肿瘤，占肾恶性肿瘤的86%~90%，主要包括透明细胞癌、乳头状细胞癌、嫌色细胞癌、集合管癌等，以透明细胞癌最常见。其中5%的患者可双侧发病，但通常并不同时发生。多见于40岁以上成年人。儿童少见。发病率男性多于女性，约3∶1。

（1）超声表现

1）二维超声表现：取决于肿瘤的大小和范围。①肾外形改变，较大的肿瘤常致肾外形失常，呈局限性增大，表面不平，肾被膜回声中断，甚至突出肾脂肪囊外，带蒂生长。②肾实质回声异常，RCC绝大多数表现为肾内类圆形实质性回声团块,肿瘤边缘光滑,边界清楚,有球体感。部分可见低回声边缘或因压迫肾实质而形成厚的假包膜回声,其内部回声表现复杂。回声边缘或因压迫肾实质而形成厚的假包膜回声,其内部回声表现复杂。回声类型与肿瘤大小、内部结构有关。③较小 RCC(<3 cm)半数以上为稍高回声,比肾窦回声低。内部回声比较均匀,少数不均匀,呈蜂窝状,或呈不典型囊肿(多房、壁厚、有实性成分)。④较大 RCC(>5 cm)80% 为低回声或等回声,也可为高回声或杂乱回声。可呈分叶状,常伴有内出血、坏死、液化或囊性变,致使内部回声杂乱,形成点片状高回声或混合不规则的无回声区。

2)彩色多普勒超声:血流信号丰富,当出现坏死时血流信号减少(图 107-41)。

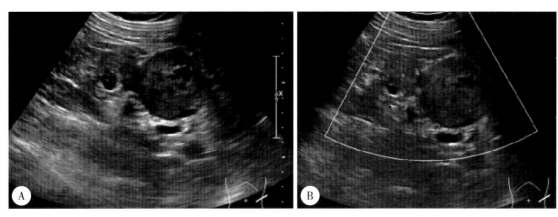

A.B 示肾实质内见低回声块影,边界清楚,向包膜外凸起。

图 107-41　肾细胞癌超声表现

3)超声造影:肾细胞癌主要表现为弥漫性的均匀或非均匀高增强,呈"快进快出、高增强"典型的肾实质恶性肿瘤尤其是透明细胞癌的血管非常丰富,内径粗,静脉回流通畅,静脉管径宽,密度大且存在大量动-静脉短路。超声造影可见肿瘤边缘"环状"高增强回声,较灰阶超声更能够提高肾恶性肿瘤假包膜的检出率(图 107-42)。

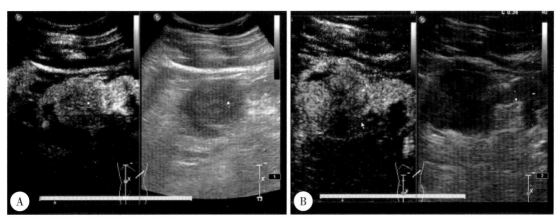

A.B 示呈弥漫性的高增强,呈"快进快出"的表现。

图 107-42　肾细胞癌的超声造影

(2)鉴别诊断

1)肾柱肥大:为肾的先天性变异,常见中、上组肾盏之间。与皮质无分界,回声与皮质一致,CDFI 显示正常弓状动脉。超声造影与皮质一致。

2)肾血管平滑肌脂肪瘤:高回声小 RCC 与 AML 有时很难鉴别。AML 极少有周缘有低回声包膜包绕,或内部无回声或低回声区,中央钙化强回声斑。

4.弥漫性肾病变　弥漫性肾病变,是由多种原因引起广泛性肾实质损害。最常见的原因有急性和慢性肾小球肾炎、肾盂肾炎、肾病综合征、糖尿病、高血压等。所造成的肾损害有的是原发的,有的是继发的。从超声检查的角度出发,可以归纳为三大类:第一类是以肾实质充血、水肿为主;第二类是以肾实质结缔组织增生为主;第三类是肾实质萎缩、纤维化。这些类型是肾形态和大致结构异常的概括,与其病因无对应关系。每一类可以是某一疾病的主要病理改变,也可以是同一疾病的不同发展阶段。弥漫性肾病变的临床表现因病因不同而相差甚大。但大多数患者有不同程度的血压升高、蛋白尿、血尿和管型尿。

(1)超声表现

1)二维超声:肾弥漫性病理改变主要在肾实质,所以对实质回声的仔细观察极为重要。一是与周围组织回声对比。在同一检查条件下,如果肝和脾无病变,右肾回声高于肝,左肾回声高于脾,都应认为肾实质回声异常。二是肾内回声自身对比。皮质回声增强显著大于髓质,或髓质回声增高,高于皮质回声,也应认为实质回声异常。此外,肾实质异常增厚或异常减薄,特别是实质与肾窦界限模糊者,也都是实质弥漫性病变声像图表现。

2)彩色多普勒超声:肾实质内血流信号减少。

(2)鉴别诊断

1)肾淤血:任何引起肾静脉回流缓慢的疾病都可引起肾淤血,如右心衰竭、心包炎、肾静脉以上及其入口以上的上腔静脉受阻,左肾静脉受压(胡桃夹征)、肾静脉血栓等。声像图表现为肾外形增大,实质回声降低。CDFI和频谱多普勒显示肾静脉增粗、血流缓慢。肾内小动脉 RI 增高。

2)肾动脉狭窄:狭窄侧肾外形可能缩小。由于长期血压升高可导致弥漫性肾损害缩小侧肾动脉局部血流异常增快,其远端血流明显减弱,加速时间延长,加速度降低。

5.**肾结石** 肾结石常见。结石的大小、形态、硬度和透声性与其成分有关。小者如粟粒或泥沙,较大的鹿角状结石可充满整个肾盂肾盏。草酸钙和磷酸钙为主的结石,约占80%。尿酸结石和胱胺酸结石的透声性较好。腰痛、血尿是结石的主要症状,常于活动后发作或加重。急性梗阻时发生肾绞痛。

(1)超声表现:肾结石的典型声像图为肾窦内伴有声影的强回声团,透声差的结石,呈新月形或弧形带状强回声,伴有明显的声影。透声较好的结石可隐约显示其内部结构,后方声影较弱或无明显声影。较小肾结石可能仅显示点状强回声而无声影。此类结石多积聚于肾小盏的后部。伴有肾小盏积水者,呈典型的无回声区内的强回声点,颇具特征。但是若不伴有积水,容易被肾窦回声掩盖。部分肾结石在使用 CDFI 时可产生"闪烁"伪像,对确认结石有重要帮助(图107-43)。

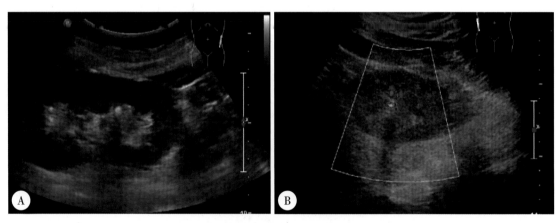

A. B 示肾窦区内见团状强回声后伴声影,CDFI 可见"闪烁"伪像。

图 107-43　肾结石超声表现

(2)鉴别诊断:肾内钙化灶多位于肾实质内,而结石位于肾窦内或肾窦边缘。肾结核空洞并局部钙化强回声团位于不规则无回声区的周缘或外部,而肾结石并肾盏积水时强回声团位于肾盏颈部或内部。

6.**肾积水** 肾盂肾盏内压力上升,肾盂积水。正常肾盂内压力约 10 mmHg,尿路梗阻后可达 50 ~ 70 mmHg 或更高。从而引起肾盂肾盏积水和肾的系列病理改变。其速度和程度除了与肾盂的解剖形态、血供以及梗阻部位和是否合并尿路感染等因素尿生成速度越快,梗阻发生的程度越重,时间越短,部位越高。

需要提及的是肾盂积水可以不存在梗阻,肾盂压也可以不高,如某些先天性尿路畸形、肾盂输尿管反流、慢性尿路感染、使用利尿剂和解痉药物、尿路梗阻手术后等。妊娠也常合并肾盂积水,也属非病理性积水。反之,没有肾盂积水也不能完全排除梗阻。如急性梗阻早期,单侧肾功能不全并梗阻者等。

(1)超声表现:肾盂回声改变:肾窦高回声区分离,其间呈无回声区,后方回声增强。肾窦分离扩张的程度与积水量的多少和梗阻发生的时间长短有关。轻度积水无回声区仅局限在肾盂或肾盏内,随着梗阻时间的延长和尿液潴留量的增加,肾盂内无回声区进一步扩展到肾大盏乃至肾小盏。肾窦形态的改变除了与积水量的多少和肾盂解剖结构的变异有关外,尚与尿路梗阻的病因与梗阻部位有一定关系。输尿管中段以下梗阻所致中度肾积水者,实时扫查可见肾盂大部分突出肾门,与扩张的输尿管相通,外形似"烟斗状"。其整体形态在冠状断面可见扩张肾盏与肾盂相通呈"手套状"或称"湖泊汇流"状(图107-44)。

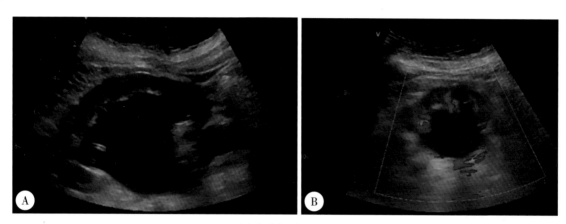

A. B 示肾窦分离,内呈无回声区。

图107-44　重度肾积水超声表现

重度肾积水时各断面均呈巨大囊状,有时可呈现"调色碟"状。不同断面所显示的扩张肾窦形成的肾盂的观察以冠状断面最有价值。按声像图肾盂分离的程度、形态和积水量的多少,可将其分为轻、中、重度。

(2)鉴别诊断

1)肾囊肿:肾盂周围囊肿酷似轻度肾盏扩张,多断面检查前者总是圆形而后者则不然。肾外肾盂积水时,扩张的肾盂大部分位于肾外,由于肾盏扩张较轻,易与肾门周围的肾囊肿混淆。后者呈圆形,内壁平滑,肾窦回声存在,并推向一侧;而后者多呈"倒梨状"或"烟斗状",内壁不平滑,肾窦回声消失或包绕无回声区顶端。

2)肾结核性空洞或积脓:肾盂积水合并感染者,与肾结核性空洞或肾脓肿有时鉴别困难。积水合并感染通常不破坏肾盂肾盏壁和肾实质,肾盂肾盏壁完好,肾结核和肾脓肿破坏肾盏壁和肾实质,可以被声像图显示。

7.移植肾　移植肾通常位于右侧髂窝内的腹膜外髂肌及腰大肌前,肾移植有自体肾移植、同质肾移植和同种异体肾移植。主要并发症是排斥反应,其次是感染,其他并发症包括血管狭窄、血栓、血肿、急性肾功能衰竭、免疫抑制剂引起的肾毒性反应、出血、渗尿和淋巴管阻塞。

自体和同质肾移植一般不存在排斥反应,而同种异体肾移植都存在不同程度排斥反应,排斥反应常发生在移植后的前几个月,这是导致移植肾功能衰竭乃至丧失的主要原因。排斥反应按其性质分为超急性排斥反应、急性排斥反应和慢性排斥反应。按其发生的时间分为超急性期(<1周)、早期(1~4周)和晚期排斥反应(>1个月)。

(1)超声表现:正常移植肾的超声表现和正常肾基本一致(图107-45)。由于移植肾位置表浅,且使用了高频探头,因而切面更清晰。皮质回声较正常略强,肾锥体呈低回声,皮髓质界限比正常肾更清楚。

移植肾动脉脉冲多普勒与正常肾相似。搏动指数(pulsation index, PI)是反映血流阻力的指标,正常人肾动脉及分支的 PI 为 0.7～1.4,是血管床低阻力的表现。如果 PI>1.8,提示可能存在肾功能障碍。阻力指数(RI)也用于测量移植肾血管床动脉血流阻力,正常值不超过 0.7～0.8,RI>0.8.提示移植肾功能异常。

排斥反应:①超急性(术后 24 h 内)和急性(术后 6 个月内)排斥反应多表现为肾体积增大,皮质内伴局限性回声减低区,肾锥体增大;血流明显减少,阻力增高,RI>0.8 或 PI>1.8;肾周可有积液。②慢性排斥反应移植肾体积缩小,轮廓不规整,实质变薄,皮髓质分界不清;动脉 RI 偏高,但低于急性期。

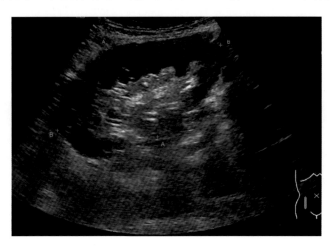

图 107-45　移植肾(髂窝)超声表现

(2)鉴别诊断:排斥反应这是一个动态进展过程。轻度的排斥反应很难诊断。声像图正常不能排除排斥反应,也不能完全肯定是排斥反应,必须除外其他原因。只有在与排斥反应相关的临床表现出现时,结合上述超声表现,诊断的准确性才较高。当数个并发症同时存在或声像图表现不典型时,经常出现诊断困难。特别是与免疫药物引起的肾中毒的鉴别较困难。需要特别注意的是与急性肾小管坏死的鉴别。后者血流动力学变化不显著。

二、输尿管疾病超声检查与诊断

(一)输尿管正常声像图

输尿管(ureter)是一对细长肌性的管状结构,上起于肾盂,下止于膀胱三角区,长为 20～30 cm。其管径平均为 0.4～0.7 cm。

每侧输尿管有 3 个狭窄处。第一狭窄位于肾盂和输尿管移行处;第二狭窄位于越过髂总动脉或髂外动脉处;第三狭窄为膀胱壁内侧,狭窄部内径约 2 mm,是结石阻塞的常见位置。

正常输尿管处于闭合状态,超声不易显示。对瘦体形或肾外型肾盂者,有时可显示肾盂输尿管连接部。膀胱高度充盈后,以膀胱作为透声窗,可显示输尿管膀胱壁段。声像图所见该两处输尿管均呈回声较强的纤细管状结构,其内径一般不超过 4 mm,管壁清晰、光滑,内为细条带形无回声区。

(二)输尿管先天性异常

1.先天性巨输尿管　巨输尿管又称先天性输尿管末端功能性梗阻、原发性巨输尿管症。为输尿管神经和肌肉先天性发育不良,造成输尿管蠕动减弱和尿液引流障碍导致的输尿管严重扩张。目前认为输尿管壁肌肉排列紊乱,功能性梗阻段胶原纤维的比例增多,也是妨碍该段输尿管的正常蠕动,导致尿液排流不畅的重要原因。本病的主要特点为:输尿管末端无机械性梗阻,无下尿路梗阻性病变,不存在膀胱输尿管反流,输尿管膀胱连接处的解剖正常。本病为单侧,可继发结石和尿路感染。由于尿液引流不畅,巨输尿管往往合并泌尿系统感染。当腹部出现包块,才引起患者注意。

(1)超声表现:输尿管全程显著迂曲扩张,内径可增粗达 3～5 cm,甚至 10 cm 以上。以中下段最严重,管壁厚而光滑,内为透声良好的无回声区。如合并结石,输尿管无回声区内出现强回声,后伴有声影。合并感染和输尿管内有出血时,可在无回声区内显示细密点状或云絮状回声。

患侧肾盂、肾盏有不同程度扩张,肾盂、肾盏扩张程度与显著扩张的输尿管不呈比例,尽管肾盂和输尿管扩张,但找不到梗阻的病因。

(2)鉴别诊断:一般尿路梗阻性病变:其输尿管扩张与肾积水的程度平行,多为轻度或中度。而巨输尿管则以输尿管全程显著扩张为其主要特征。输尿管严重扩张,肾盂、肾盏扩张的程度相对较轻,多为中度扩张而找不到梗阻性病变存在。过分巨大的输尿管可占据全腹,误认为巨大囊肿或腹水。穿刺引流后造影能明确诊断。

2. 输尿管囊肿　输尿管囊肿也称输尿管黏膜脱垂、输尿管终端囊性扩张等,为输尿管末端开口处的囊状扩张并向膀胱膨出。多属先天性,女性多于男性,以左侧多见。囊肿壁菲薄,外层覆以膀胱黏膜,内层为输尿管黏膜。原因为胚胎期输尿管与生殖窦间的一层隔膜吸收不完全或持续存在,导致输尿管口狭窄,尿液引流不畅而形成囊肿。也可因为输尿管末端先天性纤维结构薄弱或膀胱壁内段过长所致。后天性因素如输尿管口周围炎症、水肿、黏膜膨胀,造成输尿管口狭窄,并呈不同程度梗阻,在尿液作用下形成囊肿。

输尿管囊肿可合并其他尿路畸形,如重复输尿管、异位开口等。常有尿路感染的临床表现,或出现腰腹部胀痛、排尿不畅、尿流中断等症状。女性患者有时囊肿可随尿流出尿道口外。输尿管梗阻可引起输尿管和肾盂积水,严重者出现肾功能损害。

(1)超声表现:声像图显示膀胱三角区呈圆形呈椭圆形囊状结构,壁菲薄而光滑,内为无回声区,类似"金鱼眼"(图 107-46)。实时观察可见囊肿大小随输尿管蠕动周而复始地不断变化。即所谓"膨缩征"。纵断检查可见囊肿与扩张的输尿管盆腔段连通。较大的囊肿在排尿时可观察到囊壁移向后尿道口,并不同程度地阻断尿流,囊肿"膨缩征"可消失。CDFI 能显示囊壁向膀胱的尿流信号。

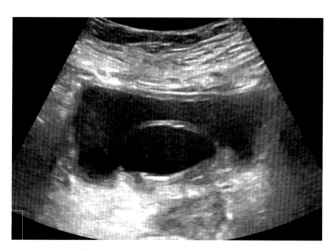

输尿管膀胱三角区可见囊状结构,类似"金鱼眼"。

图 107-46　输尿管囊肿超声表现

(2)鉴别诊断:输尿管憩室多发生在输尿管与膀胱的交界处,其特点是不突入膀胱腔,而位于膀胱之外与输尿管连通。

(三)输尿管结石

输尿管结石多发于男性,男女比例约 4.5:1.0。大多数来自肾,原发性输尿管结石较少见。输尿管解剖上的 3 个生理狭窄部,是结石最易停留的部位。结石停留在输尿管下 1/3 段或开口处者最多见。原发性结石几乎都与输尿管病变有关,如狭窄、憩室、异物、感染等。结石多为单侧,双侧结石仅占 10%左右。

结石对局部输尿管的刺激、损伤,可引起输尿管痉挛性收缩,出现阵发性剧烈绞痛或钝痛,并向大腿内侧放射。也可以引起肾小动脉收缩,使肾内动脉阻力增加。黏膜的损伤和刺激可引起不同程度的血尿,黏膜水肿致使阻塞加重。

1. 超声表现　输尿管结石的声像图特征是:①肾窦分离扩张;②扩张的输尿管突然中断,远端不能显示;③输尿管管腔内显示强回声团,与管壁分界清楚,后方伴有声影;④结石后方出现多普勒快闪伪像;⑤CDFI 显示患侧输尿管开口尿流信号明显减弱或消失。

绝大多数结石停留在输尿管 3 个生理狭窄处。在有肾盂扩张的情况下,位于第一狭窄处的结石容易显示。位于第二狭窄处的结石,取仰卧位扫查。左侧先显示髂总动脉末端,右侧显示髂外动脉起始部,在动脉和伴随静脉前方可能显示无血流的管状结构及其内部的结石回声。第三狭窄处的结石也容易显示。首先找到输尿管开口处的乳头,以此为标记,再仔细调节远场增益和聚焦点位置,显示其内的结石回声及远端扩张的输尿管。

由于结石的大小、形态、存留位置和组成成分不同,其声像图表现也有一定的差别。如草酸钙结石质硬,表面光滑。声像图仅能显示其表面,故呈弧形强回声团,后伴明显声影(图 107-47);表面粗糙的尿酸结石质地较疏松,呈圆形或椭圆形强回声团,表面不光滑,其后方声影较弱或无明显声影。

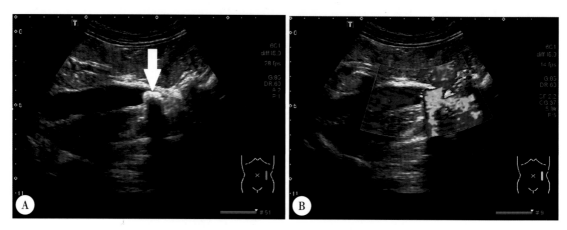

A. 输尿管结石(箭头所示);B. CDFI 见闪烁伪像。

图 107-47　输尿管结石伴输尿管扩张积水超声表现

2. 鉴别诊断

(1)输尿管肿瘤:输尿管肿瘤也可呈类似结石的强回声,而某些结石也可为等回声。使两者发生混淆。但仔细观察前者可见扩张末端局部管腔不规则,管壁有僵硬感,肿瘤回声强度较结石回声低,边缘不规则,且与管壁无分界。浸润性生长的肿瘤则以管壁不规则增厚为主,CDFI 能显示其内部有血流信号。透声好的结石虽然酷似肿瘤,但局部输尿管壁连续完好,回声均匀,内部无血流信号。

(2)先天性输尿管狭窄:声像图仅显示近端管腔明显扩张,远端逐渐狭窄而又未显示结石者,应考虑先天性输尿管狭窄。本病少有自发性肾绞痛伴血尿的特点。X 射线尿路造影可明确诊断。

(四)输尿管肿瘤

输尿管肿瘤以恶性居多,约占全部肿瘤的 75%,原发性输尿管肿瘤,主要为移行细胞癌,本病男性多于女性(3∶1),肿瘤多发于输尿管中下段(70%~75%),呈乳头状或非乳头状。输尿管肿瘤无论良、恶性,均容易引起血尿和上尿路梗阻,为最常见的临床表现。

1. 超声表现

(1)直接征象:输尿管腔内软组织团块或管壁局部增厚;软组织团块内有血流信号;输尿管壁连续中断(图 107-48)。

(2)间接征象:团块近端输尿管扩张,肾盂积水。间接征象常为首发征象。

2. 鉴别诊断　输尿管内凝血块,严重血尿有时在输尿管内形成凝血块,甚至造成尿路梗阻。凝血块的声像图特征为输尿管腔内充填均匀性等回声或高回声团,呈柱状,内部无血流信号。输尿管壁正常。多数同时有膀胱内凝血块。

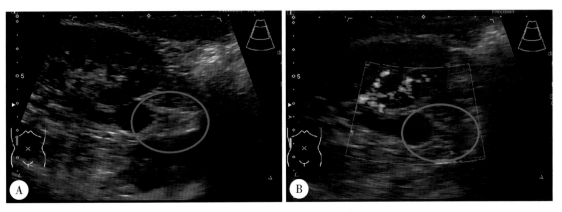

A、B.输尿管扩张,腔内见等回声。

图107-48　输尿管肿瘤

（冯玉洁　李　芳　王云东）

三、膀胱疾病超声检查与诊断

（一）膀胱解剖与正常声像图

膀胱为一肌性囊状贮尿器官,位于盆腔前部,为腹膜外器官。膀胱排空时膀胱壁不平、较厚,形成黏膜皱襞(图107-49);膀胱充盈时膀胱壁光滑,黏膜皱襞消失(图107-50)。正常成人膀胱容量为350~500 ml,最大可达800 ml。老年人膀胱肌肉松弛,膀胱容量更大。尿潴留时膀胱容量可达1 000~2 000 ml或更多,正常人在排尿后膀胱容量应小于10 ml。

膀胱分为膀胱顶、膀胱体、膀胱底以及膀胱颈4部分,各部分之间分界不明显。膀胱底部的三角区由两侧的输尿管口和尿道内口组成,是膀胱肿瘤的好发部位。在超声声像图中,还可将膀胱细分为前壁、后壁、左右侧壁、底部的三角区,以便于膀胱病变的准确定位。

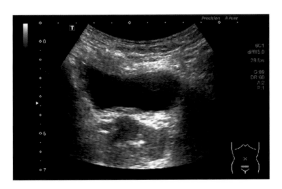

图107-49　膀胱未充盈,膀胱壁皱缩

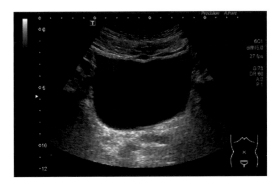

图107-50　膀胱充盈良好,膀胱壁光滑

（二）膀胱结石

膀胱结石常继发于下尿路梗阻,前列腺增生是最常见的原因,其他原因有肾结石下落、尿道狭窄、膀胱憩室、膀胱异物、膀胱感染及神经源性膀胱等。膀胱结石表面较光滑,多呈卵圆形,其成分多为草酸钙、磷酸盐和尿酸盐混合而成。由于结石对膀胱黏膜的机械刺激和损伤,容易引起感染和出血。男性明显多于女性,主要症状有排尿时剧痛、尿频、尿流中断、脓尿及血尿等。

1.超声表现　膀胱暗区内见单个或多个团状或弧形强回声呈卵圆形,结石大小不等,小至米粒大小,大达5 cm。结石后方大多伴有声影,小于3 mm结石常无声影。结石随体位改变向重力方向移动(图107-51)。

膀胱疾病手术后,在手术切口处有可能形成膀胱缝线结石,表现为贴壁的强回声且无明显移动,呈"吊灯样"改变,形状不规则,常出现在膀胱前壁或三角区。

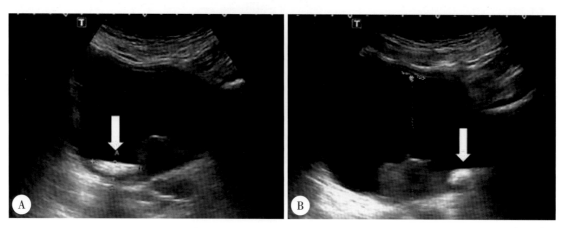

A、B 后方伴明显声影(箭头),随体位改变向重力方向移动。

图 107-51　膀胱结石超声表现

(2)鉴别诊断

1)膀胱肿瘤:肿瘤表面有钙质沉淀时,有强回声及淡声影,易误诊为疏松结石,但其不随体位改变而移动,容易鉴别。

2)膀胱异物:有的异物同结石一样具有强回声、声影及可移动,但其具有特殊的形状,详细询问患者均有异物放入史。金属异物有典型的"彗星尾"征,容易鉴别。

(三)膀胱憩室

膀胱憩室为膀胱壁局部向外突出而形成一个具有狭小颈部的囊袋。膀胱憩室有先天性和后天性两种。后天性膀胱憩室多因长期下尿路梗阻疾病所致,如前列腺增生、尿道狭窄等,其憩室壁的结构缺乏肌肉组织。先天性膀胱憩室较少见,多由局部膀胱壁先天发育薄弱所致,其壁的结构与正常膀胱壁相同。憩室常发生于膀胱两侧及后方,不发生于膀胱三角区。憩室大小不一,可合并憩室内感染、结石和肿瘤的发生。临床表现多发生于 50 岁以上男性,常见为排尿不尽或二次排尿,有的患者有排尿刺激症状。

1. 超声表现　膀胱后方及侧方见膀胱壁外有一个或数个圆形、椭圆形或扁圆形的无回声区,壁薄而光滑,内液区清晰,颇似囊肿。

憩室与膀胱相通,可显示憩室口,较大憩室口易发现,较小室口需多切面仔细寻找。若未发现室口,分次排尿后检查,可发现憩室腔缩小。

2. 鉴别诊断

(1)膀胱周围囊性肿块:其与膀胱不相通,其大小不随膀胱充盈程度改变。

(2)输尿管囊肿:发生在膀胱内一侧输尿管口,向膀胱腔内突出,囊肿有节律性膨大和缩小的特点,容易鉴别。

(四)膀胱炎性疾病

膀胱炎根据病程及致病因素可分为多种类型,包括急慢性膀胱炎、膀胱结核、腺性膀胱炎等。

腺性膀胱炎是一种特殊类型的慢性膀胱炎。是由于膀胱黏膜在慢性炎症的长期刺激下,移行上皮呈灶状增生,延伸至固有膜,形成实性上皮细胞巢,常有腺样化生及腺样结构形成。腺性膀胱炎部分病例可发展为腺癌,有学者认为腺性膀胱炎是癌前病变。

临床上急性膀胱炎发病急,具有典型的膀胱刺激症状,如尿频、尿急、尿痛、尿浑浊等,有时出现终末血尿。慢性膀胱炎有轻度的膀胱刺激症状,但经常反复发作。膀胱结核早期可无症状,后期可出现上述症状及血尿、肾区疼痛及全身中毒症状。腺性膀胱炎症状同慢性膀胱炎,无特异性症状。

1. 超声表现

(1)急性膀胱炎:膀胱壁正常或轻度增厚水肿,黏膜层回声降低,膀胱容量缩小,常小于 100 ml。

(2)慢性膀胱炎:早期无明显改变,严重者膀胱壁增厚,表面不平,回声不均匀,膀胱容量显著减少。部分病例显示膀胱有点状、絮状回声或因沉积呈分界平面等。

(3)膀胱结核:早期无明显改变,严重者膀胱壁增厚,表面不平,膀胱壁上还可见斑点状强回声,膀胱内有脓血及组织碎片的点状及絮状回声,常伴有肾结核声像图表现,若出现膀胱挛缩,膀胱容量显著缩小。

(4)腺性膀胱炎:有学者报道声像图分为 3 型:结节型、息肉型、壁增厚型。结节型最多见,表现为膀胱壁局限性增厚,表面光滑,基底宽大,内部回声均匀。乳头型呈息肉状或乳头状增生,向腔内突出,基底窄小,回声较强,似乳头状瘤。壁增厚型为膀胱壁弥漫型增厚数毫米至几厘米,累及部分或全部膀胱壁,膀胱黏膜不光滑,回声不均匀。

2. 鉴别诊断　腺性膀胱炎结节型及息肉型须与膀胱肿瘤相鉴别,膀胱肿瘤多以无痛性血尿为主要症状,结节表面欠光滑,可呈菜花状、基底宽,浸润性生长,以此可以鉴别。

(五)膀胱肿瘤

膀胱肿瘤是泌尿系统最常见的肿瘤,分为上皮性肿瘤和非上皮性肿瘤两大类,上皮性肿瘤占 95% 以上,其中 90% 为移行上皮细胞癌和乳头状瘤,其次为鳞状细胞癌和腺癌且绝大多数为恶性。膀胱肿瘤好发于膀胱三角区,其次为两侧壁,其形态多样,呈有蒂的乳头状、绒毛状及分叶状肿瘤,以及无蒂的结节状浸润性肿瘤。

膀胱肿瘤多见于 50 岁以上成年人,男性多于女性,男女比例为 4∶1,主要临床症状为间歇性或持续性无痛性全程肉眼血尿。膀胱原位癌呈常为镜下血尿,非上皮性肿瘤血尿不明显。有的患者可出现膀胱刺激症状,如尿频、尿急、尿痛,当有肿瘤出现血凝块堵塞尿道内口时,可出现排尿困难和尿潴留。

1. 超声表现　膀胱壁增厚,膀胱肿瘤绝大多数为膀胱壁局限性增厚,呈低回声或中等强回声向膀胱腔内凸起,边界清晰,后方无声影,改变体位不移动,少数为膀胱壁弥漫型增厚(图 107-52)。肿瘤形状多样化,呈乳头状、结节状、菜花状或不规则形。

乳头状瘤或分化良好的移行上皮细胞癌瘤体较小,多由瘤蒂与膀胱壁相连。较大肿瘤或分化较差的肿瘤,瘤蒂粗短或基底较宽,呈浸润性生长。

彩色多普勒血流成像可显示肿瘤内部及基底部血流信号,呈点状、线状及分支状血流信号,频谱为中低速中等阻力指数动脉血流。

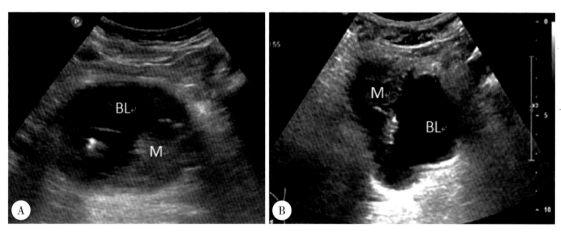

增厚的膀胱壁(A. 横切;B. 纵切)。M:增厚膀胱壁;BL:膀胱。

图 107-52　膀胱肿瘤超声表现

2 鉴别诊断

(1)膀胱内血凝块:膀胱内血凝块扁平且体积大,与膀胱壁不相连,改变体位后向重力方向飘动,

CDFI 或超声造影可显示血凝块内无血流信号及灌注。

（2）膀胱炎：结节型腺性膀胱炎基底部较宽大，且表面光滑，内部回声均匀。息肉型腺性膀胱炎基底部窄小，回声较强，表面光滑，CDFI 仅见星点状或细条状血流。

四、前列腺疾病超声检查与诊断

（一）前列腺解剖与正常声像图

前列腺位于膀胱颈与尿生殖膈之间，前方是耻骨联合及一些筋膜、脂肪，后方是直肠。前列腺形似一个倒栗子，基底向上，尖部向下，前面隆凸，后面扁平，后面正中有一纵行浅沟称为前列腺沟。前列腺部尿道起始于膀胱颈部的尿道内口，开口向下向后，穿过前列腺后移行为膜部尿道。Franks 根据前列腺组织对激素的不同反应和临床病理研究，将前列腺分为内腺和外腺。1986 年，McNeal 提出新的前列腺组织学分区法，将前列腺分为腺组织和非腺组织，腺组织又分为前列腺固有区（周围部）及尿道周围区（中央部）。

超声检查前列腺有经腹部和经直肠两种途径。经腹部检查前需要充盈膀胱，临床多用于粗检前列腺；经直肠超声检查前列腺前需提前排空大便，因其分辨率高，可清晰分辨前列腺及其周围邻近组织，是目前临床诊断前列腺疾病的常用检查方法（图 107-53）。经直肠超声引导前列腺活检是目前指南推荐的前列腺活检首选方法，需要提前清洁灌肠。对于有严重肛裂或便血者，经直肠前列腺检查需慎用或禁用。

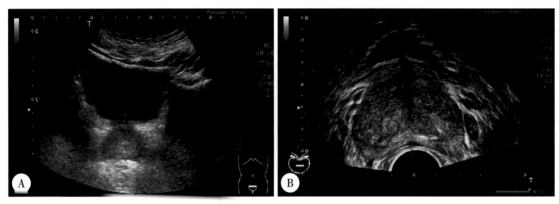

A.经腹扫查前列腺测量；B.经直肠扫查前列腺测量。

图 107-53　前列腺正常声像图及测量

（二）前列腺增生

前列腺增生（hyperplasia of prostate）又称前列腺肥大，是老年男性的常见病，发病机制可能是前列腺细胞受异常的内分泌环境、激素环境刺激或两者共同刺激而形成前列腺增生。前列腺增生症多发生于 50 岁以上男性，主要因为尿道前列腺部受压弯曲、变窄，引起下尿路梗阻，出现夜尿增多、尿频、尿急、尿不尽等症状。前列腺增生主要发生在内腺区的移行带，偶尔也发生于尿道周围腺部。

1.超声表现

（1）经腹壁超声：可显示前列腺的大小、形态、位置。前列腺增生时前列腺体积可见增大，以前后径增大明显，部分向膀胱腔内突入。有时也可出现泌尿系梗阻如肾积水和输尿管扩张等。部分前列腺增生患者还伴发前列腺结石等超声表现。

（2）经直肠超声：前列腺体积增大、饱满，边界规则，两侧包膜基本对称，内腺明显增大，外腺变薄，内外腺比值增大超过 1∶1，内外腺分界清楚，可见结石形成的点团状强回声位于尿道周围或内外腺交界部位，较大者可伴声影。增大的内腺区回声粗糙，可见多个前列腺增生结节，表现为等、低或者高回声，结节边界清楚，大小不一，CDFI 显示结节周边规则血流信号（图 107-54）。

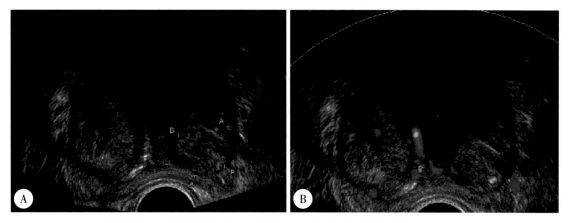

前列腺实质内可见等回声结节,边界清楚(A),CDFI 显示结节周边规则血流信号(B)。

图 107-54　前列腺增生结节二维超声及彩色多普勒成像

2.鉴别诊断

(1)前列腺炎:多见于中青年患者,急性炎症期间出现发热、畏寒、乏力等全身症状,慢性炎症期间则表现不一。超声表现为前列腺体积增大,但内腺增大不如前列腺增生明显,内外腺比例正常。前列腺内部回声不均,急性炎症期间超声表现为弥漫性低回声,而慢性炎症则回声增粗、增强。

(2)前列腺癌:前列腺体积可增大,形态失常,被膜连续性中断,左右侧叶不对称,内外腺分界模糊,前列腺实质内出现单一或散在低回声区及低回声结节,以外周带为主,形态不规则,边界不清,CDFI 显示结节内部及周边出现异常杂乱血流。

(三)前列腺结石

前列腺结石是指发生在前列腺腺泡内的结石,大多为多发,呈散在分布或聚集成串成团。多数分布在内外腺交界处或沿尿道分布。合并前列腺增生症的前列腺结石常分布于增生结节与外科包膜间,呈弧形排列于内外腺交界处。

1.超声表现　前列腺内散在分布的或聚集成线成团的强回声,小至 1 ~ 3 mm,小结石后方不伴声影。多个结石聚集时后方常伴声影。

2.鉴别诊断　后尿道结石:体积较大,长径多大于 5 mm,表现为团状强回声后伴明显声影,尿道长轴可见强回声位于后尿道内。

(四)前列腺囊肿

有先天性和后天性前列腺囊肿,后者居多。先天性为腺管发育异常所致,后天性为继发的滞留性囊肿,由于腺泡梗阻,分泌物潴留所致,多继发于前列腺增生与前列腺炎。一般不引起临床症状。

1.超声表现　前列腺实质内的类圆形无回声区,体积较小,直径常小于 2 cm,壁光滑,边界清楚,后方回声增强(图 107-55)。先天性囊肿一般位于基底部尿道内口附近,后天性常多发而散在分布于内腺区。

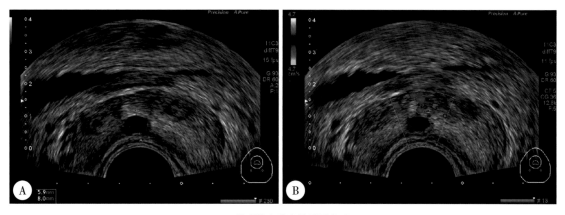

A、B 前列腺实质内见无回声区。

图 107-55　前列腺囊肿超声表现

2.鉴别诊断

（1）射精管囊肿：位于前列腺底部的两侧或近中线区域，位于偏后，呈长圆形或水滴形，尖端指向精阜。

（2）米勒管囊肿：位置固定，在精阜或精阜以上的正中线，贴近尿道，形态呈水滴状，尖端指向精阜。

（五）前列腺炎

前列腺炎（prostatitis）好发于中青年男性，由细菌感染引起，多为血源性。主要由于前列腺腺体充血水肿、血液或脓液渗出、腺管或周围炎症细胞浸润，可发展为前列腺脓肿，病变常累及精囊腺。其临床症状明显，全身表现为发热、畏寒、乏力、头痛，局部症状为会阴部疼痛并放射至腰骶部、大腿等部位，炎症浸及直肠时表现为肛门坠胀、排便疼痛等，合并膀胱尿道炎时出现膀胱刺激症状。

1.超声表现　前列腺体积增大，形态饱满，表面不光滑，包膜模糊，内部呈弥漫型不均匀低回声，部分低回声区域出现更低回声，形成脓肿区域出现无回声区。前列腺周围间隙出现明显渗出可见积液无回声区。累及精囊腺时精囊腺增大，回声模糊，血流信号增多。

彩色多普勒超声显示病变区域血流信号增多，杂乱，前列腺周围静脉血管迂曲、扩张。

2.鉴别诊断

（1）前列腺增生：前列腺体积增大，内腺明显增大，可凸向膀胱腔内，内外腺比例增大，内外腺分界清楚，内腺区可见前列腺增生结节。

（2）前列腺癌：前列腺体积可增大，内外腺分界不清，外周带可见单一或散在分布低回声区或低回声结节，结节形态不规则，边界不清，彩色多普勒示结节内部血流信号杂乱。

（六）前列腺癌

前列腺癌（carcinoma of prostate，prostate cancer，PCa）占全球男性恶性肿瘤的第二位。随着人口老龄化、生活水平提高及各种筛查技术的进步，PCa在我国的发病率及检出率也逐年上升。前列腺癌好发于外腺区，70%发生于外周带。前列腺穿刺活检为诊断前列腺癌的金标准，超声作为实时、动态的影像学检查方式，已广泛应用于引导前列腺的穿刺活检中。

1.超声表现　前列腺癌超声表现可不典型，经直肠前列腺超声表现为前列腺外周带低回声结节，结节形态不规则，边界不清，彩色多普勒超声以及超微血流成像可提高结节检出率，表现为两侧叶不对称结构的血流信号或杂乱丰富血流信号（图107-56）。

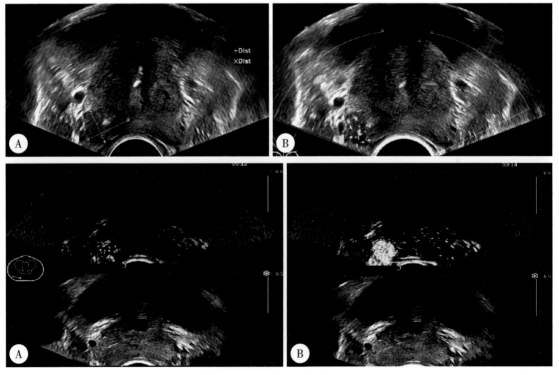

A～D.二维超声表现为外周带低回声结节，CDFI显示双侧不对称血流信号。造影表现为整体高增强，早于周围实质。

图107-56　前列腺癌超声表现（二维及造影）

当肿瘤增大,其超声可表现为前列腺体积增大,前后径增大最为明显;形态不规则,左右侧不对称,包膜不光整,连续性中断;内外腺分界模糊或者不清;前列腺内部回声不均,外周带出现结节状或斑片状低回声区,形态不规则,边界不清,与周围腺体组织分界不清;精囊腺及前列腺周围组织受侵超声表现:精囊腺体积增大,形态失常,内部回声变实、不均,CDFI 及 SMI 表现为血流信号增多、杂乱;膀胱后壁及直肠前壁等受侵与前列腺肿瘤组织连续、分界不清。

2 鉴别诊断　前列腺增生:前列腺体积增大,内腺明显增大,可凸向膀胱腔内,内外腺比例增大,内外腺分界清楚,内腺区可见前列腺增生结节。

(七)临床应用进展

1. 超声造影　超声造影又称对比增强超声是近年来兴起的新型超声检查手段,通过超声造影剂增加组织间声阻抗差,从而增强显示肿瘤病灶内微血管结构的超声声像图,进而通过时间–强度曲线的绘制及参数的计算来反映肿瘤的血流灌注特征。研究发现膀胱癌病灶具有血流量大,血流速度快的特征,其超声造影表现为迅速高增强,且造影剂到达时间、峰值时间、廓清时间均低于癌旁组织,而峰值强度显著高于癌旁组织。

2. 超声引导下前列腺穿刺活检　由于超声无创、实时、无辐射、可重复的优点,超声引导下前列腺穿刺活检已经广泛应用于临床,在传统的系统穿刺基础上,结合超声造影可以更加精准的穿刺到靶点组织。超声引导下穿刺还能够降低并发症发生率。

(洪睿霞　李　芳　罗　丽)

第三节　妇产科疾病超声检查与诊断

一、妇科超声检查与诊断

(一)盆腔器官解剖及正常声像图

盆腔分为前、中、后 3 个部分,前部主要为膀胱所占据,中部正中为子宫、宫颈、阴道,两侧为子宫附件。后部为陶氏腔、直肠和乙状结肠。骨盆内由腹膜反折在膀胱、子宫、直肠间形成 3 个潜在的腔隙。即前腹膜与膀胱之间前腹膜陷窝、膀胱子宫陷窝和直肠陷窝,后者为腹膜腔最低位置。

成年妇女子宫呈均匀低回声,内膜回声稍高(图 107-57),正常值如下:长径为 5～7 cm,左右径为 4～5 cm,前后径为 3～4 cm。正常子宫大小在不同年龄、经产妇与未产妇及不同体型间有差异。子宫三径之和:未产妇≤15 cm;经产妇≤18 cm;绝经后≤13 cm。主要观察前后径:未产妇≤3.5 cm;经产妇≤5 cm。宫颈长为 2.5～3 cm,前后径<3 cm。不同时期,宫体宫颈比例不同。婴幼儿期:1∶2;青春前期:1∶1;生育期:2∶1;绝经后:1∶1。内膜厚度:月经期:0.1～0.4 cm;增殖期:0.5～0.7 cm(5～14 d);分泌期:0.7～1.2 cm(15～28 d);绝经后≤0.4 cm。

附件包括输卵管、阔韧带、输卵管系膜和卵巢。输卵管自子宫底部伸展,呈管状结构,边缘回声较强,内径小于 5 mm。卵巢通常位于子宫体两侧外上方,但有很多变异,成年女子卵巢大小随月经周期而有变化,卵巢声像图呈杏仁形,其内部回声强度稍小于宫体,排卵期卵巢体积可增大,其内可见卵泡,呈圆形无回声区,大小为 1～2 mm,最大达 2.4 cm。

(二)生殖器发育异常

1. 幼稚子宫　表现为原发性闭经或月经稀少,宫体与宫颈比例异常,为 1∶1 或 2∶3,可见正常卵巢和阴道回声。

2. 先天性无子宫　表现为原发性闭经,自腹部各个方向扫查均未扫查到子宫,常合并先天性无阴道,但可见卵巢显示。

3. 始基子宫　子宫体长 1~3 cm,厚<1 cm,可见卵巢,无子宫腔,常合并无阴道。

4. 双子宫　左右侧子宫各有单一的输卵管和卵巢,两个宫颈、两个或一个阴道。

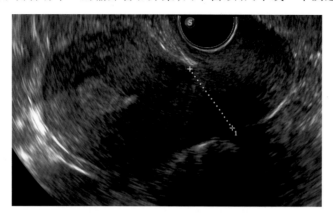

图 107-57　正常子宫声像图(经阴道扫查)

5. 纵隔子宫　外形正常,子宫横切面时,于中央部见到实性低回声带,宽度不超过 1 cm,此为纵隔。将宫体分为对称的两部分,可见到两侧宫腔结构。纵隔延伸到宫颈为完全纵隔,延伸到宫体中下段为不完全纵隔子宫。

6. 单角子宫、残角子宫　其外形呈梭形,宫体多偏向于完全发育的一侧,另一侧子宫形成残角。常伴泌尿系统畸形。

(三)子宫肌瘤

子宫肌瘤是妇科最常见的良性肿瘤。主要由子宫平滑肌细胞增生而形成,又称子宫平滑肌瘤。可见于子宫任何部位,95% 发生在宫体部。可单发,也可多发。肌瘤与肌壁关系分为黏膜下、肌壁间及浆膜下肌瘤。肿瘤与周围的肌组织有明显的界限,形成假包膜。常发生一种或多种变性。如玻璃样变、脂肪变、囊性变及钙化等。主要症状是子宫出血。壁间肌瘤表现为月经量增多,经期延长;黏膜下肌瘤表现为阴道不规则出血;浆膜下肌瘤很少伴出血症状。肿瘤增大到一定程度可产生下腹坠胀感及盆腔脏器压迫症状,部分患者可触到下腹包块。

1. 超声表现　根据位置不同肌瘤有不同的超声表现。

(1)二维超声:①肌壁间肌瘤,子宫增大;单发低回声团块或多发实质团块致子宫形态失常;宫腔线可偏移或消失(图 107-58)。②黏膜下肌瘤,宫腔分离,内见中等或弱回声团块;可脱入宫颈或阴道;宫腔线多扭曲或不规则。③浆膜下肌瘤,子宫形体不规则,表面又球状、结节状低回声突出,加压扫查时,瘤体与子宫不分离,常与壁间肌瘤同时存在。

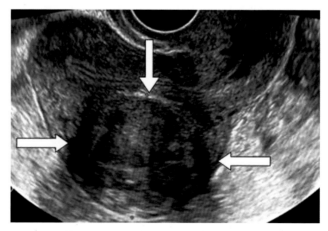

子宫后壁肌壁内见低回声结节,可见假包膜回声。

图 107-58　子宫肌瘤超声表现(箭头示)

肌瘤合并变性时有不同的超声表现:①玻璃样变,最常见。是肌瘤缺乏血供的结果。肌瘤失去旋涡样结构,回声有衰减。②囊性变,内见形态不规则无回声区。③脂肪样变,内可见高回声团。④钙化:肌瘤内或周边见强回声伴声影。⑤红色样变,肌瘤回声明显衰减。⑥肉瘤样变,肌瘤短期可迅速长大,内回声复杂。

(2)彩色多普勒超声:丰富环状或半环状血流信号;肌瘤内部多为高速中阻血流频谱,RI 约0.5;子宫肌瘤肉瘤变者,内部血流信号丰富,瘤体内血流阻力下降,*RI*<0.4。

2.鉴别诊断

(1)子宫腺肌病:肌壁间肌瘤需要与子宫腺肌病相鉴别,后者无明显包膜,肌层较紊乱,血流信号分散分布,无环绕血流。

(2)子宫内膜息肉:黏膜下肌瘤与内膜关系密切,需要与子宫内膜息肉相鉴别,后者回声较肌瘤高,内膜基底层清晰。

(四)子宫腺肌病

子宫腺肌病(adenomyosis)是子宫内膜腺体和间质侵入子宫肌层形成弥漫或局限性的病变,是妇科常见病。子宫腺肌病病因至今不明。目前的共识是因为子宫缺乏黏膜下层,因此子宫内膜的基底层细胞增生、侵袭到子宫肌层,并伴以周围的肌层细胞代偿性肥大增生而形成了病变。病理检查显示子宫壁肌层中见粗厚肌纤维带和微囊腔,腔内偶有陈旧血,多累及后壁;少数呈肌瘤样结节,镜下肌层内有呈岛状分布的异位内膜腺体和间质。

引起内膜基底层细胞增生侵袭的因素如下:①与遗传有关;②子宫损伤,如多次妊娠及分娩、人流、刮宫和剖宫产、慢性子宫内膜炎造成子宫内膜基底层损伤,均会增加子宫腺肌病的发生;③高雌激素血症和高泌乳素血症,促进内膜向肌层生长;④病毒感染;⑤生殖道梗阻,使月经时宫腔压力增大,导致子宫内膜异位到子宫的肌层,以及妊娠子宫显著增大,产后快速缩小,将子宫内膜卷入子宫壁肌层内。

1.超声表现

(1)二维超声:子宫形态饱满,宫底圆钝,呈球状;肌层增厚,回声增粗增强不均匀,可见无回声及稍高回声间杂,呈"栅栏征"(图107-59);腺肌瘤较肌瘤回声强,边界不清;异位内膜以后壁多见,后壁回声衰减,内膜线前移。

(2)彩色多普勒超声:子宫壁间较正常状态血流丰富,多呈星点状,放射状分布;频谱呈高速高阻,*RI*>0.5。

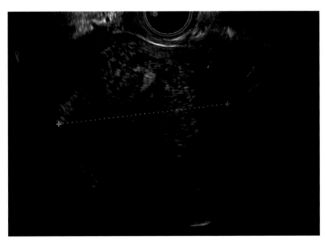

肌壁内见低回声及稍高回声间杂呈"栅栏征"。

图107-59　子宫腺肌病超声表现

2.鉴别诊断

(1)子宫腺肌病与子宫肌瘤:后者有"假包膜",包膜上有环绕血流。

(2)子宫腺肌病与子宫肥大:后者子宫均匀性增大、肌层回声均匀、内膜居中。

(五)子宫体癌

子宫体癌发生在子宫内膜,又称子宫内膜癌(endometrial carcinoma),占宫体恶性肿瘤90%以上。早期病变局限于部分子宫内膜或呈息肉样突出于子宫腔。中、晚期病变逐渐波及全部内膜并向周围浸润,侵犯整个子宫。子宫内膜癌多发生在绝经期后妇女,80%以上发生在50岁以上妇女,主要表现阴道不规则出血、排出脓性分泌物及烂肉样物,当合并感染时分泌物有恶臭,同时可伴宫腔积液及腹痛症状。

1. 超声表现

(1)二维超声:早期多无特殊异常。

中晚期表现:①子宫体积增大,轮廓尚规则,合并肌瘤时形态可不规则呈分叶状。②肌层未受累时,病灶局限于内膜,内膜增厚、回声均匀;癌灶侵犯肌层时,宫腔内为不规则高、中、弱回声或杂乱分布,粗糙不整的点状、小线状及团块状回声,内膜与肌层分界不清,绝经后内膜外的低回声晕消失。③癌灶侵犯宫颈时,可引起宫腔积液。

(2)彩色多普勒超声:子宫内膜内见点状及短棒状血流信号。侵犯肌层时,肌层血供丰富,可探及低阻型动脉血流频谱,RI<0.4。

2. 鉴别诊断

(1)子宫内膜息肉:界清,内膜基底层完整,基底较窄,通常血流信号不丰富。

(2)子宫内膜增生过长:内膜呈均匀性增厚,其内无确切异常回声,血流信号不丰富。

(六)子宫内膜息肉

子宫内膜息肉(endometrial polyp)是子宫内膜腺体和纤维间质局限性增生隆起而形成带蒂的瘤样病变,大体上呈结节状突向宫腔,表面覆有子宫内膜上皮。子宫内膜息肉并不是真性肿瘤。显微镜下病变内的子宫内膜腺体常呈扩张、囊性变,间质具有纤维化和厚壁血管。应用三苯氧胺者发病率升高。发生恶变罕见。

1. 超声表现　宫腔内不均质低回声或强回声团,呈水滴状,周围有裂隙(图107-60)。团块与正常内膜间有界限。内膜基底层与肌层分界清楚。部分息肉蒂部可探及点状或短条状血流信号,RI>0.4。

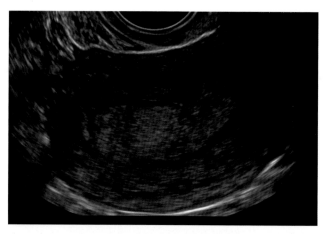

内膜区见稍高回声结节,可见内膜分界。

图107-60　子宫内膜息肉超声表现

2. 鉴别诊断

(1)子宫内膜癌:内膜增厚,与肌层分界不清,可探及点状血流信号,多为低阻型动脉血流频谱。

(2)子宫黏膜下肌瘤:圆形,回声衰减,内膜基底层变形或中断。

(七)宫颈癌

宫颈癌(uterine cervical carcinoma,UCC)是发生在子宫阴道部及宫颈管的恶性肿瘤。多为鳞状细胞癌。可向邻近组织和器官直接蔓延,向下至阴道穹窿及阴道壁,向上可侵犯子宫体,向两侧可侵犯盆腔组织,向前可侵犯膀胱,向后可侵犯直肠;也可通过淋巴管转移宫颈旁、髂内、髂外、腹股沟淋巴结,晚期甚至可转移到锁骨上及全身其他淋巴结。血行转移比较少见,常见的转移部位是肺、肝及骨。病因尚不明确,可能与性行为及分娩次数、病毒感染(如 HPV)及吸烟等情况有关。病理分型为鳞状细胞癌、腺癌及腺鳞癌。

1. 超声表现　早期可无明显变化,随发展宫颈逐渐增大;宫颈管线中断,宫颈管内及肌层见形态不规则回声低回声区,边界不清(图 107-61);堵塞宫腔后伴宫腔积液;CDFI 提示宫颈肿块内血流信号增多,呈散在分支状,多为低阻型动脉血流频谱,$RI<0.4$。

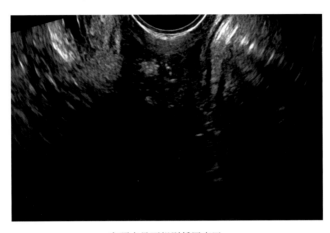

宫颈内见不规则低回声区。

图 107-61　宫颈癌超声表现

2. 鉴别诊断

(1)宫颈慢性炎症:回声增强区弥漫整个宫颈,无确切异常回声区,同时伴有阴道分泌物增多等症状。

(2)宫颈肌瘤:边界清晰的低或中等回声结节,可有蒂与内膜相连,血流信号不丰富。

(八)卵巢良性囊性病变

根据病理分型可分为非赘生性囊肿和赘生性囊肿。非赘生性囊肿属于功能性囊肿,包括滤泡囊肿、黄体囊肿、黄素囊肿、多囊卵巢。赘生性囊肿包括来自生殖细胞的囊性畸胎瘤及来自体腔上皮的浆液性黏液性囊腺瘤。本节主要介绍赘生性囊肿相关疾病。

早期卵巢囊肿体积小可无自觉症状,一旦囊肿发展较大则可有腹部包块及下腹坠胀感。当卵巢囊肿发生蒂扭转、破裂或感染等并发症时则引起妇科急腹症。囊性肿瘤恶变时,可出现腹水。

1. 卵巢子宫内膜异位囊肿　又称巧克力囊肿,由于子宫内膜异位到卵巢内,随着月经周期出现反复性出血,进而导致周围组织增生、粘连,形成囊肿,病变区域形成紫褐色小点或小疱,随着病情进展可发展为紫褐色实性结节和包块。

患者一般以痛经为主要症状,呈继发性渐进性,有逐年加剧倾向。月经失调、月经量增多或经期延长。同时 20% 病例无自觉症状。

(1)超声表现:病程短者可探及附件区圆形无回声区,内壁光滑、不厚、张力较大,内部透声差、为密集点状低回声(图 107-62),部分囊肿后壁见不规则团状回声(沉积物)。病程长者无回声区壁较厚、内含贴壁的块状回声或粘连带,子宫体有压迹,囊肿内呈点状回声增强,随病程延长囊内回声近实性。

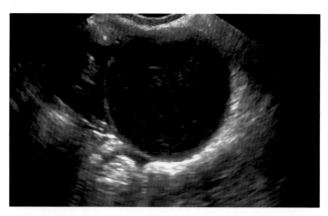

二维超声表现为附件区圆形无回声区,囊壁光滑,其内透声差,见细密点状低回声。

图 107-62　左附件区巧克力囊肿超声表现

(2)鉴别诊断:见表107-3。

表 107-3　常见卵巢良性囊性病变鉴别

鉴别点	卵巢子宫内膜异位囊肿	成熟性畸胎瘤	卵巢囊腺瘤
体征	多合并痛经,渐进性加重	无自觉症状	无自觉症状
囊壁	光滑	欠光滑,部分可见壁立结节征	光滑,部分见结节
内部回声	透声差,可见细密点状弱回声漂浮	内透声差,可出现脂液分层征;"面团"征;"瀑布"征	透声可,部分可见分隔
血流信号	无血流信号	血流信号不丰富	囊壁结节可见点状血流信号

2. 成熟卵巢囊性畸胎瘤　又称皮样囊肿,源于生殖细胞肿瘤,由多胚层组织组成,以外胚层为主。囊肿内充满皮脂和不等量毛发,囊内壁上可见圆丘状头节,其切面可见油脂、毛发、牙齿。

患者一般无自觉症状,多为体检发现或扪及下腹部包块就诊,当肿瘤较大时,可出现蒂扭转、囊肿破裂,引起妇科急腹症。

(1)超声表现:成熟性畸胎瘤由于病理组织的多样性使其声像图表现复杂多样,可分为囊性、囊实混合性、实性结节,较具有特异性的征象有以下几种。①壁立结节征,囊肿内壁上可见隆起的强回声结节,可为单个或多个(图107-63);②脂液分层征,肿块浅层为均匀点状中强回声,深层为含水的无回声区,两者之间有一个水平分层界面;③"面团"征,肿块无回声区内含高回声团,边缘清晰;④"瀑布"征,肿块内含实性强回声,后方回声明显衰减似瀑布。绝大多数成熟型畸胎瘤血流信号不丰富,以此特征可以与附件区其他肿块向区别。

(2)鉴别诊断:见表107-3。

3. 卵巢囊腺瘤　根据病理类型可以分为浆液性囊腺瘤和黏液性囊腺瘤,浆液性囊腺瘤多为单侧、囊性、壁薄;囊内充满淡黄色清亮液体;囊壁为纤维结缔组织,内衬单层柱状上皮。黏液性囊腺瘤多为多房、体积大,大小不等的囊腔内含胶冻样黏液,囊壁为纤维结缔组织,内衬单层柱状上皮。

(1)超声表现:浆液性囊腺瘤表现为附件区无回声区,内透声可,囊壁光滑,部分病灶壁上可见结节状、乳头状突起(图107-64),彩色多普勒超声在乳头状实性突起上可探及细条状血流信号。黏液性囊腺瘤表现囊肿内多房分隔,隔纤细呈网状,部分囊内有密集光点、透声差。最大达数十厘米,壁较厚,可达0.5 cm。隔上可见细条状血流,低速中阻。

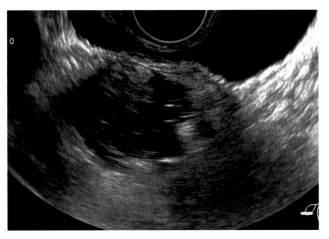

附件区囊实混合性结节,壁上见强回声结节。

图 107-63　右附件区畸胎瘤超声表现

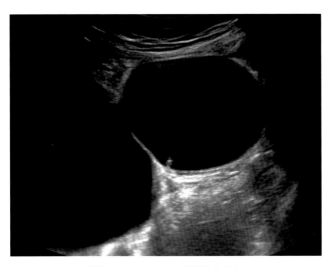

附件区无回声区,壁上见结节状突起。

图 107-64　囊腺瘤超声表现

（2）鉴别诊断:见表 107-3。

（九）卵巢囊腺癌

根据病理类型卵巢囊腺癌(cystadenocarcinoma)可以分为浆液性囊腺癌和黏液性囊腺癌,是成人最常见的恶性卵巢肿瘤,肿瘤结节状、分叶状、灰白色,有乳突状增生。切面多房,腔内充满乳头、质脆、出血、坏死。癌细胞异形明显,并向间质浸润。

1. 超声表现　多表现为附件区囊实性包块,类圆形或椭圆形,形态不规整,囊壁厚薄不均,囊腔内有乳头状或菜花状实性回声突起。除肿瘤本身表现外,盆腹腔内腹水也是恶性卵巢肿瘤的常见合并征象(图 107-65)。

彩色多普勒血流成像:肿块的囊壁、间隔或还行区域内可显示丰富的条状、网状血流信号,频谱常可记录到低速低阻型动脉血流频谱,$RI<0.40$。

2. 鉴别诊断　部分炎性包块也表现为边界不清,形态不规则的包块,但患者有腹痛、发热、白细胞升高等临床表现,可以鉴别。

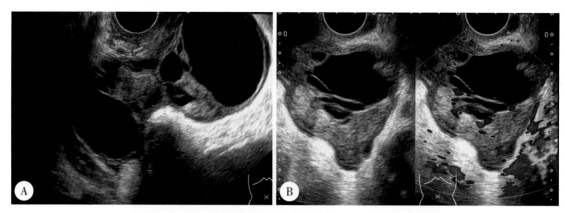

A. 盆腔内囊实性包块,以低回声为主,间有无回声区;B. CDFI 示实性成分内可见较丰富条状血流信号。

图 107-65　浆液性囊腺癌超声表现

(十)临床应用进展

1. 超声造影技术　盐水宫腔超声造影(saline infusion sonohysterography,SIS)是指向子宫腔内注入造影剂使宫腔扩张、内膜分离后,在经阴道超声下观察子宫内膜及宫腔内病变的情况。该技术能清晰显示宫腔内病变为弥漫性或局灶性以及局灶性病变的位置和特征,利于明确诊断,且创伤小、操作方便,具有较高的临床应用价值。近年来,该技术又有新的发展,主要包括:与三维技术相结合使用;用宫腔内耦合剂代替盐水进行病变显像;宫腔显影基础上引导内膜活检、摘除息肉等。

超声输卵管造影及通液术操作方便,无 X 射线辐射,无创伤,可重复进行,不良反应及并发症少,有研究表明其诊断输卵管不通的准确性同腹腔镜或 X 射线造影点准确性相比无明显统计学差异,可作为临床输卵管通畅性检查的一线方法。对于输卵管不畅但粘连不严重的病例,经加压疏通后,可使输卵管通畅,增加自然受孕概率。

2. 三维/四维超声成像技术　三维/四维超声可获得清晰的立体图像,使组织结构的空间位置关系得以更清楚地显示;三维超声可获得器官或病灶的体积,尤其对形态不规则组织器官进行体积测量;四维超声技术能实时动态显示器官结构;在妇科方面主要包括子宫先天发育异常的诊断及鉴别诊断、子宫宫腔病变(尤其是小体积内膜息肉和肌瘤)的显像和附件区肿物良恶性鉴别、体积测量以及毗邻关系等方面。它还可与宫腔-输卵管超声造影、静脉超声造影、介入超声等新技术联合应用,可以进一步提高诊断准确率和指导治疗。

3. 超声在辅助生殖中的应用　不孕症患者的卵巢功能和子宫内膜容受性是决定其接受辅助生殖技术能否成功的重要因素之一,而超声尤其是阴道超声作为一种非创伤性的检查手段,在辅助生殖技术方面有其特有的优势,可筛查不孕的原因,评价卵巢储备功能及监测卵泡的生长发育情况、观察子宫内膜的变化、超声监视下取卵及胚胎移植等,为临床诊断、指导合理用药、防止并发症的发生等提供帮助。

(李晶晶　李　颖)

二、产科超声检查与诊断

(一)正常早期妊娠及 NT 测量

妊娠 12 周以前称为早期妊娠。国际上把妊娠 14 周以前均归入"早孕期"概念。11～13 周+6 d 超声检查的目的在于确定孕龄、双胎绒毛膜性及羊膜性的判断、测量胎儿颈项透明层。胎儿颈项透明层厚度(nuchal translucency,NT)是胎儿颈部淋巴液聚集于颈后形成的皮下无回声带,早孕期 NT 增厚与唐氏综合征的危险性增高有关。

超声表现:①妊娠囊,圆形或卵圆形结构,内部为无回声。②卵黄囊,妊娠囊内的小囊性结构,正常直径小于 10 mm。③胚芽,妊娠囊内中等回声,孕 6 周末可见心管搏动。胚芽长度或头臀长度是早孕期确定孕龄的最可信指标。胎盘:孕 8 周可辨认,为半月形中等回声。胎儿颈部皮肤高回声带与深部软组织高回声带之间可见无回声带即为胎儿颈项透明层,正常值<3 mm(图 107-66)。

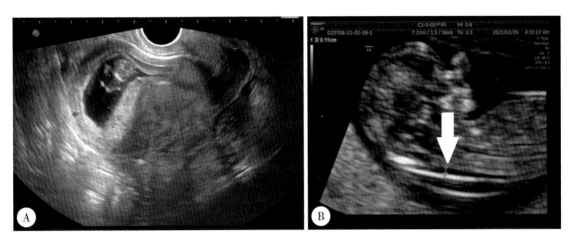

A. 早孕期超声图,宫腔内可见胚芽及妊娠囊;B. 胎儿颈项透明层测量(箭头所示)。

图 107-66　正常早期妊娠超声表现及 NT 测量

(二)正常中晚期妊娠超声检查

妊娠 20～38 周,检查的内容包括胎儿数目、胎心搏动、胎儿大小及结构畸形的检测。超声表现如下。

1. 胎儿生物学测量

(1)双顶径:丘脑水平横切面,从一侧颅骨的外缘到对侧颅骨的内缘。

(2)头围:沿颅骨光环外缘测量其周径。后颅窝池宽度:从小脑后蚓部后缘到颅骨板内缘,正常值<10 mm。

(3)腹围:胃泡水平横切面,左侧腹腔内显示胃泡,脐静脉在门静脉窦水平转向右侧肝叶,沿皮肤外缘测量。

(4)股骨:整条长轴长骨切面,声束与骨长轴之间角度为 45°～90°。测量长骨两端斜面中点的连线,不包括骨骺和股骨头。

2. 胎儿基本结构检查

(1)头颅:①经侧脑室切面,正常侧脑室宽度<10 mm。②丘脑切面,测量双顶径及头围。③小脑切面,测量小脑横径,其后方小脑延髓池正常值 2～10 mm(图 107-67)。

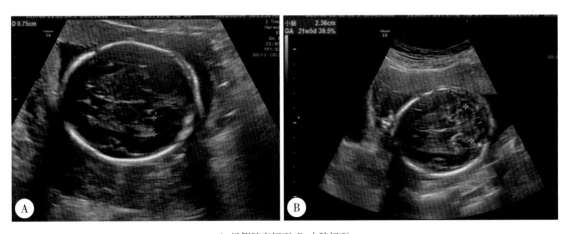

A. 经侧脑室切面;B. 小脑切面。

图 107-67　胎儿头颅超声表现

（2）面部：①双侧眼眶水平横切面，双侧眼眶等大，眼眶内见晶状体。②鼻唇冠状切面，上唇连续性，鼻尖及两侧鼻孔（图107-68）。

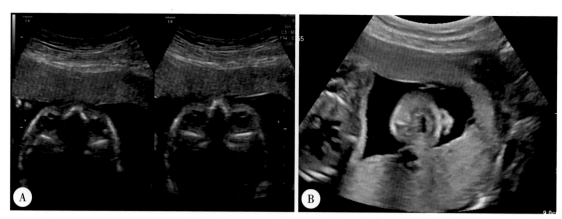

A.双侧眼眶水平横切面,框内见晶状体;B.鼻唇冠状切面。

图107-68　胎儿面部超声表现

（3）胸部：横切面胸廓呈圆形或椭圆形，双肺位于胸腔两侧，呈回声均匀中等回声。矢状切面呈上窄下宽的桶形，膈肌呈低回声带，分隔胸腹腔。

（4）心脏：①腹部横切面，降主动脉横切面位于脊柱左前方，下腔静脉横切面位于脊柱右后方。②四腔心切面，心脏大部分位于左侧胸腔，心尖指向左前方，心轴角度45°±20°，左右心房大致相等，房间隔上见卵圆孔。至少左右一条肺静脉进入左房。③左室流出道切面，升主动脉发自左室，前壁与室间隔相连，主动脉瓣呈纤细强回声。血流从左室流向升主动脉。④右室流出道切面，肺动脉发自右室，血液从右室流向肺动脉。⑤三血管气管切面：从左前到右后依次为动脉导管弓、主动脉弓、上腔静脉及气管。彩色多普勒显像可见主动脉弓及动脉导管的血流均流向降主动脉（图107-69）。

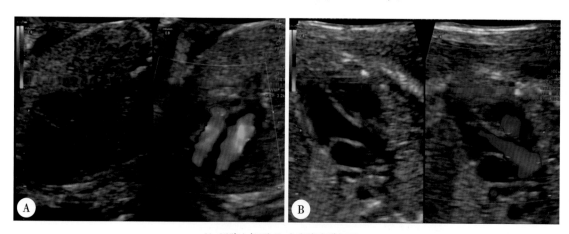

A.四腔心切面;B.左室流出道切面。

图107-69　胎儿心脏超声表现

（5）腹部：胃泡位于左上腹，呈无回声椭圆形。腹壁完整，脐带入口位于前腹壁中央。双肾位于腰椎两旁，呈椭圆形，横切面测量肾盂前后径，正常<5 mm。膀胱呈无回声，彩色多普勒显示膀胱两侧的脐动脉（图107-70）。

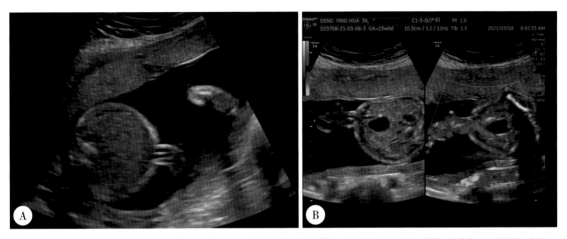

A.上腹部横切面,脐带入口位于前腹壁中央;B.脐动脉水平膀胱横切面:膀胱呈无回声,彩色多普勒显示膀胱两侧的脐动脉。

图 107-70　胎儿腹部超声表现

（6）脊柱:脊柱连续,正常生理弯曲存在,骨化正常。覆盖在脊柱表面的皮肤完整。从上至下各个椎体呈闭合的三角形(图 107-71)。

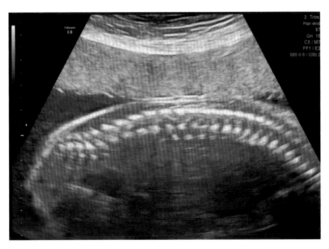

图 107-71　胎儿脊柱正中旁矢状切面超声表现

（7）四肢:各长骨骨化正常,形态正常(图 107-72)。

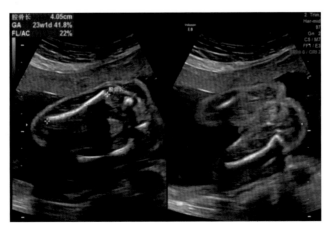

图 107-72　肱骨超声测量

(8)胎盘:观察胎盘的位置、厚度、内部回声、下缘与宫颈内口关系。

(9)脐血管:脐动脉频谱多普勒反应胎盘血管阻力,主要了解胎盘功能状态、胎儿有无宫内缺氧,以及胎儿生长受限时的宫内监护。

(三)异常妊娠超声检查

1.流产　流产(abortion)是妊娠于不满28周、胎儿体重不满1 000 g而终止者。

(1)流产类型:①先兆流产,腹痛、阴道流血,无妊娠物排出,宫颈口未开,胚芽或胎儿存活,宫颈内口紧闭。②难免流产,腹痛、阴道流血加剧,宫颈口扩张,流产不可避免。③不全流产,部分妊娠物排出宫腔,部分位于宫腔或宫颈管内,出血持续存在或者增加。④完全流产,妊娠物完全排出体外,阴道流血与腹痛逐渐停止,宫颈口关闭。

(2)超声表现

1)先兆流产:子宫大小接近正常,宫腔内可能无异常或见宫腔少量积液。

2)难免流产:宫颈内口已开,妊娠囊可部分下移至宫颈内口或宫颈管。宫腔内未见孕囊,孕囊下移至宫腔下段甚至宫颈管内,宫颈部分或全部扩张,胎心可有或无。孕囊仍位于宫腔内,孕囊平均直径小于孕周或随访中无增大,孕囊变形,未见胚芽,或胚芽长度>3 mm以上仍无心管搏动。

3)不全流产:宫腔及宫颈管内见妊娠残留物呈不均匀的回声区,而无孕囊等正常妊娠表现。

2.葡萄胎　葡萄胎(hydatidiform mole,vesicular mole)是滋养细胞疾病中的一种良性疾病。妊娠后胎盘绒毛滋养细胞增生,间质水肿,形成大小不一的水泡,水泡间相连成串,状如葡萄,又称水泡状胎块。有完全性葡萄胎和部分性葡萄胎两种。

超声表现如下。

(1)完全性葡萄胎:妊娠物完全为水泡状胎块(图107-73)。子宫大于孕周。宫腔内充满密集光点及大小不等的无回声呈蜂窝状。子宫肌壁回声与蜂窝状回声分界清楚,肌壁完整。病变区无明显彩色血流信号。子宫动脉血流阻力指数下降常合并双侧卵巢黄素囊肿。

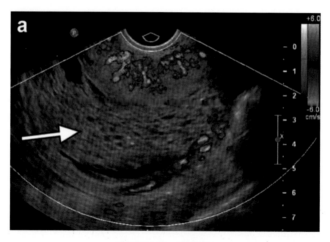

图107-73　葡萄胎

经阴道彩色多普勒超声所示为完全性葡萄胎,水肿绒毛内无彩色多普勒信号(箭头)。

(2)部分性葡萄胎:部分绒毛变为水泡,合并胚胎及胎儿组织。宫腔内可见到存活或死亡的胎儿,宫腔内蜂窝状结构,宫内混合性包块。

3.异位妊娠　受精卵在子宫体腔外着床称为异位妊娠(ectopic pregnancy,eccyesis),习称宫外孕(extrauterine pregnancy)。可发生于输卵管、卵巢、腹腔、阔韧带、宫颈等盆腔脏器或组织。输卵管妊娠常见。是妇产科常见的急腹症之一,若不及时诊断和积极抢救,可危及生命。

因妊娠囊着床位置不同有不同的超声表现如下。

(1)输卵管妊娠:子宫一侧附件区可见混合性包块,部分包块内可见孕囊,包块内部回声紊乱。破裂时,可见盆腔大量游离液体(图107-74)。

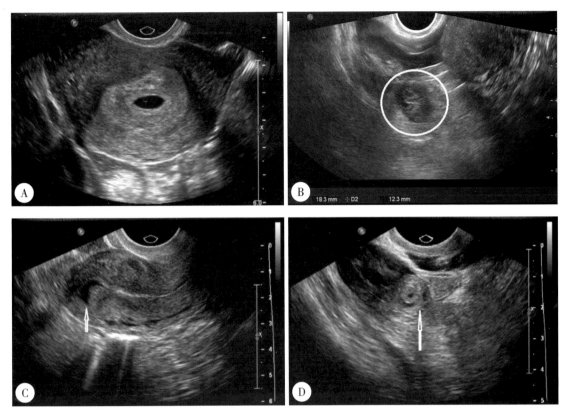

A.阴道超声显示子宫内膜及其内妊娠囊,但未见胚芽;B.显示附件区可见混合性包块(圆圈所示);C.宫腔可见少量积液,即"假孕囊"(箭头示),未见卵黄囊或胚芽,假孕囊形态不规则,位于宫腔正中,而真正的宫内妊娠囊常偏于宫腔一侧;D.箭头示右附件"输卵管环征"。

图107-74　输卵管妊娠超声表现

(2)子宫切口妊娠:孕囊种植在子宫前壁峡部剖宫产切口处称为子宫切口妊娠。根据妊娠囊位置分型。①边缘型,妊娠囊大部分位于宫腔,形态规则或变形。②部分型,妊娠囊部分位于宫腔,明显变形、拉长、呈锐角。③完全型,妊娠囊完全位于瘢痕处肌壁内,向膀胱或腹腔生长。

(四)异常中晚期妊娠超声检查

1.胎儿宫内生长受限　胎儿宫内生长受限(fetal growth restriction,FGR)是指估计胎儿体重低于同孕周的第10百分位数。发生FGR的病因复杂,胎盘、胎儿、孕妇、外界因素等均可使胎儿未达到其生物学生长潜能导致生长受限。胎盘功能不良是导致FGR的重要因素。诊断FGR中重要的一点是核定孕周是否准确。

超声表现:①结合胎儿双顶径、头围、腹围、股骨长度测量指标估计胎儿体重,参考相应孕周正常值范围,低于同孕周的第10百分位数有FGR可能。②中孕期和晚孕期间隔3~4周的胎儿系列生长超声,观察胎儿生长速度,了解羊水有无过少。③结合多普勒指标评价胎儿状态及胎盘功能。胎盘功能不良时,脐动脉舒张期血流降低、缺失甚至倒置,脐动脉搏动指数增高。胎儿宫内缺氧时,由于脑保护效应,出现大脑中动脉舒张期血流增加,搏动指数降低。严重FGR常合并胎儿心血管功能改变,静脉导管心房收缩波(a波)降低、缺失甚至倒置提示胎儿心功能受损。

2.前置胎盘　妊娠28周以后,胎盘附着于子宫下段,胎盘下缘低于胎儿先露部,达到或者覆盖宫颈内口。是导致晚孕期阴道流血的常见原因。病因与既往子宫内膜损伤有关,高龄、既往剖宫产或流产史均为前置胎盘的高危因素。

根据不同的类型有不同的超声表现:①完全性前置胎盘,胎盘完全覆盖宫颈内口(图107-75);②部分性前置胎盘,胎盘下缘覆盖部分宫颈内口;③边缘性前置胎盘,胎盘附着于子宫下段,下缘达宫颈内口,但未覆盖宫颈内口;④低置胎盘,胎盘附着于子宫下段,边缘距宫颈内口小于2 cm。

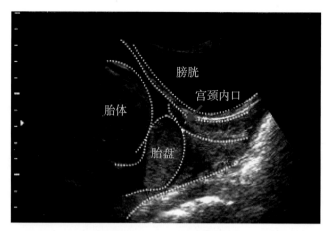

图 107-75   完全性前置胎盘

3. 胎盘早剥　指妊娠 20 周后或分娩期,正常位置的胎盘在胎儿娩出前部分或全部从子宫壁剥离。主要的临床表现为阴道出血和腹痛。常伴有子宫高张性收缩、子宫压痛和胎心率异常。主要病理改变是底蜕膜层出血。根据出血方式可分为显性剥离、隐形剥离和混合型剥离 3 类。

超声表现:①胎盘异常增厚变大,内部回声紊乱,无彩色血流显示。②若胎盘早剥面积较小,出血停止数天后血肿呈无回声,体积可逐渐减小,内无血流信号。③当血液破入羊膜腔时,羊水透声差。④如果胎盘剥离过大,会出现胎儿宫内缺氧的表现,胎心率减慢甚至胎死宫内。

4. 羊水异常　羊水是妊娠期胎儿生长发育过程中不可缺少的重要的部分。在整个孕期中,起到保护胎儿正常生长,免受外界各种刺激的作用,还参与了肺的发育。妊娠期羊水量在 300 ~ 2 000 ml。羊水量异常可能合并胎儿异常及妊娠并发症。

超声表现:胎儿羊水测量有两种方法,即最大羊水池深度(amniotic fluid's depth,AVD)和羊水指数(amniotic fluid index,AFI)以孕妇脐孔为中心将子宫分成右上、右下、左上,左下 4 个象限。4 个象限的最大羊水垂直深度之和为 AFI,AFI 正常值在 8 ~ 25 cm。AVD 正常值 2 ~ 8 cm。

(1)羊水过多:妊娠期羊水量超过 2 000 ml,AFI 大于 25 cm,AVD 大于 8 cm。与羊水过多有关的异常包括以下几种。①胎儿畸形:开放性神经管缺陷(无脑儿、脑膨出、开放性脊柱裂),消化道梗阻(食管闭锁、十二指肠闭锁或梗阻、小肠闭锁或梗阻等),胸腔占位(先天性肺囊性腺瘤样病变、膈疝、肺隔离症等),神经肌肉发育异常等。②妊娠并发症及胎儿异常:孕妇合并糖尿病、双胎输血综合征受血儿、胎儿贫血等。

(2)羊水过少:妊娠期羊水量少于 300 ml,AFI 小于 5 cm,AVD 小于 2 cm。与羊水过多有关的异常包括胎儿泌尿系统畸形(双肾缺如、常染色体隐性遗传多囊肾病、双侧多囊性肾发育不良、尿道梗阻)、胎膜早破、胎盘功能不良等。

(五)胎儿结构畸形超声检查

1. 无脑儿　无脑儿(anencephalus)颅骨及大脑半球脑组织均缺失,颅底部部分枕骨、面部骨骼及脑干、中脑常存在。偶见脑组织残基的胎儿。常伴肾上腺发育不良及羊水过多。

超声表现:妊娠 11 周以后,胎儿头颅的环状强回声缺失,显示两侧大脑半球暴露在羊水中,呈米老鼠样,表现为露脑畸形。随着脑组织的破碎和脱落,仅在颅底部显示部分强回声的骨化结构及脑干与中脑组织,无大脑半球。面部冠状切面及双眼横切面可显示两眼球位于面部最高处,向外凸出,无前额,呈"青蛙样"面容,眼眶上方无颅骨。

2. 脑膨出　胎儿颅骨局部缺损而造成脑膜及脑组织膨出(脑膜脑膨出,meningoencephalocele)。缺损一般发生在枕部、额部及顶部等中线部位,枕部多见。通常合并有中枢神经系统异常,最常见为脑积水。

超声表现:①颅骨局部缺损伴脑膜膨出,局部头颅光环不连续,颅骨缺损处向外突起一囊肿样结构。②颅骨局部缺损伴脑膜脑膨出,脑组织连同脑膜一并由缺损处膨出,局部头颅光环不连续颅骨缺损处向外突出混合性包块。

3.胎儿颈部水囊瘤　胎儿颈部水囊瘤是由于颈淋巴囊内淋巴液引流受阻或与颈淋巴管发育异常有关,病理学上由扩张的淋巴腔隙构成,其内充满淋巴液。范围可自头颈部至肩背部。

超声表现:早孕末期或中孕期颈部后方囊性包块,典型的大型水囊瘤内部见多条厚的纤维带分隔,呈放射状,包块常延伸至双侧颈部,也可自头颈部向下延伸至背部。彩色多普勒液性暗区内部无血流信号。

4.开放性脊柱裂　开放性脊柱裂(spina bifida aperta)发病率约1∶1 000,是指脊椎缺损、椎管开放,并累及背部中线病变部位皮肤及皮下组织,脑脊液通过缺损处漏出至羊膜腔内。分为脊髓裂、脊髓脊膜膨出、半侧脊髓脊膜膨出、空洞性脊髓脊膜膨出和脊膜膨出。由于这些畸形常是开放性的或有造成开放的危险,故称为开放性脊柱裂。致畸形因子越早,产生神经畸形的部位越高,范围越广,程度也越复杂,越严重,好发于腰骶部。部分椎管未完全闭合,缺损多在后侧的疾病。隐性脊柱裂即腰骶部脊椎管缺损,表面有皮肤覆盖,脊髓和脊神经正常,无神经症状。如有椎管缺损致脊髓、脊膜突出,表面皮肤包裹呈囊状,称为脊髓脊膜膨出,常有神经症状。

超声表现:矢状扫查,受累脊柱位于后方的强回声线连续性中断,中断处膨出一囊性包块,内有脊膜、马尾神经或脊髓组织。脊柱横切面上显示位于后方的两个椎弓骨化中心向后开放,呈典型的"V"或"U"字形改变。脊柱冠状切面亦可显示后方的两个椎弓骨化中心距离增大。局部软组织缺损或异常(图107-76)。

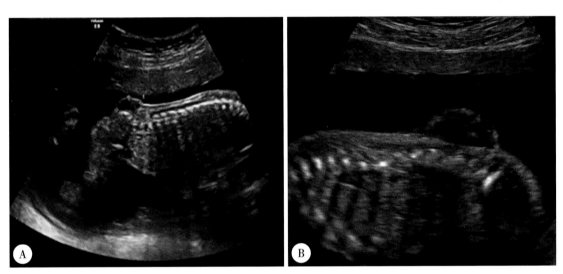

A.矢状扫查,胎儿背部见一囊性包块膨出;B.囊性包块内可见脊膜、马尾神经、脊髓组织。

图107-76　开放性脊柱裂超声表现(A、B)

5.脐膨出　脐膨出是由于腹壁脐带插入部位发育缺陷,皮肤、肌肉和筋膜损伤,致使腹腔内脏器膨出体外,膨出内容物表面覆盖腹膜和羊膜,脐带附着于膨出物表面。发病率约1∶4 000活产儿。高龄孕妇胎儿脐膨出的发病率增加。

超声表现:前腹壁正中脐孔处可见一向外突出的包块,有时可合并腹腔积液及羊水过多。膨出的包块表面有膜覆盖,脐带位于包块的表面

6.十二指肠闭锁或梗阻　十二指肠闭锁或梗阻发病率为(1∶2 500)~(1∶1 000)活产儿。大部分是十二指肠近端与远端之间完全闭锁,少部分是由于十二指肠肠腔内有膜或膈造成肠腔狭窄。

超声表现:中孕期腹围切面出现典型的"双泡征",为扩张的胃泡及扩张的十二指肠上段,两者之间通过幽门管相通。晚孕期可出现羊水过多。

7.致死性骨发育不良性　胎儿骨骼系统畸形发生率为1∶5 000,其中包括两大类:一列是累及全身骨骼系统的骨发育不良疾病,另一是局限性的骨骼畸形。产前超声诊断的重点在于分别胎儿是否存在致死性的骨发育不良。

超声表现:致死性骨发育不良包括多种疾病,但都具有以下共同特征。

（1）四肢长骨严重短小：孕24周前出现，四肢长骨长度小于正常胎儿预测值的4倍标准差，典型表现有"电话听筒"征。

（2）胸廓严重发育不良，双肺发育不良：胸廓狭小，表现为胸围<第5百分位数，股骨长度/腹围<0.16等。

8.法洛四联症　活产儿中发生率为0.02%～0.03%，占儿童先心病的6%～8%。属于心室圆锥发育异常，包括前错位型室间隔缺损、肺动脉瓣下和肺动脉瓣的狭窄、主动脉骑跨在室间隔缺损上方、右室肥厚等异常。法洛四联症胎儿有11%～34%可发生染色体22q微缺失。

超声表现：①左室长轴切面显示前错位型室间隔缺损，主动脉骑跨在室缺的上方，升主动脉可扩张。②心底短轴切面显示右室流出道和（或）肺动脉狭窄。当肺动脉严重狭窄时，三血管切面或三血管气管切面可显示舒张期动脉导管内存在来自降主动脉的反向血流。

（六）临床应用进展

超声技术的发展及应用使得胎儿早期疾病的宫内治疗成为可能。对于胎儿贫血，可以在超声引导下进行经脐静脉输血；对于双胎输血综合征的患者，可以进行羊水减量、羊膜间隔造口术、选择性减胎及胎儿镜激光治疗，双胎输血综合征一期是否需要治疗目前仍存在争议，到二期以上，宫内治疗能够明显提高胎儿成活率，尤其是胎儿镜下激光治疗。

（何　滟　吕明昊）

第四节　浅表器官疾病超声检查与诊断

一、乳腺疾病超声检查与诊断

（一）解剖及正常声像图

女性乳腺呈半球形，位于第2～7前肋浅筋膜的浅深两层之间，自胸骨旁线向外可达腋中线，由疏松结缔组织贴附于胸大肌和部分前锯肌表面。乳腺腺叶间结缔组织中有许多与皮肤垂直的纤维束，一端连于皮肤和浅筋膜浅层，一端连于浅筋膜深层，称乳腺悬韧带或库伯韧带（Cooper ligament）。从组织学的角度来看，乳腺由主质和间质共同构成。主质包括乳腺导管系统和小叶；由末梢导管和小叶共同构成末梢导管小叶单位（terminal ductal-lobular unit，TDLU），此处是各种乳腺增生性病变及乳腺癌的主要发生部位。

乳腺结构随着年龄、激素水平、生理情况变化而有所不同，在妊娠、哺乳期时乳腺小叶和导管高度增殖，而在绝经后腺体组织逐渐萎缩，代之以结缔组织。

高分辨力超声能够清晰显示乳腺及其周围组织的解剖结构：乳头、皮肤、皮下组织、乳腺腺体、乳腺腺体后脂肪和胸大肌（图107-77）。声像图显示乳头为均匀的中等回声，其后方常伴有声影。皮肤显示为两条细线状强回声和夹在中间的真皮形成的中等水平回声带。皮下脂肪层，位于皮肤与乳腺腺体层之间，脂肪小叶为低回声，有细线状强回声被膜。库柏韧带在皮下脂肪层中显示最清晰，表现为中等回声的条索状结构与皮肤相连。乳腺腺体层，在皮下脂肪层下方，回声比皮下脂肪层强，声像图表现因其内分布的乳腺小叶和导管，以及脂肪、纤维组织的量不同而变化。乳腺小叶和导管呈低回声，乳腺导管从乳晕呈放射状进入腺体层，宽度一般<3 mm，哺乳期增宽。

采用高频超声探头检查时，可显示正常乳腺的血管。乳腺血管的走行是从乳腺的深面向皮下组织的方向，在皮下脂肪层内常可见乳腺血管与库柏韧带的走行方向平行。在乳头附近的血流信号最丰富。

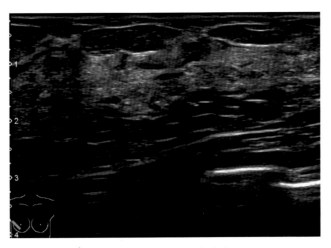

图 107-77　乳腺正常声像

（二）乳腺纤维瘤

乳腺纤维瘤（breast fibroadenoma）是由结缔组织和上皮组织混合形成的良性肿瘤,常见于生育年龄的妇女,特别是 30 岁以下的女性。通常表现为无痛、实性、边界清楚的结节,移动度好。部分患者可在同侧或双侧、同时或不同时发生多发性结节。病理表现:肿瘤呈匙形,质地较硬,可呈分叶状,常有完整包膜。腺体成分较多者,质地软,呈浅红色;纤维成分较多者,质地硬。病程长的纤维腺瘤可发生玻璃样变、黏液变性和钙化。

1. 超声表现

（1）二维超声:肿块呈圆形、椭圆形或分叶状,边界清晰,有完整包膜,内部回声均匀、与乳腺实质相比为低回声,后方无衰减,部分出现后方回声增强,可有侧方声影;与周围组织无粘连,加压时,可被轻度压缩（图 107-78）。

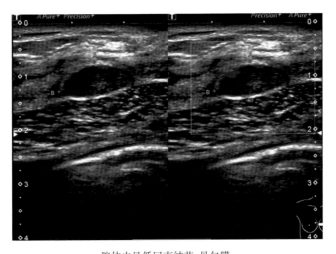

腺体内见低回声结节,见包膜。

图 107-78　乳腺纤维腺瘤

（2）彩色多普勒超声:较小的纤维腺瘤往往无彩色血流信号出现;较大的肿瘤周边及内部均可见彩色血流信号,肿瘤周边的血流信号多呈环绕走行,可见有细小分支进入肿瘤内部,血流信号走行及形态均规则。脉冲多普勒可血流频谱为低速低阻型。

（3）超声造影:注射造影剂后,大部分团块表现为造影剂由边缘向中央稀疏充填,呈均匀低增强,造影强度始终低于周围乳腺组织;少数团块表现为均匀整体高强度,团块开始增强时间可早于、等于、晚于周围乳腺组织,但绝大部分呈"快退"。

2. 鉴别诊断

（1）乳腺腺病：乳腺病常表现为低回声肿块，与纤维腺瘤的声像图类似，但乳腺病的病症一般较小，且无明显的包膜回声和包膜状血流。

（2）乳腺癌：纤维腺瘤与乳腺癌均可表现为低回声肿块，内部亦可出现钙化及血流信号。但与纤维腺瘤相比，乳腺癌多发生于年龄较大的女性，其形态多不规则，边缘多呈毛刺状，且钙化多为微细的钙化，肿瘤后方回声可明显衰减，多普勒血流信号丰富，血管分布杂乱。

（三）叶状肿瘤

乳腺叶状肿瘤是由结缔组织和上皮组织形成的混合性乳腺肿瘤，可发生于任何年龄，发病高峰年龄为35～55岁。临床表现主要是无痛性肿块，起病隐匿，进展缓慢，病史较长，可达几年至几十年之久，部分肿瘤可见短期内迅速增长。临床触诊常呈圆形或分叶状，表面不平，质地坚韧，边界清楚，可活动，部分肿块有弹性感或囊性感等特点，较大肿瘤其表面皮肤紧绷可伴有浅表静脉扩张。病理大体观察肿瘤体积多较大，类圆形或分叶状，质硬，边界清晰，可压迫周围组织形成假包膜，部分病例可伴有瘤内囊性变、坏死及出血。良性肿瘤多呈膨胀性生长，肿瘤无或仅轻度异型性，核分裂少见，肿瘤坏死率低，间质无明显过度生长。

1. 超声表现

（1）二维超声：大部分为分叶状或椭圆形，少数为不规则形。良性肿瘤边界清晰，但无完整的包膜，呈膨胀性生长，挤压周围组织形成假包膜，在声像图上表现为清晰的带状回声（图107-79）。叶状肿瘤多显示为低回声病灶，少数呈高低混合回声，内部回声分布多不均匀，常出现散在裂隙状无回声区，肿瘤内鲜见钙化，远场回声增强，可在低回声内见短线状或条索状高回声结构，与其由间质和上皮两种成分混合构成有关。

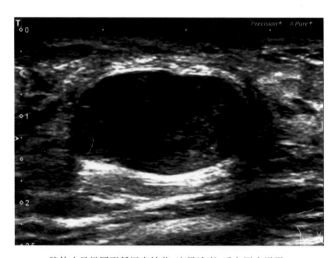

腺体内见椭圆形低回声结节，边界清晰，后方回声增强。

图107-79　良性叶状肿瘤

（2）彩色多普勒超声：CDFI在肿瘤边缘或肿瘤内条状分隔处容易探及搏动性的动脉血流信号，良性叶状肿瘤的血流分级多数为0级和Ⅰ级。

（3）超声造影：多呈不均匀高增强可见充盈缺损，时间-强度曲线多呈"快进慢出"型。

2. 鉴别诊断　叶状肿瘤与纤维腺瘤在临床表现及声像图特征上有很多类似之处，鉴别诊断比较困难。鉴别要点主要有以下几点：①叶状肿瘤的发病年龄大于纤维腺瘤，叶状肿瘤多见于中年女性，发病年龄多在30～50岁，而纤维腺瘤多见于青年女性，发病年龄多在20～30岁。②叶状肿瘤病灶多大于纤维腺瘤，叶状肿瘤多>3 cm，纤维腺瘤多<3 cm。③纤维腺瘤一般有明显纤细包膜，边界清晰；叶状肿瘤常压迫周围组织形成的假包膜，交界性和恶性叶状肿瘤有局部浸润性，可表现为边界不清。④叶状肿瘤分叶形较纤维腺瘤多见。⑤叶状肿瘤内囊性变较纤维腺瘤多见。⑥叶状肿瘤较纤维腺瘤血供更丰富。

(四)导管内乳头状瘤

乳腺导管内乳头状瘤(breast intraductal papilloma)是乳腺良性上皮性肿瘤,是由扩张导管壁的导管上皮和血管结缔组织呈树枝状、乳头状的增殖性生长所形成的病变。多发生于30~50岁的年龄。临床上多以血性、浆液性乳头溢液为主。从广义上可分为位于乳晕区的中央型(大导管)乳头状瘤及起源于末梢导管小叶单位的外周型乳头状瘤。基本病变是导管上皮和间质增生,形成有纤维脉管束的乳头状结构。中央型乳头状瘤可发生于任何年龄,但大多见于40~50岁,单侧乳头溢液,特别是血性溢液是最常见的临床症状:少数病例可在乳晕区触及肿块。外周型乳头状瘤常无明显的临床症状,常因X射线或超声检查而发现。

1. 超声表现

(1)二维超声:中央型导管内乳头状瘤主要是乳晕及其周围见扩张的导管,呈条状无回声,其内有中等或中等偏低回声的实质回声(图107-80),同时在临床上有乳头溢液症状。周围性乳头状瘤多在乳腺的边缘见低回声,多无扩张的导管,也有相当部分患者无乳头溢液。

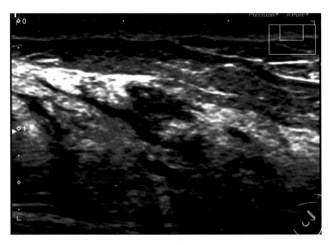

腺体内见低回声结节,边界不清,其旁与导管相通。

图107-80　导管内乳头状瘤

(2)彩色多普勒超声:部分导管内乳头状瘤中,彩色多普勒超声可见丰富血流,显示为轴心性的血流信号。部分导管内乳头状瘤彩色多普勒血流成像无特异性,与正常组织相似。

2. 鉴别诊断

(1)乳腺导管内乳头状癌:中央型导管内乳头状瘤与导管内乳头状癌其超声征象均表现为扩张导管内的乳头状结节,但一般而言乳头状癌的实性突起较乳头状瘤大,形态不规则,基底宽,内部血流丰富,且局部导管壁可增厚,走行僵直,对于老年女性,即使扩张导管内未见明显隆起性病变,也应引起重视,警惕导管内乳头状癌的可能,必要时应做乳管镜检查;囊实混合型结节,应根据实性部分的形态、大小、内部回声以及血管的走行、丰富程度、血流频谱类型加以鉴别,导管内乳头状癌的结节大而不规则、回声低而不均匀,可伴钙化、血流丰富且分布紊乱。

(2)乳腺导管扩张症:多发性导管内乳头状瘤应与乳腺导管扩张症鉴别,多发性导管内乳头状瘤病变主要位于乳腺的外周部,扩张导管内可见多数乳头状突起,而乳腺导管扩张症病变主要位于中央区,扩张导管内一般为无回声,即使透声差,也不显示乳头状结节,扩张导管周围腺体回声降低,血流多较丰富;患者可有反复发作的类似感染症状的病史。

(五)乳腺瘤样病变

乳腺瘤样病变指非肿瘤、非炎症性的一类疾病,是由于体内激素水平的不平衡引起的乳腺小叶腺泡增生为特征的一组疾病,包括良性上皮增生和纤维囊性增生等,在女性乳腺十分常见,包括了病因和临床经过均不相同的多种病变。在此,主要介绍乳腺囊性增生症及乳腺腺病。

1. 乳腺囊性增生症　乳腺囊性增生症(disease of the breast cystic hyperplasia)是乳腺的一种极其重要

的病变,以乳腺小叶、小导管及末梢导管高度扩张形成,以囊肿为主要特征,同时伴有一些其他结构不良病变的疾病。本病发病率高,病理形态变化多种多样,曾用过的名称主要有囊性乳腺病、乳腺结构不良等。乳腺囊性增生症的发病年龄一般开始于 30～34 岁,40～49 岁为发病高峰。临床主要表现为与月经有关的周期性的乳房胀痛,月经前期逐渐加重,月经来潮后明显减轻,甚至毫无症状,疼痛为弥漫性钝痛或为局限性刺痛,触动时加重,可向双上肢放射,有些患者的乳房疼痛症状还与情绪有关;部分患者在乳房内扪及质韧肿块,可发生于单侧或双侧,分散于整个乳房,以双乳外上象限多见;经前期肿块变大、变硬,经后缩小、变软;当有囊肿形成时,乳房内可扪及边界清楚、可推动、囊性感的球形肿块;另有少数患者可有单侧或双侧乳头溢液,多为浆液性或浆液血性。

(1)超声表现

1)二维超声:在乳腺内部出现大小不等、数量不一的无回声区,边界清晰、整齐,呈圆形或椭圆形,囊壁薄,光滑,可见侧方声影,后方回声增强,常累及双侧乳腺(图107-81)。

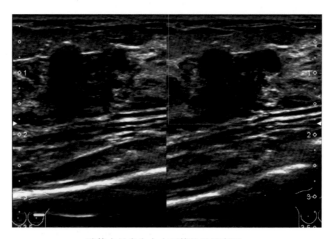

腺体内见多个大小不等的无回声区。

图 107-81 纤维囊性乳腺病伴钙化

2)彩色多普勒超声:囊肿内无血流信号。

(2)鉴别诊断·乳汁潴留囊肿一般见于哺乳期或哺乳后的妇女,当囊内乳汁稀薄呈无回声时应与乳腺囊性增生症的囊肿鉴别。两者均表现为壁薄液清的囊肿,但乳汁潴留囊肿一般见于单侧乳腺,数目少,而乳腺囊性增生症囊肿常为双乳多发囊肿;另外两者的临床表现也极不一样,乳汁潴留囊肿与哺乳关系密切,而乳腺囊性增生症与哺乳无关,而表现为与月经周期相关的乳房周期性疼痛。

2. 乳腺腺病 广义上讲,腺病(adenosis)是一种增生性病变,主要来源于 TDLU,病变以小叶为中心。病变小、累及小叶少者仅为显微镜下所见,而病变大者则可形成可触及的肿块,构成特殊类型的腺病。在这些特殊类型的腺病中,有些边界清晰,形成结节样肿块而类似纤维腺瘤,如结节样腺病(腺病瘤);而有些边界不清,从临床、影像和病理形态上都类似癌,如硬化性腺病、放射状瘢痕等。病理上乳腺腺病主要包括盲管腺病、硬化性腺病结节型腺病、微腺型腺病、腺肌上皮(大汗腺)腺病和腺管腺病等。

(1)超声表现

1)二维超声:乳腺腺病超声表现复杂多样,在一个患者身上可以是单一形式,也可以是多种表现。可表现为乳腺内大小不等、单个或多个低回声肿块,形态可不规则,边界欠清晰,无包膜回声,后方回声多无明显的变化(图107-82);局部组织增厚,腺体回声杂乱,形成不规则、边缘不确切斑片状弱回声;或多种改变同时出现在乳腺组织内,乳腺增厚杂乱,导管扩张较常见,同时有多发囊肿、多个弱回声结节等。

2)彩色多普勒超声:肿块内无血流信号或少血流信号。

3)超声造影:乳腺腺病病灶内造影剂低灌注,充盈不均匀,增强强度可略高、等于或低于正常组织,廓清时早于正常组织。

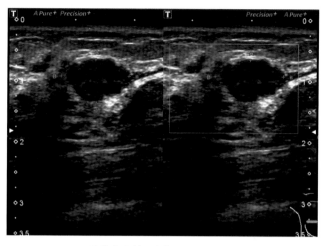

腺体内见低回声块影,未见包膜。

图 107-82 乳腺腺病

(六)急性乳腺炎

急性乳腺炎(acute mastitis)是乳腺的急性化脓性感染,多发生于哺乳期妇女,尤其是初产妇,也可见于其他年龄妇女。临床表现有不同程度发热、患处乳腺红肿、疼痛、乳腺肿块及患侧腋下淋巴结肿大,有的可伴有全身感染症状。病因主要是细菌通过伤口或乳头裂缝进入乳腺导管。乳腺导管阻塞是一个主要的易感因素。

1. 超声表现

(1)二维超声:病变早期声像图上可无明显改变,随着病变的发展腺体内结构紊乱,回声降低,血流信号增多。当脓肿形成时超声检查示形态不规则、大小不一、数量不等和边界不清的无回声区或低回声区,在异常回声区内可见密集的点状强回声,并随着探头对其加压和放松而流动(图 107-83)。

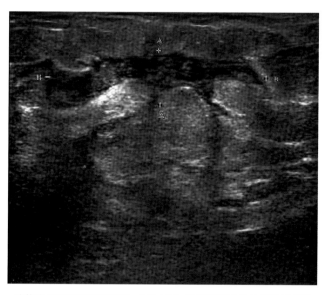

腺体内见不规则低回声区,未见包膜,周围组织可见云雾状回声增强,提示周围组织水肿。

图 107-83 肉芽肿性炎

(2)彩色多普勒超声:炎症期彩色多普勒超声可见脓肿周边、脓肿内未完全液化的部分有较丰富的血流信号,血流速度增快。

(3)超声造影:肿瘤内血管形态规则、血管丰富,未见扭曲或穿入血管,造影剂注入后快速均匀充盈,廓清时间较周围正常组织短,炎性肿块时间-强度曲线多呈快升快降的表现,上升支陡直,下降支亦陡直。

2.鉴别诊断　炎性乳腺癌与急性乳腺炎在临床上均可表现为红肿热痛等症状,且二者的声像图特征非常相似,特别是急性乳腺炎早期。但抗感染治疗后的随访是可帮助鉴别诊断,急性乳腺炎在抗感染治疗后症状明显好转,乳腺内低回声消失,乳腺结构趋向正常。

（七）慢性乳腺炎

慢性乳腺炎(chronic mastitis)是乳腺疾病的一种慢性炎症性病变。其致病原因不明,可能为低毒力细菌感染的结果,可能为自身免疫性疾病。可发生于任何年龄,中老年多见。临床上多以无明确边界的质硬肿块来就诊。

1.超声表现

(1)二维超声:慢性乳腺炎的超声表现不一,有的仅表现为局部乳腺结构紊乱,无明确的占位性病变,有的在乳腺腺体组织内出现边缘不整齐的低回声肿块,还有的为厚壁的囊性肿块(图107-84)。抗感染治疗后超声随访检查,乳腺内肿块或结构紊乱区逐渐消失。

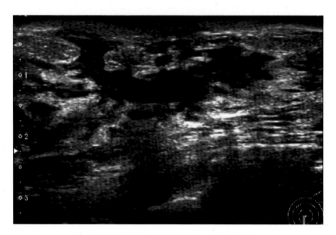

腺体内见不规则低回声区,向皮肤层延伸。

图107-84　慢性肉芽肿性炎伴脓肿

(2)彩色多普勒超声:异常回声区域内的血流可表现为丰富,一般和无血流信号。

(3)超声造影:均匀性高增强伴或不伴无增强,边界较清晰,且高增强区局限库伯韧带内的腺体层中,同时在皮下脂肪层可观察到沿库伯韧带走行的血管。

2.鉴别诊断　乳腺癌的肿块内常见细小钙化,而慢性乳腺炎的低回声及乳腺组织内很少出现微小钙化。此外病史和随访有助于二者的鉴别。

（八）乳腺癌

乳腺癌(breast carcinoma)是女性常见的恶性肿瘤之一。临床上最常见的病理类型是浸润性乳腺,包括非特殊型浸润性乳腺癌、浸润性小叶、黏液癌、髓样癌等。癌前病变包括导管原位癌和小叶原位癌等,其他病理类型少见。大多数浸润性乳腺癌具有典型的恶性肿瘤的临床表现和超声图像特征,但髓样癌、黏液癌在早期阶段具有膨胀性生长的特性,超声图像类似良性肿瘤的图像特征,容易误诊。部分浸润性癌不具备典型的恶性征象,需要超声多模态(弹性成像,超声造影)和多种影像学检查(乳腺X射线检查、乳腺MRI、乳腺导管造影或乳管镜检查等)联合应用。

1.超声表现　超声诊断要点乳腺癌的病理类型很多,声像图表现与病理类型相关,乳腺癌典型的共同的超声图像特征如下。

(1)二维超声:①形态,肿块形态不规则。②方位,肿块长径与皮肤不平行(肿块纵径≥横径,纵横比≥1)。肿块方位不平行为小乳腺癌的重要形态学特征。③边缘,乳腺癌边缘特征包括边缘模糊、毛刺、成角、细分叶、边缘强回声晕,是判断肿块恶性风险的重要指标。④内部回声,以脂肪为等回声,乳腺癌的肿块绝大多数是低回声或极低回声。发生出血和坏死时可表现为囊实复合性回声。⑤后方回声:乳腺癌后方回声多数表现为衰减。⑥钙化灶,在高频超声图像上,钙化灶可分为微钙化和粗钙化。肿块内微钙化提示乳腺癌,有较强特征性。典型的乳腺癌钙化灶表现为数目较多且相对集中呈簇状分布,以砂粒样微钙化为主。粗钙化可见于纤维腺瘤、积乳囊肿后期。⑦皮肤和周围组织改变,乳腺癌淋巴管浸润可导致皮肤增厚,皮肤和皮下组织水肿,临床表现为橘皮征,乳腺癌浸润牵拉库伯韧带,可导致皮肤凹陷征,乳腺癌浸润周围组织,可导致浅筋膜浅层连续性中断,浸润乳腺后间隙可导致浅筋膜深层连续性中断(图 107-85)。

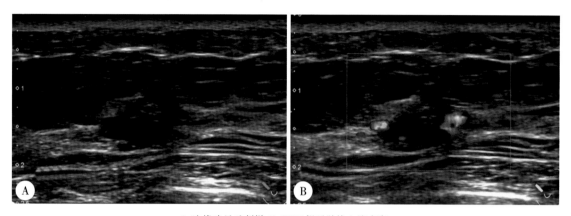

A.边缘略呈毛刺样;B.CDFI 提示肿块血流丰富。

图 107-85 乳腺浸润性导管癌

(2)彩色多普勒超声:肿块血流良性肿瘤无血流或少血流多见,乳腺癌血流丰富多见(图 107-86)。典型的乳腺癌血流可表现为血管增粗和走行不规则,流速增高。彩色多普勒血流成像和频谱多普勒通常不作为乳腺癌独立的诊断指标。

(3)超声造影:乳腺癌超声造影多表现为初期明显增强或不均匀增强,边界欠清晰,周边呈放射状增强,延迟相病灶内仍有中等程度弥漫性的造影剂聚集,消退比较晚(图 107-86)。病灶增强后径线增大有可能是乳腺癌超声造影的重要特征。

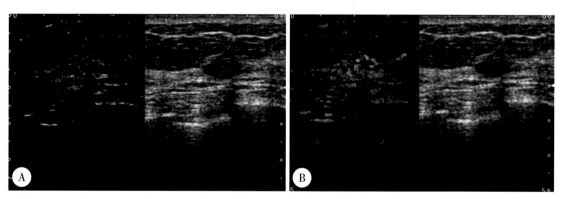

A.超声造影累积到达成像,病灶较正常组织呈高增强,边界欠清晰;B.超声造影时间到达成像,病灶周边呈放射状增强。

图 107-86 乳腺癌超声造影表现

(4)弹性成像:超声应力弹性成像评分以 4 分和 5 分多见,部分也可表现为 2 分和 3 分,存在一定假阴性(图 107-87)。基于自相关技术的应变率比值测定,通过比较 2 个感兴趣区域的弹性成像图,计算二者的应变率比值,能够更客观地评价病灶硬度。

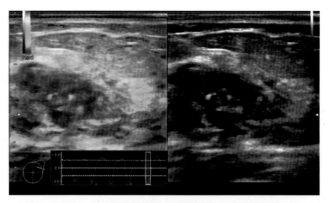

图 107-87　乳腺癌弹性成像(病灶评分 5 分,蓝色为主)

2.鉴别诊断　乳腺癌最重要的是与乳腺良性肿瘤鉴别,鉴别诊断要点见表 107-4。在临床工作中,乳腺良、恶性肿瘤之间的图像特征存在一定的重叠和交叉,造成乳腺癌的诊断困难。

表 107-4　乳腺良恶性肿瘤的超声鉴别诊断

超声特征	乳腺良性肿瘤	乳腺恶性肿瘤
形态	椭圆形	圆形、不规则形
纵横比	<1	≥1
边缘	完整,界面清晰、规则	模糊,毛刺,成角,分叶状、强回声晕
内部回声	等回声、低回声	低回声、不均匀
钙化灶	少见、粗大	多见、微钙化
后方回声	无改变、增强	衰减、混合改变
淋巴结转移	无	肿大,结构异常
血供	无血流或少血流	有血流,丰富血流

(九)临床应用进展

1.乳腺影像报告和数据系统分类　基于美国放射学会 2013 年乳腺影像报告和数据系统(Breast Imaging Reporting and Data System,BI-RADS)分类,超声的 BI-RADS 分类是根据图像特征,推测肿块良、恶性质,判断病变的恶性风险的一种分类方法。BI-RADS 分类并不是取代了超声诊断意见,而是建立了数据库标准,对病变的恶性风险评估采用统一的标准和一致的临床处理意见,具体见表 107-5。

表 107-5　超声 BI-RADS 分类与建议

分类	恶性风险	建议
0 类:需要进一步影像学检查	未知	召回,进一步影像学检查
1 类:阴性	0	常规筛查
2 类:良性	0	常规筛查
3 类:可能良性	0<恶性风险≤2%	短期随访(6 个月)或继续监测
4 类:可疑恶性	2%<恶性风险<95%	组织病理学诊断
4A:低度可疑恶性	2%<恶性风险≤10%	组织病理学诊断
4B:低度可疑恶性	10%<恶性风险≤50%	组织病理学诊断
4C:低度可疑恶性	50%<恶性风险<95%	组织病理学诊断

续表107-5

分类	恶性风险	建议
5类:高度提示恶性	恶性风险≥95%	组织病理学诊断
6类:活检证实的恶性	100%	手术切除

2.乳腺3D、4D超声成像 3D、4D超声成像是以脏器血管树的解剖为基础,以血流动力能量图的显示为条件的成像方式,其成像迅速,补充了二维超声看不到的微小结构、异常动脉、静脉交通和血管树空间特征的层次感,动态旋转增加了各个视角组织结构立体关系的显示,图像清楚细腻更接近解剖。

3.乳腺超声造影灰阶图像彩色编码分析 SonoLiver^{R}CAP是新的造影分析软件,利用超声造影灌注病灶的灰阶图像转换为彩色编码,分析乳腺病变的良、恶性。造影病灶的彩色编码以时间强度曲线显示。恶性肿瘤呈深红色高增强占比例高,肿瘤高灌注区红色高增强占病灶面积大、比例高。

(刘 利 吴隘红 王云东)

二、甲状腺疾病超声检查与诊断

(一)解剖和正常声像图

甲状腺是成年人体内最大的内分泌腺,分为左右两侧叶,中间由较狭窄的峡部连接,呈"H"形或蝶形横跨于气管上段。两叶多不对称,一般右叶稍大于左叶。甲状腺血供非常丰富,主要由双侧的甲状腺上、下动脉及少数个体存在的甲状腺最下动脉构成。

甲状腺的淋巴管网也极为丰富,其引流淋巴结也较多。大体分为3个淋巴结组:①甲状腺上部淋巴引流入喉前、咽前淋巴结;②甲状腺下部淋巴引流入气管前、气管旁淋巴结;③甲状腺侧叶淋巴引流入气管旁及颈内静脉周围淋巴结群。

正常甲状腺一般均呈中等回声(图107-88)。在甲状腺的前方可见皮肤、皮下组织、颈前和颈侧肌群。气管位于峡部后方中央,因其内部含有气体,故呈一弧形强回声带的多重回声。在甲状腺左后方,气管旁可见到食管。甲状腺后方外侧为颈总动脉、颈内静脉和迷走神经。正常甲状腺的上下径<5 cm,左右径<2 cm,前后径<2 cm。当前后径>2 cm时,可肯定诊断甲状腺肿大。

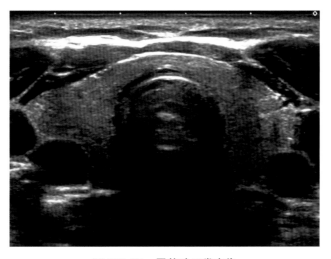

图107-88 甲状腺正常声像

灵敏度高的超声仪器可显示甲状腺为短棒状或条状血流信号,灵敏度低的超声仪器可能只显示稀疏的点状血流信号。甲状腺上动脉较甲状腺下动脉容易显示,位置表浅,走向较直,内部血流信号容易探及。

(二)桥本甲状腺炎

桥本甲状腺炎(hashimoto thyroiditis,HT)又称淋巴瘤样甲状腺肿(struma lymphomatosa)、慢性淋巴细胞性甲状腺炎(chronic lymphocytic thyroiditis,CLT),是以自身甲状腺组织为抗原的自身免疫性疾病,好发于青中年女性,男女比例为(1:20)~(1:8)不等。常见于30~50年龄段。桥本甲状腺炎通常是遗传因素与环境因素共同作用的结果,因此,常在同一家族的几代人中发生。

1. 超声表现

(1)二维超声:较典型的 HT 二维超声为双侧甲状腺对称性中度增大,整个甲状腺呈较一致的低回声改变,甲状腺包膜完整光滑,与周围界限清楚。甲状腺弱回声改变内见线条状较高回声(图107-89)。在以淋巴细胞为主的阶段,甲状腺增大明显,呈均匀一致的低回声,而纤维条不多;在以纤维组织增生为主的阶段,甲状腺内表现为纤维条状回声较多,回声稍高于淋巴细胞期;时间较长的 HT 甲状腺缩小,常伴甲状腺功能减退,甲状腺呈低回声结节状,血流仍丰富。

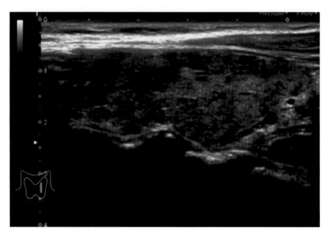

甲状腺实质回声欠均质,内见低回声及条状稍高回声。

图107-89　桥本甲状腺炎

(2)彩色多普勒超声:CDFI 在 HT 的各个阶段血流信号增加均较明显,在甲状腺功能亢进阶段,血流丰富,可有甲状腺功能亢进的"火海征"和高流速血流表现。在甲状腺功能减退阶段血流信号丰富,但流速低,血流加速度延迟。甲状腺功能减退时促甲状腺激素升高,促使甲状腺组织增生,组织的耗氧量增加,血管扩张,CDFI 检测出血流信号丰富,但为低速低阻血流。

(3)超声造影:桥本甲状腺炎早期阶段,炎症反应明显,约在10 s 造影剂进入,在15 s 左右达峰,20 s 内消退。在早期为不均匀性增强,达峰时为均匀性高增强。桥本甲状腺炎背景不均匀难以分辨是否合并结节时,超声造影可以鉴别结节存在与否。合并真性结节则具有相应的异常增强改变。

2. 鉴别诊断

(1)亚急性甲状腺炎:要与面积较大的(>70%)亚急性甲状腺炎鉴别,亚急性甲状腺炎的弱回声不均匀,仍然有部分正常甲状腺组织。而 HT 是整个甲状腺病变,无残留正常甲状腺组织。

(2)纤维硬化性甲状腺炎:本型甲状腺缩小,回声增高,血流明显减少。HT 晚期甲状腺萎缩测值小,仍呈低回声、结节状、血流信号偏多。

(3)HT 合并结节性甲状腺肿:基础的弥漫性病变内有多数结节,在 HT 晚期回声增高伴结节时,易忽略 HT 的诊断。

(三)亚急性甲状腺炎

亚急性甲状腺炎(subacute thyroiditis,SAT)是一种自限性甲状腺炎,De Quervain(1904年、1936年)报道并详述了本病的临床过程和病理学,故该病又称为德奎尔甲状腺炎(De Quervain subacute thyroiditis)。亚急性甲状腺炎是甲状腺疾病中较少见的一种,发病率为3%~5%,多见于20~60岁的女性,男女比为

(1∶6)~(1∶2)。病因尚未全明,可能与病毒感染有关。

1. 超声表现

(1)二维超声:早期甲状腺实质内可出现单发或多发、散在的异常回声区,回声明显低于正常甲状腺组织的区域,部分可相互融合形成低回声带(图 107-90)。在疾病发展过程中甲状腺的低回声还可出现不均质改变,即呈从外向内逐渐降低。随着病情好转,纤维组织的增生可使甲状腺内部出现纤维化增生,而显示内部回声增粗、分布不均,低回声区缩小甚至消失,恢复为正常甲状腺组织的中等回声。但也有部分亚急性甲状腺炎患者在疾病康复若干年后的超声复查中仍可探测到局灶性片状低回声区或无回声区,原因可能是亚急性甲状腺炎的后遗症,表明亚急性甲状腺炎康复患者的超声检查并非都表现为正常图像。

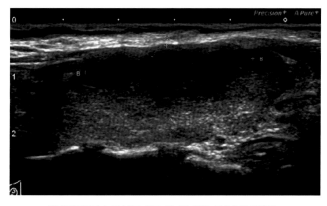

甲状腺实质内见低回声区,边界不清,呈"水洗过征"。

图 107-90　亚急性甲状腺炎

(2)彩色多普勒超声:疾病的急性期由于滤泡破坏,大量甲状腺素释放入血,引起甲状腺功能亢进症,彩色多普勒显像可探及病灶周边丰富血流信号,病灶区域内常呈低血供或无血供。频谱多普勒测量甲状腺上动脉血流速度接近于正常。在恢复期甲状腺功能减退时,促甲状腺素持续增高而刺激甲状腺组织增生,引起甲状腺腺内血流增加。

(3)超声造影:超声造影表现为甲状腺病变叶内的云雾状弱回声区与周围正常甲状腺组织同步增强或略晚于周围甲状腺组织,呈弥漫性均匀性等增强,增强后减低区迅速与周围组织融为一体,减低区与周围正常甲状腺组织同步消退。

2. 鉴别诊断　面积较大的(>70%)亚急性甲状腺炎要与桥本甲状腺炎鉴别,亚急性甲状腺炎的弱回声不均匀,仍然有部分正常甲状腺组织。而桥本甲状腺炎是整个甲状腺病变,无残留正常甲状腺组织。

(四)毒性弥漫性甲状腺肿

毒性弥漫性甲状腺肿(toxic diffuse goiter)即突眼性甲状腺肿(exophthalmic goiter,EG),又称 Graves 病(Graves disease,GD),或 Basedow 甲状腺肿(Basedow 病),是一种伴甲状腺激素分泌增多的器官特异性自身免疫病。发病率仅次于单纯性结节居第 2 位,发病率 10 万。多数甲状腺功能方进症起病缓慢,亦有急性发病,其流行学与不同的因素相关,如每日碘摄取量和遗传背景等。女性多见,男女之比为(1∶6)~1∶4)。各年龄组均可发,以 30~40 岁多见,本病是在遗传的基础上,因感染、精神创伤等应激因素而诱发,属于抑制性 T 淋巴细胞功能缺陷所致的一种器官特异性自身免疫病,其发病机制尚未完全阐明。

1. 超声表现

(1)二维超声:甲状腺滤泡细胞呈弥漫性增生,滤泡数增多,滤泡间质血管丰富、充血和弥漫性淋巴细胞浸润,甲状腺多有不同程度肿大。甲状腺边缘往往相对不规则,可呈分叶状,包膜欠平滑,边界欠清晰,65%~80%的甲状腺实质呈弥漫性低回声。低回声表现多样,因以上病理改变程度而异,或均匀性减低,或局限性不规则斑片状减低,或弥漫性细小减低回声,构成"筛孔状"结构。部分病例因形成纤维分隔而伴有细线状、线状中高回声,乃至表现为"网状"结构。

(2)彩色多普勒超声:在大多数未治疗的 Graves 病患者中多见的超声表现为甲状腺周边和实质内弥

漫性分布点状、分支状和斑片状血流信号,呈搏动性闪烁,称为甲状腺"火海征"(图107-91)。"火海征"为 Graves 病典型表现。如血流信号增多的分布范围较局限,则称为"海岛征"。极少见的病例甲状腺血流信号可完全正常,见散在稀疏的星点或斑点状血流信号时隐时现,甚至部分实质内无血流信号甲状腺上、下动脉扩张,流速加快,血流可呈喷火样。

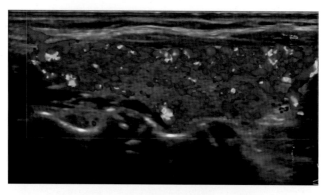

图107-91 毒性弥漫性甲状腺"火海征"

2.鉴别诊断 桥本甲状腺炎:毒性甲状腺肿在早期甲状腺功能亢进期,血流信号丰富、流速较高,难以分辨,但肿大的甲状腺呈均匀弱回声伴纤维条是桥本甲状腺炎的特点。

(五)甲状腺良性结节

甲状腺良性结节主要包括结节性甲状腺肿的结节性增生和甲状腺腺瘤。结节性甲状腺肿是弥漫性非毒性甲状腺肿的晚期阶段,表现为滤泡间的纤维组织增生、间隔包绕形成大小不一的结节状病灶。甲状腺腺瘤是甲状腺滤泡上皮发生的一种常见的良性肿瘤,好发于中青年女性。结节性增生与滤泡状腺瘤尚无法在病理学上对二者做出令人满意的鉴别。这里仅探讨甲状腺良性结节的共同超声特征,而不涉及结节性增生和甲状腺腺瘤的相互鉴别诊断问题。事实上,国外鲜有对这两种病变进行超声鉴别的文献报道。

超声表现如下。

1.二维超声 结节性增生可遍布整个甲状腺各区域,腺瘤也可发生于甲状腺内各个部位。在良性病变中,结节性甲状腺肿常为多个结节,但也可单结节,而甲状腺腺瘤多表现为单结节(图107-92)。结节表现为边界清晰、边缘规则的低回声结节,部分结节周围可以出现薄、厚度均匀、完整的声晕。海绵状结构结节也是良性非肿瘤性结节的特征。

超声显示的粗钙化属营养不良性钙化,常是良性的标志。各种类型的钙化皆可出现于良性结节,但以粗钙化最为常见。浓缩胶质是唯一只见于良性结节的超声征象,在超声上表现为点状强回声,后伴彗星尾征。

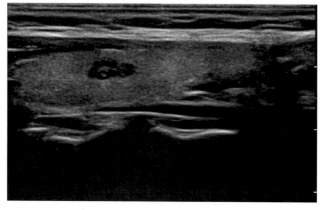

实质内见边界清楚的低回声结节。

图107-92 甲状腺腺瘤

2.彩色多普勒超声　在彩色多普勒上,将甲状腺结节的血管分布状况分为 2 种:一是边缘血管,指位于甲状腺边缘部位附近的血管;二是中央血管,指位于甲状腺中央部位的血管。可将甲状腺结节的血管模式细分为 5 型:①无血管型;②边缘血管型;③边缘血管为主型;④中央血管为主型;⑤混合血管型。

（六）甲状腺恶性肿瘤

甲状腺癌(thyroid cancer)是人体内分泌系统最常见的恶性肿瘤,占人体所有恶性肿瘤的 1%。女性多见,20 岁以下并不少见。有的学者认为,10% ~40% 的普通人群患有甲状腺结节,其中 5.0% ~6.5%为恶性,单发性结节有 20% ~25% 为甲状腺癌,多发性结节合并甲状腺癌占 4% ~10%。癌结节≤1 cm时称为甲状腺微小癌,因其病灶小不易触及,发病隐匿,又称为隐匿性甲状腺癌;其中乳头状癌是甲状腺腺癌中最常见的类型,占 75.5% ~87.3%,其余包括滤泡状癌、髓样癌、未分化癌等。本章节主要阐述最常见的甲状腺乳头状癌,根据不同的组织学特点,乳头状癌可分为几种亚型,包括滤泡型、弥漫硬化型、柱状细胞癌等。

1.甲状腺乳头状癌　乳头状癌女性多于男性,为(2.6 ~4)∶1,发病年龄 10 ~88 岁,平均 41.3 岁,在30 ~40 岁女性比例明显增加。临床上大多数乳头状癌首先表现为甲状腺结节,常在体检时或由他人发现。首先发现颈部淋巴结增大的患者也不在少数,甲状腺乳头状癌的超声表现因组织学类型不同而有显著差异。乳头状癌典型的超声表现文献已有充分报道,但对于滤泡型乳头状癌和弥漫硬化型乳头状癌超声特征的认识,目前尚处于积累阶段。

超声表现如下。

(1)二维超声:表现为甲状腺实质内低回声实性结节,可为单发或多发,边界不清,边缘不规则。结节纵横比大于 1 是甲状腺乳头状癌较具有特异度的指标。部分病灶可在结节周围出现低回声晕,但晕环常不完整,厚薄不均,结节内可见钙化(图 107-93)。当肿瘤出现囊性变时超声表现为不规则实性成分凸向囊腔,在实性部分有点状钙化,即"囊内钙化结节"征,这一征象是诊断囊性乳头状癌非常特异的指标。

(2)彩色多普勒超声:肿瘤常表现为边缘性血流信号,血流信号不丰富。

(3)超声造影:病灶表现为稍晚于甲状腺实质增强,从周边向中间充填,达峰时呈不均匀性等增强或低增强,增强后结节边界不清,形态不规则,结节较二维超声增大,消退与周围组织同步。

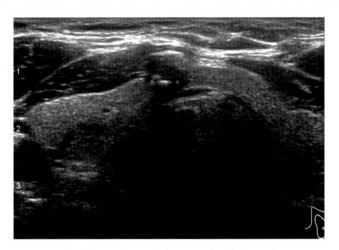

峡部见低回声结节,向外突出生长,内见点状强回声。

图 107-93　甲状腺乳头状癌

2.甲状腺滤泡型乳头状癌　甲状腺滤泡型乳头状癌是乳头状癌的第 2 种常见亚型,占所有乳头状癌的 9% ~22.5%。具有诊断乳头状癌的特征性细胞核特征,如核着色淡、核沟及核内假包涵体。然而,这些细胞主要形成滤泡结构,构成肿瘤 70% ~80% 的成分,与滤泡状腺瘤或滤泡状癌相似。基于这种组织病理学基础,滤泡型乳头状癌具有相对良性的超声表现。

超声表现如下。

(1)二维超声:实质内等回声或稍高回声结节,边界清楚,可见包膜回声,但边缘可呈微小分叶或不规则(图107-94)。大部分滤泡状乳头状癌结节内部不出现钙化灶,纵横比大于1也是提示恶性的超声表现。

(2)彩色多普勒超声:肿瘤常表现为混合型血流信号,血流信号较丰富,可以显示高速血流穿入肿瘤内,阻力指数增高。

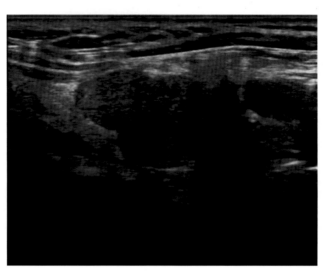

实质内等低回声结节,边缘呈浅分叶状。

图107-94　甲状腺滤泡型乳头状癌

3.弥漫硬化型甲状腺乳头状癌　它是甲状腺乳头状癌的一种罕见变型,约占甲状腺乳头状癌的1.8%。在组织学上,特征性地表现为甲状腺被弥漫性累及,出现广泛纤维化、鳞状上皮化生、严重淋巴细胞浸润和多发砂粒体。43.4%弥漫硬化型甲状腺乳头状癌合并甲状腺炎,而单纯性甲状腺乳头状癌仅10.7%。年龄10～57岁,平均27～29岁,60%<30岁,好发于女性,80%～100%出现颈部淋巴结转移。术后复发率较高,但预后和单纯乳头状癌相似。

超声表现如下。

(1)二维超声:超声上表现为甲状腺弥漫性散在微钙化,并大多可见边界模糊可疑肿块,但也可无肿块形成,仅出现微钙化。也可表现为甲状腺内多发可疑低回声或混合回声团块,团块内出现微钙化。多数患者甲状腺实质表现为不均匀低回声,这可能是由于合并甲状腺炎所致。由于弥漫硬化型乳头状癌有非常高的颈部淋巴结转移发生率,故对该类患者应行颈部淋巴结超声检查。当甲状腺呈弥漫性不均匀低回声,散在微钙化,应考虑到弥漫硬化型乳头状癌的可能。但并不是所有这种表现的病变皆为弥漫硬化型乳头状癌,单纯乳头状癌也可出现这种超声征象。

(2)彩色多普勒超声:病变区域血流信号稀少杂乱。

(3)超声造影:病变侧甲状腺实质内造影剂呈快速充填,达峰时整体呈弥漫性高增强,合并结节时可呈不均匀性增强。

(七)临床应用进展

1.甲状腺影像报告和数据系统分类　甲状腺影像报告和数据系统(thyroid imaging reporting and data system,TI-RADS)分类是基于美国放射学会(american college of radiology,ACR)乳腺影像报告和数据系统(Breast Imaging Reporting and Data System,BI-RADS)提出的分类,各国提出了多种类似的甲状腺超声诊断的分类方法。2017年ACR发布了TI-RADS分类白皮书。国内常用的分类为Kwak在2011年提出的。具体如下。

1类:甲状腺内未见结节。

2类:结节恶性可能为0。甲状腺内囊性结节属于2类。

3类:结节恶性可能<5%。

4类:任何出现可疑恶性超声特征的结节都可以归于此类。

4a:低度可疑恶性,恶性可能5%~10%。

4b:中度可疑恶性,恶性可能10%~50%。

4c:高度可疑恶性,恶性可能50%~85%。

5 类:几乎肯定为恶性,恶性可能>85%。颈部出现可疑性癌转移性淋巴结时,甲状腺内结节即可评估为 5 类。

6 类:活检证实的恶性结节。

2. 超声引导消融治疗甲状腺肿瘤　对于甲状腺肿瘤的消融治疗,现主要有微波消融和化学消融两种方法。微波消融主要针对实性结节,在超声引导下将水冷消融电极植入病灶内,通过高温加热作用引起病灶组织发生凝固性坏死,最后坏死组织被机体吸收,从而达到微创局部灭活病灶的目的。化学消融主要针对囊性或囊实性结节。将无水酒精注射到甲状腺肿块内后,引起肿块内细胞脱水、蛋白质变性或凝固坏死,导致结节缩小、纤维化钙化甚至消失,结节组织逐渐被结痂的肉芽组织替代。对于囊腺瘤,无水酒精可使囊壁细胞破坏,产生无菌性炎症,粘连、闭塞,最后吸收消失,阻断病灶局部血流供应。同时,甲状腺良性肿瘤由于其包膜完整,保证了酒精在瘤体内弥散,以达到局部硬化的目的,且对周围正常腺体组织无损伤。

(张明琼　胡　星　罗　丽)

第五节　血管超声检查与诊断

随着超声医学技术的快速发展,彩色多普勒超声以其简便、快捷、安全、经济等优势为血管疾病的诊断及鉴别诊断开辟了新的途径,被称为"无创性血管造影",目前已成为临床应用最广泛的无创性血管检查方法之一。

20 世纪 80 年代,伴随着科学技术的进步和不断增长的临床需求,二维灰阶超声成像和多普勒超声技术取得了突飞猛进的进展,并很快用于血管疾病的检查。二维灰阶超声可显示血管及其周围组织的二维结构图像,可显示血管走行和血管壁结构。多普勒超声包括频谱多普勒超声和彩色多普勒血流成像等,彩色多普勒血流成像(color Doppler flow imaging,CDFI)可直观观察检查区域是否存在血流信号,可实时观察血流方向和走行,朝向探头的血流显示为红色,背离探头的血流显示为蓝色,彩色亮度可显示血流速度,显示血流的紊乱情况等。频谱多普勒以脉冲多普勒和连续多普勒较常用。脉冲多普勒可通过移动取样容积位置选择血流中某一位置进行血流频谱检测,但不能准确测量高速血流。连续多普勒可检测沿着声束方向的全部血流信息,不能判断所检测血流信号的准确位置,但可用于高速血流的定量分析。多普勒技术明显提高对血管病变的鉴别诊断能力,但操作者依赖性或扫查角度等影响因素,都可能限制多普勒检查的准确性。能量多普勒对多普勒夹角依赖性较小,不受混叠的影响,能显示低速血流,也不存在彩色混叠现象,对血流检测具有更高的敏感性,在低速血流显示方面具有独特优势。各种超声技术的有机结合为临床提供了血管壁和管腔结构和血流动力学指标等大量实用的诊断信息,在血管疾病诊断、随访及治疗后疗效评估方面都发挥着重要作用。近年来,随着介入超声、超声造影、弹性成像、三维超声等超声新技术的发展,超声在血管疾病诊断和治疗中的应用范围也在不断扩展,已成为血管疾病诊治中不可缺少的重要工具。

一、颈部血管疾病超声检查与诊断

(一)颈部动脉疾病超声检查

1. 解剖与正常声像图　右侧锁骨下动脉和颈总动脉由无名动脉分出,左侧锁骨下动脉和颈总动脉直接起自主动脉弓。双侧颈总动脉走行于胸锁乳突肌内缘，在甲状软骨水平上缘分出颈内动脉和颈外动脉，颈总动脉在分叉处管径膨大，称为颈动脉球部或窦部。双侧椎动脉分别起自两侧锁骨下动脉，椎动脉从锁骨下动脉分出至入颅段之前，按其解剖结构走行分为颈段（V_1段）、椎间隙段（V_2段）、枕段（V_3段），椎动脉入颅后为颅内段（V_4）段。

右侧锁骨下动脉位于颈总动脉后外侧，左侧锁骨下动脉直接起自主动脉弓，位置较深。正常颈动脉球部（窦部）管径局限性增宽，球部以远的颈内动脉管腔大小相对均匀一致。颈外动脉自颈总动脉分出后即可观察到多个分支，是颈外动脉与颈内动脉鉴别的血管结构特征（表107-6）。颈内动脉与颈外动脉及颈总动脉远端在同一断面可以显示出典型的"Y"字形结构（图107-95A）。

正常椎动脉椎间段走行于椎体横突孔中，故二维超声为节段性显示，当出现椎动脉走行变异时，可探查到椎动脉绕行一个或多个椎体前方上行。

表107-6　颈内外动脉的鉴别

项目	颈内动脉	颈外动脉
内径	较粗	较细
解剖特征	无分支	多个分支
位置	后外侧	前内侧
频谱形态	低阻力型	高阻力型
颞浅动脉敲击试验	无变化	传导性震颤性血流频谱

正常颈动脉的彩色多普勒血流成像为层流，彩色充盈较为均匀，从血管周边至管腔中心呈现由低速到高速、由暗到明亮的色彩变化。正常颈内动脉近球部，彩色血流成像显示低速涡流"红蓝"相间的血流信号，在球部以远的颈内动脉管腔恢复层流状态。正常颈外动脉可见多条动脉分支结构，血流充盈与颈总动脉、颈内动脉相同。双侧锁骨下动脉是外周血管，其彩色多普勒血流成像为明亮的正向为主的血流信号。椎动脉呈节段性血流充盈的特征。

正常颈总动脉频谱为窄带型，收缩与舒张期血流信号同方向，血管阻力指数介于颈内动脉与颈外动脉之间（图107-95）。正常颈内动脉收缩期与舒张期血流速度阻力指数低于颈总动脉，为低阻力型（图107-96A）。正常颈外动脉血管阻力指数高于颈总动脉，血流频谱为高阻力型（图107-96B）。锁骨下动脉频谱为三相波或四相波。椎动脉血流频谱为颈内动脉相似为低阻型。

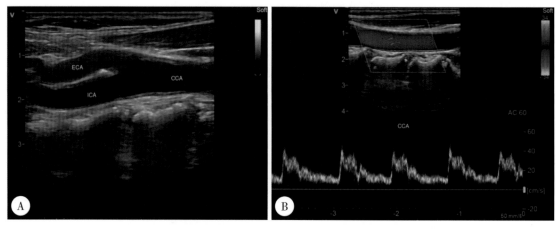

A. 颈动脉二维图像；B. 频谱。CCA：颈总动脉；ICA：颈内动脉；ECA：颈外动脉。
图107-95　正常颈动脉二维图像及频谱

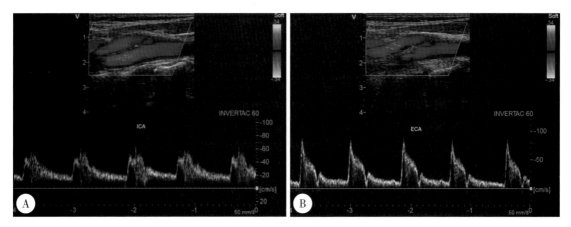

A.低阻力型;B 高阻力型。ICA:颈内动脉。ECA:颈外动脉。

图 107-96 正常颈内动脉与颈外动脉频谱

2.颈动脉粥样硬化病变 颈动脉粥样硬化病变是颈动脉缺血性脑血管病变的重要原因之一。好发于颈总动脉分叉处和颈内动脉起始段。基本病理改变是由于类脂质的沉积,逐步出现内-中膜增厚、粥样硬化斑块形成,严重者致使管腔狭窄、闭塞甚至继发血栓形成,最终导致血流供应障碍。

(1)超声表现

1)二维超声:颈动脉内-中膜厚度(intima-media thickness,IMT)超过 1.0 mm 定义为颈动脉内-中膜增厚,当 IMT 超过 1.5 mm 则定义为斑块。斑块的基本结构包括斑块表面的纤维帽、核心部、基底部和上下肩部。

根据斑块声学特征分类:分为均质回声和不均质回声斑块;均质回声斑块即低回声、等回声及强回声斑块;不均质回声斑块即斑块内部包含低、等、强回声。

根据斑块形态学特征分类:分为规则型和不规则型,规则型即表面纤维帽光滑,形态规则,如扁平斑块(图 107-97);不规则型即表面不光滑,局部组织缺损,形成"火山口"征,如溃疡斑块(图 107-98)。

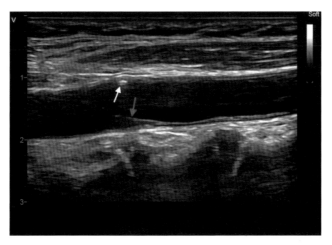

颈总动脉远心端后壁扁平斑块(红色箭头所示)形态规则,均质低回声斑块,前壁斑块(白色箭头所示)形态规则,不均质强回声斑块。

图 107-97 颈动脉斑块

根据斑块超声造影后增强特点分类:分为易损斑块和稳定斑块,易损斑块由周边向内部呈密度较高的点状及短线状增强。稳定斑块无增强或周边及内部呈稀疏点状增强。

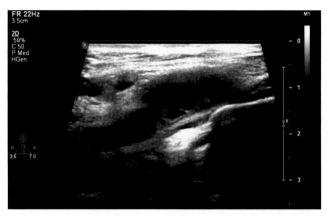

颈总动脉球部扁平斑块,形态不规则,回声不均质,表面纤维帽不完整。

图107-98　颈动脉溃疡斑块

颈动脉狭窄或闭塞:颈动脉狭窄和闭塞是颈动脉粥样硬化病变发展的严重阶段,二维超声对于血管狭窄程度可通过测量管经狭窄率和面积来计算。但是单纯依据血管管径或面积测量往往不够准确,所以需要结合血流动力学参数对狭窄或闭塞程度获得更为准确的评价。目前国际采用的标准是2003美国放射年会超声会议公布的标准(表107-7)。

2)彩色多普勒超声:彩色血流多普勒超声对于颈动脉粥样硬化病变的检查,斑块处可表现为彩色血流充盈缺损;若管腔出现狭窄,则表现为血流束变细,狭窄处为细线样花色彩色血流信号(图107-99),狭窄以远段血管扩张为"五彩镶嵌样"涡流或湍流血流信号;当血管闭塞时则血流信号消失。

3)频谱多普勒:血流速度根据狭窄程度出现不同程度增快,峰值流速(PSV)与舒张末期流速(EDV)也相应增快,血流频谱增宽(图107-100)。狭窄近段或远端可出现流速正常或减低,加速时间延长。对于颈动脉狭窄程度评估的血流参数见表107-7)。

表107-7　动脉狭窄超声评价标准

狭窄程度	PSV/(cm/s)	EDV	PSV颈内动脉/PSV颈总动脉
0~49%	<125	<40	<2.0
50%~69%	≥125,<230	≥40,<100	≥2.0,<4.0
70%~99%	≥230	≥100	≥4.0
闭塞	无血流信号	无血流信号	无血流信号

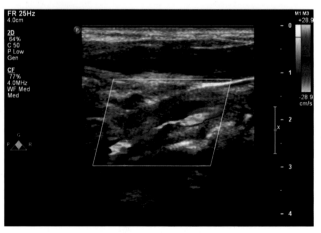

右侧颈内动脉近心端狭窄,管腔变细,细条状花色彩色血流。

图107-99　右侧颈内动脉狭窄彩色多普勒图像

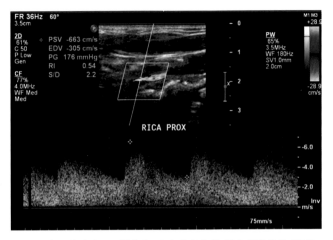

右侧颈内动脉近心端狭窄,血流速度升高,阻力指数升高,RICA
PROX:右侧颈内动脉近心端。

图 107-100　右侧颈内动脉狭窄频谱图像

(2)鉴别诊断

1)大动脉炎性血管狭窄或闭塞:主要造成颈总动脉管壁结构损害,颈内、外动脉很少受累。超声表现为颈总动脉血管壁均匀性向心性增厚、管腔狭窄、血栓形成、血管闭塞等。颈内、外动脉管壁结构基本正常。

2)颈动脉栓塞:常见于心源性病变导致血栓脱落造成颈动脉闭塞。超声显示病变局部血管壁内膜显示清晰,无斑块形成,血管腔内充填低回声或不均回声。

3)颈内动脉肌纤维发育不良:一侧颈内动脉全程纤细呈"串珠样"改变,血流充盈不全,多普勒频谱通常表现为高阻力型,无阶段性血流速度升高特征。

3. 多发性大动脉炎　多发性大动脉炎(takayasu arteritis,TA)是一种主要累及二级以上血管的慢性非特异性炎症,分为头臂型、胸腹主动脉型、肾动脉型及混合型。病变早期为动脉周围炎及动脉外膜炎,以后向血管的中层及内膜发展,后期全层血管壁遭受破坏,动脉管壁的病变以纤维化为主,严重者可导致管腔节段性狭窄甚至闭塞,并可继发血栓形成。

(1)超声表现

1)二维超声:病变多受累 2 支以上血管,病变处血管壁呈广泛性、均匀性、向心性、不规则增厚。轻度病变者受累动脉外膜和(或)中层增厚,内膜仍清晰可见(图 107-101),重度病变者累及全层动脉壁致使动脉壁 3 层结构消失。动脉壁增厚可为弥漫性或局限性,管腔可出现不同程度狭窄或闭塞。严重者可继发血栓形成,偶可并发动脉扩张、动脉瘤等。

2)彩色多普勒超声:病变轻者,彩色血流可呈单一色,随着血管狭窄程度的加重,血流充盈缺损,血流变细,并呈"五彩镶嵌样",管腔闭塞时,血流信号消失。

3)频谱多普勒:病变弥漫广泛时,频谱呈低速单相波,局限性狭窄段内可探及高速血流频谱,在闭塞病变段探测不到血流频谱。

(2)鉴别诊断

1)动脉粥样硬化:多见于老年人,动脉管壁上可见粥样硬化斑块,根据临床表现和超声图像特点易于鉴别。

2)血栓闭塞性脉管炎:主要累及下肢的中小动脉及其伴行静脉,病变呈节段性分布。

4. 颈动脉体瘤　颈动脉体瘤(carotid body tumor;又称颈动脉体化学感受器瘤,chemodectoma of carotid body)是一种较为少见的化学感受器肿瘤,起源于神经脊副神经节细胞,为副神经节瘤的一种,位于颈内外动脉分叉处。根据其形态可分为两型:一种是局限型,肿瘤位于颈总动脉分叉的外鞘内;另一种是包裹型,较多见,肿瘤位于颈总动脉分叉处,包绕颈总、颈内及颈外动脉生长。肿瘤大多无明显包膜,质地中等,有丰富滋养血管。

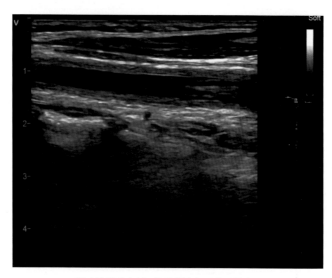

颈动脉管壁广泛不规则增厚,回声不均匀。

图 107-101　颈动脉多发大动脉炎

（1）超声表现

1）二维超声:肿瘤位于颈总动脉分叉处,多为不均匀低回声,边界清晰,边缘规则或呈分叶状。较小的肿瘤多位于颈总动脉分叉处的外鞘内,使颈总动脉分叉处增宽,较大的肿物常将颈总、颈内、颈外动脉部分或全部包裹其中。有时颈动脉管腔可因受压而狭窄甚至闭塞,但管壁结构清晰(图 107-102)。

2）彩色多普勒超声:肿瘤内部动脉及静脉血流信号丰富,常可见颈外动脉的分支直接进入肿瘤内部,血流频谱为低阻型或高阻型。颈内动脉与颈外动脉可因受肿瘤挤压而明显移位,如颈动脉狭窄或闭塞,可呈现相应的彩色多普勒超声表现。

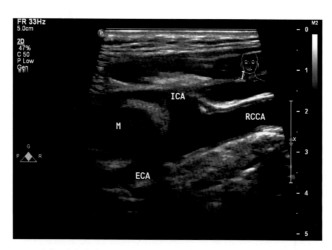

右侧颈总动脉分叉处可见瘤体将颈内动脉和颈外动脉分开,瘤体呈不均质低回声,边界清楚,边缘规则。M:瘤体;RCCA:右侧颈总动脉;ICA:颈内动脉;ECA:颈外动脉。

图 107-102　颈动脉体瘤

（2）鉴别诊断

1）颈部神经源性肿瘤:均为实质性肿物,边界光滑,位于颈总动脉后方,将颈内、颈外动脉推向前方,与颈动脉分叉无密切关系,一般不包裹颈动脉生长,血流多不丰富。

2）颈动脉瘤:为颈动脉局限性扩张或动脉旁囊实性肿物,瘤体内可见杂乱、涡流血流信号,易与颈动脉体瘤鉴别。

5. 椎动脉狭窄、闭塞性疾病　椎动脉狭窄、闭塞性疾病大多由动脉粥样硬化或多发性大动脉炎所致,好发部位为椎动脉起始部,狭窄或闭塞可导致椎基底动脉供血不足。

（1）超声表现

1）二维超声:显示椎动脉内-中膜增厚不光滑,可伴有斑块形成。狭窄处管腔较细,闭塞后管腔内为低实性回声,对侧椎动脉管径可代偿性增宽。

2）彩色多普勒超声:狭窄处血流束变细,为花色血流信号。

3）频谱多普勒:频谱多普勒显示峰值流速增高,频带增宽。狭窄段远端椎动脉频谱呈小慢波改变。完全闭塞时管腔内无血流信号（图 107-103）,对侧椎动脉可呈现代偿性改变,表现为内径增宽、流速加快和血流量增加。

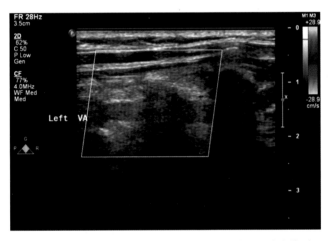

左侧椎动脉椎间段闭塞,管腔内暗区消失,为实性回声充填,未见彩色多普勒血流信号。

图 107-103　左侧椎动脉闭塞彩色多普勒图像

（2）鉴别诊断

1）椎动脉不对称:双侧椎动脉管径不对称很常见,大约80%的受检者左侧椎动脉内径大于右侧椎动脉。一般情况下,双侧椎动脉的管径差异无临床意义,但当一侧椎动脉细小（内径<2 mm）,可引起椎-基底动脉供血不足。椎动脉发育不全所致的椎动脉不对称表现为管腔普遍细小,但血流充盈较好,频谱形态正常,对侧椎动脉可增宽。

2）椎动脉缺如:在椎静脉后方无伴行椎动脉,诊断椎动脉缺如尚需排除椎动脉走行变异。

6. 椎动脉发育异常　多数人双侧椎动脉管径不对称,少数人一侧椎动脉明显发育不良,椎动脉正常管径 3.0~4.5 mm,当一侧椎动脉管径小于 2.5 mm 属于管径纤细,当一侧椎动脉管径小于 2.0 mm 称为椎动脉发育不良。也有单侧椎动脉先天缺如的,较少见。

椎动脉起源变异中最常见者为左椎动脉直接起自主动脉弓,偶见椎动脉起自颈总动脉或无名动脉。大多数人椎动脉由 C_6 横突孔穿入,少数人出现走行变异可由 C_5、C_4、C_3 横突孔穿入上行。

超声表现:椎动脉发育不良可表现为椎动脉全程管径均匀性变细,内径小于 2.5 mm 或 2.0 mm,血流速度可在正常范围,阻力指数正常或偏高。

椎动脉走行变异可表现为一侧椎动脉由 C_6 以上横突孔穿入即由 C_5、C_4、C_3 横突孔处探及穿入上行椎动脉,椎动脉绕行一个或多个椎体前方上行,走行较正常椎动脉表浅（图 107-104）。

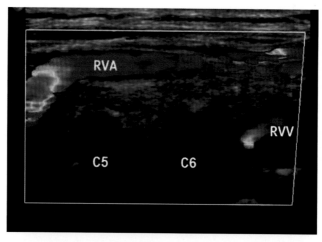

椎动脉由 C_4 椎体横突孔穿入上行,右侧椎静脉走行正常。

RVA:右侧椎动脉;RVV:右侧椎静脉。

图 107-104　椎动脉走行变异

(二)颈部静脉疾病超声检查

1. **解剖与正常声像图**　颈静脉分为深静脉和浅静脉,深静脉主要包括颈内静脉及其颅内外属支,汇入头臂静脉进入上腔静脉。颈内静脉为颈部最宽静脉干,左右对称,平均宽度约 1.3 cm。浅静脉主要包括颈外静脉、颈前静脉、面静脉和颞浅静脉。颈外静脉是颈部最大的浅静脉,在锁骨上方汇入锁骨下静脉。

颈内静脉与颈总动脉伴行,位于颈总动脉外前方,内径随呼吸运动变化,管壁菲薄,呈细线状高回声,管腔内可见静脉瓣回声,探头加压可使管腔闭合。彩色多普勒呈低速回心血流,与颈总动脉相反。

频谱多普勒为自发性、期相性,随呼吸运动变化,近心端可呈三峰波型,即收缩期及舒张早中期为两个向心波型,舒张晚期为反向血流。

2. **颈内静脉扩张症**　颈内静脉扩张症是一种临床上较少见的疾病,是指颈内静脉囊状或梭形扩张,右侧多见,屏气、大声说话或咳嗽时肿块可明显膨大,平静呼吸或局部压迫时可缩小或消失。

(1)超声表现

1)二维超声:颈内静脉局限性呈膨大、扩张,其近端或远端管径正常。屏气时内径明显增加,一般大于平静呼吸时的 2 倍。探头加压时管腔可完全闭合消失。

2)彩色多普勒超声:表现为扩张处血流信号暗淡,呈红蓝相间的涡流,无彩色血流充盈缺损。

3)频谱多普勒:频谱形态较正常段无明显变化,流速可降低。

(2)鉴别诊断:上腔静脉综合征,因上腔静脉受压或狭窄引起双侧颈内静脉扩张,其内血流变细或消失。颈内静脉内血流明显减缓或无血流信号显示。

3. **颈静脉血栓**　颈静脉血栓与长期静脉受压、静脉穿刺、置管及肿瘤相关疾病等有关。表现为颈部肿胀、疼痛、不适。

超声表现:颈静脉管腔内见均匀或不均匀的实性回声,根据血栓形成时间,可为低回声、等回声或高回声,探头加压管腔不能压瘪,彩色多普勒未见血流信号(图 107-105)。

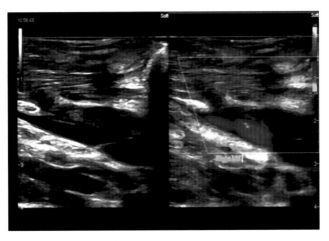

图 107-105　**颈静脉血栓**

图中显示颈静脉管腔内可见实性低回声,管壁和血栓之前可见
彩色充盈。IJV:颈内静脉。

(三)临床应用进展

各项超声技术在颈部血管疾病的诊断和治疗中都具有重要价值,同时也是治疗后疗效评估的简便、安全的重要方法。超声技术对于接受颈动脉狭窄介入治疗的患者,术前可以综合评价动脉粥样硬化斑块的回声特性、分布范围、血流动力学参数,准确评估血管狭窄程度,术后可评价颈动脉支架是否通畅,有无再狭窄,是颈动脉狭窄介入治疗后远期疗效随访的重要手段(图 107-106)。颈动脉狭窄的外科治疗手段除介入治疗外,还可以采用颈动脉内膜剥脱术(carotid endarterectomy,CEA),超声技术在 CEA 术中可及时评估血管的通畅性,术后 24 h 内可及时发现颈动脉血栓形成,可以提高 CEA 的成功率。超声造影对检测颈动脉斑块内新生血管具有很高的敏感性,可定量评价斑块内新生血管的情况,弥补了常规检查方法的不足,在研究斑块的稳定性及预测脑血管事件的发生方面具有巨大的潜力。三维超声成像技术在颈动脉粥样硬化疾病的检查中不仅可以全面地显示动脉管壁的情况、斑块的位置,还可以立体地观察斑块的表面形态和内部结构,并能定量测量斑块体积,为临床诊断、治疗及疗效评价提供更全面的影像学信息,具有重要的临床价值和应用潜力。血管内超声弹性成像可用于评估粥样硬化斑块的组成成分、稳定性、血栓的硬度和形成时间,观察介入治疗和药物治疗的效果。

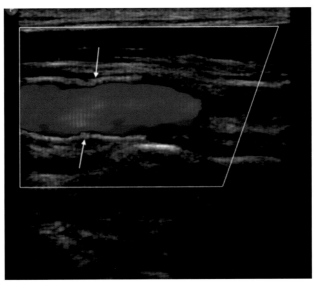

颈动脉管壁内侧可见金属支架回声(箭头所示),支架内血流
通畅呈层流。

图 107-106　**颈动脉支架彩色多普勒图像**

二、四肢血管疾病超声检查与诊断

(一)四肢动脉疾病超声检查

1. 解剖与正常声像图　上肢动脉的主干包括锁骨下动脉、腋动脉、肱动脉、桡动脉和尺动脉。右侧锁骨下动脉自无名动脉发出,左侧锁骨下动脉直接起于主动脉弓。锁骨下动脉于锁骨与第1肋之间通过,到第1肋外侧缘移行为腋动脉,腋动脉经腋窝至背阔肌下缘处移行为肱动脉,肱动脉沿肱二头肌内侧沟行至肘窝在桡骨颈水平分为桡动脉和尺动脉。桡动脉走行于桡侧至桡骨下端茎突,入手掌侧深面,参与组成掌深弓。尺动脉沿尺侧移行至腕部并与掌浅弓相连接。

下肢动脉的主干包括股总动脉、股浅动脉、股深动脉、腘动脉、胫前动脉、胫腓干、胫后动脉、腓动脉和足背动脉。

股总动脉在腹股沟韧带水平续于髂外动脉,并在腹股沟韧带下方2~5 cm处发出股深动脉,股总动脉移行为股浅动脉。股深动脉位于股浅动脉的后外侧,较股浅动脉深。股深动脉的分支与盆腔动脉及腘动脉均有交通,是髂股动脉闭塞后的重要侧支循环动脉。

股浅动脉在大腿段无重要分支,其走行于大腿内侧进入腘窝移行为腘动脉。腘动脉经膝关节后方下行,并发出膝上内、膝上外、膝下内、膝下外动脉。当股浅动脉及腘动脉闭塞时,膝动脉成为重要的侧支循环动脉。

腘动脉出腘窝,在腘肌下缘分为胫前动脉和胫腓干。胫前动脉走行于小腿的前外侧,移行为足背动脉。足背动脉行于拇长伸肌腱和趾长伸肌腱之间,位置较浅,可触及其搏动。胫腓干分叉为胫后动脉和腓动脉。胫后动脉沿小腿浅、深屈肌之间下行,经内踝后方转入足底,分成足底内、外侧动脉。腓动脉沿腓骨的内侧下行,至外踝上方浅出。

正常肢体动脉走行自然,管腔清晰,管径无局限性狭窄或扩张,无斑块或血栓栓塞。动脉壁的内膜和中层结构分别表现为均质线条状稍高回声和低回声,以管径较大且较为浅表的四肢动脉为明显,如腋动脉、肱动脉、股总动脉、股浅动脉的近段及腘动脉等(图107-107)。当动脉位置较深和(或)动脉管径较小,二维超声对其管腔和管壁结构的分辨力常受到限制,此时借助于彩色多普勒检查模式尤为重要。

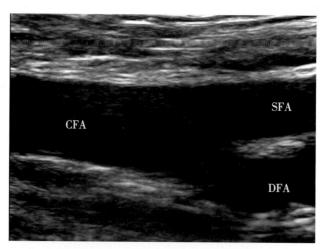

CFA:股总动脉;SFA:股浅动脉;DFA:股深动脉。

图107-107　正常四肢动脉二维超声图像

正常肢体动脉管腔内彩色血流充盈好,呈红色和蓝色。直行的动脉段内的血流呈层流,表现为动脉管腔的中央色彩较为浅亮,管腔的边缘色彩较深暗(图107-108)。动脉内的彩色血流具有搏动性,表现为与心动周期内动脉流速变化相一致的周期性彩色亮度变化。在正常四肢动脉,由于收缩期的前进血流和舒张期的短暂反流,彩色多普勒还可显示红蓝相间的色彩变化。

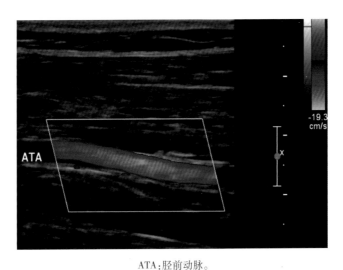

ATA：胫前动脉。

图 107-108　正常四肢动脉彩色多普勒血流图像

　　静息状态下，正常四肢动脉的血流频谱呈典型的三相波，即收缩期为快速上升的正向波，舒张早期的短暂反流形成反向波，以及舒张晚期为低速正向波（图 107-109）。老年或心脏输出功能较差的患者，四肢动脉的血流频谱可呈双相型，甚至单相型。当肢体运动、感染或温度升高而出现血管扩张时，外周阻力下降，舒张早期的反向血流消失，在收缩期和舒张期均为正向血流。正常四肢动脉脉冲多普勒频谱波形呈现清晰的频窗，无湍流。血流速度从肢体近端到远端逐渐下降。应用脉冲多普勒检测动脉内的血流速度对诊断动脉狭窄甚为重要，一般采用狭窄处收缩期峰值流速以及该值与其相邻的近侧动脉收缩期峰值流速之比诊断动脉狭窄的程度。

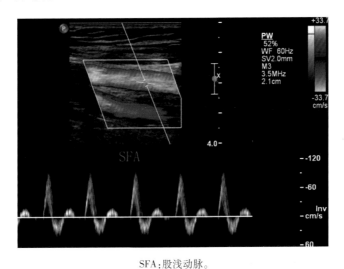

SFA：股浅动脉。

图 107-109　正常四肢动脉频谱多普勒图像

　　2.动脉粥样硬化闭塞症　动脉粥样硬化闭塞症（atherosclerosis）是由动脉粥样硬化病变引起的慢性动脉闭塞性疾病。病变常累及大、中动脉，以动脉分叉及弯曲的凸面为好发部位。其主要病理变化是动脉内膜或中层发生退行性变和增生过程，形成粥样硬化斑块，继发血栓形成导致动脉管腔狭窄甚至闭塞，从而引起相应的肢体或器官缺血。临床上表现为肢体发冷、麻木、间歇性跛行、静息痛，以及趾或足发生溃疡或坏疽。下肢动脉病变远比上肢动脉病变多见。

　　（1）超声表现

　　1）二维超声：动脉内膜和中层增厚、毛糙，动脉内壁可见大小不等、回声强弱不等的斑块，尚可见管壁钙化，病变处可伴有附壁血栓。

2)彩色多普勒超声:病变引起血管狭窄时,彩色血流形态不规则,充盈缺损,血流变细(图 107-110);狭窄即后段(紧接狭窄段之后 3 cm 以内)出现湍流,即"五彩镶嵌样"血流;动脉闭塞时病变段内无血流信号显示。

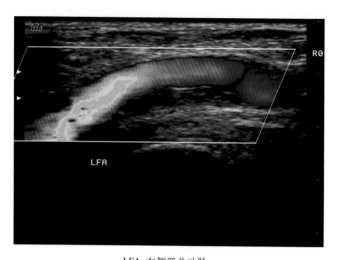

LFA:左侧股总动脉。

图 107-110　四肢动脉粥样硬化闭塞症的彩色多普勒血流图像

3)频谱多普勒:在四肢动脉粥样硬化闭塞症的不同阶段,脉冲多普勒频谱表现为不同的形态。病变早期动脉管腔无明显狭窄时,频谱形态可正常;当存在管腔狭窄时,脉冲多普勒显示狭窄处血流速度增快或呈射流,频谱形态异常,三相波消失。狭窄或闭塞远端动脉内为低速低阻血流,收缩期加速时间延长,加速度减小。根据脉冲多普勒频谱变化的特点来判断动脉狭窄的程度(表 107-8)。

表 107-8　下肢动脉狭窄分级的流速判断标准

狭窄程度/%	峰值流速/(m/s)	峰值流速比#
正常	<1.5	<1.5
30～49	1.5～2.0	1.5～2
50～74	2.0～4.0	2～4
75～99	>4.0	>4
闭塞	测不到血流	—

注:#为狭窄处峰值流速与靠近其上端 1～2 cm 处正常动脉的峰值流速之比。

(2)鉴别诊断

1)血栓闭塞性脉管炎:多见于青壮年男性,动脉病变主要累及肢体中、小动脉。病变多呈节段性,病变之间动脉段相对正常。发病早期可出现复发性、游走性血栓性静脉炎。

2)急性下肢动脉栓塞:多起病急骤,患肢突然出现疼痛、苍白、厥冷、麻木、运动障碍及动脉搏动消失。

3)多发性大动脉炎:多见于青年女性,病变活动期有低热和红细胞沉降率升高等现象。动脉病变主要累及主动脉及其分支的起始部,如果病变累及主-髂动脉,临床上可出现下肢缺血的表现。

4)胸廓出口综合征:为锁骨下动、静脉及臂丛神经在胸廓出口处受压而出现的相应临床症状和体征。锁骨下动脉受压时可出现患肢发凉、麻木、无力,桡动脉搏动减弱,甚至消失,发病通常与患肢的体位有关。

3.急性动脉栓塞　急性动脉栓塞(acute arterial embolism)是指源于心脏或近心端动脉壁的血栓或动脉硬化斑块脱落,或外源性栓子进入动脉,被血流冲向远侧,造成远端动脉管腔堵塞,导致器官、组织缺血的病理过程。由于四肢动脉栓塞直接关系着肢体的存活,故本病的诊断和治疗必须及时而有效。

四肢动脉栓塞占所有动脉栓塞的70% ~ 80%,下肢动脉栓塞5倍于上肢动脉栓塞。急性动脉栓塞的临床表现很大程度上取决于动脉栓塞的部位、局部侧支循环的情况。其典型临床表现为无脉、苍白、疼痛、肢体发冷、感觉障碍和运动障碍。正常肢端脉搏突然消失提示急性动脉栓塞而非动脉硬化基础上急性血栓形成。

　　(1)超声表现

　　1)二维超声:栓塞处动脉的回声取决于脱落的栓子,有无继发血栓形成以及动脉原有病变等。多数脱落的栓子呈中强回声,若合并血栓形成,则在栓子周围探及低回声。

　　2)彩色多普勒超声:①不完全栓塞时,栓子与动脉壁之间可探及高速血流信号,靠近栓子的远端呈花色血流信号,远离栓子的远端动脉血流反向波消失,流速明显减低。②完全栓塞时,栓塞处管腔内无明显血流信号,远端管腔内血流信号微弱或消失(图107-111)。

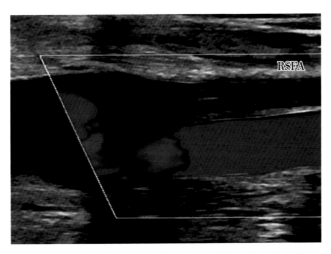

病变段股浅动脉内充满实质回声,血流信号突然中断,远端血流信号消失。RSFA:右侧股浅动脉。

图107-111　急性四肢动脉栓塞的彩色多普勒图像

　　(2)鉴别诊断:主要与四肢动脉血栓形成进行鉴别。后者是在原有动脉病变(动脉硬化、动脉炎、动脉瘤等)基础上发展而来,故超声除显示动脉血栓外,还可发现动脉的原有病变;另外,之前有肢体麻木、发凉、间歇性跛行等慢性肢体缺血的症状,起病也不如动脉栓塞急骤。

　　4. 真性动脉瘤　真性动脉瘤(true aneurysm)发病的主要机制是由于动脉中膜平滑肌萎缩,弹力纤维退变、断裂,局部管壁变薄,在血流冲击下局部逐渐膨出形成。当动脉病变处管径为相邻正常管径的1.5倍以上时,可诊断为真性动脉瘤。瘤壁由动脉壁全层构成,瘤腔内可有附壁血栓。

　　(1)超声表现

　　1)二维超声:①动脉局限性梭状或囊状扩张,两端均与动脉相连;②扩张的动脉段外径为相邻正常动脉外径的1.5倍以上;③瘤壁可伴有粥样硬化,表现为内膜增厚、不光滑,并可见强回声斑块;④有的瘤腔内可见附壁血栓,多呈低回声或中等回声(图107-112)。

　　2)彩色多普勒超声:动脉瘤内探及紊乱血流信号,紊乱程度与动脉扩张大小成正比,在扩张明显的动脉瘤中可见涡流。附壁血栓形成后,可见彩色血流充盈缺损。

　　3)脉冲多普勒:动脉瘤内可见血流紊乱,在动脉瘤腔的不同位置取样,可得到不同的血流频谱波形。

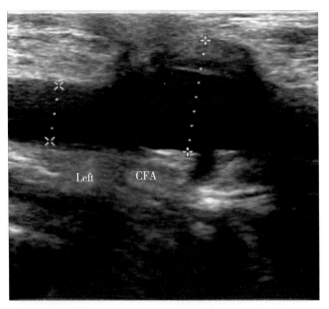

股总动脉局限性扩张,外径为相邻正常动脉外径的1.5倍,瘤腔内可见附壁血栓。Left CFA:左侧股总动脉。

图107-112　四肢真性动脉瘤的二维超声图像

(2)鉴别诊断:需与假性动脉瘤、动脉夹层进行鉴别,鉴别方法见表107-9。

表107-9　真性动脉瘤与假性动脉瘤、动脉夹层的鉴别

项目	真性动脉瘤	假性动脉瘤	动脉夹层
常见病因	动脉粥样硬化	外伤、感染	动脉粥样硬化、梅毒、Marfan综合征等
起病	缓慢	可慢、可急	急骤
二维超声	梭形、囊状	动脉旁的囊性肿块	双腔(真腔和假腔)
彩色多普勒	紊乱血流或涡流	瘤颈处双向血流	真、假腔内彩色血流不同(方向、彩色血流亮度等)
脉冲多普勒	同彩色多普勒	瘤颈处双向血流频谱	真、假腔多普勒频谱不同(方向、流速等)

5.假性动脉瘤　假性动脉瘤(pseudoaneurysm)多与外伤、感染有关。四肢动脉管壁全层破裂,动脉血液流出,并在周围软组织内形成局限性血肿,其内血流通过破裂口与动脉相通。晚期血肿机化,内膜面可有内皮细胞覆盖。

(1)超声表现

1)二维超声:①动脉旁显示无回声或混合回声区,呈类圆形或不规则形,为假性动脉瘤的瘤腔;②瘤腔内壁可见厚薄不均的低或中等回声,为瘤内血栓形成;③瘤腔内血流呈"云雾"状流动。④动脉壁与瘤腔间存在异常通路——破裂口,即瘤颈。

2)彩色多普勒超声:①瘤腔内血流紊乱或呈涡流状;②于瘤颈处可见收缩期血流由动脉"喷射"入瘤体内,舒张期瘤体内的血液反流回动脉腔,呈双向血流(图107-113);③瘤体内有血栓形成时,彩色血流呈现局限性充盈缺损。

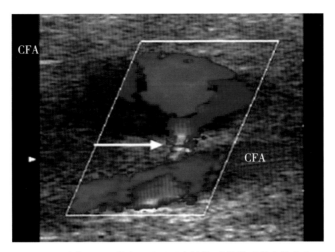

股总动脉(CFA)前方显示无回声结构,为假性动脉瘤的瘤腔,
瘤体内彩色血流呈漩涡状,箭头所示为瘤颈处。

图 107-113　四肢假性动脉瘤的彩色多普勒血流图像

3)频谱多普勒:在瘤颈处常可探及特征性频谱,称为"双期双向"征(图 107-114),其特点如下。①双向为同一心动周期的正、反向血流;②双期是指正、反向血流分别持续于整个收缩和舒张期;③收缩期流速明显高于舒张期流速。

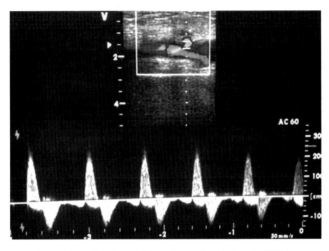

瘤颈处典型的"双期双向"频谱,基线上方为收缩期的高速血
流,基线下方为舒张期的低速血流。

图 107-114　四肢动脉假性动脉瘤

(3)鉴别诊断:详见真性动脉瘤所述。

6. 锁骨下动脉盗血综合征　锁骨下动脉盗血综合征(subclavian steal syndrome,SSS)由于锁骨下动脉或无名动脉近端狭窄或闭塞,导致锁骨下动脉狭窄的远端管腔、患侧椎动脉内压力下降,当血压低于椎基底动脉压力时,血流由于虹吸作用由健侧的椎动脉通过基底动脉进入患侧的椎动脉,导致脑及患肢缺血。常由动脉粥样硬化或多发性大动脉炎引起,少见病因为主动脉缩窄、主动脉弓离断或上肢较大动、静脉之间的动静脉瘘。临床表现为头晕、发作性晕厥、上肢麻木、无脉、双侧上肢血压不一致等。

超声表现如下。

(1)二维超声:引起锁骨下动脉或无名动脉近端狭窄或闭塞的病因不同,其二维超声表现不同。①动脉粥样硬化所致者,可见内-中膜不均匀性增厚,硬化斑块形成,管腔变窄;②大动脉炎所致者,增厚管壁多呈中低回声,狭窄段较长;③其他病因所致者,可参见原发病的二维超声表现。

（2）彩色多普勒超声及频谱多普勒

1）锁骨下动脉或无名动脉：①不完全闭塞时，锁骨下动脉或无名动脉近端狭窄处显示为"五彩镶嵌样"血流；②完全闭塞时，闭塞处血流信号中断；③锁骨下动脉或无名动脉近端狭窄处可记录到高速血流频谱。

2）椎动脉：患侧椎动脉血流频谱随病变程度加重而变化：病变较轻者表现为椎动脉血流与同侧颈总动脉血流一致，收缩早期血流频谱上升过程中突然下降形成切迹；随着盗血加重，血流动力学改变更显著，表现为椎动脉血流在心动周期中呈"红、蓝"交替现象，收缩期切迹加深并转变为反向血流；病变严重者椎动脉血流与同侧颈总动脉血流完全相反，与同侧椎静脉血流方向一致。

3）患侧上肢动脉：彩色血流充盈尚可，但色彩暗淡；舒张期反向血流消失，甚至出现低速低阻力性血流频谱特征。必须注意，有的锁骨下动脉盗血综合征患者的患侧上肢动脉仍可见反向波，可能是由于近端动脉狭窄程度不严重所致。对比双侧上肢动脉相同位置动脉频谱有助于锁骨下动脉或无名动脉狭窄的诊断。有研究认为双侧远端血管（如肱动脉下段）峰值流速差异达50%以上，可提示流速减低侧近端动脉存在狭窄。

（二）四肢静脉疾病超声检查

1. 解剖与正常声像图

（1）解剖

1）上肢静脉：上肢静脉分为深、浅静脉两大类。上肢深静脉系统多与同名动脉相伴而行，主要包括桡静脉、尺静脉、肱静脉、腋静脉和锁骨下静脉。上肢浅静脉系统包括头静脉、贵要静脉、肘正中静脉和前臂正中静脉。上肢深浅静脉均有静脉瓣，但以深静脉为多。

2）下肢深静脉系统：包括小腿的胫前静脉、胫后静脉、腓静脉、胫腓静脉干，腘窝处的腘静脉，大腿的股浅静脉、股深静脉和股总静脉。下肢浅静脉系统主要由大隐静脉和小隐静脉构成。深静脉与浅静脉之间的交通通过穿静脉实现。下肢静脉瓣分布较上肢静脉密集。

3）四肢静脉：内径多大于伴行动脉内径，且随呼吸运动而变化。在深吸气或乏氏动作时，静脉内径增宽。直立位时，下肢静脉内径明显增宽。正常四肢静脉具有以下特征：①管壁菲薄，在二维超声上表现为细线状。②内膜光滑。③管腔内的血流呈无回声，高分辨力超声仪可显示流动的红细胞而呈现低回声。④具有可压缩性。由于静脉壁很薄，仅凭腔内血液的压力使静脉处于开放状态，探头加压可使管腔闭合。静脉管腔内可看见静脉瓣膜结构（图107-115）。

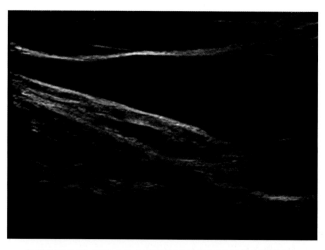

静脉管壁菲薄，管腔内的血流呈无回声，可看见静脉瓣膜结构。

图107-115　正常四肢静脉的二维超声图像

（2）正常声像图

1）彩色多普勒超声：①正常四肢静脉内显示单一方向的回心血流信号，挤压远端肢体时，管腔内血流信号增强，而当挤压远端肢体放松后或乏氏动作时则血流信号立即中断或短暂反流后中断；②一些正常肢体静脉(如桡、尺静脉,胫、腓静脉)可探测不到自发性血流,但人工挤压肢体远端时,管腔内可呈现血流信号;③使用一定的外力后静脉管腔闭合,血流信号亦随之消失。

2)频谱多普勒:①自发性,不管肢体处于休息还是运动状态,四肢静脉内均存在血流信号,特别是大、中静脉,而小静脉内可探测不到自发血流。②期相性,四肢静脉内的血流速度、血流量随呼吸运动发生变化。③乏氏反应,深吸气后屏气时,四肢大、中静脉的内径明显增宽,血流信号减少、短暂消失或出现短暂反流(图 107-116)。④血流信号增高,肢体静脉突然受压时都会使静脉回心血量和流速增加,并可使静脉瓣完好的受压部位远端血流停止。⑤单向回心血流,由于肢体静脉瓣的作用,正常四肢静脉血液仅回流至心脏。

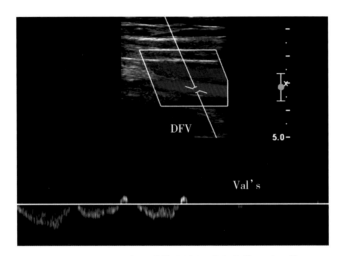

图 107-116　正常四肢静脉的频谱多普勒血流图像

图中显示正常四肢静脉血流频谱呈自发性、期相性,乏氏
试验后,血流信号短暂消失。DFV:股深静脉;Val's:乏氏试验。

2. 四肢静脉血栓　四肢静脉血栓形成(extremity venous thrombosis)的主要因素:静脉血流迟缓、内膜损伤和高凝状态。静脉管腔内的血液发生凝固,形成凝血块。血栓一旦形成,若不及时治疗可以不断变大,导致管腔部分或完全堵塞,并沿静脉管腔延伸。四肢静脉血栓形成后临床表现为:①血栓水平以下的肢体持续肿胀,站立时加重;②疼痛和压痛,皮温减低;③浅静脉曲张;④"股青肿";⑤血栓脱落可引起肺栓塞。

(1)超声表现

1)二维超声:根据发生的时间不同,存在不同的超声表现

ⅰ.急性血栓:是指 2 周以内的血栓,超声特点如下。①血栓处静脉管径明显扩张;②血栓形成后数小时到数天之内表现为无回声,1 周后回声逐渐呈低回声;③静脉管腔不能被压瘪;④血栓可自由漂浮在管腔中或随肢体挤压而飘动。

ⅱ.亚急性血栓:发生在 2 周至 6 个月之间的血栓,超声特点如下。①血栓回声较急性阶段逐渐增强;②血栓逐渐溶解和收缩,血栓变小、固定,静脉内径回缩;③静脉管腔不能完全被压瘪;④血栓黏附于静脉壁,不再自由浮动。

ⅲ.慢性期血栓:发生在 6 个月以上的血栓,超声特点如下。①管壁不规则增厚;②静脉瓣膜增厚、回声增强。

2)彩色多普勒超声及频谱多普勒

ⅰ.急性血栓:血栓段静脉内完全无血流信号或探及少量血流信号(图 107-117)。当血栓使静脉完全闭塞时,血栓近端静脉血流信号消失或减弱,而血栓远端静脉频谱变为连续性,失去期相性,乏氏动作反应减弱甚至消失(图 107-118)。

ⅱ.亚急性血栓:①血栓再通后静脉腔内血流信号增多;②侧支循环形成。

ⅲ.慢性期血栓:①静脉瓣反流;②侧支静脉形成。

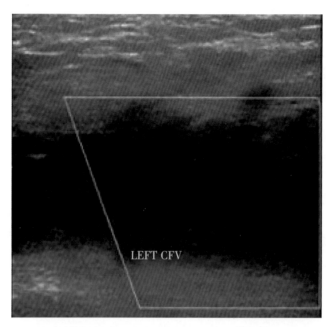

股总静脉增宽,管腔内充满低回声,未探及血流信号。LEFT CFV:左侧股总静脉。

图107-117 股总静脉血栓形成的彩色多普勒图像

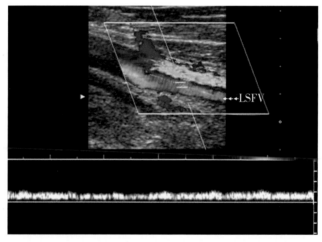

血栓远端静脉频谱变为连续性,失去期相性。LSFV:左侧股浅静脉。

图107-118 股浅静脉血栓远端静脉频谱多普勒血流图像

（2）鉴别诊断

1）静脉血流缓慢:当静脉管腔内血液流动缓慢或使用较高频率探头时,血液可表现为云雾状似血栓样回声,采用压迫试验可很好地鉴别。

2）四肢骨骼肌损伤:该病的症状和体征与下肢深静脉血栓相似,但与外伤有关,患者多在外伤或剧烈活动后发病。上下追踪显示病变不在血管腔内。

3）全身性疾病:可以由于不同系统的疾病引起,包括充血性心力衰竭、慢性肾功能不全、贫血、低蛋白血症和盆腔恶性肿瘤等。这些疾病引起的四肢水肿通常是双侧和对称性。超声检查静脉腔内无血栓征象。

4）四肢淋巴水肿:是由于淋巴液流通受阻或淋巴液反流所引起的浅层组织内体液积聚,继之产生纤维增生、脂肪硬化、筋膜增厚及整个患肢变粗。超声检查静脉血流通畅。

3. 下肢静脉瓣功能不全　下肢静脉瓣功能不全(venous valvular incompetence)是临床常见的四肢静脉疾病之一,上肢静脉瓣功能不全发病率低,临床意义小,所以,本节重点论述下肢静脉瓣膜功能不全。可分为原发性与继发性两类,原发性下肢深静脉瓣膜功能不全的病因至今尚未完全清楚。静脉瓣膜功能不全时,造成血液反流,静脉高压。临床表现为下肢水肿、疼痛、浅静脉曲张,足靴区皮肤出现营养不良性变化,色素沉着、湿疹和溃疡。

(1)超声表现

1)二维超声:静脉管腔正常或增宽;较大静脉或浅表静脉,可观察到瓣膜关闭不全,或可见瓣膜不对称及增厚;管腔内为无回声,探头加压后管腔能完全闭合。

2)彩色多普勒超声:下肢静脉管腔内血流充盈饱满;乏氏试验或挤压小腿放松后,可见病变段静脉瓣膜处线样或束状反向血流信号;继发性静脉瓣功能不全主要表现为静脉血流形态不规则、充盈缺损或呈数支细小血流。

3)频谱多普勒:①静脉瓣反流频谱,即远端加压后或乏氏试验时出现反向血流频谱,持续时间大于1.0 s(图107-119);②反流时间和反流峰速结合判定反流程度,反流时间越长,峰速越大,则反流程度越重。

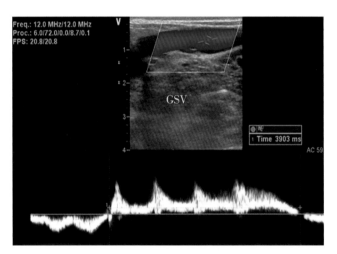

基线下方为乏氏试验前的大隐静脉血流频谱,乏氏试验时出现

反向血流频谱,持续时间为 3.903 s。GSV:大隐静脉。

图 107-119　四肢静脉瓣功能不全的频谱多普勒图像

(2)鉴别诊断

1)静脉血栓形成:详见本节相关内容。

2)先天性动静脉瘘:先天性动静脉瘘也可出现明显的浅静脉曲张,须与本病鉴别。先天性动静脉瘘局部可触及震颤和闻及连续性血管杂音,皮温升高,远端肢体可有发凉等缺血表现。其超声表现具有特征性,病变部位呈蜂窝状改变,可见散在分布的色彩明亮的五彩镶嵌的血流信号,扩张静脉内探及动脉样血流频谱。

3)Klippel-Trenaunay 综合征:该病是一种先天性静脉畸形,临床少见,患者多具有典型的三联病征:即四肢增长、增粗、浅表静脉曲张以及皮肤血管痣。临床表现结合超声检查一般不难鉴别。

4. 四肢动静脉瘘　动静脉瘘(arteriovenous fistula,AVF)是指动脉和静脉之间存在的异常通道。发生在四肢动静脉间的异常交通为四肢动静脉瘘,分先天性和后天性两种。动静脉瘘使动脉和静脉之间的血流出现短路,对局部、周围循环和全身循环造成不同程度的影响。临床表现为患肢肿胀、疼痛,患处有搏动感,并可闻及连续性杂音。

(1)后天性动静脉瘘:后天性动静脉瘘多与外伤、感染及恶性肿瘤有关,损伤是导致该病最常见的原因,主要为穿通性损伤,其次是医源性血管损伤。后天性动静脉瘘多数发生于四肢,1/2～2/3 发生于下肢,其次是肱、颈总和锁骨下血管等。可分为 3 种基本类型:①裂孔型,即受伤的动、静脉紧密粘连,通过瘘直接相通;②导管型,动、静脉之间借管状结构相通;③囊瘤型,动、静脉瘘口部位伴有外伤性动脉瘤。

1)超声表现

ⅰ.二维超声:①供血动脉。瘘近心端动脉内径增宽或呈瘤样扩张,瘘远心端动脉内径正常或变细。②引流静脉。引流静脉增宽,有搏动性,有时引流静脉内可有血栓形成。③瘘口或瘘管处。供血动脉与引流静脉之间有一无回声管道结构(导管型)或裂孔(裂孔型)。

ⅱ.彩色多普勒超声:①供血动脉。多数动静脉瘘远心端动脉血流方向正常,频谱形态呈三相波或二相波,瘘近心端血流阻力降低,流速常增高。②引流静脉。静脉腔内探及动脉样血流频谱(静脉血流动脉化),这是后天性动静脉瘘的特征性表现之一(图107-120)。压迫瘘近心端供血动脉时,引流静脉内流速减低。③瘘口或瘘管处。血流持续从动脉流向静脉,并可大致测量瘘口或瘘管大小。频谱多普勒可记录到高速低阻型动脉样频谱,频带增宽。瘘口或瘘管周围组织振动产生五彩镶嵌的彩色血流信号。

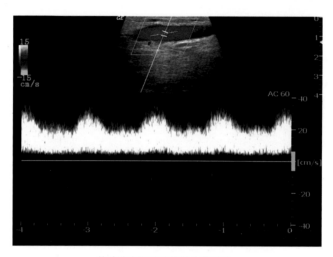

静脉腔内探及动脉样血流频谱。

图107-120　引流静脉频谱多普勒图像

2)鉴别诊断

ⅰ.动脉瘤:病灶呈囊状,借瘤颈与动脉相通,动静脉之间无交通,囊状病灶内为旋涡状血流,瘤颈处可记录到典型的双向血流频谱。

ⅱ.血栓性深静脉炎:由于动静脉瘘患者肢体肿胀和静脉曲张,有时须与血栓性深静脉炎鉴别。血栓性深静脉炎患者一般静脉曲张比较轻,局部没有震颤和杂音,动静脉之间无异常交通,静脉内无动脉样血流信号,邻近动脉也无高速低阻血流。采用彩色多普勒超声,两者很容易鉴别。

(2)先天性动静脉瘘:先天性动静脉瘘是由于胚胎原基在演变过程中,动静脉之间形成的异常交通所致。可发生于身体的任何部位,最常见于下肢,特别是踝部。瘘口众多且细小,仅有单个瘘孔者极为罕见,不易确定瘘口的位置。临床表现为患肢增粗,皮温较健侧高,静脉曲张,色素沉着、溃疡和坏疽等,可触及震颤及血管杂音。病变广泛、瘘口大者(影响心功能)往往出现全身症状。

1)超声表现

ⅰ.二维超声:病变部位显示许多散在的管状、圆形无回声区,呈蜂窝状改变。在病变近心端参与供血的动脉内径增宽,走行弯曲,甚至呈瘤样扩张。

ⅱ.彩色多普勒超声:彩色多普勒显示无回声区内充满血流信号,并可见散在分布的色彩明亮的五彩镶嵌的血流信号。病变部位动脉血流频谱为高速低阻型,病变处可探及许多扩张的静脉,有的内部显示动脉样血流频谱。

2)鉴别诊断:须与外伤或医源性损伤引起的假性动脉瘤和四肢软组织血肿鉴别。假性动脉瘤在彩色多普勒检查时不会出现病灶内血流流入邻近静脉,而四肢软组织血肿则无血流信号显示。

(三)临床应用进展

彩色多普勒超声在诊断四肢血管疾病方面具有较高的特异性和敏感性,目前已经成为四肢血管疾病的首选检查方法。对于动脉狭窄介入术后,可评估支架是否通畅,支架有无再狭窄及阻塞,是动脉狭窄介入治疗后远期疗效随访的重要手段。随着介入超声、超声造影、三维超声及弹性成像等技术在临床应用的日益广泛,超声引导下四肢静脉血栓治疗、假性动脉瘤介入治疗等微创技术显示其独特价值。超声造影技术显著提高了血管内信号强度,可以明显改善狭窄血管内残余血流的显示,有助于鉴别严重狭窄与闭塞,并能发现无法用彩色多普勒完全显示的血栓,同时,在鉴别血栓和肿瘤方面亦具有独特价值。三维超声在四肢动脉粥样硬化的检查中不仅可以全面地显示动脉管壁的情况、病变的位置,还可以立体地观察斑块的表面形态和内部结构,并可定量测算斑块的面积与体积,这就弥补了二维超声图像所缺少的立体空间位置关系信息,在临床上具有较高的应用价值。超声弹性成像可对下肢深静脉血栓进行分期,对急、慢性血栓的鉴别准确性高于常规超声,对于血栓后综合征患者的诊断具有重要价值。

三、腹部和盆腔血管疾病超声检查与诊断

(一)腹部和盆腔动脉疾病超声检查

1. 解剖与正常声像图 腹主动脉为主动脉在第12胸椎前方穿过膈肌主动脉裂孔的一段,至第4腰椎水平分出左、右髂总动脉。腹主动脉长14~15 cm,位于脊柱前方偏中线左侧,主要分支包括腹腔干、肠系膜上动脉、肾动脉、肠系膜下动脉等。腹腔干起源于腹主动脉前方,肠系膜上动脉起源于第一和第二腰椎水平稍向左侧。肾动脉起源于肠系膜上动脉稍下方,位于腹主动脉两侧。肠系膜下动脉起源于腹主动脉分叉水平的正上方。

腹主动脉纵断面呈管状无回声,横断面呈圆形无回声,体瘦者可显示管壁的3层结构,内径自上而下逐渐变细。一般近段内径2~3 cm,中段内径1.5~2.5 cm,下段内径1~2 cm。彩色多普勒超声显示血流为层流,流向足侧(图107-121)。频谱多普勒近心端呈混合型频谱,远心段呈高阻型血流频谱(图107-122)。

肠系膜上、下动脉在禁食时阻力指数较高,可呈三相波形,进食后内径增宽,血流阻力指数降低。禁食时,腹腔干血流频谱呈低阻型,进食后流速可轻微增高。

肾动脉内径4~7 mm,管腔内血流充盈,血流频谱呈低阻型,收缩早期频谱上升陡直,而后缓慢下降。阻力指数0.5~0.7(图107-123)。

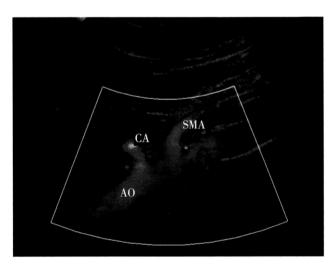

AO:腹主动脉;CA:腹腔干;SMA:肠系膜上动脉。

图107-121 正常腹主动脉及其分支腹腔干、肠系膜上动脉彩色多普勒血流

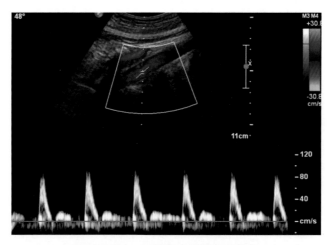

图 107-122　正常腹主动脉血流频谱

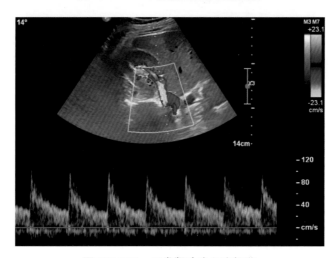

图 107-123　正常肾动脉血流频谱

2.腹主动脉真性动脉瘤　动脉粥样硬化为常见病因。动脉粥样硬化斑块侵蚀动脉壁,管壁失去弹性,局限性膨出,形成动脉瘤,瘤壁由动脉壁全层组成。临床表现为中上腹或脐周搏动性包块,轻压痛,听诊为收缩期杂音。较大瘤体破裂时可出现撕裂样剧痛,迅速出现休克。

(1)超声表现

1)二维超声:腹主动脉局部呈囊状或梭形扩张,扩张处与其远心段外径之比超过 1.5∶1 或最大外径>3 cm(图 107-124),内部常伴有附壁血栓(图 107-125)。

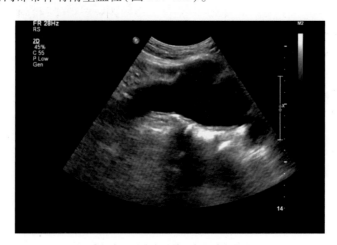

二维超声显示腹主动脉局部呈囊状扩张。

图 107-124　腹主动脉真性动脉瘤超声表现

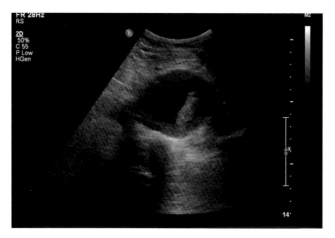

腹主动脉横断面扫查瘤腔内见附壁血栓形成。

图 107-125　瘤腔内见附壁血栓形成超声表现

2）彩色多普勒超声：可见瘤腔内红蓝各半的涡流（图 107-126）。

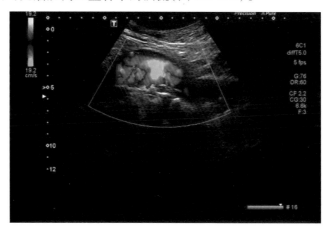

图 107-126　CDFI 显示腹主动脉瘤腔内涡流

（2）鉴别诊断：需与腹主动脉夹层、腹主动脉真/假性动脉瘤鉴别，具体细节表 107-9。

3. 腹主动脉夹层　由于动脉壁中膜疏松，内膜破裂，动脉血流通过破裂处进入中膜形成，管腔分为两部分，即真腔和假腔。临床表现为胸背部、腹部刀割样剧痛，常伴有面色苍白、出汗、周围型发绀等休克表现。动脉粥样硬化、马方综合征、主动脉缩窄等患者发病率较高。

（1）超声表现：动脉外径增宽，管腔内见撕裂的内膜回声（图 107-127），管腔被分为两部分，即真腔和假腔，假腔内径一般大于真腔，真腔内血流方向与正常动脉相似，假腔内血流常不规则，血流方向、流速可能不同。

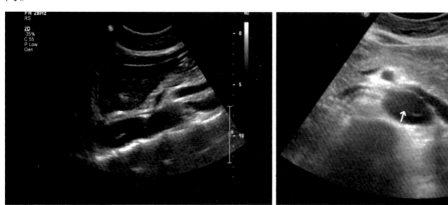

A. 二维超声显示腹主动脉长轴切面管腔内见撕脱的内膜回声；B. 腹主动脉横断面扫查管腔内见撕脱的内膜回声。

图 107-127　腹主动脉夹层

（2）鉴别诊断：须与外伤或医源性损伤引起的假性动脉瘤和腹主动脉真性动脉瘤鉴别。具体见前述。

4. 腹主动脉栓塞　心源性、血管源性、医源性栓子自心脏或近心端动脉壁脱落或自外界进入动脉，阻塞腹部血管，较大栓子嵌顿于腹主动脉末端。临床表现起病急骤，进展迅速，功能障碍突出，双下肢疼痛、苍白、动脉搏动减弱或消失、麻木、感觉异常等。

（1）超声表现：动脉管腔内见不均质实性回声。完全栓塞时，彩色血流于栓塞部位突然中断，不能探及血流频谱；不完全栓塞时，彩色血流呈不规则细条状或细线状，色彩明亮或暗淡。栓塞远心段动脉内探及低速低阻或单相连续性带状频谱。

（2）鉴别诊断

1）腹主动脉硬化闭塞合并急性血栓形成：表现为在动脉硬化基础上，可见血栓及动脉内-中膜增厚，斑块形成。

2）急性深静脉血栓形成：超声显示深静脉内等弱回声充填，彩色多普勒示血管腔内无血流信号，同时显示动脉通畅。

5. 肠系膜缺血症　肠系膜缺血症指腹腔动脉、肠系膜上动脉和肠系膜下动脉狭窄或闭塞后不能供给足够的动脉血液满足肠道代谢要求而引起的综合征。急性缺血表现为腹痛、呕吐、腹泻，慢性缺血表现为餐后上腹部疼痛和腹泻，"进餐恐惧症"，饮食习惯改变；体重减轻；上腹部血管杂音等。

（1）超声表现：动脉管壁不规则增厚或见斑块回声，管腔不同程度狭窄或闭塞，若发生栓塞则管腔内见实性等回声或偏低回声充填。彩色多普勒血流成像（CDFI）显示狭窄处彩色血流变细，亮度增高，狭窄即后段呈五彩镶嵌样。动脉闭塞则未探及血流信号。脉冲多普勒狭窄处收缩期和舒张期血流速度较正常明显增高（图107-128）。

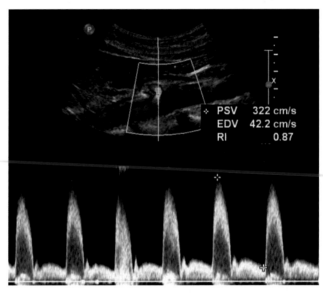

图107-128　腹腔干起始部狭窄，流速增高

（2）鉴别诊断：需要鉴别的疾病有肠道炎性病变，盆腔炎症等，这些疾病腹腔干、肠系膜上动脉、肠系膜下动脉多普勒超声检查无异常发现。

6. 肾动脉狭窄　肾动脉狭窄常见原因为动脉粥样硬化、纤维肌发育不良及多发性大动脉炎等。常表现为血压持续升高。

（1）超声表现：患侧肾正常大小或萎缩。狭窄段管腔变窄，血流束变细，流速明显增高，阻力增大；狭窄即后段为杂色血流信号，仍可探及高速射流。内径狭窄>60％时，肾动脉峰值流速>180 cm/s，狭窄即后段有明显湍流，肾动脉与腹主动脉峰值流速比值>3；重度狭窄时肾动脉峰值流速>180 cm/s，狭窄即后段有明显湍流，肾动脉与腹主动脉峰值流速比值>3，肾内动脉呈小慢波改变，段动脉或叶间动脉加速时间延长>70 ms（图107-129）。肾动脉完全阻塞时肾动脉主干内不显示血流。肾实质内探及小慢波或肾内未探及血流信号。

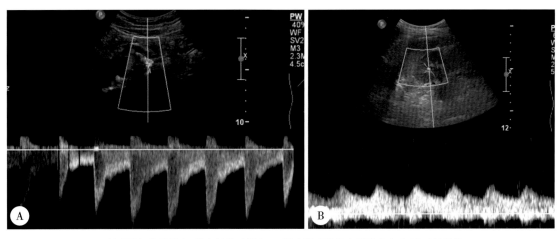

A. 肾动脉起始段狭窄,狭窄处流速增高;B. 肾内段动脉呈小慢波改变,加速时间延长。

图 107-129　**肾动脉狭窄**

(2)鉴别诊断:除肾动脉狭窄外,还需要与其他可以引起肾血管性高血压的疾病相鉴别。

1)肾动脉先天发育不良:常表现为一侧肾动脉主干普遍细小,常伴有同侧肾较小,但肾结构正常,肾动脉主干流速无明显升高,肾内动脉频谱形态无明显异常。

2)主动脉闭塞性疾病:肾动脉上游的主动脉狭窄可导致肾缺血从而引起高血压,双肾内动脉血流频谱呈现收缩早期加速时间延长和加速度减小。主动脉狭窄处呈现杂色血流信号,流速加快,其下游失去正常三相波。

(二)腹部和盆腔静脉疾病超声检查

1. 解剖与正常声像图　下腔静脉在第 4、5 腰椎水平前方偏右,由左、右髂总静脉汇合而成,向上穿膈肌腔静脉孔注入右心房。下腔静脉主要属支包括髂总静脉、肾静脉、肝静脉等,大部分静脉与同名动脉伴行。其中左肾静脉在肠系膜上动脉后方横跨腹主动脉后汇入下腔静脉。门静脉主干由肠系膜上静脉和脾静脉在胰头后方汇合而成。在肝门横沟处分成左、右分支入肝。

下腔静脉纵切扫查呈管状无回声,管壁薄而光滑,管腔呈无回声(图 107-130)。横切扫查呈扁圆形,内径随呼吸运动及心动周期而变化。彩色多普勒超声显示长轴管腔内连续性血流信号,血流信号强度随呼吸运动和心动周期而变化。下腔静脉近心段频谱受房室收缩及呼吸影响,呈多相型,远心段受心脏舒缩的影响小,多普勒频谱呈连续性(图 107-131)。肝静脉管壁薄,常不易显示,管腔呈无回声,肝左、肝中及肝右静脉在第二肝门部汇合或分别注入下腔静脉(图 107-132)。彩色多普勒管腔内显示血流信号充盈,流速较低,频谱呈多相型(图 107-133)。

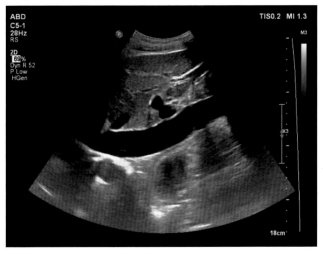

下腔静脉长轴呈管状无回声,管腔呈无回声。

图 107-130　**二维超声显示下腔静脉**

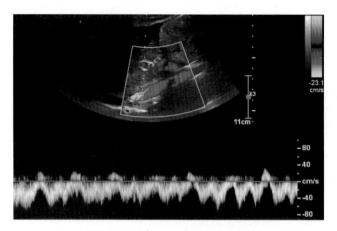

下腔静脉管腔内可见血流充盈,频谱呈多相型。

图 107-131　下腔静脉多普勒频谱声像表现

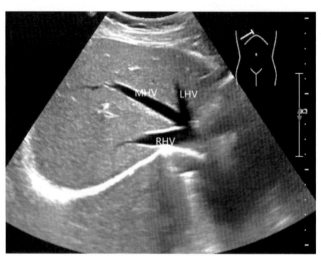

三支肝静脉于第二肝门处汇入下腔静脉。

图 107-132　二维超声显示肝静脉与下腔静脉

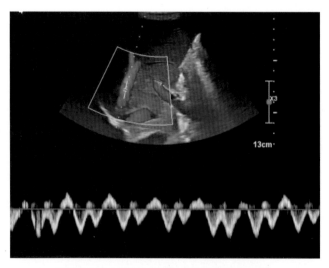

肝静脉管腔内显示血流信号充盈,频谱呈多相型。

图 107-133　肝静脉多普勒频谱声像表现

正常门静脉二维超声显示管壁呈强回声,管腔内呈无回声,其内径由肝门部至肝周边部分逐渐变细。彩色多普勒显示门静脉血流在肝内呈树枝状分布,血流由肝门至肝周边部分逐渐变细,呈向肝血流(图 107-134)。脉冲多普勒显示血流呈连续性低速带状频谱(图 107-135)。

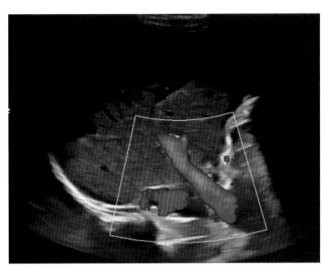

门静脉管腔内可见血流充盈,呈向肝血流。

图 107-134　彩色多普勒显示门静脉血流

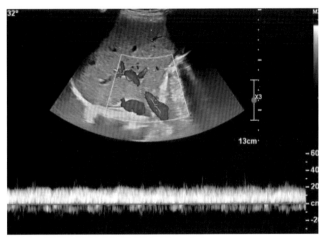

图 107-135　门静脉频谱呈连续性低速带状频谱

2. 布-加综合征　指各种原因引起肝静脉流出道和(或)下腔静脉上段部分或完全性梗阻而导致的肝后性门静脉高压和下腔静脉高压综合征。病因包括先天隔膜、血液高凝状态、肿瘤压迫或侵犯静脉、血栓性静脉炎等。由于肝静脉血流受阻引起肝广泛淤血,肝大,后期可发展为肝硬化。发病大多缓慢,偶有急性发病者。查体可见肝脾大、腹水,胸腹壁可见纵行扩张静脉,血流方向由下往上。

(1)超声表现

1)二维超声:下腔静脉隔膜型梗阻时,上段管腔内见隔膜回声,可伴钙化(图 107-136A);狭窄型局部管腔变窄,管壁增厚;闭锁型局部呈条索状强回声,无管腔结构。血栓或癌栓梗阻时于下腔静脉近心段或肝静脉流出道管腔内见实性栓子回声。肝静脉梗阻时,肝静脉近心端有狭窄、闭锁、栓子或隔膜梗阻图像,肝静脉间见交通支形成,肝短静脉代偿性扩张,第三肝门开放。梗阻远心段下腔静脉或肝静脉扩张。常伴有肝硬化、脾大、腹水、门静脉高压症等表现。

2)彩色多普勒血流成像:下腔静脉完全阻塞时,梗阻处无血流显示;下腔静脉不全梗阻时,显示病变处血流变细,血流速度增高,呈花色血流(图 107-136B)。肝静脉流出道梗阻时,病变处显示血流增快,呈"镶嵌样"血流,远心段血流变慢;肝静脉完全梗阻时,病变处未探及血流信号,梗阻远段血流经肝静脉间交通支流入通畅的肝静脉注入下腔静脉。

3）频谱多普勒：下腔静脉不全梗阻时，病变段呈高速射流，远侧血流频谱呈连续性带状频谱，下腔静脉完全梗阻时，病变部位无血流信号，远心段呈连续带状频谱。肝静脉完全梗阻时，局部测不到血流频谱；不完全梗阻时，局部测得高速血流频谱。

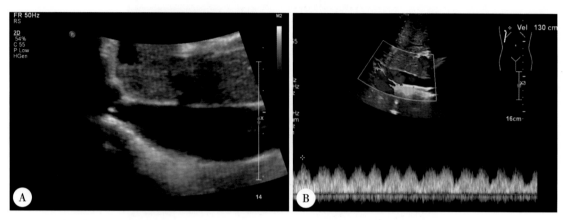

A.二维超声显示下腔静脉上段明显狭窄，内见膜状强回声；B.下腔静脉上段狭窄处血流束变细，呈五彩花色血流，流速增高。

图107-136　布-加综合征超声表现

（2）鉴别诊断

1）肝硬化：布-加综合征常可发现明显的下腔静脉和（或）肝静脉阻塞，肝静脉扩张，肝内静脉侧支循环形成等。肝硬化患者以肝硬化声像图表现最为突出，如肝实质回声不均匀，呈条索状，肝静脉受压变窄、走行迂曲，可与之鉴别。

2）充血性心力衰竭：二者均可表现为肝增大，但心力衰竭患者下腔静脉、肝静脉至右心房之间无梗阻。

3.下腔静脉综合征　下腔静脉梗阻引起的一系列临床综合征。主要病因为下腔静脉血栓或盆腔静脉血栓形成并向上蔓延及周围组织炎症或肿瘤等。

（1）超声表现

1）二维超声：病变部位下腔静脉内见实性回声，管腔狭窄或闭塞（图107-137A）。血管壁回声增强或扭曲，远段静脉属支扩张增粗。外压所致狭窄，下腔静脉周围有异常回声团块，下腔静脉移位局部有压迹，静脉壁回声正常。

2）彩色多普勒超声：狭窄处充盈缺损，高速血流频谱；期相性消失（图107-137B）。闭塞处无血流信号。狭窄远端搏动性减弱或消失，流速变慢或反向。

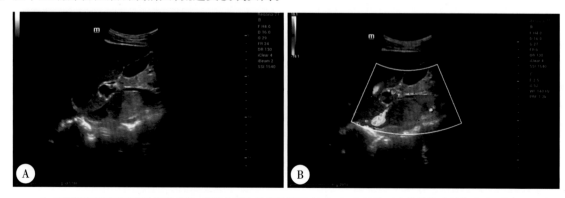

A.二维超声显示下腔静脉局部扩张，管腔内癌栓呈实性等回声；B.CDFI显示下腔静脉管腔局部狭窄，彩色血流束变细。

图107-137　下腔静脉癌栓超声表现

（3）鉴别诊断：布-加综合征：主要表现为下腔静脉内膜样分隔，本病存在恶性肿瘤病史，在下腔静脉腔内见等回声或高回声块影，可与之鉴别。

4.左肾静脉压迫综合征　左肾静脉压迫综合征又称胡桃夹综合征或胡桃夹现象。由于左肾静脉机械性受压淤血，甚至停滞现象，导致肾盂、输尿管黏膜下静脉扩张，表现为弥漫性出血或体位性蛋白尿，部分患者可形成血管交通支。好发于体型瘦长的儿童或青少年，男性居多。主要症状为无症状肉眼血尿发作，多在剧烈运动后或傍晚出现。

（1）超声表现：腹主动脉与肠系膜上动脉之间间隙变小，左肾静脉明显受压变窄，远心段明显扩张，扩张段内径为狭窄处内径3倍以上，且在脊柱后伸20 min后为4倍以上（图107-138）。扩张段血流速度减慢，受压段血流束变细，紊乱，速度增快，狭窄远心段流速明显减慢，频谱低平。

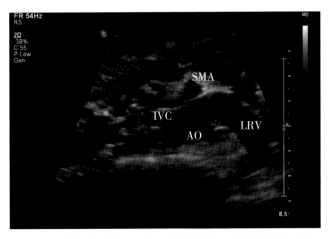

腹主动脉与肠系膜上动脉之间间隙变小，左肾静脉受压，左肾静脉远心段明显扩张（SMA：肠系膜上动脉；IVC：下腔静脉；AO：腹主动脉；LRV：左肾静脉）。

图107-138　左肾静脉压迫综合征超声表现

（2）鉴别诊断：肾静脉内血栓/癌栓形成，肾静脉内癌栓形成合并同侧肾恶性肿瘤性病变，超声检查可见扩张的肾静脉内充满低回声或中高回声，部分可延伸至下腔静脉，可与之鉴别。

5.髂静脉压迫综合征　下腔静脉左侧的腹主动脉分叉后，右侧髂总动脉从左侧髂总静脉的前方跨过，处于右侧髂总动脉与骶骨岬之间的左侧髂总静脉受压变窄或闭塞，在动脉与静脉之间形成纤维索带，或在血管内形成内膜隔或粘连，致左下肢静脉回流障碍。临床症状主要为不明原因的下肢水肿。

（1）超声表现：左侧髂总静脉受压狭窄，阻塞远心段静脉扩张，管壁搏动减弱或消失，也可继发同侧下肢深静脉血栓（图107-139）。彩色多普勒超声显示左侧髂总静脉狭窄处血流变细，血流速度可增高，远端静脉血流速度较对侧减低，静脉完全闭塞时则彩色血流中断。脉冲多普勒显示狭窄处探及血流速度增高，远侧静脉血流速度减低，期相性不明显或消失。

（2）鉴别诊断：下腔静脉综合征，患者均可表现为下肢水肿，髂静脉压迫综合征患者下腔静脉内壁光滑，肝大小正常，可与之鉴别。

6.门静脉高压症　各种原因造成门静脉血流受阻，门静脉系统压力增高，由此产生的一系列血流动力学改变和临床症状，称为门静脉高压。分为肝前、肝内及肝后三型。一般病情进展缓慢，可出现食欲减退、腹胀、脾功能亢进等症状。

超声表现：早期门静脉超声改变不明显。后期门静脉内径增宽，主干内径>13 mm，门静脉分支也可增宽。门静脉血流速度减低，彩色血流信号变暗。血流方向可呈双向血流或离肝血流（图107-140）。脉冲多普勒频谱的期相性特征逐渐消失，血流速度降低，出现双向血流或反流。侧支循环形成，常可见附脐静脉开放、胃冠状静脉扩张，以及脾大、脾静脉扩张、腹水等。

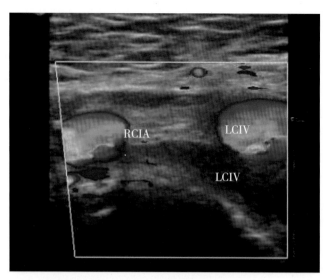

右侧髂总动脉后方的左侧髂总静脉受压变窄,远端扩张,管腔
内血栓形成,为实性低回声充填,管腔内未探及血流信号(RCIA:右
髂总动脉;LCIA:左髂总动脉;LCIV:左髂总静脉)。

图107-139　髂静脉压迫综合征超声表现

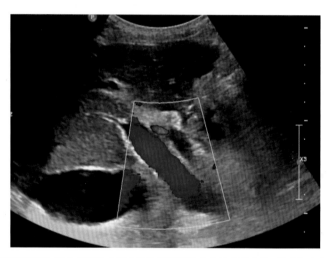

门静脉增宽,彩色多普勒血流成像显示门静脉内血流信号充盈,呈反向血流。

图107-140　门静脉高压症超声表现

7.门静脉海绵样变性　可分为原发性和继发性两大类。门静脉血栓、瘤栓和非肝病性门静脉高压均可并发门静脉海绵样变性。门静脉和(或)分支完全或部分阻塞后,其周围形成大量侧支静脉或栓塞的门静脉再沟通后形成若干细小血管起代偿作用,当门静脉海绵样变性不足以减轻门静脉高压时,则反复出现门静脉高压症。

(1)超声表现:二维超声显示门静脉正常结构消失,门静脉周围或管腔内出现网格状无回声,门静脉管腔内可见血栓或癌栓(图107-141A)。彩色多普勒超声于异常的网格状无回声内探及色彩暗淡的血流信号,栓塞的门静脉内则检测不到血流信号(图107-141B)。频谱多普勒于异常的网格状无回声内可探及门静脉样低速连续性血流频谱。

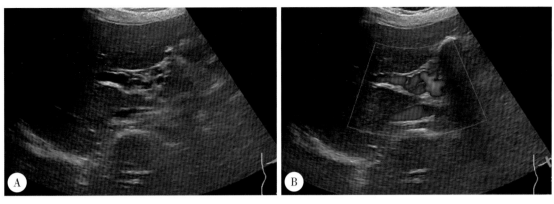

A.二维超声显示门静脉正常结构消失,门静脉周围见网格状无回声;B.CDFI示网格状无回声内红蓝色血流信号。

图107-141 门静脉海绵样变性超声表现

（2）鉴别诊断:①肝门部多房囊性病变或实性病变一般显示门静脉主干及左、右分支结构正常,彩色多普勒于囊性病变或实性病变内未探及血流信号或仅见少许血流信号。②门静脉扭曲转换探头方向可显示门静脉正常管腔结构存在,走行扭曲,彩色多普勒可显示门静脉内血流充盈。

（三）临床应用进展

彩色多普勒超声对腹部和盆腔血管疾病诊断具有重要价值,同时也是治疗后疗效评估的简便、安全的重要方法。在肝、肾移植术前、术中、术后评估中具有重要价值,对移植术后血管并发症的诊断有独特优势。可评估经颈静脉肝内门-体静脉分流术后支架是否通畅,支架有无狭窄及阻塞。超声引导下门静脉癌栓及血栓治疗、超声引导下腔静脉滤器置入等微创技术显示其独特价值。超声造影技术显著提高了血管内信号强度,改善低速血流的显示,在门静脉、下腔静脉及其属支解剖和血流动力学评价的潜力已引起广泛重视。对于腹主动脉瘤术前诊断及血管内修补术后支架周围内漏患者的随访,超声造影也提供了一种安全有效的方法。三维超声可以迅速准确地显示正常血管的立体结构及血管疾病的病变部位和程度,提供了二维超声图像所缺少的立体空间位置关系信息,有助于对血管疾病的诊断,三维超声造影技术弥补二维超声造影的不足,可更清晰显示病灶的血管三维立体空间分布情况和周围血管的关系,在临床上具有较高的应用价值。

（张群霞 敖 梦 苏 蕾 吕明昊）

第六节 其他疾病超声检查与诊断

一、腹膜后肿瘤超声检查与诊断

（一）解剖及正常声像图

腹膜后肿瘤是指来源于腹膜后组织间隙内的,并除外腹膜后器官来源或转移至腹膜后的肿瘤原发于腹膜后间隙(包括骶前肝、胆、胰、脾、肾、胃肠道、膀胱、子宫、卵巢等实质脏及盆底间隙)的肿瘤,按照生物学行为分为良性、恶性及交界性肿瘤,以恶性肿瘤多见。腹膜后肿瘤的发病率为(0.5~1.0)/10万。

腹膜后间隙可以通过4个横断面显示间隙与脏器结构的毗邻关系。基本断面如下。

1.经腹主动脉长轴纵断面 显示肝左叶及其浅部的腹主动脉长轴。腹侧有腹腔动脉、肠系膜上动脉发出。

2.胰腺长轴的腹部横断面　显示胰腺及浅部图像,包括胰腺、十二指肠降部、胆总管下段、门静脉、脾静脉和肠系膜上动脉所占据的区域。

3.经肾内横切面　显示肾门肾血管。

4.经髂腰肌和髂血管的下腹横断面　显示脊柱前缘的强回声带,脊柱两侧腰大肌和腰方肌呈宽带状低回声。

(二)腹膜后良性占位性病变

1.腹膜后囊肿　包括生殖泌尿道的囊肿、淋巴囊肿、皮样囊肿、寄生虫性囊肿等。

(1)二维超声:①显示囊肿可呈圆形、椭圆形或不规则形状。包膜回声明显,整齐。②内部无回声或低回声,后方回声增强或不增强。③肿块不随体位的变换或呼吸而移动,与周围脏器无关。

(2)多普勒超声:囊肿内部无明显血流信号。

2.腹膜后脓肿　大多由邻近脏器感染、外伤及脊柱化脓性病变所致。临床症状可有腹部、腰背部及髂窝疼痛或发热等全身感染中毒症状。并有腰大肌刺激征,髂窝脓肿可使髋关节屈曲挛缩不能伸直。

(1)二维超声:①显示腹膜后间隙出现含液性包块,多为圆形、椭圆形或不规则形,可向同侧髂窝部延伸。②无回声区内可有坏死组织形成的细小光点或片状回声,并可随体位改变而移动。

(2)彩色多普勒超声:显示液化区无明显血流信号,部分脓肿由于挤压或紧贴大血管或腹膜后周围细小血管,有时可显示其周围有丰富血流存在或及包绕征象。

3.囊状淋巴管瘤　在囊性肿瘤中较常见,90%发生在婴幼儿,除好发于颈部外,还可见于腹膜后。囊肿可为单个或多个大囊腔,内容为浆液或乳糜液。

(1)二维超声:表现为椭圆形,内部呈单房或多房无回声区,其余均类似一般囊肿的声像图特征,有时并有腹水。

(2)彩色多普勒超声:囊肿内部无明显血流信号。

4.良性囊性畸胎瘤　不包括皮样囊肿。本病较常见。来源于胚胎残留组织,常含有3个胚层组织。囊肿呈球形,壁较厚,该肿瘤既有皮脂、毛发外,还含有牙齿、骨骼和软骨等。

(1)二维超声:①肿块呈不规则圆形或椭圆形,多数为单房性,少数为多房性。囊壁较厚,回声较强。外壁光滑整齐,内壁粗糙不平,有时可见形态不规则的较强回声光团由囊壁突向囊腔。②肿瘤内部呈低弱回声,可布满颗粒状漂浮光点回声或出现分层现象。有时肿瘤内部除见低弱回声外,还可见强回声伴声影,则提示骨骼或牙齿等结构的存在。

(2)彩色多普勒超声:囊肿内部无明显血流信号。

5.神经鞘瘤　起源于施万细胞,病因不明。通常为鼓励性、表面光滑、生长缓慢的肿块,常发生在四肢,发生在腹膜后者仅占0.7%~2.7%。女性较男性多见。

(1)二维超声:多呈圆形、椭圆形,内部回声均匀,多有完整的包膜,当肿瘤生长较大时,内部易出血坏死而出现无回声区(图107-142)。

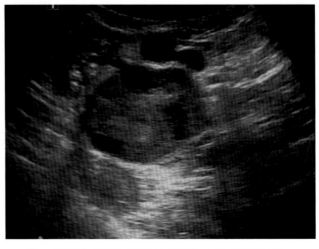

腹主动脉后方见低回声结节,边界清楚,内部可见无回声区。

图107-142　腹膜后神经鞘瘤超声表现

（2）彩色多普勒超声：CDFI 显示肿瘤内部多无血流信号或仅见稀疏点状血流信号。

6.腹膜后血肿 腹膜后血肿多有外伤史或腹部、脊柱手术史。临床症状因损伤部位、严重程度及出血量的多少而异。

（1）二维超声：①腹膜后间隙出现无回声或低回声包块。形态不规则、圆形或椭圆形，轮廓欠清晰，通常前后径较短而上下径较长，后方回声有不同程度增强。②新鲜血肿高回声或低回声，1周后呈无回声。③腹膜后脏器可被推挤移位。

（2）彩色多普勒超声：CDFI 显示出血区域无血流信号，其周围区域可显示大血管挤压。

（三）原发性腹膜后肿瘤

原发性腹膜后肿瘤主要来源有脂肪组织、结缔组织、筋膜、肌肉、血管、淋巴等。腹膜后肿瘤可以分为良性和恶性两种。恶性多见，原发性恶性肿瘤有纤维肉瘤、脂肪肉瘤、神经母细胞瘤等。临床表现一般无症状，随肿瘤的生长增大可出现腹胀等，肿瘤压迫或累及其他器官可出现相应临床症状。

1.脂肪肉瘤 发病率最高。为最常见的腹膜后肿瘤，多来自肾周脂肪组织。切面呈油脂状，大多有包膜，常有出血、坏死及黏液样变。多发生在50岁以上的患者。生长缓慢无痛。质软，有时有囊性感，较大者可有压迫症状。

（1）二维超声：病变范围常较大，肿块可为圆形、椭圆形或分叶状，肿瘤界限清晰。内部为不均匀的弱回声或中等强度回声。当中心部有出血或囊性时，可出现不规则的无回声或低回声区。

（2）彩色多普勒超声：显示肿瘤内部无血流或有少许血流存在，可判断肿瘤与腹膜后大血管及其分支的位置关系。

2.恶性畸胎瘤 恶性畸胎瘤是3个胚胎层中的一种或多种分化不良的胚胎组织所构成的恶性肿瘤。肿瘤质实，可有包膜。切面呈灰白色实性肿块，间有小的出血、坏死或囊性变。小者一般无明显临床症状，大者可有腰痛、腹胀及单侧下肢水肿等。

（1）二维超声：①病变区略呈圆形或椭圆形，后缘所处位置较深，常在肾附近、两侧髂静脉汇合处及腰骶联合的前方探及。②境界常较明显清晰，也有类似假包膜的较强回声。内部呈稍不均匀的低回声，后壁及远侧回声不增强或轻度增强。

（2）彩色多普勒超声：显示肿瘤内部有少许血流或乏血流存在，可判断肿瘤与腹膜后大血管及其分支的位置关系。

3.淋巴瘤 淋巴瘤是原发于淋巴结及单核巨噬细胞系统的肿瘤。根据肿瘤细胞的特点和肿瘤组织的结构成分可分为霍奇金病淋巴瘤和非霍奇金淋巴瘤。有半数以上发生在腹膜后腹主动脉旁淋巴结。受累淋巴结切面呈鱼肉样，质地均匀而脆，有时可见小坏死灶。临床上以无痛性淋巴结肿大为常见，脾大也多见。随着病情发展，会出现发热、盗汗、疲乏及消瘦等全身性症状。有的还可出现腹部包块和肠道受压迫症状。

（1）二维超声：①在脊柱及腹主动脉前方两侧可见大小不等的类圆形低回声区，边缘光滑整齐、轮廓清晰，后方回声可明显增强或衰减，部分病例呈均匀分布的细小光点。②较大肿瘤边缘不规则，中心部缺血坏死时出现不规则无回声区。③中等大小的单发淋巴肉瘤可有类包膜的光滑回声，内部呈低回声或无回声，易误诊为囊肿。④当数个淋巴结融合成团块时，可呈分叶状，内部有线状分隔回声。⑤晚期时整个腹腔及腹膜后可布满大小不等的类圆形低回声或无回声区（图107-143）。⑥腹后壁大血管移位、受压及肠系膜上动脉与腹主动脉所呈夹角过大等间接征象。

（2）彩色多普勒超声：CDFI 显示大部分恶性淋巴瘤内彩色血流较丰富，分布走向紊乱，频谱多普勒可测到流速较高的动脉血流，收缩期峰值流速常 35 cm/s，RI 可>0.65。

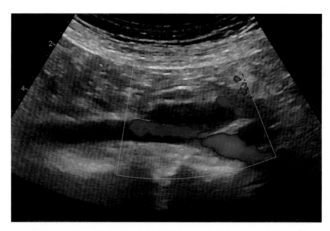

腹主动脉周围见多个圆形低回声区。

图 107-143　腹膜后淋巴瘤超声表现

(四) 继发性腹膜后肿瘤

继发性肿瘤主要是转移性肿瘤,即腹膜后组织和器官的肿瘤可直接侵犯或通过淋巴转移至腹膜后。子宫和卵巢的恶性肿瘤亦可经淋巴转移至腹膜后。睾丸肿瘤可经淋巴转移至同侧腹膜后淋巴结,继而扩散至对侧。大都有原发性疾病的临床表现。

1. 二维超声　①腹膜后转移性淋巴结肿大。绝大多数是低回声肿块,分布均匀,无明显声衰减,多分布在腹主动脉及下腔静脉周围。②孤立性淋巴结肿大呈圆形或卵圆形结节,边界清晰,多个肿大的淋巴结丛,则呈蜂窝状低回声肿块,位于脊柱和大血管的前方,或围绕血管;更多的肿大的淋巴结聚集成团,则淋巴结之间的分界可以消失,低回声区连成一片,形成分叶状的轮廓(图 107-144)。

2. 彩色多普勒超声　显示肿大淋巴结内有血流或无血流,并可判断肿大淋巴结与腹膜后大血管及其分支的位置关系。

(五) 腹膜后肿物鉴别诊断

1. 与腹腔内肿块鉴别　患者于胸膝位时,腹腔内肿块活动度较大,可向前移位更靠近腹壁,而腹膜后肿块无活动度。

2. 个别病例须与干酪样的冷脓肿鉴别　后者 X 射线片有腰椎椎体破坏,腰大肌阴影模糊不清。

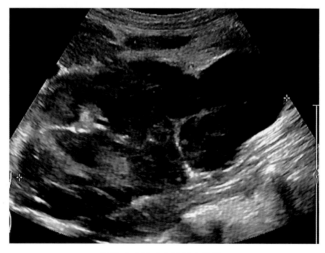

腹膜后可见巨大低回声块影。

图 107-144　腹膜后继发恶性肿瘤超声表现

(六)临床应用进展

超声由于实时动态、灵活方便等优点,可以引导、实施安全有效的穿刺活检。超声引导下腹膜后肿瘤的穿刺活检能够得到满意的组织病理标本。当腹膜后出现积液、积血、积脓时,超声引导下穿刺引流可以达到与手术引流同样的效果。腹膜后恶性肿瘤压迫腹腔神经丛,可以引起患者无法缓解、持续性疼痛,超声引导下神经丛阻滞及粒子植入能够达到一定缓解疼痛的作用。

(王 宁 王战斌)

二、阑尾炎超声检查与诊断

(一)解剖及正常声像图

阑尾为一弯曲盲管样结构,外径5~7 mm,根部位于盲肠末端后内侧壁,其尖端游离,活动度大。急性阑尾炎是最多见的急腹症,典型的症状为转移性右下腹痛,查体表现为麦氏点的压痛和腹膜刺激征象。

正常阑尾表现为右下腹腔内余盲肠内后侧下方的长条状、蚯蚓状或盘曲状中低回声管状结构,直径3~6 mm,长40~100 mm。阑尾随周围肠蠕动及呼吸运动移动度较大;部分用探头挤压正常阑尾时可观察到阑尾腔液体或气体流动征象,但很少见到阑尾壁蠕动。

(二)急性单纯性阑尾炎

急性单纯性阑尾炎病理表现为多局限于黏膜和黏膜下层的水肿和中性粒细胞浸润,阑尾外观轻度肿胀,浆膜充血,表面少量渗出液。病因多为阑尾腔梗阻和感染,好发于青壮年,男性多于女性,起病急,进展快。

1. 二维超声　阑尾轻度肿胀,直径多≤8 mm,管壁水肿呈低回声,厚度<3 mm,腔内回声欠均匀,内径≤4 mm(图107-145)。

2. 彩色多普勒超声　水肿的管壁上可见点条状血流信号。

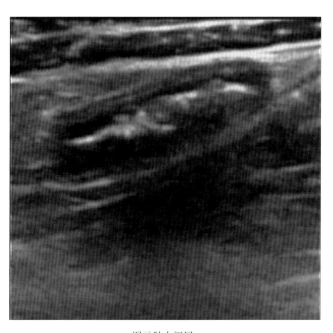

图示肿大阑尾。

图 107-145　急性单纯性阑尾炎超声表现

(三)急性化脓性阑尾炎

急性化脓性阑尾炎表现为明显的肿胀,浆膜高度充血,表面被覆脓性渗出物,黏膜溃疡深达肌层和浆膜层,腔内出现积脓。周围腹腔亦有积脓。

1.二维超声　阑尾明显肿胀,直径多>8 mm,管壁可呈"双层"壁,厚度>3 mm,阑尾管腔内径≥4 mm,腔内充满液性无回声区。阑尾周围和右下腹腔内常伴较多游离液性暗区。其他征象有:阑尾周围系膜及回盲部肠管常水肿,阑尾位置固定,不随呼吸运动而移动,周围肠蠕动减弱。

2.彩色多普勒超声　增厚的管壁上可见较丰富血流信号。

(四)急性坏疽性阑尾

坏疽性阑尾炎阑尾管壁坏死,穿孔后可引起阑尾周围脓肿或急性弥漫性腹膜炎。需注意的是,阑尾静脉回流入门静脉,当阑尾炎时可引起门静脉炎和细菌性肝脓肿。

1.二维超声　阑尾外形明显肿胀失常,直径多>10 mm,管壁可呈"双层"壁,厚度>5 mm,阑尾管腔内径≥4 mm,其结构、层次显示不清,腔内回声强弱不均,呈蜂窝状包块回声,与周围肠系膜、大网膜相互粘连,分界不清。出现穿孔时超声显示阑尾管壁连续性中断。

2.彩色多普勒超声　增厚的管壁上可见较丰富血流信号。

三、肠套叠超声检查与诊断

(一)解剖及正常声像图

小肠包括十二指肠、空肠和回肠。空肠与回肠之间没有明确的解剖标志,一般习惯上认为近端2/5为空肠,远端3/5的肠管为回肠。小肠肠壁分为浆膜、肌层和黏膜。结肠包括盲肠、升结肠、横结肠、降结肠和乙状结肠。结肠外层肌肉排列为3条纵行带。

十二指肠空腹不易显示,主要根据十二指肠的位置及肠管蠕动来判断。空肠和回肠:可采用高频探头加压扫查,小肠横断面的形态也类似靶环征,充盈时肠管内显示纤细的黏膜皱襞,肠壁厚度<3 mm,肠腔内径<3 cm。空肠黏膜皱襞呈"琴键"征。充盈的结肠袋呈对称性有节段的串珠样结构。

(二)原发性肠套叠

原发性肠套叠是指肠管无器质性病变,主要由肠管蠕动功能紊乱所引起。好发于婴幼儿,是婴儿时期一种特有的、最常见的急腹症,好发于1岁以内,2岁以下发病率占80%。肠套叠类型较为多见,按套入部位不同可分为回盲型、回结型、回回结型、小肠型、结肠型、多发型。其中回盲型最常见。

1.二维超声　腹腔内在肠套叠部位出现一个边界清晰、边缘规则、大小不一的低回声为主的包块。其横断面呈现大圆套小圆的征象,即"同心圆"征和"靶环"征。其纵断面为多条纵行低回声带平行排列,呈"套筒征",在套叠的颈部明显缩窄。复套型显示腹腔内包块较大,可呈"假肾征"。

2.彩色多普勒血流成像　后期出现绞窄性肠梗阻伴发肠壁缺血坏死时,肠壁血流信号消失,肠蠕动减弱消失。

(三)继发性肠套叠

继发性肠套叠是指肠管本身存在器质性病变而引起肠套叠,主要由于肠壁内肿块被肠蠕动推动,成为肠套叠的起点,联通所附肠管套入相连管腔内所致。病因多见与肠息肉、肠肿瘤、梅克尔憩室等。类型以小肠型和结肠型多见。

超声表现:同原发性肠套叠表现相同,在腹腔内显示大小不一的"同心圆"征和"靶环"征包块。在套叠包块头部肠腔内常可见大小不一弱回声肿块存在。

(四)临床应用

在超声引导下可进行温生理盐水自然水压灌肠复位小儿肠套叠,此方法可以避免传统X射线透视下空气灌肠的射线伤害,同时复位过程清晰直观,可以实时动态观察。

四、睾丸扭转超声检查与诊断

(一)解剖及正常声像图

睾丸位于阴囊内,左右各一,其间为阴囊中隔。睾丸表面有一致密结缔组织膜也称白膜。睾丸纵切面为椭圆形,横切面近似圆形,包膜清晰光滑,实质呈中等回声,光点细小分布均匀。后上部睾丸纵隔呈条索状强回声。彩色多普勒可显示环绕睾丸的包膜动脉血流信号和穿行于睾丸内部的向心动脉学历信号。

(二)睾丸扭转

睾丸扭转是好发于青少年的阴囊急症之一,可与外伤无明显关系。睾丸扭转与先天性解剖因素有关:如睾丸鞘膜壁层在精索的止点过高,睾丸系膜过长,精索远端完全包裹在鞘膜内,睾丸活动度增加,先天性睾丸发育不良,隐睾,睾丸下降不全等。左侧睾丸扭转较右侧更加多见,可能与左侧精索过长有关。初期及轻度扭转引起静脉回流障碍,淤血肿胀。重者导致动脉供血障碍睾丸缺血坏死。

1. 超声表现 根据发病时间不同存在不同的超声表现(图 107-146)。

(1)急性期(6 h 以内):急性期睾丸可表现正常。或睾丸、附睾体积稍增大,位置异常,实质回声弥漫性减低,内血流信号减少。早期由于静脉回流受阻,毛细血管扩张,动脉频谱呈低速低阻型。鞘膜腔内可见少量积液。

(2)亚急性期(1~10 d):病情进一步发展,睾丸增大,回声强弱不均,部分包膜下实质呈高回声,表现为“镯环征”,也可以出现局限性无回声区和低回声区,组织坏死时可有细网状回声。彩色多普勒显示血流信号进一步减少或消失,动脉频谱舒张期血流速度减慢或消失,阻力指数逐渐升高,由于反应性充血,周边组织可见血流信号。常伴有鞘膜积液。

(3)慢性期(10 d 以后):睾丸体积缩小,实质回声减低不均匀,可见强回声点,附睾形态失常,内部回声分布不均,以高回声为主。

睾丸扭转患者精索增粗,可见螺旋状扭转结构,或嵌入“睾丸门”形成“镶嵌征”。慢性期精索扭曲成团,呈高回声,可见有小无回声区。

2. 鉴别诊断

(1)急性睾丸炎:同样表现为阴囊疼痛,但急性睾丸炎好发于中年人,疼痛症状较轻,发病较慢,超声提示睾丸血流信号丰富可加以鉴别。

(2)附件扭转:好发于儿童,超声检查可在睾丸上级或附睾之间扭转附件,附件周围组织血供增多,睾丸附睾反应性肿大,血流信号增多,此可与睾丸扭转相鉴别。

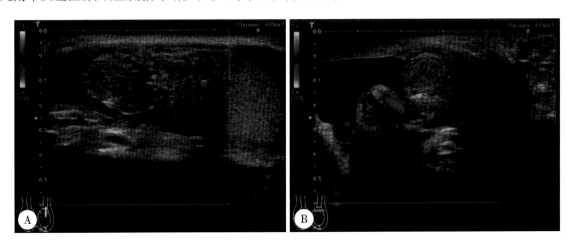

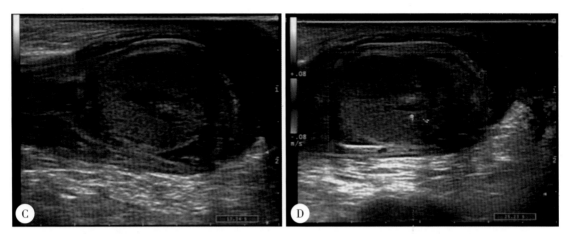

A、B 睾丸扭转急性期患者,图示增粗、成团的精索扭转结;C、D 睾丸扭转亚急性期改变,睾丸形态饱满,回声不均匀,内未探及明显血流信号,周边组织可见血流信号。

图 107-146　睾丸扭转超声表现

五、胸、腹腔积液超声检查与诊断

(一)胸腔积液

胸膜腔内病理性液体积聚称为胸腔积液。胸腔积液分漏出性和渗出性两种。漏出性胸腔积液常见原因是心力衰竭、肝硬化、肾病综合征等;渗出性则多因为肺部感染、胸膜感染、恶性肿瘤等引起。青年患者最常见的原因是结核,中老年患者以恶性胸腔积液居多。患者出现呼吸困难、乏力、咳嗽症状,可伴有原发疾病引起的胸痛、发热等表现。

1. 游离性胸腔积液　胸腔内见无回声区,由于重力作用,坐位时呈现上窄下宽的声像图,无回声形态和宽度随体位和呼吸而变动。在无回声内可见压缩不张的肺组织。当胸腔内为浆液纤维蛋白性渗出液、血液和脓液积聚时,可在无回声内出现带状回声,漂浮于无回声内或分隔形成网格状(图 107-147)。

2. 包裹性胸腔积液　声像图显示在胸壁与肺之间可见长条形或半月形液性暗区,边缘多不光滑规整,积液内可见条索状分隔。肺底积液积聚在肺底部与横膈之间,显示条带状或三角形无回声,其范围和形态可随呼吸运动变化,有胸膜粘连时不随呼吸运动变化。

3. 脓胸　声像图表现为无回声区内细密浮动的高回声点,浓稠者表现为弱至中等均一回声,并可随患者体位改变而有翻滚现象。脓胸多为包裹性,胸膜通常增厚,钙化时可有局限强回声伴声影。

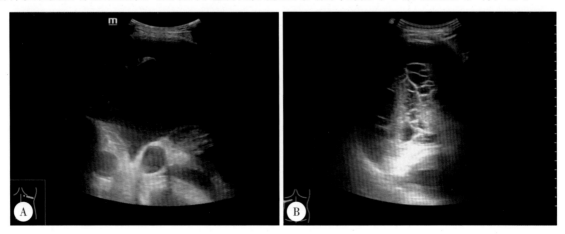

A. 右侧大量胸腔积液二维超声图像,内可见部分不张肺组织;B. 左侧胸腔积液,内可见多发带状分隔及部分不张肺组织。

图 107-147　胸腔积液超声表现

（二）腹腔积液

病理状态下腹腔液体增多,超过 200 ml 称为腹腔积液。渗出性腹腔积液多因腹腔感染、外伤、恶性肿瘤等引起,漏出性腹腔积液原因多为循环障碍如肝硬化、心力衰竭、肾病综合征等。

超声表现:腹腔积液表现为腹腔内无回声区,少量积液位于脾肾间隙、肝肾间隙、膀胱直肠间隙等低凹处,中大量积液弥漫性分布,随体位改变可流动,肠管可漂浮其中,无回声内可见细条状分隔(图 107-148)。腹腔积脓显示透声差的弱回声,呈包裹状,周围结缔组织回声增强包绕,积血时可见絮状等低回声的血凝块。超声还可辅助诊断腹腔积液的病因,肝弥漫性病变、肝占位、胆囊炎性改变、胰腺炎、实质脏器破裂等超声均可显示相应征象。

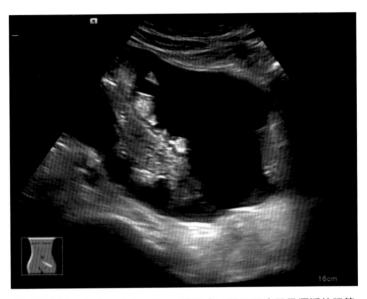

图 107-148　腹腔积液超声表现:腹腔内可见无回声区及漂浮的肠管

（左洋萍）

参考文献

1　何文,唐杰. 超声医学[M].北京:人民卫生出版社,2019:169-172.

2　姜玉新,冉海涛. 医学超声影像学[M].2 版.北京:人民卫生出版社,2016:349-362.

3　温朝阳,童一砂. 血管超声经典教程[M].6 版.北京:科学出版社,2017:103-113,150-155.

4　李娜,苗爱雨,陈雅玲,等. 不同病理类型乳腺叶状肿瘤超声特征分析[J].中华超声影像学杂志,2019,28(5):425-428.

5　梁羽,岳林先,陈琴,等. Kwak 与 ACR(2017)甲状腺影像报告和数据系统(TI-RADS)分类的诊断效能比较——多中心回顾性研究[J].中华超声影像学杂志,2019,28(5):419-424.

6　卢潇,唐少珊. CEUS 定量参数在肝疾病诊断中的应用[J].中国介入影像与治疗学,2019,16(6):372-375.

7　任彦瑜,袁国盛,周宇辰,等. 慢性乙型肝炎患者肝良性占位的发病率及其特点:基于 39450 例彩色多普勒超声的病例对照研究[J].南方医科大学学报,2019,39(10):1149-1154.

8　许晓磊,高灿灿,王志鑫,等. 肝囊性占位性病变的诊断与治疗[J].临床肝胆病杂志,2019,35(5):1104-1122.

9　张泽宇,黄云,王志明. 多囊肝的临床诊疗进展[J].中国普通外科杂志,2020,29(1):104-114.

第108章

放射性核素显像检查与诊断及其临床应用

放射性核素显像（radionuclide image）是将放射性药物引入体内后，以脏器内、外或正常组织与病变组织之间对放射性药物摄取的差别为基础，利用显像仪器获得脏器或病变影像的诊断方法。常用的显像仪器为γ照相机和发射计算机断层显像（emission computed tomography，ECT）仪，后者又分为正电子类型的正电子发射计算机断层成像（positron emission computerized tomography，PECT）和单光子类型的单光子发射计算机断层成像（singlephoton emission computed tomography，SPECT）。按显像的方式分为静态和动态显像两种。

某些元素通过核衰变自发地放出α射线或β射线（有时还放出γ射线）的性质，称为放射性。按原子核是否稳定，可把核素分为稳定性核素和放射性核素两类。一种元素的原子核自发地放出某种射线而转变成别种元素的原子核的现象，称为放射性衰变。能发生放射性衰变的核素，称为放射性核素（或称放射性同位素）。

我国于1958年前后逐渐建立起放射性核素显像检查技术，对临床诊断确有价值的项目已达百余种，放射性核素检查需要良好的放射性药品、竞争放射分析试剂药盒和核医学仪器。放射性核素显像检查是将放射性药物引入人体，然后测定有关脏器中或血、尿、便中放射性的动态变化，以了解脏器的功能。最常用的核仪器是各种功能测定仪，在体表测得放射性在脏器中随时间的变化曲线，通过计算机或手算对此曲线进行半定量分析或根据一定的数学模型计算出各种定量参数。这种方法已广泛而有效地应用于甲状腺、心、肾和肺的功能测定。口服放射性标记的蛋白质或脂肪，测定血内放射性的增长和经粪尿排出的情况，可以了解消化吸收功能。将放射性标记的各种血细胞注入静脉，测定放射性在血内消失的速度，可计算出血细胞的寿命；测定放射性在肝、脾等部位集聚的情况，可以观察血细胞破坏或被拦截的部位。由于病变部位摄取放射性药物的量和速度与它们的血流量、功能状态、代谢率或受体密度等密切相关，因此所得影像不仅可以显示它们的位置和形态，更重要的是可以反映它们的上述种种状况（可以统称为功能状况），故实为一种功能性显像。众所周知，绝大多数疾病的早期，在形态结构发生变化之前，上述功能状态已有改变，因此放射性核素显像常常能比以显示形态结构为主的CT、MRI、超声检查等较早地发现和诊断很多疾病。但它的空间分辨率不如上述其他医学影像方法，清晰度较差，应根据需要适当选择或联合应用各种显像方法。

放射性核素检查的主要内容有：①心血管系统，主要有心肌显像和心功能测定。②神经系统，主要有局部脑血流量（regional cerebral blood flow，rCBF）断层显像、局部脑葡萄糖代谢显像和神经受体显像。③肿瘤显像，主要有放射免疫显像（radioimmunoimaging，RII）、其他特异性亲肿瘤显像、^{67}Ga显像、骨转移灶显像和淋巴显像。④消化系统，主要有肝血管瘤显像、肝胆显像、异位胃黏膜显像和活动性消化道出血显像。⑤呼吸系统，主要用于早期诊断发病2~3 d内的肺栓塞。⑥泌尿系统，主要有泌尿系动态显像。

利用^{99m}Tc-二巯基丁二酸(^{99m}Tc-dimercaptosuccinic acid, ^{99m}Tc-DMSA)可以显示肾实质影像,能灵敏地发现肾瘢痕。此外,放射性核素显像还可用于内分泌系统、骨骼系统和血液系统疾病的诊断。

第一节　甲状腺显像检查与诊断及其临床应用

甲状腺放射性核素显像(thyroid radionuclide imaging)简称甲状腺显像(thyroid imaging)可观察甲状腺位置、形态及大小,评估甲状腺及其结节的功能,并对甲状腺功能亢进症(hyperthyroidism,简称甲亢)进行鉴别诊断。

一、显像原理与方法

(一)显像原理与显像剂

甲状腺能摄取和浓聚碘离子用以合成和储存甲状腺激素。将放射性碘(如^{131}I、^{123}I)或碘族元素(高锝酸盐,^{99m}TcO$_4^-$)引入体内,即可被有功能的甲状腺组织摄取,体外用 γ 相机或 SPECT 探测所发出的 γ 射线而显像,可用于观察甲状腺的位置、形态、大小和功能状态。^{131}I 和^{123}I 显像反映甲状腺摄取、有机化功能。^{99m}TcO$_4^-$也可被甲状腺摄取和浓聚,但不参与甲状腺激素的合成,且锝还能被其他一些组织摄取(如唾液腺,口腔、鼻咽腔、胃等的黏膜),故特异性不如用碘高。

(二)显像方法

1. 患者准备　用放射性碘做显像剂时,检查前 1 周根据情况停用含碘食物及影响甲状腺功能的药物,检查当日空腹。^{99m}TcO$_4^-$无须特殊准备。

2. 图像分析　甲状腺双叶呈蝴蝶型,由左、右两叶和峡部构成,双叶内放射性分布均匀,正常甲状腺双叶组织中央厚、边缘及狭部较薄,因此甲状腺显影边缘及狭部放射性分布减淡。狭部或一叶上方可见放射性分布的锥状叶显影(图 108-1)。

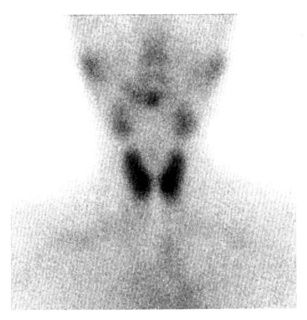

图 108-1　正常甲状腺图像

二、临 床 应 用

(一)适应证与禁忌证

1. 适应证　①用于异位甲状腺诊断,胸骨后甲状腺肿的鉴别诊断;②了解甲状腺位置、大小、形态及功能状态;③用于甲状腺功能亢进辅助诊断、估算甲状腺重量;④用于甲状腺炎辅助诊断;⑤甲状腺结节诊断及鉴别诊断,判断颈部肿块与甲状腺的关系;⑥寻找甲状腺癌转移灶,评价[131]I治疗效果;⑦甲状腺术后残余组织及其功能的估计。

2. 禁忌证　妊娠、哺乳期妇女禁用[131]I显像。

(二)甲状腺静态显像在格雷夫斯病及甲状腺功能亢进中的应用

格雷夫斯病(Graves disease)又称毒性弥漫性甲状腺肿,是一种自身免疫性疾病,临床表现并不限于甲状腺,而是一种多系统的综合征,包括高代谢症候群、弥漫性甲状腺肿、眼征、皮损和甲状腺肢端病。由于多数患者同时有高代谢症和甲状腺肿大,故称为毒性弥漫性甲状腺肿,又称 Graves 病,亦有弥漫性甲状腺肿伴功能亢进症、突眼性甲状腺肿、原发性甲状腺肿伴功能亢进症、巴泽多病(Basedow disease)等之称。甲状腺以外的表现为浸润性内分泌突眼,可以单独存在而不伴有高代谢症。与精神因素、遗传因素和碘的摄入量也有关系。Graves 病的诊断需要依靠临床症状、体征、实验室检查和影像学检查。

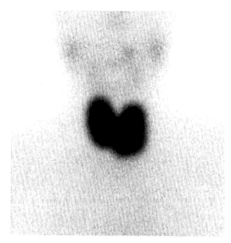

甲状腺形态完整,双叶增大,对显像剂摄取能力均匀增强。甲状腺功能亢进患者甲状腺多表现为外形增大,腺体内显像剂分布弥漫性异常增浓,周围组织本底较低。

图 108-2　甲状腺功能亢进图像

【病例 1】　患者,女,47 岁,怕热、多汗半年,发病以来体重减轻 4.6 kg,门诊查促甲状腺素(thyroid stimulating hormone,TSH)<0.005(0.35~5.00) μIU/ml,游离三碘甲腺原氨酸(free triiodothyronine,FT_3)17.2(3.1~6.8)pmol/L,游离甲状腺素(free thyroxine,FT_4)52.1(9.5~24.5)pmol/L,促甲状腺激素受体抗体(thyroid stimulating hormone receptor antibody,TRAb)12.68(0~1.75)IU/L。查体:甲状腺Ⅲ度肿大,眼突、手颤抖。行甲状腺显像后最终诊断为甲状腺功能亢进,甲状腺静态显像见图108-2。

从患者的甲状腺显像特点、临床表现和实验室检查可以判断该病例是典型的 Graves 甲状腺功能亢进。

(三)甲状腺静态显像在甲状腺炎中的应用

亚急性甲状腺炎(subacute thyroiditis,SAT)多有前驱的上呼吸道感染,一般认为亚急性甲状腺炎是由病毒感染引起的。女性明显多于男性,典型的病程阶段包括甲状腺功能亢进、甲状腺功能减退和功能恢复阶段。

在亚急性甲状腺炎病程的不同阶段,可有不同的影像表现。在病程的初期,多表现为局限性的显像剂分布稀疏缺损区;如病情继续发展,稀疏缺损区扩大或出现新的稀疏缺损区;如病情恢复,显像剂分布稀疏缺损区缩小或消失。

【病例2】 患者,女,35 岁,因多汗、心悸 2 周,加重 3 d 入院,1 个月前患者因受凉后出现咳嗽,2 周前患者无明显诱因出现多汗、心悸、心率加快,伴双侧颈部疼痛,呈持续性肿痛,吞咽时明显。外院检查:TSH 0.11(0.35 ~ 0.55)IU/ml,FT$_3$8.13(3.1 ~ 6.8)pmol/L,FT$_4$27.9(9.5 ~ 24.5)pmol/L,红细胞沉降率110.0 mm/h,诊断为甲状腺功能亢进,予以"甲巯咪唑片(赛治)、心得安、头孢菌素"等治疗,入诊进一步诊治,行甲状腺显像检查后诊断为亚急性甲状腺炎,甲状腺静态显像见图108-3。

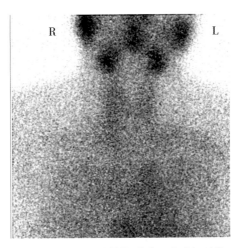

双侧甲状腺形态模糊、轮廓显示不清,显像剂摄取功能差,分布呈稀疏缺损。

图 108-3 亚急性甲状腺炎图像

亚急性甲状腺炎,由于甲状腺细胞被破坏,图像上显像剂分布弥漫性降低。亚急性甲状腺炎因滤泡细胞破坏,大量甲状腺激素释放入血,引起高代谢综合征,易误诊为甲状腺功能亢进,甲状腺显像和甲状腺摄碘率检查可以进行鉴别诊断。

(四)慢性淋巴细胞性甲状腺炎中的应用

慢性淋巴细胞性甲状腺炎(chronic lymphocytic thyroiditis, CLT),又称桥本甲状腺炎(Hashimoto thyroiditis, HT)、桥本病(Hashimoto disease)、自身免疫性甲状腺炎(autoimmune thyroiditis),是器官特异性自身免疫性疾病,是体液免疫和细胞免疫共同作用的结果。实验室检查甲状腺球蛋白抗体(thyroglobulin antibody, TgAb)和甲状腺微粒体抗体(thyroid microsome antibody, TmAb)常增高。慢性淋巴细胞甲状腺炎临床无明显症状时,甲状腺显像常正常;当出现甲状腺功能减退时,甲状腺显像可出现显像剂分布不均匀,呈虫蚀状或斑片状改变,有的甚至为"冷结节",需结合实验室检查 TgAb、TmAb 测定、甲状腺细胞穿刺、组织学检查等进一步确诊。部分患者甲状腺功能可能增高,主要有两种情况,一种是伴发 Graves 病,常伴发促甲状腺激素受体抗体(thyroid stimulating hormone receptor antibody, TRAb)阳性;另一种是假性甲状腺功能亢进,是由于炎症破坏甲状腺滤泡细胞,导致甲状腺激素释放入血所致。对慢性淋巴细胞性甲状腺炎,静态显像显像剂分布可正常、稀疏或不均匀。由于存在碘的有机化障碍,可出现$^{99m}TcO_4^-$和^{131}I显像结果不一致,即$^{99m}TcO_4^-$显像为"热结节",而^{131}I显像为"冷结节"。

(五)在甲状腺位置异常诊断中的应用

胚胎发育不良时甲状腺不能下降至正常位置时形成异位甲状腺。异位甲状腺常见部位有舌根部(图108-4)、喉前、舌骨下、胸骨后等,个别异位甲状腺可出现在卵巢。甲状腺显像图像表现为正常甲状腺部位不显影,上述部位显影,影像多为团块样。

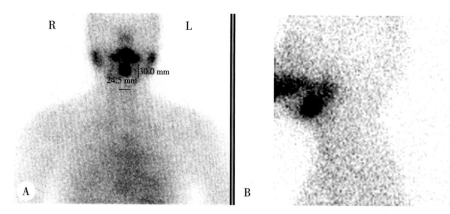

A. 正位;B. 侧位。甲状腺区域未见甲状腺显影,舌根部见 3 cm×2.45 cm 的团状放射性浓聚。

图 108-4　异位甲状腺图像

大部分异位甲状腺功能较低,较高的生理本底和组织衰减可能掩盖$^{99m}TcO_4^-$显像,因此临床主张用^{131}I进行显像。

胸骨后甲状腺肿:多为后天的甲状腺肿大向胸腔内延伸,少数为先天性位置异常。甲状腺显像多用于鉴别上纵隔内肿物的性质,若其能摄取甲状腺显像剂,则提示来自于甲状腺组织。

（六）在甲状腺肿诊断中的应用

根据甲状腺是否存在结节,甲状腺肿分为结节性甲状腺肿(nodular goiter)和单纯性弥漫性甲状腺肿(diffuse goiter),多结节性甲状腺肿甲状腺显像形态可以不规则增大,腺体内显像剂分布不均匀,或呈"虫蚀样"。单纯性甲状腺肿甲状腺显像表现为腺体外形增大,其内显像剂分布同正常甲状腺或弥漫性增浓。

（七）在评估甲状腺结节功能中的应用

甲状腺结节是甲状腺常见病变,根据甲状腺结节对显像剂摄取的能力,可行甲状腺显像对甲状腺结节功能进行预判。根据甲状腺结节对甲状腺显像的显像剂摄取程度可分为 4 种类型,即:热结节(hot nodule)、温结节(warm nodule)、凉结节(cool nodule)、冷结节(cold nodule)。甲状腺结节的功能与甲状腺的良恶性有一定的关系,见表108-1。

表 108-1　甲状腺结节核素显像的表现和临床意义

结节类型	常见疾病	恶变概率
热结节	功能自主性甲状腺腺瘤、先天一叶缺如的功能代偿	1%
温结节	功能正常的甲状腺腺瘤、结节性甲状腺肿、甲状腺炎	4% ~ 5%
凉结节	甲状腺囊肿、甲状腺瘤囊性变、大多数甲状腺癌、慢性淋巴细胞性甲状腺炎、甲状腺结节内出血或钙化	10%
冷结节		20%（单发结节） 0 ~ 18%（多发结节）

热结节也称高功能结节,温结节称为功能正常结节,凉、冷结节称为低功能或无功能结节。

1. 热结节　结节组织摄取显像剂的能力高于周围甲状腺组织,结节部位表现为放射性浓聚,热结节恶性的概率很低,常见于自主功能性甲状腺结节,有极少数分化较好的滤泡状癌表现为"热"结节(图108-5)。

自主功能性甲状腺结节在临床上可有甲状腺功能亢进表现,也可以没有甲状腺功能亢进表现,一般肿瘤体积较大时出现甲状腺功能亢进表现,因此,须与甲状腺一叶缺如相鉴别。功能自主性甲状腺结节被称为 Plummer 结节,是毒性甲状腺腺瘤。毒性甲状腺腺瘤的发生主要是因为出现甲状腺内自主性高功能结节,该结节虽然不受 TSH 调节,但是由于甲状腺激素水平升高,TSH 分泌受到抑制,进而导致结节以外的甲状腺组织受到抑制,有时甚至呈萎缩改变。该病显微镜下病理表现是有完整纤维包膜的滤泡性腺瘤。Plummer 结节的治疗根据病情可以选择^{131}I 和手术治疗。

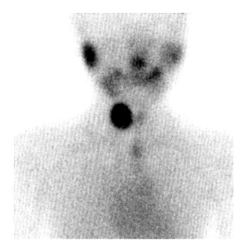

甲状腺右叶结节状放射性浓聚,甲状腺左
叶及残存右叶因受到抑制未见显影。

图 108-5　**热结节的影像表现**

2. 温结节　温结节是甲状腺组织摄取核素的能力与周围正常甲状腺组织相近,使得结节的放射性分布与周围正常甲状腺组织无明显差异,即不能显示该结节,因此结节的确定和定位需依靠 B 超辅助诊断(表 108-1)。

3. 冷、凉、结节　甲状腺癌、局部组织功能降低、组织分化不良、囊性变、钙化等都表现为显像剂分布稀释缺损区。在冷、凉、结节中图 108-6,45% ~ 50% 为良性囊性病变,可结合超声检查加以鉴别。对于实质性肿物的良恶性鉴别。对结节良恶性的判断还应结合患者的病史、症状和体征以及其他检查,如穿刺活检来综合判断。

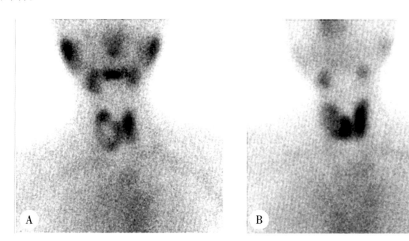

A. 甲状腺右叶放射性缺损区,呈冷结节表现;B. 甲状腺右叶中上份放射性稀疏,呈凉结节
表现。

图 108-6　**冷结节的影像表现**

（八）在甲状腺癌中的临床应用

用于功能性甲状腺癌转移灶的诊断和定位:分化型甲状腺癌及其转移灶有不同程度的浓聚^{131}I 能力,可用^{131}I 全身显像寻找转移灶。乳头状癌易出现颈部淋巴结转移;滤泡状癌以血行转移为主,常见部位有肺、肝、骨及中枢神经系统(图 108-7)。^{131}I 局部和全身显像可为分化型甲状腺癌转移或复发病灶的诊断、治疗方案的制定、治疗后随访提供重要依据,是目前临床不可缺少的手段。

在寻找转移灶之前需去除(通过手术、^{131}I)残留正常甲状腺组织,否则分化再好的甲状腺癌组织的摄^{131}I功能也难以竞争过正常的甲状腺组织,造成复发、转移灶不显影。还可通过提高自身 TSH 或外源注射 TSH 增强病灶摄取^{131}I 的量,提高对较小病灶的检出率。

治疗剂量的^{131}I 局部和全身显像可较常规显像更多地发现病灶,因此,服用治疗剂量^{131}I 5~7 d 后可行^{131}I 全身显像有利于患者的随访和进一步更全面制订诊疗计划。

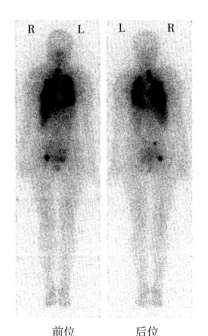

前位　　　　后位

甲状腺癌手术及术后清甲治疗
后^{131}I扫描,发现双肺及右侧股骨头多
发转移灶。

图 108-7　^{131}I 全身显像

(饶茂华)

第二节　甲状旁腺显像检查与诊断及其临床应用

甲状旁腺放射性核素显像(parathyroid radionuclide imaging)简称甲状旁腺显像(parathyroid imaging)可提高甲状旁腺疾病诊断的敏感度、特异性和准确性,为临床诊断甲状旁腺功能、位置异常、鉴别高钙血症及检测提供有效方法。

一、显像原理与方法

(一)显像原理

功能亢进的甲状旁腺组织能不同程度的聚集^{99m}Tc-甲氧基异丁基异腈(^{99m}Tc-methoxy isobutyl isonitrile,^{99m}Tc-MIBI)和^{201}Tl(铊),因此可用于甲状旁腺显像。

(二)显像方法与显像剂

^{99m}TcO$_4^-$无须特殊准备。甲状旁腺显像方法较多,包括^{99m}Tc-MIBI/^{99m}TcO$_4^-$减影法图 108-8,^{201}Tl/^{99m}TcO$_4^-$显像减影法和^{99m}Tc-MIBI 双时相法图 108-9。^{201}Tl 和^{99m}Tc-MIBI 可被甲状腺和甲状旁腺同时

摄取,$^{99m}TcO_4^-$只被甲状腺组织摄取,利用计算机图像减影技术,可得到功能亢进的甲状旁腺影像。^{99m}Tc-MIBI 能被功能亢进的甲状旁腺和甲状腺组织摄取,但从甲状腺组织清除的速率较甲状旁腺快,通过延迟显像,可使功能亢进的甲状旁腺组织显影。

二、临 床 应 用

(一)适应证及禁忌证

1. 适应证　①诊断和定位功能亢进的甲状旁腺。②诊断异位甲状旁腺。

2. 禁忌证　无明确禁忌证。

(二)图像分析

1. 正常影像　功能正常的甲状旁腺不显影,双时相法仅见甲状腺显影,颈部无异常浓聚灶。

2. 异常影像　甲状旁腺功能亢进时即可显影。甲状旁腺增生、腺瘤、癌等可在其病变位置出现圆形、卵圆形、管形或不规则形显像剂浓聚区,其位置可以在甲状腺轮廓内或外。出现多个显像剂浓聚区多提示甲状旁腺增生;甲状旁腺正常位置以外出现显像剂的浓聚,结合临床可考虑异位甲状旁腺。

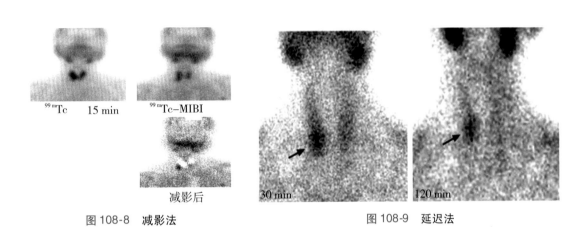

图 108-8　减影法　　　　　　　　图 108-9　延迟法

(三)诊断与定位功能亢进的甲状旁腺

甲状旁腺显像可用于临床诊断和定位功能亢进的甲状旁腺。也可用于慢性肾衰竭、佝偻病、骨软化症、吸收不良综合征等引起的继发性甲状旁腺功能亢进的辅助诊断。原发性甲状旁腺功能亢进症最有效的治疗方法是外科手术。甲状旁腺显像能为手术提供病灶位置、大小、功能等信息,可缩小探查范围、缩短手术时间及降低手术并发症。

甲状旁腺显像显像剂的摄取与否与基础状态下血清甲状旁腺激素(parathyroid hormone,PTH)的水平、肿瘤的大小和功能代谢的活跃程度有一定关系。甲状旁腺显像诊断甲状旁腺腺瘤的灵敏度高于超声和 CT。临床上,当患者血清 PTH 水平大于 200 pg/ml 时,MIBI 显像的准确性明显提高。甲状旁腺功能亢进诊断参考流程图见图 108-10。

但是不同的病因甲状旁腺显像表现不同,甲状旁腺腺瘤、甲状旁腺癌多为单一显像剂浓聚区,大多数甲状旁腺增生表现为多个病灶显像剂浓聚。继发性甲状旁腺功能亢进甲状旁腺显影可见多个甲状旁腺同时显影。需要临床医师结合甲状旁腺显像、PTH、血钙和 B 超检查进行综合分析。

【病例3】　患者,女,21 岁,持续性高钙血症入院,血钙 3.58 mmol/L、血磷 0.49 mmol/L,甲状旁腺激素 0.392 ng/L,降钙素 0.00625 ng/L。B 超提示:甲状腺左叶背侧见 1.9 cm×0.8 cm 的低回声结节,边界清晰,考虑甲状腺左侧叶背侧低回声结节。行甲状旁腺显像如图 108-11 诊断为甲状旁腺功能亢进。病例证实为甲状旁腺腺瘤(图 108-12),术后第一天血钙降至 2.15 mmol/L。

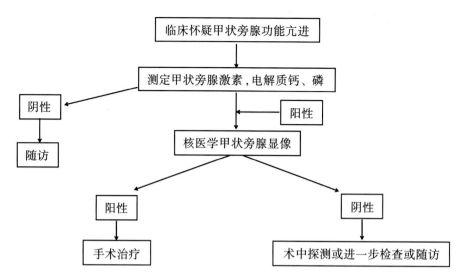

图108-10　甲状旁腺功能亢进诊断参考流程

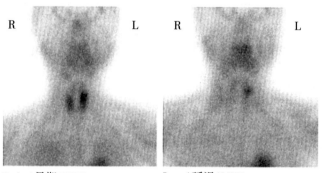

Early（早期）MIBI　　　　Late（延迟）MIBI

　　甲状腺左叶上极结节状放射性增高，延迟显像仍然存在，左上甲状旁腺显像。

图108-11　甲状旁腺腺瘤显像

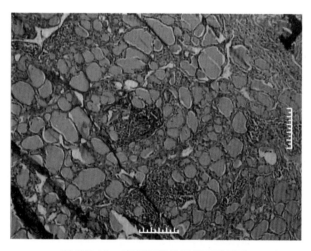

图108-12　病理证实为甲状旁腺腺瘤

（四）诊断异位甲状旁腺

　　异位甲状旁腺在结构影像学检查中的诊断较难，甲状旁腺显像可用于异位甲状旁腺的诊断，异位甲状旁腺好发于颈动脉鞘（图108-13）、纵隔内、气管和食管间、颌下等部位。影像表现为相应部位单发显像剂浓聚区。诊断异位甲状旁腺时,如纵隔区等部位出现的局限性显像剂浓聚区应注意与肺部恶性肿瘤及其转移灶鉴别。

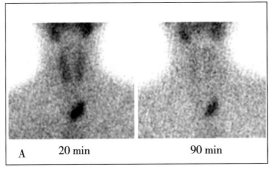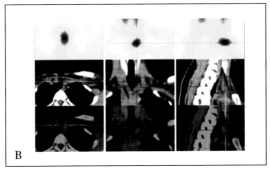

A.平面显像左叶下极下方异常浓聚影;B.融合图像显示高代谢结节从左叶下方延伸至胸骨柄后方,紧贴于左颈总动脉起始段。术后病理证实为异位甲状旁腺功能亢进。

图108-13　异位甲状旁腺显像

（袁耿彪）

第三节　肾上腺皮质显像检查与诊断及其临床应用

一、显像原理与方法

（一）显像原理

胆固醇是肾上腺皮质合成类固醇激素(steroid hormones)的基本原料,肾上腺皮质细胞摄取胆固醇的速度和数量与皮质的功能状态有关。将放射性核素标记的胆固醇类似物引入体内后,同样被肾上腺皮质摄取并参与激素合成,其在体内分布、代谢途径与非放射性胆固醇相同,故可用于肾上腺皮质显像(adrenocortical imaging)。

（二）显像方法与显像剂

1.患者准备　检查前2周停用影响肾上腺皮质摄取显像剂的药物如利尿剂、ACTH、地塞米松、降胆固醇药和避孕药等。

常用显像剂有^{131}I-6-碘甲基-19-去甲基胆固醇(NP-59)、^{131}I-19-碘化胆固醇(NM-145)、^{131}I-6-碘代胆固醇(^{131}I-6-iodocholesterol,^{131}I-6-IC)等。成人剂量为37 MBq(1 mCi)/1.7 m^{2}体表面积,儿童酌减。

注射显像剂前3 d开始服用复方碘溶液,每次5～10滴,每日3次,直至检查结束,以减少甲状腺摄取游离的^{131}I。显像前1 d晚服用缓泻剂,清除肠内显像剂代谢产物的放射性,否则结肠内的放射性与肾上腺重叠而干扰其影像的观察。

2.方法　①缓慢静脉注射显像剂,并注意观察患者有无不良反应,少数人可出现短暂的面部潮红、胸闷、心悸等反应,短期内可自行消失,一般无须特殊处理。②注射显像剂后第3、5、7、9天,应用高能平行孔准直器的γ照相机或SPECT分别进行后前位和前后位肾上腺及其邻近部位的显像。探头尽量靠近患者背部肾区,必要时可行左、右侧位显像。矩阵64×64,能峰364 keV,窗宽20%,每帧采集计数50～100 K或采集时间300 s。③地塞米松抑制试验(dexamethasone suppression test,DST)其原理类似于甲状腺激素抑制试验,给予外源性肾上腺皮质激素后,通过反馈调节,垂体分泌的ACTH减少,从而使正常或增生的肾上腺皮质功能减退,显像剂摄取功能降低;腺瘤的功能多为自主性,不受ACTH影响,影像上病灶的显像剂摄取无变化,从而鉴别肾上腺腺瘤与增生。本试验至少在常规显像后1个月进行,方法是在注射显像剂前 2 d,开始口服地塞米松,2 mg/次,每 6 h 一次,直至检查结束,其显像时间和方法与常规肾上腺皮质显像相同。

二、临 床 应 用

(一)适应证及禁忌证

1. 适应证　①肾上腺皮质腺瘤的诊断;②异位肾上腺的定位;③原发性醛固酮增多症的诊断;④肾上腺皮质增生诊断与鉴别;⑤肾上腺皮质腺癌的辅助诊断。

2. 禁忌证　妊娠及哺乳期妇女不宜做此检查。

(二)图像分析

1. 正常图像　双侧肾上腺皮质功能正常情况下,通常与注射显像剂后 5~9 d 较清晰显影。大部分正常人双侧肾上腺皮质显影,因右侧腺体与肝重叠及俯卧位距体表较近,一般右侧位置稍高于左侧、外形稍大于左侧,右侧为圆形或锥形,左侧呈卵圆形,显像剂分布均匀。

因胆固醇以胆汁的形式排泄,胆囊有时显影,应注意与右肾上腺相鉴别。在侧位显像上,一般胆囊位于前下方,右肾上腺位于后上方;也可用脂肪餐刺激胆囊收缩加速其排出来加以鉴别。

正常人在行 DST 时,正常肾上腺皮质影像变淡甚至消失。

2. 异常图像

(1)双侧早期明显显像:双侧同时提早(第 3~5 天)显影,外形增大,显像剂摄取明显,多为双侧皮质增生性病变。

为进一步鉴别增生和腺瘤,可行 DST。若是正常和增生的肾上腺皮质,第二次显像被抑制显影减淡或不显影;而腺瘤不被抑制,第二次影像无变化。

(2)双侧影像不对称:一侧显像剂分布明显高于对侧,或两侧肾上腺的显像时间有明显差异均为双侧影像不对称。因为正常情况下,右侧显像剂分布可以高于左侧,可结合 DST 加以判断。口服地塞米松后,若增高侧影像不变,较低侧更低甚至不显影,则高度提示显像明显的一侧为肾上腺皮质腺瘤。

(3)单侧显影:可见于以下 3 种情况。①显影侧为腺瘤,对侧正常组织因受反馈抑制而不显影,可用地塞米松抑制试验加以证实,服用地塞米松后显影侧影像无变化;②先天性单侧肾上腺缺如、手术切除或单侧功能损伤,显影侧为正常的或代偿性增生肥大的肾上腺,地塞米松抑制试验可使显影侧影像减淡;③不显影侧为肾上腺皮质癌,显影侧为正常肾上腺,地塞米松抑制试验也可使显影侧被抑制。肾上腺皮质癌临床较为少见,肿瘤细胞摄取胆固醇的能力差,故患侧不显影。

(4)双侧不显影:可见于少数正常人、服用了影响显像剂摄取的药物及肾上腺皮质癌。肾上腺皮质癌若分泌大量的皮质激素,则 ACTH 的分泌受到抑制,对侧正常组织萎缩,表现为双侧不显影。

(5)异位显影:在肾上腺以外的部位出现显像剂浓聚,如能排除肠道、肝胆等影响,提示异位肾上腺或皮质癌转移灶。

(三)在肾上腺皮质疾病诊断中的临床应用

1. 肾上腺皮质功能亢进性疾病的诊断　肾上腺皮质腺瘤和增生均可引起皮质功能亢进或增强,如皮质醇症[又称库欣综合征(Cushing syndrome)]、原发性醛固酮增多症(primary hyperaldosteronism)等疾病。一般增生多为双侧对称性腺体增大,早期明显显影,腺瘤多为两侧不对称或单侧显影。应用地塞米松抑制试验有助于增生和腺瘤的鉴别。

2. 肾上腺皮质癌及转移灶的辅助诊断　当 CT 或超声显示一侧肾上腺存在肿块,而肾上腺显像表现为患侧肾上腺皮质不显影,健侧轻度显影或不显影,则提示皮质癌的可能性较大。虽然原发灶多不显影,但当其有肝、肺的转移时,转移灶往往能出现显像剂浓聚。

3. 其他　皮质醇增多症术后残留组织功能判定和复发灶的检出。异位肾上腺的定位诊断。

(庞　华)

第四节 肾上腺髓质显像检查与诊断及其临床应用

一、显像原理与方法

肾上腺髓质显像(adrenal medullary imaging)属于功能显像,用于诊断嗜铬细胞瘤、神经母细胞瘤等具有较高的特异性及敏感性,并可用于全身情况的评价,例如寻找肾上腺外病灶、恶性肿瘤远处转移以及评估肿瘤复发。

(一)显像原理

用单光子发射计算机断层成像(SPECT)进行显像的放射性核素主要有[131]I-间位碘代苄胍(metaiodobenzyl guanidine,MIBG)、[123]I-MIBG及[111]In-喷曲肽(^{111}In-pentetreotide),用PET进行显像的放射性核素主要[18]F-氟代脱氧葡萄糖(^{18}F-fluorodeoxyglucose,[18]F-FDG;FDG)、[68]Ga-生长抑素类似物(^{68}Ga-DOTA-coupled somatostain analogues,[68]Ga-DOTA-SSAs)及[18]F-二羟基苯丙氨酸(^{18}F-dihydroxypheylalanine,[18]F-DOPA)等。

肿瘤细胞在儿茶酚胺分泌、细胞膜受体和转运蛋白表达的不同,因此用不同的显像剂及方法可以得到不同的表现形式。其中MIBG是去甲肾上腺素的类似物,能够选择性作用于肾上腺素能神经元受体,但不会发挥生理作用。[111]In及[68]Ga标记的都是生长抑素类似物,能够与嗜铬细胞膜表面的生长抑素受体相结合。FDG作为葡萄糖的类似物进入细胞内后不能进一步代谢,其浓度代表了细胞的代谢情况,而肿瘤细胞代谢又非常的高,因此在病灶内可有较高的浓聚。DOPA是儿茶酚胺的前体,通过氨基酸转运蛋白进入细胞后通过转化为多巴胺,最后储存在神经分泌的囊泡中。综合放射性药物的特异性、敏感性以及实用性等各因素,我国目前在行肾上腺髓质显像时使用最广泛的还是[131]I-MIBG。

(二)显像方法与显像剂

1.[131]I-MIBG SPECT/CT显像

(1)准备:检查前1周停用酚苄明、利血平、苯丙胺、可卡因、苯丙醇胺、生物碱、6-羟基多巴胺、胰岛素及三环抗抑郁药等抑制肾上腺摄取MIBG的药物,另外拉贝洛尔需要提前10 d停用,抗精神病药物需要提前3周停用,以上药物需在临床医师的协商下停用。检查前3 d开始口服复方碘溶液以封闭甲状腺,3次/d,5~10滴/次,直至检查结束,用以封闭甲状腺。显像前1 d晚上,服用缓泻剂清洁肠道。显像前嘱患者排空尿液,以免膀胱过度显影影响附近病灶的显示。

(2)显像剂:[131]I-MIBG成人剂量40~80 MBq,儿童剂量为35~78 MBq,缓慢静脉注射(时间大于30 s),推注过程中密切观察患者生命体征,以防高血压危象出现。

(3)方法:24 h及48 h后使用高能平行孔准直器双探头SPECT行平面显像,必要时可加做72 h显像,能峰364 keV,窗宽20%,矩阵64×64或128×128,每帧图像采集50~100 k计数或300 s(探头移动速度为5~10 cm/min)。扫描范围为头部、颈部、胸部、腹部及盆腔,必要时可加扫四肢。

应用SPECT/CT显像时,则用CT定位和图像融合。断层显像:于注射显像剂后24 h进行,矩阵64×64,探头旋转360°,采集60帧图像,20 s/帧。

2.其他放射性核素肾上腺髓质显像

(1)[131]I-间位碘代苄胍:用于肾上腺髓质显像时患者准备、注射时间以及显像时间几乎同[131]I-MIBG一致,成人显像剂剂量为370 MBq,儿童剂量为5.2 MBq/kg,显像时采用低能高分辨率准直器,能峰159 keV,窗宽20%,矩阵为128×128,每个投影采集时间24 h为10 min,48 h为15 min。[123]I为γ射线发射体,具有显像质量更好、射线能量适中等优点,但是由于其需要回旋加速器生产、半衰期短、成本较高等原因,在国内应用较少。

(2)[111]In-喷曲肽:对于在使用生长抑素治疗的患者,建议在下一次给药的前1 d显像。当病变在腹部时可提前一天使用肠道清洁剂,若使用 SPECT/CT 则可不用清洁肠道。成人显像剂剂量为 185 ~ 222 MBq,儿童剂量为 3 MBq/kg,缓慢静脉注射(时间大于 30 s)。注射药物 4 h 及 24 h 显像,采用中能大视野准直器,能峰为 171 keV 及 245 keV,矩阵为 256×256,每帧图像采集 300 ~ 500 计数(探头移动速度为 6 cm/min)。

(3)^{68}Ga-生长抑素类似物:对于在使用生长抑素治疗的患者,建议在下一次给药的前 1 d 显像,注射药物前不需要禁食。显像剂剂量为 2 MBq/kg,SSAs 的剂量不应超过 40 μg,缓慢静脉注射(时间大于 30 s)。注射药物 45 ~ 90 min 后显像。扫描参数具体参照有关设备的推荐方法。

(4)^{18}F-FDG:显像前患者需禁食 4 ~ 6 h,禁饮含糖饮料及静脉输入含葡萄糖的液体,注射药物之前血糖浓度应控制在正常水平,检查当日应避免剧烈运动。显像剂剂量为 2 ~ 5 MBq/kg,注射药物安静休息 1 h 后显像。扫描参数具体参照有关设备的推荐方法。

(5)^{18}F-FDOPA:显像前患者需禁食 4 h,注射药物 1 h 前给予 200 mg 卡比多巴以增加肿瘤摄取显像剂。显像剂剂量为 2 ~ 4 MBq/kg,注射药物安静休息 20 ~ 60 min 后显像。扫描参数具体参照有关设备的推荐方法。

目前国内外对于嗜铬细胞瘤及副神经节瘤的基因研究比较多,认为其可作为遗传综合征的一部分或散发性肿瘤发生,较多学者发现这些放射性核素标记的显像剂可以选择性地聚集在不同基因变异的肿瘤细胞中。例如核素标记的生长抑素类似物对于生长抑素受体高表达的嗜铬细胞瘤具有较高的特异性及敏感性。^{18}F-FDG 在 SDH 及 VHL 基因变异的病变中具有较高的敏感性及特异性。

3.图像分析　体内一些器官具有较丰富的交感神经纤维分布或者为显像剂代谢和排泄的途径,可出现唾液腺、心肌、脾、肝、部分肠道、肾及膀胱等显影,因此在进行图像分析时应注意这些生理性摄取脏器。此外,正常的肾上腺通常不会显影,若出现显像,一般影像为较温和的摄取显像剂、显影较小且对称。

(1)双侧肾上腺显影:24 h 后图像提示出现双侧肾上腺清晰或者明显显示,提示双侧肾上腺增生。

(2)单侧肾上腺显影:24 h 图像出现清晰显影,48 h 或者 72 h 显影明显增强,提示嗜铬细胞瘤。

(3)肾上腺以外的部位显影:在排除污染及生理性摄取之后,可判断为异位嗜铬细胞瘤、副神经节瘤或者是恶性嗜铬细胞瘤转移灶。若出现在小儿患者腹部,提示神经母细胞瘤。

二、临床应用

嗜铬细胞瘤及副神经节瘤的定位诊断及治疗后随访(图 108-14、图 108-15);恶性嗜铬细胞瘤诊断、转移灶的探测及治疗后随访;为不能手术或者出现转移的神经内分泌肿瘤患者选择分子靶向核素治疗;肾上腺髓质增生的辅助诊断;肾上腺病变进一步诊断;不明原因高血压的鉴别诊断。

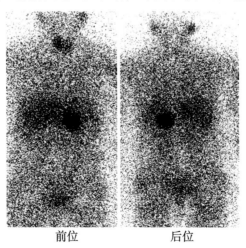

前位　　　　后位

左侧上腹部可见一结节状放射性浓聚影。

图 108-14　24 h^{131}I-MIBG 肾上腺髓质显像(左-前位,右-后位)

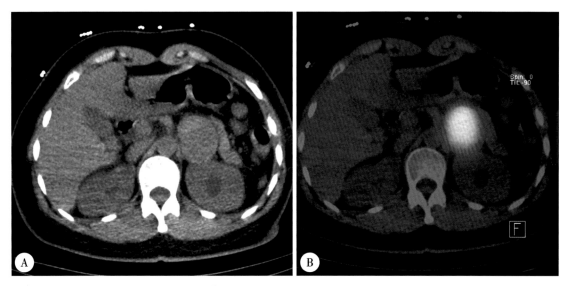

与图 108-16 全身平面图像为同一患者，^{131}I-MIBG 肾上腺髓质显像示横断位 CT 图像（A）及 SPECT/CT 融合图像（B）。
左侧肾上腺内见一类圆形肿块明显摄取^{131}I-MIBG。

图 108-15　^{131}I-MIBG 肾上腺髓质显像

（敬兴果）

第五节　肾动态显像检查与诊断及其临床应用

目前临床上常用的肾检查检验方法很多，如肾的 DSA、CTA、CT、MRI、超声、静脉肾盂造影、逆行性尿路造影等检查方法，以及一些反映肾小球滤过功能、近端肾小管功能、远端肾小管功能、肾小管酸化功能的检验指标。与这些检查检验方法比较，放射性核素肾动态显像有其特点，能够为临床解决一些实际问题。

一、显像原理与方法

（一）显像原理

放射性核素肾动态显像是静脉注射经肾小球滤过或肾小管分泌、但不被肾小管重吸收的显像剂后，体外用单光子发射计算机断层显像（single photon emission computed tomography，SPECT）仪连续动态采集，得到显像剂经腹主动脉、肾动脉灌注，随尿液经肾盏、肾盂、输尿管并进入膀胱的全过程，为临床提供分肾血供、肾实质功能、上尿路引流等方面的信息。

（二）显像方法与显像剂

1. 方法　正常饮食，检查前饮水 300 ~ 500 ml 以补充血容量，正常排尿、上机检查前尽量排空膀胱，以免膀胱内压力升高而影响检查结果；检查前 2 ~ 3 d 不进行静脉肾盂造影（IVP）及 CT 增强检查。

2. 显像剂

（1）肾小球滤过型：显像剂主要经肾小球滤过进入肾内，不被肾小管重吸收，然后很快随尿排出。常用的是 Tc-DTPA（Tc-二乙三胺五乙酸），用量 111 ~ 296 MBq（3 ~ 8 mCi），体积小于 1 ml。

（2）肾小管分泌型：显像剂随血流经肾脏时，大部分被肾小管近端上皮细胞吸收，然后分泌到管腔，小部分由肾小球滤过，两者在小管腔内汇集后随尿液排出体外。常用的有 I-OIH（I-邻碘马尿酸盐），用量

7.4～11.1 MBq(200～300 μCi),体积小于 1 ml;TcCEC(Tc-双半胱氨酸)或 TcCMAG3(Tc-巯基乙酰基三甘氨酸),用量 111～296 MBq(3～8 mCi),体积小于 1 ml。

二、临 床 应 用

(一)适应证

定性、定量地判断分肾的肾小球滤过功能或肾小管分泌功能;判断分肾血供,特别是在诊断及鉴别诊断肾血管性高血压方面具有重要的价值;判断上尿路引流情况,特别是在鉴别机械性梗阻与非梗阻性尿路扩张、梗阻程度等方面具有重要价值。

(二)定性、定量地判断分肾的肾小球滤过功能或肾小管分泌功能

1.肾结石、肾积水　准确判断分肾功能,协助临床决策。

【病例4】　患者,女,51 岁,"左侧腰痛 7 d"就诊。血肌酐及尿素氮正常,CT 及彩超示左肾积水,右肾未见明显异常,静脉肾盂造影示左肾未显影(图 108-16)。

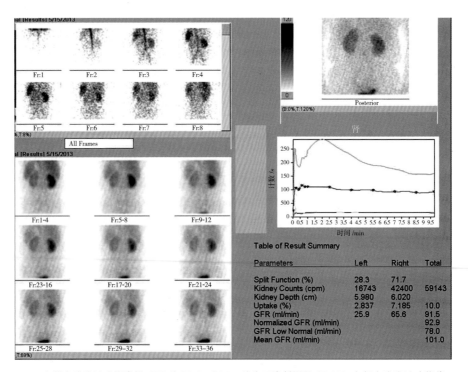

左肾小球滤过功能降低,GFR 为 25.9 ml/min,约为正常低限的 66.4%;右肾小球滤过功能代偿性增强,GFR 为 65.6 ml/min。

图 108-16　放射性核素肾动态显像

【病例5】　患者,女,25 岁,"左侧腰痛 1 年余"就诊。血肌酐及尿素氮正常,CT 及彩超示左肾重度积水,右肾未见明显异常,静脉肾盂造影示左肾未显影(图 108-17)。

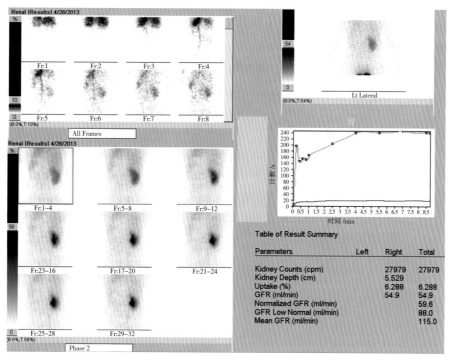

左肾一直未显影,提示左肾无功能;右肾 GFR 为 54.9 ml/min,代偿性增强。

图 108-17　放射性核素肾动态显像

　　上述 2 例临床表现相似的患者,通过放射性核素肾动态显像将肾小球滤过功能准确量化,为临床决策提供帮助。

　　2. 肾占位病变　协助诊断分肾功能。肾动态显像可在肾占位术前对分肾功能准确量化,为手术适应证的把握、预后评估提供决策依据。

　　【病例6】　患者,女,33 岁,彩超示双肾错构瘤,血肌酐正常(图 108-18)。

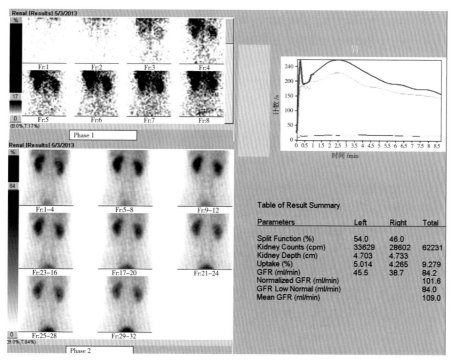

左肾 GFR 为 45.5 ml/min,提示左肾小球滤过功能正常;右肾 GFR 为 38.7 ml/min,约为正常低限的 92.0%,提示右肾小球滤过功能稍降低。

图 108-18　放射性核素肾动态显像

【病例7】　患者,女,43岁,彩超示右肾占位,血肌酐正常(图108-19)。

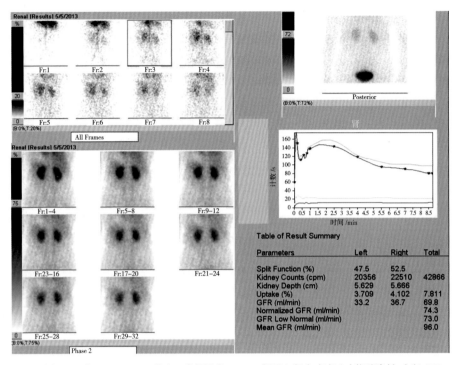

左肾GFR为33.2 ml/min,约为正常低限的91.0%,提示左肾小球滤过功能稍降低;右肾GFR
为36.7 ml/min,提示右肾小球滤过功能正常。

图108-19　放射性核素肾动态显像

3. 血肌酐升高　协助寻找肌酐升高的原因。与CT、超声等解剖影像学方法比较,肾动态显像能够准确地测量分肾GFR,在仅有功能损害而无明显器质性病变的早期对肾功能进行准确判断。

【病例8】　患者,男,42岁,查体发现血肌酐为110 μmol/L,肾彩超未见明显异常(图108-20)。

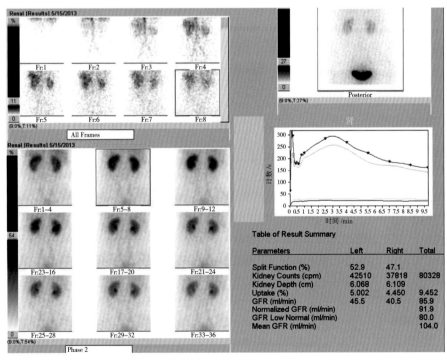

左、右肾GFR分别为45.5 ml/min、40.5 ml/min,提示双肾小球滤过功能正常,上尿路引流通畅。结合彩超血肌酐升高的原因可能是肌酐来源增加而非肾小球滤过功能降低所致。

图108-20　放射性核素肾动态显像

【病例 9】　患者,男,48 岁,查体发现血肌酐为 108 μmol/L,肾彩超未见明显异常(图 108-21)。

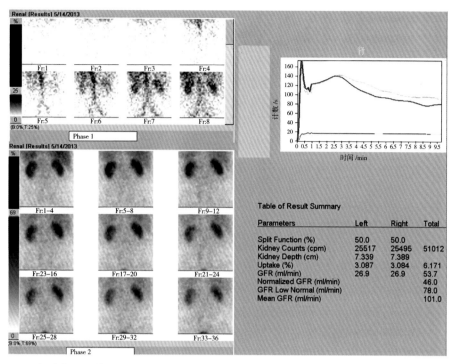

左、右肾 GFR 均为 26.9 ml/min,双肾小球滤过功能正约为正常低限的 69.0%,提示血肌酐升高系肾小球滤过功能降低所致。

图 108-21　放射性核素肾动态显像

4. 糖尿病　监测糖尿病肾病的发展。结合血液指标,肾动态显像能够准确地对糖尿病肾病进行临床分期,判断糖尿病肾病的进展程度。

【病例 10】　患者,女,60 岁,糖尿病 4 年,血肌酐正常(图 108-22)。

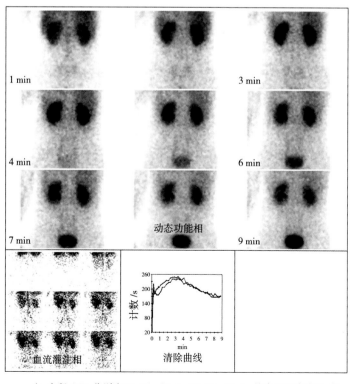

左、右肾 GFR 分别为 54.76 ml/min、59.69 ml/min,均高于正常水平,提示糖尿病肾病早期。

图 108-22　放射性核素肾动态显像

【病例11】 患者,男,42 岁,糖尿病 8 年,血肌酐正常(图 108-23)。

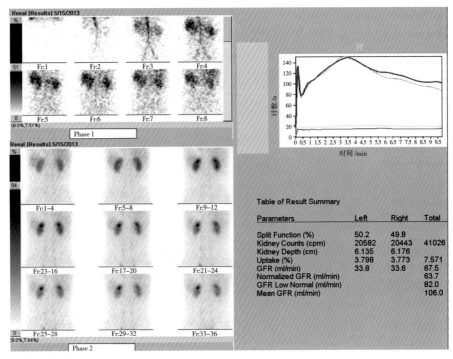

左、右肾 GFR 分别为 33.8 ml/min、33.6 ml/min,分别约为正常低限的 82.4%、82.0%,提示糖尿病肾病中期。

图 108-23　放射性核素肾动态显像

【病例12】 患者,女,40 岁,糖尿病 10 年,血肌酐 240 μmol/L(图 108-24)。

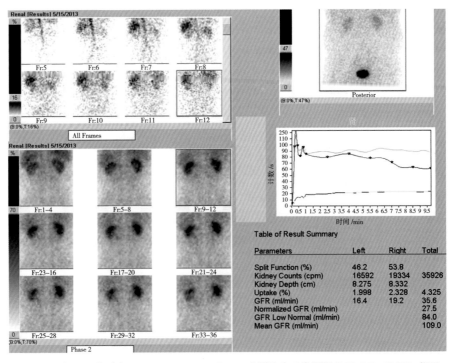

左、右肾 GFR 分别为 16.4 ml/min、19.2 ml/min,分别约为正常低限的 39.0%、45.7%,提示糖尿病肾病晚期。

图 108-24　放射性核素肾动态显像

5. 慢性肾功能不全　为慢性肾功能不全患者的临床分期提供依据。

【病例 13】　患者,女,25 岁,慢性肾功能不全,血肌酐 302.2 μmol/L(图 108-25)。

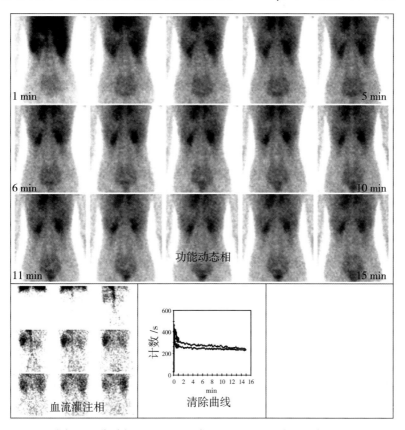

　　左、右肾 GFR 分别为 11.79 ml/min 与 14.88 ml/min,总 GFR 为 26.67 ml/min (左、右肾 GFR 分别约为正常低限的 26.2%、33.1%,总 GFR 约为正常低限的 29.6%),按美国肾病基金会对慢性肾病分期的建议,该慢性肾功能不全患者的 GFR 为重度降低,临床分期为 4 期。

图 108-25　放射性核素肾动态显像

6. 肾移植　亲属活体肾移植供体,判断分肾功能,协助临床决策。

【病例 14】　患者,男,52 岁,拟为亲体肾移植供体,双肾彩超未见明显异常(图 108-26)。

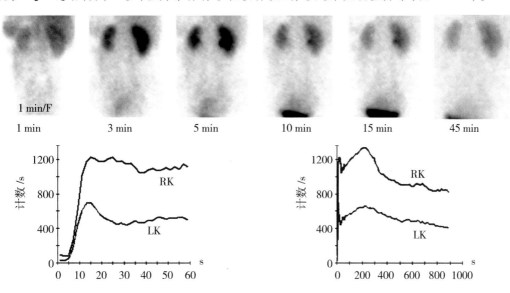

　　左肾 GFR 29.0 ml/min,约为正常低限的 74.3%,提示左肾小球滤过功能明显降低;右肾 GFR 59 ml/min,肾小球滤过功能正常。放弃捐肾。

图 108-26　放射性核素肾动态显像

(三)为肾血管性高血压的诊断及筛选提供依据

临床上,高血压可能导致肾动脉狭窄,肾动脉狭窄也可能导致高血压,或者高血压与肾动脉狭窄间无明显相关性。超声及 CTA、DSA 均可诊断肾动脉狭窄,然而对是否为肾血管性高血压不易判断,药物介入肾功能显像对肾血管性高血压的筛选及鉴别诊断有较大的帮助。

【病例 15】 患者,女,21 岁,发现血压升高 1 周(图 108-27)。

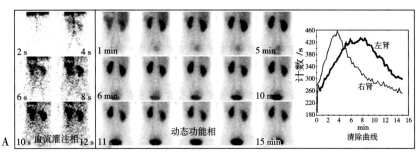

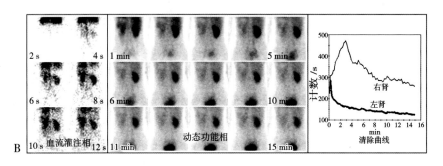

A. 双肾血供正常,基本一致,左、右肾 GFR 分别为 50.58 ml/min、76.27 ml/min;B. 介入实验,左肾血供明显降低,左、右肾 GFR 分别变为 13.37 ml/min、84.82 ml/min,提示左肾动脉狭窄所致肾血管性高血压。后经肾动脉 DSA 证实,左肾动脉支架植入术后,血压恢复正常。

图 108-27 基础肾动态显像

(四)上尿路梗阻的诊断及鉴别诊断

机械性上尿路梗阻与非梗阻性尿路扩张均可导致肾盂、输尿管积液,二者在 IVP 或超声检查的表现基本一致,通常难以鉴别,肾功能显像(特别是利尿剂介入肾功能显像)对机械性上尿路梗阻与非梗阻性尿路扩张、机械性梗阻程度的诊断有较大的帮助。

【病例 16】 患者,女,56 岁,彩超示左肾多发结石伴积水,血肌酐正常(图 108-28)。

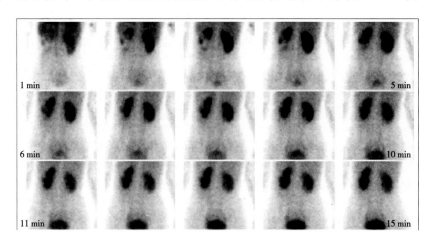

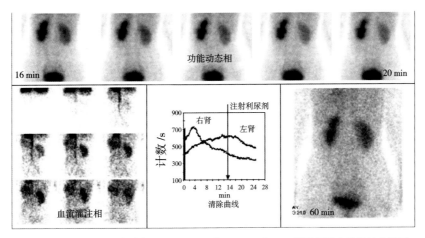

(1)左、右肾 GFR 分别为 40.89 ml/min 与 69.58 ml/min,提示双肾小球滤过功能正常;(2)功能相早期 2 min 左肾影像基本清晰,肾内显像剂分布明显稀疏,此后见显像剂逐渐填充并滞留,70 min 滞留影有所消退。清除曲线持续上升,注射利尿剂后下降较明显。提示左肾积水,左上尿路不全梗阻。

图 108-28　放射性核素肾功能显像

【病例 17】患者,男,16 岁,彩超示左肾积水,血肌酐正常(图 108-29)。

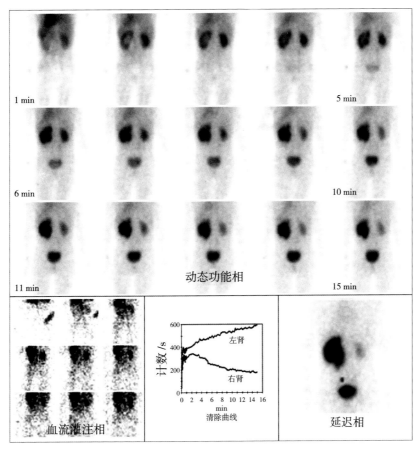

(1)左、右肾 GFR 分别为 55.36 ml/min 与 60.88 ml/min,提示双肾小球滤过功能正常;(2)功能相早期 2 min 左肾影像清晰,肾内显像剂分布明显稀疏,此后见显像剂逐渐填充并滞留,延迟相滞留影更为明显。清除曲线持续上升,注射利尿剂后无明显变化。提示左肾积水,左上尿路严重梗阻。

图 108-29　放射性核素肾功能显像

【病例 18】　患者,男,25 岁,双肾结石伴积水术后,彩超示右肾积水,血肌酐 101.2 μmol/L(图 108-30)。

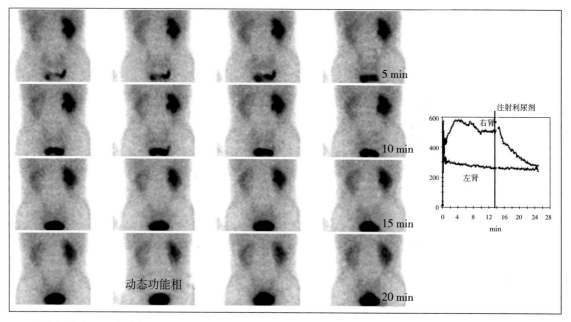

（1）左、右肾 GFR 分别为 15.36 ml/min 与 45.58 ml/min，提示左肾小球滤过功能明显降低，右肾小球滤过功能正常；

（2）功能相早期 2 min 右肾影像清晰，肾盂见显像剂逐渐滞留，13 min 注射利尿剂后滞留影明显消退。清除曲线下降缓慢，注射利尿剂后明显下降。提示右非梗阻性肾盂扩张。

图 108-30　放射性核素肾功能显像

【病例 19】　患者，男，45 岁，左腰痛 1 d，CT 示左肾轻度积水，左输尿管入膀胱处小结石（图 108-31）。

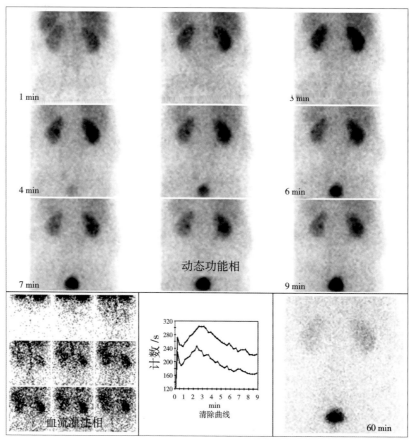

双上尿路引流通畅，提示左输尿管入膀胱处的小结石未对左上尿路的引流造成影响。

图 108-31　放射性核素肾动态显像

三、放射性核素肾动态显像的安全性

放射性核素注入患者体内,特别是肾功能不全患者是否会影响患者的肾功能?下列为肾动态显像与常见 X 射线检查的辐射剂量对比(表 108-2)。

表 108-2　肾动态显像与常见 X 射线检查的辐射剂量对比

检查方式	患者所受辐射/mSv
GFR 测定	1.1
静脉肾盂造影(6 张片)	2.5
胸部正位片	0.12
胸部侧位片	0.5
胸部 CT 平扫	8.0

另外,显像所用的标记药物为亚锡喷替酸,化学量非常小,不会发生过敏反应,不会影响肾功能,未见任何不良反应的报道。故放射性核素肾动态显像简便、安全、无创,适合于除孕妇之外的任何人群,包括肾衰竭患者。

(黄定德)

第六节　肝胆动态显像检查与诊断及其临床应用

核素肝胆显像(hepatobiliary imaging)通过使用不同的显像剂反映肝胆不同的功能状态和病理生理变化,在肝胆系统疾病的诊断上具有重要的临床价值。近年来,随着超声、CT、MRI 成像在肝胆系统疾病中的广泛应用,核素肝胆显像在肝胆占位性疾病诊断及急、慢性胆囊炎的诊断上呈减少趋势。但肝胆动态显像在判断肝功能与胆汁排泄及肝胆道手术后评价方面具有独特优势。

一、显像原理与方法

(一)显像原理

人体衰老的红细胞破坏而生成的血红蛋白,分解代谢为胆红素。胆红素被肝细胞摄取,然后与葡糖醛酸或硫酸结合,最后排入胆道。肝细胞(多角细胞)自血液中选择性地摄取肝胆显像剂,并通过近似于处理胆红素的过程,将其分泌入胆囊,继而经由胆道系统排泄至肠道。应用肝胆动态显像可以观察药物被肝细胞摄取、分泌、排出至胆道和肠道的过程,取得一系列肝、胆动态影像,从而了解肝胆系统的形态,评价其功能。肝胆显像中,肝细胞功能是正常肝细胞显像的前提,胆道通畅是放射性核素浓聚于胆囊和出现在肠道的条件。

(二)显像方法与显像剂

1.患者准备　检查前患者禁食 4 ~ 12 h,保证胆囊充盈,避免因进食使胆囊处于分泌期而造成胆囊不显影所导致的假阳性。如果禁食时间过长(>24 h)或使用完全静脉营养者,可能因胆汁无法进入充盈的胆囊,也可造成胆囊的不显影,因此,这类患者检查前需注射促胆囊收缩素(cholecystokinin,CCK),同时还应停用对奥迪括约肌有影响的麻醉药物 6 ~ 12 h。

2. 方法　患者取仰卧位,探头视野应包括全部肝、部分心脏和肠道。静脉注射显像剂^{99m}Tc-EHIDA 5~10 mCi 后(成人),儿童 7.4 MBq/kg(0.2 mCi/kg),即刻取得血流灌注像,并于 5、10、20、30、45、60 min 分别采集图像或以每 5 min/帧连续采集 60 min。平面像常规采集前位,必要时加体位或行 SPECT/CT 融合显像确诊。

如果胆囊 60 min 未显影时应在给药后 2~4 h 延迟显像,也可以行吗啡介入试验,吗啡可引起奥狄括约肌收缩,胆囊管如果通畅,借助于奥迪括约肌的推力,胆汁将大量流入胆囊而使胆囊显影,反之则为急性胆囊炎,吗啡可用于缩短急性胆囊炎确诊所需的时间。如果胆汁排泄延缓,为确定有无胆道梗阻及胆囊收缩功能是否正常时,可给患者进食高脂餐(全脂牛奶、油煎鸡蛋)或静脉注射促胆囊收缩素(CCK) 200 mg/kg 后继续做肝胆动态显像至 30 min,划取胆囊感兴趣区(region of interest,ROI),取得胆囊收缩前及 30 min(或胆囊缩小至稳定程度时)的胆囊影像计数率,计算胆囊排胆分数(gall bladder ejection fraction,GBEF),排胆分数低于 35%,被认为胆囊收缩不正常,其数值不受年龄的影响(使用 CCK 评价)。如果持续胆道和肠道不见放射性,对肝胆显像持续肠道未见放射性的患儿,临床怀疑先天性胆道闭锁者,可给予口服苯巴比妥,苯巴比妥促进胆红素与葡糖醛酸的结合,并可促进结合胆红素分泌入毛细胆管,还可增加肝细胞中 Y 蛋白对胆红素的摄取,每天 5 mg/kg,连续 7~10 d。在进行肝胆动态显像,24 h 后肠道内仍无放射性,诊断为先天性胆道闭锁。

3. 显像剂　用于肝胆动态显像的显像剂主要有两大类:^{99m}Tc 标记的乙酰苯胺亚氨二醋酸类化合物(^{99m}Tc-IDAS)和 ^{99m}Tc 标记的吡哆氨基类化合物(^{99m}Tc-PAA)。临床上最常用的显像剂是二乙基乙酰苯胺亚氨二醋酸(^{99m}Tc-EHIDA,商品名:依替菲宁),其在血液循环中与血清白蛋白结合形成复合物而被运输。该复合物可在肝的窦周间隙解离并通过受体介导的内吞作用被肝细胞摄取,摄取机制类似于胆盐、游离脂肪酸和胆红素。该复合物的代谢途径与胆红素相同,不同的是其以原型形式分泌入胆道中,不经过葡糖醛酸等的结合作用。

二、临床应用

(一)图像分析

1. 正常图像　按动态显像顺序,分为血流灌注相、肝实质相、胆管排泄相和肠道排泄相 4 期。读片时应注意观察各时相影像的动态变化,注意心前区放射性是否存在;肝影浓聚和消退的过程;胆系影像的形态,是否胆管扩张;胆囊显影与否,胆囊显影时间;肠道出现放射性的时间等(图 108-32)。

(1)血流灌注相:静脉注药后 30~45 s 左右,心、肺、肾、大血管、肝依次显影。

(2)肝实质相:注射后 3~5 min 肝已清晰显影,且影像逐渐增浓,15~25 min 达高峰,以后肝影逐渐变淡。

(3)胆管排泄相:随着肝细胞将显像剂分泌入胆道,注射后 5 min 胆管内即可出现显像剂,逐次显现左右肝管、总肝管、胆总管和胆囊管、胆囊。

(4)肠道排泄相:显像剂被排至肠道,一般不迟于 45~60 min。

2. 异常图像　肝胆动态显像的异常图像常见以下几种表现:①肝影增大,肝实质显影较淡或模糊不清,多见于肝细胞受损或重度黄疸患者;②肝持续显影,甚至于 24 h 后仍清晰可见,多见于肝细胞受损或胆系的完全阻塞性疾病;③心脏和肾持续显影,多见于肝功能受损或肝外胆系完全性梗阻;④胆囊不显影,多见于胆系发育异常或急性胆囊炎等;⑤肠道显影延迟或不显影,多见于胆系阻塞性疾病。

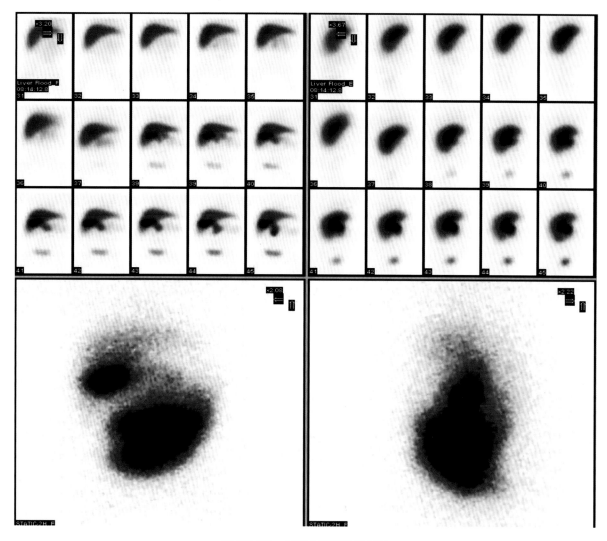

图 108-32　正常人肝胆动态显像

(二)先天性胆道闭锁和婴儿肝炎综合征的鉴别诊断

婴儿肝炎综合征和先天性胆道闭锁是婴儿持续性的黄疸的主要原因。胆囊和肠道是否显影是两者鉴别诊断的主要指标。婴儿肝炎综合征是肝细胞功能受损,肝实质相肝显影欠清晰,心影放射性持续存在。由于患儿肝外胆道通畅,一般在 24 h 内可见胆囊或肠道内出现放射性分布。先天性胆道闭锁患儿早期因肝细胞功能正常,肝实质显影心影消退正常,肝显影清晰,肝放射性消退缓慢。因胆管完全闭锁或缺如,显像剂不能经胆管系统排至肠道内,因此,持续胆道和肠道不见放射性。对肝胆显像持续肠道未见放射性的患儿,须给予口服苯巴比妥,每天 5 mg/kg,连续 7～10 d。在进行肝胆动态显像,24 h 后肠道内仍无放射性,诊断为先天性胆道闭锁。高频超声以显示肝门区纤维块诊断胆道闭锁为依据敏感性较高,CT、MR 具备显示精细解剖结构的优势,对先天性胆道闭锁的诊断有一定帮助,对婴儿肝炎综合征的诊断意义不大(图 108-33、图 108-34)。

(三)诊断先天性胆管囊状扩张症

先天性胆管囊状扩张症超声和 CT 显像可探测到肝内或肝外一个囊状或梭状囊性结构,但多不能清楚显示囊性结构与胆道的关系。此时,可行肝胆显像,先天性胆管囊状扩张症患者胆总管扩张部分的显像剂滞留,构成椭圆形或梭形浓聚影,在肝影和胆囊影消退或进餐后仍残存。

(四)胆总管梗阻

胆总管梗阻由胆总管结石、肿瘤和胆总管狭窄等引起,通常首选超声检查,但在以下情况下可选择肝胆动态显像:①疑有胆总管梗阻,超声检查正常者;②曾有胆总管扩张史或手术史的患者。肝胆动态显像可观察从胆道至肠道显影情况来鉴别梗阻性或非梗阻性扩张。

　　不完全性胆总管梗阻时,超声和静脉胆道造影很难发现结石引起的不完全性胆总管梗阻,此时胆总管可能不扩张。肝胆动态显像可以通过示踪剂从胆道至肠道通过时间延迟(大于60 min)诊断不完全性胆总管梗阻。

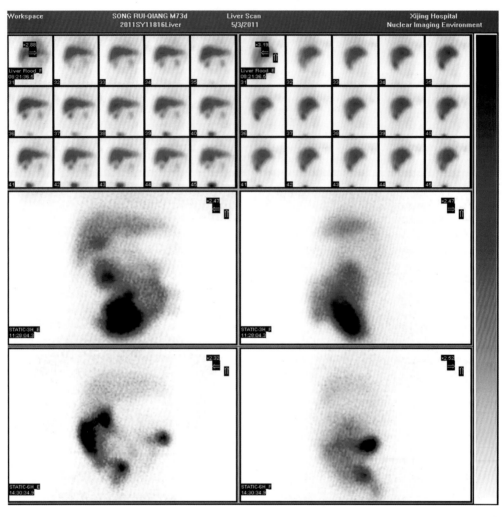

图108-33　新生儿肝炎(肠道出现放射性)

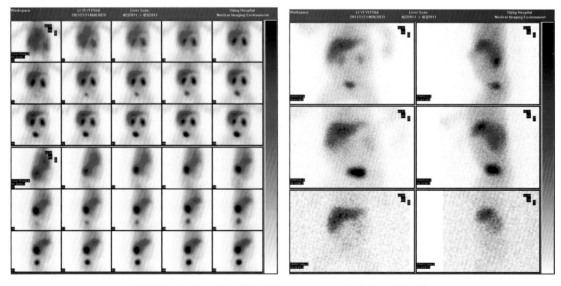

图108-34　先天性胆道闭锁(延迟至24 h仍未见肠道显影)

（五）急、慢性胆囊炎

急、慢性胆囊炎目前临床多结合超声、CT、逆行胰胆管造影检查即可诊断及鉴别诊断,超声对胆囊结石非常敏感,是诊断结石性胆囊炎的首选,但对于非结石性胆囊炎及保胆手术前胆囊排泄功能的判断,介入性肝胆显像有一定意义。胆囊慢性炎症、部分梗阻或功能损伤患者往往表现为胆囊对促胆囊收缩素的反应异常。胆囊排胆分数(GBEF)则反映胆囊收缩功能。排胆分数低于35%,被认为胆囊收缩不正常(图108-35)。

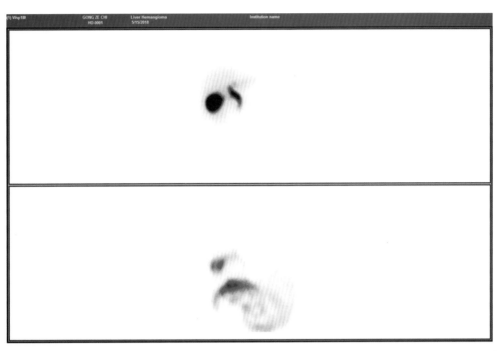

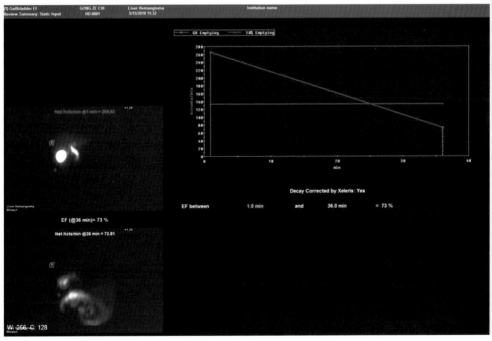

胆囊体积缩小,放射性明显减低,胆囊排胆分数73%。

图 108-35　胆囊结石保胆术前脂餐前后对比

（六）肝胆道术后及肝移植术后监测与评价

近年来,随着腹腔镜手术及肝移植技术水平的不断提高,术后出现并发症,仅依靠B超、CT检查远远达不到临床要求。肝胆动态显像有助于提供以下信息：①肝功能恢复情况；②有无胆汁漏存在；③及时发现胆系梗阻；④观察和判断肝有无排斥反应等。

放射性核素肝胆动态显像方法简便、安全、无创，且辐射剂量低，对新生儿也适用，是临床诊断肝胆疾病的常用方法。在婴儿持续性黄疸的鉴别诊断、先天性胆道疾病的诊断、胆总管梗阻的诊断、评价胆囊功能、肝胆道术后及肝移植术后监测与评价等方面体现了核医学的优势。

（魏龙晓　孙　涛）

第七节　肝胶体显像检查与诊断及其临床应用

一、显像原理与方法

（一）显像原理

静脉注射颗粒大小适当的放射性胶体显像剂(radio-colloid imaging agent)，约90%被肝中的库普弗细胞作为异物吞噬摄取而不被迅速排出，利用核医学显像技术 SPECT 显像获得肝单核吞噬细胞系统(mononuclear phagocytic system, MPS)的影像即可以代表肝实质影像，亦称之为肝胶体显像(liver colloid imaging)。

大多数肝内病变(如肝癌、肝囊肿、肝脓肿、肝血管瘤等)与正常肝组织不同，不具有库普弗细胞。因此病变部位失去吞噬放射性胶体显像剂功能，显示为放射性缺损区或稀疏区。

除库普弗细胞外，单核巨噬细胞系统在脾、骨髓等也有分布。胶体颗粒直径大小决定在这些脏器中的分布特点。颗粒直径偏小，骨髓和肾聚集增加；颗粒直径偏大，脾聚集增加。

正常情况下，注入放射性胶体显像剂量的80%～90%被肝清除，5%～10%存在于脾，其余放射性存在于骨髓中。

（二）显像方法与显像剂

1. 准备与方法　患者无须特殊准备。静脉注射^{99m}Tc 标记的肝显像剂 74～185 MBq(2～5 mCi)，15～20 min 后开始显像。肝功能不佳者适当增加剂量，并延至 30 min 或更长时间。平面像常规采集前位、右侧位和后位，必要时加左侧位、右前斜、左前斜、右后斜位。断层采集可由计算机处理出肝横断面、冠状面和矢状面影像，并可获得三维立体影像。

2. 显像剂　常用的显像剂有^{99m}Tc-硫胶体和^{99m}Tc-植酸盐等，后者不是胶体，静脉注射后与血中钙离子螯合成颗粒大小为 20～40 nm 的^{99m}Tc-植酸钙胶体。表 108-3 列出常用的肝胶体显像剂及特性。

表 108-3　常用的肝胶体显像剂及特性

药物名称	颗粒直径/nm	主要分布脏器	给予量/MBq	吸收剂量/Gy*	
				肝	全身
^{113}In-胶体	3×10^3	肝、脾	74	1.30×10^4	1.35×10^6
^{99m}Tc-硫胶体	300	肝、脾、骨髓	74～296	9.72×10^5	4.05×10^6
^{99m}Tc-锡胶体	700	肝、脾	74～185	8.64×10^5	5.40×10^6
^{99m}Tc-植酸盐	—	肝	74～185	9.72×10^5	3.78×10^6

注：* 注入 1 MBq 显像剂的吸收剂量。

二、临 床 应 用

（一）适应证

适应证包括：①肝大小、位置、形态的评估。②肝内占位性病变的部位、大小及累及范围的诊断。③上腹部肿块的鉴别诊断，了解腹部肿块与肝的关系。④评估术前手术切除范围及术后肝残留功能。⑤肝弥漫性病变的病情评估和随访。⑥幽闭恐惧者不能施行 CT、MRI 等检查时。⑦肝库普弗细胞（Kupffer's cell）功能评价。⑧配合其他放射性核素检查，如与下列显像做阴性对照和定位：^{99m}Tc-RBC 肝血池显像诊断肝血管；^{111}In 白细胞显像诊断感染；^{131}I-MIBG 显像诊断嗜铬细胞瘤；^{67}Ga 显像诊断肝癌或其他肿瘤；单克隆抗体显像做肿瘤定位；^{133}Xe 测定局灶性脂肪变性；肝胆延迟显像诊断原发性肝癌。

（二）正常影像

1. 位置　肝的位置、大小和形态基本与肝大体解剖类似。正常肝上缘不超过右侧第 5 肋间，下缘与肋弓相近，左叶下缘在胸骨剑突下（图 108-36）。位置异常可表现为位置上移、下垂、陷入胸腔内、左右逆转等。下移常见肺气肿等呼吸道疾患、内脏下垂、邻近器官的压迫等。腹内压增高肝可向正中线甚至向上推移。内脏转位者可呈左位肝。

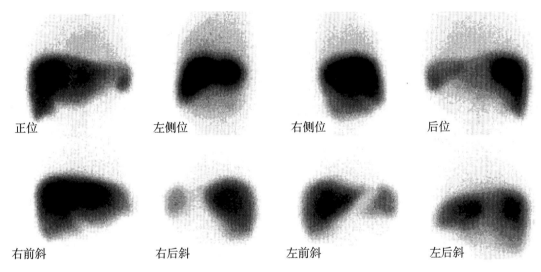

| 正位 | 左侧位 | 右侧位 | 后位 |
| 右前斜 | 右后斜 | 左前斜 | 左后斜 |

图 108-36　肝胶体显像正常影像

2. 形态　正常前位肝一般呈直角三角形，边缘完整、光滑。右缘和上缘呈清晰的弧形。肝影近心脏处可见心脏压迹。右侧位呈卵圆形或逗点状，变异较多。前下方有向内凹的胆囊窝，后下缘可见右肾压迹。后前位肝左叶被脊柱掩盖，放射性明显低于右叶（图 108-37）。脾影在后前位较清晰。

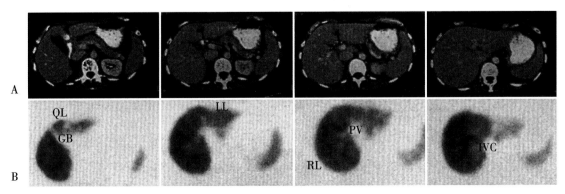

A. CT 图像；B. 相对应的 SPECT 图像。断层显像可以显示正常肝内部的血管、胆管和肝外脏器压迫所致的放射性稀疏、缺损或外形轮廓的异常。GB. 胆囊窝；QL. 长叶；PV. 门静脉分叉；IVC. 下腔静脉；RL. 右叶；LL. 左叶。

图 108-37　正常肝静态 SPECT 横断面图像，与相应的 CT 图像一致

3. 大小　可通过肝右叶平行于正中线的右叶最大长径(R)和肝左叶通过身体正中线的肝左叶长径(L)来测定肝大小。参考正常值:右叶长径(R)11~15 cm,左叶长径(L)5~9 cm。

4. 放射性分布　肝内的放射性分布基本均匀,由于肝右叶组织较左叶厚,右叶放射性高于左叶。左、右叶间常见条索状放射性稀疏,是圆韧带及镰状韧带压迹所致。肝下缘影像较模糊,与呼吸运动有关。近肝门处常见一凹陷性压迹,与血管、胆总管结构有关。脾显影可低于肝,脊柱基本不显影。断层显像可以显示正常肝内部的血管、胆管和肝外脏器压迫所致的放射性稀疏、缺损或外形轮廓的异常。

(三)异常影像及临床意义

异常影像常表现为位置、大小、形态异常、放射性分布异常(局限性稀疏或缺损、弥漫性稀疏或缺损、局限性浓聚)及肝外放射性增高。

1. 肝区局限性放射性稀疏或缺损　肝内占位性病变(大于1 cm以上)可表现为单个或多个放射性稀疏或缺损区(图108-38、图108-39)。原发性肝癌、转移性肝癌、肝腺瘤、肝血管瘤、肝脓肿、肝囊肿等均可表现为稀疏或缺损。肝内其他病变,如较大的肝硬化结节,以及某些肝外病变也可在显像时呈现局部放射性稀疏或缺损区,其原因很多,见表108-4。必须强调肝区局部放射性稀疏或缺损并非都是占位性病变,而占位性病变并不一定是恶性肿瘤。

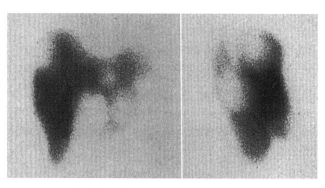

肝区单个及多个局限性放射性稀疏、缺损。

图108-38　肝内占位性病变

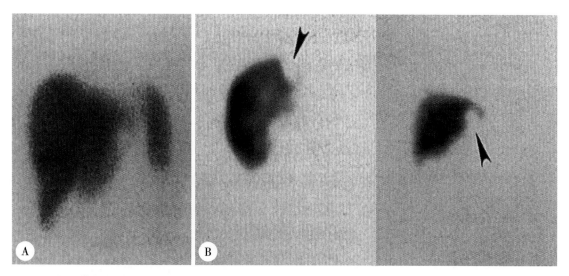

A. 平面显像未见缺损;B. SPECT断层显像,横断位(左)与冠状位(右)见左叶放射性缺损。行肝左叶切除术,术后病理报告:肝左叶胆管细胞癌。

图108-39　肝癌

表 108-4　肝胶体显像呈现局部放射性缺损的原因和疾病

| 肝内占位性病变 | | 肝内其他病变 | | | 肝外病变 |
恶性肿瘤	良性瘤、囊肿	感染性	创伤性	其他	
原发性肝癌	肝腺瘤	肝脓肿	肝外伤后血肿	肝硬化结节	胆总管囊肿
转移性肝癌	肝囊肿	包虫囊肿,肝外科切除术后	肝内胆囊	胆囊	胆囊腺瘤
肝血管肉瘤	肝胆管囊肿	肉芽肿	肝破裂	胆管扩张	胰腺癌
网状细胞肉瘤	肝血管瘤	肝结核	放射治疗后	胆管脓肿	外部病变的压迫
平滑肌肉瘤	肝淋巴管瘤	肝血吸虫病	肝静脉闭塞	横结肠癌等	肋骨等生理压迫
肝脂肪肉瘤				肝局灶性结节增生	结节性多发动脉炎
胆管癌				进行性全身硬化症	
霍奇金病					
淋巴瘤					
多发性骨髓瘤					

　　2. 肝内放射性分布弥漫性稀疏　肝内放射性分布不均匀,可见多发散在的斑点状或斑片状放射性减低区,伴有肝大小和形态的变化,且肝以外的放射性摄取可明显增加,常为肝硬化等弥漫性实质性病变的表现(图 108-40、图 108-41)。表 108-5 所列各种肝疾病均可呈现为弥漫性病变。

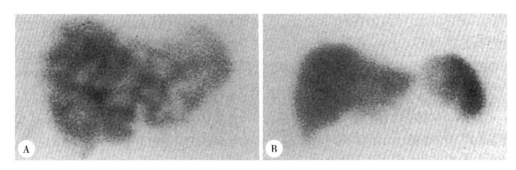

A. 化疗前肝内左右两叶多发性的局限性结节性的放射性缺损区;B. 化疗后 4 个月明显好转。

图 108-40　**转移性肝癌**

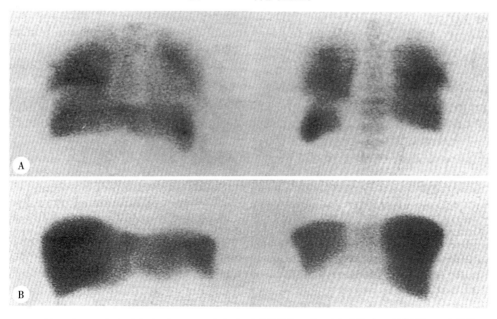

A. 肝功能下降,两肺摄取增多,骨髓显影;B. 治疗后,肝功能恢复正常,两肺及骨髓已不摄取^{99m}Tc-硫胶体,肝显像正常。

图 108-41　**肝功能异常**

表108-5　肝胶体显像呈现弥漫性病变的主要原因

恶性病变	其他病变
原发性肝癌	急性肝炎
转移性肝癌	慢性肝炎
霍奇金病	肝硬化
白血病	肝吸虫病
非霍奇金淋巴瘤	感染 （螺旋体、结核分枝杆菌、放线菌）
代谢疾病 （脂肪肝、糖尿病、淀粉变性糖原病、单乳糖）	化疗后
	单核细胞增多症

3. 肝内局限性"热区"　少数情况下,肝显像时可表现为局限性放射性浓集区,即局限性"热区",多见于上腔静脉综合征、下腔静脉综合征及肝静脉闭塞症等(表108-6)

表108-6　肝胶体显像呈"热区"的主要病变

常见	偶见	少见
上腔静脉综合征	肝硬化	肝脓肿
下腔静脉综合征	肝血管瘤	肝细胞癌
肝静脉闭塞症	肝局灶性 结节增生	无名动脉闭塞症,收缩性心外膜炎
		巴德-基亚里综合征三尖瓣闭锁不全症、下腔静脉吻合发作性夜间性血色素尿症

（四）临床应用评价

放射性核素肝胶体显像是肝胆疾病诊断肝"占位性病变",可无创性地在体外观察肝的形态、位置、大小及功能状态,有无占位性病变及其部位以及大小、数量等,但该技术具有局限性,最重要的是缺乏特异性,正常情况下胶体可被肝库普弗细胞吞噬,病变区域不具备此吞噬能力,因此,所有使正常肝组织受到损伤、库普弗细胞减少或受损的疾病,均可导致肝胶体显像剂的摄取与分布异常。病灶的检出是基于正常肝组织的缺如,而不是异常组织的表达,所以不同类型的肝占位性病变胶体显像均表现为稀疏区或缺损区,因而对于肝内占位性病变的鉴别诊断意义不大。该技术的另一局限是不能检出较小的肿瘤,当病灶小于1 cm时就难以检出,即使是断层显像,分辨率也明显低于B超、CT和MRI。

（袁卫红）

第八节　脾显像检查与诊断及其临床应用

一、显像原理与方法

（一）显像原理

脾内的单核吞噬细胞具有吞噬胶体颗粒的功能,脾还具有从血液中清除衰老和受损红细胞的功能。用放射性核素标记的胶体和变性红细胞作为显像剂,可以获得脾的影像,从而显示脾的大小、位置、形态、数目及放射性发布情况。

（二）显像方法与显像剂

1. 方法　患者无须特殊准备，注射显像剂后行腹部平面显像，体位包括前位、后位及左侧位，必要时加做左前斜位和左后斜位。亦可行局部断层显像。

若行脾动脉灌注显像，应"弹丸"式静脉注射显像剂，即刻以 1 s/帧的速度连续采集 60 s。

2. 显像剂

（1）放射性胶体：放射性胶体显像剂常用的是 ^{99m}Tc-硫胶体（^{99m}Tc-S-Colloid）和 ^{99m}Tc-植酸钠（^{99m}Tc-PHY）。^{99m}Tc-PHY 与血液中的钙离子螯合形成 ^{99m}Tc-植酸钙胶体。注射剂量为 74 ~ 185 MBq（2 ~ 5 mCi）。胶体颗粒直径 300 ~ 1 000 nm，静脉注射显像剂后，10 ~ 15 min 进行显像。显像剂进入人体后，80% ~ 90% 分布于肝，5% ~ 10% 分布于脾，5% 分布于骨髓，通过显像剂在各器官分布变化来判断该器官的功能和结果状态。

（2）^{99m}Tc 标记的热变性红细胞：^{99m}Tc-DRBC 显像剂的制备分体外法和体内法，常用体内红细胞标记法，体内标记法是将生理盐水溶解的亚锡酸焦磷酸盐静脉注入受检者静脉内，20 ~ 30 min 后取抗凝静脉血 5 ml，加入 ^{99m}TcO$_4^-$74 ~ 185 MBq（2 ~ 5 mCi），混匀后 49 ~ 50 ℃温育 30 min，回温后注入受检者静脉内。0.5 ~ 3 h 进行显像。

二、临 床 应 用

（一）适应证

适应证：①观察脾位置、形态和大小；②鉴别诊断左上腹包块；③脾破裂、脾梗死的诊断及治疗效果观察；④脾占位性病变的诊断；⑤副脾；⑥脾移植术后的监测。

（二）正常影像

1. 动脉灌注显像　静脉注射显像剂后 8 ~ 10 s 腹主动脉开始显影，随后脾和双肾显影，再经过 12 ~ 18 s 后肝显影。

2. 静态显像　脾显像前位脾影较小，后位多呈卵圆形或逗点状，也可呈半球形、三角形和分叶状，左侧位呈椭圆形或逗点形；左前斜位呈椭圆形，脾门稍凹陷。前位脾影下缘不超过肋弓，后位脾影纵径 10.0 cm±1.5 cm，横径 6.5 cm±1.0 cm。显像剂分布均匀，脾门分布略稀疏（图 108-42）。

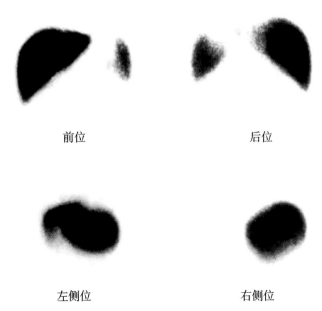

前位　　　　　　　　　后位

左侧位　　　　　　　　右侧位

图 108-42　放射性胶体正常脾显像

(三)异常影像及临床意义

1. **脾大小改变** 脾显像可以用于测定脾大小,后位影像纵径大于 13 cm,横径大于 8 cm,或者左侧位纵径大于 11 cm,横径大于 8 cm,提示脾大。脾大可由多种原因造成,可分为两大类,一类为血管性因素,即各种因素导致的脾静脉回流障碍,使脾血流量增多,导致脾大,如感染、肝硬化等。另一类为脾占位性病变,如脾囊肿、淋巴瘤、转移瘤、肉芽肿等。

副脾是一种先天性畸形,是指存在于正常脾以外的组织,体积较小,具有正常脾功能,位于脾门或脾动脉周围。

2. **脾功能判断** 脾的功能可通过脾对放射性胶体的摄取比率来推断,正常情况下脾内呈均匀性分布,摄取量占注射总量的 10%,肝为 80% ~ 85%,骨髓为 5%,脾肝比值为 10∶80,或者 0.13,后位放射性胶体的脾肝摄取比率略大于或等于 1。故当脾肝摄取比率远大于或小于 1 时,说明放射性分布有明显转移,也表明脾的功能有增强或减弱。

3. **脾占位性病变** 脾肿瘤、血管瘤、脓肿、囊肿等病变,在脾显像中表现为局限性放射性稀疏或缺损。

4. **脾破裂及脾梗死** 脾外伤常伴脾破裂或脾血肿,血肿处没有或者有少量放射性分布,而脾破裂则表现为脾外形轮廓异常伴放射性缺损。

5. **移植脾存活监测** 脾显像可用于观察移植脾存活状态,^{99m}Tc-DRBC 脾显像是判断移植脾是否存活及功能状态最直接有效的方法。移植脾术后经历"坏死、再生、生长"3 个阶段,移植后约 3 个月脾组织结构方可形成。脾功能部分得以恢复,因此术后 3 个月是反映移植脾存活及功能恢复的最佳显像时间。

6. **左上腹包块鉴别** 左上腹占位性病变可来源于此部位的任何组织器官,有时难以进行准确的鉴别诊断,脾显像可以明确包块与脾间的关系。

(董亚萍 张 青)

第九节 消化道出血显像检查与诊断及其临床应用

消化道出血显像是临床诊断消化道出血的常用方法,特别是下消化道出血和隐性消化道出血(当出血量大于 0.1 ml/min 时即可发现)以及小孩和老人。单纯的消化道出血显像仅仅能回答有没有出血以及出血的部位,而不能提供出血病因的诊断。

一、显像原理与方法

(一)显像原理

静脉注射显像剂 ^{99m}Tc-RBC,显像剂在血管内往复流动,正常情况下可见大血管和血供丰富的脏器显影,比如腹主动脉、髂动脉以及肝、脾和肾,其他脏器基本不显影;当消化道有出血时,显像剂将会随着血液一起进入肠腔,使本不应该有显像剂分布的肠道内出现异常的显像剂浓集;当出血量大时,随着时间的延长,可见显像剂由肠道的近端向远端移动。

(二)显像方法与显像剂

1. **方法** 检查前停用止血药物。注射核素后立即开始动态采集,3 s/帧,共 20 帧。每 5 min 采集全腹静态像;^{99m}Tc-胶体显像至 30 min;^{99m}Tc-红细胞显像可延迟至 3 ~ 4 h。

2. **显像剂** ^{99m}Tc-红细胞,370 ~ 740 MBq(10 ~ 20 mCi),或 ^{99m}Tc-胶体,185 ~ 370 MBq(5 ~ 10 mCi),静脉注射。

本方法只适用于活动性出血病灶。在检查期间休止状态的病灶可表现为假阴性。肠蠕动过快者易致假阴性结果,必要时可在检查前给予肠蠕动抑制剂。

二、临床应用

(一)适应证及禁忌证

1. **适应证**　已有消化道出血症状的定位诊断;怀疑有消化道出血的诊断及鉴别诊断、出血灶的定位。
2. **禁忌证**　无明显禁忌证。

(二)图像分析

正常情况下,可见大血管(比如腹主动脉和左右髂动脉)以及含血丰富的器官(比如心脏、肝、脾、肾)显影;食管、胃、十二指肠、空肠、回肠、结肠不显影,余腹部仅见本底水平的显像剂分布(图 108-43)。需要注意的是,如果使用半体内标记法标记红细胞,则可见胃黏膜显影。

当消化道有出血时,原本不显影的肠道内出现显像剂的异常浓集(图 108-44)。

^{99m}Tc-RBC 消化道出血显像属无创性检查方法;其灵敏度高,当出血速度大于 0.05 ~ 0.1 ml/min 或总出血量达 2 ~ 3 ml 即可被探测,是 X 射线血管造影灵敏度的 10 倍以上,同时具有简便、安全、准确,且可持续观察 24 h,是消化道出血灶定位的常用检查方法;特别是对于小儿的消化道出血、重症患者、年老体弱患者以及不能耐受有创检查的患者、慢性间歇性消化道出血患者,可作为首选检查方法;其检查结果也可为进一步行动脉造影、内窥镜等检查以及治疗提供重要依据。同时我们必须注意到消化道出血显像不能观察到具体的血管,定位不够精确,也不能提供出血的原因。

以下因素会影响消化道出血显像的检出率,导致假阴性结果,包括:出血速度<0.05 ml/min、检查前用过止血药或出血已经停止、有出血但被遮掩、未进行动态连续显像、在实际应用中应尽量避免。

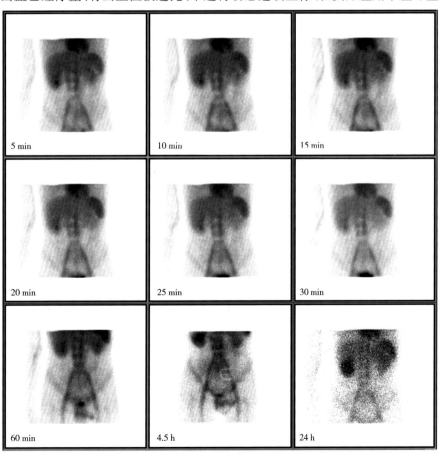

分别显示注射显像剂^{99m}Tc-RBC 后 5、10、15、20、25、30、60 min 以及 4.5、24 h 的正常图像。

图 108-43　消化道出血图像(正常图像)

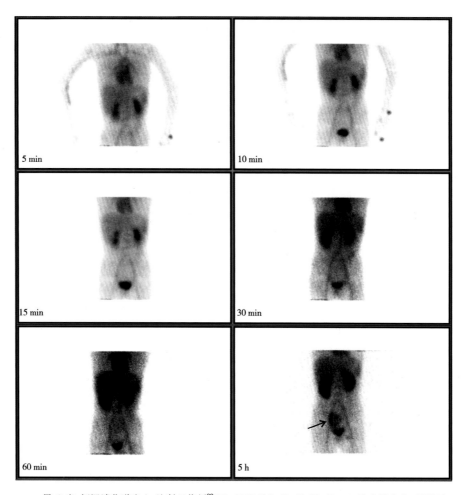

男,8岁,怀疑消化道出血;注射显像剂^{99m}Tc-RBC 后 5、10、15、30、60 min 均未见出血,延迟至 5 h 显像时可见右下腹部团块状显像剂浓聚。

图 108-44　消化道出血显像

（黄占文）

第十节　唾液腺显像检查与诊断及其临床应用

唾液腺由腮腺、颌下腺和舌下腺组成,它的主要功能是分泌唾液。抗乙酰胆碱药物如阿托品能抑制唾液分泌,而乙酰胆碱类药物可引起其大量分泌。唾液腺显像是了解唾液腺摄取、分泌、排泄功能及有无占位性病变的常用方法。

一、显像原理及方法

（一）显像原理

唾液腺小叶内导管上皮细胞具有从血液中摄取、浓缩和分泌碘和锝,随之将其逐渐排泄至口腔的功能,静脉注射的核素造影剂随血流到达唾液腺,被上皮细胞从周围毛细血管中摄取并积聚于腺体内,并在酸刺激下分泌出来,随后逐渐分泌到口腔。高锝酸盐($^{99m}TcO_4^-$)是最简便也是最为常用的唾液腺显像剂。根据以上原可获得唾液腺的核医学影像,观察腺体的位置、大小、形态和功能情况,包括摄取功能、分泌功能和导管通畅情况。

（二）显像方法

1. 患者准备　检查前患者无须特殊准备；勿服用过氯酸钾；腮腺 X 射线造影可影响唾液腺摄取高锝酸盐（$^{99m}TcO_4^-$），应该在造影之前或在造影数日后再行唾液腺显像检查。仅以静态显像以观察唾液腺形态、位置为检查目的时，可予皮下注射硫酸阿托品 0.5 mg，30 min 后再注射高锝酸盐（$^{99m}TcO_4^-$）。

2. 显像药物　静脉注射 $^{99m}TcO_4^-$ 淋洗液 185 ~ 370 MBq（5 ~ 10 mCi）。

3. 仪器设备　γ 照相机或 SPECT 仪，采用低能高分辨型或低能通用型平行孔准直器。能峰设置 140 KeV，窗宽20%。静态显像矩阵 128×128 或 256×256；动态显像矩阵 64× 64 或 128×128。

4. 患者体位　仰卧位。

5. 显像方式　静态显像，于注射后 5、10、20、40 min 后分别行前位和左右侧位显像，视野中应包括整个唾液腺和部分甲状腺，500 k 计数。然后舌下含服维生素 C（300 ~ 500 mg）促使唾液腺分泌后，嘱患者漱口清洗口腔，并于清洗口腔前、后分别显像。动态显像，可采用"弹丸"式静脉注射显像剂，2 s/帧，共 30 帧，矩阵 64×64 或 128×128，以了解唾液腺的血流灌注情况；然后每 3 ~ 5 min 1 帧，连续采集动态影像，采集 40 min。

6. 半定量分析　分别勾画出各唾液腺的感兴趣区，得出各自的时间−放射性曲线。分别计算出唾液腺功能定量指标：①唾液腺相对摄取率（%）=（唾液腺最大放射性计数−本底放射性计数）/（甲状腺放射性计数−本底放射性计数）×100%；②唾液腺最大摄取指数=（唾液腺最大放射性计数−本底放射性计数）/本底放射性计数；③唾液腺排泄率（%）=（含维生素 C 前腺体计数率−含维生素 C 后最低计数率）/（含维生素 C 前腺体计数率）×100%。唾液腺相对摄取率和唾液腺最大摄取指数反映了唾液腺的摄取功能，唾液腺排泄率反映了唾液腺的分泌排泄功能。

二、临床应用

用于定性诊断唾液腺肿、干燥综合征的诊断、唾液腺炎的诊断、判断唾液腺功能、诊断唾液腺导管阻塞。

（一）正常影像

正常情况下，在注射高锝酸盐（$^{99m}TcO_4^-$）后随着时间延长，唾液腺显影逐渐清晰，20 ~ 30 min 时显影达到高峰，以腮腺影像最清晰，颌下腺和舌下腺的影像相对较淡，随后影像缓慢减淡。前后位像腮腺影像呈卵圆形，上端稍宽，两侧对称，轮廓完整，显像剂分布均匀。颌下腺、舌下腺显影不清晰时，应改变显像条件才能显示两侧对称性的球形影像。侧位像上腮腺导管常与口腔的放射性影像相连。

一般情况下，唾液腺和甲状腺摄取高锝酸盐（$^{99m}TcO_4^-$）的速率相同，故常用甲状腺作为参照物。注射高锝酸盐（$^{99m}TcO_4^-$）后 5 ~ 10 min，腮腺聚集的显像剂与甲状腺相似。酸刺激引起唾液分泌量明显增加，导管通畅时分泌出的唾液很快被引流出来，腮腺影明显减淡，口腔内的显像剂分布明显增加，借此可判断腮腺的分泌功能和导管有无阻塞。

（二）异常影像

1. 唾液腺摄取功能亢进　表现为两侧或一侧唾液腺显影呈弥漫性浓聚，常见于病毒、细菌感染引起的急性唾液腺炎、酒精中毒以及放射治疗后的炎症反应。

2. 唾液腺摄取功能减退　表现为两侧或一侧唾液腺显影呈弥漫性稀疏或不显影，常见于慢性唾液腺炎。干燥综合征（Sjögren syndrome），即口、眼干燥、关节炎综合征，是慢性唾液腺炎的一种特殊类型，其显像图变异较大，可表现为摄取正常、减低或不显影，少数病例以一侧改变为主。

3. 唾液腺占位性病变　如为了更好地显示唾液腺的形态和位置，可在注射高锝酸盐（$^{99m}TcO_4^-$）前 30 min 皮下注射硫酸阿托品 0.5 mg，可以抑制唾液腺分泌，减少口腔内的放射性干扰。不过此时唾液腺的显像情况不能用于判断分泌功能。

根据肿块部位摄取高锝酸盐($^{99m}TcO_4^-$)的能力不同,唾液腺占位性病变在显像图上可分为冷结节、温结节和热结节。①冷结节:肿块部位的显像剂分布低于周围正常腺体组织,表现为稀疏区或缺损区。如稀疏或缺损区的边缘清晰且较光滑,多为良性混合瘤、唾液腺囊肿、脓肿。如缺损区的边缘不清晰、不光滑,多提示为恶性肿瘤。②温结节:肿块部位的显像剂分布与周围正常腺体组织一致或接近,多为腮腺混合瘤或单纯性腺瘤,恶性肿瘤的可能性较小。③热结节:肿块部位的显像剂分布高于周围正常腺体组织,常见于淋巴乳头状囊腺瘤(Warthin tumor)。

　　定性诊断唾液腺肿、干燥综合征的诊断、唾液腺炎的诊断、判断唾液腺功能、诊断唾液腺导管阻塞。

　　(三)图例

　　1. 唾液腺静态显像　见图108-45。

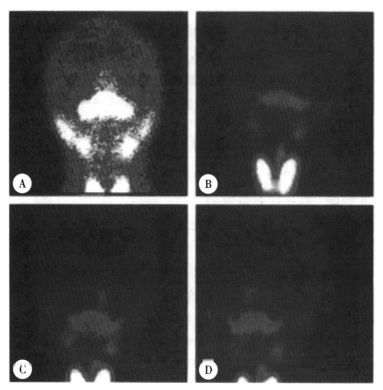

　　A. 正常唾液腺显像,注射显像剂后 30 min 显像,两侧唾液腺显影清晰,放射性摄取与甲状腺相仿,口腔中有大量显像剂浓聚;B、C、D. 干燥综合征唾液腺显像,分别于 15、30、60 min 显像,可见两侧唾液腺摄取和分泌均减少,明显低于甲状腺放射性摄取影。

图 108-45　唾液腺静态显像

　　2. 唾液腺动态显像　见图108-46。

　　3. 淋巴乳头状囊腺瘤显像　见图108-47。

　　4. 分化型甲状腺癌碘^{131}治疗后行核素唾液腺显像　见图108-48。

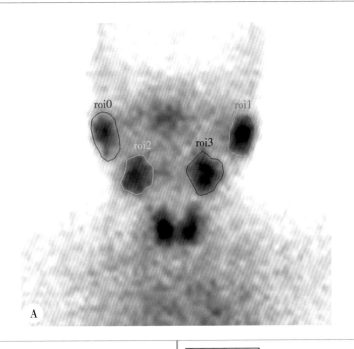

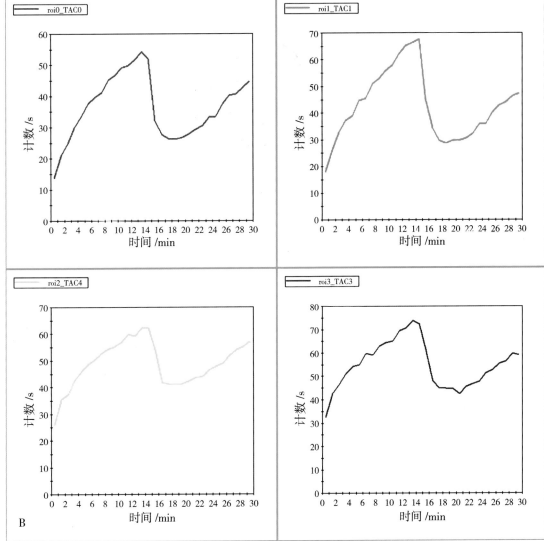

　　A. 为感兴趣区勾画,动态采集每分钟 1 帧,于 14 min 时舌下含服维生素 C 后,继续采集至 30 min。B. 为两侧唾液腺显像的时间–放射性曲线,红色及绿色曲线分别代表右侧及左侧腮腺,黄色及蓝色曲线分别代表右侧及左侧颌下腺,于 14 min 时舌下含服维生素 C 后,双侧曲线迅速下降。

图 108-46　唾液腺动态显像

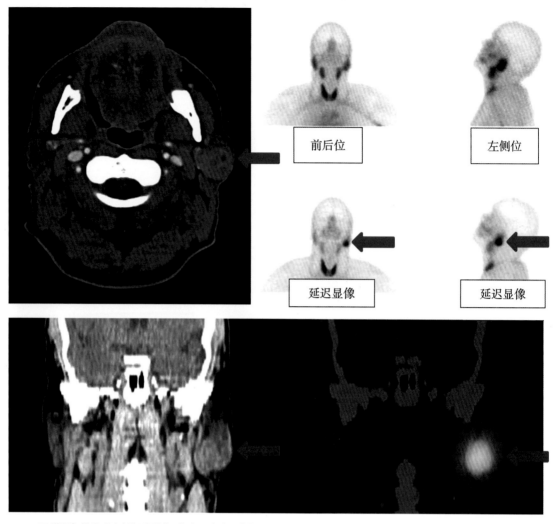

CT增强扫描发现左侧腮腺肿物,核素唾液腺显像提示左侧颈部热结节,SPECT/CT冠状位融合断层图像同时显示肿块解剖位置与功能图像提示为左侧腮腺热结节。

图108-47　淋巴乳头状囊腺瘤(Warthin tumor)

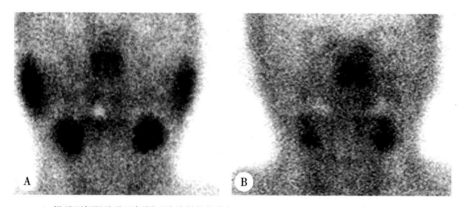

A.提示两侧腮腺及两侧颌下腺放射性核素摄取基本正常,唾液腺功能基本正常;B.提示两侧腮腺几乎不显影,两侧颌下腺放射性摄取减低,唾液腺功能受损。

图108-48　分化型甲状腺癌碘[131]治疗后行核素唾液腺显像评价唾液腺功能

（程　超）

第十一节　骨显像检查与诊断及其临床应用

骨显像已成为临床评估恶性肿瘤是否骨转移的首选方法。在原发性骨肿瘤、骨外伤、缺血性骨坏死、感染性骨病、代谢性骨病等诊断及鉴别诊断以及对移植骨的监测等方面也具有重要价值。

一、显像原理与方法

（一）显像原理

将放射性核素标记的骨显像剂（如 ^{99m}Tc 标记的磷酸盐），经静脉注射后，随血流到达全身骨骼，与骨的主要无机盐成分羟基磷灰石晶体发生离子交换、化学吸附以及与骨组织中有机成分相结合而沉积于入骨组织内，利用放射性核素显像仪器（γ 相机、SPECT 等）探测放射性核素显像剂在骨骼内的分布情况即获得全身骨骼影像。

（二）显像方法与显像剂

1. 患者准备　一般无须特殊准备。检查时患者取仰卧位，去除带金属衣物、首饰等。显像前多饮水，并排空小便，以减少膀胱内显像剂对骨盆骨骼影像的影响，同时排尿时注意避免污染皮肤或衣物，以免形成放射性伪影。

2. 图像采集　骨静态显像在静脉注射 ^{99m}Tc-MDP（成人剂量 740～1110 MBq）后 3～6 h 进行显像；骨动态显像则分别在静脉"弹丸式"注射 ^{99m}Tc-MDP（555～740 MBq）后即刻、1～5 min 及 2～4 h 采集局部骨骼的血流灌注影像、血池影像及延迟骨影像。必要时行断层显像和 SPECT 与 CT 图像融合，以及 ROI 半定量分析。

3. 显像剂　目前用于骨显像的显像剂主要是膦酸盐类，包括 ^{99m}Tc-亚甲基二膦酸盐（methylene diphos- phonate，MDP）和 ^{99m}Tc-羟基亚甲基二膦酸盐（hydroxyl- methylene diphosphonate，HMDP）。该类显像剂在体内极为稳定，血液清除率快，骨组织摄取迅速，静脉注射后 2～3 h 50%～60% 的显像剂沉积在骨骼中，其余的经肾排出，靶与非靶组织比值较高，是比较理想的显像剂。

^{18}F-Na（氟化钠，^{18}F-sodium fluoride）近年亦被应用于骨显像。^{18}F 与羟基磷灰石晶体中 OH$^-$ 化学性质类似，可与之进行离子交换而使骨骼显像。与 ^{99m}Tc 标记的显像剂比较，^{18}F-Na 在骨骼中摄取更高，血液清除快，具有更佳的骨/本底放射性比值，显示解剖结构更为清晰。但由于 ^{18}F 由加速器生产，价格较昂贵，需用 PET 显像，临床上尚未广泛应用。

二、临床应用

（一）正常骨显像

1. 正常骨静态显像　正常成人全身骨骼显影清晰，放射性分布左右基本对称。通常密质骨或长骨（如四肢骨）的骨干放射性分布相对较低，而松质骨或扁骨如颅骨、肋骨、椎骨、骨盆及长骨的骨骺端等放射性摄取则相对较多。软组织通常不显影，但因骨显像剂通过肾排泄，因此正常骨显像时可见双肾及膀胱影（图 108-49）。

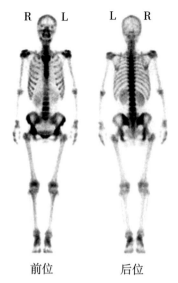

前位　　　　后位

图 108-49　正常骨全身静态显像

正常儿童、青少年由于处于生长发育期,成骨细胞代谢活跃,且骨骺未愈合,骨骺的生长区血流灌注量和无机盐代谢更新速度快,因此骨显像与成人有差异,全身骨骼影像较成人普遍增浓,尤以骨骺部位明显(图 108-50)。一般而言,此种表现在 10 岁以下的儿童尤为明显。

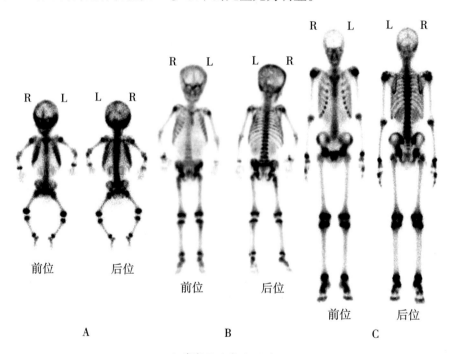

前位　　　　后位　　　　　前位　　　　后位　　　　　前位　　　　后位

A　　　　　　　　　　B　　　　　　　　　　C

A. 半岁;B. 4 岁;C. 12 岁。

图 108-50　正常幼儿及儿童全身骨骼平面显像

2. 正常骨动态显像

(1)血流相:静脉注射骨显像剂后 8 ~ 12 s 可见局部大动脉显影,随后软组织轮廓影逐渐显示。此时相主要反映的是大动脉的血流灌注和通畅情况。

(2)血池相:显像剂仍大部分停留在血液中,软组织显影更加清晰,放射性分布基本均匀、对称,大血管影像仍可见。此时相主要反映软组织的血液分布情况,骨骼部位放射性分布仍较低。

(3)延迟相:骨骼影显像基本清晰,软组织影消退(图像表现同骨静态显像)。

（二）异常影像表现

1. 异常骨静态显像

（1）放射性异常浓聚：是骨显像图中最常见的异常影像，表现为病灶部位显像剂的浓聚明显高于正常骨骼，呈放射性"热区"，提示局部骨质代谢旺盛，血流丰富。可见于多种骨骼疾病的早期和伴有破骨、成骨过程的进行期，如恶性肿瘤、创伤及炎性病变等（图 108-51）。

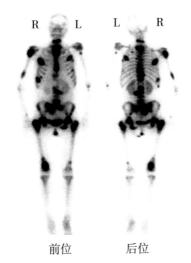

前位　　　　　后位

图 108-51　骨骼异常放射性浓聚骨（热区）

（2）放射性稀疏或缺损：表现为病变部位放射性分布明显减低或缺失，呈放射性"冷区"，较为少见，多提示骨骼组织局部血供减少或发生溶骨性改变，可见于骨囊肿、梗死、缺血性坏死、多发性骨髓瘤、骨转移性肿瘤以及激素治疗或放疗后患者（图 108-52）。

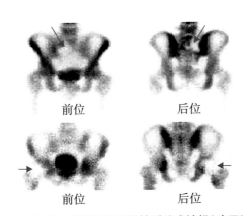

前位　　　　　后位

前位　　　　　后位

图 108-52　骨骼异常放射性稀疏或缺损（冷区）

（3）"超级骨显像"：放射性显像剂在全身骨骼分布呈均匀、对称性的异常浓聚，骨骼影像非常清晰，而双肾常不显影，膀胱不显影或仅轻度显影，软组织内放射性分布极低，这种影像称为"超级骨显像"或"过度显像"（图 108-53），常见于恶性肿瘤广泛性骨转移（肺癌、乳腺癌及前列腺癌）或代谢性骨病（如甲状旁腺功能亢进症）患者。

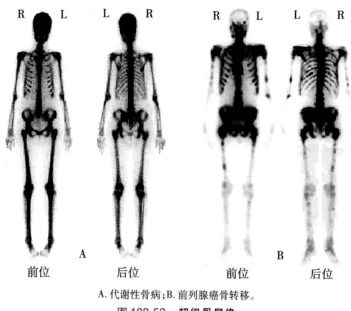

前位　　　　　后位　　　　　前位　　　　　后位

A.代谢性骨病;B.前列腺癌骨转移。

图108-53　超级骨显像

（4）显像剂分布呈"混合型"：骨显像图上病灶中心显像剂分布稀疏或缺损，呈明显的"冷区"改变，而环绕冷区的周围则出现显像剂分布异常浓聚的"热区"改变，即呈现"冷区"和"热区"同时存在的混合型图像，通常称为"炸面圈"样改变（图108-54）。

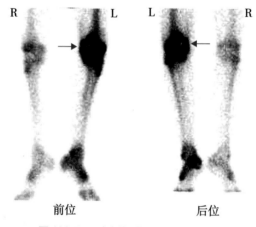

前位　　　　　　　　后位

图108-54　左侧股骨下端"炸面圈"征

（5）骨外异常放射性分布：骨骼以外的软组织病变有时也可摄取骨显像剂，形成骨外的异常放射性浓聚（图108-55），如伴有钙化或骨化成分的肿瘤及非肿瘤病变、局部组织坏死、骨化性肌炎、放射治疗后改变、急性心肌梗死病灶等。

2.异常骨动态显像

（1）血流相：局部放射性增高伴显影提前，提示该部位动脉血流灌注增强、增快，常见于原发性骨肿瘤和急性骨髓炎。局部放射性减低则表明动脉血流灌注减少，常见于股骨头缺血性坏死、骨梗死及一些良性骨骼疾病。

（2）血池相：放射性增高提示局部软组织或骨骼病变部位处于充血状态，见于急性骨髓炎、蜂窝织炎等；放射性减低则提示局部血供减少。

（3）延迟相：与骨静态显像的异常表现相同（图108-56）。

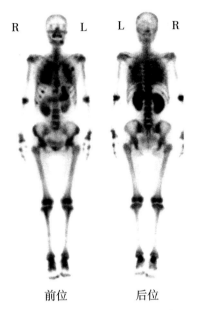

前位　　　　后位

图108-55　双肺、胃摄取骨显像剂

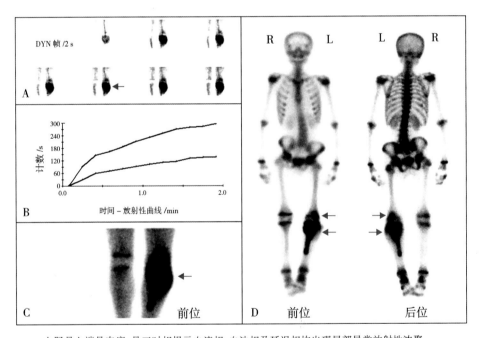

左胫骨上端骨肉瘤,骨三时相提示血流相、血池相及延迟相均出现局部异常放射性浓聚。

图108-56　异常骨动态显像

(三)在恶性肿瘤骨转移诊疗中的应用

放射性核素骨显像是诊断肿瘤骨转移最常用并最有效的一种检查手段,较 X 射线检查可提前 3～6 个月发现转移病灶,且可以发现 CT 及 MRI 等检查范围以外的病灶,目前已成为早期诊断恶性肿瘤骨转移的首选方法。

恶性肿瘤患者全身骨显像(whole body bone imaging)出现多发的、散在的异常放射性浓聚,为骨转移的常见表现(图108-57)。SPECT/CT 融合显像对单个异常放射性浓聚灶良、恶性的鉴别具有重要价值(图108-58)。个别转移灶也可能以溶骨性改变为主,呈放射性缺损区或"冷""热"混合型改变。弥漫性骨转移可呈超级骨显像表现。

放射性核素骨显像对于评价骨转移病灶治疗后疗效、预后判断等也有重要价值。一般而言,治疗过程中全身骨显像提示病灶显影变淡、范围缩小、数量减少等均是病情改善的表现(图108-59)。但需注意,部分患者在接受外放疗、放射性核素靶向治疗或化疗等后,病灶可呈一过性放射性摄取增加的显像,即所谓的"闪烁现象"(flare sign),并不代表患者病情恶化,是骨愈合和修复的表现,此时应在治疗后6个月左右进行评价。

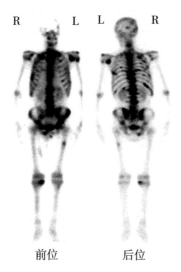

前位　　　　　后位

图108-57　全身骨多处异常放射性浓聚

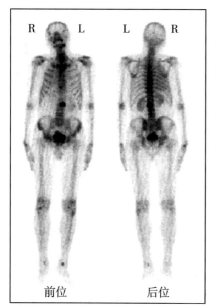
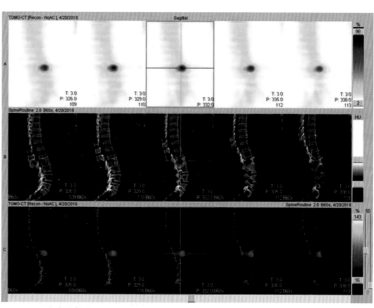

前位　　　　　后位

SPECT/CT融合显像(矢状断面)提示局部明显骨质破坏,考虑恶性肿瘤骨转移。

图108-58　单个椎体异常放射性浓聚

(四)在原发性骨肿瘤诊疗中的应用

在骨显像图上良性和恶性骨肿瘤常都表现为异常放射性浓聚,缺乏特征性表现,而X射线摄片、CT或MRI等常可据一些特征性影像表现对病变做出准确诊断,因此,骨显像对于原发性骨肿瘤的诊断、良恶性鉴别等并非首选方法。但骨显像对于原发性骨肿瘤的意义在于:①可以早期检出病变;②可准确显示原发性肿瘤的累及范围;③全身骨显像有利于发现原发病灶以外的骨转移病灶;④有助于手术或其他治疗后疗效的监测与随访。

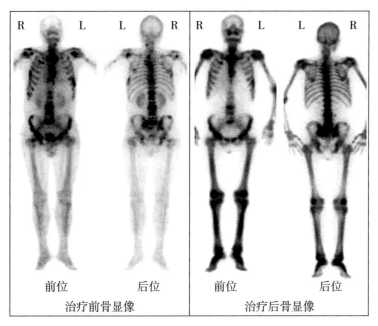

图 108-59　前列腺癌多发骨转移 ^{89}SrCl$_2$ 治疗前后对比

（五）诊断股骨头缺血性坏死的应用

股骨头缺血坏死的骨显像影像表现与病程有关。疾病早期（无症状期或发病 1 个月左右），因局部血供减少或完全中断，三时相骨显像的血流、血池及延迟相均表现为局部放射性减低，周围无浓聚反应。随着病程进展，因股骨头与髋臼表面的损伤、骨膜炎症反应、血管再生与修复等因素，在股骨头放射性稀疏缺损区（坏死区）的周边可出现放射性浓聚影，形成典型的"炸面圈"样改变（图 108-60），此征为本病的特征性表现，利用断层显像更易显示此征象。到疾病发展的中后期，股骨头周围的成骨反应更为活跃，平面显像显示整个股骨头和髋臼部位呈异常放射性浓聚，但此时行断层显像仍可能显示"炸面圈"样改变。相对 X 射线检查而言，骨显像应用于本症的诊断具有较强的优势，特别是三时相骨显像结合 SPECT 骨断层显像、SPECT/CT 融合显像及半定量分析技术等的综合应用，对该病的早期诊断、疗效评估及预后的判断等均有重要价值。

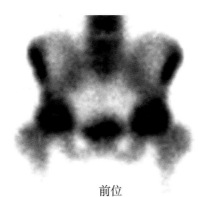

前位

图 108-60　股骨头缺血性坏死局部静态显像图，双侧股骨头见"炸面圈"表现

（六）在骨外伤中的应用

虽然骨显像对骨折诊断的灵敏度极高，但在临床上大多数骨折通过 X 射线摄片即可做出准确的诊断，无须骨显像。对于骨折而言，放射性核素骨显像的用途主要表现在以下几个方面：一是对 X 射线难以发现的一些细小骨折和部位比较隐蔽的骨折进行诊断，比如发生在肋骨、胸骨、腕骨、跗骨、肩胛骨、骶骨

等特殊部位的骨折,这些部位骨折 X 射线诊断常有困难,而骨显像则可显示骨折部位有异常放射性浓聚(图 108-61、图 108-62);二是监测和评价骨折的修复和愈合过程,正常情况下,随着骨折的愈合骨折部位的放射性浓聚程度逐渐减弱,60% ~80% 的患者 1 年左右骨显像可恢复正常,部分患者可延迟到 2 ~3 年才能完全恢复正常,延迟愈合常表现为骨折部位持续性异常放射性浓聚;三是对新近的骨折和陈旧性骨折的鉴别,新近的骨折常显示为局部较强的放射性浓聚,而陈旧性骨折骨显像多正常或有较淡的放射性摄取增加,对新、旧骨折的鉴别在法医学上具有重要意义。

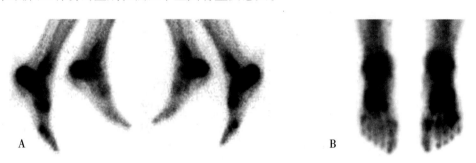

A. 双侧跟骨隐匿性骨折;B. 左第 4 趾骨隐匿性骨折。

图 108-61　骨显像灵敏显示隐匿性骨折

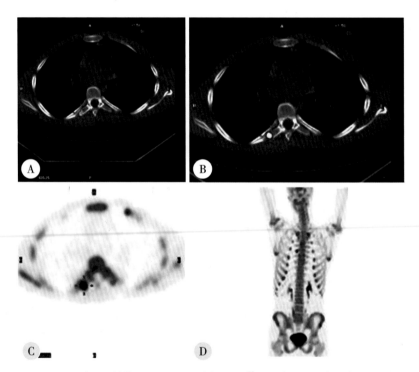

A、B. CT 断层椎体横突未发现明显异常;C、D. ^{18}F-Na 断层及全身显像显示局部异常放射性浓聚。

图 108-62　^{18}F-Na 显像灵敏显示椎体横突骨折

(七)在骨感染性疾病中的应用

骨感染性疾病可引起早期血管供血改变,并伴发局部骨感染所致的局部高血供和快速成骨反应,因此骨显像剂在病变部位常呈高度异常浓聚。骨显像对于早期诊断骨感染性疾病具有重要价值,尤其在骨感染发病后 1 ~2 周或更长时间内,X 射线检查尚未发现有骨破坏和骨膜新骨形成的时候。

(八)在代谢性骨病中的应用

代谢性骨病的放射性核素骨显像常有下列共同特征:①全身骨骼的放射性分布对称性增浓;②中轴骨显像剂摄取增高;③四肢长骨显像剂摄取增高;④颅骨显影明显,形成"头盔征";⑤关节周围组织显像剂摄取增高；⑥胸骨显影明显，呈"领带征"样的放射性积聚；⑦肋骨软骨连接处有明显的显像剂摄取，呈"串珠样"改变；⑧肾显影不清晰或不显影，呈"超级骨显像表现"。

不同代谢性骨病在骨显像上有不同特点：骨质疏松症的典型表现为骨普遍性的放射性减低，如伴有个别椎体的放射性增浓，为压缩性骨折所致。畸形性骨炎活动期骨显像比 X 射线摄片检查灵敏，骨显像的表现是长骨或扁平骨呈大片状的明显的放射性浓聚，边界整齐，骨外形增宽或弯曲；静止期骨显像可以正常，而 X 射线摄片却可出现异常。

（九）在移植骨监测中的应用

骨显像是监测骨移植术后移植骨血供和成活状态特异而敏感的方法，能比 X 射线检查早 3～6 周确定移植骨存活与否。骨移植术后，待软组织损伤反应消退，行骨显像检查，如移植骨本身放射性不低于周围正常骨组织及对侧相应正常骨组织，骨床连接处放射性增浓提示移植骨血运通畅，存活良好。相反，如移植骨部位呈放射性缺损区，则表明血运不良，无成骨活性。三时相骨显像还可对不同移植方式的效果进行评价，带蒂骨移植或进行微血管吻合的骨移植，在血流相、血池相出现放射性分布则提示血管通畅，血供良好，在延迟相出现放射性分布则提示骨存活。如不带血管的同种异体移植，移植骨与骨床连接处呈放射性浓聚，表明移植骨存活，如果发生了排斥反应或移植骨未存活，则局部的骨显像剂不会出现摄取增加或延迟出现。

（吴梦雪　段　东　陶　俊）

第十二节　骨髓显像检查与诊断及其临床应用

骨髓显像可在活体条件下显示红骨髓分布及其活性情况，能够无创、全身评估人体造血功能及其变化，弥补外周血象和骨髓穿刺检查的不足。近年来，随着骨髓显像剂与成像设备的发展，骨髓显像逐步成为血液系统疾病诊治与骨髓功能研究的重要辅助方法。

一、显像原理方法

（一）显像原理与显像剂

根据显像剂作用的靶点和原理的不同，骨髓显像可分为五大类：①单核吞噬细胞骨髓显像（放射性胶体显像）；②红细胞生成骨髓显像；③粒细胞生成骨髓显像；④细胞代谢活性骨髓显像；⑤细胞增殖活性骨髓显像。各类显像剂如表108-7 所示。

表108-7　各类骨髓显像剂及其作用靶点

显像剂	成像设备	作用靶点
^{99m}Tc-硫胶体	SPECT	单核吞噬细胞
^{99m}Tc-植酸钠	SPECT	单核吞噬细胞
^{99m}Tc-锑胶体	SPECT	单核吞噬细胞
^{99m}Tc-纳米胶体	SPECT	单核吞噬细胞
^{111}In-胶体	SPECT	单核吞噬细胞
^{111}In-氯化铟	SPECT	红细胞生成
^{99m}Tc-抗粒细胞抗体	SPECT	粒细胞生成

续表 108-7

显像剂	成像设备	作用靶点
^{52}Fe	PET	红细胞生成
^{18}F-氟代脱氧葡萄糖(^{18}F–FDG)	PET	葡萄糖代谢
^{11}C-乙酸盐	PET	脂肪酸代谢
^{11}C-蛋氨酸	PET	氨基酸代谢
^{11}C-胆碱	PET	细胞增殖
3-脱氧-3-^{18}F-胸腺嘧啶核苷	PET	细胞增殖

目前临床上最常用的骨髓显像剂是^{99m}Tc-硫放射性胶体。静脉注射放射性胶体能够被骨髓间质中的单核巨噬细胞吞噬和清除而使骨髓显像。在正常人和大多数血液病患者中,骨髓的单核吞噬细胞活性与骨髓的造血功能是平行一致的。因此,通过胶体显像可以间接反映红骨髓的分布情况及其功能状态。除骨髓外,肝与脾中的单核巨噬细胞也会吞噬放射性胶体,从而使肝、脾显影。

（二）显像方法

患者无须特殊准备。显像前排空膀胱,静脉注射^{99m}Tc-硫胶体 370～740 MBq（10～20 mCi）后 20～120 min,患者取仰卧位,行前、后位全身显像。根据需要对局部加做断层扫描或 SPECT/CT 融合显像。

二、临床应用

（一）正常图像

放射性胶体在人体的分布与具有造血活性的红骨髓分布一致。在正常成年人中,放射性胶体主要集中于中轴骨,称为中央骨髓;少量分布于肱骨和股骨的上 1/3,称为外周骨髓。正常婴幼儿的全身骨髓均为有造血活性的红骨髓,因此,除中央骨髓外,四肢长骨的外周骨髓也能清晰显影。因为静脉注入的放射性胶体大部分被肝、脾摄取,仅 5%～8% 由骨髓摄取,所以正常情况下,骨髓影像整体清晰度不是很高,尤其是胸骨与肋骨,显影往往较淡,而且平面显像时,由于肝脾的遮挡,不能显示下段胸椎与上段腰椎（图 108-63）。

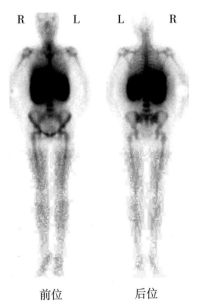

前位　　后位

图 108-63　正常成人^{99m}Tc-硫胶体骨髓显像

（二）异常图像

主要表现在骨髓的活性异常和分布两个方面。根据骨髓显影承兑对骨髓活性水平的评估可将骨髓活性分为 0~4 级。其中 2 级为骨髓活性正常，0~1 级为骨髓活性抑制，3~4 级为骨髓活性增强。在观察骨髓分布情况的时候，主要观察显像剂的分布是否均匀，是否存在局灶性的浓聚或稀疏缺损，外周骨髓有无扩展，是否存在髓外组织异常摄取显像剂。常见异常骨髓影像类型如下。

1. 中央与外周骨髓显影增强，外周骨髓向四肢远心端扩展　提示骨髓功能活跃（图 108-64）。

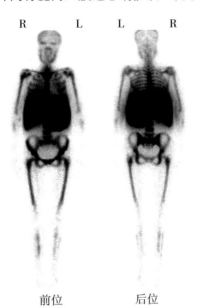

前位　　　后位

图 108-64　中央与外周骨髓增强，外周骨髓扩展（全身骨髓功能活跃）

2. 中央骨髓显影不良，外周骨髓向远心端扩展　提示中央骨髓活性受抑，外周骨髓功能代偿性增生（图 108-65）。

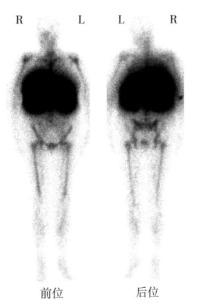

前位　　　后位

中央骨髓活性受抑，外周骨髓功能代偿性增生。

图 108-65　中央骨髓显影不良，外周骨髓扩展

3. 中央骨髓与外周骨髓均显影不良或不显影　提示全身骨髓功能普遍减低或严重受抑（图108-66）。

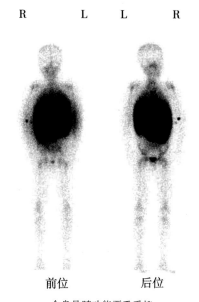

全身骨髓功能严重受抑。

图 108-66　中央骨髓与外周骨髓均不显影

4. 骨髓局灶性的显像剂浓聚或稀疏缺损　提示灶性骨髓活性增强或减低（图108-69）。

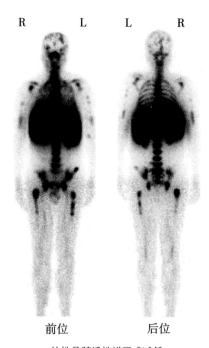

灶性骨髓活性增强或减低。

图 108-67　骨髓局灶性的显像剂浓聚或稀疏缺损

5. 除肝脾骨髓外的其他组织异常摄取显像剂　可能是髓外造血所致（图108-68）。

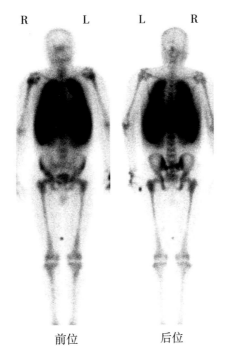

前位　　　　　　　后位

图 108-68　双肺弥漫性异常摄取骨髓显像剂

骨髓活性水平分级见表 108-8。

表 108-8　骨髓活性水平分级

分级	骨髓显影程度	临床意义
0 级	骨髓未显影,中央骨髓显像剂分布与周围软组织相似	骨髓功能严重受抑
1 级	骨髓隐约显影,略高于周围软组织本底,轮廓不清	骨髓功能轻、中度受抑
2 级	骨髓显影较清,轮廓基本清晰	骨髓活性正常
3 级	骨髓显影清晰,摄取显像剂增多,轮廓清晰	骨髓造血活性高于正常
4 级	骨髓显影异常清晰,接近骨显像	骨髓造血活性明显增强

（三）再生障碍性贫血

再生障碍性贫血（简称再障）是由多种原因导致的造血干细胞数量减少和功能异常,从而引起造血衰竭的临床病症,主要病理特征是全身性造血组织总容量减少。根据功能性骨髓的分布与活性水平不同,可将再障的骨髓显像分为以下几种类型。

1. 荒芜型　全身骨髓不显影,骨髓活性 0 级,仅见肝脾显影,提示全身骨髓造血功能重度受抑,见于重度再障,预后极差。

2. 抑制型　全身骨髓显影不良,骨髓活性 1 级,提示骨髓造血功能低于正常。骨髓抑制程度与病情轻重一致,预后较差(图 108-69)。

3. 灶型　全身不同程度受抑制的中央骨髓中见灶状显像剂浓聚影,可伴外周骨髓扩张。常见于慢性或青年再障患者,预后较好。

4. 正常型　少数病情较轻的再障患者骨髓显像基本正常,骨髓活性 2 级。这类患者通常属于临床轻型再障,预后佳。

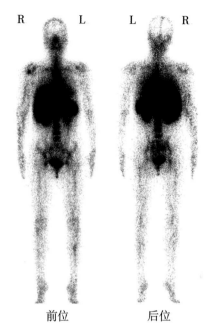

前位　　　　　后位

图108-69　再生障碍性贫血骨髓显像(抑制型)

(四)白血病

急性白血病的骨髓显像呈多样性,与白血病的病理类型、病程长短、严重程度、是否化疗与疗效等多种因素相关。典型表现为中央骨髓活性明显受抑,外周骨髓扩张。中央骨髓的抑制程度与髓内白血病细胞比例有关,外周骨髓扩张的特征为膝、踝关节骨骺线显影,随后沿着四肢长骨髓腔由近向远扩张。外周扩张的骨髓是无造血功能的黄骨髓重新活化并转变为白血病性骨髓的结果。这些白血病性骨髓的化疗敏感性低于中央骨髓,是白血病化疗后复发的重要原因之一,而骨髓显像是发现这些外周骨髓残余白血病病灶的重要手段。

慢性白血病骨髓显像的结果与急性白血病类似,也常表现为中央骨髓抑制与外周骨髓扩张。当中轴骨发生纤维化时,外周骨髓扩张更明显,部分患者可伴有脾大(图108-70)。

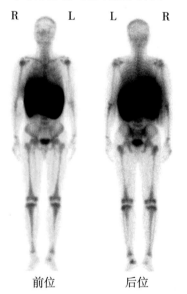

前位　　　　　后位

中央骨髓抑制与外周骨髓扩张,伴脾大。

图108-70　慢性髓细胞性白血病骨髓显像

（五）贫血鉴别诊断

急性溶血性贫血骨髓显像多为正常。慢性溶血性贫血，因机体生理性代偿机制，可见中央骨髓活性增强，外周骨髓扩张，还可伴有脾大。脾功能亢进是贫血以及多种血细胞减少的常见原因之一。骨髓显像常规使用的^{99m}Tc-硫胶体不仅能显示骨髓活性，还能够通过测定脾摄取显像剂的程度，评价脾功能是否亢进。缺铁性贫血的骨髓显像类似于慢性溶血性贫血，但通常不伴有脾大（图108-71）。

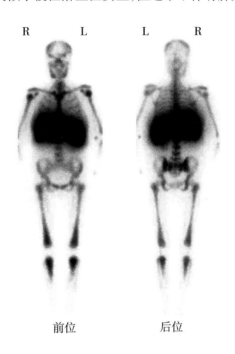

前位　　　　　　　后位

中央及外周骨髓活性增强，外周骨髓扩张。

图108-71　缺铁性贫血骨髓显像

（六）协助选择骨髓穿刺或活检部位

骨髓穿刺与活检是血液系统疾病的重要诊断手段，但盲目的骨髓穿刺可能导致漏诊或误诊。骨髓显像能够显示全身骨髓的分布状况与不同部位的骨髓活性，对指导临床选择最佳穿刺与活检部位具有重要价值。

（七）真性红细胞增多症

真性红细胞增多症的骨髓显像表现与疾病发展阶段密切相关。早期中央骨髓显影基本正常，随病情进展，中央骨髓活性逐渐增强，外周骨髓扩张，但晚期时，因骨髓纤维化，中央骨髓活性明显受抑，外周骨髓进一步扩展，并可伴有脾大。而继发性红细胞增多症的骨髓影像表现基本正常。

（八）骨髓栓塞

镰状细胞贫血患者常出现骨髓栓塞，临床上主要表现为局部骨痛与肿胀。骨髓显像典型表现为栓塞缺血部位的显像剂分布缺损，而周围显像剂浓聚。通过骨髓显像观察栓塞部位的动态变化，可判断疗效和预后。治疗后复查，如果原有显像剂分布缺损区消失或缩小，则提示治疗后骨髓细胞植入，局部造血功能恢复或部分恢复，但如果缺损区持续存在，甚至缓慢扩大，则提示很可能发生骨髓纤维化，功能丧失。

（九）预测放化疗的血液学毒性

由于放疗及多种化疗药物会损伤抑制造血骨髓，从而导致以血细胞降低为表现的血液学毒性。高级别血液学毒性的发生会导致放化疗给予不及时或中断，降低肿瘤疗效，从而导致患者的生存获益差。^{18}F-FDG PET与^{99m}Tc-硫胶体SPECT骨髓显像，能够定量评价全身具有造血活性的骨髓经放化疗后的损伤程度,预测血液学毒性的发生风险与程度,从而提示临床提前采取干预保护措施,预防与减少高级别血液学毒性的发生。

(郑　磊)

第十三节　心肌灌注显像检查与诊断及其临床应用

放射性核素心肌灌注显像(myocardial perfusion imaging,MPI)作为一种检测心肌缺血的非侵入性检查手段,可以早期、准确检测心肌缺血,有助于临床选择合适的治疗方法,降低冠心病死亡率,节约医疗费用。

一、显像原理与方法

(一)显像原理

心肌灌注显像是利用正常或有功能的心肌细胞能够选择性摄取某些放射性核素或放射性核素标记的化合物,心肌局部放射性显像剂的蓄积量与局部心肌血流量呈比例关系,且心肌细胞摄取心肌灌注显像剂依赖于心肌细胞本身功能或活性;应用 γ 照相机或 SPECT 等显像设备进行图像采集,可使正常或有功能的心肌显影,而坏死心肌以及缺血心肌则不显影(缺损)或影像变淡(稀疏),从而达到诊断或评价心肌供血状况。

(二)显像剂与显像方法

心肌灌注显像的显像剂包括单光子类显像剂和正电子类显像剂两类,前者主要包括氯化亚^{201}铊(^{201}Tlcl,^{201}Tl)、^{99m}Tc⁻甲氧基异丁基异腈(^{99m}Tc-MIBI)、后者主要包括^{15}O 水($H_2^{15}O$)、^{13}N 氨水($^{13}NH_3$)和^{82}铷(^{82}Rb)等。

1. ^{201}Tl　^{201}Tl 是 K^+ 离子的类似物,^{201}Tl 在心肌被清除的速度与局部心肌血流量呈正相关。血流灌注好的区域对^{201}Tl 的分布多,但^{201}Tl 被清除的速度也快;缺血的区域对^{201}Tl 的摄取少,但清除速度也慢。因此,心肌缺血区域对^{201}Tl 的摄取应明显低于无缺血区域,在^{201}Tl 注射后早期(10 min 内)采集的 MPI 图像(早期显像)在缺血区域会出现灌注缺损。另一方面,缺血心肌对^{201}Tl 的清除速度明显慢于无缺血心肌,在^{201}Tl 注射后 2~4 h 再行图像采集时所获得的 MPI 图像(延迟显像或再分布显像)可见缺血区域的放射性计数此时已接近于无缺血心肌区域。在早期显像上出现的灌注缺损在延迟显像出现充填(恢复正常),这种现象称为"再分布"(redistribution)。再分布是^{201}Tl 显像剂的一个显著特点,行 MPI 检查时,只需于心脏负荷试验高峰时一次注射显像剂,在负荷后早期显像和延迟显像两次图像采集即可获得诊断与评价的所需信息。再分布现象是^{201}Tl MPI 诊断可逆性心肌缺血的特征性表现。

2. ^{99m}Tc-MIBI　属于异腈类化合物,其生理特性类似于单价阳离子,心肌摄取后,可与细胞线粒体相结合,在心肌细胞中滞留较长时间,没有明显"再分布"现象,较适合于断层显像。利用^{99m}Tc-MIBI 进行静息和负荷显像时一般需分两次注射显像剂分布采集图像。

3. ^{13}N-NH_3　在血液中以 NH_4^+ 的形式存在,静脉注射后迅速从血液中清除并滞留在心肌细胞内。^{13}N-NH_3作为 PET 心肌灌注显像的显像剂,它的半衰期较长,可以进行高质量的图像采集和心电图门控采集。

二、临　床　应　用

(一)负荷试验

1. 原理　正常冠状动脉随着心脏负荷量的增加而扩张,血流量同步增加。病变的冠状动脉,则随着心肌负荷量的增加而仅有轻度扩张或者没有扩张,血流量也仅有轻度增加或者没有增加。心肌负荷试验是借助于运动平板试验或者是扩血管药物,使得心脏负荷达到极限状态或者使冠状动脉血管扩张达到在心脏负荷极限状态下,通过正常与病变血管间血流量的差异,及其所对应的心肌显像剂分布的差异,诊断心肌缺血并评价其程度和范围。

2.方法

(1)运动负荷试验:首选运动平板或踏车运动试验。按照 Bruce 方案进行,在心脏负荷达到高峰时,静脉注射显像剂,注射后再持续运动几分钟。

(2)药物负荷试验:主要适用于不能进行运动试验或运动试验不能完成的患者。常用的药物包括潘生丁(双嘧达莫)、腺苷和多巴酚丁胺等药物,实验证实潘生丁和腺苷在标准剂量下可以增加冠状动脉血流量 3~5 倍,达到运动试验最大负荷量的效果。药物注射后显像方法与运动试验相同。

(二)正常图像

SPECT 在体表所采集的信息,经计算机处理后获得心脏断层图像,以垂直短轴、水平长轴和垂直长轴 3 个不同断面图像显示。正常者左心室各壁显影清晰,侧壁心肌最厚,表现为显像剂的明显聚集,心尖部心肌较薄,分布略稀疏,室间隔膜部因是纤维组织,呈稀疏、缺损区,其余各心肌壁分布均匀。右心室及心房心室壁较薄,血流量相对较低,显影不清,负荷试验后显影较为清晰。

1.垂直短轴　垂直短轴是垂直于心脏长轴的断层影像图像。自心尖开始,到心底部,影像呈环状,该层面能较完整地显示左心室各壁的情况。上部为前壁,下部为下壁,内侧为间隔,外侧为侧壁(图 108-72)。

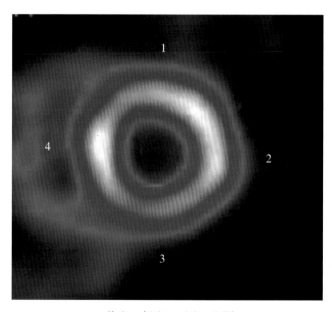

1.前壁;2.侧壁;3.下壁;4.间隔。

图 108-72　短轴断层图像

2.水平长轴断层　水平长轴断层是平行于心脏长轴由膈面向上的断层影像。形态类似于垂直的马蹄形,内侧为间壁、外侧为侧壁,顶部为心尖(图 108-73)。

3.垂直长轴断层　垂直长轴断层是垂直于上述两个层面的断层影像。形态类似于水平马蹄形,上部为前壁、下部为下壁,顶端为心尖(图 108-74)。

4.靶心图　靶心图又称牛眼图,是应用计算机软件将短轴断层影像自心尖部展开所形成的二维同心圆图像,并以不同颜色显示左心室各壁显像剂分布的相对百分计数值。其价值体现在两个方面:其一是用作定量分析,将靶心图各部位显像剂计数与预存于计算机内的正常值进行比较,低于正常平均值 2.5 个标准差的部位以黑色显示,称为变黑靶心图(blackout bullseye plot)。较单纯目测分析更加客观、准确。将负荷影像与静息(再分布)影像或治疗前后影像经相减处理,可定量分析心肌缺血的部位、程度、范围或者评价疗效。其二是体现缺血心肌与受累血管的对应关系,冠状动脉具有节段性供血的特点,通过分析靶心图上各节段心肌对显像剂的摄取量,可明确"罪犯"(病变)血管的位置。

在靶心图上,将左心室心肌分成17节段(108-75),使得核素心肌灌注显像与心脏超声、MRI心脏影像以及CT等不同的影像学方法间有了可比性。

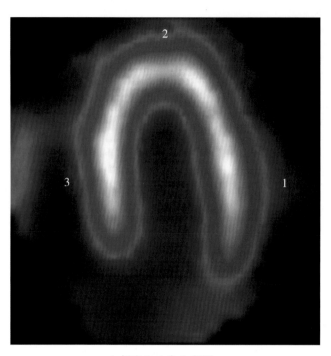

1. 侧壁;2. 心尖;3. 间隔。

图108-73　水平长轴图像

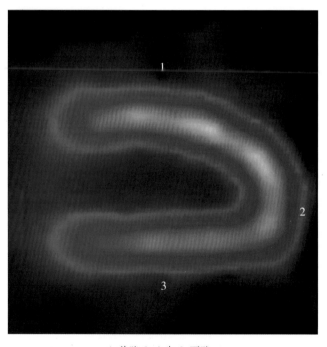

1. 前壁;2. 心尖;3. 下壁。

图108-74　垂直长轴图像

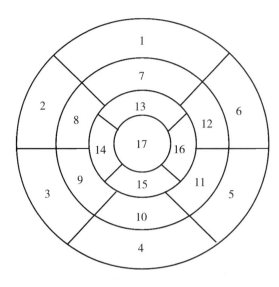

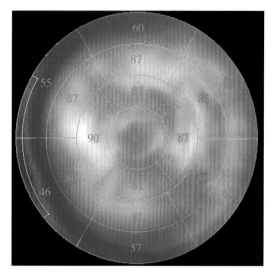

　　1.前壁基底段;2.前间隔基底段;3.下间隔基底段;4.下壁基底段;5.下侧壁基底段;6.前侧壁基底段;7.前壁中部;8.前间隔中部;9.下间隔中部;10.下壁中部;11.下侧壁中部;12.前侧壁中部;13.前壁心尖部;14.间隔心尖部;15.下壁心尖部;16.侧壁心尖部;17.心尖部。

图 108-75　正常靶心图及心肌标准节段

(三)异常图像

　　1.可逆性缺损　在负荷状态下局部心肌变现为显像剂分布的缺损或稀疏区,静息影像显示该部位有显像剂填充,见于心肌缺血(图 108-76)。

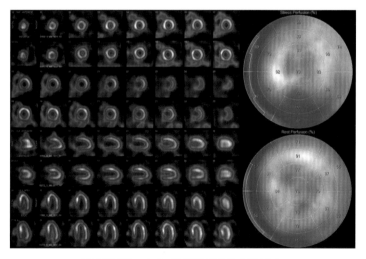

图 108-76　左心室下壁可逆性心肌缺血

　　2.部分可逆性缺损　在负荷状态下局部心肌变现为显像剂分布的缺损或稀疏区,静息影像显示该部位仅有部分显像剂填充,提示存在部分心肌可逆性缺血或心肌梗死伴有缺血(图 108-77)。

　　3.固定性(不可逆性)缺损　在负荷状态下局部心肌表现为显像剂分布的缺损或稀疏区,静息影像显示该部位没有显像剂填充,多见于心肌梗死、心肌瘢痕或部分严重缺血心肌(图 108-78)。

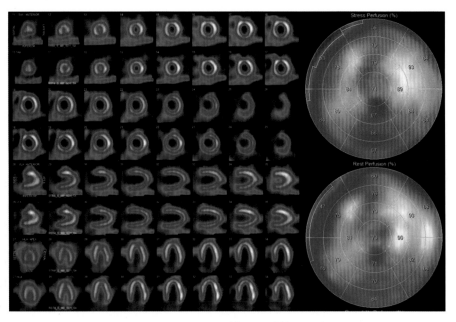

图 108-77　左心室下壁部分可逆性心肌缺血

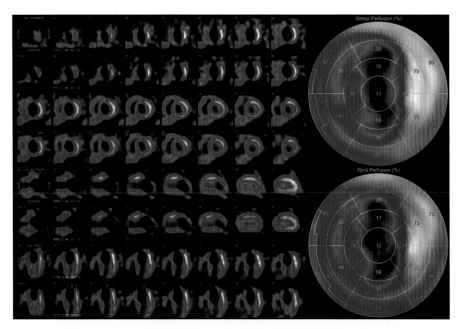

图 108-78　左心室心尖部、前壁、间隔及下壁不可逆性心肌缺血

(四)心肌灌注影像的定量分析

通过简单肉眼法进行半定量分析。一是根据显像剂分布缺损或稀疏的严重程度不同采用记分法半定量估计:0 为正常,1 为轻度或可疑减低,2 为中度减低,3 为严重减低。可根据负荷显像缺损的总积分进行危险度分级,通常总积分<4 为正常或大致正常;4~8 为轻度异常;9~13 为中度异常;大于 13 为重度异常。二是根据显像剂分布缺损的大小不同,将缺损分为大、中、小面积(表 108-9)。

表 108-9　心肌灌注缺损面积半定量分析

项目		小面积缺损	中等面积缺损	大面积缺损
半定量分析	区域血管数量	≤1	1~2	2~3
	心肌节段数量	1~2	3~4	≥5
	负荷总积分	4~8	9~13	>13
定量分析:靶心图(占左心室%)		5~10	11~20	>20

(五)心肌灌注显像临床应用

1.诊断缺血性心脏病　核素心肌灌注显像(myocardial perfusion imaging,MPI)作为一种检测心肌缺血的非侵入性影像检查方法,能够提供心肌缺血的直接证据。

运动负荷和药物负荷 MPI 用于检测 CAD(冠脉造影显示狭窄超过50%)的敏感性平均为87%和89%,特异性平均为73%和75%。PET 与 SPECT 相比具有更高的空间分辨率,因此利用 PET(或PET/CT)进行 MPI 诊断 CAD 时具有较高的准确性,采用不同的显像剂时 PET 诊断 CAD 的敏感性平均为89%,平均特异性为86%。

核素 MPI 与冠脉造影是临床常用诊断 CAD 的影像学方法,冠脉造影是目前诊断 CAD 的"金"标准,但这两种方法所反映的意义并不相同。核素 MPI 主要反映心肌组织的血流量变化和心肌组织的功能代谢情况,而冠脉造影主要反映冠状动脉有无解剖学上的异常。

【病例20】　心肌灌注显像诊断心肌缺血。

现病史:患者,男,78 岁,172 cm,78 kg,反复胸闷、胸痛 2 年。患者 8 年前开始出现活动后心前区疼痛和胸闷不适,向左肩放射,持续 3~5 min,服用"救心丸"症状可缓解。近 2 个月症状频繁发作,活动后耐力减低,不能耐受爬 2 层楼梯。

既往史:高血压 5 年,血压控制可;糖尿病 1 年,药物治疗,血糖控制可;否认吸烟酗酒史;家族史无。

负荷试验:采用腺苷药物负荷,负荷前体检:血压 133/88 mmHg,心率 71 次/min。腺苷用量 6.6 ml。注射后 3 min:心率 85 次/min,血压 121/67 mmHg,述有胸闷。注射后 6 min:心率 95 次/min,血压 110/58 mmHg,胸闷、气急。停止注射后 3 min:心率 75 次/min,血压 129/83 mmHg,症状无。

显像方法:静脉注射^{99m}Tc-MIBI 8.0 mCi,约 1.5 h 后行静息态门控心肌灌注断层显像。同日静脉注射 ATP 0.14 mg/(kg·min),缓慢、匀速持续地在 6 min 内注射完成。在开始注射 3 min 后经另一静脉通道同步推注^{99m}Tc-MIBI 20.8 mCi。约 1 h 后行负荷后门控心肌断层显像。所得图像经计算机处理出VSA、HLA 和 VLA 三维断层图像和极坐标靶心图。

影像所见:综合分析静息及负荷态心肌动态灌注显像图像,可见左室各层面图像清晰,心腔未见异常扩大,负荷态左室各壁显像剂分布不均匀,左室广泛下壁及下侧壁见显像剂分布稀疏区;静息态上述显像剂分布稀疏区见显像剂部分填充(图108-79)。

结论:左室广泛下壁及下侧壁部分可逆性心肌缺血。

冠脉造影结果:左主干未见狭窄,前降支近段弥漫性管壁不规则,狭窄30%伴轻度钙化,中远段未见狭窄,第一对角支未见狭窄,左回旋支未见狭窄,钝缘支未见狭窄,左冠提供侧支循环供应右冠远段;右冠近段起完全闭塞,左室后支及后降支由对侧侧枝显影,未见明显狭窄。冠脉造影所见与心肌灌注显像结果相符。

2.冠心病缺血危险度分层和预后判断　危险度评估是指基于核素心肌灌注显像的结果,主要根据心肌缺血的程度和面积,推测其未来发生心脏事件的概率。评估的意义在于指导临床医师采取及时、有效、恰当的治疗方法。对于心肌灌注显像表现正常的低危者,不需要特殊处理,可以避免不必要的医疗行为,节省大量的医疗成本;对于心肌灌注显像异常者,可根据危险度等级,采取适当、有效的治疗措施,使患者最大程度受益。

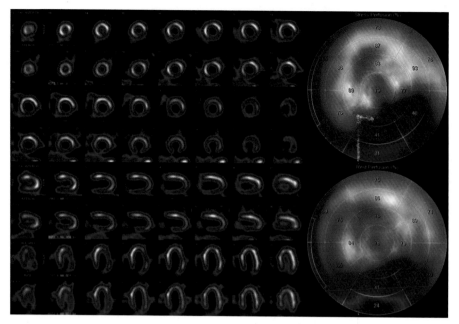

图 108-79　SPECT 心肌灌注显像诊断心肌缺血

　　美国核心脏病学会(American Society of Nuclear Cardiolog, ASNC)在 1997 年时就指出:如果负荷 MPI 结果正常,则受检者在未来至少 1 年的时间内发生严重心脏事件的概率极低(<1%),而且该结论与其他临床相关因素(包括性别、年龄、临床症状、有无冠心病病史、显像所采用的技术方法、使用的显像剂的种类)相比是一个独立的预测因子。

　　MPI 提示的血流灌注异常的范围/程度与严重心脏事件之间存在直接相关。MPI 所获得的其他信息也有助于预测未来心脏事件发生的可能性,包括:①较大范围的固定缺损(左心室缺损 >20%);②多个层面出现可逆性缺损(提示多支冠脉病变);③负荷试验心肌显像出现暂时性或持续性左室扩张;④ ^{201}Tl 显像时肺部放射性摄取增加;⑤门控 SPECT 显像时测得的左室 EF 值<40%。

　　3. 缺血性心肌病的疗效评估　心肌灌注显像定量分析和负荷试验是评价冠心病疗效的首选方法。通过治疗前后心肌灌注显像结果的对比分析,尤其是借助于定量分析方法,可以评价冠状动脉搭桥手术、PTCA、体外反搏治疗以及药物治疗等各种治疗方法干预前后心肌血流量的动态变化。在冠状动脉血运重建治疗之后出现的胸痛可能是心源性的,也可能与心脏无关,两者的区别非常重要,心肌灌注显像对于这类胸痛原因的鉴别具有重要的意义。

　　【病例 21】　心肌灌注显像评估冠心病行支架治疗后的疗效反应。

　　现病史:男,51 岁,172 cm,72 kg,反复胸闷半年,活动后加重,休息 5 min 左右能自行缓解。

　　既往史:否认高血压及糖尿病病史;否认吸烟酗酒史;家族史无。

　　负荷试验:采用腺苷药物负荷,负荷前体检结果如下。血压 114/74 mmHg,心率 71 次/min。腺苷用量 6.1 ml。注射后 3 min,心率 90 次/min,血压 108/68 mmHg,述有胸闷。注射后 6 min,心率 104 次/min,血压 102/59 mmHg,胸闷、气急。停止注射后 3 min,心率 76 次/min,血压 107/70 mmHg,症状无。

　　显像方法:静脉注射 ^{99m}Tc-MIBI 7.5 mCi,约 1.5 h 后行静息态门控心肌灌注断层显像。同日静脉注射 ATP 0.14 mg/(kg·min),缓慢、匀速持续地在 6 min 内注射完成。在开始注射 3 min 后经另一静脉通道同步推注 ^{99m}Tc-MIBI 20.1 mCi。约 1 h 后行负荷后门控心肌断层显像。所得图像经计算机处理出VSA、HLA 和 VLA 三维断层图像和极坐标靶心图。

　　影像所见:综合分析静息及负荷态心肌动态灌注显像图像,可见左室各层面图像清晰,心腔未见异常扩大,负荷态左室各壁显像剂分布不均匀,左室心尖部、广泛下壁、下侧壁部分中部及基底段见显像剂分布稀疏区;静息态上述显像剂分布稀疏区见显像剂部分填充。提示:心尖部、广泛下壁、下侧壁部分中部及基底段部分可逆性心肌缺血。

冠脉造影及治疗:术中见 LCX 中段管壁不规则,狭窄 20% ~30%;RCA 近中段起完全闭塞,中远段可见经自身侧支的部分血管岛显影,血管岛后可见另一闭塞段冠脉分布,中段至远段大量混合型斑块形成;自左室后支近段向右冠近段串联植入支架 3 枚。

　　治疗后第 3 天再行心肌灌注显像,方法同治疗前显像,影像所见:负荷态左室各壁显像剂分布欠均匀,左心室心尖部、广泛下壁、下侧壁部分中部及基底段见显像剂分布稀疏区,范围仅程度较治疗前图像好转,静息态上述显像剂分布稀疏区见部分填充(图 108-80)。综合分析治疗前后图像,提示治疗后冠状动脉血流灌注改善。

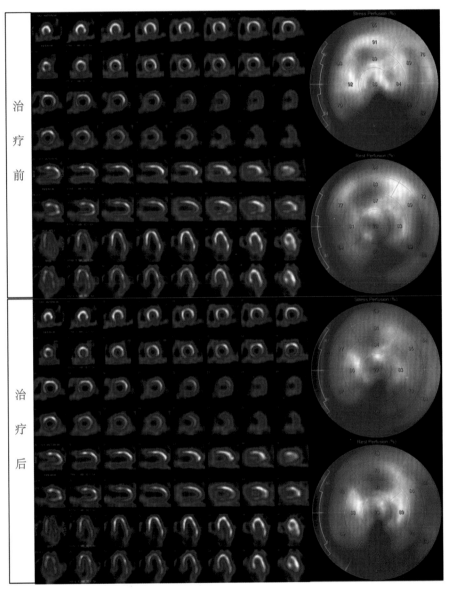

图 108-80　SPECT 心肌灌注显像评价支架治疗后的疗效反应

　　4. 冠状动脉微血管病变的诊断与评价　由冠状小动脉病变所致的心绞痛,常称为微血管性心绞痛,临床上表现为典型的心绞痛症状,主要见于原发性高血压伴左心室肥大的患者及 X 综合征患者。这类患者有典型的心绞痛症状,但冠状动脉造影所能显示冠状动脉表现为正常,运动心电图和心肌灌注显像为异常,心肌灌注显像约有半数的患者表现为不规则的显像剂分布异常,提示心肌有缺血存在。因为心肌灌注显像异常可源自于冠状动脉血管树各级分支狭窄所导致的心肌缺血。以往由于认识程度的不足,人们常把这类病例当作假阳性。心肌灌注显像发现有可逆性心肌缺血改变,患者有典型的心绞痛症状,如果冠状动脉造影结果是阴性的,需重点考虑是否为微血管障碍所致心肌缺血。

【病例22】 心肌灌注显像诊断冠脉微血管病变。

现病史:女,55 岁,163 cm,61 kg,反复胸闷、胸痛近 1 年。

既往史:否认高血压及糖尿病病史;否认吸烟酗酒史;家族史无。静息态下超声心动图未见异常。

心电图:窦性心律,ST 段改变(Ⅱ、aVF、$V_4 \sim V_6$ 压低),T 波改变。

查血:pro-BNP 384.2 pg/ml↑,cTnT(−)。

冠脉 CTA:冠脉 CTA 未见异常。

负荷试验:采用腺苷药物负荷,负荷前体检结果示血压 117/82 mmHg,心率 78 次/min。腺苷用量 5.1 ml。注射后 3 min,心率 88 次/min,血压 110/77 mmHg,有胸闷。注射后 6 min,心率 99 次/min,血压 106/68 mmHg,胸闷、气急。停止注射后 3 min,心率 81 次/min,血压 115/85 mmHg,症状无。

显像方法:静脉注射^{99m}Tc-MIBI 8.1 mCi,即刻动态采集静息态冠状动脉血流储备信息,约 1.5 h 后行静息态门控心肌灌注断层显像。次日静脉注射 ATP 0.14 mg/(kg·min),缓慢、匀速持续地在 6 min 内注射完成。在开始注射 3 min 后经另一静脉通道同步推注^{99m}Tc-MIBI 8.5 mCi,并即刻动态采集负荷态冠状动脉血流储备信息。约 1 h 后行负荷后门控心肌断层显像。所得图像经计算机处理出 VSA、HLA 和 VLA 三维断层图像和极坐标靶心图。

影像所见:综合分析静息及负荷态心肌动态灌注显像图像,可见左室各层面图像清晰,心腔未见异常扩大,显像剂分布均匀,负荷态及静息态左室各壁未见明显显像剂分布稀疏或缺损区(图 108-81)。

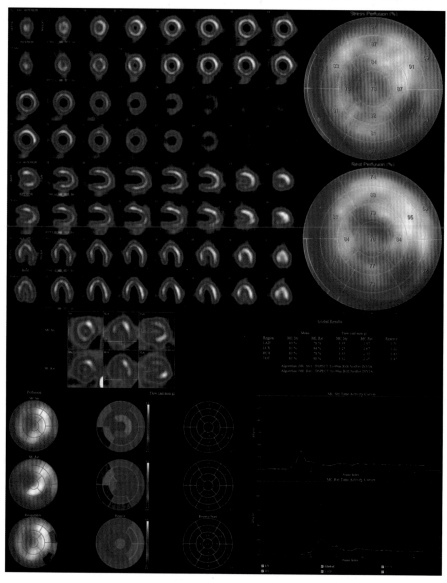

图 108-81　SPECT 心肌灌注显像诊断冠脉微循环异常

经计算机处理静息和负荷态动态采集冠状动脉血流储备信息,结果显示冠脉储备指数如下。LAD:1.70,LCX:1.22,RCA:1.43,TOT:1.47(108-83)。

结论:左心室各壁未见明显心肌缺血征象;LAD、LCX 及 RCA 支配区冠状动脉血流灌注储备指数减低,结合超声心动图及冠脉 CTA 结果,提示患者存在冠状动脉微循环功能障碍。

(刘国兵　石洪成)

第十四节　肺灌注显像检查与诊断及其临床应用

肺灌注显像(pulmonary perfusion imaging)是呼吸系统核医学最重要的一项内容,最主要的应用是肺血栓栓塞症的诊断和评价。在临床应用中,肺灌注显像对肺栓塞具有诊断价值,并可应用于慢性阻塞性肺疾病(COPD)诊断及鉴别诊断、肺动脉高压诊断、肺切除术前后肺功能评价与预测、肺动脉畸形及肺动脉病变诊断。

一、显像原理与方法

(一)显像原理

肺泡毛细血管直径为 7~9 μm,当静脉注射大于肺毛细血管直径的蛋白颗粒显像剂(9~60 μm)后,显像剂随血流进入并随机暂时性嵌顿在肺毛细血管床中,因此显像剂的分布与局部肺血流灌注量成正比,通过 γ 照相机或 SPECT 进行肺显像反映肺血流灌注情况,称为肺灌注显像。

由于一次常规肺灌注显像注入的显像剂颗粒暂时性阻塞的肺毛细血管数量仅占全部肺毛细血管的 1/1 500,且显像剂在肺内的生物半衰期仅 2~6 h,所用颗粒经降解后被肺泡内单核吞噬细胞系统清除,该显像一般不会引起肺血流动力学改变和肺功能改变。

(二)显像方法与显像剂

1. 方法　^{99m}Tc-MAA 注射活度为 111~185 MBq(3~5 mCi),其中约含蛋白颗粒 20 万~70 万粒,注射体积≥1 ml。由于 MAA 质量较大,易向下部沉降,故注射时应采用平卧位慢速静脉注射。对疑诊原发性肺动脉高压者,采用坐位注射。对肺血管床破坏严重的患者(如慢性肺心病),绝不可采用"弹丸"注射,以免引起急性肺动脉压增高。对于肺功能严重受损的患者和有右→左分流的先天性心脏病患者应禁用或慎用,以防放射性颗粒经分流道引起心、脑、肾血管栓塞,有过敏史患者皮试阳性者禁用。

临床图像采集分为平面显像与断层显像,患者呈仰卧位,双臂抱头,平稳呼吸,以减少呼吸运动对肺显像的干扰。平面显像常规取 6 个体位,即前位(ANT)、后位(POST)、左侧位(LL)、右侧位(RL)、左后斜位(LPO)和右后斜位(RPO),必要时加做左前斜位(LAO)和右前斜位(RAO)。选用低能高分辨率或低能通用型准直器,采集矩阵为 256×256 或 128×128,窗宽 20%,ZOOM 值取 1.0,每个体位采集计数 500 K。断层显像时探头尽量贴近胸部。探头配以低能高分辨率型准直器,旋转 360°,每 6°采集一帧,每帧采集 15~20 s,共采集 60 帧,矩阵 64×64 或 128×128,ZOOM 值 1.0。此外,还可利用呼吸过程中特定时相作为门控采集触发信号,将呼吸周期分为若干时相进行采集获得与呼吸周期相对应的静止影像,呼吸门控技术可减少影像失真,也可对肺部整体和局部血流灌注进行定量分析。

2. 显像剂　常用肺血流灌注显像剂为放射性核素 ^{99m}Tc 标记的大颗粒聚合人血清白蛋白(^{99m}Tc-macroaggregated albumin,^{99m}Tc-MAA,直径 10~60 μm)和人血清白蛋白微球(^{99m}Tc-human albumin microspheres,^{99m}Tc-HAM,直径 10~30 μm)。由于 HAM 质量明显大于 MAA,所以目前 MAA 的临床应用最为普遍。

二、临床应用

（一）适应证

（1）肺栓塞症的诊断与疗效判断（首要适应证），结合肺通气显像及下肢深静脉核素显像可明显提高诊断的准确性。

（2）肺叶切除手术适应证的选择和术后残余肺功能预测。

（3）慢性阻塞性肺疾病（COPD）患者肺血管受损程度及疗效判断，肺减容手术适应证选择、手术部位和范围确定。

（4）先天性心脏病合并肺动脉高压及先天性肺血管病变患者的评价。

（5）成人呼吸窘迫综合征（ARDS）、肺肿瘤、肺结核及支气管扩张等病变对肺血流影响的程度与范围，为选择治疗方法提供适应证以及对疗效的判断。

（6）全身性疾病（胶原病、大动脉炎等）可疑累及肺血管者及原因不明的肺动脉高压或右心负荷增加。

（二）正常影像

1. 平面影像　各体位采集的平面影像显示双肺清晰，放射性分布基本均匀，叶间沟放射性较少，受重力影响肺尖部至肺底部放射性也由低到高增加。由于常规取仰卧位静脉注射显像，侧位显示双肺后部显像剂分布较浓，中部由于受肺门的影响，显像剂略显稀疏。

（1）前位：双肺轮廓完整，右肺影较左肺影大，中间纵隔及心影区显示空白，左肺下方基本被心影占据，肺门部纵隔略宽，肺底呈弧形，受呼吸运动的影响而稍欠整齐。

（2）后位：双肺轮廓完整，两肺面积大小近似。脊中间柱及脊柱旁组织显示空白，左肺下内方近脊柱旁可见心脏压迹。受肩胛骨及其附近肌群影响，肺上方放射性分布可略稀疏。

（3）侧位：双肺影呈蛤蚌形，前缘较直略呈弧形，后缘约120°。左侧位显示左肺与右侧位显示右肺影形态相似但方向相反，左肺前下缘受心脏影响略向内凹陷。注意左、右侧位显像应考虑对侧肺影的放射性干扰。

（4）斜位：采用后斜位显像观察肺基底段获得肺切线影像。斜位图像上两侧肺影有重叠，使用本卧位做诊断时应以 X 射线胸片作对照，以便对病变局部做出合理解释。

肺灌注多体位平面显像正常图像及肺解剖各叶段对照见图 108-82 和图 108-83。

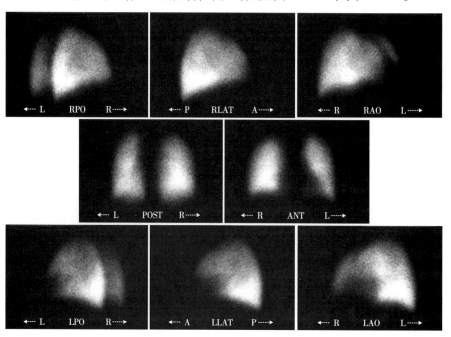

图 108-82　正常肺灌注多体位平面显像

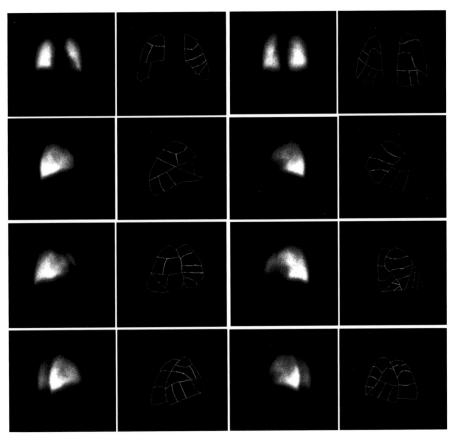

右上叶:1.尖段;2.后段;3.前段。右中叶:4.外段;5.内段。右下叶:6.背段;7.内基底段;
8.内基底段;9.外基底段;10.前基底段。左上叶:11.尖段;12.前段;13.上舌段;14.下舌段。左下
叶:15.背段;16.前基底段;17.外基底段;18.后基底段(REF:参考尺寸)。

图 108-83　肺解剖各叶段对照示意

2.**断层影像**　断层显像所得原始数据经处理后得到横断面、冠状面和矢状面 3 个断面图像,层厚3~6 mm,能提供比平面显像更清晰的肺三维结构血流灌注影像。肺灌注断层显像可在 CT 图像上勾画肺轮廓并明确划分肺叶及肺段(图 108-86),而后在肺灌注断层图像及 SPECT/CT 融合图像中同步显示划分结果帮助诊断。

(三)异常影像及临床应用

1.**肺栓塞**　急性肺栓塞(acute pulmonary embolism,APE)是由于内源性或外源性栓子堵塞肺动脉主干或分支引起肺循环障碍的临床和病理生理综合征,临床表现为呼吸困难、胸痛、咯血、发热等症状。其发病率约为 100/10 万,仅次于冠心病及高血压,死亡率居第三位,仅次于肿瘤及心肌梗死,但长期以来由于对该病的防治缺乏足够的重视,经常漏诊和误诊。绝大多数 APE 患者都有诱因,如下肢或盆腔静脉血栓形成、长期卧床或不活动、慢性心肺疾病、手术、创伤、恶性肿瘤、妊娠及口服避孕药等。其中静脉血栓是最主要的病因,70%~80%肺血栓来源于下肢静脉。肺栓塞肺灌注显像时呈肺叶、肺段或亚段性缺损,是肺栓塞的影像特征(图 108-85)。急性肺栓塞是指发病在 14 d 内的肺栓塞,其早期的病理生理学改变表现为肺动脉的血流动力学改变,而局部的气道通气功能尚未受到明显影响,因此采用肺通气/灌注(V/P)显像有助于急性肺栓塞的早期诊断,表现为肺 V/P 显像不匹配的影像特征,即肺灌注显像时病灶部位为缺损区,而该部位的肺通气显像则为正常。

　　肺灌注显像为功能显像,反映肺血流灌注动力学改变,并不直接反映肺血管病变,因此与临床症状密切相关。肺灌注显像在 APE 的诊断中具有非常重要的作用和独特的价值,与 CTPA 联合应用可以优势互补,起到决定性的诊断作用。肺 V/P 显像对周围型 PE 的诊断明显优于 CTPA,而 CTPA 对中央型 PE 的诊断明显优于肺 V/P 显像。

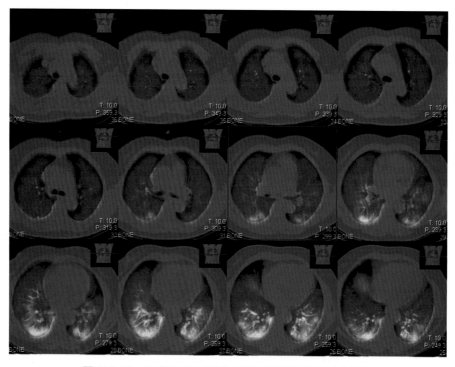

图 108-84　正常肺灌注横断面 SPECT/CT 断层融合图像

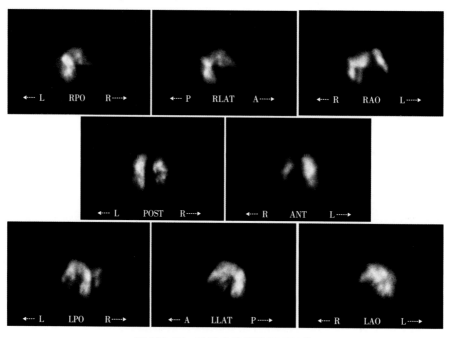

图 108-85　肺栓塞肺灌注平面显像

2. 慢性阻塞性肺疾病　慢性阻塞性肺疾病（COPD）主要由于支气管长期不完全性阻塞,导致的通气功能障碍、肺气肿和肺血管改变,肺灌注显像主要表现为斑片状显像剂分布减低区或缺损区,且不呈节段性分布,是 COPD 所致广泛肺毛细血管床受损的表现。肺通气显像常因支气管的损伤程度不同和不完全阻塞,表现为放射性颗粒中央气道沉积和周边性气道的沉积,形成多处不规则的放射性"热点",常与显像剂分布减低区混杂分布。COPD 初期 V/P 显像大致相匹配(图 108-86)。随着病情进展至晚期,肺通气功能受损的范围与血流灌注的影响不完全相同,可出现部分病变部位 V/P 显像不一致现象,肺通气显像的减低程度较灌注显像更明显,称为反向不匹配。COPD 肺通气显像受损程度与患者的肺功能密切相关,肺灌注显像对肺血管床损害的部位、范围、程度及药物疗效的判断有一定价值。

COPD 患者常合并有 PE,采用肺 V/P 断层显像有助于鉴别诊断 COPD 合并 PE 的患者。

内科药物治疗 COPD 期间用 V/P 显像观察其疗效,简便易行。如果内科治疗不甚满意,可对部分有条件的患者采用肺减容术,切除病变部分,减少气道的阻塞,恢复小气道的弹性,改善患者的呼吸功能。在 COPD 手术前肺 P/V 断层显像半定量法可为切除病变的范围提供依据,并且能够判断术后肺呼吸功能改善情况。病情严重的 COPD 患者可形成肺大疱(图 108-87),其表现为肺灌注显像放射性缺损区,与肺通气显像匹配,可对肺减溶手术前患者肺功能的判断及手术预后的估测提供可靠的依据。

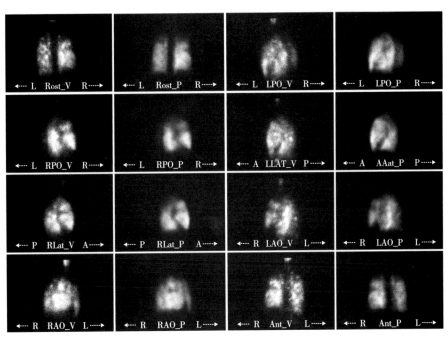

图 108-86　COPD 患者肺通气/灌注显像(V 通气/P 灌注)

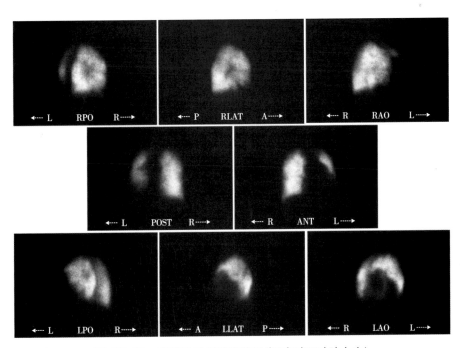

图 108-87　COPD 患者肺灌注显像(右肺下叶肺大疱)

3.肺动脉高压 肺动脉高压是指原因不明或由于心脏及肺部疾病等原因所致的肺动脉压力持久性增高。肺灌注显像有助于肺动脉高压的诊断,其典型的表现是双肺尖部显像剂分布明显高于肺底部,呈倒"八"字形,双肺内显像剂分布严重不均匀,临床常见于肺心病和二尖瓣狭窄引起的肺动脉高压,致使肺血流分布发生逆转。如果肺灌注/通气显像联合应用,可以鉴别原发性和继发性肺动脉高压。原发性肺动脉高压在肺通气显像时受损部位呈显像剂分布缺损区,而肺灌注显像则显示相应缺损区内有显像剂填充,呈"反向不匹配"现象,这种特点有助于肺动脉高压鉴别和治疗方法的选择(图108-88)。

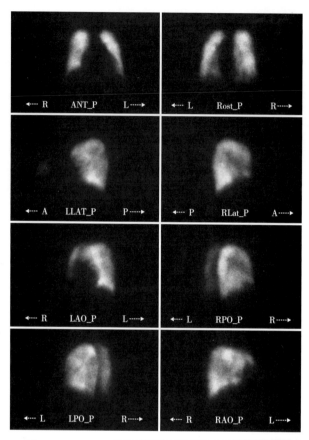

图108-88 肺心病导致肺动脉高压患者肺灌注显像

4.肺部手术前后肺功能的评价与预测 近年来,对于肺切除术前后肺功能的评价与预测日益受到关注。常规肺功能第一秒用力呼气量(forced expiratory volume in first second,FEV_1)检测是判断手术前后肺功能指征的常用方法。然而随着肺手术范围的扩大,尤其对于手术高危险病例,如老年肺癌患者或肺癌合并 COPD 患者及肺功能明显减退者,要求全面和准确地评估术后肺功能的变化情况,以利于提高手术安全和扩大肺切除指征。因此,术前预测术后残留的肺功能和正确评估手术的可行性对判断疗效和预后具有重要意义。

肺通气和灌注显像分别代表了肺各区域的通气容量和毛细血管床的数量,因此能够反映肺总体、分侧以及局部的形态和功能变化。对肺手术患者,术前将两肺的放射性计数通过勾画感兴趣区(ROI)进行定量分析,可分别了解被切除肺和残留肺占全部肺通气分布的比例(V%)和灌注分布的比例(Q%)。如预测某一肺功能值(F),计算的基本公式为:预测术后 F=术前 F×术后余肺 V%(或 Q%);预测手术丧失F=术前 F×被切除肺 V%(或 Q%)。

预测术后 FEV_1<0.8 L 通常视为肺切除术的禁忌证,因为 $PFEV_1$<0.8 L 者,易发生 CO_2 潴留、运动耐量下降,死亡率明显增加。$PFEV_1$ 若>0.8 L,即使是手术高危患者,术后30 d 内死亡率仅有15%。平面灌注显像在预测术后肺功能时存在一定的局限性,原因是正位叶与叶之间相互重叠,侧位和正位叶间裂也不清楚,并有对侧肺的干扰,两个不同体位的灌注量属两个不同的二维平面,总计数相差极大,因此,人为因素大且重复性差。通过术前 $PFEV_1$ 和术后实测 FEV_1 之间以及术前术后 Q 值的对比明显相关,说明断层显像预测方法准确性高,更值得推广应用。

5.肺动脉畸形及肺动脉病变的诊断

(1)肺动脉闭锁:患侧肺因无血流灌注而不显影。

(2)肺动脉狭窄:由狭窄动脉供血的肺区无血流灌注或稀疏,呈肺段分布。

(3)肺动脉发育不全或缺如:患侧肺血流灌注缺损或稀疏,通气功能正常。结合临床及 MDCT 与肺栓塞相鉴别。

(4)肺动脉与支气管动脉形成侧支循环:肺动脉血倒流入支气管动脉,使原来应该被灌注的部位出现放射性稀疏或缺损区。

(马温惠)

第十五节　肺通气显像检查与诊断及其临床应用

一、显像原理与方法

(一)显像原理

经呼吸道吸入一定量的放射性显像剂,由于显像剂直径不同,将分别沉降在喉头、气管、支气管、细支气管以及肺泡壁上,在气道内的有效半衰期为 1~8 h,采用 γ 照相机或 SPECT 可使气道及肺显影。当呼吸道某部位被阻塞,显像剂不能通过阻塞部位,则阻塞部位以下呼吸道至肺泡出现放射性缺损区。采用此方法探测放射性气溶胶在呼吸道内的沉降情况,以此来判断气道通畅情况及病变状态,以达到诊断目的。

(二)显像方法与显像剂

1.显像前准备　向患者解释检查程序。接通雾化器各管口,使之处于工作状态。令患者用嘴咬住口管,用鼻夹夹住鼻子试吸氧气,使之适应此种呼吸。

2.吸入微粒

(1)气溶胶雾粒吸入:微粒直径为 1~30 μm,是由气溶胶雾化器将^{99m}Tc-DTPA(也可用^{99m}Tc-硫胶体或^{99m}Tc-HAS)溶液雾化而成,雾粒直径大小与气溶胶沉积部位有直接关系。当气溶胶微粒大于 10 μm 时,主要沉积于细支气管以上部位,颗粒越大越靠近大气管;5~10 μm 时沉积于细支气管;3~5 μm 的颗粒沉积于肺泡之中,更小者易经过气道呼出体外。由于一次性吸入的气溶胶颗粒肺内只有 5%~10% 沉积,因此显像时应反复吸入气溶胶。

将^{99m}Tc-DTPA 1 480 MBq(40 mCi)溶液,体积为 2 ml,注入雾化器,再注入 2 ml 生理盐水,调整氧气流速为 8~10 L/min,使其充分雾化。经过分离过滤,产生雾化大小合适的气溶胶,平均雾粒产生率 6.7%。使受检者尽可能多地吸入气溶胶雾粒,吸入时间为 5~8 min,每次实际吸入剂量为 1~2 mCi。

(2)锝气体吸入:锝气体(technegas)直径 2~20 nm,约为常规气溶胶大小的 1/10。在正常人,锝气体通气显像与氙[^{133}Xe]相似,在 COPD 患者中也是如此,并且未见到锝气体在中央气道的沉积。在吸入后的 60 min 内均见到锝气体的稳定分布,这为获得多体位平面显像和断层显像提供了充分的时间。在对疑有肺栓塞患者的研究中,锝气体与^{133}Xe 的准确性相近。

将高比度(>370 MBq/0.1 ml)的新鲜^{99m}TcO$_4^-$洗脱液注入锝气体发生器的石墨坩埚内,在充满氩气的密闭装置内通电加温,在 2 500 ℃的条件下^{99m}TcO$_4^-$蒸发成锝气体,患者通过连接管及口罩吸入 3~5 口锝气体即可。

放射性气溶胶肺显像反映的是进入气道气溶胶的分布状态,它与放射性惰性气体吸入显像的根本不同之处,在于它无法呼出体外,不能用此法判断气道的洗出(清除)功能状态。

3. 图像采集

(1)多体位平面采集:探头配以低能高灵敏度或低能通用型准直器。能峰 140 KeV,窗宽 20%。常规采集前位、后位、左侧位、右侧位、左后斜位和右后斜位 6 个体位图像,必要时加做左前斜位和右前斜位,矩阵 128×128,ZOOM 1.5 ~ 2.0,采集计数 500 K。

(2)断层采集:患者取仰卧位,双臂抱头,使探头尽量贴近胸部。探头配以低能通用型准直器,旋转 360°,每 6°采集一帧,每帧采集 20 ~ 30 s,共采集 60 帧,采集矩阵 128×128,ZOOM 1.6。采集过程中嘱患者平稳呼吸,以减少呼吸运动对肺显像的干扰。原始数据经断层图像处理,得到肺横断面、冠状面及矢状面图像,层厚 3 ~ 6 mm。

二、临床应用

(一)适应证

与肺灌注显像配合鉴别诊断肺栓塞或 COPD。肺实质性疾病的诊断,治疗效果的观察及预后评估。通过测定 V/Q 判定肺功能。阻塞性肺疾患的诊断及病变部位的确定。

(二)影像分析

1. 正常影像　平面及断层像基本上与肺灌注象相似,所不同之处,可因吸入放射性气体颗粒不够均匀及气溶胶受气道内气流影响较大,大气道内混积较多,使喉头、大气道显影,如有放射性通过食管进入胃,则在胃区可见放射性浓聚。由于放射性气溶胶经反复吸入沉积于有通气功能的气道和肺泡内,清除较慢。如采用锝气体显像,则不会出现喉头和大气道等显影,且图像质量要好于气溶胶显像(图 108-89)。正常肺通气影像和肺灌注影像所见基本一致,无不匹配显像征。

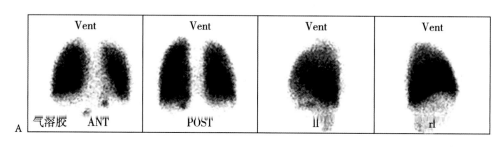

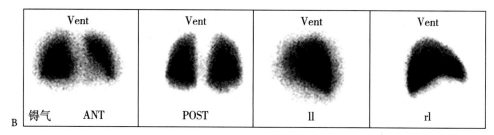

A.气溶胶显像;B.锝气体显像。Vent:肺通气显像;ANT:前位;POST:后位;ll:左侧位;rl:右侧位。

图 108-89　正常肺通气图像

2. 异常影像

(1)局限性放射性稀疏或缺损:包括一侧肺、肺叶性、肺段性及亚段性放射性稀疏或缺损,多见气道狭窄或阻塞、肺泡内存有渗出物或萎陷等。

(2)弥散性放射性稀疏或缺损:两肺放射性分布不均匀,有多发散在放射性稀疏或缺损,多见于慢性阻塞性肺疾病。

（三）肺栓塞的诊断

1.平面显像诊断标准　平面显像诊断标准一般沿用肺栓塞诊断前瞻研究Ⅰ（prospective investigation of pulmonary embolism diagnosis，PIOPED Ⅰ）系列标准，对肺栓塞诊断标准如下。

（1）高度可能性：①大于或等于2个肺段的灌注稀疏、缺损区，同一部位的肺通气显像与胸部X射线检查均未见异常；或灌注缺损区大于异常的肺通气或X射线胸片。②1个较大的和2个以上中等的肺灌注、缺损区，同一部位的肺通气显像与胸部X射线检查正常。③4个以上中等灌注稀疏、缺损区，同一部位的肺通气显像和胸部X射线检查正常。

（2）中度可能性：①1个中等的、2个以下较大的肺灌注稀疏、缺损区，同一部位的肺通气显像和胸部X射线检查正常。②出现在肺下野的灌注、通气显像均为放射性分布减低、缺损区，与同一部位胸部X射线检查病变范围相等。③1个中等大小的灌注、通气缺损区，同一部位的胸部X射线检查正常。④灌注、通气显像均为放射性分布减低、缺损区，伴少量胸腔积液。

（3）低度可能性：①多发的"匹配性"稀疏、缺损区，相同部位胸部X射线检查正常。②出现在肺上、中野的灌注、通气缺损区，相同部位胸部X射线检查正常。③灌注、通气显像均为放射性分布减低、缺损区，伴大量胸腔积液。④面积小于胸部X射线检查阴影的灌注、通气缺损，通气显像正常或异常。⑤条索状灌注稀疏、缺损，通气显像正常或异常。⑥4个以上较小的灌注稀疏、缺损，通气显像正常或异常，相同部位胸部X射线检查正常。⑦非阶段性缺损。

（4）更低度可能性：3个以下较小的灌注稀疏、缺损，通气显像正常或异常，相同部位胸部X射线检查正常。

（5）正常：肺形态与胸部X射线检查一致，无灌注稀疏、缺损。

注：较大表示大于一个肺节段的75%以上；中等大小表示相当于一个肺节段的25%~75%；较小表示相当于一个肺节段的25%以下。

2.断层显像诊断标准　V/Q断层图像评价标准，参照2009年欧洲核医学会（European Association of Nuclear Medicine，EANM）的肺栓塞诊断指南中的诊断标准。排除肺栓塞：①灌注显像正常；②通气/灌注匹配或反向不匹配；③通气/灌注不匹配，但不呈肺叶、肺段或亚段分布。确定肺栓塞：通气/灌注不匹配，其范围不少于一个肺段或两个亚肺段。不确定诊断：多发性通气/灌注异常而非特定疾病的典型表现。

尽管SPECT显像V/Q不匹配是诊断肺栓塞的重要依据，但其他病变也可导致这种表现。此外，并非所有的肺栓塞患者都有典型的V/Q不匹配表现，因为这些患者发展成肺梗死的V/Q表现为匹配的缺损。随着SPECT/CT的发展，肺栓塞以外的病变，如放疗后肺改变、肺气肿、肺肿瘤或纵隔淋巴结肿大等疾病引起的血管受压所致的V/Q不匹配表现可以被发现；另外，SPECT/CT还可以发现肺炎、肺脓肿、胸膜或心包积液、肿瘤和肺梗死所致的匹配改变，从而提高了肺栓塞诊断的特异性和总的诊断准确性。

（1）肺栓塞的疗效监测：本法简便、无创，利于重复检查以观察肺栓塞病情演变和疗效。如溶栓治疗中进行系列显像观察，可为选择合适的终止治疗时间提供依据，避免用药过多。治疗后原放射性缺损减小或消失，说明治疗有效；无变化甚至病变范围扩大或又出现其他新部位的放射性缺损区，说明疗效不佳或又有新的栓塞形成。

（2）慢性阻塞性肺疾病评价：慢性阻塞性肺疾病（COPD）肺灌注显像的典型表现是弥漫性散在的与通气显像基本匹配的放射性减低区或缺损区，与血流分布无一定关系。此类患者中，90%以上合并有不同程度的肺动脉高压，且左侧出现频率明显高于右侧。由于血流动力学的改变导致肺灌注不正常，即为两肺上部的肺血流灌注增加，甚至超过两肺下部，形成"八"字形分布。肺灌注显像对COPD患者在肺血管床损害的部位、范围、程度及药物疗效的判断有一定价值。

病情严重的COPD患者可形成肺大疱，其表现为肺通气及灌注显像为匹配的呈肺叶状分布的放射性缺损区，可对肺减容手术前患者肺功能的判断及手术预后估测提供可靠依据。

（秦显莉　张　松）

第十六节　肿瘤^{18}F-FDG 正电子发射计算机体层显像仪显像检查与诊断及其临床应用

PET/CT 在临床肿瘤学中的应用主要有：①肿瘤诊断及鉴别诊断；②肿瘤临床分期与再分期；③肿瘤治疗疗效判断及复发监测；④肿瘤预后评价；⑤肿瘤治疗方案及放疗生物靶区勾画；⑥肿瘤治疗新药与新技术的客观评价。

一、显像原理与方法

（一）显像原理

肿瘤细胞基本生物学特征之一是细胞快速增殖伴高代谢（如葡萄糖、蛋白质、核酸等），用放射性核素标记代谢物质或其类似物即可使肿瘤组织聚集放射性形成"热区"，从而定性和定量显示病灶的代谢活性，对病灶性质和分布情况做出判断。此类示踪剂大多为正电子标记的放射性药物，如^{18}F、^{11}C、^{13}N 和^{15}O 标记的糖代谢、磷脂代谢、氨基酸代谢和核酸代谢等。2-氟-18-氟-2-脱氧-D-葡萄糖［（2-fluorine-18-fluoro-2-deoxy-D-glucose，^{18}F-FDG；也称^{18}F-氟代脱葡萄糖；^{18}F-fluorodeoxyglucose，18F-FDG；FDG）］是最成熟的肿瘤代谢显像剂，它被誉为"世纪分子"。^{18}F-FDG 经静脉注射后，经细胞膜上的葡萄糖转运蛋白进入细胞，细胞内的^{18}F-FDG 在己糖激酶（hexokinase）作用下磷酸化，生成6-PO-4 ^{18}F-FDG，不能被磷酸果糖激酶所识别而停止进一步分解代谢，滞留在细胞内达数小时。在葡萄糖代谢平衡状态下，6-PO-4 ^{18}F-FDG 滞留量大体上与组织细胞葡萄糖消耗量一致，因而能反映体内葡萄糖的利用和摄取水平。

绝大多数恶性肿瘤细胞具有葡萄糖高代谢特点，胞内可积聚大量^{18}F-FDG，经 PET/CT 显像可显示肿瘤的部位、形态、大小、数量及肿瘤内的放射性分布。肿瘤细胞原发灶和转移灶具有相似的代谢特性，一次注射^{18}F-FDG 能方便地进行全身显像，对于了解肿瘤及其转移灶的全身累及范围具有独特价值。

大部分肿瘤病理类型如非小细胞肺癌、结直肠癌、恶性淋巴瘤等在^{18}F-FDG PET/CT 影像中均显示为高摄取（阳性）占位灶。但部分低级别胶质瘤、黏液腺癌、支气管肺泡癌、原发性肝细胞癌、肾透明细胞癌及部分前列腺癌也可以表现为低摄取，^{18}F-FDG 占位灶。

（二）显像方法

检查前禁食4~6 h，控制血糖水平。注射显像药物前后禁止肌肉过度运动（如频繁说话、嚼口香糖等），疑有胃肠道肿瘤者应于检查前1 d 服用缓泻剂或清洁灌肠，显像前亦可口服或静脉使用阳性或阴性造影剂。图像采集前应该排空膀胱；尽可能清除患者的金属物体，以免产生硬化伪影。

安静状态下休息20 min 以上，按体重计算，成人一般静脉给予剂量为^{18}F-FDG 2.96~7.77 MBq/kg，儿童酌情减量。显像剂注射45~60 min 后进行全身扫描。所得数据进行时间和组织衰减校正，常规使用 CT 图像和 PET 图像融合。

半定量分析：计算肿瘤/非肿瘤组织的^{18}F-FDG 摄取比值（T/NT）和标准化摄取值（standardized uptake value，SUV）两种方式。SUV 描述的是 FDG 在肿瘤组织与正常组织中摄取的情况。SUV 作为 PET 显像中定量分析参数，在诊断各种疾病，尤其是在定量比较中有重要价值。

二、临床应用

（一）适应证

适应证：①肿瘤诊断及鉴别诊断。②肿瘤临床分期及治疗后再分期。③肿瘤患者随访过程中监测肿瘤复发及转移。④肿瘤治疗后残余与治疗后纤维化或坏死的鉴别。⑤已发现肿瘤转移而临床需要寻找原发灶。⑥不明原因发热、副癌综合征、肿瘤标志物异常升高患者的肿瘤检测。⑦指导放疗计划,提供有关肿瘤生物靶容积的信息。⑧指导临床选择有价值的活检部位或介入治疗定位。⑨肿瘤治疗新药与新技术的客观评价。⑩恶性肿瘤预后评估及生物学特征评价。

(二)影像分析

1. 正常图像 ^{18}F-FDG PET/CT 显像反映靶器官葡萄糖代谢情况。正常情况下,脑是积聚 FDG 最多的器官,比身体其他部位高 10 倍甚至更多。肝、脾和骨髓会摄取少量 FDG。胃及肠道可见不同程度显像剂摄取分布,呈连续性,与消化道走行一致。纵隔、食管、具有分泌功能的乳腺以及骨盆的大血管内,也可见到少量放射性浓集。心肌 FDG 摄取量因人而异,即使延长禁食时间也不能消除。^{18}F-FDG 通过泌尿系统排泄,肾、膀胱等有不同程度放射性分布(图 108-90)。

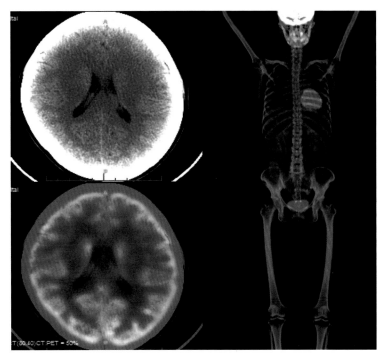

图 108-90 ^{18}F-FDG PET/CT 正常图像

2. 异常图像 在 PET/CT 显像图上出现示踪剂分布异常浓聚(高代谢灶)或稀疏缺损(低代谢灶)即为异常图像。高代谢灶是指病灶的示踪剂分布高于周围正常组织;低代谢灶是指病灶的示踪剂分布低于周围正常组织;有时也可出现病灶的放射性分布与周围正常组织相近的等代谢病灶。

(三)^{18}F-FDG PET/CT 显像在肿瘤诊断中的应用

1. 肿瘤良恶性鉴别 PET/CT 显像从分子水平、由不同影像模态提供病灶生物学特征信息,为肿瘤良、恶性鉴别提供更多依据。^{18}F-FDG PET/CT 在头颈部肿瘤(鼻咽癌、喉癌等)、恶性淋巴瘤、肺癌、食管癌、胰腺癌、肝癌、肾癌、膀胱癌、前列腺癌、乳腺癌、宫颈癌、卵巢癌、原发性骨恶性肿瘤(如骨肉瘤、软骨肉瘤、尤因肉瘤等)、横纹肌肉瘤、平滑肌肉瘤、黑色素瘤、胸膜间皮瘤等恶性肿瘤的诊断及鉴别诊断中均具有重要的临床应用价值。

部分增殖快、代谢高的良性病变,如活动性结核、隐球菌性肉芽肿、急性感染灶、脓肿、结节病、甲状腺高功能腺瘤等也可出现 ^{18}F-FDG 高摄取,导致假阳性结果。高分化肝细胞癌、部分肾透明细胞癌可出现假阴性结果。可以改用其他显像剂,如 ^{11}C-乙酸和 ^{11}C-胆碱可显示高分化肝细胞癌,可弥补 ^{18}F-FDG 对高分化肝细胞癌等诊断的不足。

2. 肿瘤分期 恶性肿瘤转移灶与原发灶有组织学同源性,具有相似的代谢特点,^{18}F-FDG 是一种广谱恶性肿瘤显像剂,是以解剖图像方式显示肿瘤组织的葡萄糖代谢情况,属于肿瘤阳性显像,对于全身各个组织脏器,包括淋巴结、骨骼等的转移灶均能清楚显示。对于纵隔、肺门、腹腔、盆腔等解剖结构复杂部位淋巴结转移灶的检出具有明显的优势,特别是对 CT、MRI 难以检出的小淋巴结转移灶具有重要的临床价值。

临床研究证实,经 ^{18}F-FDG PET/CT 显像检查,有 30% ~40% 的恶性肿瘤患者提高临床分期,改变了临床治疗方案。^{18}F-FDG PET/CT 显像可全面客观地了解恶性肿瘤的全身累及范围,为准确进行肿瘤分期、为临床治疗方案的决策提供科学依据。

3.疗效评价 在恶性肿瘤治疗过程中,早期了解肿瘤对治疗的反应,可以及时调整治疗方案,免除无效而且有不良反应的治疗,赢得治疗时间,获得最大治疗效果。肿瘤对放疗、化疗有效反应首先表现为代谢降低、肿瘤增生减缓或停止,随后才出现肿瘤体积缩小或消失。PET/CT 显像提供功能代谢信息,可在治疗早期显示肿瘤组织的代谢变化,对于早期评价疗效具有重要意义。

4.复发及转移监测 恶性肿瘤治疗后出现复发或转移是影响患者生存期的主要因素之一,早期发现肿瘤复发及转移,可以及时采取治疗措施,延长生存时间,提高生存质量。特别是肿瘤标志物增高时,PET/CT 检查对于发现复发及转移病灶具有重要意义(图108-91)。

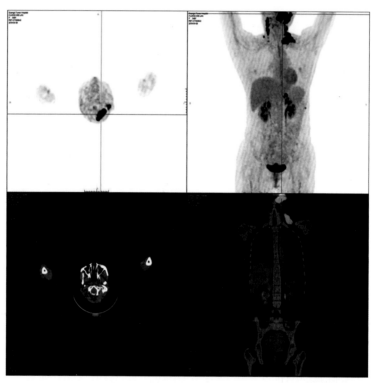

患者女 49 岁,鼻咽癌放疗后 10 月余,末次化疗后 8 月余,左颈肿痛 3 月余。
PET/CT 诊断:鼻咽癌放化疗后,颈部及锁骨区多发肿大淋巴结伴代谢增高,提示转移。

图 108-91 鼻咽癌

5.肿瘤残余和治疗后纤维组织形成或坏死的鉴别 恶性肿瘤经手术、放疗、化疗后,病灶局部出现变化,CT 或 MRI 等检查有时难以鉴别治疗后纤维瘢痕形成或坏死组织,还是残余肿瘤。由于残余肿瘤组织代谢率明显高于治疗后形成的纤维瘢痕或坏死组织,PET/CT 显像可以显示高代谢肿瘤残余组织,从而鉴别纤维瘢痕或坏死组织。PET/CT 显像在这方面具有明显优势。

6.寻找恶性肿瘤原发灶 未知原发灶的肿瘤是指有明确转移灶,而未发现原发灶者。临床上常常是首先发现淋巴结或其他组织脏器的恶性肿瘤转移灶或血清肿瘤标志物明显增高,其中有少部分经过常规影像学方法可以检出原发灶,但是,仍有大部分不能检出原发灶。

临床研究结果显示,^{18}F-FDG PET/CT 显像对未知原发灶恶性肿瘤检出灵敏度为 30% ~50%。病灶过小肿瘤及某些特殊类型肿瘤,如前列腺癌、肾透明细胞癌、高分化肝细胞癌等,^{18}F-FDG PET/CT 显像可出现假阴性,定期复查及使用其他显像剂,如^{11}C-蛋氨酸、^{11}C-胆碱、^{11}C-乙酸等可提高检出率。

7. 指导临床活检 PET/CT 全身显像可明确肿瘤原发灶及全身累及情况,高代谢部位多为肿瘤细胞集中而且增殖活跃的部位。PET/CT 全身扫描有利于辅助临床医师选择表浅、远离血管和神经等重要解剖结构部位的高代谢病灶进行活检,容易获得正确诊断信息。

8. 指导放疗计划 PET 分子显像引入放射靶区新概念,即肿瘤生物靶区(biological target volume, BTV)。生物靶区可初步定义为由一系列肿瘤生物学因素决定的治疗靶区内放射敏感性不同的区域,这些因素包括:①乏氧及血供;②增殖、凋亡及细胞周期调控;③癌基因和抑癌基因改变;④浸润及转移特性等。对同一肿瘤内不同放射敏感性的肿瘤细胞亚群给予不同的剂量,从生物学方面达到适形勾画与治疗。随着新的 PET 显像剂的研发,将 CT 解剖靶区与 PET 显示的生物靶区相结合进行综合分析,可以为放疗计划提供更加精准、可靠的信息。

(肖国有)

第十七节　正电子发射断层成像/磁共振成像在疾病诊断中的临床应用

正电子发射断层成像/磁共振成像(positron emission tomography /magnetic resonance imaging,PET/MRI)是目前最先进的医学影像设备,它的临床应用是医学影像诊断技术发展的里程碑。由于 PET 显像难以提供清晰的解剖信息,MRI 能够提供多序列、多参数、多方向、多时相的高分辨率的结构及功能图像,两者结合对于神经、心脏、腹盆腔和骨关节等疾病的临床应用具有重要价值。

一、显像原理与方法

(一)显像原理

1. PET 显像原理 正电子显像剂发射出的正电子在很短的距离内(1~3 mm)与组织细胞中的负电子发生湮灭辐射,产生互成180°、能量均为 511 keV 的 γ 光子对。光子对几乎同时被 PET 探测器环对称位置上的探测器采集到,由符合线路进行甄别和记录,称为电子准直。它避免了使用质量很重的铅或钨制准直器,提高了探测灵敏度和空间分辨率。

2. MRI 显像原理 MRI 显像是对组织细胞中的原子核进行成像,最常用的是氢原子。在外磁场环境中施加特定频率的射频脉冲,氢原子核受到射频激发吸收能量后,宏观磁化矢量发生偏转,当射频脉冲关闭以后,氢原子核将重新沿着外磁场方向排列,恢复至平衡状态。在这个过程中释放出能量,并完成信号的接收,再通过计算机后处理获得图像。

(二)显像方法与显像剂

1. 检查准备 检查前 1 d 禁酒、禁做剧烈运动,检查前应禁食 4 h 以上,糖尿病受检查应将血糖浓度控制在正常范围。检查当日由接诊医师采集病史,明确检查目的,确认检查方案,排除 MRI 检查禁忌证,告知检查流程和注意事项等。

测量受检者身高、体重、血糖并建立静脉通道。根据体重计算药物注射剂量,常规注射放射性示踪剂(^{18}F-FDG)检查的受检者,示踪剂注射完毕后封闭视听,调暗休息室灯光,温度控制在 22 ℃左右,其间避免交谈、进食和咀嚼。受检者休息约 60 min 后,去除身上所有金属物品,进入检查间接受扫描。

2. PET/MRI 扫描方案 全身扫描范围一般由颅顶至大腿中段,根据患者身高设置 5~6 个 PET 扫描床位,同步的 MRI 序列扫描中心与相应的 PET 扫描床位中心一致。因此,定位中心不能上下调整,前后及左右可以调整。MRI 扫描序列一般包括:横轴位 T_2WI、横轴位 T_1WI、横轴位 DWI、冠状位 T_2WI、冠状位

LAVA-Flex。

3. 工作流程　根据不同临床指征,显像工作流程可不同。与 PET/CT 肿瘤显像一样,PET/MRI 也能进行全身显像,即多个连续床位扫描,以覆盖更大的显像范围。在相同的显像范围内,由于 MRI 成像方案和序列多样复杂,全身 PET/MRI 检查比 PET/CT 检查耗时更长。根据患者身高,这一覆盖范围通常需要 4~5 个床位。可根据需要组合使用头、颈专用(衰减校正)射频线圈和不同数量的相控阵体表线圈。由于膀胱内尿液^{18}F-FDG 活性不断增加,通常采用仰卧位,自大腿中段开始到颅底方向进行显像,以确保膀胱周围病变的信号损失最小。

4. 显像剂

(1)PET 显像剂:PET 显像剂是由正电子放射性核素标记的化合物。正电子放射性核素多由回旋加速器或发生器制得,常用的有^{18}F、^{11}C、^{13}N 和^{15}O 等,它们是组成人体生命物质的基本元素,其标记化合物的代谢过程反映了机体生理和生化功能的变化。常用正电子核素的物理性能,见表108-10。

表 108-10　常用正电子核素的物理性能

正电子核素	半衰期/min	制备的核反应过程
Fluorine(氟)-18 $\left[^{18}F\right]$	110	$^{18}O(p,n)^{18}F$ $^{20}Ne(d,\alpha)^{18}F$
Carbon(碳)-11 $\left[^{11}C\right]$	20.5	$^{14}N(p,\alpha)^{11}C$
Nitrogen(氮)-13 $\left[^{13}N\right]$	10	$^{16}O(p,\alpha)^{13}N$
Oxygen(氧)-15 $\left[^{15}O\right]$	2.1	$^{14}N(d,n)^{15}O$ $^{15}N(p,n)^{15}O$

(2)MRI 造影剂:当正常与病变组织的弛豫时间重叠时,常规 MRI 平扫提供的病变信息有限,应用造影剂能改变组织的弛豫时间和信号强度,提高疾病诊断的敏感性和特异性。MRI 造影剂是顺磁性物质,能够与氢原子核的磁场相互作用,影响纵向弛豫和横向弛豫时间,改变组织的信号强度。根据磁敏感性的不同,MRI 造影剂分为顺磁性、超顺磁性和铁磁性造影剂。临床最常用的是顺磁性钆造影剂,具有多个不成对电子,其自旋产生的局部磁场能够缩短邻近水中氢质子的弛豫时间,临床主要利用其 T_1 效应作为 T_1WI 的阳性造影剂。

二、临床应用

(一)中枢神经系统疾病应用

MRI 是目前诊断大多数神经系统疾病的主要影像学方法,PET 可以提供脑代谢显像、脑受体显像和大脑血流动力学信息,也在临床广泛应用。一体化 PET/MRI 在单独模态成像基础上,有效弥补了 PET 空间分辨能力有限的问题,获得更精准的 PET 信号,可以进一步将多模态信息进行整合来诊断中枢神经疾病。

脑退行性病变与正常老化的鉴别存在困难。利用血氧水平依赖(blood oxygen level dependent,BOLD)、扩散张量成像(diffusion tensor image,DTI)、波谱成像等功能磁共振图像对脑血流、脑神经纤维走向等进行科学研究和分析,以及 PET 成像中放射性药物的分布差异,两者结合在神经退行性疾病诊断上很有临床价值(图 108-92)。另外,利用新的 PET 放射药物可以探测到淀粉样蛋白的沉积,该沉积与神经元退行性病变相关,多项研究结果显示一体化 PET/MRI,利用^{18}F 标记示踪剂可以诊断和鉴别阿尔茨海默病。

癫痫是常见的神经系统疾病,利用影像学手段检测癫痫病灶对手术能否进行至关重要,而一体化 PET/MRI 增加了潜在检测到癫痫病变的可能性。有研究者利用一体化 PET/MRI 上对 12 名颞叶内侧癫病患者同时进行磁共振动脉自旋标记技术成像和 PET 成像,评估两者的相关性,将诊断结果与作为金标准的立体脑电扫描技术对比,结果显示与金标准强相关,PET/MRI 能够提供临床术前评估的重要图像信息。

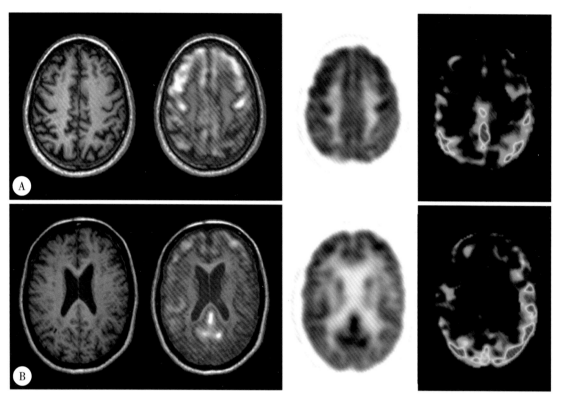

　　A. 阿尔茨海默病患者的后扣带回、顶叶皮质及楔前叶 FDG 代谢减低;B. 路易体痴呆患者除后扣带回 FDG 代谢正常外,其余脑叶代谢均减低。

图 108-92　脑 MRI T_1WI 图像、PET/MRI 融合图像、PET 图像和参考正常脑代谢出现的代谢差异图像

(二)心脏疾病中应用

　　多模态影像设备一直是心脏形态学和生理学的重要评估工具,目前一体化 PET/MRI 在临床上已经用于冠心病、心肌炎和结节病性心脏病的诊断,其在心脏疾病中应用的可靠性已经被证明。冠心病是由冠脉病变引起心肌缺血缺氧所导致。冠心病的诊断除了评价冠脉病变外,关键是评价冠脉病变所导致的心肌供血和冠脉功能的改变(图 108-93)。MRI 的高空间分辨率和软组织对比度使其可以清晰地显示炎性改变,目前临床一体化 PET/MRI 利用心脏磁共振成像技术在临床心肌炎症反应诊断的基础上,加入FDG-PET 图像进行联合诊断。结节病性心脏病一直是较难确诊的肉芽肿炎症反应性疾病,有复杂的病因,其表现往往伴随心律失常与心力衰竭。CMR 和 FDG-PET 都是临床上用于评估该病的常用手段,已经有研究表明两个模态联合会提高诊断效能,原因是他们的图像病理学表现不同,MRI 提供的结构和功能信息可对结节性心肌病进行全面准确的评估,PET 心肌灌注和代谢分析可以提供对比分析。White 等在Biograph mMR 上对 51 名患者进行了 PET/MRI 心脏扫描,与单独 PET 和 MRI 成像结果进行比较,证明了PET/MRI 对活动性心脏结节病诊断的可行性和准确性。一体化 PET/MRI 在急性心肌梗死、心力衰竭和心脏肿瘤的诊断中有良好的应用前景。另外,新型放射性药物的研究如[18]F-AV-133 和新 MRI 序列会在未来带来更多的可能性。

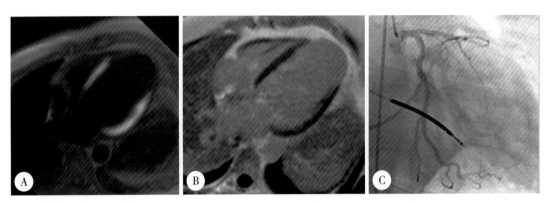

显示左心室心尖部明显变薄,室壁瘤形成,心尖部 FDG 代谢显著减低,且左冠状动脉前降支闭塞、无明显侧支循环。

图 108-93　陈旧性心肌梗死后 PET/MRI T_1WI 融合图像(A)、Gd 造影剂增强 MRI 图像(B)和冠状动脉造影图像(C)

(三)肿瘤疾病应用

在传统 PET/CT 临床应用中,肿瘤方面的应用最为重要,其灵敏度高,但特异度低。此外还有例如[11]C-醋酸盐、[11]C-胆碱及[18]F-PET 等诸多显影剂可用于特定恶性肿瘤检测。一体化 PET/MRI 在肿瘤检查中的应用往往与同是多模态影像设备的 PET/CT 结果进行对比。在头颈部和胸部肿瘤检查中,因为 MRI 良好的软组织对比特性,能更好地区分舌下腺、颌下腺和动静脉等结构,定位更精准。PET/MRI 动态增强技术可以获得 1 mm×1 mm×1.5 mm 高分辨率的乳腺癌图像,兼具 MRI 的高灵敏度和 PET 的高特异度,使乳腺癌的检出率明显提高。同时,一体化 PET/MRI 在肝癌、前列腺癌中也有很大优势。Beiderwellen 等对 70 个肿瘤患者(其中 36 个肝肿瘤区域)进行了研究,结果显示,一体化 PET/MRI 与 PET/CT 识别的病变区域相同,且 PET/MRI 能更清晰地发现肿瘤。另外,在神经内分泌肿瘤的检查上,Sawicki 等使用[68]Ga-DOTATOC 造影剂的 PET/MRI 与相同造影剂的 PET/CT 进行对比,前者有着对神经内分泌肿瘤更高的检出比例和肿瘤区域显著性。这意味着对神经内分泌肿瘤患者而言,一体化 PET/MRI 有更好的分期检查前景和更早期的诊断条件,因此可以对患者进行精准治疗。同时,一体化 PET/MRI 在肝门胆管恶性肿瘤、胰腺癌及子宫内膜癌等癌症中比 PET/CT 更有优势。在前列腺肿瘤的诊断上,一体化 PET/MRI 更高的空间配准精度,比 PET/CT 有更佳的临床表现和临床上的应用前景。[68]Ga-PSMA 应用在一体化 PET/MRI 上,能更容易地检测到转移性前列腺肿瘤,且精度更好。另外,在恶性肿瘤的临床分期上,PET/MRI 兼具 PET 高敏感性和 MRI 组织分辨率高的优势,具有广泛的应用前景(图 108-94)。

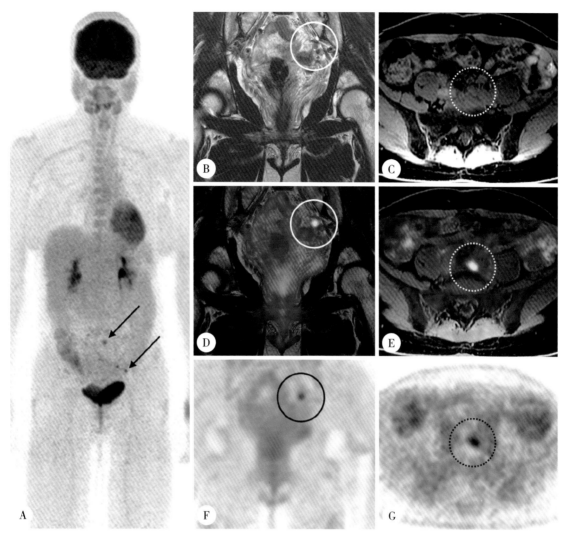

　　全身 PET MIP 图像显示下腹部和左侧盆腔数个结节状 FDG 摄取。B、D、F 显示左侧髂内淋巴结转移(直径 6 mm);C、
E、G 显示髂总淋巴结转移(直径 8 mm)。

图 108-94　患者男,53 岁,直肠癌行 PET/MRI 肿瘤分期

(张　松)

参考文献

1　卢洁,赵国光.一体化 PET/MR 操作规范和临床应用[M].北京:人民卫生出版社,2017:16-29.

2　田嘉禾,郭启勇.PET/MR[M].北京:人民卫生出版社,2020:254-362.

3　王荣福,安锐.核医学[M].9 版.北京:人民卫生出版社,2018:169-181.

4　石洪成.PET/CT 影像循证解析与操作规范[M].上海:上海科技出版社,2019:219-363.

5　王洋洋,杨光杰,王振光.肿瘤[18]F-FDG PET/MRI 全身显像专家共识(德国)[J].中华核医学与分子影像杂志,2020,40(9):549-555.

6　BERGQUIST P J,CHUNG M S,JONES A,et al. Cardiac applications of PET-MR[J]. Curr Cardiol Rep,2017,19(5):42.

7　HOPE T A,KASSAM Z,LOENING A,et al. The use of PET/MRI for imaging rectal cancer[J]. Abdom Radiol(NY),2019,44(11):3559-3568.

8 LIDDY S,MALLIA A,COLLINS C D,et al. Vascular findings on FDG PET/CT. [J]. Br J Radiol,2020,93(1113):20200103.

9 MAINTA I C, PERANI D, DELATTRE B M, et al. FDG PET/MR imaging in major neurocognitive disorders[J]. Curr Alzheimer Res,2017,14(2):186-197.

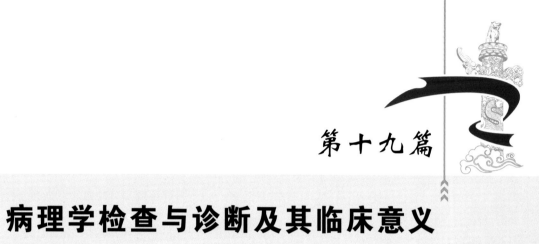

第十九篇

病理学检查与诊断及其临床意义

内容概览

第 109 章　病理学诊断的任务和重要性及应用

第 110 章　病理学检查使用的技术方法

第 111 章　病理学诊断的描述及病理报告解读

第109章

病理学诊断的任务和重要性及应用

病理学(pathology)是应用各种科学的方法研究疾病发生、发展及转归规律的学科。而诊断病理学(diagnostic pathology)，又称外科病理学(surgical pathology)，是病理学的一个重要分支，是指临床上为了诊断和治疗的需要，病理医师对患者活体内的病变组织、细胞进行形态学观察、免疫组织化学染色及分子病理学等病理学检查，并结合相关临床资料，综合分析后，做出关于该标本病理变化性质的判断和具体疾病的病理诊断(pathological diagnosis)的一门医疗实践科学，构成一个重要的临床学科。由于这是通过直接观察组织、细胞病变的宏观和微观形态学特征及结合分子病理而做出的诊断，相较于通过症状、体征、影像学检查和化验分析而做出的临床诊断，常常更为准确。因此，病理诊断常常被称作"金标准"或"最后诊断"。病理诊断为临床医师诊断疾病、制订治疗方案、评估疾病预后和总结诊治疾病经验等提供了重要的(有时是决定性的)依据。这种诊断报告是对诊治负有法律责任的医疗文件，因此，它在临床医学、法医学、新药开发和各种生物科研中都有广泛的应用。

诊断病理学的形成和发展经过了一个较长的历程。最早可追溯到1853年，巴黎大学著名的临床外科学教授Velpeau发表了关于乳腺癌外科活检的工作。在1870年，当时柏林大学的Carl Ruge及其同事Johann Veit倡导将外科活检组织检查最为一种重要的诊断手段。1889年，Friedrich von Esmarch又强调所有疑为恶性肿瘤需做广泛切除者，术前均应行光镜下病理诊断。冰冻切片机的问世和冰冻切片技术的开展加速了外科病理学的进程。随着这项工作在世界各地陆续开展，在总结经验的基础上，逐步形成诊断病理学。传统的外科病理学，主要通过活体组织检查(简称活检，biopsy)和手术切除标本，经肉眼观察、取材、组织经福尔马林固定、石蜡包埋、切片、苏木精-伊红染色(Hematoxylin-Eosin staining，HE染色)(必要时辅以特殊染色和组织化学染色)、光镜观察，然后做出诊断。因此，基本上属组织病理学范畴。近年来随着科学技术的进步，各种新技术和新方法的应用，如酶组织化学、免疫组织化学、电子显微镜技术、图像分析、流式细胞术、染色体组型分析以及聚合酶链反应(polymerase chain reaction，PCR)、高通量测序等分子生物学技术，使外科病理学的研究手段更加多样。病理诊断包括组织病理、细胞病理、术中快速冷冻切片等。作为病理医师，不仅需要掌握本专业的理论知识和技能，而且对临床医学应有较好的基础和一定的了解。应了解临床医师之所需，并做出相应的应对，对临床诊治积极提出建议。对某一肿瘤的病理诊断来说，仅诊断该肿瘤是良性或恶性是不够的，如为恶性，必须告知外科医师肿瘤的类型和分级、病变的范围，切除是否充分，是否需要做辅助治疗、对预后的推测及针对靶向治疗所做出的伴随诊断，等出现了"病理诊断"的概念。而现代诊断病理学的内容随着科学技术的发展，已经大大拓展了其领域，诊断病理学走向了信息化、标准化和现代化，出现了数字病理学、智慧病理学，人工智能更多地参与到病理诊断中，大大提高了病理医师在临床诊治中的作用和地位，病理医师与临床医师的沟通更加紧密，并参与或主持多学科协作诊疗(multi-disciplinary team，MDT)讨论。

第一节　病理学诊断的任务及重要性

诊断病理学的主要任务是对疾病做出正确的病理诊断,从而为临床上对疾病的防治、疗效的判断和预后的推测提供科学的依据。随着新的疾病及类型的不断增多,诊断和鉴别诊断的手段更加多样,如内镜检查、影像学(CT、MRI)、核医学、疾病标记物的生化检测、细胞遗传学检测及分子生物学技术的应用等。但大多数情况下,最终确定疾病的诊断,还得依靠诊断病理学,可见其在医学科学中的重要地位。

一、对疾病做出明确的病理诊断

尽管临床检验技术和影像医学发展快速,但对大多数有明确器质性病变的疾病而言,病理诊断仍然是无法替代的、最可靠的和最后的诊断。如对任何可触及的肿块或经影像学检查出的占位性病变组织,对内窥镜中见到的各种病变组织,以及对痰液及体腔内脱落的细胞都需经病理活检和细胞学检查才能确诊,即对病变的性质、种类和程度等做出正确判断。例如一位60多岁的男性,肝占位性病变,无论CT、MRI,还是PET,都不能100%明确是肿瘤还是非肿瘤性病变。若是肿瘤,是良性肿瘤还是恶性肿瘤? 如果是恶性肿瘤,是癌还是肉瘤? 如果是癌,是肝细胞性肝癌还是小胆管细胞癌? 其分化程度如何? 这些只能经过病理检查才能做出确切诊断。

二、提供可能的病因学和线索

某些疾病具有特异性的形态学改变,通过显微镜观察可以为临床提供病因学证据和线索。如镜下观察到结核结节,就有助于确定结核的诊断。而采用PCR等分子生物学技术,也可检测组织中的微生物,包括细菌和病毒等。对检测病毒来说,PCR技术是最敏感和最快的技术。

三、为临床选择治疗的方案提供依据

对患者疾病进行诊断的直接目的就是为了治疗。精准的病理诊断对临床采取合理、有效的治疗就显得尤为重要。病理诊断提供的信息可以为外科医师的手术方式提供依据,如肺结节性病变,会根据病理的诊断不同(如原位腺癌、微浸润性腺癌和浸润性腺癌)采用不同的手术方式。而随着精准医学的进步,临床需要在诊疗全程就患者的个体情况与可选药物及疗法匹配度进行诊断,也催生了伴随诊断(companion diagnostics,CD)的概念。伴随诊断就是通过检测人体组织的特定蛋白质或变异的基因,提供患者针对某种药物或疗法的反应信息,从而协助临床确定最佳的用药和治疗方式,还能够提示治疗的脱靶效应,预测与药物相关的毒副作用,实现精准治疗。目前应用最广泛领域是肿瘤的伴随诊断。如最早的伴随诊断起始于1998年FDA批准的赫赛汀(Herceptin)和相应的*HER-2*基因检测,赫赛汀是一种靶向*HER-2*的人源性单克隆抗体,用于靶向治疗*HER-2*基因扩增的浸润性乳腺癌患者。

四、判断疾病的预后和手术切除范围

病理诊断通过对疾病,尤其是恶性肿瘤,不仅能通过形态学观察判断肿瘤的组织学类型、浸润的程度和有无转移等,判断疾病的严重程度和预后信息,而且还能通过免疫组化等方法检测肿瘤细胞的增殖活性(如Ki-67等)和与侵袭转移相关的分子标记物,对疾病的预后进行判断。例如,有淋巴结转移的浸润性乳腺癌比无淋巴结转移的预后差,而同样是黏液腺癌,在乳腺癌中则是预后好的特殊类型,而在结直肠癌中,则是预后差的组织学类型。而Ki-67增殖指数越高,其预后越差。如垂体腺瘤的Ki-67增殖指数一般为 1%,若 Ki-67 大于 3%,则与其生长快速及具侵袭性有关。而且可通过对手术切缘的病理检查,以及对乳腺癌前哨淋巴结的检查确定手术范围。

五、监测疾病的进展和评估疗效

同一患者通过多次病理活检可以对疾病进程及疗效做出更确切的判断。如对晚期肺腺癌患者耐药后的二次活检,不仅可以对其组织学形态进行再次观察,观察其是否有组织学类型的转化,还可以进行耐药基因的检测,从而指导制订下一步的治疗方案。再如,肾移植后,要经常定期做肾穿刺活检,以判断有无排斥反应,临床可根据监测的情况,采取相应的措施。

六、其　他

随着精准医学概念的提出,病理诊断的作用越来越突出,由于其更多地参与临床决策中,所以有人提出"病理诊治"的概念。如对乳腺癌组织进行激素受体(雌激素受体、孕激素受体)的检测,以指导临床对乳腺癌的内分泌治疗;又如对肺腺癌驱动基因的检测,指导临床对肺腺癌的靶向治疗等。另外,病理诊断也可以为科学研究积累宝贵资料;为提高临床诊断水平服务以及为发现新病种、新类型做贡献。

(郭乔楠)

第二节　病理学诊断的应用

临床医师要实现精准治疗,首先要有精准的病理诊断。所以临床医师也需要充分了解并参与病理诊断过程,及时并充分地与病理医师沟通,这不仅能够实现病理诊断的规范化和标准化,提升病理诊断水平,也能够大大提高临床医师的治疗水平。

一、正确选用病理检查方法

临床医师要了解各种病理检查方法的优缺点和病理诊断用语的含义,理解诊断病理的重要性和局限性,才能做到选择病理检查时心中有数,从而做出最佳选择,提高诊断效率。以肿瘤或肿瘤样病变为例,可以根据病情选择术前活检、术中活检、术后活检、探查手术以及细胞学检查等。

1.术前小活检　一般选择术前小活检的较多,可根据活检的病理检查结果确定治疗方案,或选择保守治疗或做择期手术,术后再做大标本检查确诊,并对病变进行全面评估(包括对切缘、肿瘤侵袭性和预后的指标检测)。而对于那些病变较小、位于体表且易于手术切除的肿块,可把肿块完整切除,送小活检。如为良性,则无须再做手术;如为恶性,再择期进行根治性手术,术后再做大标本检查、确诊。

2.术中快速冷冻活检　有些病变不适宜做术前小活检,如怀疑为恶性黑色素瘤,因其易于播散,有血行转移的可能,故不适宜做术前活检。而对于不能术前取材以及包括小活检在内的各种检查难以确诊的病例,常常就采用术中快速(冷冻)活检,术后再送大标本活检、确诊。

3.术后活检　对于不论其诊断如何,都是手术适应证,而且必须做手术切除(如胃大部切除、截肢等),则不必做术前或术中活检,切除后送大标本检查,以便明确诊断和为后续的治疗提供依据。

4.探查手术　手术中若发现病变已不能切除时,为了明确诊断,可取小活检,如不能,则可在直视下涂片或细针吸取涂片检查。

5.细胞学检查　适应面较宽,并多可随时反复检查。该检查因操作简便,患者痛苦少,易于接受,但最后确定是否为恶性有时还需活检证实。

二、标本取材、固定及送检规范

(一)标本取材规范

1.组织取材　临床医师选取病变组织送检是一个关键的步骤,对下一步的病理检查及获取正确的诊断至关重要。①对可疑病变进行取材,如为多处病灶,应尽量在每个病变处取材并分别标明位置。②对怀疑为淋巴瘤,如体表有多处肿大的淋巴结时,不能每处取材,应首先取颈深部淋巴结。因为对淋巴瘤的诊断,最有代表性的是颈部淋巴结,其次为腋下者,腹股沟淋巴结因为炎症的原因等使诊断困难,不作为活检首选的淋巴结。③对较小的病灶,应在病灶与正常组织交界处垂直切取,而不要在病变表面水平取材,如表面有感染、坏死,则应深取。④内窥镜取材组织块要尽量大些(3 mm^{2}左右),并要达到一定的深度(如胃黏膜取材要超过黏膜肌)。⑤任何取材都应尽量避免钳夹、过度牵拉使组织细胞变形;避免电刀高温破坏送检组织。

2.细胞学取材　包括脱落细胞采集(胸腹腔积液、脑脊液及尿液离心后得到的细胞涂片标本;痰液涂片标本等)、内窥镜标本的采集(肺支气管、泌尿道黏膜上皮刷片)、穿刺细胞学标本采集(全身各部位肿块都可行穿刺吸取细胞制作细胞涂片,在B超或CT等引导下穿刺准确性更高)、组织印片(手术切除的新鲜组织直接印迹于载玻片上,染色后进行细胞学检查)等。甚至可以把各种采集的细胞做成细胞蜡块进行HE染色观察,并进行后续的免疫组化检测及分子遗传学检测。不同部位不同种类的细胞,根据检查目的的不同,有不同的采集要求。如对查癌细胞的痰液的采集,让患者清晨起床后,先去除口内的食物残渣和唾液,弃去喉头的头两口痰,然后努力咳出呼吸道深处的痰送检。

3.电镜标本取材　电镜取材需快速,1 min内即要浸入电镜前固定液。取的组织块要小,一般0.5～1.0 mm^3,允许切成3 mm×1 mm×1 mm的小条,观察面与长轴垂直。为方便辨认,观察面可制成梯形。选择的部位要准确无误,清除无关部位组织。取材时可以先取大块组织浸入前固定液中固定1 h后再修块。

(二)标本固定及送检规范

1.常规病理标本的固定及送检　①送检的组织学标本要尽快固定,一般用4%中性福尔马林(即甲醛)液固定(即将福尔马林原液稀释10倍用)。为使固定充分,固定液需达到标本的5～10倍,大标本要切开固定,以免中间部分自溶、腐败。为防止含气标本如肺组织、富脂标本如脂肪组织漂浮在固定液表面固定不良,应在上面覆盖脱脂棉或用重物使其下坠。所有送检标本的容器,均应注明患者的姓名,同病理申请单一起送达。同一病例不同部位取材的小标本,尽量采用不同的小瓶分装,如不能用小瓶分装,应分别贴在铅笔标明的滤纸或其他较厚的小纸片上。送检大标本的容器除应能同时容纳标本及5倍以上的固定液外,还能保证固定后的标本能顺利取出。②细针穿刺细胞学涂片应迅速将涂片置于95%的酒精内固定。体腔积液若能在30 min内送到病理科,不需添加固定液,如预期会超过此时限,应适量添加中性福尔马林液固定(福尔马林原液添加到送检的液体中,浓度不超过4%)。

2.术中冰冻标本的送检　是指在手术中取材送检,用冰冻切片机制成冰冻切片,由病理医师阅片后签发报告以决定手术方式和策略。快速冷冻切片标本不需要任何处理,不可染有任何物质及溶液,以免影响病理检查结果。同一患者有数个标本时(如肿瘤切除术的多个切缘),标本要排序,标本袋标签上依次注明(如1、2、3等或前、后、左、右等),并与病理检查单上的序号和标本名称一致。清醒患者送标本前还要询问患者是否看标本,满足患者的要求。如果手术室离病理科较远,还需要医学冷链运输箱运送标本。

3.电镜标本　电镜小标本(1 mm^{3}大小)一般用2.5%戊二醛固定进行前固定,固定后应尽快送达,若因故迟送,应放在冰箱中4 ℃保存。

4.其他需特殊染色和分子病理检查的标本　需显示脂肪、糖原等特殊染色标本需做冷冻切片,不需要加任何固定液。而需采用免疫荧光技术、分子生物学方法和进行染色体分析的标本也不能进行固定,应在4 ℃的密封消毒容器中尽快送达。

三、病理检查申请单的填写规范

病理检查申请单不仅是病理诊断的依据和参考资料,还是具有法律效应的文件。所有病理学检查的申请单,均应由临床医师亲自认真填写,不要请不了解病情的人代为填写。①病理申请单上的患者基本信息必须逐项填写,不可漏项,如年龄、性别等。②申请单上临床表现各项更应尽量填全,有些特殊的表现,申请单中未包括,也应主动提供,可能对诊断和鉴别诊断具有重要价值,比如以前是否做过手术? 有无放、化疗史? 等等。③临床诊断及鉴别诊断,尤其是影像学诊断均应如实依次列出。病理学诊断有其独立性,但必须与临床、影像学等密切结合,才能减少漏诊、误诊。④以前做过病理检查者必须注明,应提供原病理诊断书或复印件,必要时还要借来原切片或涂片进行会诊。

四、掌握病理诊断的表述形式及其含义

病理诊断属于一级诊断,临床医师应该正确理解病理诊断报告中所涉及的所有内容,并了解病理诊断的局限性。病理诊断报告的内容应包括病变部位、大小、表面积及与周围的关系,是否复发等。送检的所有标本都应有相对应的病理诊断。对恶性肿瘤的诊断,应包括分级、分期及与预后有关的形态改变,甚至包含分子病理的整合性诊断。

病理报告的描述,常规病理报告依据病理医师对病理诊断的把握程度分为 6 个等级。

1. 确定性报告　明确的病理诊断是指不加任何修饰词,如胃印戒细胞癌、肝细胞性肝癌等,直接写明某某器官(组织)某某病(瘤、癌)。这样的报告可信度大,临床医师在收到此类病理报告后,可以放心大胆地采取相应的治疗措施。

2. "考虑为……"的报告　当病理医师对病理诊断有 80% 的把握时,应在诊断名称前加"考虑"二字。是指病变性质已明确,如炎症、良性病变、恶性病变等,但在每类病变中是属于哪一种疾病,还不能做出肯定的判断,如"梭形细胞肉瘤,考虑为平滑肌肉瘤",也属基本确诊。对病理上基本确诊,临床可以按照其确诊的范围(具体到病或某一类病)作依据,进行诊治,病理诊断应对此负责。

3. "疑为……"的报告　当病理医师对病理诊断只有 60% 的把握时,应在诊断名称前加"疑为"二字。如颈部淋巴结穿刺活检,疑为淋巴瘤,待免疫组化检查进一步确定。

4. "符合……"的报告　当病理医师对病理诊断只有 40% 的把握时,应在诊断名称前加"符合"二字。如,颈部淋巴结肉芽肿性炎伴坏死,符合结核,待抗酸染色及结核 PCR 检测进一步确定。

5. "不除外……"的报告　当病理医师对病理诊断只有 20% 的把握时,应在诊断名称前加"不除外" 3 个字。如胃黏膜活检时,病理医师在镜下仅观察到胃黏膜上皮或腺上皮呈高级别上皮内瘤变(黏膜内癌),由于取材表浅,不能判断深部是否有浸润,但临床医师在内窥镜下诊断是癌或疑癌,那么此时病理医师就在诊断中注明浸润性癌不能除外,应建议临床医师结合临床及内镜检查,或再取材送检。

6. 描述性报告　当病理医师对病理诊断完全没有把握时,则应签发此类报告,即仅对镜下所见进行客观性描述,而不做出任何诊断。如送检组织不能满足对各种疾病和病变的诊断要求,如全为血块、坏死或仅有正常组织等,因而按所观察到的结果进行描述。这样的诊断提示临床还需要进一步的检查确诊。再如送检组织过小、因牵拉或挤压失去正常结构或标本处理不当,无法辨认病变等,则简要说明原因后,写明"不能诊断"或"无法诊断"等字样,除查找原因、汲取教训外,临床医师只能再做活检确诊。

上述 6 个等级的病理报告中后 5 种均为不确定性报告,临床医师在收到此类的病理报告后,就要结合临床及其他辅助检查的结果做出综合判断,必要时可申请多方会诊或申请多学科协作诊疗(MDT)讨论。

五、临床医师与病理医师经常沟通的意义和作用

诊断病理学与临床有关科室,特别是外科的关系非常密切,近年来随着内镜技术的发展、肿瘤靶向治

疗的拓展,病理科医师与临床多个学科的联系越来越紧密,需要经常进行沟通,才能减少病理诊断的局限性。因此,临床医师应该做到:①主动向病理医师提供相关的临床信息,对诊断病理学和病理医师要有正确的认识,不能认为病理医师就是"显微镜下的医师",不需要参考临床信息。临床信息是病理做出正确诊断的前提和"舵手"。有时还需要提供详细的影像学资料,影像学资料对于病理诊断来说,有时就是"导航仪",尤其对骨肿瘤、中枢神经系统肿瘤等的诊断。只有遵循临床-病理-影像三结合的基本原则才能做出正确的病理诊断。②对与临床明显不符的病理诊断,要及时主动地与病理医师沟通,临床医师不要误认为病理诊断都是正确的和不容置疑的。事实上,常规病理诊断的正确率也不过是98%左右,所以,当遇到与临床不符或有疑问的病例,以及在治疗中未见应有的效果时,都应与病理医师及时沟通、切磋,或再请有关专家会诊。

六、临床病理讨论会及外科病理讨论会

1.临床病理讨论会 临床病理讨论会(clinical pathological conference,CPC)始创于20世纪初的美国哈佛大学医学院,其形式是由临床医师和病理医师共同参加,对疑难病或有学术价值的尸检病例的临床表现及其病理检查结果进行综合分析、讨论。其目的在于汲取诊治教训,提高诊治水平,促进医学诊疗科研及教育事业的发展。目前,已经成为世界各国医疗机构经常开展的一项学术性活动。在CPC上,临床医师和病理医师共同对临床死亡病例的尸检结果及生前的诊断与治疗过程进行比对分析,既是诊断病理学的延伸,也是临床医师与病理医师密切联系,加强协作的有效途径,对提升诊治水平具有非常重要的作用。临床病理讨论会选用的病例通常是诊断不清、死因不明、术中或术后死亡的病例,以及复杂、疑难、罕见的病例。

讨论会选取的病例是经过了全面系统尸检的死亡病例,而且尸检报告必须有主要疾病、次要疾病及死因诊断。参会者必须明确CPC的目的和意义,实事求是地总结诊断和治疗的经验,以提高疾病的诊治水平。会前,临床、病理及相关科室的参会者要从各自的角度充分收集整理相关资料,查阅文献,理清思路并草拟发言提纲或制作PPT。会议由临床或病理专业学术水平较高并且有威望的教授或主任医师主持,各相关科室医护人员及医学生参加。先由主管医师报告临床资料,相关科室报告辅助检查结果,并提出分析意见。然后,由病理医师向参会者首次通报尸检结果、主要疾病和死亡原因(此前尸检结果应该保密)。在此基础上,与会者讨论分析临床症状、体征和检查结果,尤其是临床诊断与尸检结果不一致的原因,以及治疗方案和治疗过程的成功与失误。最后由主持人总结应该汲取的经验和教训。CPC对帮助临床医师和病理医师提高对患者各种信息综合分析的能力,临床和科学思维的能力以及解决临床问题的能力,有着非常重要的作用。

2.外科病理讨论会 外科病理讨论会(surgical pathological conference,SPC)是外科病理学的一个组成部分,是各手术科室的临床医师与病理医师对疑难、复杂的活检病理或术后病理进行的小型CPC。常由手术科室或病理科召集,由人数不等的相关人员参加,在更深的层次上探讨对患者的诊断、治疗及预后等问题。通过SPC,临床与病理医师共同讨论分析,可以对一些疑难病例进一步明确诊断,为进一步治疗提供更准确的依据。同时也是临床医师与病理科医师交流、共同提高的好机会。

(郭乔楠)

参考文献

1 刘彤华.病理学[M].4版.北京:人民卫生出版社,2018:1-8.

2 AZAM M,NAKHLEH R E. Surgical pathology extradepartmental consultation practices[J]. Arch Pathol Lab Med,2002,126(4):405-412.

3 BLAY J V Y,DERBEL O,RAY-COQUARD I. The clinician's perspective on sarcoma pathology reporting:

impact on treatment decisions？ ［J］. Pathology,2014,46(2):121-125.

4　GRIFFIN J,TREANOR D. Digital pathology in clinical use：where are we now and what is holding us back？［J］. Histopathology,2017,70(1):134-145.

5　JOHN R G,LAURA W L,JESSE K M. Rosai and Ackeman´s surgical pathology［M］. 10 th ed. Amsterdam：Elsevier Inc,2011:1-19.

6　MANDONG B M. Diagnostic oncology：role of the pathologist in surgical oncology-a review article［J］. Afr J Med Med Sci,2009,38（Suppl 2）:81-88.

7　MURPHY W M. Anatomical pathology in the 21st century-the great paradigm shift［J］. Hum Pathol,2007,38(7):957-962.

8　NAKHLEH R E. What is quality in surgical pathology？［J］. J Clin Pathol,2006,59(7):669-672.

9　NEWMAN S J. Diagnostic pathology for the cancer patient［J］. Clin Tech Small Anim Pract,2003,18(2):139-144.

10　PEREIRA T C,LIU Y,SILVERMAN J F. Critical values in surgical pathology［J］. Am J Clin Pathol,2004,122（2）:201-205.

11　RYŠKA A. Molecular pathology in real time［J］. Cancer Metastasis Rev,2016,35(1):129-140.

12　VIBERTI L,SAPINO A,PAPOTTI M. La comunicazione tra patologo e clinico：una proposta distandardizzazione delle richieste di esami istologici per neoplasia［Communication between the pathologist and the clinician：a proposal for standardization of the requests for histological examinations for neoplasia［J］. Pathologica,1998,90（2）:165-175.

13　ZARGARAN M. Clinicians´role in the occurrence of oral biopsy artifacts as a potential diagnostic dilemma［J］. Dent Med Probl,2019,56(3):299-306.

第 110 章

病理学检查使用的技术方法

病理学就是运用各种科学的方法探讨疾病的病因学、发病机制、病理形态学及功能和代谢等改变,以及临床与病理之间的联系。病理诊断是一种通过对临床资料、病理标本的肉眼和显微镜下形态观察,以及病理辅助检查结果的综合分析做出的疾病诊断。由于生命现象的复杂性、疾病发展的阶段性等原因,病变组织和细胞形态复杂多样,不同来源和不同性质病变形态的相似性,以及肿瘤的异质性等原因,有时仅凭常规 HE 染色的切片难以做出正确诊断,需结合组织化学、免疫组织化学、分子病理学或电镜检查以协助诊断。因此,病理学诊断已经不再局限于形态学诊断,更多的新的技术为诊断病理学提供了辅助诊断和伴随诊断。其技术方法分为基本技术、特殊技术和新技术。

第一节　病理学诊断常用的检查技术

一、常规诊断性活检标本的检查技术

常规病理标本在病理科登记后做肉眼检查,选取部分或全部标本用于制作病理切片(取材)。少数体积较大的标本、胃肠切除标本等须经 10% 甲醛固定 24 h 后再取材,组织块经固定、脱水、浸蜡等处理后做石蜡包埋制成蜡块。蜡块再经切片、脱蜡、HE 染色、透明、封片等步骤制成 HE 石蜡切片在普通光学显微镜下观察做出诊断。常规病理诊断报告一般在 3~4 个工作日完成。如需要进一步做免疫组化标记或特殊染色,时间将顺延 1~2 个工作日。

二、手术中快速病理检查(冷冻切片)活检标本的检查技术

病变标本送病理科后,即行肉眼检查、取材、冷冻(-20 ℃左右),在冷箱切片机内切片。切片经甲醛或酒精迅速固定后,经快速 HE 染色制片后经普通光学显微镜观察,结合标本的肉眼形态和必要的临床资料,做出病理诊断。值得注意的是,冷冻切片诊断偶尔会出现不能确诊、诊断偏差甚至误诊。究其原因如下。

1.冷冻切片技术本身的不足　无论什么方法制备出的冷冻切片与石蜡切片相比,其厚度、着色和清晰度等都不如后者。组织不易切全而出现空隙,细胞轮廓不清晰,容易出现组织折叠和厚薄不均,染色失真等。

2. 取材局限与取材不准　这既与手术医师切取的组织是否包含了肿瘤实质、病变组织的大小有关，也与病理医师肉眼判断病变的能力和取材经验有关。术中冷冻切片病理检查时因时间关系（一般为30 min 内），不允许反复取材，特别是当手术医师切取的组织未切到肿瘤实质或组织太少，或病理医师经验不足，大标本取材时未取到肿瘤成分，这种情况下就容易造成误诊。

3. 病理医师的诊断能力和经验不足或偏差　对冷冻切片观察不够仔细，遗漏可能存在的病变，或一些增生显著的病变因异型性明显而误判为恶性。

三、细胞学标本的检查技术

细胞学标本是指病变部位细胞自行脱落、刮取或穿刺得到的标本，包括脱落细胞标本（胸腹腔积液、脑脊液及尿液离心后得到的细胞涂片标本、痰液涂片标本等）、内窥镜采集的标本（肺支气管、泌尿道黏膜上皮刷片）、穿刺细胞学标本（全身各部位肿块都可行穿刺吸取细胞制作细胞涂片，在 B 超或 CT 等引导下穿刺准确性更高）、组织印片（手术切除的新鲜组织直接印迹于载玻片上，染色后进行细胞学检查），以及细胞蜡块（将体腔积液进行离心后用10% 中性甲醛固定后，按照常规组织活检进行制片、染色）。细胞涂片、刷片应在数分钟内固定于 95% 酒精。

细胞学检查除了用于临床诊断外，还用于肿瘤的筛查，如宫颈细胞学检查。该方法设备简单，操作简便，患者痛苦少，易于接受，但最后确定是否为恶性还需活检证实。此外，细胞学检查还可用于对激素水平的测定（如阴道脱落细胞涂片）及为细胞培养和 DNA 提取等提供标本。

四、免疫组织化学的检查技术

免疫组织化学（immunohistochemistry，IHC；简称免疫组化）检查是利用抗体-抗原结合反应来检测和定位组织和细胞中的某种化学物质的一种技术，由免疫学和传统的组织化学相结合而形成。IHC 不仅具有较高的敏感性和特异性，同时具有将形态学改变与代谢变化结合起来，直接在组织切片、细胞涂片或培养的细胞爬片上原位确定某些蛋白或多肽类物质存在的特点，并可精确到亚细胞结构水平，结合电子计算机图像分析技术或激光扫描共聚焦显微技术，甚至人工智能技术等，可对被检测物质进行判读及定量分析。目前能用于肿瘤辅助诊断和鉴别诊断的抗体已不胜枚举。由于经验的积累，过去认为在诊断某些肿瘤上具有特异性的抗体也不是那样特异了。因此在判断结果时必须紧密地结合形态学和临床改变。IHC 染色已成为医学基础研究和临床病理诊断中应用广泛的不可或缺的病理技术手段之一，尤其是肿瘤的研究和诊断，不仅可以判断肿瘤的来源和分化程度，协助肿瘤的病理诊断和鉴别诊断，甚至伴随诊断。

IHC 染色方法有很多，按标记的物质性质可分为荧光法（荧光素标记）、酶法（辣根过氧化物酶、碱性磷酸酶等）、免疫金银及铁标记技术等；按染色步骤可分为直接法（又称一步法）和间接法（又称二步、三步或多部法）；按结合方式可分为抗原-抗体结合，如过氧化物酶-抗过氧化物酶（peroxidase-anti-peroxidase，PAP）法和标记的葡聚糖聚合物（labeled dextran polymer，LDP）法，以及亲和连接，如 ABC 免疫酶染色法〔又称抗生物素蛋白-生物素-过氧化物酶复合物技术（avidin-biotin-peroxidase complex technique，ABC technique）或亲和素-生物素-过氧化物酶复合物技术〕、标记的链亲和素-生物素（labelled streptavidin-biotin，LSAB）法等，其中 LSAB 法和 LDP 法是最常用的方法。两步 LDP 法即 Envision 法，具有省时、操作简便、受内源性生物素干扰少等优点，但成本高于 LSAB 法。近年来自动免疫组化仪的应用使得 IHC 更加标准化、IHC 技术在组织芯片上的应用使得染色效率明显提高，与激光共聚焦显微术的结合使样型信号的定位识别更加精确。

（郭乔楠）

第二节　病理学检查选用的其他检查技术

病理学检查除了上述提到的大体观察、组织病理学观察(包括常规活检标本和手术冷冻标本)以及细胞病理学观察外,还会用到一些其他技术,如特殊染色技术和电子显微镜技术。

一、特殊染色技术

特殊染色技术又称组织化学(histochemistry)技术,通过应用某些能与组织或细胞的化学成分进行特异性结合的显色试剂,定位或定性地显示病变组织、细胞的特殊化学成分(如蛋白质、酶类、核酸、糖类、脂类等),同时又能保存组织原有的形态,达到形态与代谢的结合。如用过碘酸希夫反应(periodic acid-Schiff reaction,PAS reaction)显示细胞内糖原的变化,用苏丹Ⅲ染色显示细胞内的脂滴等。在肿瘤的诊断和鉴别诊断中也可用特殊的染色方法。如用 PAS 染色可区别骨尤因肉瘤(Ewing sarcoma)和恶性淋巴瘤,前者含有糖原而呈阳性,后者不含糖原呈阴性;用磷钨酸苏木精(phosphotungstic acid hematoxylin,PTAH)染色可显示横纹肌肉瘤中瘤细胞胞质内的横纹。

二、电子显微镜技术

电子显微镜技术观察样本的细微结构与形态,是病理学诊断和研究的基本技术之一。透射电子显微镜(transmission electron microscope,TEM)是最早、最广泛应用于医学领域的一种电镜,在临床上用于多种疾病亚细胞结构病变的观察和诊断,尤其是神经肌肉疾病和肾小球疾病的诊断;有些疑难肿瘤(如未分化、低分化或多向分化肿瘤)的组织来源和细胞属性的判断等。由于电镜的分辨率高,因此电镜样本的处理和超薄切片的制作技术比光镜制片更为精细和复杂,是一套不同于光镜的制样系统,但基本过程相似,仍包括组织取材、固定、脱水、浸透、包埋、切片和染色等。电镜样本的制备与常规病理制片的不同之处有:①要求组织新鲜,选择有代表性的区域进行小块多点取样;②双重组织固定,常用的化学固定剂有锇酸、醛类固定液和高锰酸钾等;③环氧树脂包埋;④半薄切片经甲苯胺蓝或 IIE 染色进行组织定位;⑤切制超薄切片;⑥重金属盐如醋酸铀或枸橼酸铅等染色。

随着电镜技术的不断发展以及与其他方法的综合使用,还出现了免疫电镜技术、电镜细胞化学技术、电镜图像分析技术及全息显微技术等。但电镜技术也有其局限性,如样本制作较复杂、样本取材少、观察范围有限等,因此需要结合组织学观察结果综合分析判断。

(郭乔楠)

第三节　分子病理学诊断的临床意义及技术方法

分子病理学是病理学的一个分支,是在蛋白质和核酸水平,应用分子生物学技术研究疾病的发生发展。随着分子病理技术的发展以及精准医学诊疗的需求,越来越多的病理诊断需要进行相关的分子检测,才能做出精准的分型分类、治疗及预后指导。

一、分子病理学诊断的临床意义

（一）明确病理诊断分型分类

日常工作中常规运用的免疫组织化学染色技术从严格意义上讲也是一种分子病理诊断技术，其已在病理诊断中必不可缺。

分子病理诊断也运用于感染性疾病中，比如结核菌素 DNA 的聚合酶链反应（PCR）检测，对于组织学并不典型的结核病例诊断具有重要帮助。

而随着对疾病认识的深入，肿瘤的精细分类已经越发向分子水平发展，因此近年出版的多个系统的世界卫生组织肿瘤分类中均明确了分子检查的必要性。比如中枢神经系统肿瘤分类中，异柠檬酸脱氢酶（isocitrate dehydrogenase，IDH）和 1p19q 共缺失的分子检查作为了胶质瘤的分型依据。淋巴瘤的诊断中，*MYC/BCL2/BCL6* 的分子检测作为双打击高级别 B 细胞淋巴瘤的诊断依据，以及 *EWSR1*、*USP*6 等基因重排的检测在软组织肉瘤诊断中的应用等。

（二）指导临床治疗

肿瘤的精准靶向治疗取决于精准的分子伴随诊断。基于分子病理的肿瘤多基因检测的运用，可以指导临床医师靶向用药并判断疗效。目前广泛运用的包括曲妥珠单抗（赫赛汀）治疗 HER-2 扩增的乳腺癌和胃腺癌，非小细胞肺癌中基于 *EGFR*、*ALK* 等基因检测的靶向药物运用。

（三）预测患者预后

在恶性肿瘤中，某些分子改变有预后意义。比如同级别胶质瘤中，IDH 突变型胶质瘤预后好于 IDH 野生型。CD5 阳性的弥漫性大 B 细胞淋巴瘤预后差于 CD5 阴性病例。

（四）肿瘤易感人群的筛选

分子病理技术可以检测肿瘤相关基因的表达或者突变，从而筛选出该肿瘤的易感人群，进而做到早预防、早诊断、早治疗。比如视网膜母细胞瘤的 *RB*1 基因突变、乳腺癌和卵巢癌的 *BRCA*1 基因突变、大肠癌的 *KRAS* 基因突变等。

二、分子病理学诊断的技术方法

一般来说，检测 DNA 和 RNA 的方法有聚合酶链反应（PCR）、荧光原位杂交（fluorescence in situ hybridization，FISH）、DNA 测序等；检测蛋白质的方法有免疫组织化学（IHC）、流式细胞仪（flow cytometer，FCM）分析、组织阵列、蛋白组学等。本文介绍几种常用的分子病理技术。

（一）聚合酶链反应技术

PCR 是一种放大扩增特定的 DNA 片段的分子生物学技术。

1.原理和方法　PCR 的原理是运用 DNA 的半保留复制特性。双链 DNA 在多种酶的作用下变性解旋成单链，在 DNA 聚合酶的参与下，根据碱基互补配对原则复制成同样的两分子拷贝。

在 PCR 技术实施过程中，由 3 个基本步骤构成。

（1）变性：高温使 DNA 双链解离成单链。

（2）退火（复性）：降低温度，使引物与模板 DNA 单链的碱基配对结合，复性成双链。

（3）延伸：模板 DNA-引物结合物在 DNA 聚合酶作用下，以脱氧核苷三磷酸（deoxyriboside triphosphate，dNTP）为材料，合成一条新的半保留复制链。以上过程重复就可以完成 DNA 数量几百万倍的扩增。

2.应用

（1）低拷贝的内源性基因的检测：用于基因突变、基因重排的检测。

（2）外源性基因的检测：如病毒 DNA 的检测。

(二)荧光原位杂交技术

FISH 是一种原位杂交技术。原位杂交是将组织化学和分子生物学技术相结合以检测和定位核酸的技术。

1. 原理和方法　FISH 技术的原理是如果被检测的靶 DNA 与所用的核酸探针是同源互补的，二者经变性—退火—复性，即可形成靶 DNA 与核酸探针的杂交体。因此根据碱基互补配对原则，通过特殊手段使带有荧光物质的探针与目标 DNA 接合，最后用荧光显微镜即可检测和定位目标 DNA。

2. 应用　①检测和定位目标 DNA 和 RNA；②肿瘤相关染色体突变分析；③确定染色体重排位点。

(三)DNA 测序技术

DNA 测序技术即测定 DNA 序列的技术。目前用于测序的技术主要为 Sanger 测序法和第二代测序技术。

1. 原理和方法　Sanger 测序法利用 DNA 聚合酶来延伸结合在待定序列模板上的引物，直到掺入一种链终止核苷酸为止。每一次序列测定由一套 4 个单独的反应构成，每个反应含有所有 4 种脱氧核苷三磷酸（dNTP），并混入限量的一种不同的双脱氧核苷三磷酸（dideoxyribonucleoside triphosphate，ddNTP）。由于 ddNTP 缺乏延伸所需要的 3—OH 基团，使延长的寡聚核苷酸选择性地在 G、A、T 或 C 处终止。终止点由反应中相应的双脱氧而定。每一种 dNTP 和 ddNTP 的相对浓度可以调整，使反应得到一组长几百至几千碱基的链终止产物。它们具有共同的起始点，但终止在不同的核苷酸上，可通过高分辨率变性凝胶电泳分离大小不同的片段。

第二代 DNA 测序技术又称大量并行测序技术、高通量测序技术，以低成本、99% 以上的准确度，一次可对几百、几千个样本的几十万至几百万条 DNA 分子同时进行快速测序分析。

2. 应用

(1)测序：PCR 克隆测序验证、突变体检测、全基因组测序。

(2)片段分离：亲缘鉴定、疾病诊断。

(四)免疫组织化学技术

IHC 是利用抗原-抗体特异性结合，通过化学反应使标记抗体的显色剂（荧光素、酶、金属离子、同位素）显色来确定组织细胞内抗原（多肽和蛋白质），对其进行定位、定性及定量的研究的方法。IHC 是病理诊断中最常用和最重要的技术。

1. 原理和方法　基本原理为抗原-抗体特异性结合。最常用的方法为 EnVision 法。具体方法为抗原与第一抗体结合后，用标记有多聚物酶复合物的第二抗体与第一抗体结合，而多聚物酶复合物可以增强信号且孵育时间短，因此可以提高灵敏性，减少非特异性干扰，并使操作简便省时。

2. 应用　①判断是否肿瘤；②判断肿瘤良恶性及类型；③判断转移性恶性肿瘤的原发部位；④为肿瘤治疗提供依据。

(五)流式细胞仪技术

流式细胞仪(FCM)技术是一种通过流式细胞仪对流动的细胞进行多参数的快速检测和分选的技术。它综合了激光技术、细胞免疫组织化学、流体力学、计算机数据分析多项技术。

1. 原理和方法　流式细胞仪的原理是让处理后的荧光标记的单列细胞快速直线地以流动状态通过样品池，然后捕获其荧光信号，并通过计算机处理为点图、直方图等图像进行分析。

2. 应用　①分析细胞周期；②分析细胞的增殖和凋亡；③DNA 倍体分析和含量测定；④检测细胞表面免疫表型，在病理诊断中运用最为广泛；⑤细胞分选：通过细胞表面免疫表型和细胞大小实现。

第四节　各组织系统的病理活检技术

病理活检技术通过对活体组织取材后，根据临床信息、影像学或者样本肉眼观察、显微镜下观察综合分析对疾病做出诊断,有时还需结合特殊染色、免疫组织化学染色、分子病理技术。本节介绍几种常见组织的活检术。

一、肾组织活检术

（一）标本类型

手术切除肾,肾穿刺获取的细条组织。

（二）拟诊的主要疾病

1. 肿瘤　血管平滑肌脂肪瘤、各型肾细胞癌、肾母细胞瘤等。

2. 感染性疾病　如结核等。

3. 发育异常　畸形。

4. 其他　各型肾炎、肾结石及肾盂积水。

（三）肉眼观察

肉眼观察包括以下几点。

1. 大体观察　肾三维长度测量,表面形态、颜色的观察。

2. 肾门情况的观察　静脉、动脉、输尿管的观察。

3. 切面的观察　将肾由肾门对侧至肾门剖开,观察切面包膜情况、质地、颜色、肾盂有无结石和扩张、有无结节。

4. 结节的观察　位置、数量、大小、形状、边界、质地、颜色、出血、坏死。

（四）取材处理

1. 肿瘤和主要病变　取材3～4块,与周围正常组织交界处至少1块,周围正常组织1块。

2. 输尿管　如有病变,取材3～4块,如无病变只取切缘即可。

3. 肾周淋巴结　取材见"淋巴结组织活检技术"。

4. 穿刺标本　尽量伸展放入包埋盒,不仅要进行常规光学显微镜检查,还要免疫荧光及多种特殊染色和电子显微镜检查,按所需检查处理。

二、肌肉组织活检技术

（一）标本类型

多选上肢肱二头肌和下肢股四头肌外侧肌,上述肌肉活检后较少影响患者活动。

（二）拟诊的主要疾病

拟诊的主要疾病有:①肌肉及周围神经疾病;②代谢性肌病;③炎症性肌病;④鉴别神经源性与肌源性损害;⑤进行性肌无力。

（三）肉眼观察

肉眼观察肌肉组织的大体特点,例如送检肌肉组织的大小、数量、色泽、切面、质地等相关信息,从取材中可以给出初步的病理诊断。

（四）取材处理

肌肉组织有特殊的取材处理过程。

1. 按常规外科无菌手术操作方法　获得肌肉组织标本大小为1.0 cm×0.5 cm×0.5 cm,切取肌肉标本时动作要轻柔,不可过度牵拉或挤压肌肉,避免钳夹,一般用刀背分离肌肉,然后两端用线结扎后再用刀片切断。

2. 镜检取材　需送电镜检查的从一端留取少许,放入戊二醛固定液中为电镜检查备用,其余部分快速冰冻切片供光镜检查用。

3.染色方法　包括 HE 染色、Gomori 染色、还原型辅酶Ⅰ四氮唑还原酶染色、PAS 染色、苏丹黑或油红 O 脂肪染色及 ATP 酶染色等。

4.注意事项　肌肉的组织在石蜡切片的处理过程中常将肌肉中的酶破坏,故需要采用液氮快速冷冻法。①将肌肉标本纵向垂直种植在一小软木片上,放置时应注意肌纤维的方向,周围用黄芪胶固定,露出肌肉上端。②将盛有异戊烷的烧杯放入液氮容器中,当烧杯底部异戊烷形成白色黏稠状时,表明温度已降至−160 ℃,用长镊夹住肌肉标本浸入异戊烷快速冷冻,此过程10～20 s。冷冻后将肌肉标本置于超低温冰箱储存。

三、皮肤组织活检技术

（一）标本类型

皮肤活检标本。

（二）拟诊的主要疾病

1.肿瘤　癌、淋巴瘤、皮肤附属器、黑色素肿瘤等。

2.皮肤病　脂溢性角化症、扁平苔藓、天疱疮等。

3.感染性疾病　结核、真菌、尖锐湿疣等。

（三）肉眼观察

肉眼观察内容如下:①所取组织三维长度、皮肤面积、皮肤厚度。②皮肤表面颜色、质地、形态、有无溃疡、斑块、红疹、水疱、瘢痕等。③若组织厚度大于 3 mm,将组织沿皮肤表面对剖,观察切面颜色、质地。

（四）取材处理

固定组织福尔马林液浓度为 10% 最佳。取组织时尽量避免挤压,不要用有齿镊夹取组织。固定前,用生理盐水清洗组织上的血液,避免造成血管炎红细胞外渗的假象。

皮肤活检一般情况下组织较小,尽量全部取材包埋。将皮肤表面与包埋盒底面垂直放入,以在镜下显示各层结构。

四、肝组织活检技术

（一）标本类型

手术切除肝组织(肝段、肝叶、全肝);小块肝组织(肝硬化患者脾切除时同时切除);肝穿刺获取的细条组织。

（二）拟诊的主要疾病

拟诊的主要疾病如下。

1.肿瘤　血管瘤、肝癌等。

2.感染性疾病　病毒性肝炎、寄生虫等。

3.其他　肝硬化等。

（三）肉眼观察

1.手术切除肝组织　①肝组织重量测量,三维长度测量,表面形态、颜色、质地、边缘、包膜的观察。②将肝组织沿最大面每隔 1～2 cm 平行切开,观察切面情况:切面质地、颜色、有无结节。③肝门情况的观察:静脉、动脉、胆管的观察。④结节的观察:位置、数量、大小、形状、边界、质地、颜色、出血、坏死。

2.小块肝组织和穿刺组织　全部包埋。

（四）取材处理

1.病变取材　主要病变取材 3～4 块,与周围正常组织交界处至少 1 块,周围正常组织 1 块。

2. 肝癌取材　采用"7 点"基线取材法：①在肿瘤的 12 点、3 点、6 点、9 点位置上于癌与癌旁交界处 1∶1 取材各 1 块；②在肿瘤内部取材 1 块；③近癌旁（小于 1 cm）和远癌旁（大于 1 cm）范围内的肝组织各取 1 块，共 7 块（图 110-1）。

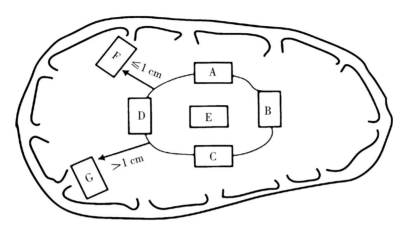

图 110-1　肝癌"7 点"基线取材法

3. 肝周淋巴结取材　见"淋巴结活组织检查技术"。

4. 拟诊病毒性肝炎取材　其穿刺标本全部取材包埋。

五、胃肠组织活检技术

（一）标本类型

经胃镜和肠镜钳取的小组织。

（二）拟诊的主要疾病

拟诊的主要疾病如下：①炎性病变，包括感染性疾病、炎症性肠病等。②癌及癌前病变；其他恶性肿瘤。③息肉及腺瘤。④溃疡。

（三）肉眼观察

观察组织数量，记录大小、颜色、质地。

（四）取材处理

组织黏膜面与取材盒底面垂直放入，以显示组织层次。组织全部取材送检，每个包埋盒所放组织不超过 4 粒。直接大于 3 mm 的组织对剖后将剖面朝下包埋。

六、前列腺组织活检技术

（一）标本类型

根治手术切除的完整前列腺；经尿道切除的粗条组织；穿刺获取的细条组织。

（二）拟诊的主要疾病

拟诊的主要疾病如下。①前列腺增生；②肿瘤，主要为前列腺癌。

（三）肉眼观察

观察内容：①三维长度、形状、色泽、包膜、精囊及尿道情况；②将前列腺组织沿矢状位每隔 1 cm 平行切开，观察切面情况，切面质地、颜色、有无结节；③结节情况，所在腺叶位置、大小、边界、色泽、质地。

（四）取材处理

切除的前列腺组织切片,经尿道获取的粗条组织和穿刺细条组织全部包埋。

七、淋巴结组织活检技术

（一）标本类型

手术切除完整淋巴结;穿刺获取的细条组织。

（二）拟诊的主要疾病

拟诊的主要疾病如下:①反应性增生;②感染性疾病,结核、梅毒、猫抓病等;③转移性恶性肿瘤,癌、恶性黑色素瘤等;④淋巴造血系统肿瘤;⑤其他好发在淋巴结的病变,巨大淋巴结增殖症、窦增殖细胞增生伴有淋巴结肿大、木村病等。

（三）肉眼观察

肉眼观察如下:①去除覆盖淋巴结上的脂肪组织;②淋巴结数目、三维长度、形状、色泽、包膜情况,如为多个淋巴结是否有融合;③将淋巴结沿最大径对剖,观察切面的色泽、质地、伴发改变(出血、钙化、坏死)。

（四）取材处理

1. 常规取材 送检淋巴结一般情况下全部取材。长径<2 cm 的淋巴结最大切面完整包埋,长径>2 cm 的切小成合适大小带包膜包埋。

2. 拟做流式细胞术 未固定的新鲜淋巴结放入组织培养液或者生理盐水中,进行单细胞悬液的制备。

3. 拟做电镜观察 未固定的新鲜淋巴结切取成 1 mm×1 mm×3 mm 大小放置于2.5%戊二醛缓冲液中固定(4 ℃以下)。

4. 拟做组织印片 未固定的新鲜淋巴结切取成大约 2 cm×1 cm×0.3 cm 大小的组织块于干净玻璃片上按压后制片。

八、骨髓活检技术

（一）标本类型

用骨髓活检针取得的条形骨髓组织。

（二）拟诊的主要疾病

拟诊的主要疾病如下:①淋巴造血系统疾病;②转移性癌;③感染性疾病。

（三）肉眼观察

测量组织长度、粗细,观察颜色、质地。

（四）取材处理

骨髓活检组织可采用塑料包埋,又称树脂包埋。将组织包埋在坚硬的塑料聚合体中制作切片,常用的包埋材料为甲基丙烯酸羟乙基酯(hydroxyethyl methacrylate,HEMA)。塑料包埋具有细胞收缩小、结构清晰、分辨率高等优点,但由于操作复杂费时,且无法进行免疫组织化学染色,因此除有特殊要求外一般还是采用常规包埋方法。

（唐雪峰）

参考文献

1 王玉倩,薛秀花.实时荧光定量 PCR 技术研究进展及其应用[J].生物学通报,2016,51(2):1-6.

2 王晓婷,杨其峰,菅向东.乳腺癌前哨淋巴结活检的临床研究及前哨淋巴结转移预测模型的建立[J].医学综述,2018,24(18):3693-3697,3704.

3 中华医学会神经病学分会,中华医学会神经病学分会神经肌肉病学组,中华医学会神经病学分会肌电图及临床神经生理学组.中国脂质沉积性肌病诊治专家共识[J].中华神经科杂志,2015,48(11):941-945.

4 中华医学会病理分会消化病理学组筹备组.慢性胃炎及上皮性肿瘤胃黏膜活检病理诊断共识[J].中华病理学杂志,2017,46(5):289-293.

5 中华医学会病理学分会泌尿与男性生殖系统疾病病理专家组.肾细胞癌规范化取材和病理诊断共识[J].中华病理学杂志,2019,48(11):833-839.

6 中华医学会病理学分会泌尿男性生殖系统疾病病理专家组.前列腺癌规范化标本取材及病理诊断共识[J].中华病理学杂志,2016,45(10):676-680.

7 中国抗癌协会肝癌专业委员会,中国抗癌协会临床肿瘤学协作专业委员会,中华医学会肝病学会肝癌学组,等.原发性肝癌规范化病理诊断方案专家共识[J].中华医学杂志,2011,91(12):802-804.

8 石远凯,孙燕,刘彤华.中国恶性淋巴瘤诊疗规范(2015 年版)[J].中华肿瘤杂志,2015,13(2):148-158.

9 朱明华.提高胃黏膜活检病理诊断共识[J].临床与实验病理学杂志,2010,26(6):647-648.

10 危晓莉,彭慧琴,吕燕博,等.免疫组织化学标准化的思考与再认识[J].中华病理学杂志,2014,43(3):214-216.

11 苏静,凌云.中国黑色素瘤规范化病理诊断专家共识(2017 年版)[J].中华病理学杂志,2018,47(1):7-13.

12 李国平,陈万紫,黄慧芳,等.FISH 检测 CyclinD1/IgH 对鉴别套细胞淋巴瘤与慢性淋巴细胞白血病的作用[J].中国实验血液学杂志,2015,23(5):1314-1317.

13 李艳萍,张志华,赵凤亭.流式细胞术对非霍奇金氏淋巴瘤的诊断价值评价[J].中国实验血液学杂志,2016,24(1):102-105.

14 杨文萍,武海燕,张文,等.儿童肾母细胞瘤病理诊断共识[J].中华病理学杂志,2017,46(3):149-154.

15 吴德沛,何广胜,孙爱宁,等.骨髓增生异常综合征的规范化诊断与治疗[J].国际输血及血液学杂志,2010,33(3):193-194.

16 邱田,凌云,陈钊,等.荧光 PCR-优化寡核苷酸探针法与 Sanger 测序法检测肺癌、结直肠癌患者 KRAS 基因突变的对比分析[J].中华病理学杂志,2012,41(9):599-602.

17 张天一,谭红专.分子病理流行病学[J].中华流行病学杂志,2015,36(7):762-764.

18 陈灵锋,陈小岩,俞训彬,等.Illumina 靶向测序法与 Sanger 测序法检测肺腺癌驱动基因突变的比较[J].中华病理学杂志,2018,47(3):209-212.

19 陈敏,杨洁亮,赵莎,等.间期荧光原位杂交技术在 604 例 B 细胞淋巴瘤中的诊断价值分析[J].中华病理学杂志,2018,47(12):920-925.

20 武洁,唐利红,杨崇广,等.全基因组测序技术在结核病流行病学调查中的应用[J].中华流行病学杂志,2016,37(12):1644-1646.

21 赵明,李昌水,滕晓东.介绍国际泌尿病理协会 2012 肾肿瘤的专家共识[J].中华病理学杂志,2014,43(3):207-211.

22 郭步云,白清宇,李姗姗,等.塑料包埋法骨髓活组织检查方法的改进[J].临床军医杂志,2011,39(1):86.

23 郭明日,王冰冰,张丽霞,等.PCR-线性探针杂交酶显色法在结核病诊断与耐药性检测中的应用研究[J].中华医院感染学杂志,2016,26(7):1483-1485.

24 韩安家,石慧娟,李辉.软组织肿瘤分子病理进展[J].临床与实验病理学杂志,2017,33(7):709-714.

25 焦志娜,张昱,王允亮,等.110例肾脏活检病理资料的总结分析[J].现代中西医结合杂志,2013,22(13):1435-1436.

26 曾瑄,梁智勇.分子病理在肿瘤个体化医疗发展中的地位和作用[J].中华病理学杂志,2016,12(1):3-5.

27 雷霆.深入研究胶质瘤分子病理和影像学特征的临床指导意义[J].中华实验外科杂志,2011,28(9):1409-1411.

28 ADAMS D J. Sanger Institute series:uncovering the genetics of cancer:an interview with David Adams[J]. Future Oncol,2017,13(24):2133-2135.

29 ALA G,KINSLOW CJ,TJC W. Erratum. Extent of resection,molecular signature,and survival in 1p19q-codeleted gliomas[J]. J Neurosurg,2020,134(5):1675.

30 BUSSOLATI G,ANNARATONE L,MALETTA F. The pre-analytical phase in surgical pathology[J]. Recent Results Cancer Res,2015,199:1-13.

31 FOOTE J B,SARVESH S,EMENS L A. Cytokine profiling of tumor-infiltrating T lymphocytes by flow cytometry[J]. Methods Enzymol,2020,631:1-20.

32 HUANG E C,KUO F C,FLETCHER C D,et al. Critical diagnoses in surgical pathology:a retrospective single-institution study to monitor guidelines for communication of urgent results[J]. Am J Surg Pathol,2009,33(7):1098-1102.

33 JAMBHEKAR N A,CHATURVEDI A C,MADUR B P. Immunohistochemistry in surgical pathology practice:a current perspective of a simple,powerful,yet complex,tool[J]. Indian J Pathol Microbiol,2008,51(1):2-11.

34 JOHN R G,LAURA W L,JESSE K M. Rosai and Ackeman's surgical pathology[M]. 10 th ed. Amsterdam:Elsevier Inc,2011:25-34,37-65.

35 KULASINGHE A,LIM Y,KAPELERIS J,et al. The Use of Three-dimensional DNA fluorescent in situ hybridization (3D DNA FISH) for the detection of anaplastic lymphoma kinase (ALK) in non-small cell lung cancer (NSCLC) circulating tumor cells[J]. Cells,2020,9(6):1465.

36 LIMBACH A L,LINGEN M W,MCELHERNE J,et al. The utility of MDM2 and CDK4 immunohistochemistry and MDM2 FISH in craniofacial osteosarcoma[J]. Head Neck Pathol,2020,14(4):889-898.

37 NAKHLEH R E. Patient safety and error reduction in surgical pathology[J]. Arch Pathol Lab Med,2008,132(2):181-185.

38 PARWANI A V. Preface. pathology informatics[J]. Surg Pathol Clin,2015,8(2):xi-xii.

39 ROSAI J. Why microscopy will remain a cornerstone of surgical pathology [J]. Lab Invest,2007,87(5):403-408.

40 TAYLOR C R. Immunohistochemistry in surgical pathology:principles and practice[J]. Methods Mol Biol,2014,1180:81-109.

41 WICK M R. Medicolegal liability in surgical pathology:a consideration of underlying causes and selected pertinent concepts[J]. Semin Diagn Pathol,2007,24(2):89-97.

42 YE P,CAI P,XIE J,et al. The diagnostic accuracy of digital PCR,ARMS and NGS for detecting KRAS mutation in cell-free DNA of patients with colorectal cancer:a protocol for systematic review and meta-analysis[J]. Medicine (Baltimore),2020,99(26):e20708.

43 YOU W,SHANG B,SUN J,et al. Mechanistic insight of predictive biomarkers for antitumor PD-1/PD-L1 blockade:A paradigm shift towards immunome evaluation (Review) [J]. Oncol Rep,2020,44(2):424-437.

44 ZHANG L,LIN F. Best Practices in Immunohistochemistry in Surgical Pathology and Cytopathology [J]. Arch Pathol Lab Med,2017,141(8):1011-1013.

病理学诊断的描述及病理报告解读

第一节 病理学诊断的描述及其临床意义

临床医师要熟悉和理解病理专业术语,尤其要熟悉病理报告中常常出现的一些病理专业术语,如果不能正确理解,就会影响临床诊治。人体疾病最常见的两大类即炎症和肿瘤,所以,下面介绍有关炎症及肿瘤的几个常见且重要的病理专业术语。

一、炎 症

炎症(inflammation)是指具有血管系统的活体组织对致炎因子的损伤作用所发生的以防御为主的病理性反应。分为非特异性炎症和特异性炎症。

1.非特异性炎症 非特异性炎症是指由多种致炎因子引起的急、慢性炎症,其基本病理变化为变质、渗出和增生,可表现为浆液性炎、纤维素性炎、化脓性炎、出血性炎和增生性炎等。

2.特异性炎症 特异性炎症是指由特定致病因素所引起的疾病如结核、梅毒、伤寒、麻风或真菌感染等,这些炎症都有共同的镜下特点,即肉芽肿性炎,有时在镜下不易区分,病理报告仅给出肉芽肿性炎的诊断时,临床医师应密切结合临床及其他的辅助检查,尤其是病因检查(包括特殊染色和 PCR 检查),以便给出正确的治疗。否则就会误诊误治,甚至引起医疗纠纷。如增生性结核与结节病,在显微镜下有时较难鉴别,而这两种疾病的治疗不同,结节病需激素治疗,结核却是激素治疗的禁忌证。

二、肿 瘤

肿瘤(tumour)是指机体在各种致瘤因子作用下,局部组织细胞在基因水平上失去了正常的调控,导致克隆性异常增殖而形成的新生物。常表现为局部肿块。根据肿瘤的生物学行为和对机体的影响不同分为良性、中间型(交界性)和恶性。

1.良性肿瘤 良性肿瘤一般不发生转移,因此局部完全切除即可。

2.中间型肿瘤 中间型肿瘤的组织形态介于良恶性之间,有些中间型肿瘤又分为局部侵袭性和偶有转移性。如卵巢的交界性浆液性肿瘤/不典型增生性浆液性肿瘤,可以伴有腹膜的非浸润性种植和淋巴结累及,但很少发生转移;又如韧带样纤维瘤病是中间性肿瘤(局部侵袭性),而隆突性皮肤纤维肉瘤是中间性肿瘤(偶有转移性)。它们的生物学行为介于良恶性之间,故多采用单纯切除后密切随访的策略。

3.恶性肿瘤　大部分恶性肿瘤不论恶性程度如何,有手术机会则应尽早行根治手术,术后根据病理变化安排适当的放射治疗(radiotherapy,简称放疗)和化学治疗(chemotherapy;简称化疗),甚至个体化靶向治疗。无手术机会者,应尽早放、化疗,若有指征也进行靶向治疗,使肿瘤的生长得到控制。根据肿瘤细胞起源不同可分为上皮源性肿瘤、间叶源性肿瘤、淋巴造血组织肿瘤、神经组织肿瘤及其他。①上皮源性的肿瘤一般来源于内胚层或外胚层,如果是恶性的即称为癌(cancer,carcinoma),易发生局部侵袭和远处转移,最常见的转移方式为淋巴道转移,治疗上对放、化疗相对间叶源性肿瘤敏感。②间叶源性的肿瘤来源于中胚层,如果是恶性的即称为肉瘤(sarcoma),常发生血流转移,对放、化疗相对不敏感。随着分子生物学技术的发展和分子病理学的进步,个体化靶向治疗得到了极大的发展,基于肿瘤驱动基因的同病异治和异病同治的靶向治疗在临床上正发挥着越来越重要的作用,如肺腺癌、乳腺癌、恶性黑色素瘤和胃肠间质瘤等的靶向治疗。

三、癌前疾病

癌前疾病(precancerous disease)是指某些具有发展为恶性肿瘤潜能的疾病。从癌前疾病发展到癌,常常需要相当长的时间。临床医师熟悉这些癌前疾病,并对其进行监测,可达到早期发现与及时治愈的作用,对肿瘤的预防有重大的实际意义。常见的癌前病变有以下 8 种。

1.黏膜白斑　口腔、外阴、阴茎、子宫颈等部位为黏膜白斑(leukoplakia)好发部位。肉眼呈白色斑块,镜下主要病变为黏膜的鳞状上皮的异型增生。进一步发展,就有可能转变为鳞状细胞癌。

2.伴重度子宫颈糜烂的慢性子宫颈炎　是妇科常见病。在慢性子宫颈炎的基础上子宫颈阴道部的鳞状上皮被来自子宫颈管内膜的单层柱状上皮所取代,使该处呈粉红色或鲜红色,好像发生了黏膜的缺损,称为子宫颈糜烂。研究表明,慢性宫颈炎伴宫颈糜烂与人乳头状瘤病毒感染有关。少数病例可发展为子宫颈鳞状细胞癌。

3.皮肤慢性溃疡　经久不愈的皮肤溃疡和瘘管,鳞状上皮受到长期慢性刺激,可出现异型增生,有可能发生癌变。

4.乳腺纤维囊性变　乳腺纤维囊性变(mammary fibrocystic disease)常见于 40 岁左右的女性。病理形态学主要表现为乳腺导管囊性扩张,间质纤维组织增生,小叶和导管上皮增生。伴有导管上皮增生,尤其是乳头状增生者较易发生癌变。

5.大肠腺瘤　大肠腺瘤(adenoma of large intestines)中以绒毛状腺瘤癌变概率较高。可以单发或多发,多发性者如家族性腺瘤性息肉病常有家族史,更易癌变,几乎 100% 会发生癌变。

6.慢性萎缩性胃炎及胃慢性消化性溃疡　慢性萎缩性胃炎时,胃黏膜腺体可有肠上皮化生,部分肠上皮化生与胃癌的发生有关。慢性胃溃疡时溃疡边缘的黏膜因受到刺激而不断增生,可能转变为癌,其癌变率大约为 1%。近年发现幽门螺杆菌(*Helicobacter pylori*,HP)感染不仅与慢性萎缩性胃炎有关,还可引发结外边缘区胃黏膜相关淋巴组织淋巴瘤。

7.肝硬化　由乙型肝炎病毒引起的肝炎后肝硬化(liver cirrhosis),与肝细胞癌关系密切。

8.慢性溃疡性结肠炎　是一种炎症性肠病(inflammatory bowel disease,IBD),在反复发生溃疡和黏膜异型增生的基础上可发展为结肠腺癌。

四、非典型增生与异型增生

1.非典型增生　非典型增生(atypical hyperplasia)是指增生的细胞形态呈现一定程度的异型性,但尚未达到诊断为恶性肿瘤的程度。镜下表现为增生的细胞排列紊乱,大小不一,形态多样,核增大而深染,核质比例增大,核分裂象(mitotic figure)增多等。

2.异型增生　异型增生(dysplasia)与非典型增生形态学含义相同,但现在认为,在修复、炎症等情况下,细胞增生也可以表现不同程度的异型性,故将在修复和炎症等情况下的细胞增生称为非典型增生(反应性非典型增生),与肿瘤相关者称为异型增生。所以,目前大多数系统的肿瘤性病变都采用异型增生这个名词,如胃肠道、泌尿系统等,但在子宫内膜增生中仍保留非典型增生这个名词,如子宫内膜增生,伴非典型性。根据细胞的异型性程度和累及范围可对其进行分级,目前有三级(轻、中、重度)和二级分级(低级别、高级别)系统,由于临床上更愿意采用二级分级系统,更容易操作。而近年来提出上皮内瘤变(intraepithelial neoplasia)的概念,认为在多数情况下等同于异型增生,分级系统也与异型增生类似。但随着对肿瘤发病机制的深入认识,名称也有一些变化,如子宫颈上皮内瘤变(cervical intraepithelial neoplasia,CIN),现改称为子宫颈上皮内病变(cervical intraepithelial lesion),不全部称为瘤变是因为 CIN I 级不是肿瘤性病变,子宫颈低级别鳞状上皮内病变相当于 CIN I 级,而子宫高级别鳞状上皮内病变相当于 CIN II 和 III 级,并将原位癌也列入上皮内瘤变 III 级(图 111-1)。

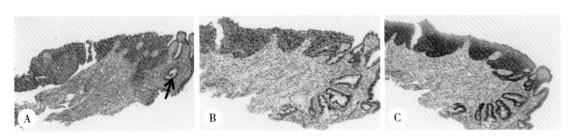

A. 高级别鳞状上皮内病变(CIN III 级),合并原位腺癌(黑色箭头)HE 染色;B. Ki-67 染色;C. P16 染色阳性。B、C 为免疫组化染色。

图 111-1　宫颈高级别鳞状上皮病变合并原位腺癌

五、原 位 癌

　　原位癌(carcinoma in situ)是指异型增生的细胞累及上皮全层,但尚未突破基底膜向下浸润性生长。一般指黏膜鳞状上皮层内或皮肤表皮层内的重度异型增生几乎或累及上皮全层,但目前已将原位癌归入重度异型增生 III 级、高级别异型增生或高级别上皮内瘤变。例如子宫颈、食管及皮肤的原位癌。但随着对疾病本质的深入认识,有些原位癌的概念也有补充和订正,如食管原位癌就增加了基底细胞型原位癌(图 111-2),而这种类型的原位癌并不像定义中所提的累及上皮全层。原位癌是一种早期癌,早期发现并积极治疗,可防止其发展为浸润癌,从而提高恶性肿瘤的治愈率。

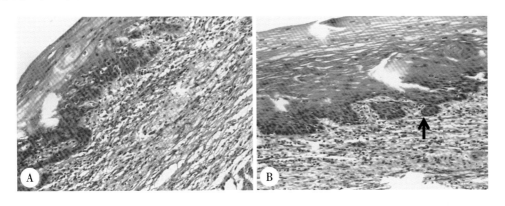

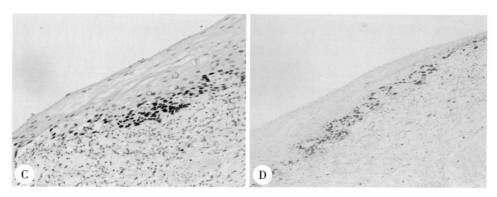

A、B. 食管鳞状上皮基底层细胞异型性明显,有小灶浸润(B 中黑色箭头),HE 染色;C. P53 阳性;D. Ki67 阳性。C、D 为免疫组化染色。

图 111-2　食管基底型鳞状细胞癌

（郭乔楠）

第二节　部分系统疾病的病理分类和病理报告解读

　　各系统最常见的疾病主要是炎症和肿瘤。近年来,各系统疾病的病理诊断专家共识以及 WHO 关于各系统肿瘤分类的修订版已逐渐出版,有些内容发生了较大的变化。本节将对消化系统、泌尿系统、乳腺、中枢神经系统、神经内分泌系统、淋巴造血系统及软组织等疾病分类(主要是新版 WHO 肿瘤分类)进行解读。

一、胃肠疾病病理分类和病理报告解读

　　近年来内镜活检、内镜下黏膜切除术(endoscopic mucosal resection,EMR)和内镜黏膜下剥离术(endoscopic submucosal dissection,ESD)标本,以及外科手术标本量激增,对规范化病理报告提出了更高的要求。我们将简要介绍胃炎、炎症性肠病及 2019 年版 WHO 消化系统肿瘤分类。

(一)慢性胃炎

　　2017 年中华医学会消化病学分会出版了《中国慢性胃炎共识意见》(2017 年,上海),其中关于慢性胃炎的病理诊断标准提出了 7 条意见:①要重视贲门炎的诊断,必要时增加贲门部黏膜活检。②活检标本要足够大,达到黏膜肌层。不同部位的标本需要分开装瓶。内镜医师应向病理科提供取材部位、内镜所见和简要病史等临床资料。③慢性胃炎有 5 种组织学变化要分级,即幽门螺杆菌、炎症反应、活动性、萎缩和肠化生,分成无、轻度、中度和重度 4 级(0、+、++、+++)。分级标准采用中国慢性胃炎的病理诊断标准与新悉尼系统的视觉模拟评分法(visual analogue scale)并用。④慢性胃炎病理诊断应该包括部位、分布特征和组织学变化程度。有病因可循的要报告病因。胃窦和胃体炎症反应程度相差二级或以上时,加上"为主"修饰词,如"慢性(活动性)胃炎,胃窦为主"。病理结果要报告每块活检标本的组织学变化,推荐使用表格式的慢性胃炎病理报告。⑤慢性胃炎活检显示固有腺体萎缩,即可诊断为萎缩性胃炎,而不必考虑活检标本的萎缩块数和程度。临床医师可根据病理结果结合内镜表现,最后做出萎缩范围和程度的判断。⑥肠化生范围和肠化生亚型对预测胃癌发生危险性均有一定的价值,AB-PAS 和 HID-AB 黏液染色能区分肠化生亚型。⑦异型增生(上皮内瘤变)是最重要的胃癌癌前病变。有异型增生(上皮内瘤变)的要注明,分轻度、中度和重度异型增生(或低级别和高级别上皮内瘤变)。

（二）炎症性肠病

2018 年 5 月，中华消化杂志在线发表了中华医学会消化病学分会炎症性肠病组制定的《炎症性肠病诊断与治疗的共识意见》（2018 年，北京），为规范化诊治炎症性肠病（inflammatory bowel disease，IBD）提出了更新、更全面的依据。

1. 克罗恩病　①肠镜检查和黏膜活检是克罗恩病（Crohn disease，CD）诊断的主要依据。②对于黏膜活检，仍然强调多段、多点取材。③局灶性的慢性炎症反应、局灶性隐窝结构异常和非干酪样肉芽肿是 CD 黏膜活检的特征性表现。其病理学诊断标准为：通常需要观察到 3 种以上特征性表现（无肉芽肿时）或观察到非干酪样肉芽肿和另一种特征性光学显微镜下表现，且需要同时排除肠结核等（图 111-3）。④如为手术切除标本（包括切除肠段及病变附近淋巴结），可根据标准做出病理确诊。

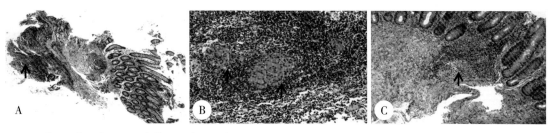

A. 结肠肝曲黏膜；B. 为乙状结肠黏膜；C. 为直肠黏膜。该病例存在慢性结肠炎和慢性直肠炎，病变呈节段性分布，结肠和直肠黏膜均可见非干酪样肉芽肿（黑色箭头），HE 染色。在临床符合且排除感染的情况下，可以考虑 CD 的诊断。

图 111-3　克罗恩病

2. 溃疡性结肠炎　①共识依然强调溃疡性结肠炎（ulcerative colitis，UC）诊断的主要依据是结肠镜检查和黏膜活检。②同样，对于黏膜活检强调多段、多点取材。③隐窝基底部浆细胞增多是 UC 最早的显微镜下特征，其预测价值较高。④共识亦提出了组织学愈合的概念，即隐窝结构破坏减少和炎性浸润的消退。组织学愈合与内镜下愈合不同，在部分内镜下缓解的病例中，组织学炎症反应可能持续存在，并可能与不良预后存在相关性。因此，临床中还需要重视组织学愈合在评估病情中的作用和价值。

IBD（包括 CD 和 UC）的诊断缺乏金标准，需结合临床表现、内镜检查、影像学检查和组织病理学多方面综合分析，新共识在 CD 诊断标准部分做了结构性调整，在原有"临床表现、内镜检查、影像学检查和组织病理学检查"的基础上，增加了"实验室检查"内容。而 UC 新共识在"临床表现、内镜和组织病理学表现"3 方面的基础上新增加了"实验室检查和影像学检查"部分。

（三）2019 年第 5 版 WHO 消化系统肿瘤分类解读

从 2010 年第 4 版消化系统肿瘤出版以来，我们对许多肿瘤的病因和发病机制的认识有了重要的进展。2019 年第 5 版 WHO 消化系统肿瘤分类中增加了近年来对消化系统肿瘤发病机制的重要研究进展（表 111-1）。首次根据其分子表型对某些肿瘤进行定义和分类，而不根据其组织学特征来进行定义。但在大多数情况下，组织病理学分类仍然是诊断的金标准。有一些的术语使用发生了变化。如前驱病变、神经内分泌肿瘤等。而最新版 WHO 分类中有关食管、胃、肠、肝胆胰及其他肿瘤内容的变化总结于表 111-2 ~ 表 111-6。

1. 前驱病变　在第 5 版 WHO 分类中，消化系统内前驱病变到浸润性癌的术语虽然已经有了一定的标准化，但"异型增生"和"上皮内瘤变"这两个术语在某些解剖部位的病变中仍然通用，但有差异。如术语"异型增生"优先用于管状消化道的病变（图 111-4）而"上皮内瘤变"优先用于胰腺、胆囊和胆管的病变，如胰腺上皮内瘤变（pancreatic intraepithelial neoplasia，PANIN）。然而，对于所有解剖部位，两级系统（低级别与高级别）被认为是肿瘤前驱病变的标准分级系统。取代了以前用于胰胆管系统病变的三级分级方案。如，导管内乳头状黏液性肿瘤和黏液性囊性肿瘤现在根据观察到的最高级别的异型增生将其分为两级。由于各种原因，尤其是其临床的模糊性，术语"原位癌"在临床实践中不鼓励使用。这个术语包含在高级别异型增生/高级别上皮内瘤变的范畴中。

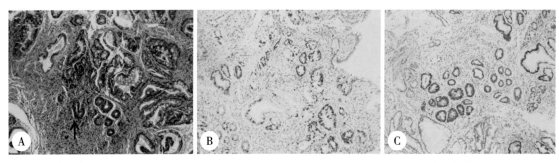

A. 胃黏膜腺体萎缩,肠化,并见有异型腺体(黑色箭头),HE 染色;B. Ki67 染色阳性的异常分布模式;C. P53 阳性。

B、C 为免疫组化染色

图 111-4　胃黏膜腺体高级别异型增生

2. 神经内分泌肿瘤　第 5 版 WHO 消化系统肿瘤分类中一个特别重要的变化是神经内分泌肿瘤(neuroendocrine neoplasm,NEN)的分类。在这一版中,NEN 包含在每个器官特定章节中,包括胰腺肿瘤章节,在该章节中详细描述了每种功能和非功能亚型。以前,这些肿瘤是在内分泌器官肿瘤中论述的。在概述中介绍 NEN 分类的一般原则(表 111-5)。为了加强对这些肿瘤遗传学的了解,一组专家于 2017 年 11 月在国际癌症研究机构(IARC)召开了一次共识会议,阐述了对神经内分泌肿瘤分类的框架共识。建议将所有 NEN 根据它们的分子病理学差异分为高分化神经内分泌瘤(neuroendocrine tumor,NET)和低分化神经内分泌癌(neuroendocrine carcinoma,NEC)。MEN1、DAXX 和 ATRX 的突变是高分化 NET 的实体定义,而 NEC 常有 TP53 或 RB1 突变。在某些病例中,这些突变可能具有诊断价值。根据基因组数据,混合型神经内分泌肿瘤的分类也发生了改变,现被归为混合性神经内分泌-非神经内分泌肿瘤(mixed neuroendocrine-non-neuroendocrine neoplasm,MiNEN)的概念范畴。混合性腺神经内分泌癌(mixed adeno-neuroendocrine carcinoma,MANEC)的基因组改变与腺癌或 NEC 相似,而不是 NET,可能反映了肿瘤内的克隆性进化。表 111-1 是新版中关于胃肠道和肝胰胆管神经内分泌肿瘤的分类和分级标准。

表 111-1　第 5 版 WHO 胃肠道和肝胰胆管神经内分泌肿瘤的分类和分级标准

术语	分化程度	分级	核分裂象(数值/2 mm²)ª	Ki-67 增殖指数
NET,G1	高分化	低级别	<2	<3%
NET,G2	高分化	中级别	2～20	3%～20%
NET,G3	高分化	高级别	>20	>20%
NEC,小细胞型 SCNEC	低分化	高级别ᵇ	>20	>20%
NEC,大细胞型 LCNEC	低分化	高级别ᵇ	>20	>20%
MiNENᶜ	高分化或低分化	不一	不一	不一

注:a:核分裂象表示为核分裂数/2 mm²(相当于 40 倍放大或者直径为 0.5 mm 视野的 10 个高倍视野),通过在 50 个 0.2 mm²(即总面积为 10 mm²)的视野中计数来确定;Ki-67 增殖指数值通过在最高标记区域(热点区域)中计数至少 500 个细胞来确定;最终分级是根据两个指标中更高级别的类别来进行分类。

b:低分化 NEC 不进行分级,但根据定义应被视为高级别。

c:在大多数 MiNEN 中,神经内分泌成分和非神经内分泌成分的分化都很差,神经内分泌成分的增殖指数与其他 NEC 的增殖指数在同一范围内。但允许其中一种或两种成分可能为高分化;因此,在可行的情况下,每种成分都应单独分级。

从表 111-1 中可以看到的一个重要的变化是:高分化 NET 中的对高级别 NET,G3(WHO 分级系统中的 G3,核分裂象>20/ 2 mm² 或 Ki-67>20%)的认识,NET,G3 在遗传学上仍然是高分化,不同于差分化 NEC。NET,G3 最初是在胰腺中发现的,在胰腺中也最为常见,但可以发生在整个胃肠道。因此,目前的

NET 的 WHO 分类包括 3 等级（G1、G2 和 G3）。NEC 不再分级,根据定义,它们统一被认为是高级别,但继续分为小细胞型和大细胞型。

表 111-2　第 5 版 WHO 分类中关于食管肿瘤的新变化

类型	主题	第 5 版 WHO 分类新变化
食管腺癌	病因和流行病学	70% 病例被认为是家族性的 　TP53 突变会导致上皮高度异型增生,而 SMAD4 突变先于浸润性癌的发展 　强调胃食管反流在炎症–化生–异型增生–腺癌模型中的作用
	预后判断和预测治疗	需要检测 HER-2 表达,为靶向治疗提供依据
食管鳞癌 与鳞状上皮异型增生	病因和发病机制	HPV 在食管鳞癌中的潜在作用仍不确定 　吸烟和饮酒在是食管鳞癌中发挥更为重要作用。TP53 突变在食管鳞癌发生中具有重要作用 　其他基因改变的作用:如调控细胞周期、细胞分化(特别是 NOTCH 途径)和 EGFR(HER1)信号

表 111-3　第 5 版 WHO 分类中关于胃腺癌的新变化

类型	主题	第 5 版 WHO 分类新变化
胃腺癌	病因和发病机制	10% 的胃癌是家族性的 其他因素包括吸烟、辐射和饮食
	分类	低黏附性癌具有异质性(包括印戒细胞癌和非特殊性低黏附癌) 罕见胃腺癌亚型:如胃底腺型腺癌
	预后判断和预测治疗	HER-2 的检测用于预测抗 ERBB2 治疗的潜在反应 　MSI-H 和 EBV 阳性时预后好,并且对于 PD1/PDL1 的免疫治疗具有潜在的治疗意义

表 111-4　第 5 版 WHO 分类中关于肠道肿瘤的新变化

类型	主题	第 5 版 WHO 分类新变化
小肠和壶腹癌	发病机制	根据解剖结构分为壶腹癌和非壶腹癌 其发生机制似乎与结直肠癌相似,但需要更多证据
阑尾杯状细胞腺癌	分类	原称阑尾杯状细胞类癌/癌,现更名为阑尾杯状细胞腺癌,可以有少量神经内分泌成分(图 111-5)
结肠、直肠和阑尾的锯齿状病变	分类与发病机制	原称为锯齿状息肉/腺瘤,现更名为锯齿状病变,因为这些病变可能是扁平状的而不是息肉状的 存在 BRAF 和 KRAS 突变的两条不同的肿瘤通路
肛管鳞状上皮异型增生	分子病理诊断	HPV 感染在病因中起着重要的作用,驱动的基因改变与宫颈癌相似 建议行 P16 和 HPV 检测

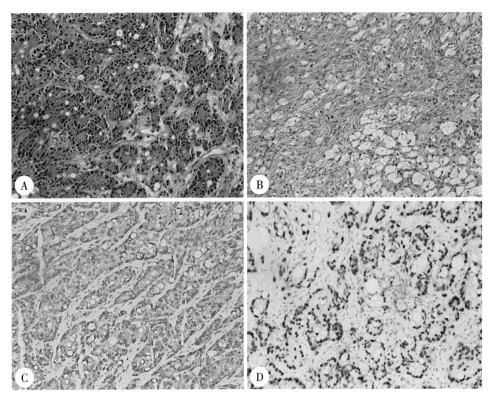

A、B. 具有杯状细胞形态的肿瘤细胞排列成小管状腺体（A）、密集簇状（B），HE 染色；C. Syn 弥漫阳性；
D. CDX-2 核阳性。C、D 为免疫组化染色。

图 111-5　阑尾杯状细胞腺癌

表 111-5　第 5 版 WHO 分类中关于肝胆胰肿瘤的新变化

类型	主题	第 5 版 WHO 分类新变化
肝细胞肿瘤	分类	基于分子图谱研究进行了修订 纤维板层癌定义为 *DNAJB1-PRKACA* 异位
肝内胆管癌	分类	两种特殊的主要亚型：大胆管型，类似于肝外胆管癌；小胆管型，与肝细胞癌具有相似的病因、发病机制和影像学特征 胆管细胞癌不再被认为是混合型肝细胞–胆管癌的一个亚型，而是小胆管肝内胆管癌的一个亚型，被重命名为胆管癌
胰腺导管内肿瘤	分类	导管内嗜酸细胞乳头状瘤和导管内管状乳头状瘤为独立亚型 导管内乳头状黏液性肿瘤和导管腺癌的区别在于缺乏 *KRAS* 基因突变
胰腺腺泡囊性转化	分类	以前称为腺泡细胞囊腺瘤，现在通过分子克隆分析证明是非肿瘤性的

表 111-6　第 5 版 WHO 分类中关于消化系统其他肿瘤的新变化

类型	主题	第 5 版 WHO 分类新变化
淋巴造血肿瘤和间叶性肿瘤	分类	独立的章节，以确保一致性并避免重复
消化道 EBV 阳性的炎症性滤泡树突状细胞肉瘤	分类	原称"炎性假瘤样成纤维细胞性/滤泡树突状细胞肿瘤"

类型	主题	第 5 版 WHO 分类新变化
遗传性肿瘤综合征	分类, 发病机制, 诊断分子病理学	为新增章节。对常见的肿瘤综合征进行了详细的描述,包括 Lynch 综合征、家族性腺瘤性息肉病 1 和其他几种上一版定义的腺瘤性息肉病等,增加了胃腺癌和胃近端息肉病综合征,现在被认为是 FAP 变异型,具有独特的表型。其他一些可能导致各种胃肠道肿瘤风险增加的遗传性肿瘤易感综合征也被描述,包括 Li-Fraumeni 综合征、遗传性出血性毛细血管扩张症、胃肠胰神经内分泌肿瘤相关性综合征和多位点遗传性肿瘤等位基因综合征。这将有助于对这些肿瘤综合征相关的疾病进行诊断,以及相关机制的研究

二、泌尿系统疾病病理分类和病理报告解读

本部分主要介绍梅奥诊所/肾脏病理学会关于肾小球肾炎分类、诊断及报告的共识,以及解读最新 2022 年第 5 版 WHO 泌尿系统肿瘤分类。

(一)肾小球肾炎病理分类、诊断及报告

2015 年 2 月肾脏病理学家和肾病学家在美国梅奥医学中心举行会议,提出了基于病因学和发病机制将肾小球分为 5 类,并制定出标准化、统一的描述性语言和层次分明的疾病诊断体系,最终达成了《梅奥诊所/肾脏病理学会关于肾小球肾炎病理分类、诊断及报告的共识》。共识将增生性肾小球肾炎根据病因和发病机制分为 5 类(表 111-7):免疫复合物相关性肾小球肾炎、寡免疫复合物性肾小球肾炎、抗肾小球基底膜肾炎、单克隆免疫球蛋白相关性肾小球肾炎和 C3 肾病。共识提出病理诊断应包括主要诊断和次要诊断(表 111-8)。

1. 肾小球肾炎的病理分类　见表 111-7。

表 111-7　肾小球肾炎的病理分类

分类	具体疾病	病变类型	评分或分类
免疫复合物相关性肾小球肾炎	IgA 肾病,过敏性紫癜性肾炎,狼疮性肾炎,感染相关的肾小球肾炎,纤维性肾小球肾炎(多克隆免疫球蛋白相关)	系膜增生性,毛细血管内增生性、渗出性、膜增生性、坏死性、新月体性、硬化性或多重	IgA 肾病牛津分型/MEST,狼疮性肾炎 ISN/RPS 分型
寡免疫复合物性肾小球肾炎	抗中性粒细胞胞浆抗体(ANCA)相关性血管炎肾损害,包括 MPO-ANCA 和 PR3-ANCA 阳性,ANCA 阴性血管炎肾损害	坏死性、新月体性、硬化性或多重	局灶,新月体性,混合性或硬化型(Berden/EUVAS 分型)
抗 GBM 肾炎	抗 GBM 肾炎	坏死性、新月体性、硬化性或混合型	—
单克隆免疫球蛋白相关性肾炎	单克隆免疫球蛋白沉积病,伴单克隆免疫球蛋白沉积的增生性肾小球肾炎,免疫管状病,纤维性肾小球肾炎(单克隆免疫球蛋白相关)	系膜增生性,毛细血管内增生性、渗出性、膜增生性、坏死性、新月体性、硬化性或多重	—

续表 111-7

分类	具体疾病	病变类型	评分或分类
C3 肾病	C3 肾炎,致密物沉积病	系膜增生性,毛细血管内增生性,渗出性,膜增生性,坏死性,新月体性,硬化性或多重	

注:MEST 指系膜增生、毛细血管内增生、节段硬化、间质纤维化或肾小管萎缩;ISN/PRS:国际肾脏协会/肾脏病理协会;EUVAS:欧洲血管炎研究组;病变类型:局灶或弥漫。

2. 肾活检病理报告模式　共识推荐的肾活检病理报告一次包含以下内容:标本类型、诊断、评论、临床资料、大体描述、光镜描述、免疫荧光描述、电镜描述及其他特殊检查结果(表 111-8)。

表 111-8　肾活检病理报告模式

报告项目	报告内容
标本类型	细针穿刺肾活检标本、手术刀楔形切取肾活检标本等
诊断	主要诊断: 　1)疾病名称或致病类型(如 IgA 肾病、狼疮性肾炎、ANCA 相关性血管炎肾损害、C3 肾病) 　2)肾小球病变类型(如系膜增生性病变、膜增生性病变、坏死性/新月体性病变和局灶性节段性肾小球硬化性病变) 　3)组织评分或分级(如 IgA 肾病牛津分型/MEST、狼疮性肾炎 ISN/RPS 分型) 　4)其他特征(如肾小球球性硬化、肾小管萎缩/间质纤维化、动脉硬化等程度、临床相关病因提示,如冷球蛋白及临床 HCV 感染相关、细菌性心内膜炎及临床资料、金黄色、葡萄球菌性蜂窝织炎及临床资料等) 次要诊断:如急性间质性肾炎和糖尿病肾病,它们并非主要诊断的组成部分
评论或叙述	用于总结或阐明主要诊断和(或)次要诊断的形态学机制或临床病理联系,对不能明确诊断的病变,可以通过评论的形式写在诊断报告最后部分,提请临床医师注意鉴别和进一步检查,以避免由于形态学的局限性造成误诊和漏诊
临床资料小结	对病理诊断重要的临床资料进行总结
大体描述	大小、质地、颜色等
光镜描述	①穿刺组织:皮质、髓质或皮髓质交界处组织。②肾小球病变范围和程度。③肾小管病变范围和程度。④肾间质病变范围和程度。⑤肾血管病变范围和程度
免疫荧光或免疫组化描述	各种免疫沉淀物的分布范围、沉积部位、阳性强度及形状。
电镜描述	①电镜诊断应结合光镜和免疫组化结果;②电镜报告格式与光镜报告相似,但病变描述采用一些电镜形态的专业术语;③由于观察病变部位比较局限,因此一般不对病变是弥漫还是局灶做出判断;④电镜病理诊断同样包括:病因诊断、病理类型诊断以及评述三部分
辅助或特殊检查	包括 PAS、PASM、Masson 等特殊染色结果

本共识重点对肾活检大体组织标本、光镜、免疫病理、电镜和辅助检查表述进行了详细的规范,见表 111-9 ~ 表 111-11,有利于病理报告的标准化和统一化。

综上本共识提出了增生性肾小球肾炎的病理分类、诊断和报告描述共识;建议肾活检病理报告应基于病因和发病机制,包括主要诊断,以及和原发疾病直接相关的、独立的第二诊断;规范了光镜、免疫荧光、电镜和辅助检查报告模式,共识的推广对提高肾小球肾炎诊断水平和指导临床治疗及判断预后具有重要意义。

表 111-9　肾活检光镜描述规范

病变	光镜描述
肾小球病变	肾小球数:包括球性硬化、节段硬化、缺血的肾小球数 肾小球病变:为局灶或弥漫、节段或球性 增生:系膜增生、毛细血管内增生或渗出性 新月体:比例、类型(细胞性、纤维细胞性、纤维性)和大小(节段或环状)、纤维素样坏死和核碎裂 白金耳、假性微血栓(透明血栓)和纤维素性血栓 系膜区:增宽、是否有系膜溶解 毛细血管袢:基底膜增厚/变薄、双轨形成和其他基底膜病变(如钉突) 毛细血管袢:基底膜断裂 包曼囊:断裂
肾小管间质病变	间质炎症:浸润细胞的类型和定位 管型、结晶和囊肿 肾小管急性损伤 肾小管基底膜异常 间质纤维化/肾小管萎缩:无、轻度、中度、重度
血管	动脉炎、栓塞和血栓形成 动脉硬化和小动脉硬化:无、轻度、中度、重度

表 111-10　免疫荧光描述规范

描述项目	描述内容
肾小球数	包括球性硬化肾小球数或存在其他明显病变的肾小球数
染色强度	阴性、±、+、++、+++
阳性类型	颗粒状、半线性、污垢状和线性
阳性部位	局灶或弥漫、节段或球性、系膜区或毛细血管袢基底膜或两种均有 间质和肾小管基底膜染色、若阳性需描述
肾小球节段	硬化或瘢痕可见 C3、IgM 滞留 肾小球节段毛细血管袢阳性或粗颗粒状节段阳性
内部对照	肾小管基底膜白蛋白阳性、血管 C3 阳性、肾小管管腔内蛋白管型 IgA 阳性

表 111-11　电镜报告描述规范

描述项目	描述内容
肾小球电镜	组织肾小球总数 球性硬化或其他病变的肾小球数
肾小球致密物沉积	部位、种类、数量、大小,有无特殊超微结构
基底膜	结构、厚薄、双轨、缺血皱缩、断裂
内皮细胞	窗孔、肿胀、管网状包涵体
系膜基质	正常/增多/溶解
系膜细胞	正常/增多
足细胞	足突融合(%)、蛋白吸收滴、微绒毛改变
毛细血管袢/囊腔	白细胞、血小板、纤维素
肾小管上皮细胞及肾小管基膜	描述病变

肾小球病变的定义见表111-12。

表111-12　肾小球病变的定义（基于IgA肾病牛津分型和ISN/RPS狼疮性肾炎分型）

病变		定义
肾小球基本病变	系膜细胞增生	每个系膜区系膜细胞>3个
	细胞性新月体	毛细血管外细胞增生>2层,>50%成分为细胞
	纤维细胞性新月体	毛细血管外增生病变由细胞和基质成分组成,其中细胞含量<50%,基质成分<90%
	纤维性新月体	毛细血管外增生病变中基质成分>90%
	毛细血管内增生	毛细血管袢腔内细胞增多致袢腔变窄
	纤维素样坏死	GBM断裂,纤维蛋白渗出
	硬化	由细胞外基质增生导致毛细血管袢腔阻塞,伴或不伴透明滴和泡沫细胞
肾小球肾炎病变类型	肾小球轻微系膜病变[a]	光镜见肾小球形态正常,但免疫荧光可见系膜区免疫物质沉积
	系膜增生性肾小球肾炎[a]	单纯肾小球系膜增生性病变
	活动性(增生性)肾小球肾炎[a]	包括下面任一种或多种病变性质:毛细血管内增生、核碎裂、纤维素样坏死、GBM断裂、细胞性或纤维细胞性新月体、光镜下可见内皮下沉积物、毛细血管袢腔内免疫复合物
	坏死性肾小球肾炎	节段或球性纤维素样坏死
	新月体肾炎	≥50%肾小球出现细胞性、纤维细胞性或纤维性新月体(在诊断中需记录新月体比例,包括比例<50%)[b]
	膜增生性肾小球肾炎	系膜增生和(或)毛细血管内细胞增殖,以及由于毛细血管袢内皮下免疫球蛋白和(或)补体沉积导致基膜增厚
	渗出性肾小球肾炎	中性粒细胞比例超过肾小球增殖细胞的>50%
	硬化性肾小球肾炎[a]	包括下面任何一种或多种病变性质:肾小球硬化,纤维性粘连和纤维性新月体

　　a.除前两种病变类型外,多种病变类型常常可在一例标本中同时存在;b.新月体性肾炎通常指新月体比例≥50%,该描述适用于免疫复合物性肾小球肾炎和C3肾病;而在抗中性粒细胞胞质抗体相关性血管炎肾损害和抗GBM肾炎诊断中,该比例可<50%。

（二）2022年第5版WHO泌尿系统肿瘤分类解读

　　2022年发布的第5版WHO泌尿生殖系统肿瘤分类较前一版本有了许多重要的修订。下面将对肾、前列腺及膀胱尿路上皮肿瘤分类中的部分新变化做简要介绍。

　　1.肾肿瘤的分类　2022年出版的第5版WHO《泌尿和男性生殖系统肿瘤分类》具有较大的变化及更新。随着分子生物学研究的不断深入,人们对肾肿瘤的分类有了新的认识,与2016年出版的第4版WHO肾肿瘤分类相比,2022年第5版WHO肾肿瘤分类主要变化包括明确了7种分子定义的肾细胞癌;更新了乳头状肾细胞癌、嗜酸性和嫌色性肾肿瘤等肾肿瘤类型;重新命名了透明细胞乳头状肾细胞癌为透明细胞乳头状肾细胞肿瘤;新增了嗜酸性实性和囊性肾细胞癌作为一种形态学定义的肾细胞癌类型;将遗传性肿瘤综合征作为独立的章节阐述,强调了其在肾肿瘤分类中的重要性。此外,将淋巴造血系统肿瘤、神经内分泌肿瘤、间叶源性肿瘤、黑色素细胞肿瘤及转移性肿瘤作为独立的章节阐述。在形式上,第5版WHO肾肿瘤分类与第5版WHO系列中的其他系统分类保持一致,遵循分层分类,并按肿瘤部位、类别、家族和类型分别阐述,每个章节均增加了"基本的和理想的诊断标准",从而结合形态学、免疫组化和分子检测综合诊断。现就第5版WHO《泌尿和男性生殖系统肿瘤分类》中肾细胞肿瘤的一些主要变化及更新进行阐述,见表111-13。

表 111-13　2022 年第 5 版 WHO 肾细胞肿瘤分类（部分）

肾细胞肿瘤的类型	ICD-O 编码
透明细胞肾肿瘤	
肾透明细胞癌	8310/3
低度恶性多房囊性肾肿瘤	8316/1
乳头状肾肿瘤	
肾乳头状腺瘤	8260/0
乳头状肾细胞癌	8260/3
嗜酸性和嫌色肾细胞癌	
肾嗜酸性细胞瘤	8290/0
嫌色肾细胞癌	8317/3
肾的其他嗜酸细胞肿瘤	
集合管肿瘤	
集合管癌	8319/3
其他肾肿瘤	
透明细胞乳头状肾细胞肿瘤	8323/1
黏液小管和梭形细胞癌	8480/3
获得性囊性疾病相关性肾细胞癌	8316/3
嗜酸性实性和囊性肾细胞癌	8311/3
肾细胞癌 NOS※	8312/3
分子定义的肾细胞癌	
TFE3 重排肾细胞癌	8311/3
TFEB 重排肾细胞癌	8311/3
ELOC（以前称 TCEB1）突变肾细胞癌	8311/3
延胡索酸水化酶缺陷型肾细胞癌	8311/3
琥珀酸脱氢酶缺陷型肾细胞癌	8311/3
ALK 重排肾细胞癌	8311/3
SMARCB1 缺失型肾髓质癌	8510/3

※NOS：非特指（not otherwise specified）

（1）现有肾细胞肿瘤类型的重要变更：肾肿瘤亚型的命名主要是基于形态学亚型、胞质及结构改变，如肿瘤细胞胞质特征（肾透明细胞癌、嫌色细胞癌）、肿瘤组织排列特征（如乳头状肾细胞癌）、肿瘤解剖位置（例如集合管癌）、与特殊肾疾病背景相关（如获得性囊性疾病相关性肾细胞癌）以及有特殊分子定义的肾细胞癌，如琥珀酸脱氢酶（succinate dehydrogenase，SDH）缺陷型肾细胞癌。

（2）分子定义的肾细胞癌：包括 TFE3 重排肾细胞癌，ALK 重排肾细胞癌，TFEB 重排和 TFEB 扩增肾细胞癌，ELOC（以前称 TCEB1）突变肾细胞癌，延胡索酸水化酶缺陷型肾细胞癌及 SMARCB1（INI-1）缺失型肾髓质癌。

1）ALK 重排肾细胞癌：在第 4 版中作为新出现未归类/临时性肾细胞癌类型，在第 5 版中已作为一种独立类型。一般为散发、孤立性肿瘤，略多见于男性。发病年龄范围广，也可发生于青少年。该肿瘤可有多种形态学表现，似髓质癌和集合管癌，因此，确诊必须通过免疫组化检测出 ALK 蛋白表达及荧光原位杂交（FISH）检测出 ALK 基因重排。建议对伴有异质性特点的未分类肾细胞癌进行 ALK 免疫组化筛选。

对这类肾细胞癌使用 ALK 抑制剂克唑替尼等治疗是有效的。在儿童和青少年,这类肿瘤通常具有 *VCL-ALK* 和 *TPM3-ALK* 基因融合。

2)遗传性平滑肌瘤病和肾细胞癌综合征相关性肾细胞癌(hereditary leiomyomatosis and RCC syndrome-associated RCC, HLRCC):现放在延胡索酸水化酶缺失型肾细胞癌[fumarate hydratase(FH)-dificient RCC]类型中(图 111-6),HLRCC 相关的肾细胞癌/FH 缺失型肾细胞癌和 HLRCC 相关的肾细胞癌是高度侵袭性肿瘤,即使肿瘤很小也可以发生早期转移,通常转移至区域淋巴结。为常染色质显性遗传的疾病,并出现延胡索酸水化酶的胚系突变(*FH*,1q42)。患有 HLRCC 综合征的患者通常会出现皮肤平滑肌瘤、子宫平滑肌瘤,偶尔也会出现平滑肌肉瘤。30% 的患者镜下表现为 2 型乳头状 RCC 形态,细胞核大,嗜酸性核仁显著,且核仁周围存在空晕。

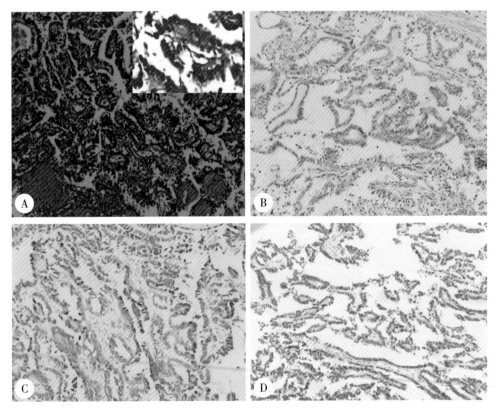

A. 表现为 2 型乳头状肾细胞癌,细胞核大,嗜酸性核仁显著,且核仁周围有空晕(见插图),HE 染色;
B. FH 表达缺失;C. 2SC 表达阳性;D. PAX8 阳性。B、C、D 为免疫组化染色。

图 111-6　FH 缺失型肾细胞癌

3)*ELOC* 突变肾细胞癌:以前称 *TCEB*1 肾细胞癌,属于一种透明细胞癌亚型,瘤细胞表达 CAIX,并可见厚的肌纤维带分隔肿瘤,瘤细胞胞质丰富透明。具有 *ELOC* 基因热点突变。以前认为该肿瘤不具有侵袭性,但最新的几篇文献报道了其侵袭性的生物学行为。

(3)新增的类型:嗜酸性实性和囊性肾细胞癌(eosinophilic, solid, and cystic RCC)在第 4 版中作为新出现未归类/临时性肾细胞癌类型,在第 5 版中已作为一种独立类型。通常为散发、孤立性的小肿块,病程隐匿,一般发生于年轻女性,也可发生于男性。特征性的形态学改变包括实性和囊性结构,丰富的嗜酸性胞质,颗粒状的胞质嗜碱性点彩,CK20 阳性。通常有 *TSC*1 和 *TSC*2 基因突变伴染色质的获得和丢失。靶向 mTOR 具有潜在的临床治疗效果。

(4)肾的其他嗜酸性肿瘤:这是一组发生于肾脏的异质性的低级别嗜酸性肿瘤,既不属于嗜酸性细胞瘤,也不属于嫌色细胞 RCC,这一类型包括了低级别嗜酸性肿瘤、嗜酸性和空泡肿瘤,杂合性嗜酸性肿瘤(Birt-Hogg-Dube 综合征相关肿瘤)和低度恶性潜能嗜酸性肾肿瘤。低级别嗜酸性肿瘤的核温和,CK7 强阳性,CD117 阴性。

（5）更名及取消的肾肿瘤类型：2022 版 WHO 分类中一个有意义的改变为将"透明细胞乳头状肾细胞癌"更名为"透明细胞乳头状肾细胞肿瘤"，提示这是惰性肿瘤，很少发生转移。因为形态及分子遗传学改变的异质性，这一版中不再使用 1 型和 2 型乳头状肾细胞癌的命名，许多新出现的肿瘤类型都包括在乳头状肾细胞癌中，如 Warthin-like 乳头状肾细胞癌，双相透明变砂粒体性肾细胞癌（biphasic hyalinizing psammomatous RCC，BHP RCC）等。

（6）其他新类型肾细胞癌：双相透明变砂粒体肾细胞癌（BHP RCC），双相鳞/腺样肾细胞癌（biphasic squamoid/alveolar RCC），或甲状腺样滤泡状肾细胞癌（thyroid-like follicular RCC，TLF RCC）。其中有些具有特异的驱动基因改变，如 BHP RCC 中 *NF2* 基因突变，TLF RCC 中 *EWSR1-PATA1* 融合。这些新定义的肿瘤可能将在下一版 WHO 分类中作为独立类型出现。

（7）第 4 版中的"肾细胞癌，未分类"，在第 5 版中重新命名为"肾细胞癌，非特指（not otherwise specified，NOS）"。这些肿瘤不能归类于其他已命名的肿瘤类型，其中即有低级别的，也有高级别的肿瘤。这些肿瘤没有特定的诊断标准，具有不止一个亚型的特征，如低级别或高级别的未分类的嗜酸性肿瘤，或肿瘤仅有肉瘤样形态学特征。作为一组肿瘤，其预后差于透明细胞肾细胞癌，因此正确使用肾细胞癌 NOS 就非常重要。在将来的肾细胞癌分类中进一步探讨其分子标记物并进行重新分类就显得非常重要。

（8）肾肿瘤分级：第 4 版 WHO/ISUP 仅对透明细胞癌和乳头状肾细胞癌进行了分级，第 5 版建议对 *SDH* 缺失型 RCC、黏液管状肾细胞癌、*ELOC* 突变 RCC、*TFEB* 重排 RCC、RCC NOS、*FH* 缺失型 RCC（包括 HLRCC-RCC）也进行分级。但不管分级如何，认为集合管癌和 SMARCB1-缺失型肾髓质癌是遗传性侵袭性肿瘤。WHO/ISUP 分级在管囊性 RCC、嗜酸性实性和囊性 RCC、和嗜酸性空泡性肿瘤中可能会造成误导，因为这些肿瘤都有较高的核级，但其生物学行为却是惰性的。在 *ALK* 重排 RCC 和 RCC NOS 中，其核分级与生物学行为间的关系尚不明确，同样，WHO/ISUP 分级在嫌色细胞 RCC 和 *TFE*3 重排 RCC 中也不适用。临床医师是根据核分级及肉瘤样分化（被认为是侵袭性特征）来选择采用一线免疫治疗的，因此分级是一项非常重要的指标。

2. 2022 年第 5 版 WHO 前列腺上皮性肿瘤分类　见表 111-14。

表 111-14　2022 年第 5 版 WHO 前列腺上皮性肿瘤分类

前列腺上皮性肿瘤类型	ICD-O 编码
腺样肿瘤	
前列腺囊腺瘤	8440/0
高级别上皮内瘤变	8148/2
导管内癌	8500/2
腺泡性腺癌	8140/3
印戒细胞样型	8490/3
多形性巨细胞型	8140/3
肉瘤样型	8572/3
前列腺上皮内瘤样型	8140/3
导管腺癌	8500/3
治疗相关的神经内分泌癌	8574/3
鳞状细胞肿瘤	
鳞状细胞癌	8070/3
腺鳞癌	8560/3
腺样囊性（基底细胞）癌	8147/3

（1）2022年第5版WHO前列腺上皮性肿瘤分类中亦将"亚型subtype"取代"变异型variant"，作者将variant保留为分子遗传学分型，而不是形态学分型。在第5版中仍然保留了第4版中腺泡型腺癌的各种亚型。各种亚型没有特殊的预后意义和治疗意义，但与Gleason分级有关，其重要性在于某些形态学改变与一些良性病变类似，需要鉴别。

（2）导管腺癌（ductal adenocarcinoma）和PIN样前列腺癌（PIN-like carcinoma）：考虑到导管腺癌不同于腺泡腺癌的临床表现和转移特点，在第5版WHO分类中将导管腺癌作为了一个独立的病理类型。总体来说纯粹的导管腺癌比较少见，多数和腺泡腺癌共存，并且有时导管腺癌和高级别腺泡腺癌不好区分。如果要诊断导管腺癌，要求在根治性前列腺切除术后导管腺癌的比例超过50%。另外一个比较重要的建议是对活检组织的评判，因为在活检组织中无法确定导管腺癌以及所占的比重。所以，如果在活检组织上看到有导管腺癌，推荐用的诊断词汇是"具有导管特征的腺癌（adenocarcinoma with ductal features）"。分子病理研究发现，如果一个患者在导管腺癌和腺泡腺癌共存的情况下，导管腺癌和腺泡腺癌往往从分子角度是相关的，说明极有可能是同一个来源的肿瘤。从临床特点看，导管腺癌相对容易转移到一些对前列腺癌来说并不太常见的部位，除肺和肝外，还包括脑、皮肤、阴茎和睾丸。从预后特点看，导管腺癌生化复发的概率相对较高，患者的生存相对更差，对激素治疗的反应性也相对较差。

（3）导管内癌的（IDC-P）分级和相关问题：在2016年的WHO分类中，前列腺导管内癌被定义为一个新病种，其定义为前列腺导管内癌是腺体内和（或）导管内上皮肿瘤性增生，累及>50%的腺腔，具有高级别前列腺上皮内瘤变（high grade prostatic intraepithelial neoplasia, HGPIN）的一些特征，但结构和（或）细胞学异型性更高，通常与高分级、高分期的前列腺癌有关。在第5版WHO分类中定义为（1+2a/2b）：即大的腺泡/导管充填癌细胞，基底细胞保存，且具有实体或致密筛状结构（2a）或疏松筛状或微乳头样结构（2b）伴核显著异型（≥6×正常核大小）（2b1）或粉刺状坏死（2b2）。结构和（或）细胞学异型性更高，通常与高分级、高分期的前列腺癌有关。但在少数情况下也代表前体病变。在病理评估Gleason（GS）评分等级时是否应该包括IDC-P病灶仍存在争议，并且病理报告也不尽相同。鉴于泌尿生殖病理学会（Genitourinary Pathology Society, GUPS）和国际泌尿病理学会（International Society of Urological Pathology, ISUP）这两个主要的泌尿病理学专业协会对该问题的不同建议以及数据量有限，第5版WHO未做明确推荐，而是建议在病理报告中注明是否将IDC-P纳入评判GS评分中，以促进有意义的分析和判断。从病理诊断的角度看，导管内癌容易和HGPIN混淆，这一点非常重要，如果看到疑似导管内癌，免疫组化显示存在基底细胞，这个时候一定不要误诊为HGPIN，如果没有特别的把握，可以用非典型导管内增生（atypical intraductal proliferation, AIP）进行标注。

（4）关于基底细胞癌：第5版WHO分类将基底细胞癌重新命名为"前列腺腺样囊性（基底细胞）癌"，以避免与皮肤肿瘤混淆。"腺样囊性"是涎腺具有筛状结构肿瘤的同义词，前列腺基底细胞癌也可表现为筛状、吻合的条索、管状或实性（伴或不伴中央坏死）结构。腺样囊样癌的来源可能是前列腺的基底细胞，但是从形态学上来看，更像是唾液腺的癌症。29%～47%的该类肿瘤存在*MYB-NFIB*的基因融合，基本上没有*TMPRESS-ERG*的融合，因此如果看到腺样囊样结构要排除从唾液腺以及其他器官转移而来。一般来说，前列腺并不是容易发生转移的器官，更常见到的是前列腺癌直接侵犯膀胱或者直肠。

（5）治疗相关的神经内分泌前列腺癌：治疗相关的神经内分泌前列腺癌（treatment-related neuroendocrine prostate cancer, t-NEPC）病理医师更多称为小细胞神经内分泌癌，因为其独特的临床和生物学上的表现，在此次更新中被列为单独的章节。现在对其定义是：雄激素剥夺治疗后表现出的完全神经内分泌分化或部分神经内分泌分化。一般原发较罕见，转移之后较常见，在mCRPC阶段有10.5%～17.0%的患者会出现t-NEPC。t-NEPC的诊断主要依据形态学，第5版WHO分类不建议常规使用免疫组化检测突触素（synaptin, Syn）和嗜铬粒蛋白A（chromogranin A, CgA）这两种标记物，因为几乎所有前列腺癌都表现出一定程度的神经内分泌分化。此外，也没有足够的证据表明这些神经内分泌标志物具有治疗或预后的作用。P53通常阳性，约一半病例TTF1阳性，而前列腺特异性抗原（prostate-specific antigen, PSA）和前列腺酸性磷酸酶（prostate acid phosphatase, PAP）通常丢失。其预后较差。

（6）关于前列腺癌的分级分组：见表111-15。

表 111-15　2022 年第 5 版 WHO 前列腺腺癌 Gleason 分级分组及组织学定义

Gleason 分级分组	Gleason 评分	组织学定义
1	≤6	仅见个别分界清楚的形成良好的腺体
2	3+4 = 7	主要为形成良好的腺体伴少量形成不良腺体/融合/＊＊筛状腺体
3＊	4+3 = 7	主要为形成不良的腺体/融合/＊＊筛状腺体伴少量形成良好的腺体
4	4+4 = 8 3+5 = 8 5+3 = 8	仅见形成不良的腺体/融合＊＊/筛状腺体 主要为形成良好的腺体伴少量缺乏腺体的成分(或伴坏死) 主要为缺乏腺体的成分(或伴坏死)伴少量形成良好的腺体
5	9-10(4+5 或 5+4 或 5+5)	缺乏腺体形成(或伴坏死)伴或不伴 形成不良的腺体/融合/＊＊筛状腺体

注:＊因为 Gleason 分级为 4 的肿瘤具有独立预后价值,需报告其具体比例。

＊＊腺泡型前列腺癌伴有侵袭性筛状结构、导管内癌成分或导管腺癌成分的遗传不稳定性升高,建议行胚系基因检测。

(7)关于筛状生长结构:筛状生长结构一直作为 GS 分级分组 4 来判断,但是最近很多研究发现,筛状结构和其他评分 4 的肿瘤预后可能不同。有研究报道,有筛状结构的前列腺癌是生化复发的独立预测因素,不论大筛状腺体还是小筛状腺体都与不良预后相关。如果在活检组织里看到筛状结构,在前列腺切除下来之后肿瘤的级别和分期往往都比较高。ISUP 和 GUPS 都建议筛状结构在病理报告中要单独显示,以引起临床医师的重视。但是筛状结构和筛状结构往往也不一样,有的筛状结构很小,有的筛状结构很大,对其之间的区别目前看法还不完全一致。从分子和基因组学的特点来看,筛状结构的 *PTEN* 和 *p27* 缺失比较常见,*SPOP* 和 *ATM* 的突变以及 SChLAP1 的过表达也更常见。

3.2022 年第 5 版 WHO 尿路上皮肿瘤分类　第 5 版 WHO 尿路上皮肿瘤分类在 2016 年第 4 版的基础上进行了更新。本节简单介绍有关尿路上皮肿瘤分类的一些主要更新内容(表 111-16)。

表 111-16　2022 年第 5 版 WHO 尿路上皮肿瘤分类

尿路上皮肿瘤类型	ICD-O 编码
非浸润性尿路上皮肿瘤	
尿路上皮乳头状瘤	8120/0
内翻性尿路上皮乳头状瘤	8120/0
低度恶性潜能的乳头状尿路上皮肿瘤	8130/1
内翻性低度恶性潜能的乳头状尿路上皮肿瘤	8130/1
非浸润性乳头状尿路上皮癌,低级别	8130/2
内翻性乳头状尿路上皮癌,低级别	8130/2
非浸润性乳头状尿路上皮癌,高级别	8130/2
内翻性乳头状尿路上皮癌,高级别	8130/2
尿路上皮原位癌	8120/2
浸润性尿路上皮癌	8120/3
经典型尿路上皮癌	8120/3
尿路上皮癌伴鳞状分化	8120/3
尿路上皮癌伴腺样分化	8120/3
尿路上皮癌伴滋养细胞分化	8120/3
巢状尿路上皮癌	8120/3

续表 111-16

尿路上皮肿瘤类型	ICD-O 编码
大巢状尿路上皮癌	8120/3
管状和微囊状尿路上皮癌	8120/3
微乳头状尿路上皮癌	8131/3
淋巴上皮瘤样尿路上皮癌	8082/3
浆细胞样尿路上皮癌	8122/3
巨细胞样尿路上皮癌	8131/3
富于脂质型尿路上皮癌	8120/3
透明细胞(富于糖原)型尿路上皮癌	8120/3
肉瘤样尿路上皮癌	8120/3
未分化型尿路上皮癌	8020/3

(1)尿路上皮肿瘤的分级:尿路上皮癌的分级是基于组织结构和细胞特征的两级分级系统。低级别癌的特征是核异型性小,极性轻度紊乱,而高级别癌的特征是核异型性大,大小不一、深染,核分裂象多见。根据 2022 年第 5 版 WHO 分类,浸润性尿路上皮癌都必须分级,尤其是在 pT1 肿瘤中,低级别乳头状尿路上皮癌比高级别乳头状尿路上皮癌预后好。浸润性尿路上皮癌各亚型及伴各种分化的癌均为高级别癌,如尿路上皮癌的巢状型、管状和微囊型,尽管其细胞形态温和,仍属于高级别癌,一般预后不良。限定了"尿路上皮癌中同时有低级别和高级别"时的分级标准也给出了界定:①当高级别成分≥5% 时,诊断为高级别乳头状尿路上皮癌;②当高级别成分<5% 时,诊断为低级别乳头状尿路上皮癌伴有<5% 的高级别成分。

(2)非浸润性尿路上皮病变:在保持原有分类的基础上,增加了具有内翻性生长方式的组织学类型,即内翻性乳头状尿路上皮肿瘤,在乳头状尿路上皮瘤、低度恶性潜能的乳头状尿路上皮肿瘤和非浸润性低级和高级别乳头状尿路上皮癌几种类型中都增加了内翻性生长方式,而鉴别内翻性生长模式与浸润性生长模式非常重要,决定着治疗的策略。

(3)尿路上皮癌的亚型:2022 年第 5 版 WHO 分类中诊断术语发生了变化,用"亚型(subtype)"替换"变异型(variant)",而变异型用于分子分型。详细地描述了浸润性尿路上皮癌伴异常分化的亚型及特殊亚型。不同亚型可单独出现与经典型混合出现。新亚型包括管状型、大巢型。另外还重新定义了一些亚型,如:富于糖原的透明细胞型,需与伴苗勒分化的透明细胞腺癌鉴别。印戒细胞型/弥漫型已从浆细胞型中移除。这些亚型在与一些良性病变及非尿路上皮肿瘤的鉴别诊断中具有重要意义。第 5 版要求报告各种分化成分(鳞、腺、滋养叶细胞、苗勒上皮及神经内分泌成分)及其所占比例。

(4)尿路上皮异型增生:泌尿上皮异型增生不等于原位癌,在 2022 年第 5 版 WHO 分类中放在尿路上皮原位癌/异型增生一节中。当形态上出现以下两种情况则诊断为尿路上皮异型增生:①确定扁平状上皮增生为肿瘤性增生;②达不到尿路上皮原位癌诊断标准。

(5)2022 年第 5 版 WHO 认为扁平的尿路上皮增生是一种良性病变,取消了"尿路上皮乳头状增生"和"恶性潜能未定的尿路上皮增生"的诊断术语。以前这两个术语是作为低级别非浸润型乳头状尿路上皮癌的前期病变;而在第 5 版 WHO 中不再将其作为一种独立的疾病体,认为其是早期非浸润性低级别乳头状尿路上皮癌或非浸润型乳头状尿路上皮癌边缘的延伸。并描述为:帐篷状结构外观,伴短而无分支的乳头,被覆轻度非典型尿路上皮,其细胞学特征与低级别非浸润型乳头状尿路上皮癌相似。

(6)分子分型:2022 年第 5 版 WHO 对尿路上皮肿瘤有了新的分子分型,主要基于 GATA3、CK20、CK14 及 CK5 的表达。对肌层浸润性膀胱癌提出了 6 种不同的分子分型,具有不同的预后。其共识性分子分型为管腔乳头状型(24%)、管腔非特异型(8%)、管腔不稳定型(15%)、间质丰富型(15%)、基底/鳞状细胞型(35%)和神经内分泌型(3%)。组织学不同、免疫微环境不同,使不同亚型具有不同的基因表达谱,如 *FGFR*3 基因突变更常见于管腔乳头状型,而 TP53 更常见于神经内分泌型、基底-鳞状细胞型和管腔不稳定型。TERT、FGFR3、HER2、PD-L1、TMB、MSI 等分子改变在诊断、靶向治疗和免疫治疗都起着非常重要的作用,但尚需进一步深入的研究。

三、乳腺肿瘤病理分类和病理报告解读

2019 年 WHO 更新了乳腺肿瘤的分类,下文主要介绍新版分类中的一些主要变化。

(一)浸润性乳腺癌总论部分的变化

1. 关于浸润性乳腺癌组织学分级中核分裂象计数　乳腺癌的组织学分级对浸润性乳腺癌的预后评估有着直接的指导意义,目前国际上通用的乳腺癌组织学分级系统是 Nottingham 组织学分级系统,该系统通过对浸润性乳腺癌的腺管形成比例、核多形性以及核分裂象计数 3 个参数的半定量综合评估。新版中的一个重要变化是核分裂象不再以传统的 10 个高倍视野计算,而是以 mm^2 计算。因为不同的显微镜的高倍视野大小不同,所以这有助于标准化核分裂象计数的真实区域。这一变化也将有助于任何使用数字系统进行病理报告。视野直径=视野数/物镜的放大倍数,表 111-17 给出了基于高倍视野的直径及其相应面积的有丝分裂数的评分阈值。

表 111-17　基于高倍视野的直径及其相应面积的有丝分裂数的评分阈值

视野直径/mm	视野面积/mm^2	核分裂象计数/分数		
		1	2	3
0.40	0.126	≤4	5 ~ 9	≥10
0.41	0.132	≤4	5 ~ 9	≥10
0.42	0.138	≤5	6 ~ 10	≥11
0.43	0.145	≤5	6 ~ 10	≥11
0.44	0.152	≤5	6 ~ 11	≥12
0.45	0.159	≤5	6 ~ 11	≥12
0.46	0.166	≤6	7 ~ 12	≥13
0.47	0.173	≤6	7 ~ 12	≥13
0.48	0.181	≤6	7 ~ 13	≥14
0.49	0.188	≤6	7 ~ 13	≥14
0.50	0.196	≤7	8 ~ 14	≥15
0.51	0.204	≤7	8 ~ 14	≥15
0.52	0.212	≤7	8 ~ 15	≥16
0.53	0.221	≤8	9 ~ 16	≥17
0.54	0.229	≤8	9 ~ 16	≥17
0.55	0.237	≤8	9 ~ 17	≥18
0.56	0.246	≤8	9 ~ 17	≥18
0.57	0.255	≤9	10 ~ 18	≥19
0.58	0.264	≤9	10 ~ 19	≥20
0.59	0.273	≤9	10 ~ 19	≥20
0.60	0.283	≤10	11 ~ 20	≥21

续表111-17

视野直径/mm	视野面积/mm²	核分裂象计数/分数		
		1	2	3
0.61	0.292	≤10	11~21	≥22
0.62	0.302	≤11	12~22	≥23
0.63	0.312	≤11	12~22	≥23
0.64	0.322	≤11	12~23	≥24
0.65	0.332	≤12	13~24	≥25
0.66	0.342	≤12	13~24	≥25
0.67	0.352	≤12	13~25	≥26
0.68	0.363	≤13	14~26	≥27
0.69	0.374	≤13	14~27	≥28

2.浸润性癌伴随的间质改变　浸润性癌的间质变化很大,有时间质成分可以很少,可表现为富于细胞的成纤维细胞增生,也可呈显著的玻璃样变性或导管周围或脉管周围出现弹力纤维。浸润性乳腺癌伴有纤维灶(fibrotic focus)是具有预后判断价值的,纤维灶定义为浸润癌内部大于1 mm 的反应性间质纤维灶,其中含有成纤维细胞、胶原纤维,常形成放射状的纤维硬化中心,周围是富于细胞的浸润性癌。文献报道,具有纤维灶的浸润性癌预后差于无纤维灶者。而肿瘤浸润性淋巴细胞(tumour-infiltrating lymphocyte,TIL)评估,是指肿瘤边界以内所有的单核细胞,包括淋巴细胞和浆细胞,不包括多形核白细胞(包括粒细胞)、巨噬细胞等。用 HE 染色切片评估 TIL,建议200×(20×物镜,10×目镜)或400×(40×物镜,10×目镜)观察评估间质 TIL 占肿瘤间质面积的百分比,肿瘤周边的淋巴滤泡聚集灶不评估,如果存在异质性,进行平均评估,而不是热点评估。

3.预后/预测标记物　传统的临床病理参数仍然具有预后判断价值,如患者年龄、分期、组织学分级、切缘状态及有无脉管侵犯。传统的预后/预测指标,如雌激素受体(estrogen receptor,ER)、孕激素受体(progesterone receptor,PR)和人类表皮生长因子受体-2(human epidermal growth factor receptor-2,HER-2)仍然具有预测意义,第5版 WHO 分类特别强调,ER/PR 表达在1%~10%的病例,应判断为 ER/PR 弱阳性(low positive),并加以备注。这组患者是否能从内分泌治疗中获益尚不明确,其生物学行为和遗传学背景具有异质性,基因表达谱特征与 ER 阴性的肿瘤更类似,临床医师要与患者沟通内分泌治疗的利弊,并综合其他因素最后做出是否行内分泌治疗的决定。有时激素受体的表达、染色强度存在异质性,应该做出整体判断,可以是平均染色强度的判断,也可以结合其他报告系统,如 H-score 或 Allred score。另外WHO 分类强调对于激素受体的判断,对于低倍镜可能会遗漏较弱的染色,应该在高倍镜下仔细观察。ER 一般为阳性的肿瘤有低级别浸润性癌、非特殊类型浸润性导管癌、小叶癌(经典型)、纯的小管癌、筛状癌、黏液癌以及包裹性乳头状癌和实性乳头状癌;而 ER 一般阴性的肿瘤有化生性癌(所有亚型)、腺样囊性癌和其他唾液型癌、分泌性癌及伴有大汗腺分化的癌。

(二)关于浸润性癌的变化

第5版 WHO 分类中浸润性癌的组织学类型见表111-18。

表 111-18　第 5 版 WHO 乳腺浸润性癌的组织学类型

组织学类型
浸润性癌,非特殊类型(NST)
微浸润性癌
浸润性小叶癌
筛状癌
黏液癌
黏液型囊腺癌
伴有大汗腺分化的癌
化生性癌
罕见类型癌和唾液型癌
腺泡细胞癌
腺样囊性癌
分泌性癌
黏液表皮样癌
多形性腺癌
伴有极性翻转的高细胞癌

1.**"非特殊型浸润性乳腺癌"章节的更新**　非特殊型浸润性乳腺癌(invasive breast carcinoma of no special type,NST)可同时伴有其他特殊类型的乳腺癌,若特殊类型占肿瘤的 10%~90%,诊断为浸润性癌 NST+特殊类型的混合型癌。建议报告每种成分所占的比例,组织学分级和标记物检测情况。若特殊类型所占比例小于 10%。则诊断为浸润性癌,可在报告中备注存在的特殊类型。若特殊类型所占比例大于 90%,则直接诊断为特殊类型。以前被认为是独立特殊的罕见亚型的几种类型现在成为 NST 下的"特殊形态结构"中。浸润性乳腺癌 NST 的特殊形态包括有髓样分化、嗜酸细胞、富于脂质、富于糖原、皮脂腺、神经内分泌分化、伴有间质破骨细胞的癌、多形性癌、具有绒毛膜癌特征以及具有黑色素的癌。以前分类为"具有髓样特征的癌"(包括髓样癌、非典型髓样癌和具有髓样癌特征的非特殊类型浸润性癌)的诊断重复性差,这类肿瘤的分子分型多为基底样表型且多属于三阴性乳腺癌中的免疫调节亚型,部分病例和 *BRCA*1 突变相关。因此出于临床目的,现在建议将具有髓样特征的癌视为富于 TIL 的浸润性乳腺癌 NST 谱系的一端,而不是一个独特的形态学亚型,并使用"具有髓样结构的浸润性乳腺癌-NST"术语。炎症性乳腺癌、双侧乳腺癌和非同时性乳腺癌现在被认为是独特的临床表现,而不是乳腺癌的特殊亚型。

2.**乳腺小叶性肿瘤的变化**　在经典型小叶原位癌(lobular carcinoma in situ,LCIS)里面,多形性小叶原位癌和旺炽型小叶原位癌现在被认识。多形性 LCIS 表现出明显的核异型,并包括大汗腺特征,而在旺炽型 LCIS 中,终末导管小叶单元(terminal ductal lobule unit,TDLU)或导管有明显的扩张,常形成肿块状外观。第 5 版 WHO 建议对旺炽型 LCIS 和多形性 LCIS 需要进行手术切除。目前认识到有些浸润性小叶癌可伴有细胞外黏液产生。这类肿瘤罕见,多见于绝经后妇女,有经典浸润性小叶癌的形态,伴有多少不等的细胞外黏液,常见印戒细胞,多为腔面 B 型,目前尚不能确定这些肿瘤是浸润性小叶癌的亚型还是黏液癌的亚型,但由于大部分肿瘤中都存在经典的浸润性小叶癌的形态,且肿瘤细胞 E-cadherin 表达异常,因此,还是将其视为浸润性小叶癌的组织学亚型。

3.**黏液型囊腺癌**　黏液性囊腺癌(mucinous cystadenocarcinoma)被重新列入浸润性癌的目录,与卵巢和胰腺的黏液性囊腺癌类似,呈囊性结构,衬覆高柱状细胞,有丰富的胞质内黏液,缺乏肌上皮。大部分病例呈三阴性免疫表型,表达 CK7、CK20 和 CDX-2 阴性,偶尔 HER-2 可阳性,预后良好,无远处转移的报道。

4. 伴有极性翻转的高细胞癌 伴有极性翻转的高细胞癌(tall cell carcinoma with reversed polarity),以往有多个名称描述该肿瘤,高细胞亚型乳头状癌、类似于高细胞亚型甲状腺乳头状癌的乳腺肿瘤、乳头状癌的乳腺肿瘤及类似于高细胞亚型甲状腺乳头状癌的实性乳头状癌。该肿瘤的特征为细胞核极性翻转,位于腔面而不位于基底部,在基底面为丰富的嗜酸性细颗粒状胞质。周围缺乏肌上皮细胞,瘤细胞CK5/6强阳性,HER2阴性,ER阴性或弱阳性。甲状腺标记物阴性,而乳腺标记物有程度不同的阳性。预后良好,罕见复发和转移,目前还难以评价其前哨淋巴结活检、放疗及全身治疗的临床价值。

5. 浸润性癌伴大汗腺分化 第5版WHO给出了该肿瘤的基本诊断标准,即大于90%的肿瘤细胞出现大汗腺分化的形态学改变,表现为肿瘤细胞大,具有丰富的嗜酸性颗粒状胞质,细胞核增大、核仁显著。而理想的诊断标准为,在符合形态学特定的基础上,免疫表型为ER阴性,PR阴性,AR阳性。

6. 黏液癌 黏液癌(mucinous carcinoma)的诊断标准为黏液癌的形态大于90%,且肿瘤细胞的核级为低-中核级。如果肿瘤细胞为高核级,建议诊断为浸润性癌非特殊类型伴有黏液分泌。免疫表型通常为ER/PR阳性,HRER-2阴性。而对于伴有微乳头结构和黏液分泌的浸润性癌是否归入黏液癌,目前还有争议,这些肿瘤的细胞异型性经常大于经典型黏液癌,发病年龄更轻,更易伴有脉管侵犯和淋巴结转移,其预后报道也不一。由于第5版WHO分类没有给出明确推荐,因此,关于这一类肿瘤的诊断要与临床医师沟通,建议给出详细的描述和注释。

7. 关于罕见类型癌和唾液型癌 第5版WHO分类中关于分泌性癌,发现常伴有原位成分,呈筛状或实性,为低-中核级,为三阴性乳腺癌或ER/PR弱阳性,20%~35%的病例出现腋窝淋巴结转移,一般不超过3个淋巴结,即使淋巴结转移,预后也很好。而第5版WHO分类中关于腺泡细胞癌值得关注的问题是,乳腺腺泡细胞癌的NDA拷贝数改变和基因突变谱与经典形态的三阴性乳腺癌或起源于微腺体腺病的乳腺癌相似,其基因突变谱与唾腺腺泡细胞癌不同,提示二者具有不同的发病机制。

8. 神经内分泌肿瘤 与其他器官系统的神经内分泌肿瘤相一致,乳腺神经内分泌肿瘤(NEN)也作为独立的章节描述,第5版WHO乳腺神经内分泌肿瘤分为神经内分泌瘤(NET)和神经内分泌癌(NEC)。形态学和神经内分泌标记物表达是诊断最重要的因素。乳腺真正的原发性神经内分泌肿瘤(NET)仍不常见。它首先是一种浸润性癌,形态学具有经典的低/中级别神经内分泌肿瘤的特点,呈实性巢状、小梁状、岛状、腺泡状排列,细胞呈梭形、浆样、胞质丰富、嗜酸颗粒状,具有神经内分泌颗粒。免疫组化显示肿瘤细胞弥漫一致地表达神经内分泌标记物。如果形态并非典型的神经内分泌肿瘤形态,但部分细胞表达神经内分泌标记物,则不应诊断为NET,而应该诊断为伴有神经内分泌分化的浸润性癌,有些乳腺肿瘤,如富于细胞性黏液癌和实性乳头状癌(包括原位癌和浸润性癌)神经内分泌标记也可以阳性,但因为其有特殊的组织学形态,故不归入NET。用核分裂象计数和(或)Ki-67对NET进行分级的方法,目前尚不适用于乳腺NET,而仍采用浸润性癌的分级方法,大部分NET分级为G1或G2。乳腺NEC分为小细胞神经内分泌癌和大细胞神经内分泌癌。小细胞神经内分泌癌常与非特殊类型的乳腺浸润性癌共存。大细胞神经内分泌癌虽然罕见,仍被新增为单独的乳腺肿瘤类型。目前,乳腺癌的NET或NEC是根据标准的乳腺癌分级标准(如ER和HER-2状态)进行分级和治疗的。第5版WHO分类并不提倡在乳腺癌内进行常规的神经内分泌标志物的评估。

9. 乳腺间质性肿瘤的新认识

(1)上皮-肌上皮肿瘤:第5版WHO分类提倡统一不同部位同一肿瘤的名称,但乳腺肌上皮瘤是例外,在唾液腺部位对应的肿瘤是上皮-肌上皮癌,第5版WHO分类提出乳腺肌上皮瘤在形态上有不同的生长方式,具有不同的分子生物学特征。ER阳性的腺肌上皮瘤常有PIK3CA和AKT1的激活突变,而ER阴性者常有 *HRAS* 突变。大部分腺肌上皮瘤呈良性的生物学行为,仅少数发生局部复发、恶性转化和转移。WHO编委会考虑到绝大部分乳腺腺肌上皮瘤切除后呈惰性的生物学行为,其名称与唾腺部位统一为上皮-肌上皮癌可能会导致临床过度治疗,因此仍旧采用"腺肌上皮瘤"的名称,同时也指出部分腺肌上皮瘤可发生恶性转化,需充分取材。第5版WHO分类对于良恶性的鉴别仅提到细胞非典型性、核分裂象增多、坏死等要素,但未明确其细节。

(2)叶状肿瘤:2019年第5版WHO叶状肿瘤分类见表111-19。导管周围间质肿瘤尽管缺乏经典的叶状结构,但其复发灶中常出现灶性的叶状结构,且部分叶状肿瘤中同时存在导管周围间质肿瘤的区域,因此第 5 版 WHO 分类中导管周围间质肿瘤不是一个独立的组织学类型,而将其归为叶状肿瘤的亚型。良性纤维上皮性肿瘤可存在良性的异源成分,包括脂肪、软骨及骨等成分。第 5 版 WHO 分类中认为叶状肿瘤中可出现类似非典型脂肪肿瘤/高分化脂肪肉瘤的形态,但叶状肿瘤中这种异常的脂肪细胞缺乏 *MDM2* 或 *CDK4* 基因的异常,且这种异源性成分并不具有转移性,因此在没有其他恶性证据时,仅出现分化良好的脂肪肉瘤的形态时不能诊断为恶性叶状肿瘤。

表 111-19　叶状肿瘤的诊断特征

组织学特征	叶状肿瘤		
	良性	交界性	恶性[*]
边界清楚程度	边界清楚	边界清楚,局部可呈浸润性	浸润性
间质细胞丰富程度	轻度富于细胞,可以分布不均匀或弥漫轻度富于细胞	中度富于细胞,可以分布不均匀或弥漫中度富于细胞	显著弥漫富于细胞
间质细胞的非典型性	无或轻度	轻度或中度	显著
核分裂活性	<5/10 高倍视野	5 ~ 9/10 高倍视野	≥10/10 高倍视野
间质过度生长	无	无(或很局限)	常有
恶性异源性成分	无	无	可有
在分叶肿瘤中所占比例	60% ~ 75%	15% ~ 26%	8% ~ 20%

注:[*]恶性叶状肿瘤需要具备以上 1 ~ 5 项,当仅符合其中部分诊断标准时,则诊断为交界性叶状肿瘤。

四、中枢神经系统肿瘤病理分类和病理报告解读

在 2016 版世界卫生组织(WHO)中枢神经系统(CNS)肿瘤分类发布后 5 年,2021 年出版了《世界卫生组织中枢神经系统肿瘤分类》(以下简称"WHO-CNS5"),是最新版的脑和脊髓肿瘤分类国际标准。WHO-CNS5 版介绍了一些重大变化,推出大量分子指标,推动了分子诊断学在 CNS 肿瘤命名、分类和分级诊断中的作用,加入一些新的肿瘤类型、亚型,引入 DNA 甲基化谱等新的诊断技术和未特指(not otherwise specified,NOS)及未分类(not elsewhere classified,NEC)等概念,强调了整合诊断和分层报告的重要性。本文介绍了部分 CNS 肿瘤分类(表 111-20)及部分整体变化。

表 111-20　第 5 版 WHO 部分中枢神经系统肿瘤分类(胶质瘤,胶质神经元肿瘤和神经元肿瘤)

分类	类型
成人型弥漫性胶质瘤	星形细胞瘤,*IDH* 突变型 少突胶质细胞瘤,*IDH* 突变型伴 1p/19p 联合缺失型 胶质母细胞瘤,*IDH* 野生型
儿童型弥漫性低级别胶质瘤	弥漫性星形细胞瘤,伴 *MYB* 或 *MYBL1* 改变 青少年多形性低级别神经上皮肿瘤 弥漫性低级别胶质瘤,伴 *MAPK* 信号通路改变
儿童型弥漫性高级别胶质瘤	弥漫性中线胶质瘤,伴 *H3K27* 改变 弥漫性半球胶质瘤,*H3G34* 突变型 弥漫性儿童型高级别胶质瘤,*H3* 及 *IDH* 野生型 婴儿型半球胶质瘤

续表 111-20

分类	类型
局限性星形细胞胶质瘤	毛细胞型星形细胞瘤 具有毛样特征的高级别星形细胞瘤 多形性黄色星形细胞瘤 室管膜下巨细胞星形细胞瘤 脊索样胶质瘤 星形母细胞瘤,伴 MNI 改变
胶质神经元和神经元肿瘤	节细胞胶质瘤 婴儿促纤维增生型节细胞胶质瘤/婴儿促纤维增生型星形细胞瘤 胚胎发育不良性神经上皮肿瘤 具有少突胶质细胞瘤样特征及簇状核的弥漫性胶质神经元肿瘤 乳头状胶质神经元肿瘤 形成菊形团的胶质神经元肿瘤 黏液样胶质神经元肿瘤 弥漫性软脑膜胶质神经元肿瘤 节细胞瘤 多结节及空泡状神经元肿瘤 小脑发育不良性节细胞瘤(Lhermitte-Duclos 病) 中枢神经细胞瘤 脑室外神经细胞瘤 小脑脂肪神经细胞瘤
室管膜肿瘤	幕上室管膜瘤 幕上室管膜瘤,ZFTA 融合阳性 幕上室管膜瘤,YAP1 融合阳性 后颅窝室管膜瘤 后颅窝室管膜瘤,PFA 组 后颅窝室管膜瘤,PFB 组 脊髓室管膜瘤 脊髓室管膜瘤,伴 MYCN 扩增 黏液乳头型室管膜瘤 室管膜下瘤

(一)WHO-CNS5 版中枢神经系统肿瘤分类

WHO-CNS5 版不同于 2016 年第 4 版,将成人型胶质瘤和儿童型胶质瘤分开,儿童型胶质瘤作为独立类型,并将弥漫性胶质瘤和局限性胶质瘤分开。因脉络丛肿瘤具有明显的上皮特征,不同于胶质瘤、胶质神经元肿瘤和神经元肿瘤,WHO-CNS5 版已不再认为其是原发性神经上皮肿瘤。CNS 肿瘤一直以组织病理学及相关辅助检测(如免疫组织化学、超微结构)结果为基础进行分类。而 WHO-CNS5 版将分子改变与临床病理学应用结合起来,这对于明确 CNS 肿瘤分类非常重要。但需要注意的是,除非明确需要特定分子检测方法来诊断不同的肿瘤类型或亚型,WHO-CNS5 版并不推荐进行分子评估的具体方法。而为了将 WHO-CNS5 版与其他第 5 版蓝皮书对标,使用"类型(type)"一词代替"实体(entity)",而使用"亚型(subtype)"代替"变异型(variant)"。表 111-20 的分类中只列出类型,亚型在各章节的组织病理学和(或)诊断性分子病理学下进行描述。WHO-CNS5 版对肿瘤的分类有些是根据其基因改变,如 IDH 和 H3状态;有些是根据其致癌的相关性,如 MAPK 信号通路的改变;有些是根据其组织学和组织遗传学的相似性进行划分(即使分子特征不同),如其他胶质瘤、胶质神经元肿瘤和神经元肿瘤;有些是根据分子特征来划分许多肿瘤新的类型和亚型,如髓母细胞瘤。这种混合分类法代表了该领域的现状,但可能只是过渡,如:在儿童型弥漫性低级别胶质瘤中,一些肿瘤类型(types)中的某些亚型(subtypes)与其他根据特定分子特征定义的肿瘤类型(types)仍然具有共同分子特征。

（二）中枢神经系统肿瘤命名法

CNS 肿瘤命名被尽可能简化,仅有具有临床价值的部位、年龄或基因改变被使用(如脑室外中枢神经细胞瘤与中枢神经细胞瘤)。对于具有高度特征性的肿瘤(如第三脑室脊索样胶质瘤),这些都包含在肿瘤定义和描述中,即使它们不是肿瘤名称的一部分。此外,有时反映形态特征的肿瘤名称并非在该类型的所有病例中都很突出;如有些黏液乳头状室管膜瘤仅有少量黏液,而有些可能没有明显的乳头。同样,在多形性黄色星形细胞瘤中,黄色瘤样改变可能仅限于少部分细胞。这样的名称代表特征性而不是普遍性表现。有些术语也可反映历史的关联性,它们已经根植于常规使用中,如髓母细胞在发育研究中并没有被确定,但术语髓母细胞瘤已经在肿瘤术语中根深蒂固,改变这个名称对临床治疗和科学研究会造成很大影响。而随着肿瘤类型内分级的改变,象"间变性"修饰性术语通常不再使用,因此,"间变性星形细胞瘤"和"间变性少突胶质细胞瘤"等熟悉的名称将不出现在 WHO-CNS5 版分类中。

（三）中枢神经系统肿瘤分类的基因和蛋白命名法

WHO-CNS5 版对基因符号和基因名称使用国际人类基因组组织(The Human Genome Organisation, HUGO)基因命名委员会(HUGO Gene Nomenclature Committee,HGNC;即人类基因命名委员会)系统,对序列变异采用人类基因组变异协会(Human Genome Variation Society,HGVS)的建议,以及 2020 年国际人类细胞遗传学命名系统的染色体改变报告指南。基因符号以斜体显示,但蛋白质和基因组(如 IDH 基因家族)不以斜体显示。针对转录本参考序列的序列改变报告使用编码 DNA 序列的"c."前缀,随后是核苷酸数目和核苷酸改变。预测的蛋白质序列变化以"p."为前缀,后面带有参考氨基酸、氨基酸编号和突变产生的变异氨基酸。例如,最常见的 BRAF 变体是 BRAF:c. 1799T>A p. Val600Glu(或者 BRAF:c. 1799T>A p. V600E,氨基酸单字母代码)。另外,WHO-CNS5 版在蛋白质水平变异描述后面的括号中使用了传统的蛋白质编号系统,例如,H3-3A:c. 103G>A p. Gly35Arg(G34R),或 H3-3A:c. 83A>T p. Lys28Met(K27M)。

（四）中枢神经系统肿瘤分级

WHO-CNS5 版已将 CNS 肿瘤分级采用更接近于对非 CNS 肿瘤进行分级的方式,但保留了传统 CNS 肿瘤分级的一些关键要素,因为此类分级已深植于神经肿瘤学实践中。WHO-CNS5 版中 CNS 肿瘤分级存在 2 个方面具体的变化:使用阿拉伯数字(而不是罗马数字)和肿瘤在类型内分级(而不是跨不同的肿瘤类型),以避免罗马数字"Ⅱ"和"Ⅲ"或"Ⅲ"和"Ⅳ"可能会发生的误认而影响临床诊疗。由于 CNS 肿瘤分级仍然不同于其他肿瘤分级系统,当应用分级时,WHO-CNS5 版采用了"CNS-WHO 分级"这个术语。

过去的 CNS 肿瘤每个实体都有对应的分级,而分级体系适用于不同的肿瘤实体。在之前的分类中,如果是间变性星形细胞瘤,则自动匹配到 WHO Ⅲ级。而间变性(恶性)脑膜瘤也被定为 WHO Ⅲ级。同是Ⅲ级的肿瘤被认为具有大致相似的生存时间。但这些只是大致相似,间变性星形细胞瘤的临床过程和生物学行为往往与间变性(恶性)脑膜瘤有很大不同。如,WHO Ⅰ级肿瘤如果可以通过手术切除是可以治愈的;但 WHO Ⅳ级肿瘤恶性程度很高,在缺乏有效治疗的情况下,会在相对较短时间内死亡。因此,这种实体特异性和临床肿瘤分级方法不同于其他非 CNS 肿瘤的分级方法,如乳腺癌(Nottingham 分级系统)或前列腺癌(Gleason 分级系统)是根据其特定的分级系统进行分级的。在 WHO-CNS5 版中,肿瘤内类型分级已扩展到许多类别(表 111-21)。由于 CNS 肿瘤分级几十年来一直与临床生物学行为相关,WHO-CNS5 版总体保留了先前版本肿瘤的分级标准。鉴于此,IDH 突变型星形细胞瘤分为 CNS-WHO 2～4 级,而脑膜瘤分为 CNS-WHO 1～3 级。此外,因为肿瘤是根据其自然病程进行分级,即使某些恶性肿瘤(如髓母细胞瘤、生殖细胞瘤)经过有效治疗具有良好预后,它们在 WHO-CNS5 版中也被定为 CNS-WHO 4级,尤其是某些预后良好的分子类型,如 WNT 激活型的髓母细胞瘤。因此这种分级方法是一种折中,没有考虑治疗因素对预后的影响。例如,WNT 激活型髓母细胞瘤是一种胚胎性肿瘤,如果不治疗是具有侵袭性的,但基于目前有效的治疗方案,几乎所有该类型的患者都有较长生存期。如果将该肿瘤定为 CNS-WHO 4 级,则许多无法治疗、预后不佳的儿童脑肿瘤,在临床讨论治疗方案时,可能存在预后风险。相反,根据其良好预后将该肿瘤定为 CNS-WHO 1 级,相当于单纯手术就可以达到良好预后,这无疑会造成该肿瘤在生物学上是良性的误判。传统上,CNS 肿瘤分级仅基于组织学特征,但现在某些分子标记物可以提供可靠的预后信息。因此,分子参数现在已被用作进行肿瘤分级和评估预后的有效的生物标志物。比如,WHO-CNS5 版中 *IDH* 突变型星形细胞瘤中的 *CDKN2A/B* 纯合性缺失,以及 IDH 野生型的弥漫性星形细胞瘤中的 *TERT* 启动子突变、*EGFR* 扩增和+7/−10 拷贝数变异(即使在组织学上表现为低级别的肿瘤,生物学行为也相当于胶质母细胞瘤,IDH 野生型,WHO 4 级)。因此分子参数可以提高组织学分级,CNS-WHO 分级不再像以往仅局限于组织学分级。

表 111-21　中枢神经系统部分肿瘤类型分级

肿瘤类型	分级
星形细胞瘤,*IDH* 突变型	2,3,4
少突胶质细胞瘤,*IDH* 突变伴 1p/19q 联合缺失型	2,3
胶质母细胞瘤,*IDH* 野生型	4
弥漫性星形细胞瘤,伴 *MYB* 或 *MYBL1* 改变	1
青少年多形性低级别神经上皮肿瘤	1
弥漫性大脑半球胶质瘤,*H3G34* 突变型	4
多形性黄色星形细胞瘤	2,3
多结节及空泡状神经元肿瘤	1
幕上室管膜瘤[a]	2,3
后颅窝室管膜瘤[a]	2,3
黏液乳头型室管膜瘤	2

注:a 对于形态学定义的室管膜瘤。

(五)关于未特指(NOS)与未分类(NEC)

使用未特指(not otherwise specified,NOS)和未分类(not elsewhere classified,NEC)可以有效地标识缺乏必要的分子信息或分子检测无法进行有效分类或结果为阴性的不明确的诊断。

1.未特指　未特指表示无法进行整合诊断,表明其分子检测尚未进行或因技术原因导致的分子检测的失败。而 NEC 表示已成功进行了必要的诊断性检查,但鉴于临床、组织学、免疫组织化学和(或)遗传特征不相匹配,无法做出 WHO 整合诊断。

2.未分类　NEC 诊断被称为"描述性诊断",病理医师使用非 WHO 诊断标准对肿瘤进行分类。在这方面,NEC 的名称提醒临床医师尽管进行了充分的病理检查,但检测结果不符合 WHO 的诊断标准。与WHO 诊断一样,NEC 和 NOS 诊断也应当通过分层整合报告。

(六)新型诊断技术

新技术的发展影响了肿瘤的分类。光学显微镜、组织化学染色、电子显微镜、免疫组织化学、分子遗传学,以及各种组学分析方法,彻底改变了肿瘤分类的方式。基于核酸的方法(如 DNA 和 RNA 测序、DNA 荧光原位杂交、RNA 表达谱)已经展示出在肿瘤诊断和分类中的重要作用。WHO-CNS5 版加入了更多的分子方法对 CNS 肿瘤进行分类。

其中甲基化分析已经成为 CNS 肿瘤分类的有力方法。尽管该技术目前尚未广泛应用,但大多数CNS 肿瘤类型都可以通过甲基化分析来进行诊断。拷贝数改变等信息也可以从甲基化数据中获得,例如染色体 1p/19q 共缺失、+7/−10 特征谱,基因扩增、纯合缺失以及基因融合等事件。目前,当与其他标准技术(包括组织学)一起使用时,甲基化分析是脑和脊髓肿瘤分类的有效辅助方法,尤其是对于那些特征并不显著的、罕见的肿瘤类型和亚型。当小活检样本限制其他技术的使用时,该方法也有实用价值。需要注意的是,当靶向治疗和临床试验需要检测患者是否具有特定基因变异时,甲基组谱不能作为替代方案。对于甲基化分析结果,必须校准阈值。与其他诊断检查一样,在解释结果时必须考虑组织学特征(如肿瘤细胞数量和纯度)。WHO-CNS5 版假定几乎所有(但不是所有)的肿瘤类型都具有特征性的甲基化谱。当需要依靠甲基化进行分类时,应该包含甲基化的特征。

（七）整合和分层诊断

由于分子信息在 CNS 肿瘤分类中的重要性日益增加,诊断和诊断报告需要将不同的数据类型组合成一个单一的"整合"诊断。WHO-CNS5 版中显示了如下整合性诊断报告结构:部位,整合诊断(组合的组织学和分子诊断)、组织病理学诊断、CNS-WHO 分级、分子检测结果(列出)。即使诊断术语不包含分子术语,也可能需要分子特征来进行诊断,如 AT/RT。这得到了国际神经病理学学会——哈勒姆共识指南和癌症报告国际合作组织的认可。这些报告的特点是在顶部有一个整合诊断,然后分层显示组织学、分子和其他关键类型信息。整合诊断应将组织学定义和基因学定义进行最优的结合(见分层报告示例表111-22、表 111-23)。

表 111-22　分层报告示例 1

左侧颞枕叶	项目
整合诊断	胶质母细胞瘤,IDH 野生型
组织病理学分类	弥漫性星形细胞瘤
CNS-WHO 分级	4
分子检测结果	核酸质谱测序分析:TERT(C228T)点突变(C228T 突变型),IDHR132 点突变(野生型),IDHR140R172 点突变(野生型),1p19q 联合缺失(无联合缺失),MGMT 启动子甲基化(阴性),BRAFV600E 点突变(野生型)

表 111-23　分层报告示例 2

右侧额叶	项目
整合诊断	星形母细胞瘤,NEC
组织病理学分类	星形母细胞瘤
CNS-WHO 分级	未定级
分子信息	FISH 法:EWSR1 基因断裂阳性,MN1 重排阴性,FOXR 重排阴性,C11or95-REAL 融合基因阴性

（八）诊断标准

WHO-CNS5 版以表格的形式为大多数肿瘤类型给出了基本和理想的诊断标准,这种格式能让使用者更容易地评估是否存在关键诊断标准以及这些标准的组合是否足以进行诊断。基本诊断标准被认为是"必须具备"的特征,但可能存在允许诊断的不同组合,即诊断不需要符合所有标准。对于这些类型肿瘤的诊断,使用者应密切注意在诊断标准表格中对于"和"和"或"的使用。另一方面,诊断标准中还有"充分非必要"的特征,即它们的存在明确支持诊断,但并不是诊断的必要条件。

五、神经内分泌肿瘤病理分类和病理报告解读

神经内分泌肿瘤(neuroendocrine neoplasm,NEN)是一组起源于肽能神经元和神经内分泌细胞的异质性肿瘤。NEN 的分类包括两大类:一类起源于内分泌腺体(如甲状腺、肾上腺),另一类起源于散布的神经内分泌细胞(如垂体、松果体、甲状旁腺、胃肠胰神经内分泌细胞、肺/纵隔神经内分泌细胞、甲状腺 C

细胞、肾上腺髓质、副神经节及其他）。这些神经内分泌细胞都可在透射电镜下观察到数量不等、小大不同、形态各异的有界膜的电子致密核心颗粒，又称神经内分泌颗粒。表达特异性的神经内分泌标记物CgA、Syn 和 CD56。

人体神经内分泌细胞的分布非常广泛，包括胃肠道、胰腺、胆管和肝、支气管和肺、肾上腺髓质、副神经节、甲状腺 C 细胞、甲状旁腺、垂体以及其他部位的神经内分泌细胞。绝大多数的 NEN 都有恶性潜能。NEN 最常见于消化道（约占 85%），其次为肺（约占 10%），尚可见于喉、胸腺、肾上腺、甲状腺、卵巢、皮肤、前列腺、垂体等部位。部位不同，生物学行为不同，命名不同，诊断恶性的指标和分级标准也不同。国际癌症研究机构（International Agency for Research on Cancer，IARC）和 WHO 专家于 2018 年对神经内分泌肿瘤的分类达成了共识，提出了一个通用分类框架。下面就此分类框架做一简要介绍。

（一）2018 年神经内分泌肿瘤 IARC 和 WHO 专家共识

NEN 的统一分类框架是基于这些肿瘤在不同解剖部位的共同形态（器官样结构等），形态学是这一分类的主要依据，该分类也得到了基因组学改变的支持。但该共识也承认 NEN 在分类标准、肿瘤生物学行为和预后因素等方面存在因解剖部位不同而产生的器官特异性差异。专家共识提出的共同分类框架可以作为 NEN 的分类基础，在此基础上可以进一步了解来自不同器官系统的肿瘤在遗传学上的相互关系，并认识其部位的特异性和相互之间的差异，有利于正确诊断和临床的治疗和管理。2018 年神经内分泌肿瘤共同分类框架将 NEN 分为三大家族，其中上皮型神经内分泌肿瘤有两大家族，即 NEN 分为神经内分泌瘤（NET）和神经内分泌癌（NEC）。NEC 一词明确表示高度恶性组织学和生物学行为，而 NET 则是指一类分化良好的肿瘤，其转移或侵袭邻近组织的潜力取决于肿瘤的部位、类型和分级。在许多器官系统中，根据有丝分裂计数和（或）Ki-67 标记指数，和（或）坏死的存在，将 NET 分为 G1、G2 或 G3。神经型的神经内分泌肿瘤（嗜铬细胞瘤/副神经节瘤）则为第三家族。表 111-24 为肺、子宫、胰腺部位 2018 年 NEN-WHO 分类、分级及目前使用的命名之间的关系（图 111-7 ～ 图 111-9）。因此，目前病理报告采用双轨制，即原 WHO 名称+（NEN-WHO 2018：新分类名词），要求：①应首先说明根据现行 WHO 的肿瘤部位特异性命名法。②在括号内增加新的统一标准分类框架，即（NEN-WHO 2018）。③明确注明 3 个分级参数：核分裂象计数/2 mm²；Ki-67 指数%/0.4 mm²；坏死。④根据不同部位的器官特异性标准进行分级。举例如下：（肺）类癌（NEN-WHO 2018：NET G1。核分裂象 1 个/2 mm²；Ki-67 指数+1%；未见坏死）。有关胃肠道道、胆管及胰腺 NEN 的分类、分级及核分裂象新的计数方法参见本章前述表 111-1 及表 111-17。而其他如乳腺、前列腺等 NEN 的变化已在相关章节内叙述。

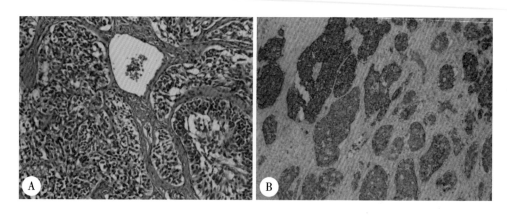

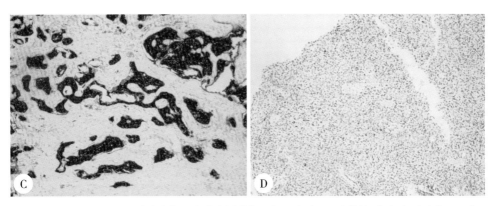

A. 癌细胞巢状排列,细胞大小较一致,核小圆形位于中央,胞质少至中等量,嗜酸,也可透明。HE 染色。B. Syn 弥漫阳性。C. CgA 强阳性;D. Ki-67 阳性率低约 1% 。B、C、D 为免疫组化染色。

图 111-7　肺类癌

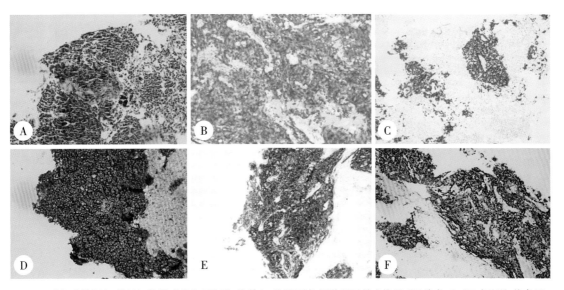

A. 癌细胞体积小,淋巴细胞形或燕麦细胞形,胞质少,边界不清,活检组织易有挤压,HE 染色;B. CK 表达弱,核旁逗点样或胞质表达;C. TTF-1 弥漫阳性;D. Syn 阳性;E. CD56 阳性;F. Ki-67 阳性,增殖指数高,约 90% 。B、C、D、E、F 为免疫组化染色。

图 111-8　肺小细胞癌

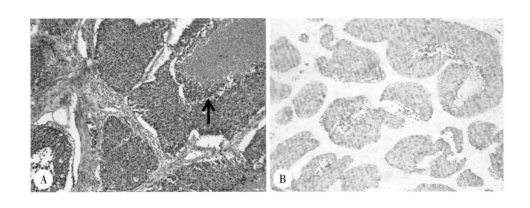

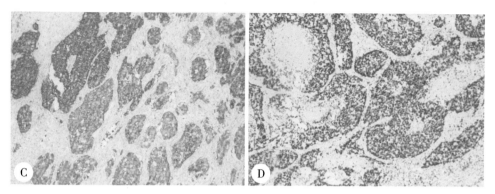

A.癌细胞大,核仁明显,呈巢状排列,周边部细胞呈栅栏状,可见局灶坏死(黑色箭头),HE 染色;
B.CK表达弱,核旁逗点样或胞质表达;C. Syn 弥漫阳性;D. Ki67 阳性,增殖指数高,约90%。B、C、D 免疫
组化染色。

图 111-9　肺大细胞神经内分泌癌

表 111-24　肺、子宫、胰腺部位 2018 年 NEN、WHO 分类建议

部位	分类	家族	类型	分级	目前命名
肺	神经内分泌肿瘤(NEN)	神经内分泌瘤(NET) 神经内分泌癌(NEC)	肺神经内分泌瘤(NET)[a] 小细胞肺癌(肺 NEC,小细胞型)[b] 肺 NEC,大细胞型	G1 G2	类癌 不典型类癌[a] 小细胞肺癌 大细胞神经内分泌癌
子宫	神经内分泌肿瘤(NEN)	神经内分泌瘤(NET) 神经内分泌癌(NEC)	子宫神经内分泌瘤 NET 子宫 NEC,小细胞型 子宫 NEC,大细胞型	G1 G2 G3	类癌 不典型类癌 小细胞癌 大细胞神经内分泌癌
胰腺	神经内分泌肿瘤(NEN)	神经内分泌瘤(NET) 神经内分泌癌(NEC)	胰腺神经内分泌瘤(NET) 胰腺 NEC,小细胞型 胰腺 NEC,大细胞型	G1 G2 G3	PanNET G1 PanNET G2 PanNET G3 小细胞神经内分泌癌 大细胞神经内分泌癌

注:NEC 不需分级。

a.肺 NET 没有划分 G3,都归入小细胞肺癌(small cell lung carcinoma, SCLC)和大细胞神经内分泌癌(large cell neuroendocrine carcinoma, LCNEC)。与胰腺/胃肠道 NET G3 相似,且具有不典型类癌形态特征的高级别 NET 在肺罕见,还需进一步研究。

b.不推荐使用,因为小细胞肺癌已被临床广泛接受,且有些 SCLC 缺少神经内分泌标记。

(二)垂体神经内分泌肿瘤

2022 年第 5 版 WHO 内分泌和神经内分泌肿瘤分类在很大程度上采用了 2018 年 WHO/IARC 各种解剖部位神经内分泌肿瘤(NEN)的术语框架。部分垂体肿瘤的分类见表 111-25。

表 111-25　2022 年第 5 版 WHO 部分垂体肿瘤分类

解剖部位	分类
前叶(腺垂体)	垂体神经内分泌肿瘤(pituitary neuroendocrine tumors,PitNETs)
	造釉细胞型颅咽管瘤
	乳头型颅咽管瘤
	垂体母细胞瘤(pituitary blastoma)
后叶(神经垂体)	垂体细胞肿瘤家族,包括传统的垂体细胞瘤,梭形细胞型(梭形细胞嗜酸细胞瘤)、颗粒细胞型(颗粒细胞瘤)和室管膜型(鞍区室管膜瘤)

1.2022 年第 5 版 WHO 内分泌和神经内分泌肿瘤分类变化　推荐使用垂体神经内分泌肿瘤(PitNETs)以及带有亚型信息的转移性 PitNETs 术语,例如转移性致密颗粒型促肾上腺皮质激素细胞肿瘤,可以接受或保留原分类所用的垂体腺瘤和垂体癌的名称。在垂体腺瘤中待确定的是正式的分级及分级系统,而在垂体癌中待确定的是是否存在符合神经内分泌癌(NEC)分类的原发性低分化的垂体 NEN。

2.PitNETs 的组织学分类　第 5 版 WHO-PitNETs 分类以转录因子谱系代替激素细胞谱系,主要是通过结合转录因子和激素的常规使用以及其他生物标记物来进行分类的,谱系主要转录因子和其他辅助因子包括 PIT-1、SF-1、T-PIT、GATA3,以及 ER-alpha;激素包括 GH、PRL、TSH、ACTH、FSH、LH 以及 α-亚单位;其他生物标记物包括 CAM5.2、CK8/18。SSTR2 和 SSTR5 可以预测生长抑素类似物的反应性,而 Ki-67 增殖指数应使用人工计数或自动图像分析进行评估,如病理无法使用辅助工具进行亚型分类时,可以使用术语:PitNET、NOS。由于 PIT-1 谱系是最复杂的,相应的肿瘤分类也是最复杂的(表 111-26)。

表 111-26　2022 年第 5 版 WHO-PitNET PIT-1 谱系肿瘤分类

PitNETs 类型(PIT-1 谱系肿瘤)	亚型
生长激素细胞肿瘤	致密颗粒型生长激素细胞肿瘤
	稀疏颗粒型生长激素细胞肿瘤
泌乳激素细胞肿瘤	稀疏颗粒型泌乳激素细胞肿瘤
	致密颗粒型生长激素细胞肿瘤
泌乳生长激素细胞肿瘤	—
促甲状腺激素细胞肿瘤	—
成熟多激素 PIT-1 谱系肿瘤	—
未成熟 PIT-1 谱系肿瘤	—
嗜酸性干细胞肿瘤	—
混合性泌乳-生长激素细胞肿瘤	—

3.PitNETs 的诊断标准　第 5 版 WHO 分类提出了简洁版的基本诊断标准和理想诊断标准。如 PI-T1 谱系肿瘤中生长激素细胞肿瘤的亚型致密颗粒型生长激素细胞肿瘤的基本诊断标准为:PI-T1 阳性,弥漫性 GH 表达,缺乏其他垂体细胞分化,核周 LMWCK 表达,HE 切片显示胞质嗜酸性染色。理想的诊断标准为 α-亚单位阳性。又如:成熟多激素 PIT1-谱系肿瘤的基本诊断标准为弥漫表达 PIT-1,或 PIT-1 谱系激素[TSH、GH 和(或)PRL];组织学可见核异型、巨核仁及核内假包涵体。理想的诊断标准为:影像学上表现为大的侵袭性肿瘤,电镜可见球形核(nuclear spheridia);以及不同程度的 GATA3、ER 表达。

4.关于 PitNETs 的分级　第 5 版 WHO 分类未确定分级及分级系统,但根据临床提出了高风险的PitNETs,包括不成熟 PI-T1 谱系肿瘤,Crook 细胞肿瘤、零细胞肿瘤、促肾上腺皮质激素细胞肿瘤。而具有侵袭性并耐药的肿瘤包括稀疏颗粒型生长激素细胞肿瘤和嗜酸性干细胞肿瘤。具有侵袭性的肿瘤有:男性稀疏颗粒型泌乳素细胞肿瘤和致密颗粒型乳泌素细胞肿瘤。侵袭性的大肿瘤,即稀疏颗粒型促肾上腺皮质激素细胞肿瘤。

5.遗传或家族性综合征相关的垂体肿瘤　有些垂体肿瘤是与遗传或家族性综合征相关的,如 Lynch 综合征、Carney 综合征等。需要注意青少年/小于 30 岁患者的分子筛查,明确可能的综合征或家族性相关肿瘤的临床和病理学基础,可能有助于患者家族成员筛查出易发生垂体肿瘤的无症状个体,以便于早期诊断和早期治疗。

六、淋巴系统肿瘤病理分类和病理报告解读

2017 年 WHO 造血淋巴肿瘤分类更新之后,肿瘤的基础和临床研究又取得了很多进展。现已公布第 5 版 WHO 造血淋巴肿瘤分类(WHO-HAEM5)。它与 2017 版有较大变化,在此做简单介绍,主要涉及 B、T 细胞增殖性疾病和肿瘤以及 NK 细胞肿瘤(表 111-27、表 111-28)。

表 111-27　第 5 版 WHO 淋巴造血肿瘤分类——B 淋巴细胞增殖性疾病和肿瘤

分类	类型
B 淋巴细胞为主的肿瘤样病变	类似淋巴瘤的反应性 B 淋巴细胞为主的淋巴增殖病变
	IgG4 相关性疾病
	单中心 Castleman 病
	特发性多中心 Castleman 病
	KSHV/HHV8 相关性多中心 Castleman 病
前体 B 细胞肿瘤	
B 淋巴母细胞白血病/淋巴瘤	B 淋巴母细胞白血病/淋巴瘤, NOS
	B 淋巴母细胞白血病/淋巴瘤伴超二倍体
	B 淋巴母细胞白血病/淋巴瘤伴低二倍体
	B 淋巴母细胞白血病/淋巴瘤伴 iAMP21
	B 淋巴母细胞白血病/淋巴瘤伴 BCR-ABL1 融合
	B 淋巴母细胞白血病/淋巴瘤伴 BCR-ABL1 样特征
	B 淋巴母细胞白血病/淋巴瘤伴 KMT2A 重排
	B 淋巴母细胞白血病/淋巴瘤伴 ETV6-RUNX1 融合
	B 淋巴母细胞白血病/淋巴瘤伴 ETV6-RUNX1 样特征
	B 淋巴母细胞白血病/淋巴瘤伴 TCF3-PBX1 融合
	B 淋巴母细胞白血病/淋巴瘤伴 IGH-IL3 融合
	B 淋巴母细胞白血病/淋巴瘤伴 TCF3-HLF 融合
	B 淋巴母细胞白血病/淋巴瘤伴其他特定的遗传学异常
成熟 B 细胞肿瘤	
瘤前及肿瘤性小淋巴细胞增殖	单克隆 B 细胞增殖症
	慢性淋巴细胞白血病/小淋巴细胞淋巴瘤

续表 111-27

分类	类型
脾 B 细胞淋巴瘤和白血病	毛细胞白血病
	脾边缘区淋巴瘤
	脾弥漫性红髓小 B 细胞淋巴瘤
	脾伴有显著核仁的 B 细胞淋巴瘤/白血病
淋巴母细胞性淋巴瘤	淋巴母细胞性淋巴瘤
边缘区淋巴瘤	黏膜相关淋巴组织结外边缘区淋巴瘤
	原发性皮肤边缘区淋巴瘤
	结内边缘区淋巴瘤
	儿童边缘区淋巴瘤
滤泡淋巴瘤	原位滤泡 B 细胞肿瘤
	滤泡淋巴瘤
	儿童型滤泡淋巴瘤
	十二指肠型滤泡淋巴瘤
皮肤滤泡中心淋巴瘤	原发性皮肤滤泡中心淋巴瘤
套细胞淋巴瘤	原位套细胞肿瘤
	套细胞淋巴瘤
	非淋巴结性白血病性套细胞淋巴瘤
惰性 B 细胞淋巴瘤转化	惰性 B 细胞淋巴瘤转化
大 B 细胞淋巴瘤	弥漫性大 B 细胞淋巴瘤, NOS
	富于 T 细胞/组织细胞的大 B 细胞淋巴瘤
	弥漫性大 B 细胞淋巴瘤/伴 *MYC* 和 *BCL2* 重排的高级别 B 细胞淋巴瘤
	ALK 阳性大 B 细胞淋巴瘤
	伴 *IRF4* 重排的大 B 细胞淋巴瘤
	伴 11q 异常的高级别 B 细胞淋巴瘤
	淋巴瘤样肉芽肿病
	EBV 阳性的大 B 细胞淋巴瘤
	慢性炎症相关的弥漫性大 B 细胞淋巴瘤
	纤维素相关的大 B 细胞淋巴瘤
	液体过载性大 B 细胞淋巴瘤
	浆母细胞性淋巴瘤
	免疫豁免部位原发性大 B 细胞淋巴瘤
	原发皮肤大 B 细胞淋巴瘤, 腿型
	血管内大 B 细胞淋巴瘤
	原发纵隔大 B 细胞淋巴瘤
	纵隔灰区淋巴瘤
	高级别 B 细胞淋巴瘤, NOS
伯基特淋巴瘤	伯基特淋巴瘤

续表 111-27

分类	类型
KSHV/HHV8 相关性 B 细胞增殖和淋巴瘤	原发性渗出淋巴瘤
	KSHV/HHV8 阳性弥漫大 B 细胞淋巴瘤
	KSHV/HHV8 阳性嗜生发中心淋巴组织增殖性疾病
免疫缺陷及免疫功能失调相关性淋巴组织增殖性和肿瘤性疾病	源于免疫缺陷/免疫功能失调的细胞增生
	源于免疫缺陷/免疫功能失调的多形性增殖性疾病
	EBV 阳性的皮肤黏膜溃疡
	源于免疫缺陷/免疫功能失调的淋巴瘤
	先天缺陷免疫相关的淋巴组织增殖性疾病和淋巴瘤
霍奇金淋巴瘤	经典型霍奇金淋巴瘤
	结节性淋巴细胞为主型霍奇金淋巴瘤
浆细胞瘤和伴有副蛋白的其他疾病	
单克隆性丙种球蛋白病	冷凝集素病
	未确定意义的 IgM 单克隆丙种球蛋白病
	未确定意义的非 IgM 单克隆丙种球蛋白病
	具有肾意义的单克隆丙种球蛋白病
单克隆免疫球蛋白沉积病	免疫球蛋白相关（AL）淀粉样变性
	单克隆免疫球蛋白沉积病
重链病	μ 重链病
	γ 重链病
	α 重链病
浆细胞肿瘤	浆细胞瘤
	浆细胞骨髓瘤
	伴有相关副肿瘤综合征的浆细胞瘤
POEM 综合征	
TEMPI 综合征	
AESOP 综合征	

表 111-28　第 5 版 WHO 淋巴造血肿瘤分类—T 细胞和 NK 细胞淋巴细胞增殖性疾病和肿瘤

分类	类型
T 细胞为主的肿瘤样病变	菊池病
	惰性 T 淋巴母细胞增殖
	自身免疫淋巴增殖综合征
前体 T 细胞肿瘤	
T 淋巴母细胞白血病/淋巴瘤	T 淋巴母细胞白血病/淋巴瘤，NOS
	急性早 T 淋巴母细胞白血病/淋巴瘤
成熟 T 细胞和 NK 细胞肿瘤	

续表 111-28

分类	类型
成熟 T 细胞和 NK 细胞白血病	T 细胞性前淋巴细胞白血病
	T 细胞大颗粒淋巴细胞白血病
	大颗粒 NK 细胞白血病
	成人 T 细胞白血病/淋巴瘤
	Sézary 综合征
	侵袭性 NK 细胞白血病
原发性皮肤 T 细胞淋巴瘤	原发性皮肤 CD4⁺ 小或中等大小 T 细胞淋巴增殖性疾病
	原发性皮肤肢端 CD8 阳性 T 细胞淋巴组织增殖性疾病
	蕈样霉菌病
	原发性皮肤 CD30 阳性 T 细胞淋巴组织增殖性疾病:淋巴瘤样丘疹病
	原发性皮肤 CD30 阳性 T 细胞淋巴组织增殖性疾病:原发皮肤间变性大细胞淋巴瘤
	皮肤脂膜炎样 T 细胞淋巴瘤
	原发性皮肤 γ/δ T 细胞淋巴瘤
	原发性皮肤 CD8 阳性侵袭性亲表皮细胞毒性 T 细胞淋巴瘤
	原发皮肤外周 T 细胞淋巴瘤,NOS
肠道 T 细胞和 NK 细胞淋巴组织增殖性疾病和淋巴瘤	胃肠道惰性 T 细胞淋巴瘤
	胃肠道惰性 NK 细胞淋巴组织增殖性疾病
	肠病相关性 T 细胞淋巴瘤
	单形性嗜表皮性肠道 T 细胞淋巴瘤
	肠道 T 细胞淋巴瘤,NOS
肝脾 T 细胞淋巴瘤	肝脾 T 细胞淋巴瘤
间变性大细胞淋巴瘤	ALK 阳性间变性大细胞淋巴瘤
	ALK 阴性间变性大细胞淋巴瘤
	乳房假体相关性间变性大细胞淋巴瘤
淋巴结滤泡 T 辅助细胞(TFH)淋巴瘤	淋巴结 TFH 细胞淋巴瘤,免疫母细胞型
	淋巴结 TFH 细胞淋巴瘤,滤泡型
	淋巴结 TFH 细胞淋巴瘤,NOS
其他外周 T 细胞淋巴瘤	外周 T 细胞淋巴瘤,NOS
EBV 阳性 NK/T 细胞淋巴瘤	EBV 阳性淋巴结 T 细胞和 NK 细胞淋巴瘤
	结外 NK/T 细胞淋巴瘤
儿童 EBV 阳性 T 细胞和 NK 细胞淋巴组织增殖性疾病和淋巴瘤	严重蚊虫叮咬过敏
	种痘水疱病样淋巴增殖性疾病
	系统性慢性活动性 EBV 疾病
	儿童系统性 EBV 阳性 T 细胞淋巴瘤

（一）疾病类别的变化

2022 年 WHO-HAEM 5 版分类由之前的髓系肿瘤、淋系肿瘤、组织细胞和树突细胞肿瘤 3 个大类变更为:髓系增殖和肿瘤、髓系/淋系肿瘤以及其他不明来源白血病、组织细胞/树突细胞肿瘤、B 细胞淋巴增殖性疾病和肿瘤、T 细胞淋巴增殖性疾病和肿瘤、NK 细胞肿瘤、淋巴组织间质来源的肿瘤、遗传性肿瘤综合征 8 个大类,以及这 8 个大类之下更多的类别。多数类别名称为新纳入的术语,如髓系(肿瘤)前期病变、伴遗传定义的异常急性髓系白血病等(图 111-10)。

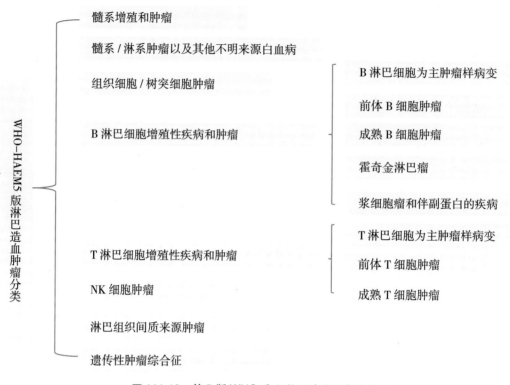

图 111-10　第 5 版 WHO 造血淋巴肿瘤分类的类别

(二)疾病归属的变化

随着大类的变化,其中的归属也有较大的调整。在归属中细胞来源的重要性超过了成熟性特征,如淋系肿瘤原来首先区分前体淋系肿瘤与成熟淋系肿瘤。然后再将成熟淋系肿瘤区分为成熟 B 细胞肿瘤与成熟 T 细胞和 NK 细胞肿瘤。现 WHO-HAEM 5 版分类首先以系列分为 B 细胞淋巴增殖性疾病和肿瘤、T 细胞淋巴增殖性疾病和肿瘤以及 NK 细胞肿瘤,然后在这些不同系列肿瘤中再区分出前体细胞、成熟细胞肿瘤等类别。而浆细胞肿瘤不再属于成熟 B 细胞肿瘤类别中,而是归于 B 细胞淋巴增殖性疾病和肿瘤大类中新设立的浆细胞瘤和伴副蛋白疾病这一独立类别。此类别中包括了单克隆丙种球蛋白病、单克隆免疫球蛋白沉积病、重链病和浆细胞肿瘤 4 个种类。其中单克隆丙种球蛋白病中的意义未明 IgM 单克隆丙种球蛋白病、意义未明非 IgM 单克隆丙种球蛋白病 2 种疾病,在 2017 版 WHO 分类中认为二者是有区别的。前者被认为与淋巴浆细胞淋巴瘤较为接近而被置于该病之后,后者被归入浆细胞肿瘤中。在 WHO-HAEM 5 版分类中注意了这 2 种疾病的共同点,单克隆丙种球蛋白病被重新作为这 2 种疾病的上一级病名。而霍奇金淋巴瘤也纳入 B 淋巴细胞增殖性疾病和肿瘤大类中。

(三)B 淋巴细胞为主的肿瘤样病变

WHO-HAEM 5 版首次引入淋巴造血组织肿瘤样病变,B 淋巴细胞为主的肿瘤样病变下有 5 个实体(表 111-27),Castleman 病并不是一个独立实体,而是 3 个不同的实体:单中心 Castleman 病,特发性多中心 Castleman 病和 KSHV/HHV8 相关性多中心 Castleman 病。Castleman 病的诊断需要整合组织学形态、血液学、免疫学以及临床资料。IgG4 相关性疾病也归属于此,IgG4 相关性疾病的淋巴结形态学改变与 Catleman 病有重叠。WHO-HAEM 5 版 B 淋巴细胞为主的增殖性病变还包括了生发中心的进行性转化、传染性单核细胞增生症、旺炽性淋巴组织反应性增生/女性生殖道淋巴瘤样病变,及系统性红斑狼疮。

（四）B 淋巴母细胞白血病/淋巴瘤

WHO-HAEM 5 版新增了遗传学定义的实体和亚型，B 前体细胞肿瘤的分类主要是依据倍体的改变，如超二倍体及低二倍体；以及染色体重排及其他驱动性遗传学改变（表 111-27），如 iAMP21、BCR、ABL1 融合，KMT2A 重排，ETV6、RUNX1 融合，TCF3、PBX1 融合或 IGH、IL3 融合。WHO-HAEM5 版加入了 TCF3、HLF 融合的 B 淋巴母细胞白血病/淋巴瘤（B-cell lymphoblastic leukaemias，B-ALL），不同于 TCF3、PBX1 融合的 B-ALL，它具有更侵袭性的生物学行为。而伴有 BCR、ABL1 融合的 B-ALL 可发生于任何年龄，且能从靶向治疗中获益。随着分子生物学检测技术的进步，新的遗传学改变会逐渐发现，并归入"伴有其他定义的遗传学异常的 B-ALL"。

（五）瘤前及肿瘤性小 B 淋巴细胞增殖

新分类保留了单克隆 B 淋巴细胞增殖病（monoclonal B-cell lymphocytosis，MBL）和淋巴细胞白血病/小淋巴细胞淋巴瘤（chronic lymphocytic leukaemia/small lymphocytic lymphoma，CLL/SLL），前体 B 细胞白血病（B-cell prolymphocytic leukaemia，B-PLL）因其异质性而被删除。WHO-HAEM 5 版将 MBL 分为 3 个亚型：①低计数 MBL 或克隆性 B 细胞增多亚型，即克隆性 CLL/SLL 表型 B 细胞计数 $<0.5\times10^9$/L 且不伴有 B 淋巴细胞增殖性疾病的诊断标准，该阈值的确定是基于临床的循证证据。②CLL/SLL 型 MBL 亚型，克隆性 CLL/SLL 表型 B 细胞计数 $\geqslant0.5\times10^9$/L，且 B 细胞总数 <克隆性 CLL/SLL 表型 B 细胞计数 $<5\times10^9$/L，不伴 CLL/SLL 诊断特点。该阈值的确定是区分于克隆性 CLL/SLL 表型 B 细胞计数在 $(5\sim10)\times10^9$/L 的患者，后者需要临床治疗。③非 CLL/SLL 型 MBL 亚型，即任何非 CLL/SLL 表型 B 细胞的增多，不伴有另一种成熟 B 细胞肿瘤的诊断特点和症状。大多数病例具有边缘区 B 细胞的特点。MBL 的所有亚型均伴有免疫缺陷，诊断 CLL 时，CD5、CD19、CD20、CD23 是基本标记物，CD10、CD43、CD79b、CD81、CD200 和 ROR 是鉴别诊断所用的标记物。对 CLL/SLL 的预后评估包括了一些分子遗传学检测，除了 11q、13q、17p 和 12 三体的检测外，还包括 TP53、免疫球蛋白基因重链可变区（IGHV）体细胞超突变（SHM）分析以及 B 细胞受体亚型分析。在靶向治疗中还需要检测复杂的核型、BTK、PLCG2 及 BCL2 突变状态。除了年龄、临床状态及 β2 微球蛋白水平外，IGHV 突变和 TP53 异常也都纳入了 CLL/IPI 的指标。早期 CLL/SLL IPI 计分包含了 IGHV 突变状态，绝对淋巴细胞计数 $<15\times10^9$/L，以及可触及的淋巴结肿大。推荐使用"Richter 转化"来代替"Richter 综合征"。

（六）其他成熟 B 细胞肿瘤的变化

WHO-HAEM5 版中，脾 B 淋巴细胞白血病/淋巴瘤条目下，"伴有明显核仁的脾 B 淋巴细胞白血病/淋巴瘤"作为单独亚型，而不在"毛细胞白血病"下的变异型和"CD5 阴性 B 细胞前体淋巴细胞白血病"的变异型下。在边缘区淋巴瘤中，增加了"原发性皮肤边缘区淋巴瘤"，并将"儿童结内边缘区淋巴瘤"单独列为亚型。滤泡型淋巴瘤条目下（图 111-11），将滤泡淋巴瘤分为经典型滤泡淋巴瘤（classic follicular lymphoma，cFL），以区别滤泡大 B 细胞淋巴瘤（follicular large B-cell lymphoma，FLBL）和伴有不常见特点的滤泡淋巴瘤（FL with uncommon features，uFL）。在 WHO-HAEM 5 版中，不再强行要求对 cFL 进行分级。对套细胞淋巴瘤，改进了危险分层的评估，高危套细胞淋巴瘤包括了多形性和母细胞形态的套细胞淋巴瘤、高 Ki6-7 增殖指数、高 P53 蛋白表达及 TP53 基因突变。非结内套细胞淋巴瘤累及外周血、骨髓和脾，少见或无淋巴结肿大，通常无症状，预后好于经典套细胞淋巴瘤，缺少 SOX11 和 CD5 表达，Ki-67 指数低等。WHO-HAEM 5 版中还增加了惰性 B 细胞淋巴瘤的高级别转化。在大 B 细胞淋巴瘤条目下增加了新的名称，除了弥漫性大 B 细胞淋巴瘤，NOS 外，还有 17 个大 B 细胞淋巴瘤实体，从弥漫性大 B 细胞淋巴瘤变为大 B 细胞淋巴瘤，是因为并非每种类型都出现弥漫性生长方式（如纤维素相关性大 B 细胞淋巴瘤和液体过载性大 B 细胞淋巴瘤），对高级别 B 细胞淋巴瘤进行了重新定义，命名为弥漫性大 B 细胞淋巴瘤/高级别 B 细胞淋巴瘤伴 MYC 和 BCL2 重排（DLBCL/HGBL-MYC/BCL2），而伴有 MYC/BCL6 重排的淋巴瘤不再列为双打击淋巴瘤，不同于 DLBCL/HGBL-MYC/BCL2，现在根据其形态学特点放入 DLBCL，NOS 或 HGBL，NOS。伴有 11q 异常的高级别 B 细胞淋巴瘤（HGBL-11q）（第 4 版称为伴有 11q 异常的伯基特淋巴瘤），是形态学似伯基特淋巴瘤但 MYC 重排阴性的侵袭性 B 细胞淋巴瘤，具有中等大小的细胞或母细胞样形态，表达 CD10 和 BCL6，不表达 BCL2，并伴 11q 丢失或获得。免疫豁免部位的大 B

细胞淋巴瘤包括了原发于中枢神经系统、玻璃体视网膜及睾丸部位的侵袭性大B细胞淋巴瘤。液体过载性大B细胞淋巴瘤不同于原发性渗出性淋巴瘤,是新增类型。主要发生于无免疫缺陷的老年人,多发生于体腔,多见于胸腔。通常有慢性心力衰竭、肾衰竭、肝衰竭等疾病并引起体腔积液,肿瘤性大细胞为成熟B细胞表型,而不是浆母细胞表型,KSHV/HHV8阴性,13%～30%病例可出现EBV阳性以及不同于原发性渗出性淋巴瘤的遗传学改变,预后较好,可以区别于原发性渗出性淋巴瘤。纵隔灰区淋巴瘤的特点介于原发于纵隔的B细胞淋巴瘤和经典型霍奇金淋巴瘤,尤其是结节硬化型霍奇金淋巴瘤之间。代替了"B细胞淋巴瘤,具有弥漫性大B细胞淋巴瘤和经典霍奇金淋巴瘤之间特点的不能分类的淋巴瘤"。高级别B细胞淋巴瘤,NOS具有中等大小细胞和母细胞特征,但不能归入其他类型中的侵袭性淋巴瘤,是一组异质性肿瘤。在伯基特淋巴瘤中,第5版分类推荐使用EBV阳性伯基特淋巴瘤和EBV阴性伯基特淋巴瘤。在KSHV/HHV8相关性淋巴组织增殖性疾病和淋巴瘤中,包括了KSHV/HHV8相关性多中心Castleman病、嗜生发中心淋巴组织增殖性疾病、原发性渗出性淋巴瘤、体腔外渗出性淋巴瘤和KSHV/HHV8阳性弥漫性大B细胞淋巴瘤。而免疫缺陷和免疫功能失调相关的淋巴组织增殖性疾病和淋巴瘤的分类还需要进一步的临床病理数据。WHO-HAEM 5版将霍奇金淋巴瘤列入成熟B细胞肿瘤分类下,仍然分为经典型霍奇金淋巴瘤(图111-12)和结节性淋巴细胞为主型霍奇金淋巴瘤。在成熟B细胞肿瘤中增加了浆细胞肿瘤和伴有副蛋白的其他疾病,并增加了新内容,包括具有肾脏意义的单克隆丙球蛋白血症,冷凝集素病、TEMPI综合征和AESOP综合征。

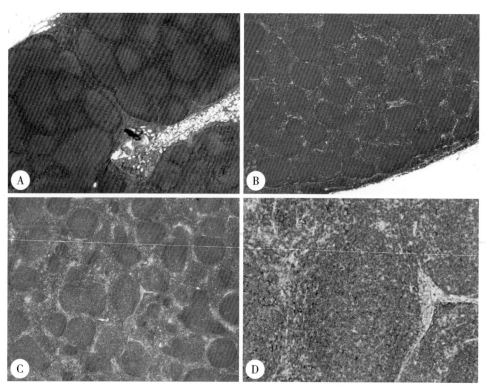

A.滤泡大小相对一致,有背靠背,有融合,HE染色;B.肿瘤性滤泡CD20阳性;C.CD10染色,滤泡阳性,滤泡间区细胞也阳性;D.肿瘤性滤泡BCL2阳性。B、C、D为免疫组化染色。

图111-11　滤泡淋巴瘤

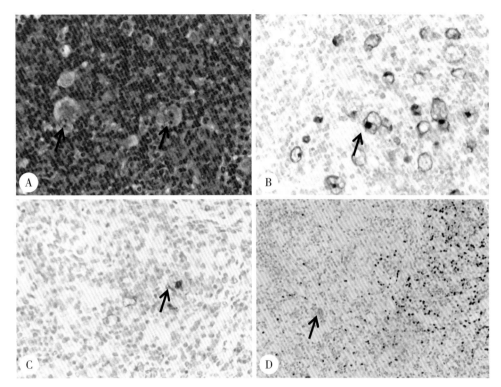

A. 诊断性 R-S 细胞(黑色箭头),HE 染色;B. CD30 染色,细胞膜及高尔基膜、点阳性;C. CD15 染色阳性,同 CD30,为膜点阳性;D. PAX5 染色,肿瘤性大细胞的核 PAX5 染色为弱阳性(同背景 B 细胞相比)。B、C、D 为免疫组化染色。

图 111-12　经典型霍奇金淋巴瘤

(七)T 淋巴细胞为主的瘤样病变

WHO-HAEM 5 版新增了 T 淋巴细胞为主的瘤样病变,包括:惰性 T 淋巴母细胞增生、菊池病和自身免疫性淋巴增殖综合征。这些 T 细胞的增生均易误诊为淋巴瘤。T 淋巴母细胞增生可独立发生,也可伴发于滤泡树突状细胞的良性和肿瘤性增生以及恶性肿瘤。瘤细胞似小淋巴细胞或略大,成簇或成片分布,由于表达 TdT 易误诊为 T 淋巴母细胞白血病/淋巴瘤,但 T 淋巴母细胞增生不破坏受累组织,细胞的异型性不如 T 淋巴母细胞白血病/淋巴瘤,且无 TCR 基因克隆性重排。菊池病通常表现为 T 免疫母细胞和组织细胞的聚集,伴有明显的淋巴结内凋亡,似外周 T 细胞淋巴瘤,NOS,正确诊断包括临床信息(年轻女性颈部淋巴结肿大),淋巴结内为膨胀性浸润,可出现 CD123 阳性的浆母细胞性树突细胞及 MPO 阳性的组织细胞。自身免疫性淋巴增殖综合征与自身免疫有关,可出现胚系或体细胞性与 FAS 介导的凋亡有关的基因改变,结内和结外出现 CD4 阴性,CD8 阴性的 T 细胞浸润,表现胞质透明的不典型的中等大小的 T 细胞,似淋巴瘤,但其患者年轻,且无破坏性的浸润可助鉴别。

(八)前体 T 淋巴细胞肿瘤

T 淋巴母细胞白血病/淋巴瘤(T-lymphoblastic leukaemia/lymphoma,T-ALL)是前体 T 淋巴细胞肿瘤(precursor T-cell neoplasms),包括 T 淋巴母细胞白血病/淋巴瘤 NOS 和早 T 前体淋巴母细胞白血病/淋巴瘤。删除了 NK 细胞淋巴母细胞白血病/白血病,因为其缺乏可靠的诊断标准以及可靠的 NK 细胞表达抗原(CD94 和 CD161),以及形态学及免疫表型都易与其他类型淋巴瘤混淆,如母细胞性浆细胞样树突细胞肿瘤(CD56 阳性),急性淋巴细胞性白血病 CD56 阳性,急性髓性白血病和 CD56 阳性急性未分化型白血病。

(九)成熟 T 细胞和 NK 细胞肿瘤

成熟 T 细胞和 NK 细胞肿瘤的类型在逐渐增多,由于 T 细胞和 NK 细胞有时混合存在,二者不易区分,所以将二者列为成熟 T 细胞和 NK 细胞肿瘤,共有九大类,其中以白血病表现的 T 细胞和 NK 细胞增殖包括 T 幼淋细胞白血病、T 大颗粒淋巴细胞白血病、NK 大颗粒淋巴细胞白血病、成人 T 细胞白血病/淋巴瘤,Sézary 综合征和侵袭性 NK 细胞白血病。原发性皮肤 T 细胞淋巴组织增殖性疾病和淋巴瘤从少见亚型成为独立实体。在肠道 T 细胞和 NK 细胞淋巴组织增殖性疾病和淋巴瘤类型中增加了胃肠道惰性 NK 细胞淋巴组织增殖性疾病这一实体，以前称为淋巴样肠病或 NK 细胞肠病，认为是反应性过程，但最新研究发现其为肿瘤性病变，故单独列为实体，但其预后较好，几个月后可自发消退，也可持续存在或几年后进展，因很少侵袭，故称为淋巴增殖性疾病。值得注意的是该病也可发生于胃肠道外，如胆囊、邻近淋巴结和阴道，不要误诊为结外 NK/T 细胞淋巴瘤。惰性 NK 细胞淋巴组织增殖性疾病病变小且表浅，膨胀性生长而不是损毁性生长，核旁可见明亮的嗜酸性颗粒，EBV 阴性可以帮助鉴别诊断。肝脾 T 细胞淋巴瘤并不只发生于年轻人，只有 49% 的患者年龄小于 60 岁。间变性大细胞淋巴瘤包括 ALK 阳性间变性大细胞淋巴瘤和 ALK 阴性间变性大细胞淋巴瘤，以及乳房植入物相关性间变性大细胞淋巴瘤，后者不同于前两者，预后较好。淋巴结滤泡 T 辅助细胞淋巴瘤是新添加的成员，包括淋巴结滤泡辅助细胞淋巴瘤，免疫母细胞型(图 111-13)、滤泡型和 NOS 型。其诊断需结合临床、形态学和免疫表型，疑难病例需要分子遗传学分析。其他外周 T 细胞淋巴瘤，即外周 T 细胞淋巴瘤 NOS 可能有两个分子变异型 TBX21 型和 GATA3 型。结外 NK/T 细胞淋巴瘤已取代结外 NK/T 细胞淋巴瘤，鼻型。与其对应的是淋巴结内 EBV 阳性 T 细胞和 NK 细胞淋巴瘤，多发于东亚，在第 5 版中为独立实体，以前是外周 T 细胞淋巴瘤 NOS 的亚型，典型患者出现淋巴结肿大，伴或不伴结外受累、进展期疾病和 B 症状，预后差。形态学上似弥漫性大 B 细胞淋巴瘤，缺少结外 NK/T 细胞淋巴瘤的凝固性坏死和血管侵袭性特点，更常出现细胞毒性 T 细胞表型，EBV 阳性。不同于结外 NK/T 细胞淋巴瘤的分子遗传学改变，最常见 *TET*2 基因突变。儿童 EBV 阳性的 T 细胞和 NK 细胞淋巴组织增殖性疾病和淋巴瘤，包括慢性活动性 EBV 病和儿童系统性 EBV 阳性 T 细胞淋巴瘤。慢性活动性 EBV 病可局限/惰性(严重蚊虫叮咬性过敏和种痘水疱样淋巴组织增殖性疾病，经典型)，也可系统性，如伴有发热、肝脾大伴或不伴皮肤表现(系统性种痘水疱样淋巴组织增殖性疾病和系统性慢性活动性 EBV 病)。该命名中，系统性种痘水疱样淋巴组织增殖性疾病和系统性慢性活动性 EBV 病形态上有重叠，需要结合临床。种痘水疱样淋巴组织增殖性疾病需区分经典型和系统型，系统型种痘水疱样淋巴组织增殖性疾病表现为慢性活动性 EBV 病的持续性系统性症状或皮肤外疾病，要跟更具侵袭性的、不伴种痘水疱样淋巴组织增殖性疾病的系统型慢性活动性 EBV 病鉴别。如果没有骨髓干细胞移植，该病属于致死性疾病，故以"系统性慢性活动性 EBV 病"取代了原来的命名"慢性活动性 EBV 感染，系统型"。

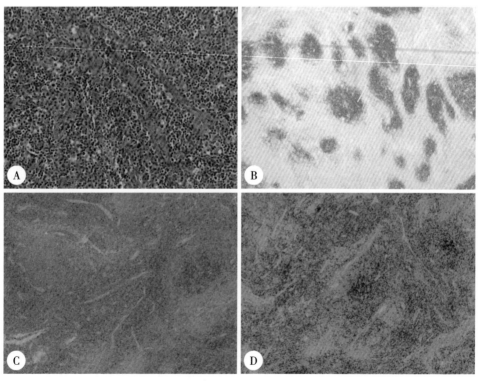

A. 浸润的不典型细胞围绕增生及分支的高内皮静脉，瘤细胞核不规则，胞质宽，透明；B. 增生的 CD21+FDC 网，不规则，有融合；C. CD4+T 细胞环绕衰竭的滤泡；D. CD4+T 细胞表达 CD10，B、C、D 为免疫组化染色。

图 111-13 **滤泡 T 辅助细胞淋巴瘤，血管免疫母细胞型**

七、2020年WHO软组织肿瘤病理分类和病理报告解读

2020年WHO发布了软组织与骨肿瘤分类的蓝皮书,其中关于软组织肿瘤增加了许多新的病理类型,调整了一些肿瘤的命名和分类:如肢端纤维黏液瘤从分化不确定的肿瘤调整为纤维及成纤维细胞肿瘤章节,外胚层间叶瘤从神经肿瘤章节调整到横纹肌肿瘤章节;丛状血管瘤和卡波西样血管内皮瘤放在了一起;删除了鼻腔胶质异位症及恶性颗粒细胞瘤,后者与良性颗粒细胞瘤合并叙述。许多肿瘤与分子技术相关,尤其是遗传学的辅助作用,可以更好地理解群体中肿瘤之间的关系;发现新的辅助诊断免疫组化标记,以及预后评估和寻找治疗靶点。下面将按照组织起源章节分别介绍一些新变化,并简要介绍一些软组织的分子分型。

(一)成纤维细胞/肌成纤维细胞肿瘤

1.浅表性CD34阳性成纤维细胞性肿瘤　该肿瘤多发生于成年人16～76岁(中位年龄37岁),男性多见(男:女=1.8:1.0),多累及下肢(尤其大腿)、上肢、臀部及肩部,发病部位表浅,位于皮下,界限清楚,大小为1.5～10.0 cm,属中间型(低度恶性)肿瘤,仅1例转移至区域淋巴结,至今没有死亡病例报告。肿瘤呈膨胀性生长但伴有不同程度的周围脂肪浸润或真皮累及,主体位于皮下组织内,肿瘤细胞呈梭形、短梭形或上皮样,呈束状或片状排列,间质可见炎症细胞浸润,瘤细胞富含嗜酸性颗粒性胞质,显著的细胞核多形性(退变异型),可见核内包涵体,但核分裂象非常罕见,无非典型核分裂象,无坏死。CD34弥漫强阳性,细胞角蛋白(cytokeratin,CK)局灶阳性,可能与PRDM10基因重排的软组织肿瘤有重叠。需要鉴别的是未分化多形性肉瘤、非典型纤维黄色瘤、非典型性纤维组织细胞瘤及多形性玻璃样变血管扩张性肿瘤。

2.指趾纤维黏液瘤　又称浅表性肢端纤维黏液瘤(superficial acral fibromyxoma)。是一种好发于肢端的罕见的、具有局部侵袭性的成纤维细胞性肿瘤。发病年龄范围广(1～68岁),中位年龄38岁,女性多见。累及肢端(手、足)。病变呈结节状,位置表浅,位于皮下,界限清楚,大小直径为1～2 cm,多为良性,预后好。肿瘤由梭形成纤维细胞样细胞束构成,呈明显的分带结构,肿瘤的中央细胞量稀少,主要为呈显著玻璃样变的胶原纤维,肿瘤周边细胞丰富;肿瘤中央与周边分界处见灶状营养不良性钙化,瘤细胞形态温和,呈波浪状,核染色质细腻,核仁不明显,胞质嗜酸,细胞无多形性、异型性、坏死与核分裂象,周边部分间质黏液样变性,并可见玻璃样变性。免疫表型:弥漫表达ETS(E-twenty six)相关基因(ETS-related gene,ERG),为该肿瘤较特异的标记物,分子遗传学可检测到EWSR1-SMAD3重排。EWSR1-SMAD3重排成纤维细胞性肿瘤被认为是一种良性但具有局部侵袭性的肿瘤,治疗主要以手术切除为主,但因其常呈浸润性生长而导致切除不净致术后复发。

3.软组织血管纤维瘤　软组织血管纤维瘤是一种新近报道的良性纤维血管性肿瘤。遗传学研究显示NCOA2基因重排,可形成AHRR-NCOA2、NCOA2-AHRR和GFT21-NCOA2融合基因。主要发生于成年人,年龄范围为6～86岁,男性多见(男:女=1.4:1.0),常见于四肢,特别是大腿、膝盖等处,临床表现为软组织皮下或深部组织缓慢生长、无痛性包块,界限清楚,可见厚的纤维性假包膜,分叶状肿块,形态温和的梭形细胞分布于纤维黏液样间质背景中,间质含有多量薄壁分支血管网,有时可呈区带样改变。免疫表型:主要表达波形蛋白(vimentin),部分病例可表达上皮膜抗原(epithelial membrane antigen,EMA)。CD31、CD34和平滑肌肌动蛋白(smooth muscle actin,SMA)标记可清晰显示病变内丰富的血管。特征性的遗传学改变是:t(5;8)(p15;q12),AHRR-NCOA2重排。本病可被误诊为纤维黏液样肿瘤、黏液样脂肪肉瘤和血管瘤等。

(二)脂肪肿瘤

2013年WHO分类中在高分化脂肪肉瘤内添加了梭形细胞脂肪肉瘤亚型,删除了混合性脂肪肉瘤。而2020年第5版WHO分类将梭形细胞脂肪肉瘤更名为非典型梭形细胞脂肪瘤样肿瘤,新增了黏液性多形性脂肪肉瘤。

1.非典型梭形细胞/脂肪瘤样肿瘤　为2020年第5版的WHO新类型,属中间型肿瘤,切除不净易复

发(局部复发率为12%),无转移风险。原称为梭形细胞脂肪肉瘤(spindle cell liposarcoma),现认为是一种不同于非典型脂肪瘤样肿瘤/高分化脂肪肉瘤的肿瘤类型。中老年人好发,平均年龄为50岁,年龄范围为6~87岁,男性略多见。可发生于深部或浅表软组织,四肢多见,后腹膜罕见。大体境界较清楚,大小为2~20 cm,平均直径为7.5 cm,中位直径5 cm。镜下形态:呈结节状,结节之间为纤维间隔,瘤细胞呈梭形(轻-中度非典型性),可见脂肪母细胞,纤维黏液样背景,有时可见多核小花样细胞。较为特征性的形态改变为梭形细胞显示程度不等的脂肪分化。免疫组化:梭形细胞表达S100,部分病例可表达CD34,不表达STAT6、SMA、MDM2、CDK4和肌细胞生成蛋白(myogenin)。Ki-67约5%。FISH检测:57%的病例 *RB*1 基因缺失,*MDM2/CDK4* 基因无扩增。

2. **黏液性多形性脂肪肉瘤** 2020年版第5版WHO新类型,高度侵袭性肿瘤,好发于儿童或年轻人,发病部位:纵隔、四肢深部软组织。组织学形态表现为黏液性脂肪肉瘤和多形性脂肪肉瘤。瘤细胞可不同程度表达S100,Ki-67增殖指数较高,新近报道由 *CTAGB*1 基因(位于Xq28)编码的 *NY-ESO*-1 在黏液样(包括圆细胞性)脂肪肉瘤中有较高的表达(95%),但在其他软组织黏液样肉瘤中均不表达。*NY-ESO*-1 可与S100联合使用,用于黏液样脂肪肉瘤的诊断和鉴别诊断。FISH检测:90%的病例具有 t(12;16)(q13;p11),使位于12q13上的 *DDIT*3 与位于16p11上的 *FUS* 基因发生融合,产生 *DDIT*3 基因的融合性基因。而多形性脂肪肉瘤中无 *MDM2* 基因的扩增。

(三)血管肿瘤

2020年第5版WHO的血管肿瘤分类中增加了吻合性血管瘤,合并了簇状血管瘤/卡波西型血管内皮瘤。

1. **吻合性血管瘤** 吻合性血管瘤属于一种良性血管肿瘤。可发生于肾、睾丸、肾上腺、卵巢、胃肠道以及脊柱旁。均发生于成年人,中位年龄为59.5岁,年龄范围为49~75岁。肿瘤较小,直径1.3~1.7 cm,境界清楚,切面呈海绵状。镜下呈疏松的小叶状结构,由交通状或吻合状的血管组成,可见内皮细胞呈鞋钉样突起,无核分裂象。病变内偶可见髓外造血。吻合状血管瘤主要与高分化血管肉瘤鉴别。其主要鉴别点在于血管肉瘤中的肿瘤性血管呈浸润性生长,且内皮细胞的异型性较大。

2. **簇状血管瘤/卡波西型血管内皮瘤** 2020年版WHO血管肿瘤分类合并了簇状血管瘤和卡波西血管内皮瘤,二者属于同一瘤谱,生物学上属中间型局部侵袭性肿瘤。簇状血管瘤又称为获得性簇状血管瘤(acquired tufted angioma)、中川血管母细胞瘤(angioblastoma of Nakagawa),曾经认为是良性血管瘤。好发于青少年,表现为躯干上部和颈部缓慢扩展的红斑和斑块,常伴有皮下结节。部分病例也可发生于头部、腹壁、四肢和口腔黏膜。是一种在真皮内生长,由不规则的毛细血管结节组成的良性肿瘤,血管结节呈炮弹头样向位于周边的新月形血管腔内突出,形成血管内的类似肾小球的"簇状"结构。免疫表型:梭形细胞表达 actins,位于周边的内皮细胞表达 CD31、CD34、ERG 和 FLi1 等内皮细胞标记物,不表达GLUT1。卡波西型血管内皮瘤主要发生于儿童,比较少见,多发生于1岁以内的婴儿,中位年龄3岁,平均年龄5.6岁,偶可发生于成年人,无性别差异。常常位于比较深的软组织,多数位于四肢软组织,部分病例位于腹膜后和皮肤。临床上发生于皮肤者表现为周界不清的紫色斑块,位于深部软组织者,表现为单个或多个结节状肿块,可累及更深部的骨组织,与卡波西肉瘤不同的是该病与HHV8感染无关。镜下由毛细血管和梭形细胞组成,形成小叶状浸润性生长。形态与卡波西型血管内皮瘤非常相似,难以区别。免疫表型:卡波西样区域表达 PROX1、LYVE1、D2-40 和 VEGFR3,肾小球样结构表达 CD34、CD31 和 ERG,通常不表达 F8,梭形周皮细胞表达 α-SMA 或肌肉特异性肌动蛋白(muscle specific actin, MSA)(图111-14)。

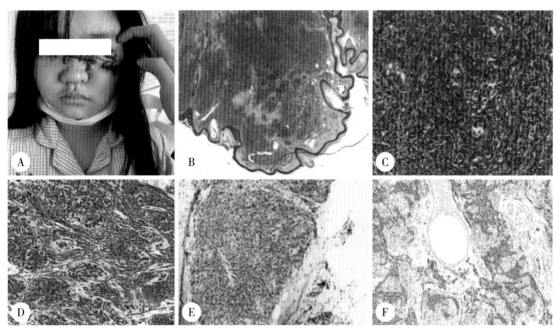

A. 临床上发生于鼻根部及右下眼睑皮肤,表现为紫色斑块或多结节肿块(此为复发病例);B. 血管瘤样结节累及真皮;C. 结节周围可见圆形或卵圆形毛细血管,结节内短梭形细胞条束伴有间质出血,类似卡波西肉瘤;D. CD31 阳性;E, ERG 阳性;F. D2-40 阳性。D、E、F 为免疫组化染色。

图 111-14　簇状血管瘤/卡波西型血管内皮瘤

(四)平滑肌肿瘤

2020 年第 5 版 WHO 软组织肿瘤分类中,对平滑肌肿瘤新增加了一些类型,下面简要介绍这些新增类型的特点。

1. EBV 相关性平滑肌肿瘤　EB 病毒(Epstein-Barr virus,EBV)相关性平滑肌肿瘤是与 EBV 感染相关的平滑肌肿瘤,常常与免疫缺陷性疾病如 AIDS 和器官移植后用免疫抑制剂导致 T 淋巴细胞免疫抑制有关。可发生于机体任何部位,生物学行为多为潜在恶性。形态学与普通平滑肌肿瘤相似,免疫组化标记 EBV 的潜伏膜性蛋白(latent membrane protein,LMP)和 EBV 表面受体蛋白 CD21 有一定的诊断价值,原位杂交显示 EBER 染色弥漫阳性。

2. 炎性平滑肌瘤　炎性平滑肌瘤是指平滑肌瘤伴有慢性炎症,比较少见,真正原因还不清楚。基因组芯片检测结果显示炎性平滑肌瘤有 5、18 和 20 ~ 22 号染色体的拷贝数增加及其他染色体的杂合性缺失。

3. 黏液样平滑肌肉瘤　黏液样平滑肌肉瘤是指间质伴有明显的黏液变性(>50%)的平滑肌肉瘤。大体上呈胶冻状,镜下瘤细胞之间可见大量的黏液样物质。此型多见于子宫,也可发生于周围软组织,包括四肢、外阴、头颈部、胸壁及腹膜后等部位,均好发于女性,尤其是中年女性(中位年龄 55 岁左右)。发生于子宫者境界不清,常显示浸润性生长。镜下瘤细胞稀疏,间质内含有大量的黏液。几乎所有的病例均由梭形瘤细胞组成,除呈条束状排列外,还可呈网格状或微囊状排列。瘤细胞的异型性和核分裂象不一。免疫组化:表达平滑肌分化的标记物 α-SMA、人钙调结合蛋白(human caldesmon,hCALD)和 Desmin,部分病例尚可表达上皮性标记,发生于子宫者还可表达雌激素受体(estrogen receptor,ER)和孕激素受体(progesterone receptor,PR)。应注意与黏液样变性的平滑肌瘤和黏液纤维肉瘤鉴别。

4. 黏液样平滑肌瘤　黏液样平滑肌瘤是指间质伴有明显的黏液变性的平滑肌瘤。对黏液所占的比例目前尚缺乏统一的标准,从 30% ~ 60% 不等,一般采用 50% 的标准。常发生于子宫。单发或多发,境界清楚,切面呈胶冻状,镜下瘤细胞稀疏,间质内含有大量黏液,奥辛兰(Alcian blue)染色呈强阳性。细胞呈梭形,异型性小(1+),核分裂象<2/10 高倍视野,无凝固性坏死。

（五）横纹肌肿瘤

2020年第5版WHO软组织肿瘤分类中在横纹肌肿瘤增加了恶性外胚层间叶瘤（malignant ectodermal mesenchymal，MEM）。恶性外胚层间叶瘤是指由恶性的间叶组织和神经外胚层组织构成的肿瘤。一般是由横纹肌肉瘤、神经元成分或神经成分组成的恶性肿瘤。推测肿瘤起自神经脊。因分子检测中存在HRAS基因突变，与胚胎性横纹肌肉瘤相似，故第5版WHO分类将其归入横纹肌肿瘤。该肿瘤主要发生于5岁以下婴幼儿，尤其是1岁以内的婴儿，男性多见。肿瘤多位于盆腔和外生殖道（包括外阴和睾丸），少数病例发生于肢体（包括手部、腕部和大腿）、头颈部（包括鼻腔、鼻窦和舌）、肾和大脑等部位，临床上表现为浅表或深部快速生长的肿块。大体呈分叶状或结节状，切面呈灰白色，大小为3～18 cm，平均直径5 cm，可伴有出血和坏死。镜下通常由比例不等的横纹肌肉瘤与神经元或神经成分混杂组成，前者通常为胚胎性横纹肌肉瘤，少数情况下可为腺泡状横纹肌肉瘤，后者有节细胞、节细胞神经瘤，中间型的节细胞神经母细胞瘤和恶性的周围神经鞘膜瘤，少数情况下为原始神经外胚层肿瘤（primitive neuroectodermal tumor，PNET）。免疫表型：瘤细胞表达结蛋白（desmin）和肌细胞生成蛋白（myogenin），神经管和神经成分表达NSE、Syn、S100和CD56等。治疗以手术切除、辅以化疗。预后较好的因素有肿瘤直径小于10 cm，肿瘤位置表浅、临床低分期及无腺泡状横纹肌肉瘤成分。

（六）周围神经肿瘤

2020年第5版WHO软组织肿瘤分类将异位脑膜瘤/脑膜上皮错构瘤归入周围神经肿瘤，在周围神经肿瘤中增加了良性蝾螈瘤/神经肌肉迷芽瘤。

1.异位脑膜瘤/脑膜上皮错构瘤　异位脑膜瘤也称颅外脑膜瘤，比较少见，多发生于头皮或头颅软组织内或沿脊柱轴线两侧包绕脊柱硬膜外脊神经根生长，有时可侵入周围肌肉。肿瘤可能起自于异位的蛛网膜内衬细胞。异位脑膜瘤可分为两型：Ⅰ型是一种良性病变，发生于儿童和青少年，肿瘤分布于头皮、前额和脊柱旁，临床上易被误诊为表皮囊肿、皮赘和痣。肿瘤的发生机制与脑膜膨出相似，因神经管闭合异常，使脑膜组织分布于皮肤和皮下。组织学上除实性的脑膜上皮巢外，部分病例中可见原始的蒂或囊腔。Ⅱ型可发生于任何年龄，但多见于成人。肿瘤位于感觉器官如眼、耳、鼻附近或沿着颅神经和脊神经的走向分布。临床症状取决于肿瘤的大小、所处的部位和生长速度。组织学上与颅内脑膜瘤相似，可见散在的沙砾体。局部切除后一般不复发。

2.良性蝾螈瘤/神经肌肉迷芽瘤　良性蝾螈瘤/神经肌肉迷芽瘤（benign triton tumour/neuromuscular choristoma，NMC）是指在分化良好的神经组织里混合成熟的横纹肌组织，极其罕见。部分病例可伴发纤维瘤病，特别是发生在外伤以后，此型纤维瘤病也称良性蝾螈瘤/神经肌肉迷芽瘤型纤维瘤病。多发生于儿童，多小于2岁，部分病例为先天性。好发于大的神经干，特别是臂丛神经和坐骨神经，以及腰丛神经和腰骶神经，少数病例也可发生于小的神经，如胸壁神经和颅神经等。临床上表现为渐进性神经病变或神经丛病，患者常伴有明显神经症状。发生于坐骨神经者可引起足畸形。大体呈结节状、质地硬、灰褐色。多为单个结节，常位于大的神经或附着于神经。切面呈结节状，因含有肌肉而呈红色，结节间为粗细不等的纤维性间隔。镜下由杂乱增生的骨骼肌和周围神经组成，两者的比例不等，通常以骨骼肌为主，尤其是结节中心部。骨骼肌分化较成熟，大小不等，随机分布于有髓或无髓神经束中，可位于神经束内，也可位于神经束旁。18%～33%的病例附近可见伴发的纤维瘤病。免疫表型：骨骼肌表达desmin，神经纤维表达S100。NMC和NMC型纤维瘤病均可表达β-catenin和ERβ。NMC可有CTNNB1基因突变。该病为良性病变，伴发纤维瘤病者易局部复发（33%）。

（七）分化不确定的肿瘤

2020年伴软组织肿瘤新分类删除了未分化/不能分类的肉瘤一章，将其归入分化不确定的肿瘤，增加了骨及软组织小圆细胞未分化肉瘤章节，新增了病理类型，并重点更新基因遗传学改变。下面简要介绍骨及软组织小圆细胞未分化肉瘤。

1.尤因肉瘤　尤因肉瘤（Ewing sarcoma）是一种恶性圆细胞肉瘤，显示EWSR1基因与ETS转录因子家族基因（包括FLI1、ERG、ETV1、ETV4和FEV）形成融合基因。最常见的分子遗传学改变为t（11；22）（q24；q12）染色体易位，形成EWSR1-FLI1融合基因（90%），其次为t（21；22）（q22；q12）异位，形成

EWSR1-ERG 融合基因(5% ~ 10%)。还有 *EWSR1-ETV1*、*EWSR1-ETV4* 等其他罕见融合基因,但其发生率均不足 1%。尤因肉瘤家族(Ewing sarcoma family of tumor,EFT)多见于 15 ~ 30 岁青少年,高峰年龄 20 岁。男性稍多见,好发于下肢、脊柱旁和胸壁。大体上,肿瘤呈多结节状,边界不清,质软或脆,直径小于 10 cm,切面呈灰黄色或灰红色,常伴有出血、坏死或囊性变,少有钙化。镜下,经典的尤因肉瘤由密集的一致的小圆细胞组成。瘤细胞圆形或卵圆形,被纤维间隔分成结节状或分叶状、片状、条索状;常有坏死。核圆形、卵圆形、泡状、核膜清楚,染色质呈粉尘状,胞质稀少,界限不清,富含糖原。偶见瘤细胞形成假菊形团结构。部分瘤细胞体积大,核仁明显、形状不规则,可称为非典型尤因肉瘤;有些肿瘤可见神经外胚叶分化,如出现菊形团结构,曾称 PNET。尤因肉瘤 PAS 染色阳性,网状纤维染色显示呈巢状。免疫表型:Vimentin 阳性、CD99 膜强阳性,NKX2.2 核阳性,部分病例呈 FLI1 和 ERG 核阳性,少数表达 Syn、NSE、CgA、CK19。FISH 检测 *EWSR1* 断裂基因呈阳性(图 111-15)。

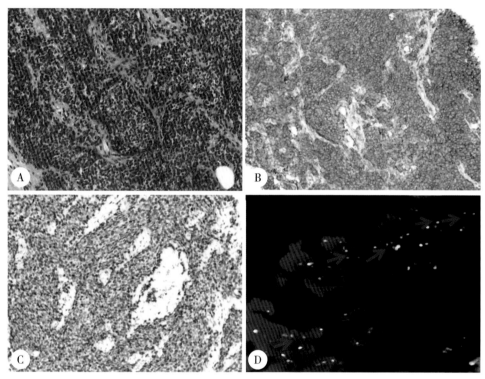

A. 小圆细胞成片或小叶状排列,有纤维组织分隔,瘤细胞染色质细腻、均匀,似粉尘样。HE 染色。B. CD99 表现为弥漫强阳性膜表达;C. 表达 NKX2.2,核阳性;D. FISH-EWSR1 基因断裂检测为阳性。

图 111-15 尤因肉瘤

2. EWSR1-非 ETS(转录因子)家族融合的小圆细胞肉瘤 包括 EWSR1-NFATC2 融合、EWSR1/FUS-NFATC2 融合和 EWSR1-PATZ1 融合。①EWSR1/FUS-NFATC2 融合:可见于儿童和成年人,男性多见(M:F=5:1),12 ~ 67 岁(中位年龄 32.3 岁)。组织形态学表现为瘤细胞小-中等大小圆细胞或梭形细胞,胞质少,淡染或嗜伊红色,呈条索状、小巢状、梁状或假腺泡状排列,间质为纤维性或黏液纤维性。主要累及股骨、肱骨、桡骨、胫骨的干骺端或骨干,四肢软组织、头颈、胸壁(骨:软组织=4:1)。②FUS-NFATC2 主要累及长骨。临床上,表现为疼痛,溶骨性病变,侵犯周围软组织。肉眼观察可见灰白灰黄实性肿块,大小为 4 ~ 18 cm,多数呈浸润性生长,少数髓腔内可见境界清楚的占位。组织学上可见小到中等大小的圆形和(或)梭形细胞,胞质少,嗜酸或透明,核形单一或有多形性,具有光滑或不规则的核轮廓,致密或空泡状染色质,有小的或明显的核仁,排列呈条带状、小巢状、梁状、假腺泡状、片状(少见),有纤维组织玻璃样变的背景,有多少不等的坏死和核分裂象。免疫表型:CD99 阳性(50%),PAX7+,NKX2.2+,AE1/3(灶性阳性),CD138(灶性阳性)。需要鉴别诊断:肌上皮肿瘤、骨外黏液样软骨肉瘤、浆细胞瘤、淋巴瘤。③EWSR1-PATZ1:男女发病率相当,发病年龄广,1 ~ 81 岁(平均 42 岁),位于深部软组织(胸壁、腹壁、四肢、头颈部、中枢神经系统)。临床表现为软组织占位,症状取决于肿瘤部位和大小。肉眼观察:囊实性肿块,最大径为3.5~10.0 cm。组织学形态:多样化。瘤细胞为小圆形和(或)纺锤形,常伴纤维性基质。有时伴坏死和活跃核分裂象。免疫表型:不同程度表达肌源性(Desmin、myogenin、MyoD1)和神经性(S100P、SOX10可阳),CD99表达不一。需与尤因肉瘤和差分化滑膜肉瘤鉴别。④EWSR1-non-ETS的其他病例:包括EWSR1-SP3、EWSR1-SMARCA5等。多为个案报道。

EWSR1/FUS-non ETS肉瘤的治疗与预后,治疗以手术为主,对常规化疗不敏感,预后:部分转移,转移部位(肺、皮肤和骨)。接受外科手术切除的EWSR1-NFATC2患者中,有11/14患者实现了疾病控制,中位随访时间为45个月;FUS-NFATC2、EWSR1-PATZ1肉瘤的随访时间有限。

3. CIC重排肉瘤

(1)定义:高级别圆细胞未分化肉瘤,伴有*CIC*基因重排(t4;19)(q35;q13)或t(10;19)(q26;13),均产生*CIC-DUX*4融合性基因。

(2)发病年龄及性别:男女差别不大,男性略多,年龄跨度广(6~73岁,中位年龄25~35岁)。肿瘤主要发生于深部软组织(肢体、躯干、头颈、腹膜后、盆腔),10%累及内脏,骨原发少见(<5%),部分病例可发生于浅表软组织。

(3)特点:临床表现为占位。镜下特点为瘤细胞呈原始圆形或卵圆形细胞,与尤因肉瘤相比,细胞略大,有时可见梭形细胞成分,核型不规则,染色质可呈空泡状,有时可见清晰的核仁,间质可伴有黏液样变性,坏死常见。与尤因肉瘤不同的是,CIC-DUX4肉瘤中无菊形团结构。

(4)免疫表型:CD99染色变化不一,通常为灶性或斑驳状,阳性强度为弱至中等,部分病例为阴性(14%)。还可表达FLI1和WT1核阳性,尤因肉瘤常弥漫强阳性表达CD99,FLI1也为强阳性表达,但WT1多为阴性。CIC-DUX4肉瘤ETV4核阳性(90%),DUX4核阳性,NKX2.2阴性。其他表达包括,MYC、ERG、calretinin、TLE1+、CD56,偶尔desmin、S100、MUC4、EMA、CK、CIC-NUTM1肉瘤还表达NUT蛋白。Ki-67增殖指数高。

(5)分子遗传学:CIC-DUX4肉瘤(95%)、其他融合伴侣少见(占5%),如FOXO4、NUTM1。8号染色体MYC扩增是常见的继发分子事件。CIC-DUX4肉瘤具有高侵袭性,中位生存期<2年,转移率高达59%,常转移至肺,对放化疗不敏感。

4. BCOR遗传学改变肉瘤 原始的圆形或梭形细胞肉瘤,*BCOR*基因异常导致癌基因激活、BCOR蛋白表达。

(1)BCOR-CCNB3融合肉瘤:是BCOR遗传学改变肉瘤的主要类型,占60%。对EWSR1阴性的小圆细胞肉瘤进行RNA测序检查,发现有4%的*BCOR-CCNB*3融合基因阳性,*BCOR*基因编码*BCL*6(transcriptional co-repressor),*CCNB*3基因编码睾丸特异性cyclinB3,分别位于Xp11.4和Xp 11.22。*BCOR-CCNB*3融合肉瘤多见于儿童和青少年(平均15岁,90%小于20岁),偶可发生于成年人,男性多见(4.5:1.0),与尤因肉瘤不同的是,*BCOR-CCNB*3融合肉瘤多见于骨(包括股骨、髂骨和髂前上棘、骶骨、耻骨、椎骨、胫腓骨、锁骨、肋骨和距骨等);部分病例发生于软组织内,如股四头肌、腰大肌等处。镜下瘤细胞排列成片状、旋涡状、长束状;细胞均一、中等大小,圆形或梭形,二者混杂或以一种为主;核小,染色质细腻,核仁不明显,可见核分裂象,间质黏液样或纤维样,可见出血、坏死;网状毛细血管丰富。免疫表型:CD99+,SATB2核阳性(75%),注意需与小细胞骨肉瘤鉴别,CyclinD1阳性,BCL6+,S100、SOX10阴性,BCOR、CCNB3核阳性。5年生存率72%,与尤因肉瘤相似(79%),但好于CIC重排肉瘤(43%)。可有局部复发或远处转移,治疗与尤因肉瘤相同的化疗,反应良好。

(2)伴有BCOR内部串联重复的肉瘤:包括婴儿未分化圆细胞肉瘤(infantile undifferentiated round cell sarcoma,IURCS)和婴幼儿原始黏液性间叶性肿瘤(primitive myxoid mesenchymal tumour of infantile,PMMTI)。IURCS由片状或分叶状分布的幼稚小圆细胞组成,间质伴有不同程度的黏液样变性,部分病例可见菊形团结构,瘤细胞的胞质较少,少数病例可呈空泡状或透亮状。PMMTI是一种好发于婴儿的少见软组织肿瘤,由原始间叶性细胞和黏液样基质组成,主要发生于躯干、头颈部和四肢,切除不净易复发,少数可发生转移或导致患儿死亡。肿瘤细胞呈小圆形、短梭形和小多边形,胞质稀少嗜酸性或空泡状,轻度异型性,核分裂象少见,瘤细胞弥漫性生长,部分区域呈结节状分布,结节周边为胶原化基质。间质呈黏液样,富含纤细的血管。免疫表型:表达vimentin,BCOR核阳性,不表达CK、actin、S100、Desmin及CD34。

（八）软组织肿瘤的分子分型

分子遗传学在软组织肿瘤中的研究进展使得人们对软组织肿瘤的发病机制有了更深入的认识,越来越多的证据表明,在大多数软组织肿瘤常存在染色体异位及产生融合性基因等。根据这些特异性的染色质异位和融合基因不仅开拓了软组织肿瘤的分子遗传学诊断指标,应用于临床病理的诊断和鉴别诊断,还可以从分子水平预测其生物学行为,以及探讨软组织肿瘤的分子靶向治疗。不同的软组织肿瘤可能具有相同的分子事件,而同一肿瘤也可具有不同的分子事件。因此,目前针对分子改变的共性进行了许多的研究,如 USP6 诱导的肿瘤、TFE3 融合性肿瘤、RB1 缺失性肿瘤、NTRK 融合肿瘤、激酶融合相关软组织肿瘤等。尽管有许多分子遗传学的检测手段,目前 HE 形态学诊断仍然是基础,在此基础上合理选择免疫组化和分子遗传学检测指标,并综合分析临床信息、组织形态、免疫组化和分子检测结果,以求尽可能得出精准诊断。本文仅介绍部分相关内容。

1. EWSR1 基因和相关基因　在软组织肿瘤中,第一个确定有染色体异位并产生融合性基因的肿瘤是尤因肉瘤,在尤因肉瘤中存在 t[11;22(q24;q12)],产生 EWSR1-FLI1 融合基因。随后在原始神经外胚层肿瘤和儿童胸肺部的 Askin 瘤中也存在相同的遗传学改变,提示这 3 种疾病具有相同的分子遗传学异常,现已将这 3 种肿瘤统称为骨外尤因肉瘤。EWSR1 是一种广泛表达的功能性 RNA 结合蛋白,与 TLS、TATA 结合蛋白相关的因子和 TAF2N 组成一个新的蛋白家族。其功能尚有待阐明。除骨外尤因肉瘤外,其他类型的软组织肿瘤如软组织透明细胞肉瘤、胃肠道透明细胞肉瘤样肿瘤、骨外黏液样软骨肉瘤、促纤维增生性小圆细胞性肿瘤、血管瘤样纤维组织细胞瘤、黏液样脂肪肉瘤、肺原发性黏液样肉瘤、软组织肌上皮肿瘤、一部分低度恶性纤维黏液样肿瘤和硬化性上皮样肉瘤等肿瘤中也存在 EWSR1 基因相关异位。

2. SMARCB1（INI）缺陷性肿瘤　SMARCB1（INI1/BAF47/SNF5）位于 22q11.2,是 BAF（hSWI/SNF）复合物的核心成员,在染色质重塑中发挥作用,可使转录因子与 DNA 结合,直接活化或抑制基因表达,在细胞增殖、分化、抗病毒和抑制肿瘤转化中起重要作用。具有 SMARCB1（INI1）缺陷的间叶性肿瘤有恶性横纹肌样瘤、上皮样肉瘤、上皮样恶性周围神经鞘膜瘤、骨外黏液样软骨肉瘤、部分肌上皮癌、少数神经鞘瘤病（10%~50%）和外阴 SMARCB1 缺陷性肿瘤。少数滑膜肉瘤可有 SMARCB1 的表达减少或完全缺失。SMARCB1（INI1）的缺失可通过免疫组化方法进行检测。

3. USP6 诱导的肿瘤　USP6 也称为 TRE17,最早作为一种癌基因在尤因肉瘤 DNA 的转染实验中被发现。USP6 属于去泛素酶的大亚家族,主要起着细胞运输、细胞转化和炎症信号的作用。USP6 位于第 17 号染色体 p13 位点上,仅表达于正常睾丸组织。目前报道的 USP 诱导的肿瘤有结节性筋膜炎、动脉瘤样骨囊肿、软组织动脉瘤样骨囊肿、指/趾纤维-骨性假瘤、富于细胞性腱鞘纤维瘤、骨化性肌炎、颅骨性筋膜炎及血管内筋膜炎等。其共同特征是瘤细胞为形态温和的成纤维细胞和多核巨细胞,绝大多数具有经典的临床病理特征,预后极好。个别病例具有非典型性（临床、病理及遗传学）,不同的病变具有不同的伴侣基因,如结节性筋膜炎为 MYH9-USP6 融合,而动脉瘤样骨囊肿的伴侣基因可有 CDH11、COL1A1、OMD、TRAP150 和 ZNF9 等。

4. NTRK 重排的梭形细胞肿瘤　是一组新兴的由分子定义的实体肿瘤。涉及 NTRK 基因的癌基因融合是癌症中较早的异位事件。就间叶性肿瘤而言,经典的 ETV6-NTRK3 融合首先报道于婴儿型纤维肉瘤。随着二代测序等技术的进展,目前认为 NTRK 基因融合可发生于许多软组织肿瘤。该组肿瘤发病年龄范围较广,无明显性别差异,可发生于多个部位如,表浅软组织、深部软组织,骨组织和内脏器官等。鉴于该类肿瘤对原肌球蛋白受体激酶（tropomyosin receptor kinase,TRK）抑制剂疗效较好,因此准确诊断该类肿瘤意义重大。但其组织学表现和免疫组化特征对于病理医师来说极具挑战性。该类肿瘤易好发于儿童、青少年,也有成人病例的报道。形态学谱系广泛,主要特点是:单形性梭形细胞,多少不等的间质透明变性,浸润性生长,形态亚型有脂肪纤维瘤病样的神经肿瘤、类似周围神经鞘瘤的 NTRK 阳性肿瘤、少见含有肌周细胞瘤样的结构等。免疫表型:S100 及 CD34 共阳性,pan-TRK 阳性。分子遗传学:涉及 NTRK 基因融合,最近还有文献报道的 RAF1、BRAF 的基因融合。NTRK 重排还可见于炎性肌成纤维细胞肿瘤、婴儿型纤维肉瘤、成人型纤维肉瘤、分泌性乳腺癌、涎腺乳腺样分泌癌等。

（郭乔楠）

参考文献

1　王娅兰,龙汉安.病理学[M].北京:科学出版社,2014:74-91.

2　梅放,柳剑英,薛卫成.浸润性乳腺癌的组织学分级:Nottingham 分级系统[J].中华病理学杂志,2019,48(8):659.

3　曾彩虹,刘志红.2015 梅奥诊所及肾脏病理学会关于肾小球肾炎病理分类诊断及报告共识的解读[J].中国实用内科杂志,2016,36(10):830-873.

4　ALAGGIO R,AMADOR C,ANAGNOSTOPOULOS I,et al. The 5th edition of the World Health Organization Classification of Haematolymphoid Tumours:Lymphoid Neoplasms[J].Leukemia,2022,36(7):1720-1748.

5　ALAGHEHBANDAN R,SIADAT F,TRPKKOV K. What's new in the WHO 2022 classification of kidney tumours[J]. Pathologica,2022,115(1):8-22.

6　ANDERSON W J,DOYLE L A. Updates from the 2020 World Health Organization Classification of Soft Tissue and Bone Tumours[J].Histopathology,2021,78(5):644-657.

7　APPELMAN H D. What is dysplasia in the gastrointestinal tract?[J].Arch Pathol Lab Med,2005,129(2):170-173.

8　ARISTA-NASR J,RIVERA I,MARTINEZ-BENITEZ B,et al. Atypical regenerative hyperplasia of the esophagus in endoscopic biopsy:a mimicker of squamous esophagic carcinoma[J].Arch Pathol Lab Med,2005,129(7):899-904.

9　ASSARZADEGAN N,MONTGOMERY E. What is new in the 2019 world health organization(who)classification of tumors of the digestive system:review of selected updates on neuroendocrine neoplasms,appendiceal tumors,and molecular testing[J].Arch Pathol Lab Med,2021,145(6):664-677.

10　BALE T A,ROSENBLUM M K. The 2021 WHO classification of tumors of the central nervous system:An update on pediatric low-grade gliomas and glioneuronal tumors[J].Brain Pathol,2022,32(4):e13060.

11　BUNDRED N,DIXON J M. Carcinoma in situ[J].BMJ,2013,347:f3289.

12　CHOI J H,RO J Y. The 2020 WHO Classification of tumors of soft tissue:selected changes and new entities[J].Adv Anat Pathol,2021,28(1):44-58.

13　CONTEDUCA V,SANSONNO D,RUSSI S,et al. Precancerous colorectal lesions(Review)[J].Int J Oncol,2013,43(4):973-984.

14　CSEMI G. Histological type and typing of breast carcinomas and the WHO classification changes over time[J].Pathologica,2020,112(1):25-41.

15　HYTIROGLOU P,PARK Y N,KRINSKY G,et al. Hepatic precancerous lesions and small hepatocellular carcinoma[J].Gastroenterol Clin North Am,2007,36(4):867.

16　ITIN P H. Etiology and pathogenesis of ectodermal dysplasias[J].Am J Med Genet A,2014,164A(10):2472-2477.

17　KALLEN M E,HORNICK J L. The 2020 WHO Classification:What's new in soft tissue tumor pathology[J].Am J Surg Pathol,2021,45(1):e1-e23.

18　KOMORI T. The 2021 WHO classification of tumors,5th edition,central nervous system tumors:a short review[J].Brain Nerve,2022,74(6):803-809.

19　LOUIS D N,PERRY A,WESSELING P,et al. The 2021 WHO classification of tumors of the central nervous system:a summary[J].Neuro Oncol,2021,23(8):1231-1251.

20　MAGÁLOVÁ T,BELLA V,BRTKOVÁ A,et al. Copper,zinc and superoxide dismutase in precancerous,benign diseases and gastric,colorectal and breast cancer[J].Neoplasma,1999,46(2):100-104.

21　MEDZHITOV R. Origin and physiological roles of inflammation[J].Nature,2008,454(7203):428-435.

22　MERVE A, MILLNER T O, MARINO S. Integrated phenotype-genotype approach in diagnosis and classification of common central nervous system tumours[J]. Histopathology,2019,75(3):299-311.

23　METE O, LOPES M B. Overview of the 2017 WHO classification of pituitary tumors[J]. Endocr Pathol, 2017,28(3):228-243.

24　MOCH H, AMIN M B, BERNEY D M, et al. The 2022 World health organization classification of tumours of the urinary system and male genital organs-part a: renal, penile, and testicular tumours[J]. Eur Urol, 2022,82(5):458-468.

25　NAGTEGAAL I D, ODZE R D, KLIMSTRA D, et al. WHO Classification of Tumours Editorial Board. The 2019 WHO classification of tumours of the digestive system[J]. Histopathology,2020,76(2):182-188.

26　RINDI G, METE O, UCCELLA S, et al. Overview of the 2022 WHO Classification of Neuroendocrine Neoplasms[J]. Endocr Pathol,2022,33(1):115-154.

27　SBARAGLIA M, BELLAN E, DEI TOS A P. The 2020 WHO classification of soft tissue tumours: news and perspectives[J]. Pathologica,2021,113(2):70-84.

28　SINGH N, BABY D, RAJGURU J P, et al. Inflammation and cancer[J]. Ann Afr Med,2019,18(3):121-126.

29　TAN P H, ELLIS I, ALLISON K, et al. WHO classification of tumours editorial board. The 2019 world health organization classification of tumours of the breast[J]. Histopathology,2020,77(2):181-185.

30　WAN X Y, CHEN J, WANG J W, et al. Overview of the 2022 WHO classification of pituitary adenomas/pituitary neuroendocrine tumors: clinical practices, controversies, and perspectives[J]. Curr Med Sci,2022, 42(6):1111-1118.

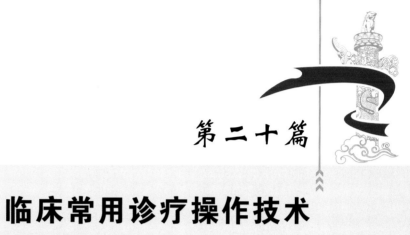

第二十篇

临床常用诊疗操作技术

内容概览

第 112 章　胸膜腔穿刺术

第 113 章　胸腔闭式引流术

第 114 章　胸膜活体组织检查术

第 115 章　经皮肺穿刺术

第 116 章　动脉穿刺术及插管术

第 117 章　骨髓穿刺术及骨髓活体组织检查术

第 118 章　心包腔穿刺术

第 119 章　腹膜腔穿刺术

第 120 章　经皮肝穿刺活体组织检查术和抽脓术

第 121 章　肾穿刺活体组织检查术

第 122 章　淋巴结穿刺术和活体组织检查术

第 123 章　腰椎穿刺术

第 124 章　膝关节腔穿刺术

第 125 章　导尿和导尿术

第 126 章　前列腺检查和按摩术

第 127 章　中心静脉压测定术

第 128 章　痰液体位引流

第 129 章　结核菌素试验

第112章

胸膜腔穿刺术

胸膜腔穿刺术(thoracentesis),简称胸穿,是指对有胸腔积液(或气胸)的患者,为了诊断和治疗疾病而通过胸腔穿刺抽取积液或气体的一种技术。

第一节　胸膜腔穿刺术适应证及禁忌证

一、适 应 证

(一)诊断性穿刺

原因未明的胸腔积液做涂片、细菌培养、细胞及生化学检查,从而确定胸腔积液的性质,以进一步明确疾病的诊断。

(二)治疗性穿刺

1.抽出胸膜腔的积液和积气　减轻液体和气体对肺组织的压迫,使肺组织复张,缓解患者的呼吸困难等症状。

2.胸腔冲洗　治疗脓胸时抽吸胸膜腔的脓液,进行胸腔冲洗。

3.向胸腔内注射药物　如抗菌药物、抗癌药物等。

二、禁 忌 证

禁忌证如下:①多器官功能衰竭、病情危重、体质衰弱等难以耐受穿刺术者;②对麻醉药过敏者;③凝血功能障碍者,严重出血倾向,患者在未纠正前不宜穿刺;④有精神疾病或不合作者;⑤疑为胸腔包虫病患者,穿刺可引起感染扩散,不宜穿刺;⑥穿刺部位或附近有感染者。

第二节 胸膜腔穿刺术方法

一、术 前 准 备

术前准备如下:①了解、熟悉患者病情,核对患者信息,查看有无禁忌证;②签署知情同意书;③与患者家属谈话,交代检查目的、大致过程、可能出现的并发症、注意事项等,消除患者顾虑;④询问有无药物过敏史;⑤对于精神过度紧张者,可于术前0.5 h给予地西泮10 mg肌内注射,嘱咐患者在操作过程中避免深呼吸和咳嗽,如有不适及时提出;⑥器械准备,胸腔穿刺包、无菌胸腔引流管及引流瓶、皮肤消毒剂、麻醉药、无菌棉球、手套、洞巾、注射器、纱布及胶布。

二、体位及穿刺点

1.体位 患者取坐位面向椅背,两前臂置于椅背上,前额伏于前臂上。不能起床患者可取半卧位,患者前臂上举抱于枕部。胸膜腔示意见图112-1。

2.穿刺点 选在胸部叩诊实音最明显部位进行,积液较多时一般常取肩胛线或腋后线第7~8肋间,有时也选腋中线第6~7肋间或腋前线第5肋间为穿刺点。包裹性积液可结合X射线或超声检查确定,穿刺点用蘸甲紫(龙胆紫)的棉签或其他标记笔在皮肤上标记,见图112-2、图112-3。

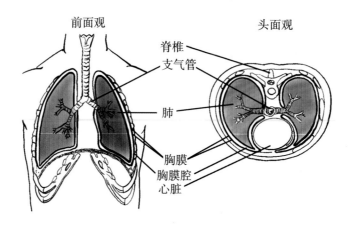

图112-1 胸膜腔示意

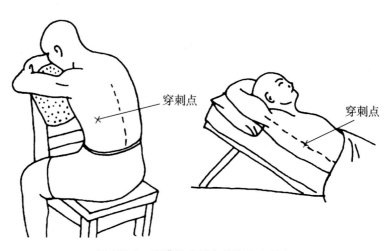

图112-2 胸膜腔穿刺术体位及穿刺点

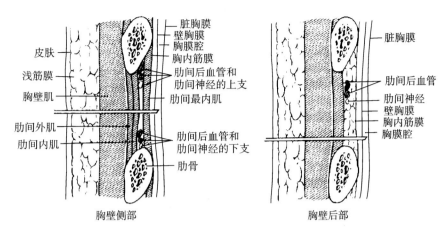

图 112-3　胸壁层次及胸膜腔穿刺部位

三、操 作 程 序

操作程序如下：①常规消毒皮肤，以穿刺点为中心进行消毒，直径 15 cm 左右，2 次。②打开一次性使用胸腔穿刺包，戴无菌手套，覆盖消毒洞巾，检查胸腔穿刺包内物品，注意胸穿针与抽液用注射器连接后检查是否通畅，同时检查是否有漏气情况。③助手协助检查并打开 2% 利多卡因安瓿，术者以 5 ml 注射器抽取 2% 利多卡因 2～3 ml，在穿刺部位由表皮至胸膜壁层进行局部浸润麻醉。如穿刺点为肩胛线或腋后线，肋间沿下位肋骨上缘进麻醉针，如穿刺点位于腋中线或腋前线则取两肋之间进针。④将胸穿针与抽液用注射器连接，并关闭两者之间的开关保证闭合紧密不漏气。术者以一手示指与中指固定穿刺部位皮肤，另一只手持穿刺针沿麻醉处缓缓刺入，当针锋抵抗感突感消失时，打开开关使其与胸腔相通，进行抽液。助手用止血钳（或胸穿包的备用钳）协助固定穿刺针，以防刺入过深损伤肺组织。注射器抽满后，关闭开关（有的胸穿包内抽液用注射器前端为单向活瓣设计，也可以不关闭开关，视具体情况而定）排出液体至引流袋内，记录抽液量。⑤抽液结束拔出穿刺针，局部消毒，覆盖无菌纱布，稍用力压迫片刻，用胶布固定。

四、术 后 处 理

术后处理如下：①术后嘱患者卧位或半卧位休息 0.5 h，测血压并观察有无病情变化；②根据临床需要填写检验单，分送标本；③清洁器械及操作场所；④做好穿刺记录。

第三节　胸膜腔穿刺术注意事项

（1）操作中应密切观察患者的反应，如患者有头晕、面色苍白、出汗、心悸、胸部压迫感或剧痛、晕厥等胸膜过敏反应，或出现连续性咳嗽、气短、咳泡沫样痰等现象时，立即停止抽液，并皮下注射 0.1% 肾上腺素 0.3～0.5 ml，或进行其他对症处理。

（2）一次抽液不应过多、过快。诊断性抽液，50～100 ml 即可。减压抽液，首次不超过 600 ml，以后每次不超过 1 000 ml。如为脓胸，每次尽量抽尽，疑有化脓性感染时，助手用无菌试管留取标本，行涂片革兰氏染色镜检、细菌培养及药敏试验。检查瘤细胞，至少需要 100 ml，并应立即送检，以免细胞自溶。

（3）严格无菌操作，操作中要始终保持胸膜负压，防止空气进入胸腔。

（4）应避免在第9肋间以下穿刺，以免穿透膈肌损伤腹腔脏器。

（5）操作前、后测量患者生命体征，操作后嘱患者卧位休息30 min。

（6）对于恶性胸腔积液，可注射抗肿瘤药物或硬化剂诱发化学性胸膜炎，促使脏层与壁层胸膜粘连，闭合胸腔，防止胸液重新积聚。

具体操作方法：于抽液500~1 200 ml后，将药物（如米诺环素500 mg）加生理盐水20~30 ml稀释后注入。推入药物后回抽胸液，再推入，反复2~3次后，嘱患者卧床2~4 h，并不断变换体位，使药物在胸腔内均匀涂布。如注入之药物刺激性强，可致胸痛，应在药物前给强痛定或哌替啶等镇痛剂。

第四节　胸膜腔穿刺术并发症及处理

一、气　胸

胸腔穿刺抽液时气胸发生率3%~20%。产生原因一种为气体从外界进入，如接头漏气、更换穿刺针或三通活栓使用不当，这种情况一般无须处理，预后良好。另一种为穿刺过程中误伤脏层胸膜和肺所致。无症状者应严密观察，摄片随访，如有症状，则需行胸腔闭式引流术。

二、出血或血胸

穿刺针刺伤可引起肺内、胸腔内或胸壁出血。少量出血多见于胸壁皮下出血，一般无须处理。如损伤肋间动脉可引起较大量出血，形成胸膜腔积血，需立即止血，抽出胸腔内积血。肺损伤可引起咯血，小量咯血可自止，较严重者按咯血常规处理。

三、胸　膜　反　应

部分患者穿刺过程中出现头昏、面色苍白、出汗、心悸、胸部压迫感或剧痛、昏厥等症状，称为胸膜反应。多见于精神紧张患者，为血管迷走神经反射增强所致。此时应停止穿刺，嘱患者平卧、吸氧，必要时皮下注射肾上腺素0.5 mg。

四、胸腔内感染

胸腔内感染是一种严重的并发症，主要见于反复多次胸腔穿刺者。为操作者无菌观念不强，操作过程中引起胸膜腔感染所致。一旦发生应全身使用抗菌药物，并进行胸腔局部处理，形成脓胸者应行胸腔闭式引流术，必要时外科处理。

五、复张性肺水肿

多见于较长时间胸腔积液者经大量抽液或气胸患者。由于抽气过快，肺组织快速复张引起单侧肺水肿，患者出现不同程度的低氧血症和低血压。大多发生于肺复张后即刻或1 h内，一般不超过24 h。患者表现为剧烈咳嗽、呼吸困难、胸痛、烦躁、心悸等，继而出现咳大量白色或粉红色泡沫样痰，有时伴发热、恶心及呕吐，甚至出现休克及昏迷。处理措施包括纠正低氧血症，稳定血流动力学，必要时给予机械通气。

（唐光明　肖颖彬）

参考文献

1 潘祥林,王鸿利.实用诊断学[M].2 版.北京:人民卫生出版社,2017:1187-1188.

2 王欣,唐熙雄.诊断学[M].北京:北京大学医学出版社,2018:766-768.

3 万学红,卢雪峰.诊断学[M].9 版.北京:人民卫生出版社,2019:598-604.

4 SCHILDHOUSE R,LAI A,BARSUK J H,et al. Safe and effective bedside thoracentesis:a review of the evidence for practicing clinicians[J]. J Hosp Med,2017,12(4):266-276.

第113章

胸腔闭式引流术

胸腔闭式引流术(closed thoracic drainage)是将引流管一端放入胸膜腔内,而另一端接入比其位置更低的水封瓶,以便排出气体或收集胸膜腔内的液体,使得肺组织重新张开而恢复功能。作为一种治疗手段广泛地应用于血胸、气胸、脓胸的引流及开胸术后,对于疾病的治疗起着十分重要的作用。

第一节 胸腔闭式引流术适应证及禁忌证

一、适 应 证

适应证如下:①气胸,中等量气胸或张力性气胸;②外伤性中等量血胸;③持续渗出的胸腔积液;④脓胸、支气管胸膜瘘或食管瘘;⑤开胸术后。

二、禁 忌 证

禁忌证如下:①凝血功能障碍或有出血倾向者;②肝性胸腔积液,持续引流可导致大量蛋白质和电解质丢失者。

第二节 胸腔闭式引流术方法

一、术 前 准 备

术前准备如下:①认真了解病史,根据 X 射线胸片、CT 等影像学资料及超声检查协助定位,尤其是局限性或包裹性积液的引流。②准备好直径合适的引流管,单纯气胸可选用直径较细的引流管;引流液体一般选用外径约 0.8 cm 透明塑料管或硅胶管。也可选用商用的穿刺套管。外接闭式引流袋或水封瓶。③张力性气胸应先穿刺抽气减压。④向家属及患者详细说明,取得患者配合和家属理解,并签署知情同意书。

二、麻醉与体位

1. 麻醉 1% ~2% 利多卡因或普鲁卡因局部浸润麻醉,包括皮肤、皮下、肌层及肋骨骨膜,麻醉至壁层胸膜后,再稍进针并行试验性穿刺,待抽出液体或气体后即可确诊。

2. 体位 半卧位。气胸引流穿刺点选在第 2 肋间锁骨中线;胸腔积液引流穿刺点选在第 7 ~8 肋间腋中线附近,见图 113-1;局限性积液须依据 B 超和影像学资料定位。

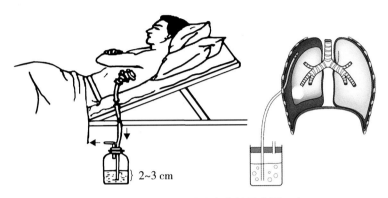

图 113-1 胸腔闭式引流术体位及装置示意

三、操作程序

操作程序如下:①沿肋间做 2 ~3 cm 的切口,用两把弯血管钳交替钝性分离胸壁肌层,于肋骨上缘穿破壁胸膜进入胸腔。此时有明显的突破感,同时切口中有液体溢出或气体喷出。②用止血钳撑开、扩大伤口,用另一把血管钳沿长轴夹住引流管前端,顺着撑开的血管钳将引流管送入胸腔,其侧孔应进入胸内3 ~5 cm。引流管远端接水封瓶或闭式引流袋,观察水柱波动是否良好,必要时调整引流管的位置。③缝合皮肤,固定引流管,同时检查各接口是否牢固,避免漏气。④也可选择套管针穿刺置管。套管针有两种,一种为针芯直接插在特制的引流管内,用针芯将引流管插入胸腔后,拔出针芯,引流管就留在了胸腔内;另一种为三通金属套管,穿入胸腔后边拔针芯边从套管内送入引流管。⑤如须经肋骨床置管引流,切口应定在脓腔底部。沿肋骨做切口长 5 ~7 cm,切开胸壁肌肉显露肋骨,切开骨膜,剪除一段 2 ~3 cm 长的肋骨。经肋骨床切开脓腔,吸出脓液,分开粘连,安放一根较粗的闭式引流管。2 ~3 周如脓腔仍未闭合,可将引流管剪断改为开放引流。

第三节 胸腔闭式引流术注意事项

(1)术后患者若血压平稳,应取半卧位,以利引流。

(2)水封瓶因位于胸部以下,不可倒转,维持引流系统密闭,结头牢固固定。

(3)保持引流管长短适宜,翻身活动时防止受压、打折、扭曲、脱出。

(4)保持引流管通畅,注意观察引流液的量、颜色、性状,并做好记录。引流液量增多,及时通知医师。

(5)更换引流瓶时,用止血钳夹闭引流管防止空气进入,注意保证引流管与引流瓶连接的牢固紧密,切勿漏气。操作时严格无菌操作。

(6)搬动患者时应注意保持引流管低于胸膜腔,拔出引流管后24 h 内要密切观察患者,有无胸闷、憋气、呼吸困难、皮下气肿等。观察局部有无渗血、渗液,如有变化要及时报告医师处理。

第四节 胸腔闭式引流术并发症及处理

一、胸 膜 反 应

诊断或治疗胸膜疾病行胸腔穿刺的过程中出现。

（一）相关因素

1. 生理因素 穿刺所致的反射性迷走神经功能亢进,在空腹状态下行胸腔闭式引流术,胸膜反应的发生率更高。

2. 心理因素 由于患者对穿刺过程、目的不了解,存在紧张和恐惧的心理。

3. 局部麻醉因素 皮肤及壁层胸膜麻醉效果欠佳。

（二）临床表现

头晕、面色苍白、出汗、胸部压迫感或剧痛、血压下降、脉搏细弱、肢体发凉、晕厥甚至意识障碍等。

（三）预防与处理

1. 预防

（1）穿刺前向患者讲明此次手术的治疗目的和必要性,详细介绍手术操作步骤,术中注意事项和可能出现的不适反应,消除患者恐惧、紧张的不良情绪。

（2）嘱患者进食,防止发生低血糖反应,以便与胸膜反应相区分。

2. 处理方法

（1）一旦出现胸膜反应,立即停止胸穿取平卧位,注意保暖。

（2）吸氧,观察患者脉搏、血压、神志的变化。

（3）症状轻者,经休息或心理疏导即能自行缓解。

（4）对于症状明显的患者给予静脉输液,必要时皮下注射肾上腺素,防止休克。

二、胸腔内活动性出血

1. 主要原因 术中穿刺针刺伤可引起肺内、胸腔内或胸壁出血。

2. 临床表现 ①连续 3 h,每小时引流液大于 200 ml,呈鲜红色伴有血凝块,提示有活动性出血的可能;②持续脉搏加快、快速血压下降,尿少则是胸腔内出血导致休克的表现。

3. 处理方法 ①如术中发现胸膜出血,应停止抽胸腔积液/放液;②置患者于平卧位,氧气吸入,建立静脉通道,快速补液纠正低血容量休克;③密切观察患者脉搏、血压、血氧饱和度;④必要时需按医嘱使用止血药物治疗。

三、复张性肺水肿

复张性肺水肿是指由于各种原因包括胸腔积液、气胸所致的肺萎缩后在复张时或复张后24 h 内发生的急性肺水肿,多见于气胸或胸腔积液患者大量排气、排液后。

1. 主要原因 ①肺部毛细血管的通透性增加:萎陷肺复张时产生的过氧化物和其他毒性代谢物导致激肽以及白细胞三烯(简称白三烯)增多,引起缺血肺组织的再灌注损伤,同时,复张肺血管过度伸展,造成毛细血管发生机械性损伤,都可引起肺毛细血管的完整性受损从而增加毛细血管通透性。②肺泡表面的自身活性物质减少:肺萎缩后肺泡壁与毛细血管内皮受损,缺血缺氧导致肺表面活性物资减少,张力增加,使肺复张后肺毛细血管内液体流向肺间质导致肺水肿。

2. 临床表现　剧烈咳嗽、呼吸困难、胸痛、烦躁、心悸等,继而出现咳大量白色或粉色泡沫痰,有时伴发热、恶心及呕吐,甚至出现休克或昏迷。

3. 处理方法　①肺被长时间压缩的患者,应少量、多次、间断排液,排液后要密切观察病情;②保持呼吸道畅通,吸氧,必要时给予呼吸机辅助通气;③维持血容量,监测中心静脉压;④使用肾上腺皮质激素,增加肺毛细血管膜的稳定性,同时应用强心、利尿剂、氨茶碱等药物。

四、气　胸

1. 主要原因　系针头后皮管未夹紧、更换穿刺针或三通活栓使用不当,漏入空气或因穿破脏层胸膜所致。

2. 临床表现　气胸的临床表现取决于发生的快慢、肺萎缩程度和肺部原有的病变。患者常有咳嗽、提重、剧烈运动等诱因,不少在正常活动或安静休息时发病,多为急骤发病。典型症状呈突发胸痛,锐痛,常位于气胸同侧。继之出现呼吸困难和刺激性干咳。气胸量大或肺部原有病变者往往气急显著,发绀,不能平卧。少量气胸时体征不明显。气胸在 30% 以上,患侧胸廓膨隆,呼吸运动减弱,叩诊呈鼓音,心、肝浊音区消失,语颤和呼吸音均减弱或消失。左侧少量气胸时,可在左心缘处听到与心跳同步的噼啪声,称为 Hamman 征,患者左侧卧位呼气时最清楚。大量气胸可使心脏、气管向健侧移位。有水气胸时可闻及胸内振水声。急性气胸肺萎缩大于 20% 时,肺容量和肺活量降低,出现限制性通气功能障碍。

3. 处理方法　①由于皮管未夹紧而漏入空气,这种情况一般无须处理;②另一种为穿刺过程中误伤脏层胸膜所致,无症状者应严密观察,摄片随访;③如有呼吸困难、胸闷、气短、刺激性咳嗽等症状,需连接胸腔闭式引流瓶进行引流。

五、胸腔内感染

主要见于反复多次胸腔穿刺者;操作者无菌观念不强,操作过程中引起胸膜腔感染所致。

一旦发生应全身使用抗菌药物,并进行胸腔局部处理,脓胸者须安置胸腔闭式引流瓶进行引流,必要时行外科手术。

六、穿刺伤口出血

穿刺伤口出血,用无菌纱布按压或胶布固定即可。

七、膈肌、肝等腹腔脏器损伤

主要是由于穿刺部位过低所致,较少见。

在穿刺时,需要随时观察以下情况:患者有无面色苍白、出汗、四肢发凉头晕等不适;生命体征是否平稳;引流液的性质、颜色和量;穿刺点有无出血。并发症可大可小,有效处理防患未然。

(唐光明　肖颖彬)

参考文献

1 葛均波,徐永健,王辰.内科学[M].9 版.北京:人民卫生出版社,2018:114-124.

2 万学红,卢雪峰.诊断学[M].9 版.北京:人民卫生出版社,2018:198-604.

3 许庆珍,程兰,李从玲,等.胸腔闭式引流液更换时间与胸腔感染的临床研究[J].临床肺科杂志,2021,26(2):182-186.

胸膜活体组织检查术

胸膜活体组织检查术简称胸膜活检(pleura biopsy),是原因不明的胸膜疾患有用的检查手段。方法有经胸壁针刺胸膜活检(图 114-1)、经胸腔镜胸膜活检和开胸胸膜活检 3 种,以经胸壁针刺胸膜活检最常用。

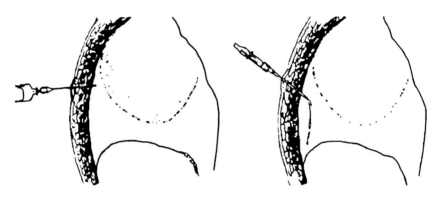

图 114-1　经胸壁针刺胸膜活检

胸膜穿刺活检可获得小片胸膜组织,以便进行病理组织学和微生物学检查,对渗出性胸腔积液的病因诊断意义甚大。

胸腔积液的常见原因为结核性胸膜炎和各种胸膜转移性肿瘤,通过胸膜活检可以发现结核性肉芽肿病变或明确肿瘤性质。胸膜间皮瘤有时也可通过胸膜活检而得到确诊。结缔组织病所致胸腔积液患者,通过胸膜活检可能发现相应的改变。淀粉样变患者胸膜活检也可发现特异改变。对于恶性肿瘤和感染性疾病,胸腔穿刺联合进行胸膜活检,诊断价值明显优于单独胸腔穿刺抽液检查。

第一节　胸膜活体组织检查术适应证及禁忌证

一、适 应 证

经胸壁针刺胸膜活体组织检查术适用于各种原因不明的胸膜病变合并胸腔积液患者。

二、禁 忌 证

禁忌证如下:①严重出血倾向,尚未有效纠正者;②已确诊为脓胸或穿刺部位皮肤有化脓性感染者;③肺动脉高压、心肺功能不全者为胸膜穿刺活检的相对禁忌证。对肺大疱、胸膜下疱及肺囊肿合并胸膜疾病患者,选择穿刺部位时应避开上述病变。

第二节　胸膜活体组织检查术方法

一、术 前 准 备

操作前应向患者说明穿刺目的,消除顾虑,签署知情同意书;对精神紧张者,可于术前半小时给予安定 10 mg 或可待因 0.03 g 以镇静止痛。

二、操 作 程 序

操作程序如下:①患者体位:嘱患者取坐位面向椅背,两前臂置于椅背上,前额伏于前臂上。不能起床者可取半坐卧位,患侧前臂上举抱于枕部。②穿刺选在胸部叩诊实音最明显部位进行,一般常取肩胛线或腋后线第 7~8 肋间;有时也选腋中线第 6~7 肋间或腋前线第 5 肋间为穿刺点。包裹性积液可结合 X 射线或超声检查研究。穿刺点可用蘸甲紫的棉签在皮肤上作标记。③常规消毒皮肤,戴无菌手套,覆盖消毒洞巾。④用 2% 利多卡因在下一肋骨上缘的穿刺点自皮至胸膜壁层进行局部浸润麻醉。⑤本检查可与胸膜腔穿刺术合并进行,先活检,后抽液。包裹性积液活检部位可根据 X 射线胸片、胸部 CT 和 B 超检查结果确定,并予以标记。国内多数医院采用的是改良的 Cope 针。将套管连同穿刺针刺入胸膜腔后,拔出穿刺针,用拇指堵住套管针的外孔,接上 50 ml 注射器,并抽出胸腔积液,供实验室检查用。移开注射器,放开拇指,迅速插入钝头钩针。将整个针从垂直位变成与胸壁呈 45°的位置。将套管连同钝头钩针缓慢后退,遇阻力时即表示已达壁层胸膜,此时稍用力,将钩针紧紧钩住胸膜并固定,然后将套管推入 1 cm 左右,使壁层胸膜切入在套管内,然后将钩针拉出,即可获得活检标本。同时用拇指堵住外套管口,防止进气。为提高活检阳性率,可分别在类似时钟 3、6、9 点处各重复操作 1~2 次,以获得足够的标本送检。12 点处可不取材,以免损伤肋间血管和神经。胸膜为白色组织,通常先漂浮在标本瓶的表面,稍后再缓慢下沉。如果取出组织为红色则可能为骨骼肌组织,应重复再取。⑥将切取的组织块放入 10% 甲醛或 95% 酒精中固定送检。

第三节　胸膜活体组织检查术注意事项

(1)认真仔细操作,减少套管针漏气。

(2)胸腔积液量大,胸腔压力高的患者,活检后要注意加压包扎或延长压迫时间,以避免胸液外漏。

(3)操作中应密切观察患者的反应,如有头晕、面色苍白、出汗、心悸、胸部压迫感或剧痛、昏厥等胸膜过敏反应;或出现连续性咳嗽、气短、咯泡沫样痰等现象,立即停止抽液,并皮下注射 0.1% 肾上腺素 0.3~0.5 ml,或进行其他对症处理。

(4)一次抽液不可过多、过快,诊断性抽液 50~100 ml 即可;减压抽液,首次不超过 600 ml,以后每次不超过1 000 ml;如为脓胸,每次尽量抽净。疑为化脓性感染时,助手用无菌试管留取标本,行涂片革兰氏染色镜检、细菌培养及药敏试验。检查瘤细胞,至少需100 ml,并应立即送检,以免细胞自溶。

(5)严格无菌操作,操作中要防止空气进入胸腔,始终保持胸腔负压。

(6)应避免在第9肋间以下穿刺,以免穿透膈肌损伤腹腔脏器。

第四节　胸膜活体组织检查术并发症及处理

1.气胸　因穿刺过深损伤脏层胸膜和肺组织所致。注意缓慢进针,同时回抽注射器针芯,有落空感或抽出胸腔积液立即停止进针。术后常规胸透,以便及时发现气胸,及时排气处理。

2.胸膜反应　患者抽液中出现心悸、面色苍白、头晕甚至晕厥等症状。常因局部麻醉不充分,术中患者疼痛等所致。一旦出现头晕、心悸、面色苍白、出汗、脉搏细弱,甚至血压下降,应立即停止操作,给予输液,建立通路后再做相应处理。

3.穿刺孔周围感染　当胸腔积液量大,积液可经活检针管外流出体外,造成穿刺孔周围污染。可局部应用消炎药,必要时可全身用药。

4.穿刺孔出血　按照操作常规,一般不会损伤肋间血管,一旦损伤肋间血管引起大出血,可使用止血药,必要时手术止血。同时观察血压,及时输液输血。由于活检针粗,穿刺孔可以出血、渗液,只需压迫即可。

(唐光明　马　军　黄　磊)

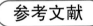

参考文献

1　中华医学会结核病学分会临床检验专业委员会.结核病病原学分子诊断专家共识[J].中华结核和呼吸杂志,2018,41(9):688-695.

2　王少华,杨翰,李爱芳,等.三种实验方法检测胸腔积液对结核性胸膜炎的诊断价值分析[J].现代检验医学杂志,2019,34(3):104-108.

3　董宇杰,杨新婷,闫东杰,等.内科胸腔镜活检在结核性胸膜炎诊断中的临床价值[J].中国防痨杂志,2017,39(11):1157-1161.

第 115 章

经皮肺穿刺术

经皮肺穿刺术(percutaneous lung aspiration)或经皮穿刺肺活检术(percutaneous lung biopsy)是在 X 射线透视下定位,或在 B 超指导下,或 CT 指导下,用细针刺入病变局部,抽取部分细胞或组织,再将这些病变细胞或组织进行病理学检查来明确诊断。

第一节 经皮肺穿刺术适应证及禁忌证

一、适 应 证

适应证如下:①肺内实质性病变,尤其位于周边用其他方法不能确诊者;②双侧病变或不能手术的恶性病变,需要病理类型诊断指导放疗或化疗者;③为了确定肺内转移性病变的性质。

二、禁 忌 证

禁忌证如下:①病变附近有严重肺气肿、肺大疱者;②怀疑有血管病变如血管瘤、肺动静脉瘘;③怀疑肺内囊性病变如肺包虫病;④患者系出血素质,有凝血机制障碍或正在抗凝治疗中;⑤患者不合作,不能控制咳嗽,有严重心肺功能不全、肺动脉高压者。

第二节 经皮肺穿刺术方法

一、术 前 准 备

术前准备如下:①根据影像检查(胸部正侧位胸片、病变断层片、CT 片等)判断肺部病灶的位置,计划及选择病变距体表最近的穿刺途径;②术前应了解患者的凝血指标及心肺功能情况;③向患者介绍检查过程、如何配合及控制呼吸;④术前常规给予小剂量解痉、镇静药(阿托品、苯巴比妥等);⑤准备好定位穿刺仪器设备及必要的急救器械药品,以备术中出现意外及时处理。

二、操　作　程　序

（一）准备立体定位穿刺

根据胸部平片、体层摄片或 CT 片,初步选定距病变最近的穿刺径路,通常可取前路、后路、侧路或颈路。采用"肺癌早期诊断立体定位仪",对肺部病灶实行三平面交叉立体定位,见图 115-1、图 115-2。

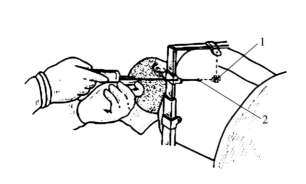

1. 穿刺点;2. 穿刺针。

图 115-1　经皮肺穿刺术

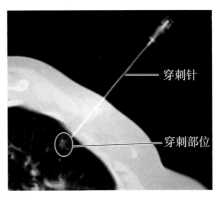

图 115-2　CT 显示病变部位及穿刺位置

（二）肺部病灶立体定位

以右上肺病灶取左侧卧位、后路穿刺定位为例,介绍穿刺定位有关操作。

1. **体层横断面定位（也称"上下定位"）**　在 X 射线导引下,向上、下方向（患者头、脚侧）移动立体定位仪,依靠横杆游标金属标记,标定肺部病灶相对于人体之横断面的位置（完成"上下定位"）,即确定病灶所处人体的上胸部、下胸部位置。

2. **冠状面定位（也称"前后定位"）**　在 X 射线导引下向前、后方向移动立体定位仪的横杆部游标,依靠其金属标记,标定肺部病灶相对于人体之冠状面的位置（完成"前后定位"）,即确定病灶所处人体的前胸部、后胸部位置。

3. **矢状面定位（也称"左右定位"）**　根据预先测定肺部病灶距脊柱中线的距离,对应人体左右方向移动该定位仪的立柱游标,行水平向球管 X 射线摄片,依靠立柱游标的金属标记,标定肺部病灶相对于人体之矢状面的位置（完成"左右定位"）,即确定病灶所处人体一侧胸部的左、右位置。这是立体定位穿刺最为关键的一步,即确定肺部病灶距检查台面高度的水平面。如此,即使病灶因患者呼吸移动,穿刺针在病灶所处同一高度的有效穿刺水平面上仍可随意跟踪调整,达到快速准确定性穿刺取检标本的目的,特别是 1 cm 左右的肺小病灶。

如上即可顺利实行肺部病灶三平面交叉立体定位,并可选定与肺小病灶在同一水平面高度的最佳穿刺进针点。侧卧位前路穿刺定位、仰卧位侧路穿刺定位等方法类同。

（三）穿刺获取标本

（1）标记体表最佳穿刺点,做局部浸润麻醉。注意麻醉应达胸膜层,以避免少数患者的胸膜过敏反应。

（2）以粗针头破皮,然后选用合适型号和长度的特制不带针芯细针,连接 30 ml 特制注射器,在 X 射线导引下迅速刺达病灶。根据刺入时所见到的病灶移动或依靠穿刺针刺入病变时的手感来判断抵达病灶。嘱患者屏住呼吸或尽量保持平静呼吸,迅即负压抽吸下将穿刺针在病灶内旋转或做来回 0.5 ～ 1.0 cm 刺戳提插动作,以期松动组织取得更多标本,负压抽吸后减压拔针。强调在病灶内减压并维持轻微负压拔针,以注射器针筒内没有血液为好。

（3）标本立即涂片，放入酒精乙醚固定液中，送快速染色，并做细胞学检查。如有条状小组织块可送组织病理学检查。

（4）压迫穿刺点片刻，以无菌敷料覆盖包扎。

第三节　经皮肺穿刺术注意事项

注意事项如下：①操作结束后，应在放射科观察患者有无咳嗽、痰血等症状，0.5 h后行 X 射线胸部透视，了解有无气胸、液气胸及肺内出血等异常情况，并回病房做必要的对症处理；②采用细针穿刺，病灶准确定位，熟练穿刺技巧，避免重复穿刺，能明显减少气胸的发生；③负压抽吸后不在病灶外减压，拔针时保持一定负压，对预防针道种植播散至关重要；④消毒严格、无菌操作。穿刺术后酌情使用抗生素。

第四节　经皮肺穿刺术并发症及处理

1. 气胸　为最常见并发症。肺压缩20%，症状有加重趋势者，则需进行胸腔排气治疗。

2. 出血　轻度咯血，嘱卧床休息，口服或肌内注射安定。大量咯血，可用垂体后叶加压素等止血药治疗。

3. 空气栓塞　罕见但后果严重。操作时，应注意防止穿入肺血管，每次抽吸后立即以针芯堵住套管针，以免空气进入。

4. 肿瘤扩散　罕见，拔针时针芯应以套管妥为保护，以免活检获取物沿针道脱落。

5. 感染发热　肺穿刺术后胸腔感染机会很少。但也应强调消毒严格、无菌操作。穿刺术后酌情使用抗生素。

（唐光明　温皇鼎）

参考文献

1　王立学,董鸿鹏,白博锋,等.CT 引导下经皮肺穿刺活检对不同大小肺结节的诊断效能及并发症相关因素分析[J].放射学实践,2020,35(11):1409-1414.

2　万学红,卢雪峰.诊断学[M].9 版.北京:人民卫生出版社,2019:598-604.

3　刘佳琳,黄志兵,周军,等.CT 引导下经皮肺穿刺活检术的临床应用及并发症的分析[J/CD].中华肺部疾病杂志(电子版),2019,12(6):767-769.

第116章

动脉穿刺术及插管术

动脉穿刺术及插管术(arterial puncture and cannulation)适用于病情危重或心血管外科手术中需给予血压持续监测的患者,另外有些特殊治疗亦须经动脉通路进行。

第一节　动脉穿刺术及插管术适应证及禁忌证

一、适　应　证

适应证如下:①危重患者需连续血压监测者;②心血管外科术中、术后血压监测者;③重度休克,需经动脉输入高渗液体,以提高冠状动脉灌注量及增加有效血容量者;④急性中毒、急性左心衰竭等需血液灌流,考虑建立血液通路者;⑤采血做血气分析或血液培养者;⑥癌症患者需进行区域性化疗者。

二、禁　忌　证

禁忌证如下:①慢性严重心、肺或肾疾病、晚期肿瘤者;②周围皮肤炎症或动脉痉挛及血栓形成者;③有出血倾向者。

第二节　动脉穿刺术及插管术方法

一、术　前　准　备

术前准备如下:①了解、熟悉患者病情,与患者或家属谈话,做好解释工作,争取清醒患者配合;②如果部位需要,可先行局部备皮;③器械准备,清洁盘、小切开包、穿刺针、导引导丝及动脉留置导管、0.4%枸橼酸钠生理盐水或肝素生理盐水冲洗液、加压装置。

二、操 作 方 法

（一）穿刺部位

一般选择股动脉、桡动脉,亦可选用肱动脉、新生儿脐动脉等。

（二）穿刺插管方法

1.单纯动脉穿刺

（1）股动脉穿刺:①髋关节外旋、外展以充分显露穿刺的部位,检查股动脉搏动部位且按照常规皮肤消毒;②术者戴无菌手套或用碘酒、酒精消毒左手示指及中指,固定要穿刺部位动脉,右手持注射器,在两指之间垂直进针或按血流方向45°角刺入,如见鲜血直升入注射器,即表示已刺入动脉,用左手固定穿刺针于原位,右手抽吸预定动脉血量;③术毕后迅速拔出针头,局部加压不得少于5 min(图116-1)。

（2）桡动脉穿刺:患者腕部伸直掌心向上,手自然放松,穿刺点位于手掌横纹上1~2 cm的动脉搏动处(图116-2)。

（3）肱动脉穿刺:患者上肢伸直稍外展,掌心向上,穿刺点位于肘横纹上方的动脉搏动处。

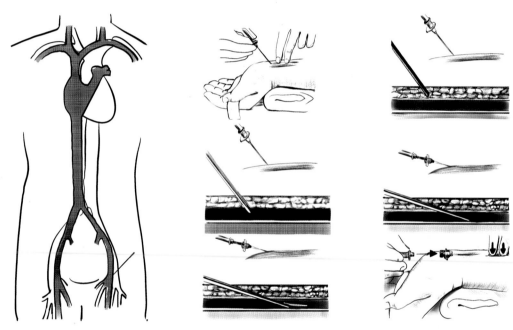

图116-1　股动脉穿刺点　　　　　　　图116-2　桡动脉穿刺术及插管术

2.动脉穿刺插管术

（1）股动脉穿刺插管:①患者平卧,腹部适当垫高,穿刺侧下肢外展、外旋、膝关节稍屈曲,使腹股沟充分暴露以利于穿刺;②在腹股沟下1 cm动脉行走处做一标记,常规皮肤消毒,用1%普鲁卡因做一皮丘;③用左手将皮丘拉向外侧,使皮丘远离股动脉,用手术刀尖在皮丘处切开2 mm小口,再用小血管钳轻轻地扩大切口,然后使皮肤复位至原处,这样可避免刀尖损伤股动脉;④以右手中、示指在切口上、下固定股动脉,左手持穿刺器,助手扶好穿刺器上的引导钢丝,当穿刺器针头在股动脉搏动最明显部位处,快速垂直穿入股动脉,当输液接头见到有回血时,立即将针头平躺;⑤助手将引导钢丝稳而迅速地插入动脉内,一般插入20 cm,然后以敷料盖住穿刺点,拔出穿刺器,将导管钢丝留置在动脉内;⑥由助手将引导钢丝的另一端插入导管针的导管针栓内,并沿引导钢丝直达穿刺点皮肤切口内,稳稳地用力将导管针插入动脉内约10 cm;⑦拔出引导钢丝与导管针栓,术者快速地将导管塞塞住导管鞘;⑧在穿刺点加盖敷料,用胶布将敷料与导管鞘固定,避免滑脱。

（2）桡动脉穿刺插管:通常选用左手。将患者的手和前臂固定在木板上,手腕下垫纱布卷,使手腕背屈 60°。术者的左手中指触及桡动脉,在桡骨茎突近端定位,示指在其远端轻轻牵拉,穿刺点在两手指间。常规消毒皮肤、铺巾,用 1% 普鲁卡因或利多卡因局部麻醉后,术者右手持针,与皮肤呈 15° 角进针,对准中指触及的桡动脉方向,在接近动脉时才刺入动脉。如有血液从针尾涌出,即可插入引导钢丝;如无血液流出,可徐徐退针,直至有血液涌出,表示穿刺成功。插入引导钢丝时应无阻力,若有阻力不可插入,否则将穿透动脉进入软组织内。最后,经引导钢丝插入塑料导管,并固定导管,即可测压。

第三节　动脉穿刺术及插管术注意事项

(1)动脉穿刺术仅于需动脉采血检查及动脉冲击性注射疗法时使用。

(2)穿刺点应选择动脉搏动最明显处,如无回血,可慢慢地边退边抽或稍改变方向、深度,进行试探。避免穿透动脉。

(3)桡动脉穿刺则必须注意固定血管方向保证穿刺顺利。

(4)在拔针或导管拔出时,一定注意局部用纱布或棉球压迫加压包扎,防止出血。压迫后仍出血不止者,则需加压包扎至完全止血,以防形成血肿。

(5)置管时间不宜超过 4 d,以防发生导管源性感染。

(6)留置的导管应采用肝素液持续冲洗(速度为 3 ml/h,肝素浓度为 2 U/ml),以保证管道通畅,避免局部血栓形成和远端栓塞。

第四节　动脉穿刺术及插管术并发症及处理

一、血栓形成

所用的导管越粗,血栓形成的发生率越高;应用 Judkins 技术经股动脉插入心导管时,血栓形成的发生率可达 1% ~4%。有周围血管病变者,曾多次插管者,以及拔管后为控制出血,较长时间过度压迫股动脉者,股动脉血栓形成尤为多见。

二、栓　塞

在股动脉导管周围形成的血栓,可以脱落而栓塞下肢及足部,形成坏疽。为早期发现栓子,应经常检查股动脉、胫后动脉、足背动脉的搏动,最好是用多普勒血流计。如发现远端动脉减弱或消失,必须拔除股动脉导管。

三、血肿与出血

拔除股动脉导管后,血肿是常见的,但拔管后压迫股动脉 10 min 左右,能减少这一并发症。但是,不可使股动脉搏动完全消失,因这将促使血栓形成。在腹股沟韧带上方,股动脉加入髂外动脉,此动脉上行时突然弯向后方。因此,如在腹股沟韧带上方穿刺,用压迫的方法控制出血有困难。同时因插管往往会损伤动脉后壁,故可导致难以控制的腹膜后出血。

四、动脉静瘘

在股动脉与股静脉之间能产生动静脉瘘,尤其是用较粗的导管,如使用心脏插管或血管造影的导管。股动脉插管后也可形成假性动脉瘤。

五、感　染

一般置管时间以 3~5 d 为宜,不可超过 7 d,以防细菌污染。如果置管期间患者有不明原因的发热,应考虑有导管污染,一旦发生此种情况,应立即拔出导管,做导管头端及患者血液的细菌培养,并同时应用抗生素。

（唐光明　肖颖彬）

参考文献

1　潘祥林,王鸿利.实用诊断学［M］.2 版.北京:人民卫生出版社,2017:1194-1195.

2　王欣,康熙雄.诊断学［M］.北京:北京大学医学出版社,2018:781-784.

3　GONELLA S,CLARI M,CONTI A,et al. Interventions to reduce arterial puncture-related pain:A systematic review and meta-analysis［J］. Int J Nurs Stud,2022,126:104131.

4　NOORI V J,ELDRUP-JØRGENSEN J. A systematic review of vascular closure devices for femoral artery puncture sites［J］. J Vasc Surg,2018,68(3):887-899.

5　ROBERTSON L,ANDRAS A,COLGAN F,et al. Vascular closure devices for femoral arterial puncture site haemostasis［J］. Cochrane Database Syst Rev,2016,3:CD009541.

第117章

骨髓穿刺术及骨髓活体组织检查术

第一节　骨髓穿刺术

骨髓穿刺术（bone marrow aspiration）是采取骨髓液的一种常用诊断技术，其检查内容包括细胞学、原虫和细菌学等几个方面。适用于各种血液病的诊断、鉴别诊断及治疗随访；不明原因的红细胞、白细胞、血小板数量增多或减少及形态学异常；不明原因发热的诊断与鉴别诊断，可做骨髓培养、骨髓涂片找寄生虫等。

一、骨髓穿刺术适应证及禁忌证

（一）适应证

适应证如下：①各种原因所致的贫血和各类型的白血病、血小板减少性紫癜、多发性骨髓瘤、转移瘤、骨髓发育异常综合征、骨髓纤维化、恶性组织细胞病等；②某些寄生虫病，如疟疾、黑热病等可检测寄生虫；③长期发热，肝大、脾大、淋巴结肿大均可行骨髓穿刺检查，以明确诊断；④骨髓穿刺又可观察某些疾病的疗效。

（二）禁忌证

骨髓穿刺的绝对禁忌证少见，遇到下列情况要注意：①严重出血的血友病禁忌做骨髓穿刺，有出血倾向或凝血时间明显延长者不宜做骨髓穿刺，但为明确诊断也可做，穿刺后必须局部压迫止血 5～10 min；②晚期妊娠的妇女慎做骨髓穿刺，小儿及不合作者不宜做胸骨穿刺。

二、骨髓穿刺术方法

（一）术前准备

术前准备如下：①了解、熟悉患者病情；②与患者及家属谈话，交代检查目的、检查过程及可能发生情况，并签字；③精神紧张的患者，可给予阿普唑仑 0.4 mg；④器械准备，无菌骨髓穿刺包、75% 酒精、2% 碘酒或碘伏、2% 利多卡因、治疗盘、无菌棉签、手套、洞巾、注射器、纱布以及胶布。

（二）操作方法

1. 胸骨穿刺术　①让患者仰卧于检查床上，后背部垫一枕头，使前胸略隆起，头尽量往后仰并转向左侧，以便操作；②穿刺点一般应选在胸骨柄或体的中央；③常规消毒，术者戴无菌手套，铺无菌洞巾；④用2%普鲁卡因分层麻醉，皮内、皮下及骨膜麻醉；⑤术者用左手选摸清胸骨的上切迹，定好穿刺针长度1 cm；⑥右手持针，左手示、拇指按在胸骨穿刺点两侧并拉紧皮肤，穿刺针先垂直刺入皮肤至骨膜，然后使针与胸骨呈30°~40°角旋转将针钻入骨髓腔，针尖入骨髓腔后，即感到阻力降低，将穿刺针尖的斜面朝下；⑦把针芯取出，以针尖部分在手套上摸一下，如见到油球样物质即证明已进入骨髓腔，这时可用干燥的注射器进行抽吸，患者可有胸痛的感觉，接着可见骨髓液进入注射器，一般抽0.1~0.2 ml为妥；⑧抽完后，左手用干纱布于针眼处，右手将穿刺针连同注射器一并拔出，并用纱布按压穿刺点1~2 min，然后用胶布固定；⑨将标本滴于载玻片上涂片以备染色。

2. 髂前上棘穿刺术　本法较安全，患者一般不害怕，骨面较宽，且易固定，但骨质较硬，较费力。①患者取仰卧或侧卧位；②从髂前上棘向后1 cm为穿刺点；③常规消毒，术者戴无菌手套，铺洞巾，以2%普鲁卡因逐层麻醉；④术者将穿刺针上的活纽固定在离针尖1.0~1.5 cm处；⑤术者左手示指和拇指固定于穿刺点两侧，不使皮肤滑动，右手持穿刺针垂直钻入达到骨髓腔后即阻力消失，接上注射器抽吸骨髓0.2 ml，如培养要抽2~3 ml；⑥术毕拔出针头，以无菌纱布盖住针眼，按压1~2 min，用胶布固定。

3. 髂后上棘穿刺术　该法附近无重要器官较安全，且骨髓压高，髂骨厚，很少能穿透。①患者取侧卧位；②穿刺点选在前椎两侧髂骨上棘上，或髂骨上缘下6~8 cm与脊柱旁开2~4 cm之交处为穿刺点；③穿刺方向与背面垂直，稍向外侧倾斜，见图117-1；④其他同髂前上棘穿刺术。

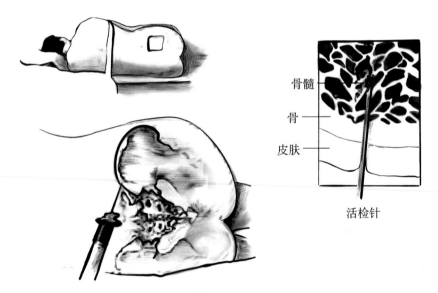

骨髓
骨
皮肤

活检针

图 117-1　髂后上棘穿刺术示意

4. 脊椎棘突穿刺术　此法因穿刺面积小，不易准确刺入。①患者取侧卧位，或反向坐于椅子上，两臂扶于椅背，头放在两臂上；②穿刺点可选第11、12胸椎，或第1、2、3腰椎的棘突顶点或刺突旁侧；③其他同髂后上棘穿刺术。但需注意摸清棘突的位置并固定好，否则穿刺针易滑脱刺伤软组织。穿刺方向一般不能与脊柱垂直，除第1腰椎可垂直刺入。如穿刺胸椎应呈45°~60°角；如穿刺棘突旁，应与棘突呈45°角。另外，棘突穿刺针不可过粗。

5. 胫骨穿刺术　仅适用于2岁以内的患儿。①患儿取仰卧位，由助手固定患儿下肢；②穿刺点选在胫骨结节平面1 cm左右之前内侧，或上、中1/3交界处；③术者左手示指及拇指固定皮肤，右手持针在骨面正中部成垂直方向刺入。

6. 腓骨头穿刺术　①患者取侧卧位，将下面的下肢微屈垫平；②穿刺点选在腓骨头；③穿刺针刺入2.0~2.5 cm。

三、骨髓穿刺术注意事项

骨髓穿刺术注意事项有以下几点：①穿刺针进入骨质后避免摆动过大，以免折断；②胸骨柄穿刺不可垂直进针，不可用力过猛，以防穿透内侧骨板；③抽吸骨髓液时，逐渐加大负压，做细胞形态学检查时，抽吸量不宜过多，否则使骨髓液稀释，但也不宜过少；④骨髓液抽取后应立即涂片；⑤多次干抽时应进行骨髓活检；⑥注射器与穿刺针必须干燥，以免发生溶血；⑦术前应做出、凝血时间及血小板等检查。

四、骨髓穿刺术并发症及处理

1. 穿透胸骨内侧骨板，伤及心脏和大血管　很罕见，但非常危险。初次操作者不宜从胸骨穿刺开始。这是胸骨穿刺用力过猛或穿刺过深发生的意外，因此胸骨穿刺时固定穿刺针长度很重要，缓慢左右旋转骨穿针刺入，特别是对老年人骨质疏松和多发性骨髓瘤患者。

2. 穿刺针被折断在骨内　很罕见，常由于操作者摆动过大或骨质坚硬，强行进针所致。为了防止穿刺针被折断，故当骨穿针针头进入骨质后，动作幅度要小，如果感到骨质坚硬，不可强行进针。

3. 局部出血或感染　予以相应对症治疗即可。

第二节　骨髓活体组织检查术

骨髓活体组织检查术简称骨髓活检术（bone marrow biopsy），骨髓活检术同骨髓穿刺术一样，也是一种了解骨髓象的方法。但活检比穿刺对骨髓状态的了解更细致、更全面。对某些疾病，如骨髓纤维化，骨髓穿刺术常因"干抽"而导致失败，而骨髓活检术常能成功。

一、骨髓活体组织检查术适应证及禁忌证

（一）适应证

1. 细胞学检查　①诊断各种类型白血病；②诊断某些恶性肿瘤，如淋巴瘤、骨髓瘤及各种骨髓转移癌；③诊断及鉴别诊断各种贫血、脾功能亢进、非白血性白血病、恶性组织细胞病等。

2. 病原学检查　①某些寄生虫病如疟疾、黑热病，可通过骨髓涂片检查病原体；②某些急性传染性疾病（如伤寒）及其他败血症骨髓培养较血培养可以获得更高的阳性率。

（二）禁忌证

血友病患者禁做骨髓穿刺术。胸骨畸形者不宜做胸骨穿刺术，有出血倾向者操作时应特别注意。

二、骨髓活体组织检查术方法

（一）术前准备

术前准备如下：①选择穿刺部位以髂前上棘和髂后上棘为好；②患者可选仰卧位；③常规消毒铺洞巾，用1%普鲁卡因做局部麻醉，麻醉深度应达骨膜。

（二）操作方法

1. 环切针活检法　环切针套针顶端有一缺口，即为针螺旋形侧刀，装在针芯上，待穿入骨质后，拔出针芯，再装上延长器，插入针芯，顺时针方向向下旋转，转入 1.0～1.5 cm 后，再以顺时针方向向上旋转而

拔出穿刺针。拔出针芯,用探针从套针的末端进入,小心将标本推至洁净的玻片上,再以 10% 福尔马林固定送检。玻片上的骨髓液做涂片检查。

2. 环锯针活检法　骨髓活检针穿入骨质后即拔出针芯,将环锯套针顺时针方向向下旋转,即将骨髓组织旋进套针内,一般深入 1.0 ~ 1.5 cm 即可缓慢拔出环锯针,用探针将骨髓组织取出固定。

三、骨髓活体组织检查术注意事项

注意事项如下:①术前做普鲁卡因皮试,阳性者可用利多卡因;②穿刺前应做凝血时间测定,对有出血倾向的患者操作应谨慎小心;③穿刺用针及抽吸用注射器必须干燥,以免发生溶血现象;④术前须检查穿刺针是否牢固,穿刺针进入骨质后避免摆动过大,以防折断;⑤穿刺针针尖刺入方向必须与骨髓腔平行,才能既有利于取出骨髓组织,又避免穿透骨质,伤及邻近组织器官;⑥抽吸骨髓液不宜过多,以免骨髓液稀释,影响增生度的判断、细胞计数及分类的结果;⑦骨髓液抽出后应立即涂片,否则很快凝固,使涂片失败;⑧取骨髓标本时,动作力求轻巧,以免组织受压。

四、骨髓活体组织检查术并发症及处理

1. 穿透胸骨内侧骨板,伤及心脏和大血管　很罕见,但非常危险。初次操作者不宜从胸骨穿刺开始。这是胸骨穿刺用力过猛或穿刺过深发生的意外,因此胸骨穿刺时固定穿刺针长度很重要,缓慢左右旋转骨穿针刺入,特别是对老年人骨质疏松和多发性骨髓瘤患者。

2. 穿刺针被折断在骨内　很罕见,常由于操作者摆动过大或骨质坚硬,强行进针所致。为了防止穿刺针被折断,故当骨穿针针头进入骨质后,动作幅度要小,如果感到骨质坚硬,不可强行进针。

3. 局部出血或感染　予以相应对症治疗即可。

(唐光明　张　曦)

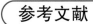

参考文献

1　潘祥林,王鸿利.实用诊断学[M].2 版.北京:人民卫生出版社,2017:1196-1197.
2　万学红,卢雪峰.诊断学[M].9 版.北京:人民卫生出版社,2019:615-616.
3　王欣,康熙雄.诊断学[M].北京:人民卫生出版社,2018,761-763.

第118章

心包腔穿刺术

心包腔穿刺术也称心包穿刺术(pericardiocentesis)是一种诊疗方法,常用于判定心包积液的性质与病因;有心脏压塞(cardiac tamponade,也称心包填塞)时,穿刺抽液以减轻症状;化脓性心包炎时,穿刺排脓、给药。

第一节　心包腔穿刺术适应证及禁忌证

一、适 应 证

适应证如下:①大量心包积液出现心脏压塞症状者,穿刺抽液以解除压迫症状;②抽取心包积液协助诊断,确定病因;③心包腔内给药治疗。

二、禁 忌 证

禁忌证如下:①出血性疾病、严重血小板减少症及正在接受抗凝治疗者;②拟穿刺部位有感染者或合并菌血症或败血症者;③不能很好配合手术操作的患者。

第二节　心包腔穿刺术方法

一、术 前 准 备

术前准备如下:①药品,2%利多卡因及各种抢救药品;②器械,5 ml 注射器、50 ml 注射器、22G 套管针、胸穿包,如行持续心包液引流则需要准备穿刺针、导丝、尖刀、扩皮器、外鞘管、猪尾型心包引流管、三通、肝素帽2个、纱布等;③心电监护仪、除颤器;④术前行超声心动图检查协助确定部位、进针方向与深度,同时测量从穿刺部位至心包的距离,以决定进针的深度;⑤开放静脉通路;⑥向患者及家属说明手术目的及方法,解除紧张情绪;⑦签署手术知情同意书。

二、操 作 步 骤

1. 体位及穿刺点　患者一般取坐位或半卧位,暴露前胸及上腹部,用清洁布巾盖住面部后,仔细叩出心浊音界,选好穿刺点。选积液量最多的部位,但应尽可能使穿刺部位离心包最近,同时尽量远离、避免损伤周围脏器。必要时可采用心脏超声定位,以决定穿刺点、进针方向和进针的距离。穿刺点通常采用剑突与左肋弓缘夹角处或心尖部内侧,见图118-1。

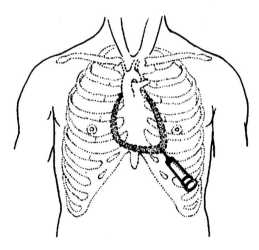

图118-1　心包腔穿刺点示意

2. 无菌操作与麻醉　术者及助手戴帽子、口罩,常规消毒局部皮肤后,戴无菌手套,铺好无菌洞巾。根据穿刺点和穿刺方向,用2%利多卡因从皮肤至心包壁层做逐层局部麻醉。

3. 穿刺方法与步骤　术者将连于穿刺针的橡胶皮管夹闭,持穿刺针在选定且局部麻醉后的部位穿刺,具体方法如下。①剑突下穿刺:剑突与左肋弓夹角处进针,针体与腹壁呈30°～45°角,向后、向上并稍向左侧,刺入心包腔下后部。②心尖部穿刺:如果选择心尖部进针,在左侧第5肋间心浊音界内2.0 cm左右进针,穿刺针自下而上,向脊柱方向缓慢刺入心包腔。③超声定位穿刺:沿超声确定的穿刺点、穿刺方向和穿刺深度进针。穿刺过程中如果感觉到针尖抵抗感突然消失,提示穿刺针已穿过心包壁层,如果针尖同时感到心脏搏动,此时应退针少许,以免划伤心脏和血管,同时固定针体;若达到测量的深度,仍无液体流出可退针至皮下,略改变穿刺方向后再试(图118-2)。

术者确定穿刺针进入心包腔后,助手将注射器接于橡皮管上,放开钳夹处,缓慢抽液,当针管吸满后,取下针管前,应先用止血钳夹闭橡皮管,以防空气进入。记录抽液量,留标本送检。抽液完毕,拔出针头或套管,覆盖消毒纱布,压迫数分钟,并以胶布固定。

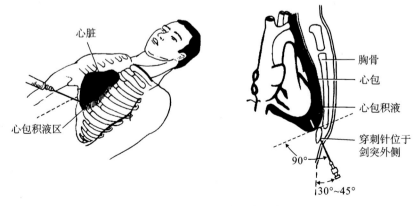

图118-2　心包腔穿刺术示意

4.引流 若需行心包积液持续引流,术者确定穿刺针进入心包腔后,由助手沿穿刺针送入导丝,术者退出穿刺针,尖刀稍微切开穿刺点皮肤。然后,沿导丝置入扩张管,捻转前进,以扩张穿刺部位皮肤及皮下组织,再退出扩张管。最后,沿导丝置入心包引流管后撤出导丝,观察引流效果,必要时可适当调整引流管深度及位置,保证引流通畅。固定引流管后接引流袋,缓慢引流并记录引流的液体量,同时取一定量的标本送检。引流管的保持时间根据病情需要决定。病情稳定后,可拔出引流管,盖消毒纱布并压迫数分钟,用胶布固定。

第三节 心包腔穿刺术注意事项

(1)严格掌握心包穿刺术的适应证。由于心包腔穿刺术有一定的危险性,应由有经验医师操作或指导,并在心电、血压监护下进行穿刺。穿刺及引流过程中要密切观察患者症状和生命体征变化。

(2)心包穿刺术前须进行心脏超声检查,以确定积液量大小、穿刺部位、穿刺方向和进针距离,通常选择积液量最大、距体表最近点作为穿刺部位。如果能在超声显像引导下进行心包腔穿刺抽液,则更为准确、安全。

(3)术前向患者做好解释工作,消除其顾虑,嘱患者在穿刺过程中不要深呼吸或咳嗽。

(4)局部麻醉要充分,以免因穿刺时疼痛引起神经源性休克。

(5)穿刺过程中若出现期前收缩,提示可能碰到了心肌;要及时外撤穿刺针,观察生命体征。

(6)抽液速度要慢,首次抽液量不宜超过 100~200 ml,重复抽液量可增至 300~500 ml。如果抽液速度过快、过多,短期内使大量血液回流入心脏有可能导致肺水肿。

(7)如果穿刺时抽出血性液体,要注意是否凝固,血性心包积液是不凝固的,如果抽出的液体很快凝固,则提示损伤了心肌或动脉,应立即停止抽液,严密观察有无心脏压塞症状出现,并采取相应的抢救措施。

(8)取下引流管前必须夹闭引流管,以防空气进入。

(9)心包穿刺术的术中、术后均需密切观察呼吸、血压、脉搏等的变化。

(10)为了防止合并感染,持续引流时间不宜过长。如果需要长期引流,应考虑行心包开窗术等外科处理,并酌情使用抗生素。

第四节 心包腔穿刺术并发症及处理

1.肺损伤、肝损伤 术前采用超声心动图定位,选择合适的进针部位及方向,谨慎操作,缓慢进针,避免损伤周围脏器。

2.心肌损伤及冠状动脉损伤 选择积液量多的部位,并尽可能地使穿刺部位离心包最近,术前用超声心动图定位,测量从穿刺部位至心包的距离,以决定进针的深度,同时谨慎操作,缓慢进针。

3.心律失常 穿刺针损伤心肌时,可以出现心律失常。术中应缓慢进针,注意进针的深度。一旦出现心律失常,立即后退穿刺针少许,观察心律变化。操作过程中注意心电、血压监测。

4.感染 严格遵守无菌操作,穿刺部位充分消毒,避免感染。持续心包引流的患者必要时可酌情使用抗生素。

(唐光明 肖颖彬)

参考文献

1 潘祥林,王鸿利.实用诊断学[M].2版.北京:人民卫生出版社,2017:1198.

2 王欣,康熙雄.诊断学[M].北京:北京大学医学出版社,2018:773-775.

3 万学红,卢雪峰.诊断学[M].9版.北京:人民卫生出版社,2019:605-606.

第119章

腹膜腔穿刺术

腹膜腔穿刺术（abdominocentesis），简称腹穿，是指对有腹腔积液的患者进行穿刺，从而诊断或治疗疾病的技术。

第一节　腹膜腔穿刺术适应证及禁忌证

一、适　应　证

（一）诊断性穿刺

对原因未明的腹腔积液进行各种实验室检查，从而确定其性质，以进一步明确疾病的诊断。

（二）治疗性穿刺

大量腹腔积液引起严重胸闷、气短者，适量放液以缓解症状。向腹腔内注射药物，如抗生素、抗癌药物等。

二、禁　忌　证

禁忌证如下：①严重肠胀气；②妊娠；③对麻醉药过敏；④凝血功能障碍，严重出血倾向，患者在未纠正前不宜穿刺；⑤躁动、不合作者；⑥有肝性脑病先兆、棘球蚴病、卵巢巨大囊肿者；⑦穿刺部位或附近有感染。

第二节　腹膜腔穿刺术方法

一、术　前　准　备

术前准备如下：①测量腹围、脉搏、血压和腹部体征，熟悉患者病情，核对患者信息，查看有无禁忌证；

②签署知情同意书;③询问有无药物过敏史;④术前嘱患者排空尿液,以免穿刺时损伤膀胱;⑤器械准备,腹腔穿刺包、皮肤消毒剂、麻醉药、无菌棉球、手套、洞巾、注射器、纱布及胶布。

二、体位及穿刺点

1.**体位** 患者坐在靠椅上,或平卧、半卧、稍左侧卧位。

2.**穿刺点** 一般选择脐和左髂前上棘间连线外 1/3 和中 1/3 的交点作为穿刺点,也有取脐与耻骨联合中点上 1.0 cm,偏左或偏右 1.0 ~ 1.5 cm 处,见图 119-1。当腹腔积液较少或包裹时,可行超声指导下定位穿刺。

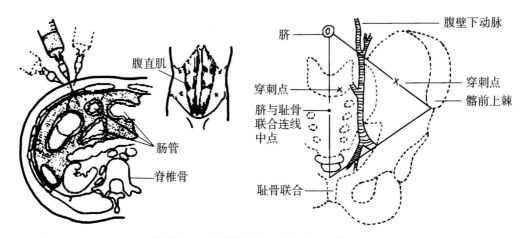

图 119-1　腹膜腔穿刺术及穿刺点定位示意

三、操作程序

操作程序如下:①常规消毒皮肤,以穿刺点为中心进行消毒,直径 15 cm 左右,2 次;②打开一次性使用胸腔穿刺包,戴无菌手套,覆盖消毒洞巾,检查腹腔穿刺包内物品,注意腹穿针与抽液用注射器连接后检查是否通畅,同时检查是否有漏气情况;③助手协助检查并打开 2% 利多卡因安瓿,术者以 5 ml 注射器抽取 2% 利多卡因 2 ~ 3 ml,在穿刺部位由表皮至胸膜壁层进行局部浸润麻醉;④将腹穿针与抽液用注射器连接,术者左手拇指与示指固定穿刺部位皮肤,另一只手持穿刺针沿麻醉处缓缓刺入,当针锋抵抗感突感消失时,打开开关使其与腹腔相通,进行抽液,诊断性穿刺可以应用 20 ml 或 50 ml 注射器,大量放液时连接引流管;⑤抽液结束拔出穿刺针,局部消毒,覆盖无菌纱布,稍用力压迫片刻,用胶布固定。

四、术后处理

术后处理如下:①术后嘱患者卧位或半卧位休息 0.5 h,测血压并观察有无病情变化;②根据临床需要填写检验单,分送标本;③清洁器械及操作场所;④做好穿刺记录。

第三节　腹膜腔穿刺术注意事项

(1)操作中应密切观察患者的反应,如有患者头晕、面色苍白、出汗、心悸等不适症状时应立即停止操作,并进行相应处理。

（2）一次抽液不应过多、过快。肝硬化患者一般每次不超过 3 000 ml，以免诱发肝性脑病和电解质紊乱，但在输注大量白蛋白的基础上，也可以大量放液，一般放腹腔积液 1 000 ml 补充白蛋白 6～8 g。

（3）大量腹腔积液患者，为防止穿刺后腹腔积液渗漏，在穿刺时避免皮肤至腹膜壁层位于同一条直线上，方法是当针尖通过皮肤到达皮下后，稍向周围移动一下穿刺针尖再穿刺。

（4）术后严密观察有无出血和继发感染的并发症，严格无菌操作，以防腹腔感染。

第四节　腹膜腔穿刺术并发症及处理

1. 肝性脑病和电解质紊乱　①术前了解患者有无穿刺的禁忌证；②放液速度不要过快，放液量要控制，一般一次不要超过 6 000 ml，首次不超过 3 000 ml；③出现症状时，停止抽液，按照肝性脑病处理，并维持酸碱、电解质平衡。

2. 出血　①术前要复核患者的出、凝血时间；②操作的动作要规范，熟悉穿刺点，避开腹部血管，操作中动作要轻柔。

3. 感染　严格按照腹腔穿刺的无菌操作。

4. 腹膜反应、休克　头晕、恶心、心悸、气促、脉快、面色苍白，由于腹膜反应，或腹压骤然降低，内脏血管扩张而发生血压下降甚至休克等现象所致。①注意控制放液的速度；②立即停止操作，并做适当处理（如补液、吸氧、使用肾上腺素等）。

5. 麻醉意外　①术前要详细询问患者的药物过敏史，特别是麻醉药；②如若使用普鲁卡因麻醉，术前应该做皮试；③手术时应该备好肾上腺素等抢救药物。

（唐光明　任成山）

参考文献

1　成战鹰,王肖龙.诊断学基础[M].2 版.北京:人民卫生出版社,2016:515-516.

2　潘祥林,王鸿利.实用诊断学 [M].2 版.北京:人民卫生出版社,2017:1199.

3　万学红,卢雪峰.诊断学[M].9 版.北京:人民卫生出版社,2019:606-608.

第120章

经皮肝穿刺活体组织检查术和抽脓术

经皮肝穿刺活体组织检查术（percutaneous liver biopsy）简称肝活检（liver biopsy），是目前临床上应用最广泛的一种肝活检方法。肝穿刺抽脓术是指对肝脓肿进行穿刺协助疾病诊断和治疗的操作手术，见图120-1。

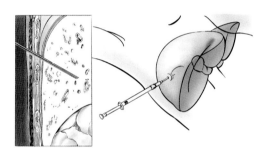

图120-1　经皮肝穿刺活体组织检查术和抽脓术示意

第一节　经皮肝穿刺活体组织检查术和抽脓术适应证及禁忌证

一、适应证

适应证如下：①酒精性肝病、非酒精性脂肪肝、自身免疫性肝炎的诊断、分级和分期；②慢性丙型肝炎或乙型肝炎的分级分期，血色病疑似患者及其亲属的诊断及铁水平的定量估计；③肝豆状核变性（又称Wilson病）的诊断及铜水平的定量估计；④淤胆性肝病、原发性胆汁性肝硬化以及原发性硬化性胆管炎的诊断；⑤血清学系列检查阴性而生化检测结果异常的肝疾病的鉴别诊断；⑥治疗方法的有效性或不良反应的评价（如银屑病的甲氨蝶呤治疗）；⑦肝占位性病变的诊断；⑧移植前或移植后肝状况的评价；⑨不明原因的发热的鉴别诊断；⑩肝功能检测异常者，90%是由肝活检确诊的。

二、禁 忌 证

1. **绝对禁忌证** 患者不合作、原因不明的出血病史、无法提供输血、怀疑血管瘤或其他的血管肿瘤、通过叩诊或超声不能确定活检的合适部位、怀疑肝内有棘球绦虫囊肿、出血倾向（凝血酶原时间≥正常对照3～5 s、血小板计数<50×10⁹/L、出血时间≥10 min、术前7～10 d用了非甾体消炎药）。

2. **相对禁忌证** 病态肥胖、腹腔积液、血友病、右胸膜腔或右侧膈下感染、局部皮肤感染。

第二节　经皮肝穿刺活体组织检查术和抽脓术方法

一、术 前 准 备

术前准备如下：①凝血功能检查，包括凝血酶原时间，出、凝血时间，血液常规及血型；②生命体征检查：体温、血压、脉搏、呼吸；③B超定位；④大量/肝前游离性腹腔积液或腹腔感染者先行利尿或抗感染治疗，待腹腔积液消退或感染控制后再行肝穿刺检查；⑤术前谈话，患者或其家属签署知情同意书；⑥对患者做好解释工作，并教会患者呼吸配合。

二、操 作 步 骤

（一）肝穿活检操作步骤

1. **选择穿刺点** 经B超定位选择右侧腋前线至锁骨中线第7、8、9肋间肝切面较大处，避开胆囊、大血管及肝上、下缘；对于明显肿大的肝可在肋缘下穿刺，选择肿大或有结节的部位穿刺。

2. **体位** 取仰卧位、身体右侧靠近床边，右手臂上抬弯曲置于枕后。

3. **消毒、麻醉** 严格无菌操作，常规消毒穿刺局部皮肤，术者戴无菌手套、铺无菌孔巾，以2%利多卡因局部逐层浸润麻醉穿刺点皮肤、肋间肌、膈肌与肝包膜。

4. **经皮穿刺操作方法** 嘱患者平静呼吸，术者持"枪式切割式穿刺针"于选定的穿刺点穿透皮肤、肌层进至肝包膜时，令患者呼气后屏气，快速推动切割式针芯进入肝实质，同时套管针自动前行切割肝组织并快速拔针，整个过程只需1～2 s。

（二）肝穿刺抽脓术操作步骤

1. **术前准备** 同肝穿刺活体组织穿刺术。如疑为阿米巴性肝脓肿时，应先用抗阿米巴药治疗2～4 d，待肝充血和肿胀稍减轻时再行穿刺；若疑为细菌性肝脓肿，则应在有效抗生素控制的基础上进行穿刺。

2. **穿刺部位** 同肝穿刺活体组织穿刺术。如有明显压痛点，可在压痛点明显处穿刺。如压痛点不明显或病变位置较深，则应在B超脓腔定位后再行穿刺。

3. **消毒、麻醉** 常规消毒局部皮肤，铺无菌洞巾，局部浸润麻醉要深达肝包膜。

4. **经皮穿刺抽脓操作方法** 先将连接肝穿刺针的橡皮管夹住，然后将穿刺针刺入皮肤，嘱患者在呼气末屏气，迅速将针头刺入肝内并继续徐徐前进，如有抵抗感突然消失提示穿刺针已进入脓腔，见图120-2。

将50 ml注射器接于穿刺针尾的橡皮管上，松开钳夹的橡皮管进行抽吸，如抽不出脓液，可在注射器保持一定负压情况下再前进或后退少许，如仍无脓液，则表示未达脓腔。此时应将针头退至皮下稍改变方向（不得在肝内改变方向），重新穿刺抽脓。抽脓过程中，可让针随呼吸摆动，不需要用血管钳固定穿刺针头,以免损伤肝组织。当注射器抽满脓液时,应先钳夹橡皮管,再拔下注射器,排出脓液,再将空注射器与橡皮管连接,再松开钳夹的橡皮管进行抽脓。

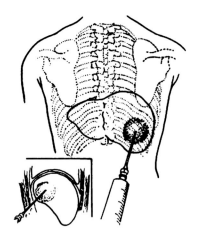

图 120-2　经皮肝穿刺抽脓示意

注意抽出脓液的颜色与气味,尽可能抽尽脓液,如脓液黏稠,则用无菌生理盐水稀释后再抽;如抽出脓液量与估计量不相符,则应变换针头方向,以便抽尽脓腔深部或底部的脓液。

拔针后用 2% 碘酊消毒,无菌纱布按压数分钟,胶布固定,加压小沙袋,并用多头带将下胸部扎紧,术后观察同肝穿刺活体组织穿刺术。

如脓腔较大需反复穿刺抽脓者,可经套管针穿刺后插入引流管,置管于脓腔内持续引流脓液。

第三节　经皮肝穿刺活体组织检查术和抽脓术注意事项

(1)术前检测血小板计数、出血时间、凝血酶原时间、血型。

(2)穿刺前进行胸部 X 射线、肝 B 超检查,测血压、脉搏。

(3)术前应向患者做好解释,嘱穿刺过程中切勿咳嗽,并训练深呼气末屏气的动作。

(4)术前 1 h 服地西泮 10 mg。

(5)术后应密切观察有无出血,胆汁渗漏、气胸、损伤其他脏器和感染的征象。

(6)肝穿刺抽脓时进针最大深度不能超过 8 cm,以免损伤下腔静脉。

第四节　经皮肝穿刺活体组织检查术和抽脓术并发症及处理

并发症的发生率及病死率分别为 5.9% 和 0.01% ~0.05%。

1.局部疼痛　一般为钝痛,少有剧痛,多不超过 24 h,无须特殊处理,必要时给予止痛药如曲马多 100 mg 肌内注射。

2.局部出血　是危险的并发症,严重出血的发生率不超过 1%;多发生于凝血功能障碍,或操作粗暴,或穿刺进针至肝包膜时患者深呼吸致肝深而长的划伤等;出血量大、内科治疗无效时应及时外科手术处理。

3.胆汁性腹膜炎　少见,发生率低于 0.2%;多因划破高度梗阻性黄疸的肝,或损伤位置变异的胆囊所致;应及时外科手术治疗。

4.感染　多因消毒或无菌操作不严所致,应予以抗感染治疗。

5.气胸　少见,多因穿刺点位置过高,或于深吸气状态下穿刺致肺底损伤所致。轻度气胸无须特殊处理,中、重度气胸可穿刺抽气或放置胸管闭式引流。

6.休克　少见,多为失血性休克,也有疼痛性或过敏性休克,可对症处理。

（唐光明　任成山）

参考文献

1　潘祥林,王鸿利.实用诊断学[M].2版.北京:人民卫生出版社,2017:1200-1201.

2　靳林上,许冰.超声引导下经皮穿刺抽脓治疗化脓性肝脓肿患者疗效及其对血清细胞因子水平的影响[J].实用肝脏病杂志,2018,21(5):765-768.

3　万学红,卢雪峰.诊断学[M].9版.北京:人民卫生出版社,2019:609-611.

第 121 章

肾穿刺活体组织检查术

肾穿刺活体组织检查术简称肾穿刺活检（renal needle biopsy），是通过肾穿刺获得新鲜肾组织，利用组织形态学、免疫病理学、超微病理学或近年发展的其他现代先进技术（如分子生物学等）检查，有助于肾脏疾病的诊断、治疗和判断预后。

第一节　肾穿刺活体组织检查术适应证及禁忌证

一、适　应　证

适应证如下：①各种类型的肾小球肾炎、肾小球肾病、肾病综合征、全身疾病引起的肾脏病如系统性红斑狼疮、淀粉样变性、糖尿病、过敏性紫癜、尿酸性肾病、结节性动脉周围炎等。②原因不明的持续性无症状蛋白尿和血尿，以及病因不明的高血压。③急性肾小管及间质性病变。不典型的慢性肾盂肾炎，特别是与慢性肾炎鉴别有困难时，需要做肾活检，以明确诊断。④原因不明的急性肾衰竭，在诊断和治疗上有困难时，或慢性肾脏病的原因不明，病情突然加重者，做肾活检可以帮助明确诊断和指导治疗。⑤肾移植后，肾活检可帮助诊断排斥反应或者药物如环孢素 A 毒性反应，指导调整治疗。⑥连续穿刺可以帮助了解肾脏疾病的发展过程，观察药物治疗的反应和估计患者的预后。肾穿刺活检有利于明确诊断、指导治疗、判断预后，探讨临床分型与病理分型的关系，也是提高肾脏病临床与科研水平的重要手段之一。

二、禁　忌　证

1. 绝对禁忌证　①明显出血倾向；②重度高血压；③精神病或不配合者；④孤立肾；⑤小肾。

2. 相对禁忌证　①活动性肾盂肾炎、肾结核、肾盂积水或积脓、肾脓肿或肾周围脓肿；②肾肿瘤或肾动脉瘤；③多囊肾或肾大囊肿；④肾位置过高（深吸气肾下极也不达第 12 肋下）或游走肾；⑤慢性肾功能衰竭；⑥过度肥胖；⑦重度腹腔积液；⑧心功能衰竭、严重贫血、低血容量、妊娠或年迈者。

第二节 肾穿刺活体组织检查术方法

一、术前准备

1.**知情同意** 向患者及家属说明肾活检的必要性和安全性及可能出现的并发症,并征得患者本人及家属同意。向患者解释肾穿刺操作,解除患者的恐惧心理,以取得患者的配合。让其练习憋气(肾穿刺时需短暂憋气)及卧床排尿(肾穿后需卧床 24 h),以便密切配合。

2.**相关检查** ①出、凝血时间,血小板计数及凝血酶原时间,以了解有无出血倾向;②查肌酐清除率、血肌酐及尿素氮了解肾功能;③查同位素肾图了解分肾功能,并做出 B 超了解肾大小、位置及活动度。

3.**常规准备** ①术前 2～3 d 口服或肌内注射维生素 K;②术前常规清洁肾区皮肤;③术前排空膀胱;④查血型、备血。

4.**特殊准备** 急性肾衰竭患者肾穿刺前除化验凝血酶原时间外,还应测定部分凝血活酶时间,除查血小板数量外,不定期应查血小板功能(聚集、黏附及释放功能),若发现异常,均应在术前矫正。血小板数量及功能异常可于穿刺当日术前输注新鲜血小板。出血时间延长可输注富含凝血因子的冷沉淀物矫正。严重肾功能衰竭患者最好在肾穿刺前做血液透析数次,在肾穿刺前 24 h 停止透析,透析结束时应给鱼精蛋白中和肝素,并在肾穿刺前复查试管法凝血时间,以证实肝素作用消失。

二、操作步骤

1.**体位姿势** 患者排尿后俯卧位于检查台上,腹部垫一宽 10～15 cm、长 50～60 cm 的枕头,将肾推向背侧固定,双臂前伸,头偏向一侧。

2.**确定穿刺点及麻醉** 一般选右肾下极为穿刺点,以穿刺点为中心,消毒背部皮肤,铺无菌巾。无菌 B 超穿刺探头成像,用 1%～2% 利多卡因局部麻醉。

3.**方法步骤** 取 10 cm 长心内注射针垂直从穿刺点刺入肾囊,注入少量局部麻醉药物。将穿刺针垂直刺入达肾囊,观察肾上下极随呼吸移动情况,当肾下极移到穿刺最佳的位置时,令患者屏气,立即快速将穿刺针刺入肾内 2～3 cm,拔出穿刺针,嘱患者正常呼吸。必要时可在 B 超引导下操作,见图 121-1。

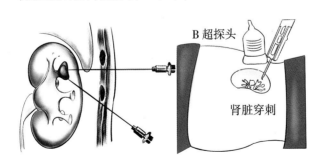

图 121-1 肾穿刺活体组织检查术示意

4.**取材检查** 检查是否取到肾组织,并测量其长度,在解剖镜下观察有 5 个以上肾小球后,送光镜、电镜、免疫荧光。如无肾组织可重复以上步骤。一般 2～3 次为宜。

5.**术后处理** 嘱患者平卧 24 h,多饮水,密切观察血压、脉搏及尿色变化情况。有肉眼血尿者应延长卧床时间。

第三节　肾穿刺活体组织检查术注意事项

一、操作注意事项

操作注意事项如下：①定位必须准确，宁低勿高；②穿刺时，宁外勿里，宁浅勿深（避免损伤较大血管），第一针穿刺组织于显微镜下观察肾小球或髓质的多少，并根据临床决定第二针进针的深浅；③穿刺标本最好在显微镜下分切，无显微镜时，将穿刺标本自皮质端（针尾）至髓质端（针头端）依次分切，皮质端 1 mm 留作电镜检查，相接一部分（2 mm）留作荧光检查，其余部分留作光镜检查；④放置荧光标本的纱布切忌生理盐水过多而浸泡组织；⑤夹取光镜、荧光及电镜标本的镊子必须分开，不得混用以免影响切片及染色效果；⑥光镜标本置固定液中室温保存，荧光标本应低温保存并尽快包埋、切片，电镜标本应置 4 ℃冰箱内保存。

二、术后注意事项

肾穿刺术后注意事项如下：①患者平卧床上推回病房，鼓励多饮水，若无并发症，平卧 4 h 后可以翻身，但不应坐起，24 h 后可以下床，术后 1 周内避免剧烈活动。②肾穿刺后每 15 min 测心率和血压 1 次，共 4 次。若病情平稳，其后可改为 0.5 h 1 次，共 2 次，以后 1 h 1 次至下班。当日下班前将所有测量结果记录于病历中。③注意观察患者尿液颜色，并连续留尿 4 次化验尿常规。出现肉眼血尿乃至血块时，及时向上级医师汇报，并密切观察脉搏、血压及血红蛋白变化。④注意观察患者有无肾穿后腹痛、明显腰部疼痛等腹膜后出血症状，腹膜后出血明显时还可出现鼓肠、恶心、呕吐及虚脱表现，此时应严密观察脉搏、血压及血红蛋白变化。⑤肾穿刺后常规应用止血药（一般为止血敏 0.75 g 静注注射，每天 2 次）及抗生素 3 d。⑥肾穿刺后患者卧床排尿困难时，应鼓励患者尽可能自行排尿，实在无法排尿时才导尿。⑦患者术后有肉眼血尿或腹膜后出血表现时应延长卧床及注射止血药时间（严重时立止血 1 kU 静脉入壶，每 6 h 一次），腹膜后出血较重时还需应用较强抗生素预防继发感染。⑧需进行血液透析治疗的患者，一般在肾穿刺术后 3 d 再进行。必须提前行血透时，应选用无肝素透析。⑨主管医师应于肾穿刺后立即完成肾穿刺记录，记录者及穿刺者均需签名。若出现并发症，还需每日记录并发症处置情况及病情变化。

第四节　肾穿刺活体组织检查术并发症及处理

1. **血尿**　镜下血尿发生率几乎为 100%，常于术后 1~5 d 消失，无须处理。当肾穿刺针穿入肾盏或肾盂后，可以出现肉眼血尿，大多于 1~3 d 消失。出现肉眼血尿伴血块时，一般在静脉滴注维生素 K_1 或垂体后叶素后可以得到缓解，注意此时不要使用止血药，以免出现尿路梗阻造成严重后果。鼓励患者多饮水，保证尿路通畅，对肾功能不全的患者应避免过度饮水造成心力衰竭，同时注意患者排尿情况。极个别患者出血严重时，应输血或输液，监测血压和血红蛋白。若经过抢救仍不能维持血压者，应考虑行选择性肾动脉造影，以明确出血部位，并决定用动脉栓塞治疗，或采取外科手术。

2. **肾周血肿**　肾周血肿的发生率 60%~90%，一般较小，无临床症状，多在 1~2 周内吸收。较大血肿少见，多因肾撕裂或穿至大中血管尤其是动脉造成，多在穿刺当天发生，表现为腹痛、腰痛、穿刺部位压痛或较对侧稍膨隆，穿刺侧腹部压痛、反跳痛，严重时血压下降、血细胞比容下降，行 B 超或 X 射线检查可进一步证实，一般采取保守治疗，若出血不止，可手术治疗。

3.腰痛　发生率 17%~60%,多于 1 周内消失。

4.动静脉瘘　发生率 15%~19%,多数患者没有症状。典型表现为严重血尿和(或)肾周血肿、顽固性高血压、进行性心力衰竭及腰腹部血管杂音。确诊需肾血管造影,大多数在 3~30 个月自行愈合,严重者及时手术。

5.损伤其他脏器　多因穿刺点不当或进针过深损伤脏器,严重者需要手术治疗。

6.感染　感染发生率低,多因无菌措施不严,肾周已存在感染或伴有肾盂肾炎所致,如出现发热、剧烈腰痛、白细胞增高需用抗生素治疗。

7.死亡　发生率为 0~0.1%,因严重大出血、感染、脏器损害或出现其他系统并发症死亡。

（唐光明　张志宏　肖颖彬）

参考文献

1　潘祥林,王鸿利.实用诊断学[M].2 版.北京:人民卫生出版社,2017:1202.

2　王欣,康熙雄.诊断学[M].北京:北京大学医学出版社,2018:795-797.

3　万学红,卢雪峰.诊断学[M].9 版.北京:人民卫生出版社,2019:612-614.

第122章

淋巴结穿刺术和活体组织检查术

淋巴结分布于全身各部,许多原因可使淋巴结肿大,如感染(细菌、病毒、真菌、丝虫)、结核病、造血系统肿瘤(白血病、淋巴瘤)、转移瘤等。淋巴结穿刺取得抽出液,以其制作涂片做细胞学或细菌学检查可协助上述疾病的诊断。

第一节　淋巴结穿刺术和活体组织检查术适应证及禁忌证

一、适 应 证

适应证如下:①任何不明原因的体表淋巴结肿大者;②多枚淋巴结融合成团,切除有困难者;③不能耐受淋巴结切除活组织检查(简称活检)者;④其他疾病伴浅表淋巴结肿大需行淋巴结病理检查明确诊断者。

二、禁 忌 证

1. 绝对禁忌证　穿刺部位有明显炎症改变者。
2. 相对禁忌证　存在凝血机制障碍者。

第二节　淋巴结穿刺术和活体组织检查术方法

一、术 前 准 备

术前准备如下:①交代病情,解释该有创操作的必要性和相关风险,签署知情同意书;②器械准备,包括消毒液、棉签、6号及7号针头、10 ml注射器、无菌敷料、载玻片等;③消毒准备:常规穿刺部位皮肤消毒。

二、操作步骤

1. 体位　取平卧位或坐位。

2. 操作方法　①常规消毒穿刺部位皮肤;②用左手拇指和示指固定淋巴结,右手持针迅速刺入淋巴结;③回抽空注射器至刻度 5 ml 左右,以保持适当的负压;④在病变组织内移动针尖,向不同方向穿刺数针,以便尽量多吸取组织,持续吸引 30 s 左右;⑤吸到组织后,一定要放松针芯,使负压解除,然后拔针;⑥拔出穿刺针后用纱布垫压迫穿刺部位;⑦从注射器上取下针头将注射器内抽满空气,再接上针头,推动针芯将针头内的标本排出,在载玻片上制成涂片后送脱落细胞学检查。

第三节　淋巴结穿刺术和活体组织检查术注意事项

(1)掌握好穿刺针的穿刺方向和深度,刺入淋巴结后见其可随针尖移动,证实已刺中淋巴结,即可抽吸。

(2)体表多枚淋巴结肿大时,请选用较大的淋巴结作为穿刺对象,以提高阳性确诊率。也可对两枚淋巴结同时穿刺。

(3)穿刺锁骨上和腋窝深部淋巴结时,一定不能穿得过深,以免引起气胸和损伤腋血管。

(4)涂片需要晾干后再浸入无水酒精中固定,立即送病理科。

(5)若标本过多或黏稠时,可用针尖铺开或玻片摊开。标本过少时可将针帽翻转,把针帽内残留的标本扣出放在玻片上。

(6)注意观察穿刺点有无出血、红、肿、热、痛。

第四节　淋巴结穿刺术和活体组织检查术并发症及处理

1. 穿刺部位感染、出血　及时注意观察穿刺点有无出血、红、肿、热、痛。给予止血、抗感染治疗。

2. 气胸　穿刺锁骨上和腋窝深部淋巴结时一定不能穿得过深,以免引起气胸等。密切观察活检后患者的呼吸频率和节律,及时对症处理。

(唐光明　张　曦)

参考文献

1　叶旭. 超声造影应用于颈部淋巴结结核穿刺活检术中的效果分析[J]. 中国医药指南,2019,17(35):128-129.

2　郭晓霞,刘昱含,张安姗,等. 超声造影引导下细针穿刺活检诊断早期浸润性乳腺癌腋窝前哨淋巴结转移的价值[J]. 中华实用诊断与治疗杂志,2020,34(9):951-954.

3　黄蓉飞,张文燕,刘卫平,等. 淋巴结空芯针穿刺活检对淋巴组织增生性疾病的诊断意义[J]. 中华病理学杂志,2018,47(1):19-24.

4　符洁,候新毅,杨婷. 超声引导下穿刺活检在浅表淋巴结诊断中的应用[J]. 影像研究与医学应用,2017,1(6):140-141.

5　李冬. 淋巴结超声引导下经皮穿刺活检术的临床应用价值[J]. 系统医学,2020,5(14):98-99,102.

第123章

腰椎穿刺术

腰椎穿刺(lumbar puncture,简称腰穿)是用腰穿针经腰椎间隙刺入椎管内的一种诊疗技术。常用于检查脑脊液的性质,对诊断脑炎、脑膜炎、脑血管病变、脑瘤等有重要意义。有时也用于鞘内注射药物或注入空气做气脑摄片检查,以及测定颅内压力和了解蛛网膜下腔是否阻塞等。

第一节 腰椎穿刺术适应证及禁忌证

一、适应证

适应证如下:①中枢神经系统感染、变性、脱髓鞘疾病;②怀疑蛛网膜下腔出血而 CT 扫描阴性者;③某些颅内肿瘤;④脊髓病变、多发性神经根病变;⑤原因未明的昏迷、抽搐;⑥椎管造影;⑦某些疾病的椎管内注射给药和减压引流治疗;⑧蛛网膜下腔出血及某些颅内炎症时,引流有刺激性脑脊液以缓解头痛等临床症状;⑨测定颅内压力,了解有无颅内压增高或减低;⑩检查脑脊液的动力学,了解椎管内是否阻塞及其程度。

二、禁忌证

禁忌证如下:①颅内高压有可能形成脑疝者;②怀疑后颅窝肿瘤者;③有颅底骨折并脑脊液漏者;④穿刺部位皮肤及脊柱有感染者,腰椎有畸形或骨质破坏者;⑤有出血倾向者;⑥垂危、休克或躁动不能配合检查的患者;⑦全身严重感染如败血症等不宜穿刺者,以免发生中枢神经系统感染者;⑧高位颈段脊髓肿瘤者,腰穿后可致脊髓急性受压,出现呼吸麻痹者。

第二节　腰椎穿刺术方法

一、术前准备

术前准备如下：①详细了解病史，穿刺前检查患者的生命体征、意识、瞳孔及有无视神经盘水肿。②向患者和（或）法定监护人详细说明腰椎穿刺的目的、意义、安全性和可能发生的并发症。简要说明操作过程，解除患者的顾虑，取得配合，并签署知情同意书。③器械准备，腰椎穿刺包（包括消毒孔巾、6 号和 7 号腰穿针各 1 枚、玻璃测压管、消毒纱布、标本容器等）、无菌手套 2 副、弯盘 1 个、局部麻醉药（利多卡因 100 mg）一支、5 ml 和 10 ml 注射器各 1 支、消毒液（碘伏）1 瓶、砂轮 1 枚、油性画线笔 1 支、棉签 1 包、胶布 1 卷、椅子 1 把。需做细菌培养者，准备灭菌试管。如需腰椎穿刺注射药物，应准备好所需药物及注射器。④术者及助手常规洗手，戴好帽子和口罩。

二、操作步骤

1. **体位**　患者侧卧于硬板床，脊柱尽量靠近床边，背部和床面垂直，头颈向前胸屈曲，两手抱膝紧贴腹部，尽量使腰椎后凸，拉大椎间隙，以利进针，见图 123-1。

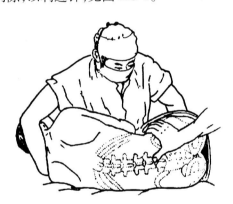

图 123-1　腰椎穿刺体位示意

2. **穿刺点定位**　双侧髂骨最高点连线与后正中线的交汇处最为适宜，相当于 L_4 棘突或 $L_{3\sim4}$ 棘突间隙。通常选择 $L_{3\sim4}$ 棘突间隙为穿刺点，用油性画线笔在皮肤上做标记。如果在 $L_{3\sim4}$ 棘突间隙穿刺失败，可改在上或下一椎间隙进行，见图 123-2。

3. **消毒**　用碘伏在穿刺点部位，自内向外进行皮肤消毒，消毒范围直径约 15 cm。解开穿刺包，术者戴无菌手套，检查穿刺包内器械，注意穿刺针是否通畅，并铺消毒孔巾。

4. **局部麻醉**　持 5 ml 注射器抽取利多卡因 5 ml，持针（针尖斜面向上）在穿刺点斜刺入皮内，注射利多卡因至形成橘皮样隆起的皮丘（5 mm），然后用利多卡因自皮肤到椎间韧带作局部麻醉。在拔出针头前注意穿刺的深度。

5. **腰椎穿刺**　术者用左手拇指和示指绷紧并固定穿刺部位皮肤，避免穿刺点移位，右手持腰穿针垂直于脊背平面，针尖斜面朝向头部刺入皮下后，要从正面及侧面察看进针方向是否正确，这是穿刺成功的关键。针头稍斜向头部，缓慢刺入（成人 4～6 cm，儿童 2～4 cm）。针头穿过韧带时有一定的阻力感，当阻力突然降低时，提示针已穿过硬脊膜进入蛛网膜下腔。将针芯慢慢拔出，可见脑脊液流出。

6. **测压**　接上测压管测量颅内压力，要求患者全身放松，双下肢和颈部略伸展，平静呼吸，可见测压管内液面缓缓上升,到一定平面后液平面随呼吸而波动,此读数为脑脊液压力。正常侧卧位脑脊液压力为 70～180 mmH$_2$O(40～50 滴/min)。

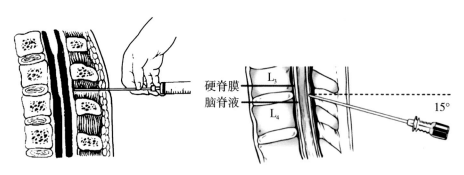

图 123-2　腰椎穿刺部位

7. 奎肯试验　奎肯试验(Queckenstedt test)又称压颈试验,其原理是:正常脑和脊髓的蛛网膜下腔是相通的,压迫颈静脉→颅内静脉压增高→脑脊液回流受阻→颅内压迅速上升。凡颅内高压者,禁做此试验。其意义是了解蛛网膜下腔有无阻塞。压颈试验前应先做压腹试验,由助手用拳压患者腹部持续 20 s,脑脊液压力即迅速上升,解除压迫后,压力如迅速下降至原水平,证明腰穿针完全在蛛网膜下腔内。

方法:由助手先后分别压迫左右颈静脉,然后同时压迫双侧颈静脉,每次压迫 10 s。正常时压迫一侧颈静脉后,脑脊液压力迅速升高 1 倍左右,解除压迫后 10～20 s,迅速降至原来水平,表示蛛网膜下腔通畅。如在穿刺部位以上有椎管梗阻,压颈时压力不上升(完全性梗阻),或压力上升、下降缓慢(部分性梗阻),称为压颈试验阳性。如压迫一侧颈静脉脑脊液压力不上升,但压迫对侧上升正常,提示梗阻侧的横窦闭塞。

8. 脑脊液送检　测压后用标本容器收集脑脊液 2～5 ml 送检,包括化验及细菌培养等。若颅内压增高时放液需谨慎,仅收集测压管中脑脊液,或用针芯控制慢慢放出,最好不要超过 2 ml。

9. 穿刺结束　插入针芯拔针,局部按压 1～2 min,消毒穿刺点,覆盖无菌纱布,用胶布固定。术毕嘱患者去枕平卧 4～6 h,以免引起术后头痛。整理用物,医疗垃圾分类处置,标本及时送检,并做详细穿刺记录。

第三节　腰椎穿刺术注意事项

(1)严格无菌操作和掌握适应证与禁忌证。

(2)疑有颅内高压必须先做眼底检查,如有明显视神经盘水肿或有脑疝先兆者,禁忌穿刺。如果必须穿刺协助诊断,可先用脱水剂降低颅内压。然后选用细穿刺针穿刺,刺入硬脊膜后针芯不要完全拔出,使脑脊液缓慢滴出,以免引起脑疝。

(3)穿刺过程,注意观察患者意识、瞳孔、脉搏、呼吸的改变,若病情突变,应立即停止操作,并进行抢救。发现颅内高压或出现脑疝症状,应立即停止放液,快速静脉给予脱水剂或向椎管内注入生理盐水 10～20 ml,如脑疝不能复位,迅速行脑室穿刺。

(4)防止因放液过多、穿刺针过粗脑脊液自穿刺孔处外漏或过早起床所引起的低压性头痛。低颅压者可于腰穿放出脑脊液后,注入等量生理盐水,防止加重。术后头痛治疗主要是补充液体如生理盐水 500～1 500 ml,或鼓励患者多饮水;多进咸食,少进甜食,以免利尿,卧床休息,一般 5～7 d 缓解。

(5)鞘内注射药物,需放出等量脑脊液,药物要以生理盐水稀释,注射应极缓慢。推入药物时勿一次完全注入,应注入、回抽,每次注入多于回抽,如此反复多次,才可完成。

(6)损伤性出血多为穿刺不顺利所致,血性脑脊液数分钟后可自凝。非损伤性出血如蛛网膜下腔出血通常不自凝。

（7）取脑脊液检查时，第 1 管做细菌学检查，第 2 管做生化检查，第 3 管做常规、细胞学检查，以免因损伤致细胞检查不准确。

（8）腰椎穿刺失败原因：①穿刺方向不对；②穿刺针选择不对，成人用细针，儿童用粗针都容易穿刺失败；③患者过分紧张，椎间隙未拉开；④患者脊柱畸形、过度肥胖等。

第四节　腰椎穿刺术并发症及处理

1.头痛　最常见，多见于腰穿后颅内压低所致，特点为平卧时头痛减轻或缓解，而坐位或站位是症状加重。治疗主要是补充液体如生理盐水 500 ~ 1 000 ml，或鼓励患者多饮水，多进咸食，少进甜食，以免利尿，卧床休息，一般 5 ~ 7 d 缓解。

2.腰背痛及神经根痛　多为穿刺不顺利或穿刺针损伤神经根引起，必要时可用镇痛、镇静剂。

3.感染　未严格无菌操作引起，应根据药敏试验选用敏感抗生素治疗。

4.脑疝　最危险的并发症，多见于术前不清楚有颅内压增高或颅后窝占位性病变者。其腰穿后可引起沟回疝或枕骨大孔疝，延髓受压危及生命。处理方法为停止放液，给予强力脱水剂。

（唐光明　马　军　黄　磊）

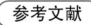

参考文献

1　万学红,卢雪峰.诊断学[M].9 版.北京:人民卫生出版社,2019:619.

2　潘祥林,王鸿利.实用诊断学[M].2 版.北京:人民卫生出版社,2017:1204.

3　王欣,康熙雄.诊断学[M].北京:北京大学医学出版社,2018:800-801.

第 124 章

膝关节腔穿刺术

膝关节腔穿刺术（knee joint cavity paracentesis）常用于检查关节腔内积液的性质，或抽取腔内滑液、了解滑液状况，可为临床诊断提供依据，并可向关节腔内注射药物治疗关节疾病。

第一节　膝关节腔穿刺术适应证及禁忌证

一、适应证

适应证如下：①急性发病的关节肿胀、疼痛或伴有局部皮肤发红和发热，尤其表现在单个关节，怀疑感染性或创伤性关节炎；②未确诊的关节肿痛伴积液，需采集关节液做检查以明确诊断；③确诊的关节炎，但持久不愈且有较多的关节腔积液，影响患者功能时；④通过关节镜进行肉眼观察，滑膜活检或切除，以及游离体清除等处理者；⑤膝关节腔内积液或积脓，需行穿刺检查或引流，必要时注射药物进行治疗，以及向膝关节腔内注入造影剂做关节造影观察关节软骨或骨端变化等情况。

二、禁忌证

禁忌证如下：①穿刺部位局部皮肤有破溃、严重皮疹或感染；②严重凝血功能障碍，如血友病等；③严重的糖尿病、血糖控制不好；④非关节感染患者，有发热或其他部位的感染。

第二节　膝关节腔穿刺术方法

一、操作前准备

向家属及患者交代穿刺的目的和可能出现的情况，准备穿刺针、麻药等。签署知情同意书。

二、操作步骤

操作步骤如下。①采取适当体位;②选择适当穿刺点,髌骨上缘的水平线与髌骨内外侧的垂直线的交点为穿刺点,经膑韧带的两侧紧贴髌骨下方进针;③常规消毒,戴无菌手套,铺无菌巾,自皮肤、关节囊以 1% ~2% 的利多卡因局部麻醉;④术者左手固定穿刺部位皮肤,右手持针经麻醉处进针,待针锋抵抗感消失时,针尖已进入关节腔内,即可抽取关节积液(脓)或注射药物,并留样送检;⑤拔穿刺针,覆盖无菌纱布,以手指压迫数分钟,加压包扎或适当固定(图 124-1)。

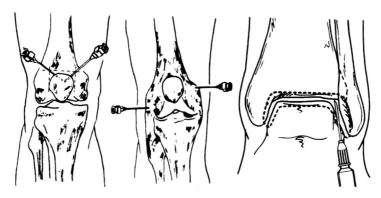

图 124-1　膝关节腔穿刺部位与定位示意

第三节　膝关节腔穿刺术注意事项

(1)严格无菌操作,以免引起关节腔感染。

(2)穿刺时边抽边进针。

(3)当刺入血管抽出新鲜血时,穿刺针应退出少许,改变方向后再进针。

(4)对抽出的关节液应做肉眼观察,各种镜下或细菌检查。

(5)关节腔内注射类固醇不应超过 3 次,以免造成关节损伤。

(6)关节腔内有明显积液者穿刺后应做加压包扎,适当固定,根据液体量的多少确定穿刺的时间,一般每周不应超过 2 次。

(7)穿刺滑液的处理:①非抗凝管,观察颜色、透明度、量、黏稠度、凝固性等(>2 ml);②无菌管,细菌培养(>2 ml);③抗凝管,常规检查(>2 ml)。

第四节　膝关节腔穿刺术并发症及处理

1.关节腔感染　发生化脓性关节炎少见,抗感染治疗,应严格无菌操作。

2.穿刺部位血肿或关节积血　为刺破血管所致,操作时应边抽边进针。

3.其他　窦道形成(结核)、关节软骨损伤、断针等,对症处理。

(唐光明　温皇鼎)

参考文献

1 潘祥林,王鸿利.实用诊断学[M].2版.北京:人民卫生出版社,2017:1205.

2 张菊华,石磊.类风湿关节炎患者行膝关节腔穿刺术的心理护理[J].实用临床护理学杂志,2018,3(36):108.

第 125 章

导尿和导尿术

导尿术(urethral catheterization)是将导尿管经尿道插入膀胱引出尿液。目的是解除尿潴留,采取不污染的尿液标本做检查,测定残余尿,测定膀胱冷热感、容量、压力,注入造影剂或药物帮助诊断或治疗等。

第一节 导尿和导尿术适应证及禁忌证

一、适 应 证

适应证如下:①各种下尿路梗阻所致尿潴留;②危重患者抢救;③膀胱疾病诊断与治疗;④进行尿道或膀胱造影;⑤留取未受污染的尿标本做细菌培养;⑥产科手术前的常规导尿;⑦膀胱内药物灌注或膀胱冲洗;⑧探查尿道有无狭窄,了解少尿或无尿原因。

二、禁 忌 证

禁忌证为急性尿道炎,尤其有化脓性感染的,因导尿术可能扩散感染和发生菌血症。

第二节 导尿及导尿术方法

导尿操作过程基本分为清洁、消毒、铺巾、插导尿管、连接集尿袋 5 步。男、女导尿操作中的查对制度和无菌操作要求是相同的,但是由于解剖结构不同,操作过程有差异,下面分别叙述。

一、术 前 准 备

术前准备如下:①向患者解释和交代病情,做好解释工作,争取清醒患者配合;②物品准备,无菌导尿包、无菌治疗碗(内盛消毒液棉球十余个、血管钳 1 把)、清洁手套、无菌持物钳、无菌手套、消毒溶液(碘伏)、中单、便盆。

二、操作步骤

1. 男性导尿术　①携用物至患者床旁。②核对、解释：再次核对患者姓名及床号，并再次向患者解释和交代。③操作者站在患者右侧，松开床尾盖被，协助患者脱去对侧裤子，盖在近侧腿部，对侧腿用盖被遮盖。④准备体位：患者取屈膝仰卧位，两腿充分外展外旋，暴露局部区域。如患者因病不能配合时，可协助患者维持适当的姿势。⑤铺垫巾于患者臀下。⑥消毒双手。⑦初步消毒外阴区：在治疗车上打开无菌导尿包的外包装，并将外包装袋置于床尾。取出初步消毒用物，弯盘（内放镊子及碘伏棉球）置于患者两腿间。操作者左手戴手套，右手持镊子夹取碘伏棉球，依次消毒阴阜、大腿内侧上1/3、阴茎、阴囊。左手提起阴茎将包皮向后推，暴露尿道口，自尿道口向外向后旋转擦拭尿道口、龟头至冠状沟。污棉球、镊子置外包装袋内。消毒完毕，将弯盘移至床尾，脱下手套置外包装袋内。将外包装袋移至治疗车下层。⑧再次消毒双手。⑨将导尿包放在患者两腿之间，按无菌操作原则打开治疗巾。戴好无菌手套后，取出孔巾，铺在患者的外阴处并暴露阴茎。⑩按操作顺序整理用物，取出导尿管并向气囊注水后抽空，检查是否渗漏。润滑导尿管。根据需要连接导尿管和集尿袋的引流管，将消毒液棉球置于弯盘内。⑪再次消毒：左手用纱布包住阴茎，将包皮向后推，暴露尿道口。右手持镊子夹消毒液棉球，再次消毒尿道口、龟头及冠状沟数次，最后一个棉球在尿道口加强消毒。⑫导尿：根据导尿的目的完成导尿操作。一次性导尿，左手继续用无菌纱布固定阴茎并向上提起，与腹壁呈90°角，将弯盘置于孔巾口旁，嘱患者张口呼吸。用另一把镊子夹持导尿管，对准尿道口轻缓插入20～22 cm，见尿液流出后再插入2～3 cm。松开左手下移固定导尿管，将尿液引流到集尿袋内至合适量。如需做尿培养，弃去前段尿液，用无菌标本瓶接取中段尿液5 ml，盖好瓶盖，放置稳妥处（操作结束后尿标本贴标签送检）。导尿完毕，轻轻拔出导尿管，撤下孔巾，擦净外阴。留置导尿，左手继续用无菌纱布固定阴茎并向上提起，与腹壁呈90°角，将弯盘置于孔巾口旁，嘱患者张口呼吸。用另一把镊子夹持导尿管，对准尿道口轻轻插入20～22 cm，见尿液流出后再插入5～7 cm（基本插到导尿管分叉处），将尿液相流至集尿袋内。夹闭导尿管，连接注射器，根据导尿管上注明的气囊容积向气囊注入等量的无菌溶液，轻拉导尿管有阻力感，即证明导尿管固定于膀胱内。导尿成功后将包皮复位，撤下孔巾，擦净外阴。集尿袋固定于床旁，安置妥当后放开夹闭的导尿管，保持引流通畅，见图125-1。⑬整理用物：撤下一次性垫巾，脱去手套。导尿用物按医疗废弃物分类处理。⑭安置患者：协助患者穿好裤子，安置舒适体位并告知患者操作完毕。⑮消毒双手。⑯观察并记录：询问患者感觉，观察患者反应及排尿等情况，并记录导尿时间、尿量、尿液颜色及性质等情况。

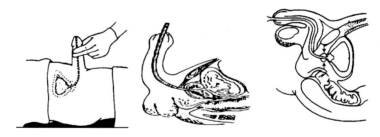

图 125-1　男性导尿术示意

2. 女性导尿术　①携用物至患者床旁。②核对、解释：再次核对患者姓名及床号，并再次向患者解释和交代。③操作者站在患者右侧，松开床尾盖被，协助患者脱去对侧裤子，盖在近侧腿部，对侧腿用盖被遮盖。④准备体位：患者取仰卧屈膝位，两腿充分外展外旋，暴露局部区域。如患者因病情不能配合时，可协助患者维持适当的姿势。⑤铺垫巾于患者臀下。⑥消毒双手。⑦初步消毒外阴区：在治疗车上打开无菌导尿包的外包装，并将外包装袋置于床尾。取出初步消毒用物，弯盘（内放镊子及碘伏棉球）置于患者两腿间。操作者左手戴手套，右手持镊子夹取碘伏棉球，依次消毒阴阜、大腿内侧上1/3、大阴唇。左手分开阴唇，消毒小阴唇、尿道口至会阴部。污棉球、纱布、镊子置外包装袋内。消毒完毕，将弯盘移至床尾，脱下手套置外包装袋内。将外包装袋移至治疗车下层。⑧再次消毒双手。⑨将导尿包放在患者两腿之间,按无菌操作原则打开治疗巾。戴好无菌手套后,取出孔巾,铺在患者的外阴处并暴露会阴部。⑩按操作顺序整理用物,取出导尿管并向气囊注水后抽空,检查是否渗漏。润滑导尿管。根据需要连接导尿管和集尿袋的引流管,将消毒液棉球置于弯盘内。⑪再次消毒:左手用纱布分开并固定小阴唇,暴露尿道口。右手持摄子夹消毒液棉球,再次消毒尿道口、两侧小阴唇,最后一个棉球在尿道口加强消毒。⑫导尿:根据导尿的目的完成导尿操作。一次性导尿,左手继续用无菌纱布分开并固定小阴唇,将弯盘置于孔巾口旁,嘱患者张口呼吸。用另一把镊子夹持导尿管,对准尿道口轻轻插入 4~6 cm,见尿液流后再插入 2~3 cm。松开左手下移固定导尿道,将尿液引流到集尿袋内至合适量。如需做尿培养,弃去前段尿液,用无菌标本瓶接取中段尿液 5 ml,盖好瓶盖,放置稳妥处(操作结束后尿标本贴标签送检)。导尿完毕,轻轻拔出导尿管,撤下孔巾,擦净外阴。留置导尿,左手继续用无菌纱布分开并固定小阴唇,将弯盘置于孔巾口旁,嘱患者张口呼吸。用另一把镊子夹持导尿管,对准尿道口轻轻插入 4~6 cm,见尿液流出后再插入 5~7 cm,将尿液引流至集尿袋内。夹闭导尿管,连接注射器,根据导尿管上注明的气囊容积向气囊注入等量的无菌溶液,轻拉导尿管有阻力感,即证明导尿管固定于膀胱内。导尿成功后,撤下孔巾,擦净外阴。集尿袋固定床旁,安置妥当后放开夹闭的导尿管,保持引流通畅,见图 125-2。⑬安置患者:协助患者穿好裤子,安置舒适体位并告知患者操作完毕。整理床单位,保持病室整洁。⑭消毒双手。⑮观察并记录:询问患者感觉,观察患者反应及排尿等情况,记录导尿时间、尿量、尿液颜色及性质等情况。

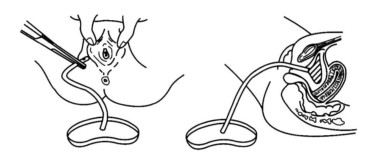

图 125-2　女性导尿术示意

第三节　导尿和导尿术注意事项

(1)应严格无菌操作,预防尿路感染。

(2)插入尿管动作要轻柔,以免损伤尿道黏膜,若插入时有阻挡感可更换方向再插见有尿液流出时再插入 2 cm,勿过深或过浅,尤忌反复抽动尿管。

(3)选择导尿管的粗细要适宜,对小儿或疑有尿道狭窄者,尿管宜细。

(4)对膀胱过度充盈者,排尿宜缓慢以免骤然减压引起出血或晕厥。

(5)测定残余尿时,嘱患者先自行排尿,然后导尿。残余尿量一般为 5~10 ml,如超过 100 ml,则应留置导尿。

(6)留置导尿时,应经常检查尿管情况,有否脱出。每日须清洁尿道口分泌物。为避免感染,可在尿道口围绕导尿管放一无菌纱条,同时用 1:5 000 氯己定湿润。导尿管至贮尿瓶的引流系统皆应无菌,而且应保持密封。引流管及贮尿瓶移动时不宜超过膀胱高度,以免尿液倒流而污染膀胱。应每日更换接尿瓶的引流管及贮尿瓶。尽可能不冲洗膀胱。

第四节 导尿和导尿术并发症及处理

1. **尿路感染** 导尿相关尿路感染是医院感染中最常见的感染类型。其危险因素包括患者方面和导尿管理置入与维护方面。患者方面的危险因素主要包括患者年龄、性别、基础疾病、免疫力和其他健康状况等。导尿管置入和维护方面的危险因素主要包括导尿管置入方法、导尿管留置时间、导尿管护理质量和抗菌药物临床使用等。导尿和相关尿路感染方式主要为逆行性感染。医师应针对危险因素,加强导尿管相关尿路感染的预防与控制工作。置管前严格掌握留置导尿管的适应证;仔细检查无菌导尿包;对留置导尿管的患者,应该采用密闭式引流装置;告知患者留置导尿管的目的、配合要点和置管后的注意事项。置管时严格遵循无菌操作原则,如导尿管被污染应当重新更换无菌导尿管。置管后保持尿液引流通畅,避免打折、弯曲;任何时候保证集尿袋高度在膀胱水平以下;活动或搬运时夹闭引流管,防止尿液逆流;任何时候防止移动和牵拉导尿管;保持尿道口清洁,定期更换集尿袋和导尿管。鼓励患者多饮水,达到自然冲洗尿路的目的。如患者出现尿路感染时,应及时更换导尿管,并留取尿液进行微生物病原学检查,必要时应用抗生素治疗。

2. **尿道损伤** 导尿时选择导尿管的型号过大或者是导尿管突然被外力(如患者烦躁或翻身时)牵拉,有时甚至会将整个导尿管拉出造成尿道损伤;导尿管气囊卡在尿道内口,气囊压迫膀胱壁或尿道,也会造成尿道黏膜的损伤。医务人员应正确选择导尿管型号,最大限度地降低尿道损伤;置管时动作要轻柔,置管后将导尿和固定稳妥,防止脱出,从而避免损伤尿道黏膜。

3. **气囊破裂致膀胱异物** 导尿管气囊内注入液体过多、压力过大。插管前认真检查气囊质量。导尿时根据导尿管上注明的气囊容积向气囊内注入等量无菌溶液。

(唐光明　肖颖彬)

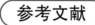

参考文献

1 万学红,卢雪峰.诊断学[M].9版.北京:人民卫生出版社,2019:596-597.

2 王欣,康熙雄.诊断学[M].北京:北京大学医学出版社,2018:793-794.

3 CROGHAN S M,HAYES L,O'CONNOR E M,et al. A Prospective multi-institutional evaluation of iatrogenic urethral catheterization injuries[J]. J Invest Surg,2022,35(10):1761-1766.

第126章

前列腺检查和按摩术

前列腺检查主要通过直肠指诊进行前列腺检查。检查时应注意前列腺的大小、形状、硬度,有无结节、触痛、波动感及正中沟的情况等。

前列腺按摩疗法就是通过定期对前列腺按摩、引流前列腺液,排出炎性物质而达到解除前列腺分泌液淤积,改善局部血液循环,促使炎症吸收和消退的一种疗法。前列腺按摩方法适用于潴留型和慢性细菌性前列腺炎,凡腺体饱满、柔软、脓性分泌物较多者尤其适用。它既是一种诊断方法,又是一种治疗手段。

第一节 前列腺检查和按摩术适应证及禁忌证

一、适 应 证

适应证如下:①前列腺检查主要用于前列腺病变,如急性前列腺炎、慢性前列腺炎、前列腺增生、前列腺癌等。②前列腺按摩指征要明确,一般用于慢性前列腺炎症。

二、禁 忌 证

禁忌证如下:①急性细菌性前列腺炎患者禁用前列腺按摩,因为在急性炎症期间、前列腺组织充血、水肿明显,按摩后会使组织损伤,炎症扩散,同时可使细菌进入血液,导致败血症,使症状加重;②被怀疑为前列腺结核、肿瘤的患者不适合按摩;③慢性前列腺炎急性发作期、前列腺萎缩或硬化患者也不适合按摩。

第二节　前列腺检查和按摩术方法

一、前列腺检查

一般会进行直肠指诊检查,通过直肠来触摸前列腺,可以了解前列腺的大小、质地、有无硬结、有无疼痛等,还可以通过感受肛门括约肌的张力间接了解尿道括约肌的功能。前列腺表面摸到硬结则应考虑有前列腺癌的可能,应查血前列腺特异性抗原(患前列腺癌时会增高),必要时做前列腺穿刺活检确诊。①患者多取膝胸位或截石位,若患者病情严重或衰弱,也可取侧卧位;②医师戴手套或指套,指端涂凡士林或液状石蜡;③在取膝胸位时,左手扶持患者左肩或臀部,以右手示指先在肛门口轻轻按摩,使患者适应,以免肛门括约肌骤然紧张。然后将手指徐徐插入肛门,当指端进入距肛门约5 cm直肠前壁处即可触及前列腺,注意前列腺的形状及改变,见图126-1。

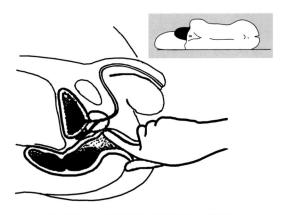

图 126-1　直肠指诊前列腺检查示意

二、前列腺按摩术操作方法

患者取胸膝位,术者以右手示指戴橡皮手套,涂润滑的石蜡油先轻柔按摩肛周而后缓缓伸入直肠内,摸到前列腺后,用示指的最末指节对着前列腺的直肠面,从外向上、向内、向下顺序对前列腺进行按压,即先从腺体的两侧向中线各按压3~4次,再从中央沟自上而下向尿道外口挤压出前列腺液。这样前列腺液即可由尿道排出,留取标本送检。一般一周按摩1~2次。按摩时手法应"轻、缓",注意询问患者感受,切忌粗暴反复强力按压,以免造成不必要的损伤,另外,主张按摩完毕患者立即排尿,可使积留于尿道中的炎性分泌物随尿液排出,见图126-2。

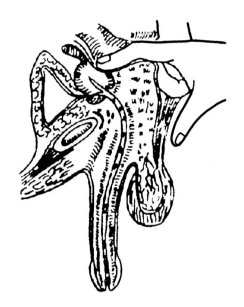

图 126-2　前列腺按摩示意

第三节　前列腺检查和按摩术注意事项

（1）前列腺按摩指征要明确,一般用于慢性前列腺炎症,如怀疑结核、脓肿或肿瘤则禁忌按摩。

（2）按摩时用力要均匀适当,太轻时不能使前列腺液驱出,太重则会引起疼痛。

（3）按摩时要按一定方向进行,不应往返按摩。不合理的手法往往会使检查失败。

（4）一次按摩失败或检查阴性,如有临床指征,需隔 3～5 d 再重复进行。

第四节　前列腺检查和按摩术并发症及处理

1. 疼痛　一般是用力过重所致,操作时用力要均匀适当。

2. 感染　有急性炎症、结核、脓肿等易导致感染扩散。前列腺按摩指征要明确,一般用于慢性前列腺炎症,如怀疑急性炎症、结核、脓肿或肿瘤则禁忌按摩。

（唐光明　马　军）

参考文献

1　潘祥林,王鸿利.实用诊断学[M].2 版.北京:人民卫生出版社,2017:1207.

2　王欣,康熙雄.诊断学[M].北京:北京大学医学出版社,2018:798-799.

3　COKER T J,DIERFELDT D M. Acute bacterial prostatitis:diagnosis and management[J]. Am Fam Physician,2016,93（2）:114-120.

第 127 章

中心静脉压测定术

中心静脉压(central venous pressure, CVP)测定术是指测定右心房及上、下腔静脉胸腔段的压力。它可判断患者血容量、心功能与血管张力的综合情况,有别于周围静脉压力。后者受静脉腔内瓣膜与其他机械因素的影响,故不能确切反映血容量与心功能等状况。

第一节 中心静脉压测定术适应证及禁忌证

一、适 应 证

适应证如下:①原因不明的急性循环衰竭,以辨别是否血容量不足或心功能不全;②大手术或其他需大量输血、补液时,借以指示血容量的动态变化;③临床上遇到血压正常而伴有少尿或无尿的患者,应用中心静脉压测定,可鉴别少尿是由于肾功能衰竭还是脱水或低血容量所致,从而避免过分补液。

二、禁 忌 证

禁忌证如下:①血小板减少或其他凝血机制严重障碍者避免行颈内及锁骨下静脉穿刺,以免操作中误伤动脉引起局部巨大血肿,确有必要进行穿刺,可尝试从颈外静脉穿刺;②局部皮肤感染者应另选穿刺部位;③穿刺部位解剖位置异常或不清,如非常严重的肺气肿,胸廓畸形,颈部胸部手术、创伤,明显的穿刺部位手术后变异等有不适于穿刺插管的表征。

第二节 中心静脉压测定术方法

操作方法如下:①备齐静脉切开包、无菌静脉导管、无菌中心静脉压测定装置等用具。②患者取平卧位,备好上肢静脉或锁骨下静脉、颈外静脉、下肢大隐静脉的皮肤。③于输液管下端接一个三通管,一端接静脉导管,一端接测压管。④常规消毒局部皮肤,铺无菌巾,以静脉穿刺或静脉切开法插入导管。自上肢肘正中静脉或锁骨下静脉插管时,应将导管尖端置于上腔静脉内或右心房中部;如大隐静脉插管时,可将导管尖端置于下腔静脉内。导管的另一端用 V 形管分别接测压管和有生理盐水的输液管。⑤将测压管的"0"点固定在与患者右心房同一高度。⑥扭动三通开关使测压器与静脉导管相通。则测压管内液体迅速下降、到一定水平不再下降时,液体平面的读数即中心静脉压(正常值为 4.42 ~ 7.38 mmHg 或为 6 ~ 10 cmH$_2$O),见图 127-1。

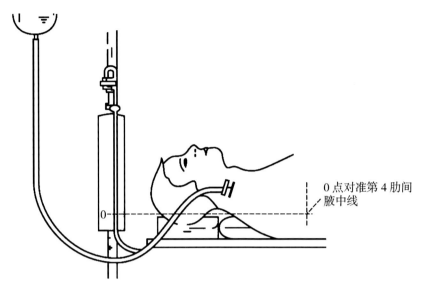

图 127-1　中心静脉压测量示意

第三节　中心静脉压测定术注意事项

(1)严格无菌操作,勿使空气进入。

(2)体位变动时,测压管零点必须保持在与右心房同一高度。

(3)测压导管留置时间一般不超过 5 d,以免引起静脉炎或血栓性静脉炎。

(4)保持静脉导管通畅,每次测压后导管必须冲洗干净。

第四节　中心静脉压测定术并发症及处理

1.感染　皮肤严格消毒、严格无菌操作。

2.心律失常　导管插入过深,其顶端会进入右心房或右心室,对心肌造成机械性刺激而诱发心律失常。如导管插入右心房或右心室,可后退少许。

3.血管损伤　导管的硬度、导管顶端在血管腔内的位置及穿刺部位是影响血管损伤的重要因素。左颈内静脉和颈外静脉内的导管容易引起血管破裂。为减少血管损伤,穿刺时应保持血管腔内的导管与血管壁平行。

4.空气栓塞　导管连接不紧密或导管撤除后造成空气栓塞的主要原因。提醒可让患者左侧卧位,用导管将气泡从右室抽出。

5.血栓形成　仅占3%血栓的发生率与导管留置的时间有关。为预防血栓形成可用肝素盐水冲管。

(唐光明　肖颖彬)

参考文献

1　万学红,卢雪峰.诊断学[M].9版.北京:人民卫生出版社,2019:620-622.

2　潘祥林,王鸿利.实用诊断学[M].2版.北京:人民卫生出版社,2017:1208-1209.

3　王欣,康熙雄.诊断学[M].北京:北京大学医学出版社,2018:776-779.

第128章

痰液体位引流

　　痰液体位引流(sputum postural drainage)指采取适当体位,将肺部病变腔内液体性物质引出的一种方法。各种肺-支气管疾患,伴有大量痰液者,可根据支气管-肺段解剖部位,选择适宜的体位,促进排痰,达到缓解症状的目的。体位引流术原则上将病变部位放在高位,使引流支气管方向向下,依重力作用促使痰液排出。

第一节　痰液体位引流适应证及禁忌证

一、适应证

　　适应证如下:①各种肺、支气管疾患,如肺脓肿、支气管扩张、肺部继发感染等;②支气管造影术前排痰,术后引流出造影剂;③胸腔外科手术前。

二、禁忌证

　　禁忌证如下:①年迈及一般情况极度虚弱、无法耐受所需的体位、无力排除分泌物(在这种情况下,体位引流将导致低氧血症);②抗凝治疗;③胸廓或脊柱骨折、近期大咯血和严重骨质疏松。

第二节　痰液体位引流方法

　　1.准备　引流前向患者说明体位引流的目的及操作过程,以消除顾虑,取得患者的合作。痰液黏稠不易咳出者,可先用生理盐水超声雾化吸入、应用祛痰药(氯化氨、溴己新等)稀释痰液,或应用支气管舒张剂,提高引流效果。

　　2.体位　通过X射线检查,确定病变所在肺叶或肺段,根据病变部位及患者自身体验,采取相应的体位。原则上抬高患肺位置,使引流支气管开口向下,同时辅以拍背,以借助重力的作用使痰液排出,见图128-1。

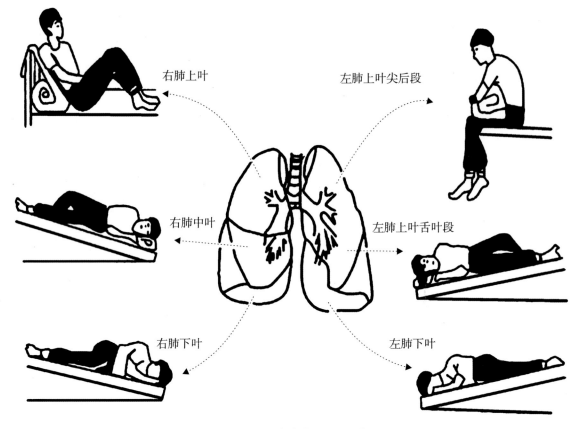

图 128-1 痰液体位引流示意

3. 时间　引流宜在饭前 1 h,饭后 1～3 h 进行,以免引流导致呕吐。每次引流 15～20 min,每日 1～3 次。一般安排在早晨起床时、晚餐前及睡前。

4. 观察　引流过程中应有护士或家人协助,以便及时发现异常。引流中注意观察患者反应,若出现咯血、头昏、发绀、呼吸困难、出汗、脉搏细速、疲劳等情况应立即停止引流。注意观察体位引流出痰液的颜色、量、性质及静置后是否分为 3 层。

5. 排痰　引流过程中鼓励患者做深呼吸及有效咳嗽,并辅以叩背,以利于痰液排出。

6. 引流完毕　嘱患者休息。为消除痰液咳出时引起口臭,应用漱口水彻底漱口,以保持口腔清洁,以增进食欲,减少呼吸道感染机会。记录排出的痰量和性质,必要时将痰液送检。痰液用漂白粉等消毒剂消毒后再弃去。

第三节　痰液体位引流注意事项

(1)引流应在饭前进行,一般在早晚进行,因饭后易致呕吐。

(2)说服患者配合引流治疗,引流时鼓励患者适当咳嗽。

(3)引流过程中注意观察患者,有无咯血、发绀、头晕、出汗、疲劳等情况,如有上述症状应随时终止体位引流。

(4)引流体位不宜刻板执行,必须采用患者即能接受又易于排痰的体位。

第四节　痰液体位引流并发症及处理

1.呕吐　特殊体位时,胃内食物易呕出。应在空腹时进行体位引流。

2.呼吸困难　年迈及极度虚弱的患者,痰液量大时,无力排除分泌物,可导致呼吸困难。术前应做好患者评估,是否能耐受体位引流。

（唐光明）

参考文献

1　潘祥林,王鸿利.实用诊断学[M].2 版.北京:人民卫生出版社,2017:1218.

2　孙嘉阳,郭占林.改良体位痰液引流治疗心胸外科术后肺部感染的效果[J].中华医院感染学杂志,2020,30(5):717-720.

3　李欣,王小亭,李若祎,等.肺部超声主导的体位引流计划在重症肺炎患者中的应用[J].中华急危重症护理杂志,2020,1(5):448-451.

第 129 章

结核菌素试验

结核菌素试验(tuberculin test)又称 PPD 试验,是指通过皮内注射结核菌素,并根据注射部位的皮肤状况诊断结核分枝杆菌感染所致Ⅳ型超敏反应的皮内试验。结核菌素是结核分枝杆菌的菌体成分,包括纯蛋白衍生物(tuberculin purified protein derivative,PPD)和旧结核菌素(old tuberculin,OT)。该试验对诊断结核病和测定机体非特异性细胞免疫功能有参考意义。

第一节 结核菌素试验适应证及禁忌证

一、适 应 证

适应证如下:①协助判断受试者是否受过结核菌感染或是否有结核病灶活动;②判断是否需要接种卡介苗或接种是否有效;③用于结核菌感染的流行病学调查。

二、禁 忌 证

禁忌证如下:①急性传染病及其恢复期;②发热(体温超过 38 ℃)、严重腹泻者;③有器质性病变,如心血管、肾脏病的急性期及恢复期;④有全身性皮肤病如湿疹、脓疱病等;⑤发育不全或防御功能不健全者,如免疫缺陷病等;⑥有过敏性疾病者,如哮喘、荨麻疹等病史者或以往预防接种有过敏史者;⑦癫痫、癔症等患者和有精神或中枢神经系统病史者;⑧体弱、晕针史及严重衰竭者。

第二节 结核菌素试验方法

一、操 作 步 骤

操作步骤如下:①在左前臂掌(或背)侧中央无瘢痕或病变处,用酒精消毒皮肤;②应用 1 ml 一次性注射器,刻度和针孔斜面一致向上,与皮肤平行刺入皮内,缓慢准确地注射 0.1 ml(含 5 U PPD),呈直径为 6～10 mm 大小白色隆起,不要揉摩,会自行消退;③72 h(48～96 h)检查反应,测量局部硬结反应的横径和竖径,或仅测量横径,以测量的实际大小进行记录,如有水疱、丘疹、淋巴管炎等反应,也应在记录大小后注明,见图 129-1。

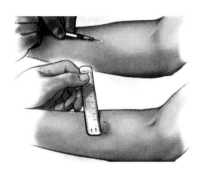

图 129-1 结核菌素试验示意

二、结 果 判 断

经 48～96 h(一般为 72 h)观察反应,结果判断以局部硬结直径为依据:无硬结或硬结平均直径<5 mm 为阴性(-),5～9 mm 为一般阳性(+),10～19 mm 为中度阳性(++),≥20 mm 为强阳性反应(+++),局部除硬结外还有水疱、破溃淋巴管炎及双圈反应为极强阳性反应(++++)。

第三节　结核菌素试验注意事项

(1)结核菌素应冷藏(2～8 ℃)、避光保存,不能直接放在冰上,不与其他药物混放。

(2)安瓿打开后 1 h 内用完。

(3)试验应在室内进行,避免阳光照射。

(4)结核菌素试验采用一次性注射器。

(5)做好宣传工作,避免紧张。

(6)对人群进行结核菌素调查时,对发热和明显衰弱者暂不应用。

(7)注射时或注射后出现晕厥、癔症反应、过敏反应及过敏性休克、注射局部形成溃疡、感染和坏死等并发症,应及时给予对症处理。

(8)查验反应时,如局部有水疱、溃疡,应保持干燥,防止感染,减少前臂活动。

(9)应记录结核菌素批号。

第四节　结核菌素试验并发症及处理

1.全身反应　全身反应极少,主要表现为低热,不需做任何处理,若出现高热则进行对症处理。若出现过敏反应及过敏性休克,应立即予以对症处理。

2.局部反应　局部可能出现的反应,主要表现为红、肿、痒、水泡、黑条(斑)、破溃等。

处理方法:局部未破溃、感染则无须处理,数日后自行消退,若抓破、感染或自行破溃则在测量结果后进行消毒等对症处理即可。

(唐光明　王关嵩)

参考文献

1 万学红,卢雪峰.诊断学[M].9 版.北京:人民卫生出版社,2018:624.

2 潘祥林,王鸿利.实用诊断学[M].2 版.北京:人民卫生出版社,2017:1221.

3 REHMAN M U,KHAN Z,KHAN A S,et al. Role of tuberculin test as a diagnostic tool for tuberculosis[J]. J Ayub Med Coll Abbottabad,2018,30(4):529-533.

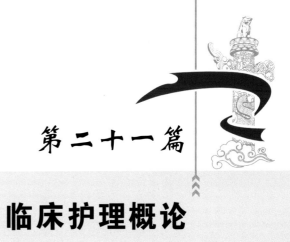

第二十一篇

临床护理概论

内容概览

第 130 章　基础护理

第 131 章　护理技术

第 132 章　营养饮食护理

第 133 章　护理技术操作并发症及处理

第130章

基础护理

第一节 舒适与安全

一、分级护理

分级护理是指根据对患者病情的轻重缓急以及自理能力的评估结果,给予患者不同级别的护理(表130-1),通常分为4个护理级别,即特级护理、一级护理、二级护理及三级护理。

表130-1 分级护理的适用对象及护理要点

护理级别	适用对象	护理要点
特级护理	病情危重,随时可能发生病情变化,需要进行抢救的患者;重症监护患者;各种复杂手术或者大手术后患者;使用呼吸机辅助呼吸,并需要严密监护病情的患者;实施连续性肾脏替代治疗(CRRT),并需要严密监护生命体征的患者;其他有生命危险,并需要严密监护生命体征的患者	1. 严密观察患者病情变化,监测生命体征 2. 根据医嘱,正确实施治疗、给药措施 3. 根据医嘱,准确测量出入量 4. 根据患者病情,正确实施基础护理和专科护理,如口腔护理、压疮护理、气管护理及管路护理等,实施安全措施 5. 保持患者的舒适和功能体位 6. 实施床旁交接班
一级护理	病情趋向稳定的重症患者;手术后或者治疗期间需要严格卧床的患者;生活完全不能自理且病情不稳定的患者;生活部分自理,病情随时可能发生变化的患者	1. 每小时巡视患者,观察患者病情变化 2. 根据患者病情,测量生命体征 3. 根据医嘱,正确实施治疗、给药措施 4. 根据患者病情,正确实施基础护理和专科护理,如口腔护理、压疮护理、气管护理及管路护理等,实施安全措施 5. 提供护理相关的健康指导

续表130-1

护理级别	适用对象	护理要点
二级护理	病情稳定,仍需卧床的患者;生活部分自理的患者	1. 每2h巡视患者,观察患者病情变化 2. 根据患者病情,测量生命体征 3. 根据医嘱,正确实施治疗、给药措施 4. 提供护理相关的健康指导
三级护理	生活完全自理且病情稳定的患者;生活完全自理且处于康复期的患者	1. 每3h巡视患者,观察患者病情变化 2. 根据患者病情,测量生命体征 3. 根据医嘱,正确实施治疗、给药措施 4. 提供护理相关的健康指导

二、环境要求

适宜的病室温度、湿度和通风条件以及安静的病室环境对患者病情恢复具有重要作用。因此,适当调控医院的物理环境,使之保持整洁、舒适、安全和美观是护士的重要职责。适宜的环境应考虑下列因素。

(一)空间

每个人都需要一个适合其成长、发展及活动的空间,医院在为患者安排空间时,必须考虑患者整体的需要。要尽可能在医院条件许可的情况下,综合考虑不同病情、不同层次、不同人群的需要,保证患者有适当的空间,同时方便治疗和护理操作的进行。一般情况下,每个病区设30~40张病床为宜,每间病室宜设2~4张病床或单床,尽量配有卫生间,病床之间的距离不得少于1 m。

(二)温度

适宜的温度有利于患者休息、治疗及护理工作的进行。在适宜的室温下,患者可以感到舒适、安宁,能减少消耗,利于散热,并可减轻肾脏负担。室温过高会使神经系统受到抑制,干扰消化和呼吸功能,不利于体热散发,影响体力恢复;室温过低会使人畏缩、缺乏动力、肌肉紧张而产生不安,也会使患者受凉。适宜的环境温度标准因人而异,如年纪较大、活动量较少的人要比年纪较轻、活动量较大的患者所要求的温度高。一般来说,普通病室温度保持在18~22 ℃为宜,新生儿室、老年病房、产房、手术室以22~24 ℃为宜。

病室应配备室温计,以便护士能随时评估室内温度并加以调节,满足患者心身舒适的需要。由于季节的变换,气温差别很大,除依据气温变化适当增减患者的盖被及衣服外,护士应充分利用医院的设施条件,密切结合患者病情对病室温度进行调节。夏季气温较高,使用空气调节器是调节室温的最好方法,或者通过打开门窗增加室内空气流通,加快体热散发速度,促进患者舒适。冬季气温较低,除采用空气调节器调节室温外,也可采用暖气设备保持病室温度。此外,护士在执行各项护理操作时,应尽量避免患者不必要的暴露,以防患者受凉。

(三)湿度

湿度指空气中含水分的程度。病室湿度一般指相对湿度,即在单位体积的空气中,一定温度条件下,空气中所含水蒸气的量与其达到饱和时含量的百分比。湿度会影响皮肤蒸发散热的速度,从而造成人体对环境舒适感的差异。人体对湿度的需要随温度的不同而变化,温度越高,对湿度的需要越小,适宜的病室湿度为50%~60%。湿度过高或过低都会给患者带来不适感。湿度过高时,蒸发作用减弱,可抑制排汗,患者感到潮湿、气闷,尿液排出量增加,肾脏负担加重;湿度过低时,空气干燥,人体蒸发大量水分,可引起口干舌燥、咽痛、烦渴等表现,对呼吸道疾患或气管切开患者尤为不利。

病室应配备湿度计,以便护士能随时评估室内湿度并加以调节,满足患者心身舒适的需要。当室内湿度大于室外时,使用空气调节器是调节室内湿度的最好方法。无条件时,可通过打开门窗增加室内空气流通以降低湿度。室内湿度过低时,可以在地面上洒水,冬季可以在暖气上安放水槽、水壶等蒸发水汽,以达到提高室内湿度的目的。

(四)通风

通风可以增加室内空气流动,改变室内温度和湿度,从而刺激皮肤的血液循环,加速皮肤汗液蒸发和热量散失,提高患者的舒适感。呼吸道疾病的传播多与空气不洁有关,而且污浊的空气中氧气含量不足,可使人出现烦躁、倦怠、头晕和食欲减退等表现。通风是减轻室内空气污染的有效措施,它能在短时间内置换室内空气,降低空气中微生物的密度。通风效果受通风面积(门窗大小)、室内外温差、通风时间及室外气流速度的影响,一般通风 30 min 即可达到置换室内空气的目的。

(五)噪声

噪声指能引起人们生理和心理不适的一切声音。噪声不但使人不愉快而且对健康不利,严重的噪声会引起听力损害甚至导致听力丧失。其危害程度视音量的大小、频率的高低、持续时间的长短和个人的耐受性而定。噪声的单位是分贝(dB),根据世界卫生组织规定的噪声标准,白天较理想的噪声强度是 35~40 dB。噪声强度在 50~60 dB 即能产生相当的干扰。突发性噪声,如爆炸声、鞭炮声、警报声等,其频率高、音量大,虽然这些噪声持续时间短,但当其强度高达 120 dB 以上时,可造成高频率的听力损害,甚至永久性失聪。长时间处于 90 dB 以上的高音量环境中,能导致耳鸣、血压升高、血管收缩、肌肉紧张,以及出现焦躁、易怒、头痛、失眠等症状。

对噪声的耐受性因人而异,定义范围个体差异大且复杂,与患者的性格、职业、病情轻重程度、心理状态、既往经验及个体敏感性等密切相关,它可造成患者生理和心理上的应激反应。

医院周围环境的噪声虽非护士所能控制,但护士应尽可能地为患者创造安静的环境。工作人员在说话、行动与工作时应尽可能做到"四轻",即说话轻、走路轻、操作轻、关门轻。

1. 说话轻　说话声音不可过大,护士应该评估自己的音量并且保持适当的音量。但也不可耳语,以免使患者产生怀疑、误会与恐惧。

2. 走路轻　走路时脚步要轻巧,操作时应穿软底鞋,防止走路时发出不悦耳的声音。

3. 操作轻　操作时动作要轻稳,处理物品与器械时应避免相互碰撞,尽量避免制造不必要的噪声。推车轮轴应定时滴注润滑油,以减少摩擦时发出的噪声。

4. 关门轻　病室的门窗应定期检查维修;开关门窗时,随时注意轻开轻关,不要人为地制造噪声。

患病时,人适应噪声的能力减弱,少许噪声即会影响患者情绪,使患者感到疲倦和不安,影响其休息和睡眠,久之,会导致病情加重。减少噪声,可使患者得到很好的休息,有利于患者康复。

(六)光线

病室光源有自然光源和人工光源。日光是维持人类健康的要素之一。太阳辐射的各种光线,如可见光、红外线、紫外线等都具有很强的生物学作用。适量的日光照射能使照射部位温度升高、血管扩张、血流增快,有利于改善皮肤的营养状况,使人食欲增加,舒适愉快。紫外线有强大的杀菌作用,并可促进机体内部合成维生素 D,因此病房内经常开启门窗,让阳光直接射入,或协助患者到户外接受阳光照射,对辅助治疗颇有意义。另外,日光的变化可减少患者与外界的隔离感。

为了满足病室夜间照明及保证特殊检查和治疗护理的需要,病室必须备妥人工光源,光源的设计及亮度可依其作用进行调节。楼梯、药柜、抢救室、监护室内的灯光要明亮;普通病室除一般吊灯外还应有地灯装置,既不打扰患者的睡眠,又可以保证夜间巡视工作的进行;病室内还应有一定数量的立式鹅颈灯,以适用于不同角度的照明,为特殊诊疗提供方便。

(七)装饰

优美的环境让人感觉舒适愉快。病室是患者在医院停留时间最长的空间,病室布置应简单、整洁、美观。这样不但可以增进患者心身舒适,而且可以使患者精神愉悦。现代医院不仅按各病室不同需求来设计并配备不同颜色,而且应用各式图画、各种颜色的窗帘、被单等来布置患者单位,如儿科病室的床单和护士服使用暖色,使人感到温馨甜蜜。医院环境的颜色如调配得当,不仅可促进患者心身舒适,还可以产生积极的医疗效果。

医院流动人群中,老弱病残的聚集比例远大于一般公共场所。因此对包括地材在内的建材安全性能提出了很高的要求。按照防滑系数的不同,防滑等级通常分为3级。1级是指不安全,防滑系数小于0.50;2级是指安全,防滑系数为0.50~0.79;3级是指非常安全,防滑系数不小于0.80。通常医院的防滑等级不应低于1级;对于老人、儿童、残疾人等活动较多的室内场所,防滑等级应达到2级;对于室内易浸水的地面,防滑等级应达到3级。

三、医院常见的不安全因素及防范

(一)物理性损伤及防范

物理性损伤包括机械性、温度性、压力性及放射性损伤等。

1. 机械性损伤　常见有跌伤、撞伤等损伤。跌倒和坠床是医院最常见的机械性损伤原因。其防范措施如下。

(1)昏迷、意识不清、躁动不安及婴幼儿患者易发生坠床等意外,应根据患者情况使用床档或其他保护具加以保护。

(2)年老体弱、行动不便的患者行动时应给予搀扶或其他协助。常用物品应放于容易获取处,以防取放物品时失去平衡而跌倒。

(3)病区地面要采用防滑地板,并注意保持整洁、干燥;室内物品应放置稳固,移开暂时不需要的器械,减少障碍物;通道和楼梯等进出口处应避免堆放杂物,防止磕碰、撞伤及跌伤。

(4)病区走廊、浴室及卫生间应设置扶手,供患者步态不稳时扶持。浴室和卫生间应设置呼叫系统,以便患者在需要时寻求援助,必要时使用防滑垫或安放塑料靠背椅。

(5)应用各种导管、器械进行操作时,应遵守操作规程,动作轻柔,防止损伤患者皮肤黏膜;妥善固定导管,注意保持引流通畅。

(6)对精神障碍者,应注意将剪刀等器械妥善放置,避免患者接触而发生危险。

2. 温度性损伤　常见有热水袋、热水瓶所致的烫伤;冰袋、制冷袋等所致的冻伤;各种电器如烤灯、高频电刀等所致的灼伤;易燃易爆品如氧气、乙醚及其他液化气体所致的各种烧伤等。其防范措施如下。

(1)护士在应用冷、热疗法时,应严格遵守操作规程,注意听取患者的主诉及观察局部皮肤的变化,做好交接班,如有不适应及时处理。

(2)对于易燃易爆品应强化管理,并加强防火教育,制定防火措施,护士应熟练掌握各类灭火器的使用方法。

(3)医院内的电路及各种电器设备应定期进行检查维修。对患者自带的电器设备,如收音机、电剃须刀等,使用前应进行安全检查,并对患者进行安全用电的知识教育。

3. 压力性损伤　常见有因长期受压所致的压疮;因高压氧舱治疗不当所致的气压伤;因石膏和夹板固定过紧形成的局部压疮等。

4. 放射性损伤　主要由放射性诊断或治疗过程中处理不当所致,常见有放射性皮炎、皮肤溃疡坏死,严重者可致死亡。其防范措施如下。

(1)在使用X射线或其他放射性物质进行诊断或治疗时,正确使用防护设备。

(2)尽量减少患者不必要的身体暴露,保证照射区域标记的准确。正确掌握放射性治疗的剂量和时间。

(3)保持接受放射部位皮肤的清洁干燥,且防止皮肤破损,应避免一切物理性刺激(用力擦拭、搔抓、摩擦、暴晒及紫外线照射等)和化学性刺激(外用刺激性药物、肥皂擦洗)等。

(二)化学性损伤及防范

化学性损伤通常是由于药物使用不当(如剂量过大、次数过多),药物配伍不当,甚至用错药物引起。其防范措施如下。

（1）护士应熟悉各种药物应用知识，严格执行药物管理制度和给药原则。

（2）给药时，严格执行"三查七对"，注意药物之间的配伍禁忌，及时观察患者用药后的反应。

（3）做好健康教育，向患者及家属讲解安全用药的有关知识。

（三）生物性损伤及防范

生物性损伤包括微生物和昆虫对人体的伤害。病原微生物侵入人体后会诱发各种疾病，直接威胁患者的安全。其防范措施如下。

（1）护士应严格执行消毒隔离制度，严格遵守无菌技术操作原则。

（2）加强和完善各项护理措施。

（3）昆虫叮咬不仅严重影响患者的休息，还可致过敏性损伤，甚至传播疾病。因此，护士应采取措施予以消灭，并加强防范。

（四）心理性损伤及防范

心理性损伤是由各种原因所致的情绪不稳、精神受到打击而引起。如患者对疾病的认识和态度、患者与周围人群的情感交流、医务人员对患者的行为和态度等均可影响患者的心理，甚至会导致患者心理损伤的发生。其防范措施如下。

（1）护士应重视患者的心理护理，注意自身的行为举止，避免传递不良信息，造成患者对疾病治疗和康复等方面的误解而引起情绪波动。

（2）应以高质量的护理行为取得患者的信任，提高其治疗信心。

（3）与患者建立良好的护患关系，并帮助患者与周围人群建立和睦的人际关系。

（4）对患者进行有关疾病知识的健康教育，并引导患者采取积极乐观的态度对待疾病。

第二节 预防与控制医院感染

一、医院感染

（一）医院感染的概念

医院感染（nosocomial infection）又称医院获得性感染（hospital-acquired infection）、医疗相关感染（healthcare-associated infection）。广义地讲，任何人在医院活动期间由于遭受病原体侵袭而引起的诊断明确的感染均称为医院感染。由于门急诊患者、陪护人员、探视人员及其他流动人员在医院内停留时间相对短暂，常常难以确定其感染是否来自医院，所以医院感染的对象主要为住院患者。

《医院感染管理办法》（中华人民共和国卫生部令第48号，2006年9月1日施行）中关于医院感染的定义是：住院患者在医院内获得的感染，包括在住院期间发生的感染和在医院内获得出院后发生的感染，但不包括入院前已存在或者入院时已处于潜伏期的感染。医院工作人员在医院内获得的感染也属医院感染。在医疗机构或其科室的患者中，短时间内发生3例或以上同种同源感染病例的现象称为医院感染暴发。

医院感染的确定主要依据临床诊断，同时需力求做出病原学诊断。

1.医院感染的诊断标准 ①无明确潜伏期的感染，入院48 h后发生的感染；②有明确潜伏期的感染，自入院起超过平均潜伏期后发生的感染；③本次感染直接与上次住院有关；④在原有感染基础上出现其他部位新的感染（慢性感染的迁徙病灶除外），或在已知病原体基础上又分离出新的病原体（排除污染和原来的混合感染）的感染；⑤新生儿在分娩过程中和产后获得的感染；⑥由于诊疗措施激活的潜在性感染，如疱疹病毒、结核分枝杆菌等的感染；⑦医务人员在医院工作期间获得的感染。

2.医院感染的排除标准 ①皮肤黏膜开放性伤口只有细菌定植而无炎症表现；②由于创伤或非生物

性因子刺激而产生的炎症表现;③新生儿经胎盘获得(出生后48 h内发病)的感染,如单纯疱疹、弓形体病等;④患者原有的慢性感染在医院内急性发作。

(二)医院感染的分类

医院感染可按病原体的来源、感染病原体的种类、感染发生的部位等方法分类。

1. 按病原体的来源分类

(1)内源性医院感染:内源性医院感染(endogenous nosocomial infection)又称自身医院感染(autogenous nosocomial infection),指各种原因引起的患者在医院内遭受自身固有病原体侵袭而发生的医院感染。病原体来自患者自身,为患者体内或体表的常居菌或暂居菌,正常情况下不致病,只有当它们与人体之间的平衡在一定条件下被打破时,成为机会致病菌而造成各种内源性感染。

(2)外源性医院感染:外源性医院感染(exogenous nosocomial infection)又称交叉感染(cross infection),指各种原因引起的患者在医院内遭受非自身固有病原体侵袭而发生的医院感染。病原体来自患者身体以外的个体或环境,通过直接或间接的途径,导致患者发生感染。

2. 按感染病原体的种类分类　可将医院感染分为细菌感染、真菌感染、病毒感染、支原体感染、衣原体感染、立克次体感染、放线菌感染、螺旋体感染及寄生虫感染等。目前引起医院感染的病原体以细菌和真菌为主。每一类感染又可根据病原体的具体名称分类,如铜绿假单胞菌感染、白假丝酵母菌感染、柯萨奇病毒感染、肺炎支原体感染、沙眼衣原体感染、恙虫病立克次体感染、阿米巴原虫感染等。

3. 按感染发生的部位分类　全身各系统、各器官、各组织都可能发生医院感染。

(三)医院感染的预防与控制

为保障医疗安全、提高医疗质量,各级各类医院应建立医院感染管理责任制。医院感染的预防与控制属于一项系统工程,需要统一协调管理,领导重视是做好医院感染管理工作的前提,各职能部门的配合支持关系到医院感染控制系统能否正常运转,专职人员的水平决定着医院感染管理工作的成效。

1. 建立医院感染管理体系,加强感染管理监控　医院感染管理机构应有独立完整的体系,《医院感染管理办法》规定:住院床位总数在100张以上的医院通常设置三级管理组织,即医院感染管理委员会、医院感染管理科、各科室医院感染管理小组;住院床位总数在100张以下的医院应当指定分管医院感染管理工作的部门,其他医疗机构应当有医院感染管理专(兼)职人员。

(1)医院感染管理委员会:系医院感染管理的最高组织机构和决策机构,负责制定本医疗机构医院感染管理计划及医院感染防控总体方案,并对医院感染管理工作进行监督和评价。其成员由医院感染管理部门、医务部(或医务科)、护理部、临床科室、消毒供应室、手术室、临床检验部门、药事管理部门、设备管理部门、后勤管理部门及其他有关部门的主要负责人组成,主任委员由医院院长或者主管医疗工作的副院长担任。

(2)医院感染管理科:肩负着管理和专业技术指导双重职责的职能科室。在医院领导和医院感染管理委员会的领导下行使管理和监督职能,对医院感染相关事件的处理进行专业技术指导的业务职能。需配备满足临床需要的专(兼)职人员来具体负责医院感染的预防与控制,负责人为高级专业技术职称。

(3)各科室医院感染管理小组:是医院感染管理三级组织的"一线"力量,是医院感染管理制度和防控措施的具体实践者。小组成员包括医师和护理人员,通常由科主任或主管副主任、护士长、病房医师组长、护理组长组成,在科主任领导下开展工作。

2. 健全各项规章制度,依法管理医院感染　依照国家卫生行政部门颁发的法律法规、规范及标准来健全医院感染各项管理制度,建立和完善医院感染监测网络,建立健全医院感染暴发流行应急处置预案,做好医院感染的预防、日常管理和处理。

发现医院感染病例或疑似病例,及时进行病原学检查及药敏试验,查找感染源、感染途径,控制蔓延,积极治疗患者,隔离其他患者,并及时准确地报告感染管理科,协助调查。发现法定传染病,按《传染病防治法》中有关规定报告。与医院感染管理有关的主要法律法规、标准规范。

3. 落实医院感染管理措施并开展持续质量改进,切断感染链　依据预防和控制医院感染的法律法规、标准规范,结合具体的工作过程,落实医院感染管理措施,制定相应的标准操作规程,开展医院感染管理措施的持续质量改进,不断寻找易感因素、易感环节、易感染部位,采取有效的干预措施,切实做到控制感染源、切断传播途径、保护易感人群。

具体措施主要包括:①医院环境布局合理,二级以上医院必须建立规范合格的感染性疾病科;②加强重点部门如 ICU、手术室、母婴同室病房、消毒供应室、导管室、门诊和急诊等的消毒隔离;③做好清洁、消毒、灭菌及其效果监测;④加强抗菌药物临床使用和耐药菌监测管理;⑤加强一次性医疗用品的监测管理;⑥开展无菌技术、手卫生、隔离技术的监督监测;⑦加强重点环节的监测如各种内镜、牙钻、接触血及血制品的医疗器械、医院污水、污物的处理等;⑧严格探视与陪护制度、对易感人群实施保护性隔离,加强主要感染部位如呼吸道、手术切口等的感染管理。

4. 加强医院感染教育,督促各级人员自觉预防与控制医院感染 重视医院感染管理学科的建设,建立专业人才培养制度,充分发挥医院感染专业技术人员在预防和控制医院感染工作中的作用。

卫生行政部门应当建立医院感染专业人员岗位规范化培训和考核制度,加强继续教育,及时引入医院感染管理新理念,提高医院感染专业人员的业务技术水平;医疗机构应当制定对本机构工作人员的培训计划,对全体工作人员进行医院感染相关法律法规、医院感染管理相关工作规范和标准、专业技术知识的培训;医院感染专业人员应当具备医院感染预防与控制工作的专业知识,并能够承担医院感染管理和业务技术工作。

医务人员应当掌握与本职工作相关的医院感染预防与控制方面的知识,落实医院感染管理规章制度、工作规范和要求,严格执行标准预防制度,重视职业暴露的防护。工勤人员应当掌握有关预防和控制医院感染的基础卫生学和消毒隔离知识,并在工作中正确运用。

二、清洁、消毒、灭菌

清洁、消毒、灭菌是预防与控制医院感染的关键措施之一。

清洁(cleaning)指去除物体表面有机物、无机物和可见污染物的过程。适用于各类物体表面,也是物品消毒、灭菌前的必要步骤。常用的清洁方法包括水洗、清洁剂或去污剂去污、机械去污、超声清洗等。

清洗(washing)指去除诊疗器械、器具和物品上污物的全过程,分为手工清洗和机械清洗,流程包括冲洗、洗涤、漂洗和终末漂洗。

消毒(disinfection)指清除或杀灭传播媒介上病原微生物,使其达到无害化的处理。能杀灭传播媒介上的微生物并达到消毒要求的制剂称为消毒剂。

灭菌(sterilization)指杀灭或清除医疗器械、器具和物品上一切微生物的处理,并达到灭菌保证水平的方法。灭菌保证水平(sterility assurance level,SAL)是灭菌处理单位产品上存在活微生物的概率,通常表示为10%,即经灭菌处理后在一百万件物品中最多只允许一件物品存在活微生物。

(一)消毒灭菌的方法

常用的消毒灭菌方法有两大类:物理消毒灭菌法和化学消毒灭菌法。物理消毒灭菌法(physical methods of disinfection and sterilization)是利用物理因素如热力、辐射、过滤等清除或杀灭病原微生物的方法;化学消毒灭菌法(chemical methods of disinfection and sterilization)是采用各种化学消毒剂来清除或杀灭病原微生物的方法。

1. 物理消毒灭菌法

(1)热力消毒灭菌法:主要利用热力使微生物的蛋白质凝固变性、酶失活、细胞膜和细胞壁发生改变而导致其死亡,达到消毒灭菌的目的。热力消毒灭菌法是效果可靠、使用最广泛的方法,分干热法和湿热法两类。干热法主要有燃烧法、烤干法等,由空气导热,传热较慢;湿热法主要有压力蒸汽灭菌法、煮沸消毒法等,由空气和水蒸气导热,传热较快,穿透力强。相对于干热法消毒灭菌,湿热法所需的时间短,温度低。

(2)辐射消毒法:主要利用紫外线或臭氧的杀菌作用,使菌体蛋白质光解、变性而致细菌死亡。主要包括日光暴晒法、紫外线消毒法、臭氧消毒法等

（3）电离辐射灭菌法：利用放射性核素^{60}Co发射高能γ射线或电子加速器产生的β射线进行辐射灭菌，电离辐射作用可分为直接作用和间接作用。直接作用指射线的能量直接破坏微生物的核酸、蛋白质和酶等；间接作用指射线的能量先作用于水分子，使其电离，电离后产生的自由基再作用于核酸、蛋白质、酶等物质。

（4）过氧化氢等离子体灭菌法：在特定的电场内，过氧化氢气体发生电离反应，形成包括正电氢离子和自由电子（氢氧电子和过氧化氢电子）等的低密度电离气体云，具有很强的杀菌作用。适用于不耐热、不耐湿的诊疗器械如电子仪器、光学仪器等的灭菌。灭菌参数：过氧化氢作用浓度>6 mg/L，灭菌腔壁温度45～65 ℃，灭菌周期28～75 min。

（5）微波消毒法：微波是一种频率高、波长短、穿透力强的电磁波，一般使用的频率是2 450 MHz。在电磁波的高频交流电场中，物品中的极性分子发生极化进行高速运动，并频繁改变方向，互相摩擦，使温度迅速上升，达到消毒作用。

（6）机械除菌法：指用机械的方法，如冲洗、刷、擦、扫、抹、铲除或过滤等以除掉物品表面、水中、空气中及人畜体表的有害微生物，减少微生物数量和引起感染的机会。常用层流通风和过滤除菌法。层流通风主要使室外空气通过孔隙小于0.2 μm的高效过滤器以垂直或水平两种气流呈流线状流入室内，再以等速流过房间后流出。过滤除菌是将待消毒的介质，通过规定孔径的过滤材料，去除气体或液体中的微生物，但不能将微生物杀灭。

2. 化学消毒灭菌法　凡不适用于物理消毒灭菌的物品，都可以选用化学消毒灭菌法，如对患者的皮肤、黏膜、排泄物及周围环境、光学仪器、金属锐器以及某些塑料制品的消毒。化学消毒灭菌法能使微生物的蛋白凝固变性、酶蛋白失去活性或能抑制微生物的代谢、生长和繁殖。能杀灭传播媒介上的微生物使其达到消毒或灭菌要求的化学制剂称为化学消毒剂。

理想的化学消毒剂应具备的条件：杀菌谱广；有效浓度低；性质稳定；作用速度快；作用时间长；易溶于水；可在低温下使用；不易受有机物、酸、碱及其他物理、化学因素的影响；无刺激性和腐蚀性；不引起过敏反应；无色、无味、无臭、毒性低且使用后易于去除残留药物；不易燃烧和爆炸；用法简便、价格低廉、便于运输等。

（1）化学消毒剂的种类：各种化学消毒剂按其消毒效力可分为4类。

1）灭菌剂：灭菌剂（sterilant）能杀灭一切微生物（包括细菌芽孢），并达到灭菌要求的化学制剂。如戊二醛、环氧乙烷等。

2）高效消毒剂：高效消毒剂（high-efficacy disinfectant）能杀灭一切细菌繁殖体（包括分枝杆菌）、病毒、真菌及其孢子等，对细菌芽孢也有一定杀灭作用的化学制剂。如过氧乙酸、过氧化氢、部分含氯消毒剂等。

3）中效消毒剂：中效消毒剂（intermediate-efficacy disinfectant）能杀灭分枝杆菌、真菌、病毒及细菌繁殖体等微生物的化学制剂。如醇类、碘类、部分含氯消毒剂等。

4）低效消毒剂：低效消毒剂（low-efficacy disinfectant）能杀灭细菌繁殖体和亲脂病毒的化学制剂。如酚类、胍类、季铵盐类消毒剂等。

（2）化学消毒剂的使用原则

1）合理使用，能不用时则不用，必须用时尽量少用。

2）根据物品的性能和各种微生物的特性选择合适的消毒剂。

3）严格掌握消毒剂的有效浓度、消毒时间及使用方法。

4）消毒剂应定期更换，易挥发的要加盖，并定期检测，调整浓度。

5）待消毒的物品必须先清洗、擦干。

6）消毒剂中不能放置纱布、棉花等物，以防降低消毒效力。

7）消毒后的物品在使用前须用无菌水冲净，以避免消毒剂刺激人体组织。

8）熟悉消毒剂的毒副作用，做好工作人员的防护。

（3）化学消毒剂的使用方法

1）浸泡法：将被消毒的物品清洗、擦干后浸没在规定浓度的消毒液内一定时间的消毒方法。浸泡前要打开物品的轴节或套盖,管腔内要灌满消毒液。浸泡法适用于大多数物品。

2)擦拭法:蘸取规定浓度的化学消毒剂擦拭被污染物品的表面或皮肤、黏膜的消毒方法。一般选用易溶于水、穿透力强、无显著刺激性的消毒剂。

3)喷雾法:在规定时间内用喷雾器将一定浓度的化学消毒剂均匀地喷洒于空间或物品表面进行消毒的方法。常用于地面、墙壁、空气、物品表面的消毒。

4)熏蒸法:在密闭空间内将一定浓度的消毒剂加热或加入氧化剂,使其产生气体在规定的时间内进行消毒灭菌的方法。如手术室、换药室、病室的空气消毒以及精密贵重仪器、不能蒸煮、浸泡物品的消毒。

(二)医院清洁、消毒、灭菌工作

医院清洁、消毒、灭菌工作是指根据一定的规范、原则对医院环境、各类用品、患者分泌物及排泄物等进行处理的过程,其目的是尽最大可能地减少医院感染的发生。

1. 消毒、灭菌方法的分类　根据消毒因子的浓度、强度、作用时间和对微生物的杀灭能力,可将消毒灭菌方法分为4个作用水平。

(1)灭菌法:杀灭一切微生物包括细菌芽孢以达到灭菌保证水平的方法。包括热力灭菌、电离辐射灭菌等物理灭菌法,以及采用戊二醛、环氧乙烷、甲醛等灭菌剂在规定条件下,以合适的浓度和有效的作用时间进行的化学灭菌方法。

(2)高水平消毒法:杀灭一切细菌繁殖体包括分枝杆菌、病毒、真菌及其孢子和绝大多数细菌芽孢的方法。包括臭氧消毒法、紫外线消毒法,以及含氯制剂、碘酊、过氧化物、二氧化氯等以及能达到灭菌效果的化学消毒剂在规定条件下,以合适的浓度和有效的作用时间进行消毒的方法。

(3)中水平消毒法:杀灭除细菌芽孢以外的各种病原微生物包括分枝杆菌的方法。包括煮沸消毒法以及碘类(碘伏等)、醇类和氯己定的复方、醇类和季铵盐类的化合物的复方、酚类等消毒剂,以合适的浓度和有效的作用时间进行的化学灭菌方法。

(4)低水平消毒法:只能杀灭细菌繁殖体(分枝杆菌除外)和亲脂病毒的消毒方法。包括通风换气、冲洗等机械除菌法和苯扎溴铵、氯己定等化学消毒方法。

2. 消毒、灭菌方法的选择原则　医院清洁、消毒、灭菌工作应严格遵守工作程序。重复使用的诊疗器械、器具和物品,使用后应先清洁,再进行消毒或灭菌;被朊毒体(又称朊病毒、朊粒)、气性坏疽及突发不明原因的传染病病原体污染的诊疗器械、器具和物品应先消毒,再按常规清洗消毒灭菌。

(1)根据物品污染后导致感染的风险高低选择相应的消毒或灭菌方法:根据医疗器械污染后使用所致感染的危险性大小及在患者使用前的消毒或灭菌要求,将医疗器械分为3类,又称斯伯尔丁分类法(E. H. Spaulding classification)。①高度危险性物品(criticalitems):进入人体无菌组织、器官、脉管系统,或有无菌体液从中流过的物品,或接触破损皮肤、破损黏膜的物品,一旦被微生物污染,具有极高感染风险。如手术器械、穿刺针、腹腔镜、活检钳、脏器移植物等。高度危险性物品使用前必须灭菌。②中度危险性物品(semi-criticalitems):与完整黏膜相接触,而不进入人体无菌组织、器官和血流,也不接触破损皮肤、破损黏膜的物品。如胃肠道内镜、气管镜、喉镜、体温表、呼吸机管道、压舌板等。中度危险性物品使用前应选择高水平或中水平消毒方法,菌落总数应≤20 CFU/件,不得检出致病性微生物。重复使用的氧气湿化瓶、吸引瓶、婴儿暖箱水瓶以及加温加湿罐等宜采用高水平消毒。③低度危险性物品(non-critical items):与完整皮肤接触而不与黏膜接触的器材,包括生活卫生用品和患者、医务人员生活和工作环境中的物品。如听诊器、血压计等;病床围栏、床面以及床头柜、被褥;墙面、地面;痰盂和便器等。低度危险性物品使用前可选择中、低水平消毒法或保持清洁;遇有病原微生物污染,针对所污染的病原微生物种类选择有效的消毒方法。低度危险性物品的菌落总数应≤200 CFU/件,不得检出致病性微生物。

(2)根据物品上污染微生物种类、数量选择消毒或灭菌方法:①对受到致病菌芽孢、真菌孢子、分枝杆菌和经血传播病原体污染的物品,选用灭菌法或高水平消毒法。②对受到真菌、亲水病毒、螺旋体、支原体、衣原体等病原微生物污染的物品,选用中水平以上的消毒法。③对受到一般细菌和亲脂病毒等污染的物品,可选用中水平或低水平消毒法。④杀灭被有机物保护的微生物时,或消毒物品上微生物污染特别严重时,应加大消毒剂的剂量和(或)延长消毒时间。

（3）根据消毒物品的性质选择消毒或灭菌方法既要保护物品不被破坏,又要使消毒方法易于发挥作用。①耐热、耐湿的诊疗器械、器具和物品,应首选压力蒸汽灭菌法;耐热的玻璃器材、油剂类和干粉类物品等应首选干热灭菌法。②不耐热、不耐湿的物品,宜采用低温灭菌法,如环氧乙烷、过氧化氢低温等离子体灭菌或低温甲醛蒸汽灭菌等。③金属器械的浸泡灭菌,应选择腐蚀性小的灭菌剂,同时注意防锈。④物品表面消毒时,应考虑到表面性质:光滑表面可选择紫外线消毒器近距离照射,或用化学消毒剂擦拭;多孔材料表面宜采取浸泡或喷雾消毒法。

（4）根据是否有明确感染源选择消毒类型

1）预防性消毒:预防性消毒(preventive disinfection)指在未发现明确感染源的情况下,为预防感染的发生对可能受到病原微生物污染的物品和场所进行的消毒。例如医院的医疗器械灭菌,诊疗用品的消毒,餐具的消毒和一般患者住院期间和出院后进行的消毒等。

2）疫源地消毒:疫源地消毒(disinfection for infectious focus)指对疫源地内污染的环境和物品的消毒,包括随时消毒和终末消毒。①随时消毒(concurrent disinfection)指疫源地内有传染源存在时进行的消毒,目的是及时杀灭或去除传染源所排出的病原微生物。应根据现场情况随时进行,消毒合格标准为自然菌的消亡率≥90%。②终末消毒(terminal disinfection)指传染源离开疫源地后进行的彻底消毒。可以是传染病患者住院、转移或死亡后,对其住所及污染物品进行的消毒;也可以是传染病患者出院、转院或死亡后,对病室进行的最后一次消毒。应根据消毒对象及其污染情况选择适宜的消毒方法,要求空气或物体表面消毒后自然菌的消亡率≥90%,排泄物、分泌物或被污染的血液等消毒后不应检出病原微生物或目标微生物。

三、手卫生

在临床实践中,各种诊疗、护理工作都离不开医务人员的双手,如不加强手卫生就会直接或间接地导致医院感染的发生。目前,手卫生已成为国际公认的控制医院感染和耐药菌感染最简单、最有效、最方便、最经济的措施,是标准预防的重要措施之一。为保障患者安全、提高医疗质量,防止交叉感染,医院应加强手卫生的规范化管理,提高手卫生的依从性。

（一）相关概念

1.手卫生　是医务人员洗手、卫生手消毒和外科手消毒的总称。

2.洗手　指医务人员用肥皂(或皂液)和流动水洗手,去除手部皮肤污垢、碎屑和部分致病菌的过程。

3.卫生手消毒　指医务人员用速干手消毒剂揉搓双手,以减少手部暂居菌的过程。

4.外科手消毒　指外科手术前医务人员用肥皂(或皂液)和流动水洗手,再用手消毒剂清除或者杀灭手部暂居菌和减少常居菌的过程。使用的手消毒剂可具有持续抗菌活性。

（二）手卫生设施

1.洗手设施

（1）流动水洗手设施:洗手应采用流动水,水龙头应位于洗手池的适当位置。手术室、产房、导管室、层流洁净病房、骨髓移植病房、器官移植病房、重症监护病房、新生儿室、母婴室、血液透析病房、烧伤病房、感染疾病科、口腔科(门诊及病房)、消毒供应中心等重点部门必须配备非手触式水龙头;有条件的医疗机构在诊疗区域均宜配备非手触式水龙头。

（2）清洁剂:洗手的清洁剂可为肥皂、皂液或含杀菌成分的洗手液。使用固体肥皂需保持干燥,皂液或洗手液混浊或变色时需及时更换;盛放皂液或洗手液的容器宜一次性使用,重复使用的容器应每周清洁和消毒。

（3）干手设施:洗手后需正确进行手的干燥。干手设施最好为一次性使用的纸巾;也可使用纯棉小毛巾,一用一消毒;还可使用干手机等其他可避免手再次污染的方法。另备盛放擦手纸或小毛巾的容器。

2.卫生手消毒设施　医院需配备合格的速干手消毒剂,最常应用于手部皮肤消毒的消毒剂有如酒精、异丙醇、氯己定、碘伏、酒精与氯己定的复合制剂等。剂型包括水剂、凝胶和泡沫型。手消毒剂应为符合国家有关规定的产品,医务人员有良好的接受性,宜使用一次性包装,并且无异味、无刺激性。

3. 外科手消毒设施

(1)手术室(部)洗手设施:应采用流动水洗手,洗手池设置在手术间附近,水池大小、高矮适宜,能防止洗手水溅出,池面应光滑无死角易于清洁,每日清洁与消毒。洗手池及水龙头的数量应根据手术间的数量设置,水龙头数量应不少于手术间的数量,水龙头开关应为非手触式。

(2)清洁用品:包括清洁剂、清洁指甲用物、手卫生的揉搓用品等。手刷的大小、刷毛的软硬度要合适。定期检查手刷质量,发现不合格及时更换。刷手工具应方便取用,一用一消毒,消毒前必须先用清水冲洗干净并干燥。

(3)外科手消毒剂:常用外科手消毒剂有氯己定与醇类的复合制剂、碘伏和4%氯己定等。以免冲洗手消毒剂为主,消毒后不需用水冲洗。消毒剂宜采用一次性包装,放在非手触式的出液器中。重复使用的消毒剂容器应每周清洁与消毒。

(4)干手物品:清洁毛巾、无菌巾。均应一人一用,用后清洁、灭菌;盛装毛巾的容器应每次清洗、灭菌。

(5)其他:配备计时装置、洗手流程图及说明图。

四、无 菌 技 术

无菌技术是预防医院感染的一项基本而重要的技术,其基本操作方法根据科学原则制订,每个医务人员都必须熟练掌握并严格遵守,任何一个环节都不能违反,以保证患者的安全。

(一)相关概念

1. 无菌技术　指在医疗、护理操作过程中,防止一切微生物侵入人体和防止无菌物品、无菌区域被污染的技术。

2. 无菌区　指经灭菌处理且未被污染的区域。

3. 非无菌区　指未经灭菌处理,或虽经灭菌处理但又被污染的区域。

4. 无菌物品　指通过灭菌处理后保持无菌状态的物品。

5. 非无菌物品　指未经灭菌处理,或虽经灭菌处理后又被污染的物品。

(二)无菌技术操作原则

1. 操作环境清洁且宽敞　①操作室应清洁、宽敞、定期消毒,无菌操作前半小时停止清扫、减少走动,避免尘埃飞扬;②操作台清洁、干燥、平坦,物品布局合理。

2. 工作人员仪表符合要求　无菌操作前,工作人员应着装整洁、修剪指甲、洗手、戴口罩,必要时穿无菌衣、戴无菌手套。

3. 无菌物品管理有序规范　①存放环境:适宜的室内环境要求温度低于24 ℃,相对湿度<70%,机械通风换气4~10次/h;无菌物品应存放于无菌包或无菌容器内,并置于高出地面20 cm、距离天花板超过50 cm、离墙远于5 cm处的物品存放柜或架上,以减少来自地面、屋顶和墙壁的污染。②标识清楚:无菌包或无菌容器外需标明物品名称、灭菌日期;无菌物品必须与非无菌物品分开放置,并且有明显标志。③使用有序:无菌物品通常按失效期先后顺序摆放取用;必须在有效期内使用,可疑污染、污染或过期应重新灭菌。④储存有效期:使用纺织品材料包装的无菌物品如存放环境符合要求,有效期宜为14 d,否则一般为7 d;医用一次性纸袋包装的无菌物品,有效期宜为30 d;使用一次性医用皱纹纸、一次性纸塑袋、医用无纺布或硬质密封容器包装的无菌物品,有效期宜为180 d;由医疗器械生产厂家提供的一次性使用无菌物品遵循包装上标识的有效期。

4. 操作过程中加强无菌观念　进行无菌操作时,应培养并加强无菌观念:①明确无菌区、非无菌区、无菌物品、非无菌物品,非无菌物品应远离无菌区;②操作者身体应与无菌区保持一定距离;③取、放无菌物品时,应面向无菌区;④取用无菌物品时应使用无菌持物钳;⑤无菌物品一经取出,即使未用,也不可放回无菌容器内;⑥手臂应保持在腰部或治疗台面以上,不可跨越无菌区,手不可接触无菌物品;⑦避免面对无菌区谈笑、咳嗽、打喷嚏;⑧如无菌物品疑有污染或已被污染,即不可使用,应予以更换;⑨一套无菌物品供一位患者使用。

五、隔 离 技 术

隔离(isolation)是采用各种方法、技术,防止病原体从患者及携带者传播给他人的措施。通过隔离可以切断感染链,将传染源、高度易感人群安置在指定地点,暂时避免和周围人群接触,防止病原微生物在患者、工作人员及媒介物中扩散。由中华人民共和国卫生部发布2009年12月1日起实施的《医院隔离技术规范》是当前医院隔离工作的指南。

（一）区域划分

1. 清洁区　指进行传染病诊治的病区中不易受到患者血液、体液和病原微生物等物质污染及传染病患者不应进入的区域。包括医务人员的值班室、卫生间、男女更衣室、浴室以及储物间、配餐间等。

2. 潜在污染区　也称半污染区,指进行传染病诊治的病区中位于清洁区与污染区之间、有可能被患者血液、体液和病原微生物等物质污染的区域。包括医务人员的办公室、治疗室、护士站、患者用后的物品、医疗器械等的处理室、内走廊等。

3. 污染区　指进行传染病诊治的病区中传染病患者和疑似传染病患者接受诊疗的区域,包括被其血液、体液、分泌物、排泄物等污染物品暂存和处理的场所,如病室、处置室、污物间以及患者入院、出院处理室等。

4. 两通道　指进行传染病诊治的病区中的医务人员通道和患者通道。医务人员通道、出入口设在清洁区一端,患者通道、出入口设在污染区一端。

5. 缓冲间　指进行传染病诊治的病区中清洁区与潜在污染区之间、潜在污染区与污染区之间设立的两侧均有门的小室,为医务人员的准备间。

（二）隔离原则

1. 隔离标志明确,卫生设施齐全　①隔离病区设有工作人员与患者各自的进出门、梯道,通风系统区域化;隔离区域标识清楚,入口处配置更衣、换鞋的过渡区,并配有必要的卫生、消毒设备等。②隔离病室门外或患者床头安置不同颜色的提示卡(卡正面为预防隔离措施,反面为适用的疾病种类)以表示不同性质的隔离;门口放置用消毒液浸湿的脚垫,门外设立隔离衣悬挂架(柜或壁橱),备隔离衣、帽子、口罩、鞋套以及手消毒物品等。

2. 严格执行服务流程　加强三区管理明确服务流程,保证洁、污分开,防止因人员流程、物品流程交叉导致污染:①患者及患者接触过的物品不得进入清洁区;②患者或穿隔离衣的工作人员通过走廊时,不得接触墙壁、家具等;③各类检验标本应放在指定的存放盘和架上;④污染区的物品未经消毒处理,不得带到他处;⑤工作人员进入污染区时,应按规定穿隔离衣,戴帽子、口罩,必要时换隔离鞋;穿隔离衣前,必须将所需的物品备齐,各种护理操作应有计划并集中执行以减少穿脱隔离衣的次数和刷手的频率;⑥离开隔离病区前脱隔离衣、鞋,并消毒双手,脱帽子、口罩;⑦严格执行探视制度,探陪人员进出隔离区域应根据隔离种类采取相应的隔离措施,接触患者或污染物品后均必须消毒双手。

3. 隔离病室环境定期消毒,物品处置规范　①隔离病室应每日进行空气消毒和物品表面的消毒,应用Ⅳ类环境的消毒方法,根据隔离类型确定每日消毒的频次。②患者接触过的物品或落地的物品应视为被污染,消毒后方可给他人使用;患者的衣物、稿件、钱币等消毒后才能交予家人。③患者的生活用品如脸盆、痰杯、餐具、便器个人专用,每周消毒;衣服、床单、被套等消毒后清洗;床垫、被褥等定期消毒;排泄物、分泌物、呕吐物须经消毒处理后方可排放。④需送出病区处理的物品分类置于黄色污物袋内,袋外要有明显标记。

4. 实施隔离教育,加强隔离患者心理护理　①定期进行医务人员隔离与防护知识的培训,为其提供合适、必要的防护用品,使其正确掌握常见传染病的传播途径、隔离方式和防护技术,熟练掌握隔离操作规程;同时开展患者和探陪人员的隔离知识教育,使其能主动协助、执行隔离管理。②了解患者的心理情况,合理安排探视时间,尽量解除患者因隔离而产生的恐惧、孤独、自卑等心理反应。

5.掌握解除隔离的标准,实施终末消毒处理　①传染性分泌物3次培养结果均为阴性或已度过隔离期,医师开出医嘱后,方可解除隔离。②对出院、转科或死亡患者及其所住病室、所用物品及医疗器械等进行的消毒处理,包括患者的终末处理、病室和物品的终末处理。患者的终末处理:患者出院或转科前应沐浴,换上清洁衣服,个人用物须消毒后才能带离隔离区;如患者死亡,衣物原则上一律焚烧,尸体须用中效以上消毒剂进行消毒处理,并用浸透消毒液的棉球填塞口、鼻、耳、阴道、肛门等孔道,一次性尸单包裹后装入尸袋内密封再送太平间。病室及物品的终末处理:关闭病室门窗、打开床旁桌、摊开棉被、竖起床垫,用消毒液熏蒸或用紫外线照射;打开门窗,用消毒液擦拭家具、地面;体温计用消毒液浸泡,血压计及听诊器放熏蒸箱消毒;被服类消毒处理后再清洗。

(三)隔离种类及措施

目前,隔离预防主要是在标准预防的基础上,实施两大类隔离:一是基于传染源特点切断疾病传播途径的隔离,二是基于保护易感人群的隔离。

标准预防(standard precaution)是基于患者的血液、体液、分泌物(不包括汗液)、非完整皮肤和黏膜均可能含有感染性因子的原则,针对医院所有患者和医务人员采取的一组预防感染措施。包括手卫生、根据预期可能的暴露选用手套、隔离衣、口罩、护目镜或防护面罩,以及安全注射;也包括穿戴合适的防护用品处理患者环境中污染的物品与医疗器械。

1.基于切断传播途径的隔离预防　确认的感染性病原微生物的传播途径主要有3种:接触传播、空气传播和飞沫传播。一种疾病可能有多种传播途径时,应在标准预防的基础上采取相应传播途径的隔离与预防。

(1)接触传播的隔离与预防:是对确诊或可疑感染了经接触传播疾病如肠道感染、多重耐药菌感染、埃博拉出血热、皮肤感染等采取的隔离与预防。在标准预防的基础上,隔离措施还有以下内容。

1)隔离病室使用蓝色隔离标志。

2)患者的隔离:①根据感染疾病类型确定入住单人隔离室,还是同病种感染者同室隔离。②限制患者的活动范围,减少不必要的转运,如需要转运时,应采取有效措施,减少对其他患者、医务人员和环境表面的污染。③患者接触过的一切物品,如被单、衣物、换药器械等均应先灭菌,然后再进行清洁、消毒、灭菌。被患者污染的敷料应装袋标记后送焚烧处理。

3)医务人员的防护:①进入隔离室前必须戴好口罩、帽子,从事可能污染工作服的操作时,应穿隔离衣;离开病室前,脱下隔离衣,按要求悬挂,每天更换清洗与消毒;或使用一次性隔离衣,用后按医疗废物管理要求进行处置。接触甲类传染病应按要求穿脱、处置防护服。②接触患者的血液、体液、分泌物、排泄物等物质时,应戴手套;离开隔离病室前、接触污染物品后应摘除手套,洗手和(或)手消毒。手上有伤口时应戴双层手套。

(2)空气传播的隔离与预防:是对经空气传播的呼吸道传染疾病如肺结核、水痘等采取的隔离与预防。在标准预防的基础上,隔离措施还有以下内容。

1)隔离病室使用黄色隔离标志。

2)患者的隔离:①安置单间病室,无条件时相同病原体感染患者可同居一室,关闭通向走廊的门窗,尽量使隔离病室远离其他病室或使用负压病房;无条件收治时尽快转送至有条件收治呼吸道传染病的医疗机构,并注意转运过程中医务人员的防护。②当患者病情允许时,应戴外科口罩,定期更换,并限制其活动范围。③患者口鼻分泌物须经严格消毒后再倾倒,患者的专用痰杯要定期消毒,被患者污染的敷料应装袋标记后焚烧或做消毒-清洁-消毒处理。④严格空气消毒。

3)医务人员的防护:①应严格按照区域流程,在不同的区域,穿戴不同的防护用品,离开时按要求摘脱,并正确处理使用后物品。②进入确诊或可疑传染病患者房间时,应戴帽子、医用防护口罩;进行可能产生喷溅的诊疗操作时,应戴防护目镜或防护面罩,穿防护服,当接触患者及其血液、体液、分泌物、排泄物等物质时应戴手套。

（3）飞沫传播的隔离与预防：是对经飞沫传播的疾病如百日咳、流行性感冒、病毒性腮腺炎及严重急性呼吸综合征（severe acute respiratory syndrome，SARS）等特殊急性呼吸道传染性疾病采取的隔离与预防。在标准预防的基础上，隔离措施还有以下内容。

1）隔离病室使用粉色隔离标志。

2）患者的隔离：①同空气传播的患者隔离措施"①②③"。②加强通风或进行空气的消毒。③患者之间、患者与探视者之间应相距 1 m 以上，探视者应戴外科口罩。

3）医务人员的防护：①医务人员严格按照区域流程，在不同的区域，穿戴不同的防护用品，离开时按要求摘脱，并正确处理使用后物品。②与患者近距离（1 m 以内）接触时，应戴帽子、医用防护口罩；进行可能产生喷溅的诊疗操作时，应戴护目镜或防护面罩，穿防护服；当接触患者及其血液、体液、分泌物、排泄物等物质时应戴手套。

（4）其他传播途径疾病的隔离与预防：对经生物媒介传播的疾病如鼠、蚤引起的鼠疫等，应根据疾病的特性，采取相应的隔离与防护措施。

2. 基于保护易感人群的隔离预防　保护性隔离（protective isolation）是以保护易感人群作为制订措施的主要依据而采取的隔离，也称反向隔离，适用于抵抗力低下或极易感染的患者，如严重烧伤、早产儿、白血病、脏器移植及免疫缺陷等患者。应在标准预防的基础上，采取下列主要的隔离措施：

（1）设专用隔离室：患者应住单间病室隔离，室外悬挂明显的隔离标志。病室内空气应保持正压通风，定时换气；地面、家具等均应每天严格消毒。

（2）进出隔离室要求：凡进入病室内人员应穿戴灭菌后的隔离衣、帽子、口罩、手套及拖鞋；未经消毒处理的物品不可带入隔离区域；接触患者前、后及护理另一位患者前均应洗手。

（3）污物处理：患者的引流物、排泄物、被其血液及体液污染的物品，应及时分装密闭，标记后送指定地点。

（4）探陪要求：凡患呼吸道疾病者或咽部带菌者，包括工作人员均应避免接触患者；原则上不予探视，探视者需要进入隔离室时应采取相应的隔离措施。

第三节　口腔与皮肤护理

一、口腔护理

口腔由牙齿、牙龈、舌、颊、软腭及硬腭等组成，具有摄取、咀嚼和吞咽食物，以及发音、感觉、消化等重要功能。良好的口腔卫生可促进机体的健康和舒适。因口腔卫生不洁造成的口腔局部炎症、溃疡等问题会导致个体食欲下降、影响营养物质消化和吸收、造成局部疼痛甚至引发全身性疾病；牙齿破损、缺失或不洁会影响个体自尊与自我形象；口腔异味会给个体社会交往带来消极影响。由此可见，口腔卫生对保持患者的健康十分重要。

口腔护理是临床护理工作的重要环节，护士应认真评估患者的口腔卫生状况，指导患者掌握正确的口腔清洁技术，从而维持良好的口腔卫生状况。对于机体衰弱和（或）存在功能障碍的患者，护士需根据其病情及自理能力，协助完成口腔护理（oral care）。良好的口腔护理可保持口腔清洁，预防感染，促进口腔正常功能的恢复，从而提高患者生活质量。

（一）口腔卫生指导

指导患者养成良好的口腔卫生习惯，定时检查患者口腔卫生情况，提高口腔保健水平。对患者口腔卫生给予如下指导。

1. 正确选择和使用口腔清洁用具　牙刷是清洁口腔的必备工具，选择时应尽量选用刷头较小且表面平滑、刷柄扁平而直、刷毛质地柔软且疏密适宜的牙刷。不可使用已磨损的牙刷或硬毛牙刷,不仅清洁效果欠佳,且易导致牙齿磨损及牙龈损伤。牙刷在使用间隔应保持清洁和干燥,至少每隔 3 个月更换一次。牙膏可根据需要选择含氟或药物牙膏等无腐蚀性牙膏,以免损伤牙齿。

2.采用正确的刷牙方法　刷牙可清除食物残渣,有效减少牙齿表面与牙龈边缘的牙菌斑,而且具有按摩牙龈的作用,有助于减少口腔环境中的致病因素,增强组织抗病能力。刷牙通常于晨起和就寝前进行,每次餐后也建议刷牙。目前提倡的刷牙方法有颤动法和竖刷法。颤动法是将牙刷毛面与牙齿呈 45°角,刷头指向牙龈方向,使刷毛进入龈沟和相邻牙缝内,做短距离的快速环形颤动(图 130-1A)。每次只刷 2～3 颗牙齿,刷完一个部位再刷相邻部位。刷前排牙齿内面时,用刷毛顶部以环形颤动方式刷洗(图 130-1B);刷咬合面时,将刷毛压在咬合面上,使毛端深入裂沟区做短距离的前后来回颤动(图 130-1C)。竖刷法是将牙刷刷毛末端置于牙龈和牙冠交界处,沿牙齿方向轻微加压,并沿牙缝纵向刷洗。需要注意的是,避免采用横刷法,即刷牙时做左右方向拉锯式动作,此法可损害牙体与牙周组织。每次刷牙时间不应少于 3 min。刷完牙齿后,再由内向外刷洗舌面,以清除食物碎屑和减少致病菌(图 130-1D)。协助患者刷牙时,可嘱其伸出舌头,握紧牙刷并与舌面呈直角,用较小力量先刷向舌面尖端,再刷舌的两侧面。而后嘱患者彻底漱口,清除口腔内的食物碎屑和残余牙膏。必要时可重复刷洗和漱口,直至口腔完全清洁。最后用清水洗净牙刷,甩去多余水分后控干,待用。

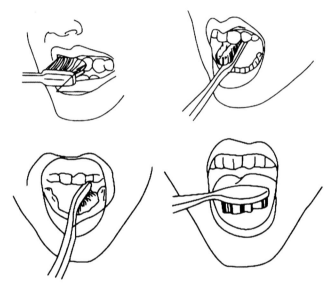

图 130-1　刷牙方法

3.正确使用牙线　牙线可清除牙间隙食物残渣,去除齿间牙菌斑,预防牙周病。尼龙线、丝线及涤纶线均可作牙线材料(图 130-2A、B)。建议每日使用牙线剔牙 2 次,餐后立即进行效果更佳。

具体操作方法是将牙线两端分别缠于双手示指或中指,以拉锯式将其嵌入牙间隙(图 130-2C、D)。拉住牙线两端使其呈“C”形,滑动牙线至牙龈边缘,绷紧牙线,沿一侧牙面前后移动以清洁牙齿侧面,然后用力弹出,再换另一侧,反复数次直至牙面清洁或将嵌塞食物清除(图 130-2E)。使用牙线后,需彻底漱口以清除口腔内的碎屑。操作中注意对牙齿侧面施加压力时,施力要轻柔,切忌将牙线猛力下压而损伤牙龈。

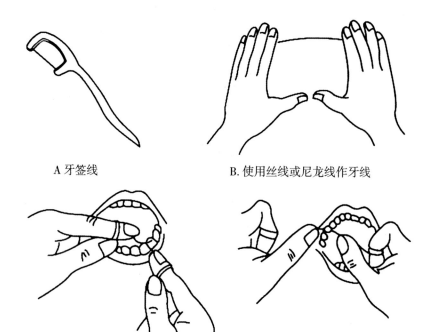

A 牙签线   B.使用丝线或尼龙线作牙线

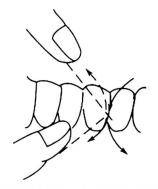

C.拉锯式将牙线嵌入牙间隙,清洁下牙   D.拉锯式将牙线嵌入牙间隙,清法上牙

E.将牙线用力弹出,每个牙缝反复数次

图130-2　牙线剔牙法

（二）义齿的清洁护理

牙齿缺失者通过佩戴义齿可促进食物咀嚼,便于交谈,维持良好的口腔外形和个人外观。日间佩戴义齿,因其会积聚食物碎屑、牙菌斑及牙石,故应在餐后取下义齿进行清洗,其清洗方法与刷牙法相同。夜间休息时,应将义齿取下,使牙龈得到充分休息,防止细菌繁殖,并按摩牙龈。当患者不能自行清洁口腔时,护士应协助患者完成义齿的清洁护理。操作时护士戴手套,取下义齿,清洁义齿并进行口腔护理。取下的义齿应浸没于贴有标签的冷水杯中,每日换水一次。注意勿将义齿浸于热水或酒精中,以免变色、变形及老化。佩戴义齿前,护士应协助患者进行口腔清洁,并保持义齿湿润以减少摩擦。

（三）特殊口腔护理

对于高热、昏迷、危重、禁食、鼻饲、口腔疾患、术后及生活不能自理的患者,护士应遵医嘱给予特殊口腔护理(special oral care),一般每日2～3次。如病情需要,应酌情增加次数。

1.目的

（1）保持口腔清洁、湿润,预防口腔感染等并发症。

（2）去除口腔异味,促进食欲,确保患者舒适。

（3）评估口腔变化(如黏膜、舌苔及牙龈等),提供患者病情动态变化的信息。

2.操作前准备

（1）评估患者并解释

1)评估:患者的年龄、病情、意识、心理状态、自理能力、配合程度及口腔卫生状况。

2)解释:向患者及家属解释口腔护理的目的、方法、注意事项及配合要点。

(2)患者准备

1)了解口腔护理的目的、方法、注意事项及配合要点。

2)取舒适、安全且易于操作的体位。

(2)环境准备:宽敞,光线充足或有足够的照明。

(3)护士准备:衣帽整洁,修剪指甲,洗手、戴口罩。

(4)用物准备

1)治疗车上层:治疗盘内备口腔护理包(内有治疗碗或弯盘盛棉球、弯盘、弯止血钳2把、压舌板)、水杯(内盛漱口溶液)、吸水管、棉签、液体石蜡、手电筒、纱布数块、治疗巾及口腔护理液(表130-2)、治疗盘外备手消毒液。必要时备开口器和口腔外用药(常用的有口腔溃疡膏、西瓜霜、维生素 B_2 粉末等)。

2)治疗车下层:生活垃圾桶、医用垃圾桶。

表 130-2　常用口腔护理液

名称	浓度	作用及适用范围
生理盐水		清洁口腔,预防感染
氯己定溶液	0.02%	清洁口腔,广谱抗菌
甲硝唑溶液	0.08%	适用于厌氧菌感染
过氧化氢溶液	1%~3%	防腐、防臭,适用于口腔感染有溃烂、坏死组织者
复方硼酸溶液(朵贝尔溶液)		轻度抑菌、除臭
碳酸氢钠溶液	1%~4%	属碱性溶液,适用于真菌感染
呋喃西林溶液	0.02%	清洁口腔,广谱抗菌
醋酸溶液	0.1%	适用于铜绿假单胞菌感染
硼酸溶液	2%~3%	酸性防腐溶液,有抑制细菌的作用

除上述传统口腔护理液外,新型的口腔护理液包括口泰(即复方氯己定,其主要成分为葡萄糖酸氯己定和甲硝唑)、活性银离子抗菌液、含碘消毒剂(如1%聚烯吡酮碘液)以及中药口腔护理液等。选择适当的口腔护理液,对保持口腔清洁、湿润及减少口腔定植菌数量至关重要。但目前临床上口腔护理液种类繁多,效果评价尚不统一。在实际工作中,需要根据患者具体情况(如口唇有无干裂、黏膜有无溃疡、口腔气味等)和不同口腔护理液的作用进行合理选择。

3. 注意事项

(1)昏迷患者禁止漱口,以免引起误吸。

(2)观察口腔时,对长期使用抗生素和激素的患者,应注意观察口腔内有无真菌感染。

(3)传染病患者的用物需按消毒隔离原则进行处理。

4. 健康教育

(1)向患者解释保持口腔卫生的重要性。

(2)介绍口腔护理相关知识,并根据患者存在的问题进行针对性指导。

二、皮 肤 护 理

皮肤与其附属物构成皮肤系统。皮肤是人体最大的器官,由表皮、真皮及皮下组织组成。皮肤还包括由表皮衍生而来的附属器,如毛发、皮脂腺、汗腺和指(趾)甲等。完整的皮肤具有保护机体、调节体温、感觉、吸收、分泌及排泄等功能。维护皮肤清洁是保障人体健康的基本条件。

皮肤的新陈代谢迅速,其代谢产物如皮脂、汗液及表皮碎屑等与外界细菌和尘埃结合形成污垢,黏附于皮肤表面,如不及时清除,可刺激皮肤,降低皮肤抵抗力,以致破坏其屏障作用,成为细菌入侵的门户,造成各种感染。皮肤护理有助于维持身体的完整性,促进舒适,预防感染,防止压疮及其他并发症的发生;同时还可维护患者自身形象,促进康复。

(一)皮肤的清洁护理

1.采用合理的清洁方法 清洁皮肤可去除皮肤污垢,刺激皮肤血液循环。同时,皮肤清洁可使个体感觉清新、放松,利于维持外观和增进自尊。因此,护士需指导患者采用合理的皮肤清洁方法。

洗浴频率应根据体力活动强度、是否出汗、个人习惯以及季节和环境变化特点适当调整。青壮年因体力活动强度大和皮脂分泌旺盛,可适当增加洗浴频率;老年人因代谢活动低下和皮肤干燥,洗浴频率不宜过频。出汗较多者,经常洗浴并保持皮肤干燥可防止因皮肤潮湿而致的皮肤破损;皮肤干燥者,应酌情减少沐浴次数。

洗浴方式取决于患者的年龄、活动能力、健康状况及个人习惯等。1岁以下婴幼儿宜采用盆浴,独自站立行走后可采用淋浴。以清洁皮肤为目的,采用流动的水淋浴为佳;以放松或治疗为目的推荐盆浴。盆浴时一般先行淋浴,去掉污垢后再进入浴缸浸泡全身。妊娠7个月以上的孕妇禁用盆浴,淋浴时避免污水倒流而致感染。若患者活动受限,则护士为其进行床上擦浴。

洗浴时间控制在10 min左右。空腹、饱食、酒后以及长时间体力或脑力活动后不宜马上洗浴,因上述情况可造成脑供血不足,严重时可引发低血糖,导致晕厥等意外发生。

无论患者采取何种洗浴方式,护士均应遵循以下原则:①提供私密空间。关闭门窗或拉上隔帘。若为患者擦浴时,只暴露正在擦洗的部位,注意适时遮盖身体其他部位,保护患者隐私。②保证安全。洗浴区域配备必要的安全措施,如防滑地面、扶手等;在离开患者床单位时,需妥善安放床栏(特别是不能自理或意识丧失患者);在临时离开病室时,应将呼叫器放于患者易取位置。③注意保暖。关闭门窗,控制室温,避免空气对流。皮肤潮湿时,空气对流易导致热量大量散失。洗浴过程中尽量减少患者身体暴露,避免患者着凉。④提高患者自理能力。鼓励患者尽可能参与洗浴过程,根据需要给予协助。⑤预测患者需求。事先将换洗的清洁衣服和卫生用品置于患者床边或浴室内。

2.正确选择洗浴用品 洗浴用品包括浴液、浴皂、浴盐和啫喱等,护士应根据患者的皮肤状况、个人喜好及洗浴用品的性质选择。浴液、啫喱性质较温和,适合中、干性皮肤;浴皂、浴盐较适合偏油性皮肤。在考虑患者喜好时,对于患者不宜使用的洗浴用品需向患者讲明原因,劝导患者避免使用,同时取得患者理解。

(二)压疮的预防与护理

压疮是长期卧床患者或躯体移动障碍患者皮肤易出现的最严重问题,具有发病率高、病程发展快、难以治愈及治愈后易复发的特点,一直是医疗和护理领域的难题,引起医疗机构的广泛关注。

压疮(pressure ulcer)是指身体局部组织长期受压,血液循环障碍,局部组织持续缺血、缺氧,营养缺乏,致使皮肤失去正常功能而引起的局限性组织破损和坏死,通常位于骨隆突处,由压力(包括压力联合剪切力)所致。

压疮本身并不是原发疾病,大多是由于其他原发病未能很好地护理而造成的皮肤损伤。一旦发生压疮,不仅给患者带来痛苦、加重病情及延长疾病康复的时间,严重时还会因继发感染引起败血症而危及生命。因此,必须加强患者皮肤护理,预防和减少压疮发生。虽然近年来医疗护理服务水平已有很大提高,但从全球范围看,压疮的发病率并无下降趋势。目前将压疮患病率和发生率作为监测压疮预防干预效果的标准。

1.压疮发生的原因 压疮形成是一个复杂的病理过程,是局部和全身因素综合作用所引起的皮肤组织的变性和坏死。

(1)力学因素:压疮不仅由垂直压力引起,还可由摩擦力和剪切力引起,通常是2~3种力联合作用所导致。

1)垂直压力:对局部组织的持续性垂直压力是引起压疮的最重要原因。当持续性垂直压力超过毛细血管压(正常为 16~32 mmHg)时,即可阻断毛细血管对组织的灌注,致使氧和营养物质供应不足,代谢废物排泄受阻,导致组织发生缺血、溃烂或坏死。压疮形成与压力强度和持续时间有密切关系。压力越大,持续时间越长,发生压疮的概率就越高。此外,压疮发生与组织耐受性有关,肌肉和脂肪组织因代谢活跃,较皮肤对压力更为敏感,因此最先受累且较早出现变性和坏死。垂直压力常见于长时间采用某种体位,如卧位、坐位者。

　　2)摩擦力:是由两层相互接触的表面发生相对移动而产生。摩擦力作用于皮肤可损害皮肤的保护性角质层而使皮肤屏障作用受损,增加皮肤对压疮的敏感性。摩擦力主要来源于皮肤与衣、裤或床单表面逆行的阻力摩擦,尤其当床面不平整(如床单或衣裤有皱褶或床单有渣屑)时,皮肤受到的摩擦力会增加。患者在床上活动或坐轮椅时,皮肤随时可受到床单和轮椅表面的逆行阻力摩擦。搬运患者时,拖拉动作也会产生摩擦力而使患者皮肤受到损伤。皮肤擦伤后,受潮湿、污染而易发生压疮。

　　3)剪切力:是由两层组织相邻表面间的滑行而产生的进行性相对移位所引起,由压力和摩擦力协同作用而成,与体位有密切关系。如半坐卧位时,骨骼及深层组织由于重力作用向下滑行,而皮肤及表层组织由于摩擦力的缘故仍停留在原位,从而导致两层组织间产生牵张而形成剪切力。剪切力发生时,因由筋膜下及肌肉内穿出供应皮肤的毛细血管被牵拉、扭曲、撕裂,阻断局部皮肤、皮下组织、肌层等全层组织的血液供应,引起血液循环障碍而发生深层组织坏死,形成剪切力性溃疡(图 130-3)。由剪切力造成的严重伤害早期不易被发现,且多表现为口小底大的潜行伤口。当剪切力与压力共同作用时,阻断血流的作用将更加显著。

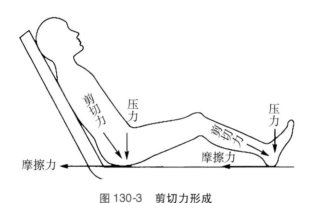

图 130-3　剪切力形成

　　(2)局部潮湿或排泄物刺激:因大小便失禁、汗液、尿液及各种渗出引流液等引起的潮湿刺激导致皮肤浸渍、松软,削弱其屏障作用,致使皮肤易受剪切力和摩擦力等损伤。尤其是尿液和粪便中化学物质的刺激使皮肤酸碱度发生改变,致使表皮角质层的保护能力下降,皮肤组织破溃,容易继发感染。此外,必要的擦洗可进一步清除保护皮肤的天然润滑剂,致使皮肤易损性增加。

　　(3)营养状况:营养状况是影响压疮形成的重要因素。全身出现营养障碍时,营养摄入不足,蛋白质合成减少,出现负氮平衡,皮下脂肪减少,肌肉萎缩。一旦受压,骨隆突处皮肤要承受外界压力和骨隆突本身对皮肤的挤压力,受压处因缺乏肌肉和脂肪组织保护而容易引起血液循环障碍,出现压疮。过度肥胖者卧床时体重对皮肤的压力较大,因而容易发生压疮。

　　(4)年龄:老年人因老化过程导致皮肤在解剖结构、生理功能及免疫功能等方面均出现衰退现象,表现为皮肤松弛、干燥、缺乏弹性,皮下脂肪萎缩、变薄,皮肤抵抗力下降,对外部环境反应迟钝,皮肤血流速度下降且血管脆性增加,导致皮肤易损性增加。

　　(5)体温升高:体温升高时,机体新陈代谢率增高,组织细胞对氧的需求量增加。加之局部组织受压,使已有的组织缺氧更加严重。因此,伴有高热的严重感染患者存在组织受压情况时,压疮发生概率升高。

　　(6)医疗器械使用不当:因医疗器械,如心电监护、吸氧面罩、呼吸机、气管切开导管、各种约束装置及矫正器使用不当,可在医疗器械使用的部位产生压力和(或)造成局部温湿度改变,进而发生不同程度的压疮。因医疗器械固定使接触部位皮肤破损隐秘而难以被及时发现。

（7）机体活动和（或）感觉障碍：活动障碍多由神经损伤、手术麻醉或制动造成，自主活动能力减退或丧失使局部组织长期受压，血液循环障碍而发生压疮。感觉受损可造成机体对伤害性刺激反应障碍，保护性反射迟钝，长时间受压后局部组织坏死而导致压疮发生。

（8）急性应激因素：急性应激使机体对压力的敏感性增加，导致压疮发生率增高。此外，急性应激引起体内代谢紊乱，应激激素大量释放，中枢神经系统和神经内分泌传导系统发生紊乱，机体内环境的稳定性被破坏，机体组织失去承压能力，从而引发压疮。

2. 压疮的分期　压疮的发生为渐进性过程，目前常用的分类系统是依据其损伤程度将压疮分为 4 期（图 130-4）。

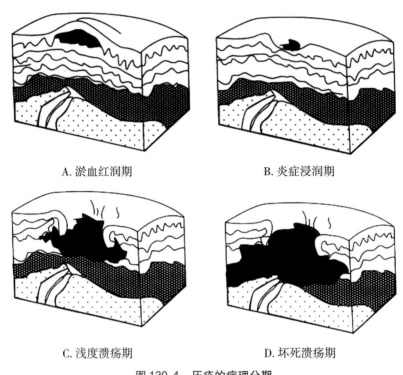

A. 淤血红润期　　　　　　B. 炎症浸润期

C. 浅度溃疡期　　　　　　D. 坏死溃疡期

图 130-4　压疮的病理分期

（1）Ⅰ期：淤血红润期，此期为压疮初期。皮肤完整，表现为红、肿、热、痛或麻木，出现压之不褪色红斑。此期皮肤完整性未被破坏，仅出现暂时性血液循环障碍，为可逆性改变。

（2）Ⅱ期：炎症浸润期，皮肤的表皮层、真皮层或二者发生损伤或坏死。受压部位呈紫红色，皮下产生硬结。皮肤因水肿而变薄，常有水疱形成，且极易破溃。水疱破溃后表皮脱落显露潮湿、红润的创面，患者有疼痛感。

（3）Ⅲ期：浅度溃疡期，全层皮肤破坏，可深及皮下组织和深层组织。表皮水疱逐渐扩大、破溃，真皮层创面有黄色渗出液，感染后表面有脓液覆盖，致使浅层组织坏死，形成溃疡，疼痛感加重。

（4）Ⅳ期：坏死溃疡期，为压疮严重期。坏死组织侵入真皮下层和肌肉层，感染向周边及深部扩展，可深达骨面。坏死组织发黑，脓性分泌物增多，有臭味。严重者细菌入血可引起脓毒败血症，造成全身感染，甚至危及生命。

然而当压疮创面覆盖较多的坏死组织或局部皮肤出现紫色、焦痂等改变时，难以准确划分。因而，美国国家压疮咨询委员会（National Pressure Ulcer Advisory Panel，NPUAP）于 2007 年首次提出在Ⅰ~Ⅳ期压疮分期的基础上，增加可疑深部组织损伤期和不可分期压疮。新的压疮分期进一步描述了局部组织损伤累及的深度和结构，澄清了临床上难以划分的压疮分期，有助于提高判断分期的准确性。

3. 压疮的评估　及时（入院 8 h 内）、动态、客观、综合、有效地进行结构化风险评估，判断危险因素、识别压疮发生的高危人群及确定易患部位，从而对压疮高危人群制定并采取个体化预防措施是有效预防压疮的关键。

（1）危险因素：评估内容如下。①皮肤状态评估；②行为/行动能力评估；③灌注及氧合；④营养状态；⑤皮肤潮湿度；⑥其他，如年龄、体温、感觉、血液学指标及健康状况。

评估时可使用风险评估工具，通过评分方式对患者发生压疮的危险因素进行定性和定量的综合分析，由此判断其发生压疮的危险程度，降低压疮预防护理工作的盲目性和被动性，提高压疮预防工作的有效性和护理质量。常用的风险评估工具包括 Braden 危险因素评估表、Norton 压疮风险评估量表、Waterlow 压疮风险评估量表及 Andersen 危险指标记分法等。应用压疮风险评估工具时需根据患者的具体情况进行动态评估，并及时修正措施，实施重点预防。

1）Braden 危险因素评估表：是目前国内外用来预测压疮发生的较为常用的方法之一（表 130-3），对压疮高危人群具有较好的预测效果，且评估简便、易行。Braden 危险因素评估表的评估内容包括感觉、潮湿、活动力、移动力、营养及摩擦力和剪切力 6 个部分。总分值范围为 6～23 分，分值越少，提示发生压疮的危险性越高。评分≤18 分，提示患者有发生压疮的危险，建议采取预防措施。

表 130-3　Braden 危险因素评估表

项目/分值	1	2	3	4
感觉：对压力相关不适的感受能力	完全受限	非常受限	轻度受限	未受损
潮湿：皮肤暴露于潮湿环境的程度	持续潮湿	潮湿	有时潮湿	很少潮湿
活动力：身体活动程度	限制卧床	坐位	偶尔行走	经常行走
移动力：改变和控制体位的能力	完全无法移动	严重受限	轻度受限	未受限
营养：日常食物摄取状态	非常差	可能缺乏	充足	丰富
摩擦力和剪切力	有问题	有潜在问题	无明显问题	—

2）Norton 压疮风险评估量表：也是目前公认用于预测压疮发生的有效评分方法（表 130-4），特别适用于老年患者的评估。Norton 压疮风险评估量表评估 5 个方面的压疮危险因素：身体状况、精神状态、活动能力、灵活程度及失禁情况。总分值范围为 5～20 分，分值越少，表明发生压疮的危险性越高。评分≤14 分，提示易发生压疮。由于此评估表缺乏营养状态的评估，故临床使用时需补充相关内容。

表 130-4　Norton 压疮风险评估量表

身体状况（分值）	精神状态（分值）	活动能力（分值）	灵活程度（分值）	失禁情况（分值）
良好（4）	思维敏捷（4）	可以走动（4）	行动自如（4）	无失禁（4）
一般（3）	无动于衷（3）	需协助（3）	轻微受限（3）	偶有失禁（3）
不好（2）	不合逻辑（2）	坐轮椅（2）	非常受限（2）	经常失禁（2）
极差（1）	昏迷（1）	卧床（1）	不能活动（1）	二便失禁（1）

（2）高危人群：压疮发生的高危人群包括：①神经系统疾病患者；②脊髓损伤患者；③老年患者；④身体衰弱、营养不良患者；⑤肥胖患者；⑥水肿患者；⑦疼痛患者；⑧发热患者；⑨使用医疗器械患者；⑩手术患者。对上述高危人群需加强压疮预防与管理。

（3）易患部位

1）长期受压及缺乏脂肪组织保护、无肌肉包裹或肌层较薄的骨隆突处。卧位不同，受压点不同，好发部位亦不同（图 130-5）。

仰卧位：好发于枕骨粗隆、肩胛部、肘部、脊椎体隆突处、骶尾部及足跟部。

侧卧位：好发于耳郭、肩峰、肋骨、肘部、髋部、膝关节内外侧及内外踝处。

俯卧位：好发于面颊部、耳郭、肩部、女性乳房、男性生殖器、髂嵴、膝部及足尖处。

坐位:好发于坐骨结节处。

2)医疗器械与皮肤接触的相关部位:如无创面罩、连续加压装置、夹板、支架、尿管等医疗器械与皮肤接触的部位。

4.压疮的预防　压疮预防的关键在于加强管理,消除危险因素。压疮一旦发生,会对患者及其家庭乃至社会产生不利影响,因而压疮的预防尤为重要。精心、科学的护理可将压疮的发生率降到最低程度。为此,要求护士在工作中做到"六勤",即勤观察、勤翻身、勤按摩、勤擦洗、勤整理及勤更换。交接班时,护士应严格、细致地交接患者的局部皮肤情况和护理措施的执行情况。

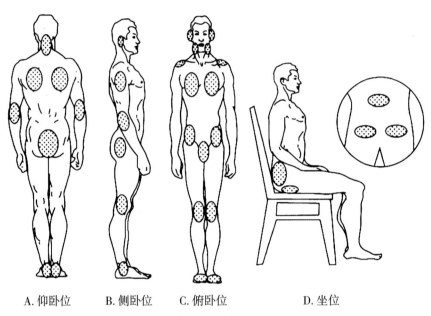

A. 仰卧位　　　B. 侧卧位　　　C. 俯卧位　　　　　D. 坐位

图 130-5　压疮好发部位

但是,并非所有的压疮均可预防。某些患者由于特殊的自身条件使压疮在所难免,如严重负氮平衡的恶病质患者,因软组织过度消耗失去了保护作用,损伤后自身修复亦困难,难以预防压疮的发生。另外,因某些疾病限制翻身,也难以预防压疮的发生。如神经外科患者需要镇静剂以减少颅内压增高的危险,翻身不利于颅内压稳定;成人呼吸窘迫综合征患者改变体位时可引起缺氧。

(1)进行皮肤评估:系统、全面的皮肤评估对于压疮的预防、分类、诊断及治疗至关重要。评估时需检查皮肤有无红斑,若有红斑需鉴别红斑范围和分析红斑产生原因。此外,皮肤评估时还应评估皮肤温度、有无水肿和疼痛,以及相对于周围组织硬度的改变。需要注意的是,医疗器械下方和医疗器械周围受压皮肤需检查有无压力相关损伤。

(2)采取预防性皮肤护理措施:保护皮肤、预防皮肤损伤的措施如下。①摆放体位时避免红斑区域受压;②保持皮肤清洁干燥,避免局部不良刺激;③禁止按摩或用力擦洗压疮易患部位的皮肤,防止造成皮肤损伤;④失禁患者制订并执行个体化失禁管理计划;⑤使用皮肤保护用品或采取隔离防护措施,预防皮肤浸渍。

(3)进行营养筛查与营养评估:营养不良既是导致压疮发生的原因之一,也是直接影响压疮进展和愈合的因素。因此,对于压疮高危人群需进行营养筛查以判断营养不良风险。经筛查有营养不良风险者,需进行全面营养评估并制订个体化营养治疗计划。合理膳食是改善患者营养状况、促进创面愈合的重要措施。因此,在病情允许情况下,给予压疮高危人群高热量、高蛋白及高维生素饮食,增强机体抵抗力和组织修复能力,并促进创面愈合。维生素 C 和锌对伤口愈合具有重要作用,对于压疮高危人群可适当给予补充。

(4)进行体位变换:体位变换可间歇性解除压力或使压力再分布,避免局部组织长期受压,从而减轻受压程度。

经常翻身是长期卧床患者最简单而有效的解除压力的方法。翻身频率需根据患者的组织耐受度、移动和活动能力、病情以及皮肤状况而定。一般每2 h翻身1次,必要时每30 min翻身1次。变换体位时需掌握翻身技巧或借助辅助装置,避免推、拉、推等动作,避免皮肤受摩擦力和剪切力的作用。

体位变换后需合理摆放体位。长期卧床患者,可采用30°斜侧卧位,避免采用使压力加大的躺卧姿势,如90°侧卧位或半坐卧位;且在病情允许情况下床头抬高角度限制于30°内,避免身体下滑而形成剪切力;长期坐位患者,除需注意维持其稳定性及全范围活动性外,还应注意保持合适坐姿以减轻剪切力和压力对皮肤和软组织的作用。体位变换后需合理选择体位装置进行局部减压。环形或圈形器械因边缘产生高压区,导致周围组织血液循环障碍而损害组织,已不推荐使用。天然羊皮垫有助于预防压疮。

变换体位的同时,应评估患者皮肤情况,建立床头翻身记录卡,记录翻身时间、卧位变化及皮肤情况。

(5)选择和使用合适的支撑面:支撑面是指用于压力再分布的装置,可调整组织负荷和微环境情况,如泡沫床垫、气垫床、减压坐垫等。选择支撑面时需考虑患者制动的程度、对微环境控制和剪切力降低的需求、患者的体型和体重,以及压疮发生的危险程度等因素。需要注意的是,尽管使用支撑面,仍需不断进行体位变换以预防压疮发生。

(6)鼓励患者早期活动:早期活动可降低因长期卧床造成患者临床情况恶化的风险,活动频率和活动强度需根据患者耐受程度和发生压疮危险程度决定。在病情允许情况下,协助患者进行肢体功能练习,鼓励患者尽早离床活动,预防压疮发生。

(7)预防医疗器械相关压疮:采取措施预防医疗器械相关压疮。①合理选择和正确使用医疗器械:选择医疗器械时避免压力和(或)剪切力所致的损伤,使用时佩戴合适,避免过度受压,在不造成额外压力的情况下防止脱落。②定期评估皮肤,做好皮肤护理:每天至少检查医疗器械下方或周围皮肤两次,观察有无压力相关损伤的迹象,并注意保持医疗器械下方皮肤的清洁干燥。对于局限性或全身性水肿患者需增加皮肤评估次数。③采取压力再分布措施:通过调整体位、交替使用或重新放置医疗器械,使医疗器械所致压力得以再分布。④使用预防性敷料。

(8)实施健康教育:确保患者和家属的知情权,使其了解自身皮肤状态及压疮的危害,指导其掌握预防压疮的知识和技能,如营养知识、翻身技巧及预防皮肤损伤的技巧等,从而鼓励患者及家属有效参与或独立采取预防压疮的措施。

5. 压疮的治疗与护理　压疮的治疗采取局部治疗和全身治疗相结合的综合性治疗措施。

(1)全身治疗与护理:积极治疗原发病,补充营养和进行全身抗感染治疗等。良好的营养是创面愈合的重要条件,因此应给予患者平衡饮食,增加蛋白质、维生素及微量元素的摄入。对长期不愈的压疮,可静脉滴注复方氨基酸溶液。低蛋白血症患者可静脉输入血浆或人血清蛋白,提高血浆胶体渗透压,改善皮肤血液循环。胃肠道摄入、消化和吸入营养障碍者可采用全胃肠外营养治疗,保证营养物质供给以满足机体代谢需要。此外,遵医嘱给予抗感染治疗,预防败血症发生。同时加强心理护理,消除不良心境,促进身体早日康复。

(2)局部治疗与护理:除可采取上述压疮预防措施用于压疮的局部治疗和护理外,还需根据压疮各期创面的特点和伤口情况,采取针对性的治疗和护理措施。Ⅰ期淤血红润期压疮的护理重点是去除致病原因,保护局部皮肤,促进局部血液循环,防止压疮继续发展;Ⅱ期炎症浸润期的护理重点是保护皮肤,加强创面水疱内渗液的保护和处理,预防感染;Ⅲ期和Ⅳ期溃疡期的护理重点是清洁伤口,清除坏死组织,妥善处理伤口渗出液,促进肉芽组织生长,预防和控制感染。

1)压疮评估及愈合监测:全面的压疮评估是制定压疮治疗和护理方案的前提。初始评估后,需每周进行压疮评估至少1次,评估内容包括压疮的部位、分期、大小(长、宽、深)、颜色、组织类型、创缘、窦道、潜行、瘘管、渗出、气味及伤口周围情况等。每次更换敷料时需根据创面情况、渗出液变化和有无感染迹象等判断压疮是否改善或恶化。若伤口面积增大、组织类型改变、伤口渗液增多或出现临床感染等其他迹象,提示压疮恶化,需及时调整治疗方案;若渗液减少、伤口面积缩小和创面组织好转提示压疮愈合良好。

压疮的愈合监测由医疗专业人员辅以压疮评估工具和数字成像得以完成,对压疮愈合过程进行精确测量和描述有助于评价伤口的愈合趋势,为进一步治疗提供依据。常用于评估压疮愈合过程的量表包括

Bates-Jensen 伤口评价工具(Bates-Jensen wound assessment tool,BWAT)、压疮愈合量表(pressure ulcer scale for healing,PUSH)和压疮状态工具(pressure sore status tool,PSST)等。

2)疼痛评估与处理:压疮会产生痛感,无论在静息状态和进行治疗和护理操作时均可出现。因而,做好压疮相关性疼痛的评估、预防和管理,尤其是预防和减轻治疗和护理操作所致的疼痛至关重要。如为患者变换体位时可使用吊带或转运床单以减少摩擦力和剪切力,同时保持床单平整无皱褶;摆放体位时避开压疮部位和避免采用导致压力增加的体位;选择敷料时选择更换频率低、容易去除的敷料,避免对皮肤产生机械性损伤。在伤口治疗和护理操作开始前需采取充分的疼痛控制手段。

3)使用伤口敷料:湿性伤口愈合理论提出,适度湿润、密闭、微酸(接近于皮肤 pH 值)、低氧或无氧且接近于体温的伤口环境为创面愈合的适宜环境。随着湿性伤口愈合理论的提出及创面愈合病理生理过程的深入研究,湿性敷料不断改进并发展,目前已广泛用于压疮的临床治疗。常用的湿性敷料包括水胶体敷料、透明膜敷料、水凝胶敷料、藻酸盐类敷料、泡沫敷料、银离子敷料、硅胶敷料和胶原基质敷料等。每种类型敷料具有各自的优缺点和临床适应证,需根据保持创面湿性环境的特性、伤口渗出物的性质和量、创面基底组织状况、压疮周围情况、压疮大小、深度和部位,以及是否存在瘘管和(或)潜行等因素进行选择。

4)伤口护理:包括清洗和清创。①清洗:每次更换敷料时需进行伤口清洗,以清除表面残留物和敷料残留物。伤口清洗液需根据伤口类型进行选择,创面无感染时多采用对健康组织无刺激的生理盐水进行冲洗,对确诊感染、疑似感染或疑似严重细菌定植的压疮,需根据创面细菌培养及药物敏感试验结果选择带有表面活性剂和(或)抗菌剂的清洗液。清洗时需避免交叉感染,并注意窦道、潜行或瘘管的处理。②清创:指清除压疮创面或创缘无活力的坏死组织。常用的清创方法包括外科清创、保守锐性清创、自溶性清创、生物性清创和机械性清创,清创方法需根据患者的病情和耐受性、局部伤口坏死组织情况和血液循环情况选择。对于免疫缺陷、供血障碍和全身败血症期间未采用抗生素治疗的患者,清创应慎重。

5)药物治疗:为控制感染和增加局部营养供给,可于局部创面采用药物治疗,如碘伏、胰岛素等,或采用具有清热解毒、活血化瘀、去腐生肌的中草药治疗。

6)手术治疗:对于经保守治疗无效的Ⅲ期和Ⅳ期压疮,或已发展为蜂窝织炎或疑似有败血症,或伴有潜行、窦道/瘘管和(或)广泛坏死组织的压疮,可采用手术方法予以修复。护士需加强围术期护理,如术后体位减压,密切观察皮瓣的血供情况和引流物的性状,加强皮肤护理,减少局部刺激等。

7)其他新兴治疗方法:如将生长因子、生物物理方法等用于压疮治疗。

压疮是全身、局部因素综合作用所引起的皮肤组织变性、坏死的病理过程。护士只有认识到压疮的危害性,了解其病因和发生发展规律,综合考虑压疮的危险因素,掌握其防治技术,才能自觉、有效地做好压疮防治工作。护理中应强化"预防为主,立足整体,重视局部"的观念,使压疮护理走向科学化、制度化、程序化和人性化。

第四节　生命体征评估与护理

一、体温的评估与护理

机体温度分为体核温度和体表温度。体温(body temperature,T)也称体核温度(core temperature),指身体内部胸腔、腹腔和中枢神经的温度,具有相对稳定且较皮肤温度高的特点。皮肤温度也称体表温度(body surface temperature),指皮肤表面的温度,可受环境温度和衣着情况的影响且低于体核温度。基础体温(basal body temperature),指人体在(持续)较长时间(6~8h)的睡眠后醒来,尚未进行任何活动之前所测量到的体温。医学上所说的体温是指机体深部的平均温度,体温的相对恒定是机体新陈代谢和生命活动正常进行的必要条件。

（一）正常体温

不同部位的正常体温见表130-5。

表130-5 不同部位的正常体温

部位	平均温度	正常范围
口温	37.0 ℃(98.6 ℉)	36.3~37.2 ℃(97.3~99.0 ℉)
肛温	37.5 ℃(99.5 ℉)	36.5~37.7 ℃(97.7~99.9 ℉)
腋温	36.5 ℃(97.7 ℉)	36.0~37.0 ℃(96.8~98.6 ℉)

温度可用摄氏温度(K)和华氏温度(℉)来表示。摄氏温度与华氏温度的换算公式为：

$$℉ = ℃ \times 9/5 + 32$$

$$℃ = (℉ - 32) \times 5/9$$

（二）异常体温

1. 体温过高　体温过高(hyperthermia)指机体体温升高超过正常范围。

（1）临床分级：以口腔温度为例，发热程度可划分为：低热 37.3~38.0℃(99.1~100.4 ℉)、中等热 38.1~39.0℃(100.6~102.2 ℉)、高热 39.1~41.0℃(102.4~105.8 ℉)、超高热 41℃以上(105.8 ℉以上)。

（2）发热过程及表现：一般发热过程包括 3 个时期。

1）体温上升期：此期特点是产热大于散热。主要表现为疲乏无力、皮肤苍白、干燥无汗、畏寒，甚至寒战。体温上升可有骤升和渐升两种方式，骤升是指体温突然升高，在数小时内升至高峰，常见于肺炎球菌肺炎、疟疾等。渐升是指体温逐渐上升，数日内达高峰，常见于伤寒等。

2）高热持续期：此期特点是产热和散热在较高水平趋于平衡。主要表现为面色潮红、皮肤灼热、口唇干燥、呼吸脉搏加快、头痛头晕、食欲下降、全身不适、软弱无力。

3）退热期：此期特点是散热大于产热，体温恢复至正常水平。主要表现为大量出汗、皮肤潮湿。体温下降可有骤退和渐退两种方式，骤退常见于肺炎球菌肺炎、疟疾，渐退常见于伤寒等。体温骤退者由于大量出汗，体液大量丧失，易出现血压下降、脉搏细速、四肢厥冷等虚脱或休克现象，护理中应加强观察。

（3）护理措施

1）降低体温：可选用物理降温或药物降温方法。物理降温有局部和全身冷疗两种方法。体温未超过 39 ℃，选用局部冷疗，可采用冷毛巾、冰袋、化学致冷袋，通过传导方式散热；体温超过 39 ℃，选用全身冷疗，可采用温水擦浴、酒精擦浴方式，达到降温目的。药物降温是通过降低体温调节中枢的兴奋性及血管扩张、出汗等方式促进散热而达到降温目的。使用药物降温时应注意药物的剂量，尤其对年老体弱及心血管疾病者应防止出现虚脱或休克现象。实施降温措施 30 min 后应测量体温，并做好记录和交班。

2）加强病情观察：①观察生命体征，定时测体温。一般每日测量 4 次，高热时应每 4 h 测量一次，待体温恢复正常 3 d 后，改为每日 1~2 次。注意发热类型、程度及经过，及时注意呼吸、脉搏和血压的变化。②观察是否出现寒战、淋巴结肿大、出血、肝、脾大、结膜充血、单纯疱疹、关节肿痛及意识障碍等伴随症状。③观察发热的原因及诱因是否消除，发热的诱因可有受寒、饮食不洁、过度疲劳；服用某些药物(如抗肿瘤药物、免疫抑制剂、抗生素等)；老人、婴幼儿、术后患者等。④观察治疗效果，比较治疗前后全身症状及实验室检查结果。⑤观察饮水量、饮食摄取量、尿量及体重变化。⑥观察四肢末梢循环情况，高热而四肢末梢厥冷、发热等提示病情加重。⑦观察是否出现抽搐，给予对症处理。

3）补充营养和水分：给予高热量、高蛋白、高维生素、易消化的流质或半流质食物。注意食物的色、香、味,鼓励少量多餐,以补充高热的消耗,提高机体的抵抗力。鼓励患者多饮水,以每日 3 000 ml 为宜,以补充高热消耗的大量水分,并促进毒素和代谢产物的排出。

4)促进患者舒适:①休息可减少能量的消耗,有利于机体康复。高热者需卧床休息,低热者可酌情减少活动,适当休息。为患者提供室温适宜、环境安静、空气流通等合适的休息环境。②口腔护理,发热时由于唾液分泌减少,口腔黏膜干燥,且抵抗力下降,有利于病原体生长、繁殖,易出现口腔感染。应在晨起、餐后、睡前协助患者漱口,保持口腔清洁。③皮肤护理,退热期,往往大量出汗,应及时擦干汗液,更换衣服和床单,防止受凉,保持皮肤的清洁、干燥。对长期持续高热者,应协助其改变体位,防止压疮、肺炎等并发症出现。

5)心理护理:①体温上升期,患者突然发冷、发抖、面色苍白,此时患者会产生紧张、不安、害怕等心理反应。护理中应经常探视患者,耐心解答各种问题,尽量满足患者的需要,给予精神安慰。②高热持续期,应注意尽量解除高热带给患者的心身不适,尽量满足患者的合理要求。③退热期,满足患者舒适的心理,注意清洁卫生,及时补充营养。

2.体温过低　体温过低(hypothermia)指体温低于正常范围。

(1)临床分级:①轻度,32.1 ~ 35.0 ℃(89.8 ~ 95.0 ℉);②中度,30.0 ~ 32.0 ℃(86.0 ~ 89.6 ℉);③重度,<30.0 ℃(86.0 ℉);④致死温度,23.0 ~ 25.0 ℃ (73.4 ~ 77.0 ℉)

(2)临床表现:发抖,血压降低,心跳、呼吸减慢,皮肤苍白冰冷,躁动不安,嗜睡,意识障碍,甚至出现昏迷。

(三)异常体温的护理

1.环境温度　提供合适的环境温度,维持室温在 22 ~ 24 ℃。

2.保暖措施　给予毛毯、棉被、电热毯、热水袋,添加衣服,防止体热散失。给予热饮,提高机体温度。

3.加强监测　观察生命体征,持续监测体温的变化,至少每小时测量一次,直至体温恢复至正常且稳定。同时注意呼吸、脉搏、血压的变化。

4.病因治疗　去除引起体温过低的原因,使体温恢复正常。

5.积极指导　教会患者避免导致体温过低的因素,如营养不良、衣服穿着过少、供暖设施不足、某些疾病等。

二、脉搏的评估与护理

在每个心动周期中,由于心脏的收缩和舒张,动脉内的压力和容积也发生周期性的变化,导致动脉管壁产生有节律的搏动,称为动脉脉搏(arterial pulse),简称脉搏(pulse,P)。

(一)正常脉搏

1.脉率　脉率(pulse rate)指每分钟脉搏搏动的次数(频率)。正常成人在安静状态下脉率为 60 ~ 100 次/min。脉率受诸多因素影响而引起变化(表 130-6)。

表 130-6　不同人群的正常脉率

年龄	正常范围/(次/min)	平均脉率/(次/min)
出生至 1 个月	70 ~ 170	120
1 ~ 12 个月	80 ~ 160	120
1 ~ 3 岁	80 ~ 120	100
3 ~ 6 岁	75 ~ 115	100
6 ~ 12 岁	70 ~ 110	90

续表 130-6

年龄	正常范围/(次/min)		平均脉率/(次/min)	
	男	女	男	女
12~14 岁	65~105	70~11085	90	
14~16 岁	60~100	65~105	80	85
16~18 岁	55~95	60~100	75	80
18~65 岁	60~100	72		
65 岁以上	70~100	75		

2. 脉律　脉律(pulse rhythm)指脉搏的节律性。它反映了左心室的收缩情况,正常脉律跳动均匀规则,间隔时间相等。但正常小儿、青年和一部分成年人中,可出现吸气时增快,呼气时减慢,称为窦性心律不齐,一般无临床意义。

3. 脉搏的强弱　它是触诊时血液流经血管的一种感觉。正常情况下每搏强弱相同。脉搏的强弱取决于动脉充盈度和周围血管的阻力,既与每搏输出量和脉压大小有关,也与动脉壁的弹性有关。

4. 动脉壁的情况　触诊时可感觉到的动脉壁性质。正常动脉管壁光滑、柔软、富有弹性。

（二）异常脉搏

1. 脉率异常

(1)心动过速:成人脉率超过 100 次/min,称为心动过速(tachycardia)(速脉)。常见于发热、甲状腺功能亢进、心力衰竭、血容量不足等,它是机体的一种代偿机制,以增加心排量、满足机体新陈代谢的需要。一般体温每升高 1 ℃,成人脉率约增加 10 次/min,儿童则增加 15 次/min。

(2)心动过缓:成人脉率少于 60 次/min,称为心动过缓(bradycardia)(缓脉)。常因迷走神经兴奋引起,常见于颅内压增高、房室传导阻滞、甲状腺功能减退、阻塞性黄疸等。脉率小于 40 次/min 时,尚需注意有无完全性房室传导阻滞。

2. 节律异常

(1)间歇脉:在一系列正常规则的脉搏中,出现一次提前而较弱的脉搏,其后有一较正常延长的间歇(代偿间歇),称为间歇脉(intermittent pulse)。如每隔一个或两个正常搏动后出现一次期前收缩,则前者称二联律(bigeminy),后者称三联律(trigeminy)。常见于各种器质性心脏病,正常人在过度疲劳、精神兴奋、体位改变时偶尔也会出现间歇脉。发生机制是心脏异位起搏点过早地发生冲动而引起的心脏搏动提早出现。

(2)脉搏短细:在同一单位时间内脉率少于心率,称为脉搏短细(pulse deficit),简称细脉。其特点是心律完全不规则,心率快慢不一,心音强弱不等。发生机制是由于心肌收缩力强弱不等,有些心输出量(cardiac output,CO)少的搏动可发生心音,但不能引起周围血管的搏动,造成脉率低于心率。常见于心房颤动的患者。细脉越多,心律失常越严重,病情好转,细脉可以消失。

3. 强弱异常

(1)洪脉:当心输出量增加,周围动脉阻力较小,动脉充盈度和脉压较大时,则脉搏强而大,称为洪脉(bounding pulse)。常见于高热、甲状腺功能亢进、主动脉瓣关闭不全等。

(2)细脉或丝脉:当心输出量减少,周围动脉阻力较大,动脉充盈度降低时,则脉搏弱而小,扪之如细丝,称为细脉(small pulse)。常见于心功能不全、大出血、休克、主动脉瓣狭窄等。

(3)交替脉:交替脉(alternating pulses)指节律正常,而强弱交替出现的脉搏。主要由于心室收缩强弱交替出现而引起。为心肌损害的一种表现,常见于高血压心脏病、冠状动脉粥样硬化性心脏病等。

(4)水冲脉:水冲脉(water hammer pulse)脉搏骤起骤降,急促而有力。主要由于收缩压偏高,舒张压偏低使脉压增大所致。常见于主动脉瓣关闭不全、甲状腺功能亢进等。触诊时,如将患者手臂抬高过头并紧握其手腕掌面,就可感到急促有力的冲击。

（5）重搏脉:正常脉搏波在其下降支中有一重复上升的脉搏波(降中波),但比脉搏波的上升支低,不能触及。在某些病理情况下,此波增高可触及,称为重搏脉(dicrotic pulse)。发生机制可能与血管紧张度降低有关,当心室舒张早期,主动脉瓣关闭,主动脉内的一部分血液向后冲击已关闭的主动脉瓣,由此产生的冲动使重复上升的脉搏波增高而被触及。常见于伤寒、一些长期热性病和梗阻性肥厚型心肌病。

（6）奇脉:奇脉(paradoxical pulse)指吸气时脉搏明显减弱或消失。常见于心包积液和缩窄性心包炎。是心脏压塞的重要体征之一。奇脉的产生主要与左心室搏出量减少有关。正常人吸气时肺循环血容量增加,使循环血液向右心的灌注量亦相应地增加,因此肺循环向左心回流的血液量无明显改变。在病理情况下,由于心脏受束缚,体循环向右心回流的血量不能随肺循环血量的增加而相应地增加,结果使肺静脉血液流入左心室的量较正常时减少,左心室搏出量减少,所以脉搏变弱甚至不能触及。

4.动脉壁异常　早期动脉硬化,表现为动脉壁变硬,失去弹性,呈条索状;严重时则动脉迂曲甚至有结节。其原因为动脉壁的弹力纤维减少,胶原纤维增多,使动脉管壁变硬,呈条索、迂曲状。

（三）异常脉搏的护理

1.休息与活动　指导患者增加卧床休息的时间,适当活动,以减少心肌耗氧量。必要时给予氧疗。

2.加强观察　观察脉搏的脉率、节律、强弱等;观察药物的治疗效果和不良反应;有起搏器者应做好相应的护理。

3.准备急救物品和急救仪器　准备抗心律失常药物,除颤器处于完好状态。

4.心理护理　稳定情绪,消除紧张、恐惧情绪。

5.健康教育指导　患者进清淡易消化的饮食;注意劳逸结合,生活有规律,保持情绪稳定,戒烟限酒;善于控制情绪;勿用力排便;学会自我监测脉搏及观察药物的不良反应。指导患者服用抗心律失常药物期间,不可自行随意调整药物剂量。

三、血压的评估与护理

血压(blood pressure,BP)是血管内流动着的血液对单位面积血管壁的侧压力(压强)。在不同血管内,血压被分别称为动脉血压、毛细血管压和静脉血压,而一般所说的血压是指动脉血压。

在一个心动周期中,动脉血压随着心室的收缩和舒张而发生规律性的波动。在心室收缩时,动脉血压上升达到的最高值称为收缩压(systolic pressure)。在心室舒张末期,动脉血压下降达到的最低值称为舒张压(diastolic pressure)。收缩压与舒张压的差值称为脉搏压,简称脉压(pulse pressure)。在一个心动周期中,动脉血压的平均值称为平均动脉压(mean arterial pressure),约等于舒张压加1/3脉压。

（一）正常血压

不同人群的正常血压见表130-7。

表130-7　不同人群的正常血压

年龄	血压/mmHg	年龄	血压/mmHg
1个月	84/54	14~17岁	120/70
1岁	95/65	成年人	120/80
6岁	105/65	老年人	(140~160)/(80~90)
10~13岁	110/65		

测量血压,一般以肱动脉为标准。正常成人安静状态下的血压范围比较稳定,其正常范围为收缩压90~139 mmHg,舒张压60~89 mmHg,脉压30~40 mmHg。

按照国际标准计量单位规定,压强的单位是帕(Pa),即牛顿/米^2(N/m^2),但帕的单位较小,故血压的单位通常用千帕(kPa),由于人们长期以来使用水银血压计测量血压,因此习惯上用水银柱的高度即毫米汞柱(mmHg)来表示血压数值。其换算公式为 1 mmHg=0.133 kPa,1 kPa=7.5 mmHg。

（二）异常血压

1. 高血压　高血压(hypertension)指在未使用降压药物的情况下,18 岁以上成年人收缩压≥140 mmHg 和(或)舒张压≥90 mmHg(表 130-8)。

表 130-8　高血压的分级

分级	收缩压/mmHg		舒张压/mmHg
正常血压	<120	和	<80
正常高值	120～139	和(或)	80～89
高血压	≥140	和(或)	≥90
1 级高血压(轻度)	140～159	和(或)	90～99
2 级高血压(中度)	160～179	和(或)	100～109
3 级高血压(重度)	>180	和(或)	≥110
单纯收缩期高血压	≥140	和	<90

2. 低血压　低血压(hypotension)指血压低于 90/60 mmHg。

3. 脉压异常

(1)脉压增大:常见于主动脉硬化、主动脉瓣关闭不全、动静脉瘘、甲状腺功能亢进。

(2)脉压减小:常见于心包积液、缩窄性心包炎、末梢循环衰竭。

（三）异常血压的护理

1. 良好环境　提供适宜温度、湿度、通风良好、合理照明的整洁安静舒适环境。

2. 合理饮食　选择易消化、低脂、低胆固醇、低盐、高维生素、富含纤维素的食物。高血压患者应减少钠盐摄入,逐步降至 WHO 推荐的每人每日食盐 6 g 的要求。

3. 规律生活　良好的生活习惯是保持健康、维持正常血压的重要条件。如保证足够的睡眠、养成定时排便的习惯、注意保暖,避免冷热刺激等。

4. 控制情绪　精神紧张、情绪激动、烦躁、焦虑、忧愁等都是诱发高血压的精神因素,因此高血压患者,应加强自我修养,随时调整情绪,保持心情舒畅。

5. 坚持运动　积极参加力所能及的体力劳动和适当的体育运动,以改善血液循环,增强心血管功能。鼓励高血压患者采用每周 3～5 次、每次持续 30 min 左右中等强度的运动,如步行、快走、慢跑、游泳、气功、太极拳等,应注意量力而行,循序渐进。

6. 加强监测　对需密切观察血压者应做到"四定",即定时间、定部位、定体位、定血压计;合理用药,注意药物治疗效果和不良反应的监测;观察有无并发症的发生。

7. 健康教育　教会患者测量和判断异常血压的方法;生活有度、作息有时、修身养性、合理营养、戒烟限酒。

四、呼吸的评估与护理

机体在新陈代谢过程中,需要不断地从外界环境中摄取氧气,并把自身产生的二氧化碳排出体外,机体与环境之间所进行的气体交换过程,称为呼吸(respiration,R)。呼吸是维持机体新陈代谢和生命活动所必需的基本生理过程之一,一旦呼吸停止,生命也将终结。

（一）正常呼吸

正常成人安静状态下呼吸频率为 16～20 次/min,节律规则,呼吸运动均匀无声且不费力。呼吸与脉搏的比例为 1∶4。男性及儿童以腹式呼吸为主,女性以胸式呼吸为主。

（二）异常呼吸

1. 频率异常

（1）呼吸过速：呼吸过速（tachypnea）也称气促（polypnea），指呼吸频率超过 24 次/min。见于发热、疼痛、甲状腺功能亢进等。一般体温每升高 1 ℃，呼吸频率增加 3~4 次/min。

（2）呼吸过缓：呼吸过缓（bradypnea）指呼吸频率低于 12 次/min。见于颅内压增高、巴比妥类药物中毒等。

2. 深度异常

（1）深度呼吸：又称库斯莫呼吸（Kussmaul respiration），指一种深而规则的大呼吸。见于糖尿病酮症酸中毒和尿毒症酸中毒等，以便机体排出较多的二氧化碳，调节血中的酸碱平衡。

（2）浅快呼吸：是一种浅表而不规则的呼吸，有时呈叹息样。可见于呼吸肌麻痹、某些肺与胸膜疾病，也可见于濒死的患者。

3. 节律异常

（1）潮式呼吸：又称陈-施呼吸（Cheyne-Stokes respiration），是一种呼吸由浅慢逐渐变为深快，然后再由深快转为浅慢，再经一段呼吸暂停（5~20 s）后，又开始重复以上过程的周期性变化，其形态犹如潮水起伏。潮式呼吸的周期可长达 30 s~2 min。多见于中枢神经系统疾病，如脑炎、脑膜炎、颅内压增高及巴比妥类药物中毒。产生机制是由于呼吸中枢的兴奋性降低，只有当缺氧严重，二氧化碳积聚到一定程度，才能刺激呼吸中枢，使呼吸恢复或加强，当积聚的二氧化碳呼出后，呼吸中枢又失去有效的兴奋，呼吸又再次减弱继而暂停，从而形成了周期性变化。

（2）间断呼吸：间断呼吸（cogwheel breathing）又称比奥呼吸（Biot respiration），表现为有规律地呼吸几次后，突然停止呼吸，间隔一个短时间后又开始呼吸，如此反复交替。即呼吸和呼吸暂停现象交替出现。其产生机制同潮式呼吸，但比潮式呼吸更为严重，预后更为不良，常在临终前发生。

4. 声音异常

（1）蝉鸣样呼吸：表现为吸气时产生一种极高的似蝉鸣样音响，产生机制是由于声带附近阻塞，使空气吸入发生困难。常见于喉头水肿、喉头异物等。

（2）鼾声呼吸：表现为呼吸时发出一种粗大的鼾声，由于气管或支气管内有较多的分泌物积蓄所致。多见于昏迷患者。

5. 形态异常

（1）胸式呼吸减弱，腹式呼吸增强：正常女性以胸式呼吸为主。由于肺、胸膜或胸壁的疾病，如肺炎、胸膜炎、肋骨骨折、肋间神经痛等产生剧烈的疼痛，均可使胸式呼吸减弱，腹式呼吸增强。

（2）腹式呼吸减弱，胸式呼吸增强：正常男性及儿童以腹式呼吸为主。如由于腹膜炎、大量腹水、肝脾极度肿大、腹腔内巨大肿瘤等，使膈肌下降受限，造成腹式呼吸减弱，胸式呼吸增强。

6. 呼吸困难　是一个常见的症状及体征，患者主观上感到空气不足，客观上表现为呼吸费力，可出现发绀、鼻翼扇动、端坐呼吸，辅助呼吸肌参与呼吸活动，造成呼吸频率、深度、节律的异常。临床上可分为吸气性、呼气性和混合性呼吸困难。

（1）吸气性呼吸困难：其特点是吸气显著困难，吸气时间延长，有明显的"三凹征"（吸气时胸骨上窝、锁骨上窝、肋间隙出现凹陷）。由于上呼吸道部分梗阻，气流不能顺利进入肺，吸气时呼吸肌收缩，肺内负压极度增高所致。常见于气管阻塞、气管异物、喉头水肿等。

（2）呼气性呼吸困难：其特点是呼气费力，呼气时间延长。由于下呼吸道部分梗阻，气流呼出不畅所致。常见于支气管哮喘、阻塞性肺气肿。

（3）混合性呼吸困难：其特点是吸气、呼气均感费力，呼吸频率增加。由于广泛性肺部病变 使呼吸面积减少，影响换气功能所致。常见于重症肺炎、广泛性肺纤维化、大面积肺不张、大量胸腔积液等。

（三）异常呼吸的护理

1. 提供舒适环境　保持环境整洁、安静、舒适，室内空气流通、清新、温度、湿度适宜，有利于患者放松和休息。

2. 加强观察　观察呼吸的频率、深度、节律、声音、形态有无异常;有无咳嗽、咳痰、咯血、发绀、呼吸困难及胸痛表现。观察药物的治疗效果和不良反应。

3. 提供营养和水分　选择营养丰富、易于咀嚼和吞咽的食物,注意水分的供给,避免过饱及产气食物,以免膈肌上升影响呼吸。

4. 吸氧　必要时给予氧气吸入。

5. 心理护理　维持良好的护患关系,稳定患者情绪,保持良好心态。

6. 健康教育　戒烟限酒,减少对呼吸道黏膜的刺激;培养良好的生活方式;教会患者呼吸训练的方法,如缩唇呼吸、腹式呼吸等。

第五节　冷、热疗法

冷、热疗法是利用低于或高于人体温度的物质作用于体表皮肤,通过神经传导引起皮肤和内脏器官血管的收缩或舒张,从而改变机体各系统体液循环和新陈代谢,达到治疗目的的方法。

冷、热疗法是临床中常用的护理技术,且有较多的方法,根据应用的面积及方式,冷、热疗法可分为局部冷、热疗法和全身冷、热疗法。局部冷疗法包括冰袋、冰囊、冰帽、化学致冷袋的使用和冷湿敷法等;全身冷疗法包括温水擦浴、酒精拭浴;局部热疗法包括热水袋、烤灯的使用及热湿敷、热水坐浴等。

作为冷、热疗法的实施者,护士应了解冷、热疗法的效应,掌握正确的使用方法,观察患者的反应,并对治疗效果进行及时评价,以达到促进疗效、减少损伤发生的目的(表 130-9)。

表 130-9　冷、热疗法的生理效应

生理指标	生理效应	
	用热	用冷
血管扩张/收缩	扩张	收缩
细胞代谢率	增加	减少
需氧量	增加	减少
毛细血管通透性	增加	减少
血液黏稠度	降低	增加
血液流动速度	增快	减慢
淋巴流动速度	增快	减慢
结缔组织伸展性	增强	减弱
神经传导速度	增快	减慢
体温	上升	下降

一、冷疗法

(一)目的

1. 减轻局部充血或出血　冷疗可使局部血管收缩,毛细血管通透性降低,减轻局部充血;同时冷疗还可使血流减慢,血液的黏稠度增加,有利于血液凝固而控制出血。适用于局部软组织损伤的初期、扁桃体摘除术后、鼻出血等患者。

2. 减轻疼痛　冷疗可抑制细胞的活动,减慢神经冲动的传导,降低神经末梢的敏感性而减轻疼痛;同时冷疗使血管收缩,毛细血管的通透性降低,渗出减少,从而减轻由于组织肿胀压迫神经末梢所引起的疼痛。适用于急性损伤初期、牙痛、烫伤等患者。

3. 控制炎症扩散　冷疗可使局部血管收缩,血流减少,细胞的新陈代谢和细菌的活力降低,从而限制炎症的扩散。适用于炎症早期的患者。

4. 降低体温　冷直接与皮肤接触,通过传导与蒸发的物理作用,使体温降低。适用于高热、中暑等患者。

（二）禁忌

1. 血液循环障碍　常见于大面积组织受损、全身微循环障碍、休克、周围血管病变、动脉硬化、糖尿病、神经病变、水肿等患者,因循环不良,组织营养不足,若使用冷疗,进一步使血管收缩,加重血液循环障碍,导致局部组织缺血缺氧而变性坏死。

2. 慢性炎症或深部化脓病灶　因冷疗使局部血流减少,妨碍炎症的吸收。

3. 组织损伤、破裂或有开放性伤口处　因冷疗可降低血液循环,增加组织损伤,且影响伤口愈合,尤其是大范围组织损伤,应禁止用冷疗。

4. 对冷过敏　对冷过敏者使用冷疗可出现红斑、荨麻疹、关节疼痛、肌肉痉挛等过敏症状。

5. 慎用冷疗法的情况　如昏迷、感觉异常、年老体弱者、婴幼儿、关节疼痛、心脏病、哺乳期产妇胀奶等应慎用冷疗法。

6. 冷疗的禁忌部位

（1）枕后、耳郭、阴囊处:用冷易引起冻伤。

（2）心前区:用冷可导致反射性心率减慢、心房颤动或心室颤动及房室传导阻滞。

（3）腹部:用冷易引起腹泻。

（4）足底:用冷可导致反射性末梢血管收缩影响散热或引起一过性冠状动脉收缩。

（三）注意事项

1. 冰袋

（1）随时观察,检查冰袋有无漏水,是否夹紧。冰块融化后应及时更换,保持布袋干燥。

（2）观察用冷部位局部情况,皮肤色泽,防止冻伤。倾听患者主诉,有异常立即停止用冷。

（3）如为降温,冰袋使用后 30 min 需测体温,当体温降至 39 ℃ 以下,应取下冰袋,并在体温单上做好记录。

2. 冰帽

（1）观察冰帽有无破损、漏水,冰帽内的冰块融化后,应及时更换或添加。

（2）用冷时间不得超过 30 min,以防产生继发效应。

（3）加强观察,观察皮肤色泽,注意监测肛温,肛温不得低于 30 ℃。

3. 冰湿敷

（1）注意观察局部皮肤情况及患者反应。

（2）敷布湿度得当,以不滴水为度。

（3）若为降温,则使用冷湿敷 30 min 后应测量体温,并将体温记录在体温单上。

4. 温水拭浴或酒精擦浴

（1）擦浴过程中,注意观察局部皮肤情况及患者反应。

（2）因心前区用冷可导致反射性心率减慢、心房颤动或心室颤动及房室传导阻滞,腹部用冷易引起腹泻,足底用冷可导致反射性末梢血管收缩影响散热或引起一过性冠状动脉收缩,故心前区、腹部、后颈、足底为拭浴的禁忌部位。因婴幼儿用酒精擦拭皮肤易造成中毒,甚至导致昏迷和死亡,血液病患者用酒精擦浴易导致或加重出血,故婴幼儿及血液病高热患者禁用酒精拭浴。

（3）拭浴时,以拍拭（轻拍）方式进行,避免用摩擦方式,因摩擦易生热。

二、热疗法

（一）目的

1. 促进炎症的消散和局限　热疗使局部血管扩张，血液循环速度加快，促进组织中毒素、废物的排出；同时血量增多，白细胞数量增多，吞噬能力增强和新陈代谢增加，使机体局部或全身的抵抗力和修复力增强。因而炎症早期用热，可促进炎性渗出物吸收与消散，炎症后期用热，可促进白细胞释放蛋白溶解酶，使炎症局限。适用于睑腺炎（麦粒肿）、乳腺炎等患者。

2. 减轻疼痛　热疗可降低痛觉神经兴奋性，又可改善血液循环，加速致痛物质排出和炎性渗出物吸收，解除对神经末梢的刺激和压迫，因而可减轻疼痛。同时热疗可使肌肉松弛，增强结缔组织伸展性，增加关节的活动范围，减轻肌肉痉挛、僵硬，关节强直所致的疼痛。适用于腰肌劳损、肾绞痛、胃肠痉挛等患者。

3. 减轻深部组织的充血　热疗使皮肤血管扩张，使平时大量呈闭锁状态的动静脉吻合支开放，皮肤血流量增多。由于全身循环血量的重新分布，减轻深部组织的充血。

4. 保暖与舒适　热疗可使局部血管扩张，促进血液循环，将热带至全身，使体温升高，并使患者感到舒适。适用于年老体弱、早产儿、危重、末梢循环不良患者。

（二）禁忌

1. 未明确诊断的急性腹痛　热疗虽能减轻疼痛，但易掩盖病情真相，贻误诊断和治疗，有引发腹膜炎的危险。

2. 面部危险三角区的感染　因该处血管丰富，面部静脉无静脉瓣，且与颅内海绵窦相通，热疗可使血管扩张，血流增多，导致细菌和毒素进入血液循环，促进炎症扩散，易造成颅内感染和败血症。

3. 各种脏器出血、出血性疾病　热疗可使局部血管扩张，增加脏器的血流量和血管通透性而加重出血。血液凝固障碍的患者，用热会增加出血的倾向。

4. 软组织损伤或扭伤的初期（48 h内）　热疗可促进血液循环，加重皮下出血、肿胀、疼痛。

5. 其他

（1）心、肝、肾功能不全者：大面积热疗使皮肤血管扩张，减少对内脏器官的血液供应，加重病情。

（2）皮肤湿疹：热疗可加重皮肤受损，也使患者增加痒感而不适。

（3）急性炎症：如牙龈炎、中耳炎、结膜炎，热疗可使局部温度升高，有利于细菌繁殖及分泌物增多，加重病情。

（4）孕妇：热疗可影响胎儿的生长。

（5）金属移植物部位、人工关节：金属是热的良好导体，用热易造成烫伤。

（6）恶性病变部位：热疗可使正常与异常细胞加速新陈代谢而加重病情，同时又促进血液循环而使肿瘤扩散、转移。

（7）睾丸：用热会抑制精子发育并破坏精子。

（8）麻痹、感觉异常者、婴幼儿、老年人慎用热疗。

（三）注意事项

1. 使用热水袋

（1）经常检查热水袋有无破损，热水袋与塞子是否配套，以防漏水。

（2）炎症部位热敷时，热水袋灌水 1/3 满，以免压力过大，引起疼痛。

（3）特殊患者使用热水袋，应再包一块大毛巾或放于两层毯子之间，以防烫伤。

（4）加强巡视，定期检查局部皮肤情况，必要时床边交班。

2. 红外线烤灯

（1）根据治疗部位选择不同功率灯泡：胸、腹、腰、背 500～1000 W，手、足部 250 W（鹅颈灯 40～60 W）。

（2）由于眼内含有较多的液体,对红外线吸收较强,一定强度的红外线直接照射可引发白内障。因此前胸、面颊照射时,应戴有色眼镜或用纱布遮盖。

（3）意识不清、局部感觉障碍、血液循环障碍、瘢痕者,治疗时应加大灯距,防止烫伤。

（4）红外线多次治疗后,治疗部位皮肤可出现网状红斑、色素沉着。

（5）使用时避免触摸灯泡或用布覆盖烤灯,以免发生烫伤及火灾。

3. 热湿敷

（1）若患者热敷部位不禁忌压力,可用热水袋放置在敷布上再盖以大毛巾,以维持温度。

（2）面部热敷者,应间隔 30 min 后方可外出,以防感冒。

4. 热水坐浴

（1）热水坐浴前先排尿、排便,因热水可刺激肛门、会阴部易引起排尿、排便反射。

（2）坐浴部位若有伤口,坐浴盆、溶液及用物必须无菌;坐浴后应用无菌技术处理伤口。

（3）女性患者经期、妊娠后期、产后 2 周内、阴道出血和盆腔急性炎症不宜坐浴,以免引起感染。

（4）坐浴过程中,注意观察患者的面色、脉搏、呼吸,倾听患者主诉,有异常时应停止坐浴,报告医师。

5. 温水浸泡

（1）浸泡部位若有伤口,浸泡盆、药液及用物必须无菌;浸泡后应用无菌技术处理伤口。

（2）浸泡过程中,注意观察局部皮肤,倾听患者主诉,随时调节水温。

第六节 排泄护理

一、排尿护理

（一）排尿评估

1. 排尿次数 一般成人白天排尿 3~5 次,夜间 0~1 次。

2. 尿量 尿量是反映肾脏功能的重要指标之一。正常情况下每次尿量 200~400 ml,24 h 的尿量 1 000~2 000 ml,平均在 1 500 ml 左右。尿量和排尿次数受多因素影响。

3. 尿液的性状

（1）颜色:正常新鲜尿液呈淡黄色或深黄色,是由于尿胆原和尿色素所致。当尿液浓缩时,可见量少色深。尿的颜色还受某些食物、药物的影响,如进食大量胡萝卜或服用 B 族维生素,尿的颜色呈深黄色。在病理情况下,尿的颜色可有以下变化。①血尿,一般认为新鲜尿离心后,尿沉渣每高倍镜视野红细胞≥3 个,表示尿液中红细胞异常增多,称为血尿。血尿颜色的深浅与尿液中所含红细胞量的多少有关,血尿轻者尿色正常,仅显微镜下红细胞增多,称为镜下血尿;出血量多者尿色常呈洗肉水色、浓茶色或红色,称为肉眼血尿。血尿常见于急性肾小球肾炎、输尿管结石、泌尿系统肿瘤、结核及感染等。②血红蛋白尿,尿液中含有血红蛋白。主要是由于各种原因导致大量红细胞在血管内被破坏,血红蛋白经肾脏排出形成血红蛋白尿,一般尿液呈浓茶色、酱油样色。常见于血型不合所致的溶血、恶性疟疾和阵发性睡眠性血红蛋白尿。③胆红素尿,尿液中含有胆红素。一般尿液呈深黄色或黄褐色,振荡尿液后泡沫也呈黄色。见于阻塞性黄疸和肝细胞性黄疸。④乳糜尿,尿液中含有淋巴液,排出的尿液呈乳白色。见于丝虫病。

（2）透明度:正常新鲜尿液清澈透明,放置后可出现微量絮状沉淀物,系黏蛋白、核蛋白、盐类及上皮细胞凝结而成。新鲜尿液发生混浊主要是尿液含有大量尿盐时,尿液冷却后可出现混浊,但加热、加酸或加碱后,尿盐溶解,尿液即可澄清。当泌尿系统感染时,尿液中含有大量的脓细胞、红细胞、上皮细胞、细菌或炎性渗出物,排出的新鲜尿液即呈白色絮状混浊,此种尿液在加热、加酸或加碱后,其混浊度不变。蛋白尿不影响尿液的透明度,但振荡时可产生较多且不易消失的泡沫。

(3)酸碱反应:正常人尿液呈弱酸性,pH值为4.5~7.5,平均为6。饮食的种类可影响尿液的酸碱性,如进食大量蔬菜时,尿液可呈碱性,进食大量肉类时,尿液可呈酸性。酸中毒患者的尿液可呈强酸性,严重呕吐患者的尿液可呈强碱性。

(4)比重:尿比重的高低主要取决于肾脏的浓缩功能。成人在正常情况下,尿比重波动于1.015~1.025,一般尿比重与尿量成反比。若尿比重经常固定于1.010左右,提示肾功能严重障碍。

(5)气味:正常尿液气味来自尿内的挥发性酸。尿液久置后,因尿素分解产生氨,故有氨臭味。当泌尿道有感染时新鲜尿液也有氨臭味。糖尿病酮症酸中毒时,因尿液中含有丙酮,故有烂苹果气味。

(二)排尿异常

1. 多尿　指24 h尿量超过2 500 ml。原因:正常情况下饮用大量液体、妊娠;病理情况下多由于内分泌代谢障碍或肾小管浓缩功能不全引起,见于糖尿病、尿崩症、急性肾功能不全(多尿期)等患者。

2. 少尿　指24 h尿量少于400 ml或每小时尿量少于17 ml。原因:发热、液体摄入过少、休克等患者体内血液循环不足。心脏、肾脏、肝脏功能衰竭患者。

3. 无尿或尿闭　指24 h尿量少于100 ml或12 h内无尿液产生者。原因:严重休克、急性肾功能衰竭及药物中毒等患者。

4. 膀胱刺激征　主要表现为尿频、尿急、尿痛,三者同时出现,称为膀胱刺激征。常见原因为膀胱及尿道感染和机械性刺激。

(1)尿频:单位时间内排尿次数增多,由膀胱炎症或机械性刺激引起,严重时几分钟排尿一次,每次尿量仅几毫升。

(2)尿急:患者突然有强烈尿意,不能控制需立即排尿,由于膀胱三角或后尿道的刺激,造成排尿反射活动异常强烈而引起。每次尿量很少,常与尿频同时存在。

(3)尿痛:排尿时感到尿道疼痛,可以发生在排尿初、中、末或排尿后。疼痛呈烧灼感,与膀胱、尿道或前列腺感染有关。男性多发生于尿道远端,女性发生于整个尿道。

5. 尿潴留　指尿液大量存留在膀胱内而不能自主排出。当尿潴留时,膀胱容积可增至3 000~4 000 ml,膀胱高度膨胀,可至脐部。患者主诉下腹胀痛,排尿困难。体检可见耻骨上膨隆,扪及囊样包块,叩诊呈实音,有压痛。产生尿潴留的常见原因如下。

(1)机械性梗阻:指参与排尿的神经及肌肉功能正常,但在膀胱颈部至尿道外口的某一部位存在梗阻性病变。①膀胱颈梗阻:如前列腺增生、肿瘤,膀胱内结石、血块,子宫肌瘤等膀胱颈邻近器官病变。②尿道梗阻:如炎症或损伤后的尿道狭窄,尿道结石、结核、肿瘤等。

(2)动力性梗阻:患者尿路不存在机械性梗阻,排尿困难是由于各种原因造成控制排尿的中枢或周围神经受损害,导致膀胱逼尿肌无力或尿道括约肌痉挛。常见的原因如下。①神经系统病变,如颅脑或脊髓肿瘤、脑炎等可引起控制排尿的周围神经损害。②手术因素,如麻醉、中枢神经手术或骨盆手术导致控制排尿的骨盆神经损伤或功能障碍。③药物作用,如抗胆碱药、抗抑郁药、抗组胺药和阿片制剂等。④精神因素等,如精神紧张、不习惯排尿环境或排尿方式等。

6. 尿失禁　指排尿失去意识控制或不受意识控制,尿液不自主地流出。根据临床表现,尿失禁一般分为4种类型。

(1)持续性尿失禁:即尿液持续地从膀胱或尿道瘘中流出,膀胱处于空虚状态。常见的原因为外伤、手术或先天性疾病引起的膀胱颈和尿道括约肌的损伤。多见于妇科手术、产伤所造成的膀胱阴道瘘。

(2)充溢性尿失禁:由于各种原因使膀胱排尿出口梗阻或膀胱逼尿肌失去正常张力,引起尿液潴留,膀胱过度充盈,造成尿液从尿道不断溢出。常见原因如下。①神经系统病变,如脊髓损伤早期的脊髓休克阶段、脊髓肿瘤等导致的膀胱瘫痪等。②下尿路梗阻,如前列腺增生、膀胱颈梗阻及尿道狭窄等。查体常有膀胱充盈,神经系统有脊髓病变或周围神经炎的体征,排尿后膀胱残余尿量常增加。

(3)急迫性尿失禁:由于膀胱局部炎症、出口梗阻的刺激,使患者反复的低容量不自主排尿,常伴有尿频和尿急;或由于大脑皮质对脊髓排尿中枢的抑制减弱,引起膀胱逼尿肌不自主收缩或反射亢进,使膀胱收缩不受限制。主要原因如下:①膀胱局部炎症或激惹致膀胱功能失调,如下尿路感染、前列腺增生症及子宫脱垂等;②中枢神经系统疾病,如脑血管意外、脑瘤及帕金森病等。

(4)压力性尿失禁:膀胱逼尿肌功能正常,但由于尿道括约肌张力减低或骨盆底部尿道周围肌肉和韧带松弛,导致尿道阻力下降,患者平时尚能控制排尿,但当腹内压突然增高(如咳嗽、喷嚏、大笑、举重等)时,使膀胱内压超过尿道阻力,少量尿液不自主地由尿道口溢出。常见于多次分娩或绝经后的妇女,因为阴道前壁和盆底支持组织张力减弱或缺失所致。也常见于根治性前列腺切除术的患者,因该手术可能会损伤尿道外括约肌。这类尿失禁多在直立体位时发生。

(三)排尿异常的护理

1.尿潴留患者的护理

(1)提供隐蔽的排尿环境:关闭门窗,屏风遮挡,请无关人员回避。适当调整治疗和护理时间,使患者安心排尿。

(2)调整体位和姿势:酌情协助卧床患者取适当体位,如扶卧床患者略抬高上身或坐起,尽可能使患者以习惯姿势排尿。对需绝对卧床休息或某些手术患者,应事先有计划地训练床上排尿,以免因不适应排尿姿势的改变而导致尿潴留。

(3)诱导排尿:利用条件反射如听流水声或用温水冲洗会阴诱导排尿;亦可采用针刺中极、曲骨、三阴交穴或艾灸关元、中极穴等方法,刺激排尿。

(4)热敷、按摩:热敷、按摩可放松肌肉,促进排尿。如果患者病情允许,可用手按压膀胱协助排尿。切记不可强力按压,以防膀胱破裂。

(5)心理护理:与患者加强沟通,建立良好护患关系,及时发现患者心理变化,安慰患者,消除其焦虑和紧张情绪。

(6)健康教育:讲解尿潴留有关知识,指导患者养成定时排尿的习惯。

(7)必要时根据医嘱实施导尿术。

2.尿失禁患者的护理

(1)皮肤护理:注意保持皮肤清洁干燥。床上铺橡胶单和中单,也可使用尿垫或一次性纸尿裤。经常用温水清洗会阴部皮肤,勤换衣裤、床单、尿垫。根据皮肤情况,定时按摩受压部位,防止压疮的发生。

(2)外部引流:必要时应用接尿装置引流尿液。女性患者可用女式尿壶紧贴外阴部接取尿液;男性患者可用尿壶接尿,也可用阴茎套连接集尿袋,接取尿液,但此方法不宜长时间使用,每天要定时取下阴茎套和尿壶,清洗会阴部和阴茎,并将局部暴露于空气中。

(3)重建正常的排尿功能

1)如病情允许,指导患者每日白天摄入液体 2 000~3 000 ml。因多饮水可以促进排尿反射,还可预防泌尿系统的感染。入睡前限制饮水,减少夜间尿量,以免影响患者休息。

2)观察排尿反应,定时使用便器,建立规则的排尿习惯,刚开始时每 1~2 h 使用便器一次,以后间隔时间可以逐渐延长,以促进排尿功能的恢复。使用便器时,用手按压膀胱,协助排尿,注意用力要适度。

3)指导患者进行骨盆底部肌肉的锻炼,以增强控制排尿的能力。具体方法是患者取立、坐或卧位,试做排尿(排便)动作,先慢慢收紧盆底肌肉,再缓缓放松,每次 10 s 左右,连续 10 次,每日进行数次。以不觉疲乏为宜。

(4)对长期尿失禁的患者,可行导尿术留置导尿,避免尿液浸渍皮肤,发生皮肤破溃。根据患者的情况定时夹闭和引流尿液,锻炼膀胱壁肌肉张力,重建膀胱储存尿液的功能。

(5)心理护理:无论什么原因引起的尿失禁,都会给患者造成很大的心理压力,如精神苦闷、忧郁、丧失自尊等。他们期望得到他人的理解和帮助,同时尿失禁也给患者的生活带来许多不便。医务人员应尊重和理解患者,给予安慰、开导和鼓励,使其树立恢复健康的信心,积极配合治疗和护理。

二、排便护理

(一)排便评估

1.排便次数　排便是人体的基本生理需要,排便次数因人而异。一般成人每天排便 1~3 次,婴幼儿每天排便 3~5 次。每天排便超过 3 次(成人)或每周少于 3 次,应视为排便异常,如腹泻、便秘。

2. 排便量　每日排便量与膳食的种类、数量、摄入的液体量、大便次数及消化器官的功能有关。正常成人每天排便量 100~300 g。进食低纤维、高蛋白质等精细食物者粪便量少而细腻。进食大量蔬菜、水果等粗粮者粪便量较多。当消化器官功能紊乱时,也会出现排便量的改变如肠道梗阻、腹泻等。

3. 粪便的性状

(1)形状与软硬度:正常人的粪便为成形软便不粘连。便秘时粪便坚硬,呈栗子样;消化不良或急性肠炎时可为稀便或水样便;肠道部分梗阻或直肠狭窄,粪便常呈扁条形或带状。

(2)颜色:正常成人的粪便颜色呈黄褐色或棕黄色。婴儿的粪便呈黄色或金黄色。因摄入食物或药物种类的不同,粪便颜色会发生变化,如食用大量绿叶蔬菜,粪便可呈暗绿色;摄入动物血或铁制剂,粪便可呈无光样黑色。如果粪便颜色改变与上述情况无关,表示消化系统有病理变化存在。如柏油样便提示上消化道出血;白陶土色便提示胆道梗阻;暗红色血便提示下消化道出血;果酱样便见于肠套叠、阿米巴痢疾;粪便表面粘有鲜红色血液见于痔疮或肛裂。

(3)内容物:粪便内容物主要为食物残渣、脱落的大量肠上皮细胞、细菌以及机体代谢后的废物,如胆色素衍生物和钙、镁、汞等盐类。粪便中混入少量黏液,肉眼不易查见。当消化道有感染或出血时粪便中可混有血液、脓液或肉眼可见的黏液。肠道寄生虫感染患者的粪便中可检出蛔虫、蛲虫、绦虫节片等。

(4)气味:正常时粪便气味因膳食种类而异,强度由腐败菌的活动性及动物蛋白质的量而定。肉食者味重,素食者味轻。严重腹泻患者因未消化的蛋白质与腐败菌作用,粪便呈碱性反应,气味极恶臭;下消化道溃疡、恶性肿瘤患者粪便呈腐败臭;上消化道出血的柏油样粪便呈腥臭味;消化不良、乳儿因糖类未充分消化或吸收脂肪酸产生气体,粪便呈酸性反应,气味为酸败臭。

(二)排便异常

1. 便秘　便秘(constipation)指正常的排便形态改变,排便次数减少,排出过干过硬的粪便且排便不畅、困难或常有排便不尽感。

(1)原因:某些器质性病变;排便习惯不良;中枢神经系统功能障碍;排便时间或活动受限制;强烈的情绪反应;各类直肠肛门手术;某些药物的不合理使用;饮食结构不合理,饮水量不足;滥用缓泻剂、栓剂、灌肠;长期卧床或活动减少等,以上原因均可抑制肠道功能而导致便秘的发生。

(2)症状和体征:腹胀、腹痛、食欲不佳、消化不良、乏力、舌苔变厚、头痛等。另外,便秘者粪便干硬,触诊腹部较硬实且紧张,有时可触及包块,肛诊可触及粪块。

2. 粪便嵌塞　粪便嵌塞(fecal impaction)指粪便持久滞留堆积在直肠内,坚硬不能排出。常发生于慢性便秘的患者。

(1)原因:便秘未能及时解除,粪便滞留在直肠内,水分被持续吸收而乙状结肠排下的粪便又不断加入,最终使粪块变得又大又硬不能排出,发生粪便嵌塞。

(2)症状和体征:患者有排便冲动,腹部胀痛,直肠肛门疼痛,肛门处有少量液化的粪便渗出,但不能排出粪便。

3. 腹泻　腹泻(diarrhea)指正常排便形态改变,频繁排出松散稀薄的粪便甚至水样便。腹泻时肠蠕动增加,肠黏膜吸收水分功能发生障碍,胃肠内容物迅速通过胃肠道,水分不能在肠道内被及时的吸收。又因肠黏膜受刺激,肠液分泌增加,进一步增加了粪便的水分。因此,当粪便到达直肠时仍然呈液体状态,并排出体外,形成腹泻。短时的腹泻可以帮助机体排出刺激物质和有害物质,是一种保护性反应。但是,持续严重的腹泻,可使机体内的大量水分和胃肠液丧失,导致水、电解质和酸碱平衡紊乱。长期腹泻者还会因机体无法吸收营养物质而导致营养不良。

(1)原因:饮食不当或使用泻剂不当;情绪紧张焦虑;消化系统发育不成熟;胃肠道疾患;某些内分泌疾病如甲状腺功能亢进等均可导致肠蠕动增加,发生腹泻。

(2)症状和体征:腹痛、肠痉挛、疲乏、恶心、呕吐、肠鸣、有急于排便的需要和难以控制的感觉。粪便松散或呈液体样。

4. 排便失禁　排便失禁(fecal incontinence)指肛门括约肌不受意识的控制而不自主地排便。

（1）原因:神经肌肉系统的病变或损伤如瘫痪;胃肠道疾患;精神障碍、情绪失调等。

（2）症状和体征:患者不自主地排出粪便。

5. 肠胀气　肠胀气(flatulence)指胃肠道内有过量气体积聚,不能排出。一般情况下,胃肠道内的气体只有 150 ml 左右。胃内的气体可通过口腔嗳出,肠道内的气体部分在小肠被吸收,其余的可通过肛门排出,不会产生不适。

（1）原因:食入过多产气性食物;吞入大量空气;肠蠕动减少;肠道梗阻及肠道手术后。

（2）症状和体征:患者表现为腹部膨隆,叩诊呈鼓音、腹胀、痉挛性疼痛、呃逆、肛门排气过多。当肠胀气压迫膈肌和胸腔时,可出现气急和呼吸困难。

（三）排便异常的护理

1. 便秘患者的护理

（1）提供适当的排便环境:为患者提供单独隐蔽的环境及充裕的排便时间。如拉上围帘或用屏风遮挡,避开查房、治疗护理和进餐时间,以消除紧张情绪,保持心情舒畅,利于排便。

（2）选取适宜的排便姿势:床上使用便盆时,除非有特别禁忌,最好采取坐姿或抬高床头,利用重力作用增加腹内压促进排便。病情允许时让患者下床上厕所排便。对手术患者,在手术前应有计划地训练其在床上使用便盆。

（3）腹部环形按摩:排便时用手沿结肠解剖位置自右向左环行按摩,可促使降结肠的内容物向下移动,并可增加腹内压,促进排便。指端轻压肛门后端也可促进排便。

（4）遵医嘱给予口服缓泻药物:缓泻剂可使粪便中的水分含量增加,加快肠蠕动,加速肠内容物的运行,而起到导泻的作用。但使用缓泻剂时应根据患者的特点及病情选用。对于老年人、儿童应选择作用缓和的泻剂,慢性便秘的患者可选用蓖麻油、番泻叶、酚酞(果导)、大黄等接触性泻剂。

使用缓泻剂可暂时解除便秘,但长期使用或滥用又常成为慢性便秘的主要原因。其机制是服用缓泻剂后结肠内容物被彻底排空,随后几天无足量粪便刺激不能正常排便,没有排便又再次使用缓泻剂,如此反复,其结果使结肠的正常排便反射失去作用,反射减少造成结肠扩张弛缓,这样结肠就只对缓泻剂、栓剂、灌肠等强烈刺激做出反应,产生对缓泻剂的生理依赖,失去正常排便的功能,导致慢性便秘。

（5）使用简易通便剂:常用的有开塞露、甘油栓等。其作用机制是软化粪便,润滑肠壁,刺激肠蠕动促进排便。

（6）灌肠:以上方法均无效时,遵医嘱给予灌肠。

（7）健康教育:帮助患者及家属正确认识维持正常排便习惯的意义和获得有关排便的知识。健康教育的内容包括以下几点。

1)帮助患者重建正常的排便习惯:指导患者选择一个适合自身排便的时间,理想的排便时间是晨起或餐后两小时内,每天固定时间排便,即使无便意,亦可稍等,以形成条件反射;排便时应全心全意,不宜分散注意力如看手机、看书等;不随意使用缓泻剂及灌肠等方法。

2)合理安排膳食:多摄取可促进排便的食物和饮料。多食蔬菜、水果、豆类、粗粮等高纤维食物如芹菜、香蕉等;少食辛辣刺激食物;多饮水,病情允许时每日液体摄入量应不少于 2 000 ml,尤其是每日晨起或餐前饮一杯温开水,可促进肠蠕动,刺激排便反射;此外,可食用一些具有润肠通便作用的食物,如黑芝麻、蜂蜜、香蕉、梅子汁等。

3)鼓励患者适当运动:鼓励患者参加力所能及的运动,按个人需要拟订规律的活动计划并协助患者进行,如散步、做操、打太极拳等或每日双手按摩腹部,以肚脐为中心顺时针方向转圈按摩腹部,力度适中,每次不少于 30 圈,以增强胃肠蠕动能力。对长期卧床患者应勤翻身,并进行环形按摩腹部或热敷。此外还应指导患者进行增强腹肌和盆底部肌肉的运动,以增加肠蠕动和肌张力,促进排便。

2. 粪便嵌塞患者的护理

（1）润肠:早期可使用栓剂、口服缓泻剂来润肠通便。

（2）灌肠:必要时先行油类保留灌肠,2～3 h 后再做清洁灌肠。

（3）人工取便:通常在清洁灌肠无效后按医嘱执行。具体方法为术者戴上手套,将涂润滑剂的示指慢慢插入患者直肠内,触到硬物时注意大小、硬度,然后机械地破碎粪块,一块一块地取出。操作时应注意动作轻柔,避免损伤直肠黏膜。用人工取便易刺激迷走神经,故心脏病、脊椎受损者须慎重使用。操作中如患者出现心悸、头昏时须立刻停止。

(4)健康教育:向患者及家属讲解有关排便的知识,建立合理的膳食结构。协助患者建立并维持正常的排便习惯,防止便秘的发生。

3.腹泻患者的护理

(1)去除原因,如肠道感染者,应遵医嘱给予抗生素治疗。

(2)卧床休息,减少肠蠕动,注意腹部保暖。对不能自理的患者应及时给予便盆,消除焦虑不安的情绪,使之达到心身充分休息的目的。

(3)膳食调理:鼓励患者饮水,少量多次,可酌情给予淡盐水,饮食以清淡的流质或半流质食物为宜,避免油腻、辛辣、高纤维食物。严重腹泻时可暂禁食。

(4)防治水和电解质紊乱:按医嘱给予止泻剂、口服补盐液或静脉输液。

(5)维持皮肤完整性:特别是婴幼儿、老年人、身体衰弱者,每次便后用软纸轻擦肛门,温水清洗,并在肛门周围涂油膏以保护局部皮肤。

(6)密切观察病情,记录排便的性质、次数、量等,注意有无脱水指征,必要时留取标本送检。病情危重者,注意生命体征变化。如疑为传染病则按肠道隔离原则护理。

(7)心理支持:因粪便异味及沾污的衣裤、床单、被套、便盆均会给患者带来不适,因此要协助患者更换衣裤、床单、被套和清洗沐浴,使患者感到舒适。便盆清洗干净后,置于易取处,以方便患者取用。

(8)健康教育:向患者讲解有关腹泻的知识,指导患者注意饮食卫生,家居卫生,养成良好的卫生习惯。

4.排便失禁患者的护理

(1)心理护理:排便失禁的患者心情紧张而窘迫,常感到自卑和忧郁,期望得到理解和帮助。护士应尊重和理解患者,给予心理安慰与支持。帮助其树立信心,配合治疗和护理。

(2)保护皮肤:床上铺橡胶(或塑料)单和中单或一次性尿布,每次便后用温水洗净肛门周围及臀部皮肤,保持皮肤清洁干燥。必要时,肛门周围涂搽软膏以保护皮肤,避免破损感染。注意观察骶尾部皮肤变化,定时按摩受压部位,预防压疮的发生。

(3)帮助患者重建控制排便的能力:了解患者排便时间,掌握排便规律,定时给予便盆,促使患者按时自己排便;与医师协调定时应用导泻栓剂或灌肠,以刺激定时排便;教会患者进行肛门括约肌及盆底部肌肉收缩锻炼。指导患者取立、坐或卧位,试做排便动作,先慢慢收缩肌肉,然后再慢慢放松,每次10 s左右,连续10次,每次锻炼20~30 min,每日数次。以患者感觉不疲乏为宜。

(4)如无禁忌,保证患者每天摄入足量的液体。

(5)保持床褥、衣服清洁,室内空气清新,及时更换污湿的衣裤被单,定时开窗通风,除去不良气味。

5.肠胀气患者的护理

(1)指导患者养成良好的饮食习惯(细嚼慢咽)。

(2)去除引起肠胀气的原因。如勿食产气食物和饮料,积极治疗肠道疾患等。

(3)鼓励患者适当活动。协助患者下床活动如散步,卧床患者可做床上活动或变换体位,以促进肠蠕动,减轻肠胀气。

(4)轻微胀气时,可行腹部热敷或腹部按摩、针刺疗法。严重胀气时,遵医嘱给予药物治疗或行肛管排气。

第七节　给　药

一、给药的基本知识

（一）药物的种类

常用药物的种类依据给药的途径不同可分为：

1. 内服药　分为固体剂型和液体剂型，固体剂型包括片剂、丸剂、散剂、胶囊等；液体剂型包括口服液、酊剂和合剂等。

2. 外用药　包括膏剂、擦剂、洗剂、滴剂、粉剂、栓剂、膜剂等。

3. 注射药　包括水溶液、油溶液、混悬液、粉末针剂等。

（二）药物的保管

1. 药柜放置　药柜应放在通风、干燥、光线明亮处，避免阳光直射，保持整洁，由专人负责，定期检查药品质量，以确保药品安全。

2. 分类放置　药品应按内服、外用、注射、剧毒等分类放置。先领先用、以防失效。贵重药、麻醉药、剧毒药应有明显标记，加锁保管，专人负责，使用专本登记，并实行严格交班制度。

3. 标签明显　药瓶上贴有明显标签：内服药标签为蓝色边、外用药为红色边、剧毒药和麻醉药为黑色边。标签要字迹清楚，标签上应标明药名（中、英文对照）、浓度、剂量。

4. 定期检查　药物要定期检查，如有沉淀、混浊、异味、潮解、霉变等现象，或标签脱落、辨认不清，应立即停止使用。

5. 妥善保存　根据药物的性质妥善保存。

（1）易挥发、潮解或风化的药物：如酒精、过氧乙酸、碘酊、糖衣片等，应装瓶、盖紧瓶盖。

（2）易氧化和遇光易变质的药物：如维生素 C、氨茶碱、盐酸肾上腺素等，应装在棕色瓶内或避光容器内，放于阴暗处保存。如肾上腺素类、硝普钠等，使用时也应遮光或避光。

（3）易被热破坏的某些生物制品和药品：如蛋白制剂、疫苗、益生菌、干扰素等，应置于 $2\sim10\ ℃$ 低温处保存。

（4）易燃易爆的药物：如酒精、乙醚、环氧乙烷等，应单独存放，密闭瓶盖置于阴凉处，并远离明火。

（5）易过期的药物：如各种抗生素、胰岛素等，应按有效期先后，有计划地使用，避免因药物过期造成浪费。

（6）患者个人专用的贵重或特殊药物应单独存放，并注明床号、姓名。

（三）给药的原则

给药原则是一切用药的总则，在执行药疗时必须严格遵守。

1. 根据医嘱准确给药　给药属于非独立性的护理操作，必须严格根据医嘱给药。护士应熟悉常用药物的作用、不良反应、用法和毒性反应，对有疑问的医嘱，应及时向医师提出，切不可盲目执行，也不可擅自更改医嘱。

2. 严格执行查对制度　护士在执行药疗时，应首先认真检查药物的质量，对疑有变质或已超过有效期的药物，应立即停止使用。要将准确的药物，按准确的剂量，用准确的途径，在准确的时间内给予准确的患者，即给药的"五个准确"。因此，在执行药疗时，护士应做好"三查七对"。

三查：指操作前、操作中、操作后查（查七对的内容）。

七对：对床号、姓名、药名、浓度、剂量、用法、时间。

3. 安全正确用药　准确掌握给药时间、方法；给药前应评估患者的病情、治疗方案、过敏史和所用的药物，向患者解释，以取得合作，并给予相应的用药指导，提高患者自我合理用药能力。药物备好后及时分发使用,避免久置后引起药物污染或药效降低。对易发生过敏反应的药物,使用前应了解过敏史,按要求做过敏试验,结果阴性方可使用。

4.密切观察用药反应　给药后护士要监测患者的病情变化,动态评价药物疗效和不良反应,并做好记录。

（四）给药的途径

依据药物的性质、剂型、机体组织对药物的吸收情况和治疗需要等,选择不同的给药途径。常用的给药途径有口服给药、舌下给药、直肠给药、皮肤黏膜给药、吸入给药、注射给药(皮内、皮下、肌内、静脉注射)等。除动、静脉注射药液直接进入血液循环外,其他药物均有一个吸收过程,吸收顺序依次为气雾吸入 > 舌下含服〉直肠给药 > 肌内注射 > 皮下注射> 口服给药 > 皮肤给药。

（五）给药的时间与频次

给药次数与时间取决于药物的半衰期,以能维持药物在血液中的有效浓度为最佳选择,同时考虑药物的特性及人体的生理节奏。临床工作中常用外文缩写来描述给药时间、给药部位和给药次数等,医院常见外文缩写见表130-10、表130-11。

表 130-10　医院常用给药的外文缩写与中文译意

缩写	拉丁文/英文	中文译意
qd	quaque die / every day	每日 1 次
bid	bis in die / twice a day	每日 2 次
tid	ter indie/ three times a day	每日 3 次
qid	quater indie / four times a day	每日 4 次
qh	quaque hora / every hour	每小时一次
q2h	quaque secundo hora / every 2 hours	每 2 h 一次
q4h	quaque quarta hora / every 4 hours	每 4 h 一次
q6h	quaque sexta hora / every 6 hours	每 6 h 一次
qm	quaque mane / every morning	每晨一次
qn	quaque nocte / every night	每晚一次
qod	quaque omni die / every other day	隔日一次
ac	ante cibum / before meals	饭前
P^c	post cibum / after meals	饭后
hs	hora somni / at bed time	临睡前
am	ante meridiem / before noon	上午
pm	post meridiem / afternoon	下午
st	statim / immediately	立即
DC	/ discontinue	停止
prn	pro re nata / as necessary	需要时(长期)
SOS	si opus sit / one dose if necessary	需要时(限用 1 次,12 h 内有效)
12n	/ 12 clock at noon	中午 12 时
12mn	/ midnight	午夜
R,Rp	recipe / prescription	处方/请取
ID	injection intradermica/intradermic(injection)	皮内注射

续表130-10

缩写	拉丁文/英文	中文译意
H	injection hypodermica / hypodermic（injection）	皮下注射
IM/im	Injection muscularis /intramuscular(injection)	肌内注射
IV/iv	injection venosa / intravenous（injection）	静脉注射
ivgtt/ivdrip	injectio venosa gutta / intravenous drip	静脉滴注
OD	oculus dexter / right eye	右眼
OS	oculus sinister / left eye	左眼
OU	oculus unitus / both eyes	双眼
AD	auris dextra / right ear	右耳
AS	auris sinistra / left ear	左耳
AU	arues unitas / both ears	双耳
gtt	gutta / drip	滴
g	/gram	克
ml	/ milliliter	毫升
aa	ana / ofeach	各
ad	ad / up to	加至
P°	per os / oral medication	口服
tab	taballa / tablet	片剂
comp	compositus / compound	复方
pil	pilula / pill	丸剂
lot	lotio / lotion	洗剂
mist	mistura / mixture	合剂
tr	tincture / tincture	酊剂
pulv	pulvis / powder	粉剂/散剂
ext	extractum / extract	浸膏
cap	capsula / capsule	胶囊
sup	suppositorium / suppository	栓剂
syr	syrupus / syrup	糖浆剂
ung	unguentum / ointment	软膏剂
inj	injectio / injection	注射剂

表130-11　医院常用给药时间与安排（外文缩写）

给药时间	安排	给药时间	安排
qm	6am	q2h	6am,8am,10am,12n,2pm…
qd	8am	q3h	6am,9am,12n,3pm,6pm…
bid	8am,4pm	q4h	8am,12n,4pm,8pm,12mn…
tid	8am,12n,4pm	q6h	8 am,2pm,8pm,2am…
qid	8am,12n,4pm,8pm	qn	8pm…

二、给药的方法

(一)口服给药法

口服给药(administering oral medications)是临床上最常用、方便、经济、安全、适用范围广的给药方法,药物经口服后被胃肠道吸收入血液循环,从而达到局部治疗和全身治疗的目的。然而,由于口服给药吸收较慢且不规则,易受胃内容物的影响,药物产生效应的时间较长,因此不适用于急救、意识不清、呕吐不止、禁食等患者。

1. 注意事项

(1)严格执行查对制度和无菌操作原则。

(2)需吞服的药物通常用40~60℃温开水送下,禁用茶水服药。

(3)婴幼儿、鼻饲或上消化道出血患者所用的固体药,发药前需将药片研碎。

(4)增加或停用某种药物时,应及时告知患者。

(5)注意药物之间的配伍禁忌。

2. 健康教育

(1)解释用药的目的和注意事项,根据药物的特性进行正确的用药指导。

(2)对牙齿有腐蚀作用的药物,如酸类和铁剂,应用吸水管吸服后漱口,以保护牙齿。

(3)缓释片、肠溶片、胶囊吞服时不可嚼碎;舌下含片应放舌下或两颊黏膜与牙齿之间待其溶化。

(4)健胃药宜在饭前服;助消化药及对胃黏膜有刺激性的药物宜在饭后服;催眠药在睡前服;驱虫药宜在空腹或半空腹服用。

(5)抗生素及磺胺类药物应准时服药,以保证有效的血药浓度。

(6)服用对呼吸道黏膜起安抚作用的药物,如止咳糖浆后不宜立即饮水。

(7)某些磺胺类药物经肾脏排出,尿少时易析出结晶堵塞肾小管,服药后要多饮水。

(8)服类强心苷药物时需加强对心率及节律的监测,脉率低于每分钟60次或节律不齐时应暂停服用,并告知医师。

(二)注射给药法

注射给药法(administering injection)是将无菌药液注入体内,以达到预防和治疗疾病的目的的方法。注射给药法具有药物吸收快、血药浓度升高迅速、进入体内的药量准确等优点,适用于需要药物迅速发生作用或因各种原因不能经口服药的患者。但注射给药法也会造成一定程度的组织损伤,引起疼痛及潜在并发症。另外,因药物吸收快,某些药物的不良反应出现迅速,处理也相对困难。常用的注射给药法包括皮内注射、皮下注射、肌内注射及静脉注射。

注射原则包括以下10点:

1. 严格执行查对制度

(1)做好"三查七对",确保准确无误给药。

(2)检查药物质量,如发现药液过期、混浊、沉淀、变色、变质或药液瓶身有裂痕等现象,则不可使用。

(3)同时注射多种药物,应检查药物有无配伍禁忌。

2. 严格遵守无菌操作原则

(1)注射场所空气清洁,符合无菌操作要求。

(2)注射前护士必须修剪指甲、洗手、戴口罩、衣帽整洁。

(3)注射器内壁、活塞轴、乳头、针梗、针尖及针栓内壁必须保持无菌。

(4)注射部位皮肤按要求进行消毒:①用棉签蘸取2%碘酊,以注射点为中心向外螺旋式消毒,直径在5 cm以上,待碘酊干后,用75%酒精以同法脱碘,范围大于碘酊消毒面积,待酒精干后即可注射;②或用0.5%碘伏或安尔碘以同法消毒两遍,无须脱碘。

3. 严格执行消毒隔离制度,预防交叉感染

(1)注射时做到一人一套物品,包括注射器、针头、止血带、垫巾。

(2)所用物品须按消毒隔离制度处理;对一次性物品应按规定处理(针头置于锐器盒,集中焚烧;注射空筒与活塞分离,毁形后集中置于医用垃圾袋中统一处理),不可随意丢弃。

4. 选择合适的注射器及针头

(1)据药物剂量、黏稠度和刺激性的强弱选择注射器和针头。

(2)注射器应完整无损,不漏气;针头锐利、无钩、不弯曲、不生锈;注射器和针头衔接紧密;一次性注射器包装不漏气,在有效时间内使用。

5. 注射药液现配现用　药液在规定注射时间临时抽取,即刻注射,以防药物效价降低或被污染。

6. 选择合适的注射部位

(1)注射部位应避开神经、血管处(动、静脉注射除外)。

(2)不可在炎症、瘢痕、硬结、皮肤受损处进针。

(3)对需长期注射的患者,应经常更换注射部位。

7. 注射前排尽空气　注射前必须排尽注射器内空气,特别是静脉注射,以防气体进入血管形成栓塞;排气时防止药液浪费。

8. 注射前检查回血　进针后、注射药液前,务必检查有无回血。静脉注射必须见有回血后方可注入药物。皮下、肌内注射无回血方可注射,如有回血,须拔出针头重新进针。

9. 掌握合适的进针角度和深度

(1)各种注射法分别有不同的进针角度和深度要求。

(2)进针时不可将针梗全部刺入注射部位,以防不慎断针增加处理的难度。

10. 掌握无痛注射技术

(1)解除患者思想顾虑,分散其注意力,取合适体位,使肌肉放松,便于进针。

(2)注射时做到"二快一慢",即进针、拔针快,推药速度缓慢并均匀。

(3)注射刺激性较强的药物时,应选用细长针头,进针要深;同时注射多种药物,一般应先注射刺激性较弱的药物,再注射刺激性强的药物。

常用注射法包括皮内注射、皮下注射、肌内注射、静脉注射,具体操作见第131章相关内容。

(三)雾化吸入法

雾化吸入法(inhalation)是应用雾化装置将药液分散成细小的雾滴,经鼻或口吸入呼吸道,达到预防和治疗疾病的目的。吸入药物除了对呼吸道局部产生作用外,还可通过肺组织吸收而产生全身性疗效。雾化吸入用药具有奏效较快、药物用量较小、不良反应较轻的优点,临床应用广泛。常用的雾化吸入法有超声波雾化吸入法、氧气雾化吸入法和手压式雾化器雾化吸入法,具体操作见第131章相关内容。

三、药物过敏试验

(一)药敏反应

药物过敏反应是异常的免疫反应,有些患者在应用某些药物时,会发生不同程度的过敏反应,临床表现可有发热、皮疹、血管神经性水肿、血清病综合征等,严重者可发生过敏性休克而危及生命。

药物过敏反应的基本原因在于抗原抗体的相互作用。药物作为一种抗原,进入机体后,有些个体体内会产生特异性抗体(IgE、IgG及IgM),使T淋巴细胞致敏,当再次应用同类药物时,抗原抗体在致敏淋巴细胞上相互作用,引起过敏反应。药物的过敏反应通常具有以下特点。

(1)药物过敏反应不具有普遍性,只发生于少数人。药物过敏反应的发生与人的过敏体质有关,与所用药物的药理作用及用药的剂量无关。

(2)通常不发生在首次用药时,一般均在再次用药后发病,但有可能患者过去接触过(如吸入)而自己并不知道。

（3）机体从接受药物到形成抗体需要一定的时间,所以过敏反应有或长或短的潜伏期。

（4）皮肤过敏试验时,有少数患者会呈假阴性反应,可能是剂量太小不足以诱发过敏反应,皮试前用了抗过敏药物也可呈假阴性反应;还有少数患者在皮肤试验期间即可发生严重的过敏性反应。

（5）化学结构相似的药物之间有交叉或不完全交叉过敏反应。

为防止过敏反应,在使用致敏性高的药物前,除应详细询问患者用药史、过敏史、家族过敏史,仔细阅读药品说明书,了解药物化学性质外,对特殊药物,还应作药物过敏试验。护理人员应掌握药物过敏试验的方法,正确判断试验结果,同时掌握过敏反应处理方法。

药物过敏试验可用皮内注射法、皮肤划痕法、静脉注射法、口服试验法、眼结膜试验法等,可根据药物的性质选用。

皮内注射法是最常用的药物过敏试验法,可以测定速发型过敏反应,对预测过敏性休克反应有参考价值,一般采用一定量药液皮内注射的方法,20 min后判断并记录试验结果,结果阴性才可用药。

（二）青霉素过敏试验及过敏反应的处理

青霉素主要用于敏感的革兰氏阳性球菌、阴性球菌和螺旋体感染。青霉素的毒性较低,最常见的不良反应是过敏反应,其发生率在各种抗生素中最高,3%～6%。常发生于多次接受青霉素治疗者,偶见初次用药的患者。各种类型的变态反应（Ⅰ、Ⅱ、Ⅲ、Ⅳ型）都可以出现,但以皮肤过敏反应和血清样反应较为多见。前者主要表现为荨麻疹,严重者会发生剥落性皮炎;后者一般于用药后7～14 d出现,临床表现与血清病相似,有发热、关节肿痛、皮肤发痒、荨麻疹、全身淋巴结肿大及腹痛等症状。上述反应多不严重,停药或应用H1受体阻断药可恢复。属Ⅰ型变态反应的过敏性休克虽然少见,但其发生、发展迅猛,可因抢救不及时而死于严重的呼吸困难和循环衰竭。

青霉素本身不具有免疫原性,其制剂中所含的高分子聚合物及其降解产物（如青霉烯酸、青霉噻唑酸等）作为半抗原进入人体后,可与蛋白质、多糖及多肽类结合而成为全抗原,引起过敏反应。此外,半合成青霉素（如阿莫西林、氨苄西林、羧苄西林等）与青霉素之间有交叉过敏反应,用药前同样要做皮肤过敏试验。

1.青霉素过敏试验法　青霉素过敏试验通常以0.1 ml(含青霉素20～50 U)的试验液皮内注射,根据皮丘变化及患者全身情况来判断试验结果,过敏试验结果阴性方可使用青霉素治疗。

（1）试验液的配制:通常以每毫升含青霉素200～500 U的皮内试验液为标准,注入剂量为0.1 ml,含青霉素20～50 U。下面以青霉素钠80万U配制成每毫升含青霉素40 U的皮试液为例,介绍试验液的配制方法（表130-12）。

表130-12　青霉素皮肤试验液的配制

青霉素钠	加0.9%氯化钠溶液/ml	每毫升药液青霉素钠含量/(U/ml)	要点与说明
80万U	4	20万	用5 ml注射器,6～7号针头
0.2 ml上液	0.8	4万	以下用1 ml注射器,6～7号针头
0.1 ml上液	0.9	4000	每次配制时均需将溶液摇匀
0.1 ml上液	0.9	400	配制完毕接4½号针头,妥善放置

（2）试验方法:确定患者无青霉素过敏史,于患者前臂掌侧下段皮内注射青霉素皮试溶液0.1 ml(含青霉素20～50 U),注射后观察20 min,20 min后判断并记录试验结果。

（3）试验结果判断见表130-13。

表 130-13　青霉素皮肤试验结果的判断

结果	局部皮丘反应	全身情况
阴性	大小无改变,周围无红肿,无红晕	无自觉症状,无不适表现
阳性	皮丘隆起增大,出现红晕,直径大于 1 cm,周围有伪足伴局部痒感	可有头晕、心慌、恶心,甚至发生过敏性休克

2. 注意事项

(1)青霉素过敏试验前详细询问患者的用药史、药物过敏史及家族过敏史。

(2)凡初次用药、停药 3 d 后再用,以及在应用中更换青霉素批号时,均须按常规做过敏试验。

(3)皮肤试验液必须现配现用,浓度与剂量必须准确。

(4)严密观察患者:首次注射后须观察 30 min,注意局部和全身反应,倾听患者主诉,并备好肾上腺素注射液与注射器,做好急救准备工作。

(5)皮试结果阳性者不可使用青霉素,并在体温单、病历、医嘱单、床头卡醒目注明,同时将结果告知患者及其家属。

(6)如对皮试结果有怀疑,应在对侧前臂皮内注射生理盐水 0.1 ml,以作对照,确认青霉素皮试结果为阴性方可用药。使用青霉素治疗过程中要继续严密观察反应。

3. 青霉素过敏性休克及其处理

(1)临床表现:青霉素过敏性休克(anaphylactic shock)属 Ⅰ 型变态反应,发生率为(5~10)/万,特点是反应迅速、强烈、消退亦快,多在注射后 5~20 min 内,甚至可在数秒内发生,既可发生于皮内试验过程中,也可发生于初次肌内注射或静脉注射时(皮内试验结果阴性);还有极少数患者发生于连续用药过程中。

其临床表现主要包括以下几个方面。

1)呼吸道阻塞症状:由于喉头水肿、支气管痉挛、肺水肿引起,可表现为胸闷、气促、哮喘与呼吸困难,伴濒死感。

2)循环衰竭症状:由于周围血管扩张导致有效循环量不足,可表现为面色苍白、出冷汗、发绀、脉搏细弱、血压下降。

3)中枢神经系统症状:因脑组织缺氧,可表现为面部及四肢麻木、意识丧失、抽搐或大小便失禁等。

4)其他过敏反应表现:可有荨麻疹,恶心、呕吐、腹痛与腹泻等。

(2)急救措施:由于青霉素过敏性休克发生迅猛,务必要做好预防及急救准备,并在使用过程中密切观察患者的反应,一旦出现过敏性休克应立即采取以下措施组织抢救。

1)立即停药,协助患者平卧,报告医师,就地抢救。

2)立即皮下注射 0.1% 盐酸肾上腺素 1 ml,小儿剂量酌减。症状如不缓解,可每隔半小时皮下或静脉注射该药 0.5 ml,直至脱离危险期。盐酸肾上腺素是抢救过敏性休克的首选药物,具有收缩血管、增加外周阻力、提升血压、兴奋心肌、增加心输出量以及松弛支气管平滑肌等作用。

3)给予氧气吸入,改善缺氧症状。呼吸受抑制时,应立即进行口对口人工呼吸,并肌内注射尼可刹米、洛贝林等呼吸兴奋剂。有条件者可插入气管导管,借助人工呼吸机辅助或控制呼吸。喉头水肿导致窒息时,应尽快施行气管切开。

4)根据医嘱静脉注射地塞米松 5~10 mg 或将氢化可的松琥珀酸钠 200~400 mg 加入 5%~10% 葡萄糖溶液 500 ml 内静脉滴注;应用抗组胺类药物,如肌内注射盐酸异丙嗪 25~50 mg 或苯海拉明 40 mg。

5)静脉滴注 10% 葡萄糖溶液或平衡溶液扩充血容量。如血压仍不回升,可按医嘱加入多巴胺或去甲肾上腺素静脉滴注。

6)若发生呼吸心搏骤停,立即进行复苏抢救。如施行体外心脏按压,气管内插管或人工呼吸等急救措施。

7)密切观察病情,记录患者生命体征、神志和尿量等病情变化;不断评价治疗与护理的效果,为进一步处置提供依据。

第八节 静脉输液与输血及护理

一、静 脉 输 液

静脉输液(intravenous infusion)是将大量无菌溶液或药物直接输入静脉的治疗方法。对于静脉输液,护士的主要职责是遵医嘱建立静脉通道、监测输液过程以及输液完毕的处理。同时,还要了解治疗目的、输入药物的种类和作用、预期效果、可能发生的不良反应及处理方法。

(一)静脉输液的原理及目的

1. 原理　静脉输液是利用大气压和液体静压形成的输液系统内压高于人体静脉压的原理将液体输入静脉内。

2. 目的

(1)补充水分及电解质,预防和纠正水、电解质及酸碱平衡紊乱。常用于各种原因引起的脱水、酸碱平衡失调患者,如腹泻、剧烈呕吐、大手术后的患者。

(2)增加循环血量,改善微循环,维持血压及微循环灌注量。常用于严重烧伤、大出血、休克等患者。

(3)供给营养物质,促进组织修复,增加体重,维持正氮平衡。常用于慢性消耗性疾病、胃肠道吸收障碍及不能经口进食(如昏迷、口腔疾病)的患者。

(4)输入药物,治疗疾病。如输入抗生素控制感染;输入解毒药物达到解毒作用;输入脱水剂降低颅内压等。

(二)静脉输液的常用溶液及作用

1. 晶体溶液　晶体溶液(crystalloid solution)分子量小,在血管内存留时间短,对维持细胞内外水分的相对平衡具有重要作用,可有效纠正体液及电解质平衡失调。常用的晶体溶液包括:

(1)葡萄糖溶液:用于补充水分及热量,减少蛋白质消耗,防止酮体产生,促进钠(钾)离子进入细胞内。每克葡萄糖在体内氧化可产生16.480 J(4 cal)的热量。葡萄糖进入人体后,迅速分解,一般不产生高渗作用,也不引起利尿作用。临床常用的葡萄糖溶液有5%葡萄糖溶液和10%葡萄糖溶液。

(2)等渗电解质溶液:用于补充水分和电解质,维持体液和渗透压平衡。体液丢失时往往伴有电解质的紊乱,血浆容量与血液中钠离子水平密切相关,缺钠时,血容量往往也降低。因此,补充液体时应兼顾水与电解质的平衡。常用的等渗电解质溶液包括0.9%氯化钠溶液、复方氯化钠溶液(林格氏等渗溶液)和5%葡萄糖氯化钠溶液。

(3)碱性溶液:用于纠正酸中毒,调节酸碱平衡失调。常用的碱性溶液包括:

1)碳酸氢钠($NaHCO_3$)溶液:$NaHCO_3$进入人体后,解离成钠离子和碳酸氢根离子,碳酸氢根离子可以和体液中剩余的氢离子结合生成碳酸,最终以二氧化碳和水的形式排出体外。此外,$NaHCO_3$还可以直接提升血中二氧化碳结合力。其优点是补碱迅速,且不易加重乳酸血症。但需注意的是,$NaHCO_3$在中和酸以后生成的碳酸(H_2CO_3)必须以二氧化碳(CO_2)的形式经肺呼出,因此对呼吸功能不全的患者,此溶液的使用受到限制。临床常用的碳酸氢钠溶液的浓度有5%和1.4%两种。

2)乳酸钠溶液:乳酸钠进入人体后,可解离为钠离子和乳酸根离子,钠离子在血中与碳酸氢根离子结合形成碳酸氢钠。乳酸根离子可与氢离子生成乳酸。但值得注意的是,某些情况下,如休克、肝功能不全、缺氧、右心衰竭患者或新生儿,对乳酸的利用能力相对较差,易加重乳酸血症,故不宜使用。临床上常用的乳酸钠溶液的浓度有11.2%和1.84%两种。

3)高渗溶液 用于利尿脱水,可以在短时间内提高血浆渗透压,回收组织水分进入血管,消除水肿,同时可以降低颅内压,改善中枢神经系统的功能。临床上常用的高渗溶液有20%甘露醇、25%山梨醇和

25%～50%葡萄糖溶液。

2. 胶体溶液 胶体溶液(colloid solution)分子量大,其溶液在血管内存留时间长,能有效维持血浆胶体渗透压,增加血容量,改善微循环,提高血压。临床上常用的胶体溶液包括以下几种。

(1)右旋糖酐溶液:为水溶性多糖类高分子聚合物。常用溶液有中分子右旋糖酐和低分子右旋糖酐两种。中分子右旋糖酐(分子量为7.5万左右)有提高血浆胶体渗透压和扩充血容量的作用;低分子右旋糖酐(分子量为4万左右)的主要作用是降低血液黏稠度,减少红细胞聚集,改善血液循环和组织灌注量,防止血栓形成。

(2)代血浆:作用与低分子右旋糖酐相似,其扩容效果良好,输入后可使循环血量和心输出量显著增加,在体内停留时间较右旋糖酐长,且过敏反应少,急性大出血时可与全血共用。常用的代血浆有羟乙基淀粉(706代血浆)、明胶多肽注射液、聚乙烯吡咯酮等。

(3)血液制品:输入后能提高胶体渗透压,扩大和增加循环血容量,补充蛋白质和抗体,有助于组织修复和提高机体免疫力。常用的血液制品有5%白蛋白和血浆蛋白等。

3. 静脉高营养液 高营养液能提供热量,补充蛋白质,维持正氮平衡,并补充各种维生素和矿物质。主要成分包括氨基酸、脂肪酸、维生素、矿物质、高浓度葡萄糖或右旋糖酐以及水分。凡是营养摄入不足或不能经消化道供给营养的患者均可使用静脉插管输注高营养溶液的方法来维持营养的供给。常用的高营养液包括复方氨基酸、脂肪乳等。

输入溶液的种类和量应根据患者体内水、电解质及酸碱平衡紊乱的程度来确定,通常遵循"先晶后胶""先盐后糖""宁酸勿碱"的原则。在给患者补钾过程中,应遵循"四不宜"原则,即:不宜过浓(浓度不超过40 mmol/L);不宜过快(不超过20～40 mmol/h);不宜过多(限制补钾总量:依据血清钾水平,补钾量为60～80 mmol/d,以每克氯化钾相当于13.4 mmol钾计算,需补充氯化钾4.5～6 g/d);不宜过早(见尿后补钾:一般尿量超过40 ml/h或500 ml/d方可补钾)。输液过程中应严格掌握输液速度,随时观察患者的反应,并根据患者的病情变化及时做出相应的调整。

(三)常用输液部位

输液时应根据患者的年龄、神志、体位、病情状况、病程长短、溶液种类、输液时间、静脉情况或即将进行的手术部位等情况来选择穿刺的部位。常用的输液部位包括:

1. 周围浅静脉 周围浅静脉是指分布于皮下的肢体末端的静脉。上肢常用的浅静脉有肘正中静脉、头静脉、贵要静脉、手背静脉网。手背静脉网是成年患者输液时的首选部位;肘正中静脉、贵要静脉和头静脉可以用来采集血标本、静脉推注药液或作为经外周中心静脉置管(peripherally inserted central catheter,PICC)的穿刺部位。

下肢常用的浅静脉有大隐静脉、小隐静脉和足背静脉网,但下肢的浅静脉不作为静脉输液时的首选部位,因为下肢静脉有静脉瓣,容易形成血栓。小儿常用足背静脉,但成人不主张用足背静脉,因其容易引起血栓性静脉炎。

2. 头皮静脉 由于头皮静脉分布较广,互相沟通,交错成网,且表浅易见,不宜滑动,便于固定,因此,常用于小儿的静脉输液。较大的头皮静脉有颞浅静脉、额静脉、枕静脉和耳后静脉。

3. 锁骨下静脉和颈外静脉 常用于中心静脉插管。需要长期持续输液或需要静脉高营养的患者多选择此部位。将导管从锁骨下静脉或颈外静脉插入,远端留置在右心室上方的上腔静脉。

护士在为患者进行静脉输液前要认真选择合适的穿刺部位。在选择穿刺部位时要注意以下几个问题:第一,因为老年人和儿童的血管脆性较大,应尽量避开易活动或凸起的静脉,如手背静脉。第二,穿刺部位应避开皮肤表面有感染、渗出的部位,以免将皮肤表面的细菌带入血管。第三,禁止使用血管透析的端口或瘘管的端口进行输液。第四,如果患者需要长期输液,应注意有计划地更换输液部位,以保护静脉。通常静脉输液部位的选择应从远心端静脉开始,逐渐向近心端使用。

(四)常见输液故障及排除方法

1. 溶液不滴

(1)针头滑出血管外:液体注入皮下组织,可见局部肿胀并有疼痛。处理:将针头拔出,另选血管重新穿刺。

(2)针头斜面紧贴血管壁:妨碍液体顺利滴入血管。处理:调整针头位置或适当变换肢体位置,直到静脉滴注通畅为止。

(3)针头阻塞:一手捏住滴管下端输液管,另一手轻轻挤压靠近针头端的输液管,若感觉有阻力,松手又无回血,则表示针头可能已阻塞。处理:更换针头,重新选择静脉穿刺。切忌强行挤压导管或用溶液冲注针头,以免凝血块进入静脉造成栓塞。

(4)压力过低:由于输液瓶(袋)位置过低或患者肢体抬举过高或患者周围循环不良所致。处理:适当抬高输液瓶(袋)或放低肢体位置。

(5)静脉痉挛:由于穿刺肢体暴露在冷的环境中时间过长或输入的液体温度过低所致。处理:局部进行热敷以缓解痉挛。

2. 茂菲滴管液面过高　当茂菲滴管(又译为莫菲氏滴管)液面过高时,可以将输液瓶(袋)从输液架上取下,倾斜液体面,使输液管插入瓶(袋)内的针头露出液面上。必要时,用手挤压输液管上端,瓶(袋)内空气即进入输液管内,使液体缓缓流下,直至露出液面,再挂于输液架上,继续进行输液。

3. 茂菲滴管内液面过低　当茂菲滴管内液面过低时,可用左手捏紧茂菲滴管下端的输液管,右手轻轻挤压茂菲滴管上端的输液管,待液体进入茂菲滴管内后,松开左手即可。

4. 输液过程中,茂菲滴管内液面自行下降　输液过程中,如果茂菲滴管内的液面自行下降,应检查滴管上端输液管与滴管的衔接是否松动、滴管有无漏气或裂隙,必要时更换输液器。

(五)常见输液反应及护理

1. 发热反应

(1)原因:因输入致热物质引起。多由于用物清洁灭菌不彻底,输入的溶液或药物制品不纯、消毒保存不良,输液器消毒不严或被污染,输液过程中未能严格执行无菌操作所致。

(2)临床表现:多发生于输液后数分钟至1 h。患者表现为发冷、寒战、发热。轻者体温在38 ℃左右,停止输液后数小时内可自行恢复正常;严重者初起寒战,继之高热,体温可达40 ℃以上,并伴有头痛、恶心、呕吐、脉速等全身症状。

(3)护理

1)预防:①输液前认真检查药液的质量,输液用具的包装及灭菌日期、有效期;②严格无菌操作。

2)处理:①发热反应轻者,应立即减慢静脉滴注速度或停止输液,并及时通知医师;②发热反应严重者,应立即停止输液,并保留剩余溶液和输液器,必要时送检验科做细菌培养,以查找发热反应的原因;③对高热患者,应给予物理降温,严密观察生命体征的变化,必要时遵医嘱给予抗过敏药物或激素治疗。

2. 循环负荷过重反应　循环负荷过重反应(circulatory overload reaction)也称为急性肺水肿(acute pulmonary edema)。

(1)原因:①由于输液速度过快,短时间内输入过多液体,使循环血容量急剧增加,心脏负荷过重引起。②患者原有心肺功能不良,尤多见于急性左心功能不全者。

(2)临床表现:患者突然出现呼吸困难、胸闷、咳嗽、咳粉红色泡沫样痰,严重时痰液可从口、鼻腔涌出。听诊肺部布满湿啰音,心率快且节律不齐。

(3)护理

1)预防:输液过程中,密切观察患者情况,注意控制输液的速度和输液量,尤其对老年人、儿童及心肺功能不全的患者更需慎重。

2)处理:①出现上述表现,应立即停止输液并迅速通知医师,进行紧急处理。如果病情允许,可协助患者取端坐位,双腿下垂,以减少下肢静脉回流,减轻心脏负担。同时安慰患者以减轻其紧张心理。②给予高流量氧气吸入,一般氧流量为6～8 L/min,以提高肺泡内压力,减少肺泡内毛细血管渗出液的产生。同时,湿化瓶内加入20%～30%的乙醇溶液,以减低肺泡内泡沫表面的张力,使泡沫破裂消散,改善气体交换,减轻缺氧症状。③遵医嘱给予镇静、平喘、强心、利尿和扩血管药物,以稳定患者紧张情绪,扩张周围血管,加速液体排出,减少回心血量,减轻心脏负荷。④必要时进行四肢轮扎。用橡胶止血带或血压计袖带适当加压四肢以阻断静脉血流,可有效地减少回心血量。但加压时要确保动脉血仍可通过,且须每

5～10 min 轮流放松一个肢体上的止血带,待症状缓解后,逐渐解除止血带。⑤此外,静脉放血 200～300 ml 也是一种有效减少回心血量的最直接的方法,但应慎用,贫血者应禁忌采用。

3. 静脉炎

(1)原因:①主要原因是长期输注高浓度、刺激性较强的药液,或静脉内放置刺激性较强的塑料导管时间过长,引起局部静脉壁发生化学炎症反应。②也可由于在输液过程中未能严格执行无菌操作,导致局部静脉感染。

(2)临床表现:沿静脉走向出现条索状红线,局部组织发红、肿胀、灼热、疼痛,有时伴有畏寒、发热等全身症状。

(3)护理

1)预防:①严格执行无菌技术操作;②对血管壁有刺激性的药物应充分稀释后再应用,适当放慢静脉滴注速度,并防止药液漏出血管外;③有计划地更换输液部位,以保护静脉。

2)处理:①停止在此部位静脉输液,并将患肢抬高、制动。局部用 50% 硫酸镁或 95% 酒精溶液行湿热敷,每日 2 次,每次 20 min。②超短波理疗,每日 1 次,每次 15～20 min。③中药治疗。将如意金黄散加醋调成糊状,局部外敷,每日 2 次,具有清热、止痛、消肿的作用。④如合并感染,遵医嘱给予抗生素治疗。

4. 空气栓塞

(1)原因:①输液导管内空气未排尽;导管连接不紧,有漏气。②拔出较粗的、近胸腔的深静脉导管后,穿刺点封闭不严密。③加压输液、输血时无人守护;液体输完未及时更换药液或拔针,均有发生空气栓塞的危险。

进入静脉的空气,随血流(经上腔静脉或下腔静脉)首先被带到右心房,然后进入右心室。如空气量少,则随血液被右心室压入肺动脉并分散到肺小动脉内,最后经毛细血管吸收,因而损害较小。如空气量大,空气进入右心室后阻塞在肺动脉入口,使右心室内的血液(静脉血)不能进入肺动脉,因而从机体组织回流的静脉血不能在肺内进行气体交换,引起机体严重缺氧而死亡。

(2)临床表现:患者感到胸部异常不适或有胸骨后疼痛,随即发生呼吸困难和严重的发绀,并伴有濒死感。听诊心前区可闻及响亮的、持续的"水泡声"。心电图呈现心肌缺血和急性肺心病的改变。

(3)护理

1)预防:①输液前认真检查输液器的质量,排尽输液导管内的空气。②输液过程中加强巡视,及时添加药液或更换输液瓶。输液完毕及时拔针。加压输液时应安排专人在旁守护。③拔出较粗的、近胸腔的深静脉导管后,必须立即严密封闭穿刺点。

2)处理:①如出现上述临床表现,应立即将患者置于左侧卧位,并保持头低足高位。该体位有助于气体浮向右心室尖部,避免阻塞肺动脉入口。随着心脏的舒缩,空气被血液打成泡沫,可分次小量进入肺动脉内,最后逐渐被吸收。②给予高流量氧气吸入,以提高患者的血氧浓度,纠正缺氧状态。③有条件时可使用中心静脉导管抽出空气。④严密观察患者病情变化,如有异常及时对症处理。

二、静 脉 输 血

静脉输血(blood transfusion)是将全血或成分血如血浆、红细胞、白细胞或血小板等通过静脉输入体内的方法。输血是急救和治疗疾病的重要措施之一,在临床上广泛应用。

(一)输血的目的

1. 补充血容量　增加有效循环血量,改善心肌功能和全身血液灌流,提升血压,增加心输出量,促进循环。用于失血、失液引起的血容量减少或休克患者。

2. 纠正贫血　增加血红蛋白含量,促进携氧功能。用于血液系统疾病引起的严重贫血和某些慢性消耗性疾病的患者。

3. 补充血浆蛋白　增加蛋白质,改善营养状态,维持血浆胶体渗透压,减少组织渗出和水肿,保持有效循环血量。用于低蛋白血症以及大出血、大手术的患者。

4. 补充各种凝血因子和血小板　改善凝血功能,有助于止血。用于凝血功能障碍(如血友病)及大出血的患者。

5. 补充抗体、补体等血液成分　增强机体免疫力,提高机体抗感染的能力。用于严重感染的患者。

6. 排除有害物质　一氧化碳、苯酚等化学物质中毒时,血红蛋白失去了运氧能力或不能释放氧气供机体组织利用。为了改善组织器官的缺氧状况,可以通过换血疗法,把不能释放氧气的红细胞换出。溶血性输血反应及重症新生儿溶血病时,也可采用换血治疗。为了排除血浆中的自身抗体,可采用换血浆法。

(二)静脉输血的原则

(1)输血前必须做血型鉴定及交叉配血试验。

(2)无论是输全血还是输成分血,均应选用同型血液输注。但在紧急情况下,如无同型血,可选用 O 型血输给患者。AB 型血的患者除可接受 O 型血外,还可以接受其他异型血型的血(A 型血和 B 型血),但要求直接交叉配血试验阴性(不凝集),而间接交叉试验可以阳性(凝集)。因为输入的量少,输入的血清中的抗体可被受血者体内大量的血浆稀释,而不足以引起受血者的红细胞的凝集,故不出现反应。因此,在这种特殊情况下,必须一次输入少量血,一般最多不超过 400 ml,且要放慢输入速度。

(3)患者如果需要再次输血,则必须重新做交叉配血试验,以排除机体已产生抗体的情况。

(三)血液制品的种类

1. 全血　全血(whole blood)指采集的血液未经任何加工而全部保存备用的血液。全血可分为新鲜血和库存血两类。

(1)新鲜血:2 ~ 6 ℃保存 5 d 内的酸性枸橼酸盐葡萄糖(ACD)全血或保存 10 d 内的枸橼酸盐葡萄糖(CPD)全血都可视为新鲜血。适用于血液病患者。

(2)库存血:指在 2 ~ 6 ℃环境下保存 2 ~ 3 周的全血。库存血虽含有血液的所有成分,但其有效成分随保存时间的延长而发生变化。其中,白细胞、血小板和凝血因子等成分破坏较多。含保存液的血液 pH 为 7.0 ~ 7.25,随着保存时间延长,葡萄糖分解,乳酸增高,pH 值逐渐下降。此外,由于红、白细胞逐渐破坏,细胞内钾离子外溢,使血浆钾离子浓度升高,酸性增强。因此,大量输注库存血要防止酸中毒和高血钾的发生。库存血适用于各种原因引起的大出血。

2. 成分血　成分血(blood components)是在一定的条件下,采用特定的方法将全血中一种或多种血液成分分离出而制成的血液制剂与单采成分血的统称。成分血的优点是纯度高、针对性强、效能高、不良反应小、可一血多用,是目前临床常用的输血类型。常用的成分血有:

(1)血浆:是全血经分离后所得到的液体部分。主要成分是血浆蛋白,不含血细胞,无凝集原。可用于补充血容量、蛋白质和凝血因子。①新鲜冰冻血浆:全血于采集 6 ~ 8 h 内离心分离出血浆后,在-18 ℃以下的环境下保存,保质期 1 年。适用于血容量及血浆蛋白较低的患者。输注前须在 37 ℃水浴中融化,并于 24 h 内输入,以免纤维蛋白原析出。②冰冻血浆:新鲜冰冻血浆保存超过 1 年后继续保存,或新鲜冰冻血浆分离出冷沉淀层,或超过保质期 5 d 以内的全血分离出血浆后保存在-18 ℃以下的环境下,保质期 4 年,称为冰冻血浆。

(2)红细胞:可增加血液的携氧能力,用于贫血患者、失血多的手术患者,也可用于心功能衰竭的患者补充红细胞,以避免心脏负荷过重。①浓缩红细胞:是新鲜血经离心或沉淀去除血浆后的剩余部分,在 2 ~ 6 ℃环境下保存,浓缩血细胞比容通常为 0.65 ~ 0.80。适用于携氧功能缺陷和血容量正常的贫血患者。②洗涤红细胞:红细胞经生理盐水洗涤数次后,再加适量生理盐水制成。可以去除 99% 血浆、90% 白细胞及大部分血小板,2 ~ 6 ℃环境下保存时间不超过 24 h。适用于器官移植术后患者及免疫性溶血性贫血患者。

血浆的临床应用及评估

③去白细胞浓缩红细胞:全血或红细胞经去白细胞过滤器后所得的红细胞,在 2 ~ 6 ℃环境下保存。适用于因白细胞抗体造成输血发热反应和原因不明的发热反应患者,也可用于骨髓和器官移植、免疫缺乏或免疫抑制性贫血、再生障碍性贫血患者。④悬浮红细胞:提取血浆后的红细胞加入等量红

细胞保养液制成,在 2~6 ℃环境下保存。适用于战地急救及中小手术者。

(3)白细胞浓缩悬液:新鲜全血离心后取其白膜层的白细胞,于 4 ℃环境下保存,48 h 内有效。也可将新鲜全血经血细胞分离机单采后制成粒细胞浓缩悬液,20~24 ℃环境下保存,保存期为 24 h。用于粒细胞缺乏伴严重感染的患者。

(4)浓缩血小板:全血离心所得,20~24 ℃环境下保存,以普通采血袋盛装的浓缩血小板保存期为 24 h,以专用血小板存储袋盛装的可保存 5 d。用于血小板减少或功能障碍性出血的患者。

3.其他血液制品

(1)白蛋白制剂:从血浆中提纯而得,能提高机体血浆蛋白及胶体渗透压。白蛋白溶液相当稳定,2~6 ℃环境下保存,有效期为 5 年,临床上常用 10 g/瓶和 5 g/瓶两种,白蛋白浓度为 20%~25%。用于治疗由各种原因引起的低蛋白血症的患者,如外伤、肝硬化、肾病及烧伤等。

(2)免疫球蛋白制剂:静脉注射用免疫球蛋白用于免疫抗体缺乏的患者,预防和治疗病毒、细菌感染性疾病等。特异性免疫球蛋白是用相应抗原免疫后,从含有高效价的特异性抗体的血浆中提纯制备的,如抗牛痘、抗风疹、抗破伤风、抗狂犬病、抗乙型肝炎和抗 Rh 免疫球蛋白等。

(3)凝血因子制剂:如冷沉淀凝血因子、因子Ⅷ浓缩剂、因子Ⅺ浓缩剂、凝血酶原复合物、纤维蛋白原、肝素辅因子Ⅱ等。可有针对性地补充某些凝血因子的缺乏,适用于各种原因引起的凝血因子缺乏的出血性疾病。

(四)静脉输血的适应证与禁忌证

1.静脉输血的适应证

(1)各种原因引起的大出血:为静脉输血的主要适应证。一次出血量<500 ml 时,可由组织间液进入血液循环而得到代偿。失血量在 500~800 ml 时,需要立即输血,一般首选晶体溶液、胶体溶液或少量血浆增量剂输注。失血量>1 000 ml 时,应及时补充全血或血液成分。值得注意的是,血或血浆不宜用做扩容剂,晶体溶液结合胶体溶液扩容是治疗失血性休克的主要方案。血容量补足之后,输血的目的是提高血液的携氧能力,此时应首选红细胞制品。

(2)贫血或低蛋白血症:输入全血、浓缩或洗涤红细胞可纠正贫血,血浆、白蛋白液可用于低蛋白血症。

(3)严重感染:输入新鲜血可补充抗体、补体,增强机体抗感染能力。一般采用少量多次输入新鲜血或成分血,切忌使用库存血。

(4)凝血功能障碍:对患有出血性疾病的患者,可输新鲜血或成分血,如血小板、凝血因子、纤维蛋白原等。

2.静脉输血的禁忌证 静脉输血的禁忌证包括急性肺水肿、充血性心力衰竭、肺栓塞、恶性高血压、真性红细胞增多症、肾功能极度衰竭及对输血有变态反应者。

(五)常见输血反应及护理

输血是具有一定危险性的治疗措施,会引起输血反应,严重者可以危及患者的生命。因此,为了保证患者的安全,在输血过程中,护士必须严密观察患者,及时发现输血反应的征象,并积极采取有效的措施处理各种输血反应。

1.发热反应 发热反应是输血反应中最常见的。

(1)原因:①由致热原引起,如血液、保养液或输血用具被致热原污染。②多次输血后,受血者血液中产生白细胞和血小板抗体,当再次输血时,受血者体内产生的抗体与供血者的白细胞和血小板发生免疫反应,引起发热。③输血时没有严格遵守无菌操作原则,造成污染。

(2)临床表现:可发生在输血过程中或输血后 1~2 h 内,患者先有发冷、寒战,继之出现高热,体温可达 38~41℃。可伴有皮肤潮红、头痛、恶心、呕吐、肌肉酸痛等全身症状,一般不伴有血压下降。发热持续时间不等,轻者持续 1~2 h 即可缓解,缓解后体温逐渐降至正常。

(3)护理

1)预防:严格管理血库保养液和输血用具,有效预防致热原,严格执行无菌操作。

2）处理：①反应轻者减慢输血速度，症状可以自行缓解；②反应重者应立即停止输血，密切观察生命体征，给予对症处理（发冷者注意保暖，高热者给予物理降温），并及时通知医师；③必要时遵医嘱给予解热镇痛药和抗过敏药，如异丙嗪或肾上腺皮质激素等；④将输血器、剩余血连同储血袋一并送检。

2. 过敏反应

（1）原因：①患者为过敏体质，对某些物质易引起过敏反应。输入血液中的异体蛋白质与患者机体的蛋白质结合形成全抗原而使机体致敏。②输入的血液中含有致敏物质，如供血者在采血前服用过可致敏的药物或进食了可致敏的食物。③多次输血的患者，体内可产生过敏性抗体，当再次输血时，抗原抗体相互作用而发生输血反应。④供血者血液中的变态反应性抗体随血液传给受血者，一旦与相应的抗原接触，即可发生过敏反应。

（2）临床表现：过敏反应大多发生在输血后期或即将结束输血时，程度轻重不一，通常与症状出现的早晚有关。症状出现越早，反应越严重。

1）轻度反应：输血后出现皮肤瘙痒，局部或全身出现荨麻疹。

2）中度反应：出现血管神经性水肿，多见于颜面部，表现为眼睑、口唇高度水肿。也可发生喉头水肿，表现为呼吸困难，两肺可闻及哮鸣音。

3）重度反应：发生过敏性休克。

（3）护理

1）预防：①正确管理血液和血制品；②选用无过敏史的供血者；③供血者在采血前 4 h 内不宜吃高蛋白和高脂肪的食物，宜用清淡饮食或饮糖水，以免血中含有过敏物质；④对有过敏史的患者，输血前根据医嘱给予抗过敏药物。

2）处理：根据过敏反应的程度给予对症处理。①轻度过敏反应，减慢输血速度，给予抗过敏药物，如苯海拉明、异丙嗪或地塞米松，用药后症状可缓解；②中、重度过敏反应，应立即停止输血，通知医师，根据医嘱皮下注射 1∶1 000 肾上腺素 0.5~1 ml 或静脉滴注氢化可的松或地塞米松等抗过敏药物；③呼吸困难者给予氧气吸入，严重喉头水肿者行气管切开；④循环衰竭者给予抗休克治疗；⑤监测生命体征变化。

3. 溶血反应　溶血反应是受血者或供血者的红细胞发生异常破坏或溶解引起的一系列临床症状。溶血反应是最严重的输血反应，分为急性溶血反应和迟发性溶血反应。

（1）急性溶血反应

1）原因：①输入了异型血液。供血者和受血者血型不符而造成血管内溶血向血管外溶血的演变，反应发生快，一般输入 10~15 ml 血液即可出现症状，后果严重。②输入了变质的血液。输血前红细胞已经被破坏溶解，如血液储存过久、保存温度过高、血液被剧烈震荡或被细菌污染、血液内加入高渗或低渗溶液或影响 pH 的药物等，均可导致红细胞破坏溶解。

2）临床表现：轻重不一，轻者与发热反应相似，重者在输入 10~15 ml 血液时即可出现症状，死亡率高。通常可将溶血反应的临床表现分为 3 个阶段。

第一阶段：受血者血清中的凝集素与输入血中红细胞表面的凝集原发生凝集反应，使红细胞凝集成团，阻塞部分小血管。患者出现头部胀痛，面部潮红，恶心、呕吐，心前区压迫感，四肢麻木，腰背部剧烈疼痛等反应。

第二阶段：凝集的红细胞发生溶解，大量血红蛋白释放到血浆中，出现黄疸和血红蛋白尿（尿呈酱油色），同时伴有寒战、高热、呼吸困难、发绀和血压下降等。

第三阶段：一方面，大量血红蛋白从血浆进入肾小管，遇酸性物质后形成结晶，阻塞肾小管。另一方面，由于抗原、抗体的相互作用，又可引起肾小管内皮缺血、缺氧而坏死脱落，进一步加重了肾小管阻塞，导致急性肾衰竭，表现为少尿或无尿，管型尿和蛋白尿，高钾血症、酸中毒，严重者可致死亡。

3）护理

预防：①认真做好血型鉴定与交叉配血试验；②输血前认真查对，杜绝差错事故的发生；③严格遵守血液保存规则，不可使用变质血液。

处理：①立即停止输血，并通知医师。②给予氧气吸入，建立静脉通道，遵医嘱给予升压药或其他药物治疗。③将剩余血、患者血标本和尿标本送化验室进行检验。④双侧腰部封闭,并用热水袋热敷双侧肾区,解除肾小管痉挛,保护肾脏。⑤碱化尿液:静脉注射碳酸氢钠,增加血红蛋白在尿液中的溶解度,减少沉淀,避免阻塞肾小管。⑥严密观察生命体征和尿量,插入导尿管,检测每小时尿量,并做好记录。若发生肾衰竭,行腹膜透析或血液透析治疗。⑦若出现休克症状,应进行抗休克治疗。⑧心理护理:安慰患者,消除其紧张、恐惧心理。

(2)迟发性溶血反应:一般为血管外溶血,多由 Rh 系统内的抗体(抗 D、抗 C 和抗 E)引起。临床常见 Rh 系统血型反应中,绝大多数是由 D 抗原与其相应的抗体相互作用产生抗原抗体免疫反应所致。反应的结果使红细胞破坏溶解,释放出的游离血红蛋白转化为胆红素,经血液循环至肝脏后迅速分解,然后通过消化道排出体外。Rh 阴性患者首次输入 Rh 阳性血液时不发生溶血反应,但输血 2～3 周后体内即产生抗 Rh 因子的抗体。如再次接受 Rh 阳性的血液,即可发生溶血反应。Rh 因子不合所引起的溶血反应较少见,且发生缓慢,可在输血后几小时至几天后才发生,症状较轻,有轻度的发热伴乏力、血胆红素升高等。对此类患者应查明原因,确诊后,尽量避免再次输血。

4. 与大量输血有关的反应　大量输血一般是指在 24 h 内紧急输血量相当于或大于患者总血容量。常见的与大量输血有关的反应有循环负荷过重的反应、出血倾向及枸橼酸钠中毒等。

(1)循环负荷过重　即肺水肿,其原因、临床表现和护理同静脉输液反应。

(2)出血倾向

1)原因:长期反复输血或超过患者原血液总量的输血,由于库存血中的血小板破坏较多,使凝血因子减少而引起出血。

2)临床表现:表现为皮肤、黏膜瘀斑,穿刺部位大块淤血或手术伤口渗血。

3)护理:①短时间输入大量库存血时,应密切观察患者的意识、血压、脉搏等变化,注意皮肤、黏膜或手术伤口有无出血;②严格掌握输血量,每输库存血 3～5 个单位,应补充 1 个单位的新鲜血;③根据凝血因子缺乏情况补充有关成分。

(3)枸橼酸钠中毒反应

1)原因:大量输血使枸橼酸钠大量进入体内,如果患者的肝功能受损,枸橼酸钠不能完全氧化和排出,而与血中的游离钙结合使血钙浓度下降。

2)临床表现:患者出现手足抽搐,血压下降,心率缓慢。心电图出现 Q-T 间期延长,甚至心搏骤停。

3)护理:遵医嘱常规每输库存血 1 000 ml,静脉注射 10% 葡萄糖酸钙 10 ml,预防发生低血钙。

5. 输血相关传染病　通过输血传播的疾病与感染已知有十余种,其中最严重的是艾滋病、乙型肝炎和丙型肝炎。在输血相关传染病的预防和控制中,采供血机构和医疗机构的标准化工作和规范化管理起着至关重要的作用。综合预防对策有:提倡无偿献血,严格血液筛查;规范采供血和血液制品制备的操作规程;对血液制品/成分血进行病毒灭活;严格掌握输血适应证,提倡自体输血和成分输血;加强消毒隔离,做好职业防护。

6. 其他　如空气栓塞,细菌污染反应,体温过低等。因此,严格把握采血、储血和输血操作的各个环节,是预防上述输血反应的关键。

第九节　临终护理

临终关怀(hospice care)是指由社会各层次(护士、医师、社会工作者、志愿者以及政府和慈善团体人士等人员)组成的团队向临终患者及其家属提供的包括生理、心理和社会等方面在内的一种全面性支持和照料。其目的在于使临终患者的生命质量得以提高,能够无痛苦、舒适地走完人生的最后旅途,并使家属的心身健康得到维护和增强。

一、濒死与死亡

（一）濒死与死亡的定义

濒死（dying）即临终，指患者在已接受治疗性或姑息性治疗后，虽然意识清醒，但病情加速恶化，各种迹象显示生命即将终结。

濒死阶段和整个生命过程相比是很短暂的，和数十年的生存经历相比，也不过是几个月、几天、几小时甚至是几分钟。这个阶段又称为"死程"，原则上属于死亡的一部分，但由于其有可逆性，故不属于死亡，但在死亡学中却占有重要地位，因此濒死生理、濒死心理及濒死体验等一直是医护工作者、临终关怀学家和死亡学家所关注和研究的对象。

传统的死亡（death）概念是指心肺功能的停止。美国布拉克法律辞典将死亡定义为："血液循环全部停止及由此导致的呼吸、心跳等身体重要生命活动的终止。"即死亡是指个体的生命功能的永久终止。

（二）死亡的标准

将心跳、呼吸的永久性停止作为判断死亡的标准在医学上已经沿袭了数千年，但心跳、呼吸停止的人并非必死无疑，在临床上可以通过及时有效的心脏起搏、心内注射药物和心肺复苏等技术使部分人恢复心跳和呼吸而使其生命得以挽救。心脏移植术的开展使得心脏死亡理论不再对整体死亡构成威胁，人工呼吸机的应用，使停止呼吸的人也可能再度恢复呼吸，由此可见，心跳和呼吸的停止已失去作为死亡标准的权威性。为此，各国医学专家一直在探讨死亡的新定义和新的判断标准。目前一般认为，死亡是指机体作为一个整体的功能的永久停止，但这并不意味各器官组织均同时死亡。随着现代医学科学的进展和科学实践的进一步开展，近年来医学专家探索出了新的死亡定义及标准。

1968 年，在世界第 22 次医学大会上，美国哈佛医学院特设委员会发表报告，提出了新的死亡概念，即脑死亡（brain death），又称全脑死亡，包括大脑、中脑、小脑和脑干的不可逆死亡。即"脑功能不可逆性丧失"作为新的死亡标准，并制定了世界上第一个脑死亡的诊断标准，指出不可逆的脑死亡是生命活动结束的象征。其诊断标准有 4 点：①无感受性和反应性，对刺激完全无反应，即使剧痛刺激也不能引出反应。②无运动、无呼吸，观察 1 h 后撤去人工呼吸机 3 min 仍无自主呼吸。③无反射，瞳孔散大、固定，对光反射消失；无吞咽反射；无角膜反射；无咽反射和跟腱反射。④脑电波平坦。

上述 4 条标准 24 h 内多次复查后结果无变化，并应当排除两种情况，即体温过低（<32.2 ℃）和刚服用过巴比妥类药物等中枢神经系统抑制剂的影响，其结果才有意义，即可宣告死亡。

同年，WHO 建立了国际医学科学组织委员会，也提出了类似脑死亡的 4 条诊断标准：①对环境失去一切反应，完全无反射和肌肉活动；②停止自主呼吸；③动脉压下降；④心电图平直。

目前，联合国的成员国中已有 80 多个国家承认脑死亡的标准，但至今世界尚无统一的标准。世界上许多国家还是采用"哈佛标准"或应用与其相近的标准。纵观世界各国，有的是有明确的立法，通过法律来确认脑死亡，也有的虽然没有明确的立法，但脑死亡已达成共识。

死亡的概念正在逐渐从心跳、呼吸的停止过渡到中枢神经系统功能的完全丧失，这是医学界一次意义重大的观念转变，现在用脑死亡作为判断死亡的标准已被世界许多国家医学界、社会伦理学界认可。但脑死亡的判断是一个严肃、细致和专业技术性很强的过程，按脑死亡标准对患者实施脑死亡的诊断，必须依靠具有专业特长的临床医师根据病情及辅助检查结果，并依据法律规定来做出。

我国经过多年的研究与实践于 2009 年完善和修订了《成人脑死亡判定标准（2009 版）》。2012 年 3 月，国家卫生和计划生育委员会（原卫生部）批准首都医科大学宣武医院作为国家卫生和计划生育委员会脑损伤质控评价中心，国家脑损伤质控评价中心于 2013 年制定了《脑死亡判定标准与技术规范（成人质控版）》，作为医学行业标准将推动我国脑死亡判定工作有序、规范地开展。

（三）死亡过程的分期

大量医学科学和临床资料表明，死亡不是生命的骤然结束，而是一个从量变到质变的过程。医学上一般将死亡分为 3 期：濒死期、临床死亡期及生物学死亡期。

1. 濒死期　濒死期(agonal stage)又称临终期,是临床死亡前主要生命器官功能极度衰弱、逐渐趋向停止的时期。此期的主要特点是中枢神经系统脑干以上部位的功能处于深度抑制状态或丧失,而脑干功能依然存在。表现为意识模糊或丧失,各种反射减弱或逐渐消失,肌张力减退或消失。循环系统功能减退,心跳减弱,血压下降,患者表现为四肢发绀,皮肤湿冷。呼吸系统功能进行性减退,表现为呼吸微弱,出现潮式呼吸或间断呼吸,代谢障碍,肠蠕动逐渐停止,感觉消失,视力下降。各种迹象表明生命即将终结,是死亡过程的开始阶段。但某些猝死患者可不经过此期而直接进入临床死亡期。

2. 临床死亡期　临床死亡期(clinical death stage)是临床上判断死亡的标准,此期中枢神经系统的抑制过程已由大脑皮质扩散到皮质以下部位,延髓处于极度抑制状态。表现为心跳、呼吸完全停止,各种反射消失,瞳孔散大,但各种组织细胞仍有微弱而短暂的代谢活动。此期一般持续 5 ~ 6 min,若得到及时有效的抢救治疗,生命有复苏的可能。若超过这个时间,大脑将发生不可逆的变化。但大量的临床资料证明,在低温条件下,临床死亡期可延长至 1 h 或更久。

3. 生物学死亡期　生物学死亡期(biological death stage)是指全身器官、组织、细胞生命活动停止,也称细胞死亡。此期从大脑皮质开始,整个中枢神经系统及各器官新陈代谢完全停止,并出现不可逆变化,整个机体无任何复苏的可能。随着生物学死亡期的进展,相继出现尸冷、尸斑、尸僵及尸体腐败等现象。

(1)尸冷:是死亡后最先发生的尸体现象。死亡后因体内产热停止,散热继续,故尸体温度逐渐下降,称为尸冷(algor mortis)。死亡后尸体温度的下降有一定规律,一般情况下死亡后 10 h 内尸温下降速度约为每小时 1 ℃,10 h 后为每小时 0.5 ℃,大约 24 h 左右,尸温与环境温度相同。测量尸温常以直肠温度为标准。

(2)尸斑:死亡后由于血液循环停止及地心引力的作用,血液向身体的最低部位坠积,皮肤呈现暗红色斑块或条纹状,称为尸斑。一般尸斑出现的时间是死亡后 2 ~ 4 h,最易发生于尸体的最低部位。若患者死亡时为侧卧位,则应将其转为仰卧位,以防脸部颜色改变。

(3)尸僵:尸体肌肉僵硬,关节固定称为尸僵(rigor mortis)。三磷酸腺苷(ATP)学说认为死后肌肉中 ATP 不断分解而不能再合成,致使肌肉收缩,尸体变硬。尸僵首先从小块肌肉开始,表现为先从咬肌、颈肌开始,向下至躯干、上肢和下肢。尸僵一般在死后 1 ~ 3 h 开始出现,4 ~ 6 h 扩展到全身,12 ~ 16 h 发展至最硬,24 h 后尸僵开始减弱,肌肉逐渐变软,称为尸僵缓解。

(4)尸体腐败:死亡后机体组织的蛋白质、脂肪和碳水化合物因腐败细菌作用而分解的过程称为尸体腐败(postmortem decomposition)。常见表现有尸臭、尸绿等,一般死后 24 h 先在右下腹出现,逐渐扩展至全腹,最后波及全身。

二、临终患者及家属的心理护理

(一)临终患者心理反应分期

1. 否认期　患者得知自己患不治之症时表现出震惊与否认,他们常说的话是:"不,不是我!"或"这不是真的! 一定是搞错了!"患者不承认自己患了绝症或者是病情恶化,认为这可能是医师的误诊。他们常常怀着侥幸的心理到处求医以期推翻诊断。事实上,否认是为了暂时逃避残酷的现实对自己所产生的强烈压迫感,此反应是患者所采取的一种心理防御机制,旨在有较多的时间调整自己去面对死亡。此期是个体得知自己即将死亡后的第一个反应,对这种心理应激的适应时间长短因人而异,大部分患者几乎都能很快停止否认,而有的患者直到迫近死亡仍处于否认期。

2. 愤怒期　当临终患者对其病情的否定无法保持下去,而有关自己疾病的坏消息被证实时,患者出现的心理反应是气愤、暴怒和嫉妒。进入此阶段的患者表现出生气、愤怒、怨恨的情绪,患者常会愤愤地想:"为什么是我?""老天太不公平!"或"我为何这么倒霉?"患者常常迁怒于家属及医护人员或责怪不公平,常常怨天尤人,经常无缘无故地摔打东西,抱怨人们对他照顾不够,对医护人员的治疗和护理百般挑剔,甚至无端地指责或辱骂别人,以发泄他们的苦闷与无奈。

3. 协议期　愤怒的心理消失后,患者开始接受自己已患绝症的现实。他们常常会表示:"假如你给我一年时间,我会……"此期患者已承认存在的事实,希望能发生奇迹。患者为了尽量延长生命,希望有好的治疗方法,并会做出许多承诺作为延长生命的交换条件。处于此阶段的患者对生存还抱有希望,也肯努力配合治疗。此阶段持续时间不如前两个阶段明显。协议阶段的心理反应,实际上是一种延缓死亡的乞求,是人的生命本能和生存欲望的体现。临终患者在经历"否认"和"愤怒"阶段之后,就会千方百计地寻求延长生命的方法,或是希望免受死亡的痛苦与不适。这是一种自然的心理发展过程。

4. 忧郁期　经历了前3个阶段之后,临终患者的身体更加虚弱,病情更加恶化,这时他们的气愤或暴怒,都会被一种巨大的失落感所取代。"好吧,那就是我!"当患者发现身体状况日趋恶化讨价还价无效后会产生一系列心理反应,表现为悲伤、情绪低落、退缩、沉默、抑郁和绝望。患者会体验到一种准备后事的悲哀,此阶段他们希望与亲朋好友见面,希望亲人、家属每时每刻陪伴在身旁。处于抑郁期的患者主要表现为对周围事物的淡漠,语言减少,反应迟钝,对任何东西均不感兴趣。临终患者的抑郁心理表现,对于他们实现在安详和宁静中死去是有益的,因为只有经历过内心剧痛和抑郁的人,才能达到"接纳"死亡的境界。

5. 接受期　"好吧,既然是我,那就去面对吧。""我准备好了。"患者会感到自己已经竭尽全力,没有什么悲哀和痛苦了,于是开始接受即将面临死亡的事实。此阶段患者相当平静,表现出惊人的坦然,他们不再抱怨命运,喜欢独处,睡眠时间增加,情感减退。

布勒·罗斯认为临终患者心理发展过程的5个阶段并非完全按顺序发生和发展,这个心理发展过程有着较大的个体差异性。有的可以提前,有的可以推后,甚至有的可以重合,各阶段持续时间长短也不同,因此,在实际工作中,护士应根据个体的实际情况进行具体的分析与处理。

（二）临终患者的心理护理

1. 否认期

（1）护理人员应具有真诚、忠实的态度,不要轻易揭露患者的防御机制,也不要欺骗患者。应坦诚温和地回答患者对病情的询问,并注意保持与其他医护人员及家属对患者病情说法的一致性。

（2）注意维持患者适当的希望,应根据患者对其病情的认识程度进行沟通,耐心倾听患者的诉说,在沟通中注意因势利导,循循善诱,实施正确的人生观、死亡观的教育,使患者逐步面对现实。

（3）经常陪伴在患者身旁,注意非语言交流技巧的使用,多利用身体触摸去表达关怀和亲密的感觉,如轻抚面部、拍拍肩膀等。合理应用倾听技巧,尽量满足患者心理方面的需求,使他们感受到护理人员给予的温暖和关怀,有时只静静地守在身边也是关爱。

（4）对临终患者进行护理时,关注点将不再是护理技术是否高超、姿态是否优美等,而护理品质将成为关注的焦点,这是非常重要的,为患者提供体贴入微的护理,真正体现了"护理不是单纯的自然科学也是一门艺术"。

2. 愤怒期

（1）护理人员此期一定要有爱心、耐心,认真地倾听患者的倾诉,应将患者的发怒看成是一种有益健康的正常行为,允许患者以发怒、抱怨、不合作行为来宣泄其内心的不满、恐惧,同时应注意预防意外事件的发生。

（2）给患者提供表达或发泄内心情感的适宜环境,并加以必要的心理疏导,帮助其渡过心理难关,避免其过久地停留于否认阶段而延误必要的治疗。

（3）做好患者家属和朋友的工作,给予患者关爱、理解、同情和宽容。

3. 协议期

（1）护士应积极主动地关心和指导患者,加强护理,尽量满足患者的需要。使患者更好地配合治疗,以减轻痛苦,控制症状。

（2）为了不让患者失望,对于患者提出的各种合理要求,护士应尽可能地予以答应,以满足患者的心理需求。最重要的还是给予患者更多的关爱。

（3）护理人员应鼓励患者说出内心的感受,尊重患者的信仰,积极教育和引导患者,减轻患者的压力。

4.忧郁期

(1)护士应多给予患者同情和照顾、鼓励和支持,使其增强信心。

(2)护士应经常陪伴患者,允许其以不同的方式发泄情感,如忧伤、哭泣等。

(3)创造舒适环境,鼓励患者保持自我形象和尊严。

(4)尽量取得社会方面的支持,给予精神上的安慰,安排亲朋好友见面,并尽量让家属多陪伴在其身旁。

(5)密切观察患者,注意心理疏导和合理的死亡教育,预防患者的自杀倾向。

5.接受期

(1)护士应积极主动地帮助患者了却未完成的心愿,继续给予关心和支持。

(2)尊重患者,不要强迫与其交谈。

(3)给予临终患者安静、舒适的环境,减少外界干扰。

(4)认真、细致做好临终护理,使患者平静、安详、有尊严地离开人间。

(三)临终患者家属的护理

在临终关怀中,患者家属不仅承担着照顾患者的角色,而且也是医护人员的服务对象。医护人员在做好临终患者护理的同时,也要做好对临终患者家属的关怀照顾工作。

1.满足家属照顾患者的需要 1986年,费尔斯特(Ferszt)和霍克(Houck)提出临终患者家属主要有以下7个方面的需要:

(1)了解患者病情、照顾等相关问题的发展。

(2)了解临终关怀医疗小组中,哪些人会照顾患者。

(3)参与患者的日常照顾。

(4)确认患者受到临终关怀医疗小组良好照顾。

(5)被关怀与支持。

(6)了解患者死后的相关事宜(后事的处理)。

(7)了解有关资源:经济补助、社会资源、义工团体等。

2.鼓励家属表达感情 护理人员要注意与家属沟通,建立良好的关系,取得家属的信任。与家属交流时,尽量提供安静、隐私的环境,耐心倾听,鼓励家属说出内心的感受及遇到的困难,积极解释临终患者生理、心理变化的原因和治疗护理情况,减少家属疑虑。对家属过激的言行给予容忍和谅解,避免纠纷的发生。

3.指导家属对患者进行生活照顾 鼓励家属参与患者的照护活动,如计划的制订、生活护理等。护理人员对患者家属应耐心指导、解释、示范有关的护理技术,使其在照料亲人的过程中获得心理慰藉,同时也减轻患者的孤独情绪。

4.协助维持家庭的完整性 协助家属在医院环境中,安排日常的家庭活动,以增进患者的心理调适,保持家庭完整性,如共进晚餐、看电视等。

5.满足家属本身生理、心理和社会方面的需求 护理人员对家属要多关心体贴,帮助安排陪伴期间的生活,尽量解决其实际困难。

三、死亡后的护理

死亡后护理包括死亡后的尸体护理和死亡后家属的护理。做好尸体护理既是对死者的同情和尊重,也是对家属最大的心理安慰。

(一)尸体护理

尸体护理是对临终患者实施整体护理的最后步骤,也是临终关怀的重要内容之一。尸体护理应在确认患者死亡,医师开具死亡诊断书后尽快进行,这样既可减少对其他患者的影响,也可防止尸体僵硬。在尸体护理过程中,应尊重死者和家属的民族习惯和要求,护理人员应以唯物主义的死亡观和严肃认真的态度尽心尽责地做好尸体护理工作及对死者家属的心理疏导和支持工作。

在进行尸体护理时应注意：

（1）必须先由医师开出死亡通知，并得到家属许可后，护士方可进行尸体护理。

（2）在向家属解释过程中，护士应具有同情心和爱心，沟通的语言要体现对死者家属的关心和体贴，安慰家属时可配合使用体态语言会收到良好的效果。

（3）患者死亡后应及时进行尸体护理，以防尸体僵硬。

（4）护士应以高尚的职业道德和情感，尊重死者，严肃、认真地做好尸体护理工作。

（5）传染病患者的尸体应使用消毒液擦洗，并用消毒液浸泡的棉球填塞各孔道，尸体用尸单包裹后装入不透水的袋中，并作出传染标识。

（二）丧亲者护理

做好死者的尸体护理能够体现护士对死者的尊重，也是对丧亲者心理的极大抚慰。

1. 心理疏导　安慰丧亲者面对现实，鼓励其宣泄感情，陪伴他们并认真聆听他们的倾诉。获知亲人死亡信息后，丧亲者最初的反应是麻木和不知所措，此时护理人员应陪伴、抚慰他们，同时认真地聆听。在聆听时，护士可以握紧他们的手，劝导他们毫不保留地宣泄内心的痛苦。哭泣是死者家属最常见的情感表达方式，是一种很好的纾解内心忧伤情绪的途径，可以协助其表达愤怒情绪和罪恶感，所以应该给予丧亲者一定的时间，并创造适当的环境，让他们能够自由痛快地将悲伤的情感宣泄出来。

2. 尽量满足丧亲者的需要　丧亲是人生中最痛苦的经历，护理人员应尽量满足丧亲者的需求，无法做到的需善言相劝，耐心解释，以取得其谅解与合作。

3. 鼓励丧亲者之间相互安慰　需通过观察发现死者家属中的重要人物和"坚强者"，鼓励他们相互安慰，相互给予支持和帮助。应协助丧亲者勇敢面对失去亲人的痛苦，引导他们发挥独立生活的潜能。

4. 协助解决实际困难　患者去世后，丧亲者会面临许多需要解决的家庭实际问题，临终关怀中医护人员应了解家属的实际困难，并积极地提供支持和帮助，如经济问题、子女问题、家庭组合、社会支持系统等，使家属感受到人世间的温情。提出合理的建议，帮助家属做出决策去处理所面对的各种实际问题。但在居丧期不宜引导家属做出重大的决定及生活方式的改变。

5. 协助建立新的人际关系　劝导和协助死者家属对死者做出感情撤离，逐步与他人建立新的人际关系，例如再婚或重组家庭等。这样可以弥补其内心的空虚，并使家属在新的人际关系中得到慰藉，但要把握好时间的尺度。

6. 协助培养新的兴趣　鼓励丧亲者参加各种社会活动，协助丧亲者重新建立新的生活方式，寻求新的经历与感受。要鼓励丧亲者积极参加各种社会活动，因为活动本身就是复原，也是一种治疗。通过活动可以抒发家属内心的郁闷，获得心理的安慰，尽快从悲伤中解脱出来。在疏导悲伤中应该注意家属的文化、信仰、性格、兴趣爱好和悲伤程度、悲伤时间及社会风俗等方面的差异。

7. 对丧亲者的访视　对死者家属要进行追踪式服务和照护，一般临终关怀机构可以通过信件、电话、访视等方式对死者家属进行追踪随访，以保证死者家属能够获得来自医务人员的持续性的关爱和支持。

第十节　医疗与护理文件

一、医疗和护理文件的记录和管理

（一）医疗和护理文件的记录原则

及时、准确、完整、简要、清晰是书写各项医疗与护理记录的基本原则。

1. 及时　医疗与护理记录必须及时，不得拖延或提早，更不能漏记、错记，以保证记录的时效性，维持最新资料。如因抢救急重症患者未能及时记录的,有关医护人员应当在抢救结束后 6 h 内据实补记,并注明抢救完成时间和补记时间。

2.**准确** 是指记录的内容必须在时间、内容及可靠程度上真实、无误,尤其对患者的主诉和行为应进行详细、真实、客观的描述,不应是护理人员的主观解释和有偏见的资料,而应是临床患者病情进展的科学记录,必要时可成为重要的法律依据。记录者必须是执行者。记录的时间应为实际给药、治疗、护理的时间,而不是事先安排的时间。有书写错误时应在错误处用所书写的钢笔在错误字词上画线删除或修改,并在上面签全名。

3.**完整** 眉栏、页码须填写完整。各项记录,尤其是护理表格应按要求逐项填写,避免遗漏。记录应连续,不留空白。每项记录后签全名,以示负责。如患者出现病情恶化、拒绝接受治疗护理或有自杀倾向、意外、请假外出、并发症先兆等特殊情况,应详细记录并及时汇报、交接班等。

4.**简要** 记录内容应重点突出、简洁、流畅。应使用医学术语和公认的缩写,避免笼统、含糊不清或过多修辞,以方便医护人员快速获取所需信息,此外,护理文件均可以采用表格式,以节约书写时间,使护理人员有更多时间和精力为患者提供直接护理服务。

5.**清晰** 按要求分别使用红、蓝(黑)钢笔书写。一般白班用蓝(黑)钢笔,夜班用红钢笔记录。字迹清楚,字体端正,保持表格整洁,不得涂改、剪贴和滥用简化字。

(二)医疗和护理文件的管理要求

(1)各种医疗与护理文件按规定放置,记录和使用后必须放回原处。

(2)必须保持医疗与护理文件的清洁、整齐、完整,防止污染、破损、拆散、丢失。

(3)患者及家属不得随意翻阅医疗与护理文件,不得擅自将医疗护理文件带出病区;因医疗活动或复印、复制等需要带离病区时,应当由病区指定专门人员负责携带和保管。

(4)医疗与护理文件应妥善保存。各种记录保存期限为:①体温单、医嘱单、特别护理记录单作为病历的一部分随病历放置,患者出院后送病案室长期保存。②门(急)诊病历档案的保存时间自患者最后一次就诊之日起不少于 15 年。③病区交班报告本由病区保存 1 年,以备需要时查阅。

(5)患者本人或其代理人、死亡患者近亲属或其代理人、保险机构有权复印或复制患者的门(急)诊病历、住院志、体温单、医嘱单、化验单(检验报告)、医学影像检查资料、特殊检查(治疗)同意书、手术同意书、手术及麻醉记录单、病理报告、护理记录、出院记录以及国务院卫生行政部门规定的其他病历资料。

(6)发生医疗事故纠纷时,应于医患双方同时在场的情况下封存或启封死亡病例讨论记录、疑难病例讨论记录、上级医师查房记录、会诊记录、病程记录、各种检查报告单、医嘱单等,封存的病历资料可以是复印件,封存的病历由医疗机构负责医疗服务质量监控的部门或者专(兼)职人员保管。

二、医疗和护理文件的书写

(一)体温单

体温单主要用于记录患者的生命体征及其他情况,内容包括患者的出入院、手术、分娩、转科或死亡时间,体温、脉搏、呼吸、血压、大便次数、出入量、身高、体重等,住院期间体温单排在病历的最前面,以便于查阅。

1.眉栏

(1)用蓝(黑)钢笔填写患者姓名、年龄、性别、科别、床号、入院日期及住院病历号等项目。

(2)填写"日期"栏时,每页第一天应填写年、月、日,其余 6 天只写日。如在 6 天中遇到新的年度或月份开始,则应填写年、月、日或月、日。

(3)填写"住院天数"栏时,从患者入院当天为第一天开始填写,直至出院。

(4)填写"手术(分娩)后天数"栏时,用红钢笔填写,以手术(分娩)次日为第一天,依次填写至第 14 天为止。若在 14 天内进行第二次手术,则将第一次手术日数作为分母,第二次手术日数作为分子进行填写。

2.40~42℃横线之间

（1）用红钢笔在 40~42℃横线之间相应的时间格内纵向填写患者入院、转入、手术、分娩、出院、死亡等,除了手术不写具体时间外,其余均采用 24 h 制,精确到分钟。

（2）填写要求

1）入院、转入、分娩、出院、死亡等项目后写"于"或画一竖线,其下用中文书写时间。如"入院于十时二十分"。

2）手术不写具体手术名称和具体手术时间。

3）转入时间由转入病区填写,如"转入于二十时三十分"。

3. 体温、脉搏曲线的绘制和呼吸的记录

（1）体温曲线的绘制

1）体温符号:口温以蓝点"●"表示,腋温以蓝叉"×"表示,肛温以蓝圈"O"表示。

2）每一小格为 0.2 ℃,将实际测量的度数,用蓝笔绘制于体温单 35~42 ℃的相应时间格内,相邻温度用蓝线相连,相同两次体温间可不连线。

3）物理或药物降温 30 min 后,应重测体温,测量的体温以红圈"O"表示,划在物理降温前温度的同一纵格内,并用红虚线与降温前的温度相连,下次测得的温度用蓝线仍与降温前温度相连。

4）体温低于 35 ℃时,为体温不升,应在 35 ℃线以下相应时间纵格内用红钢笔写"不升",不再与相邻温度相连。

5）若患者体温与上次温度差异较大或与病情不符时,应重新测量,重测相符者在原体温符号上方用蓝笔写上一小写英文字母"v"(verified,核实)。

6）若患者因拒测、外出进行诊疗活动或请假等原因未能测量体温时,则在体温单 40~42 ℃横线之间用红钢笔在相应时间纵格内填写"拒测""外出"或"请假"等,并且前后两次体温断开不相连。

7）需每 2 h 测一次体温时,应记录在 q 2 h 体温专用单上。

（2）脉搏、心率曲线的绘制

1）脉搏、心率符号:脉率以红点"●"表示,心率以红圈表示。

2）每一小格为 4 次/min,将实际测量的脉率或心率,用红笔绘制于体温单相应时间格内,相邻脉率或心率以红线相连,相同两次脉率或心率间可不连线。

3）脉搏与体温重叠时,先画体温符号,再用红笔在外画红圈"O"。如系肛温,则先以蓝圈表示体温,其内以红点表示脉搏。

4）脉搏短细时,相邻脉率或心率用红线相连,在脉率与心率之间用红笔画线填满。

（3）呼吸的记录

1）将实际测量的呼吸次数,以阿拉伯数字表示,免写计量单位,用红钢笔填写在相应的呼吸栏内,相邻的两次呼吸上下错开记录,每页首记呼吸从上开始写。

2）使用呼吸机患者的呼吸以 R 表示,在体温单相应时间内顶格用黑笔画 R。

4. 底栏　底栏的内容包括血压、入量、尿量、大便次数、体重、身高及其他等。数据以阿拉伯数字记录,免写计量单位,用蓝(黑)钢笔填写在相应栏内。

（1）血压:以毫米汞柱(mmHg)为单位填入。新入院患者应记录血压,根据患者病情及医嘱测量并记录。

1）记录方式:收缩压/舒张压。

2）一日内连续测量血压时,则上午血压写在前半格内,下午血压写在后半格内;术前血压写在前面,术后血压写在后面。

3）如为下肢血压应当标注。

（2）入量:以毫升(ml)为单位,记前一日 24 h 的总入量在相应的日期栏内,每天记录 1 次。也有的体温单中入量和出量合在一栏内记录,则将前一日 24 h 的出入总量填写在相应日期栏内,分子为出量、分母为入量。

（3）尿量

1）以毫升(ml)为单位,记前一日 24 h 的尿液总量,每天记录 1 次。

2)排尿符号:导尿以"C"表示;尿失禁以"※"表示。例如:"1 500/C"表示导尿患者排尿 1 500 ml。

(4)大便次数

1)记前一日的大便次数,每天记录 1 次。

2)大便符号:未解大便以"0"表示;大便失禁以"※"表示;人工肛门以"☆"表示;灌肠以"E"表示,灌肠后排便以 E 作分母、排便作分子表示。

(5)体重:以千克(kg)为单位填入。一般新入院患者当日应测量体重并记录,根据患者病情及医嘱测量并记录。病情危重或卧床不能测量的患者,应在体重栏内注明"卧床"。

(6)身高:以厘米(cm)为单位填入,一般新入院患者当日应测量身高并记录。

(7)"其他"栏作为机动,根据病情需要填写,如特殊用药、腹围、药物过敏试验、记录管路情况等。使用 HIS 系统等医院,可在系统中建立可供选择项,在相应空格栏中予以体现。

(8)页码:用蓝(黑)钢笔逐页填写。

随着现代科学技术的飞速发展,医院信息化的普及,部分医院陆续开始使用电子体温单。电子体温单采用信息录入、储存、查询、打印等一系列电子信息自动化程序,只要键入的信息准确无误,则版面清晰完整、美观,绘制准确规范,而且具有预警系统,最大限度地帮助护理人员及时采取护理措施并认真记录;也避免了手绘体温单出现的画图不准确、字迹潦草、涂改、错填、漏填、信息不符、续页时间序号错误等问题。同时电子体温单也面临着打印成本、数据的安全性和保密性、程序设计缺陷等方面的问题,还需不断改进和完善,使临床护理工作更加及时、准确、有效,以便更能满足现代医疗护理发展的需求。

(二)医嘱单

医嘱是医师根据患者病情的需要,为达到诊治的目的而拟定的书面嘱咐,由医护人员共同执行。医嘱的内容包括日期、时间、床号、姓名、护理常规、护理级别、饮食、体位、药物(注明剂量、用法、时间等)、各种检查及治疗、术前准备和医师护士的签名。一般由医师开写医嘱,护士负责执行。

1. 与医嘱相关的表格

(1)医嘱记录单:是医师开写医嘱所用,包括长期医嘱单和临时医嘱单,存于病历中,作为整个诊疗过程的记录之一和结算依据,也是护士执行医嘱的依据。

(2)各种执行卡:包括服药单、注射单、治疗单、输液单、饮食单等,护士将医嘱转录于各种执行卡上,以便于治疗和护理的实施。

(3)长期医嘱执行单:是护士执行长期注射给药后的记录,包括序号式、表格式和粘贴式 3 种。序号式和表格式长期医嘱执行单用于护士执行医嘱后直接书写执行时间和签名;粘贴式长期医嘱执行单用于粘贴各种执行卡的原始记录。

2. 医嘱的种类

(1)长期医嘱:指自医师开写医嘱起,至医嘱停止,有效时间在 24 h 以上的医嘱。如一级护理、心内科护理常规、低盐饮食、硝酸异山梨酯 10 mg po tid。当医师注明停止时间后医嘱失效。

(2)临时医嘱:有效时间在 24 h 以内,应在短时间内执行,有的需立即执行(st),通常只执行一次,如 0.1% 盐酸肾上腺素 1 ml H st;有的需在限定时间内执行,如会诊、手术、检查、X 射线摄片及各项特殊检查等。另外,出院、转科、死亡等也列入临时医嘱。

(3)备用医嘱:根据病情需要分为长期备用医嘱和临时备用医嘱两种。

1)长期备用医嘱:指有效时间在 24 h 以上,必要时用,两次执行之间有时间间隔,由医师注明停止日期后方失效。如哌替啶 50 mg im q 6 h prn。

2)临时备用医嘱:指自医师开写医嘱起 12 h 内有效,必要时用,过期未执行则失效。如索米痛 0.5 g po sos。需一日内连续用药数次者,可按临时医嘱处理。如奎尼丁 0.2 g q 2 h×5。

3. 医嘱的处理

(1)长期医嘱的处理:医师开写长期医嘱于长期医嘱单上,注明日期和时间,并签上全名。护士将长期医嘱单上的医嘱分别转录至各种执行卡上(如服药单、注射单、输液单、饮食单等),转录时须注明执行的具体时间并签全名。定期执行的长期医嘱应在执行卡上注明具体的执行时间。如硝苯地平

10 mg tid,在服药单上则应注明硝苯地平 10 mg 8 am、12 n、4 pm。护士执行长期医嘱后应在长期医嘱执行单上注明执行的时间,并签全名。若使用序号式长期医嘱执行单,务必保证长期医嘱执行单上的序号与长期医嘱序号对应,与执行医嘱的内容相一致。

(2)临时医嘱的处理:医师开写临时医嘱于临时医嘱单上,注明日期和时间,并签上全名。需立即执行的医嘱,护士执行后,必须注明执行时间并签上全名。有限定执行时间的临时医嘱,护士应及时转录至临时治疗本或交班记录本上。会诊、手术、检查等各种申请单应及时送到相应科室。

(3)备用医嘱的处理

1)长期备用医嘱的处理:由医师开写在长期医嘱单上,必须注明执行时间,如哌替啶 50 mg im q 6 h prn。护士每次执行后,在临时医嘱单内记录执行时间并签全名,以供下一班参考。

2)临时备用医嘱的处理:由医师开写在临时医嘱单上,12 h 内有效。如地西泮 5 mg po sos,过时未执行,则由护士用红笔在该项医嘱栏内写"未用"二字。

(4)停止医嘱的处理:停止医嘱时,应把相应执行单上的有关项目注销,同时注明停止日期和时间,并在医嘱单原医嘱后,填写停止日期、时间,最后在执行者栏内签全名。

(5)重整医嘱的处理:凡长期医嘱单超过 3 张,或医嘱调整项目较多时需重整医嘱。重整医嘱时,由医师进行,在原医嘱最后一行下面画一红横线,在红线下用蓝(黑)钢笔填写"重整医嘱",再将红线以上有效的长期医嘱,按原日期、时间的排列顺序转录红线下。转录完毕核对无误后签上全名。当患者手术、分娩或转科后,也需重整医嘱,即在原医嘱最后一项下面画一红横线,并在其下用蓝(黑)钢笔写"术后医嘱""分娩医嘱""转入医嘱"等,然后再开写新医嘱,红线以上的医嘱自行停止。医师重整医嘱后,由当班护士核对无误后在整理之后的有效医嘱执行者栏内签上全名。

4.注意事项

(1)医嘱必须经医师签名后方为有效。在一般情况下不执行口头医嘱,在抢救或手术过程中医师下口头医嘱时,执行护士应先复诵一遍,双方确认无误后方可执行,事后应及时据实补写医嘱。

(2)处理医嘱时,应先急后缓,即先执行临时医嘱,再执行长期医嘱。

(3)对有疑问的医嘱,必须核对清楚后方可执行。

(4)医嘱需每班、每日核对,每周总查对,查对后签全名。

(5)凡需下一班执行的临时医嘱要交班,并在护士交班记录上注明。

(6)凡已写在医嘱单上而又不需执行的医嘱,不得贴盖、涂改,应由医师在该项医嘱的第二字上重叠用红笔写"取消"字样,并在医嘱后用蓝(黑)钢笔签全名。

各医院医嘱的书写和处理方法不尽相同,目前,有些医院使用医嘱本;有的则由医师将医嘱直接写在医嘱记录单上,护士执行;有的使用计算机医嘱处理系统。

(李春花　叶　秋　粟　宇　李　雪)

参考文献

1　李小寒,尚少梅.基础护理学[M].6版.北京:人民卫生出版社,2017:1-550.

2　中华人民共和国卫生部,中国人民解放军总后勤部卫生部.临床护理实践指南(2011 版)[M].北京:人民军医出版社,2011.

3　中国生命关怀协会人文护理专业委员会.医院护理人文关怀实践规范专家共识[J].中华医院管理杂志,2021,37(10):843-847.

4　许娟,莫蓓蓉,胡玉娜,等.重症监护病房成人患者护理人文关怀专家共识[J].护理学杂志,2022,37(18):1-4.

5　OTHMAN F,LIU Y L,ZHANG X,et a1. Perinatal women's satisfaction with nurses caring behaviours in teaching hospitals in China[J]. Scand J Caring Sci,2020,34(2):390-400.

护 理 技 术

第一节　无 菌 技 术

一、使用无菌持物钳法

【目的】

取放和传递无菌物品,保持无菌物品的无菌状态。

【操作前准备】

1. 环境准备　清洁、宽敞、明亮、定期消毒。

2. 护士准备　衣帽整洁、修剪指甲、洗手、戴口罩。

3. 用物准备　无菌持物钳、盛放无菌持物钳的容器。

(1)无菌持物钳的种类(图131-1):临床常用的无菌持物钳有卵圆钳、三叉钳、长镊子及短镊子4种。①卵圆钳,下端有两个卵圆形小环,分直头和弯头,可夹取刀、剪、镊、治疗碗等。②三叉钳,下端较粗呈三叉形,并以一定弧度向内弯曲,常用于夹取较大或较重物品,如瓶、罐、盆、骨科器械等。③镊子,分长、短两种,其尖端细小,轻巧方便,适用于夹取针头、棉球、纱布等。

(2)无菌持物钳的存放:每个容器只放一把无菌持物钳,目前临床主要使用干燥保存法,即将盛有无菌持物钳的无菌干罐保存在无菌包内,使用前开包,4 h 更换 1 次。

【操作步骤】

使用无菌持物钳操作步骤见表131-1。

表 131-1　使用无菌持物钳操作步骤

步骤	要点与说明
1. 查对　检查并核对物品的名称、有效期、灭菌标识	·确保在灭菌有效期内使用 ·第一次开包使用时,应记录打开日期、时间并签名,4 h 内有效

续表 131-1

步骤	要点与说明
2. 取钳　打开盛放无菌持物钳的容器盖,手持无菌持物钳上 1/3 处,闭合钳端,将钳移至容器中央,垂直取出,关闭容器盖	·手不可触及容器盖内面 ·盖闭合时不可从盖孔中取、放无菌持物钳 ·取、放无菌持物钳时,钳端不可触及容器口边缘
3. 使用　保持钳端向下,在腰部以上视线范围内活动,不可倒转向上	·保持无菌持物钳的无菌状态
4. 放钳　用后闭合钳端,打开容器盖,快速垂直放回容器(图 131-2),关闭容器盖	·防止无菌持物钳在空气中暴露过久而污染

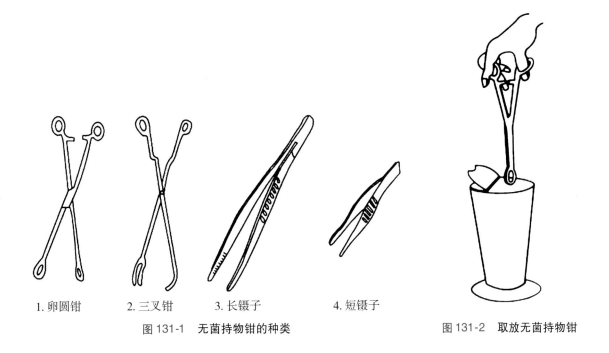

1. 卵圆钳　　2. 三叉钳　　3. 长镊子　　4. 短镊子

图 131-1　无菌持物钳的种类　　　　　　图 131-2　取放无菌持物钳

【注意事项】

(1)严格遵循无菌操作原则。

(2)取、放无菌持物钳时应先闭合钳端,不可触及容器口边缘。

(3)使用过程中:①始终保持钳端向下,不可触及非无菌区;②就地使用,到距离较远处取物时,应将持物钳和容器一起移至操作处。

(4)不可用无菌持物钳夹取油纱布,防止油粘于钳端而影响消毒效果;不可用无菌持物钳换药或消毒皮肤,以防被污染。

(5)无菌持物钳一旦污染或可疑污染应重新灭菌。

(6)无菌持物钳如为湿式保存,除注意上述 1～5 外,还需注意:①盛放无菌持物钳的有盖容器底部垫有纱布,容器深度与钳的长度比例适合,消毒液面需浸没持物钳轴节以上 2～3 cm 或镊子长度的 1/2;②无菌持物钳及其浸泡容器每周清洁、消毒 2 次,同时更换消毒液,使用频率较高的部门应每天清洁、灭菌(如门诊换药室、注射室、手术室等);③取、放无菌持物钳时不可触及液面以上部分的容器内壁;④放入无菌持物钳时需松开轴节以利于钳与消毒液充分接触。

二、使用无菌容器法

【目的】

用于盛放无菌物品并保持其无菌状态。

【操作前准备】

1. 环境准备　清洁、宽敞、明亮、定期消毒。

2. 护士准备　衣帽整洁、修剪指甲、洗手、戴口罩。

3. 用物准备

（1）盛有无菌持物钳的无菌罐、盛放无菌物品的容器。

（2）无菌容器：常用的无菌容器有无菌盒、罐、盘等。无菌容器内盛灭菌器械、棉球、纱布等。

【操作步骤】

使用无菌容器操作步骤见表131-2。

表131-2　使用无菌容器操作步骤

步骤	要点与说明
1. 查对　检查并核对物品的名称、有效期、灭菌标识	·确保在灭菌有效期内使用 ·第一次使用时，应记录打开日期、时间并签名，24 h内有效
2. 开盖　取物时，打开容器盖，平移离开容器，内面向上置于稳妥处（图131-3）或拿在手中	·盖子不能在无菌容器上方翻转，以防灰尘落入容器 ·开、关盖时，手不可触及盖的边缘及内面，以防止污染
3. 取物　用无菌持物钳从无菌容器内夹取无菌物品	·垂直夹取物品，无菌持物钳及物品不可触及容器边缘
4. 关盖　取物后，立即将盖盖严实	·避免容器内无菌物品在空气中暴露过久
5. 手持容器　手持无菌容器（图131-4）时，应托住容器底部	·手不可触及容器的边缘及内面

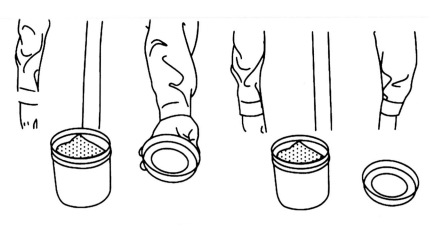

图131-3　开盖

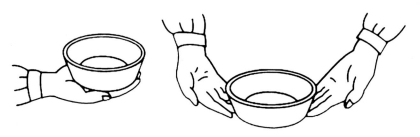

图131-4　手持无菌容器

【注意事项】

（1）严格遵循无菌操作原则。

（2）移动无菌容器时,应托住底部,手指不可触及无菌容器的内面及边缘。

（3）从无菌容器内取出的物品,即使未用,也不可再放回无菌容器中。

（4）无菌容器应定期消毒灭菌,打开后使用时间不超过24 h。

三、使用无菌包法

【目的】

从无菌包内取出无菌物品,供无菌操作使用。

【操作前准备】

1. 环境准备　清洁、宽敞、明亮、定期消毒。

2. 护士准备　衣帽整洁、修剪指甲、洗手、戴口罩。

3. 用物准备

（1）盛有无菌持物钳的无菌罐、盛放无菌包内物品的容器或区域。

（2）无菌包:内放无菌治疗巾、敷料、器械等。无菌包灭菌前应妥善包好:将需灭菌的物品放于包布中央,用包布一角盖住物品,左右两角先后盖上并将角尖向外翻折,盖上最后一角后用化学指示胶带贴妥（图131-5）,再贴上注明物品名称及灭菌日期的标签。

（3）记录纸、笔。

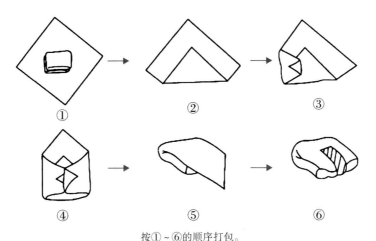

按①～⑥的顺序打包。

图 131-5　无菌包包扎法

【操作步骤】

使用无菌包操作步骤见表131-3。

表 131-3　使用无菌包操作步骤

步骤	要点与说明
1. 查对　检查并核对无菌包名称、灭菌日期、有效期、灭菌标识,检查无菌包有无潮湿或破损	·应同时查对无菌持物钳以确保在有效期内。如超过有效期或有潮湿破损不可使用
2. 开包　将包托在手上,另一手撕开粘贴的胶带,或解开系带卷放在手上,手接触包布四角外面,依次揭开四角并捏住	·手不可触及包布内面及无菌物品

续表 131-3

步骤	要点与说明
3.放物　稳妥地将包内物品放在备好的无菌区内或递送给术者(图131-6)	·投放时,手托住包布使无菌面朝向无菌区域
4.整理　将包布折叠放妥	

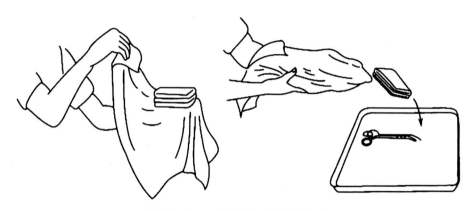

图 131-6　一次性取出无菌包内物品

【注意事项】

(1)严格遵循无菌操作原则。

(2)无菌包包布通常选用质厚、致密、未脱脂的双层棉布制成,或使用医用无纺布。

(3)打开无菌包时手只能接触包布四角的外面,不可触及包布内面,不可跨越无菌区。

(4)无菌包应定期灭菌,如包内物品超过有效期、被污染或包布受潮,则需重新灭菌。

(5)如取出包内部分物品,无菌包检查后平放于清洁、干燥、平坦的操作台上,手接触包布四角外面,依次揭开四角,用无菌持物钳夹取所需物品放在备妥的无菌区,按原折痕包好,注明开包日期及时间,限24 h 内使用。

四、无菌区域准备法

无菌区域是指经灭菌处理且未被污染的区域。手术时将手术区皮肤消毒后,需铺无菌单,除显露手术切口以外所必需的最小皮肤区域,其余部位予以遮盖,以建立无菌区域,减少手术中的污染。深静脉置管、导尿等操作时,需在消毒部位铺好无菌治疗巾或无菌洞巾,形成无菌区域。注射药物或换药等操作需铺无菌盘,铺无菌盘法是将无菌治疗巾铺在洁净、干燥的治疗盘内,形成无菌区以供无菌操作用。

【目的】

形成无菌区域以放置无菌物品,供治疗护理用。

【操作前准备】

1.环境准备　清洁、宽敞、明亮、定期消毒。

2.护士准备　衣帽整洁、修剪指甲、洗手、戴口罩。

3.用物准备

(1)盛有无菌持物钳的无菌罐、无菌物品、盛放治疗巾的无菌包。无菌包内无菌治疗巾的折叠有两种方法。①纵折法:治疗巾纵折两次,再横折两次,开口边向外(图131-7)。②横折法:治疗巾横折后纵折,再重复一次(图131-8)。

(2)治疗盘、记录纸、笔。

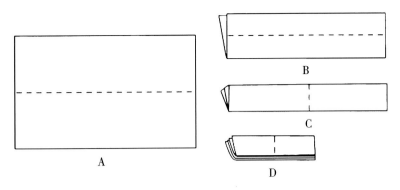

图 131-7 治疗巾纵折法

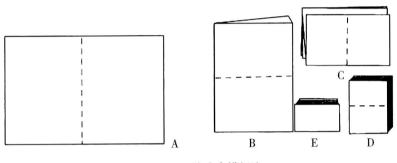

图 131-8 治疗巾横折法

【操作步骤】

以铺无菌盘为例操作步骤见表 131-4。

表 131-4 铺无菌盘操作步骤

步骤	要点与说明
1. 查对 检查并核对无菌包名称、灭菌日期、有效期、灭菌标识,有无潮湿或破损	·同无菌包使用法 ·应同时查对无菌持物钳、无菌物品以确保在有效期内
2. 取巾 打开无菌包,用无菌持物钳取一块治疗巾置于治疗盘内	·如治疗巾未用完,应按要求开包、回包,注明开包时间,限 24 h 内使用
3. 铺盘	·治疗巾内面构成无菌区 ·不可跨越无菌区
▲单层底铺盘法	
(1)铺巾:双手捏住无菌巾一边外面两角,轻轻抖开,双折平铺于治疗盘上,将上层呈扇形折至对侧,开口向外(图 131-9)	·手不可触及无菌巾内面
(2)放入无菌物品	·保持物品无菌
(3)覆盖:双手捏住扇形折叠层治疗巾外面,遮盖于物品上,对齐上下层边缘,将开口处向上翻折两次,两侧边缘分别向下折一次,露出治疗盘边缘,尽可能居中	·手不可触及无菌巾内面 ·调整无菌物品的位置,使之尽可能居中
▲双层底铺盘法	
(1)铺巾:双手捏住无菌巾一边外面两角,轻轻抖开,从远到近,3 折成双层底,上层呈扇形折叠,开口向外(图 131-10)	·手不可触及无菌巾内面

续表 131-4

步骤	要点与说明
(2)放入无菌物品	·保持物品无菌
(3)覆盖:拉平扇形折叠层,盖于物品上,边缘对齐	·手不可触及无菌巾内面 ·调整无菌物品的位置,使之尽可能居中
▲双巾铺盘法	
(1)铺巾:双手捏住无菌巾一边两角外面,轻轻抖开,从远到近,铺于治疗盘上,无菌面朝上	·手不可触及无菌巾另一面
(2)放入无菌物品	
(3)覆盖:取出另一块无菌巾打开,从近到远覆盖于无菌物品。上,无菌面朝下。两巾边缘对齐,四边多余部分分别向上反折	
4.记录　注明铺盘日期及时间并签名	·铺好的无菌盘 4 h 内有效

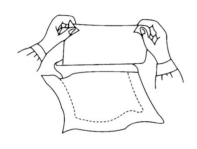

图 131-9　单层底铺盘法

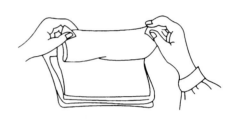

图 131-10　双层底铺盘法

【注意事项】

(1)严格遵循无菌操作原则。

(2)铺无菌盘区域须清洁干燥、无菌巾避免潮湿、污染。

(3)铺盘时非无菌物品和身体应与无菌盘保持适当距离,手不可触及无菌巾内面,不可跨越无菌区。

(4)铺好的无菌盘尽早使用,有效期不超过 4 h。

五、倒取无菌溶液法

【目的】

保持无菌溶液的无菌状态,供治疗护理用。

【操作前准备】

1.环境准备　清洁、宽敞、明亮、定期消毒。

2.护士准备　衣帽整洁、修剪指甲、洗手、戴口罩。

3.用物准备

(1)无菌溶液、启瓶器、弯盘。

(2)盛装无菌溶液的容器。

(3)棉签、消毒液、记录纸、笔等,必要时备盛有无菌持物钳的无菌罐、无菌纱布罐。

【操作步骤】

倒取无菌溶液操作步骤见表 131-5。

表 131-5　倒取无菌溶液操作步骤

步骤	要点与说明
1. 清洁　取盛有无菌溶液的密封瓶,擦净瓶外灰尘	
2. 查对　检查并核对:①瓶签上的药名、剂量、浓度和有效期;②瓶盖有无松动;③瓶身有无裂缝;④溶液有无沉淀、浑浊或变色	·确定溶液正确、质量可靠 ·对光检查溶液质量 ·同时需查对无菌持物钳、无菌纱布有效期
3. 开瓶　用启瓶器撬开瓶盖,消毒瓶塞,待干后打开瓶塞	·按无菌原则打开瓶塞,手不可触及瓶口及瓶塞内面,防止污染
4. 倒液　手持溶液瓶,瓶签朝向掌心,倒出少量溶液旋转冲洗瓶口,再由原处倒出溶液至无菌容器中(图 131-11)	·避免沾湿瓶签 ·倒溶液时高度适宜,勿使瓶口接触容器口周围,勿使溶液溅出
5. 盖塞　倒好溶液后立即塞好瓶塞	·必要时消毒后盖好,以防溶液污染
6. 记录　在瓶签上注明开瓶日期及时间并签名,放回原处	·已开启的溶液瓶内溶液,可保存 24 h,余液只做清洁操作用
7. 处理　按要求整理用物并处理	

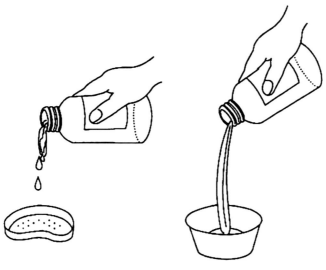

A. 冲洗瓶口　　　　　　　B. 倒无菌溶液至无菌容器中

图 131-11　倒取无菌溶液法

【注意事项】

(1)严格遵循无菌操作原则。

(2)不可将物品伸入无菌溶液瓶内蘸取溶液;倾倒液体时不可直接接触无菌溶液瓶口;已倒出的溶液不可再倒回瓶内以免污染剩余溶液。

(3)已开启的无菌溶液瓶内的溶液,24 h 内有效,余液只作清洁操作用。

六、戴、脱无菌手套法

【目的】

预防病原微生物通过医务人员的手传播疾病和污染环境,适用于医务人员进行严格的无菌操作时,接触患者破损皮肤、黏膜时。

【操作前准备】

1. 环境准备　清洁、宽敞、明亮、定期消毒。

2. 护士准备　衣帽整洁、修剪指甲、取下手表、洗手、戴口罩。

3. 用物准备　无菌手套、弯盘。无菌手套一般有两种类型：①天然橡胶、乳胶手套；②人工合成的非乳胶产品，如乙烯、聚乙烯手套。

【操作步骤】

戴、脱无菌手套操作步骤见表131-6。

表131-6　戴、脱无菌手套操作步骤

步骤	要点与说明
1. 查对　检查并核对无菌手套袋外的号码、灭菌日期，包装是否完整、干燥	·选择适合操作者手掌大小的号码，确认在有效期内
2. 打开手套袋　将手套袋平放于清洁、干燥的桌面上打开（图131-12）	
3. 取、戴手套	
▲分次取、戴法	
(1)一手掀开手套袋开口处，另一手捏住一只手套的反折部分(手套内面)取出手套，对准五指戴上（图131-13A）	·手不可触及手套外面(无菌面) ·手套取出时外面(无菌面)不可触及任何非无菌物品
(2)未戴手套的手掀起另一只袋口，再用戴好手套的手指插入另一只手套的反折内面(手套外面)，取出手套，同法戴好（图131-13B）	
(3)同时将后一只戴好的手套的翻边扣套在工作服衣袖外面（图131-13C），同法扣套好另一只手套（图131-13D）	·已戴手套的手不可触及未戴手套的手及另一手套的内面(非无菌面)；未戴手套的手不可触及手套的外面 ·戴好手套的手始终保持在腰部以上水平、视线范围内
▲一次性取、戴法	
(1)两手同时掀开手套袋开口处，用一手拇指和示指同时捏住两只手套的反折部分，取出手套（图131-14A）	·要点同分次取、戴手套
(2)将两手套五指对准，先戴一只手，再以戴好手套的手指插入另一只手套的反折内面，同法戴好（图131-14B） (3)同时，将后一只戴好的手套的翻边扣套在工作服衣袖外面（图131-14C），同法扣套好另一只手套（图131-14D）	
4. 检查调整　双手对合交叉检查是否漏气，并调整手套位置	·手套外面(无菌面)不可触及任何非无菌物品
5. 脱手套　用戴着手套的手捏住另一只手套腕部外面，翻转脱下；再将脱下手套的手伸入另一只手套内，捏住内面边缘将手套向下翻转脱下	·勿使手套外面(污染面)接触到皮肤 ·不可强拉手套
6. 处理　按要求整理用物并处理。洗手，脱口罩	·将手套弃置于黄色医疗垃圾袋内

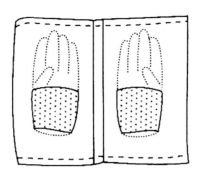

图 131-12　无菌手套的放置

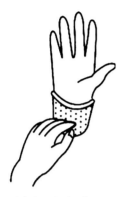 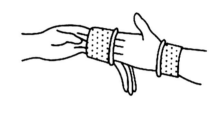

A.一只手捏住一只手套的反褶部分，另一只手对准五指戴上手套　　B.戴手套的手指插入另一只手套的反褶内面

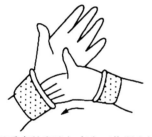 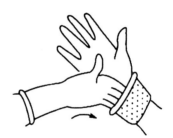

C.将一只手套的翻边扣套在工作服衣袖外面　　　　D.将另一只手套的翻边扣套在工作服衣袖外面

图 131-13　分次取戴无菌手套法

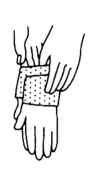 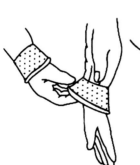 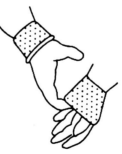 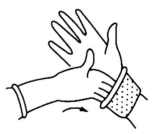

A.两手指捏住两只手套的反褶部分，对准五指　　B.戴好手套的手指插入另一只手套的反褶内面　　C.将一只手套的翻边扣套在工作服衣袖外面　　D.将另一只手套的翻边扣套在工作服衣袖外面

图 131-14　一次性取戴无菌手套

【注意事项】

(1)严格遵循无菌操作原则。

(2)选择合适手掌大小的手套尺码;修剪指甲以防刺破手套。

(3)戴手套时手套外面(无菌面)不可触及任何非无菌物品;已戴手套的手不可触及未戴手套的手及另一手套的内面;未戴手套的手不可触及手套的外面。

(4)戴手套后双手应始终保持在腰部或操作台面以上视线范围内的水平;如发现有破损或可疑污染应立即更换。

(5)脱手套时避免强拉,应翻转脱下,手套外面(污染面)在内,注意勿使手套外面(污染面)接触到皮肤;脱手套后应洗手。

(6)诊疗护理不同患者之间应更换手套;一次性手套应一次性使用;戴手套不能替代洗手,必要时进行手消毒。

第二节　生命体征测量技术

一、体温测量

【目的】

(1)判断体温有无异常。

(2)动态监测体温变化,分析热型及伴随症状。

(3)协助诊断,为预防、治疗、康复和护理提供依据。

【操作前准备】

1.评估患者并解释

(1)评估:患者的年龄、病情、意识、治疗情况,心理状态及合作程度。

(2)解释:向患者及家属解释体温测量的目的、方法、注意事项及配合要点。

2.患者准备

(1)了解体温测量的目的、方法、注意事项及配合要点。

(2)体位舒适,情绪稳定。

(3)测温前20~30 min若有运动、进食、冷热饮、冷热敷、洗澡、坐浴、灌肠等,应休息30 min后再测量。

3.环境准备　室温适宜、光线充足、环境安静。

4.护士准备　衣帽整洁、修剪指甲、洗手、戴口罩。

5.用物准备

(1)治疗车上备:容器2个(一为清洁容器盛放已消毒的体温计,另一为盛放测温后的体温计)、含消毒液纱布、表(有秒针)、记录本、笔、手消液。

(2)若测肛温,另备润滑油、棉签、卫生纸。

【操作步骤】

体温测量操作步骤见表131-7。

表 131-7　体温测量操作步骤

步骤	要点与说明
1. 核对　携用物至患者床旁,核对患者床号、姓名、腕带	·清点、检查体温计(无破损,水银柱在 35 ℃以下)
2. 测量　选择测量体温的方法	
▲口温	·测量方法方便
(1)部位:口表水银端斜放于舌下热窝(heat pocket)(图 131-15)	·舌下热窝是口腔中温度最高的部位,在舌系带两侧,左右各一,由舌动脉供血
(2)方法:闭口勿咬,用鼻呼吸	·避免体温计被咬碎,造成损伤
(3)时间:3 min	·获得正确的测量结果
▲腋温	·测量方法安全,用于婴儿或其他无法测量口温者
(1)部位:体温计水银端放于腋窝正中	
(2)方法:擦干汗液,体温计紧贴皮肤,屈臂过胸,夹紧(图 131-16A、B)	·形成人工体腔,保证测量准确性;腋下有汗,导致散热增加,影响所测体温的准确性
(3)时间:10 min	·不能合作者,应协助完成
▲肛温	·测量方法准确但不方便,用于婴儿、幼儿、昏迷、精神异常者
(1)体位:侧卧、俯卧、屈膝仰卧位,暴露测温部位	·便于测量
(2)方法:润滑肛表水银端,插入肛门 3~4 cm;婴幼儿可取仰卧位,护士一手握住病儿双踝,提起双腿;另一手将已润滑的肛表插入肛门(婴儿 1.25 cm,幼儿 2.5 cm),并握住肛表用手掌根部和手指将双臀轻轻捏拢,固定	·便于插入,避免擦伤或损伤肛门及直肠黏膜
(3)时间:3 min	
3. 取表　取出体温计,用消毒纱布擦拭	·若测肛温,用卫生纸擦净患者肛门处
4. 读数	·评估体温是否正常,若与病情不符应重新测量,有异常及时处理
5. 协助　协助患者穿衣、裤,取舒适体位	·工作的完整性
6. 消毒　体温计消毒	·备用
7. 绘制或录入　洗手后绘制体温单或录入到移动护理信息系统的终端设备	·绘制或录入体温时,要注明测定的部位体温曲线绘制

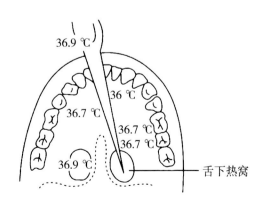

图 131-15　舌下热窝

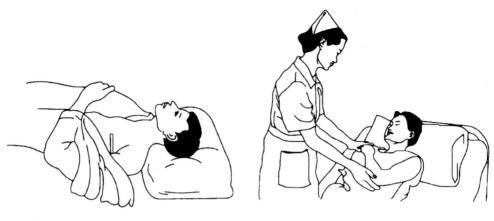

A.体温计夹于腋下　　　　　　　　B.屈臂过胸,夹紧

图131-16　腋温测量法

【注意事项】

(1)测量体温前应清点体温计数量,并检查有无破损。定期检查体温计的准确性。

(2)婴幼儿、精神异常、昏迷、口腔疾患、口鼻手术、张口呼吸者禁忌口温测量。腋下有创伤、手术、炎症,腋下出汗较多者,肩关节受伤或消瘦夹不紧体温计者禁忌腋温测量。直肠或肛门手术、腹泻、禁忌肛温测量;心肌梗死患者不宜测肛温,以免刺激肛门引起迷走神经反射,导致心动过缓。

(3)婴幼儿、危重患者、躁动患者,应设专人守护,防止意外。

(4)测口温时,若患者不慎咬破体温计时,首先应及时清除玻璃碎屑,以免损伤唇、舌、口腔、食管、胃肠道黏膜,再口服蛋清或牛奶,以延缓汞的吸收。若病情允许,可食用粗纤维食物,加速汞的排出。

(5)避免影响体温测量的各种因素。如运动、进食、冷热饮、冷热敷、洗澡、坐浴、灌肠等。

(6)发现体温与病情不符合时,要查找原因,予以复测。

【健康教育】

(1)向患者及家属解释体温监测的重要性,学会正确测量体温的方法,以保证测量结果的准确性。

(2)介绍体温的正常值及测量过程中的注意事项。

(3)教会对体温的动态观察,提供体温过高、体温过低的护理指导,增强自我护理能力。

(4)鼓励穿着宽松、棉质、通风的衣物,以利于排汗。

(5)切忌滥用退热药及消炎药。

二、脉搏测量(以桡动脉为例)

【目的】

(1)判断脉搏有无异常。

(2)动态监测脉搏变化,间接了解心脏状况。

(3)协助诊断,为预防、治疗、康复、护理提供依据。

常用的诊脉部位见图131-17。

【操作前准备】

1.评估患者并解释

(1)评估:患者的年龄、病情、治疗情况,心理状态及合作程度。

(2)解释:向患者及家属解释脉搏测量的目的、方法、注意事项及配合要点。

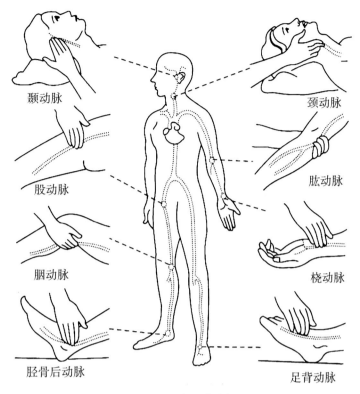

图 131-17　常用诊脉部位

2. 患者准备

(1) 了解脉搏测量的目的、方法、注意事项及配合要点。

(2) 体位舒适,情绪稳定。

(3) 测量前若有剧烈运动、紧张、恐惧、哭闹等,应休息 20 ~ 30 min 后再测量。

3. 环境准备　室温适宜、光线充足、环境安静。

4. 护士准备　衣帽整洁、修剪指甲、洗手、戴口罩。

5. 用物准备

(1) 治疗车上备:表(有秒针)、记录本、笔、手消毒液。

(2) 必要时备听诊器。

【操作步骤】

脉搏测量操作步骤见表 131-8。

表 131-8　脉搏测量操作步骤

步骤	要点与说明
1. 核对　携用物至患者床旁,核对患者床号、姓名、腕带	· 确认患者
2. 体位　卧位或坐位;手腕伸展,手臂放舒适位置	· 患者舒适,护士便于测量
3. 测量　护士以示指、中指、无名指的指端按压在桡动脉处,按压力量适中,以能清楚测得脉搏搏动为宜(图 131-18)	· 压力太大阻断脉搏搏动,压力太小感觉不到脉搏搏动
4. 计数　正常脉搏测 30 s,乘以 2。若发现患者脉搏短绌,应由 2 名护士同时测量,一人听心率,另一人测脉率,由听心率者发出"起"或"停"口令,计时 1 min(图 131-19)	· 测量时须注意脉律、脉搏强弱等情况 · 得到正确的心率及脉率 · 心脏听诊部位可选择左锁骨中线内侧第 5 肋间处

续表 131-8

步骤	要点与说明
5.记录	·将脉率数记录在记录本上 ·脉搏短绌以分数式记录,记录方式为心率/脉率。如心率 200 次/min,脉率为 60 次/min,则应写成 200/60 次/min
6.绘制或录入 洗手后绘制体温单或输入到移动护理信息系统的终端设备	

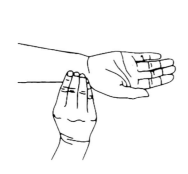

图 131-18　桡动脉测量法

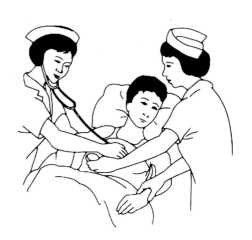

图 131-19　脉搏短绌测量

【注意事项】

(1)勿用拇指诊脉,因拇指小动脉的搏动较强,易与患者的脉搏相混淆。

(2)异常脉搏应测量 1 min;脉搏细弱难以触诊应测心尖搏动 1 min。

【健康教育】

(1)向患者及家属解释脉搏监测的重要性及正确的测量方法,并指导其对脉搏进行动态观察。

(2)教会自我护理的技巧,提高患者对异常脉搏的判断能力。

三、血压测量

【目的】

(1)判断血压有无异常。

(2)动态监测血压变化,间接了解循环系统的功能状况。

(3)协助诊断,为预防、治疗、康复、护理提供依据。

【操作前准备】

1.评估患者并解释

(1)解释:向患者及家属解释血压测量的目的、方法、注意事项及配合要点。

(2)评估:患者的年龄、病情、治疗情况、既往血压状况、服药情况、心理状态及合作程度。

2.患者准备

(1)体位舒适,情绪稳定。

(2)测量前有吸烟、运动、情绪变化等,应休息 15～30 min 后再测量。

(3)了解血压测量的目的、方法、注意事项及配合要点。

3.环境准备　室温适宜、光线充足、环境安静。

4. 护士准备　衣帽整洁、修剪指甲、洗手、戴口罩。

5. 用物准备　血压计、听诊器、记录本(体温单)、笔。

【操作步骤】

血压测量操作步骤见表131-9。

表131-9　血压测量操作步骤

步骤	要点与说明
1. 核对　携用物至患者床旁。核对患者床号、姓名、腕带	·确认患者 ·测血压前,患者至少坐位安静休息 5 min,30 min 内禁止吸烟或饮咖啡,排空膀胱
2. 测量血压	
▲肱动脉	
(1)体位:手臂位置(肱动脉)与心脏呈同一水平;坐位:平第四肋;仰卧位:平腋中线	·若肱动脉高于心脏水平,测得血压值偏低;肱动脉低于心脏水平,测得血压值偏高
(2)手臂:卷袖,露臂,手掌向上,肘部伸直	·必要时脱袖,以免衣袖过紧影响血流,影响血压测量值的准确性
(3)血压计:打开,垂直放妥,开启水银槽开关	·避免倾倒
(4)缠袖带:驱尽袖带内空气,平整置于上臂中部,下缘距肘窝 2 ~ 3 cm,松紧以能插入一指为宜	·袖带缠得太松,充气后呈气球状,有效面积变窄,使血压测量值偏高;袖带缠得太紧,未注气已受压,使血压测量值偏低
(5)充气:触摸肱动脉搏动,将听诊器胸件置肱动脉搏动最明显处(图131-20),一手固定,另一手握加压气球,关气门,充气至肱动脉搏动消失再升高 20 ~ 30 mmHg	·避免听诊器胸件塞在袖带下,以免局部受压较大和听诊时出现干扰声 ·肱动脉搏动消失表示袖带内压力大于心脏收缩压,血流被阻断 ·充气不可过猛、过快,以免水银溢出和患者不适 ·充气不足或充气过度都会影响测量结果
(6)放气:缓慢放气,速度以水银柱下降 4 mmHg/s 为宜,注意水银柱刻度和肱动脉声音的变化	·放气太慢,使静脉充血,舒张压值偏高;放气太快,未注意到听诊间隔,猜测血压值
(7)判断:听诊器出现的第一声搏动音,此时水银柱所指的刻度,即为收缩压;当搏动音突然变弱或消失,水银柱所指的刻度即为舒张压	·眼睛视线保持与水银柱弯月面同一水平。视线低于水银柱弯月面读数偏高,反之,读数偏低 ·第一声搏动音出现表示袖带内压力降至与心脏收缩压相等,血流能通过受阻的肱动脉 · WHO 规定成人应以动脉搏动音的消失作为判断舒张压的标准
▲腘动脉	
(1)体位:仰卧、俯卧、侧卧	·一般不采用屈膝仰卧位
(2)患者:卷裤,卧位舒适	·必要时脱一侧裤子,暴露大腿,以免过紧影响血流,影响血压测量值的准确性
(3)缠袖带:袖带缠于大腿下部,其下缘距腘窝 3 ~ 5 cm,听诊器置腘动脉搏动最明显处	·袖带松紧适宜
(4)其余操作同肱动脉	

续表 131-9

步骤	要点与说明
3.整理血压计　排尽袖带内余气,扣紧压力活门,整理后放入盒内;血压计盒盖右倾 45°,使水银全部流回槽内,关闭水银槽开关,盖上盒盖,平稳放置	·避免玻璃管破裂,水银溢出
4.恢复体位	·必要时协助穿衣、穿裤
5.记录　将所测血压值按收缩压/舒张压 mmHg(kPa)记录在记录本上或者输入到移动护理信息的终端设备上,如 120/84 mmHg	·当变音与消失音之间有差异时,两读数都应记录,方式是收缩压/变音/消失音 mmHg(kPa),如 120/84/60 mmHg

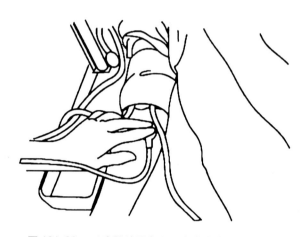

图 131-20　听诊器放置部位(肱动脉搏动最明显处)

【注意事项】

(1)定期检测、校对血压计。测量前,检查血压计:玻璃管无裂损,刻度清晰,加压气球和橡胶管无老化、不漏气,袖带宽窄合适,水银充足、无断裂;检查听诊器:橡胶管无老化、衔接紧密,听诊器传导正常。

(2)对需持续观察血压者,应做到"四定",即定时间、定部位、定体位、定血压计,有助于测定的准确性和对照的可比性。

(3)发现血压听不清或异常,应重测。重测时,待水银柱降至"0"点,稍等片刻后再测量。必要时,作双侧对照。

(4)注意测压装置(血压计、听诊器)、测量者、受检者、测量环境等因素引起血压测量的误差,以保证测量血压的准确性。

(5)对血压测量的要求(中国高血压分类标准,2010 版):应相隔 1～2 min 重复测量,取 2 次读数的平均值记录。如果收缩压或舒张压的 2 次读数相差 5 mmHg 以上,应再次测量,取 3 次读数的平均值记录。首诊时要测量两上臂血压,以后通常测量较高读数一侧的上臂血压。

【健康教育】

(1)向患者及家属解释血压的正常值及测量过程中的注意事项。

(2)教导患者正确使用血压计和测量血压,帮助患者创造在家中自测血压的条件,以便患者能够及时掌握自己血压的动态变化。

(3)教会患者正确判断降压效果,及时调整用药。

(4)指导患者采用合理的生活方式,提高自我保健能力。

四、呼 吸 测 量

【目的】
(1)判断呼吸有无异常。
(2)动态监测呼吸变化,了解患者呼吸功能情况。
(3)协助诊断,为预防、治疗、康复、护理提供依据。

【操作前准备】
1.评估患者并解释
(1)评估:患者的年龄、病情、治疗情况,心理状态及合作程度。
(2)解释:向患者及家属解释呼吸测量的目的、方法、注意事项。
2.患者准备
(1)了解呼吸测量的目的、方法、注意事项。
(2)体位舒适,情绪稳定,保持自然呼吸状态。
(3)测量前如有剧烈运动、情绪激动等,应休息 20~30 min 后再测量。
3.环境准备　室温适宜、光线充足、环境安静。
4.护士准备　衣帽整洁、修剪指甲、洗手、戴口罩。
5.用物准备
(1)治疗盘内备:表(有秒针)、记录本、笔。
(2)必要时备棉花。

【操作步骤】
呼吸测量操作步骤见表 131-10。

表 131-10　呼吸测量操作步骤

步骤	要点与说明
1.核对　携用物至患者床旁,核对患者床号、姓名、腕带	·确认患者
2 体位　取舒适体位	·精神放松避免引起患者的紧张
3.方法　护士将手放在患者的诊脉部位似诊脉状,眼睛观察患者胸部或腹部的起伏(图 131-21)	·女性以胸式呼吸为主;男性和儿童以腹式呼吸为主
4.观察　呼吸频率(一起一伏为一次呼吸)、深度、节律、音响、形态及有无呼吸困难	
5.计数　正常呼吸测 30 s,乘以 2	·异常呼吸患者或婴儿应测足 1 min
6.记录	·将所测呼吸值记录在记录本或者输入到移动护理信息系统的终端设备

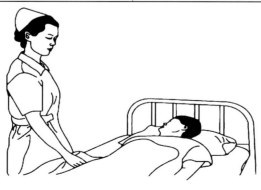

图 131-21　测量呼吸

【注意事项】

(1)呼吸受意识控制,因此测量呼吸前不必解释,在测量过程中不使患者察觉,以免紧张,影响测量的准确性。

(2)危重患者呼吸微弱,可用少许棉花置于患者鼻孔前,观察棉花被吹动的次数,计时应 1 min(图131-22)。

【健康教育】

(1)向患者及家属解释呼吸监测的重要性,学会正确测量呼吸的方法。

图131-22 危重患者呼吸测量

(2)指导患者精神放松,并使患者具有识别异常呼吸的判断能力。

(3)教会患者对异常呼吸进行自我护理。

第三节 鼻 饲 法

鼻饲法(nasogastric gavage)是将导管经鼻腔插入胃内,从管内灌注流质食物、水分和药物的方法。

【目的】

对下列不能自行经口进食患者以鼻胃管供给食物和药物,以维持患者营养和治疗的需要:①昏迷患者。②口腔疾患或口腔手术后患者,上消化道肿瘤引起吞咽困难患者。③不能张口的患者,如破伤风患者。④其他患者,如早产儿、病情危重者、拒绝进食者等。

【操作前准备】

1. 评估患者并解释

(1)评估:患者的年龄、病情、意识、鼻腔的通畅性、心理状态及合作程度。

(2)解释:向患者及家属解释操作目的、过程及操作中配合方法。

2. 患者准备　了解管饲饮食的目的、操作过程及注意事项,愿意配合,鼻孔通畅。

3. 环境准备　环境清洁,无异味。

4. 护士准备衣帽整洁、修剪指甲、洗手、戴口罩。

5. 用物准备

(1)治疗车上层:无菌鼻饲包(内备治疗碗、镊子、止血钳、压舌板、纱布、胃管、50 ml 注射器、治疗巾。胃管可根据鼻饲持续时间、患者的耐受程度选择橡胶胃管、硅胶胃管或新型胃管)、液体石蜡、棉签、胶布、别针、夹子或橡皮圈、手电筒、听诊器、弯盘、鼻饲流食(38～40 ℃)、温开水适量,也可取患者饮水壶内的水、按需准备漱口或口腔护理用物及松节油、手消毒液。

(2)治疗车下层:生活垃圾桶、医用垃圾桶。

【操作步骤】

鼻饲操作步骤见表131-11。

表131-11　鼻饲操作步骤

步骤	要点与说明
▲插管	
1. 核对并解释　护士备齐用物携至患者床旁,核对患者床号、姓名/腕带	·认真执行查对制度,确认患者,避免差错事故的发生

续表 131-11

步骤	要点与说明
2. 摆体位 有义齿者取下义齿,能配合者取半坐位或坐位,无法坐起者取右侧卧位,昏迷患者取去枕平卧位,头向后仰	·取下义齿,防止脱落、误咽 ·坐位有利于减轻患者咽反射,利于胃管插入 ·根据解剖原理,右侧卧位利于胃管插入 ·头向后仰有利于昏迷患者胃管插入(图 131-23A)
3. 保护床单位 将治疗巾围于患者颌下,弯盘置于便于取用处	
4. 鼻腔准备 观察鼻腔是否通畅,选择通畅一侧,用棉签清洁鼻腔	·鼻腔通畅,便于插管
5. 标记胃管 测量胃管插入的长度,并标记	·插入长度一般为前额发际至胸骨剑突处或由鼻尖经耳垂至胸骨剑突处的距离 ·一般成人插入长度为 45~55 cm,应根据患者的身高等确定个体化长度。为防止反流、误吸,插管长度可在 55 cm以上;若需经胃管注入刺激性药物,可将胃管再向深部插 10 cm
6. 润滑胃管 将少许液体石蜡倒于纱布上,润滑胃管前端	·润滑胃管可减少插入时的摩擦阻力
7. 开始插管	
(1)一手持纱布托住胃管,一手持镊子夹住胃管前端,沿选定侧鼻孔轻轻插入	·插管时动作轻柔,镊子尖端勿碰及患者鼻黏膜,以免造成损伤
(2)插入胃管 10~15 cm(咽喉部)时,根据患者具体情况进行插管	
1)清醒患者:嘱患者做吞咽动作,顺势将胃管向前推进,至预定长度	·吞咽动作可帮助胃管迅速进入食管,减轻患者不适,护士应随患者的吞咽动作插管。必要时,可让患者饮少量温开水
2)昏迷患者:左手将患者头托起,使下颌靠近胸骨柄,缓缓插入胃管至预定长度	·下颌靠近胸骨柄可增大咽喉通道的弧度,便于胃管顺利通过会咽部(图 131-23B)
	·若插管中出现恶心、呕吐,可暂停插管,并嘱患者做深呼吸。深呼吸可分散患者注意力,缓解紧张 ·如胃管误入气管,应立即拔出胃管,休息片刻后重新插管 ·插入不畅时应检查口腔,了解胃管是否盘在口咽部,或将胃管抽出少许,再小心插入
8. 确认 确认胃管是否在胃内	·确认胃管插入胃内的方法有:①在胃管末端连接注射器抽吸,能抽出胃液;②置听诊器于患者胃部,快速经胃管向胃内注入 10 ml 空气,听到气过水声;③将胃管末端置于盛水的治疗碗中,无气泡逸出
9. 固定 确定胃管在胃内后,将胃管用胶布在鼻翼及颊部固定	·防止胃管移动或滑出
10. 灌注食物	
(1)连接注射器于胃管末端,抽吸见有胃液抽出,再注入少量温开水	·每次灌注食物前应抽吸胃液以确定胃管在胃内及胃管是否通畅,温开水可润滑管腔,防止鼻饲液黏附于管壁

续表 131-11

步骤	要点与说明
(2)缓慢注入鼻饲液或药液	·每次鼻饲量不超过 200 ml,间隔时间大于 2 h ·每次注入前应先用水温计测试温度,以 38~40 ℃为宜 ·每次抽吸鼻饲液后应反折胃管末端,避免灌入空气,引起腹胀
(3)鼻饲完毕后,再次注入少量温开水	·冲净胃管,防止鼻饲液积存于管腔中变质造成胃肠炎或堵塞管腔
11. 处理胃管末端 将胃管末端反折,用纱布包好,用橡皮筋扎紧或用夹子夹紧,用别针固定于大单、枕旁或患者衣领处	·防止食物反流 ·防止胃管脱落
12. 操作后处理	
(1)协助患者清洁鼻孔、口腔	
(2)整理床单位	
(3)嘱患者维持原卧位 20~30 min	·维持原卧位有助于防止呕吐
(4)洗净鼻饲用的注射器,放于治疗盘内,用纱布盖好备用	·鼻饲用物应每天更换消毒
(5)洗手	
(6)记录	·记录鼻饲的时间,鼻饲物的种类、量,患者反应等
▲拔管	·用于停止鼻饲或长期鼻饲需要更换胃管时 ·长期鼻饲应定期更换胃管,晚间拔管,次晨再从另一侧鼻孔插入
1. 拔管前准备 置弯盘于患者颌下,夹紧胃管末端,轻轻揭去固定的胶布	·夹紧胃管,以免拔管时管内液体反流
2. 拔出胃管 用纱布包裹近鼻孔处的胃管,嘱患者深呼吸,在患者呼气时拔管,边拔边用纱布擦胃管,到咽喉处快速拔出	·到咽喉处快速拔出,以免管内残留液体滴入气管
3. 操作后处理	
(1)将胃管放入弯盘,移出患者视线	·避免污染床单位,减少患者的视觉刺激
(2)清洁患者口鼻、面部,擦去胶布痕迹,协助患者漱口,采取舒适卧位	·可用松节油等消除胶布痕迹
(3)整理床单位,清理用物	
(4)洗手	
(5)记录	·记录拔管时间和患者反应

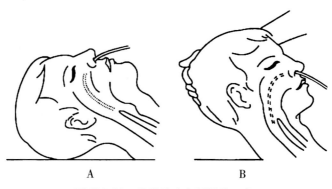

图 131-23 为昏迷患者插胃管示意

【注意事项】

(1)插管时动作应轻柔,避免损伤食管黏膜,尤其是通过食管 3 个狭窄部位(环状软骨水平处,平气管分叉处,食管通过膈肌处)时。

(2)插入胃管至 10 ~ 15 cm(咽喉部)时,若为清醒患者,嘱其做吞咽动作;若为昏迷患者,则用左手将其头部托起,使下颌靠近胸骨柄,以利插管。

(3)插入胃管过程中如果患者出现呛咳、呼吸困难、发绀等,表明胃管误入气管,应立即拔出胃管。

(4)每次鼻饲前应证实胃管在胃内且通畅,并用少量温水冲管后再进行喂食,鼻饲完毕后再次注入少量温开水,防止鼻饲液凝结。

(5)鼻饲液温度应保持在 38 ~ 40 ℃左右,避免过冷或过热;新鲜果汁与奶液应分别注入,防止产生凝块;药片应研碎溶解后注入。

(6)食管静脉曲张、食管梗阻的患者禁忌使用鼻饲法。

(7)长期鼻饲者应每天进行 2 次口腔护理,并定期更换胃管,普通胃管每周更换一次,硅胶胃管每月更换一次。

【健康教育】

(1)给患者讲解管饲饮食的目的、操作过程,减轻患者焦虑。

(2)给患者讲解鼻饲液的温度、时间、量,胃管的冲洗、患者卧位等。

(3)给患者介绍更换胃管的知识。

(4)告诉患者若鼻饲后有不适,应及时告知医护人员。

第四节　与排泄相关的护理技术

一、导 尿 术

导尿术(urethral catheterization)是指在严格无菌操作下,用导尿管经尿道插入膀胱引流尿液的方法。导尿技术易引起医源性感染,如在导尿过程中因操作不当造成膀胱、尿道黏膜的损伤;使用的导尿物品被污染;操作过程中违反无菌原则等原因均可导致泌尿系统的感染。因此为患者导尿时必须严格遵守无菌技术操作原则及操作规程。

【目 的】

(1)为尿潴留患者引流出尿液,以减轻痛苦。

(2)协助临床诊断,如留取未受污染的尿标本作细菌培养;测量膀胱容量、压力及检查残余尿液;进行尿道或膀胱造影等。

(3)为膀胱肿瘤患者进行膀胱化疗。

【操作前准备】

1.评估患者并解释

(1)评估:患者的年龄、病情、临床诊断、导尿的目的、意识状态、生命体征、合作程度、心理状况、生活自理能力、膀胱充盈度、会阴部皮肤黏膜情况及清洁度。

(2)解释:向患者及家属解释有关导尿术的目的、方法、注意事项和配合要点。根据患者的自理能力,嘱其清洁外阴。

2.患者准备

(1)患者和家属了解导尿的目的、意义、过程、注意事项及配合操作的要点。

（2）清洁外阴,做好导尿的准备。若患者无自理能力,应协助其进行外阴清洁。

3.环境准备　酌情关闭门窗,围帘或屏风遮挡患者。保持合适的室温。光线充足或有足够的照明。

4.护士准备　着装整洁、修剪指甲、洗手、戴口罩。

5.用物准备

（1）治疗车上层:一次性导尿包(为生产厂商提供的灭菌导尿用物包,包括初步消毒、再次消毒和导尿用物。初步消毒用物有:小方盘,内盛数个消毒液棉球袋,镊子,纱布,手套。再次消毒及导尿用物有:手套,孔巾,弯盘,气囊导尿管,内盛4个消毒液棉球袋,镊子2把,自带无菌液体的10 ml注射器,润滑油棉球袋,标本瓶,纱布,集尿袋,方盘,外包治疗巾)、手消毒液、弯盘、一次性垫巾或小橡胶单和治疗巾1套,浴巾。

导尿管的种类:一般分为单腔导尿管(用于一次性导尿)、双腔导尿管(用于留置导尿)、三腔导尿管(用于膀胱冲洗或向膀胱内滴药)3种。其中双腔导尿管和三腔导尿管均有一个气囊,以达到将尿管头端固定在膀胱内防止脱落的目的。根据患者情况选择合适大小的导尿管。

（2）治疗车下层:生活垃圾桶、医疗垃圾桶。

（3）其他:根据环境情况酌情准备屏风。

【操作步骤】

导尿操作步骤见表131-12。

表131-12　导尿操作步骤

步骤	要点与说明
1.核对　携用物至患者床旁,核对患者床号、姓名、腕带	·确认患者
2.准备	
（1）移床旁椅至操作同侧的床尾,将便盆放床尾床旁椅上	·方便操作,节省时间、体力
（2）松开床尾盖被,帮助患者脱去对侧裤腿,盖在近侧腿部,并盖上浴巾,对侧腿用盖被遮盖	·防止受凉
3.准备体位　协助患者取屈膝仰卧位,两腿略外展,暴露外阴	·方便护士操作
4.垫巾　将小橡胶单和治疗巾垫于患者臀下,弯盘置于近外阴处,消毒双手,核对检查并打开导尿包,取出初步消毒用物,操作者一只手戴上手套,将消毒液棉球倒入小方盘内	·保护床单不被污染 ·保证操作的无菌性,预防感染的发生
5.消毒、导尿　根据男、女患者尿道的解剖特点进行消毒、导尿	
▲女性患者	
(1)初步消毒:操作者一手持镊子夹取消毒液棉球初步消毒阴阜、大阴唇,另一戴手套的手分开大阴唇,消毒小阴唇和尿道口;污棉球置弯盘内;消毒完毕脱下手套置弯盘内,将弯盘及小方盘移至床尾处	·每个棉球限用一次 ·平镊不可接触肛门区域 ·消毒顺序是由外向内、自上而下 ·每个棉球限用一次
(2)打开导尿包:用洗手消毒液消毒双手后,将导尿包放在患者两腿之间,按无菌技术操作原则打开治疗巾	·嘱患者勿动肢体,保持安置的体位,避免无菌区域污染
(3)戴无菌手套,铺孔巾:取出无菌手套,按无菌技术操作原则戴好无菌手套,取出孔巾,铺在患者的外阴处并暴露会阴部	·孔巾和治疗巾内层形成一连续无菌区,扩大无菌区域,利于无菌操作,避免污染

续表 131-12

步骤	要点与说明
(4)整理用物,润滑尿管:按操作顺序整理好用物,取出导尿管,用润滑液棉球润滑导尿管前段,根据需要将导尿管和集尿袋的引流管连接,取消毒液棉球放于弯盘内	·方便操作 ·润滑尿管可减轻尿管对黏膜的刺激和插管时的阻力
(5)再次消毒:弯盘置于外阴处,一手分开并固定小阴唇,一手持镊子夹取消毒液棉球,分别消毒尿道口、两侧小阴唇、尿道口。污棉球、弯盘、镊子放床尾弯盘内	·再次消毒顺序是内—外—内,自上而下。每个棉球限用一次,避免已消毒的部位再污染 ·消毒尿道口时稍停片刻,充分发挥消毒液的消毒效果
(6)导尿:将方盘置于孔巾口旁,嘱患者张口呼吸,用另一镊子夹持导尿管对准尿道口轻轻插入尿道 4~6 cm(图 131-24),见尿液流出再插入 1 cm 左右,松开固定小阴唇的手下移固定导尿管,将尿液引入集尿袋内	·张口呼吸可使患者肌肉和尿道括约肌松弛,有助于插管 ·插管时,动作要轻柔,避免损伤尿道黏膜
▲男性患者	
(1)初步消毒:操作者一手持镊子夹取消毒棉球进行初步消毒,依次为阴阜、阴茎、阴囊。另一戴手套的手取无菌纱布裹住阴茎将包皮向后推暴露尿道口,自尿道口向外向后旋转擦拭尿道口、龟头及冠状沟。污棉球、纱布置弯盘内;消毒完毕将小方盘、弯盘移至床尾,脱下手套	·每个棉球限用一次 ·自阴茎根部向尿道口消毒 ·包皮和冠状沟易藏污垢,应注意仔细擦拭,预防感染
(2)打开导尿包:用洗手消毒液消毒双手后,将导尿包放在患者两腿之间,按无菌技术操作原则打开治疗巾	·嘱患者勿动肢体,保持安置的体位,避免无菌区域污染
(3)戴无菌手套,铺孔巾:取出无菌手套,按无菌技术操作原则戴好无菌手套,取出孔巾,铺在患者的外阴处并暴露阴茎	·孔巾和治疗巾内层形成一连续无菌区,扩大无菌区域,利于无菌操作,避免污染
(4)整理用物,润滑尿管:按操作顺序整理好用物,取出导尿管,用润滑液棉球润滑导尿管前段,根据需要将导尿管和集尿袋的引流管连接,放于方盘内,取消毒液棉球放于弯盘内	·方便操作 ·避免尿液污染环境
(5)再次消毒:弯盘移至近外阴处,一手用纱布包住阴茎将包皮向后推,暴露尿道口。另一只手持镊子夹消毒棉球再次消毒尿道口、龟头及冠状沟。污棉球、镜子放床尾弯盘内	·由内向外,每个棉球限用一次,避免已消毒的部位再污染
(6)导尿:一手继续持无菌纱布固定阴茎并提起,使之与腹壁呈 60°角(图 131-25),将方盘置于孔巾口旁,嘱患者张口呼吸,用另一锡子夹持导尿管对准尿道口轻轻插入尿道 20~22 cm,见尿液流出再插入 1~2 cm,将尿液引入集尿袋内	·使耻骨前弯消失,利于插管 ·插管时,动作要轻柔,男性尿道有 3 个狭窄,切忌用力过快过猛而损伤尿道黏膜
6. 夹管、倒尿　将尿液引流入集尿袋内至合适量	·注意观察患者的反应并询问其感觉
7. 取标本　若需做尿培养,用无菌标本瓶接取中段尿液 5 ml,盖好瓶盖,放置合适处	·避免碰洒或污染
8. 操作后处理	
(1)导尿完毕,轻轻拔出导尿管,撤下孔巾,擦净外阴,收拾导尿用物弃于医用垃圾桶内,撤出患者臀下的小橡胶单和治疗巾放治疗车下层。脱去手套,用手消毒液消毒双手,协助患者穿好裤子,整理床单位	·使患者舒适 ·保护患者隐私
(2)清理用物,测量尿量,尿标本贴标签后送检	·标本及时送检,避免污染
(3)消毒双手,记录	·记录导尿的时间、导出尿量、患者的情况及反应

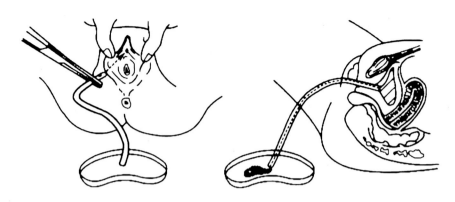

图 131-24　女性患者导尿

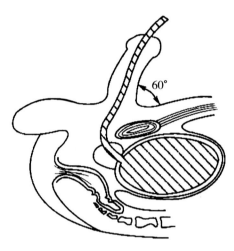

图 131-25　男性患者导尿

【注意事项】

（1）严格执行查对制度和无菌技术操作原则。

（2）在操作过程中注意保护患者的隐私，并采取适当的保暖措施，防止患者着凉。

（3）对膀胱高度膨胀且极度虚弱的患者，第一次放尿不得超过 1 000 ml。大量放尿可使腹腔内压急剧下降，血液大量滞留在腹腔内，导致血压下降而虚脱；另外膀胱内压突然降低，还可导致膀胱黏膜急剧充血，发生血尿。

（4）老年女性尿道口回缩，插管时应仔细观察、辨认，避免误入阴道。

（5）为女患者插尿管时，如导尿管误入阴道，应更换无菌导尿管，然后重新插管。

（6）为避免损伤和导致泌尿系统的感染，必须掌握男性和女性尿道的解剖特点。

【健康教育】

（1）向患者讲解导尿的目的和意义。

（2）教会患者如何配合操作，减少污染。

（3）介绍相关疾病的知识。

二、留置导尿管术

留置导尿管术（retention catheterization）是在导尿后，将导尿管保留在膀胱内，引流尿液的方法。

【目的】

(1)抢救危重、休克患者时正确记录每小时尿量、测量尿比重,以密切观察患者的病情变化。

(2)为盆腔手术排空膀胱,使膀胱持续保持空虚状态,避免术中误伤。

(3)某些泌尿系统疾病手术后留置导尿管,便于引流和冲洗,并减轻手术切口的张力,促进切口的愈合。

(4)为尿失禁或会阴部有伤口的患者引流尿液,保持会阴部的清洁干燥。

(5)为尿失禁患者行膀胱功能训练。

【操作前准备】

1.评估患者并解释

(1)评估:患者的年龄、病情、临床诊断、导尿的目的、意识状态、生命体征、合作程度、心理状况、生活自理能力、膀胱充盈度及会阴部皮肤黏膜情况。

(2)解释:向患者及家属解释留置导尿的目的、方法、注意事项和配合要点。

2.患者准备

(1)患者及家属了解留置导尿的目的、过程和注意事项,学会在活动时防止导尿管脱落的方法等,如患者不能配合时,请他人协助维持适当的姿势。

(2)清洁外阴,做好导尿的准备。

3.环境准备　同导尿术。

4.护士准备　着装整洁、修剪指甲、洗手、戴口罩。

5.用物准备　同导尿术。

【操作步骤】

留置导尿管操作步骤见表131-13。

表 131-13　留置导尿管操作步骤

步骤	要点与说明
1.核对　携用物至患者床旁,核对患者床号、姓名、腕带	·确认患者
2.消毒、导尿　同导尿术初步消毒、再次消毒会阴部及尿道口,插入导尿管	·严格按无菌操作进行,防止泌尿系统感染
3.固定　见尿液后再插 7～10 cm。夹住导尿管尾端或连接集尿袋,连接注射器根据导尿管上注明的气囊容积向气囊注入等量的无菌溶液,轻拉导尿管有阻力感,即证实导尿管固定于膀胱内(图131-26)	·气囊导尿管:因导尿管前端有一气囊,当向气囊注入一定量的液体后,气囊膨大可将导尿管头端固定于膀胱内,防止尿管滑脱
4.固定集尿袋　导尿成功后,夹闭引流管,撤下孔巾,擦净外阴,用安全别针将集尿袋的引流管固定在床单上,集尿袋固定于床沿下,开放导尿管	·集尿袋妥善地固定在低于膀胱的高度 ·别针固定要稳妥,既避免伤害患者,又不能使引流管滑脱 ·引流管要留出足够的长度,防止因翻身牵拉,使尿管脱出 ·防止尿液逆流造成泌尿系统感染
5.操作后处理 (1)整理导尿用物弃于医用垃圾桶内,撤出患者臀下的小橡胶单和治疗巾放治疗车下层,脱去手套	
(2)协助患者穿好裤子,取舒适卧位,整理床单位	·使患者舒适 ·保护患者隐私
(3)洗手,记录	·记录留置导尿管的时间、患者的反应等

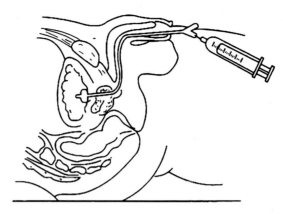

图131-26　气囊导尿管固定法

【注意事项】

（1）同导尿术1～6。

（2）气囊导尿管固定时要注意不能过度牵拉尿管，以防膨胀的气囊卡在尿道内口，压迫膀胱壁或尿道，导致黏膜组织的损伤。

【健康教育】

（1）向患者及家属解释留置导尿的目的和护理方法，并鼓励其主动参与护理。

（2）向患者及家属说明摄取足够的水分和进行适当的活动对预防泌尿道感染的重要性，每天尿量应维持在2 000 ml以上，达到自然冲洗尿道的作用，以减少尿道感染的机会，同时也可预防尿结石的形成。

（3）注意保持引流通畅，避免因导尿管受压、扭曲、堵塞等导致泌尿系统的感染。

（4）在离床活动时，应将导尿管远端固定在大腿上，以防导尿管脱出。集尿袋不得超过膀胱高度并避免挤压，防止尿液反流，导致感染的发生。

三、膀　胱　冲　洗

膀胱冲洗（bladder irrigation）是利用三通的导尿管，将无菌溶液灌入到膀胱内，再用虹吸原理将灌入的液体引流出来的方法。

【目的】

（1）对留置导尿的患者，保持尿液引流通畅。

（2）清洁膀胱，清除膀胱内的血凝块、黏液及细菌等，预防感染。

（3）治疗某些膀胱疾病，如膀胱炎、膀胱肿瘤。

【操作前准备】

1.评估患者并解释

（1）评估：患者的年龄、病情、临床诊断、膀胱冲洗的目的、意识状态、生命体征、合作程度和心理状况。

（2）解释：向患者及家属解释有关膀胱冲洗的目的、方法、注意事项和配合要点。

2.患者准备　患者及家属了解膀胱冲洗的目的、过程和注意事项，学会在操作时如何配合。

3.环境准备　酌情屏风遮挡。

4.护士准备　着装整洁、修剪指甲、洗手、戴口罩。

5.用物准备（密闭式膀胱冲洗术）

（1）治疗车上层：按导尿术准备的导尿用物，遵医嘱准备的冲洗液，无菌膀胱冲洗器1套，消毒液，无菌棉签，医嘱执行本，手消毒液。

（2）治疗车下层：便盆及便盆巾、生活垃圾桶、医用垃圾桶。

（3）其他：根据医嘱准备的药液，常用冲洗溶液有生理盐水、0.02%呋喃西林溶液等。灌入溶液的温度为 38～40 ℃。

【操作步骤】

膀胱冲洗操作步骤见表 131-14。

表 131-14　膀胱冲洗操作步骤

步骤	要点与说明
1. 核对　携用物至患者床旁，核对患者床号、姓名、腕带等信息 2. 导尿、固定　按留置导尿术安置并固定导尿管	· 确认患者
3. 排空膀胱	· 便于冲洗液顺利滴入膀胱。有利于药液与膀胱壁充分接触，并保持有效浓度，达到冲洗的目的
4. 准备冲洗膀胱	
（1）连接冲洗液体与膀胱冲洗器，将冲洗液倒挂于输液架上，排气后关闭导管 （2）分开导尿管与集尿袋引流管接头连接处，消毒导尿管尾端 开口和引流管接头，将导尿管和引流管分别与"Y"形管的两个分管相连接，形管的主管连接冲洗导管	· 膀胱冲洗装置类似静脉输液导管，其末端与"Y"形管的主管连接，"Y"形管的一个分管连接引流管，另一个分管连接导尿管。应用三腔管导尿时，可免用"Y"形管
5. 冲洗膀胱	
（1）关闭引流管，开放冲洗管，使溶液滴入膀胱，调节滴速。待患者有尿意或滴入溶液 200～300 ml 后，关闭冲洗管，放开引流管，将冲洗液全部引流出来后，再关闭引流管（图 131-27）	· 瓶内液面距床面约 60 cm，以便产生一定的压力，使液体能够顺利滴入膀胱 · 滴速宜为 60～80 滴/min，滴速不宜过快，以免引起患者强烈尿意，迫使冲洗液从导尿管侧溢出尿道外
（2）按需要如此反复冲洗	· 若患者出现不适或有出血情况，立即停止冲洗并与医师联系 · 在冲洗过程中，询问患者感受，观察患者的反应及引流液性状
6. 冲洗后处理	
（1）冲洗完毕，取下冲洗管，消毒导尿管口和引流接头并连接	
（2）清洁外阴部，固定好导尿管	· 减少外阴部细菌的数量
（3）协助患者取舒适卧位，整理床单位，清理物品	
（4）洗手，记录	· 记录冲洗液名称、冲洗量、引流量、引流液性质、冲洗过程中患者反应等

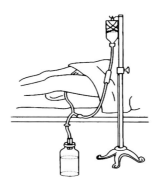

图 131-27　膀胱冲洗术

【注意事项】

(1)严格执行无菌技术操作。

(2)避免用力回抽造成黏膜损伤。若引流的液体少于灌入的液体量,应考虑是否有血块或脓液阻塞,可增加冲洗次数或更换导尿管。

(3)冲洗时嘱患者深呼吸,尽量放松,以减少疼痛。若患者出现腹痛、腹胀、膀胱剧烈收缩等情形,应暂停冲洗。

(4)冲洗后如出血较多或血压下降,应立即报告医师给予处理,并注意准确记录冲洗液量及性状。

【健康教育】

(1)向患者及家属解释膀胱冲洗的目的和护理方法,并鼓励其主动配合。

(2)向患者说明摄取足够水分的重要性,每天饮水量应维持在2 000 ml左右,以产生足够的尿量冲洗尿路,达到预防感染发生的目的。

四、灌 肠 法

灌肠法(enema)是将一定量的液体由肛门经直肠灌入结肠,以帮助患者清洁肠道、排便、排气或由肠道供给药物或营养,达到确定诊断和治疗目的的方法。

根据灌肠的目的可分为保留灌肠和不保留灌肠。根据灌入的液体量又可将不保留灌肠分为大量不保留灌肠和小量不保留灌肠。如为了达到清洁肠道的目的,而反复使用大量不保留灌肠,则为清洁灌肠。

(一)大量不保留灌肠

【目的】

(1)解除便秘、肠胀气。

(2)清洁肠道,为肠道手术、检查或分娩做准备。

(3)稀释并清除肠道内的有害物质,减轻中毒。

(4)灌入低温液体,为高热患者降温。

【操作前准备】

1.评估患者并解释

(1)评估:患者的年龄、病情、临床诊断、意识状态、心理状况、排便情况、理解配合能力。

(2)解释:向患者及家属解释灌肠的目的、操作方法、注意事项和配合要点。

2.患者准备

(1)了解灌肠的目的、方法和注意事项,并配合操作。

(2)排尿。

3.环境准备　酌情关闭门窗,屏风遮挡患者。保持合适的室温。光线充足或有足够的照明。

4.护士准备　衣帽整洁、修剪指甲、洗手、戴口罩。

5.用物准备

(1)治疗车上层:一次性灌肠器包(包内有灌肠筒、引流管、肛管一套,孔巾,垫巾、肥皂冻1包,纸巾数张,手套),医嘱执行本,弯盘,水温计,手消毒液。根据医嘱准备的灌肠液。

(2)治疗车下层:便盆,便盆巾,生活垃圾桶,医用垃圾桶。

(3)灌肠溶液:常用0.1%～0.2%的肥皂液,生理盐水。成人每次用量为500～1 000 ml,小儿200～500 ml。溶液温度一般为39～41 ℃;降温时用28～32 ℃;中暑用4 ℃。

(4)其他:输液架。

【操作步骤】

大量不保留灌肠操作步骤见表131-15。

表 131-15　大量不保留灌肠操作步骤

步骤	要点与说明
1.核对　携用物至患者床旁,核对患者床号、姓名、腕带及灌肠溶液	·确认患者 ·正确选用灌肠溶液,掌握溶液的温度、浓度和量。肝性脑病患者禁用肥皂液灌肠;充血性心力衰竭和水钠潴留患者禁用生理盐水灌肠;急腹症、消化道出血、妊娠、严重心血管疾病等患者禁忌灌肠
2.准备体位　协助患者取左侧卧位,双膝屈曲,褪裤至膝部,臀部移至床沿	·该姿势使降结肠、乙状结肠处于下方,利用重力作用使灌肠液顺利流入降结肠和乙状结肠 ·不能自我控制排便的患者可取仰卧位,臀下垫便盆
3.及时盖被,暴露臀部,消毒双手	·保暖,维护患者隐私,使其放松
4.垫巾　检查灌肠器包并打开。取出并将垫巾铺于患者臀下,孔巾铺在患者臀部,暴露肛门,弯盘置于患者臀部旁边,纱布(纸巾)放治疗巾上	
5.准备灌肠筒　取出灌肠筒,关闭引流管上的开关,将灌肠液倒入灌肠筒内灌肠筒挂于输液架上,筒内液面高于肛门 40~60 cm	·保持一定灌注压力和速度,灌肠筒过高,压力过大,液体流入速度过快,不易保留,而且容易造成肠道损伤。伤寒患者灌肠时灌肠筒内液面不得高于肛门 30 cm,液体量不得超过 500 ml
6.戴手套	
7.润管、排气　润滑肛管前端,排尽管内气体,关闭开关	.防止气体进入直肠
8.插管　一只手垫卫生纸分开臀部,暴露肛门口,嘱患者深呼吸,一只手将肛管轻轻插入直肠 7~10 cm。固定肛管	·使患者放松,便于插入肛管 ·顺应肠道解剖,勿用力以防损伤肠黏膜。如插入受阻,可退出少许,旋转后缓缓插入。小儿插入深度 4~7 cm
9.灌液　打开开关,使液体缓缓流入(图 131-28)	
10.观察　灌入液体过程中,密切观察筒内液面下降速度和患者的情况	·如液面下降过慢或停止,多由于肛管前端孔道被阻塞,可移动肛管或挤捏肛管,使堵塞管孔的粪便脱落 ·如患者感觉腹胀或有便意,可嘱患者张口深呼吸,放松腹部肌肉,并降低灌肠筒的高度以减慢流速或暂停片刻,以便转移患者的注意力,减轻腹压,同时减少灌入溶液的压力 ·如患者出现脉速、面色苍白、大汗、剧烈腹痛、心慌气促,此时可能发生肠道剧烈痉挛或出血,应立即停止灌肠,与医师联系,给予及时处理
11.拔管　待灌肠液即将流尽时夹管,用卫生纸包裹肛管轻轻拔出,弃于医用垃圾桶内。擦净肛门,脱下手套,消毒双手	·避免拔管时空气进入肠道及灌肠液和粪便随管流出
12.保留灌肠液　协助患者取舒适的卧位,嘱其尽量保留 5~10 min 后再排便	·使灌肠液在肠中有足够的作用时间,以利粪便充分软化容易排出 ·降温灌肠时液体要保留 30 min,排便后 30 min,测量体温并记录
13.协助排便　对不能下床的患者,给予便盆,将卫生纸、呼叫器放于易取处。扶助能下床的患者上厕所排便	
14.操作后处理	
(1)整理用物:排便后及时取出便盆,擦净肛门,协助患者穿裤,整理床单位,开窗通风	·保持病房的整齐,去除异味

续表131-15

步骤	要点与说明
(2)采集标本:观察大便性状,必要时留取标本送检	
(3)按相关要求处理用物	·防止病原微生物传播
(4)洗手,记录	·在体温单大便栏目处记录灌肠结果,如灌肠后解便一次为1/E,灌肠后无大便记为0/E ·记录灌肠时间,灌肠液的种类、量,患者的反应

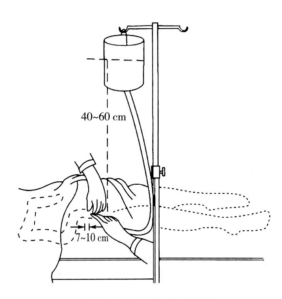

40~60 cm

7~10 cm

图131-28　大量不保留灌肠

【注意事项】

(1)妊娠、急腹症、严重心血管疾病等患者禁忌灌肠。

(2)伤寒患者灌肠时溶液不得超过500 ml,压力要低(液面不得超过肛门30 cm)。

(3)肝性脑病患者灌肠,禁用肥皂水,以减少氨的产生和吸收;充血性心力衰竭和水钠潴留患者禁用0.9%氯化钠溶液灌肠。

(4)准确掌握灌肠溶液的温度、浓度、流速、压力和溶液的量。

(5)灌肠时患者如有腹胀或便意时,应嘱患者做深呼吸,以减轻不适。

(6)灌肠过程中应随时注意观察患者的病情变化,如发现脉速、面色苍白、出冷汗、剧烈腹痛、心慌气急时,应立即停止灌肠并及时与医师联系,采取急救措施。

【健康教育】

(1)向患者及家属讲解维持正常排便习惯的重要性。

(2)指导患者及家属保持健康的生活习惯以维持正常排便。

(3)指导患者掌握灌肠时的配合方法。

(二)小量不保留灌肠

适用于腹部或盆腔手术后的患者、危重患者、年老体弱患者、小儿及孕妇等。

【目的】

(1)软化粪便,解除便秘。

(2)排除肠道内的气体,减轻腹胀。

【操作前准备】

1. 评估患者并解释

（1）评估：患者的年龄、病情、临床诊断、意识状态、心理状况、排便情况、理解配合能力。

（2）解释：向患者及家属解释灌肠的目的、操作的程序和配合要点。

2. 环境准备　同大量不保留灌肠。

3. 护士准备　同大量不保留灌肠。

4. 患者准备　同大量不保留灌肠。

5. 用物准备

（1）治疗车上层：一次性灌肠包（或注洗器，量杯，肛管，温开水 5 ~ 10 ml，止血钳，一次性垫巾或橡胶单和治疗巾，手套，润滑剂，卫生纸），遵医嘱准备灌肠液、水温计、棉签、弯盘、手消毒液。

（2）治疗车下层：便盆和便盆巾、生活垃圾桶、医用垃圾桶。

（3）常用灌肠液："1、2、3"溶液（50% 硫酸镁 30 ml、甘油 60 ml、温开水 90 ml）；甘油 50 ml 加等量温开水；各种植物油 120 ~ 180 ml。溶液温度为 38 ℃。

【操作步骤】

小量不保留灌肠操作步骤见表 131-16。

表 131-16　小量不保留灌肠操作步骤

步骤	要点与说明
1. 核对　携用物至患者床旁，核对患者床号、姓名、腕带及灌肠溶液	· 确认患者
2. 准备体位　协助患者取左侧卧位，双腿屈膝，褪裤至膝部，臀部移至床沿。臀下垫橡胶单与治疗巾	· 利用重力作用使灌肠溶液顺利流入乙状结肠
3. 连接、润滑肛管　测量灌肠液温度，将弯盘置于臀边，戴手套，用注洗器抽吸灌肠液，连接肛管，润滑肛管前段，排气，夹管	· 减少插管时的阻力和对黏膜的刺激
4. 插管　左手垫卫生纸分开臀部，暴露肛门，嘱患者深呼吸，右手将肛管从肛门轻轻插入 7 ~ 10 cm	· 使患者放松，便于插入肛管
5. 注入灌肠液　固定肛管，松开血管钳，缓缓注入溶液，注毕夹管，取下注洗器再吸取溶液，松夹后再行灌注。如此反复直至灌肠溶液全部注入完毕（图 131-29）	· 注入速度不得过快过猛，以免刺激肠黏膜，引起排便反射 · 如用小容量灌肠筒，液面距肛门不能超过 30 cm · 注意观察患者反应
6. 拔管　血管钳夹闭肛管尾端或反折肛管尾端，用卫生纸包住肛管轻轻拔出，放入弯盘内	
7. 保留灌肠液　擦净肛门，脱手套，协助患者取舒适卧位。嘱其尽量保留溶液 10 ~ 20 min 再排便	· 充分软化粪便，利于排便
8. 协助排便　对不能下床的患者，给予便盆，将卫生纸、呼叫器放于易取处。扶助能下床的患者上厕所排便	
9. 操作后处理	
（1）整理床单位，清理用物	
（2）洗手，记录	· 在体温单大便栏目处记录灌肠结果，如灌肠后解便一次为 1/E，灌肠后无大便为 0/E · 记录灌肠时间，灌肠液的种类、量，患者的反应

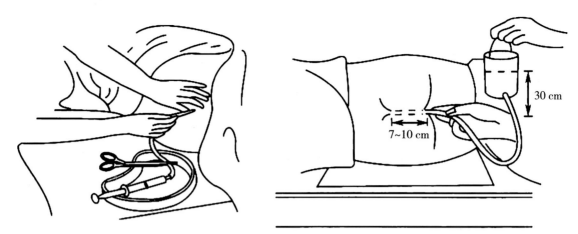

30 cm

7~10 cm

图131-29　小量不保留灌肠

【注意事项】

(1)灌肠时插管深度为7~10 cm,压力宜低,灌肠液注入的速度不得过快。

(2)每次抽吸灌肠液时应反折肛管尾段,防止空气进入肠道,引起腹胀。

【健康教育】

(1)向患者及家属讲解维持正常排便习惯的重要性。

(2)向患者及家属解释灌肠的意义。

(3)指导患者及家属保持健康的生活习惯以维持正常排便。

(三)保留灌肠

将药液灌入到直肠或结肠内,通过肠黏膜吸收达到治疗疾病的目的。

【目的】

(1)镇静、催眠。

(2)治疗肠道感染。

【操作前准备】

1.评估患者并解释

(1)评估:患者的年龄、病情、临床诊断、意识状态、心理状况、排便情况、理解配合能力。

(2)解释:向患者及家属解释保留灌肠的目的、操作程序和配合要点。

2.环境准备　同大量不保留灌肠。

3.护士准备　同大量不保留灌肠。

4.患者准备　同大量不保留灌肠。

5.用物准备

(1)治疗车上层:注洗器,治疗碗(内盛遵医嘱备的灌肠液)、肛管(20号以下)、温开水5~10 ml,止血钳、润滑剂、棉签、手套、弯盘、卫生纸、橡胶或塑料单、治疗巾、小垫枕、手消毒液。

(2)治疗车下层:便盆和便盆巾,生活垃圾桶、医用垃圾桶。

(3)如常用溶液:药物及剂量遵医嘱准备,灌肠溶液量不超过200 ml。溶液温度38 ℃。①镇静、催眠用10%水合氯醛,剂量按医嘱准备;②抗肠道感染用2%小檗碱,05%~1%新霉素或其他抗生素溶液。

【操作步骤】

保留灌肠操作步骤见表131-17。

表131-17　保留灌肠操作步骤

步骤	要点与说明
1. 核对　携带用物至患者床旁,核对患者床号、姓名、腕带及灌肠溶液	·确认患者 ·保留灌肠以晚上睡眠前灌肠为宜,因为此时活动减少,药液易于保留吸收
2. 准备体位　根据病情选择不同的卧位	·慢性细菌性痢疾,病变部位多在直肠或乙状结肠,取左侧卧位。阿米巴痢疾病变多在回盲部,取右侧卧位,以提高疗效
3. 抬高臀部　将小垫枕、橡胶单和治疗巾垫于臀下,使臀部抬高约10 cm	·抬高臀部防止药液溢出
4. 插管　戴手套,润滑肛管前段,排气后轻轻插入肛门15~20 cm,缓慢注入药液	
5. 拔管　药液注入完毕,再注入温开水5~10 ml,抬高肛管尾端,使管内溶液全部注完,拔出肛管,擦净肛门,脱手套,消毒双手,嘱患者尽量保留药液在1 h以上	·使药液充分被吸收,达到治疗目的 ·注意观察患者反应
6. 操作后处理	
(1)整理床单位,清理用物	
(2)洗手,记录	·记录灌肠时间,灌肠液的种类、量,患者的反应

【注意事项】

(1)保留灌肠前嘱患者排便,肠道排空有利于药液吸收。了解灌肠目的和病变部位,以确定患者的卧位和插入肛管的深度。

(2)保留灌肠时,应选择稍细的肛管并且插入要深,液量不宜过多,压力要低,灌入速度宜慢,以减少刺激,使灌入的药液能保留较长时间,利于肠黏膜吸收。

(3)肛门、直肠、结肠手术的患者及大便失禁的患者,不宜做保留灌肠。

【健康教育】

向患者及家属讲解有关疾病的知识和保留灌肠的方法,正确配合治疗。

五、肛管排气法

肛管排气法是指将肛管从肛门插入直肠,以排出肠腔内积气的方法。

【目的】

帮助患者解除肠腔积气,减轻腹胀。

【操作前准备】

1. 评估患者并解释

(1)评估:患者的年龄、病情、临床诊断、意识状态、心理状况、理解配合能力。

(2)解释:向患者及家属解释肛管排气的目的、操作程序和配合要点。

2. 患者准备　了解肛管排气的目的、过程和注意事项,配合操作。

3. 环境准备　同大量不保留灌肠。

4. 护士准备　衣帽整洁、修剪指甲、洗手、戴口罩。

5. 用物准备

(1)治疗车上层:肛管、玻璃接头、橡胶管、玻璃瓶(内盛水3/4满,瓶口系带)、润滑油、棉签、胶布(1 cm×15 cm)、清洁手套、卫生纸适量、手消毒液。

（2）治疗车下层:生活垃圾桶、医用垃圾桶。

【操作步骤】

肛管排气操作步骤见表131-18。

表 131-18　肛管排气操作步骤

步骤	要点与说明
1.核对　携用物至患者床旁,核对患者床号、姓名、腕带	·确认患者
2.准备体位　协助患者取左侧卧位,暴露肛门,注意及时遮盖	·此体位有利于肠腔内气体排出 ·保暖,维护患者自尊
3.连接排气装置　将玻璃瓶系于床边,橡胶管一端插入玻璃瓶液面下,另一端与肛管相连	·防止空气进入直肠内,加重腹胀 ·观察气体排出量的情况
4.插管　戴手套,润滑肛管,嘱患者张口呼吸,将肛管轻轻插入直肠 15~18 cm,用胶布将肛管固定于臀部,橡胶管留出足够长度用别针固定在床单上(图131-30)	·减少肛管对直肠的刺激 ·便于患者翻身
5.观察　观察排气情况,如排气不畅,帮助患者更换体位或按摩腹部	·若有气体排出,可见瓶内液面下有气泡逸出 ·变换体位或按摩腹部可以促进排气
6.拔管　保留肛管不超过 20 min,拔出肛管,擦净肛门,脱下手套	·长时间留置肛管,会降低肛门括约肌的反应,甚至导致肛门括约肌永久性松弛 ·需要时,2~3 h后再行肛管排气
7.操作后处理	
(1)协助患者取舒适的体位,并询问患者腹胀有无减轻	
(2)整理床单位,清理用物	
(3)洗手,记录	·记录排气时间及效果,患者的反应

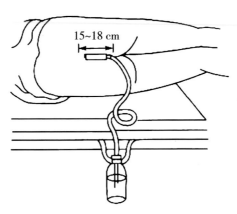

图 131-30　肛管排气

【健康教育】

（1）向患者及家属讲解避免腹胀的方法,如增加活动、正确选择饮食种类等。

（2）向患者及家属解释肛管排气的意义。

（3）指导患者保持健康的生活习惯。

第五节　与给药相关的护理技术

一、抽 吸 药 液

【目的】

用注射器抽吸适量药液,为注射做准备。

【操作前准备】

1. 环境准备　清洁、安静、光线适宜。

2. 护士准备　衣帽整洁、修剪指甲、洗手、戴口罩。

3. 用物准备

(1)治疗车上层

1)治疗盘:也称基础治疗盘,常规放置:①无菌持物钳,放于灭菌后的干燥容器内;②2%的碘酊、75%酒精或0.5%碘伏等皮肤消毒液;③无菌棉签、无菌纱布或棉球、砂轮、弯盘、启瓶器,静脉注射时备止血带、一次性垫巾等。

2)注射器及针头。

3)注射药液:按医嘱准备。

4)医嘱卡:作为注射给药的依据。

5)无菌盘。

6)手消毒液。

(2)治疗车下层:锐器收集盒、医用垃圾桶、生活垃圾桶。

【操作步骤】

抽吸药液操作步骤见表131-19。

表131-19　抽吸药液操作步骤

步骤	要点与说明
1. 查对药物	· 严格执行无菌操作原则和查对制度
2. 铺无菌盘	
3. 抽吸药液	
▲自安瓿内抽吸药液	
(1)消毒折断:将安瓿尖端药液弹至体部,在安瓿颈部划一锯痕,用75%酒精棉签消毒后,垫无菌纱布或棉球折断安瓿。安瓿颈部若有蓝色标记,则无须划痕,用75%酒精棉签消毒颈部后,垫无菌纱布或棉球折断安瓿(图131-31)	· 垫无菌纱布或棉球折断安瓿,以防止锐器伤
(2)抽吸药液:持注射器,将针头斜面向下置入安瓿内的液面下,持活塞柄,抽动活塞,抽吸药液(图131-32)	· 针头不可触及安瓿外口,针尖斜面向下,利于吸药 · 抽药时不可触及活塞体部,以免污染药液
▲自密封瓶内抽吸药液	
(1)消毒瓶塞:除去密闭瓶盖中心部分,常规消毒瓶塞,待干	

续表 131-19

步骤	要点与说明
(2)注入空气:注射器内吸入与所需药液等量的空气,示指固定针栓,将针头插入瓶内,注入空气(图131-33A)	·增加瓶内压力,利于吸药
(3)抽药:倒转药瓶,使针头在液面下,吸取药液至所需量(图131-33B)	
(4)拔针:以示指固定针栓,拔出针头(图131-33C)	
4.排尽空气 将针头垂直向上,轻拉活塞,使针头内的药液流入注射器,并使气泡集于乳头口,轻推活塞,驱出气体	·如注射器乳头偏向一边,排气时,使注射器乳头向上倾斜,使气泡集中于乳头根部,驱出气体
5.保持无菌 排气毕,再次核对无误后,套上安瓿、密闭瓶或护针帽,放入无菌盘内备用	·注意防止锐器伤

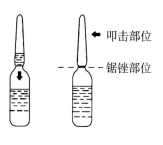

图 131-31　安瓿使用前处理

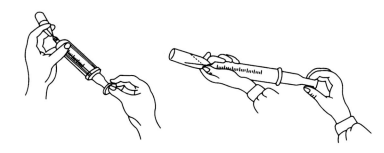

图 131-32　向安瓿内抽吸药液

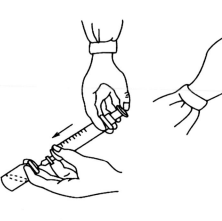

A.向密封瓶内注入与所需药液等量的空气

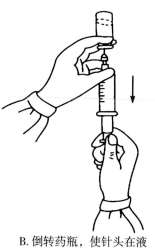

B.倒转药瓶,使针头在液面下,吸取药液至所需量

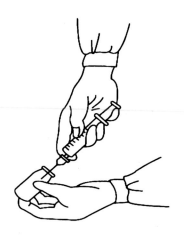

C.以示指固定针检,拔出针头

图 131-33　自密封瓶内抽吸药液

【注意事项】

(1)严格执行无菌操作原则和查对制度。

(2)抽药时不能握住活塞体部,以免污染空筒内壁和药液;排气时不可浪费药液以免影响药量的准确性。

(3)据药液的性质抽吸药液:混悬剂摇匀后立即抽吸;抽吸结晶、粉剂药物时,用无菌生理盐水、注射用水或专用溶媒将其充分溶解后抽吸;油剂可稍加温或双手对搓药瓶(药液遇热易破坏者除外)后,用稍粗针头抽吸。

（4）药液需现用现配,避免药液污染和效价降低。

（5）用尽药液的安瓿或密封瓶不可立即丢弃,以备注射时查对。

二、注 射 法

常用注射方法有皮内注射、皮下注射、肌内注射、静脉注射(图 131-34)。

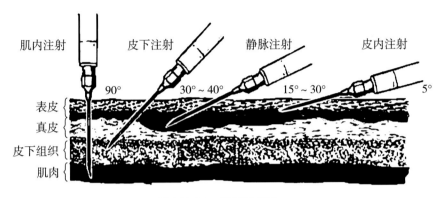

图 131-34　常用注射法

（一）皮内注射法

皮内注射法(intradermal injection,ID)是将少量药液或生物制品注射于表皮与真皮之间的方法。

【目的】

（1）进行药物过敏试验,以观察有无过敏反应。

（2）预防接种,如卡介苗。

（3）局部麻醉的起始步骤。

【操作前准备】

1. 评估患者并解释

（1）评估:①患者的病情、治疗情况、用药史、过敏史、家族史;②患者的意识状态、心理状态、对用药的认知及合作程度;③注射部位的皮肤状况。

（2）解释:向患者及家属解释皮内注射的目的、方法、注意事项、配合要点、药物作用及不良反应。

2. 患者准备

（1）了解皮内注射的目的、方法、注意事项、配合要点、药物作用及不良反应。

（2）取舒适体位,暴露注射部位。

3. 环境准备　清洁、安静、光线适宜。

4. 护士准备　衣帽整洁、修剪指甲、洗手、戴口罩、戴手套。

5. 用物准备

（1）治疗车上层

1）注射盘:内有盛无菌持物钳的无菌容器、皮肤消毒液(75% 酒精)、无菌棉签、无菌纱布或棉球、砂轮、弯盘、启瓶器。

2）无菌盘、1 ml 注射器、4 号针头、药液(按医嘱准备)、做药物过敏试验时备 0.1% 盐酸肾上腺素。

3）医嘱卡。

4）一次性橡胶手套、手消毒液。

（2）治疗车下层:锐器盒、医用垃圾桶、生活垃圾桶。

【操作步骤】

药物过敏试验操作步骤见表 131-20。

表 131-20　药物过敏试验操作步骤

步骤	要点与说明
1.抽吸药液　按医嘱抽吸药液,置于无菌盘内	·严格执行查对制度和无菌操作原则
2.床边核对　携用物至患者床旁,核对患者床 号、姓名、腕带	·操作前查对
3.定位消毒　选择注射部位,用75%酒精消毒皮肤,待干	·根据皮内注射的目的选择部位:如药物过敏试验常选用前臂掌侧下段,因该处皮肤较薄,易于注射,且易辨认局部反应;预防接种常选用上臂三角肌下缘;局部麻醉则选择麻醉处 ·忌用含碘消毒剂消毒,以免着色影响对局部反应的观察及与碘过敏反应相混淆 ·若患者酒精过敏,可选择生理盐水进行皮肤清洁
4.核对排气　二次核对,排尽空气	·操作中查对:患者床号、姓名、药名、浓度、剂量、给药方法及时间
5.进针推药　左手绷紧局部皮肤,右手以平执式持注射器(图131-35),针头斜面向上,与皮肤呈5°进针。待针头斜面完全进入皮内后,放平注射器,左手拇指固定针栓,注入药液0.1 ml,使局部隆起形成一半球状皮丘,皮肤变白并显露毛孔(图131-36)	·进针角度不能过大,否则会刺入皮下,影响结果的观察和判断 ·注入剂量要准确
6.拔针观察 注射完毕,迅速拔出针头,勿按压针眼	·嘱患者勿按揉注射部位,勿离开病室或注射室,20 min后观察局部反应,做出判断
7.再次核对	·操作后查对:患者床号、姓名、药名、浓度、剂量、给药方法及时间
8.操作后处理	
(1)协助患者取舒适卧位	
(2)清理用物	·所用物品须按消毒隔离制度处理,对一次性物品应按规定处理
(3)洗手	
(4)记录	·将过敏试验结果记录在病历上,阳性用红笔标记"+",阴性用蓝笔或黑笔标记"-"

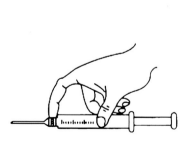

图 131-35　平执式持注射器

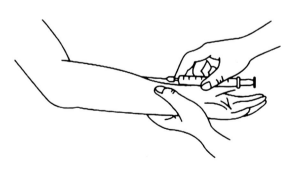

图 131-36　皮内注射

【注意事项】

(1)严格执行查对制度和无菌操作制度。

(2)做药物过敏试验前,护士应详细询问患者的用药史、过敏史及家族史,如患者对需要注射的药物有过敏史,则不可做皮试,应及时与医师联系,更换其他药物。

(3)做药物过敏试验消毒皮肤时忌用含碘消毒剂,以免着色影响对局部反应的观察及与碘过敏反应相混淆。

(4)在为患者做药物过敏试验前,要备好急救药品,以防发生意外。

(5)药物过敏试验结果如为阳性反应,告知患者或家属,不能再用该种药物,并记录在病历上。

(6)如皮试结果不能确认或怀疑假阳性时,应采取对照试验。方法为:更换注射器及针头,在另一前臂相应部位注入 0.1 ml 生理盐水,20 min 后对照观察反应。

【健康教育】

(1)给患者做药物过敏试验后,嘱患者勿离开病室或注射室,20 min 后观察结果。同时告知患者,如有不适应立即通知护士,以便及时处理。

(2)拔针后指导患者勿按揉局部,以免影响结果的观察。

(二)皮下注射法

皮下注射法(subcutaneous injection,H)是将少量药液或生物制剂注入皮下组织的方法。

【目的】

(1)注入小剂量药物,用于不宜口服给药而需在一定时间内发生药效时,如胰岛素注射。

(2)预防接种。

(3)局部麻醉用药。

【操作前准备】

1.评估患者并解释

(1)评估:①患者的病情、治疗情况、用药史、过敏史;②患者的意识状态、肢体活动能力、对用药的认知及合作程度;③注射部位的皮肤及皮下组织状况。

(2)解释:向患者及家属解释皮下注射的目的、方法、注意事项、配合要点、药物的作用及不良反应。

2.患者准备

(1)了解皮下注射的目的、方法、注意事项、配合要点、药物作用及其不良反应。

(2)取舒适体位,暴露注射部位。

3.环境准备　清洁、安静、光线适宜,必要时用屏风遮挡患者。

4.护士准备　衣帽整洁、修剪指甲、洗手、戴口罩、戴手套。

5.用物准备

(1)治疗车上层

1)注射盘:内有盛无菌持物钳的无菌容器、皮肤消毒液(2% 的碘酊、75% 酒精或 0.5% 碘伏)、无菌棉签、无菌纱布或棉球、砂轮、弯盘、启瓶器。

2)无菌盘、1～2 ml 注射器、5～6 号针头、药液(按医嘱准备)。

3)医嘱卡。

4)一次性橡胶手套、手消毒液。

(2)治疗车下层:锐器盒、医用垃圾桶、生活垃圾桶。

【操作步骤】

皮下注射法操作步骤见表 131-21。

表131-21 皮下注射法操作步骤

步骤	要点与说明
1.抽吸药液　按医嘱抽吸药液,置于无菌盘内	·严格执行查对制度和无菌操作原则
2.床边核对　携用物至患者床旁,核对患者床号、姓名、腕带	·操作前查对
3.定位消毒　选择注射部位,常规消毒皮肤,待干	·常选择的注射部位有上臂三角肌下缘、两侧腹壁、后背、大腿前侧、外侧等部位(图131-37)
4.核对排气　二次核对,排尽空气	·操作中查对:患者床号、姓名、药名、浓度、剂量、给药方法及时间
5.进针推药　一手绷紧局部皮肤,一手持注射器,以示指固定针栓,针头斜面向上,与皮肤呈30~40°,将针梗的1/2~2/3快速刺入皮下(图131-38)。松开绷紧皮肤的手,抽动活塞,如无回血,缓慢注射药液	·进针角度不宜超过45°,以免刺入肌层 ·确保针头未刺入血管内
6.拔针按压　注射毕,用无菌干棉签轻压针刺处,快速拔针后按压至不出血为止	
7.再次核对	·操作后查对:患者床号、姓名、药名、浓度、剂量、给药方法及时间
8.操作后处理	
(1)协助患者取舒适卧位	
(2)清理用物	·所用物品须按消毒隔离制度处理,对一次性物品应按规定处理
(3)洗手	
(4)记录	·记录注射时间,药物名称、浓度、剂量,患者的反应

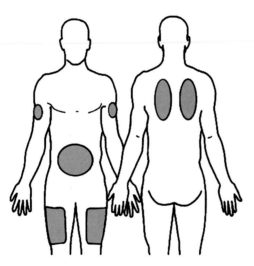
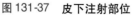

图131-37　皮下注射部位

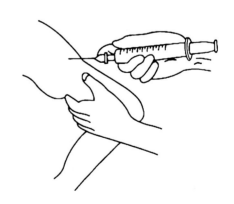

图131-38　皮下注射

【注意事项】

(1)严格执行查对制度和无菌操作原则。

(2)刺激性强的药物不宜用皮下注射。

(3)长期皮下注射者,应有计划地经常更换注射部位,防止局部产生硬结。

(4)过于消瘦者,护士可捏起局部组织,适当减小进针角度。

【健康教育】

对长期自行皮下注射的患者,如胰岛素注射,应让患者建立轮流交替注射部位的计划,经常更换注射部位,以促进药物的充分吸收。

（三）肌内注射法

肌内注射法(intramuscular injection,IM)将一定量药液注入肌肉组织的方法。注射部位一般选择肌肉丰厚且距大血管及神经较远处。其中最常用的部位为臀大肌,其次为臀中肌、臀小肌、股外侧肌及上臂三角肌。

1. 臀大肌注射定位法　臀大肌起自髂后上棘与尾骨尖之间,肌纤维平行向外下方止于股骨上部。坐骨神经起自骶丛神经,自梨状肌下孔出骨盆至臀部,在臀大肌深部,约在坐骨结节与大转子之间中点处下降至股部,其体表投影为自大转子尖至坐骨结节中点向下至腘窝。注射时注意避免损伤坐骨神经。臀大肌注射的定位方法有两种。

（1）十字法:从臀裂顶点向左侧或向右侧划一水平线,然后从髂嵴最高点作一垂线,将一侧臀部分为4 个象限,其外上象限并避开内角(从髂后上棘至股骨大转子连线),即为注射区(图 131-39A)。

（2）连线法:从髂前上棘至尾骨作一连线,其外 1/3 处为注射部位(图 131-39B)。

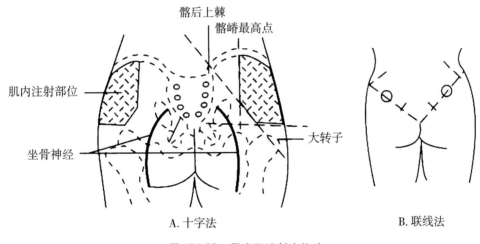

A. 十字法　　　　　　　　　　　B. 联线法

图 131-39　臀大肌注射定位法

2. 臀中肌、臀小肌注射定位法

（1）以示指尖和中指尖分别置于髂前上棘和髂嵴下缘处,在髂嵴、示指、中指之间构成一个三角形区域,其示指与中指构成的内角为注射区(图 131-40)。

（2）髂前上棘外侧三横指处(以患者的手指宽度为准)。

3. 股外侧肌注射定位法　大腿中段外侧。一般成人可取髋关节下10 cm 至膝关节上 10 cm,宽约 7.5 cm 的范围。此处大血管、神经干很少通过,且注射范围较广,可供多次注射,尤适用于 2 岁以下幼儿(图 131-41)。

4. 上臂三角肌注射定位法　上臂外侧,肩峰下 2~3 横指处(图 131-42)。此处肌肉较薄,只可作小剂量注射。

图 131-40　臀中肌、臀小肌注射定位法

【目的】

用于不宜或不能静脉注射且要求比皮下注射更快发生疗效时。

【操作前准备】

1. 评估患者并解释

（1）评估:①患者的病情、治疗情况、用药史、过敏史;②患者的意识状态、肢体活动能力、对用药的认

知及合作程度;③注射部位的皮肤及肌肉组织状况。

（2）解释:向患者及家属解释肌内注射的目的、方法、注意事项、配合要点、药物作用及其不良反应。

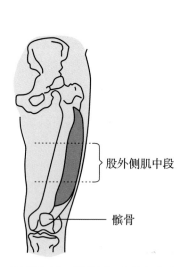

图131-41　股外侧肌注射定位法

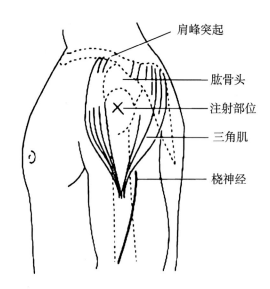

图131-42　上臂三角肌注射定位法

2.患者准备

（1）了解肌内注射的目的、方法、注意事项、配合要点、药物作用及其不良反应。

（2）取舒适体位,暴露注射部位。

3.环境准备　清洁、安静、光线适宜,必要时用屏风遮挡患者。

4.护士准备　衣帽整洁、修剪指甲、洗手、戴口罩、戴手套。

5.用物准备

（1）治疗车上层

1）注射盘:内有盛无菌持物钳的无菌容器、皮肤消毒液(2%的碘酊、75%酒精或0.5%碘伏)、无菌棉签、无菌纱布或棉球、砂轮、弯盘、启瓶器。

2）无菌盘、2~5 ml注射器、6~7号针头、药液(按医嘱准备)。

3）医嘱卡。

4）一次性橡胶手套、手消毒液。

（2）治疗车下层:锐器盒、医用垃圾桶、生活垃圾桶。

【操作步骤】

肌内注射操作步骤见表131-22。

表131-22　肌内注射操作步骤

步骤	要点与说明
1.抽吸药液　按医嘱抽吸药液,置于无菌盘内	·严格执行查对制度和无菌操作原则
2.床边核对腕带　携用物至患者床旁,核对患者床号、姓名、腕带	·操作前查对
3.安置体位或坐位　根据病情不同采取侧卧位、俯卧位、仰卧位	·为使局部肌肉放松,患者侧卧位时上腿伸直,下腿稍弯曲;俯卧位时足尖相对,足跟分开,头偏向一侧;坐位时椅子稍高,便于操作;仰卧位常用于危重及不能翻身患者
4.定位消毒　选择注射部位,常规消毒皮肤,待干	·根据患者病情、年龄、药液性质选择注射部位

续表 131-22

步骤	要点与说明
5. 核对排气　二次核对,排尽空气	·操作中查对:患者床号、姓名、药名、浓度、剂量、给药方法及时间
6. 进针推药　左手拇、示指绷紧局部皮肤,右手以执笔式持注射器,中指固定针栓,将针梗的 1/2～2/3 迅速垂直刺入皮肤,松开绷紧皮肤的手,抽动活塞,如无回血,缓慢注射药液(图 131-43)	·消瘦者及患儿进针深度酌减 ·切勿将针头全部刺入,以防针梗从根部衔接处折断,难以取出 ·确保针头未刺入血管内
7. 拔针按压　注射毕,用无菌干棉签轻压针刺处,快速拔针后按压至不出血为止	
8. 再次核对	·操作后查对:患者床号、姓名、药名、浓度、剂量、给药方法及时间
9. 操作后处理	
(1)协助患者取舒适卧位	
(2)清理用物	·所用物品须按消毒隔离制度处理,对一次性物品应按规定处理
(3)洗手	
(4)记录	·记录注射时间,药物名称、浓度、剂量,患者的反应

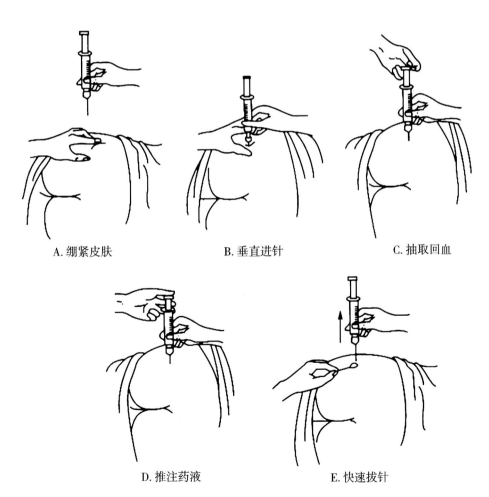

A. 绷紧皮肤　　B. 垂直进针　　C. 抽取回血

D. 推注药液　　E. 快速拔针

图 131-43　肌内注射

【注意事项】

(1)严格执行查对制度和无菌操作原则。

(2)两种或两种以上药物同时注射时,注意配伍禁忌。

(3)对2岁以下婴幼儿不宜选用臀大肌注射,因其臀大肌尚未发育好,注射时有损伤坐骨神经的危险,最好选择股外侧肌、臀中肌和臀小肌注射。

(4)注射中若针头折断,应先稳定患者情绪,并嘱其保持原位不动,固定局部组织,以防断针移位,同时尽快用无菌血管钳夹住断端取出;如断端全部埋入肌肉,应速请外科医师处理。

(5)对需长期注射者,应交替更换注射部位,并选用细长针头,以避免或减少硬结的发生。

【健康教育】

如因长期多次注射出现局部硬结时,教会患者热敷、理疗等处理方法。

(四)静脉注射法

静脉注射法(intravenous injection,IV)是自静脉注入药液的方法。常用的静脉包括以下几种。①四肢浅静脉:上肢常用肘部浅静脉(贵要静脉、肘正中静脉、头静脉)、腕部及手背静脉;下肢常用大隐静脉、小隐静脉及足背静脉(图131-44)。②头皮静脉:小儿头皮静脉极为丰富,分支甚多,互相沟通交错成网且静脉表浅易见,易于固定,方便患儿肢体活动,故患儿静脉注射多采用头皮静脉(图131-45)。③股静脉:股静脉位于股三角区,在股神经和股动脉的内侧(图131-46)。

【目的】

(1)注入药物,用于药物不宜口服、皮下注射、肌内注射或需迅速发挥药效时。

(2)药物因浓度高、刺激性大、量多而不宜采取其他注射方法。

(3)注入药物做某些诊断性检查。

(4)静脉营养治疗。

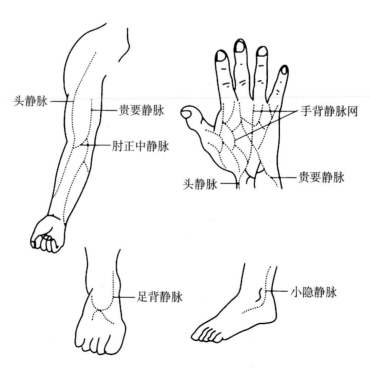

图131-44　四肢浅静脉

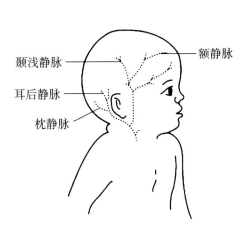

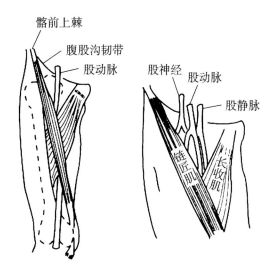

图 131-45　小儿头皮静脉　　　　　　　　图 131-46　股静脉解剖位置

【操作前准备】

1. 评估患者并解释

(1)评估:①患者的病情、治疗情况、用药史、过敏史;②患者的意识状态、肢体活动能力、对用药的认知及合作程度;③穿刺部位的皮肤状况、静脉充盈度及管壁弹性。

(2)解释:向患者及家属解释静脉注射的目的、方法、注意事项、配合要点、药物的作用及不良反应。

2. 患者准备

(1)了解静脉注射的目的、方法、注意事项、配合要点、药物作用及不良反应。

(2)取舒适体位,暴露注射部位。

3. 环境准备　清洁、安静、光线适宜,必要时用屏风遮挡患者。

4. 护士准备　衣帽整洁、修剪指甲、洗手、戴口罩、戴手套。

5. 用物准备

(1)治疗车上层

1)注射盘:内有无菌持物钳、皮肤消毒液(2%的碘酊、75%酒精或0.5%碘伏)、无菌棉签、无菌纱布或棉球、砂轮、弯盘、启瓶器、止血带、一次性垫巾、胶布。

2)无菌盘、注射器(规格视药量而定)、6~9号针头、药液(按医嘱准备)。

3)医嘱卡。

4)一次性橡胶手套、无菌手套(股静脉注射使用)、手消毒液。

(2)治疗车下层:锐器盒、医用垃圾桶、生活垃圾桶。

【操作步骤】

静脉注射法操作步骤见表131-23。

表 131-23　静脉注射法操作步骤

步骤	要点与说明
1. 抽吸药液　按医嘱抽吸药液,置于无菌盘内	·严格执行查对制度和无菌操作原则
2. 床边核对　携用物至患者床旁,核对患者床号、姓名、腕带	·操作前查对
3. 实施注射	
▲四肢浅静脉注射	

续表 131-23

步骤	要点与说明
(1)定位消毒:选择合适静脉,在穿刺部位下方放置一次性垫巾,在穿刺部位上方(近心端)约6 cm处扎紧止血带,常规消毒皮肤,待干	·选择粗直、弹性好、易于固定的静脉,避开关节和静脉瓣 ·以手指探明静脉走向及深浅 ·对需长期注射者,应有计划地由小到大,由远心端到近心端选择静脉
(2)核对排气:二次核对,排尽空气	·操作中查对:患者床号、姓名、药名、浓度、剂量、给药方法及时间
(3)进针穿刺:嘱患者轻握拳,以左手拇指绷紧静脉下端皮肤,使其固定。右手持注射器,示指固定针栓(若使用头皮针,手持头皮针小翼),针头斜面向上,与皮肤呈15°~30°,自静脉上方或侧方刺入皮下,再沿静脉走向滑行刺入静脉(图131-47),见回血,可再沿静脉走行进针少许	·穿刺时应沉着,切勿乱刺,一旦出现局部血肿,立即拔出针头,按压局部,另选其他静脉重新穿刺
(4)两松固定:松开止血带,患者松拳,固定针头(如为头皮针,用胶布固定)	
(5)推注药液:缓慢推注药液,注药过程中要试抽回血,以检查针头是否仍在静脉内(图131-48)	·注射对组织有强烈刺激性的药物,穿刺时应使用抽有生理盐水的注射器及针头,注射穿刺成功后,先注入少量生理盐水,证实针头确在静脉内,再换上抽有药液的注射器进行推药(针头不换),以免药液外溢而致组织坏死 ·根据患者年龄、病情及药物性质,掌握注药速度,并随时听取患者主诉,观察局部情况及病情变化
(6)拔针按压:注射毕,用无菌干棉签轻压针刺处,快速拔针后按压至不出血为止	
▲小儿头皮静脉注射	
(1)安置体位:患儿取仰卧或侧卧位	
(2)定位消毒:选择合适头皮静脉,常规消毒皮肤,待干	·必要时剃去注射部位毛发
(3)核对排气:二次核对,排尽空气	·操作中查对:患者床号、姓名、药名、浓度、剂量、给药方法及时间
(4)穿刺注射:由助手固定患儿头部。术者左手拇、示指固定静脉两端,右手持头皮针小翼,沿静脉向心方向平行刺入,见回血后推药少许。如无异常,用胶布固定针头,缓慢注射药液	·注射过程中注意约束患儿,防止其抓拽注射部位 ·注药过程中要试抽回血,以检查针头是否仍在静脉内 ·如有局部疼痛或肿胀隆起,回抽无回血,提示针头滑出静脉,应拔出针头,更换部位,重新穿刺
(5)拔针按压:注射毕,用无菌干棉签轻压针刺处,快速拔针后按压至不出血为止	
▲股静脉注射	
(1)安置体位:协助患者取仰卧位,下肢伸直略外展外旋	
(2)定位消毒:在腹股沟中内1/3交界处,用左手触得股动脉搏动最明显处,股静脉位于股动脉内侧0.5 cm处,常规消毒局部皮肤,左手戴无菌手套	
(3)核对排气:二次核对,排尽空气	·操作中查对:患者床号、姓名、药名、浓度、剂量、给药方法及时间

续表131-23

步骤	要点与说明
(4)穿刺注射:左手再次扪及股动脉搏动最明显部位并予固定。右手持注射器,针头与皮肤呈90°或45°,在股动脉内侧0.5 cm处刺入,抽动活塞见有暗红色回血,提示针头已进入股静脉,固定针头,注入药液	·如抽出血液为鲜红色,提示针头进入股动脉,应立即拔出针头,用无菌纱布紧压穿刺处5~10 min,直至无出血为止
(5)拔针按压:注射毕,拔出针头。局部用无菌纱布加压止血3~5 min,然后用胶布固定	·以免引起出血或形成血肿
4. 再次核对	·操作后查对:患者床号、姓名、药名、浓度、剂量、给药方法及时间
5. 操作后处理	
(1)协助患者取舒适卧位	
(2)清理用物	
(3)洗手	
(4)记录	·记录注射时间,药物名称、浓度、剂量,患者的反应

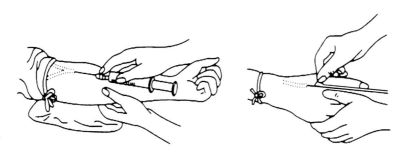

图131-47 静脉注射进针法

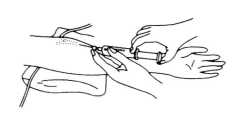

图131-48 静脉注射推药法

【注意事项】

(1)严格执行查对制度和无菌操作制度。

(2)长期静脉注射者要保护血管,应有计划地由远心端向近心端选择静脉。

(3)注射对组织有强烈刺激性的药物,一定要在确认针头在静脉内后方可推注药液,以免药液外溢导致组织坏死。

(4)股静脉注射时如误入股动脉,应立即拔出针头,用无菌纱布紧压穿刺处5~10 min,直至无出血为止。

(5)根据病情及药物性质,掌握推药速度,若需要长时间、微量、均匀、精确地注射药物,有条件的医院可选用微量注射泵,更为安全可靠。

三、氧气雾化吸入法

【目的】

1. 湿化气道　常用于呼吸道湿化不足、痰液黏稠、气道不畅者,也可作为气管切开术后常规治疗手段。

2. 控制感染　消除炎症,控制呼吸道感染。常用于咽喉炎、支气管扩张、肺炎、肺脓肿、肺结核等患者。

3. 改善通气　解除支气管痉挛,保持呼吸道通畅。常用于支气管哮喘等患者。

4. 祛痰镇咳　减轻呼吸道黏膜水肿,稀释痰液,帮助祛痰。

【操作前准备】

1. 评估患者并解释

(1) 评估:①患者的病情、治疗情况、用药史、过敏史;②患者的意识状态、肢体活动能力、对用药的认知及合作程度;③呼吸道是否通畅、面部及口腔黏膜有无感染、溃疡等。

(2) 解释:向患者及家属解释超声波雾化吸入法的目的、方法、注意事项及配合要点。

2. 患者准备

(1) 患者了解超声波雾化吸入法的目的、方法、注意事项及配合要点。

(2) 取卧位或坐位接受雾化治疗。

3. 环境准备　环境清洁、安静,光线、温湿度适宜。

4. 护士准备　衣帽整洁、修剪指甲、洗手、戴口罩。

5. 用物准备

(1) 治疗车上层:氧气雾化吸入器、氧气装置一套(湿化瓶勿放水)、弯盘、药液(遵医嘱准备)、生理盐水。

(2) 治疗车下层:锐器盒、医用垃圾桶、生活垃圾桶。

【操作步骤】

氧气雾化吸入操作步骤见表131-24。

表 131-24　氧气雾化吸入操作步骤

步骤	要点与说明
1. 检查　使用前检查雾化器各部件是否完好,有无松动、脱落、漏气等异常情况	
2. 加药　遵医嘱将药液稀释至 5 ml,注入雾化器的药杯内	
3. 核对　携用物至患者床旁,核对患者床号、姓名、腕带	·操作前查对
4. 连接　将雾化器的接气口连接于氧气筒或中心吸氧装置的输氧管上	·氧气湿化瓶内勿放水,以免液体进入雾化吸入器内
5. 调节　调节氧流量,一般为 6 ~ 8 L/min	
6. 二次核对	·操作中查对:患者床号、姓名、药名、浓度、剂量、给药方法及时间
7. 开始雾化　指导患者手持雾化器,将吸嘴放入口中紧闭嘴唇深吸气,用鼻呼气,如此反复,直至药液吸完为止	·深吸气,使药液充分到达细支气管和肺内,可提高治疗效果

续表 131-24

步骤	要点与说明
8.再次核对	·操作后查对:患者床号、姓名、药名、浓度、剂量、给药方法及时间
9.结束雾化　取出雾化器,关闭氧气开关	
10.操作后处理	
(1)协助患者擦干面部,清洁口腔,取舒适卧位,整理床单位	
(2)清理用物	
(3)洗手,记录	·记录雾化开始与持续时间,患者的反应及效果

【注意事项】

(1)正确使用供氧装置,注意用氧安全,室内应避免火源。

(2)氧气湿化瓶内勿盛水,以免液体进入雾化器内使药液稀释影响疗效。

(3)观察及协助排痰:注意观察患者痰液排出情况,如痰液仍未咳出,可予以拍背、吸痰等方法协助排痰。

【健康教育】

(1)向患者介绍氧气雾化吸入器的作用原理并教会其正确的使用方法。

(2)教给患者深呼吸的方法及用深呼吸配合雾化的方法。

第六节　静脉输液与输血技术

一、静脉输液技术

【目的】

(1)补充水分及电解质,预防和纠正水、电解质及酸碱平衡紊乱。常用于各种原因引起的脱水、酸碱平衡失调患者,如腹泻、剧烈呕吐、大手术后的患者。

(2)增加循环血量,改善微循环,维持血压及微循环灌注量。常用于严重烧伤、大出血、休克等患者。

(3)供给营养物质,促进组织修复,增加体重,维持正氮平衡。常用于慢性消耗性疾病、胃肠道吸收障碍及不能经口进食(如昏迷、口腔疾病)的患者。

(4)输入药物,治疗疾病。如输入抗生素控制感染;输入解毒药物达到解毒作用;输入脱水剂降低颅内压等。

【操作前准备】

1.评估患者并解释

(1)评估:患者的年龄、病情、意识状态及营养状况等;心理状态及配合程度;穿刺部位的皮肤、血管状况及肢体活动度。

(2)解释:向患者及家属解释输液的目的、方法、注意事项及配合要点。

2.患者准备

(1)了解静脉输液的目的、方法、注意事项及配合要点。

（2）输液前排尿或排便。

（3）取舒适卧位。

3. 环境准备　整洁、安静、舒适、安全。

4. 护士准备　衣帽整洁、修剪指甲、洗手、戴口罩。

5. 用物准备

（1）治疗车上层：注射盘用物一套、弯盘、液体及药物（按医嘱准备）、加药用注射器及针头、止血带、胶布（或输液敷贴）、静脉小垫枕、一次性治疗巾、瓶套、砂轮、开瓶器、输液器一套、输液贴、输液卡、输液记录单、手消毒液。静脉留置针输液法需另备静脉留置针一套、封管液（无菌生理盐水或稀释肝素溶液）。

（2）治疗车下层：锐器收集盒、生活垃圾桶、医用垃圾桶。

（3）其他：输液架，必要时备小夹板、棉垫及绷带、输液泵。

【操作步骤】

静脉输液操作步骤见表131-25。

表131-25　静脉输液操作步骤

步骤	要点与说明
▲头皮针静脉输液法	
1. 核对并检查药物	
（1）核对药液瓶签（药名、浓度、剂量）及给药时间和给药方法	·操作前查对：根据医嘱严格执行查对制度，避免差错事故发生
（2）检查药液的质量	·检查药液是否过期，瓶盖有无松动，瓶身有无裂痕。将输液瓶上下摇动，对光检查药液有无混浊、沉淀及絮状物等
2. 加药	
（1）套上瓶套	
（2）用开瓶器启开输液瓶铝盖的中心部分，常规消毒瓶塞	·消毒范围至铝盖下端瓶颈部 ·若为袋状液体，则取下袋口处的"拉环"，并常规消毒
（3）按医嘱加入药物	·加入的药物应合理分配，并注意药物之间的配伍禁忌
（4）根据病情需要有计划地安排输液顺序	
3. 填写、粘贴输液贴　根据医嘱（输液卡上的内容）填写输液贴，并将填好的输液贴倒贴于输液瓶上	·注意输液贴勿覆盖原有的标签 ·若是机打的输液贴，应进行核对
4. 插输液器　检查输液器质量，无问题后取出输液器，将输液器的插头插入瓶塞直至插头根部，关闭调节器	·检查输液器是否过期，包装有无破损 ·插入时注意保持无菌
5. 核对患者　携用物至患者床旁，核对患者床号、姓名、腕带，再次洗手	·操作前查对：保证将正确的药物给予正确的患者，避免差错事故的发生
6. 排气	
（1）将输液瓶挂于输液架上	·高度适中，保证液体压力超过静脉压，以促使液体进入静脉
（2）倒置墨菲滴管，使输液瓶内的液体流出。当墨菲管内的液面达到滴管的1/2～2/3满时，迅速转正滴管，打开调节器，使液平面缓慢下降，直至排尽导管和针头内的空气（图131-49）	·输液前排尽输液管及针头内的气体，防止发生空气栓塞

续表 131-25

步骤	要点与说明
(3)将输液管末端放入输液器包装袋内,置于治疗盘中	·保证输液装置无菌
7.选择穿刺部位　将静脉小垫枕置于穿刺肢体下,铺治疗巾,在穿刺点上方6~8 cm处扎止血带,选择穿刺血管,松开止血带	·根据选择静脉的原则选择穿刺部位 ·注意使止血带的尾端向上 ·止血带的松紧度以能阻断静脉血流而不阻断动脉血流为宜 ·如果静脉充盈不良,可以采取下列方法:按摩血管;嘱患者反复进行握、松拳几次;用手指轻拍血管等
8.消毒皮肤　按常规消毒穿刺部位的皮肤,消毒范围大于5 cm,待干,备胶布	·保证穿刺点及周围皮肤的无菌状态,防止感染
9.二次核对　核对患者床号、姓名、腕带,所用药液的药名、浓度、剂量及给药时间和给药方法	
10.静脉穿刺	
(1)再次扎止血带	
(2)嘱患者握拳	·使静脉充盈
(3)再次排气	·确保穿刺前滴管下端输液管内无气泡 ·注意排液于弯盘内
(4)穿刺:取下护针帽,按静脉注射法穿刺。见回血后,将针头与皮肤平行再进入少许	·沿静脉走行进针,防止刺破血管 ·见回血后再进针少许可以使针头斜面全部进入血管内
11.固定　用右手拇指固定好针柄,松开止血带,嘱患者松拳,打开调节器。待液体滴入通畅、患者无不舒适后,用输液敷贴(或胶布)固定针柄,固定针眼部位,最后将针头附近的输液管环绕后固定(图131-50),必要时用夹板固定关节	·固定可防止由于患者活动导致针头刺破血管或滑出血管外 ·覆盖穿刺部位以防污染 ·将输液管环绕后固定可以防止牵拉输液针头
12.调节滴速　根据患者年龄、病情及药液的性质调节输液滴速	·通常情况下,成人40~60 gtt/min,儿童20~40 gtt/min; ·目前临床常用的输液器的滴注系数20,因此,成人输液滴数应为55~80 gtt/min
13.再次核对　核对患者的床号、姓名、腕带,药物名称、浓度、剂量,给药时间和给药方法	·操作后查对:避免差错事故的发生
14.操作后处理	
(1)安置卧位:撤去治疗巾,取出止血带和小垫枕,协助患者取舒适卧位	
(2)将呼叫器放于患者易取处	
(3)整理用物,洗手	
(4)记录	·在输液记录单上记录输液开始的时间、滴入药液的种类、滴速、患者的全身及局部状况,并签全名
15.更换液体　如果多瓶液体连续输入,则在第一瓶液体输尽前开始准备第二瓶液体	·持续输液应及时更换输液瓶,以防空气进入导致空气栓塞
(1)核对第二瓶液体,确保无误	·更换输液瓶时,注意严格无菌操作,防止污染
(2)除去第二瓶液体铝盖中心部分,常规消毒	·若为袋状液体,则取下袋口处的"拉环",并常规消毒

续表 131-25

步骤	要点与说明
(3)确认滴管中的高度至少 1/2 满,拔出第一瓶内输液插头,迅速插入第二瓶内	·对需要 24 h 持续输液者,应每日更换输液器。更换时应严格无菌操作
(4)检查滴管液面高度是否合适、输液管中有无气泡,待滴注通畅后方可离去	
16.输液完毕后的处理	
(1)确认全部液体输入完毕后,关闭输液器,轻揭输液敷贴(或胶布),用无菌干棉签或无菌棉球轻压穿刺点上方,快速拔针,局部按压 1～2 min(至无出血为止)。将头皮针头和输液插头剪至锐器收集盒中	·输液完毕后及时拔针,以防空气进入导致空气栓塞 ·拔针时勿用力按压局部,以免引起疼痛;按压部位应稍靠皮肤穿刺点以压迫静脉进针点,防止皮下出血 ·防止针刺伤
(2)协助患者适当活动穿刺肢体,并协助取舒适卧位	
(3)整理床单位,清理用物	
(4)洗手,做好记录	·记录输液结束的时间,液体和药物滴入的总量,患者有无全身和局部反应
▲静脉留置针输液法	·可保护静脉,减少因反复穿刺造成的痛苦和血管损伤,保持静脉通道畅通,利于抢救和治疗。适用于需长期输液、静脉穿刺较困难的患者
1.同头皮针静脉输液法 1～6	
2.连接留置针与输液器	
(1)打开静脉留置针及肝素帽或可来福接头外包装	·打开外包装前注意检查有效期及有无破损,针头斜面有无倒钩,导管边缘是否粗糙
(2)手持外包装将肝素帽或可来福接头对接在留置针的侧管上	·连接时注意严格无菌操作
(3)将输液器与肝素帽或可来福接头连接	
3.排气　打开调节器,将套管针内的气体排于弯盘中,关闭调节器,将留置针放回留置针盒内	
4.选择穿刺部位　将小垫枕置于穿刺肢体下,铺治疗巾,在穿刺点上方 8～10 cm 处扎止血带	·同"头皮针静脉输液法"步骤7的"要点与说明"
5.消毒皮肤　按常规消毒穿刺部位的皮肤,消毒直径大于 5 cm,待干,备胶布及透明胶布,并在透明胶布上写上日期和时间	·保证穿刺点及周围皮肤的无菌状态,防止感染 ·标记日期和时间,为更换套管针提供依据
6.二次核对　二次核对患者的床号、姓名、腕带,药物名称、浓度、剂量,给药时间和给药方法	·操作中查对:避免差错事故的发生
7.静脉穿刺	
(1)取下针套,旋转松动外套管(转动针芯)(图131-51)	·防止套管与针芯粘连
(2)右手拇指与示指夹住两翼,再次排气于弯盘中	
(3)进针:嘱患者握拳,绷紧皮肤,固定静脉,右手持留置针,在血管的上方,使针头与皮肤呈 15°～30°角进针。见回血后压低角度(放平针翼),顺静脉走行再继续进针 0.2 cm	·固定静脉便于穿刺,并可减轻患者的疼痛
(4)送外套管:左手持 Y 接口,右手后撤针芯约 0.5 cm,持针座将针芯与外套管一起送入静脉内	·避免针芯刺破血管 ·确保外套管在静脉内

续表131-25

步骤	要点与说明
(5)撤针芯:左手固定两翼,右手迅速将针芯抽出放于锐器收集盒中	·避免将外套管带出 ·将针芯放入锐器收集盒中,防止刺破皮肤
8.固定	
(1)松开止血带,打开调节器,嘱患者松拳	·使静脉恢复通畅
(2)用无菌透明敷贴对留置针管作密闭式固定,用注明置管日期和时间的透明胶布固定三叉接口,再用胶布固定插入肝素帽内的输液器针头及输液管(图131-52)	·固定牢固,避免过松或过紧 ·用无菌透明敷贴是避免穿刺点及周围被污染,而且便于观察穿刺点的情况
9.调节滴速　根据患者的年龄、病情及药物性质调节滴速	·同"头皮针静脉输液法"步骤12的"要点与说明"
10.再次核对　核对患者的床号、姓名、腕带、药物 名称、浓度、剂量,给药时间和给药方法	·操作后查对:避免差错事故的发生
11.操作后处理	
(1)安置卧位:撤去治疗巾,取出止血带和小垫枕,整理床单位,协助患者取舒适卧位	
(2)将呼叫器放于患者易取处	
(3)整理用物,洗手	
(4)记录	·在输液记录单上记录输液的时间、滴入药液的种类、滴速、患者的全身及局部状况,并签全名
12.封管　输液完毕,需要封管	·封管可以保证静脉输液管道的通畅,并可以将残留的刺激性药液冲入血流,避免刺激局部血管 ·若使用可来福接头,则不需封管(因其能维持正压状态)
(1)拔出输液器针头	·边推注边退针,直至针头完全退出为止,确保正压封管
(2)常规消毒静脉帽的胶塞	
(3)用注射器向静脉帽内注入封管液	·常用的封管液有:①无菌生理盐水,每次用5~10 ml,每隔6~8 h重复冲管一次。②稀释肝素溶液,每毫升生理盐水含肝素10~100 U,每次用量2~5 ml
13.再次输液的处理	
(1)常规消毒静脉帽胶塞	·注意无菌操作
(2)将静脉输液针头插入静脉帽内完成输液	
14.输液完毕后的处理	·输液完毕后及时拔针,以防空气进入导致空气栓塞
(1)关闭调节器	
(2)揭开胶布及无菌敷贴	
(3)用无菌干棉签或无菌棉球轻压穿刺点上方,快速拔出套管针,局部按压至无出血为止	·拔针时勿用力按压局部,以免引起疼痛;按压部位应稍靠皮肤穿刺点以压迫静脉进针点,防止皮下出血
(4)将静脉输液针头和输液器插头剪至锐器收集盒中	
(5)协助患者适当活动穿刺肢体,并协助取舒适卧位	
(6)整理床单位,清理用物	
(7)洗手,做好记录	·记录输液结束的时间,液体和药物滴入的总量,患者有无全身和局部反应

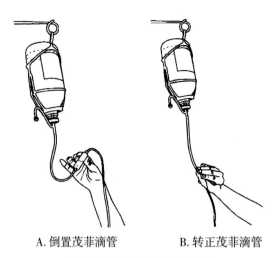

A. 倒置茂菲滴管　　　　　　B. 转正茂菲滴管

图 131-49　静脉输液排气法

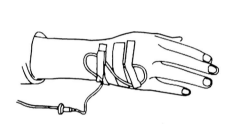

图 131-50　胶布固定法

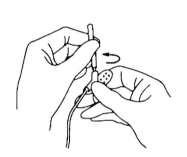

图 131-51　旋转松动外套管

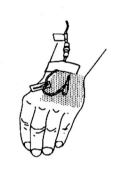

图 131-52　静脉留置针固定法

【注意事项】

（1）严格执行无菌操作及查对制度，预防感染及差错事故的发生。

（2）根据病情需要合理安排输液顺序，并根据治疗原则，按急、缓及药物半衰期等情况合理分配药物。

（3）对需要长期输液的患者，要注意保护和合理使用静脉，一般从远端小静脉开始穿刺（抢救时可例外）。

（4）输液前要排尽输液管及针头内的空气，药液滴尽前要及时更换输液瓶（袋）或拔针，严防造成空气栓塞。

（5）注意药物的配伍禁忌，对于刺激性或特殊药物，应在确认针头已刺入静脉内时再输入。

（6）严格掌握输液的速度。对有心、肺、肾疾病的患者，老年患者、婴幼儿以及输注高渗、含钾或升压药液的患者，要适当减慢输液速度；对严重脱水、心肺功能良好者可适当加快输液速度。

（7）输液过程中要加强巡视，注意观察下列情况：

1）滴入是否通畅，针头或输液管有无漏液，针头有无脱出、阻塞或移位，输液管有无扭曲、受压。

2）有无溶液外溢，注射局部有无肿胀或疼痛。有些药物如甘露醇、去甲肾上腺素等外溢后会引起局部组织坏死，如发现上述情况，应立即停止输液并通知医师予以处理。

3）密切观察患者有无输液反应，如患者出现心悸、畏寒、持续性咳嗽等情况，应立即减慢或停止输液，并通知医师，及时处理。每次观察巡视后，应做好记录（记录在输液巡视卡或护理记录单上）。

（8）若采用静脉留置针输液法，要严格掌握留置时间。一般静脉留置针可以保留 3～5 d，最好不要超过 7 d。严格按照产品说明执行。

【健康教育】

(1)向患者说明年龄、病情及药物性质是决定输液速度的主要因素,嘱患者不可自行随意调节输液滴速以免发生意外。

(2)向患者介绍常见输液反应的症状及防治方法,告知患者一旦出现输液反应的表现,应及时使用呼叫器。

(3)对于需要长期输液的患者,护士应做好患者的心理护理,消除其焦虑和厌烦情绪。

二、静脉输血技术

【目的】

详见输血的目的。

【操作前准备】

1. 评估患者并解释

(1)评估:①病情、治疗情况(作为合理输血的依据);②血型、输血史及过敏史(作为输血时查对及用药的参考);③心理状态及对输血相关知识的了解程度(为心理护理及健康教育提供依据);④穿刺部位皮肤、血管状况,根据病情、输血量、年龄选择静脉,避开破损、发红、硬结、皮疹等部位的血管,一般采用四肢浅静脉,急症输血时多采用肘部静脉,周围循环衰竭时,可采用颈外静脉或锁骨下静脉。

(2)解释:向患者及家属解释输血的目的、方法、注意事项及配合要点。

2. 患者准备

(1)了解输血的目的、方法、注意事项和配合要点。

(2)排空大小便,取舒适卧位。

3. 环境准备　整洁、安静、舒适、安全。

4. 护士准备　衣帽整洁、修剪指甲、洗手、戴口罩。

5. 用物准备

(1)间接静脉输血法:同密闭式输液法,仅将一次性输液器换为一次性输血器(滴管内有滤网,可去除大的细胞碎屑和纤维蛋白等微粒,而血细胞、血浆等均能通过滤网;静脉穿刺针头为 9 号针头)。

(2)直接静脉输血法:同静脉注射,另备 50 ml 注射器及针头数个(根据输血量多少而定)、3.8% 枸橼酸钠溶液、血压计袖带。

(3)生理盐水、血液制品(根据医嘱准备)、一次性手套。

【操作步骤】

静脉输血操作步骤见表 131-26。

表 131-26　静脉输血操作步骤

步骤1	要点与说明
▲间接输血法(indirect transfusion)	·将抽出的供血者的血液,按静脉输液法输给患者的方法
1. 再次检查核对　将用物携至患者床旁,与另一位护士一起再次核对患者床号、姓名、腕带性别、年龄、住院号、病室/门急诊、血型、血液有效期、配血试验结果以及保存血的外观	·严格执行查对制度,避免差错事故的发生 ·按取血时的查对内容逐项进行核对和检查,确保无误
2. 建立静脉通道　按静脉输液法建立静脉通道,输入少量生理盐水	·在输入血液前先输入少量生理盐水,冲洗输血器管道
3. 摇匀血液　以手腕旋转动作将血袋内的血液轻轻摇匀	·避免剧烈震荡,以防止红细胞破坏

续表 131-26

步骤	要点与说明
4.连接血袋进行输血　戴手套,打开储血袋封口,常规消毒或用安尔碘消毒开口处塑料管,将输血器针头从生理盐水瓶上拔下,插入输血器的输血接口,缓慢将储血袋倒挂于输液架上	·戴手套是为了医务人员自身的保护 ·输血袋若为双插头,则用锁扣锁住生理盐水通路(或用止血钳夹住生理盐水通路),打开另一输血通路开始输血
5.操作后查对	·核对患者床号、姓名、腕带性别、年龄、住院号、病室/门急诊、血型、血液有效期、配血试验结果以及保存血的外观
6.控制和调节滴速　开始输入时速度宜慢,观察 15 min 左右,如无不良反应后再根据病情及年龄调节滴速	·开始滴速不要超过 20 滴/min ·成人一般 40~60 滴/min,儿童酌减
7.操作后处理	
(1)安置卧位:撤去治疗巾,取出止血带和一次性垫巾,整理床单位,协助患者取舒适卧位	
(2)将呼叫器放于患者易取处	·告知患者如有不适及时使用呼叫器通知护士
(3)整理用物,洗手	
(4)记录	·在输血卡上记录输血的时间、滴速、患者的全身及局部情况,并签全名
8.续血时的处理　连续输用不同供血者的血液时,前一袋血输尽后,用生理盐水冲洗输血器,再接下一袋血继续输注	·两袋血之间用生理盐水冲洗是为了避免两袋血之间发生反应 ·如为双插头血袋,则用锁扣锁住输血通路(或用止血钳夹住输血通路),打开生理盐水通路开始滴入生理盐水 ·输完血的血袋要保留,以备出现输血反应时查找原因
9.输血完毕后的处理	
(1)用上述方法继续滴入生理盐水,直到将输血器内的血液全部输入体内再拔针	·最后滴入生理盐水是保证输血器内的血液全部输入体内,保证输血量准确
(2)同密闭式输液法步骤 16(1)~(3)	
(3)输血袋及输血器的处理:输血完毕后,用剪刀将输血器针头剪下放入锐器收集盒中;将输血管道放入医用垃圾桶中;将输血袋送至输血科保留 24 h	·同密闭式输液法 ·避免针刺伤的发生 ·以备患者在输血后发生输血反应时检查分析原因
(4)洗手,记录	·记录的内容包括:输血时间、种类、血量、血型、血袋号(储血号),有无输血反应
▲直接输血法(direct transfusion)	·将供血者的血液抽出后立即输给患者的方法。适用于无库存血而患者又急需输血及婴幼儿的少量输血时
1.准备卧位　请供血者和患者分别卧于相邻的两张床上,露出各自供血或受血的一侧肢体	·方便操作
2.核对　认真核对供血者和患者的姓名、血型及交叉配血结果	·严格执行查对制度,避免差错事故发生
3.抽取　抗凝剂用备好的注射器抽取一定量的抗凝剂	·避免抽出的血液凝固 ·一般 50 ml 血中需加入 3.8% 枸橼酸钠溶液 5 ml
4.抽、输血液	
(1)将血压计袖带缠于供血者上臂并充气	·使静脉充盈,易于操作 ·压力维持在 13.3 kPa(100 mmHg)左右
(2)选择穿刺静脉,常规消毒皮肤	·一般选择粗大静脉,常用肘正中静脉

续表 131-26

步骤	要点与说明
(3)用加入抗凝剂的注射器抽取供血者的血液,然后立即行静脉注射将抽出的血液输给患者	·抽、输血液时需 3 人配合:一人抽血,一人传递,另一人输注,如此连续进行 ·从供血者血管内抽血时不可过急过快,注意观察其面色、血压等变化,并询问有无不适 ·推注速度不可过快,随时观察患者的反应 ·连续抽血时,不必拔出针头,只需更换注射器,在抽血间期放松袖带,并用手指压迫穿刺部位前端静脉,以减少出血
5. 输血完毕后的处理	
(1)输血完毕,拔出针头,用无菌纱布块按压穿刺点至无出血	
(2)同密闭式输液法步骤 16(2)~(4)	·同密闭式输液 ·记录的内容包括:输血时间、血量、血型、有无输血反应

【注意事项】

(1)在取血和输血过程中,要严格执行无菌操作及查对制度。在输血前,一定要由两名护士根据需查对的项目再次进行查对,避免差错事故的发生。

(2)输血前后及两袋血之间需要滴注少量生理盐水,以防发生不良反应。

(3)血液内不可随意加入其他药品,如钙剂、酸性及碱性药品、高渗或低渗液体,以防血液凝集或溶解。

(4)输血过程中,一定要加强巡视,观察有无输血反应的征象,并询问患者有无任何不适反应。一旦出现输血反应,应立刻停止输血,并按输血反应进行处理。

(5)严格掌握输血速度,对年老体弱、严重贫血、心力衰竭患者应谨慎,滴速宜慢。

(6)对急症输血或大量输血患者可行加压输血,输血时可直接挤压血袋、卷压血袋输血或应用加压输血器等。加压输血时,护士须在床旁守护,输血完毕时及时拔针,避免发生空气栓塞反应。

(7)输完的血袋送回输血科保留 24 h,以备患者在输血后发生输血反应时检查分析原因。

【健康教育】

(1)向患者说明输血速度调节的依据,告知患者勿擅自调节滴速。

(2)向患者介绍常见输血反应的症状和防治方法。并告知患者,一旦出现不适症状,应及时使用呼叫器。

(3)向患者介绍输血的适应证和禁忌证。

(4)向患者介绍有关血型的知识及做血型鉴定及交叉配血试验的意义。

第七节　常用急救技术

一、心肺复苏术

【目的】

(1)通过实施基础生命支持技术,建立患者的循环、呼吸功能。

(2)保证重要脏器的血液供应,尽快促进心跳、呼吸功能的恢复。

【操作步骤】

心肺复苏操作步骤见表131-27。

表131-27　心肺复苏操作步骤

步骤	要点与说明
1.确认现场安全	·确保现场对施救者和患者均是安全的
2.识别心搏骤停　双手轻拍患者,并在患者耳边大声呼唤,无呼吸或仅有喘息,10 s内可同时检查呼吸和脉搏	·检查患者有无反应 ·即呼吸不正常 ·触摸脉搏一般不少于5 s,不多于10 s
3.启动应急反应系统　呼叫旁人帮忙/(如果适用)通过移动通信设备	·如在院内第一时间启动院内应急系统;自取或请他人取得AED及急救设备
4.启动复苏	
(1)如没有正常呼吸,有脉搏,给予人工呼吸,每5~6 s 1次呼吸,或每分钟10~12次	·如果2 min后,仍未启动应急反应系统,则启动 ·继续人工呼吸:约每2 min检查一次脉搏,如果没有脉搏,开始心肺复苏
(2)没有呼吸(或仅有喘息)无脉搏,启动心肺复苏	
5.摆放体位　仰卧位于硬板床或地上,如是卧于软床上的患者,其肩背下需垫心脏按压板,去枕头后仰	·注意避免随意移动患者;该体位有助于胸外心脏的有效性;避免误吸,有助于呼吸
6.解开衣领口、领带、围巾及腰带	
7.胸外心脏按压术(单人法)	
(1)抢救者站在或跪于患者一侧	
(2)按压部位及手法:以两乳头中点为按压点;定位手掌根部接触患者胸部皮肤,另一手搭在定位手手背上,双手重叠,十指交叉相扣,定位手的5个手指翘起(图131-53)	·间接压迫左右心室,以替代心脏的自主收缩;部位应准确,避免偏离胸骨而引起肋骨骨折
(3)按压方法:双肘关节伸直,依靠操作者的体重、肘及臂力,有节律地垂直施加压力;每次按压后迅速放松,放松时手掌根不离开胸壁使胸廓充分回弹(图131-54)	·按压力量适度,姿势正确,两肘关节固定不动,双肩位于双手臂的正上方。施救者必须避免在按压间隙倚靠在患者身上,迅速解除压力,使胸骨自然复位
(4)按压深度:成人5~6 cm(即不少于5 cm,也不超过6 cm),儿童、婴儿至少胸部前后径的1/3,儿童大约5 cm,婴儿大约4 cm	
(5)按压频率:每分钟100~120次	·按压有效性判断:①能扪及大动脉(股、颈动脉)搏动,血压维持在8 kPa(60 mmHg)以上;②口唇、面色、甲床等颜色由发绀转为红润;③室颤波由细小变为粗大,甚至恢复窦性心律;④瞳孔随之缩小,有时可有对光反应;⑤呼吸逐渐恢复;⑥昏迷变浅,出现反射或挣扎
8.人工呼吸	
(1)开放气道:清除口腔、气道内分泌物或异物,有义齿者应取下	·有利于呼吸道畅通,可在胸外心脏按压前快速进行
(2)开放气道方法	·使舌根上提,解除舌后坠保持呼吸道畅通

续表 131-27

步骤	要点与说明
1)仰头提颏法:抢救者一手的小鱼际置于患者前额,用力向后压使其头部后仰,另一手示指、中指置于患者的下颌骨下方,将颏部向前上抬起(图 131-55)	·注意手指不要压向颏下软组织深处,以免阻塞气道
2)仰头抬颈法:抢救者一手抬起患者颈部,另一手以小鱼际部位置于患者前额,使其头后仰,颈部上托(图 131-56)	·头、颈部损伤患者禁用
3)双下颌上提法:抢救者双肘置患者头部两侧,持双手食、中、无名指放在患者下颌角后方,向上或向后抬起下颌(图 132-57)	·患者头保持正中位,不能使头后仰,不可左右扭动;适用于怀疑有颈部损伤患者
(3)人工呼吸频率:每 5~6 s 1 次呼吸,按压与人工呼吸的比为 30:2	·给予患者足够的通气,每次须使胸廓隆起
1)口对口人工呼吸法	·首选方法
a.在患者口鼻盖一单层纱布/隔离膜	·为防止交叉感染
b.抢救者用保持患者头后仰的拇指和示指捏住患者鼻孔	·可防止吹气时气体从口鼻逸出
c.双唇包住患者口部(不留空隙),吹气,使胸廓扩张	
d.吹气毕,松开捏鼻孔的手,抢救者头稍抬起,侧转换气,同时注意观察胸部复原情况;频率:每 5~6 s 1 次呼吸(每分钟 10~12 次呼吸)	·患者借助肺和胸廓的自行回缩将气体排出;每次吹气时间不超过 2 s;有效指标:患者胸部起伏,且呼气时听到或感到有气体逸出
2)口对鼻人工呼吸法	·用于口腔严重损伤或牙关紧闭患者
a.用仰头抬颏法,同时抢救者用举颏的手将患者口唇闭紧	·防止吹气时气体由口唇逸出
b.深吸一口气,双唇包住患者鼻部吹气,吹气的方法同上	·同口对口人工呼吸法
c.口对口鼻人工呼吸法	·适用于婴幼儿
抢救者双唇包住患者口鼻部吹气	·防止吹气时气体由口鼻逸出;吹气时间要短,均匀缓缓吹气,防止气体进入胃部,引起胃膨胀

【注意事项】

(1)在发现无呼吸或不正常呼吸(喘息样呼吸)的心搏骤停成人患者,应立即启动紧急救护系统,立即进行 CPR。

(2)按压部位要准确,用力合适,以防止胸骨、肋骨压折。严禁按压胸骨角、剑突下及左右胸部。按压力要适度,过轻达不到效果,过重易造成肋骨骨折、血气胸甚至肝脾破裂等。按压深度成人 5~6 cm,儿童大约 5 cm,婴儿 4 cm,儿童和婴儿至少为胸部前后径的 1/3,并保证每次按压后胸廓回弹。姿势要正确,注意两臂伸直,两肘关节固定不动,双肩位于双手的正上方。为避免心脏按压时呕吐物逆流至气管,患者头部应适当放低并略偏向一侧。

(3)单一施救者应先开始胸外心脏按压,然后再进行人工呼吸(心肺复苏的顺序是 C—A—B),即先进行 30 次的胸外心脏按压,后做 2 次人工呼吸;尽可能减少按压中的停顿,并避免过度通气。

(4)按压的频率为 100~120 次/min。人工呼吸 10~12 次/min。

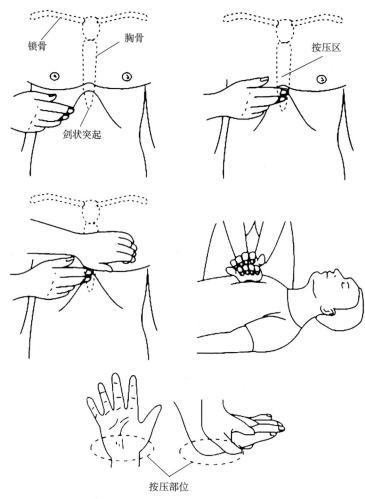

图 131-53　胸外心脏按压定位方法及手法

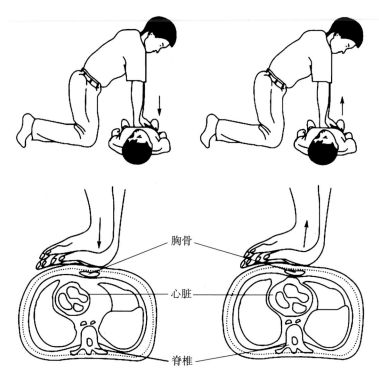

图 131-54　胸外心脏按压的姿势

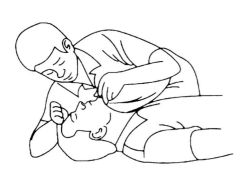

图 131-55　仰头提颌法

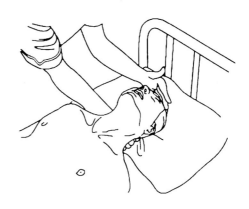

图 131-56　仰头抬颈法

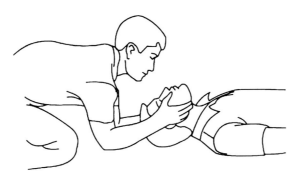

图 131-57　双下颌上提法

二、洗 胃 法

洗胃(gastric lavage)是将胃管插入患者胃内,反复注入和吸出一定量的溶液,以冲洗并排除胃内容物,减轻或避免吸收中毒的胃灌洗方法。

【目的】

(1)解毒清除胃内毒物或刺激物,减少毒物吸收,还可利用不同灌洗液进行中和解毒,用于急性食物或药物中毒。服毒后 4~6 h 内洗胃最有效。

(2)减轻胃黏膜水肿幽门梗阻患者饭后常有滞留现象,引起上腹胀满、不适、恶心、呕吐等症状,通过洗胃,减轻潴留物对胃黏膜的刺激,减轻胃黏膜水肿、炎症。

【操作前准备】

1.评估患者并解释

(1)评估:①患者的年龄、病情、医疗诊断、意识状态、生命体征等;②口鼻黏膜有无损伤,有无活动义齿;③心理状态以及对洗胃的耐受能力、合作程度、知识水平、既往经验等。

(2)向患者及家属解释洗胃的目的、方法、注意事项及配合要点。

2.患者准备

(1)了解洗胃的目的、方法、注意事项及配合要点。

(2)去舒适体位

3.环境准备　安静、整洁、光线明亮、温度适宜。

4.护士准备　衣帽整洁、修剪指甲、洗手、戴口罩。

5.用物准备　根据不同的洗胃方法进行用物准备。

(1)口服催吐法

1)治疗盘内置:量杯(或水杯)、压舌板、水温计、弯盘、防水布。

2）水桶2只：分别盛洗胃液、污水。

3）洗胃溶液：按医嘱根据毒物性质准备洗胃溶液。一般用量为10 000～20 000 ml,将洗胃溶液温度调节到25～38 ℃范围内为宜。

4）为患者准备洗漱用物(可取自患者处)。

(2)洗胃机洗胃法

1）治疗盘内：无菌洗胃包(内有胃管、镊子、纱布或使用一次性胃管)、防水布、治疗巾、检验标本容器或试管、量杯、水温计、压舌板、弯盘、棉签、50 ml注射器、听诊器、手电筒、液 体石蜡、胶布,必要时备张口器、牙垫、舌钳放于治疗碗内。

2）水桶2只：分别盛洗胃液、污水。

3）洗胃溶液：同口服催吐法。

4）洗胃设备：全自动洗胃机。

【操作步骤】

洗胃法操作步骤见表131-28。

表131-28　洗胃法操作步骤

步骤	要点与说明
1.核对　携用物至患者床旁,核对患者床号、姓名、腕带	·确认患者
2.洗胃	
▲口服催吐法	·用于服毒量少的清醒合作者
(1)体位:协助患者取坐位	
(2)准备:围好围裙、(取下义齿)、置污物桶于患者坐位前或床旁	
(3)自饮灌洗液:指导患者每次饮液量约300～500 ml	
(4)催吐:自呕或(和)用压舌板刺激舌根催吐	
(5)结果:反复自饮催吐,直至吐出的灌洗液澄清无味	·表示毒物已基本洗干净
▲全自动洗胃机洗胃(图131-58)	·能自动、迅速、彻底清除胃内毒物;通过自控电路的控制使电磁阀自动转换动作,分别完成向胃内冲洗药液和吸出胃内容物的过程
(1)操作前检查:通电,检查机器功能完好,并连接各种管道	
(2)插胃管:用液体石蜡润滑胃管前端,润滑插入长度的1/3 插入长度为前额发际至剑突的距离,由口腔插入55～60 cm,检测胃管的位置:通过3种检测方法确定胃管确实在胃内;固定:用胶布固定胃管	
(3)连接洗胃管,将已配好的洗胃液倒入水桶内,药管的另一端放入洗胃液桶内,污水管的另一端放入空水桶内,胃管的另一端与已插好的患者胃管相连,调节药量流速	·药管口必须始终浸没在洗胃液的液面下
(4)吸出胃内容物:按"手吸"键,吸出物送检;再按"自动"键,机器即开始对胃进行自动冲洗,直至洗出液澄清无味为止	·冲洗时"冲"灯亮,吸引时"吸"灯亮
3.观察　洗胃过程中,随时注意洗出液的性质、颜色、气味、量及患者面色、脉搏、呼吸和血压的变化	·如患者有腹痛、休克、洗出液呈血性,应立即停止洗胃,采取相应的急救措施

续表131-28

步骤	要点与说明
4.拔管　洗毕、反折胃管、拔出	·防止管内液体误入气管
5.整理　协助患者漱口、洗脸、帮助患者取舒适卧位;整理床单位、清理用物	·促进患者舒适
6.清洁　自动洗胃机三管(药管、胃管、污水管)同时放入清水中,按"清洗"键,清洗各管腔后,将各管同时取出,待机器内水完全排尽后,按"停机"键关机	·以免各管道被污物堵塞或腐蚀
7.记录　灌洗液名称、量,洗出液的颜色、气味、性质、量,患者的全身反应	·幽门梗阻患者洗胃,可在饭后4~6 h或空腹进行。记录胃内潴留量,便于了解梗阻程度;胃内潴留量＝洗出量－灌入量

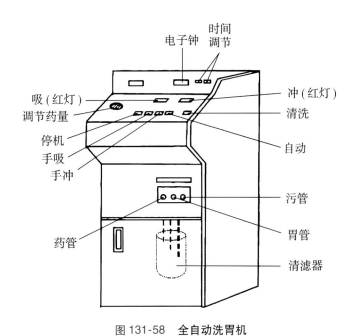

图131-58　全自动洗胃机

【注意事项】

(1)首先注意了解患者中毒情况,如患者中毒的时间、途径、毒物种类、性质、量等,来院前是否呕吐。

(2)准确掌握洗胃禁忌证和适应证。①适应证:非腐蚀性毒物中毒,如有机磷、安眠药、重金属类、生物碱及食物中毒等。②禁忌证:强腐蚀性毒物(如强酸、强碱)中毒、肝硬化伴食管胃底静脉曲张、胸主动脉瘤、近期内有上消化道出血及胃穿孔、胃癌等。患者吞服强酸、强碱等腐蚀性药物,禁忌洗胃,以免造成穿孔。可按医嘱给予药物或迅速给予物理性对抗剂,如牛奶、豆浆、蛋清、米汤等以保护胃黏膜。上消化道溃疡、食管静脉曲张、胃癌等患者一般不洗胃,昏迷患者洗胃应谨慎。

(3)急性中毒病例,应紧急采用"口服催吐法",必要时进行洗胃,以减少中毒物的吸收。插管时,动作要轻、快,切勿损伤食管黏膜或误入气管。

(4)当中毒物质不明时,洗胃溶液可选用温开水或生理盐水。待毒物性质明确后,再采用对抗剂洗胃。

(5)洗胃过程中应随时观察患者的面色、生命体征、意识、瞳孔变化、口、鼻腔黏膜情况及口中气味等。洗胃并发症包括急性胃扩张、胃穿孔、大量低渗液洗胃致水中毒、水及电解质紊乱、酸碱平衡失调、昏迷患者误吸或过量胃内液体反流致窒息、迷走神经兴奋致反射性心搏骤停,及时观察并做好相应的急救措施,并做好记录。

（6）注意患者的心理状态、合作程度及对康复的信心。向患者讲述操作过程中可能会出现不适，如恶心等，希望得到患者的合作；告知患者和家属有误吸的可能与风险，取得理解；向其介绍洗胃后的注意事项，对自服毒物者，耐心劝导，做针对性心理护理，帮助其改变认知，要为患者保守秘密与隐私，减轻其心理负担。

（7）洗胃后注意患者胃内毒物清除状况，中毒症状有无得到缓解或控制。

三、吸 痰 法

吸痰法（aspiration of sputum）指经口、鼻腔、人工气道将呼吸道的分泌物吸出，以保持呼吸道通畅，预防吸入性肺炎、肺不张、窒息等并发症的一种方法。临床上主要用于年老体弱、危重、昏迷、麻醉未清醒前等各种原因引起的不能有效咳嗽、排痰者。

【目的】

（1）清除呼吸道分泌物，保持呼吸道通畅。

（2）促进呼吸功能，改善肺通气。

（3）预防并发症发生。

【操作前准备】

1. 评估患者并解释

（1）解释：向患者及家属解释吸痰的目的、方法、注意事项及配合要点。

（2）评估：患者的年龄、病情、意识、治疗情况，有无将呼吸道分泌物排出的能力，心理状态及合作程度，目前患者的血氧饱和度。

2. 患者准备

（1）了解吸痰的目的、方法、注意事项及配合要点。

（2）体位舒适，情绪稳定。

3. 环境准备　室温适宜、光线充足、环境安静。

4. 护士准备　衣帽整洁、修剪指甲、洗手、戴口罩。

5. 用物准备

（1）治疗盘内备：有盖罐 2 只（试吸罐和冲洗罐，内盛无菌生理盐水）、一次性无菌吸痰管数根、无菌纱布、无菌血管钳或镊子、无菌手套、弯盘。

（2）治疗盘外备：电动吸引器或中心吸引器。必要时备压舌板、张口器、舌钳、电插板等。

【操作步骤】

吸痰法操作步骤见表 131-29。

表 131-29　吸痰法操作步骤

步骤	要点与说明
1. 核对　携用物至患者床旁，核对患者床号、姓名、腕带	·确认患者
2. 调节　接通电源，打开开关，检查吸引器性能，调节负压	·一般成人 40.0～53.3 kPa（300～400 mmHg）；儿童<40.0 kPa
3. 检查　患者口、鼻腔，取下活动义齿	·若口腔吸痰有困难，可由鼻腔吸引；昏迷患者可用压舌板或张口器帮助张口
4. 体位　患者头部转向一侧，面向操作者	
5. 试吸　连接吸痰管，在试吸罐中试吸少量生理盐水	·检查吸痰管是否通畅，同时润滑导管前端

续表 131-29

步骤	要点与说明
6.吸痰　一手反折吸痰导管末端,另一手用无菌血管钳(镊)或者戴手套持吸痰管前端,插入口咽部(10~15 cm),然后放松导管末端,先吸口咽部分泌物,再吸气管内分泌物	·插管时不可有负压,以免引起呼吸道黏膜损伤 ·若气管切开吸痰,注意无菌操作,先吸气管切开处,再吸口(鼻)部 ·采取左右旋转并向上提管的手法,以利于呼吸道分泌物的充分吸尽,每次吸痰时间<15 s
7.抽吸　吸痰管退出时,在冲洗罐中用生理盐水抽吸	·以免分泌物堵塞吸痰导管 ·一根吸痰导管只使用一次
8.观察　气道是否通畅;患者的反应,如面色、呼吸、心率、血压等;吸出液的色、质、量	·动态评估患者
9.安置患者　拭净脸部分泌物,体位舒适,整理床单位	·使患者舒适
10.整理用物　吸痰管按一次性用物处理,吸痰的玻璃接管插入盛有消毒液的试管中浸泡	·吸痰用物根据吸痰操作性质每班更换或每日更换 1~2 次
11.记录　洗手后记录	·记录痰液的量、颜色、黏稠度、气味、患者的反应等

【注意事项】

(1)吸痰前,检查电动吸引器性能是否良好,连接是否正确。

(2)严格执行无菌操作,每次吸痰应更换吸痰管。

(3)每次吸痰时间<15 s,以免造成缺氧。

(4)吸痰动作轻稳,防止呼吸道黏膜损伤。

(5)痰液黏稠时,可配合叩击、蒸汽吸入、雾化吸入,提高吸痰效果。

(6)电动吸引器连续使用时间不宜过久;储液瓶内液体达 2/3 满时,应及时倾倒,以免液体过多吸入马达内损坏仪器。储液瓶内应放少量消毒液,使吸出液不致黏附于瓶底,便于清洗消毒。

(7)如果病患在吸痰时,临床上有明显的血氧饱和度下降的问题,建议吸痰前提高氧浓度;建议在吸痰前的 30~60 s,向儿童和成人提供 100% 的氧。

(8)建议成人和儿童使用的吸痰管(直径)要小于他们使用的气管插管的直径的 50%,婴儿则要小于 70%。

【健康教育】

(1)教会清醒患者吸痰时正确配合的方法,向患者及患者家属讲解呼吸道疾病的预防保健知识。

(2)指导患者呼吸道有分泌物时应及时吸出,确保气道通畅,改善呼吸,纠正缺氧。

四、鼻导管给氧术

将鼻氧管前端插入鼻孔内约 1 cm,导管环固定稳妥即可。此法比较简单,患者感觉比较舒适,容易接受,因而是目前临床上常用的给氧方法之一。

【目的】

1.解释　向患者及家属解释吸氧法的目的、方法、注意事项及配合要点。

2.评估　患者的年龄、病情、意识、治疗情况,心理状态及合作程度。

【操作前准备】

1.评估患者并解释

(1)纠正各种原因造成的缺氧状态,提高动脉血氧分压和动脉血氧饱和度,增加动脉血氧含量。

(2)促进组织的新陈代谢,维持机体生命活动。

2. 患者准备

(1)了解吸氧法的目的、方法、注意事项及配合要点。

(2)体位舒适,情绪稳定,愿意配合。

3. 环境准备　室温适宜、光线充足、环境安静、远离火源。

4. 护士准备　衣帽整洁、修剪指甲、洗手、戴口罩。

5. 用物准备

(1)治疗盘内备:小药杯(内盛冷开水)、纱布、弯盘、鼻氧管、棉签、扳手。

(2)治疗盘外备:管道氧气装置或氧气筒及氧气压力表装置、用氧记录单、笔、标志。

【操作步骤】

鼻导管给氧操作步骤见表131-30。

表131-30　鼻导管给氧操作步骤

步骤	要点与说明
1. 核对　携用物至患者床旁,核对患者床号、姓名、腕带	·确认患者
2. 清洁检查　用湿棉签清洁双侧鼻腔并检查	·检查鼻腔有无分泌物堵塞及异常
3. 连接　将鼻导管与湿化瓶的出口相连接	
4. 调节　氧流量	·根据病情遵医嘱调节氧流量
5. 湿润　鼻氧管	·鼻氧管前端放入小药杯冷开水中湿润,并检查鼻氧管是否通畅
6. 插管　将鼻氧管插入患者鼻孔1 cm	·动作轻柔,以免引起黏膜损伤
7. 固定　将导管环绕患者耳部向下放置并调节松紧度	·松紧适宜,防止因导管太紧引起皮肤受损
8. 记录　给氧时间、氧流量、患者反应	·便于对照
9. 观察　缺氧症状、实验室指标、氧气装置无漏气并通畅、有无氧疗不良反应	·有异常及时处理
10. 停止用氧　先取下鼻氧管	·防止操作不当,引起组织损伤
11. 安置患者　体位舒适	·整理床单位
12. 卸表	
▲氧气筒	
关闭总开关,放出余气后,关闭流量开关,再卸表	
▲中心供氧	
关流量开关,取下流量表	
13. 用物处理	·一次性用物消毒后集中处理 ·氧气筒上悬挂空或满标志
14. 记录	·停止用氧时间及效果

【注意事项】

(1)用氧前,检查氧气装置有无漏气,是否通畅。

(2)严格遵守操作规程,注意用氧安全,切实做好"四防",即防震、防火、防热、防油。氧气瓶搬运时要避免倾倒撞击。氧气筒应放阴凉处,周围严禁烟火及易燃品,距明火至少5 m,距暖气至少1 m,以防引起燃烧。氧气表及螺旋口勿上油,也不用带油的手装卸。

(3)使用氧气时,应先调节流量后应用。停用氧气时,应先拔出导管,再关闭氧气开关。中途改变流量,先分离鼻氧管与湿化瓶连接处,调节好流量再接上。以免一旦开关出错,大量氧气进入呼吸道而损伤肺部组织。

(4)常用湿化液灭菌蒸馏水。急性肺水肿用 20%~30% 酒精,具有降低肺泡内泡沫的表面张力,使肺泡泡沫破裂、消散,改善肺部气体交换,减轻缺氧症状的作用。

(5)氧气筒内氧勿用尽,压力表至少要保留 0.5 mPa(5 kg/cm²),以免灰尘进入筒内,再充气时引起爆炸。

(6)对未用完或已用尽的氧气筒,应分别悬挂"满"或"空"的标志,既便于及时调换,也便于急用时搬运,提高抢救速度。

(7)用氧过程中,应加强监测。

【健康教育】

(1)向患者及家属解释氧疗的重要性。

(2)指导正确使用氧疗的方法及注意事项。

(3)积极宣传呼吸道疾病的预防保健知识。

(李　丽　万翠翠　刘　恒　何　蔼　孙　玲　傅　莉　黄其密)

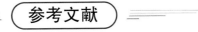

1　李小寒,尚少梅.基础护理学[M].6 版.北京:人民卫生出版社,2017:1-550.

2　中华医学会心血管病学分会高血压学组.强化血压控制中国专家建议[J].中华高血压杂志,2022,30(2):113-117.

3　中华人民共和国卫生部,中国人民解放军总后勤部卫生部.临床护理实践指南(2011 版)[M].北京:人民军医出版社,2011.

4　楼滨城,朱继红.2015 美国心脏协会心肺复苏与心血管急救更新指南解读之一概述及基础心肺复苏[J].临床误诊误治,2016,29(1):69-74.

5　BHANJI F,DONOGHUE A J,WOLFF M S,et al. Part 14:education:2015 american heart association guidelines update for cardiopulmonary resuscitation and emergency cardiovascular care[J]. Circulation,2015,132(18 Suppl 2):S561-S573.

第132章

营养饮食护理

热量(heat)是一切生物维持生命和生长发育及从事各种活动所必需的能量,由食物内的化学潜能转化而来。人体的主要热能来源是碳水化合物,其次是脂肪、蛋白质,因此,这些物质又称为"热量营养素"。它们的产热量分别为:碳水化合物 4 kcal/g、脂肪 9 kcal/g、蛋白质 4 kcal/g(1 kcal=4.184 kJ)。

营养素(nutrient)是能够在生物体内被利用,具有供给能量、构成机体及调节和维持生理功能的物质。人体所需的营养素有六大类:蛋白质、脂肪、碳水化合物、矿物质和微量元素、维生素和水。

饮食与营养(diet and nutrition)和健康与疾病有非常重要的关系。合理的饮食与营养可以保证机体正常生长发育,维持机体各种生理功能,促进组织修复,提高机体免疫力。而不良的饮食与营养可以引起人体各种营养物质失衡,甚至易导致各种疾病的发生。人们可通过平衡膳食、合理摄入营养物质来减少与膳食有关的疾病。在日常生活中应做到:食物要多样,饥饱要适当,油脂要适量,粗细要搭配,食盐要限量,甜食要少吃,饮酒要节制,三餐要合理,活动与饮食要平衡。我国根据中国居民膳食的特点提出了中国居民的"平衡膳食宝塔",指导人们合理搭配日常膳食。

第一节　营养状况的评估

一、营养风险筛查

建议对新入院患者在入院 24 h 内进行营养风险筛查,营养风险筛查 2002(nutritional risk screening 2002,NRS-2002)可作为临床常用营养风险筛查工具,评分≥3 分,代表患者存在营养风险,需要对患者进行进一步营养风险评估,常用营养评估方法包括饮食状况评估、体格检查、人体测量、生化指标及免疫功能的评估等;重症患者常用危重症营养风险评分(Nutric 评分),此处不做重点阐述。再根据患者营养状况实施营养治疗(nutritional therapy),经口、肠道或肠外途径提供较全面的营养素,具有代谢调理作用的称为营养治疗。

二、饮食状况评估

对患者饮食状况的评估可明确患者是否存在影响营养状况的饮食问题。

1. 用餐情况　注意评估患者用餐的时间、频次、方式、规律等。

2. 摄食种类及摄入量　食物种类繁多,不同食物中营养素的含量不同。注意评估患者摄入食物的种类、数量及相互比例是否适宜,是否易被人体消化吸收。

3.食欲　注意评估患者食欲有无改变,若有改变,注意分析原因。

4.其他　应注意评估患者是否服用药物、补品,并注意其种类、剂量、服入时间,有无食物过敏史、特殊喜好,有无咀嚼不便、口腔疾患等可影响其饮食状况的因素。

三、体 格 检 查

通过对患者的外貌、皮肤、毛发、指甲、骨骼和肌肉等方面的评估可初步确定患者的营养状况(表132-1)。

表 132-1　不同营养状况的身体征象

项目	营养良好	营养不良
外貌	发育良好、精神、有活力	消瘦、发育不良、缺乏兴趣、倦怠、疲劳
皮肤	皮肤有光泽、弹性良好	无光泽、干燥、弹性差、肤色过淡或过深
毛发	浓密、有光泽	缺乏自然光泽,干燥稀疏
指甲	粉色、坚实	粗糙、无光泽、易断裂
口唇	柔润、无裂口	肿胀、口角裂、口角炎症
肌肉和骨骼	肌肉结实、皮下脂肪丰满、有弹性、骨骼无畸形	肌肉松弛无力、皮下脂肪菲薄、肋间隙、锁骨上窝凹陷、肩胛骨和骨骼突出

四、人 体 测 量

人体测量通过对人体有关部位的长度、宽度、厚度及围度的测量,以达到根据个体的生长发育情况了解其营养状况的目的。临床最常用的是身高、体重、皮褶厚度和上臂围。

身高和体重是综合反映生长发育及营养状况的最重要的指标。由于身高、体重除受营养因素影响外,还受遗传、种族等多方面因素影响,因此在评价营养状况时需要测量身高、体重并用测得的数值与人体正常值进行比较。测量出患者的身高、体重,然后按公式计算出标准体重,并计算实测体重占标准体重的百分数。百分数在±10%之内为正常范围,增加10%～20%为超重,超过20%为肥胖,减少10%～20%为消瘦,低于20%为明显消瘦。

标准体重的计算公式:我国常用的标准体重的计算公式为 Broca 公式的改良公式。

$$男性:标准体重(kg) = 身高(cm) - 105$$

$$女性:标准体重(kg) = 身高(cm) - 105$$

实测体重占标准体重的百分数计算公式:

$$\frac{实测体重 - 标准体重}{标准体重} \times 100\%$$

近年来还采用体重和身高的比例来衡量体重是否正常,称为体重指数(BMI)即体重(kg)/[身高(m)]^{2}的比值。按照中国营养学会的标准,BMI>28 kg/m^2 为肥胖,28 kg/m^2 <BMI≤24 kg/m^2 为超重,BMI<18.5 kg/m^2 为消瘦。

皮褶厚度,又称皮下脂肪厚度,反映身体脂肪含量,对判断消瘦或肥胖有重要意义。常用测量部位有:肱三头肌部,即右上臂肩峰与尺骨鹰嘴连线中点处;肩胛下部,即右肩胛下角处;腹部,即距脐左侧

1 cm 处。测量时选用准确的皮褶计,测定 3 次取平均值。三头肌皮褶厚度最常用,其正常参考值为:男性 12.5 mm,女性 16.5 mm,所测数据可与同年龄的正常值相比较,较正常值少 35%～40% 为重度消耗,25%～34% 为中度消耗,24% 以下为轻度消耗。

上臂围是测量上臂中点位置的周长。可反映肌蛋白储存和消耗程度,是快速而简便的评价指标,也可反映热量代谢的情况。我国男性上臂围平均为 27.5 cm。测量值>标准值90% 为营养正常,80%～90% 为轻度营养不良,60%～80% 为中度营养不良,<60% 为严重营养不良。

五、生化指标及免疫功能的评估

生化检验可以测定人体内各种营养素水平,是评价人体营养状况的较客观指标,可以早期发现亚临床营养不足。免疫功能测定可了解人体的免疫功能状况,间接反映机体营养状况。生化指标检测常用方法有测量血、尿中某些营养素或排泄物中代谢产物的含量,如血、尿、粪常规检验,血清蛋白、血清转铁蛋白、血脂、血清钙的测定,电解质、pH 等的测定,亦可进行营养素耐量试验或负荷试验,或根据体内其他生化物质的检查间接推测营养素水平等。目前常用的检查包括血清蛋白质水平、氮平衡试验及免疫功能测定。

第二节　医院饮食

医院饮食可分为三大类:基本饮食、治疗饮食和试验饮食,分别适应不同病情的需要。

一、基　本　饮　食

基本饮食(basic diet)包括普通饮食、软质饮食、半流质饮食和流质饮食 4 种(表 132-2)。

表 132-2　基本饮食的种类

类别	适用范围	饮食原则	用法	可选食物
普通饮食 (general diet)	消化功能正常;无饮食限制;体温正常;病情较轻或恢复期的患者	营养平衡;美观可口;易消化,无刺激的一般食物;与健康人饮食相似	每日总热量应达 2 200～2 600 kcal(1 kcal=4.186 kJ),蛋白质 70～90 g,脂肪 60～70 g,碳水化合物450 g 左右,水分 2 500 ml 左右。每日3 餐,各餐按比例分配	一般食物都可采用
软质饮食 (soft diet)	消化吸收功能差;咀嚼不便者;低热;消化道术后恢复期的患者	营养平衡;易消化、易咀嚼;食物碎、烂、软;少油炸、少油腻、少粗纤维及强烈刺激性调料	每日总热量应为 2 200～2 400 kcal,蛋白质 60～80 g。每日 3～4 餐	软饭、面条、切碎煮熟的菜、肉等
半流质饮食 (semi-liquid diet)	口腔及消化道疾病;中等发热;体弱;手术后患者	食物半流质;无刺激性;易咀嚼、吞咽和消耗;纤维少,营养丰富;少食多餐	每日总热量应为 1 500～2 000 kcal,蛋白质 50～70 g。每日 5～6 餐	泥、末、粥、面条、羹等
流质饮食 (liquid diet)	口腔疾患、各大手术后;急性消化道疾患;高热;病情危重、全身衰竭的患者	食物呈液状,易吞咽、易消化、无刺激性;所含热量与营养素不足,只能短期使用;通常辅以肠外营养以补充热能和营养	每日总热量应为 836～1 195 kcal,蛋白质 40～50 g。每日 6～7 餐,每 2～3 h一次,每次 200～300 ml	乳类、豆浆、米汤、稀藕粉、菜汁、果汁等

二、治 疗 饮 食

　　治疗饮食(therapeutic diets)是指在基本饮食的基础上,适当调节热能和营养素,以达到治疗或辅助治疗的目的,从而促进患者的康复(表132-3)。

表 132-3　医院治疗饮食

饮食种类	适用范围	饮食原则及用法
高热量饮食 (high calorie diet)	用于热量消耗较高的患者,如甲状腺功能亢进、结核、大面积烧伤、肝炎、胆道疾患、体重不足患者及产妇等	基本饮食基础上加餐 2 次,可进食牛奶、豆浆、鸡蛋、藕粉、蛋糕、巧克力及甜食等。总热量约为 3 000 kcal/d
高蛋白饮食 (high protein diet)	用于高代谢性疾病,如烧伤、结核、恶性肿瘤、贫血、甲状腺功能亢进、大手术后等患者;低蛋白血症患者;孕妇、乳母等	基本饮食基础上增加富含蛋白质的食物,尤其是优质蛋白。供给量为 1.5 ~ 2.0 g/(d·kg),总量不超过 120 g/d。总热量为 2 500 ~ 3 000 kcal/d
低蛋白饮食 (low protein diet)	用于限制蛋白摄入患者,如急性肾炎、尿毒症、肝性脑病等患者	应多补充蔬菜和含糖高的食物,以维持正常热量。成人饮食中蛋白质含量不超过 40 g/d,视病情可减至 20 ~ 30 g/d。肾功能不全者应摄入优质动物性蛋白,忌用豆制品;若肾功能严重衰竭,甚至需摄入无蛋白饮食,并静脉补充氨基酸;肝性脑病者应以植物性蛋白为主
低脂肪饮食 (low fat diet)	用于肝胆胰疾患、高脂血症、动脉硬化、冠心病、肥胖症及腹泻等患者	饮食清淡、少油,禁用肥肉、蛋黄、动物脑等;高脂血症及动脉硬化患者不必限制植物油(椰子油除外);脂肪含量<50 g/d,肝胆胰病患者<40 g/d,尤其应限制动物脂肪的摄入
低胆固醇饮食 (low cholesterol diet)	用于高胆固醇血症、高脂血症、动脉硬化、高血压、冠心病等患者	胆固醇摄入量<300 mg/d,禁用或少用含胆固醇高的食物,如动物内脏、脑、鱼子、蛋黄、肥肉、动物油等
低盐饮食 (low salt diet)	用于心脏病、急慢性肾炎、肝硬化腹水、重度高血压但水肿较轻患者	每日食盐量<2 g,不包括食物内自然存在的氯化钠。禁用腌制食品,如咸菜、皮蛋、火腿、香肠、咸肉、虾米等
无盐低钠饮食 (non salt low sodium diet)	同低盐饮食,但一般用于水肿较重患者	①无盐饮食除食物内自然含钠量外,不放食盐烹调,饮食中含钠量<0.7 g/d;②低钠饮食需控制摄入食品中自然存在的含钠量,一般钠应<0.5 g/d。二者均禁食腌制食品、含钠食物和药物,如油条、挂面、汽水、碳酸氢钠药物等
高纤维素饮食 (high cellulose diet)	用于便秘、肥胖症、高脂血症、糖尿病等患者	饮食中应多含食物纤维,如韭菜、芹菜、卷心菜、粗粮、豆类、竹笋等
少渣饮食 (low residue diet)	用于伤寒、痢疾、腹泻、肠炎、食管胃底静脉曲张、咽喉部及消化道手术的患者	饮食中应少含食物纤维,不用强刺激调味品及坚硬、带碎骨的食物;肠道疾患少用油脂

三、试 验 饮 食

　　试验饮食(test diet)是指在特定的时间内,通过对饮食内容的调整来协助诊断疾病和确保实验室检查结果正确性的一种饮食(表132-4)。

表 132-4 医院试验饮食

饮食种类	适用范围	饮食原则及用法
肌酐试验饮食 (creatinine test diet)	用于协助检查、测定肾小球的滤过功能	试验期为 3 d,试验期间禁食肉类、禽类、鱼类、忌饮茶和咖啡,全日主食在 300 g 以内,限制蛋白质的摄入(蛋白质供给量<40 g/d),以排除外源性肌酐的影响;蔬菜、水果、植物油不限,热量不足可添加藕粉或含糖的点心等第 3 天测内生肌酐清除率及血肌酐含量
尿浓缩功能试验饮食(干饮食) (urine concentration function test diet)	用于检查肾小管的浓缩功能	试验期 1 d,控制全天饮食中的水分,总量在 500～600 ml。可进食含水分少的食物,如米饭、馒头、面包、炒鸡蛋、土豆、豆腐干等,烹调时尽量不加水或少加水;避免食用过甜、过咸或含水量高的食物蛋白质供给量为 1 g/(kg·d)
甲状腺[131]I 试验饮食 (^{131}I thyroid test diet)	用于协助测定甲状腺功能	试验期为 2 周,试验期间禁用含碘食物,如海带、紫菜、海参、虾、鱼、加碘食盐等;禁用碘做局部消毒 2 周后做[131]I 功能测定
胆囊 B 超检查饮食 (gallbladder B ultrasonic examination diet)	用于需行 B 超检查有无胆囊、胆管、肝胆管疾病患者	检查前 3 d 最好禁食牛奶、豆制品、糖类等易于发酵产气食物,检查前 1 d 晚应进食无脂肪、低蛋白、高碳水化合物的清淡饮食。检查当日早晨禁食,若胆囊显影良好,还需要了解胆囊收缩功能,则在第一次 B 超检查后,进食高脂肪餐(如油煎荷包蛋 2 只或高脂肪的方便餐,脂肪含量 25～50 g);30～45 min 后第二次 B 超检查观察,若效果不明显,可再等待 30～45 min 后再次检查
葡萄糖耐量试验饮食 (glucose tolerance test diet)	用于糖尿病的诊断	试验前食用碳水化合物量>150 g 的饮食共 3 d。同时停用一切能升降血糖的药物。试验前 1 d 晚餐后禁食(禁食 10～12 h)直至试验日晨采血后将葡萄糖 75 g 溶于 300 ml 水中顿服。糖餐后 0.5 h、1 h、2 h 和 3 h 分别采血测定血糖

第三节 一般饮食护理

根据对患者营养状况的评估,结合疾病的特点,护士可以为患者制订有针对性的营养计划,并根据计划对患者进行相应的饮食护理,可帮助患者摄入足量、合理的营养素,促进患者康复。

一、病区的饮食护理

患者入院后,由病区负责医师根据患者病情开出饮食医嘱,确定患者所需的饮食种类。护士根据医嘱填写入院饮食通知单,送交营养室,并填写在病区的饮食单上,同时在患者的床尾或床头注上相应标记,作为分发饮食的依据。

因病情需要而更改饮食时,如半流质饮食改为软质饮食、手术前需要禁食或病愈出院需要停止饮食等,需由医师开出医嘱。护士按医嘱填写饮食更改通知单或饮食停止通知单,送交订餐人员或营养室,由其做出相应处理。

二、患者的饮食护理

(一)患者进食前的护理

1. 饮食教育　由于饮食习惯不同、缺乏营养知识,患者可能对于医院的某些饮食不理解,难以接受。护士应根据患者所需的饮食种类对患者进行解释和指导,说明意义,明确可选用和不宜选用的食物及进餐次数等,取得患者的配合。饮食指导时应尽量符合患者的饮食习惯,根据具体情况指导和帮助患者摄取合理的饮食,尽量用一些患者容易接受的食物代替限制的食物,使用替代的调味品或佐料,以使患者适应饮食习惯的改变。良好的饮食教育能使患者理解并愿意遵循饮食计划。

2. 进食环境准备　舒适的进食环境可使患者心情愉快,促进食欲。患者进食的环境应以清洁、整齐、空气新鲜、气氛轻松愉快为原则。

(1)进食前暂停非紧急的治疗及护理工作。

(2)病室内如有危重或呻吟的患者,应以屏风遮挡。

(3)整理床单位,收拾床旁桌椅及床上不需要的物品,去除不良气味,避免不良视觉印象,如饭前半小时开窗通风、移去便器等。对于病室内不能如厕的患者,饭前半小时给予便器排尿或排便,使用后应及时撤除,开窗通风,防止病室内残留不良气味影响食欲。

(4)多人共同进餐可促进患者食欲。如条件允许,应鼓励患者在病区餐厅集体进餐,或鼓励同病室患者共同进餐。

3. 患者准备　进食前患者感觉舒适会有利于患者进食。因此,在进食前,护士应协助患者做好相应的准备工作。

(1)减轻或去除各种不舒适因素:疼痛患者给予适当的镇痛措施;高热者给予降温;敷料包扎固定过紧、过松者给予适当调节;因固定的特定姿势引起疲劳时,应帮助患者更换卧位或给予相应部位按摩。

(2)减少患者的不良心理状态:对于焦虑、忧郁者给予心理指导;条件许可时,可允许家人陪伴患者进餐。

(3)协助患者洗手及清洁口腔:对病情严重的患者给予口腔护理,以促进食欲。

(4)协助患者采取舒适的进餐姿势:如病情许可,可协助患者下床进食;不便下床者,可安排坐位或半坐位,并于床上摆放小桌进餐;卧床患者可安排侧卧位或仰卧位(头转向一侧)并给予适当支托。

(5)征得患者同意后将治疗巾或餐巾围于患者胸前,以保持衣服和被单的清洁,并使患者做好进食准备。

(二)患者进食中的护理

1. 及时分发食物　护士洗净双手,衣帽整洁。根据饮食单上的饮食要求协助配餐员及时将热饭、热菜准确无误地分发给每位患者。

2. 鼓励并协助患者进食　患者进食期间应巡视患者,同时鼓励或协助患者进食。

(1)检查治疗饮食、试验饮食的实施情况,并适时给予督促,随时征求患者对饮食制作的意见,并及时向营养室反映。对访客带来的食物,需经护士检查,符合治疗护理原则的方可食用,必要时协助加热。

(2)进食期间,护士可及时、有针对性地解答患者在饮食方面的问题,逐渐纠正其不良饮食习惯。

(3)鼓励卧床患者自行进食,并将食物、餐具等放在患者易于取到的位置,必要时护士应给予帮助。

(4)对不能自行进食者,应根据患者的进食习惯如进食的次序与方法等耐心喂食,每次喂食的量及速度可按患者的情况和要求而定,不要催促患者,以便于其咀嚼和吞咽。进食的温度要适宜,防止烫伤。饭和菜、固体和液体食物应轮流喂食。进流质饮食者,可用吸管吸吮。

(5)对双目失明或眼睛被遮盖的患者,除遵守上述喂食要求外,应告诉患者喂食内容以增加其进食的兴趣。若患者要求自己进食,可按时钟平面图放置食物,并告知方向、食品名称,利于患者按顺序摄取,如6点钟放饭,12点钟放汤,3点钟及9点钟放菜等(图132-1)。

(6)对禁食或限量饮食者,应告知患者原因,以取得配合,同时在床尾挂上标记,做好交接班。

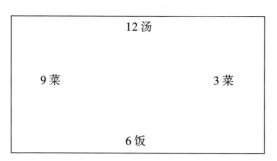

图 132-1 食物放置平面图

（7）对于需要增加饮水量者,应向患者解释大量饮水的目的及重要性。督促患者在白天饮入一天总饮水量的 3/4,以免夜间饮水多,增加排尿次数而影响睡眠。患者无法一次大量饮水时,可少量多次饮水,并注意改变液体种类,以保证液体的摄入。

（8）对限制饮水量者,护士应向患者及家属说明限水的目的及饮水量,以取得合作。患者床边应有限水标记。若患者口干,可用湿棉球湿润口唇或滴水湿润口腔黏膜。口渴严重时若病情允许可采用含冰块、酸梅等方法刺激唾液分泌而止渴。

3.特殊问题的处理　在巡视患者时应及时处理进食过程中的特殊问题。

（1）恶心:若患者在进食过程中出现恶心,可鼓励其做深呼吸并暂时停止进食。

（2）呕吐:若患者发生呕吐,应及时给予帮助。将患者头偏向一侧,防止呕吐物进入气管内;给患者提供盛装呕吐物的容器;尽快清除呕吐物并及时更换被污染的被服等;开窗通风,去除室内不良气味;帮助患者漱口或给予口腔护理,以去除口腔异味;询问患者是否愿意继续进食,对不愿意继续进食者,可帮助其保存好剩下的食物待其愿意进食时给予;观察呕吐物的性质、颜色、量和气味等并做好记录。

（3）呛咳:告诉患者在进食过程中应细嚼慢咽,不要边进食边说话,以免发生呛咳。若患者发生呛咳,应帮助患者拍背;若异物进入喉部,应及时在腹部剑突下、肚脐上用手向上、向下推挤数次,使异物排出,防止发生窒息。

（三）患者进食后的护理

（1）及时撤去餐具,清理食物残渣,整理床单位,督促和协助患者饭后洗手、漱口或为患者做口腔护理,以保持餐后的清洁和舒适。

（2）餐后根据需要做好记录,如进食的种类、数量、患者进食时和进食后的反应等,以评价患者的进食是否达到营养需求。

（3）对暂需禁食或延迟进食的患者应做好交接班。

第四节　特殊饮食护理

对于病情危重、存在消化道功能障碍、不能经口或不愿经口进食的患者,为保证营养素的摄取、消化、吸收,维持细胞的代谢,保持组织器官的结构与功能,调控免疫、内分泌等功能并修复组织,促进康复,临床上常根据患者的不同情况采用不同的特殊饮食护理,包括肠内营养、肠外营养、口服营养补充。

一、肠 内 营 养

肠内营养(enteral nutrition,EN)是采用管饲方式经胃肠道提供能量及营养素的支持方式。根据所提供营养食品的不同,可分为要素饮食、非要素饮食等;按氮源分为整蛋白型、氨基酸型和短肽型(此处不重点强调)。要素饮食主要可用管饲的方法供给患者。管饲(tube feeding)是将导管插入胃肠道,给患者提供必需的食物、营养液、水及药物的方法,是临床中提供或补充营养的极为重要的方法之一。根据导管插入的途径,可分为:①口胃管,导管由口插入胃内;②鼻胃管,导管经鼻腔插入胃内;③鼻肠管,导管由鼻腔插入十二指肠或空肠;④胃造瘘管,导管经胃造瘘口插入胃内;⑤空肠造瘘管,导管经空肠造瘘口插至空肠内。若评估喂养时间<2 周,可经鼻留置胃肠管,若喂养时间>3 周,则可留置胃造瘘管、胃造瘘空肠管或空肠造瘘管进行 EN。建议对有高误吸风险的患者采用幽门后喂养途径(本节主要以鼻胃管为例讲解管饲法的操作方法)。当给患者通过导管注入营养液时,可以应用注射器将管饲物注入导管,也可应用肠内营养泵匀速滴注。

(一)要素饮食

要素饮食(elemental diet)是一种化学组成明确的精制食品,含有人体所必需的易于消化吸收的营养成分,与水混合后可以形成溶液或较为稳定的悬浮液。它的主要特点是无须经过消化过程即可直接被肠道吸收和利用,为人体提供热能及营养。适用于严重烧伤及创伤等超高代谢、消化道瘘、手术前后需营养支持、非感染性严重腹泻、消化吸收不良、营养不良等患者。

1. **目的**　要素饮食在临床营养治疗中可保证危重患者的能量及氨基酸等营养素的摄入,促进伤口愈合,改善患者营养状况,以达到治疗及辅助治疗的目的。

2. **分类**　要素饮食根据治疗用途可分为营养治疗用和特殊治疗用两大类。营养治疗用要素饮食主要包含游离氨基酸、单糖、重要脂肪酸、维生素、无机盐类和微量元素等。特殊治疗用要素饮食主要针对不同疾病患者,增减相应营养素以达到治疗目的的一些特殊种类要素饮食,主要有适用于肝功能损害的高支链氨基酸低芳香族氨基酸要素饮食、适用于肾功能衰竭的以必需氨基酸为主的要素饮食、适用于苯丙酮尿症的低苯丙氨酸要素饮食等。这里主要介绍营养治疗用要素饮食。

3. **用法**　根据患者的病情需要,将粉状要素饮食按比例添加水,配制成适宜浓度和剂量的要素饮食后,可通过口服、鼻饲、经胃或空肠造瘘口滴注的方法供给患者。因一般要素饮食口味欠佳,口服时患者不易耐受,故临床较少应用。也有一些要素饮食添加适量调味料以改善口感,用于口服。管喂滴注要素饮食时一般有以下 3 种方式:

(1)分次注入:将配制好的要素饮食或现成制品用注射器通过鼻胃管注入胃内,每日 4～6 次,每次 250～400 ml。主要用于非危重,经鼻胃管或造瘘管行胃内喂养患者;优点是操作方便,费用低廉。缺点是较易引起恶心、呕吐、腹胀、腹泻等胃肠道症状。

(2)间歇滴注:将配制好的要素饮食或现成制品放入有盖吊瓶内,经输注管缓慢注入,每日 4～6 次,每次 400～500 ml,每次输注持续时间 30～60 min,多数患者可耐受。

(3)连续滴注:装置与间歇滴注同,在 12～24 h 内持续滴入要素饮食,或用肠内营养泵保持恒定滴速,多用于经空肠喂养的危重患者,2021 年美国肠外和肠内营养协会(American Society for Parenteral and Enteral Nutrition,ASPEN)建议重症患者在入住重症监护室的前 7～10 d 内喂养量为 12～25 kcal/(kg·d)。

4. **并发症**　肠内营养实施过程中,可因营养制剂选择不当、配制不合理、营养液污染或护理不当等因素引起各种并发症。

(1)胃肠道并发症:主要表现为肠内营养不耐受:指患者接受肠内营养治疗后出现恶心/呕吐、腹痛/腹胀、腹泻等,给予相应治疗并暂停 12 h,重新给予一半量的肠内营养后症状无好转。肠内营养不耐受是患者肠内营养实施期间最常见的并发症。

(2)感染性并发症:包括误吸引起的吸入性肺炎和肠道造瘘患者的营养管滑入腹腔导致的急性腹膜炎等,其中前者最常见。误吸指食物或液体进入声带水平以下的气管,是 EN 治疗中严重并发症之一。包括显性误吸和微误吸,显性误吸是指误吸后患者即刻出现呛咳、明显的呕吐、心动过速、发绀,发生率较低,严重者可发生吸入性肺炎,甚至危及生命;微误吸好发生于意识障碍、病情危重等患者,不出现任何外部体征,发生率较高。误吸,是影响患者预后的独立危险因素。

(3)机械性并发症:与营养管的硬度、置入位置等有关,主要有鼻咽部和食管黏膜损伤、管道阻塞等。

(4)代谢性并发症:有的患者可出现高血糖或水、电解质代谢紊乱。

5.注意事项

(1)每一种要素饮食的具体营养成分、浓度、用量、滴入速度,应根据患者的具体病情,由临床医师、责任护士和营养师共同商议而定。

(2)应用原则一般是由低、少、慢开始,逐渐增加,待患者耐受后,再稳定配餐标准、用量和速度。

(3)配制要素饮食时,应严格执行无菌操作原则,所有配制用具均需消毒灭菌后使用。

(4)已配制好的溶液应放在4℃以下的冰箱内保存,防止被细菌污染。配制好的要素饮食应保证于24 h内用完,防止放置时间过长而变质。

(5)要素饮食不能用高温蒸煮,但可适当加温,其口服温度一般为37℃左右,鼻饲及经造瘘口注入时的温度宜为41~42℃。输注期间,原则上常规加温,若室温较低或患者有腹泻等症状时,可遵医嘱予以适当加温,加温时温度不宜过高,以免引起营养液变质或导致堵管。

(6)要素饮食滴注前后都需用温开水或生理盐水冲净管腔,以防食物积滞管腔而腐败变质。

(7)滴注过程中需对患者进行肠内营养耐受性评估4~6次/d(表132-5),观察患者是否有恶心/呕吐、腹痛/腹胀、腹泻等症状,及时查明原因,按需要调整营养液的速度、温度、浓度、输注频次和总量等;反应严重者可暂停滴入。

(8)应用要素饮食期间需定期记录体重,并观察尿量、大便次数及性状,检查血糖、尿糖、血尿素氮、电解质、肝功能等指标,做好营养评估。

(9)停用要素饮食时需逐渐减量,骤停易引起低血糖反应。

(10)临床护士要加强与医师和营养师的联系,及时调整饮食,处理不良反应或并发症。

(11)要素饮食不能用于幼小婴儿和消化道出血者;消化道瘘和短肠综合征患者宜先采用几天全胃肠外营养后逐渐过渡到要素饮食;糖尿病和胰腺疾病患者应慎用。

表 132-5 肠内营养耐受性评估

评价内容	计分标准			
分值	0 分	1 分	2 分	5 分
腹胀/腹痛	无	轻度腹胀无腹痛	明显腹胀或腹内压 15~20 mmHg 或能够自行缓解的腹痛	严重腹胀或腹内压>20 mmHg 或腹痛不能自行缓解
恶心/呕吐	无恶心呕吐或持续胃肠减压无症状	有恶心无呕吐	恶心呕吐,但不需胃肠减压或 250 ml<GRV<500 ml	呕吐,且需胃肠减压或 GRV>500 ml
腹泻	无	稀便 3~4 次/d 且量<500 ml	稀便 ≥5 次/d 且量在 500~1 500 ml	稀便≥5 次/d 且量≥1 500 ml

注:0~2分:继续肠内营养,增加或维持原速度,对症治疗;3~4分:继续肠内营养,减慢速度,2 h后重新评估;≥5分:暂停肠内营养,并做相应处理。GRV:胃残余量(gastric residual volume)。

(二)鼻饲法

鼻饲法(nasogastric gavage)是将导管经鼻腔插入胃内,从管内灌注流质食物、水分和药物的方法。可对不能自行经口进食患者以鼻胃管供给食物和药物,以维持患者营养和治疗的需要。具体操作方法及注意事项见本书第129章相关内容。

(三)肠内营养泵

肠内营养泵是一种肠内营养输注系统,是通过鼻胃管或鼻肠管连接泵管及其附件,以微电脑精确控制输注的速度、剂量、温度、输注总量等的一套完整、封闭、安全、方便的系统。应用于处于昏迷状态或需要准确控制营养输入的管饲饮食患者。该系统可以按照需要定时、定量对患者进行肠道营养液输入,达到维持患者生命、促进术后康复的目的。

肠内营养泵的功能:①可以根据要求设定输入营养液的总量、流速、温度等参数,并且在运行过程中可以任意修改;②根据指令,自动检测和控制营养液的流量和流速,根据设定营养液的温度,自动检测和控制营养液的温度;③在营养液的温度、流量和流速出现异常时,发出报警信号;④动态显示已经输入营养液的数量、温度、流量和流速,便于随时查看。

肠内营养泵可能出现的问题有:①管道堵塞。多因营养液黏附管壁所致,应在持续滴注时每2~4 h用37 ℃左右的生理盐水或温开水冲洗管道。②营养泵报警。其原因除管道堵塞外,还可能是滴管内液面过高或过低、液体滴空、电源不足等,应及时排除引起营养泵报警原因,以使输注畅通。③鼻胃(肠)管因质硬造成消化道穿孔或营养管插入深度不够而误置入气管。应严格遵守操作规程,同时可选用较柔软的鼻胃(肠)营养管。

二、胃肠外营养

胃肠外营养(parenteral nutrition,PN)是按照患者的需要,通过周围静脉或中心静脉输入患者所需的全部能量及营养素,包括氨基酸、脂肪、各种维生素、电解质和微量元素的一种营养支持方法。

(一)目的

用于各种原因引起的不能从胃肠道摄入营养、胃肠道需要充分休息、消化吸收障碍以及存在超高代谢等的患者,保证热量及营养素的摄入,从而维持机体新陈代谢,促进患者康复。

(二)分类

根据补充营养的量,胃肠外营养可分为部分胃肠外营养(partial parenteral nutrition,PPN)和全胃肠外营养(total parenteral nutrition,TPN)两种。根据应用途径不同,胃肠外营养可分为周围静脉营养及中心静脉营养。短期、部分营养支持或中心静脉置管困难时,可采用周围静脉营养;长期、全量补充营养时宜采取中心静脉营养。

(三)用法

胃肠外营养的输注方法主要有全营养混合液输注及单瓶输注两种。

1.全营养混合液输注 即将每天所需的营养物质在无菌条件下按次序混合输入由聚合材料制成的输液袋或玻璃容器后再输注的方法。这种方法热氮比例平衡、多种营养素同时进入体内而增加节氮效果;同时简化输液过程,节省时间;另外可减少污染及降低代谢性并发症的发生。

2.单瓶输注 在无条件进行全营养混合液输注时,可单瓶输注。此方法由于各营养素非同步进入机体而造成营养素的浪费,另外易发生代谢性并发症。

(四)禁忌证

(1)胃肠道功能正常,能获得足够的营养。

(2)估计应用时间不超过5 d。

(3)患者伴有严重水和电解质紊乱、酸碱失衡、出凝血功能紊乱或休克时应暂缓使用,待内环境稳定后再考虑胃肠外营养。

(4)已进入临终期、不可逆昏迷等患者不宜应用胃肠外营养。

(五)并发症

在患者应用胃肠外营养的过程中,可能发生的并发症有:

1.机械性并发症 在中心静脉置管时,可因患者体位不当、穿刺方向不正确等引起气胸、皮下气肿、血肿甚至神经损伤。若穿破静脉及胸膜,可发生血胸或液胸。输注过程中,若大量空气进入输注管道可发生空气栓塞,甚至死亡。

2.感染性并发症 若置管时无菌操作不严格、营养液污染以及导管长期留置可引起穿刺部位感染、导管性脓毒症等感染性并发症。长期肠外营养也可发生肠源性感染。

3.肝功能损害 长期肠外营养也可引起肠黏膜萎缩、胆汁淤积等并发症。

(六)注意事项

(1)加强配制营养液及静脉穿刺过程中的无菌操作。

(2)配制好的营养液储存于代冰箱内备用,若存放超过24 h,则不宜使用。

(3)输液导管及输液袋每12～24 h更换一次;导管进入静脉处的敷料每24 h应更换一次。更换时严格无菌操作,注意观察局部皮肤有无异常征象。

(4)输液过程中加强巡视,注意输液是否通畅,开始时缓慢,逐渐增加滴速,保持输液速度均匀;输注期间应定时摇晃或揉搓输液袋,避免营养液中的胰岛素附壁,引起输注快结束时引起患者血糖升高。一般成人首日输液速度60 ml/h,次日可逐渐加量,每日增加的速度需根据患者营养液总量进行计算,一般建议每袋输注的维持时间控制在12～24 h为宜。输液浓度也应由较低浓度开始,逐渐增加。输液速度及浓度可根据患者年龄及耐受情况加以调节。

(5)输液过程中应防止液体中断或导管拔出,防止发生空气栓塞。

(6)静脉营养导管严禁输入其他液体、药物及血液,也不可在此处采集血标本或测中心静脉压。

(7)使用前及使用过程中要对患者进行严密的实验室监测,每日记录出入液量,观察血常规、电解质、血糖、氧分压、血浆蛋白、尿糖、酮体及尿生化等情况,根据患者体内代谢的动态变化及时调整营养液配方。

(8)密切观察患者的临床表现,注意有无并发症的发生。若发现异常情况应及时与医师联系,配合处理。

(9)停用胃肠外营养时应在2～3 d内逐渐减量。

(黄其密 范 婷 吴 瑶 傅 莉 夏 雪 孙 玲)

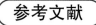 参考文献

1 宫雪梅,叶向红,薛阳阳,等.重症患者早期肠内营养耐受性评估及管理方案的构建[J].中华护理杂志,2019,54(4):490-494.

2 黄其密,吴雪,范婷,等,重症患者肠内营养与呼吸机相关性肺炎的研究进展[J].中华肺部疾病杂志(电子版),2021,14(3):393-396.

3 叶向红,彭南海,江方正,等.重症急性胰腺炎合并腹腔高压患者早期肠内营养耐受性的管理[J].中华护理杂志,2016,51(12):1439-1442.

4 COMPHER C,BINGHAM A L,MCCALL M,et al. Guidelines for the provision of nutrition support therapy in the adult critically ill patient:The American Society for Parenteral and Enteral Nutrition[J].JPEN J Parenter Enteral Nutr,2022,46(1):12-41.

5 SINGER P,BLASER A R,BERGER M M,et al. ESPEN guideline on clinical nutrition in the intensive care unit[J].Clinical Nutrition,2019,38(1):48-79.

第133章

护理技术操作并发症及处理

第一节　注射术并发症及处理

一、静脉注射术

(一)药物外渗性损伤

(1)在光线充足环境下,认真选择有弹性的血管进行穿刺。

(2)选择合适头皮针,针头无倒钩。

(3)针头穿入血管后继续向前推进0.5 cm,确保针头在血管内。妥善固定,避免在关节活动处进针。

(4)注射时加强观察,加强巡视,尽早发现以采取措施,及时处理,杜绝外渗性损伤,特别是坏死性损伤的发生。

(5)推注药液不宜过快。一旦发现推药阻力增加,应检查穿刺局部有无肿胀,如发生药液外渗,应终止注射,拔针后局部按压,另选血管穿刺。

(6)药物外渗的处理:①立即停止输注,尽可能回抽渗出的药液。②注射部位局部封闭治疗,发泡剂外渗根据外渗药物性质增加封闭频次。③根据渗出药物性质选择热敷或冷敷。④湿敷,选择50%硫酸镁溶液湿敷或采用多磺酸黏多糖软膏涂擦。⑤使用功能性敷料,如水胶体敷料、片状水凝胶等。

(7)如上述处理无效,组织已发生坏死,则应根据患者病情将坏死组织切除,以免增加感染机会。

(二)静脉穿刺失败

(1)护士要有健康、稳定的情绪。熟悉静脉解剖位置,提高穿刺技术。

(2)选择易暴露、较直、弹性好、清晰的浅表静脉。

(3)适用型号合适、无钩、无弯曲的锐利针头。

(4)避免盲目进针。进针前用止血带在注射部位上方绑扎,使血管充盈后再采用直刺法,减少血管滑动,提高穿刺成功率。

(5)轮换穿刺静脉,有计划保护血管,延长血管使用寿命。

(6)出现血管破损后,立即拔针,局部按压止血。24 h后给予热敷,加速淤血吸收。

(7)静脉条件差的患者要对症处理:静脉硬化、失去弹性型静脉穿刺时应压迫静脉上下端,固定后于静脉上方呈30°斜角直接进针,回抽见回血后,轻轻松开止血带,不能用力过猛,以免弹力过大针头脱出造成失败。血管脆性大的患者,可选择直而明显的血管,必要时选择斜面小的针头进行注射。护理人员对塌陷的血管,应保持镇定,扎止血带后在该血管处拍击数次,或予以热敷使之充盈,采用挑起进针法,针进入皮肤后沿血管由浅入深进行穿刺。给水肿患者行静脉穿刺时,应先行按摩推压局部,使组织内渗液暂时消退,待静脉显示清楚再行穿刺。行小儿头皮静脉穿刺时选择较小针头,采取二次进针法,见回血后不松止血带,推药少许,使静脉充盈,再稍进0.5 cm后松止血带,妥善固定,并努力使患儿合作,必要时可由两位护士互助完成。

(8)深静脉穿刺方法:肥胖患者应用手摸清血管方向或按解剖方位,沿血管方向穿刺;水肿患者注射前以拇指顺血管方向压迫局部组织,使血管暴露后穿刺。对血液呈高凝或血液黏稠患者可以连接有肝素盐水的注射器,试穿刺时注射器应保持负压,一旦刺入血管即可有回血,因针头内充满肝素,不易凝血。

(9)对四肢末梢循环不良造成的静脉穿刺困难,可通过局部热敷、饮热饮料等保暖措施促进血管扩张。操作时小心进针,如感觉针头进入血管不见回血时,可折压头皮针近端的输液管,可很快有回血,以防进针过度刺穿血管壁。

(三)血肿

(1)适用型号合适、无钩、无弯曲的锐利针头。

(2)提高穿刺技术,避免盲目进针。

(3)进行操作时动作要轻、稳。

(4)要重视拔针后对血管的按压。拔针后用消毒纱布覆盖穿刺口,用拇指按压,因按压面积大,减少因部位不对或移位引起血肿的风险。一般按压时间为3~5 min,对新生儿、有出血倾向者按压时间延长,以不出现青紫为宜。

(5)早期予以冷敷,以减少出血。24 h后局部给予50%硫酸镁湿热敷,每日2次,每30 min,以加速血肿吸收。

(6)若血肿过大难吸收,常规消毒后用注射器抽吸不凝血液或切开取血块。

(四)静脉炎

以避免感染、减少对血管壁的刺激为原则,严格执行无菌操作,对血管有刺激性的药物,应充分稀释后应用,并防止药液溢出血管外;同时,要有计划更换注射部位,保护静脉,延长其使用时间。一旦发生静脉炎,应立即停止在此处静脉注射、输液,将患肢抬高、制动;局部用50%硫酸镁湿敷,每日2次,每次30 min;或用多磺酸黏多糖软膏涂擦按摩每日2次,每次30 min;或用超短波理疗,每日1次,每次15~20 min;或用功能性敷料(水胶体敷料、片状水胶体敷料)粘贴局部;或中药如意金黄散局部外敷,达到清热、除湿、疏通气血、止痛、消肿的目的。如合并全身感染症状,按医嘱给予抗生素治疗。

(五)过敏反应

(1)注射前询问患者的药物过敏史。应向患者及家属详细讲解此次用药的目的、药物作用、可能发生的不良反应,嘱咐患者及时说出不适感受,但要免造成其心理紧张而出现假想不适。对本药有不良反应、过敏体质者、首次使用本药者,都要备好急救药物(0.1%去甲肾上腺素注射剂、地塞米松注射剂)、吸氧装置等。

(2)药物配制和注射过程中,要严格按规定操作,首次静脉注射时应放慢速度。对过敏体质者加倍小心,同时密切观察患者意识、表情、皮肤色泽、温度、血压、呼吸,触摸周围动脉搏动,询问患者有无寒战、皮肤瘙痒、心悸、胸闷、关节疼痛等不适。轻微不适者,可放慢推注速度。不能耐受者,立即暂停注射,保留静脉通道。用注射器抽吸好急救药品,装上吸氧装置,休息半小时后继续缓慢静脉注射,若仍不能耐受,则停止使用此药,观察不适反应消失后方可离开。在推注过程中,发现休克前兆或突然休克,立即停止注药,结扎止血带,不使药物扩散,静脉滴注抗过敏药物,针对症状进行抢救。过敏性休克者,去枕平卧,及时就地抢救、吸氧,首选0.1%去甲肾上腺素1 mg、地塞米松5 mg皮下、肌肉或血管内注射;补充血容量,纠正酸中毒,提高血压等。必要时可用糖皮质激素、气管切开或插管。

二、皮内注射术

（一）疼痛

（1）注意心理护理,向患者说明注射的目的,取得患者配合。

（2）原则上选用无菌生理盐水作为溶媒对药物进行溶解。准确配制药液,避免药液浓度过高对机体的刺激。

（3）改进皮内注射方法:①在皮内注射部位上方,嘱患者用一手环形握住另一前臂,离针刺上方约2 cm 处用拇指加力按压(儿童患者让其家属按上述方法配合),同时按皮内注射法持针刺入皮内,待药液注入,直至局部直径约0.5 cm 的皮丘形成,拔出针头后,再松开按压以减轻皮内注射疼痛的发生。②采用横刺进针法(其注射方向与前臂垂直)亦能减轻疼痛。

（4）可选用神经末梢分布较少的部位进行注射。如选取前臂掌侧中段做皮试,不仅疼痛轻微,更具有敏感性。

（5）熟练掌握注射技术,准确注入药量(通常是0.1 ml)。

（6）选用直径较小、锋利无倒钩针头进行注射。

（7）在皮肤消毒剂完全待干后进行注射。

（8）疼痛剧烈者,予止痛剂对症处理;发生晕针或虚脱,按晕针或虚脱处理。

（二）局部组织反应

（1）避免使用对组织刺激性较强的药物。

（2）正确配制药液,推注药液剂量准确,避免剂量过大增加局部组织反应。

（3）严格执行无菌操作。

（4）让患者了解皮内注射目的,不可随意搔抓或揉按局部皮丘,如有不适随时告知医护人员。

（5）详细询问药物过敏史,避免使用可引发机体过敏反应的药物。

（6）对已发生局部组织反应者进行对症处理,预防感染。出现局部皮肤瘙痒者,告诫患者勿抓、挠,用0.5% 碘伏外涂;局部皮肤有水疱者,先用0.5% 碘伏消毒,再用无菌注射器将水疱内液体抽出;注射部位出现溃烂、破损,则进行外科换药处理。

（三）注射失败

（1）认真做好解释工作,尽量取得患者配合。

（2）对不合作者,肢体要充分约束和固定。

（3）充分暴露注射部位:穿衣过多或袖口狭窄者,可在注射前协助患者将选择注射的一侧上肢衣袖脱出;婴幼儿可选用前额皮肤上进行皮内注射。

（4）提高注射操作技能,掌握注射的角度与力度。

（5）对无皮丘或皮丘过小等注射失败者,可重新选择部位进行注射。

（四）过敏性休克

（1）皮内注射前必须仔细询问患者有无药物过敏史,尤其是青霉素、链霉素等易引起过敏的药物,如有过敏史者则停止该项操作。有其他药物过敏史或变态反应疾病史者应慎用。

（2）皮试观察期间,嘱患者不可随意离开。注意观察患者有无不适,正确判断皮试结果,阴性者可使用该药,若为阳性结果则不可使用(破伤风抗毒素除外,可采用脱敏注射)。

（3）注射盘内备有0.1% 盐酸肾上腺素、尼可刹米等急救药品,另备氧气、吸痰设备等。

（4）一旦发生过敏性休克,立即组织抢救:①立即停药,使患者平卧,并报告医师。②立即皮下注射0.1% 肾上腺素1 ml,小儿剂量酌减。症状如不缓解,可每隔半小时皮下或静脉注射肾上腺素0.5 ml,直至脱离危险期。③给予氧气吸入,改善缺氧症状。呼吸受抑制时,立即进行人工呼吸,并肌内注射尼可刹米等呼吸兴奋剂。有条件者可插入气管导管,借助呼吸机辅助呼吸。喉头水肿引起窒息时,应尽快施行气管切开。④根据医嘱静脉注射地塞米松 5～10 mg 或琥珀酸钠氢化可的松 200～400 mg 加入 5%～10% 葡萄糖溶液 500 ml 内静脉滴注;应用抗组胺类药物,如肌内注射盐酸异丙嗪 25～50 mg 或苯海拉明 40 mg。⑤静脉滴注 10% 葡萄糖溶液或平衡溶液扩充血容量。如血压仍不回升,可按医嘱加多巴胺或去甲肾上腺素静脉滴注。⑥若心搏骤停,则立即进行心肺复苏抢救。如施行体外心脏按压,气管内插管人工呼吸等。⑦密切观察病情,记录患者呼吸、脉搏、血压、神志和尿量等变化;不断评价治疗与护理效果,为进一步处置提供依据。

(五)疾病传播

(1)严格执行一人一针一管,严格遵循无菌技术操作原则及消毒隔离要求。

(2)使用活疫苗时,防止污染环境。将使用过的注射器、针头及用剩的疫苗及时焚烧。

(3)操作者为一个患者完成注射后,需行手消毒后方可为下一个患者进行注射治疗。

(4)对已出现疾病传播者,报告医师,对症治疗。如有感染者,及时抽血化验检查与隔离治疗。

三、皮下注射术

(一)出血

(1)正确选择注射部位,避免刺伤血管。

(2)注射完毕做好局部按压,按压部位要准确、时间要充分,尤其对凝血机制障碍者,适当延长按压时间。

(3)如针头刺破血管,立即拔针,按压注射部位。更换注射部位重新注射。

(4)拔针后针口少量出血者,予以重新按压注射部位。形成皮下血肿者,可根据血肿大小采取相应处理措施。皮下小血肿早期采用冷敷促进血液凝固,48 h 后应用热敷促进瘀血吸收和消散。皮下较大血肿早期可采取消毒后无菌注射器穿刺抽出血,再加压包扎;血液凝固后,可行手术切开取出血凝块。

(二)硬结形成

(1)熟练掌握注射深度,注射时针头斜面向上与皮肤呈 30°～40° 角快速刺入皮下,深度为针柄的 1/2～2/3。

(2)操作前,选用锐利针头,选择注射点要尽量分散,轮流使用,避免在同一处多次反复注射,避免在瘢痕、炎症、皮肤破损处部位注射。

(3)注射药量不宜过多,少于 2 ml 为宜。推药时,速度要缓慢,用力要均匀,以减少对局部刺激。

(4)注射后及时给予局部热敷或按摩,以促进局部血液循环,加速药物吸收,防止硬结形成(但胰岛素注射后勿热敷、按摩,以免加速药物吸收,胰岛素药效提早产生)。

(5)护理人员应严格执行无菌技术操作,防止微粒污染。注意抽吸药液时不宜将针头直接插瓶底吸药,禁用注射器针头直接在颈口处吸药。为避免化学药物微粒出现,注射一种药物用一副注射器。

(6)做好皮肤消毒,防止注射部位感染。如皮肤较脏者,先用清水清洗干净,再消毒。若皮脂污垢堆积,可先用 70% 酒精擦净后再消毒。

(7)已形成硬结者,可选用以下方法外敷:①用 50% 硫酸镁湿热敷。②将云南白药用食醋调成糊状涂于局部。③取新鲜马铃薯切片浸入山莨菪碱(654-2)注射液后外敷硬结处。

(三)低血糖反应

(1)严格遵守给药剂量、时间、方法,严格执行技术操作规程,经常更换注射部位。对使用胰岛素的患者多次反复进行有关糖尿病知识、胰岛素注射有关知识的宣教,直到患者掌握为止。

(2)准确抽吸药液剂量。

(3)根据患者营养状况,把握进针深度,避免误入肌肉组织。如对体质消瘦、皮下脂肪少的患者,应捏起注射部位皮肤并减少进针角度注射。

(4)避免注入皮下小静脉血管中。推药前先回抽,无回血方可注射。

（5）注射后勿剧烈运动、按摩、热敷、日光浴、洗热水澡等。

（6）注射胰岛素后,密切观察患者情况。如发生低血糖症状,立即监测血糖,同时口服糖水、馒头等易吸收碳水化合物。严重者可静脉推注50%葡萄糖溶液40～60 ml。

四、肌内注射术

（一）疼痛

（1）正确选择注射部位,进针角度及深度。

（2）掌握无痛注射技术。

（3）配制药物浓度不易过大,每次推注药量不宜过快过多。

（4）轮换注射部位。

（二）神经损伤

（1）周围神经药物注射伤是一种医源性损伤,是完全可以预防的,应在慎重选择药物、正确掌握注射技术等方面严格把关。

（2）注射药物应尽量选用刺激性小、等渗、pH值接近中性的药物,不能毫无科学根据地选用刺激性强的药物肌内注射。

（3）注射时应全神贯注,注意注射处的解剖关系,准确选择臀部、上臂的肌内注射位置,避开神经及血管。

（4）在注射药物过程中若发现神经支配区麻木或反射痛,应考虑注入神经内的可能性,须立即改变进针方向或停止注射。

（5）对中度以下不完全神经损伤采用非手术治疗法、行理疗、热敷,促进炎症消退和药物吸收,同时使用神经营养药物治疗,将有助于神经功能的恢复。对中度以上完全性神经损伤,则尽早手术探查,做神经松懈术。

（三）针头弯曲或针头折断

（1）选择粗细适合、质量过关的针头。

（2）选择合适的注射部位,不可在局部皮肤有硬结或瘢痕处进针。

（3）协助患者取舒适体位。

（4）一旦发生针体断裂,医护人员要保持镇静,立即用一手捏紧局部肌肉,嘱患者放松,保持原体位,勿移动肢体或做肌肉收缩动作（避免残留的针体随肌肉收缩游动）,迅速用止血钳将折断的针体拔出。若针体已完全没入体内,需在X射线定位后通过手术将残留针体取出。

（四）针口渗液

（1）选择合适注射部位。

（2）掌握注射剂量。

（3）每次轮换部位。

（4）注射后及时热敷、按摩,加速局部血液循环,促进药液吸收。

（五）针头堵塞

（1）根据药物性质选用粗细适合的针头。

（2）充分将药物摇混合,检查针头通畅后方可进针。

（3）注射时保持一定速度,避免停顿导致药液沉积在针头内。

（4）如发现阻力大,或无法将药液继续注入体内,应拔针,更换针头另选部位进行注射。

（5）使用一次性注射器加药时,可改变进针角度,即由传统的90°改为45°。

第二节　血标本采集术并发症及处理

一、静脉血标本采集术

（一）晕针

（1）心理护理：消除思想顾虑，减轻或消除恐惧感。

（2）掌握无痛注射技术。

（3）采血前询问患者是否劳累、疲乏等，可适当休息或给予平卧位采血。

（4）协助患者采取适当卧位，对特别紧张或有晕针史者采取平卧位采血。

（5）采血后继续观察患者 5～10 min，注意观察有无不适。

（6）采血过程中如发现患者有晕厥先兆，应立即停止采血，并平卧于空气流通处或予吸氧，头低足高位，下肢抬高 15°～20°，增加回心血量及大脑血流量，立即通知医师并测量血压、脉搏、呼吸，观察神志，随时询问其自觉症状，密切观察患者的生命体征变化。

（二）皮下淤血

（1）抽血完毕后，棉签按压时间 5 min 以上。

（2）抽血完毕后，棉签按压方法正确。如穿刺时针头经皮下直接进入血管，拔针后按压方法为棉签与血管走形垂直；如果穿刺时针头在皮下行走一段距离后进入血管，拔针后按压方法为棉签与血管走形平行，才能够达到止血目的。

（3）上肢静脉抽血，如贵要静脉、肘正中静脉等，如上衣衣袖较紧，要求患者脱去较紧的衣袖后抽血，避免影响静脉回流，引起皮下出血。

（4）如果出现皮下血肿，早期冷敷、减轻局部充血和出血，冷敷可使毛细血管收缩，可防止皮下出血和肿胀。24 h 后热敷，改善血液循环，减轻炎性水肿，加速皮下出血的吸收。

（三）误抽动脉血

（1）准确掌握股静脉解剖位置。

（2）正确穿刺方法。

（3）如抽出鲜红色血液，即提示穿入股动脉，应立即拔出针头，紧压穿刺处 5～10 min，直至无出血为止，再重新穿刺抽血。

二、动脉血标本采集术

（一）血肿

（1）熟练掌握人体解剖知识及操作技巧，防止人为穿刺损伤血管。首选桡动脉，此处的动脉位置表浅易于触及，又无静脉与之毗邻，穿刺后易于压迫止血。

（2）穿刺完毕后，按压 3～5 min，对于凝血功能差的患者适当延长按压时间，按压面积不少于 5 cm^2，必要时给予沙袋增压。

（3）如在关节活动部位，应适当减少患者剧烈活动。

（4）血肿的吸收和颜色消退需要一个过程，向患者做好解释安慰工作。

（二）筋膜间隔综合征及神经损伤

（1）尽快给患者止痛，以减轻患者痛苦。在医师指导下给患者行利多卡因行臂丛神经阻滞麻醉，效果好,必要时可以反复给药,也可以肌内注射止痛药。

(2)注意观察肢体血运、感觉、运动情况,如肢体双侧温差在 3 ℃以上,皮肤颜色苍白,感觉异常,运动障碍,及时请骨科医师做适当处理,必要时手术。

(3)如果以上保守治疗无效时,可行筋膜间室压力测定(正常值 0~8 mmHg),当筋膜间室压力大于 30 mmHg 时应报告医师采取筋膜间室切开减张术,以免造成不可逆损伤。

（三）感染

(1)穿刺时严格遵守无菌原则,所使用的穿刺针、导丝、导管均应严格消毒,确保无菌。穿刺时怀疑有污染应立即更换,穿刺点皮肤每日用碘伏消毒并更换无菌敷料。

(2)穿刺前认真选择血管,避免在有皮肤感染的部位穿刺。

(3)动脉插管的患者,病情稳定后应尽快拔出,如怀疑存在导管感染应立即拔出导管并送检。

(4)拔出导管时,穿刺部位严格消毒,切实压迫止血后,用无菌纱布覆盖,弹力绷带包扎。

(5)已发生感染者,除对因处理外,还应根据医嘱使用抗生素抗感染治疗。

（四）假性动脉瘤形成

(1)避免同一部位重复穿刺,以免局部瘢痕形成后皮肤弹性降低而出血。

(2)对出血部位的护理:穿刺后动脉有少量出血时,可采用无菌敷料按压出血部位,并用胶布加压、固定,并随时观察局部是否出血及出血量的多少。

(3)患者若有小的足背动脉瘤形成,应嘱其穿宽松、软质面的鞋,以防瘤体受摩擦引起破裂出血。

(4)假性动脉瘤较大而影响功能者,可采用手术直接修补。

（五）动脉痉挛

如果穿刺针头确定在血管内,可暂停抽血,待血流量逐渐增加后再行抽血,避免反复穿刺。若穿刺未成功,则拔针暂停穿刺,热敷局部血管,待痉挛解除后再行动脉穿刺。

（六）血栓形成

(1)减少同一穿刺点穿刺次数。

(2)拔针后压迫穿刺点力度应做到伤口既不渗血,动脉血流又保持通畅,以指腹仍有动脉搏动为宜。

(3)若血栓形成可静脉插管行尿激酶溶栓治疗。

（七）穿刺口大出血

(1)穿刺后按压穿刺点 5~10 min 并嘱患者勿过早下床活动。

(2)如患者出现穿刺口大出血,立即让患者平躺于床上,戴无菌手套,用无菌敷料将明胶海绵按压在穿刺点,直至不出血为止。

(3)出血量大的患者可遵医嘱输注血制品。

（八）穿刺困难

(1)心理护理:给患者进行心理安慰,做好其思想解释工作,消除恐惧等不良心理,以取得配合;同时护理人员还应该进行自身心理状态调整,具有良好心理素质和自信心,应以镇静、果断、审慎的心态进行操作。

(2)熟悉常用动脉穿刺血管的解剖位置,掌握血管的走行及深度。

(3)应有良好的基本功和熟练操作技术。

(4)对于脆性增加的血管,在穿刺操作时,动作要轻柔而仔细,寻找血管宜缓慢进行,更不能在同一位置上反复穿刺,以防内出血。

(5)对于血液高凝的患者,注意有效地抗凝,确认穿刺成功后迅速回抽血液,以防血液凝固而阻塞针头,造成穿刺失败。

第三节 静脉输液术并发症及处理

一、发热反应

(1)输液前认真检查药液质量,掌握药物配伍禁忌;检查输液器包装及灭菌日期、有效期,严格无菌技术操作。

(2)避免液体输入操作污染。精密输液过程要严格遵守无菌操作原则,瓶塞、皮肤穿刺部位需消毒彻底,重复穿刺需更换针头。

(3)加强加药注射器使用管理,加药注射器要严格执行一人一具,不得重复使用。

(4)输液过程中经常巡视观察,可避免输液速度过快而发生的热源反应。

(5)反应轻者,可减慢滴速或停止输液,通知医师,同时注意监测体温的变化。

(6)高热患者予物理降温,必要时遵医嘱给予抗过敏药物或激素治疗。

(7)反应严重者,停止输液,保留剩余溶液和输液器进行检测,查找反应原因。

二、急性肺水肿

(1)输液过程中,密切观察患者情况,尤其是老年人、儿童、心功能不良患者。

(2)经常巡视输液患者,避免因体位或肢体改变输液速度加快或减慢。

(3)立即减慢或停止输液并通知医师,进行紧急处理。如病情允许可使患者端坐,双腿下垂,以减少下肢静脉回流,减轻心脏负担,必要时进行四肢轮扎。

(4)给予高流量氧气吸入,最好使用30%~50%酒精湿化后吸入,降低肺泡泡沫表面张力,从而改善肺部气体交换,缓解缺氧症状。

(5)遵医嘱给予镇静剂、平喘、强心、利尿和扩血管药物,以舒张周围血管,减少回心血量,减轻心脏负担。

(6)安慰患者,解除患者紧张情绪。

三、静脉炎

(1)严格执行无菌操作,对血管壁有刺激性药物应尽量选用粗血管,穿刺成功后,固定牢固,以防针头摆动引起静脉损伤使药物漏出血管外。同时,要有计划更换输液部位,保护静脉。

(2)严格控制药物浓度和输液速度;严格掌握药物配伍禁忌。

(3)依据药物浓高、刺激性强时,宜选择大血管进行穿刺,并减慢输液速度。

(4)一旦发生静脉炎,停止在此部位输液,并将患肢抬高、制动。局部用50%硫酸镁溶液湿敷,也可行超短波理疗。

(5)使用外周静脉留置针患者,应加强对留置针的护理,针眼周围皮肤用0.5%碘伏消毒,贴上保护膜,注意观察针头有无脱落、阻塞、移位,必要时更换注射部位,连续输液者每日更换输液器。

四、血栓栓塞

(1)避免长期大量输液。

(2)尽量避免选择下肢静脉置留置针,如特殊情况或病情需要在下肢静脉穿刺,输液时可抬高下肢

20°~30°，加快血液回流，缩短药物和液体在下肢静脉滞留时间，减轻其对下肢静脉的刺激。如果是手术室留置在下肢静脉的留置针，24 h 后应更换至上肢。

（3）发生血栓栓塞时，应抬高患肢、制动，并停止在患肢输液。局部热敷，做超短波理疗或 TDP 灯照射，每日 2 次，每次 15~20 min。严重者手术切除栓子。

五、感　染

（1）配制药液或营养液、导管护理等操作严格遵守无菌技术操作原则。正确切割安瓿，切忌用镊子等物品敲开安瓿；正确抽吸药物，抽药操作时不能"一把抓"；正确选择加药针头，尽量减少针头反复穿刺橡胶瓶塞，减少橡胶微粒的产生。

（2）采用密闭式一次性医用塑料输液器。

（3）认真检查液体质量、透明度、溶液瓶有无裂痕、瓶盖有无松动、瓶签字迹是否清晰。

（4）输液过程中经常巡视，观察患者情况及输液管道有无松脱等。

（5）严禁自导管取血化验，与导管相连接的输液系统 24 h 更换一次，每日消毒并更换敷料。

（6）发生输液败血症后，立即丢弃原补液，重新建立静脉通道，给予哌拉西林、头孢曲松或头孢他啶联合阿米卡星等氨基糖苷类抗生素治疗；合并休克者，另建立一条静脉通道。给予低分子右旋糖酐扩容，以间羟胺、多巴胺等血管活性药物维持血压，有代谢性酸中毒者，以 5% 碳酸氢钠纠正酸中毒。

六、静脉穿刺失败

（1）静脉穿刺时，尽可能选择手背静脉，熟悉手部神经与血管的解剖结构与走向，进针的深度应根据患者体型胖瘦及血管显露情况而定，尽可能一次成功。长期输液患者应经常更换注射部位，保护好血管。

（2）严格检查静脉留置针包装及质量，包装有破损或过期不能使用，如果外套管体脆性大、不柔软，易从外套管根部断裂，尖端不圆钝容易外翻或破损。

（3）使用静脉留置针操作时要稳，进针时要快、要准，避免在皮下反复穿刺，减少血管内膜损伤；固定要牢固，防止术中因躁动而脱出。

（4）穿刺时操作者除了观察是否有回血外，还应注意体会针尖刺入血管时的"空旷感"来判断是否进入血管，勿盲目地进针或退针。

（5）穿刺见回血后需平行缓慢顺血管方向进针 0.1~0.2 cm，使外套管的尖端进入血管内，再轻轻向内推送外套管。

（6）见回血后顺血管方向边退针芯边向血管内推入外套管时，不能将外套管全部送入，如有阻力，勿强行向内推送，观察静脉是否有较大弯曲或有静脉瓣等。如果证实外套管确实在血管内，而且已进入静脉一部分，可不用全部推入，也可固定。

七、导管阻塞

穿刺前连接好输液装置，穿刺时及时回抽，穿刺后需加强巡视，及时发现问题及时处理。

八、穿刺处组织损伤

（1）输注对血管、神经有刺激性的药液，先用等渗盐水行静脉穿刺，确定针头在血管内后才连接输液器。输液过程加强巡视，若发现液体渗出，局部皮肤发生肿胀，应予拔针另选部位重新穿刺。局部予以湿敷，肿胀可自行消退。

（2）注射部位发生红肿、硬结后，严禁热敷，可用冷敷每日 2 次；桡神经损伤后，患肢不宜过多活动，可用理疗、红外线超短波照射每日 2 次。

第四节　静脉输血术并发症及处理

一、非溶血性发热反应

（1）严格管理血库保养和输血用具，严格执行无菌操作。

（2）输血前进行交叉配血试验。

（3）一旦发生发热反应，反应轻者，减慢滴速；严重者，立即停止输血，密切观察生命体征，通知医师，给予对症处理。遵医嘱给予解热镇痛药和抗过敏药。

二、过敏反应

（1）勿选用有过敏史的献血员。

（2）献血者在采血前 4 h 内不宜吃高蛋白、高脂肪饮食，宜食用少量清淡饮食或糖水。

（3）输血前详细询问患者输血过敏史。

（4）过敏反应轻者，减慢输血速度，继续观察；反应重者，立即停止输血。

（5）呼吸困难者，给予高流量吸氧。严重喉头水肿或呼吸困难者行气管插管或气管切开，循环衰竭者应给予抗休克治疗。

（6）遵医嘱应用抗过敏药和激素。

三、溶血反应

（1）严格执行查对制度。

（2）血液取回后勿震荡、加温，避免血液成分破坏引起不良反应。

（3）输入两个以上供血者血液时，在两份血之间输入 0.9% 氯化钠溶液。

（4）发生溶血反应，立即停止输血，告知医师。同时保留余血，采集患者血液重做血型鉴定和交叉配血试验。

（5）维持静脉通路，以备抢救时静脉治疗。

（6）静脉注射碳酸氢钠碱化尿液。①双侧腰部封闭，并用热水袋热敷双肾区，解除肾脏血管痉挛，保护肾脏。②严密观察生命体征和尿量，做好记录。对少尿、尿闭者，按急性肾衰竭处理。出现休克症状，给予抗休克处理。

四、与大量输血有关的反应

（1）循环负荷过重、出血倾向、枸橼酸钠中毒反应：严密观察患者输血时的病情变化，及时发现，对症处理；输入库存血 1 000 ml 以上时，须按医嘱静脉注射 10% 葡萄糖酸钙 10 ml，以补充钙离子。

（2）体温过低反应：将库存血放置在温度适宜环境中自然升至室温，或用热水袋加温输血的肢体。

（3）空气栓塞、微血管血栓：处理方法同静脉输液并发症。

第五节　胃肠减压术并发症及处理

一、插管过程中误入气管

（1）评估患者时，对于能配合的患者要多给予讲解，尽量取得患者配合后再操作；对于不合作患者要耐心讲解插管过程中的注意事项，以争取患者合作；对于昏迷不能配合的患者，要有高度责任心和高超操作技能，给家属讲解清楚，取得同意后再操作。

（2）操作技巧：插入胃管 15 cm 处时嘱患者做吞咽动作，也可滴几滴温开水到口腔里，在患者做吞咽动作时顺势插入；也可在胃管插入 15 cm 处时抬高患者头部（病情允许的情况下，但脑出血急性期患者不可以抬高头部），使患者下颌靠近胸骨柄。这两种方法可以提高插管成功率。必要时在喉镜下插管。

（3）插管后用一种检验方法无法确认者，可采用多种方法验证，或由第二人确认无误后再往胃管内打温水或流质，以免误入气管，发生不良后果。

二、引 流 不 畅

（1）昏迷患者插管时，注意胃管不能在咽部或食管上段盘旋。

（2）胃内容物消化不彻底，食物残渣或胃液黏稠、血凝块阻塞胃管，可用碳酸类饮料冲洗胃管。

（3）堵管处理无效，拔出胃管，更换胃管重新插入。

（4）检查胃管是否打折，负压引流袋是否已满。

（5）定期更换胃管，以防止胃酸长时间腐蚀胃管，使其变质从而发生粘连，造成胃管不畅。

三、上消化道出血

（1）插管操作动作熟练、轻柔，必要时使用专业导丝，以防引起机械性损伤，患者出现剧烈恶心、呕吐时，暂停插管，切勿强行插管。

（2）负压引流无液体引出时，需检查胃管是否通畅，如不通畅可向胃管内注入少许生理盐水回抽，不可盲目回抽。

（3）如发现引流液有鲜红色血液，应停止吸引，及时报告医师，遵医嘱给予补充血容量及抑酸、止血治疗，同时加强口腔护理。

（4）早期可行急诊胃镜检查，及早确定出血部位。

（5）如上述措施无效，出血不止者可考虑选择性血管造影，采用明胶海绵栓塞出血血管，内科治疗无效，行外科手术治疗。

四、声 音 嘶 哑

（1）选择粗细合适、质地较柔软、表面光滑的胃管以减轻局部刺激。勿强行插管，不宜来回抽插胃管及反复插管。

（2）胃肠减压过程中，嘱患者少说话或禁声，使声带得到充分休息。

（3）病情允许情况下，尽早拔管。

（4）出现声音嘶哑者，注意嗓音保健，加强口腔护理，保持局部浸润。避免刺激性食物、受凉，拔除胃管后发音应由闭口音到张口音。

（5）物理治疗：长时间插管引起声带慢性炎症和黏膜肥厚可用超声波理疗和碘离子透入法，促使局部组织的血液循环以软化肥厚组织。药物治疗：可用 B 族或类固醇激素及抗生素雾化吸入，以减轻水肿，营养神经。

五、吸入性肺炎

（1）如患者咽喉部有分泌物聚集时，鼓励患者咳嗽、排痰，咳嗽前先固定好胃管及胃肠减压装置。不能自行咳痰者加强翻身、拍背，促进排痰。

（2）保证胃肠减压引流通畅，疑引流不畅时及时予以处理，以防止胃液反流。

（3）每日护理两次口腔，以保持口腔清洁、湿润。

（4）病情允许情况下尽早拔管。

（5）发生吸入性肺炎者，结合症状，对症处理。

六、低 血 钾

（1）病情允许情况下，尽早拔除胃管以减少从胃液中丢失钾。

（2）持续胃肠减压患者，经常检测血钾浓度，发现不足及时静脉补充氯化钾。

第六节　鼻饲法并发症及处理

一、胃 潴 留

（1）在鼻饲前，检查患者有无胃潴留，抽出胃内容物超过 150 ml 时，应当通知医师减量或暂停鼻饲。

（2）注意操作方法，避免空气注入胃内；控制鼻饲液温度，不可过冷或过热。

（3）鼻饲量<200 ml，间隔时间>2 h。

（4）病情允许的情况下，鼻饲完后协助患者取高枕卧位和半坐卧位，维持体位 20～30 min，以防止潴留胃内的食物反流入食管。

（5）病情允许情况下，鼓励患者在床上或床边活动，促进胃肠功能恢复，并可依靠重力作用使鼻饲液顺肠腔运行，预防和减轻胃潴留。

二、感 染

（1）注意口腔卫生，口腔护理 2 次/d。

（2）长期鼻饲的患者，宜定期更换胃管。

三、腹 泻

（1）鼻饲液配制过程中应防止污染，每日配制当日量，4 ℃冰箱保存。

（2）鼻饲液温度以 37～42 ℃最为适宜。

（3）注意鼻饲液浓度、容量与速度。

（4）询问饮食史，对饮用牛奶、豆浆等易致腹泻的患者，应慎用。

（5）腹泻频繁者，保持肛周皮肤清洁、干燥。

四、误　吸

（1）选用管径适宜的胃管，坚持匀速限速滴注。

（2）昏迷患者翻身应在鼻饲前进行，以免胃因机械性刺激而引起反流。

（3）对危重患者，鼻饲前应吸净气道内痰液，以免鼻饲后吸痰憋气使腹内压增高引起反流。鼻饲时和鼻饲后取半卧位防止反流。

（4）喂养时辅以胃肠动力药物（吗丁啉、西沙必利）可解决胃轻瘫、反流等问题，一般在喂养前半小时由鼻饲管注入。

（5）误吸发生后，立即停止鼻饲，取头低右侧卧位，吸除气道内吸入物，气管切开者可经气管套管内吸引，然后胃管接负压瓶，有肺部感染迹象者及时使用抗生素。

五、血　糖　紊　乱

（1）鼻饲配方尽量不加糖或由营养师配制。对高糖血症患者可补给胰岛素或改用低糖饮食，也可注入降糖药，同时加强血糖监测。

（2）为避免低血糖的发生，应缓慢停用要素饮食。一旦发生低血糖，立即静脉注射高渗葡萄糖。

六、水、电解质紊乱

（1）严格记录出入量，以调整营养液配方。

（2）监测血清电解质的变化及尿素氮的水平。

（3）尿量多的患者除给予含钾高的鼻饲液外，必要时给予静脉补钾，防止出现低血钾。

第七节　体温测量并发症及处理

一、患者咬碎体温计

（1）测量体温前对患者做好宣教，教会其正确使用体温计。

（2）对于婴幼儿、精神异常、昏迷患者禁止口腔测体温。

（3）处理：若患者不慎咬破体温计，应立即清除玻璃碎屑口服蛋清液或牛奶，以延缓汞的吸收。病情允许可服纤维丰富的食物，促进汞的排泄。

二、体温和病情不相符

（1）张口呼吸患者禁用口腔测体温。

（2）患者进食、饮水、面颊部冷热敷、坐浴或灌肠、沐浴后应间隔30 min后再测相应部位的体温。

（3）发现体温和病情不相符时，应在床旁重新监测，必要时做肛温和口温对照复查。

第八节　鼻导管吸氧术并发症及处理

一、用氧不安全

（1）严格遵守操作规程,注意吸氧安全,使用氧气筒装置时,要切实做好"四防"（防震、防火、防热、防油）,搬运时应避免倾倒、撞击,防止爆炸。氧气筒内氧气勿用尽,压力表上指针降至 0.5 MPa 时即不可再使用,以防灰尘进入筒内,再次充气时引起爆炸。对未用或已用的氧气筒,应分别悬挂"满"或"空"的标志,以便及时调换,并避免急用时搬错氧气筒而影响抢救速度。

（2）患者吸氧过程中,需要调节氧流量时,应当先将患者的鼻导管取下,调节好氧流量后再与患者连接;停止吸氧时,先取下鼻导管,再关闭氧气。

二、气道黏膜干燥

（1）及时补充氧气湿化瓶内的湿化液。对发热患者,及时做好对症处理。对有张口呼吸习惯的患者,做好解释工作,争取其配合改用鼻腔呼吸,利用鼻前庭黏膜对空气有加温加湿的功能,减轻气道黏膜干燥的发生。对病情严重者,可用湿纱布覆盖口腔,定时更换。

（2）根据患者缺氧情况调节氧流量,轻度缺氧 1 ~ 2 L/min,中度缺氧 2 ~ 4 L/min,重度缺氧 4 ~ 6 L/min,小儿缺氧 1 ~ 2 L/min。吸氧浓度控制在 45% 以下。

（3）加温加湿吸氧装置能防止气道黏膜干燥。

（4）对于气道黏膜干燥者,给予超声雾化吸入,超声雾化器可随时调节雾量的大小,并能对药液温和加热。

三、氧　中　毒

（1）严格掌握吸氧指征、停氧指征,选择恰当给氧方式。

（2）严格控制吸氧浓度,一般吸氧浓度不超过 45%。根据氧疗情况,及时调整吸氧流量、浓度和时间,避免长时间高流量吸氧。

（3）对氧疗患者做好健康教育,告诫患者吸氧过程中勿自行随意调节氧流量。

（4）吸氧过程中,动态观察氧疗效果。一旦发现患者出现氧中毒,立即降低吸氧流量,并报告医师,对症处理。

四、晶体后纤维组织增生

（1）对新生儿,尤其是早产低体重儿勿长时间、高浓度吸氧,吸氧浓度小于 40%。

（2）对于曾长时间高浓度吸氧后出现视力障碍的患儿应定期行眼底检查。

（3）已发生晶体后纤维组织增生者,应早日行手术治疗。

第九节　吸痰术并发症及处理

一、气道黏膜损伤

（1）按照无菌操作原则,插管动作轻柔、敏捷。

（2）痰液黏稠者,必要时遵医嘱给予雾化吸入,稀释痰液,便于吸痰。

二、加重缺氧

吸痰前后应给予高流量吸氧,对于气切患者,吸痰前给予 2 min 纯氧,吸痰时间不宜超过 15 s。如痰液过多,需要再次吸引,应间隔 3～5 min,患者耐受后再进行。一根吸痰管只能使用一次。如患者痰液黏稠,可以配合叩背、雾化吸入;患者发生缺氧症状如发绀、心率下降等表现时,应立即停止吸痰,休息后缺氧症状改善再予吸痰。

三、感　染

（1）严格遵守无菌技术操作原则,采用无菌吸痰管,吸痰盘定时更换。

（2）加强口腔护理,必要时做细菌培养。

（3）发生局部感染者,予以对症处理。出现全身感染时,行血培养,做药物敏感试验,根据药敏试验结果选择抗生素静脉用药。

第十节　灌肠术并发症及处理

一、腹部不适

（1）操作前向患者做好解释工作。

（2）掌握灌肠液温度。温度过高,发生肠壁烫伤;温度过低,肠道痉挛,灌肠时的压力不可过高,尤其对于老年人和小孩。针对患者原有疾病选择合适灌肠液。

（3）在灌肠过程中,注意倾听患者主诉,观察患者病情变化。

（4）如腹部不适难以忍受,排除原因,及时联系医师。

二、虚　脱

（1）灌肠过程中,注意倾听患者主诉,观察患者病情变化。

（2）如患者发生虚脱,立即停止灌肠。保持患者处于安全体位,吸氧,遵医嘱予以补液治疗。

（3）解释并安慰患者。

三、肠道黏膜损伤

（1）插管前，向患者详细解释目的、意义，使之接受并配合操作。

（2）插管前常规用液状石蜡油润滑肛管前段，以减少插管时的摩擦力，操作时顺应肠道解剖结构，手法轻柔，缓慢进入，忌强行插入，不要来回插及反复插管。

（3）选择粗细合适，质地软的肛管。

（4）插入深度要适宜，成人插入深度 7～10 cm，小儿插入深度 4～7 cm。

（5）肛门疼痛和已发生肠出血者遵医嘱予以止痛、止血等对症治疗。

四、肠穿孔、肠破裂

（1）选用质地适中，大小、粗细合适的肛管。

（2）插管时动作应轻缓，避免重复插管。

（3）若遇阻力，可稍移动肛管或嘱患者变动一下体位。

（4）液体灌入速度适中，灌肠袋液面距患者肛门高度 45～60 cm。

（5）若患者发生肠穿孔、肠破裂，立即转外科行手术治疗。

五、水中毒、电解质紊乱

（1）全面评估患者心身状况，对患有肾疾病、老年或小儿等患者尤应注意。

（2）清洁灌肠前嘱患者合理有效的饮食，解释饮食对灌肠的重要性，使患者配合、为顺利做好肠道准备打好基础。

（3）清洁灌肠时禁用一种液体如清水或盐水反复多次灌洗。

（4）灌肠时可采用膝胸体位，便于吸收，以减少灌肠次数。

（5）腹泻不止者可给予止泻剂、口服补液或静脉输液。低钾、低钠血症可予口服或静脉补充。

六、肛周皮肤擦伤

（1）便后及时清洗擦干肛周皮肤，保持清洁。

（2）使用便盆时，必要时在便盆边缘垫软底布垫，防止擦伤皮肤。

（3）皮肤破溃，必要时请相关科室会诊。

第十一节　导尿术并发症及处理

一、疼　痛

（1）向患者做好解释工作，指导患者深呼吸。

（2）选择合适尿管。

（3）熟练掌握操作方法，在插入尿管过程中指导患者张口呼吸，减轻腹肌和尿道括约肌紧张，利于插管。

（4）老年患者和未婚女性，应仔细辨别尿道口，防止导管误入阴道。

（5）患者出现尿路刺激症状,嘱患者多饮水,同时做好心理护理。

二、血　尿

（1）插管时操作不当造成尿道黏膜损伤而引起的血尿:嘱患者多饮水,或多静脉补液;做好解释工作和心理护理。

（2）过度一次性放尿而引起血尿:对于膀胱过度充盈,一次性放尿不应大于 1 000 ml。

（3）监测生命体征;吸氧;遵医嘱用药;做好解释工作和心理护理。

三、感　染

（1）严格遵守无菌操作,动作轻柔,注意会阴部消毒。

（2）做好会阴护理,尤其女性经期,保持会阴部清洁干燥。

（3）指导患者做好自我照护,选用宽松棉质内裤,勤更换。

（4）长期留置尿管患者,病情允许情况下,定期更换导尿管,鼓励患者多饮水,每天饮水量大于 2 000 ml。

（5）发生感染:拔除尿管,监测患者体温,应用抗生素,必要时做细菌培养。

四、虚　脱

（1）膀胱高度膨胀且极度虚弱患者,第一次放尿不应超过 1 000 ml。

（2）发现患者虚脱,应立即取平卧位或头低脚高体位。

（3）给予服用温开水或糖水,密切监测生命体征。

（4）如经过上述处理无效,应及时建立静脉通道,并立即通知医师抢救。

（吴　雪　卢　兵　刘唯佳　骆文君　吕金莎　李春花　黄其密）

参考文献

1　李小寒,尚少梅.基础护理学[M].6 版.北京:人民卫生出版社,2017:1-550.

2　林杰.新编实用临床护理(管理)学[M].郑州:郑州大学出版社,2022.

3　胡声报.生化检验中血液标本采集对检验结果的影响[J].检验医学与临床,2020,17(6):850-852.

4　LIN YF,LIAO CT,CHEN H M,et al. Compact folded square-loop antenna for reading near-field RFID tags in blood sample tracking system[J].Electr Lett,2018,53 (25):1627-1628.

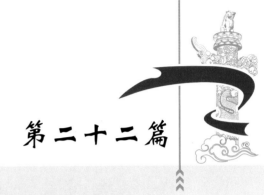

第二十二篇

临床药理学与常用药物应用

内容概览

第 134 章　药理学的发展史

第 135 章　临床药物代谢动力学

第 136 章　治疗药物监测和给药个体化

第 137 章　药物不良反应及药物警戒

第 138 章　抗微生物药

第 139 章　抗寄生虫病药

第 140 章　麻醉药

第 141 章　镇痛、解热、抗炎、抗痛风药

第 142 章　神经系统用药

第 143 章　治疗精神障碍药

第 144 章　心血管系统用药

第 145 章　呼吸系统用药

第 146 章　消化系统用药

第 147 章　泌尿系统用药

第 148 章　血液系统用药

第 149 章　激素及调节内分泌功能药

第 150 章　抗变态反应药

第 151 章　免疫系统用药

第 152 章　抗肿瘤药

第 153 章　维生素类、矿物质类药、营养类药

第 154 章　调节水、电解质及酸碱平衡药

第 155 章　解毒药

第 156 章　生物制品

第 157 章　皮肤科用药

第 158 章　眼科用药

第 159 章　耳鼻喉科用药

第 160 章　妇产科用药

第134章

药理学的发展史

　　临床药理学(clinical pharmacology)作为药理学科的分支,是研究药物在人体内作用规律和入体与药物间相互作用过程的交叉学科。它以药理学与临床医学为基础,阐述药物代谢动力学(药动学)、药物效应动力学(药效学)、毒副反应的性质及药物相互作用的规律等;其目的是促进医学与药学的结合、基础与临床的结合,以及指导临床合理用药,推动医学与药学的共同发展。目前,临床药理学的主要任务是通过对血药浓度的监测,适时调整给药方案,为患者能够安全有效地使用药物提供保障,同时对新药的有效性与安全性做出科学评价;对上市后药品的不良反应进行监测,以保障患者用药安全;临床合理使用药物,改善治疗。因此,临床药理学被认为是现代医学及教学与科研中不可或缺的一门学科。随着循证和转化医学概念的提出,临床药理学的内涵得到更进一步的丰富。其发展对我国的新药开发、药品监督与管理、医疗质量与医药研究水平的提高起着十分重要的作用。

第一节　临床药理学发展概况

一、国外药理学发展概况

　　临床药理学在近30多年来发展迅速,逐渐从药理学中分割出来并形成了一门独立的学科。近年来,由于循证医学和转化医学概念的提出也极大地促进了临床药理学的发展。

　　早在20世纪30年代,来自康奈尔大学的Haily Gold教授首次提出"临床药理学"的概念,并进行了卓有成效的临床药理学研究。从青霉素的发现应用于临床,到磺胺类的合成,成功地用于治疗感染患者,人们对临床药理学有了启蒙的认识。1954年,美国John Hopkins大学建立了第一个临床药理室,开始讲授临床药理学课程。随后,瑞典、日本以及众多欧美国家纷纷成立了临床药理学机构,开设了临床药理学课程。其中以1972年在瑞典卡罗林斯卡(Karolinska)医学院附属霍定(Huddings)医院建立的临床药理室和英国皇家研究生医学院临床药理系规模较大,设备优良,接纳各国学者进修,被分别誉为"国际临床药理室"和"国际药理培训中心"。

　　然而,在20世纪60年代初期,震惊世界的沙利度胺(thalidomide)事件,给世界人民敲响警钟,促使人们重视新药的毒理学研究,同时加强对临床药理专业人员的培训工作。第十七届世界卫生大会(World Health Assembly,WHA)决议要求各国制订评价药物安全有效性指导原则;同年,"赫尔辛基宣言"问世。此后,WHO根据WHA决议颁布了一系列对药物安全性评价、致畸、致突变、致癌、成瘾性等特殊毒性试验的技术要求;1966 年 Dollery CT 在 *lancet* 杂志发表 *Clinical Pharmacology* 文章;1970 年 WHO 对临床药理学的定义、活动范纲、组织、培训等方面做了详细阐明;1975 年 WHO 发表了《人用药物评价指导原则》。

20 世纪 70 年代至 80 年代,临床药理学科在国际范围内迅速发展成长。如意大利于 1967 年在欧洲第一个成立了全国临床药理学会,美国在 1971 年也成立了临床药理学会。伴随国际药理联合会成立,世界各地的临床药理学期刊和专著犹如雨后春笋般问世。随着 1980 年在英国伦敦第一届国际临床药理学与治疗学会议(World Congress on Clinical Pharmacology & Therapeutics)的召开,近几十年来的国际临床药理学会议及学术交流变得越来越频繁。1983 年和 1986 年分别在美国华盛顿和瑞典斯德哥尔摩召开了第二届和第三届国际临床药理学与治疗学会议。以后大约 3 年召开一次国际临床药理学与治疗学会议。其会议的宗旨是将基础药理与临床药理更密切地结合起来,为临床患者服务。会议内容涉及多个领域,如系统疾病的药物治疗、临床药理学研究设计及合理用药、不良反应监测等。目前国际上临床药理学发展较快的有美国、瑞典、英国、德国和日本等国家。

二、国内药理学发展概况

我国药理学工作者早在 20 世纪 60 年代初就注意到发展我国临床药理学问题,并于 1961 年在上海围绕"寻找新药的理论基础和临床实际"展开学术讨论会,强烈呼吁在国内建立临床药理学科。随后,1979 年 7 月在北京召开了第一届"全国临床药理专题讨论会"。由于社会各界人士的高度重视,以及临床药理专业人员及临床工作者的介入,我国临床药理学在很多方面得到迅速的发展。此后,随着越来越多的专业人员及科研人员加入大部队中来,形成了一支相当规模的临床药理专业队伍,促使我国临床药理学逐步走向成熟。我国药理学工作者在学科建设方面做了很多工作,具体表现在以下几方面。

1. 建立研究机构 1980 年卫生部在北京医学院成立临床药理研究所,并确定湖南医学院为全国临床药理培训中心;1984 年卫生部又相继在北京、上海、广州等医学院校内建立临床药理培训中心,承担临床药理医师的专业培训任务;1980 年以来全国各地的医学院校、综合医院、医药研究机构先后建立了临床药理研究或教学机构,对学科发展起到了积极的推动与促进作用。

2. 建立学术机构,出版专著、开展学术交流 1982 年在北京成立了"中国药学会药理学会临床药理专业委员会",现已成为中国药理学会二级分会,即中国药理学会临床药理专业委员会;1983 年以来先后出版了多种《临床药理学》教材和专著,全国各医学院校普遍地开设了临床药理学课程;1985 年,《中国临床药理学杂志》创刊,1979 年以来,在临床药理学会的领导下,先后举行了十多次全国性的临床药理学术研讨会。

3. 建立药物临床研究基地 为了适应我国新药审评与上市药再评价的需要,促进我国临床药理学科的发展,国家卫生健康委员会(简称卫健委)自 1983 年以来先后组建了多个临床药理基地,承担各类新药的临床药理研究任务;国家药品监督管理局组建后,逐步修订完善原卫生部药政局建立的法规与技术指导原则,组建了药品审评专家库;国家药物临床研究基地的建立,汇集了药理学、临床医学、药学、化学、生物统计等相关学科的专业人员到临床药理的研究中来,形成了一支相当活跃的专业队伍,为我国新药临床研究起到了重要作用。

三、现代医学模式对临床药理学的影响

20 世纪末循证医学的诞生,改变医学实践模式。循证医学(evidence-based medicine,EBM)可定义为"慎重、准确而明智地使用目前所能获得的最佳证据,同时结合临床医师的个人专业技能和临床经验考虑患者的价值和愿望,将三者统一起来,制定出患者的治疗方案",是评价临床药物疗效科学、公正的方法。其方法是对随机对照试验(randomized controlled trial,RCT)的结果进行系统评价,经过荟萃分析(meta-analysis),将安全、有效和适用的方法筛选出来。通过循证医学研究,可使得临床医师对患者进行药物治疗时坚持科学态度,有证可循,从而充分保证临床用药方案更加高效、安全、经济、合理。临床药理学的研究为循证医学提供了可靠的证据,而循证医学概念的提出和应用,更进一步丰富了临床药理学的内涵。

转化医学(translational medicine)是国际医学界近年兴起的一种崭新的医学研究模式,是循证医学的延伸。转化医学以促进基础医学研究的成果向临床实际应用的转化为目的,同时根据临床医学的要求提出前瞻性的应用基础研究方向,在基础和临床研究之间架起桥梁,极大地促进了医学的发展。转化医学理念的提出为临床药理学的发展提供了新的契机,能够打破传统药理学研究中基础研究和临床应用之间的鸿沟,为新药研发及研究新的药物治疗方法开辟新途径。一方面,我们需要将药理学基础研究获得的知识和成果转化为临床上的治疗新方法,即实现"从实验台到病床"(bench to bed-side)的转化;另一方面,再从药物在临床应用中发现新问题,回到实验室,为基础研究提供新的研究思路。

不可否认,循证医学仍是当今最好的医学实践模式。但证据显示,现代医学的很多诊断和治疗仍不精准。精准医学(precision medicine)应运而生,2011年,美国科学院、美国工程院、美国国立卫生研究院及美国科学委员会共同发出"迈向精准医学"的倡议。著名基因组学家Maynard V. Olson博士参与起草的美国国家智库报告《走向精准医学》正式发表。精准医学是依据患者内在生物学信息以及临床症状和体征,对患者实施关于健康医疗和临床决策的量身定制。其旨在利用人类基因组及相关系列技术对疾病分子生物学基础的研究数据,整合个体或全部患者临床电子医疗病例。医学一直在寻求精准,而且在人类认知的各个层面都有所建树,如疫苗和抗体、血型与输血、影像对病灶的定位以及白内障晶体替换手术。由此可见,精准医学与循证医学是互补关系,不是替代关系,精准医学的研究结果也是循证医学的科学证据。

第二节　临床药理学的研究内容

一、药效学研究

药效学(pharmacodynamics)旨在研究药物对人体生理与生化功能的影响和临床效应,以及药物的作用机制。简言之,即研究药物对机体的影响。通过药效学研究确定人体的治疗剂量,在每个患者身上能得到最大的疗效和最少的不良反应;同时研究剂量、疗程、不同给药途径与疗效之间的关系,指导临床合理用药。

二、药物代谢动力学研究

药物代谢动力学(pharmacokinetics;简称药动学)研究药物在正常人与患者体内吸收、分布、代谢和排泄的规律性。简言之,即研究机体对药物的处理。通常应用数学模型定量描述体内药物动态变化的规律。掌握药动学原理,便于临床医师正确解释血药浓度测定结果,根据不同患者的药动学特征,选择和调整药物的剂量及给药方案,实现用药个体化,从而获得最佳疗效。药动学研究对于个体差异大、安全范围窄的临床药物更具重要的指导意义。

三、毒理学

毒理学(toxicology)研究药物疗效的同时还应观察药物可能发生的不良反应、中毒反应、过敏反应和继发性反应等。为了确保药物的安全性,必须在动物体内进行系统的临床前毒理实验,通过测定动物的最大耐受剂量等,为临床用药推荐剂量,并提出对人体可能产生的潜在毒性。在用药过程中应详细记录受试者的各种症状,并进行生化检查。如出现反应,应分析原因并提出防治措施。

四、临床试验

临床试验(clinical trial)用于评价新药的疗效和毒性。新药临床试验指对任何在人体(患者或健康志愿者)中进行试验的药品的系统性研究,以证实或揭示试验药品的作用、不良反应及试验药品的吸收、分布、代谢和排泄情况,目的是确定试验药品的疗效和安全信息。我国《药品注册管理办法》将临床试验分为Ⅰ、Ⅱ、Ⅲ、Ⅳ等4期。新药临床试验的过程包括方案设计、组织实施、监察、稽查、记录、分析总结和报告等。其临床试验的研究结果,是判断一个新药能否上市的重要依据。

五、药物相互作用

药物相互作用(drug interaction)指两种或两种以上的药物合并或序贯使用时,所引起的药物作用和效应的变化。药物相互作用可以是药物作用的增强或减弱,或作用时间的延长或缩短,从而产生有益的治疗作用或有害的不良反应。药物相互作用可分为两类:①药动学的相互作用,指一种药物改变了另一种药物的吸收、分布或代谢;②药效学的相互作用,指激动剂和拮抗剂在器官受体部位的相互作用。

临床药理学的研究内容可概括为两个方面,即药理学的药效学、药动学及毒理学,以及临床方面的临床试验、不良反应监测、药物的相互作用等。

(任丽丽　张志宏　王　璇)

参考文献

1　杨宝峰,陈建国.药理学[M].3版.北京:人民卫生出版社,2015:1-4.
2　丁健.高等药理学[M].2版.北京:科学出版社,2019:3-31.
3　刘晓东.药理学[M].北京:中国医药科技出版社,2019:1-5.
4　王鹏,王世广.药理学[M].郑州:郑州大学出版社,2020:1-4.
5　JOYNER M J,PANETH N. Promises,promises,and precision medicine[J]. J Clin Invest,2019,129(3):946-948.
6　MILLER R R. History of clinical pharmacy and clinical pharmacology[J]. J Clin Pharmacol,1981,21(4):195-197.
7　HOLFORD N. Clinical pharmacology = disease progression + drug action[J]. Br J Clin Pharmacol,2015,79(1):18-27.

第135章

临床药物代谢动力学

　　临床药物代谢动力学(clinical pharmacokinetics)是应用药物代谢动力学(简称药动学)原理,阐明临床用药过程中人体对于药物处置的体内过程及体内药物浓度随时间变化规律的速率过程。临床药动学通过计算和预测血药浓度、根据药动学参数制定最佳给药方案以及给药剂量和给药频度,指导临床合理用药。本章着重介绍临床药动学的基本概念、基本原理、药物的体内过程、房室模型及生理模型、通过房室模型的确立和对药物消除速率过程的判断求出各种药动学参数并阐明其临床意义以及统计理论在药动学的应用。

　　临床药物代谢动力学又称临床药动学、临床药代动力学、临床药物动力学,是药动学的分支。它应用动力学原理与数学模型,定量地描述药物通过被动、主动或膜动转运后的吸收(absorption)、分布(distribution)、代谢(metabolism)和排泄(excretion)过程(简称 ADME 过程)随时间变化的动态规律,研究体内药物的存在位置、数量与时间之间的关系。临床药动学主要研究临床用药过程中人体对于药物处置的动力学过程以及各种临床条件对体内过程的影响,根据计算出的药动学参数制定最佳给药方案以及给药剂量和给药频度,指导临床合理用药。其研究领域涉及生物等效性与生物利用度、药物的系统药动学、疾病以及特殊人群对药物体内过程的影响、药物相互作用血药浓度监测、生理因素(年龄、性别、种族、遗传等)对药物体内过程的影响等。该学科对新药设计、改进药物剂型、设计合理的给药方案、提高治疗的有效性与安全性以及估价药物相互作用均具有重要意义。作为临床治疗的一种重要工具,临床药动学广泛应用于医学和药学的多学科领域,是医学生必须了解和掌握的一门重要学科。

第一节　药物转运体

　　药物转运体(drug transporter)属于跨膜转运蛋白,行使着将药物主动转运至靶器官的重要功能。机体的几乎所有器官均存在多种与转运药物及内源性 物质相关的转运体。人类基因组织术语委员会(HUGO Gene Nomenclature Committee,HGNC)根据转运特点将药物转运体分为两大类:一类称为易化扩散型或继发性主动转运型的可溶性载体(solute carrier,SLC),这类转运体由 300~800 个氨基酸组成,分子量在 40 000~90 000;另一类称为原发性主动转运型的 ATP 结合盒式转运体(ATP binding cassette,ABC),特点为分子量较大,由 1 200~1 500 个氨基酸组成,分子量在 140 000~180 000。根据转运机制和方向的不同分类,上述两类转运体还可分为摄取性转运体(uptake transporter)和外排性转运体(efflux transporter)两种(图135-1)。摄取性转运体的主要功能是促进药物向细胞内转运,增加细胞内底物浓度。如管腔侧小肠上皮细胞上的寡肽转运体 PepTl 是摄取性转运体,负责摄取寡肽、β-内酰胺抗生素、ACEI

等药物进入小肠上皮细胞;外排性转运体则依赖 ATP 分解释放的能量,将底物泵出细胞,降低底物在细胞内的浓度,其功能类似外排泵,利于药物的解毒,主要包括 ABC 转运体家族成员。此外,外排性转运体将抗肿瘤药物排出肿瘤细胞是肿瘤细胞产生多药耐药的原因之一。如管腔侧小肠上皮细胞上的 P-糖蛋白(P-glycoprotein,P-gp),即多药耐药蛋白 1(multidrug resistance protein 1),是代表性的外排性转运体,负责将部分抗肿瘤药物、部分抗艾滋病药物等从细胞内排出细胞。值得强调的是,人转运体的英文缩写为大写字母,人以外动物转运体的英文缩写为小写字母。临床上常见的转运体有很多,了解转运体的底物或抑制剂,对掌握药物相互作用有非常重要的临床意义。

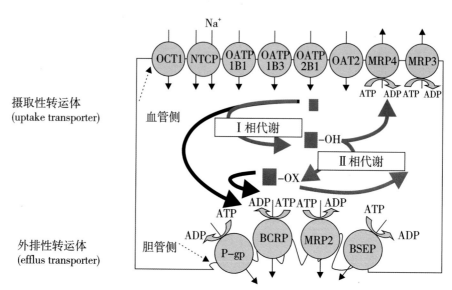

OCT:有机阳离子转运体,NTCP:钠离子/牛磺酸胆酸共转运多肽,OATP:有机阴离子转运多肽,OAT:有机阴离子转运体,MRP:多药耐药蛋白,P-gp:P-糖蛋白,BCRP:乳癌耐药蛋白,BESP:胆盐外排泵。箭头表示转运体转运药物的方向,缩写代表各种转运体。

图 135-1　肝细胞上的主要转运体

第二节　药物的体内过程

　　药物由给药部位进入血液循环的过程称为吸收(absorption)。由于静脉注射和静脉滴注时药物直接进入血液,因此没有吸收过程。不同的给药途径,直接影响药物的吸收程度和速度。常见的吸收途径有以下几种。

一、消化道内吸收

消化道内吸收可经口服给药、舌下给药、直肠给药等。

(一)口服给药

　　口服(per os,po)给药是最常用、最安全的给药途径,其吸收部位为胃肠道。影响药物经胃肠道吸收的因素与下列因素有关。

　　1. 药物方面　药物的理化性质(脂溶性、解离度等)、剂型(包括药物粒的大小、赋形剂种类等)等因素均能影响药物的吸收。此外,药物的相互作用也可影响药物的吸收,如同时口服氢氧化铝凝胶和地美环素时,前者可使后者的吸收明显减少。

　　2. 机体方面　胃肠内 pH 值:胃内容物的 pH 值为 1.0~3.0,肠内容物 pH 值为 4.8~8.2,胃肠 pH 值决定胃肠道中非解离型的药量。弱酸性药物易在胃吸收,弱碱性药物易从小肠吸收。改变胃肠道

pH 值可以改变药物从胃肠道吸收。如口服抗酸药可碱化胃内容物,使弱酸性药物在胃吸收减少。

(1)胃排空速度和肠蠕动:胃排空以及肠蠕动的快慢能显著影响药物在小肠的吸收。肠蠕动增加能促进固体制剂的崩解与溶解,使溶解的药物与肠黏膜接触,使药物吸收增加。

(2)胃肠内容物:胃肠中食物可使药物吸收减少,这可能与食物稀释、吸附药物或延缓胃排空有关。如牛奶和地美环素同服时,可使地美环素的吸收明显下降。

(3)首过效应:首过效应(first-pass effect)又称首过消除(first-pass elimination),是指某些药物首次通过肠壁或肝时被其中的酶所代谢,使体循环药量减少的一种现象。某些药物尽管已全部被肠黏膜上皮细胞吸收,但其进入体循环的药量仍然很少,其原因就是某些药物具有明显的首过效应。首过效应明显的药物不宜口服给药(如硝酸甘油,首过灭活约95%)。首过效应主要决定于肠黏膜及肝酶活性,所以这种现象是剂量依赖性的。小剂量药物因首过效应可使进入体循环量的原形药物减少;但当给予大剂量的药物,超过酶的催化能力时,则进入体循环量的原形药物量会明显增加。增加剂量虽可克服因首过效应导致的药物作用降低,但前提是仅适合于治疗指数高的药物。否则,增加剂量常致毒性反应的发生。此外,改变给药途径(如舌下、直肠给药)也可不同程度克服首过效应。

(二)舌下给药

舌下给药(sublingual)的优点是血流丰富,吸收较快。加之该处药物可经舌下静脉直接进入体循环,避免首过效应,因此破坏较少,作用较快。特别适合经胃肠吸收时易被破坏或首过效应明显的药物,如硝酸甘油、异丙肾上腺素等。但因舌下吸收面积小,吸收量有限,故舌下给药不能成为常规的给药途径。

(三)直肠给药

直肠给药(rectal delivery)的优点在于防止药物对上消化道的刺激性;部分药物可避开肝的首过消除,从而提高药物的生物利用度。由于很多药物对直肠有部分的刺激性,因此不作为常规的给药途径。

二、消化道外吸收

1. 从皮肤黏膜吸收　完整皮肤吸收能力很差,在涂布面积有限时,药物吸收较少。脂溶性较大的药物可以通过皮肤的角质层,但对亲水性物质则因皮脂腺的分泌物覆盖而阻止其进入皮肤。由于皮肤黏膜等局部给药可使局部的药物浓度很高,所以主要发挥局部的治疗作用。

2. 从注射部位吸收　肌内或皮下注射时,药物先沿结缔组织扩散,再经毛细血管和淋巴内皮细胞进入血液循环。由于注射部位的毛细血管孔道较大,吸收速度远比胃肠道黏膜快。药物在皮下或肌内注射的速率受药物的水溶性及注射部位血流量的影响。油剂、混悬剂或胶体制剂比水溶液吸收慢。

3. 从鼻黏膜、支气管或肺泡吸收　气体、挥发性液体以及气雾剂中的药物被吸入后,可从支气管或肺泡吸收。人的肺泡大约3亿多个,总面积达 $200 \mathrm{~m}^2$,与小肠的有效吸收面积接近。肺泡壁与毛细血管相连,血流非常丰富,药物可直接进入血液循环,避免了首过效应。

三、分　布

分布(distribution)指药物吸收后随血液循环到各组织器官的过程。药物吸收后可不均匀分布到多个组织器官,各组织器官的药物量是动态变化的。药物作用的快慢和强弱,主要取决于药物分布进入靶器官的速度和浓度。而药物消除的快慢,则主要取决于药物分布进入代谢和排泄器官(肝、肾)的速度。药物的分布速率主要取决于药物的理化性质、器官血流量以及膜的通透。大多数药物的分布过程属于被动转运,少数为主动转运。药物首先分布到血流量大的组织器官,然后再向肌肉、皮肤或脂肪等血流量少的组织器官转移,这种现象称为再分布(redistribution)。药物分布不仅与药物效应有关,而且与药物毒性关系密切,对安全有效用药有重要意义。影响药物分布因素如下。

(一)血浆蛋白结合率

药物吸收入血后都可不同程度地与血浆蛋白结合,弱酸性药物主要与血浆白蛋白结合,弱碱性药物主要与血浆中酸性糖蛋白结合。药物与血浆蛋白结合的程度常用血浆中结合型药物浓度与总药物浓度的比值来表示。比值大于 0.9(90%),表示有高度结合,比值小于 0.2(20%),则表示药物与血浆蛋白结合低。结合型药物不能通过细胞膜,故不能发挥其药理活性。游离型药物能通过细胞膜分布至体内组织,从而发挥其药理活性。药物与血浆蛋白结合通常是可逆的,游离型药物与结合型药物经常处在平衡状态之中。血浆蛋白结合的临床意义在于:当一个药物结合达到饱和以后,再继续增加药物剂量,游离型药物可迅速增加,导致药物作用增强或不良反应发生。

在血浆蛋白结合部位上药物之间可能发生相互竞争,使其中某些药物游离型增加,药理作用或不良反应明显增强。如血浆蛋白结合率为 99% 的 A 药与血浆蛋白结合率为 98% 的 B 药合用时,前者被后者置换使血浆蛋白结合率下降 1% 时,可使游离型的 A 药由原来的 1% 升高到 2% 即具有药理活性的游离型 A 药的浓度在理论上可达 2 倍,可能导致 A 药的毒性反应。因此,两种蛋白结合率高的药物联合应用时,在蛋白结合位点上产生的竞争性抑制才有临床意义。当血液中血浆蛋白过少(如慢性肾炎、肝硬化)或变质(如尿毒症)时,可与药物结合的血浆蛋白下降,也容易发生药物作用的增强和中毒。

(二)细胞膜屏障

对药物的分布影响较大的主要有两种屏障影响。

1. 血脑屏障 血脑屏障(blood brain barrier,BBB)是指血管壁与神经胶质细胞形成的血浆与脑细胞外液间的屏障和由脉络丛形成的血浆与脑脊液间的屏障。它们对药物的通过具有重要屏障作用。血脑屏障能阻止许多大分子、水溶性或解离型药物进入脑组织,但脂溶性较高的药物仍能以简单扩散的方式穿过血脑屏障。应注意,急性高血压或静脉注射高渗溶液可以降低血脑屏障的功能,炎症也可改变其通透性。例如磺胺噻唑与血浆蛋白结合率高,则很难进入脑脊液;而磺胺嘧啶与血浆蛋白结合率低,进入脑脊液较多。故治疗化脓性脑膜炎时可首选磺胺嘧啶。

2. 胎盘屏障 胎盘屏障(placental barrier)是指胎盘绒毛与子宫血窦间的屏障。它能将母体与胎儿的血液分开。胎盘屏障也能阻止水溶性或解离型药物进入胎儿体内,但脂溶性较高的药物仍能通过胎盘屏障。有些通过胎盘的药物对胎儿有毒性甚至可以导致畸胎,因此孕妇用药应特别谨慎。其他生理屏障还有血-眼屏障、血-关节囊液屏障等,使药物在眼和关节袋中难以达到有效浓度。对此必须采用局部直接注射给药的方式才能达到治疗的目的。

(三)器官血流量与膜的通透性

肝、肾、脑、肺等高血流量器官,药物分布快且含量较多,皮肤、肌肉等低血流量器官,药物分布慢且含量较少。细胞膜对药物通透性不同也影响药物的分布。例如肾毛细血管内皮膜孔大,在流体静压作用下药物容易通过肾毛细血管。肝静脉窦缺乏完整内皮,药物也容易通过肝的毛细血管。随着药物分子量的增大,通透的屏障也加大。一般认为分子量在 200~800 的药物容易透过血管微孔。

(四)体液的 pH 值和药物的解离度

在生理情况下,细胞内液 pH 值为 7.0,细胞外液 pH 值为 7.4,由于弱酸性药物在弱碱性环境下解离型多,故细胞外液的弱酸性药物不易进入细胞内。因此,弱酸性药物在细胞外液浓度高于细胞内。弱碱性药物则相反。改变血液的 pH 值,可相应改变其原有的分布特点。

(五)药物与组织的亲和力

药物与组织的亲和力不同可导致药物在体内选择性分布,常可导致某些组织中的药物浓度高于血浆药物浓度。如碘对甲状腺组织有高度亲和力,使在甲状腺中的浓度超过在其他组织的 1 万倍左右。所以放射性碘可用于甲状腺功能的测定和对甲状腺功能亢进的治疗。氯喹在肝内的浓度比在血浆中浓度高出 700 多倍,故常选氯喹治疗阿米巴性肝脓肿。

(六)药物转运体

药物转运体可影响药物的分布。特别是在药物相互作用时,可使药物的分布发生明显变化而导致临床出现危象。抗心律失常药物奎尼丁与止泻药洛哌丁胺均为 P-gp 的底物。一般情况下,洛哌丁胺单独给药时,作用于外周肠道的阿片受体起到止泻作用,此时由于中枢 P-gp 的外排作用,洛哌丁胺不能进入中枢。但与奎尼丁合用后,由于奎尼丁抑制了中枢的 P-gp,使单独给药情况下不能进入中枢的洛哌丁胺可避开 P-gp 的外排作用进入中枢并作用于中枢的阿片受体,产生严重的呼吸抑制作用。

四、生 物 转 化

生物转化(biotransformation)是指药物在体内发生的化学结构的改变,也被称为药物代谢(drug metabolism)。

(一)生物转化的方式与步骤

生物转化过程一般分为两个时相进行:

Ⅰ相反应(phaseⅠreaction)是氧化(oxidation)、还原(reduction)、水解(hydrolysis)过程。主要由肝微粒体混合功能氧化酶(细胞色素 P450)以及存在于细胞质、线粒体、血浆、肠道菌丛中的非微粒体酶催化。

Ⅱ相反应(phaseⅡreaction)为结合(conjugation)反应,该过程在药物分子结构中暴露出的极性基团与体内的化学成分如葡萄糖醛酸、硫酸、甘氨酸、谷胱甘肽等经共价键结合,生成易溶于水且极性高的代谢物,以利迅速排出体外。

(二)生物转化的部位及其催化酶

生物转化的主要部位是肝。肝外组织如胃肠道、肾、肺、皮肤、脑、肾上腺、睾丸、卵巢等也能不同程度地代谢某些药物。药物在体内的生物转化必须在酶的催化下才能进行。这些催化酶又分为两类:一类是专一性酶,如胆碱酯酶、单胺氧化酶等,它们只能转化乙酰胆碱和单胺类等一些特定的药物或物质。另一类是非专一性酶,它们是一种混合功能氧化酶系统(mixed-function oxidase system),一般称为“肝微粒体细胞色素 P450 酶系统”,简称“肝微粒体酶”。此酶主要存在于肝细胞内质网上。由于该酶能促进数百种药物的转化,故又称“肝药酶”。在其他组织如肾上腺、肾、肺、胃肠黏膜及皮肤等组织中也有少量存在。现已明确,细胞色素 P450(cytochrome P450,CYP P450)是一个基因超家族,根据这些基因所编码蛋白质的相似程度,可将其划分为不同的基因家族(family)和亚家族(subfamily)。在人类肝中与药物代谢密切相关的 CYP 主要是 CYP1A2、CYP2A6、CYP2C9、CYP2C19、CYP2D6、CYP2E1 和 CYP3A4,它们占肝中 CYP 总含量的 75% 以上。CYP 催化底物有一定的特异性,但并不十分严格,不同的 CYP 能催化同一底物,而同一底物可被不同的 CYP 所代谢。了解每一个 CYP 所催化的药物,对于在临床上合理用药以及阐明在生物转化环节上发生的药物相互作用有重要的意义。

(三)生物转化的影响因素

1. 遗传因素 遗传因素对生物转化影响很大。最重要的表现是遗传决定的氧化反应及结合反应的遗传多态性(polymorphisms)。通常根据代谢能力的强弱可以将人群分为 4 种表现型:弱代谢者(poor metabolizer,PM)、中等代谢者(intermediate metabolizer,IM)、强代谢者(extensive metabolizer,EM)和超快代谢者(ultra-rapid metabolizer,UM)。遗传因素所致生物转化差异将改变药物的疗效或毒性。不同种族和不同个体间由于遗传因素的影响,对同一药物的代谢存在极为显著的差异。

2. 环境因素 环境中存在的许多化学物质可以使药酶活性增强或减弱,改变生物转化速度,进而影响药物作用的强度与持续时间。①心酶的诱导:某些化学物质能提高肝微粒体药物代谢酶的活性,从而提高生物转化的速率,此现象称酶的诱导。具有药酶诱导作用的化学物质称为酶的诱导剂。酶的诱导剂能促进自身代谢,连续用药可因自身诱导而使药效降低。诱导剂包括苯巴比妥和其他巴比妥类药物(苯妥英钠、卡马西平、利福平、水合氯酸)等,这些药物的共同特点是亲脂、易与细胞色素 P450 结合并具有较长的半衰期。②酶的抑制:酶的抑制是指某些化学物质能抑制肝微粒体药物代谢酶的活性,使其代谢药物的速率减慢。在体内灭活的药物经酶抑制剂作用后,代谢减慢,作用增强,作用时间延长。具有临床意义的酶抑制剂有别嘌醇、氯霉素、异烟肼、吩噻嗪及西咪替丁等。常见的药酶诱导药和药酶抑制药及相互作用见表 135-1。

表 135-1　常见的药酶诱导药和药酶抑制药及相互作用

药物种类		受影响的药物
诱导药	巴比妥类	巴比妥类、氯霉素、氯丙嗪、可的松、香豆素类、洋地黄毒苷、地高辛、阿霉素、雌二醇、保泰松、苯妥英钠、奎宁、睾酮
	灰黄霉素	华法林
	保泰松	氨基比林、可的松、地高辛
	苯妥英钠	可的松、地塞米松、地高辛、氨茶碱
抑制药	利福平	双香豆素、地高辛、糖皮质激素类、美沙酮、美托洛尔、口服避孕药
	异烟肼	安替比林、双香豆素类、丙磺舒、甲磺苯丁脲
	双香豆素类	苯妥英钠
	口服避孕药	安替比林
	保泰松	苯妥英钠、甲苯磺丁脲

3. 生理因素与营养状态　年龄不同,药酶活性不同。胎儿和新生儿肝微粒体中药物代谢酶活性低。肝药酶的活性还存在着性别差异,如女性的 CYP2C19 及 CYP3A4 活性高于男性。肝药酶还有昼夜节律性变化。很多研究表明,夜间的肝药酶活性较高,使药物的生物转化加快;而昼间肝药酶活性较低,使药物的生物转化减慢。故药物在一天内的不同时间给予,可使血药浓度水平有一定的差异,导致药物疗效不同。食物中不饱和脂肪酸含量增多可增加肝细胞色素 P450 含量。缺乏蛋白质、维生素 C、钙或镁的食物,可降低肝对某些药物的代谢能力。高碳水化合物饮食可使肝转化药物的速率降低。

4. 病理因素　疾病状态能影响药酶活性。如肝炎患者的葡糖醛酸结合反应和硫酸结合反应受阻,肝炎患者对乙酰氨基酚的半衰期比正常人长。

（四）生物转化的意义

绝大多数药物经过生物转化后,药理活性都减弱或消失,称为灭活(inactivation),但也有极少数药物被转化后才出现药理活性,称为活化(activation)。如阿司匹林只有在体内脱去乙酰基,转化为水杨酸钠才具有药理活性。原形药经生物转化生成的代谢物通常是水溶性加大,易从肾或胆汁排出,而且生成的代谢物常失去药理活性。因此,生物转化是许多药物消除的重要途径。应注意生物转化也可能是活化过程,也有的活性药物转化成仍具有活性的代谢物,甚至有时可能生成有毒物质。因而代谢过程并不等于解毒过程。

五、排　泄

药物及其代谢物通过排泄器官被排出体外的过程称为排泄(excretion)。排泄是药物最后彻底消除的过程。大多数药物及其代谢产物的排泄为被动转运,少数以主动转运方式排泄。肾脏是最主要的排泄器官,非挥发性药物主要由肾随尿排出;气体及挥发性药物则主要由肺随呼气排出;某些药物还可从胆汁、乳腺、汗腺、唾液腺及泪腺等排出体外。

（一）肾排泄

药物及其代谢产物经肾脏排泄有 3 种方式:肾小球滤过、肾小管主动分泌和肾小管被动重吸收。前两个过程是血中药物进入肾小管腔内,后一个过程是将肾小管腔内的药物再转运至血液中。

1. 肾小球滤过　肾小球毛细血管网的基底膜通透性较大、滤过压较高,分子量较小的物质均可以自由通过。影响药物从肾小球滤过的主要因素是药物与血浆蛋白的结合程度以及肾小球滤过率。肾小球滤过率降低或药物的血浆蛋白结合程度高均可使滤过药量减少。结合型药物分子量较大,一般超过 50 000,不能从肾小球滤过。游离型药物分子量较小(多数药物分子量小于 1 000),容易通过具有较大筛孔的滤过膜。

2.肾小管分泌　肾小管分泌为主动转运过程,药物逆浓度梯度从毛细血管穿过肾小管膜到达肾小管。肾小管上皮细胞有两类转运系统,有机酸与有机碱转运系统,分别转运弱酸性和弱碱性药物。分泌机制相同的两药合用,可发生竞争性抑制。如丙磺舒与青霉素合用使青霉素血浆浓度升高、疗效增强的原因是因为丙磺舒竞争性的抑制了肾小管的有机阴离子转运体,从而抑制了青霉素自肾小管的分泌而使血浆药物浓度升高、疗效增强。

3.肾小管重吸收　游离型药物从肾小球滤过后,经肾小管分泌和重吸收。大多数药物的肾小管重吸收为被动转运,但葡萄糖、氨基酸以及尿酸是通过主动转运被重吸收的。脂溶性药物容易通过肾小管,脂溶性低的药物或离子型药物重吸收较为困难。弱酸或弱碱性药物的重吸收依赖于肾小管液的 pH 值。肾小管腔内尿液的 pH 值能影响药物的解离度。酸化尿液,碱性药物在肾小管中大部分解离,重吸收少,排泄增加。碱化尿液,酸性药物在肾小管中大部分解离,重吸收少,排泄增加。在临床上改变尿液 pH 值是解救药物中毒的有效措施。如苯巴比妥、水杨酸等弱酸性药物中毒时,碱化尿液可使药物的重吸收减少,排泄增加而解毒。药物转运体也可介导某些药物经肾小管重吸收。如肾小管上皮细胞的寡肽转运体 PepT2 可介导二肽、三肽以及肽类似物,如 β-内酰胺抗生素经肾小管重吸收。

（二）胆汁排泄

某些药物经肝转化为极性较强的水溶性代谢产物,也可自胆汁排泄。药物从胆汁排泄是一个复杂的过程,包括肝细胞对药物的摄取、储存、转化及向胆汁的主动转运过程。药物的理化性质及某些生物学因素能影响上述过程。对于从胆汁排泄的药物,除需要具有一定的化学基团及极性外,对其分子量有一定阈值的要求,通常分子量500 左右的化合物可从入体胆汁排出,但分子量超过5 000 的大分子化合物较难从胆汁排泄。

由胆汁排入十二指肠的药物可从粪便排出体外,但也有的药物再经肠黏膜上皮细胞吸收,经门静脉、肝重新进体循环的反复循环过程称为肝肠循环。肝肠循环的临床意义视药物经胆汁的排出量而定。药物从胆汁排出量多,肝肠循环能延迟药物的排泄,使药物作用时间延长。若中断肝肠循环,半衰期和作用时间都可缩短,利于某些药物解毒。如洋地黄毒苷中毒后,口服考来烯胺可在肠内与洋地黄毒苷形成络合物,中断后者的肝肠循环,加快其从粪便排出而解毒。胆汁清除率高的药物在临床用药上有一定的意义。如氨苯青霉素、头孢哌酮、利福平、红霉素等主要经胆汁排泄,其胆汁浓度可达血药浓度的数倍至数十倍,故可用于抗胆道感染。

主要经胆汁排泄而非肾排泄的药物,当在肾功能不全时应用,常可不必调整用量。在临床上为合并肾功能障碍的高血压患者选用血管紧张素转化酶抑制剂时,往往选用替莫普利而不选用依那普利。因为依那普利主要经肾排泄,因此肾功能损害的患者服用后可导致依那普利的尿排泄受阻,血药浓度升高,有发生药物中毒的危险。替莫普利不仅经肾排泄,还可经胆汁排泄,因此合并肾功能障碍的高血压患者服用替莫普利后,由于替莫普利可从胆汁排泄,不至于导致肾脏负担过重,故血药浓度不会像服用依那普利那样明显升高。

（三）肠道排泄

药物也可经肠道排泄。经肠道排泄的药物主要有以下几种:未被吸收的口服药物;随胆汁排泄到肠道的药物;由肠黏膜主动分泌排泄到肠道的药物。

（四）其他途径

许多药物还可通过唾液、乳汁、汗液、泪液等排泄。乳汁 pH 值略低于血浆,因此弱碱性药物在乳汁的浓度可能高于血浆,弱酸性药物则相反。如吗啡、阿托品等弱碱性药物可以较多地自乳汁排泄,故哺乳期妇女用药应注意;胃液中酸度高,某些生物碱(如吗啡等)即使注射给药,也可向胃液扩散,洗胃是该类药物中毒的治疗措施和诊断依据;由于某些药物可自唾液排泄,唾液中的药物浓度与血药浓度平行,且唾液容易采集,因此临床上常以唾液代替血液标本进行血药浓度监测。

药物的吸收、分布、代谢和排泄过程是一个动态的过程,是药动学的中心内容。图 135-2 对这一动态过程做了概括。

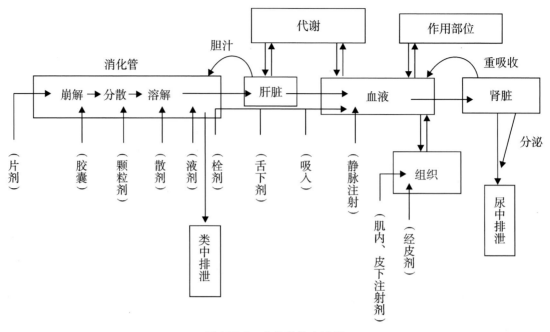

图 135-2　药物的体内过程

（张志宏　王　璇　任丽丽）

第三节　药物代谢动力学的基本原理

一、药物代谢动力学房室模型

房室模型是药物代谢动力学（简称药动学）研究中按药物在体内转运速率的差异，以实验数据和理论计算相结合而设置的数学模型。该模型将身体视为一个系统，系统内部按动力学特点分为若干房室。房室是一个假想的空间，它与解剖部位和生理功能无关，只要体内某些部位的转运速率相同，均可归为同一房室。在多数动力学模型中，药物即可进入该房室，又可从该房室流出，故称为开放系统（open system）。常见的有一室模型、二室模型和三室模型，分别有相应的数学方程式，求得一系列的药动学参数，用于指导临床合理用药。

（一）开放性一室模型

开放性一室模型（open one compartment model）又称单室模型。该模型假定机体由一个房室组成，给药后药物可立即均匀地分布在整个房室（全身体液和组织），并以一定速率（速率常数为 KJ 从该室消除。X_1 为一室的药物量，V_1 为一室的表观分布容积，等于静脉给药剂量与血药浓度的比，即 $V_1 = X_1/C$。单次静脉注射属于一室模型的药物后，用血药浓度的对数对时间作图可得一条直线，即药-时曲线呈单指数衰减）从该室消除（图 135-3A）。换言之，在药理学研究中，房室模型中房室数目的确定是以药物在体内转运速率的特点进行划分。如果给药后，体内药物瞬时在各部位达到平衡，即血液浓度和全身各组织器官部位浓度迅速达到平衡，可看成开放性一室模型。

（二）开放性二室模型

开放性二室模型（open two compartment model）药物在所有组织中的浓度瞬间达到动态平衡是不可能的，药物在不同组织中的分布速率存在差异。开放性二室模型根据药物在组织中的转运速度不同，将机体分成中央室（central compartment）与周边室（peripheral compartment）。中央室代表一些血流丰富的组织如肝、肺、脾、肾等。在中央室，药物的分布快，能够快速与血药浓度达到动态平衡；周边室代表一些血流贫乏的组织如脂肪、皮肤和静止状态下肌肉等。在周边室，药物分布较慢，与血药浓度达到平衡的速度慢。开放性二室模型还假定，药物仅从中央室消除。X_1 为中央室的药物量，V_1 为一室的表观分布容积，X_2 为周边室的药物量，V_2 为周边室的表观分布容积。单次快速静脉注射属于二室模型的药物后，用血浆药物浓度的对数对时间作图可得双指数衰减曲线（图 135-3B）。

药-时曲线（也称浓度-时间曲线 concentration-time curve）的初始血药浓度下降很快，称为分布相（a 相），它主要反映药物自中央室向周边室的分布过程。当分布平衡后，曲线进入衰减相对缓慢的消除相（β 相），它主要反映药物从中央室的消除过程。药物从中央室消除的速率常数用 归来表示；药物从中央室转运到周边室的一级速率常数用 k12 表示；药物从周边室转运到中央室的一级速率常数用 k21 表示。二室模型比一室模型更符合大多数药物的体内情况。

药物在体内转运过程非常复杂，仅用一室或二室模型还不能完全说明药物的体内过程，特别是脑骨骼脂肪对药物转运能力差异很大，某些药物与组织结合牢固，如胍乙啶在神经组织中消除非常缓慢，这时药-时曲线呈三指数衰减，需用三室模型模拟。

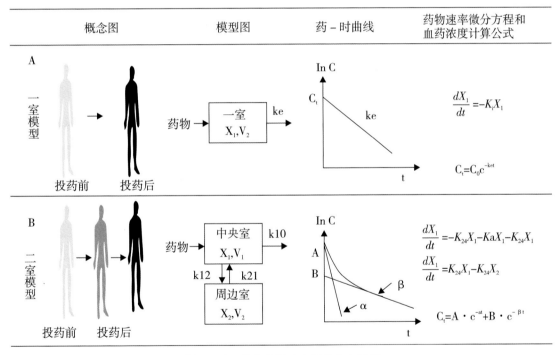

图 135-3　药物代谢动力学的房室模型

房室模型的选择主要取决于药物的性质以及实验设计的精确性。对于某一具体药物来说，准确地选择模型是进行药动学分析的关键问题，模型的选择有其相应的标准。由于实验数据总有误差以及参数计算过程相当复杂，在计算药动学参数时一般采用先进的药动学专用计算机程序包进行。如国外的 PCNON LIN，国内的 DAS、3P87、3P97、PKBP-NI 等。

二、消除速率过程

按药物转运速度与药量或浓度之间的关系，药物在体内的消除速率过程可分为线性动力学和非线性动力学,前者包括一级动力学速率过程,后者包括零级和米-曼氏动力学速率过程。

(一)线性动力学

线性动力学(linear kinetics)为一级动力学(first-order kinetic),现有临床常用药物在其治疗范围内多属一级动力学,是药动学概念,按药物转运速度与药量或浓度之间的关系,药物在体内的消除速率过程可分为一级、零级和米-曼氏速率过程。一级动力学过程又称一级速率过程,是指药物在某房室或某部位的转运速率与该房室或该部位的药物浓度(C)或药量(X)的一次方成正比。一级动力学过程又称线性动力学过程。由于该过程的半衰期等药动学参数与剂量无关,故又称剂量非依赖性速率过程。

一级动力学是一个数学概念,是单位时间内药物或底物以一定的份数或百分数转化吸收的过程或单位时间转运消除恒定比例的药物,公式是$dC/dt=-KC$,特点是药物消除半衰期恒定,与剂量或药物浓度无关。

描述一级动力学过程的公式是:

$$dC/dt=2K_eC \text{ 或 } dX/dt=2K_eX \qquad (公式135-1)$$

式中C为药物浓度,K_e为一级速率常数,表示单位时间内药物的转运量与药物现存量之间的比值。将135-1式积分,得:

$$C_t=C_0e^{-K_et} \qquad (公式135-2)$$

式中C_t是时间的药物浓度,C_0为药物初始浓度。将135-2式改为常用对数式,则:

$$\lg C_t=\lg C_0-K_e/2.303\times t \qquad (公式135-3)$$

或将改为自然对数式,则:

$$\ln C_t=\ln C_0-K_et \qquad (公式135-4)$$

因为$\ln C=2.303\times\lg C$。

将t时的自然对数药物浓度与时间在半对数坐标纸上作图可得一条直线,其斜率为$-K_e/2.303$。而将t是的算术药物浓度与时间在普通坐标纸上作图可得一条曲线(图135-4)。

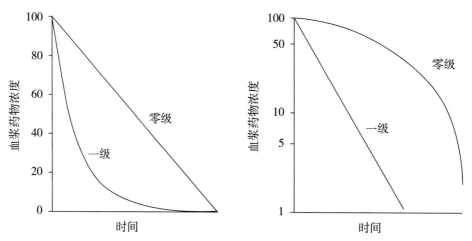

图135-4 按一级和零级动力学过程消除药物的血浆浓度曲线

一级动力学过程具有被动转运的特点,只要是按浓度梯度控制的简单扩散都符合一级动力学过程。

由于多数药物的转运都是简单扩散,故多数药物属一级动力学过程。

一级动力学特点:①药物转运呈指数衰减,每单位时间内转运的百分比不变,即等比转运,但单位时间内药物的转运量随时间而下降。②半衰期、总体清除率恒定,与剂量或药物浓度无关。③血药浓度–时间曲线下面积(area under the concentration-time curve, AUC)与所给予的单一剂量成正比。④按相同剂量相同间隔时间给药,约经 5 个半衰期达到稳态浓度;约经 5 个半衰期,药物在体内消除近于完毕。由于线性动力学过程的 K_e、半衰期、总体清除率等药动学参数与剂量无关,故又称剂量非依赖性速率过程。

一级动力学与零级动力学的区别:零级动力学指血中药物按恒定速率(单位时间消除药量)进行消除,消除速率与血药浓度高低无关(也称恒量消除),其血浆半衰期随起始浓度下降而缩短,不是固定值。而一级动力学是药物在任何时间的消除速率与该时间药物在体内的量成正比(即恒比衰减)。这种速率过程中,药物的半衰期($t_{1/2}$)恒定,不因染毒剂量高低而变化。许多药物在剂量过大,超过机体清除能力时按零级消除动力学消除,当血中浓度降低到机体具有消除能力时,转为一级消除动力学消除。

(二)非线性动力学

非线性动力学(nonlinear mechanics)是研究非线性动力系统中各种运动状态的定量和定性规律,特别是运动模式演化行为的科学,包括零级和米–曼氏动力学速率过程。

1. 零级动力学过程　零级动力学过程(zero-order kinetic process)又称零级速率过程,是指药物自某房室或某部位的转运速率 与该房室或该部位的药量或浓度的零次方成正比。描述零级动力学过程的公式是:

$$dX/dt = K_e X^0 = -K_e \qquad (公式 135-5)$$

将式 135-5 积分,得 $X = X_0 - K_e t$,即:

$$C = C_0 - K_e t \qquad (公式 135-6)$$

式 135-6 中及为零级速率常数。将 t 时的药物浓度与时间在普通坐标纸上作图可得一条直线,其斜率为 $-K_e$。而 t 时的药物浓度与时间在半对数坐标纸上作图可得一条曲线(图 135-4)。

零级动力学过程的特点:①转运速度与剂量或浓度无关,按恒量转运,即等量转运。但每单位时间内转运的百分比是可变的。②半衰期、总体清除率不恒定。剂量加大,半衰期可超比例延长,总体清除率可超比例减少。③血药浓度对时间曲线下的面积与剂量不成正比,剂量增加,其面积可超比例增加。

产生零级动力学过程的主要原因是药物代谢酶、药物转运体以及药物与血浆蛋白结合的饱和过程。因此零级动力学过程有主动转运的特点,任何耗能的逆浓度梯度转运的药物,因剂量过大均可超负荷而出现饱和限速,称之为容量限定过程(capacity-limited rate processes),如酒精、苯妥英钠、阿司匹林、双香豆素和丙磺舒等可出现零级动力学过程。按零级动力学过程消除的药物,在临床上增加剂量时,有时可使血药浓度突然升高而引起药物中毒,因此对于这类药物,临床上增加剂量给药时一定要加倍注意。

2. 米–曼氏速率过程　药物体内的消除速率受酶活力限制,在低浓度时表现为一级速率过程,而在高浓度时由于酶系统饱和,表现为零级过程,称为米–曼氏速率过程(Michaeils-Menten rate process),是一级动力学与零级动力学互相移行的过程。此过程在高浓度时是零级动力学过程,而在低浓度时是一级动力学过程。将一级和零级动力学过程的药物量 X 用药物浓度 C 来表示,描述米–曼氏速率过程的公式是:

$$\frac{dC}{dt} = -\frac{V_{max} \cdot C}{K_m + C} \qquad (公式 135-7)$$

式中 dc/dt 是指 t 时的药物消除速率,V_{max} 是该过程的最大速率常数,K_m 为米–曼氏速率常数(也称米氏常数,Michaelis constant),等于在 50% 最大消除速率时的药物浓度。

当体内药物浓度低到 K_m+C 时,亦即体内药物消除能力远远大于药物浓度时,C 小到可以忽略,式135-7可简化为:

$$\frac{dC}{dt} = -\frac{V_{max} \cdot C}{K_m}$$

（公式 135-8）

其中 $\dfrac{V_{max}}{K_m} = K_e$,则 $\dfrac{dC}{dt} = -K_e C$,该式与描述一级动力学过程的式135-1 相似,显然,在低浓度时为一级 k^*dt 速率过程。

当体内药物浓度高到 K_m+C 时,即体内药物浓度远远超过机体药物消除能力,则 K_m 可以忽略,根据式135-7,$\dfrac{dC}{dt} = -V_{max}$,与描述零级动力学过程的式135-5 相似,表明体内药物消除能力达到饱和,机体在以最大能力消除药物,成为零级动力学过程。

在临床上有些药物具有米-曼氏速率过程的特点,如酒精、苯妥英钠、阿司匹林、乙酰唑胺、茶碱、保泰松等。当每天苯妥英钠剂量不超过 4 ~ 5 mg/kg 时,属一级动力学消除,半衰期为 24 h,当每天剂量超过 5 ~ 12 mg/kg 时,酶的代谢能力已达饱和。此刻苯妥英钠的血浆浓度显著增加,半衰期明显延长,速率过程已由一级变为零级,容易发生药物中毒(图 135-6)。

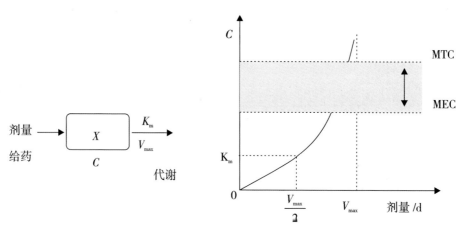

MEC:最小有效浓度(minimal effective concentration);MTC:最小中毒浓度(minimal toxic concentration)。

图 135-5   米-曼氏速率过程与血浆药物浓度变

零级动力学过程与米-曼氏速率过程又称非线性动力学过程,由于该过程半衰期等动力学参数随剂量增加而改变,故又称剂量依赖性速率过程。认识和掌握非线性动力学特点对指导临床安全用药具有极其重要的意义。

三、主要的药物代谢动力学参数及其临床意义

1. 半衰期   半衰期(half-life,$t_{1/2}$)通常是指药物的血浆消除半衰期,它的概念是血浆药物浓度降低一半所需的时间。是表述药物在体内消除快慢的重要参数。半衰期可用消除速率常数(k_e)计算。常以 $t_{1/2}$ 表示,单位为 min 或 h。

按一级动力学过程消除的药物半衰期和消除速率常数间的关系可用下式表示:

$$t_{1/2} = \frac{0.693}{k_e}$$

（公式 135-9）

按一级动力学消除的药物,给药后经过一个 $t_{1/2}$ 后,体内尚存给药量的 50%;经过 2 个 $t_{1/2}$ 后,尚存给药量的 25%;经过 5 个 $t_{1/2}$ 后,约尚存给药量的 3%,可以认为体内药物基本被消除。上式表明,按一级动力学消除的药物,其 $t_{1/2}$ 和消除速率常数及有关,与血浆药物初始浓度无关,即与给药剂量无关。

按零级动力学过程消除的药物半衰期可用下式表示。

$$t_{1/2} = \frac{0.5 C_0}{k_0}$$

（公式 135-10）

按零级动力学消除的药物,其 $t_{1/2}$ 和血浆药物初始浓度成正比,即与给药剂量有关,给药剂量越大, $t_{1/2}$ 越长,药物越容易在体内蓄积引起中毒,故在临床上使用按零级动力学消除的药物时,一定要注意,必要时要进行血药浓度监测。

半衰期因药而异,例如青霉素的半衰期为 0.5 h,而氨茶碱则为 3 h,苯巴比妥为 5 d。了解半衰期对临床合理用药的重要意义在于:①它可以反映药物消除的快慢,作为临床制订给药方案的主要依据;②它有助于设计最佳给药间隔;③预计停药后药物从体内消除时间以及预计连续给药后达到稳态血药浓度的时间。

同一药物用于不同个体时,由于生理与病理情况的不同, $t_{1/2}$ 可能发生变化,为此,应根据患者生理与病理状态下不同的 $t_{1/2}$ 来制订个体化给药方案,尤其对治疗浓度范围窄的药物非常重要。

2. 表观分布容积　表观分布容积(apparent volume of distribution, V_d)是指体内药物总量按血浆药物浓度推算时所需的体液总容积。其计算式为:

$$V_d = \frac{D}{C}$$

（公式 135-11）

式 135-11 中 D 为体内总药量, C 为药物在血浆与组织间达到平衡时的血浆药物浓度。可见,表观分布容积是体内药量与血浆药物浓度间的比例常数,将此比例常数乘以血浆药物浓度,其积等于体内总药量。表观分布容积的单位为 L 或 L/kg。

表观分布容积是一个假想的容积,它并不代表体内具体的生理空间,因此无生理学意义,主要反映药物在体内的分布程度和药物在组织中的摄取程度。

药物分布容积的大小取决于药物的脂溶性、膜通透性、组织分配系数及药物与血浆蛋白结合率等因素。若药物的血浆蛋白结合率高,则其组织分布少,血药浓度就高。若一个药物的 V_d 为 3~5 L,那么这个药物可能主要分布于血液中并与血浆蛋白大量结合;若药物的 V_d 为 10~20 L,则药物主要分布于血浆和细胞外液,这类药物不易通过细胞膜而进入到细胞内液;若药物的 V_d 为 40 L,则药物分布于血浆、细胞外液和细胞内液,表明其在体内分布广泛。

3. 血药浓度-时间曲线下面积　血药浓度-时间曲线下面积(area under the concentration-time curve, AUC)是指血药浓度数据(纵坐标)对时间(横坐标)作图,所得曲线下的面积(图 135-6)。它可由积分求得,最简便的计算是用梯形法。从给药开始到给药 t 时的面积用 $AUC_{0 \to t}$ 表示;从给药开始到 $t = \infty$ 时间的面积用 $AUC_{0 \to \infty}$ 表示。它是计算生物利用度的基础数值。AUC 与吸收后进入体循环的药量成正比,反映进入体循环药物的相对量。

4. 生物利用度　生物利用度(bioavailability, F)是指药物活性成分从制剂释放吸收进入体循环的程度和速度。通常,它的吸收程度用 AUC 表示,而其吸收速度是以用药后到达最高血药浓度(C_{max})的时间即达峰时

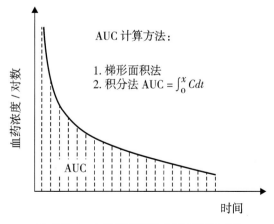

图 135-6　血药浓度时间曲线下面积示意

间(T_{max})来表示。

生物利用度可分为绝对生物利用度和相对生物利用度。一般认为,静脉注射药物的生物利用度是100%,如果把血管外途径给药(ev)时的 AUC 值与静脉注射(iv)时的 AUC 值进行比较,计算前者的生物利用度,即为绝对生物利用度,按公式135-12 计算。生物利用度也可在同一给药途径下对不同制剂进行比较,即相对生物利用度,按公式135-13 计算:

$$F(\%) = \frac{AUC_{ev}}{AUC_{iv}} = -\frac{V_{max} \cdot C}{K_m + C} \qquad (公式135\text{-}12)$$

$$F(\%) = \frac{AUC_{受试制剂}}{AUC_{标准制剂}} = -\frac{V_{max} \cdot C}{K_m + C} \qquad (公式135\text{-}13)$$

值得强调的是,某些药物口服时由于首过效应的影响,可使生物利用度降低。两者之间的定量关系以下式表示:

$$F = F_a \times F_g \times F_h = F_a \times (1-E_g) \times (1-E_h) \qquad (公式135\text{-}14)$$

式中 F_a 代表口服药物吸收至肠黏膜内的量与给药剂量的比值,F_g 及 F_h 分别代表避开肠(g)首过效应和肝(h)首过效应的量与给药剂量的比值。E_g 及 E_h 分别代表肠、肝对药物的摄取比(代表肠道和肝的首过效应程度)。口服某药后 F_a、F_g 和 F_h 分别为 0 9、0.9 和 0.5,根据式136-14,则该药的口服生物利用度为40.5%(图135-7)。

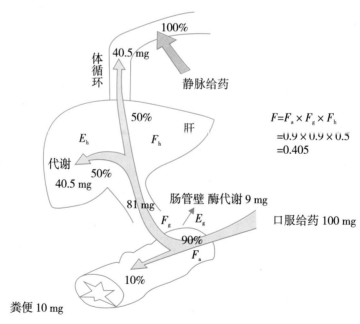

图135-7　药物生物利用度计算的模式

5. 总体清除率　总体清除率(total body clearance,TBCL)又称血浆清除率(plasma clearance,CL_P)是指体内诸消除器官在单位时间内清除药物的血浆容积,即单位时间内有多少毫升血浆中所含药物被机体清除。它是肝、肾以及其他途径清除率的总和。其计算式为:

$$TBCL = V_d \times V_k \qquad (公式135\text{-}15)$$

$$\text{或} \qquad \text{TBCL} = \frac{D}{\text{AUC}} \qquad\qquad (公式 135\text{-}16)$$

式中 V_d 为表观分布容积，K_e 为消除速率常数，D 为体内药量，AUG 为血药浓度曲线下面积。清除率以单位时间的容积(ml/min 或 L/h)表示。

6. 稳态血药浓度与平均稳态血药浓度　如按固定间隔时间给予固定药物剂量，在每次给药时体内总有前次给药的存留量，多次给药形成多次蓄积。随着给药次数增加，体内总药量的蓄积率逐渐减慢，直至在剂量间隔内消除的药量等于给药剂量，从而达到平衡，这时的血药浓度称为稳态血药浓度(steady-state plasma concentration，C_{ss})，又称坪值(plateau)。假定按半衰期给药，则经过相当于 5 个半衰期的时间 后血药浓度基本达到稳定状态。

稳态血药浓度是一个"篱笆"型的药-时曲线，它有一个峰值(稳态时最大血药浓度，$C_{ss\,.\,max}$)。也有一个谷值(稳态时最小血药浓度，$C_{ss\,.\,min}$)。由于稳态血药浓度不是单一的常数值，故有必要从稳态血药浓度的起伏波动中，找出一个特征性的代表数值，来反映多剂量长期用药的血药浓度水平，即平均稳态血药浓度($C_{ss,av}$)(图 135-8)。所谓 $C_{ss,av}$ 是指达稳态时，在一个剂量间隔时间内，血药浓度曲线下面积除以给药间隔时间的商值，其计算式为：

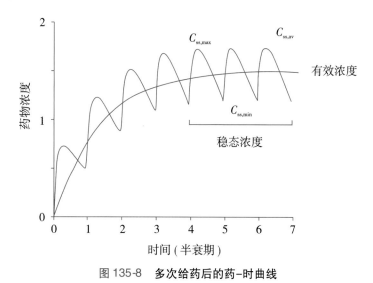

图 135-8　多次给药后的药-时曲线

$$C_{ss,av} = \frac{\text{AUC}}{\tau} \qquad\qquad (公式 135\text{-}17)$$

$$\text{或} \qquad C_{ss,av} = \frac{\text{FD}}{K_e \tau V_d} \qquad\qquad (公式 135\text{-}18)$$

式中 τ 为两次给药的间隔时间，AUC 为血药浓度曲线下面积，F 为生物利用度，D 为给药剂量，K_e 为消除速率常数，V_d 为表观分布容积。

达到 C_{ss} 的时间仅决定于半衰期，与剂量、给药间隔及给药途径无关。但剂量与给药间隔能影响 C_{ss}。剂量大，C_{ss} 高；剂量小，C_{ss} 低。给药次数增加能提高 C_{ss}，并使其波动减小，但不能加快到达 C_{ss} 的时间(图 135-9A)；增加给药剂量能提高 C_{ss}，但也不能加快到达 C_{ss} 的时间(图 135-9B)；首次给予负荷剂量(loading dose)，可加快到达 C_{ss} 的时间(图 135-9C)。临床上首剂加倍的给药方法即为了加快到达 C_{ss} 的时间。对于以一级动力学消除的一室模型药物来说，当 τ 等于消除半衰期时，负荷剂量等于 2 倍的维持剂量，即首剂加倍量。

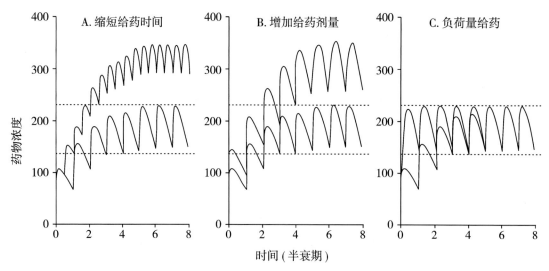

图 135-9　给药方式与到达稳态浓度时间的关系

四、生理药物代谢动力学模型

（一）生理药动学模型概述

生理药动学模型（physiologically based phar-macokinetic model），不同于前述的房室模型，它是建立在机体的生理、生化、解剖和药物热力学性质基础上的一种整体模型。简而言之，生理药动学模型将每个组织器官都作为一个单独的房室，房室间均借助血液循环连接（图 135-10）。相应组织房室的参数模拟生理、解剖、生化等参数，如组织大小血流灌注速率、肾小球滤过率、酶活性参数（V_{max}，K_m 等）、膜通透性、药物与血浆蛋白结合率以及药物与组织亲和力等；药物热力学性质如脂溶性、电离性等。与房室模型不同，这种模型与机体的生理学和解剖学密切联系在一起。理论上，该模型不仅可以预测任何组织器官中药物浓度及代谢产物的经时过程，还可以定量地描述病理情况下当生理解剖参数发生变化时药物转运速率的改变。此外，利用该模型在动物中获得的结果还可以经过参数转换外推至人，从而预测药物在人体药动学过程。生理药动学模型虽然近似机体的环境，但是建立模型比较复杂，需要更多的信息参

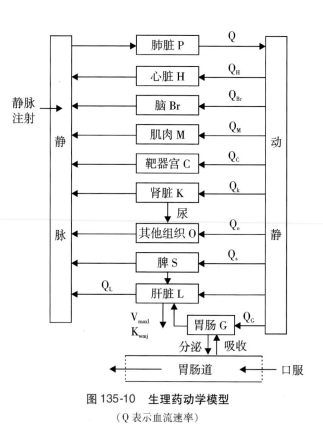

图 135-10　生理药动学模型

（Q 表示血流速率）

数和对复杂数学的解析能力。此外，一些生理生化参数也不易获得。

（二）利用生理药动学模型计算肝清除率

利用生理药动学模型，可以计算很多药动学参数。以计算肝清除率为例，如果不考虑肝的血流速度、血浆游离药物浓度以及肝本身清除药物的能力等诸生理因素，利用非生理药动学模型，药物的肝清除率为单位时间内肝清除药物的总量与当时血浆药物浓度的比值。而考虑到上述诸生理因素，利用生理学药动学模型，药物的肝清除率（CL_H）用下式表示：

$$CL_H = Q \times f_u \times \frac{CL_{int}}{(Q + f_u \times CL_{int})} \qquad （公式 135-19）$$

其中 Q 为肝血流速度，f_u 是血浆游离药物浓度与总药物浓度的比例分数，CL_{int} 为内在清除率（intrinsic clearance）。CL_{int} 反映了肝药物代谢、排泄的能力。其定义为药物在消除脏器中的消除速度与从该脏器流出血液中游离药物浓度的比值。由式 135-19 可知，药物的肝清除率与 Q、f_u 和 CL_{int} 有关。在肝疾患情况下，若能掌握这 3 种因素的变化动向，便可在一定程度上计算 CL_H 的变化。当 $f_u \times CL_{int} >> Q$ 时，根据式 135-19，Q 可忽略不计，此时 $CL_H = Q$，即药物的肝清除率与肝血流速度相等。符合这种条件的药物被称为肝血流限速药物（flow-limited drug），如利多卡因；当 $f_u \times CL_{int} << Q$ 时，根据式 135-18，$f_u \times CL_{int}$ 可忽略不计，此时 $CL_H = f_u \times CL_{int}$，符合这种条件的药物被称为肝代谢活性限速药物，如华法林。此时药物的肝清除率受肝药物代谢酶和血浆游离药物 比例分数的影响。当血浆蛋白结合率 >90% 时，肝代谢活性限速药物的蛋白结合变化对药物的肝清除率有很大影响。这类药物被称为蛋白结合敏感型药物。

进入肝的药量为血流速度（Q）与进入肝时的血药浓度（C_A）之乘积，肝摄取药物的速度为 $Q(C_A - C_V)$，C_V 是离开肝时的血药浓度（图 135-11A）。如果将进入肝的药物量设定为 1，被肝摄取的药物的比率为 E，则从肝排除药物的比率为 $1-E$（图 135-11B）。E 的定义及它与清除率的关系（图 135-11C），可用以下二式表示：

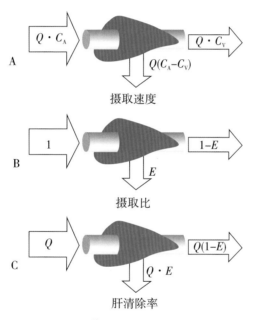

图 135-11　肝血流速度、药物的肝摄取比与药物肝清除率的关系

$$E = \frac{Q(C_A - C_v)}{Q \times C_A} = \frac{C_A - C_v}{C_A} \qquad （公式 135-20）$$

$$CL_B = Q \times E = Q \frac{(C_A - C_v)}{C_A} \qquad （公式 135-21）$$

根据式 135-19，E 也可以表示为：

$$E = f_u \times \frac{CL_{int}}{(Q + f_u \times CL_{int})} \qquad （公式 135-22）$$

如果药物仅从肝清除,则药物的生物利用度(F)与E的关系为:

$$F = 1 - E \qquad\qquad （公式135-23）$$

当$C_A = C_v$,则表明肝几乎没有摄取药物,根据式135-21,$CL_H = 0$;当$C_v << C_A$,$C_v = 0$,则表明药物几乎均被肝摄取,此时根据式135-21,$E = 1$,$CL_H = Q$。

(三)生理药动学模型的临床意义

利用生理药动学模型计算肝清除率时,肝疾患时肝血流速度的减少对于游离型肝血流限速药物和肝代谢活性限速药物浓度的影响是不同的。肝硬化时肝血流速度降低,肝血流限速药物利多卡因的肝清除率明显下降(图135-12B),而肝代谢活性限速药物华法林的肝清除率下降则不明显(图135-12A)。这说明对肝硬化患者,在使用利多卡因等肝血流限速药物时,一定要进行剂量调整,否则将导致药物中毒;反之,对肝硬化患者,在使用华法林等肝代谢活性限速药物时,如果没有其他因素干预,肝内在清除率不变,不一定必须进行剂量调整。这些结果用房室模型计算是得不到的,因此,生理药动学模型较房室模型更具临床意义。

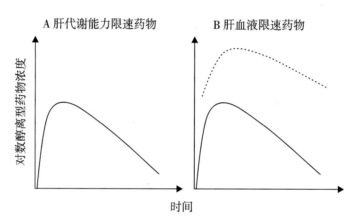

实线代表正常时,虚线代表肝血流速度减少时。条件:假设肝内在清除率不变。

图135-12　肝血流对肝清除率的影响

五、统计矩理论在药动学的应用

一种基于统计矩(statistical moment)理论的分析方法被应用于药动学研究。由于这种方法不依赖于动力学模型,故称非室分析(non-compartment analysis)。非室分析与前述房室模型分析比较具有以下优点:①不依赖房室模型,克服了房室模型分析时判断模型的随意性,只要药物在体内的过程符合线性过程即可;②计算简单,不需要大型计算机计算。由于上述优点,该分析在药动学领域中应用较广泛。

(一)统计矩的概念

统计矩属于概率统计范畴,系以矩(moment)来表示随机变量的某种分布特征。机体可认为是一个系统,给药后所有药物分子在最终离开机体前都将在体内残留一段时间。就不同分子来说,残留时间有长有短,残留时间的分布决定着体内药物浓度的时程。因此,药物体内过程便是这些随机变量的总和,药-时曲线就可视为某种概率统计曲线,可用药物分子滞留时间的频率或概率加以描述,进而用统计矩加以分析。

（二）统计矩参数及其在药动学中的意义

1. 零阶矩　在统计矩的计算中，为了简便起见，常将血药浓度–时间曲线下时间从零到无穷大的面积（AUC_∞）定义为零阶矩 S_0。

$$S_0 = AUC = \int_\theta^\infty C \cdot dt \qquad \text{（公式 135-24）}$$

与室分析中 AUC 的概念相同，S_0 是反映药物进入体内量的函数。

2. 一阶矩　药物体内平均驻留时间（mean residence time，MRT）为统计矩中的一阶矩。

$$MRT = \frac{\int_\theta^\infty tC \cdot dt}{\int_\theta^\infty C \cdot dt} = \frac{AUMC}{AUC} \qquad \text{（公式 135-25）}$$

阶矩曲线下面积（area under the moment curve，AUMC）为血药浓度与时间乘积对取样时间作图所得的面积。药物分子的体内停留时间长短不一，MRT 反映其平均水平。与 AUC 不同，MRT 是一个反映药物进入体内速度的函数。

此外还有二阶矩平均滞留时间的方差（variance of mean resid ence time，VRT）。定义为药物在机体内的平均滞留时间的方差，它表示平均滞留时间的变化程度。二阶矩在药动学中应用不多，这是因为较高阶矩的误差比较大，结果难以肯定，应用价值不大，故在药动学研究中较多使用零阶矩和一阶矩。

（三）用统计矩计算药动学参数

1. 半衰期　用统计矩计算半衰期，常用一阶矩的 MRT 与室分析的消除速率常数 K_e 的关系来表示。以静脉注射后 MRT_{iv} 为例，则

$$MRT_{iv} = \frac{1}{k_e} \qquad \text{（公式 135-26）}$$

由于 $t_{1/2} = \dfrac{0.693}{k_e}$，所以 $t_{1/2} = 0.693 MRT_{iv}$

2. 表观分布容积　应用统计矩计算表观分布容积，是血药浓度达到稳态时的表观分布容积 V_{ss} 根据室分析中总体清除率的计算公式 $CL = V_d \times K_e$，则因为稳态时的 K_e 为 $K_e = \dfrac{1}{MRT_{iv}}$，所以

$$CL = \frac{V_{ss}}{MRT_{iv}} \qquad \text{（公式 135-7）}$$

整理后，得 $V_{ss} = MRT_{iv} CL$

（任丽丽　张志宏　王　璇）

参考文献

1 杨宝峰,陈建国. 药理学[M].9 版. 北京:人民卫生出版社,2018:13-18.

2 杨宝峰,陈建国. 药理学[M].3 版. 北京:人民卫生出版社,2015:20-34.

3 阚全程. 医院药学高级教程[M]. 北京:人民军医出版社,2015:309-328.

4 丁健. 高等药理学[M]. 北京:科学出版社,2019:32-41.

5 刘克辛. 药理学[M].2 版. 北京:高等教育出版社,2019:19-27.

6 VAN DEN ANKER J,MICHAEL D R,KAREL A,et al. Developmental changes in pharmacokinetics and pharmacodynamics[J]. J Clin Pharmacol,2018,58(Suppl 10):S10-S25.

第136章

治疗药物监测和给药个体化

治疗药物监测(therapeutic drug monitoring,TDM)是以药物代谢动力学原理为指导,运用现代分析手段测定给药后药物在血液或其他体液中的浓度,用以评价或确定给药方案,使给药个体化,以最大限度地提高疗效,减少不良反应。个体化给药是在治疗药物监测的基础上,根据不同患者个体药动学特点甚至药物基因组特点制定的给药方案。个体化给药针对性强,因此可大大提高用药的安全性和有效性。

第一节　治疗药物监测

治疗药物监测又称临床药动学监测(clinical pharmacokinetic monitoring,CPM),是在药动学原理的指导下,应用灵敏快速的分析技术,测定血液中或其他体液中药物浓度,分析药物浓度与疗效及毒性间的关系,据此设计或调整给药方案。TDM 的理念自 20 世纪 70 年代被提出以来,已成为临床药理学的重要内容,并逐渐成为指导临床个体化给药的重要依据。

TDM 是用药动学的方法对治疗方案及药效学进行综合评价的重要手段,也是临床个体化用药的重要根据。在 TDM 技术出现以前,临床医师在制定给药方案时,往往是参照药物手册推荐的平均剂量、文献报道以及个人治疗经验。而判断治疗方案是否合理,也往往仅根据药效学指标如给药后何时起效、何时达最大疗效以及疗效的持续时间等。然而大量研究表明,由于患者的个体差异(包括年龄、性别遗传学身体状况及病史等)、药物剂型及生物利用度以及合并用药等差异,同样的给药方案在不同患者可能获得不同的疗效,一些患者得到了有效治疗,另一些则未能达到预期的疗效,有些患者则出现了毒性反应。而达到同样疗效所需要的药物剂量在患者个体间也存在明显的差异,仅仅凭经验判断治疗方案是否合理常有偏差。

TDM 是近代药物治疗学划时代的重大进展之一,是提高医疗服务质量、将科研与临床相结合的有效途径。随着临床药理和先进技术的发展,TDM 工作已渗入临床各个专业。发达国家的医院早在 30 多年前就相继建立了 TDM 研究室,并建立了相应的国际学术机构。国内 TDM 工作开始于 20 世纪 80 年代初,经过不懈努力,已逐渐在各级医院应用,对增加治疗效果、防止或减轻药物的不良反应起到积极的作用。比如,通过 TDM 和个体化给药方案调整,已使癫痫发作的控制率从 47% 提高到了 74%;过去,老年心力衰竭患者使用地高辛的中毒发生率达 44%,经 TDM 及调整给药方案后,中毒率已控制在 5% 以下。大量研究证明 TDM 有助于给药个体化、判断患者用药依从性、提高疗效和防范药物严重毒性反应。目前 TDM 工作已进入深化和推广阶段,医院分级管理规定:三级医院要求开展血药浓度监测工作。

一、血药浓度与药理效应

药物进入人体后,经历吸收、分布、代谢和排泄过程,使血药浓度的改变成为一个剂量依赖性及时间依赖性的动态过程。药物由血液运送至其作用部位(靶标或受体部位),并与靶标形成可逆性的结合,继而产生药理作用。对大多数药物而言,药物疗效的高低及维持时间的长短取决于药物在靶标或受体部位活性药物浓度的高低。然而,直接测定靶器官以及受体部位的浓度,技术上有难度,不易做到。

进入人体血液中的药物有结合型药物和游离型药物两种形式,游离型药物通过跨膜转运进入细胞外液和细胞内。血液中的药物浓度与细胞外液及细胞内的药物浓度形成了动态平衡,也与靶标部位的药物浓度维持动态平衡,此平衡遵守质量作用定律。因此,在大多数情况下,测定血液中的药物浓度尤其是血浆药物浓度(血药浓度)可间接地反映药物在靶标部位的浓度。

由于存在着影响血药浓度的诸多因素(图 136-1),对不同患者施以同样的剂量可能血药浓度有明显的不同。比如有研究发现,42 例癫痫患者服用苯妥英钠,每日剂量均为 300 mg 时,血清苯妥英钠浓度相差很大,在有效范围内(10 ~ 20 μg/ml)的仅 11 例(26.2%),低于 10 μg/ml 的 23 例(54.8%),高于 20 μg/ml 的 8 例(19%),其中有 3 例超过 30 μg/ml。

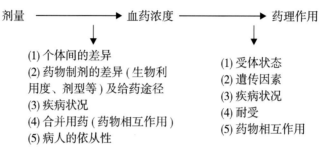

图 136-1　影响血药浓度与药理作用的因素

对大多数药物而言,血药浓度与药效学密切相关。如图 136-2 所示,血管紧张素转化酶(angiotensin converting enzyme,ACE)抑制药对酶活性的抑制率随血药浓度下降而降低。血药浓度与药理效应的对应关系甚至不受动物种属的影响,如保泰松的抗炎有效剂量在兔和人分别为 300 mg/kg 和 10 mg/kg,相差达几十倍,但有效血药浓度都在 10 ~ 20 μg/ml。可见,血药浓度可以间接反映药物靶标或受体部位的药物浓度,两者具有良好的相关性。

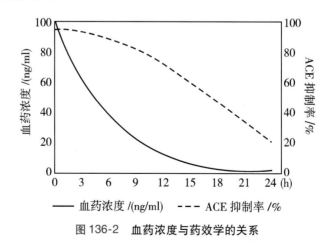

图 136-2　血药浓度与药效学的关系

大量临床药理学研究结果表明:血药浓度与疗效的相关性远远高于药物剂量与疗效的相关性。尽管在用药剂量上不同的个体间存在很大的差异,但产生相同药理作用时的血药浓度却极为相近。因此将血药浓度作为一个指标来指导临床用药具有重要的意义。有必要指出的是,虽然大多数治疗药物药效学与血药浓度相关,但有些药物血药浓度的变化与药效关系并不密切。常见于一些有滞后作用的药物,如单胺氧化酶抑制剂、阿司匹林(抑制血小板作用)、某些抗胆碱酯酶药以及某些抗肿瘤药等,由于药物不可逆性地破坏或灭活靶组织内的受体或酶,在血药浓度降至阈浓度以下后药效仍然维持数日甚至数周。

二、需要监测的药物

血药浓度只是药效的间接指标。尽管 TDM 的实施对合理用药十分必要,但需要进行 TDM 的药物仅占很小比例,而这些药物也并非在任何情况下都需要进行 TDM。当药物本身具有客观而简便的效应指标时,就不必进行血药浓度监测。例如,血压值变化是评价降压药疗效高低的客观指标,观察血压下降的程度,即可知抗高血压药物作用的强弱及剂量是否合适。同理,降血糖药、利尿药、抗凝血药等一般也不需测定其血药浓度。因为,一个良好的临床指标总是优于血药浓度监测。

(一)需进行治疗药物监测的药物

在下述情况下或使用下列药物时,通常需要进行 TDM。①单凭临床指征难以判断或缺乏明确参数判断治疗效应与毒性效应的药物。如普鲁卡因胺治疗心律失常时,过量也会引起心律失常;苯妥英钠中毒引起的抽搐与癫痫发作不易区别。②血药浓度高低与给药剂量大小缺乏相关性。③药物的有效血药浓度范围狭窄。此类药物多数治疗指数较小,如强心苷类,其有效剂量与中毒剂量接近。TDM 有助于合理设计和调整给药方案,保障治疗安全有效。④血药浓度个体差异大。如三环类抗抑郁药。⑤有非线性动力学特性,尤其是非线性动力学过程发生在有效血药浓度范围内或小于最低有效血药浓度时。如苯妥英钠、茶碱、阿司匹林等。⑥肾功能不全或衰竭的患者使用主要经肝代谢消除(如利多卡因、茶碱等)或肾排泄消除(如氨基糖苷类抗生素等)的药物时,以及胃肠道功能不良的患者口服某些药物时。⑦长期用药的患者用药依从性下降、某些药物长期使用后产生耐药性、诱导(或抑制)肝药酶的活性而引起药效降低(或升高)以及原因不明的药效变化。⑧合并用药产生相互作用而可能影响疗效时。目前在临床上较多进行监测的药物见表 136-1。

表 136-1　临床常需进行 TDM 的药物

类别	药物
强心苷类	洋地黄毒苷、地高辛
抗心律失常药	普鲁卡因胺、丙吡胺、利多卡因、奎尼丁、胺碘酮
抗癫痫药	苯妥英钠、苯巴比妥、丙戊酸钠、乙琥胺、卡马西平
三环类抗抑郁症药	阿米替林、去甲替林、丙米嗪、去甲丙米嗪
抗狂躁药	锂盐
抗哮喘药	茶碱
氨基糖苷类	庆大霉素、妥布霉素、卡那霉素
其他抗生素	氯霉素、万古霉素
抗肿瘤药	甲氨蝶呤
免疫抑制剂	环孢素、他罗利姆
抗风湿药	水杨酸

(二)决定是否进行治疗药物监测的原则

TDM 是保障临床个体化用药、合理用药的手段,但没有必要进行常规化监测。在有以下临床指征时,TDM 才是合理和有意义的。①患者已使用了适合其病症的最佳药物,但治疗无效或出现中毒反应;②药效不易判断;③血药浓度与药效相关;④药动学参数因患者内在的变异或其他因素干扰而不可预测;

⑤血药浓度测定的结果可显著改变临床决策并提供更多的信息;⑥患者在治疗期间可受益于TDM。

三、治疗药物监测的方法

(一)监测流程

TDM是个体化给药的基础,对于需要监测的治疗对象和药物,TDM流程如下。

1.申请　临床医师应根据临床指征确定需要进行TDM,提出申请一般应填写申请表,其内容除说明要测定的药物外,还应详细填写有关患者的情况及用药的情况,以供分析结果时参考。

2.取样　一般多采取血浆样品,特殊情况下亦可测定唾液、尿液或脑脊液等其他体液样品。近年也有不少研究用干血斑(dried blood spots)作为样品进行检测。

3.测定　测定方法的选择必须注意精密度、灵敏度、专属性、价格、测定标本所需时间等。精密度包括同一标本多次测定时的误差以及不同标本间测定的误差,变异系数不超过10%认为可行;灵敏度以能检出血液中药物浓度的低限为原则;专属性是为了防止标本中杂质影响结果。应经常对所用方法予以评价。

4.数据处理　主要是模型拟合、药动学参数的求算及合理用药方案的设计。

5.解释结果　对结果的解释应根据患者的性别、年龄、体重、疾病状况、病理生理及合并用药等情况综合判断。

(二)取样时间

药物浓度在体内的变化是一个动态过程,应当根据不同药物的药动学参数和临床实际需要选择取样时间。①剂量给药时,根据药动学特点,选择血药浓度在平稳状态时取血。如口服地高辛1~2 h内达到峰浓度,6~8 h后血药浓度平稳,此时地高辛向组织中分布基本完全。因此,地高辛首次给药后取样时间应在给药后6 h,此时获得的数据可用于估算分布容积。②剂量给药时,通常在血药浓度达到稳态后采血,以考察与目标浓度的符合程度。通常采用的是偏谷浓度,即下一次给药前采取血样。由于血药浓度在下一剂给予后的小段时间内继续下降,所测浓度接近谷浓度,称为偏谷浓度。地高辛的半衰期较长(约36 h),其血药浓度至少需要经过1周才能到达稳态,若想根据较准确的清除率来计算维持剂量,则采样测定应选择在开始给药的1周后进行。③疑用药剂量偏高,应在稳态峰值浓度时采血;怀疑用药剂量不足,应在稳态谷值浓度或偏谷浓度时采血。④缓释制剂或半衰期特长的药物,在2次给药之间的任何时间点采血对结果均无明显影响。⑤如果怀疑患者出现中毒反应或者在急救时,可以根据需要随时采血。

(三)测定对象

1.原形药物浓度　目前TDM主要是测定样本中原形药浓度。血清与血浆是最常用的体液标本,两者的区别仅是后者含有纤维蛋白原,因此,对于大多数药物的测定,两者是一致的。有些药物可能浓集于红细胞中,全血中浓度能更好地对应药效,因而需监测全血中浓度,如环孢素。

2.游离药物浓度　游离药物指未与血浆蛋白结合的药物,只有游离药物才能透过细胞膜产生药效。在某些情况下,监测游离药物浓度十分必要。如苯妥英的血浆蛋白结合率为90%以上,蛋白尿患者的白蛋白浓度低,结合率降低。此时,尽管血药总浓度并未有大的变化,但游离药物比例却大大增加,易发生毒性反应,因此测定游离药物浓度更有指导意义。目前常用的游离药物浓度测定方法包括平衡透析法、超速离心法、凝胶过滤法、超滤离心法等。由于唾液中蛋白含量低,也可用唾液代替血液样本测定游离药物浓度。

3.活性代谢物　一般情况下,由于活性代谢物浓度较低显得并不重要。当活性代谢物浓度较高、活性较强或肾功能障碍时,对活性代谢物的存在应给予足够的重视,必要时应测定活性代谢物浓度。如扑米酮在体内很快转化为苯巴比妥与苯乙基二酰胺,因而临床测定苯巴比妥浓度更有意义。再如普鲁卡因胺在体内迅速转化为乙酰卡尼,后者有原药50%的抗心律失常作用。需要监测活性代谢物的其他例子还有胺碘酮及N-去胺碘酮、奎尼丁及3-羟基奎尼丁、普萘洛尔及4-羟基普萘洛尔等。

4.对映体　药物对映体是指分子结构互为实物与镜像而不可重叠的一对异构体,两者在普通条件下的理化性质和旋光相同,但是旋光方向不同,药动学和药效学特性也往往不同,见于:①药物的药理作用仅由一个对映体产生,或主要归于一个对映体,如萘普生主要药效为 S-萘普生(比 R-萘普生强 35 倍);②两个对映体具有性质完全相反的药理作用,如扎考比利(zacopride),R-(−)为 5-H₃ 受体拮抗剂,S-(+)为激动剂;③对映体之一有毒或具有严重的不良反应,如氯胺酮的不良反应主要由 R-对映体产生。一种药理作用具有高度的立体选择性,另一些作用的立体选择性很低或无立体选择性。如 S-(−)普萘洛尔的β受体阻断活性比 R-(+)强 100 倍。可见对某些药物监测对映体浓度更有意义。

(四)血药浓度测定的常用方法

1.光谱法　中心可见光分光光度法、紫外分光光度法和荧光分光光度法:该法通常设备普及、操作简单费用低廉、易于推广;缺点是灵敏度低、专一性差、容易受到血液等生物体液中其他组分的干扰。目前仅用于测定灵敏度要求不高(如给药剂量较大、血药浓度较高)的药物。火焰发射光谱法和原子吸收光谱法:特异性和灵敏性均较高,能分析 70 多种元素,但仅用于微量金属离子如铅化合物的检测。

2.色谱法　包括薄层层析、气相色谱、高效液相色谱(high efficiency liquid chromatography,HPLC)等。色谱法的共同特点是分离度好、灵敏度高、专属性强,可以同时测定几种药物,以 HPLC 方法在血药浓度测定中的应用最为广泛。缺点是样品处理较为复杂,耗时较长,当临床急需结果时不适用。气相色谱法取样量小、灵敏度高、可同时分析数种药物和代谢产物,但样品前处理复杂,且不适合分析不耐高温的药物。气相色谱质谱联用仪(gas chromatography mass spectrometer,GCMS)和液相−质谱联用(liquid chroma-tography-mass spectrometry,LC-MS)利用色谱分离能力强而质谱技术灵敏度高、可以确定分子结构的特点,对分析药物中各组分的分子结构和分子量,尤其是对药物代谢物的分析具有很强的优势。

3.免疫法　包括放射免疫测定(radioimmunoassay,RIA)、酶免疫法(enzyme immunoassay,EIA)、荧光免疫法(fluorescence immunoassay,FIA)、游离基免疫法(free radical immunization,FRAT)和荧光偏振免疫法(fluorescence polarization immunoassay,FPIA)等。免疫测定法一般都采用竞争性免疫分析,即用标记药物与样品中待测药物竞争,形成的标记抗原抗体复合物的量与样品中待测药物的量呈负相关。这一关系成为定量测定血药浓度的基础。免疫法通常使用商品试剂盒,具有灵敏度高,可进行纳克(ng)甚至匹克(pg)水平的检测,所需样品量少、样品不需预处理、操作方便等优点。免疫法的缺点为:①仅限于检测具有完全抗原或半抗原性质的药物;②难以区分具有同样抗原决定簇的药物原形与代谢产物;③放射免疫测定具有放射性污染等。

4.毛细管电泳法　该法的特点是高效分离、自动化、操作简单、样品量少、准确度和精密度高、分析速度快、所用材料成本低廉。该法可同时检测生物样品中多种药物和代谢物的浓度,还可用于手性药物的血药浓度监测。

(五)TDM 结果的解释

首先应明确药物治疗浓度范围、潜在中毒浓度范围、药动学参数、影响药动学、药效学的病理生理因素和测定结果的准确性等,然后根据以下信息进行分析:①了解患者病情和详细用药情况,这是对血药浓度合理解释及参数利用的前提和基础,着重了解患者的病理生理状态、准确的用药方法和用药时间、可能发生药物相互作用的其他药物等,最好建立患者药历。②根据患者当前血药浓度提供的信息,解释血药浓度与药物作用、毒性之间的关系,解释患者肝、肾等脏器功能对药动学的影响,利用血药浓度和药动学参数,设计个体化给药方案。

第二节　给药个体化

药物剂量和所产生的药理效应存在很大的个体差异,因此,理想的给药方案应当是根据每个患者的具体情况量身定制。借助 TDM 手段,通过测定体液中的药物浓度,计算出各种药动学参数;甚至需要借助分子生物学手段分析患者参与药物代谢和药物效应的基因表型特点,以设计出针对患者个人的给药方案,这种方式称为给药个体化(individualization of drug therapy)或个性化治疗(personalized medicine)。给药个体化除需针对不同患者选择正确的药物,还需确定:①给药剂量和剂型;②给药间隔给药时间和疗程;③预期达到的血药浓度;④药物过量中毒的救治方法等。

一、个体化给药方案设计

(一)影响血药浓度的因素

影响血药浓度的因素指最小有效浓度(minimum effective concentration, MEC)与最小中毒浓度(minimal toxic concentration, MTC)之间的范围,应以此作为个体化给药的目标值和调整血药浓度、设计给药方案的基本依据,以期达到最佳疗效和避免毒副反应。

必须指出,有效血药浓度范围是一个建立在大量临床观察基础之上的统计学结论,是对大部分人有效且能很好耐受的范围,但并不一定适用于每一个人和每一个具体情况。事实上,不存在一个对所有人均有效而无毒副反应的浓度范围。在有效血药浓度范围内,少数患者可能无效,另有一些人则可能出现较严重的毒副反应。例如同样给予苯妥英钠每日300 mg,对一部分患者尚不能预防癫痫发作,而另一部分患者却已引起中枢神经系统的毒性反应。

(二)掌握患者的个体化资料

同样的治疗方案对不同患者可能产生截然不同的药动学药效学差异这与不同患者的生理病理状态、用药情况以及参与药动学药效学的基因组特点等密切相关。以下是个体化给药必须明确的影响因素。

1. 年龄、体重与身高　药物在人体内的动力学性质与年龄有关。一些重要的参数如分布容积(V_d)、半衰期($t_{1/2}$),甚至血药浓度有效范围等表现出年龄相关性。体重和身高与计算药物剂量、分布容积、清除率等参数有关。

2. 合并用药　许多药物具有药酶诱导或抑制作用,合并使用时可显著改变其他药物的药动学性质,致使血药浓度变化"异常"。此外,还应避免有些合并用药对分析方法的干扰。患者的一些嗜好,如吸烟、饮酒甚至不良饮食等亦可能与药物发生相互作用。

3. 剂量服药时间和采血时间　需要根据这些数据计算参数、调整给药方案。不同的给药途径、药物剂型、生产厂家、批号等均可能影响药效学和药动学。

4. 病史、用药史、肝肾功能、血浆蛋白含量等　均可影响血药浓度。尤其当肝肾功能损坏时,药物从体内的消除减慢,导致血药浓度升高。当胃肠道疾病或受外源性损伤(如放射性治疗)时,影响口服药物的吸收,血药浓度下降。尤其是病情危重时,脏器功能在短时间内变化较大,使得药物的药动学性质处于不断变化的状态,必须慎重做出解释。

5. 患者依从性　患者依从性(compliance)是一个临床上不容忽视的问题。部分患者由于不按医嘱服药,从而导致治疗失败。

6. 参与药动学和药效学的基因组蛋白组学特点　对部分特殊患者,还需对其进行分析,以利针对性地制定安全有效的给药方案。

二、给药个体化的步骤

给药个体化首先是设计个性化给药方案,在选定最佳药物之后,确定药物的剂型、给药途径、剂量、给药间隔及给药时间、疗程等,然后根据患者药效学与药动学指标调整给药方案,即对用药剂量和给药间隔进行调整。在给药个体化的实施过程中,必须明确目标血药浓度范围及有关药动学参数的意义,按所期望的治疗浓度如$C_{ss\ max}$、$C_{ss\ min}$、$C_{ss\ av}$拟订给药剂量和给药间隔(π)。给药后,根据临床观察并按需要监测血药浓度,再根据患者药动学参数对剂量和给药间隔进一步调整,使之最终适合于所期望的治疗浓度范围。给药个体化的一般步骤如下:①根据诊断结果及患者的身体状况等具体因素,选择认为恰当的药物及给药途径;②拟定初始给药方案(包括给药剂量和间隔等);③给药;④随时观察患者按初始方案用药的临床效果,必要时,按一定时间间隔测定血药浓度;⑤根据血药浓度随时间的数据变化,求出患者个体化的药动学参数,以此参数和临床结果为依据,结合临床经验和文献资料对初始给药方案进行修订、调整;⑥按调整后的方案给药,必要时重复进行步骤 4 和步骤 5,即反复调整给药方案,直至获得满意效果。

上述过程可简述为:治疗决策→处方及初剂量设计→调剂、投药→观察→抽血→血药浓度监测→药动学处理→按患者个体化特点调整给药方案。

药物基因组学直接影响患者的病理病程和治疗学,按照患者的基因组特点设计与修正治疗方案,也是个性化用药的重要环节之一。相关内容请参看本书有关章节。

三、根据血药浓度制定与调整给药方案

(一)初始给药方案设计

1. 负荷剂量和维持剂量　　反复用药时,在体内药物蓄积达到稳态浓度后,摄入量等于消除量,此时摄入量即为维持剂量(D_M)。若要迅速达到治疗有效浓度,必须增加初始用药剂量,即负荷剂量(D_L),负荷剂量为维持剂量与给药间隔末体内残留量之和,因而在确定 D_M 的情况下,D_L 可以下式表示:

$$D_L = D_M \cdot 1/1 - e^{K\pi} \qquad (公式 136-1)$$

给药方案可设计成维持血药浓度在治疗窗范围内。这一范围可定义为下限($C_{ss\,min}$)、上限($C_{ss\,max}$)。则最大给药间隔(τ_{max})和最大维持剂量($D_{M,max}$)的关系为:

$$C_{ss\,min} = C_{ss\,max} \cdot e^{-K\pi}_{max} \qquad (公式 136-2)$$

即:

$$\tau_{max} = \ln(C_{ss,max}/C_{ss,min})/K = 1.44 \cdot t_{1/2} \cdot \ln(C_{ss,max}/C_{ss,min}) \qquad (公式 136-3)$$

得到最大维持剂量为:

$$D_{M,max} = V/F(C_{ss,max} - C_{ss,min}) \qquad (公式 136-4)$$

为了便于临床用药,须按需要选择合适的给药频率,即确定给药间隔 τ,可按下式调整维持剂量:

$$D_M = (D_{M,max}/\tau_{max}) \cdot \tau \qquad (公式 136-5)$$

2. 给药间隔　　给药间隔时间的主要依据是药物的半衰期,并取易于控制的时间,如每 4 h、6 h、8 h、12 h 或 24 h 给药 1 次。需根据有效血药浓度范围,调节相应的维持剂量。

(1)半衰期短($t_{1/2}<6$ h)的药物:要维持有效血药浓度水平,对于治疗指数低的药物如肝素等,为减少血药浓度波动,最好静脉滴注;而对于治疗指数大的药物,如青霉素,为了给药方便,可采用大剂量长间隔方法,初始剂量等于维持剂量。

(2)半衰期中等($t_{1/2}$ 在 6~24 h)的药物:主要考虑治疗指数和给药是否方便。治疗指数高的药物,给药间隔通常与半衰期相当,负荷剂量大约为维持剂量的 2 倍;治疗指数低的药物,则要求加大给药频率并减少维持剂量,以减少给药间隔期间的血药浓度波动。

(3)半衰期长($t_{1/2}>24$ h)的药物:一般每天给药 1 次,给药间隔小于 $t_{1/2}$,初始剂量高于维持剂量的 2 倍。

(二)利用血药浓度调整给药方案

1.稳态一点法　对于多次用药,当血药浓度达到稳态水平时,采血测定血药浓度,若此浓度与目标浓度相差较大,可根据下式对原有的给药方案进行调整。

$$D' = D \times C'/D \qquad (公式136-6)$$

式中,D'为校正剂量,D为原剂量,C'为目标浓度,C为测得浓度。

注意:①使用该公式的条件是:血药浓度与剂量呈线性关系;②采血必须在血药浓度达到稳态后进行,通常在下一次给药前采血,所测得的浓度即为偏谷浓度。

例1　某哮喘患者口服茶碱,每8 h一次,每次100 mg,2 d后测得偏谷浓度为4 μg/ml,试调整至合适剂量。

解:茶碱的$t_{1/2}$为7.7 h,因此,2 d后已达稳态浓度。

茶碱的最低有效浓度一般为7 μg/ml,因此设$C'=8$ μg/ml,原剂量$D=100×3$,测得浓度$C=4$ g/ml。

则:$D'=100×3×8/4=600$ mg

若按每日3次给药,则该患者可改为每8 h服药一次,每次200 mg。此方法简便易行,缺点是对于半衰期长的药物需耗费较长的时间。

2.重复一点法　先后给予患者两次试验剂量,每次给药后采血一次,采血时间须在消除相的同一时间;准确测定两次血样的浓度,即可求算出与给药方案相关的两个重要参数:消除速率常数(K)和表观分布容积(V_d)。K和V_d按下述公式求算。

$$K = \ln[C_1/(C_2 - C_1)]/\tau \qquad (公式136-7)$$

$$V_d = D \cdot e^{-K\tau}/C_1 \qquad (公式136-8)$$

式中,C_1和C_2分别为第一次和第二次所测血药浓度值,D为试验剂量,τ为给药间隔时间。

例2　给患者静注某药物试验剂量100 mg,6 h后采血,然后立即给予第二次剂量100 mg。同样,在第二次给药后6 h采第二个血样。测得C_1和C_2分别为1.65 μg/ml和2.5 μg/ml,求K和V_d。

解:$C_1=1.65$ μg/ml,$C_2=2.50$ μg/ml,$\tau=6$ h

$$K = \ln[C_1/(C_2 - C_1)]/\tau = \ln[1.65/(2.50 1.65)]/6 = 0.111/h$$

$$V_d = D \cdot e^{-K\tau}/C_1 = 100 e^{-0.111×6}/1.65 = 31.14 \text{ L}$$

即求得该患者的K和V_d分别为0.111/h及31.14 L。

此法适用于一些药动学参数与正常值或群体参数偏离较大的患者。需要注意:①该方法只适合于第一、二次给予试验剂量,而不能在血药浓度达稳态时使用;②血管外给药时,应注意在消除相时采血;③血样测定务求准确,否则计算的参数误差较大;④由于本方法的计算中引入了消除速率常数K和表观分布容积V_d两个药动学参数,当患者有肥胖、水肿、心肌梗死、肝肾功能不全和低蛋白血症等时,V_d可有较大的变化;而肝肾功能不全时还会引起K的变化,这些都会影响计算的结果。

3.Bayesian反馈法　Bayesian反馈法是以群体药动学参数为基础,将患者1~2点血药浓度的信息与已知的群体药动学参数信息相结合,估算出个体的药动学参数。此法优点是取血点少、获得的个体药动学参数准确性高;由于可同时考虑心、肝、肾功能的影响,对于药动学参数偏离群体值的个体,如老年人、婴幼儿、孕妇、心力衰竭或肝、肾功能不全患者尤为适用。具体步骤如下:①根据大量患者1~4点血药浓度数据,建立群体数据库,此数据库应有代表性,如包括各种年龄、体重、心、肾、肝功能;另外数据库应包括各个时段如吸收相、分布相、消除相,以囊括各时相信息。②使用群体药动学计算机程序,如非线性混合效应模型(nonlinear mixed effect model,NONMEM;详见本章第三节),估算出群体药动学参数。③取患者 1~2 个反馈血药浓度点,将相应血药浓度和时间输入 Bayesian 反馈程序,即 可得到该个体患者准确的药动学参数。④应用该个体的药动学参数重新调整给药剂量,如此反复,直到达到最佳剂量。

(三)肾衰竭时的给药方案

肌酐清除率是评价肾功能的常用指标,肌酐清除率可由血清肌酐值求得:

$$Cl_{Cr,m} = (140A) \times BW(kg)/72 \times Cr_s \qquad (公式 136-9)$$

$$Cl_{Cr,f} = Cl_{Cr,m} \times 0.9 \qquad (公式 136-10)$$

式中,$Cl_{Cr,m}$ 和 $Cl_{Cr,f}$ 分别为男性和女性的肌酐清除率,A 为年龄,BW 为体重(kg),Cr_s 为血清肌酐值。

对于一些以肾排泄为主的药物,如地高辛,当肾功能严重受损时,其消除能力明显降低,消除半衰期 $t_{1/2}$ 显著增大,应根据肾功能校正参数调整剂量,避免毒性反应。肾衰竭时的消除速率常数 K 可按下式校正:

$$K' = K[(Cl'_{Cr}/Cl_{Cr} - 1) \times Fu] \qquad (公式 136-11)$$

其中,K′ 和 K 分别为肾衰竭和正常情况下的药物消除速率常数,Cl'_{Cr} 和 Cl_{Cr} 分别为肾衰竭和正常情况下的肌酐清除率,Fu 为药物由尿中排泄的分数。

另外,还可以采用前面已经介绍过的重复一点法求 K′。用此法无须测定患者 Cl_{Cr},就可以较精确地估算患者 K′。

当获得了肾功能衰退患者的 K′ 后,可根据稳态一点法调整给药方案。即给予患者一个初始剂量 D_0,在消除相的某时刻 t_x 测定血药浓度 C_x 则可求得此时的最低稳态浓度($C_{ss,min,x}$)为:

$$C_{ss,min,x} = C_x e^{-K'\tau}/e - K't_x/1 - e^{-K'\tau} \qquad (公式 136-12)$$

进一步根据需达到的 $C_{ss,min}$ 调整剂量 D_M:

$$D_M = C_{ss,min} D_0/C_{ss,min,x} \qquad (公式 136-13)$$

第三节　群体药动学

群体药动学(population pharmacokinetics,PPK)是将药动学基本原理与统计学方法相结合,定量描述药物体内过程的群体平均动力学、个体间差异和残差(包括体内差异、模型和误测设量误差)。

一、群体药动学的方法学

(一)群体药动学分析的依据

1. 群体典型值　其中群体值指药动学参数的平均值,典型值为有代表性的、能表征群体特征(或某一亚群特征)的参数。

2. 固定效应　固定效应又称确定性变异,指个体的生理和病理因素(如性别、年龄、身高、体质量、种族、肝肾等主要脏器功能、疾病状况及用药史、合并用药、吸烟和饮酒等)对药物体内过程的影响属于可衡量、可测定的因素。固定效应通过固定效应模型估算。

3. 随机效应　随机效应又称随机性变异或残差,是除固定效应外的个体间变异和个体自身变异,即不同患者间和因不同实验者、不同实验方法造成的患者自身随时间而产生的变异。此法将数据处理过程中的误差(亦即偶然误差),如测定误差和计算误差等,作为药动学参数变异的随机效应。随机效应利用统计学模型估算。

(二)数据的收集与整理

群体药动学分析通常需要以下两类数据:

1. 动力学数据　动力学数据(kinetic data)由给药方案数据和浓度–时间数据构成,前者包括剂量、给药途径、剂量间隔等,后者包括血药浓度测定值及取样时间等。

2. 人口学数据　人口学数据(demographic data)即影响因素数据,如年龄、体重、身高、性别、种族、肝肾等主要脏器功能、疾病状况用药史、合并用药、吸烟和饮酒、生化及血液学指标等。

以上两类数据的整理归类、收集与储存可通过特定设计的临床药动学/临床药效学数据库进行。

(三)模型建立

在获取各类数据后,需要建立群体药动学模型,一般分为以下 3 类。

1. 基础药动学模型　即传统的药动学模型,如房室模型、非线性模型和生理模型等,其通式为:

$$Y_{ij} = f(X_{ij}, \Phi_i) \qquad \text{(公式 136-14)}$$

上式中,Y_{ij} 是第 i 个体第 j 个时间点的观察值,X_{ij} 是该个体 j 时间的已知变量(时间点给药途径、剂量等),Φ_i 为该个体的药动学参数,f 为模型表达式。

2. 固定效应模型　用于估算固定效应,在群体标准值的基础上,将各种固定效应和固定效应参数考虑进去,对群体典型值(P_{pop})进行拟合与量化。常用的拟合手段有以下 4 种:

(1)线性模型:

$$P_{pop} = \theta_1 + \theta_2 \cdot Var_j \qquad \text{(公式 136-15)}$$

(2)乘法模型:

$$P_{pop} = \theta_1 \cdot Var_j^{\theta_2} \qquad \text{(公式 136-16)}$$

(3)饱和模型:

$$P_{pop} = \theta_1 + [\theta_2 \cdot Var_j / (\theta_3 + Var_j)] \qquad \text{(公式 136-17)}$$

(4)指示变量模型:

$$P_{pop} = \theta_1 + \theta_2 \cdot Flag_i \qquad \text{(公式 136-18)}$$

上式中,P_{pop} 为群体典型值,θ_1 为群体标准值,Var_j 为固定效应 θ_2 和 θ_3 为固定效应参数,$Flag$ 为指示变量(分别为 0 或 1)。

3. 随机效应模型　随机效应模型又称统计学模型,用于估算随机效应。

(1)对个体间随机效应的估算常用的模型有以下几种:

1）加法模型：

$$P_i = P_{pop} + \eta_i \qquad （公式136-19）$$

2）比例模型：

$$P_i = P_{pop}(1+\eta_i) \qquad （公式136-20）$$

3）对数加法模型：

$$\ln P_i = \ln P_{pop} + \eta_i \qquad （公式136-21）$$

4）乘方模型：

$$P_i = P_{pop} + P_{pop}^{\ k} \cdot \eta_i \qquad （公式136-22）$$

其中 P_i 为某一个体参数真值，P_{pop} 为参数群体典型值，η_i 从均数为0、方差为 ω 的正态分布，k 为随机效应参数，当 $k=0$ 时，乘方模型转为加法模型，当 $k=1$ 时，乘方模型转为比例模型。

（2）对残留随机效应（即个体内/实验间的随机效应与残留误差之和）的统计学描述主要有以下几种：

1）加和型误差：

$$Obs_{ij} = Pred_{ij} + \varepsilon_{ij} \qquad （公式136-23）$$

2）比例型误差：

$$Obs_{ij} = Pred_{ij} \cdot (1+\varepsilon_{ij}) \qquad （公式136-24）$$

3）对数加法型误差：

$$\ln Obs_{ij} = \ln Pred_{ij} + \varepsilon_{ij} \qquad （公式136-25）$$

4）乘方型误差：

$$Obs_{ij} = Pred_{ij} + Pred_{ij}^{\ k} \cdot \varepsilon_{ij} \qquad （公式136-26）$$

其中 Obs_{ij} 为第 i 个个体第 j 时间点的观测值，$Pred_{ij}$ 为该观测值的模型预测值。ε_{ij} 服从均数为0、方差为 σ^2 的正态分布。

（四）数据分析方法

群体分析法有多种，常用的有以下3种。

1.单纯聚集法　将所有个体的同一时间点的浓度数据先计算其平均值，然后将平均血药浓度–时间数据拟合到适当的动力学模型，从而求得参数。该法简单，但精确度较差。

2.二阶段法　二阶段法又称两步法。首先根据不同个体的血药浓度–时间数据拟合适当的动力学模型，求出相应个体的药动学参数；再根据上述个体药动学参数的平均值、方差和协方差，估算受试者的群体参数。这种方法采样次数多，费用大，对零散数据处理能力较差。

3. 非线性混合效应模型程序法　非线性混合效应模型(nonlinear mixed effect model，NONMEM)程序法将传统的药动学模型和群体模型相结合，评价固定效应与随机效应相结合的混合效应。该法的理念是：每个药动学参数均可表示为群体平均值和偏差，任何个体的药动学参数可设定为来自于群体的分布状态，因此可以用群体均数和个体间差异进行描述和分析。根据药动学群体参数以及新病例的临床常规数据如年龄、体重、身高、化验值等，利用计算机初步推算个体化给药方案，并预测可能达到的血药浓度，然后根据实测血药浓度，对比修正个体药动学参数，通过反复反馈修正，直至达到需要的血药浓度。由于该法综合考虑了固定效应与随机效应，对确定性变异、个体间差异和个体内变异造成的各种误差的估计比传统方法更精确可信，可用于常规数据、少量数据以及不均衡数据的分析；加之该法采样次数少患者容易接受，是目前公认的群体药动学的最佳研究方法。需注意的是，由于数据库的建立需要一个较大的患者群体，对少量数据的处理能力仍然较差；加之由于兼容各种数据，如果在模型建立时引入了可靠性差甚至错误的数据，将导致结论出现偏差。

二、群体药动学在治疗药物监测中的应用

1. 治疗药物监测　由于群体药动学不仅收集了大量用药患者的血药浓度数据，同时也收集了患者的各种相关信息，使得定量分析药动学参数及其影响因素更为简便科学。NONMEM 法已用于多种治疗药物监测并估算其群体参数值，如苯妥英钠、茶碱、地高辛、利多卡因、华法林、环孢素、氨基糖苷类抗生素等。

例如，Grevel 等收集 1 033 对给药速率和平均稳态数据，对 134 例成年肾移植患者环孢素的 PPK 参数所做的 NONMEM 法分析结果表明，环孢素的消除特点符合米-曼氏动力学模型，而且肾移植后的前 4 个月中 K_m 值逐渐增加，V_{max} 则不变，显示有较大的个体间变异。这些重要的群体参数已用于口服环孢素的剂量调整，从而指导临床合理用药。

表 136-2 列出 74 名服用地高辛患者(男 40 名，女 34 名)的血药浓度实测值和 NONMEM 法计算的推定值。可见后者与前者极为相近，说明 NONMEM 法用于治疗药物监测的可信度。

表 136-2　NONMEM 法计算地高辛的 PPK 参数

项目	平均值±SD/(ng/ml)	范围/(ng/ml)
血中地高辛的实测值(A)	1.02±0.67	0.30～2.01
血中地高辛的推定值(B)	1.00±0.31	0.38～1.99
$A-B$	0.05±0.05	0～0.28
地高辛清除率	170.2±88.0(L/d)	29.3～408.2(L/d)

2. 优化个体化给药方案　目前多采用 Bayesian 反馈法。如前文所述，在 NONMEM 数据库的基础上，根据 NONMEM 法估算的 PPK 参数以及新病例的临床常规数据如身高、体重、肾功能等，初步设计个体化给药方案，并预测可能达到的血药浓度；再根据实测血药浓度，对比修正个体的药学参数；通过反馈修正，可快速、准确地获得个体药动学参数，并据此制定合理的个体化给药方案。尤其对老年人、新生儿、儿童、孕妇和危重病情等特殊患者的给药个体化，群体药动学方法较之常规剂量法和经验法更有针对性、更精确。

例如，一项对采用咖啡因治疗早产儿呼吸窘迫的 NONMEN 分析研究表明，胃肠道给予咖啡因按一级动力学吸收，在患儿体内的分布符合一室模型；个体间药动学参数的差异受到母亲妊娠周数、患儿出生体重及出生后天数的影响(表 136-3)。据此可针对性地选择恰当的剂量，指导个体化给药。

表136-3　NONMEM法分析咖啡因在早产儿的群体药动学参数(平均值)

研究组	患儿数	出生后日龄	母亲妊娠周数	$CL/$[ml/(min·kg)]	$V_d/$(ml/kg)	$t_{1/2}/$h
1	110	12	27.5	0.116	851	101
2	89	4	28.2	0.0817	970	144
3	13	6.5	30.6	0.142	780	65
4	60	23	31.	0.132	820	–

　　另一项针对新生儿群体的研究发现,对于小于1周岁的婴儿,依诺肝素的应用剂量需严格依据其产后日龄。

　　此外,群体药动学方法在生物利用度研究、合并用药的定量化研究、新药的临床评价等领域也得到广泛应用。

(张志宏　任丽丽　王　璇　李　珺)

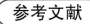 参考文献

1　陈新谦,金有豫,汤光.陈新谦新编药物学[M].18版.北京:人民卫生出版社,2018:6-15.

2　丁健.高等药理学[M].2版.北京:科学出版社,2019:32-52.

3　阚全程.医院药学高级教程[M].北京:中华电子音像出版社,2016:524-556.

4　CHARLES B G,TOWNSEND S R,BPHARM HONS,et al. Caffeine citrate treatment for extremely premature infants with apnea:population pharrnacokinetics,absolute bioavailability,and implications for therapeutic drug monitoring [J]. Ther Drug Monit,2008,30(6):709-716.

5　MOFFETT B S,GALATI M,MAHONEY D,et al. Enoxaparin population pharmacokinetics in the first year of life[J]. Ther Drug Monit,2017,39(6):632-639.

第 137 章

药物不良反应及药物警戒

药品具有两重性,除了对人体有益的防治疾病作用外,还具有对人体有害的不良反应。随着世界经济的一体化,药品销售的全球化,药物不良反应(adverse drug reaction,ADR;也称药品不良反应)监测已成为全球共同关注的热点。国际药物不良反应监测的范围已从一般的化学药品扩展到传统药物、草药、血液制品、生物制品、医疗器械及疫苗。关注的安全性工作已不拘泥于药物不良反应报告制度所要求的范围,而涉及临床可能发生的任何药源性损害,如假劣药品的使用,用药错误,缺乏疗效的药品,无科学依据地扩大药品适应证,药物的急慢性中毒、药物滥用和误用等所致的潜在安全性问题,即"药物警戒"。

第一节 药物不良反应的基本概念和分类

一、药物不良反应的基本概念

(一)药物不良反应

世界卫生组织(WHO)国际药物监测合作中心对药物不良反应(ADR)的定义是:正常剂量的药品用于人体作为预防、诊断、治疗疾病或调节生理功能用途时出现的有害的和与用药目的无关的反应。该定义排除有意的或意外的过量用药及用药不当引起的反应。我国《药物不良反应报告和监测管理办法》(中华人民共和国卫生部令第 81 号)对药物不良反应的定义是:合格药品在正常用法用量下出现的与用药目的无关的有害反应。药物不良反应是药品固有特性所引起的,任何药品都有可能引起不良反应。严重药物不良反应是指因使用药品引起以下损害情形之一的反应:导致死亡;危及生命;致癌、致畸、致出生缺陷;导致显著的或者永久的人体伤残或者器官功能的损伤;导致住院或者住院时间延长;导致其他重要医学事件,如不进行治疗可能出现上述所列情况的。新的药物不良反应是指药品说明书中未载明的不良反应。说明书中已有描述,但不良反应发生的性质、程度、后果或者频率与说明书描述不一致或者更严重的,按照新的药物不良反应处理。

(二)药品不良事件

我国 GCP(局令第 3 号)对不良事件(adverse event/adverse experience,AE)的定义是:患者或临床试验受试者接受一种药品后出现的不良医学事件,但并不一定与治疗有因果关系。国际协调会议(International Conference On Harmonization,ICH)药品临床试验管理规范(good clinical practice,GCP)中的定义是:在用药患者或临床研究对象中发生的任何不幸医疗事件,它不一定要与治疗有因果关系。因此,不良事件可以是与使用(研究)药物在时间上相关的任何不利的和非意求的征兆(包括异常的实验室发现)、症状或疾病,而不管其是否与药物有关。药品不良事件(adverse drug event,ADE)和药物不良反应含义不同。一般来说,药物不良反应是指因果关系已确定的反应,而药品不良事件是指因果关系尚未确定的反应。ICH 将药品不良事件定义为患者在药物治疗期间所发生的任何不利的医学事件,但该事件不一定与该药有因果关系。药品不良事件包括药品标准缺陷、药品质量问题、药物不良反应、用药失误和药品滥用等。药品不良事件可揭示不合理用药及医疗系统存在的缺陷,是药物警戒关注的对象。药品群体不良事件是指同一药品在使用过程中,在相对集中的时间、区域内,对一定数量人数的身体健康或者生命安全造成损害或者威胁,需要予以紧急处置的事件。同一药品指同一药品生产企业生产的同药品名称、同一剂型、同一规格的药品。

(三)药物不良反应信号

药物不良反应信号是指从发展的趋势看,有可能发展为药物不良反应的药品不良事件。它与药品不良事件相同之处为因果关系有待确定,不同之处为有可能确定为药物不良反应,但有待个例报告的积累与分析。WHO 将药物不良反应信号定义为未知的或尚未完全证明的药品与不良事件(医疗产品与不良事件)可能有因果关系的报告信息。药物不良反应信号是基于既往发生过的药品不良事件报告,用来揭示药品使用和可疑不良反应发生之间可能存在的某种关系。通常形成信号需要 1 个以上的报告,并要依赖于事件的严重程度和信息的质量。信号形成假说供进一步研究,并使药物不良反应得到早期预警。产生信号是药物不良反应监测工作的一项基本任务。

二、药物不良反应的分类

(一)药物不良反应的传统分类

药物不良反应(adverse drug reaction,ADR)有多种分类方法,常用的是 ABC 法,这种分类是根据药物不良反应与药理作用的关系将药物不良反应分为 A 型(augmented)、B 型(bizarre)、C 型(chronic)3 类。

1. A 型药物不良反应　A 型药物不良反应(type A adverse drug reaction)是由于药品的药理作用增强所致,其特点是可以预测,通常与剂量相关,停药或减量后症状减轻或消失,一般发生率高、死亡率低。通常包括不良反应、毒性反应、后遗效应、首剂效应、继发反应、停药综合征等。例如普萘洛尔和心脏传导阻滞;抗胆碱能类药物和口干。

2. B 型药物不良反应　B 型药物不良反应(type B adverse drug reaction)是指与药品本身药理作用无关的异常反应,其特点是与使用剂量无关,一般难以预测,常规毒理学筛选不能发现,发生率低,死亡率高,而且时间关系明确。过敏反应、特异质反应属于此类。例如青霉素引起的过敏性休克,琥珀胆碱引致的恶性高热。

A 型和 B 型药物不良反应的特点比较见表 137-1。

表 137-1　A 型和 B 型药物不良反应特点比较

项目	A 型不良反应	B 型过敏反应	B 型特异质反应
剂量	高	低/正常	正常
持续时间	短	不定	不定
遗传性	否	可能	肯定
代谢酶功能	正常	正常	缺陷
皮试	—	+	—
肝功能	?	正常	正常

续表 137-1

项目	A 型不良反应	B 型过敏反应	B 型特异质反应
家族性	无	无	显著
种族性	无	无	有
动物实验	易	难	难
可预见性	可	不可	不可
发生率	高	低	低
死亡率	低	高	高
肝肾功能障碍	毒性增加	不影响	不一定
预防	调整剂量	避免用药	避免用药
治疗	调整剂量	停止用药	停止用药

3. C 型药物不良反应　C 型药物不良反应(type C adverse drug reaction)是指 A 型和 B 型反应之外的异常反应。一般在长期用药后出现,其潜伏期较长,药品和不良反应之间没有明确的时间关系,难以预测。发病机制有些与致癌、致畸以及长期用药后心血管疾患、纤溶系统变化等有关,有些机制不清,尚在探讨之中。

(二)根据药物不良反应的性质分类

不良反应(adverse event,AE;side effect;untoward reaction;adverse reaction,ADR)是指药品按正常用法用量使用时所出现的与药品的药理学活性相关,但与用药目的无关的作用。一般都较轻微多为一过性可逆的功能变化,伴随治疗作用同时出现。不良反应是药物固有的药理学作用所产生的,器官选择作用低,即作用广泛的药物不良反应可能会多。当治疗利用其中的一个药理作用时,其他作用就成了不良反应。随着治疗目的不同,不良反应也可以转化为治疗作用。如阿托品具有抑制腺体分泌,解除平滑肌痉挛,加快心率等作用。在麻醉时利用其抑制腺体分泌作用,其松弛平滑肌、加快心率引起的腹胀、尿潴留、心悸等为不良反应;用于解痉作用时,口干与心悸为不良反应。

1. 毒性作用　由于患者的个体差异、病理状态或合用其他药品引起敏感性增加,在治疗剂量时造成某种功能或器质性损害。有意或无意的过量服用药品而产生的毒性作用不属于药物不良反应。毒性作用在性质和程度上都与不良反应不同,对患者的危害性也较大。药理作用较强,治疗剂量与中毒量较为接近的药品容易引起毒性反应。此外,肝、肾功能不全者,老人、儿童易发生毒性反应。少数人对药品的作用过于敏感,或者自身的肝、肾功能等不正常,在常规治疗剂量范围就能出现别人过量用药时才出现的症状。过度作用(excessive effect)在定义上与毒性作用相符,指使用推荐剂量时出现过强的药理作用。

2. 后遗效应　后遗效应是指停药后血药浓度已降至最低有效浓度以下时残存的生物效应。遗留时间可长可短、危害轻重不一。例如服用长效镇静催眠药后于次晨出现的宿醉现象。

3. 首剂效应　首剂效应是指一些患者在初服某种药物时,由于机体对药物作用尚未适应而引起不可耐受的强烈反应。例如哌唑嗪等按常规剂量开始治疗常可致血压骤降。

4. 继发反应　继发反应是由于药品的治疗作用所引起的不良后果,又称为治疗矛盾。继发反应并不是药品本身的效应,而是药品主要作用的间接结果。如长期口服广谱抗生素导致许多敏感菌株抑制,以致一些不敏感的细菌,如耐药性葡萄球菌及白念珠菌等大量繁殖,引起葡萄球菌假膜性肠炎或白念珠菌病等继发感染,也称二重感染(superinfection);又如噻嗪类利尿药引起的低血钾使患者对强心苷不耐受;青霉素引起的赫氏反应也属于继发反应。

5. 变态反应　变态反应也称过敏反应,是致敏患者对某种药物的特殊反应。药物或药物在体内的代谢产物作为抗原与机体特异抗体反应或激发致敏淋巴细胞而造成组织损伤或生理功能紊乱。该反应仅发生于少数患者身上,和药物已知作用的性质无关,和剂量无线性关系,反应性质各不相同,不易预知,一般不发生于首次用药。初次接触时需要诱导期,停止给药反应消失,化学结构相似的药物易发生交叉或不完全交叉的过敏反应,某些疾病可使药物对机体的致敏性增加。临床主要表现为皮疹、血管神经性水肿、过敏性休克、血清病综合征、哮喘等。对易致过敏的药物或过敏体质者,用药前应做过敏试验。

6.特异质反应　特异质反应也称特异性反应,是因先天性遗传异常,少数患者用药后发生与药物本身药理作用无关的有害反应。这些反应与一般人群反应不同,大多是由于机体缺乏某种酶,药物在体内代谢受阻所致反应。例如假性胆碱酯酶缺乏者,应用琥珀胆碱后,由于延长了肌肉松弛作用而常出现呼吸暂停反应。

7.依赖性　药物依赖性是由药物与机体相互作用形成的一种精神状态有时也包括身体状态,表现出一种强迫性使用或定期使用该药的行为和其他反应,目的是要体验它的精神效应,有时也是为了避免停药引起的不适,可以发生或不发生耐受性。用药者可以对一种以上药物产生依赖性。世界卫生组织将药物依赖性分为精神依赖性和生理依赖性。精神依赖性又称心理依赖性。凡能引起令人愉快意识状态的任何药物即可引起精神依赖性,精神依赖者为得到欣快感而不得不定期或连续使用某些药物。生理依赖性也称身体依赖性。用药者反复地应用某种药物造成一种适应状态,停药后产生戒断症状,使人非常痛苦,甚至危及生命。能引起依赖性的药物常兼有精神依赖性和生理依赖性,阿片类和催眠镇痛药在反复用药过程中,先产生精神依赖性,后产生生理依赖性。可卡因、苯丙胺类中枢兴奋药主要引起精神依赖性,但大剂量使用也会产生生理依赖性。少数药物如致幻剂只产生精神依赖性而无生理依赖性。

停药综合征(withdrawal syndrome)一些药物在长期应用后,机体对药物产生适应性,若突然停药或减量过快易使机体调节功能失调而发生功能紊乱,导致病情或临床症状的一系列反跳、回升和疾病加重等,也称为撤药反应。例如停用抗高血压药出现血压反跳以及心悸、出汗等症状。

8.特殊毒性　特殊毒性包括致癌作用、致畸作用和致突变作用(mutagenesis)为药物引起的 3 种特殊毒性,均为药物和遗传物质或遗传物质在细胞的表达发生相互作用的结果。由于这些特殊毒性发生延迟,在早期不易发现,而且由于其表现可能与非药源性疾病相似,很难将它与引起的药物联系起来,因此应特别引起注意。

(1)致癌作用:指化学物质诱发恶性肿瘤的作用。人类恶性肿瘤 80% ~ 85% 为化学物质所致。有些药物长期服用后,可导致机体某些器官、组织及细胞的过度增生,形成良性或恶性肿瘤,这就是药物的致癌作用。致癌作用的出现往往有数年或数十年的潜伏期,且与药物剂量和用药时间有关。但因总的发生率较低,要确定与用药的因果关系往往需要进行大量、长期的监测。

(2)致畸作用:指药物影响胚胎发育而形成畸胎的作用。畸胎的发生取决于遗传因素和胚胎组织接触致畸原的数量和时间等多方面因素,以及遗传基因和致畸原等危险因素相互作用的结果。药物是重要的致畸原之一,药源性先天性畸形约占整个先天性畸形的 1% 。

妊娠的第 3 ~ 8 周(器官形成期)是药物致畸作用的敏感期,胚胎对药物等大多数致畸原都很敏感,此时致畸原对胚胎的影响主要表现为结构畸形并伴随胚胎死亡和自发性流产。因此此期应避免使用药物。畸胎有一定自然发生率,因果判断困难,一般通过估计危险度指导临床用药。

(3)致突变作用:指药物可能引起细胞的遗传物质(DNA、染色体)异常,从而使遗传结构发生永久性改变(突变),为实验室结论,可能是致畸、致癌作用的原因,一般仅有参考价值。如果突变发生在精子或卵子等生殖细胞,即可导致遗传性缺损。这种缺损可以出现在第一代子代,也可能仅仅成为隐性性状,只有当两个具有由药物引起的突变的个体结婚后,其子代才有明显表现。因此,药物的致突变作用不是几个月或几年可以发现的。间隙期越长,越难找到致病药物,故应特别警惕。如果突变发生在体细胞(即非生殖细胞),则可使这些组织细胞产生变异而发生恶性肿瘤。例如骨骼细胞的突变可导致白血病。药物流行病学研究比实验室研究对发现药物的致突变作用有更重要的作用,它可以发现已经出现的不良反应,而实验室结果只是预测可能会出现的不良反应。

(三)基于机制的药物不良反应分类

鉴于传统分类方法的种种局限性,有些专家提出了对药物不良反应新的分类方法。该分类法以机制为基础,包括了原来无法归类的给药方法和赋形剂的继发反应,并根据不同反应的英文名称第一个字母进行排序,共有 A ~ H 和 U 9 类。

1．A类反应　A类反应（augmented reaction，扩大反应）是药物对人体呈剂量相关的反应，它可根据药物或赋形剂的药理学作用模式来预知。这些反应仅在人体接受该制剂时发生，停药或剂量减少时则可部分或完全改善。A类反应是不良反应中最常见的类型，常由各种药动学和药效学因素决定。

2．B类反应　B类反应（bugs reaction，过度反应或微生物反应）即由促进某些微生物生长引起的不良反应。该类反应在药理学上是可预测的，但与A类反应不同的是其直接和主要的药理作用是针对微生物体而不是人体。如含糖药物引起的龋齿，抗生素引起的肠道内耐药细菌群的过度生长，广谱抗生素引起的鹅口疮等。应注意药物致免疫抑制而产生的感染不属于B类反应。

3．C类反应　许多不良反应取决于药物或赋形剂的化学性质而不是药理学作用称为C类反应（chemical reaction，化学反应），它们以化学刺激为基本形式，致使大多数患者在使用某制剂时会出现相似的反应。其严重程度主要与所用药物的浓度而不是剂量有关。此类典型的不良反应包括外渗物反应、静脉炎、药物或赋形剂刺激而致的注射部位疼痛、酸碱灼烧、接触性皮炎以及局部刺激引起的胃肠黏膜损伤。这些反应不是药理学上可预知的，但了解起因药物的物理化学特性还是可以预测的。

4．D类反应　许多不良反应是因药物特定的给药方式而引起的称为D类反应（delivery reaction，给药反应）。这些反应不依赖于制剂成分的化学或药理性质，而是剂型的物理性质和（或）给药方式所致共同的特点是，如果改变给药方式，不良反应即可停止发生。如植入药物周围的炎症或纤维化，注射液中微粒引起的血栓形成或血管栓塞，片剂停留在咽喉部，用干粉吸入剂后的咳嗽，注射液经微生物污染引起的感染。

5．E类反应　通常所说的E类反应（exit reaction，撤药反应）是生理依赖的表现，它们只发生在停止给药或剂量突然减小后，该药再次使用时可使症状得到改善，反应的可能性更多与给药时程而不是与剂量有关。常见的可引起撤药反应的药物有阿片类、苯二氮䓬类、三环类抗抑郁药、β受体阻断药、可乐定和尼古丁等。

6．F类反应　某些不良反应仅发生在那些由遗传因子决定的代谢障碍的敏感个体中称为F类反应（familial reaction，家族性反应）。一些较常见的家族性障碍有苯丙酮酸尿、葡萄糖-6-磷酸脱氢酶缺乏症（glucose-6-phosphate dehydrogenase deficiency，G6PD，又称6-磷酸葡萄糖脱氢酶缺乏症）、卟啉症和锁状细胞性贫血。此类反应不可与人体对某种药物代谢能力的正常差异而发生的反应相混淆。有上述代谢障碍的人群易发生的不良反应，在无此障碍的其他人群中不管剂量多大也不会发生。例如有G6PD缺陷的患者，使用奎宁时可能会出现溶血，而其他个体即使奎宁用量很大也很少发生。

7．G类反应　一些药物能损伤基因，出现致癌、致畸等不良反应称为G类反应（genotoxicityreaction），基因毒性反应。值得注意的是，有些是潜在的致癌物或遗传毒物，有些（并非全部）致畸物在胎儿期即可导致遗传物质受损。

8．H类反应　H类反应（hypersensitivity reaction，过敏反应）可能是继A类反应后最常见的不良反应。其类别很多，均涉及免疫应答的活化。它们不是药理学上可预测的，也不是剂量相关的。因此，减少剂量通常不会改善症状，必须停药。如过敏反应、过敏性皮疹、光变应性、急性血管性水肿、过敏性胆汁阻塞等。

9．U类反应　U类反应（unclassified reaction，未分类反应）不良反应机制不明，如药源性味觉障碍、辛伐他汀的肌肉反应和吸入性麻醉药物的恶心呕吐等。

以机制为根据的不良反应分类系统，使人们能找到共同的预防和治疗措施，但任何分类方法的准确性和实用性都会受到对所涉及机制的认识程度的限制。随着知识的进步，分类方法将吸收新的信息进行修正或淘汰。

三、药物不良反应发生的原因

药物不良反应是在药物与机体相互作用下出现的，其发生受许多因素影响。

（一）药物方面的因素

1．药理作用　药物不良反应的产生主要由药物自身的药理活性所决定。由于许多药物药理作用选择性低,在实现治疗目的过程中,对一些非目标的系统、脏器和功能也产生影响。例如抗恶性肿瘤药在杀死肿瘤细胞的同时,也杀伤宿主功能活跃的正常细胞。此外,药物本身也具有独有的不良反应,如氨基糖苷类抗生素的耳、肾毒性、磺胺类药物的胃肠道刺激性等。

2. 药物杂质 由于技术的原因,药物在生产"过程中"常残留一部分中间产物,这些中间产物虽有限量但可引起不良反应。如青霉素引起过敏性休克的罪魁就是青霉噻唑和青霉烯酸,青霉噻唑是在生产的发酵过程中,由极少量青霉素降解而成;青霉烯酸则是在酸性环境中由部分青霉素分解而来。此外,由于药物本身化学稳定性差,储存过程中有效成分分解生成的有毒物质也会对机体产生不良反应。如四环素在高温条件下保存可发生降解,形成的棕色黏性物质可引起范科尼综合征,并伴有糖尿、蛋白尿以及光敏感等反应。

3. 药物的制剂工艺 药物的制剂工艺会影响药物的吸收速率,如苯妥英钠的赋形剂为碳酸钙,碳酸钙与苯妥英钠形成可溶性复盐可减少苯妥英钠的吸收;如将赋形剂改用乳糖,由于乳糖不与苯妥英钠发生相互作用,可使苯妥英钠的吸收率增加 20% ~ 30% 。此外,药物生产过程中加入的稳定剂、着色剂以及各种内包装材料等都有可能成为诱发不良反应的因素。

4. 药物的剂量、剂型和给药途径 A 型不良反应的发生与用药剂量有关,对于一些个体而言尽管其用药剂量是在合格范围内,但剂量稍大一些,也会发生不良反应,甚至中毒反应。同一药物不同剂型,由于生产工艺和给药途径的不同会影响药物的吸收速率,引起不同的不良反应。如氯霉素口服时引起造血系统损害,但外用时引起过敏反应较多。

5. 药物相互作用 两种或两种以上药物联合应用时,由于药物相互作用可产生不良反应。药物相互作用导致不良反应亦称药物不良相互作用,是影响药物不良反应发生的一个重要因素。这种不良反应是单独应用一种药物时所没有的,或者不能再用单独应用一种药物来解释,而且其发生率可随合并用药种类增多而增加,严重时可危及生命。

(二)机体方面的因素

种族和民族差别一些药物不良反应在不同种族、民族用药者身上的情况存在差别。例如许多药物进入体内后需要经过乙酰化过程而被代谢,乙酰化过程有快型和慢型。结核病患者可根据其对抗结核药物异烟肼乙酰化速度的快慢分为异烟肼慢代谢者(poor metabolizer,PM)和快代谢者(extensive metabolizer,EM),异烟肼慢代谢者由于药物蓄积,在体内可与维生素 B_6 反应,导致维生素 B_6 缺乏性周围神经炎;而异烟肼快代谢者则易发生药物性肝炎甚至肝坏死,其原因是乙酰化异烟肼在肝中可水解为异烟酸和乙酰肼,前者对肝有毒性作用。

性别一般来说,女性对药物不良反应的敏感性较男性更强。例如保泰松和氯霉素引起的粒细胞缺乏症,女性的发生率为男性的 3 倍。氯霉素引起的再生障碍性贫血,女性约为男性的 2 倍。但是也有不良反应男性发生率高于女性,如药物性皮炎男女之比约为 3:2。此外女性在月经期、妊娠期、哺乳期服用药物,发生药物不良反应的概率较平常要高。尤其在妊娠期、哺乳期还可能影响胎儿或新生儿的健康。例如吗啡可通过胎盘引起胎儿的呼吸中枢损害,可使新生儿出现戒断症状。沙丁胺醇可使胎儿心跳加快等。

3 岁婴幼儿脏器发育不全,所以较成人而言其对药物作用的敏感性更高。婴幼儿或新生儿药物代谢速度慢,肾脏排泄功能差,药物易通过血脑屏障,更易导致不良反应的发生,而且其临床表现常与成年人不同。儿童往往对中枢抑制药、影响水盐代谢和酸碱平衡的药物更易出现不良反应。老年人由于存在不同程度的脏器功能退化、药物代谢速度慢、血浆蛋白含量降低等情况,故药物不良反应的发生率一般也较高。

个体差异不同对同一剂量的相同药物有不同反应,这是正常的生物学差异现象。药物代谢的个体差异是不同个体对药物反应不同的重要原因。同样剂量的药物,有的患者达不到治疗效果,而另外一些患者则出现毒性反应。发生在部分人群中的某些特异质反应受遗传控制。药物代谢遗传差异使部分患者对某些药物的代谢能力低下,从而导致药物或其毒性代谢物蓄积。这是某些患者在常用剂量情况下出现非预期毒性的原因。

患者的病理状态能影响药物不良反应的临床表现和发生率。例如脑膜炎或脑血管疾病患者,用药后容易诱发神经系统的不良反应;有中耳炎或有中耳炎病史患者,小剂量的氨基糖苷类抗生素也能引起听觉神经的损害;有潜在消化道溃疡的患者,低剂量的布洛芬也能引起消化道出血。

患者的病理状态也能影响药物的体内过程,使药物吸收、分布、代谢、排泄发生改变,进而影响药物的效应和不良反应的发生。例如便秘的患者,口服药物在消化道内停留的时间长,吸收量多,容易引起不良反应;肝功能障碍时,多种药酶活性及肝的首过效应均下降,应用镇静催眠药、镇痛药、利尿药、降糖药等易发生不良反应。肾功能不良可降低一些药物的排泄,延长药物的半衰期,引起或加重药物不良反应。

(三)其他因素

在生产、生活环境中有许多物理、化学因素不但能间接或直接影响和危害人体生理功能,而且可以影响药物在人体内的吸收、代谢和排泄,进而影响药物疗效和不良反应。如环境中污染的铅、汞、有机磷农药、苯、臭氧,空气中的粉尘以及空间的射线、电磁波等物理、化学因素,都对人体产生一定的影响。

饮食也可明显影响药物疗效,加重或诱发药物不良反应发生。如富含脂肪的食物能增加机体对脂溶性药物的吸收,在较短时间里达到较高的血药浓度。长时间低蛋白饮食或营养不良,可使肝微粒体酶活性下降,药物代谢减慢,容易引起不良反应。富含酪胺的食物如奶酪、啤酒、腌鱼、鸡肝等能促进去甲肾上腺素的释放,引起血压升高。同时,现在许多食品中存在的添加剂,家畜、家禽饲料中加入的己烯雌酚、抗菌药等及肉类中的残留物也能引起不良反应。

酒精是许多药物代谢酶的诱导剂,可加速一些药物在人体内的代谢,诱发不良反应。长期大量饮酒者易发生肝硬化,导致肝药酶活性降低,产生酶抑作用,使许多药物的不良反应增加。吸烟能使外周血管收缩,导致血压暂时升高,心率加快,从而影响药物的吸收。茶含有大量鞣酸,能与多种药物如硫酸亚铁、葡萄糖酸钙、枸橼酸铋中的金属离子结合而产生不良反应。

综上所述,药物不良反应的影响因素很多。我们要以科学、严谨的态度认识药物不良反应,积极监测和报告药物不良反应,采取必要的预防措施,尽量减少药物不良反应的发生,保障患者用药安全。

第二节　药物不良反应报告和监测

药物不良反应报告和监测是指药物不良反应的发现、报告、评价和控制的过程。20 世纪 60 年代初爆发了震惊世界的"反应停事件",为此 WHO 于 1968 年制订了一项国际药物监测合作试验计划并建立了国际药物监测合作中心,简称乌普萨拉监测中心。其作用是收集和交流药物不良反应报告,制定药物不良反应报表、药物不良反应术语、药品目录,发展计算机报告管理系统。目前已有 104 个国家加入了 WHO 国际药物监测合作计划。

我国的药物不良反应监测工作始于 20 世纪 80 年代,近年来取得了很大成绩,药物不良反应报告和监测体系正在逐步完善。我国于 1998 年 3 月正式加入 UMC,成为正式会员国。1999 年 11 月,国家药品监督管理局和原卫生部正式颁布实施了《药物不良反应监测管理办法(试行)》,2001 年 2 月新修订的《药品管理法》对药物不良反应报告制度做出明确规定,这些都标志着我国药物不良反应报告和监测工作步入法制化的轨道。近年来,随着药物不良反应监测工作的不断推进,该办法已于 2004 年、2011 年经历两次修订和完善。新修订的《药物不良反应报告和监测管理办法》(原卫生部令第 81 号)于 2011 年 7 月 1 日正式实施,将更加有力地推动我国药物不良反应监测工作向纵深发展。

一、药物不良反应报告和监测体系

(一)国家药物不良反应监测机构

在国家药品监督管理部门的领导下,负责全国药物不良反应报告和监测的技术工作。承担国家药物不良反应报告和监测资料的收集、评价、反馈和上报,以及全国药物不良反应监测信息网络的建设和维护;组织开展严重药物不良反应的调查和评价,协助药品监督管理部门和卫生行政部门开展药品群体不良事件的调查;制定药物不良反应报告和监测的技术标准和规范,对地方各级药物不良反应监测机构进行技术指导;负责对药品生产企业开展的重点监测进行监督、检查,并对监测报告进行技术评价;发布药物不良反应警示信息;承担药物不良反应报告和监测的宣传、培训、研究和国际交流工作。

(二)省(区、市)药物不良反应监测机构

在省(区、市)药品监督管理部门领导和国家药物不良反应监测机构的业务指导下,负责本行政区域内药物不良反应报告和监测的技术工作。承担本行政区域内药物不良反应报告和监测资料的收集评价、反馈和上报,以及药物不良反应监测信息网络的维护和管理;组织开展本行政区域内严重药物不良反应的调查和评价,协助药品监管部门和卫生行政部门开展药品群体不良事件的调查;对设区的市级以及县级药物不良反应监测机构进行技术指导;负责对药品生产企业开展的重点监测进行监督检查,并对监测报告进行技术评价;组织开展本行政区域内药物不良反应报告和监测的宣传、培训工作。

(三)设区的市级以及县级药物不良反应监测机构

在同级药品监督管理部门领导和上级药物不良反应监测机构的业务指导下,负责本行政区域内药物不良反应报告和监测资料的收集、核实、评价、反馈和上报;开展本行政区域内严重药物不良反应的调查和评价;协助药品监管部门和卫生行政部门开展药品群体不良事件的调查;对药品生产、经营、使用单位开展药品的不良反应报告与监测工作进行技术指导;组织并开展本行政区域内药物不良反应监测工作的宣传普及和教育培训工作。

二、药物不良反应报告程序

国家实行药物不良反应报告制度。药品生产企业(包括进口药品的境外制药厂商)、药品经营企业医疗机构应当按照规定报告所发现的药物不良反应。药品生产、经营企业和医疗机构获知或者发现可能与用药有关的不良反应,应当通过国家药物不良反应监测信息网络报告;不具备在线报告条件的,应当通过纸质报表报所在地药物不良反应监测机构,由所在地药物不良反应监测机构代为在线报告。报告内容应当真实、完整、准确。

(一)个例药物不良反应

药品生产、经营企业和医疗机构应当主动收集药物不良反应,获知或者发现药物不良反应后应当详细记录、分析和处理,填写《药物不良反应/事件报告表》并报告。药品生产、经营企业和医疗机构发现或者获知新的、严重的药物不良反应应当在 15 d 内报告,其中死亡病例须立即报告;其他药物不良反应应当在 30 d 内报告。有随访信息的,应当及时报告。个人发现新的或者严重的药物不良反应,可以向经治医师报告,也可以向药品生产、经营企业或者当地的药物不良反应监测机构报告,必要时提供相关的病历资料。

设区的市级、县级药物不良反应监测机构应当对收到的药物不良反应报告的真实性、完整性和准确性进行审核极严重药物不良反应报告的审核和评价应当自收到报告之日起 3 个工作日内完成,其他报告的审核和评价应当在 15 个工作日内完成。并应当对死亡病例进行调查,详细了解死亡病例的基本信息、药品使用情况、不良反应发生及诊治情况等,自收到报告之日起 15 个工作日内完成调查报告,报同级药品监督管理部门和卫生行政部门,以及上一级药物不良反应监测机构。

省级药物不良反应监测机构应当在收到下一级药物不良反应监测机构提交的严重药物不良反应评价意见之日起 7 个工作日内完成评价工作。对死亡病例,事件发生地和药品生产企业所在地的省级药物不良反应监测机构均应当及时根据调查报告进行分析、评价,必要时进行现场调查,并将评价结果报省级药品监督管理部门和卫生行政部门,以及国家药物不良反应监测中心。

国家药物不良反应监测中心应当及时对死亡病例进行分析、评价,并将评价结果报国家市场监督管理总局和卫健委。

（二）药品群体不良事件

药品生产、经营企业和医疗机构获知或者发现药品群体不良事件后,应当立即通过电话或者传真等方式报所在地的县级药品监督管理部门、卫生行政部门和药物不良反应监测机构,必要时可以越级报告;同时填写《药品群体不良事件基本信息表》,对每一病例还应当及时填写《药物不良反应/事件报告表》,通过国家药物不良反应监测信息网络报告。

设区的市级、县级药品监督管理部门获知药品群体不良事件后,应当立即与同级卫生行政部门联合组织开展现场调查,并及时将调查结果逐级报至省级药品监督管理部门和卫生行政部门。

省级药品监督管理部门与同级卫生行政部门联合对设区的市级、县级的调查进行督促、指导,对药品群体不良事件进行分析、评价,对本行政区域内发生的影响较大的药品群体不良事件,还应当组织现场调查,评价和调查结果应当及时报国家食品药品监督管理总局和卫健委。

对全国范围内影响较大并造成严重后果的药品群体不良事件,国家市场监督管理总局应当与卫健委联合开展相关调查工作。

（三）境外发生的严重药物不良反应

进口药品和国产药品在境外发生的严重药物不良反应(包括自发报告系统收集的、上市后临床研究发现的、文献报道的),药品生产企业应当填写《境外发生的药物不良反应/事件报告表》,自获知之日起30 d 内报送国家药物不良反应监测中心。国家药物不良反应监测中心要求提供原始报表及相关信息的,药品生产企业应当在5 d 内提交。

国家药物不良反应监测中心应当对收到的药物不良反应报告进行分析、评价,每半年向国家市场监督管理总局和卫健委报告,发现提示药品可能存在安全隐患的信息应当及时报告。

进口药品和国产药品在境外因药物不良反应被暂停销售、使用或者撤市的,药品生产企业应当在获知后24 h 内书面报国家市场监督管理总局和国家药物不良反应监测中心。

三、药物不良反应报告范围

我国药物不良反应报告范围包括:新药监测期内的国产药品应当报告该药品的所有不良反应;其他国产药品,报告新的和严重的不良反应。进口药品自首次获准进口之日起5 年内,报告该进口药品的所有不良反应;满5 年的,报告新的和严重的不良反应。

药品生产企业应当对本企业生产药品的不良反应报告和监测资料进行定期汇总分析,汇总国内外安全性信息,进行风险和效益评估,撰写定期安全性更新报告。设立新药监测期的国产药品,应当自取得批准证明文件之日起每满1 年提交一次定期安全性更新报告,直至首次再注册,之后每5 年报告一次;其他国产药品,每5 年报告一次。首次进口的药品,自取得进口药品批准证明文件之日起每满一年提交一次定期安全性更新报告,直至首次再注册,之后每5 年报告一次。定期安全性更新报告的汇总时间以取得药品批准证明文件的日期为起点计,上报日期应当在汇总数据截止日期后60 d 内。

四、药物不良反应监测方法

科学地开展药物不良反应监测工作,必须首先掌握药物不良反应监测方法。常见的药物不良反应监测方法如下。

（一）自愿报告制度

20 世纪60 年代的"反应停事件"后,不少国家的管理部门,建立了药物不良反应自愿报告制度(spontaneous reporting system,SRS),收集药物不良反应。这个制度是以医师报告行医中观察到的可疑药物不良反应为基础。有些国家,除医师外,卫生保健人员、患者也能报告药物不良反应。自愿报告制度能识别常见的不良反应,也能确定上市前临床试验中不能确定的及罕见的不良反应,与队列研究等上市后研究相比,它是收集药物不良反应最经济的方法。因此,药物不良反应自愿报告制度是药品安全监测的基石。

自愿报告制度是目前被各国广泛采用的上市后监测手段。其优点是不分新药老药、不管上市时间长短、无论常见或罕见的药物不良反应都能被监测。其最大优点是费用低廉,覆盖面广,容易被管理部门接受。但也有其缺点,如报告率低,漏报率高,随意性大,新药不良反应报告多、老药报告少,难于确定因果关系,无法计算不良反应的发生率等。

自愿报告制度的影响因素有:①不良反应报告率与药品销售额有关,如 H_2 受体拮抗剂西咪替丁及雷尼替丁由于广泛使用而有大量不良反应报告。②报告率与药品上市时间长短有关。上市后的前几年是不良反应报告的高潮,因为是新的反应,此后虽然继续出现,但由于医师认为已报告过,不愿意再报,因此报告率下降。③报告率与同类老药的不良反应有关。假如这类药中某个老品种的某种不良反应引起医师、药师、护士注意,则新品种上市后医师、药师、护士就注意了这种不良反应,所以报告率自然高。

(二)集中监测系统

医院集中监测是指在一定的时间(数月或数年)、一定范围内对某一医院或某一地区所发生的药物不良反应及药品利用情况进行详细记录,来探讨药物不良反应的发生规律。这种监测既可以是患者源性或药物源性的集中监测,也可是专科性集中监测。

医院集中监测的优点是资料详尽,数据准确可靠,能够计算出药物不良反应的相对发生率,并探讨其危险因素。缺点是由于监测局限于一定时间、一定范围,因此得出的数据代表性较差,缺乏连续性,且费用较高,其应用受到一定的限制。

(三)记录联结

人的一生中,发生于个人的事件都有档案并储存在许多地方,如出生、死亡、婚姻、住院情况、处方等。通过一种独特方式连接起来,可能会发现与药物有关的事件,即记录联结(record linkage)。典型的例子是处方事件监测(prescription-event monitoring,PEM)。

处方事件监测最初是在"反应停事件"后,由英国统计学家 David Finney 于 1965 年首先提出,并于 1982 年正式开始在英国实施。其目的是对新上市药品进行主动监测,以弥补自愿报告制度的不足。其方法是收集新上市药品的若干个处方,然后要求处方医师填写问卷,回答有关患者的一系列问题,包括任何新的诊断、任何原因的就医或住院、任何可疑的药物反应或任何需要记入病历的主诉等。处方事件监测有许多优点,如可迅速从开出处方医师处获得信息;由于该监测方法属非干预性研究,对医师处方习惯处方药物无任何影响;对所发生的药物不良反应高度敏感;基于人群资料,无外源性选择偏倚;可监测潜伏期较长的不良反应;相对前瞻性队列研究费用较少。同时处方事件监测也有局限性,如治疗分配无系统性随机,故随机临床研究中资料处理的统计方法不适用于该项研究;该研究的可信性取决于医师问卷的回收率。

(四)记录应用

记录应用是指在一定范围内通过记录使用研究药物的每个患者的所有有关资料,以提供没有偏性的抽样人群,从而可以了解药物不良反应在不同人群(老年、孕妇、儿童等)发生的情况,计算药物不良反应发生率,寻找药物不良反应的易发因素。

(五)计算机监测

计算机监测通常指用计算机收集、储存、处理与可疑药物不良反应有关的患者的临床信息、实验室检查、用药情况,或提出一些警告性的信号,再由专业人员对计算机筛选的药品不良事件进行分析、评价,最后确定是否为药物不良反应。计算机自动监测可以提高药物不良反应/药品不良事件报告率。

计算机监测中可以借助相关记录数据库记录联结技术,把患者分散的实验室检查、诊断、用药、剂量、不良反应、收费记录及其他信息如年龄、性别、民族等,通过患者唯一的确认号码联结起来,进而通过分析,以发现与药品有关的不良事件。这种方法充分利用计算机技术和现有的医疗信息资源,高效率地获取药物不良反应监测所需的数据,而且不干扰正常的医疗活动,能进行大样本、长时间、各种设计类型的研究,代表了高效率进行药物流行病研究的方向,但因记录数据库设计目的的不同可能出现结果偏倚;并受医疗计算机化程度等诸多因素限制,前期工作量大,需多部门协作,组织实施复杂。

第三节　药物不良反应因果关系评定依据及评定方法

一、药物不良反应因果关系评定依据

药物不良反应因果关系评定是药物安全性监测管理中一项十分重要而复杂的步骤。报告药物不良反应,应对不良反应发生的因果关系进行分析研究,以确定其发生是否由所用药品引起,或由疾病变化、药物使用不当等其他因素引起。因果分析主要依据以下5个方面。

1. 时间相关性　时间相关性指用药与不良反应的出现有无合理的时间关系。详细询问患者发生不良反应前后的用药情况,确定不良反应是在用药期间发生,还是在没有使用该药前已经存在,并判断不良反应出现的时间和不同药物反应潜伏期的长短是否合理。

2. 文献合理性　文献合理性指与现有资料(药品说明书、文献报道)是否一致,即从已知的观点看因果关系的合理性。

在查核是否有类似报道时,要注意文献的来源,只有来源于专业学术刊物或出版物的资料才有一定的采信度,特别要注意在当今信息社会中,报纸、电视和网络等平面甚至立体媒体会有大量的相关报道,要去伪存真,不可直接用于学术研究和临床工作。单纯依赖说明书或者大型教科书会遗漏许多近年来新发表的资料。如果只参照刊物最新发表的病例报告,因其缺乏时间检验,可能不够确实。另外,对于文献资料较少的新药,可参考同类药物的报道。

以往若是有所用药物不良反应的报道和综述,则有因果关系存在的可能性;如果没有报道过,那么要进行更详细的研究,确定是否属新发生或新发现的不良反应,并寻找发生的可能原因及药理学基础,以便解释和确定其相关性。

3. 撤药结果　不良反应一经发生,通常停药并采取对症治疗措施。如果在停药后症状得到缓解或根除,则可认为二者间存在因果关系的可能性大。注意区分可能的3种情况:①未采取措施就改善。此种情况看来不像是所疑药物引起,但是应当考虑是否出现了耐受性。②采取措施后症状得以改善。应当考虑是采取这些措施的结果,还是病理变化的结果。③采取措施后未改善,因为有的不良反应是不可逆的损害。

4. 再次用药结果　不良反应症状消除后,再次用药后再次出现相同症状,停药再次消失,则以前确定的因果关系再次证实,可以认为二者间确实存在因果关系。但应注意:①对于严重的不良反应,实施再暴露用药从伦理上来说是不能被接受的。②再次用药应根据药物的动力学参数,待药物在体内完全消除后再进行,即中断用药时间必须长于该药物不良反应完全消散所需要的时间。③同时中断使用两种药物,再暴露使用其中一个药物时,如果反应结果是阴性,不能据此认为该不良反应是另一个药物引起的。如果再次用药没有出现以前相同症状,则根据是否能用现有理论解释来确定,如果能,可以确定存在因果关系;如果不能,则怀疑或否定存在因果关系。

5. 影响因素　判断反应是否与并用药物作用、患者病情进展和其他治疗措施相关。详细询问病史,寻找是否存在影响或干扰这种因果关系的其他因素,如饮食因素、环境因素、实验室检验等。需要注意是否是同时应用的其他药物所致,是否是几种药物的不良相互作用,是否由患者原患疾病或其他原有疾病或并发症引起,是否有其他治疗方法(放、化疗)的影响以及患者的心理作用等。

上述诸因素逐一确定后,可综合各种联系最后确定因果关系,完成报告。

二、药物不良反应因果关系评定方法

药物不良反应因果关系评价是药物不良反应监测中最关键也是最困难的问题,至今仍无统一的国际性的评价标准。大体上可分微观评价和宏观评价。

所谓微观评价是指具体的某一不良事件与药物之间的因果关系的判断,即个案因果关系判断;所谓宏观评价是指通过运用流行病学的研究手段和方法来验证或驳斥某一不良事件与药物之间的因果关系的假说。为了避免单纯依靠专家进行鉴别诊断,对可疑药物不良反应进行因果评价可能导致的偏差,在不少研究人员包括流行病学专家的介入下,创造或引用了一些可以量化、能够更好地控制评价质量的科学的药物不良反应因果关系判断方法。

(一)微观评价方法

目前,Karch 和 Lasagna 评定方法被各种评价方法引为基本准则,该法将因果关系的关联度程度分为肯定、很可能、可能、可疑、不可能 5 级标准。①肯定:用药时间顺序合理;停药后反应停止;重新用药,反应再现;与已知药物不良反应相符合。②很可能:时间顺序合理;该反应与已知的药物不良反应相符合;停药后反应停止;无法用患者疾病进行合理解释。③可能:时间顺序合理;与已知药物不良反应符合;患者疾病或其他治疗也可造成这样的结果。④可疑:时间顺序合理;与已知药物不良反应仅有一定的相符性;不能合理的用患者疾病进行解释。⑤不可能:不符合上述各项指标。

1989 年,原卫生部药物不良反应监察中心成立,其推荐的评分法依据对以下 5 个问题的回答:①开始用药的时间和不良反应出现的时间有无合理的先后关系;②所怀疑的不良反应是否符合该药品已知不良反应的类型;③停药或减量后,反应是否减轻或消失;④再次接触可疑药品是否再次出现同样的反应;⑤所怀疑的不良反应是否可用合并用药的作用,病人的临床状态或其他疗法的影响来解释。

1999 年,原卫生部药物不良反应监察中心并入国家药品监督管理局药品评价中心,更名为"国家药物不良反应监测中心"。目前,我国国家药物不良反应监测中心所采用的因果关系评定方法即在上述方法基础上发展而来,其评价等级分为肯定、很可能、可能、可能无关、待评价和无法评价 6 个等级。①肯定:用药及反应发生时间顺序合理;停药以后反应停止,或迅速减轻或好转(根据机体免疫状态某些药物不良反应可出现在停药数天以后);再次使用,反应再现,并可能明显加重(即激发试验阳性);同时有文献资料佐证;并已排除原患疾病等其他混杂因素影响。②很可能:无重复用药史,余同"肯定";或虽然有合并用药,但基本可排除合并用药导致反应发生的可能性。③可能:用药与反应发生时间关系密切,同时有文献资料佐证;但引发不良反应的药品不止一种,或原患疾病病情进展因素不能除外。④可能无关:用药与反应发生时间相关性不密切;反应表现与已知该药不良反应不相吻合,原患疾病发展同样可能有类似的临床表现。⑤待评价:报表内容填写不齐全,等待补充后再评价,或因果关系难以定论,缺乏文献资料佐证。⑥无法评价:报表缺项太多,因果关系难以定论,资料又无法补充。

1. Karach 和 Lasagna 评定方法　该评定方法按因果关系的确定程度分为肯定、有可能、可能、条件、可疑 5 种。国家药物不良反应监测中心所采用的方法是在此法基础上发展而来的,分为以下 5 级标准,一般参照表 137-2 来进行综合判断。

表 137-2　因果关系等级评价

等级	标准
肯定	完全符合:①时间顺序合理;②与已知药物不良反应相符合;③停药后反应停止;④再次用药,反应再现
很可能	符合①②③;无法用患者疾病合理解释(不确定可否重复)
可能	符合①②;患者疾病或其他治疗也可造成这样的结果
可疑	符合①②;不能合理的用患者疾病进行解释
不可能	完全不符合

2.计分推算法　目前也使用计分推算法(Naranjo 法)来评定药物不良反应因果关系,按表 137-3 的问题回答记分。

表 137-3　计分推算法(Naranjo 法)评定因果关系等级

项目	是	否	不知道
1.该反应以前是否已有报告	+1	0	0
2.不良反应是否在使用所疑药物后出现	+2	−1	0
3.当所疑药物停用后,使用特异对抗剂后不良反应是否改善	+2	0	0
4.再次使用所疑药物,不良反应是否再次出现	+2	−1	0
5.是否有其他药物之外的原因引起反应	−1	+2	0
6.给安慰剂后这种反应是否再次出现	−1	+1	0
7.血中及其他体液中药物浓度是否为已知的中毒浓度	+1	0	0
8.增大药物剂量反应是否加重,减少剂量反应是否减轻	+1	0	0
9.患者曾用过相同或类似的药物是否也有相同或相似的反应	+1	0	0
10.该不良反应是否有客观检查予以确认	+1	0	0

注:总分≥9分,肯定有关;总分5~8分,很可能有关;总分1~4分,可能有关;总分≤0分:可疑。

此外,还有贝叶斯(Bayes)不良反应法和非规则方法评价因果关系。前者用于评定发生不良事件中可疑药物引起的概率相对其他因素引起概率的大小,但由于在应用中难度较大,常规工作中难以被采纳或接受;后者是一种临床药理学家凭经验和临床判断对可疑不良反应做出因果评定的方法,这种方法应用广泛,但效果不理想,主要是不同专家评定结果差异较大,与评判标准的可操作性和客观性不强有关。

(二)宏观评价方法

宏观评价又称数据集中后评价,即收到一批同类报表后,经系统研究和分析后统一评价,可产生药物警戒信号、采取措施等。一般分为 3 期。

1.信号出现期　从不良反应潜伏到发现疑问。

2.信号加强期　数据积累加速,对药物不良反应监测有重要意义。微弱的信号发展成强烈的疑问(或信号)。在该期的末尾,将出现对数据的基本估计,即对该药的药政管理措施(说明书的修正、用药指征的限制等)的出台或是医学刊物有关文章的发表。

3.信号评价期　即大量信号产生需对该产品采取相应措施的时期,即不良反应可被确认、解释与定量,也可以说是信号检验期或随访期,一般需通过深入研究,如进行药物流行病学调查,专题研究,做出结论并发布公告等。不良反应因果关系宏观评价涉及的流行病学专业知识和数据统计分析知识较多,在相关的学科中有更加详细深入的介绍,在此不再细述。

第四节　药物流行病学在药物不良反应监测中的应用

一、药物流行病学概念

药物流行病学(pharmacoepidemiology)是临床药理学与流行病学两个学科相互渗透、延伸而发展起来的新的研究领域。从 1984 年首次把药物流行病学作为一门学科提出至今,两个定义比较有代表性:一是"药物流行病学就是应用流行病学的知识、方法和推理研究药物在人群中的效应(疗效和不良反应)及其利用"（Porta 和 Hartzema，1987）；二是"药物流行病学是研究人群中与药物有关的事件的分布及其决定因素，以进行有效的药物治疗"（Last，1988）。这两个定义虽然出发点和侧重点有所不同，但目的是一致的，都是通过在大量的人群中研究药物的应用及效果，为安全、有效、经济地进行药物治疗提供依据。1995 年我国专家建议将药物流行病学定义为：药物流行病学是运用流行病学的原理和方法，研究入群中药物的利用及其效应的应用科学。药物流行病学的研究对象是人群，研究范畴主要有药物利用研究、药物有利作用研究、药物经济学研究、药物相关事件和决定因素的分析及药物安全性研究等。药物流行病学的研究目的是描述、解释验证和控制一定时间、空间与人群中，某种药物的使用情况和效应分布及其决定因素，并据此制定相应对策，以达到合理用药的目的。

二、药物流行病学的主要研究方法

药物流行病学研究方法基本上借助于流行病学的原理和方法，主要有描述性研究、分析性研究和实验性研究。

（一）描述性研究

描述性研究是药物流行病学研究的起点。它通过描述与药物有关的事件在人群、时间和地区的频率分布特征和变动趋势，通过对比提供药物相关事件发生和变动原因的线索，为进一步的分析性研究奠定基础。

描述性研究包括病例报告、生态学研究和横断面调查等研究方法。病例报告即可疑的药物不良反应的自发报告，是识别药物不良反应的第一个线索，也是监测罕见药品不良事件的唯一手段，但也具有一定的局限性，如没有设对照组，不能进行因果关系的确定，且易发生偏倚。生态学研究又称相关性研究，在药物不良反应研究中，该方法主要是描述某种疾病和具有某些特征者，如服用某种药物者在不同人群、时间和地区中所占的比例，并从这两类群体数据分析某种疾病是否与服用某种药物有关，为进一步确定不良反应的原因提供研究线索。横断面调查是在特定时间对某一特定人群中药物相关事件和其他变量之间关系的研究。通过横断面研究，可以了解与药物有关事件的分布特征，为进一步的病因研究提供线索，为制定合理的药物使用策略和进行效果考核提供依据。

（二）分析性研究

分析性研究包括病例对照研究和队列研究。

1. 病例对照研究　病例对照研究是将研究对象按疾病的有无分为病例组和对照组，测量并比较两组对某种药物的暴露情况，进而推断该暴露与疾病的联系。病例对照研究所需样本量小、时间短、效率高。如对孕妇曾经使用己烯雌酚预防先兆流产导致子代少女阴道腺癌的病例对照研究，由于设计完善，仅用了 8 例孕妇及 32 例对照即得出正确结论，发现使用己烯雌酚预防先兆流产与子代少女发生阴道腺癌的联系。但是病例对照研究也易产生回忆偏倚和选择偏倚。

2. 队列研究　队列研究又称定群研究，是将研究对象按是否暴露于某一药物分为暴露组和非暴露组，随访其发病结局，比较两组发病率的差异，从而判断暴露与疾病是否存在因果关联及关联程度大小的研究方法。队列研究可明确暴露与疾病的时间先后关系，对暴露因素进行全面系统的评价。与病例对照研究相比，队列研究具有资料更可靠、能够直接计算关联程度指标、检验病因假说能力强等优点；但队列研究所需样本量比病例对照研究大得多，失访率高。

（三）实验性研究

实验性研究是按照随机分配的原则将研究对象分为实验组和对照组。实验组使用一种试验药物，对照组使用另一种已知效应的药物，或安慰剂或空白对照，对比分析两组之间药物疗效或不良反应的差别。由于可比性强，再经过数理统计，其研究结果最可信。实验性研究，尤其是随机对照试验是评价药物疗效和生物制品预防效果的根本方法，但该研究方法不能用于所有药物不良反应和药源性疾病的确证。

除了上述研究方法外，针对短暂药物暴露引起急性不良事件的分析问题，可采用病例交叉研究（case-crossover study）；针对疾病严重程度带来的混杂偏倚和服药可能随时间而改变的特点，可采用病例-时间-对照研究（case-time-control study）等。

第五节　药源性疾病

药源性疾病(drug-induced diseases,DID)又称药物诱发性疾病,是医源性疾病(iatrogenic disease)的主要组成部分。药源性疾病是指人们在应用药物预防、治疗和诊断疾病时,因药物本身的固有作用药物之间的相互作用以及药物的不合理使用,而导致机体组织器官发生功能性或器质性损害,并具有一系列临床症状和体征的疾病。它不仅包括药物在正常用法情况下所产生的不良反应,而且包括由于超量、误服、错用以及不正常使用药物而引起的疾病,一般不包括药物过量导致的急性中毒。

一、药源性疾病的分类

(一)按病因学分类

药源性疾病目前尚无统一的分类标准,一般常按病因学分为与剂量相关的药源性疾病和与剂量不相关的药源性疾病。

1.与剂量相关的药源性疾病　这类疾病为药理作用增强所致,常和剂量有关,一般容易预测,发生率高,病死率低。例如抗凝血药引起的出血、氨基糖苷类抗生素导致的耳聋。

2.与剂量不相关的药源性疾病　这类疾病与药物剂量和正常药理作用不相关,难预测,发生率低,病死率高。例如致敏患者应用青霉素等药物会出现变态反应,临床表现为皮疹、血管神经性水肿、过敏性休克等;葡萄糖-6-磷酸脱氢酶(G6PD)缺乏者服用伯氨喹、磺胺、呋喃妥因等可引起溶血性贫血。

(二)按病理学分类

1.功能性药源性疾病　功能性药源性疾病指药物引起器官或组织功能改变,这种变化多数是暂时性的,停药后能迅速恢复正常,无病理组织变化。如抗胆碱药物和神经节阻滞药可引起无力性肠梗阻,利血平引起心动过缓等。

2.器质性药源性疾病　器质性药源性疾病与非药源性疾病无明显差别,也无特异性,因此,鉴别诊断不能根据病理学,而主要依靠药源性疾病诊断要点。药源性疾病也可按受损害器官分类,如消化系统药源性疾病、循环系统药源性疾病、血液系统药源性疾病等。此种分类较常用。

二、诱发药源性疾病的因素

(一)患者因素

1.年龄　婴幼儿肝、肾功能较差,药物代谢酶活性不足,肾的滤过及分泌功能较低,影响药物的代谢消除,加以婴幼儿的血浆蛋白结合药物的能力低,其血浆游离药物浓度较高,容易发生药源性疾病。

老年人肝、肾功能减退,导致药物代谢清除率降低,使药物血浆半衰期延长。此外,老年人用药品种多,用药时间长,所以容易发生药源性疾病。

2.性别　女性的生理因素与男性不同,在月经期或妊娠期,对泻药和刺激性强的药物敏感,有引起月经过多、流产或早产的危险。常规剂量的避孕药和地西泮,在月经期服用则药理效应更强。另外,妇女服用的口服避孕药,对其他药物代谢有时有显著影响,如可使抗精神病药阿米替林的清除率下降血浆半衰期延长。

3.遗传　药源性疾病在个体间的显著差异,可能与遗传因素有关。例如日本人和因纽特人多为快乙酰化者,使用异烟肼易产生肝损害,而英国人和犹太人慢乙酰化者居多,使用异烟肼易产生周围神经炎。

4.基础疾病　疾病既可以改变药物的药效学也能影响药物的药动学。慢性肝病、肾病患者,由于药物的代谢和清除率降低,血浆半衰期延长,血药浓度增高,容易出现药源性疾病。过敏反应药品的过敏反应与药理作用无关,是人体对某种抗原物质产生的异常免疫反应,导致组织损伤或功能障碍。过敏反应可以是单一系统反应,也可以是多系统损害,表现为过敏反应症候群。其严重程度不一,可以很轻,也可以致死。抗菌药、解热镇痛药、抗癫痫药等都可引起过敏反应。不良生活方式如饮酒、吸烟等不良习惯,可能对药源性疾病产生影响。例如饮酒可加速某些药物代谢转化,使其疗效降低,并诱发药源性疾病。口服避孕药或绝经期后激素替代疗法所致心肌梗死,在吸烟妇女中发生的危险性增加。

（二）药物因素

1. 与药理作用有关的因素　包括药品的本身作用、不良反应、毒性反应、继发反应、后遗效应、致癌作用、致畸作用和致突变作用。

2. 药物相互作用因素　包括药物配伍变化、药动学相互作用和药效学相互作用。

3. 药物制剂因素　包括制剂中的溶剂、稳定剂、赋形剂或染色剂等因素,以及药物分解产物、污染物异物所致的药源性疾病。

4. 药物的使用　除上述诸多因素外,药物性损害尚与药物使用不当有关。用药剂量过大,疗程过长,滴注速度过快,用药途径错误,配伍不当,重复用药,忽视用药注意事项和禁忌证等均可诱发药物性损害。例如庆大霉素的神经肌肉阻滞作用与其血药浓度有关,因此《中国药典》规定该药用于肌内注射或静脉滴注,不得静脉注射,如果直接静脉注射则易引起呼吸抑制。又如顺铂具有肾毒性,应用时患者需进行水化利尿,否则可引起急性肾衰竭。

三、药源性疾病的诊断和治疗

（一）药源性疾病的诊断

1. 追溯用药史　除应认真仔细询问病情外,也应仔细了解患者的用药史,这是诊断药源性疾病所不可缺少的。

2. 确定用药时间、用药剂量和临床症状发生的关系　药源性疾病出现的早晚因药而异。青霉素致过敏性休克在用药后几秒出现,药源性肝炎大约在用药后 1 个月出现。因而,可根据发病的时间推断诱发药源性疾病的药物。一些药源性疾病的病情随剂量而变化,剂量加大时症状加重,减少时症状减轻。因而,可根据症状随用药剂量增减而加重或减轻的规律判断致病药物。

3. 询问用药过敏史和家族史　特异体质的患者,可能对多种药品发生不良反应,甚至家族成员也曾发生过同样反应。了解患者的用药过敏史和家族史对诊断药源性疾病有帮助。

4. 排除药物以外的因素　只有注意排除原发病、并发症、继发症、患者的营养状况以及环境因素的影响后,才能确诊药源性疾病。

5. 致病药物的确定　应根据用药顺序确定最可疑的致病药物,然后有意识地停用最可疑药物或引起相互作用的药物。根据停药后症状的变化情况,可以确诊药源性疾病。

6. 必要的实验室检查　依据药源性疾病的临床特征检查患者的嗜酸性粒细胞计数、皮试、致敏药的免疫学检查、TDM 或激发试验等;根据病情检查患者受损器官系统及其受损程度,如体格检查、器官系统的功能检查、生化、心电图及影像学检查。

7. 流行病学调查　有些药源性疾病只能通过流行病学调查方能确诊。如霍乱患者使用庆大霉素后出现急性肾衰竭,由于霍乱本身容易导致肾衰竭,所以难于确定肾衰竭是否和庆大霉素有关。流行病学调查显示,使用过庆大霉素的患者肾衰竭的发病率是未用患者的 5 倍,从而确定了霍乱患者使用庆大霉素可导致急性肾衰竭。

（二）药源性疾病的治疗

1. 停用致病药物　致病药物是药源性疾病的起因,因此治疗首先要考虑停用致病药物。药源性疾病停药后多能自愈或缓解。但是,有些药源性疾病所致的器质性损伤,停药后不一定能立即恢复,甚至是不可逆的,对器质性损伤的治疗可按相应疾病的常规方法处理。

2.排除致病药物　停药终止了致病药物继续进入体内,排除了病因,但体内残留的致病药物仍在起作用,为了排出这部分药物可以采用输液、利尿、导泻、洗胃、催吐、吸附、血液透析等办法,加速残留药物的排出,清除病因。

3.拮抗致病药物　有些药物的作用可被另外一些药物抵消。例如鱼精蛋白可使肝素失去抗凝活性,如果致病药物有拮抗剂存在,及时使用拮抗剂可治疗或缓解症状。

4.调整治疗方案　根据患者具体情况,必须继续用药时,应权衡利弊,调整治疗方案,如延长给药间隔时间、减少给药剂量等,必要时进行 TDM。

5.对症治疗　症状严重时,应注意对症治疗。例如皮肤过敏可用抗过敏药治疗;发热则用解热镇痛药治疗;过敏性休克则应按过敏性休克抢救治疗等。

第六节　药物警戒

一、药物警戒概述

1974 年,法国人首先创造了"药物警戒"(pharmacovigilance)的概念。尽管法国开展药物安全监测比最早建立药物监测体系的欧美国家晚了 10 余年,但法国人却通过这个概念赋予药物安全以新的内涵。药物警戒可以理解为监视、守卫,时刻准备应对可能来自药物的危害。

中国作为国际药物监测合作计划的成员国,正致力于引进这一先进理念和方式,加强国际交流。第一届中国药物警戒研讨会于 2007 年 11 月在北京召开,2009 年和 2011 年又分别召开了第二届和第三届中国药物警戒研讨会,对于提高各界对药物警戒与药物风险管理的认识,增进交流与合作,确保公众用药安全、有效具有重要意义,将我国的药物警戒工作水平推上新的台阶。

（一）药物警戒的概念

药物警戒是指发现、评价、认识及预防药物不良反应或其他可能与药物相关问题的科学研究与活动。药物警戒所涉及的不仅是药物不良反应,还涉及与药品相关的其他问题。包括低于法定标准的药品(standard medicine)、用药失误(medication error)、缺乏疗效的报告(lack of efficacy report)、药品用于无充分科学依据并未经核准的适应证、急性与慢性中毒病例报告、药物相关死亡率的评价、药物滥用与误用、药物与化合物、其他药物及食物的相互作用。根据 WHO 的指南性文件,药物警戒涉及的范围已经扩展到草药、传统药物和辅助用药、血液制品、生物制品、医疗器械以及疫苗等。

（二）药物警戒的主要工作内容

药物警戒从用药者安全出发,发现、评估、预防药物不良反应。要求可疑即报,无论药品的质量、用法、用量正常与否,更多的重视以综合分析方法探讨因果关系,容易被广大报告者接受。药物警戒的主要工作内容包括:①早期发现未知药品的不良反应及其相互作用;②发现已知药物不良反应的增长趋势;③分析药物不良反应的风险因素和可能的机制;④对风险/效益评价进行定量分析,发布相关信息,促进药品监督管理和指导临床用药。

（三）药物警戒的目的

药物警戒的目的包括:①评估药物的效益、危害、有效及风险,以促进其安全、合理及有效地应用;②防范与用药相关的安全问题,提高患者在用药、治疗及辅助医疗方面的安全性;③教育、告知患者药物相关的安全问题,增进涉及用药的公众健康与安全。药物警戒的最终目标为合理、安全地使用药品;对已上市药品进行风险/效益评价和交流;对患者进行培训、教育,并及时反馈相关信息。

（四）药物警戒的意义

从宏观上来说,药物警戒对我国药品监管法律法规体制的完善具有重要的意义,这是仅仅进行药物不良反应监测工作所不能达到的。开展药物不良反应监测工作对安全、经济、有效地使用药品是必需的，但药物不良反应监测工作的更加深入和更有成效离不开药物警戒的引导。药物警戒工作既可以节约资源，又能挽救生命，这对处于社会主义初级阶段的我国来说具有重要的意义。

二、药物警戒与药物不良反应监测

药物警戒与药物不良反应监测具有很多相似之处。最主要的在于，它们的最终目的都是为了提高临床合理用药的水平，保障公众用药安全，改善公众身体健康状况，提高公众的生活质量。但事实上，药物警戒与药物不良反应监测工作是有着相当大的区别的。

1. 监测对象不尽相同 药物不良反应监测的对象是质量合格的药品，不包括因药品疗效缺乏、质量不合格或使用问题等导致的人体反应，在实施监测过程中，监测人员并不能区分患者出现的反应是什么原因造成的，因此，本着"可疑即报"的原则，因药品质量、使用等问题导致的不良事件也都报告至国家药物不良反应监测中心。而药物警戒涉及除质量合格药品之外的其他药品，如低于法定标准的药品，药物与化合物、药物及食物的相互作用等。

2. 监测时间范围上不同 药物警戒包含了上市前研发阶段的临床风险监测和评估，欧盟制度层面的药物警戒从审批环节就已经开始，而我国的不良反应监测工作仅局限于药品上市以后，上市前和审批环节均未纳入不良反应监测体系。但对于一个药品而言，上市前的安全性问题很可能带到上市后，上市前的安全性研究证据可以为上市后风险评估提供支持。

3. 工作内容不尽相同 药物警戒扩展了药物不良反应监测工作的内涵，除了药物不良反应监测工作，还有风险发现、识别、评估到控制的全过程。例如用药错误、风险信号的检测、药品定期安全性报告、药品上市后安全性研究、药品风险管理、药品风险沟通等一系列内容。

4. 监测方法不同 我国现阶段药物不良反应监测方法还比较单一，仍是以药物不良反应的自发报告（即被动监测）为主，一种相对被动的手段。在2011年修订的《药物不良反应报告和监测管理办法》中，药品重点监测被引入了法规，这是我国探索主动监测的一项重要尝试，已经逐步由生产企业开展起来。而药物警戒则是积极主动地开展药物安全性相关的各项评价工作。

药物警戒是对药物不良反应监测的进一步完善，也是药学监护更前沿的工作。药物警戒提出之前，药物不良反应监测起着药物警戒作用。药物警戒是人们开展药物不良反应监测之后，对药物安全性日益重视，进而提出的比药物不良反应监测更系统、更全面、更科学的概念。

三、监测药物不良反应信号

监测药物不良反应信号为WHO推荐的药物警戒方法。

（一）个例安全报告

WHO的乌普萨拉监测中心（Uppsala Monitoring Centre，UMC）又叫国际药物不良反应监测中心，是由WHO建立的一个独立的国际服务和科学研究机构，其主要的职责就是研究分析来自其成员国的个例安全报告，确保消费者安全有效地使用药品。WHO的个例安全报告包括那些报告给一国监管部门的报告，如英国药品和健康产品管理局的黄卡报告系统，还包括医药类杂志出版的各种无对照试验报告。通常各种来源的不良反应报告聚集到一定程度之后才会构成一个安全警告，但对那种具有很强的说服力并且信息又非常完整的个例报告，也可根据实际情况采取相应的措施。不良反应报告是发现潜在安全信息及获得一线证据的重要途径，是进行药品安全监管的基础。

（二）对个例报告进行临床审查

并不是所有的不良反应报告都会通过药物警戒体系提交，一些报告可能会在其他相关的医药学杂志上发表，一些重要的信息可能只存在那些没有特殊要求的报告中，而在正规的报告数据库中却没有，因此，对不良反应报告进行详细的临床审查是一项必不可少的发现有价值信息的重要途径。

（三）队列事件监测

为了补足个例安全报告，一些国家构建了队列事件监测体系（cohort-event monitoring，CEM），队列必须要从使用选定的被监测药品的患者中选取，不断地收集被监测药品的不良事件信息，该体系的主要目的就是发现新的安全信号，更好地促进患者安全地使用药品。CEM 最大的局限就是选取的患者数量过少，并且缺乏未暴露患者的相关数据。

（四）患者电子病程记录

收集患者的电子病程记录对分析药品的安全使用是非常有意义的，但目前却应用的非常少。电子病程记录覆盖的患者数量很广，不仅有患者医学史方面的信息，还包括暴露和未暴露患者的相关信息，并且包含的患者信息也非常详细，这些可以获得患者信息包括处方信息、实验室测试信息、转诊和住院信息、症状和诊断信息等，但该方法最重要的一点就是要确保患者和医务人员私人信息的保密性。在英国，患者病程记录是很重要的信息来源，是构成综合性医学研究数据库及 IMS 疾病分析和卫生保健数据库的基础，相比个例安全报告，患者病程记录包含的信息更为完整，如医学史信息、过敏性信息服用其他药物的信息等。

（五）大数据药物不良反应信号挖掘

我国传统的不良反应信号获取方式是自发呈报（spontaneous reporting system，SAS），逐渐发展为药品不良事件的主动监测，中国人民解放军总医院率先以医院信息系统（hospital information system，HIS）为依托，设计开发了住院患者药物不良事件的主动监测系统。近年来，为了弥补传统报告形式的不足，随着医疗大数据时代的到来，越来越多的学者开始转向研究基于医疗大数据的 ADR 信号挖掘，Federer 等从 Sider、Offsider 等数据库中提取不良数据，并从 ClinicalTrail.gov 数据库中提取数据，挖掘警戒信号。张婧霞等采用比例报告比值比法、报告比值比法、综合标准法、贝叶斯可信传播神经网络法及多项伽玛泊松分布缩减法 5 种信号检测方法研究，均可系统、自动地检测到 ADR 报告中的风险信号，但 5 种方法各有利弊。

（张志宏　任丽丽　王　璇　李　珺）

 参考文献

1　张婧媛,白羽霞,韩晟,等. 数据挖掘方法检测药物不良反应信号的应用研究[J]. 药物不良反应杂志,2016,18(6):412-416.

2　王丹,彭丽丽,刘翠丽,等. 药物警戒解析及与药物不良反应监测的区别[J]. 中国药物警戒,2017,14(3):150-152,157.

3　赵霞,陈瑶,廖俊,等. 基于医药大数据的药物不良反应信号挖掘探讨[J]. 中华医院管理杂志,2017,33(5):373-376.

4　陈新谦,金有豫,汤光. 陈新谦新编药物学[M]. 18 版. 北京:人民卫生出版社,2018:16-28.

5　KAEHLER ST, MINTON N, WALSH N, et al. Global implications of the EU's pharmacovigilance system master file requirements: newly developed decision trees to distinguish different study types[J]. Pharmaceutical Med,2015,29:323-329.

第138章

抗微生物药

第一节 青霉素类

青霉素类药物见表138-1。

表138-1 青霉素类药物

药品名称	常用剂型	作用与用途	用法与用量	注意事项
青霉素 Benzylpenicillin	注射剂	对大多数革兰氏阳性菌和革兰氏阴性球菌,某些革兰氏阳性杆菌、各种螺旋体及放线菌有强大抗菌作用	1. 肌内注射:一般感染,40万~80万 U/次,2 次/d,严重感染可增至 4 次/d 2. 静脉滴注:严重感染,200万~2 000万 U/d 稀释后分 3~4 次静脉滴注	用前皮试,过敏者禁用
苄星青霉素 Benzathine Benzylpenicillin	注射剂	作用同青霉素,其特点是体内吸收慢,排泄慢,维持时间长	肌内注射:60万 U~120万 U/次,1 次/2~4 周	用前皮试,过敏者禁用
青霉素 V Penicillin V	片剂	抗菌谱同青霉素,其特点是口服不被胃酸破坏	口服:0.25~0.5 g/次,3~4 次/d,餐前 1 h 服	青霉素类药过敏者禁用
苯唑西林 Oxacillin	注射剂	抗菌作用机制同青霉素,特点是耐青霉素酶	1. 肌内注射:1 g/次,3~4 次/d 2. 静脉滴注:1~2 g/次,3~4 次/d	对青霉素类药物过敏者禁用
阿莫西林 Amoxicillin	胶囊;干混剂	本品抗菌谱与氨苄西林相似,对部分肠杆菌科细菌具有活性	口服:0.5~1 g/次,3~4 次/d	对青霉素类药物过敏者禁用
阿莫西林克拉维酸钾 Amoxicillin and Potassium Clavu-lanate	注射剂;片剂	本品为阿莫西林与克拉维酸的复合制剂,具有广谱耐酶、高效的特点	1. 静脉滴注:1.2 g/次,3 次/d 2. 口服:0.375~0.625 g/次,3 次/d	对青霉素类及 β-内酰胺酶抑制剂过敏者禁用

续表 138-1

药品名称	常用剂型	作用与用途	用法与用量	注意事项
哌拉西林他唑巴坦 Piperacillin and tazobactam	注射剂	复方广谱抗生素用于对哌拉西林耐药,但对本品敏感的产 β-内酰胺酶的细菌引起的中、重度感染	静脉滴注:4.5 g/次,3 次/d	对青霉素类药物及 β-内酰胺酶抑制剂过敏者禁用

第二节　头孢菌素类

头孢菌素类药物见表138-2。

表 138-2　头孢菌素类药物

药品名称	常用剂型	作用与用途	用法与用量	注意事项
头孢唑林 Cefazolin	注射剂	第一代头孢菌素对革兰氏阳性菌的抗菌活性较强。围手术期常用预防药物	1. 肌内注射:2～4 g/d,分 3～4 次 2. 静脉滴注:4～6 g/d,分 2～4 次	注意监测肾功能
头孢硫脒 Cefathiamidine	注射剂	第一代头孢菌素对革兰氏阳性菌的抗菌活性较强	1. 肌内注射:0.5～1 g/次,4 次/d 2. 静脉滴注:4～8 g/d,分 2～4 次	注意监测肾功能
头孢克洛 Cefaclor	片剂;胶囊剂;缓释片	第二代头孢菌素	口服:0.25 g/次,3～4 次/d(普通片)缓释制剂(片、胶囊):0.375～0.75 g/次,2 次/d	
头孢呋辛 Cefuroxime	注射剂;片剂	第二代头孢菌素围手术期常用预防药物	1. 肌内注射:0.25～0.5 g/次,2～3 次/d 2. 静脉滴注:0.75～1.5 g/次,3 次/d 3. 口服:0.5～1 g/d,分 2 次给药	
头孢西丁 Cefoxitin	注射剂	为头霉素类抗菌药物。可用于混合性厌氧、需氧菌感染	静脉注射或静脉滴注:4～6 g/d,分 3～4 次给药	用药前须确定患者是否有对本药头孢菌素、青霉素过敏史
头孢噻肟 Cefotaxime	注射剂	第三代头孢菌素	静脉注射或静脉滴注:2～8 g/d,分 2～4 次给药	
头孢哌酮舒巴坦 Cefoperazone and Sulbactam	注射剂	本品为头孢哌酮与舒巴坦组成的复合制剂,对部分耐药阴性杆菌显示协同抗菌作用	静脉滴注:1.5～3 g/次,2 次/d	
头孢曲松 Ceftriaxone	注射剂	本品为长效第三代头孢菌素	1～2 g/次,1～2 次/d	
头孢他啶 Ceftazidime	注射剂	为第三代头孢菌素中抗铜绿假单胞菌最强的头孢菌素	1.5～6 g/d,分 3 次	

续表 138-2

药品名称	常用剂型	作用与用途	用法与用量	注意事项
头孢他啶阿维巴坦 Ceftazidime and Avibatan	注射剂	覆盖大多数肠杆菌科细菌,包括产 AmpC β-内酰胺酶、超广谱 β-内酰胺酶肠杆菌及部分肺炎克雷伯菌碳青霉烯酶和 OXA 型碳青霉烯酶的肠杆菌科细菌	2.5 g/次,每 8 h 一次	用药前须确定患者是否有对本药头孢菌素、青霉素过敏史
头孢克肟 Cefixime	片剂	第三代头孢菌素口服药物	口服:100~200 mg/次,2 次/d	
头孢地尼 Cefdinir	胶囊;颗粒剂	第三代口服头孢菌素口服药物	口服:0.1 g/次,3 次/d	
头孢噻利 Cefoselis	注射剂	第四代头孢菌素	静脉滴注:1~2 g/d,分 2 次给药	
头孢吡肟 Cefepime	注射剂	第四代头孢菌素	1~2 g/次,2 次/d,最高量 6 g/d	

第三节　单环 β-内酰胺类

单环 β-内酰胺类药物见表 138-3。

表 138-3　单环 β-内酰胺类药物

药品名称	常用剂型	作用与用途	用法与用量	注意事项
氨曲南 Aztreonam	注射剂	为单环 β-内酰胺类抗生素,用于阴性杆菌引起的各种感染	每日 2~4 g,分 2~3 次给药,重症患者可用到 8 g	本品与青霉素之间无交叉过敏反应,但对青霉素、头孢菌素过敏及过敏体质者仍需慎用

第四节　碳青霉烯类

碳青霉烯类药物见表 138-4。

表 138-4　碳青霉烯类药物

药品名称	常用剂型	作用与用途	用法与用量	注意事项
美罗培南 Meropenem	注射剂	具有广谱、强效、耐酶的特性	静脉注射或静脉滴注:0.5 ~ 6 g/d,分 2~3 次给药	禁用于对本药过敏者(对青霉素或头孢菌素过敏者对本品也有交叉过敏)
亚胺培南西司他丁钠 Imipenem and Cilastatin Sodium	注射剂	具有广谱、强效、耐酶的特性	静脉滴注:0.5 ~ 1 g/次,1 次/8 ~ 12 h,重症者可 1 次/6 h,极量为 4 g/d	

第五节　氨基糖苷类

氨基糖苷类药物见表 138-5。

表 138-5　氨基糖苷类药物

药品名称	常用剂型	作用与用途	用法与用量	注意事项
阿米卡星 Amikacin	注射剂	严重革兰氏阴性菌感染	肌内注射或稀释后静脉滴注每 12 h 5 ~7 mg/kg 或每 24 h 15 mg/kg	
庆大霉素 Gentamicin	注射剂	严重革兰氏阴性菌感染	肌内注射或稀释后静脉滴注,一次 80 mg,或按体重一次 1 ~ 1.7 mg/kg 每 8 h 一次;或一次 5 mg/kg,每 24 h 一次	注意耳、肾毒性
链霉素 Streptomycin	注射剂	对一些革兰氏阴性菌及少数阳性菌有体外抗菌作用,对结核分枝杆菌有强大抗菌作用	肌内注射:0.75 ~ 1 g/d,分 1 ~ 2 次用	
依替米星 Etimicin	注射剂	与庆大霉素相似	静脉滴注:0.2 g/次,1 次/d	

第六节　四环素类

四环素类药物见表 138-6。

表 138-6　四环素类药物

药品名称	常用剂型	作用与用途	用法与用量	注意事项
四环素 Tetracycline	片剂;胶囊剂	广谱抑菌剂	口服:0.25 ~ 0.5 g/次,3 ~ 4 次/d	对本药过敏者、儿童、孕妇及哺乳妇女禁用
多西环素 Doxycycline	片剂	抗菌谱与四环素相同	口服:首剂 0.2 g 以后 0.1 g/12 ~ 24 h	对本品或四环素类药过敏者禁用;8 岁以下儿童及孕妇、哺乳妇女禁用
米诺环素 Minocycline	胶囊;片剂	其抗菌谱与四环素相似	成人 0.1 ~ 0.2 g/d,1 ~ 2 次/d,首剂加倍,一日不宜超过 0.4 g	具有前庭毒性,可出现头晕、平衡失调、耳鸣等症

第七节　大环内酯类

大环内酯类药物见表 138-7。

表 138-7　大环内酯类药物

药品名称	常用剂型	作用与用途	用法与用量	注意事项
红霉素 Erythromycin	片剂;胶囊	抗菌谱较广,对大多数革兰氏阳性、部分革兰氏阴性菌及某些非典型致病菌有效	口服:1 ~ 2 g/d,分 2 ~ 4 次空腹口服	对本药及其他大环内酯类药过敏者禁用
克拉霉素 Clarithromycin	片剂;胶囊剂	为红霉素衍生物,抗菌谱、抗菌作用同红霉素	口服:0.25 ~ 0.5 g/次,2 次/d	
阿奇霉素 Azithromycin	注射剂;片剂	为红霉素衍生物,抗菌谱较红霉素略宽	1. 口服:首次 0.5 g,以后每次 0.25 g,每日 1 次,空腹服用 2. 静脉滴注:每次 0.5 g,每日 1 次	

第八节　磺 胺 类

磺胺类药物见表 138-8。

表138-8　磺胺类药物

药品名称	常用剂型	作用与用途	用法与用量	注意事项
复方磺胺甲噁唑 Compound Sulfa-methoxazole	片剂	磺胺甲噁唑(SMZ)作用同磺胺嘧啶(SD),抗菌作用较SD强,加入甲氧苄啶(TMP)加强抗菌作用并减少耐药性	口服:成人常用量 治疗细菌性感染,一次TMP 0.16 g和SMZ 0.8 g,每12 h服用1次,治疗卡氏肺孢子虫肺炎,一次TMP 3.75～5 mg/kg,SMZ 18.75～25 mg/kg,每6 h服用1次	注意重症药疹

第九节　喹诺酮类

喹诺酮类药物见表138-9。

表138-9　喹诺酮类药物

药品名称	常用剂型	作用与用途	用法与用量	注意事项
诺氟沙星 Norfloxacin	胶囊剂	用于敏感菌引起的泌尿道、肠道感染	口服:0.1～0.2 g/次,3～4次/d	孕妇应避免使用,18岁以下者慎用
环丙沙星 Ciprofloxacin	注射剂;片剂	对铜绿假单胞菌效果较好	1.静脉滴注:一次0.2～0.4 g,2～3次每天,滴注时间需大于60 min 2.口服:成人常用量:每日0.5～1.5 g,分2～3次	
左氧氟沙星 Levofloxacin	片剂;注射剂	用于敏感菌引起的下呼吸道、泌尿系统、肠道感染及眼、耳、鼻、口腔、皮肤等感染	静脉滴注:成人常用剂量为250 mg或500 mg,缓慢滴注,滴注时间不少于60 min,每24 h静脉滴注一次;严重感染可增加至750 mg。口服剂量同静脉给药剂量	
莫西沙星 Moxifloxacin	片剂;注射剂	具广谱抗菌活性,对肺炎链球菌效果较好	静脉滴注:0.4 g/次,1次/d。口服剂量同静脉给药剂量	

第十节　硝基咪唑类

硝基咪唑类药物见表138-10。

表138-10 硝基咪唑类药物

药品名称	常用剂型	作用与用途	用法与用量	注意事项
甲硝唑 Metronidazole	注射剂;片剂	具有抗厌氧菌等多种作用	静脉滴注:用于厌氧菌感染,每次0.5 g,每日3次,缓慢滴注,口服每日0.6~1.2 g,分3次口服	对本药或其他咪唑类药过敏者禁用,忌饮酒
替硝唑 Tinidazole	注射剂;片剂	具有抗厌氧菌等多种作用。毒副作用较低	1.口服:厌氧菌感染:每次1 g,每日1次,首次加倍,疗程5~6日。外科预防用药:术前12 h顿服2 g 2.静脉滴注:每次0.8 g,每日1次	
奥硝唑 Ornidazole	注射剂;片剂;栓剂	具有抗厌氧菌等多种作用。毒副作用较低	1.口服:厌氧菌感染及术前预防:每次0.5 g,每日2次 2.静脉滴注:成人起始剂量为0.5~1.0 g,然后每12 h静脉滴注0.5 g	

第十一节　硝基呋喃类

硝基呋喃类药物见表138-11。

表138-11 硝基呋喃类药物

药品名称	常用剂型	作用与用途	用法与用量	注意事项
呋喃妥因 Nitrofurantoin	片剂	用于敏感菌所致的急性单纯性下尿道感染	口服:0.05~0.1 g/次,3~4次/d	呋喃妥因宜与食物同服,以减少胃肠道刺激
呋喃唑酮 Furazolidone	片剂	用于菌痢、肠炎、伤寒等	口服:0.1 g/次,3~4次/d	服药期间和停药后5 d内,禁止饮酒

第十二节　抗结核病药

抗结核病药物见表138-12。

表138-12 抗结核病药物

药品名称	常用剂型	作用与用途	用法与用量	注意事项
异烟肼 Isoniazid	片剂;注射剂	为一线抗结核药	1.口服:日4~6 mg/kg,1次或分2~3次口服 2.肌内注射:每日0.1~0.3 g 3.静脉滴注:每日0.4~0.6 g	监测肝功能及有无手脚发麻的症状

续表 138-12

药品名称	常用剂型	作用与用途	用法与用量	注意事项
吡嗪酰胺 Pyrazinamide	片剂	为一线抗结核药	口服:0.25~0.5 g/次,3 次/d	监测血尿酸水平
乙胺丁醇 Ethambutol	片剂;胶囊剂	为一线抗结核药	口服:体重<55 kg,每日 0.75 顿服,体重≥55 kg,每日 1 g 顿服	注意对视力的影响
利福平 Rifampicin	胶囊剂	为一线抗结核药	口服,成人体重≥55 kg,600 mg/次,体重<55 kg,450 mg/次,空腹顿服 1 次/d	监测肝功能
利福喷汀 Rifapentine	胶囊剂	利福霉素衍生物高效、长效	口服:600 mg/次,清晨顿服,1 次/1 周	

第十三节　抗麻风病类

抗麻风病类药物见表 138-13。

表 138-13　抗麻风病类药物

药品名称	常用剂型	作用与用途	用法与用量	注意事项
氨苯砜 Dapsone	片剂	本品对麻风杆菌有抑制作用	口服:开始每日 12.5~25 mg,逐渐增量至每日 100 mg,每周服 6 d,停药 1 d,连续 10 周停药 2 周	对本品及磺胺类药物过敏者、严重肝功能损害和精神障碍者禁用

第十四节　抗真菌类药

抗真菌类药物见表 138-14。

表 138-14　抗真菌类药物

药品名称	常用剂型	作用与用途	用法与用量	注意事项
氟康唑 Fluconazole	片剂;注射剂	用于假丝酵母菌、新生隐球菌等引起的感染及免疫抑制患者的真菌感染的预防	根据病菌的不同,负荷剂量每天 400~800 mg,后续剂量每天 200~400 mg	监测肝功能
伏立康唑 Voriconazole	片剂;注射剂	广谱抗真菌药,主要用于治疗曲霉病、对氟康唑耐药的念珠菌、足放线病菌属、镰刀菌属引起的感染	1. 口服:0.4 g/次,2 次/d,1 d 后维持剂量减半。2. 注射剂:6 mg/kg,每日 2 次,1 d 后维持剂量减至 4 mg/kg	监测肝功能

续表 138-14

药品名称	常用剂型	作用与用途	用法与用量	注意事项
卡泊芬净 Caspofungin	注射剂	为棘白菌素类抗真菌药物,用于念珠菌及曲霉菌病	首日给予单次 70 mg 的负荷剂量,之后给予 50 mg 的维持剂量	监测肝功能
两性霉素 B AmphotericinB	注射剂	多烯类抗真菌药物	静脉滴注:开始用小剂量 1 ~ 2 mg,逐日递增到每日 1 mg/kg,每日给药 1 次	监测肾功能、血钾
两性霉素 B 脂质体 Amphotericin B Liposome	注射剂	抗菌谱与抗菌作用同两性霉素 B,但脂质体制剂降低了两性霉素 B 的肾毒性	静脉滴注:起始剂量每日 0.1 mg/kg,第 2 日开始剂量增加 0.25 ~ 0.5 mg/kg,再逐日递增至每日 1 ~ 3 mg/kg 的维持量	

第十五节　多黏菌素类

多黏菌素类药物见表 138-15。

表 138-15　多黏菌素类药物

药品名称	常用剂型	作用与用途	用法与用量	注意事项
硫酸多黏菌素 B Polymyxin B	注射剂	临床用于抗革兰氏阴性杆菌主要为铜绿假单胞菌引起的感染。对其他阴性菌也有较好的治疗效果	肌内注射:每天按每千克体重 1 万 ~ 2 万 U 计算,分 3 次注射。静脉滴注:每天 50 万 ~ 100 万 U,分 2 次给药	基础肾功能应在治疗前检测,治疗期间应密切监测肾功能和血药浓度

第十六节　噁唑烷酮类

噁唑烷酮类药物见表 138-16。

表 138-16　噁唑烷酮类药物

药品名称	常用剂型	作用与用途	用法与用量	注意事项
利奈唑胺 Linezolid	注射剂;片剂	可用于治疗由需氧的革兰氏阳性菌引起的感染	MRSA 感染的成年患者应采用利奈唑胺 600 mg 每 12 h 一次进行治疗。口服同静脉剂量	在应用利奈唑胺的患者中有出现骨髓抑制的报道

第十七节 甘氨酰环素类

甘氨酰环素药物见表138-17。

表138-17 甘氨酰环素类药物

药品名称	常用剂型	作用与用途	用法与用量	注意事项
替加环素 Tigecycline	注射剂	复杂性腹腔内感染、复杂性皮肤和皮肤软组织感染、社区获得性细菌性肺炎	静脉滴注:推荐的给药方案为首剂100 mg,然后,每12 h 50 mg。替加环素的静脉滴注时间应该每12 h 给药一次,每次30~60 min	替加环素治疗组与中止治疗相关的最常见原因为恶心(1%)和呕吐(1%);监测肝功能

第十八节 环脂肽类

环脂肽类药物见表138-18。

表138-18 环脂肽类药物

药品名称	常用剂型	作用与用途	用法与用量	注意事项
达托霉素 Daptomycin	注射剂	金黄色葡萄球菌导致的伴发右侧感染性心内膜炎的血流感染(菌血症)	静脉给药:将6 mg/kg 本药溶解在0.9% 氯化钠注射液中,以30 min 的时程滴注,每24 h 1 次	由于达托霉素主要通过肾脏消除,建议对肌酐清除率<30 mL/min 的患者进行剂量调整

第十九节 糖肽类

糖肽类药物见表138-19。

表138-19 糖肽类药物

药品名称	常用剂型	作用与用途	用法与用量	注意事项
万古霉素 Vancomycin	注射剂	多肽类抗生素,对各种革兰氏阳性球菌与部分杆菌有强大抗菌作用	静脉滴注:1~2 g/d,分2 次用药	对本药或万古霉素类药过敏者禁用

第二十节　林可酰胺及其他类

林可酰胺及其他类药见表 138-20。

表 138-20　林可酰胺及其他类药

药品名称	常用剂型	作用与用途	用法与用量	注意事项
克林霉素 Clindamycin	片剂;注射剂	用于金黄色葡萄球菌、厌氧菌引起的严重感染	1. 口服:150 ~ 300 mg/次,4 次/d 2. 肌内注射或静脉注射:0.6 ~ 1.8 g/d,分 2 ~ 4 次	对本药或林可霉素类药过敏者禁用
磷霉素 Fosfomycin	注射剂	与其他药物相比给予单次剂量即可在泌尿系统中持续保持较高药物浓度	1. 肌内注射:2 ~ 8 g/d,分 3 ~ 4 次 2. 静脉滴注:4 ~ 12 g/d,分 2 ~ 3 次	本品静脉滴注速度宜缓慢,每次静脉滴注时间应在 1 ~ 2 h 以上

第二十一节　抗病毒药

抗病毒药见表 138-21。

表 138-21　抗病毒药

药品名称	常用剂型	作用与用途	用法与用量	注意事项
阿昔洛韦 Aciclovir	片剂;注射剂	主要治疗疱疹病毒	1. 口服:0.2 ~ 0.6 g/次,4 ~ 6 次/d 2. 静脉滴注:5 ~ 10 mg/(kg·次),3 次/d	监测肾功能
更昔洛韦 Ganciclovir	胶囊剂;注射剂	对巨细胞病毒、单纯疱疹病毒 Ⅰ、Ⅱ 型,EB 病毒和水痘疱疹病毒有抑制作用	静脉滴注:诱导治疗 5 mg/kg,输注 1 h,每日 2 次,14 ~ 21 d 维持治疗 5 mg/kg,每日 1 次。维持期亦可采用口服给药,每日 3 次,每次 1 g 与食物同服用	监测血常规
伐昔洛韦 Valaciclovir	片剂;颗粒剂	为阿昔洛韦的缬氨酸酯,口服吸收生物利用度达 65%	口服 500 mg/d,2 次/d	监测肾功能
膦甲酸钠 Foscarnet Sodium	注射剂	用于疱疹病毒引起的感染	静脉滴注:初剂量 60 mg/kg,1 次/8 h,用 2 ~ 3 周;维持量 90 ~ 120 mg/(kg·d),3 次/d,视病情调整剂量	使用本品期间必须密切监测肾功能
拉米夫定 Lamivudine	片剂	慢性乙型肝炎的症状治疗	口服:0.1 g/次,1 次/d	对本药过敏者禁用

续表 138-21

药品名称	常用剂型	作用与用途	用法与用量	注意事项
阿德福韦 Adefovir	片剂	适用于治疗有乙型肝炎病毒、慢性乙型肝炎	口服:用于慢性乙型肝炎:每次0.01 g,每日1次	对本药过敏者禁用
替诺福韦 Tenofovir	片剂	适于治疗成人和青少年(年龄12岁及以上,体重至少为35 kg)慢性乙型肝炎	每日1次,每次1片口服。需随食物服用	不推荐富马酸丙酚替诺福韦片用于CrCl<15 ml/min且未接受血液透析的患者

(叶 飞 李 珺)

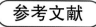参考文献

1 陈灏珠,林果为,葛均波.实用内科学[M].15版.北京:人民卫生出版社,2017:224-715.

2 《抗菌药物临床应用指导原则》修订工作组.抗菌药物临床应用指导原则(2015年版)[M].北京:人民卫生出版社,2015:35-64.

3 桑福德.抗微生物治疗指南[M].48版.北京:中国协和医科大学出版社,2019:75-93.

第139章

抗寄生虫病药

抗寄生虫病药见表139-1。

表139-1　抗寄生虫病药

药品名称	常用剂型	作用与用途	用法与用量	注意事项
氯喹 Chloroquine	片剂;注射剂	主要是控制疟疾的症状。还可用于治疗阿米巴病、华支睾吸虫病、肺吸虫病、结缔组织疾病等,也用于治疗光敏性疾病如日晒红斑症	1. 口服:治疟疾,首剂1 g,6 h后0.5 g,第2~3日各服0.5 g。预防性抑制疟疾症状发作,每周1次,每次0.5 g治疗阿米巴病,第1~2日,每次0.5 g,每日2~3次,以后每日0.5 g,连用2~3周 2. 静脉给药:用于脑型疟,起始剂量18~24 mg/kg,后减量	对本药过敏者,孕妇、哺乳妇女禁用
羟氯喹 Hydroxychloro-quine	片剂	化学结构,抗疟作用与氯喹相似,但毒性低。本药也具有抗炎、免疫调节及抗凝作用	口服:预防疟疾:在进入疟疾流行区前1周服0.4 g,以后每周1次,每次0.4 g;治疗急性疟疾:首次0.8 g,6~8 h后服0.4 g,第2~3日每日1次,每次0.4 g。治疗类风湿性关节炎、红斑狼疮:开始每日0.4 g,分次服用;维持量每日0.2~0.4 g,每日剂量不能超过6.5 mg/kg	对本药或氯喹过敏者,出现视网膜或视野改变者、孕妇、哺乳妇女禁用
伯氨喹 Primaquine	片剂	主要用于根治间日疟和控制疟疾传播	口服:根治间日疟每日3片,连服7 d。用于杀灭恶性疟配子体时,每日2片,连服3 d	葡萄糖-6-磷酸脱氢酶缺乏、系统性红斑狼疮及类风湿性关节患者禁用
乙胺嘧啶 Pyrimethamine	片剂	本品主要用于疟疾的预防,也可用于治疗弓形虫病	口服:预防用药,应于进入疫区前1~2周开始服用,一般宜服至离开疫区后6~8周,每周服4片。治疗弓形虫病,每日50~100 mg顿服,共1~3 d(视耐受力而定),然后每日服25 mg,疗程4~6周	一般抗疟治疗量时,毒性很低,较为安全

续表 139-1

药品名称	常用剂型	作用与用途	用法与用量	注意事项
甲硝唑 Metronidazole	注射剂;片剂	具有抗厌氧菌等多种作用	静脉滴注:用于厌氧菌感染,每次 0.5 g,每日 3 次,缓慢滴注;口服每日 0.6~1.2 g,分 3 次服	对本药或其他咪唑类药过敏者、禁用,忌饮酒
葡萄糖酸锑钠 Sodium Stibo Gluconate	注射剂	用于治疗黑热病	肌内或静脉注射,一般成人一次 6 ml(1 支,含五价锑 0.6 g),1 d 1 次,连用 6~10 d 或总剂量按体重 90~130 mg/kg(以 50 kg 为限),等分 6~10 次,每日 1 次	肺炎、肺结核及严重心、肝、肾疾患者禁用治疗过程中有出血倾向、体温突然上升或粒细胞减少、呼吸加速、剧烈咳嗽、水肿、腹水时,应暂停注射
吡喹酮 Praziquantel	片剂	为广谱抗吸虫和绦虫药物。适用于各种血吸虫病、华支睾吸虫病、肺吸虫病、姜片虫病以及绦虫和囊虫病	口服:各种慢性血吸虫病采用总剂量 60 mg/kg 的 1~2 d 疗法,每日量分 2~3 次,餐间服。治疗其他寄生虫病时需调整剂量	眼囊虫病患者禁用。禁用于对本药或药物辅料过敏的患者
阿苯达唑 Albendazole	片剂	广谱驱肠虫药。用于治疗钩虫、蛲虫、鞭虫、蛔虫、粪类圆线虫和绦虫等所致的疾病,均有显著疗效	口服:驱钩虫、鞭虫,每次 0.4 g,每日 2 次,连用 3 d;驱蛔虫、蛲虫,顿服 0.4 g,1 次即可;驱粪类圆线虫、绦虫,每次 0.4 g,连服 6 d;治疗包虫病,每日 20 mg/kg,分 2 次服用,疗程 1 个月以上。	2~12 岁儿童减半;孕妇及哺乳妇女禁用

（钱　青　李　珺）

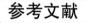

参考文献

1　国家基本药物临床应用指南和处方集编委会. 国家基本药物处方集(2018 年版)［M］. 北京:人民卫生出版社,2019:111-128.

2　桑福德. 抗微生物治疗指南［M］. 48 版. 北京:中国协和医科大学出版社,2019:154-171.

3　舒静.《桑福德抗微生物治疗指南》新译第 44 版中的几点疑问及建议［J］. 科技视界,2019:248-249.

4　PAN D,HILLS G,HAMILTON A R,et al. Recommended antimicrobial therapy for common inpatient infections:a comparative review of guidelines across 51 hospital trusts in England［J］. Postgrad Med J,2021,97(1154):782-788.

第 140 章

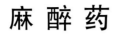

麻 醉 药

第一节　局部麻醉药

局部麻醉药见表 140-1。

表 140-1　局部麻醉药

药品名称	常用剂型	作用与用途	用法与用量	注意事项
利多卡因 Lidocaine	注射剂	为中效酰胺类局部麻醉药及抗心律失常药。用于局部麻醉和心律失常	表面麻醉,一次不超过 0.1 g;治疗室性心律失常,静脉注射 1～2 mg/kg,继以 1～4 mg/min 静脉滴注,每小时不超过 0.2 g	对酰胺类麻醉药过敏者、有癫痫大发作史者、肝功能严重不全者、阿-斯综合征患者、严重心脏传导阻滞患者禁用
布比卡因 Bupivacaine	注射剂	为酰胺类长效局部麻醉药。用于局部浸润麻醉、外周神经阻滞、硬膜外麻醉	0.125%～0.25% 用于局部浸润麻醉;0.25%～0.5% 用于神经阻滞麻醉;0.5% 用于硬膜外麻醉	对酰胺类麻醉药过敏者,肝、肾功能严重不全者,低蛋白血症者、休克或重症肌无力者禁用
罗哌卡因 Ropivacaine	注射剂	为长效酰胺类局部麻醉药。用于区域阻滞麻醉和硬膜外麻醉;低浓度可用于区域阻滞镇痛、硬膜外术后或分娩镇痛	0.5%～1% 用于区域阻滞麻醉和硬膜外麻醉;0.2% 用于区域阻滞镇痛、硬膜外术后或分娩镇痛	对酰胺类麻醉药过敏者,完全心脏阻滞,严重低血压、败血症者等禁用

第二节　全身麻醉药

全身麻醉药见表140-2。

表 140-2　全身麻醉药

药品名称	常用剂型	作用与用途	用法与用量	注意事项
氯胺酮 Ketamine	注射剂	本品适用于各种表浅、短小手术麻醉、不合作小儿的诊断性检查麻醉及全身复合麻醉	全身麻醉诱导:成人按体重静脉注射 1～2 mg/kg,维持可采用连续静脉滴注,每分钟不超过 1～2 mg,即按体重 10～30 μg/kg	1.颅内压增高、脑出血及青光眼患者禁用 2.禁用于任何病因、顽固而且难治的高血压,严重的心血管病,近期内心肌梗死 3.甲状腺功能亢进患者禁用
丙泊酚 Propofol	注射剂	用于全身麻醉的诱导及维持,尤其是短小的手术,恢复快、意识清楚,恶心、呕吐的发生率低,也可用于重症监护室患者的镇静	诱导麻醉:1.5～2.5 mg/kg,缓慢静脉注射;麻醉维持:4～12 mg/(kg·h)与芬太尼等镇痛药合用时适当减量	对本药过敏者,孕妇、哺乳妇女、产科麻醉、脑循环障碍患者、低血压或休克者禁用
咪达唑仑 Midazolam	注射剂	本品为苯二氮䓬类的一种。主要用于抗焦虑、镇静、催眠、抗惊厥麻醉前给药,全身麻醉诱导和维持	麻醉前给药:在麻醉诱导前 2 h 使用,剂量为 7.5～15 mg,镇静、抗惊厥,每次 7.5～15 mg	对苯二氮䓬过敏的患者、重症肌无力患者、精神分裂症患者、严重抑郁状态患者禁用
依托咪酯 Etomidate	注射剂	用于全身麻醉诱导,尤其适用于心血管功能,肝、肾功能减退者的大小手术全身麻醉诱导,并适用于小手术的镇静和催眠	麻醉诱导:0.2～0.4 mg/kg;静脉注射;麻醉维持:10 μg/(kg·min)静脉滴注	对本药过敏者,不明原因的癫痫、子痫患者禁用,也禁用于 ICU 患者的镇静
右美托咪定 Dexmedetomidine	注射剂	用于行全身麻醉的手术患者气管插管和机械通气时的镇静	配成 4 μg/ml 浓度以 1 μg/kg 剂量缓慢静脉注射,输注时间超过 10 min 或根据病情进行剂量调整	对本品及其成分过敏者禁用
瑞芬太尼 Remifentanil	注射剂	用于全身麻醉诱导和全身麻醉中维持镇痛	麻醉诱导:成人按0.5～1 μg/kg 的输注速率持续静脉滴注。也可在静脉滴注前给予 0.5～1 μg/kg 的初始剂量静脉注射,静脉注射时间应大于 60 s 或根据病情进行剂量调整	本品不能单独用于全身麻醉诱导。本品处方中含有甘氨酸,因而不能于硬膜外和鞘内给药
七氟烷 Sevoflurane	吸入溶液剂	吸入用七氟烷适用于成年人和儿童的全身麻醉的诱导和维持,住院病患和门诊患者均适用	全身麻醉时七氟烷的用法应根据患者的反应,做到用药个体化	已知对七氟烷、其他卤代吸入性麻醉剂或其他含氟药物过敏的患者禁用

第三节　麻醉辅助药

麻醉辅助药见表 140-3。

表 140-3　麻醉辅助药

药品名称	常用剂型	作用与用途	用法与用量	注意事项
氯化琥珀胆碱 Suxamethonium	注射剂	为去极化型肌肉松弛剂。用于全身麻醉时气管内插管、需要肌肉松弛的短小手术和抢救,亦可维持麻醉中肌肉松弛	气管插管:1.0 ~ 1.5 mg/kg,静脉注射,维持手术中肌肉松弛作用 0.05% ~ 0.1% 溶液以 50 ~ 60 μg/(kg·min)速率连续静脉滴注	高血钾患者和青光眼、视网膜剥离、眼穿透伤、白内障手术忌用
阿曲库铵 Atracurium Besilate	注射剂	本品为中效非去极化骨骼肌松弛药用于气管插管和手术中骨骼肌松弛,尤其适用于肝、肾功能不全的患者	气管插管:0.5 ~ 0.6 mg/kg,必要时追加 0.1 ~ 0.2 mg/kg,可延长肌肉松弛的时间	对本品过敏者、支气管哮喘患者、重症肌无力患者禁用
维库溴铵 Vecuronium Bromide	注射剂	本品用于全身麻醉时气插管和手术中骨骼肌松弛。特别适用于缺血性心脏病患者,心动过速患者和心血管功能不全患者	气管插管,0.07 ~ 0.1 mg/kg,静脉注射,必要时 30 min 后可追加 0.02 ~ 0.03 mg/kg,维持肌肉松弛	对本药过敏者,重症肌无力患者,孕妇、新生儿禁用
罗库溴铵 Rocuronium Bromide	注射剂	本品为非去极化肌松剂中显效最快的一种。用于气管内插管和全射麻醉时肌肉松弛	插管:0.6 mg/kg,单次静脉注射。维持量:0.15 mg/kg;单次静脉注射:5 ~ 10 μg/(kg·min)连续静脉滴注	对本药或溴化物过敏者禁用

（钱　青）

参考文献

1　国家基本药物临床应用指南和处方集编委会.国家基本药物处方集(2018 年版)[M].北京:人民卫生出版社,2019:129-151.
2　徐建国,黄宇光,杨建军.疼痛药物治疗学[M].2 版.北京:人民卫生出版社,2020:246-258.

第141章

镇痛、解热、抗炎、抗痛风药

第一节 镇 痛 药

镇痛药见表141-1。

表141-1 镇痛药

药品名称	常用剂型	作用与用途	用法与用量	注意事项
芬太尼 Fentanyl	注射剂；透皮贴剂	本品为强效镇痛药，适用于麻醉前、中、后的镇静与镇痛。也用于各种剧烈疼痛	给药方式及给药时机等因素决定给药剂量不同 麻醉前给药：手术前 30～60 min，成人肌内注射 0.05～0.1 mg 麻醉辅助用药：成人首次静脉注射 0.05～0.1 mg，每隔 2～3 min 重复 1 次，直到效果满意	支气管哮喘、呼吸抑制、对本品特别敏感的患者以及重症肌无力患者禁用。禁止与单胺氧化酶抑制剂合用
哌替啶 Pethidine	注射剂	各种剧痛	静脉注射或肌内注射，常用量：一次 25～100 mg，每日 100～400 mg 根据病情调整	室上性心动过速、颅脑损伤、颅内占位性病变、慢性阻塞性肺疾患、支气管哮喘、严重肺功能不全等禁用 严禁与单胺氧化酶抑制剂同用
吗啡 Morphine	注射剂；片剂	强效镇痛药	静脉注射或皮下注射或口服。成人常用量：一次 5～15 mg 根据病情调整	呼吸抑制已显示发绀、颅内压增高和颅脑损伤、支气管哮喘、肺源性心脏病代偿失调、甲状腺功能减退、皮质功能不全、前列腺肥大、排尿困难及严重肝功能不全、休克尚未纠正控制前、炎性肠梗等患者禁用

续表 141-1

药品名称	常用剂型	作用与用途	用法与用量	注意事项
曲马多 Tramadol	注射剂;片剂;胶囊剂	为阿片受体激动药,起效快,作用持续时间与吗啡相似	1. 口服:普通片,每次 0.05 ~ 0.1 g,每日剂量不超过 0.4 g 2. 肌内注射:每次 0.05 ~ 0.1 g,每日不超过 0.4 g 3. 静脉注射或静脉滴注:每次 0.05 ~ 0.1 g,每日量 0.1 ~ 0.2 g	对本药过敏者,酒精、安眠药、镇痛药等急性中毒者,使用单胺氧化酶抑制剂患者禁用
普瑞巴林 Pregabalin	胶囊剂	本品用于治疗带状疱疹后神经痛、纤维肌痛	口服:起始剂量 50 mg,每天 3 次;最大剂量可增至每日 600 mg	对本品所含活性成分或任何辅料过敏者禁用

第二节　解热、抗炎药

解热、抗炎药见表141-2。

表 141-2　解热、抗炎药

药品名称	常用剂型	作用与用途	用法与用量	注意事项
对乙酰氨基酚 Paracetamol	片剂;颗粒剂;口服溶液剂;干混悬剂、混悬液	通过体温调节中枢扩张外周血管起散热作用;抑制前列腺素等的合成起镇痛作用,用于发热、关节痛、神经痛、头痛、牙痛、痛经等	口服:成人一次 0.3 ~ 0.6 g,每天用量不宜超过 2 g	对本药过敏者禁用。严重肝肾功能不全患者禁用
布洛芬 Ibuprofen	片剂;颗粒剂;胶囊剂;混悬剂	为非类固醇消炎、解热、镇痛药。用于类风湿性关节炎、各种手术肌肉骨骼痛等	口服:成人一次 0.2 ~ 0.6 g,每天用量不宜超过 2.4 g	对本药过敏者禁用。严重肝肾功能不全者或严重心力衰竭者禁用。活动性或既往有消化性溃疡史,胃肠道出血或穿孔的患者禁用
双氯芬酸钠 Diclofenac	片剂	本品用于急慢性风湿性关节炎、急慢性强直性脊柱炎、骨关节炎和软组织损伤、耳鼻喉严重的感染性疼痛和炎症等	口服:每日 1 ~ 2 次,或遵医嘱,餐后服	对本品过敏、哮喘、荨麻疹或其他变态反应、消化道溃疡患者禁用

续表 141-2

药品名称	常用剂型	作用与用途	用法与用量	注意事项
塞来昔布 Celecoxib	胶囊剂	本品能阻止炎性前列腺素类物质的产生,达到抗炎、镇痛及退热作用,用于急性和慢性骨关节炎和类风湿性关节炎	口服:每次 0.1～0.2 g,每日 2 次	禁用于对塞来昔布或药物中其他任何一种成分过敏者。不可用于已知对磺胺过敏者。禁用于冠状动脉旁路搭桥手术、活动性消化道溃疡/出血、重度心力衰竭患者
依托考昔 Etoricoxib	片剂	治疗骨关节炎急性期和慢性期的症状和体征;治疗急性痛风性关节炎;治疗原发性痛经	口服:推荐剂量 30～120 mg,每日 1 次	禁用于对其任何一种成分过敏者。用药前需评估用药风险,应予每日最低剂量,并尽量最短期给药

第三节　抗痛风药

抗痛风药见表 141-3。

表 141-3　抗痛风药

药品名称	常用剂型	作用与用途	用法与用量	注意事项
丙磺舒 Probenecid	片剂	本品用于慢性痛风和高尿酸血症的治疗。亦可作为抗生素治疗的辅助用药,提高其疗效	口服:用于慢性痛风,开始每次 0.25 g,每日 2 次,1 周后增至每次 0.5 g,每日 2 次,每日<2 g	对本药、磺胺药过敏者禁用,急性痛风发作和肾输尿管有结石者忌用
别嘌醇 Allopurinol	片剂	本品用于痛风,尤其是痛风性肾病患者,不仅缓解症状,并可减少肾脏尿酸结石的形成	口服:开始每次 0.05 g,每日 1～2 次,逐渐增量,2～3 周后增至每次 0.1 g,每日 2～3 次,每日<0.6 g	对本药过敏、痛风性关节炎急性发作期、孕妇、哺乳妇女禁用
秋水仙碱 Colchicine	片剂	是治疗痛风急性发作的特效药。用于缓解痛风急性发作的疼痛,预防痛风急性发作,尚可用于白血病、皮肤病、霍奇金病、再生障碍性贫血等治疗	口服:急性期,每日 0.5 mg～1 mg 预防,疗程酌定,出现不良反应时应随时停药	对本药过敏、骨髓增生低下、肝、肾功能不全者、孕妇、哺乳妇女、小于 2 岁的儿童禁用
苯溴马隆 Benzbromarone	片剂;胶囊	可促进肾脏排泄尿酸。用于单纯原发性高尿酸血症及非发作期痛风性关节炎	口服:由小剂量开始,每日 0.025 g 可逐渐上升至每日 0.1 g,早餐后服	对本药过敏、急性痛风、严重肾功能不全者、孕妇、哺乳妇女禁用

续表 141-3

药品名称	常用剂型	作用与用途	用法与用量	注意事项
非布司他 Febuxostat	片剂	通过抑制尿酸合成降低血清尿酸浓度	口服:为 40 mg 或 80 mg,每日 1 次	曾有关于心血管血栓事件的相关报道,推荐用药时进行监测

（王　璇　李　珺）

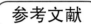参考文献

1　国家基本药物临床应用指南和处方集编委会. 国家基本药物处方集(2018 年版)［M］. 北京:人民卫生出版社,2019:152-190.

2　徐建国,黄宇光,杨建军. 疼痛药物治疗学［M］. 2 版. 北京:人民卫生出版社,2020:111-144.

3　中华医学会内分泌学分会. 中国高尿酸血症与痛风诊疗指南(2019)［J］. 中华内分泌代谢杂志,2020,36(1):1-13.

第 142 章

神经系统用药

第一节　抗震颤麻痹药

抗震颤麻痹药见表 142-1。

表 142-1　抗震颤麻痹药

药品名称	常用剂型	作用与用途	用法与用量	注意事项
左旋多巴片 Lovodopa	片剂	联合用于帕金森病和帕金森综合征。也可用于急性肝功能衰竭引起的肝性脑病	口服给药，开始每次 250 mg，每日 2 ~ 4 次，每隔 3 ~ 7 d 增加 125 ~ 750 mg，直至达到最佳疗效，老年人用量应减少	对多巴类药物过敏、消化性溃疡、高血压或心力衰竭、精神病及糖尿病患者、孕妇、哺乳妇女禁用；5 岁以下儿童慎用
卡左双多巴控释片 Carbidopa and Levodopa	控释片	主要用于治疗帕金森病和帕金森综合征	剂量注意个体化，分为起始剂量：250 mg，每天 2 次，剂量调整：根据患者病情调整维持剂量，调整间隔不少于 3 d	对本药过敏、精神病、严重心血管疾病、孕妇及哺乳期妇女禁用；溃疡、高血压患者慎用；本药可能干扰尿糖和血糖的测试结果
苯海索 Trihexyphenidyl	片剂	用于治疗脑炎后或动脉硬化引起的帕金森综合征；也可用于药物引起的锥体外系反应	成人口服，帕金森病：第一日 1 ~ 2 mg，每 3 ~ 5 d 增加 2 mg，每日不超过 10 mg，分 3 ~ 4 次服；药物诱发的锥体外系反应：第一日 1 mg，后渐增至 5 ~ 10 mg	青光眼患者、前列腺肥大患者、3 岁以下儿童禁用；孕妇及哺乳妇慎用；治疗期间应定期监测眼内压

续表 142-1

药品名称	常用剂型	作用与用途	用法与用量	注意事项
多巴丝肼 Levodopa and Benserazide	片剂	适用于帕金森病以及帕金森综合征	口服,第 1 周每次 125 mg,每日 2 次,每隔 1 周增加 125 mg,每日用量不得超过 1 g,分 3 ~ 4 次服	过敏患者、黑色素瘤、精神病患者、孕妇及哺乳妇女禁用;25 岁以下患者慎用;应定期检查肝肾功能和血常规
吡贝地尔 Piribedil	控释片剂	可单用或与左旋多巴合用于治疗帕金森病,还可用于动脉病变的痛性症状及循环源性的眼科疾病	口服,帕金森病:单用本药,每日 150 ~ 250 mg,2 ~ 3 次服;与左旋多巴合用,每日 50 ~ 150 mg,1 ~ 3 次服;其他适应证:每日 50 mg,餐后用	对本药过敏者,循环衰竭及急性心肌梗死者禁用本药;本药不能与单胺氧化酶抑制药合用
司来吉兰 Sele giline	片剂	单用治疗早期帕金森病或与左旋多巴或与左旋多巴及外周多巴脱羧酶抑制剂合用。与左旋多巴合用特别适用于治疗运动波动	单独服用适用于治疗早期帕金森病或与左旋多巴或与左旋多巴/外周多巴脱羧酶抑制剂合用口服,5 mg/次,不超过 10 mg/d,早饭顿服或早饭和午饭时服,2 ~ 3 d 后可降低左旋多巴剂量	对本品中任一成分过敏、非多巴胺缺乏的锥体外系综合征患者禁用

第二节　抗重症肌无力药

抗重症肌无力药见表 142-2。

表 142-2　抗重症肌无力药

药品名称	常用剂型	作用与用途	用法与用量	注意事项
加兰他敏 Galantamine	注射液	主要用于重症肌无力,小儿麻痹后遗症及因神经系统疾病或外伤所致的运动障碍等神经肌肉功能紊乱	成人口服,每次 5 mg,每日 4 次;3 d 后改为每次 10 mg,每日 4 次	对本药过敏者,癫痫患者,严重肝肾功能损害者,机械性肠梗阻患者禁用
溴吡斯的明片 Pyridosti gmine Bromide	片剂	用于治疗重症肌无力;术后腹胀、尿潴留	请参见药品说明书或遵医嘱	对本药过敏者,心绞痛患者及支气管哮喘患者、机械性肠梗阻、尿路梗阻患者禁用
新斯的明 Neosti gmine	注射液	用于重症肌无力及腹部手术后的肠麻痹	皮下注射、肌内注射均可,每日 1 ~ 3 次,每次 0.25 ~ 1.0 mg;极量:每次 1 mg,每日 5 mg	癫痫、心绞痛、室性心动过速、机械性肠梗阻、尿路梗阻及支气管哮喘患者禁用

第三节 抗癫痫药与抗惊厥药

抗癫痫药与抗惊厥药见表142-3。

表142-3 抗癫痫药与抗惊厥药

药品名称	常用剂型	作用与用途	用法与用量	注意事项
苯妥英钠 Phenytoin Sodium	片剂;注射液	用于癫痫全身性强直阵挛性发作,复杂部分性发作,单纯部分性发作和癫痫持续状态;也用于三叉神经痛及洋地黄中毒所致的心律失常	口服,成人每日100 mg,每日2次,以后逐渐调整至适当剂量	对乙丙酰脲类药物过敏、房室阻滞患、低血压患者禁用
卡马西平 Carbamazepine	片剂	用作治疗癫痫单纯和复杂部分性发作;可缓解三叉神经痛和舌咽神经痛;用于预防或治疗双相性躁狂抑郁症;也用于酒精戒断综合征	成人口服,初始剂量每次100~200 mg,每日1~2次,以后逐渐调整剂量	对本药及三环类抗抑郁药过敏、心脏房室传导阻滞、骨髓抑制者及孕妇、哺乳妇禁用
丙戊酸钠 Sodium Valproate	片剂;缓释片剂;注射剂	主要用于癫痫单纯或复杂性失神发作、肌阵挛发作和大发作;可用于治疗躁狂症及预防性治疗偏头痛	口服,初始为5~10 mg/kg,1周后递增,常用量为每日15 mg/kg,分2~3次服;静脉注射治疗癫痫持续状态每次400 mg,每日2次	对本药过敏者、明显肝功损害者、卟啉病患者禁用
丙戊酸镁 Magnesium Valproate	片剂;缓释片剂	用于治疗各型癫痫,也可用于治疗双相情感障碍的躁狂发作	口服,小剂量开始,一次200 mg,每日2~3次;渐增至每次300~100 mg,每日2~3次	孕妇、哺乳妇女、6岁以下儿童、白细胞减少与严重肝脏疾病者禁用
托吡酯 Topiramate	片剂	用于成人和儿童难治性癫痫发作的辅助治疗	成人口服,25 mg/晚,每周加量1次,每次增加25 mg	对本药过敏者禁用,孕妇及哺乳妇慎用;停药应逐渐减量
拉莫三嗪 Lamotrigine	片剂	对12岁以上儿童及成人癫痫的单药治疗及12岁以下人群的添加治疗	治疗的前2周25 mg/d,之后2周50 mg/d,第5周100 mg/d,第6周增至目标剂量200 mg/d,与丙戊酸钠合用者初始剂量减半	本品可能引起严重皮疹,在首次出现皮疹迹象时通常就应停用本品
左乙拉西坦 Levetiracetam	片剂	用于成人及4岁以上儿童癫痫患者部分性发作的加用治疗	起始治疗剂量为500 mg/次,每日2次,每日剂量可增加至每次1 500 mg,每日2次;起始治疗剂量是10 mg/kg,每日2次	对左乙拉西坦过敏或者对吡咯烷酮衍生物或者其他任何成分过敏的患者禁用
奥卡西平 Oxcarbazepin	片剂	本品适用于治疗原发性全面性强直-阵挛发作和部分性发作,伴有或不伴有继发性全面性发作	600 mg[8~10 mg/(kg·d)],分两次给药可以每隔一周增加每天的剂量每次增加剂量不要超过600 mg	已知对本品任何成分过敏者,房室传导阻滞者

第四节 脑血管病用药及降颅压药

脑血管病用药及降颅压药见表142-4。

表 142-4 脑血管病用药及降颅压药

药品名称	常用剂型	作用与用途	用法与用量	注意事项
尼莫地平 Nimodipine	片剂；分散片；注射液	主要用于防治蛛网膜下腔出血所致的脑血管痉挛，脑梗死等缺血性中风及偏头痛、突发性耳聋，也用于冠心病、高血压、心绞痛等	口服：30 ~ 60 mg/次，每 4 h 1 次，至少应用 21 d，肝功能不全者减量	对二氢吡啶类过敏及严重肝功能不全者禁用
氟桂利嗪 Flunarizine	胶囊剂	用于预防偏头痛、改善由前庭刺激、脑和外周循环障碍引起的各种症状	口服：5 ~ 10 mg/次，1 次/d，睡前服用	颅内出血未止者、脑梗死急性期患者、孕妇和哺乳期妇女禁用
罂粟碱 Papaverine	针剂	用于脑血栓、脑血管痉挛、肺栓塞、肢端动脉痉挛及动脉栓塞性疼痛等	皮下、肌内注射或静脉滴注，30 ~ 60 mg/次，极量 300 mg/d	静脉注射过快可致房室传导阻滞、心室颤动、心搏停止
甲磺酸双氢麦角毒碱 Co-dergoerine Mesylate	片剂；注射液	用于脑动脉硬化、脑震荡后遗症等；也可用于周围血管病	可口服，舌下用药，具体用量参见说明书或遵医嘱注射给药，一次 1 ~ 2 支[0.3 mg/(ml·支)]静脉滴注，皮下和肌内注射均可	精神病患者，心脏器质性损害者，肾功能不全者，低血压及孕妇禁用；
尼麦角林 Nicergoline	片剂；注射液	用于周围血管障碍及血管性痴呆；还可用于老年性耳聋、视网膜疾病等	口服：每次 10 ~ 20 mg，每日 3 次；肌内注射或静脉滴注，每次 2 ~ 4 mg，每日 1 ~ 2 次	急性出血或有出血倾向者、严重心动过缓者、孕妇及哺乳妇女禁用
倍他司汀 Betahistine	片剂；缓释片；注射剂	用于梅尼埃综合征、动脉硬化、脑血管供应不足及内耳疾病所致眩晕等	口服：4 ~ 8 mg/次，2 ~ 4 次/d；肌内注射：2 ~ 4 mg/次，2 次/d；静脉滴注：20 mg，每日 1 次	对本药过敏者、嗜铬细胞瘤患者、儿童禁用
法舒地尔 Fasudil	注射液	改善和预防蛛网膜下腔出血后的血管痉挛	成人每日 2 ~ 3 次，每次 30 mg，50 ~ 100 ml 的生理盐水或葡萄糖注射液稀释后静脉滴注，每次静脉滴注时间为 30 min	本品只可静脉滴注使用，不可采用其他途径给药
甘露醇 Mannitol	注射剂；冲洗液	用于脑水肿、青光眼、大面积烧烫伤引起的水肿等	静脉滴注：一般用 20% 溶液 250 ~ 500 ml，滴速 10 ml/min	对本品过敏者禁用输注时不得使漏出血管外，否则可引起局部组织坏死
甘油果糖 Glycerol and Fructose	注射液	主要用于各种原因所致的颅内压增高患者，用于脑外伤及手术时或手术后，也可用于青光眼患者	静脉滴注，每次 250 ~ 500 ml，每日 1 ~ 2 次，用量可根据年龄、症状适当增减	对该制剂的任一组分过敏者，任何原因所致的尿闭，严重脱水者，高钠血症，心功能不全者禁用

第五节　中枢兴奋药

中枢兴奋药见表142-5。

表142-5　中枢兴奋药

药品名称	常用剂型	作用与用途	用法与用量	注意事项
尼可刹米 Nikethamide	注射液	用于中枢性呼吸功能不全,各种继发性呼吸抑制,慢性阻塞性肺疾病伴高碳酸血症	成人皮下注射,每次 0.25～0.5 g;极量:每次 1.25 g,肌内注射及静脉注射同皮下注射	抽搐及惊厥患者禁用,小儿高热而无中枢性呼吸衰竭时禁用,急性血卟啉病患者慎用
洛贝林 Lobeline	注射液	主要用于各种原因引起的中枢性呼吸抑制,临床上常用于新生儿窒息、一氧化碳中毒、吸入麻醉剂或其他中枢抑制药中毒、传染病引起的呼吸衰竭	成人肌内注射,每次 3～10 mg;极量为每次 20 mg,每日 50 mg;儿童肌内注射,每次 1～3 mg	忌与铅、银等盐类药物配伍,也不要与碘和鞣酸配伍,过量可引起大汗、心动过速、低血压、呼吸抑制、惊厥、死亡等。静脉注射须缓慢

第六节　抗痴呆药

抗痴呆药见表142-6。

表142-6　抗痴呆药

药品名称	常用剂型	作用与用途	用法与用量	注意事项
胞磷胆碱 Citicoline	注射液	主要用于急性颅脑外伤,脑手术后的意识障碍;有助于脑卒中后遗症及偏瘫患者的上下肢功能的恢复	1. 肌内注射:每日 100～300 mg,分 1～2 次注射 2. 静脉注射:每次 100～200 mg;静脉滴注:每日 250～500 mg,用 5% 或 10% 葡萄糖注射液稀释后缓慢滴注	在颅内出血急性期不宜大剂量使用;静脉给药宜缓慢,尽量不要肌内注射,尤其不能在同一部位反复注射;若出现血压下降、胸闷、呼吸困难等,应立即停药

续表 142-6

药品名称	常用剂型	作用与用途	用法与用量	注意事项
吡拉西坦 Piracetam	片剂	用于急性脑血管意外,脑外伤后、手术后、脑炎后的辅助治疗和轻中度脑功能障碍;用于儿童发育迟缓及老年性脑功能不全;也可作为酒精中毒脑病并发症的辅助治疗及一氧化碳中毒后的记忆和思维障碍	口服:每次 0.8～1.2 g,每日 2～3 次,4～8 周为一疗程;老年人及儿童同量应减半	锥体外系疾病(尤其是亨廷顿病)患者、孕妇及新生儿禁用;肝、肾功能障碍,患多种疾病的老年患者、甲状腺功能减退或补充甲状腺素治疗时应慎用
奥拉西坦 Oxiracetam	胶囊;注射液	用于阿尔茨海默病,多梗死痴呆及神经官能症,脑外伤等引起的大脑功能不全,记忆力障碍	口服,800 mg 每次,每日 2～3 次	对本药过敏者与严重肾功能不全者禁用
茴拉西坦 Aniracetam	胶囊;颗粒剂	用于血管性痴呆和阿尔茨海默病;用于脑血管病后的记忆功能减退;用于健忘症及儿童脑功能发育迟缓	口服,每次 0.2 g,每日 3 次,70 岁以上老年人应从小剂量开始,每次 0.1 g,每日 3 次	对本药过敏者及对其他吡咯烷酮类药物不能耐受者禁用;肝、肾功能不全、孕妇及哺乳妇慎用
盐酸多奈哌齐 Donepezil Hydro-chloride	片剂	适用于轻度至中度认知障碍的阿尔茨海默病的治疗	成人口服,初始剂量为每次 5 mg,每日 1 次,睡前服,1 个月后视临床情况调整剂量	消化道疾病患者、阻塞性肺病患者、有癫痫发作史者、孕妇及哺乳期妇女禁用

（罗梦林）

参考文献

1　陈灏珠,林果为,王吉耀.实用内科学[M].15 版.北京:人民卫生出版社,2017:2677-2812.
2　贾建平,陈生弟.神经病学[M].8 版.北京:人民卫生出版社,2018:1-483.
3　中华医学会神经病学分会帕金森病及运动障碍学组.中国帕金森病治疗指南(第四版)[J].中华神经科杂志,2020,53(12):973-786.
4　中华医学会神经病学分会脑血管病学组.中国急性缺血性脑卒中诊治指南 2018[J].中华神经科杂志,2018,51(9):666-682.
5　中华医学会神经病学分会血管病学组.中国脑出血诊治指南(2019)[J].中华神经科杂志,2019,52(12):994-1005.

第143章

治疗精神障碍药

第一节　抗精神病药

抗精神病药见表143-1。

表143-1　抗精神病药

药品名称	常用剂型	作用与用途	用法与用量	注意事项
氟哌啶醇 Haloperidol	片剂;注射液	用于急、慢性各型精神分裂症、躁狂症、抽动秽语综合征、控制兴奋躁动、敌对情绪和攻击行为的效果较好,肌内注射本品可迅速控制兴奋躁动、敌对情绪和攻击行为也可用于脑器质性精神障碍和老年性精神障碍	治疗精神分裂症,口服从小剂量开始,起始剂量一次 2~4 mg,每日 2~3 次逐渐增加至常用量每日 10~40 mg,维持剂量每日 4~20 mg,治疗抽动秽语综合征,一次 1~2 mg,每日 2~3 次	基底神经节病变、帕金森病、帕金森综合征、严重中枢神经抑制状态者、骨髓抑制、青光眼、重症肌无力及对本品过敏者
利培酮 Risperidone	片剂	用于治疗精神分裂症,也可减轻与精神分裂症有关的情感障碍	口服,起始剂量 1 mg,每日 1~2 次,最适合剂量为每日 2~6 mg,每日剂量一般不超过 10 mg	对本药过敏者、高催乳素血症患者,儿童和青少年禁用
氯氮平 Clozapine	片剂	适用于治疗精神分裂症,但不用作此类疾病的首选,只在使用两种其他抗精神病药无效或不能耐受时才使用本药	口服,首次剂量为每次 25 mg,一日 2~3 次;缓慢加量至常用治疗量每日 200~400 mg	对本药过敏者,骨髓抑制及中枢神经抑制患者,孕妇禁用;癫痫患者,12 岁以下儿童,哺乳妇女慎用;用药期间定期检测肝肾功能、心电图及血糖等

续表 143-1

药品名称	常用剂型	作用与用途	用法与用量	注意事项
奥氮平 Olanzapine	片剂	用于有阳性或阴性症状的精神分裂症和其他精神障碍的急性期及维持治疗	口服,推荐和常规治疗剂量为每日 10～15 mg	对本药过敏者、闭角型青光眼患者、哺乳妇女儿童禁用;孕妇慎用;癫痫患者、肝功损害者慎用
硫必利 Tiapride	片剂	用于舞蹈病,抽动-秽语综合征,老年性精神病,急慢性酒精中毒,还可用于各种疼痛	口服,一般每日 150 mg	对本药过敏者,严重循环障碍者,肾功能障碍者,孕妇、哺乳妇及儿童禁用本品;癫痫发作者,严重肝功损害者,造血功能不良者慎用

第二节　抗抑郁药

抗抑郁药见表 143-2。

表 143-2　抗抑郁药

药品名称	常用剂型	作用与用途	用法与用量	注意事项
阿米替林 Amitriptyline	片剂	适用于治疗各型抑郁症或抑郁状态,亦用于治疗小儿遗尿症	成人口服,开始每次 25 mg,每日 2～3 次;然后逐渐增量,维持量每日 50～150 mg。老年人用药时剂量酌减	对本药过敏者,严重心脏病、高血压者、肝肾功能不全者、甲状腺功能亢进及 6 岁以下儿童禁用;孕妇及哺乳妇慎用
文拉法辛 Venlafaxine	胶囊	适用于各种抑郁症及广泛性焦虑症	口服,开始每日 75 mg,分 2～3 次进餐时服用;视情况逐渐增量;肝、肾功能不全时剂量酌减	对本药过敏者及正在服用单胺氧化酶抑制剂者禁用;癫痫、甲状腺病患者,孕妇及儿童慎用;用药期间应定期测血压
盐酸氟西汀 Fluoxetine Hydrochloride	分散片;胶囊	用于治疗各种抑郁性精神障碍、强迫症,还可用于治疗贪食症、经前紧张症	口服,一般起始剂量为每日 20 mg,有效治疗量为每日 20～40 mg,每日最大量应小于 60 mg	对本药过敏者,哺乳期妇女禁用;肝肾功能不全者、儿童、孕妇慎用

续表 143-2

药品名称	常用剂型	作用与用途	用法与用量	注意事项
帕罗西汀 Paroxetine	片剂	主要用于治疗抑郁症及其伴发的焦虑症状和睡眠障碍;也可用于强迫症、社交恐惧症等	口服,每日 10~20 mg,清晨顿服	对本药过敏者,15 岁以下儿童、孕妇禁用;癫痫患者、哺乳妇女慎用;用药期间应监测肝、肾功能,血常规、心电图
氟哌噻吨美利曲辛	片剂:每片含0.5 mg 氟哌噻吨,10 mg 美利曲辛	用于轻、中型焦虑,抑郁,虚弱神经衰弱,心因性抑郁、抑郁性神经官能症、隐匿性抑郁、心身疾病伴焦虑和情感淡漠、更年期抑郁、嗜酒及药瘾者的焦躁不安及抑郁	成人:通常每天 2 片:早晨及中午各一片;严重病例早晨的剂量可加至 2 片;老年患者:早晨服 1 片即可;维持量:通常每天 1 片,早晨口服;对失眠或严重不安的病例,建议在急性期加服镇静剂	严重的心脏疾病(如心肌梗死恢复早期、束支传导阻滞),未经治疗的窄角型青光眼,高度兴奋的患者,急性酒精、巴比妥类药物及鸦片中毒,妊娠期及哺乳期妇女禁用
西酞普兰 Citalopram	片剂	用于抑郁性精神障碍、抑郁症及焦虑症的常规治疗	口服,推荐剂量为每日 20~60 mg	对本药过敏者,应用单胺氧化酶抑制药者,孕妇及哺乳妇女禁用;儿童不推荐使用

第三节 抗焦虑药

抗焦虑药见表 143-3。

表 143-3 抗焦虑药

药品名称	常用剂型	作用与用途	用法与用量	注意事项
丁螺环酮 Buspirone	片剂	适用于广泛性焦虑症的治疗	口服,开始时每次 5 mg,每日 2~3 次;每日最高剂量不超过60 mg	对本药过敏者,癫痫患者,严重肝肾功能损害者,重症肌无力患者,孕妇、哺乳妇女及18 岁以下者禁用;用药期间定期检查肝功能与白细胞

第四节 抗躁狂药

抗躁狂药见表 143-4。

表 143-4 抗躁狂药

药品名称	常用剂型	作用与用途	用法与用量	注意事项
碳酸锂 Lithium carbonate	片剂	躁狂和抑郁交替发作的双相情感性精神障碍有很好的治疗和预防复发作用,对反复发作的抑郁症也有预防发作作用。也用于治疗分裂-情感性精神病	口服:成人用量按体重 20～25 mg/kg 计算,躁狂症治疗剂量为每日 0.6～2.0 g,分 2～3 次服用,宜在饭后服,以减少对胃的刺激,剂量应逐渐增加并参照血锂浓度调整。维持剂量每日 0.5～1.0 g	肾功能不全者、严重心脏疾病患者禁用

第五节 镇静催眠药

镇静催眠药见表 143-5。

表 143-5 镇静催眠药

药品名称	常用剂型	作用与用途	用法与用量	注意事项
苯巴比妥 Phenobarbital	片剂;注射剂	主要用于治疗焦虑、失眠(用于睡眠时间短早醒患者)、癫痫及运动障碍,是治疗癫痫大发作及局限性发作的重要药物,也可用作抗高胆红素血症药及麻醉前用药	催眠:30～100 mg,睡前顿服;镇静:一次 15～30 mg,每日 2～3 次;抗惊厥:每日 90～180 mg,睡前顿服,或每次 30～60 mg,每日 3 次;极量:一次 250 mg,每日 500 mg;抗高胆红素血症,一次 30～60 mg,每日 3 次	严重肺功能不全、肝硬化、血卟啉病史、贫血、哮喘史、未控制的糖尿病、过敏等禁用,用药期间避免驾驶车辆、操纵机械、高空作业、精细和危险工种作业以免发生意外
地西泮 Diazepam	注射剂;片剂	主要用于焦虑、镇静催眠,还可用于抗癫痫和抗惊厥;缓解炎症引起的反射性肌肉痉挛等;用于治疗惊恐症;肌紧张性头痛;可治疗家族性、老年性和特发性震颤;可用于麻醉前给药;可用于抗癫痫和抗惊厥;静脉注射为治疗癫痫持续状态的首选药,对破伤风轻度阵发性惊厥也有效;静脉注射可用于全身麻醉的诱导和麻醉前给药	静脉给药:基础麻醉或静脉全身麻醉,10～30 mg。镇静、催眠或急性酒精戒断,开始 10 mg,以后按需每隔 3～4 h 加 5～10 mg。24 h 总量以 40～50 mg 为限。癫痫持续状态和严重频发性癫痫,开始静脉注射 10 mg,每隔 10～15 min 可按需增加甚至达最大限用量,破伤风可能需要较大剂量。静脉注射宜缓慢,每分钟 2～5 mg	孕妇、妊娠期妇女、新生儿、对本药过敏者禁用或慎用。避免长期大量使用而成瘾,如长期使用应逐渐减量,不宜骤停,用药期间避免驾驶车辆、操纵机械和高空作业,以免发生意外

续表 143-5

药品名称	常用剂型	作用与用途	用法与用量	注意事项
艾司唑仑 Estazolam	片剂	主要用于抗焦虑、失眠。也用于紧张、恐惧及抗癫痫和抗惊厥	成人常用量:镇静,一次 1~2 mg,每日 3 次。催眠,1~2 mg,睡前服。抗癫痫、抗惊厥,一次 2~4 mg,每日 3 次	对苯二氮䓬类药物过敏、肝肾功能损害、严重的精神抑郁应慎用或禁用,避免长期大量使用而成瘾,如长期使用需停药时不宜骤停,应逐渐减量。高空作业、驾驶员、精细工作、危险工作慎用
阿普唑仑 Alprazolam	片剂	主要用于焦虑、紧张、激动,也可用于催眠或焦虑的辅助用药,也可作为抗惊恐药,并能缓解急性酒精戒断症状	成人常用量:抗焦虑,开始一次 0.4 mg,每日 3 次,用量按需递增。最大限量每日可达 4 mg,镇静催眠:0.4~0.8 mg,睡前服抗惊恐 0.4 mg,每日 3 次,用量按需递增,每日最大量可达 10 mg,18 岁以下儿童,用量尚未确定	对苯二氮䓬类药物过敏、肝肾功能损害、严重的精神抑郁应慎用或禁用,避免长期大量使用而成瘾,如长期使用需停药时不宜骤停,应逐渐减量。高空作业、驾驶员、精细工作、危险工作慎用
咪达唑仑 Midazolam	注射液	主要用于抗焦虑、镇静、催眠、抗惊厥。麻醉前给药,全身麻醉诱导和维持	麻醉前给药:在麻醉诱导前 2 h 使用,剂量为 7.5~15 mg;镇静、抗惊厥,每次 7.5~15 mg	对苯二氮䓬过敏的患者、重症肌无力患者、精神分裂症患者、严重抑郁状态患者禁用

（罗梦林）

参考文献

1 陈灏珠,林果为,王吉耀.实用内科学[M].15 版.北京:人民卫生出版社,2017:2814-2864.

2 中华医学会神经病学分会.中国成人失眠伴抑郁焦虑诊治专家共识[J].中华神经科杂志,2020,53(8):564-574.

3 GEORGE A K,LAURA J F,JOAN M A,et al. The American psychiatric association practice guideline for the treatment of patients with schizophrenia[J].Am J Psychiatry,2020,177(9):868-872.

4 BARNES T R,DRAKE R,COOPER S J,et al. Evidence-based guidelines for the pharmacolo gical treatment of schizophrenia:Updated recommendations from the British Association for Psychopharmacolo gy[J].J Psychopharmacol,2020,34(1):3-78.

第144章

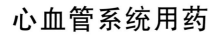

心血管系统用药

第一节　抗心绞痛药

抗心绞痛药见表144-1。

表144-1　抗心绞痛药

药品名称	常用剂型	作用与用途	用法与用量	注意事项
硝酸甘油 Nitro Glycerin	片剂;注射剂	用于冠心病心绞痛的治疗及预防,也可用于降低血压或治疗充血性心力衰竭	注射液:静脉滴注,开始剂量为5 μg/min,最好用输液泵恒速输入。用于降低血压或治疗心力衰竭,可每3~5 mm增加5 μg/min,如在20 μg/min时无效可以10 μg/min递增,以后可20 μg/min。片剂:当急性心绞痛发作时,迅速将本品一粒舌下含片置于舌下或口腔颊中,使其溶化吸收直到症状缓解前,每5 min间隔,可重复服用一粒。通常在固定发作之前5~10 min服用本品可降低其严重性	禁用于心肌梗死早期、严重贫血、青光眼、颅内压增高和已知对硝酸甘油过敏的患者,还禁用于使用枸橼酸西地那非(万艾可)的患者
单硝酸异山梨酯 Isosorbide Mono-nitrate	片剂;注射剂	用于冠状动脉血流障碍的长期治疗,预防心绞痛发作,也适用于心肌梗死后的治疗和肺动脉高压的治疗。与洋地黄和(或)利尿剂合用治疗慢性心力衰竭	1. 口服:每次10~60 mg(按剂型),每日1~3次(按剂型),饭后服用 2. 静脉滴注:本品加入5%葡萄糖注射液稀释后以每分钟1~2 mg静脉滴注,最大剂量8~10 mg	急性心肌梗死伴有低血压、急性循环衰竭、妊娠初3个月妇女禁用

续表 144-1

药品名称	常用剂型	作用与用途	用法与用量	注意事项
硝酸异山梨酯 Isosorbide Dinitrate	片剂；注射剂；气雾剂	冠心病、心绞痛的预防	缓解心绞痛，舌下给药，1 次 5 mg 预防心绞痛，口服：每日 2～3 次，1 次 5～10 mg，每日 10～30 mg 缓释片，每日 2 次，每次 1 片 静脉滴注，2 mg/小时喷雾吸入，每次 1.25～3.75 mg	青光眼禁用
曲美他嗪 Trimetazidine	片剂	用于心绞痛发作的预防治疗、眩晕和耳鸣的辅助性对症治疗	口服：20 mg/次，2～3 次/d，用餐前后服用	新近心肌梗死患者忌用

第二节　抗心律失常药

抗心律失常药见表 144-2。

表 144-2　抗心律失常药

药品名称	常用剂型	作用与用途	用法与用量	注意事项
胺碘酮 Amiodarone	注射剂；片剂	用于室性、室上性心律失常，特别对难治的顽固性室性早搏及伴有阵发室性心动过速、预激综合征等效佳，也可用于心绞痛伴心力衰竭的患者	1. 口服：200 mg/次，每日 3 次，饭后服；1 周后改为每日 2 次，维持量≤200 mg/d 2. 静脉滴注：5 mg/kg，溶于 5% 葡萄糖注射液 250 ml，>20 min 注完 3. 静脉注射：150～300 mg 溶于 10～20 ml 5% 葡萄糖注射液中 3 min 以上注完	甲状腺功能异常、碘过敏、Ⅱ度以上房室传导阻滞、Q-T 延长综合征、窦房综合征患者禁用哺乳期妇女禁用
美西律 Mexiletine	片剂	主要用于急、慢性室性心律失常，如室性期前收缩、室性心动过速、心室颤动及洋地黄中毒引起的心律失常等	口服：首剂量 200～400 mg，2 h 后，每次 200～250 mg，每日 3～4 次。维持量为每日 600～900 mg，分 3～4 次服	窦房结功能障碍、传导阻滞、低血压及有严重心功能不全者、Ⅱ、Ⅲ度房室传导阻滞、病态窦房结综合征禁用
普罗帕酮 Propafenone	片剂；注射剂	用于预激综合征伴室上性心律失常及经房室结的折返性室上性心动过速	1. 口服：100～200 mg/次，3～4 次/d，极量每日 900 mg 2. 静脉注射：1.0～1.5 mg/kg，5 min 注完，必要时 20 min 后可重复 1 次或每分钟 0.5～1.0 mg 静脉滴注维持	严重心力衰竭、心源性休克、严重心动过缓、房室传导阻滞、病窦综合征、明显的电解质紊乱、严重阻塞性肺部疾病禁用

第三节　抗心力衰竭药

抗心力衰竭药见表144-3。

表 144-3　抗心力衰竭药

药品名称	常用剂型	作用与用途	用法与用量	注意事项
地高辛 Digoxin	片剂	主要用于充血性心力衰竭,也可用于室上性心律失常	口服:快速洋地黄化,0.75～1.5 mg,于最初24 h内间隔6～8 h分次给予;缓慢洋地黄化,0.15～0.5 mg,每日1次,共7 d,维持量0.125～0.5 mg/d,分1～2次服	任何强心苷中毒,室性心动过速、心室颤动、房室传导阻滞、心动过缓、梗阻性肥厚型心肌病、预激综合征伴心房颤动或扑动、主动脉瘤及小儿急性风湿热引起的心功能不全均禁用。不宜与碱性药物配伍
去乙酰毛花苷 Deslanoside	注射剂	用于急、慢性心功能不全,房颤和阵发性室上性心动过速,待心率正常和心律稳定后,可用洋地黄或地高辛维持治疗	静脉注射:成人用5%葡萄糖注射液稀释后缓慢注射,首剂0.4～0.6 mg,以后2～4 h再给0.4～0.6 mg,总量1～1.6 mg	禁忌证:① 与钙合用;②任何强心苷制剂中毒;③室性心动过速、心室颤动;④梗阻性肥厚型心肌病;⑤预激综合征伴心房颤动或扑动
氨力农 Amrinone	注射剂	用于急性心力衰竭和慢性及难治性心力衰竭的短期治疗,尤其适用于对洋地黄、利尿剂和扩血管药治疗反应差的患者	0.5～1 mg/kg静脉注射,继之以5～10 μg/(kg·min)维持静脉滴注	对本药或亚硫酸氢盐过敏,肥厚型心肌病和阻塞性心瓣膜病,严重失代偿性循环血容量减少,室上性心动过速和室壁瘤,严重低血压,肾功能不全禁用
米力农 Milrinone	注射剂	适用于对洋地黄、利尿剂、扩血管药治疗反应差或无效的各种原因引起的急、慢性顽固性充血性心力衰竭者	静脉注射:负荷量25～75 μg/kg,5～1 min缓慢静脉注射,以后每分钟0.25～1.0 μg/kg维持。每日最大剂量不超过1.13 mg/kg	低血压、心动过速、心肌梗死,严重主动脉或肺动脉疾病及对本药过敏者禁用

第四节　抗高血压药

一、利尿降压药

利尿降压药见表144-4。

表 144-4　利尿降压药

药品名称	常用剂型	作用与用途	用法与用量	注意事项
吲达帕胺 Indapamide	胶囊剂	低剂量直接作用血管,减小外周阻力,减低血管对升压物质的反应性及轻度钙拮抗作用而降压;高剂量时有利尿作用而产生降压作用。用于轻、中度原发性高血压,也用于充血性损害引起的钠和体液潴留	口服:2.5 mg/次/d,早餐后服维持量 2.5 mg,隔日 1 次;用药 4 周若效果不明显,可增至 2.5 mg/次,2 次/d,连用 4～6 周	对磺胺药过敏、脑血管病、严重肾功能衰竭、孕妇及哺乳期妇女禁用
氢氯噻嗪 Hydrochlorothia-zide	片剂	中效利尿药。可降低各种体位的收缩压及舒张压,也可增强其他降压药的作用,还有抗利尿作用。用于各类水肿及腹水。还用于治疗高血压,多与其他药合用。也用于治疗尿崩症	口服。水肿:25～100 mg/d,分 1～3 次服用,需要时可加至 100～200 mg/d,分 2～3 次服用;高血压:25～100 mg/d,分 1～2 次服;尿崩症:25 mg/次,3 次/d 或 50 mg/次,2 次/d	本品与磺胺药可有交叉过敏反应;可透过胎盘致胎儿、新生儿黄疸及血小板减少,孕、哺乳期妇女不宜使用
螺内酯 Spironolactone	片剂	利尿作用不强而缓慢,对血液中醛固酮增高的水肿患者作用较好,用于伴醛固酮升高的顽固性水肿,与噻嗪类、髓袢利尿药合用可增强利尿效果,并防止低血钾。还用于治疗原发性醛固酮增多症和高血压	口服。水肿:20～40 mg/次,3 次/d;原发醛固酮升高症:40～60 mg/次,3～4 次/d;高血压:40～100 mg/d,分 2～4 次服	常见高血钾,应用时注意监测血钾水平

二、钙 拮 抗 剂

钙拮抗剂见表144-5。

表 144-5 钙拮抗剂

药品名称	常用剂型	作用与用途	用法与用量	注意事项
硝苯地平 Nifedipine	片剂	钙拮抗剂,舒张周围及冠状动脉血管,使血压下降,冠状动脉血流量增加,并使心脏负荷和耗氧降低,还可抑制动脉壁斑块形成而具抗动脉硬化作用用于防治心绞痛,各型高血压和心力衰竭	口服:10 mg/次,3~4 次/d,紧急降压可口含 1 片;控释片每日 1 次,1 次 1 片;缓释片每日 2 次,每次 10~20 mg;极量:40 mg/次,120 mg/d	二度以上房室传导阻滞、窦房阻滞患者及孕妇禁用。长期用药不宜骤停
尼卡地平 Nicardipine	注射剂	强效钙拮抗剂,能松弛血管平滑肌,产生明显的血管扩张作用,降压作用迅速,对脑血管也有扩张作用。用于治疗高血压危象、原发性高血压、缺血性脑血管病,也用于心肌缺血及慢性心力衰竭	静脉滴注:本品用氯化钠或5%葡萄糖注射液稀释成 0.1~0.2 mg/ml(以盐酸盐计)的溶液滴注	颅内高压或出血未止、孕妇和哺乳期妇女禁用
非洛地平 Felodipine	片剂	第二代长效二氢吡啶类钙通道阻滞剂,对血管选择性抑制作用强于对心肌的作用,尚有轻微利尿作用。用于高血压、心绞痛	口服:一般每日 5~10 mg,最大 20 mg;缓释片,初始每日 2.5 mg,1 次/d,维持量为 5~10 mg	对本品及地平类过敏者、失代偿性心力衰竭、急性心肌梗死,非稳定型心绞痛患者及妊娠期妇女禁用
氨氯地平 Amlodipine	片剂	第三代长效钙通道阻滞剂,扩张周围和冠脉血管,治疗剂量小时对心脏传导和负性肌力影响很小,增加心肌供氧和心输出量。用于各型高血压和心绞痛。还具有抗动脉硬化、抗氧化、抗心肌肥厚、抗血栓及肾脏保护作用	口服:1 次/d,5~10 mg/d	对本品及地平类过敏者禁用
地尔硫䓬 Diltiazem	片剂;胶囊剂;注射剂	钙通道阻滞剂,扩张冠状动脉和周围血管,改善心肌缺血和降低血压,亦具抗心律失常作用。用于冠心病、心绞痛、高血压、室上性心动过速	片剂:每日 3~4 次,30~60 mg/次。缓释胶囊:一次一粒,每日 1~2 次。针剂:治疗室上性心动过速,成人在 3 min 内缓慢注射盐酸地尔硫䓬 10 mg。手术中异常高血压的急救:成人通常用1 min缓慢静脉注射盐酸地尔硫䓬 10 mg,或按 5~15 μg/(kg·min)的速度静脉滴注,血压降至目标值以后,边监测血压边调节滴注速度。高血压急症:成人通常按 5~15 μg/(kg·min)的速度静脉滴注,降至目标值以后边测血压边调节滴注速度	重度低血压或心源性休克、二度以上房室或窦房传导阻滞、严重充血性心功能不全患者及孕妇禁用

三、β 受体阻滞剂

β 受体阻滞剂见表 144-6。

表 144-6　β 受体阻滞剂

药品名称	常用剂型	作用与用途	用法与用量	注意事项
美托洛尔 Metoprolol	片剂;缓释片	为心脏 β_1 受体选择性较强的 β_1 受体阻滞剂。适用于各型高血压及心绞痛	口服:100～200 mg/d,顿服或分 2～3 次服。缓释片:治疗高血压,47.5～95.0 mg,每日 1 次。服用 95 mg 无效的患者可合用其他抗高血压药,最好是利尿剂和二氢吡啶类的钙拮抗剂,或者增加剂量。心绞痛:95～190 mg,1 次/d	二至三度房室传导阻滞、失代偿性心功能不全、心源性休克、显著心动过缓及严重心力衰竭者禁用
比索洛尔 Bisoprolol	片剂	本品是新一代选择性 β_1 受体阻滞剂,降低血压和保护心肌免受缺血损害。适用于高血压、冠心病(心绞痛)、心力衰竭	口服,5～20 mg/次,1 次/d	失代偿性心力衰竭、严重房室传导阻滞、严重窦性心动过缓、低血压、孕妇静脉注射正性肌力作用药物者禁用
普萘洛尔 Propranolol	片剂	β 受体阻滞剂,抑制心脏的收缩力和速度,减慢房室传导速度,降低心排出量和心肌耗氧量。用于各种原因所致的心律失常,对室上性心动过速效果较好,还可用于心绞痛、高血压和嗜铬细胞瘤等	口服。心律失常:10～30 mg/次,3～4 次/d;心绞痛:5～10 mg/次,3～4 次/d,剂量可渐增至 200 mg/d。分次服:高血压 5～10 mg/次,3～4 次/d,可按需及耐受情况调整剂量至症状控制。嗜铬细胞瘤:10～20 mg/次,3～4 次/d;术前用 3 d	支气管哮喘、过敏性鼻炎、窦性心动过缓、重度房室传导阻滞、心源性休克、重度心力衰竭患者禁用
卡维地洛 Carvedilol	片剂	兼有 β 和 α_1 受体阻滞作用,二者强度比为 10∶1,为非选择性 β 阻滞剂,本品还有抗氧化和心脏保护作用。用于 1～2 级原发性高血压	口服,起始剂量 5 mg/次,2 次/d;2 d 后可增至 10 mg/次,每日 2 次,每日最大剂量不超过 40 mg,2 周后可增至 20 mg/次,2 次/d	对本品过敏、孕妇、严重心力衰竭、严重肝肾功能不全、过敏性鼻炎、慢性阻塞性疾病和哮喘、心动过缓、心脏传导阻滞、休克、心肌梗死伴合并症、糖尿病酮症酸中毒、代谢性酸中毒以及术前 48 h 者均禁用
艾司洛尔 Esmolol	注射剂	超短效 β 受体阻滞剂。适用于室上性快速型心律失常及由于心绞痛、心肌梗死引起的心肌缺血	静脉滴注:有效剂量每分钟 50～300 μg/kg	滴速快可产生低血压

四、α 受体阻滞剂

α 受体阻滞剂见表 144-7。

表 144-7　α 受体阻滞剂

药品名称	常用剂型	作用与用途	用法与用量	注意事项
酚妥拉明 Phentolamine	注射剂	为短效无选择性 α 受体阻滞剂,用于外周血管痉挛性疾病,急、慢性充血性心力衰竭,减轻心脏负荷;感染性、心源性、神经性休克的治疗及嗜铬细胞瘤的诊断	治疗血管痉挛性疾病:肌内注射或静脉注射,5 mg/次,1 ~ 2 次/d;抗休克:静脉滴注,每分钟 0.3 mg;诊断嗜铬细胞瘤:静脉注射,5 mg/次,注射后每半分钟测血压 1 次,连续 10 min,如在 2 ~ 4 min 内血压降低 35 ~ 25 mmHg 以上为阳性结果;用于心力衰竭:静脉滴注(15 ~ 30 mg 加入 5% 葡萄糖注射液 100 ~ 200 ml 中),每分钟 0.1 mg(最大 2 mg)	低血压、严重动脉硬化、心绞痛、心肌梗死、胃和十二指肠溃疡者禁用
妥拉苏林 Tolazoline	注射剂	用于血管痉挛性疾病,如肢端动脉痉挛、手足发绀,闭塞性血栓静脉炎等症	肌内注射或皮下注射:每次 25 mg	胃溃疡、冠心病患者禁用

五、血管紧张素转换酶抑制剂

血管紧张素转换酶抑制剂(angiotensin converting enzyme inhibitor,ACEI)见表 138-8。

表 144-8　血管紧张素转换酶抑制剂

药品名称	常用剂型	作用与用途	用法与用量	注意事项
依那普利 Enalapril	片剂	本品为血管紧张素转换酶抑制剂,其活性代谢物依那普利拉为高亲和力的竞争性 ACEI,比卡托普利强 10 ~ 20 倍。用于各级原发性高血压、肾性高血压和充血性心力衰竭	口服,初始 5 ~ 10 mg/d,渐增至 10 ~ 20 mg/次,1 次/d;严重高血压可用至 40 mg/d,分 2 次服	对本品过敏者、已知的血管神经性水肿病史者,肾动脉狭窄主动脉或二尖瓣狭窄或肥厚型心肌病及原发性醛固酮增多症和原发性肝疾患或肝功能衰竭患者禁用
咪达普利 Lmidaprfil	片剂	本品为抗高血压药,是血管紧张素转换酶抑制剂。于原发性高血压、肾实质性病变所致继发性高血压	成人轻、中度高血压病,每次 5 ~ 10 mg,每日 1 次或遵医嘱,重度高血压病或肾实质性病变的继发性高血压,起始剂量为每次 2.5 mg,每日 1 次,根据疗效调整用量	禁忌证:参见依那普利

续表144-8

药品名称	常用剂型	作用与用途	用法与用量	注意事项
贝那普利 Benazepril	片剂	本品为羧酸类前体ACEI，口服后在肝脏迅速代谢为活性物苯那普利拉。用于高血压充血性心力衰竭	口服,10 mg/次,1 次/d,最大可增至20～40 mg/d,分2次服	禁忌证:参见依那普利
雷米普利 Ramipril	片剂	为羧酸类前体ACEI,吸收后在肝脏代谢为雷米普利拉用于各型高血压、充血性心力衰竭、急性心肌梗死	口服,宜从小剂量开始（1.25 mg/d）,维持量（2.5～5 mg/次）,2 次/d	禁忌证:参见依那普利
培哚普利 Perindopril	片剂	本品是一种强效和长效的血管紧张素转换酶抑制剂,可使外周血管阻力降低,而心输出量和心率不变。用于治疗各种高血压与充血性心力衰竭	成人口服高血压:每次4 mg,每日1次,服药1个月后,若有需要,可增至每天2片,一次服用,充血性心力衰竭:须在医疗监护下开始,初始剂量为每天早晨口服半片,可增至每天1片。必须饭前服用	禁忌证:参见依那普利
福辛普利钠 Fosinopril sodium	片剂	适用于治疗高血压和心力衰竭,治疗高血压时,可单独使用,作为初始治疗药物或与其他抗高血压药物联合使用,治疗心力衰竭时可与利尿剂合用	口服。成人和大于12岁的儿童:10 mg（最大增至40 mg）每日1片	禁忌证:参见依那普利

六、血管紧张素Ⅱ受体拮抗剂

血管紧张素（angiotensin,AT）Ⅱ受体拮抗剂见表144-9。

表144-9　血管紧张素Ⅱ受体拮抗剂

药品名称	常用剂型	作用与用途	用法与用量	注意事项
厄贝沙坦 Irbesartan	片剂	本品为长效、特异选择性及非竞争性AT1受体拮抗剂。用于治疗高血压和慢性心力衰竭	口服,150 mg/次,1 次/d,必要时可增至300 mg/次,1 次/d	禁忌参见氯沙坦
厄贝沙坦氢氯噻嗪 Irbesartan/ Hydrochlorothia-zide	片剂	用于治疗高血压,适用于联合用药治疗的患者	口服:常用的本品起始剂量和维持剂量是每日1次,每次1片,氯沙坦钾,氢氯噻嗪片对反应不足的患者,剂量可增加至每日1次,每次2片,此剂量为每日最大服用剂量。通常,在开始治疗3周内获得抗高血压效果	对本品过敏者、怀孕4～6月者哺乳期妇女禁用
氯沙坦 Losartan	片剂	本品为口服非肽类血管紧张素Ⅱ受体拮抗剂,全面阻滞血管紧张素Ⅱ的生理作用,从而降低血压,减轻左室肥厚,改善肾功能用于治疗高血压和慢性心力衰竭	口服,25～100 mg/次,1 次/d	对本品过敏者禁用。儿童、妊娠和哺乳妇女禁用

续表 144-9

药品名称	常用剂型	作用与用途	用法与用量	注意事项
氯沙坦氢氯噻嗪 Losartan Hydro-chlorothiazide	片剂	参见氯沙坦与氢氯噻嗪	口服,1~2 片/次,1 次/d	参见氯沙坦与氢氯噻嗪
缬沙坦 Valsartan	片剂;胶囊剂	本品是特异性的血管紧张素 Ⅱ 受体拮抗剂,选择性地作用于 AT1 受体亚型,使血压降低。用于轻、中度原发性高血压	口服,80 mg/次,1 次/d,于进餐时或空腹服用	对本品过敏者、孕妇及严重肾功能衰竭者禁用
替米沙坦 Telmisartan	片剂	降血压药(血管紧张素 Ⅱ 受体拮抗剂)。用于原发性高血压的治疗	常用初始剂量为每次 1 片(40 mg),每日 1 次在 20~80 mg 的剂量范围内,替米沙坦的降压疗效与剂量有关因替米沙坦在疗程开始后 4~8 周本品才能发挥最大药效,本品用量每日不应超过 40 mg	对本品过敏者、妊娠及哺乳者、胆道阻塞性病患者、严重肝、肾功能不全者禁用或慎用。替米沙坦不通过血过滤消除
坎地沙坦酯 Candesartan-Cilexetil	片剂	为非肽类 AT1 拮抗剂,口服吸收后在体内完全转化为坎地沙坦而生效。用于治疗高血压和慢性心力衰竭	口服,8~16 mg/次,1 次/d	参见氯沙坦

第五节　抗 休 克 药

抗休克药见表 144-10。

表 144-10　抗休克药

药品名称	常用剂型	作用与用途	用法与用量	注意事项
肾上腺素 Adrenaline	注射剂	用于抢救过敏性休克、心搏骤停,治疗支气管哮喘及局部止血,与局部麻醉药合用,减缓局部麻醉药吸收而延长药效	①抢救过敏性休克:肌内注射或皮下注射 0.3~0.5 mg,也可用 0.1~0.5 mg 加入 10 ml 生理盐水缓慢静脉注射或用 4~8 mg 溶于 5% 葡萄糖注射液 500~1 000 ml 静脉滴注。②抢救心搏骤停:0.5 mg 溶于 10 ml 生理盐水静脉注射或心内注射。③治疗哮喘:皮下或肌内注射 0.2~0.5 mg,每 4 h 可重复 1 次。④与局部麻醉药合用:总量不超过 0.3 mg。⑤与局部止血:用浸有本品的纱布填充于出血处	高血压、糖尿病、心脏病、甲状腺功能亢进、洋地黄中毒、外伤性或出血性休克、心脏性哮喘等患者禁用

续表 144-10

药品名称	常用剂型	作用与用途	用法与用量	注意事项
间羟胺 Metaraminol	注射剂	用于防治低血压(如脊髓麻醉及出血、药物反应等引起的低血压),也可用于心源性及感染中毒性休克	肌内或皮下注射:5~10 mg/次;必要时 10 min 后可重复注射静脉滴注:15~100 mg 本品加入 5% 葡萄糖或生理盐水 500 ml 中静脉滴注;必要时可先静脉注射 0.5~5 mg 后再滴注	甲状腺功能亢进、高血压、冠心病、充血性心力衰竭、糖尿病和有疟疾病史者慎用
去氧肾上腺素 Phenylephrine	注射剂	用于治疗休克、阵发性室上性心动过速、散瞳检查、延长局部麻醉药时效、治疗鼻黏膜充血	①治疗休克。肌内注射:3~10 mg/次,1~2 h/次;极量为 10 mg/次,50 mg/d。静脉注射:0.2 mg/次,每隔 10~15 min 再给 1 次,极量为 2.5 mg/d。静脉滴注:10 mg 加生理盐水或 5% 葡萄糖注射液 500 ml 中快速滴注,血压稳定后减慢。②阵发性心动过速:初量 0.5 mg,20~30 s 内静脉注入,以后可渐递增至 1 mg/次。③散瞳检查:2%~5% 溶液滴眼。④延长局部麻醉药时效:加入局部麻醉药液中。⑤治鼻黏膜充血,用 0.25%~0.5% 溶液滴鼻	高血压、动脉硬化、心肌梗死、心动过缓、甲状腺功能亢进、糖尿病、心肌病、部分传导阻滞、室性心动过速、青光眼及 2 周内用过单胺氧化酶抑制剂的患者均禁用
去甲肾上腺素 Noradrenaline	注射剂	为肾上腺素神经末梢释放的主要递质,对 α 受体兴奋作用强,也能兴奋 β 受体,但作用较弱。剂量较大时,以 α 受体兴奋为主,剂量较小时,以 β 受体兴奋为主用于治疗各种休克和低血压及上消化道出血	用于各种休克和低血压。静脉滴注:以 5% 葡萄糖注射液或葡萄糖氯化钠液稀释,开始 8~12 μg/min,滴速按需调整。上消化道出血:口服 1~3 ml(针剂/次),3 次/d,加入冷盐水服下	出血性休克、高血压、动脉硬化、无尿病均禁用;静脉滴注药液不可外溢,否则可致局部坏死
多巴胺 Dopamine	注射剂	本品为交感神经递质合成前体,也是中枢神经递质之一,具有 β 受体(主要是 β1 受体)和 α 受体激动作用,另有促进去甲肾释放的作用。用于各种类型的休克,也可用于洋地黄、利尿剂无效的心功能不全	静脉滴注:本品 20 mg 加入 5% 葡萄糖注射液 200~300 ml 静脉滴注,滴速为每分钟 0.5~5.0 μg/kg	嗜铬细胞瘤、心动过速、心室颤动、闭塞性血管病、动脉粥样硬化均禁用静脉滴注药液外溢可引起组织坏死及溃烂
多巴酚丁胺 Dobutamine	注射剂	主要兴奋 β1 受体,较大剂量时兴奋 β2 受体,不刺激内源性去甲肾上腺素的释放。用于心肌梗死或心脏手术时排出量低的休克或器质性心脏病时心肌收缩力下降引起的心力衰竭	静脉滴注:250 mg 加入 5% 葡萄糖注射液 250~500 ml(或生理盐水)中,滴速为每分钟 2.5~10.0 μg/kg,一般从小剂量开始	肥厚性梗阻型心肌病患者禁用

续表 144-10

药品名称	常用剂型	作用与用途	用法与用量	注意事项
异丙肾上腺素 Isoprenaline	注射剂	β受体激动剂治疗心源性或感染性休克。治疗完全性房室传导阻滞、心搏骤停	救治心搏骤停,心腔内注射 0.5~1.0 mg,三度房室传导阻滞,心率每分钟不及 40 次时,可以本品 0.5~1.0 mg 加在 5% 葡萄糖注射液 200~300 ml 内缓慢静脉滴注。心搏骤停,心内注射 0.5~1.0 mg/次。三度房室传导阻滞,静脉滴注 0.5~1.0 mg/次	心绞痛、心肌梗死、甲状腺功能亢进及嗜铬细胞瘤患者禁用
盐酸麻黄碱 Ephedrine Hydrochloride	注射剂	用于蛛网膜下腔麻醉或硬膜外麻醉引起的低血压及慢性低血压症	皮下或肌内注射一次 15~30 mg,一日 3 次。极量皮下或肌内注射一次 60 mg(2 支),一日 150 mg	甲状腺功能亢进、高血压、动脉硬化、心绞痛等患者禁用

第六节　调脂及抗动脉粥样硬化药

调脂及抗动脉粥样硬化药见表 144-11。

表 144-11　调脂及抗动脉粥样硬化药

药品名称	常用剂型	作用与用途	用法与用量	注意事项
普伐他汀 Pravastatin	片剂	本品能使细胞内胆固醇降低,并促进低密度脂蛋白胆固醇的分解代谢,还能抑制极低密度脂蛋白胆固醇的合成,故从两方面发挥降脂作用。适用于饮食限制仍不能控制的原发性高胆固醇血症	口服:开始 10~20 mg/次,1 次/d,睡前服用,每日最高剂量 40 mg	对本品过敏者、活动性肝炎或谷丙转氨酶持续升高者以及孕妇和哺乳妇女禁用
氟伐他汀 Fluvastatin	胶囊剂	本品可使血浆中总胆固醇、低密度脂蛋白和载体蛋白 B 的水平降低,中度降低三酰甘油水平,提高高密度脂蛋白胆固醇水平。适用于饮食不能完全控制的高胆固醇血症	口服:20~40 mg/d,睡前顿服;当血脂很高时,剂量可增至 40 mg/次,2 次/d	对本品过敏者、确诊或怀疑为肌病患者、活动性肝炎或谷丙转氨酶持续升高者、孕妇及哺乳期妇女禁用

续表 144-11

药品名称	常用剂型	作用与用途	用法与用量	注意事项
辛伐他汀 Simvastatin	片剂	能减少胆固醇合成并增加其清除,但能增加高密度脂蛋白胆固醇合成。用于饮食疗法效果不佳的原发性高胆固醇血症	口服:始服剂量 10～20 mg/次,晚间顿服,最大剂量为 40 mg/d,晚间顿服	对本品高度敏感、活动期肝病或谷丙转氨酶持续升高者及孕妇或哺乳期妇女禁用
依折麦布辛伐他汀片 Ezetimibe and Simvastatin	片剂	原发性高胆固醇血症;纯合子家族性高胆固醇血症	本品剂量范围为每日 10/10～10/80 mg	
非诺贝特 Fenofibrate	胶囊剂	氯贝丁酯类降血脂药,但作用较强能明显降低三酰甘油、极低密度脂蛋白、血清胆固醇、低密度脂蛋白和载体蛋白 B,并升高高密度脂蛋白。用于各型高脂血症,亦用于高脂血症伴有糖尿病,高血压或其他心血管病的患者	口服:100 mg/次,3 次/d,或 100～200 mg/次,2 次/d	孕妇禁用
吉非贝齐 Gemfibrozil	胶囊剂	为非卤化的氯贝丁酯类药,通过降低总胆固醇和三酰甘油而达到降血脂效果,作用强而持久,且不易形成结石,还能提高高密度脂蛋白胆固醇水平。用于各型高脂蛋白血症	口服:600 mg/次,2 次/d,餐前服;或 300 mg/次,3 次/d	肝功能不全者禁用
瑞舒伐他汀 Rosuvastatin	片剂	本品适用于经饮食控制和其他非药物治疗(如运动治疗、减轻体重)仍不能适当控制血脂异常的原发性高胆固醇血症(Ⅱa 型,包括杂合子家族性高胆固醇血症)或混合型血脂异常症(Ⅱb 型)。本品也适用于纯合子家族性高胆固醇血症的患者,作为饮食控制和其他降脂措施(如 LDL 去除疗法)的辅助治疗,或在这些方法不适用时使用	本品常用起始剂量为 5 mg,每日 1 次。对于那些需要更强效地降低低密度脂蛋白胆固醇(LDL-C)的患者可以考虑 10 mg 每日 1 次作为起始剂量,该剂量能控制大多数患者的血脂水平,如有必要,可在治疗 4 周后调整剂量至高一级的剂量水平。本品每日最大剂量为 20 mg	本品禁用于:对瑞舒伐他汀或本品中任何成分过敏者。活动性肝病患者,严重的肾功能损害的患者(肌酐清除率<30 ml/min)、肌病患者。同时使用环孢素的患者。妊娠期间、哺乳期间,以及有可能怀孕而未采用适当避孕措施的妇女

续表 144-11

药品名称	常用剂型	作用与用途	用法与用量	注意事项
阿托伐他汀钙 Atorvastatin calcium	片剂	用于杂合子家族性或非家族性高胆固醇血症和混合性高脂血症,也用于纯合子高胆固醇血症	可在任何时间单剂量服用,进食或非进食时均可起始剂量为 10 mg,每天一次,剂量范围为 10 ~ 80 mg/d。根据治疗目标和治疗反应采取个体化治疗方案。对肾功能不全患者,不必调整剂量	参考瑞舒伐他汀

（罗梦林　李　珺）

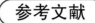 参考文献

1　陈灏珠,林果为,王吉耀.实用内科学[M].15 版.北京:人民卫生出版社,2017:800-1181.

2　中华医学会.ST 段抬高型心肌梗死基层诊疗指南(实践版·2019)[J].中华全科医师杂志,2020,19(12):1092-1099.

3　中华医学会.血脂异常基层诊疗指南(2019 年)[J].中华全科医师杂志,2019,18(5):406-416.

4　中华医学会心血管病学分会.稳定性冠心病诊断与治疗指南[J].中华心血管病杂志,2018,46(9):680-694.

5　中国医师协会急诊医师分会.中国急性心力衰竭急诊临床实践指南(2017)[J].中华急诊医学杂志,2017,26(12):1347-1357.

6　UNGER T, BORGHI C, CHARCHAR F. 2020 International Society of Hypertension global Hypertension Practice guidelines[J]. Journal of Hypertension,2020,75(6):982-1004.

第 145 章

呼吸系统用药

第一节　镇咳祛痰药

镇咳祛痰药见表145-1。

表 145-1　镇咳祛痰药

药品名称	常用剂型	作用与用途	用法与用量	注意事项
盐酸氨溴索 Ambroxol Hydro-chloride	片剂;注射剂	本品为黏液溶解剂,能增加呼吸道黏膜浆液腺的分泌,减少黏液腺分泌,从而降低痰液黏度	1. 口服:①成人,一次 30 mg,每日 3 次,长期服用者可减为每日 2 次。②儿童,12 岁以上儿童同成人,12 岁以下儿童建议剂量为每日每千克体重 1.2~1.6 mg。 2. 注射:慢速静脉注射成人和 12 岁以上儿童:1 支/次,2~3 次/d	1. 避免同时服用强力镇咳药。 2. 服用本品时,不宜同时服阿托品类药物
复方甘草口服溶液 Clycyrrhizae Co	溶液剂	为黏膜保护性镇咳药	口服:每次 5~10 ml,每日 3 次	本品放置后可有少量沉淀,服用前应摇匀
复方磷酸可待因 Compound Code-ine Phosphate	糖浆剂	本品为中枢性止咳药,镇咳作用强而迅速	口服:成人及 12 岁以上儿童,每次 10~15 ml,每日 3 次,睡前服 20 ml,2 岁以下不宜服食	不宜过量服用,亦不宜久服
厄多司坦 Erdosteine Capsules	胶囊剂	祛痰止咳药	口服:成人每次 300 mg,每日 2 次(儿童每日 10 mg/kg,分 2 次服用)	对本品过敏者,严重肝肾功能不全者,孕妇避免应用

第二节 平 喘 药

平喘药见表 145-2。

表 145-2 平喘药

药品名称	常用剂型	作用与用途	用法与用量	注意事项
氨茶碱 Aminophylline	片剂;注射剂	适用于支气管哮喘、喘息型支气管炎、阻塞性肺气肿等缓解喘息症状;也可用于心源性肺水肿引起的哮喘	1. 口服:成人每次 0.1 ~ 0.2 g,每日 3 次 2. 静脉滴注:一次 0.25 ~ 0.5 g,每日 0.5 ~ 1 g	茶碱类药物可致心律失常,若患者心率过速或心律的任何异常改变均应密切注意
硫酸沙丁胺醇 Salbutamol Sulfate	片剂;气雾剂;雾化溶液剂	短效支气管扩张剂	气雾吸入,发作时 1 ~ 2 喷,为 0.10 ~ 0.20 mg,可在 4 h 后反复,24 h 内不超过 6 ~ 8 次	长期使用可形成耐药性,不仅疗效降低,且有加重哮喘的危险
复方甲氧那明胶囊 Compound Methoxyphenamine Capsules	胶囊剂	治疗各种原因引起的哮喘、咳嗽有独特的疗效	口服:一次 2 粒,每日 3 次,饭后服用	哮喘危象、活动性消化性溃疡,严重心血管疾病患者禁用
布地奈德 Budesonide	气雾剂;混悬剂;鼻喷剂	布地奈德具有抗过敏和抗炎作用	1. 起始剂量:①成人,一次 1 ~ 2 mg,每日 2 次。②儿童一次 0.5 ~ 1.0 mg,每日 2 次 2. 维持剂量:①成人,一次 0.5 ~ 1.0 mg,一天 2 次。②儿童,一次 0.25 ~ 0.5 mg,一天 2 次	布地奈德不适用于快速缓解支气管痉挛
盐酸丙卡特罗 Procaterol Hydrochloride	片剂	支气管扩张剂	口服:每次 50 μg,每日 1 次睡前服用或一次 50 μg(2 片),每日 2 次,清晨及睡前服用。6 岁以下儿童,一次 25 μg,服用方法同成人	可有心悸、手颤等
孟鲁司特 Montelukast Sodium Tablets	片剂	适用于哮喘的预防和长期治疗	口服:每日一次,哮喘患者应在睡前服用,季节性过敏性鼻炎患者,根据自身情况在需要时服用;同时患有哮喘和季节性过敏性鼻炎的患者应每晚用药 1 次。15 岁以上患有哮喘的成人患者每日一次,每次 10 mg	本品不适用于解除哮喘急性发作时的支气管痉挛
二羟丙茶碱 Diprophylline Injection	注射液	适用于支气管哮喘、喘息支气管炎、阻塞性肺气肿等以缓解喘息症状	静脉滴注:一次 0.25 ~ 0.75 g(1 ~ 3 支),以 5% 或 10% 葡萄糖注射液稀释	茶碱类药物可致心律失常,若患者心率过速或心律的任何异常改变均应密切注意

续表145-2

药品名称	常用剂型	作用与用途	用法与用量	注意事项
噻托溴铵 Tiotropium	吸入剂	适用于慢性阻塞性肺疾病的维持治疗	每日一次,每次应用吸入装置吸入一粒胶囊	禁用于对噻托溴铵、阿托品或其衍生物有过敏反应的患者
沙美特罗替卡松 Fluticasone propionate	吸入剂	以联合用药形式(支气管扩张剂和吸入皮质激素),用于可逆性阻塞性气管疾病的常规治疗	吸入:成人和12岁以上的患者,每次1吸,每日2次	本品不适用于缓解急性哮喘症状

(叶 飞 李 珺)

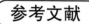 参考文献

1 陈灏珠,林果为,葛均波.实用内科学[M].15版.北京:人民卫生出版社,2017:1185-1258.

2 慢性阻塞性肺疾病急性加重(AECOPD)诊治专家组.慢性阻塞性肺疾病急性加重(AECOPD)诊治中国专家共识(2017年更新版)[J].国际呼吸杂志,2017,37(14):1041-1057.

3 中华医学会呼吸病学分会哮喘学组.支气管哮喘防治指南(2020年版)[J].中华结核和呼吸杂志,2020,43(12):1023-1048.

4 赵雅婷,张焕萍.糖皮质激素不同给药方式对哮喘急性发作患者气道炎症的影响[J].山西医科大学学报,2019(6):789-793.

第 146 章

消化系统用药

第一节 抗酸药及抗溃疡病药

抗酸药及抗溃疡病药见表 146-1。

表 146-1 抗酸药及抗溃疡病药

药品名称	常用剂型	作用与用途	用法与用量	注意事项
磷酸铝 Aluminium Phosphate	凝胶剂	本品能缓解胃酸过多引起的反酸等症状,适用于胃及十二指肠溃疡及反流性食管炎等酸相关性疾病的抗酸治疗	通常每日 2~3 次,或在症状发作时服用,每次 1~2 包,请于使用前充分振摇均匀,亦可伴开水或牛奶服用。食管疾病于饭后给药。食管裂孔、胃食管反流、食管炎于饭后和晚上睡觉前服用。胃炎、胃溃疡于饭前半小时前服用。十二指肠溃疡于饭后 3 h 及疼痛时服用	慢性肾功能衰竭、高磷血症患者禁用
枸橼酸铋钾 Bismuth Potassium Citrate	片剂	用于胃、十二指肠溃疡及慢性胃炎,可缓解胃酸过多引起的胃痛、胃灼热(烧心)和反酸。与抗生素联用,根除幽门螺杆菌	口服:每日 4 次,一次 1 包(片),前 3 次于三餐前半小时、第 4 次于晚餐后 2 h 服用;或每日 2 次,早晚各服 2 包(片)	1. 服药时不得同时食用高蛋白饮食(如牛奶等)、抗酸药 2. 严重肾功能不全者禁用
硫糖铝 Sucralfate	片剂	常用于胃及十二指肠溃疡	口服:每次 1 g,每日 3~4 次,饭前 1 h 及睡前服用	1. 不宜与多酶片合用,否则二者疗效均降低 2. 孕妇、习惯性便秘、肝肾功能不全等患者慎用

续表 146-1

药品名称	常用剂型	作用与用途	用法与用量	注意事项
铝碳酸镁 Hydrotalcite	片剂	用于慢性胃炎,与胃酸有关的胃部不适症状,如胃痛、胃灼热、酸性嗳气、饱胀等	口服:咀嚼后服用,餐后 1～2 h,睡前或胃不适时服用每次 0.5～1 g,每天 3 次	对本品过敏者禁用。妊娠前 3 个月,严重心、肾功能不全,高镁血症、高钙血症慎用。服药后 1～2 h 内避免服用其他药物
瑞巴派特 Rebamipide	片剂	胃溃疡、急性胃炎、慢性胃炎的急性加重期、胃黏膜病变(糜烂、出血、充血、水肿)的改善	口服:一次 0.1 g(1 片),每日 3 次(早、晚及睡前服用)	对本品成分有过敏史者禁用
雷尼替丁 Ranitidine	胶囊剂;注射剂	1. 口服给药:用于缓解胃酸过多所致的胃痛、胃灼热感、反酸 2. 注射给药:消化道溃疡出血、应急性胃黏膜损害,应激性溃疡大出血等	1. 口服,一次 150 mg,每日 2 次,或一次 300 mg,睡前 1 次。维持一次 150 mg,每晚 1 次 2. 注射:上消化道出血一次 50 mg	1. 妊娠期及哺乳期妇女禁用 2. 对本品过敏者禁用
法莫替丁 Famotidine	注射剂;片剂	1. 口服给药:缓解胃酸过多所致的胃痛、胃灼热反酸 2. 注射给药:①消化性溃疡出血。②应激状态时并发的急性胃黏膜损害、非甾体抗炎药引起的消化道出血	1. 口服:一次 20 mg(每次 1 片),每日 2 次,早、晚餐后或睡前服用 2. 静脉注射:一次 20 mg,每日 2 次	对本品过敏者、严重肾功能不全者、妊娠期、哺乳期妇女禁用
西咪替丁 Cimetidine	胶囊剂;注射剂	用于胃十二指肠溃疡,预防和治疗非甾体抗炎药引起的溃疡,预防危重患者发生应激性溃疡和出血,卓-艾综合征、胃食管反流病(轻症)	成人口服:0.2 g/次,每日 2～4 次,饭后或睡前服用	对本品过敏者禁用。下列情况应慎用:①严重心脏及呼吸系统疾患;②系统性红斑狼疮患者;③器质性脑病;④肝肾功能损害
兰索拉唑 Lansoprazole	肠溶片;注射剂	1. 口服:胃溃疡、十二指肠溃疡、反流性食管炎、Zollinger-Ellison 症候群、吻合口部溃疡 2. 注射:用于口服疗法不适用的伴有出血的胃和十二指肠溃疡、急性应激溃疡、急性胃黏膜损伤	1. 口服:15～30 mg/次,1 次/d,于清晨口服 2. 静脉滴注:30 mg/次,2 次/d	1. 对本品过敏者禁用 2. 对肝功能不全者慎用

续表 146-1

药品名称	常用剂型	作用与用途	用法与用量	注意事项
艾司奥美拉唑镁 Esomeprazole Magnesium	肠溶片;注射剂	1.口服:胃食管反流性疾病;与适当的抗菌疗法联合用药根除幽门螺杆菌 2.注射:口服疗法不适用时,胃食管反流病的替代疗法;口服疗法不适用的急性胃或十二指肠溃疡出血的低危患者	1.口服:20 mg/次或40 mg/次,每日1次 2.静脉:20～40 mg/次,每日1次	已知对埃索美拉唑、奥美拉唑、其他苯并咪唑类化合物或本品的任何其他成分过敏者禁用
泮托拉唑 Pantoprazole	注射剂;片剂	适用于活动性消化性溃疡或伴出血、反流性食管炎和卓-艾综合征	1.口服:1片/次,每日1次 2.静脉滴注:一次40～80 mg,每日1～2次	对本品过敏者禁用;中、重度肾功能不全者禁用
雷贝拉唑 Rabeprazole	片剂;注射剂	1.口服:活动性十二指肠溃疡;良性活动性胃溃疡;伴有临床症状的侵蚀性或溃疡性的胃食管反流征;与适当的抗生素合用,可根治幽门螺杆菌阳性的十二指肠溃疡;侵蚀性或溃疡性胃食管反流征的维持期治疗 2.静脉:口服疗法不适用的胃、十二指肠溃疡出血	1.口服:20 mg/次,每日1次 2.静脉:20 mg/次,1～2次/d	对本品及苯并咪唑类化合物过敏者禁用
奥美拉唑 Omeprazole	注射剂;片剂	1.口服:胃溃疡、十二指肠溃疡、应激性溃疡、反流性食管炎、卓-艾综合征、幽门螺杆菌 2.注射:消化性溃疡出血、应激性胃黏膜损害等	1.口服:20 mg/次,1～2次/d 2.静脉注射:一次40 mg,每日1～2次 3.静脉滴注:首剂80 mg,维持8 mg/h	对本品过敏者、严重肾功能不全者禁用
复方谷氨酰胺 Compoundgluta mie	颗粒剂;胶囊剂	1.主要用于胃炎、胃溃疡和十二指肠溃疡 2.有较好的预防溃疡复发的作用	口服:颗粒剂,每次1袋,每日3次;胶囊剂,每日3次,一次2～3粒	妊娠、哺乳期妇女应慎用

第二节　助　消　化　药

助消化药见表146-2。

表 146-2　助消化药

药品名称	常用剂型	作用与用途	用法与用量	注意事项
乳酶生 Lactasin	片剂	用于消化不良、腹胀及小儿饮食失调所引起的腹泻、绿便等	成人 0.3～0.9 g/次,3 次/d,饭前服用。儿童需减量	对本品过敏者禁用
多酶片 Multienzyme Tablets	片剂	用于消化不良、食欲缺乏	口服:一次 2～3 片,每日 3 次,饭前服	铝制剂可能影响本品疗效,故不宜合用
胰酶肠溶胶囊 Pancreatin Enteric-coated Capsules	胶囊剂	治疗儿童和成人的胰腺外分泌不足	口服:剂量应因人而异。常用:每餐至少服用胰酶胶囊 2～4 粒,每次进食,至少口服胰酶胶囊 2 粒	对猪源性胰酶制剂过敏者禁用;在急性胰腺炎早期,不应口服本品
复方阿嗪米特 Compound Azimtamide Enteric-coated	肠溶片	用于因胆汁分泌不足或消化酶缺乏而引起的症状	口服:成人每日 3 次,1～2 片每次,餐后服用	胆管阻塞、胆石症引起胆绞痛患者、急性肝功能障碍者禁用

第三节　胃肠解痉药及胃动力药

胃肠解痉药及胃动力药见表 146-3。

表 146-3　胃肠解痉药及胃动力药

药品名称	常用剂型	作用与用途	用法与用量	注意事项
颠茄 Belladonna	片剂	抗胆碱药,解除平滑肌痉挛,抑制腺体分泌。用于胃及十二指肠溃疡,胃肠道、肾、胆绞痛等	口服:常用量,一次 10～30 mg,每日 3 次;极量,一次 50 mg,每日 3 次	前列腺肥大、青光眼、心动过速患者及哺乳期患者禁用
山莨菪碱 Anisodamine	片剂;注射剂	抗胆碱药,临床主要用于解除平滑肌痉挛、胃肠绞痛、胆道痉挛以及有机磷中毒等	1. 口服:成人每次 5～10 mg,每日 3 次 2. 注射:肌内 5～10 mg/次,1～2 次/d;静脉 10～40 mg/次	颅内压增高、脑出血急性期、青光眼、幽门梗阻、肠梗阻及新鲜眼底出血、恶性肿瘤患者禁用
阿托品 Atropine	注射剂;片剂	抗休克、解除有机磷农药中毒,用于治疗阿-斯综合征和内脏绞痛,也可用于麻醉前给药迷走兴奋所致的窦房阻滞等	1. 皮下或静脉注射:0.3～0.5 mg/次,0.5～3 mg/d;极量 2 mg/次 2. 口服:0.3～0.6 mg/次,3 次/d;极量 1 mg/次,3 mg/d	青光眼及前列腺肥大者、高热者禁用

续表146-3

药品名称	常用剂型	作用与用途	用法与用量	注意事项
莫沙必利 Mosapride	片剂	为促动力剂,主要用于功能性消化不良伴有胃灼热、嗳气、恶心、呕吐、早饱、上腹胀等消化道症状;也可用于胃食管反流性疾病、糖尿病性胃轻瘫及部分胃切除患者的胃功能障碍	口服,一次5 mg,每日3次	对本品过敏者禁用,胃肠道出血、穿孔及刺激胃肠道可能引起危险的疾病禁用
多潘立酮 Domperidone	片剂	用于由胃排空延缓、胃食管反流、慢性胃炎、食管炎引起的消化不良症状,包括恶心、呕吐、腹痛、腹胀等	口服:每次10~20 mg,每日3~4次,饭前15~30 min服用	嗜铬细胞瘤、催乳素瘤禁用,过敏者禁用,增加为动力有可能产生危险时禁用,妊娠期禁用
甲氧氯普胺 Metoclopramide	注射剂;片剂	为多巴胺受体2拮抗剂,具有较强大的中枢性镇吐作用	1. 口服:成人每次5~10 mg,每日3次 2. 注射:成人1次10~20 mg,每日不超过0.5 mg/kg	对普鲁卡因过敏、癫痫、胃肠道出血、机械性肠梗阻或穿孔、嗜铬细胞瘤、因行化疗和放疗而呕吐的乳腺癌患者、妊娠期禁用
匹维溴铵 Pinavrium Bromide	片剂	对症治疗与肠道功能紊乱有关的疼痛、排便异常和肠道不适;对症治疗与胆道功能有关的疼痛;为钡灌肠做准备	常用每日150~200 mg	儿童和妊娠期禁用
马来酸曲美布汀 Trimebutine Maleate	片剂	用于胃肠道运动功能紊乱引起的食欲减退、恶心、呕吐、嗳气、腹胀、腹鸣、腹痛、腹泻、便秘等症状的改善;肠道易激惹综合征	口服:成人每次1~2片,每日3次,根据年龄和症状适当增减剂量	对马来酸曲美布汀过敏者禁用

第四节　泻药及止泻药

泻药及止泻药见表146-4。

表146-4　泻药及止泻药

药品名称	常用剂型	作用与用途	用法与用量	注意事项
开塞露 Grycecine Enema	灌肠剂	用于便秘	用时将容器顶端刺破或剪开,外面涂油脂少许,缓慢插入肛门,然后将药液挤入直肠内。成人,一次20 ml;儿童,一次10 ml	剪开处应光滑,以免损伤肛门和直肠黏膜

续表 146-4

药品名称	常用剂型	作用与用途	用法与用量	注意事项
乳果糖 Lactulose	溶液剂	慢性或习惯性便秘,肝性脑病	口服:成人 10～25 ml 每日,早餐时服用	肠梗阻、急腹痛患者禁用
比沙可啶 Bisacodyl	片剂	用于急、慢性或习惯性便秘	口服:成人一次 1～2 片,每日 1 次,整片吞服	服药时不得嚼碎,服药前后 2 h 不得服牛奶、制酸药
聚乙二醇 Macrogol	散剂	用于术前肠道清洁准备;肠镜、钡灌肠及其他检查前的肠道清洁准备。8 岁以上儿童和成人,治疗功能性便秘	功能性便秘:一次 10 g,每日 1～2 次或每次 20 g,每日 1 次	小肠或结肠疾病禁用,未明确诊断的腹痛患者禁用
蒙脱石 Smectite	散剂	成人及儿童的急慢性腹泻。用于食管、胃、十二指肠疾病引起的相关疼痛症状的辅助治疗	口服:将本品倒入 50 ml 温水中,摇匀服用。成人:一次 1 袋,每日 3 次	急性腹泻,应注意纠正脱水
洛哌丁胺 Loperamide	胶囊剂	适用于急性腹泻以及各种病因引起的慢性腹泻。尤其适用于临床上应用其他止泻药效果不显著的慢性功能性腹泻	口服:本品适用于成人和 5 岁以上儿童。 1. 急性腹泻:起始剂量,成人 2 粒,5 岁以上儿童 1 粒,以后每次不成形便后服用 1 粒 2. 慢性腹泻:起始剂量,成人 2 粒,5 岁以上儿童 1 粒,以后可调节每日剂量以维持每日 1～2 次正常大便 3. 每日最大剂量:成人不超过 8 粒,儿童不超过 3 粒/20 kg	需要避免抑制肠蠕动的患者,尤其是肠梗阻或便秘的患者,2 岁以下儿童禁用

第五节　肝病辅助治疗药

肝病辅助治疗药见表 146-5。

表 146-5　肝病辅助治疗药

药品名称	常用剂型	作用与用途	用法与用量	注意事项
葡醛内酯 Glucurolactone	片剂	用于急慢性肝炎的辅助治疗	口服:1 次 1～2 片,每日 3 次	
促肝细胞生长素 Hepatocyte Growth-promoting Factors	注射剂	用于各种重型病毒性肝炎(急性、亚急性、慢性重症肝炎的早期或中期)的辅助治疗	1. 静脉注射:80～100 mg,每日 1 次 2. 肌内注射:40 mg,每日 2 次	对本品过敏者禁用

续表 146-5

药品名称	常用剂型	作用与用途	用法与用量	注意事项
联苯双酯 Bifendate	滴丸;片剂	用于慢性迁延性肝炎伴谷丙转氨酶升高者,也可用于化学毒物或药物引起的谷丙转氨酶升高者	口服: 1. 片剂:每次 25~50 mg,1 日 3 次 2. 滴丸剂:一次 5 粒,每日 3 次	妊娠期、哺乳期妇女及肝硬化者禁用
多烯磷脂酰胆碱 Polyene Phos-phatidyl Choline	胶囊剂;注射剂	辅助改善中毒性肝损伤以及脂肪肝和肝炎,以及食欲减退、右上腹压迫感	1. 口服:起始剂量,每日 2 次,每次 3 粒;维持剂量每日 3 次,每次 1 粒 2. 静脉注射:单次 1~2 支。严重病例每日静脉滴注 2~4 支	对本药任何一种成分过敏者禁用;本药中含苯甲醇,禁止儿童肌内注射
还原型谷胱苷肽 Reduced Gluta-thione	注射剂;片剂	用于化疗患者、放射治疗患者、各种低氧血症、肝脏疾病,亦可用于有机磷、氨基或硝基化合物中毒的辅助治疗	1. 口服:每次 4 片,每日 3 次 2. 静脉滴注或肌内注射: (1) 化疗患者:给化疗药物前 15 min 内将 1.5 g/m² 本品溶解于 100 ml 生理盐水中,于 15 min 内静脉输注,第 2~5 天每天肌内注射本品 600 mg。 (2)肝脏疾病 1.2 g,每日 1 次根据年龄和症状调节剂量	对本品有过敏反应者禁用
复方甘草酸苷 Compoundglycyr-rhitate	注射剂;片剂	治疗慢性肝病,改善肝功能异常。可用于治疗湿疹、皮炎、荨麻疹	1. 静脉注射:5~20 ml,每日 1 次 2. 静脉滴注:40~60 ml/次,每日 1 次 3. 口服:成人 1 次 2~3 片,每日 3 次	对本品过敏者禁用;醛固酮症患者、肌病患者、低钾血症患者(可加重低钾血症和高血压症)禁用
甲硫氨酸维 B₁ Methionine and Vitanin B₁	注射剂	本品用于改善肝脏功能,对多数的肝脏疾病,如急慢性肝炎、肝硬化,尤其是脂肪肝有较明显的疗效,能改善肝内胆汁淤积	1. 肌内注射:每次 40~100 mg,每日 1~2 次 2. 静脉注射:每次 100~200 mg,每日 1 次	肝性脑病患者、对维生素 B₁ 过敏者禁用
水飞蓟素 Silymarin	片剂;胶囊剂	中毒性肝脏损害,慢性肝炎及肝硬化的支持治疗	口服:起始治疗,一次 140 mg,每日 3 次;维持治疗,每次 140 mg,每日 2 次。饭前服用	不适用于治疗急性中毒
门冬氨酸鸟氨酸 L-ornithine	注射剂	用于急、慢性肝病,包括肝硬化、脂肪肝及肝炎引起的血氨升高,尤其适用于肝性脑病解除及肝性脑病的抢救	急性肝炎,每天 5~10 g 静脉滴注;慢性肝炎或肝硬化,每天 10~20 g 静脉滴注;肝性脑病,24 h 内不超过 40 g	严重肾功能衰竭患者禁用
甘草酸二铵 Diammoniumgly-cyrrhizinate	注射剂;胶囊剂	用于伴有谷丙氨基酸转移酶升高的急慢性病毒性肝炎治疗	口服:150 mg/次,每日 3 次。静脉输注:150 mg,每日 1 次	心肾功能衰竭、低血钾、高钠禁用
精氨酸 Arginine	注射剂	肝性脑病	静脉滴注:一次 15~20 g	高氯性酸中毒、肾功能不全及无尿患者禁用

第六节 微生态制剂

微生态制剂见表146-6。

表146-6 微生态制剂

药品名称	常用剂型	作用与用途	用法与用量	注意事项
枯草杆菌二联活菌 Live Combined Bacillus Subtilis And Enterococcus Faeciumgranules With Multivitamines	肠溶胶囊	用于肠道菌群失调引起的肠炎、腹泻、腹胀、便秘、消化不良、食欲减退等	口服:12岁以上儿童及成人一次1~2粒,每日2~3次	1.对微生态制剂过敏史者禁用 2.抗菌药与本品合用时可降低其疗效,故不应同服,必要时可间隔3h服用 3.铋剂、鞣酸、药用炭、酊剂等能抑制、吸附活菌,不能并用
地衣芽孢杆菌活菌 LiveBacillus Licheniformis	胶囊剂;颗粒剂	适用于肠道菌群失调引起的肠功能紊乱,如急、慢性腹泻、胀气、消化不良等	口服:胶囊,一次2粒,每日3次,首次加倍。颗粒剂:1次1袋,每日3次	
酪酸梭菌活菌 Live Clostridium Butyricum	片剂	治疗和改善因各种原因引起的肠道菌群紊乱所致的消化道症状	口服:成人通常每次1~2片,每日3次	
双歧杆菌三联活菌 Live Combined Bifidobacterium, Lactobacillus and Enterococcus	胶囊剂	因肠道菌群失调引起的急慢性腹泻、便秘,也可用于治疗轻中型急性腹泻,慢性腹泻及消化不良、腹胀,以及辅助治疗因肠道菌群失调引起的内毒素血症	口服:每日2次,每次2~4粒,重症加倍,饭后半小时温水服用	

第七节 利 胆 药

利胆药见表146-7。

表 146-7　利胆药

药品名称	常用剂型	作用与用途	用法与用量	注意事项
丁二磺酸腺苷蛋氨酸 Ademetionine 1, 4-butanedisulfon- ate	注射剂;肠溶片	用于治疗肝硬化前和肝硬化所致肝内胆汁郁积。妊娠期肝内胆汁淤积	1. 初始治疗:500 mg ~ 1 g/d,肌内或静脉注射,共 2 周 2. 维持治疗:肠溶片,每日 1 000 ~ 2 000 mg,口服	1. 本品不应与碱性溶液或含钙溶液混合 2. 静脉注射需缓慢注射
熊去氧胆酸 Ursodeoxycholic Acid	胶囊剂;片剂	用于胆固醇型胆结石,形成及胆汁缺乏性脂肪泻,也可用于预防药物性结石形成及治疗脂肪痢	口服:片剂,每日 8 ~ 10 mg/kg,早、晚进餐时分次给予	1. 胆道阻塞禁用 2. 急性胆囊炎和胆管炎禁用 3. 射线穿不透的胆结石钙化,胆囊功能受损禁用

第八节　治疗炎性肠病药

治疗炎性肠病药见表 146-8。

表 146-8　治疗炎性肠病药

药品名称	常用剂型	作用与用途	用法与用量	注意事项
美沙拉嗪 Mesalazine	颗粒剂;肠溶片;栓剂	1. 口服:用于治疗溃疡性结肠炎,特别适用于对柳氮磺吡啶不能耐受者的缓解维持;还可用于克罗恩病的急性发作 2. 栓剂:本品用于直肠型溃疡性结肠炎的治疗	1. 口服 (1)肠溶片:成人溃疡性结肠炎 1.0 g/次;4 次/d,维持治疗剂量为 0.5 g/次;3 次/d。 (2)颗粒剂:溃疡性结肠炎急性期 4 g/d,缓解期 1.5 g/d;克罗恩病缓解期 2 g/d。 2. 栓剂:急性期,一次 0.5 g,每日 3 次;维持治疗一次 0.25 g,每日 3 次	对水杨酸类药物以及本品的赋形剂过敏者忌用;肝肾功能不全者慎用;妊娠及哺乳期妇女慎用;两岁以下儿童不宜用
奥沙拉嗪钠 OlsalazineSodi- umCapsules	胶囊剂	溃疡性结肠病、克罗恩病	口服:急性发作期每日总剂量 3 g(12 粒),分 3 次进餐时服用;维持量为每日 1 g(4 粒)	对水杨酸过敏者,严重肝肾功能损害者禁用
柳氮磺吡啶 Sulfasalazine	肠溶片;栓剂	主要用于炎症性肠病,即 Crohn 病和溃疡性结肠炎	口服:初始每日 2 ~ 3 g,分 3 ~ 4 次口服	对磺胺类、水杨酸类过敏者禁用;肠梗阻或泌尿系梗阻者禁用;妊娠期、哺乳期妇女禁用

（邹　朗　李　珺）

参考文献

1　李雨濛,马军,段芳龄. ACG 临床指南:幽门螺杆菌感染的治疗[J]. 胃肠病学和肝病学杂志,2017,26 (6):601-624.

2　中国药学相关专家小组(统称),湖南省临床用药质控中心. 湖南省质子泵抑制剂的临床应用指导原则(试行)[J]. 中南药学,2016,14(7):673-683.

3　DE BRITO B B,DA SILVA F A F,SOARES A S,et al. Pathogenesis and clinical management of Helicobacter pylori gastric infection[J]. World J Gastroenterol,2019,25(37):5578-5589.

4　FITZ G R,SMITH S M. An Overview of Helicobacter pylori infection[J]. Methods Mol Biol,2021,2283:1-14.

第147章

泌尿系统用药

第一节　利尿药及脱水药

利尿药及脱水药见表147-1。

表 147-1　利尿药及脱水药

药品名称	常用剂型	作用与用途	用法与用量	注意事项
呋塞米 Furosemide	片剂;注射剂	用于治疗心、肝、肾等病变引起的各类水肿、急性肺水肿、高血压、肾功能衰竭、高钙血症等	1.口服:20～40 mg/d,最大剂量600 mg/d 2.肌内注射或静脉注射:20～40 mg/次	本品可与磺胺类药物呈交叉过敏;使用中注意 K^+、Na^+、Cl^-、Ca^{2+} 的监测,长期使用注意补充钾盐
托拉塞米 Torasemide	片剂;注射剂	用于充血性心力衰竭、肝硬化腹水、肾脏疾病所致的水肿患者;也可用于原发性高血压患者	1.口服:充血性心力衰竭、肾功能衰竭及肾脏疾病所致的水肿,10～20 mg,每日早晨1次,口服。原发性高血压5～10 mg,每日1次 2.注射:5～40 mg/d	肾功能衰竭无尿患者,肝性脑病前期或肝性脑病患者,对本品及磺酰脲类过敏患者,低血压、低血容量、低钾或低钠血症患者,严重排尿困难患者禁用本品
氢氯噻嗪 Hydrochlorothia-zide	片剂	中效利尿药用于各类水肿及腹水、高血压,多与其他药合用。也用于尿崩症	口服:水肿:25～100 mg/d,分1～2次服用。高血压:25～100 mg/d,分1～2次服用	本品与磺胺药可有交叉过敏反应;可透过胎盘

续表 147-1

药品名称	常用剂型	作用与用途	用法与用量	注意事项
螺内酯 Spironolactone	片剂	利用于伴醛固酮升高的顽固性水肿,与噻嗪类、髓袢利尿药合用,可增强利尿效果,并防止低血钾。还用于原发性醛固酮增多症和高血压	口服。水肿:40～120 mg/d,分3次复用;原发醛固酮升高症:100～400 mg,分2～4次/d;高血压:40～100 mg/d,分2～4次服	高钾血症患者禁用
氨苯蝶啶 Triamterene	片剂	本品为留钾速效弱利尿药。用于治疗各类水肿或腹水,常与排钾利尿药合用	口服:25～100 mg/d,分2次复用;最高剂量不宜超过300 mg/d	孕妇、哺乳妇女、高钾血症、严重肝肾功能损害者慎用
甘露醇 Mannitol	注射剂	渗透性脱水剂。用于脑水肿、青光眼、大面积烧烫伤引起的水肿等,亦用于急性肾功能衰竭和腹水	静脉滴注:一般1～2 g/kg	对本品过敏者禁用
甘油果糖 Glycerol Fructose	注射剂	用于脑血管病、脑外伤、脑肿瘤、颅内炎症及其他原因引起的急慢性颅内压增高、脑水肿等症	静脉滴注,成人一般一次250～500 ml,每日1～2次,每次500 ml需滴注2～3 h,250 ml需滴注1～1.5 h,根据年龄、症状可适当增减	遗传性果糖不耐症禁用,严重循环系统功能障碍、尿崩症、糖尿病患者慎用

第二节　良性前列腺增生用药

良性前列腺增生用药见表147-2。

表 147-2　良性前列腺增生用药

药品名称	常用剂型	作用与用途	用法与用量	注意事项
非那雄胺 Finasteride	片剂;胶囊剂	适用于治疗和控制良性前列腺增生以及预防泌尿系统事件	口服:推荐剂量每次5 mg,每日1次	本品禁用于以下情况:对本品任何成分过敏者;妊娠和可能怀孕的妇女
坦洛新(坦索罗辛) Tamsulosin	缓释胶囊	用于前列腺增生症引起的排尿障碍	口服:0.2 mg/次,1次/d,饭后服	对本品过敏者
特拉唑嗪 Terazosin	片剂	用于高血压,改善良性前列腺增生症患者的排尿症状	口服:高血压2～10 mg/次,每日1次;良性前列腺增生2 mg/次,每日1次,睡前服用	已知对α受体拮抗剂敏感者禁用

第三节　透析用药

透析用药见表 147-3。

表 147-3　透析用药

药品名称	常用剂型	作用与用途	用法与用量	注意事项
腹膜透析液 Peritoneal Dialysis Solution	注射剂	急、慢性肾功能衰竭急性药物或毒物中毒。顽固性心力衰竭。顽固性水肿,电解质紊乱及酸碱平衡失调	治疗急、慢性肾功能衰竭伴水潴留者,用间歇性腹膜透析每次 2 L,留置 1 ~ 2 h,每日交换 4 ~ 6 次。无水潴留者,用连续性不卧床腹膜透析,一般每日 4 次,每次 2 L,日间每次间隔 4 ~ 5 h,夜间一次留置 9 ~ 12 h,以增加中分子尿毒症毒素清除一般每日透析液量为 8 L	禁用:广泛肠粘连及肠梗阻;严重呼吸功能不全;腹部皮肤广泛感染;腹部手术 3 d 以内,且腹部有外科引流者;腹腔内血管疾患;高分解代谢者;长期不能摄入足够蛋白质及热量者;疝未修补者;不合作或精神病患者;妊娠晚期

（邹　朗）

参考文献

1　中医药信息学会男科分会.慢性前列腺炎中西医结合多学科诊疗指南[J].中华男科学杂志,2020,26(4):369-376.

2　MULLENS W,DAMMAN K,HARJOLA V P,et al. European Society of Cardiolo gy. The use of diuretics in heart failure with con gestion-a position statement from the Heart Failure Association of the European Society of Cardiolo gy[J]. Eur J Heart Fail,2019,21(2):143-155.

第 148 章

血液系统用药

第一节 抗贫血药

抗贫血药见表148-1。

表 148-1 抗贫血药

药品名称	常用剂型	作用与用途	用法与用量	注意事项
叶酸 Folic Acid	片剂	各种原因引起的叶酸缺乏及叶酸缺乏所致的巨幼红细胞贫血	口服:成人,每次5~10 mg,每日3次。儿童,每次5 mg,每日3次	对本品及其代谢物过敏者禁用。疑有叶酸依赖性肿瘤者禁用
右旋糖酐铁 Iron Dextran	注射剂;口服溶液剂	用于不能耐受口服铁剂的缺铁性贫血患者或需要迅速纠正缺铁者	1. 口服:一次50~100 mg,每日1~3次 2. 深部肌内注射:一次100~200 mg,每日1~3次 3. 静脉注射:一次100~200 mg,每周2~3次	重肝、肾功能减退者禁用;哮喘、湿疹或其他特应性变态反应者禁用
蔗糖铁 Iron Sucrose	注射剂	用于口服铁剂效果不好而需要静脉铁剂治疗的患者	静脉注射:一次100~200 mg,每周2~3次	非缺铁性贫血、铁过量或铁利用障碍、已知对单糖或二糖铁复合物过敏者禁用
多糖铁复合物 Polysaccharide Iron Complex	胶囊	用于治疗单纯性缺铁性贫血	口服:每日1次,每次1~2粒	血色素沉着症及含铁血黄素沉着症禁用此药

续表 148-1

药品名称	常用剂型	作用与用途	用法与用量	注意事项
硫酸亚铁 Ferrous Sulfate	片剂;缓释片	用于慢性失血、营养不良、妊娠期、儿童发育期等引起的缺铁性贫血	饭后口服预防:每次 1 片,每日 1 次。治疗:每次 1 片,每日 3 次。缓释片:每次 1 片,每日 2 次	血红蛋白沉着症,含铁血黄素沉着症及不伴缺铁的其他贫血,肝、肾功能严重损害,对铁剂过敏者禁用
琥珀酸亚铁 Ferrous Succinate	片剂	抗贫血药,用于预防及治疗缺铁性贫血	饭后口服。预防:每次 1 片,每日 1 次。治疗:一次 1～2 片,每日 3 次	含铁血黄素沉着症及不伴缺铁的其他贫血,肝、肾功能严重损害者禁用
重组人促红素 Recombinant Human Erythropoietin	注射剂	用于肾功能不全所致贫血,包括透析及非透析患者;外科围手术期的红细胞动员;治疗非骨髓恶性肿瘤应用化疗引起的贫血	本品应在医师指导下使用,可皮下注射或静脉注射,给药剂量需依据患者的贫血程度、年龄及其他相关因素调整	禁忌:①未控制的重度高血压患者。②对本品及其他哺乳动物细胞衍生物过敏者,对人血清白蛋白过敏者。③合并感染者,宜控制感染后再使用本品
维生素 B_{12} Vitamin B_{12}	注射剂	主要用于巨幼细胞贫血,也可用于神经炎的辅助治疗	肌内注射,成人,每日 0.025～0.1 mg 或隔日 0.05～0.2 mg。用于神经炎时,用量可酌增	过敏者禁用;痛风患者使用本品可能发生高尿酸血症
甲钴胺 Mecobalamin	片剂;注射剂	用于周围神经病	口服给药。每次 500 μg,每日 3 次。肌内注射:神经病变每次 500 μg,隔日 1 次;巨幼红细胞贫血每次 500 μg,隔日 1 次。给药约 2 个月后,维持治疗每 1～3 个月注射 1 次(500 μg)	过敏者禁用,长期接触汞的患者不宜大量服用(片剂)
腺苷钴胺 Cobamamide	片剂;注射剂	主要用于巨幼红细胞性贫血、营养不良性贫血、妊娠期贫血,亦用于神经性疾患如多发性神经炎、神经根炎、三叉神经痛、坐骨神经痛、神经麻痹、营养性神经疾患以及放射线和药物引起的白细胞减少症	口服,成人,每次 0.5～1.5 mg,每日 1.5～4.5 mg。肌内注射,每日 0.5～1 mg	本品无特殊注意事项
重组人血小板生成素 Recombinant Human Thrombopoie-tin	注射剂	用于治疗实体瘤化疗后所致的血小板减少症,适用对象为血小板低于 $50 \times 10^9/L$ 且医师认为有必要升高血小板治疗的患者	本品应在临床医师指导下使用,具体用法、剂量和疗程因病而异	对本品成分过敏者禁用;严重心、脑血管疾病者禁用;患有其他血液高凝状态疾病者,近期发生血栓病者禁用;合并严重感染者,宜控制感染后再使用本品

第二节　抗血小板药

抗血小板药见表148-2。

表148-2　抗血小板药

药品名称	常用剂型	作用与用途	用法与用量	注意事项
双嘧达莫 Dipyridamole	片剂	主要用于抗血小板聚集,用于预防血栓形成	口服:25～50 mg/次,3 次/d,饭前 1 h 服	与抗凝剂、抗血小板聚集剂及溶栓剂合用时应注意出血倾向
西洛他唑 Cilostazol	片剂	用于改善由于慢性动脉闭塞症引起的溃疡、肢痛、冷感及间歇性跛行等缺血性症状。预防脑梗死复发(心源性脑梗死除外)	口服:每次 2 片,每日 2 次	出血患者、充血性心力衰竭、妊娠患者禁用
硫酸氢氯吡格雷 Clopidogrel Sulfate	片剂	近期心肌梗死患者、近期缺血性卒中患者(或确诊外周动脉性疾病的患者)	口服:每日 75 mg,与或不与食物同服	禁忌:①对活性物质或本品任一成分过敏;②严重的肝脏损害;③活动性病理性出血,如消化性溃疡或颅内出血
阿司匹林 Aspirin	肠溶片	预防心肌梗死复发;中风的二级预防;降低短暂性脑缺血发作及继发脑卒中的风险	口服:每日 100～300 mg	禁忌:过敏;消化道溃疡,严重的肝、肾、心功能损害,妊娠后 3 个月
替格瑞洛 Ticagrelor	片剂	用于急性冠脉综合征	口服:一次 90 mg,每日 2 次	禁忌:过敏,活动性病理性出血,颅内出血史,中重度肝损害

第三节　促凝血药

促凝血药见表148-3。

表 148-3　促凝血药

药品名称	常用剂型	作用与用途	用法与用量	注意事项
维生素 K₁ Vitamin K₁	注射剂	用于维生素 K 缺乏引起的出血,香豆素类、水杨酸钠等所致的低凝血酶原血症,新生儿出血以及长期应用广谱抗生素所致的体内维生素 K 缺乏	肌内注射或静脉注射:每次 10 mg,每日 1～2 次,或根据具体病情而定	严重肝脏疾病或肝功能不良者禁用;新生儿应用本品后可能出现高胆红素血症
鱼精蛋白 Protamine	注射剂	用于因注射肝素过量而引起的出血	①抗肝素过量:静脉注射,用量应与所用肝素相当(本品 1 mg 可中和肝素 100 U),但一次不超过 50 mg	对鱼虾过敏者慎用;缓慢注射,以免引起低血压
凝血酶 Thrombin	注射剂	局部止血药可用于手术中不易结扎的小血管止血、消化道出血及外伤出血等	1. 局部出血:以干燥粉末或溶液(50～250 U/ml)洒或喷雾于创伤表面。 2. 消化道出血:以溶液(10～100 U/ml)口服或局部灌注	不得与酸碱及重金属等药物配伍。本品必须直接与创面接触,才能起止血作用。如出现过敏症状时应立即停药,10 ℃以下储存
蛇毒血凝酶 Hemocoa Gulase	注射剂	可用于需止血或减少流血的各种医疗情况,也可用于预防出血,如手术前用药,可避免或减少术中、术后出血	静脉注射、肌内或皮下注射,也可局部用药。一般出血:1～2 kU。静脉注射、肌内注射、皮下注射均可,紧急出血:立即静脉注射 0.25～0.5 kU,同时肌内注射 1 kU	禁忌证:有血栓病史者禁用。对本品或同类药品过敏者禁用
人凝血酶原复合物 Human Prothrombin Complex	注射剂	用于治疗先天性和获得性凝血因子Ⅱ、Ⅶ、Ⅸ、Ⅹ缺乏症(单独或联合缺乏)	静脉输注,使用剂量随因子缺乏程度而异,一般 10～20 U/kg	冠心病、心肌梗死、严重肝病、外科手术等患者如有血栓形成或弥散性血管内凝血倾向时慎用
人凝血因子Ⅷ Human Coagulation Factor Ⅷ	注射剂	用于防治甲型血友病和获得性凝血因子Ⅷ缺乏而致的出血症状及这类患者的手术出血治疗	静脉输注,治疗的剂量和持续时间决定于Ⅷ因子缺乏的严重程度	过敏者禁用
氨甲环酸 Tranexamic Acid	注射剂	抗纤溶。用于各种出血性疾病、手术时异常出血等	静脉注射或静脉滴注:每次 0.25～0.5 g,每日 0.75～2 g	可有头痛、头晕、恶心、呕吐、胸闷等反应
酚磺乙胺 Etamsylate	注射剂	适用于预防和治疗外科手术出血过多,血小板减少性紫癜或过敏性紫癜以及其他原因引起的出血	肌内注射或静脉注射 0.25～0.5 g/次,静脉滴注 0.25～0.75 g/次,每日 2～3 次	本品毒性低,但有报道静脉注射时可发生休克

续表 148-3

药品名称	常用剂型	作用与用途	用法与用量	注意事项
人纤维蛋白原 Human Fibrinogen	注射剂	先天性纤维蛋白原减少或缺乏症。获得性纤维蛋白原减少症:严重肝脏损伤;肝硬化;弥散性血管内凝血;产后大出血和因大手术、外伤或内出血等引起的纤维蛋白原缺乏而造成的凝血障碍	应根据病情及临床检验结果包括凝血试验指标和纤维蛋白原水平等来决定给药量。一般首次给药1~2 g,如需要可遵照医嘱继续给药	血栓性静脉炎、血管内血栓形成、心肌梗死、心功能不全禁用。本品溶解后为澄清略带乳光的溶液,允许有少量絮状物或蛋白颗粒存在。为此用于输注的输血器应带有滤网装置

第四节　抗凝血药及溶栓药

抗凝血药及溶栓药见表148-4。

表 148-4　抗凝血药及溶栓药

药品名称	常用剂型	作用与用途	用法与用量	注意事项
肝素 Heparin	注射剂	用于防止血栓形成或栓塞性疾病;各种原因引起的弥散性血管内凝血;也可用于血液透析、体外循环等手术操作中的标本、器械的抗凝处理	剂量依病情、病症及治疗需要而定	对肝素过敏、有自发出血倾向者、血液凝固迟缓者,溃疡病、创伤、产后出血及严重肝功能不全者禁用
低分子肝素 Low Molecular Heparin	注射剂	用于治疗急性深静脉血栓,治疗不稳定型心绞痛和非 Q 波心肌梗死,预防与手术有关的血栓形成,血透时预防血凝块形成	皮下注射,一般 100 IU/kg 每日 2 次(治疗),每日 1 次(预防)	对肝素及低分子肝素过敏者禁用,严重的凝血障碍者禁用,急性感染性心内膜炎禁用,瓣膜置换术所致的感染除外
华法林钠 Warfarin	片剂	防治血栓栓塞性疾病,可防止血栓形成与发展。心肌梗死的辅助用药	口服,成人,根据目标国际标准化比值(INR),个体化调整剂量	主要不良反应是出血。有出血倾向患者严重肝肾疾病,活动性消化性溃疡,脑、脊髓及眼科手术患者禁用

续表 148-4

药品名称	常用剂型	作用与用途	用法与用量	注意事项
达比加群酯 Dabi gatranEtexi-late	胶囊	预防成人非瓣膜性房颤患者的卒中和全身性栓塞（SEE）	口服：一次 150 mg，每日 2 次。存在增加出血风险的因素，减量为一次 110 mg，每日 2 次	禁忌：已知对活性成分或本品任一辅料过敏者；重度肾功能损害患者；临床上显著的活动性出血
利伐沙班 Rivaroxaban	片剂	1. 用于择期髋关节或膝关节置换手术预防静脉血栓形成。 2. 用于治疗成人深静脉血栓形成和肺栓塞。 3. 用于具有一种或多种危险因素的非瓣膜性房颤成年患者，以降低卒中和全身性栓塞的风险	口服：预防择期髋关节或膝关节置换手术，一次 10 mg，每日 1 次；急性 DVT 或 PE 的初始治疗是前 3 周 15 mg 每日 2 次，之后一次 20 mg 每日 1 次；非瓣膜性房颤是 20 mg 每日 1 次；有高危出血因素可减量	禁忌：对利伐沙班或片剂中任何辅料过敏的患者。有临床明显活动性出血的患者，具有大出血显著风险的病灶或病情
尿激酶 Urokinase	注射剂	本品主要用于血栓栓塞性疾病的溶栓治疗	剂量依病情，病症及治疗需要而定	下列情况的患者禁用本品：急性内脏出血、急性颅内出血，陈旧性脑梗死、近 2 个月内进行过颅内或脊髓内外科手术、颅内肿瘤、动静脉畸形或动脉瘤、出血倾向、严重难控制的高血压患者
阿替普酶 Alteplase	注射剂	用于急性心肌梗死、高危肺栓塞、急性缺血性脑卒中	症状发生后尽快给药，根据治疗需要而定	对本品的活性成分和任何其他组成成分过敏者禁用。本品不可用于有高危出血倾向者

第五节　血容量扩充剂

血容量扩充剂见表 148-5。

表 148-5　血容量扩充剂

药品名称	常用剂型	作用与用途	用法与用量	注意事项
羟乙基淀粉 130/0.4 Hydroxyethyl Starch 130/0.4	注射剂	治疗和预防血容量不足,急性等容血液稀释	静脉滴注。一般用量 500～1 000 ml,每日最大剂量为 33 ml/kg	肾功能衰竭、过量液体负荷、脑出血禁用
琥珀酰明胶 Succinylated gelatin	注射剂	低血容量时的胶体性容量替代液;血液稀释;体外循环(心肺机、人工肾);预防脊髓或硬膜外麻醉后可能出现的低血压;作为输入胰岛素的载体(防止胰岛素被容器和管路吸收而丢失)	经静脉输注,输注时间和剂量根据患者脉搏、血压、外周灌注及尿量而定,如果血液或血浆丢失不严重,或术前及术中预防性治疗,一般 1～3 h 输注 500～1 000 ml,休克时容量补充和维持时,可在 24 h 内输注 10～15 L	对本品过敏者、循环超负荷的患者禁用

（邹　朗）

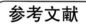

参考文献

1　OMAS L,ORTEL,I GNACIO N,et al. American Society of Hematolo gy 2020 guidelines for mana gement of venous thromboembolism:treatment of deep vein thrombosis and pulmonary embolism[J]. Blood Advances, 2020,4(19):4693-4738.

2　张澍,杨艳敏,黄从新,等. 中国心房颤动患者卒中预防规范(2017)[J]. 中华心律失常学杂志,2018, 22(1):17-30.

3　血栓性疾病防治指南专家委员会. 中国血栓性疾病防治指南[J]. 中华医学杂志,2018,98(36): 2861-2888.

第149章

激素及调节内分泌功能药

第一节　下丘脑垂体激素及其类似物

下丘脑垂体激素及其类似物见表149-1。

表 149-1　下丘脑垂体激素及其类似物

药品名称	常用剂型	作用与用途	用法与用量	注意事项
促皮质激素 Corticotrophin	注射剂	用于活动性风湿病、类风湿性关节炎、红斑性狼疮等胶原性疾患;亦用于严重的支气管哮喘、严重皮炎等过敏性疾病及急性白血病、霍奇金病等	1.肌内注射:一次 25 U(1 支),每日 2 次 2.静脉滴注:一次 12.5～25 U,每日 25～50 U	对本品过敏者禁用
绒促性素 Chorionic Gonadotrophin	注射剂	用于不孕症、黄体功能不足、功能性子宫出血、先兆流产或习惯性流产、隐睾症、男性性腺功能减退症等	肌内注射:根据病症及治疗需要,参照说明书或遵医嘱使用	对促性腺激素或本品中的任何组分过敏者禁用。确诊或疑为雄激素依赖性肿瘤,如前列腺癌或男性乳腺癌禁用
尿促性素 Menotrophin	注射剂	与绒促性素合用,用于促性腺激素分泌不足所致的原发性或继发性闭经、无排卵所致的不孕症等	肌内注射:起始 1 次 75～150 U,每日 1 次。7 d 后根据患者雌激素水平和卵泡发育情况调整剂量,增加至每日 150～225 U	有原因不明的异常阴道出血、子宫肌瘤、卵巢囊肿,卵巢增大、肾上腺功能不全、甲状腺功能不全及原发性卵巢功能衰竭患者禁用

续表 149-1

药品名称	常用剂型	作用与用途	用法与用量	注意事项
垂体后叶 Posterior Pituitary	注射剂	用于肺支气管出血(如咯血)、消化道出血(呕血、便血)。并适用于产科催产及产后收缩子宫、止血等。对于腹腔手术后肠道麻痹等亦有功效。对尿崩症有减少排尿量的作用	肌内注射、皮下注射、静脉滴注:根据病症及治疗需要,参照说明书或遵医嘱使用	对本品及所含成分过敏者禁用。本品对患有心肌炎、血管硬化等患者禁用于剖宫产史患者等
醋酸去氨加压素 Desmopressin Acetate	片剂	主要用于治疗中枢性尿崩症以及颅外伤或手术所致暂时性尿崩症	肌内注射、皮下注射、静脉滴注:根据病症及治疗需要,参照说明书或遵医嘱使用	禁用于对本药过敏者、对防腐剂过敏者、2B 型血管性血友病患者、习惯性或精神性烦渴症患者、心功能不全者不稳定型心绞痛患者等
重组人促卵泡激素 Recombinant Human Follitropin Alfa	注射剂	不排卵(包括多囊卵巢综合征)且对枸橼酸克罗米芬治疗无反应的妇女。对于进行超排卵或辅助生育技术,用果纳芬可刺激多卵泡发育	皮下注射:应在有治疗生殖问题经验的医师指导下使用	禁用于对促卵泡激素 α、FSH 或赋形剂过敏;下丘脑和垂体肿瘤;非多囊卵巢疾病所引起的卵巢增大或囊肿;不明原因的妇科出血;卵巢、子宫或乳腺癌
醋酸戈舍瑞林 Goserelin Acetate	注射剂	前列腺癌:本品适用于可用激素治疗的前列腺癌。乳腺癌:适用于可用激素治疗的绝经前期及围绝经期妇女的乳腺癌。子宫内膜异位症:缓解症状包括减轻疼痛并减少子宫内膜损伤的大小和数目	皮下注射:3.6 mg 一支,每 28 d 一次	已知对本品活性成分或其他 LHRH 类似物,以及本品其他任一辅料过敏者禁用、孕期及哺乳期妇女禁用
醋酸亮丙瑞林 Leuprorelin Acetate Microspheres	注射剂	(1)子宫内膜异位症 (2)子宫肌瘤对伴有月经过多、下腹痛、腰痛及贫血等的子宫肌瘤,可使肌瘤缩小和(或)症状改善	皮下注射:根据病症及治疗需要,参照说明书或遵医嘱使用	禁用于对本制剂成分、合成的促黄体素释放激素或促黄体素释放激素衍生物有过敏史者,孕妇或有可能怀孕的妇女或哺乳期妇女,有性质不明的、异常的阴道出血者
重组人生长激素 Somatropin	注射剂	内源性生长激素分泌不足所致的生长障碍。性腺发育不全所致的生长障碍(特纳综合征)	肌内、皮下注射:根据病症及治疗需要参照说明书遵医嘱使用	禁用于已知对人生长激素,或对本品及溶剂中赋形剂过敏的患者

第二节　肾上腺皮质激素类药

肾上腺皮质激素类药见表 149-2。

表 149-2　肾上腺皮质激素类药

药品名称	常用剂型	作用与用途	用法与用量	注意事项
地塞米松 Dexamethasone	片剂;注射剂	主要用于过敏性与自身免疫性炎症性疾病。本药还用于某些肾上腺皮质疾病的诊断(地塞米松抑制试验)	口服:成人开始剂量为一次 0.75~3.00 mg(1~4 片),每日 2~4 次。维持量约每日 0.75 mg(1 片),视病情而定	对本品及肾上腺皮质激素类药物有过敏史患者禁用。高血压、血栓症、胃与十二指肠溃疡、精神病、电解质代谢异常、心肌梗死、内脏手术、青光眼等患者一般不宜使用
泼尼松 Prednisone	片剂;注射剂	主要用于过敏性与自身免疫性炎症性疾病。适用于结缔组织病,系统性红斑狼疮,重症多肌炎,严重的支气管哮喘,皮肌炎,血管炎等过敏性疾病,急性白血病,恶性淋巴瘤	口服、静脉注射、静脉滴注:根据病症及治疗需要参照说明书遵医嘱使用	对本品及其他甾体激素过敏者禁用,孕妇及哺乳期妇女禁用
泼尼松龙 Prednisolone	片剂	主要用于过敏性与自身免疫性炎症性疾病,结缔组织病	口服:根据病症及治疗需要参照说明书遵医嘱使用	对本品及其他甾体激素过敏者禁用
氢化可的松 Hydrocortisone	片剂;注射剂	肾上腺皮质功能减退症及垂体功能减退症,也用于过敏性和炎症性疾病,抢救危重中毒性感染	1. 肌内注射:每日 20~40 mg 2. 静脉滴注:一次 100 mg,每日 1 次	对本品及其他甾体激素过敏者禁用
倍他米松 Betamethasone	注射剂	主要用于过敏性与自身免疫性炎症性疾病。现多用于活动性风湿病、类风湿性关节炎、系统性红斑狼疮、严重支气管哮喘、严重皮炎、急性白血病等,也用于某些感染的综合治疗	肌内注射或静脉注射:每日 2~20 mg(0.38~3.8 支),分次给药	对本品及其他甾体激素过敏者禁用
复方倍他米松 Copound Betamethasone	注射剂	本品适用于治疗对皮质激素敏感的急性和慢性疾病	所需剂量有所不同,必须按疾病性质、严重程度及患者反应而达到剂量个体化	全身真菌感染、对倍他米松或其他皮质激素类药物或本品中任一成分过敏的患者禁用

续表 149-2

药品名称	常用剂型	作用与用途	用法与用量	注意事项
甲泼尼龙 Methylpred-nisolone	片剂;注射剂	主要作为危重疾病的急救用药,如风湿性疾病、胶原病、皮肤疾病、过敏反应、眼科疾病、胃肠道疾病、血液疾病等,临床上主要用于脏器移植	静脉注射:根据疾病和治疗需要,参照说明书方法、剂量、遵医嘱使用	禁用于全身性霉菌感染的患者。已知对甲泼尼龙或者配方中的任何成分过敏的患者
曲安奈德 Triamcinolone Acetonide	注射剂	用于治疗风湿、类风湿及创伤性关节炎、急性滑囊炎、腱鞘炎、肩关节周围炎、慢性腰腿痛、支气管哮喘及各种皮肤病	1. 肌内注射:1 周 1 次,1 次 20 ~ 100 mg 2. 关节腔或皮下注射:1 次 2.5 ~ 5 mg	本品与其他糖皮质激素类药物相同,不得用于活动性胃溃疡、结核病、急性肾小球炎或任何未为抗生素所制止的感染

第三节　胰岛素及口服降糖药

胰岛素及口服降糖药见表 149-3。

表 149-3　胰岛素及口服降糖药

药品名称	常用剂型	作用与用途	用法与用量	注意事项
胰岛素 Insulin	注射剂	1 型糖尿病;2 型糖尿病有严重感染、外伤,大手术等严重应激情况,以及合并心、脑血管并发症,肾脏或视网膜病变等	皮下、静脉注射:按患者全身情况及血糖水平决定剂量	对胰岛素过敏患者禁用
重组人胰岛素 Recombinant Human Insulin	注射剂	需要胰岛素治疗的糖尿病患者	皮下注射、静脉注射:按患者全身情况及血糖水平决定剂量	低血糖禁用;有胰岛素过敏史者禁用
精蛋白生物合成人胰岛素 Biosynthetic Human Insulin	注射剂	用于治疗糖尿病	皮下注射:按患者全身情况及血糖水平决定剂量	对本品成分过敏者、低血糖患者禁用
门冬胰岛素 Insulin Aspart	注射剂	用于治疗糖尿病	皮下注射:按患者全身情况及血糖水平决定剂量	对本药过敏者、患者低血糖发作时禁用
赖脯胰岛素 Recombinant Human Insulin-Lispro	注射剂	适用于治疗需要胰岛素维持正常血糖稳态的成人糖尿病患者	皮下注射:按患者全身情况及血糖水平决定剂量	对本药过敏者、患者低血糖发作时禁用

续表149-3

药品名称	常用剂型	作用与用途	用法与用量	注意事项
甘精胰岛素 Insulinglargine	注射剂	需用胰岛素治疗的成人1型和2型糖尿病,青少年和年龄在6岁及以上儿童的1型糖尿病	皮下注射:按患者全身情况及血糖水平决定剂量	对甘精胰岛素或其注射液中任何一种赋形剂过敏者
地特胰岛素 Insulin Detemir	注射剂	用于治疗糖尿病	皮下注射:按患者全身情况及血糖水平决定剂量	对地特胰岛素或者本品中任何其他成分过敏者禁用
精蛋白生物合成人胰岛素(预混30R) Isophane Protamine Biosynthetic Human Insulin(pre-mixed 30R)	注射剂	用于治疗糖尿病	皮下注射:剂量应当根据患者的需要决定	对本药过敏者,患者低血糖发作时禁用
门冬胰岛素30 Insulin Aspart 30	注射剂	用于治疗糖尿病	皮下注射:剂量应当根据患者的需要决定	对本药过敏者,患者低血糖发作时禁用
二甲双胍 Metformin	片剂	本品首选用于单纯饮食及体育运动不能有效控制的2型糖尿病,特别是肥胖的2型糖尿病	口服:应从小剂量开始使用,根据患者状况,逐渐增加剂量	禁忌:中度(3b级)和严重肾功能衰竭或肾功能不全;可造成组织缺氧的疾病;严重感染和外伤,外科大手术,临床有低血压和缺氧等
阿卡波糖 Acarbose	片剂;胶囊剂	配合饮食控制治疗糖尿病	口服:起始剂量为一次50 mg,每日3次;以后逐渐增加至一次0.1 g,每日3次或遵医嘱	对阿卡波糖和(或)非活性成分过敏者禁用。有明显消化和吸收障碍的慢性胃肠功能紊乱患者禁用
格列喹酮 Gliquidone	片剂	2型糖尿病(即非胰岛素依赖型糖尿病)	口服:应根据患者情况调整剂量	1型糖尿病(即胰岛素依赖型糖尿病),糖尿病昏迷或昏迷前期,糖尿病合并酸中毒或酮症禁用
格列美脲 Glimepiride	片剂	2型糖尿病(即非胰岛素依赖型糖尿病)	口服:应根据患者情况调整剂量	同上

续表 149-3

药品名称	常用剂型	作用与用途	用法与用量	注意事项
格列齐特 Gliclazide	片剂(缓释片)	当单用饮食疗法,运动治疗和减轻体重不足以控制血糖水平的成人非胰岛素依赖型糖尿病(2型)	口服:仅用于成年人,每日1次,剂量为1~4片,30~120 mg或遵医嘱	禁忌:已知对格列齐特或其中某一种赋形剂、其他磺脲类、磺胺类药物过敏;1型糖尿病;糖尿病昏迷前期,糖尿病酮症酸中毒;严重肾或肝功能不全
瑞格列奈 Repaglinide	片剂	用于饮食控制、降低体重及运动锻炼不能有效控制高血糖的2型糖尿病(非胰岛素依赖型)患者	口服:应根据患者情况调整剂量。最大日剂量不应超过16 mg	禁忌:已知对瑞格列奈或瑞格列奈中的任何赋型剂过敏的患者;1型糖尿病患者;伴随或不伴昏迷的糖尿病酮症酸中毒患者
吡格列酮 Pioglitazone	片剂	本品适用于2型糖尿病	口服:根据患者情况确定剂量	对本品过敏者,肝炎、肝硬化,严重心功能不全者禁用,糖尿病急性代谢并发症者禁用,妊娠、哺乳妇女及儿童禁用
罗格列酮 Rosiglitazone	片剂	本品适用于2型糖尿病	口服:根据患者状况确定剂量	NYHA分级为Ⅲ和Ⅳ级的心力衰竭患者禁用本品。本品禁用于既往对罗格列酮或其他赋形剂具有过敏史的患者
艾塞那肽 Exenatide	注射剂	本品用于改善2型糖尿病患者的血糖控制,适用于单用二甲双胍、磺酰脲类,以及二甲双胍合用磺酰脲类,血糖仍控制不佳的患者	皮下注射:起始剂量为每次5 μg,每日2次	本品禁用于已知对艾塞那肽或本品其他成分过敏的患者
利拉鲁肽 Liraglutide	注射剂	同上	皮下注射:每日注射一次,起始剂量为0.6 mg/d,至少1周后,剂量应增加至1.2 mg,每日剂量不超过1.8 mg	对本品活性成分或者本品中任何其他辅料过敏者

第四节 甲状腺激素及抗甲状腺药

甲状腺激素及抗甲状腺药见表 149-4。

表 149-4 甲状腺激素及抗甲状腺药

药品名称	常用剂型	作用与用途	用法与用量	注意事项
甲状腺素 Thyroid	片剂	用于各种原因引起的甲状腺功能减退症	口服开始为每日 10~20 mg,逐渐增加,维持量一般为每日 40~120 mg,少数患者需每日 160 mg	心绞痛、冠心病和快速型心律失常者禁用
左甲状腺素钠 Levothyroxine Sodium	片剂	治疗非毒性的甲状腺肿（甲状腺功能正常）；甲状腺肿切除术后,预防甲状腺肿复发;甲状腺功能减退的替代治疗等	口服:应于早餐前半小时,空腹将一日剂量一次性服用根据病情及治疗需要确定用药剂量	禁忌:对本品及其辅料高度敏感者,未经治疗的肾上腺功能不足,垂体功能不足和甲状腺毒症
丙硫氧嘧啶 Propylthiouracil	片剂	用于各种类型的甲状腺功能亢进症	口服:根据患者情况调整用量	严重肝功能损害、白细胞严重缺乏、对硫脲类药物过敏者禁用
甲巯咪唑 Thiamazole	片剂	甲状腺功能亢进的药物治疗,尤其适用于不伴有或伴有轻度甲状腺增大（甲状腺肿）的患者及年轻患者	口服:成人常用量开始剂量一般为每日 30 mg,可按病情轻重调节为 15~40 mg,每日最大量 60 mg,分次口服;病情控制后,逐渐减量	哺乳期妇女禁用

第五节 抗甲状旁腺药

抗甲状旁腺药见表 149-5。

表 149-5 抗甲状旁腺药

药品名称	常用剂型	作用与用途	用法与用量	注意事项
西那卡塞 Cinacalcet Hydrochloride	片剂	本品用于治疗慢性肾脏病维持性透析患者的继发性甲状旁腺功能亢进症	口服:初始剂量为成人 25 mg,每日 1 次。逐渐递增至 75 mg,每日 1 次,每日最大剂量为 100 mg	对本品及其中成分过敏者禁用

第六节 雄激素及同化激素

雄激素及同化激素见表 149-6。

表 149-6　雄激素及同化激素

药品名称	常用剂型	作用与用途	用法与用量	注意事项
丙酸睾酮 Testosterone Propionate	注射剂	用于男性内源性雄激素缺乏的替代治疗,也用于绝经后妇女乳癌复发,月经过多,再生障碍性贫血及其他骨髓病性贫血	肌内注射:再生障碍性贫血患者每天或隔日肌内注射 1 次,每次100 mg,疗程应在 6 个月以上。其他适应证的用法根据各病特点因人而异	对本药过敏者,前列腺癌及男性乳房疾病患者,孕妇及哺乳妇女禁用
十一酸睾酮 Testosterone Undecanoate	胶囊剂	作用似丙酸睾酮用于治疗男性性功能减退,再生障碍性贫血	口服:替代治疗 每日 120 ~ 240 mg,每6 ~ 8 h 用药 1 次	雄激素依赖性肿瘤患者,已确诊或怀疑为前列腺癌者,肝功能不全者,孕妇及哺乳妇女禁用
苯丙酸诺龙 Nandrolone Phenylpropionate	注射剂	用于治疗蛋白质缺乏,骨质疏松,生长发育迟缓,严重营养不良,严重烧伤,术后康复等,尚用于治疗乳腺癌,功能性子宫出血,子宫肌瘤,长期大量应用糖皮质激素者	肌内注射:25 mg/次,1 次/1 ~ 2 周	高血压患者,前列腺癌患者,肝、肾功能不全者,孕妇、哺乳妇女禁用
司坦唑醇 Stanozolol	片剂	用于慢性消耗性疾病,重病或术后体弱消瘦,年老体弱,骨质疏松,再生障碍性贫血等	口服:2 mg/次,3 次/d	胃溃疡、肝、肺、心功能不全者,卟啉症患者及孕妇、前列腺增生及前列腺癌患者禁用

第七节　雌激素、孕激素及抗孕激素

雌激素、孕激素及抗孕激见表 149-7。

表 149-7　雌激素、孕激素及抗孕激素

药品名称	常用剂型	作用与用途	用法与用量	注意事项
雌二醇 Estradiol	控释贴;片剂;注射剂	用于功能性子宫出血,更年期综合征、闭经、退奶、前列腺癌	口服、肌内注射:根据疾病需要和制剂特点,遵医嘱或说明书使用	乳腺癌、子宫内膜癌、子宫内膜异位症、原因未明的阴道出血、严重肝功能损害、血栓栓塞疾病患者及孕妇、哺乳妇女禁用

续表 149-7

药品名称	常用剂型	作用与用途	用法与用量	注意事项
雌三醇 Estriol	软膏剂;栓剂	作为激素替代治疗用于雌激素缺乏引起的泌尿生殖道下部萎缩、绝经后妇女、阴道术前和术后。可疑的萎缩性宫颈涂片辅助诊断	阴道用药:根据疾病状况及治疗需要调整	乳腺癌、子宫内膜癌、子宫内膜异位症、原因未明的阴道出血、严重肝功能损害、血栓栓塞疾病患者及孕妇、哺乳妇女禁用
己烯雌酚 Diethylstilbestrol	片剂;注射剂	用于闭经、月经紊乱、子宫发育不全、功能性子宫出血、绝经期综合征、老年性阴道炎、不育症、稽留流产、前列腺增生、前列腺癌、男性乳腺癌、退乳及避孕等	口服、肌内注射:根据疾病状况及治疗需要调整剂量	乳腺癌、子宫内膜癌、子宫内膜异位症、原因未明的阴道出血、严重肝功能损害、血栓栓塞疾病患者及孕妇、哺乳妇女禁用
炔雌醇 Ethinylestradiol	片剂	补充雌激素不足,用于晚期乳腺癌,可做避孕药	口服:根据疾病需要,遵医嘱或说明书使用	乳腺癌、子宫颈癌禁用、血栓性静脉炎、肺栓塞患者禁用,孕妇及哺乳期妇女不宜使用
氯米芬 Clomifene	胶囊剂	用于避孕药引起的月经紊乱和闭经,对无排卵不育、黄体功能不全、多囊卵巢、乳腺囊性增大亦有效,也用于男性不育	口服:根据病症及治疗需要,遵医嘱使用	对本药过敏,肝肾功能不全,妇科肿瘤,妊娠者禁用
黄体酮 Progesterone	胶囊剂;注射剂	适用于习惯性流产、功能性子宫出血及经血过多、痛经、闭经的治疗	口服、肌内注射:根据病症及治疗需要,参照说明书遵医嘱使用	心血管疾病、高血压、肝、肾功能损害,糖尿病、哮喘、癫痫、未查明原因的阴道出血,有血栓病史者,胆囊疾病患者禁用
甲羟孕酮 Medroxyprogest-erone	片剂	用于先兆流产、习惯性流产、痛经、子宫内膜异位症、功能性子宫出血、闭经、避孕、子宫内膜癌的治疗	口服:根据病症及治疗需要调整用药剂量和方法	对本药过敏者、血栓性静脉炎、血栓栓塞性疾病、肝肾功能不全、脑卒中、有高钙血症倾向者、月经过多、孕妇等禁用
地屈孕酮 Dydrogesterone	片剂	用于治疗内源性孕酮不足引起的疾病	口服:根据病症及治疗需要,用药剂量和方法参照说明书或遵医嘱	不明原因阴道出血;严重肝功能障碍;妊娠期或应用性激素时产生或加重的疾病或症状禁用

续表 149-7

药品名称	常用剂型	作用与用途	用法与用量	注意事项
甲地孕酮 Megestrol	片剂（分散片）；胶囊剂	主要用于治疗晚期乳腺癌和晚期子宫内膜癌，对肾癌、前列腺癌和卵巢癌有一定疗效，并可改善晚期肿瘤患者的食欲和恶病质	口服：根据病症及治疗需要，用药剂量和方法参照说明书或遵医嘱	对伴有严重血栓性静脉炎、血栓栓塞性疾病、严重肝功能损伤和因骨转移产生的高钙血症患者禁用
米非司酮 Mifepristone	片剂	用于无防护性生活后或避孕失败后 72 h 以内预防妊娠的临床补救措施	口服：空腹或进食 2 h 后口服 1 片，服药后禁食 1~2 h，或遵医嘱	对本品过敏者禁用，心、肝、肾疾病患者及肾上腺皮质功能不全者禁用
复方醋酸环丙孕酮 Compound Cyproterone Acetate	片剂	用作口服避孕药，也可用于女性雄激素依赖性疾病如痤疮、秃发、轻度多毛症及脂溢性皮炎	口服：照说明书要求使用	对本药成分过敏者、严重肝功能不全、血栓性静脉炎、血栓栓塞性疾病、乳腺癌、子宫内膜癌、严重糖尿病、高血压、疱疹、男性患者禁用
左炔诺孕酮炔雌醇 Levonorgestrel and Ethinylestradiol Tablets	片剂	用于女性口服避孕	口服：照说明书要求使用	乳腺癌、生殖器官癌、肝功能异常或近期有肝病或黄疸史、阴道异常出血、镰状细胞性贫血等禁用
米索前列醇 Misoprostol	片剂	用于抗早孕和防治消化道溃疡	口服：抗早孕，先口服米非司酮后给本品 1 次 400 μg 消化道溃疡，每次 200 μg，每日 4 次	对本药过敏者禁用，心、脑血管疾病者慎用

第八节　钙代谢调节及抗骨质疏松药

钙代谢调节及抗骨质疏松药见表 149-8。

表 149-8　钙代谢调节及抗骨质疏松药

药品名称	常用剂型	作用与用途	用法与用量	注意事项
阿法骨化醇 Alfacalcidol	片剂；胶丸剂	用于骨质疏松症、肾性骨病、甲状旁腺功能减退、维生素 D 依赖型佝偻病和骨软化症	口服：初始剂量为 0.5 μg/d，维持剂量为 0.25~0.5 μg/d	用药期间定期测定血钙，以便调整剂量，防止高血钙

续表 149-8

药品名称	常用剂型	作用与用途	用法与用量	注意事项
骨化三醇 Calcitriol	胶囊剂	用于绝经后骨质疏松症和老年性骨质疏松症	口服:0.25 μg/次,2 次/d	用药期间应监测血钙,多饮水,高钙血症,对维生素 D 及类似药过敏者不宜应用
阿仑膦酸钠 Alendronate Sodium	片剂	用于绝经后妇女的骨质疏松症	口服:每日 10 mg,早餐前至少半小时口服	有明显低钙血症者,严重肾功能不全者,妊娠、哺乳期妇女及儿童禁用
鲑鱼降钙素 Salmon Calcitonin	注射剂;鼻喷雾剂	骨质疏松症;Paget 氏骨病(变形性骨炎);高钙血症和高钙血症危象;痛性神经营养不良症或 Sudeck 病(神经营养不良性征候群)	1.注射剂通过皮下、肌肉、静脉途径给予 2.喷鼻剂用于喷鼻:根据病症,病情与治疗需要,参见说明书使用	已知对鲑鱼降钙素或本品中其他任何赋形剂过敏者禁用
依降钙素 Elcatonin	注射剂	骨质疏松引起的疼痛	肌内注射:1 次 10 U,每周 2 次	对本品过敏者禁用
唑来膦酸 Zoledronic Acid	注射剂	用于骨转移瘤,治疗恶性肿瘤引起的高钙血症	静脉滴注:根据病症,病情与治疗需要,参见说明书使用	对本药或其他双膦酸盐类过敏者、有严重肾功能不全的骨转移瘤患者、孕妇、哺乳期妇女等慎用
依替膦酸二钠 Etidronate Disodium	片剂	用于预防和治疗骨质疏松、变形性骨炎和高钙血症、甲状旁腺功能亢进症	口服:一次 200 mg,每日 2 次,两餐间服用	对本品过敏者,中、重度肾功能衰竭者,儿童,孕妇慎用
骨肽 Ossotide Injection	片剂;注射剂	用于促进骨折愈合,骨性关节炎,风湿、类风湿性关节炎,骨折	口服:一次 1~2 片,每日 3 次,饭后服用。静脉滴注:一次 10~20 ml,每日 1 次。肌内注射:一次 2 ml,每日 1 次	本品过敏者禁用,严重肾功能不全者、孕妇及哺乳期妇女禁用

（楚明明　李　珺）

参考文献

1　中国老年学和老年医学学会骨质疏松分会.中国老年骨质疏松症诊疗指南(2018)[J].中国实用内科杂志,2019,39(1):38-61.

2　BUTTGEREIT F,RBURMESTER G R,STRAUB R H,et al. Exo genous and endo genous glucocorticoids in rheumatic diseases[J]. Arthritis & Rheumatism,2014,63(1):1-9.

第 150 章

抗变态反应药

抗变态反应药见表 150-1。

表 150-1　抗变态反应药

药品名称	常用剂型	作用与用途	用法与用量	注意事项
氯苯那敏 Chlorphenamine	片剂	为组胺 H_1 受体阻滞药。用于各种过敏性疾病	口服:4 mg/次,3 次/d	高空作业者,车辆驾驶人员,机械操作人员工作时间禁用
苯海拉明 Diphenhydramine	片剂;注射剂	为组胺 H_1 受体阻滞药。用于各种过敏性疾病	1. 口服:25~50 mg/次,2~3 次/d 2. 肌内注射:20 mg/次,1~2 次/d	高空作业者,车辆驾驶人员,机械操作人员工作时间禁用
西替利嗪 Cetirizine	片剂	为组胺 H_1 受体阻滞药。用于各种过敏性疾病	口服:10 mg/次,1 次/d	对本药过敏者,孕妇及哺乳妇女禁用
依巴斯汀 Ebastine	片剂	为组胺 H_1 受体阻滞药。用于各种过敏性疾病	口服:10 mg/次,1 次/d	对本药过敏者,严重肝功能不全者,孕妇不宜使用,哺乳妇女不推荐使用
盐酸氮䓬斯汀 Azelastine	片剂;鼻喷剂	为组胺 H_1 受体阻滞药。用于各种过敏性疾病	口服:支气管哮喘:每次 2 mg,每日 2 次;鼻过敏反应:每次 1 mg,每日 2 次,于早饭后及晚睡前各服 1 次随年龄、症状适当增减	操作机械的患者忌用;妊娠妇女慎用
氯雷他定 Loratadine	片剂;糖浆剂	为组胺 H_1 受体阻滞药。用于各种过敏性疾病	口服:10 mg/次,1 次/d	对本药过敏者,2 岁以下儿童禁用
酮替芬 Ketotifen	片剂	本品是过敏介质释放抑制剂	口服:1 mg/次,2 次/d	对本药过敏者禁用,3 岁以下儿童不推荐使用

（叶　飞）

参考文献

1 陈灏珠,林果为,葛均波.实用内科学[M].15 版.北京:人民卫生出版社,2017:2550-2586.

2 钱添,郝飞.接触过敏机制的研究进展[J].皮肤科学通报,2020,192(2):15-19.

3 中华医学会皮肤性病学分会荨麻疹研究中心.中国荨麻疹诊疗指南(2018 版)[J].中华皮肤科杂志,2019,52(1):1-5.

第 151 章

免疫系统用药

第一节　免疫抑制药

免疫抑制药见表 151-1。

表 151-1　免疫抑制药

药品名称	常用剂型	作用与用途	用法与用量	注意事项
硫唑嘌呤 Azathioprine	片剂	①急慢性白血病;②后天性溶血性贫血,特发性血小板减少性紫癜、系统性红斑狼疮;③慢性类风湿性关节炎,慢性活动性肝炎(与自体免疫有关的肝炎)、原发性胆汁性肝硬化;④甲状腺功能亢进,重症肌无力;⑤其他	口服:一般情况下,本品起始剂量为 1~3 mg/(kg·d),在持续治疗期间,根据临床反应(可能数月或数周内并无反应)和血液系统的耐受性情况在此范围内做相应调整	已知对本品高度过敏的患者禁用。在治疗的前 8 周内,应至少每周进行一次包括血小板在内的全血细胞计数检查
环孢素 Cyclosporine	软胶囊;口服溶液;注射剂	1.已确认的适应证。①移植:器官移植;骨髓移植;②非移植性适应证:内源性葡萄膜炎;银屑病;异位性皮炎;类风湿性关节炎 2.其他可能用途:肾病综合征	根据病情,病症,用药方案需要,调节剂量	对本药过敏者、未控制的高血压患者、未控制的感染患者禁用

续表 151-1

药品名称	常用剂型	作用与用途	用法与用量	注意事项
吗替麦考酚酯 Mycophenolate Mofetil	胶囊;分散片	适用于接受同种异体肾脏或肝脏移植的患者中预防器官的排斥反应。吗替麦考酚酯应该与环孢素 A 或他克莫司和皮质类固醇同时应用	口服:根据病情、病症、用药方案需要调节剂量	禁用于对于吗替麦考酚酯和麦考酚酸有超敏反应的患者
西罗莫司 Sirolimus	胶囊;片剂	用于预防器官移植后排斥反应(主要用于肾移植)	口服:肾移植推荐与环孢素和皮质类固醇联合使用,在移植后应尽早给药,首日负荷量为单次 6 mg,2 周内每日 2 mg,2 周后每日 1 ~ 2 mg	对本药过敏者禁用
他克莫司 Tacrolimus	胶囊;注射剂	预防肝脏或肾脏移植术后的移植物排斥反应。治疗肝脏或肾脏移植术后应用其他免疫抑制药物无法控制的移植物排斥反应	根据病情、病症、用药方案需要调节剂量	妊娠、对他克莫司或其他大环内酯类药物过敏者、对胶囊中其他成分过敏者禁用
咪唑立宾 Mizoribine	片剂	抑制肾移植时的排斥反应	口服:初始剂量为每日 2~3 mg/kg,维持剂量为每日 1 ~ 2 mg/kg,分 2~3 次服用。可根据病情适当调整	对本剂有严重过敏既往史患者禁用
来氟米特 Leflunomide	片剂	本品为具有抗增殖活性的异恶唑类免疫抑制剂,适用于成人风湿性关节炎,有改善病情作用	口服:根据病情选择适当剂量,推荐剂量每日 1 次,一次 10 ~ 40 mg	对本品及代谢产物过敏者及严重肝脏损害患者禁用

第二节　生物反应调节剂

生物反应调节剂见表 151-2。

表 151-2　生物反应调节剂

药品名称	常用剂型	作用与用途	用法与用量	注意事项
重组人干扰素 α-1b Recombinant Human Interferon a 1b for Injection	注射剂	用于治疗病毒性疾病和某些恶性肿瘤	本品可肌内、皮下或病灶注射,每日或隔日 1 次	已知对干扰素制品过敏者;有心绞痛、心肌梗死病史;有严重疾病的;癫痫和其他中枢神经系统功能紊乱者禁用

续表 151-2

药品名称	常用剂型	作用与用途	用法与用量	注意事项
重组人干扰素 α-2b Recombinant Human Interferon a2b for Injection	注射剂	本品具有广谱抗病毒、抗肿瘤、免疫调节功能	肌内注射、皮下或局部给药。剂量根据病情、病症和治疗需要而定	对本药过敏者禁用。孕妇、哺乳妇女、婴幼儿、心血管疾病患者慎用
重组人干扰素 γ Recombinant Interferonγ	注射剂	γ干扰素具有较强的免疫调节功能,适用于治疗肝纤维化、类风湿性关节炎	肌内注射、皮下给药,剂量根据病情、病症和治疗需要而定	有心绞痛、心肌梗死病史;有严重疾病的;癫痫和其他中枢神经系统功能紊乱者禁用
胸腺法新 Thymosin	注射剂	慢性乙型肝炎;作为免疫损害病者的疫苗免疫应答增强剂	皮下注射,每次 1.6 mg,每周 2 次	对本品的成分过敏者禁用

(叶 飞)

参考文献

1 陈灏珠,林果为,葛均波.实用内科学[M].15 版.北京:人民卫生出版社,2017:2602-2610.

2 倪锦玉,张寒放,李冰,等.来氟米特治疗紫癜性肾炎 Meta 分析[J].安徽医药,2020,24(6):8-13.

3 普文申,陶冶.他克莫司、环孢素与三唑类抗真菌药的代谢及药物相互作用[J].肾脏病与透析肾移植杂志,2019,28(1):69-73.

第152章

抗 肿 瘤 药

第一节 烷 化 剂

烷化剂见表152-1。

表 152-1 烷化剂

药品名称	常用剂型	作用与用途	用法与用量	注意事项
司莫司汀 Semustine	胶囊	本品脂溶性强,可通过血脑屏障,进入脑脊液,常用于脑原发肿瘤及转移瘤。与其他药物合用可治疗恶性淋巴瘤、胃癌、大肠癌、黑色素瘤	口服:成人,一次100~200 mg/m²,儿童,一次100~120 mg/m²,每6~8周1次。睡前与止吐剂、安眠药同服	骨髓抑制、感染、肝肾功能不全者慎用;用药期间应密切注意血象、血尿素氮、尿酸、肌酐清除率、血胆红素、转氨酶的变化、肺功能
环磷酰胺 Cyclophospha-mide	片剂;注射剂	可用于恶性淋巴瘤、急性或慢性淋巴细胞白血病、多发性骨髓瘤;对乳腺癌、睾丸肿瘤、卵巢癌、肺癌、头颈部鳞癌、鼻咽癌、神经母细胞瘤及各种肉瘤也有一定的疗效	1. 口服:成人,每日2~4 mg/kg,连用10~14 d,停药1~2周后重复使用 2. 静脉用药:成人,单药一次500~1 000 mg/m²,连用2次,停药1~2周重复使用。联合用药一次500~600 mg/m²,也可肌内注射	可能发生与其他烷化剂的交叉超敏反应。尿路梗阻者禁用
异环磷酰胺 Ifosfamide	注射剂	适用于睾丸癌、卵巢癌、乳腺癌、肉瘤、恶性淋巴瘤和肺癌等	静脉用药:单药治疗每次1.2~2.5 g/m²,连续5 d为一疗程,联合用药每次1.2~2.0 g/m²,连续5 d为一疗程。下一疗程应间隔3~4周或在血液毒性恢复后再给药	对异环磷酰胺有超敏反应者禁用;尿路梗阻者禁用;监测血细胞计数、中枢神经系统毒性和肾脏毒性

续表 152-1

药品名称	常用剂型	作用与用途	用法与用量	注意事项
白消安 Busulfan	片剂;注射剂	口服适用于慢性粒细胞白血病的慢性期也可用于治疗原发性血小板增多症,真性红细胞增多症等慢性骨髓增殖性疾病。静脉适用于慢性髓性白血病同种异体的造血祖细胞移植前的预处理	根据病情,病症及治疗需要确定剂量	对本品的任何一种成分有过敏史的患者

第二节 抗代谢药

抗代谢药见表 152-2。

表 152-2 抗代谢药

药品名称	常用剂型	作用与用途	用法与用量	注意事项
甲氨蝶呤 Methotrexate	片剂;注射剂	1.各型急性白血病,特别是急性淋巴细胞白血病、恶性淋巴瘤、非霍奇金淋巴瘤和蕈样肉芽肿、多发性骨髓病 2.头颈部癌、肺癌、各种软组织肉瘤、银屑病 3.乳腺癌、卵巢癌、宫颈癌、恶性葡萄胎、绒毛膜上皮癌、睾丸癌	口服:成人一次 5～10 mg,每日1次,每周1～2次,一疗程安全量50～100 mg。用于急性淋巴细胞白血病维持治疗,一次 15～20 mg/m²,每周1次或遵医嘱。注射液可供静脉、肌内、动脉、鞘内注射,根据病情、病症及治疗需要确定剂量	禁忌:对本药过敏者;极度衰竭、恶病质或并发感染(包括细菌和病毒)患者;肝、肾功能不全者;心、肺功能不全者;造血系统疾病(如骨髓再生障碍、白细胞减少、血小板减少、贫血)患者;口腔、胃肠道溃疡患者;有新近手术伤口者;孕妇及哺乳期妇女
巯嘌呤 Mercaptopurine	片剂	适用于绒毛膜上皮癌、恶性葡萄胎、急性淋巴细胞白血病及急性非淋巴细胞白血病、慢性粒细胞白血病的急变期	口服:根据病情、病症及治疗需要确定剂量	已知对本品高度过敏的患者禁用
阿糖胞苷 Cytarabine	注射剂	主要适用于成人和儿童急性非淋巴细胞性白血病的诱导缓解和维持治疗。它对其他类型的白血病也有治疗作用。仅对少数实体肿瘤患者有效	可供静脉滴注、注射、皮下注射或鞘内注射。根据病情,病症及治疗需要确定剂量	对阿糖胞苷过敏者禁用。本品使用苯甲醇作为溶媒,禁止用于儿童肌内注射

续表 152-2

药品名称	常用剂型	作用与用途	用法与用量	注意事项
羟基脲 Hydroxycarbam-ide	注射剂	1. 对慢性粒细胞白血病（chronic myelocytic leukemia, CML）有效，并可用于对马利兰耐药的 CML 2. 对黑色素瘤、肾癌、头颈部癌有一定疗效，与放疗联合对头颈部及宫颈鳞癌有效	口服：CML 每日 20~60 mg/kg，每周 2 次，6 周为一疗程；头颈癌、宫颈鳞癌等每次 80 mg/kg，每 3 d 一次，需与放疗合用或遵医嘱	水痘、带状疱疹及各种严重感染禁用
氟尿嘧啶 Fluorouracil	注射剂	本品的抗瘤谱较广，主要用于治疗消化道肿瘤，或较大剂量氟尿嘧啶治疗绒毛膜上皮癌。亦常用于治疗乳腺癌、卵巢癌、肺癌、宫颈癌、膀胱癌及皮肤癌等	静脉注射或静脉滴注。根据病情、病症及治疗需要确定剂量	妇女妊娠初期 3 个月内禁用本药。应用本品期间不允许哺乳。当伴发水痘或带状疱疹时禁用本品。氟尿嘧啶禁忌用于衰弱患者
卡培他滨 Capecitabine	片剂	用于结直肠癌、乳腺癌、胃癌等	口服：推荐剂量为 1 250 mg/m^2，每日 2 次（早晚），治疗 2 周后停药 1 周，3 周为一个疗程。根据病情、病症及治疗需要调整剂量	对成分过敏者禁用。既往对氟尿嘧啶有严重、非预期的反应或已知对氟嘧啶过敏患者禁用卡培他滨。禁用于已知二氢嘧啶脱氢酶缺陷的患者。禁用于严重肾功能损伤患者
吉西他滨 Gemcitabine	注射剂	用于治疗局限晚期或已转移的非小细胞肺癌、胰腺癌、乳腺癌等	静脉滴注：1 g/（m^2·次）静脉滴注 30 min，每周 1 次，连续 3 周，休息 1 周，每 4 周重复 1 次	对本药过敏者，孕妇，哺乳期妇女禁用
培美曲塞 Pemetrexed	注射剂	适用于非小细胞肺癌、恶性胸膜间皮瘤	静脉滴注：常规剂量 500 mg/m^2，每 21 d 为一周期。据病情、病症及治疗需要确定剂量	禁用于对培美曲塞或药品其他成分有严重过敏史的患者。需预防性补充维生素及皮质类固醇

第三节　抗肿瘤抗生素

抗肿瘤抗生素见表 152-3。

表 152-3　抗肿瘤抗生素

药品名称	常用剂型	作用与用途	用法与用量	注意事项
盐酸多柔比星 Doxorubicin	注射剂	适用于急性白血病、淋巴瘤、软组织和骨肉瘤,亦用于乳腺癌和肺癌等多种实体瘤	静脉冲入、静脉滴注或动脉注射。临用前加灭菌注射用水溶解,浓度为 2 mg/ml,剂量依病情、病症及治疗需要而定	①曾用其他抗肿瘤药物或放射治疗已引起骨髓抑制的患者禁用;②心肺功能失代偿患者、严重心脏病患者禁用;③周围血象中白细胞低于 3 500/μl 或血小板低于 50 000/μl 患者禁用;④明显感染或发热、恶病质、失水、电解质或酸碱平衡失调患者禁用;⑤明显肝功能损害患者禁用;⑥水痘或带状疱疹患者禁用
柔红霉素 Daunorubicin	注射剂	主要用于急性非淋巴细胞白血病和急性淋巴细胞白血病,也可用于神经母细胞瘤及横纹肌肉瘤	静脉滴注:30 ~ 40 mg/(m² · d) 溶于生理盐水 250 ml,每日 1 次,连用 3 d 为一疗程,间隔 3 ~ 4 周可重复	有心肌损伤,骨髓抑制患者禁用;孕妇、机体免疫力下降者禁用
吡柔比星 Pirarubicin	注射剂	治疗乳腺癌、恶性淋巴瘤、急性白血病、膀胱癌、肾盂输尿管癌、卵巢癌、子宫内膜癌、子宫颈癌、头颈部癌、胃癌	将本品加入 5% 葡萄糖注射液或注射用水 10 ml 溶解可静脉注射、动脉注射、膀胱灌注。剂量依病情、病症及治疗需要而定	①因化疗或放疗而造成明显骨髓抑制的患者禁用;②严重器质性心脏病或心功能异常者及对本品过敏者禁用;③已用过大剂量恩环类药物的患者禁用;④妊娠期、哺乳及育龄期妇女禁用
米托蒽醌 Mitoxantrone	注射剂	用于恶性淋巴瘤、乳腺癌和各种急性白血病等	静脉滴注:成人,单用本品一次 12 ~ 14 mg/m²,每 3 ~ 4 周一次;或 4 ~ 8 mg/m²,每日 1 次,连用 3 ~ 5 d;间隔 2 ~ 3 周联合用药,按一次 5 ~ 10 mg/m²	对本药过敏者、孕妇及哺乳妇女、有骨髓抑制者、肝功能不全者禁用
博来霉素 Bleomycin	注射剂	皮肤恶性肿瘤、头颈部肿瘤、肺癌、食管癌、恶性淋巴瘤、子宫颈癌、神经胶质瘤、甲状腺癌	肌内皮下注射、动脉注射、静脉注射剂量依病情、病症及治疗需要而定	禁忌:①严重肺部疾患、严重弥漫性肺纤维化;②有对本类药物(陪普利欧等)有过敏史;③严重肾功能障碍;④严重心脏疾病;⑤胸部及其周围接受放射治疗

续表 152-3

药品名称	常用剂型	作用与用途	用法与用量	注意事项
平阳霉素 Bleomycin A5	注射剂	主治唇癌、舌癌、齿龈癌、鼻咽癌等头颈部鳞癌,亦可用于治疗皮肤癌、乳腺癌、宫颈癌、食管癌、阴茎癌、外阴癌、恶性淋巴癌和坏死性肉芽肿等,对肝癌也有一定疗效,对翼状胬肉有显著疗效	肌内注射、静脉注射、动脉内注射根据病情、病症及治疗需要确定剂量	对博来霉素类抗生素有过敏史的患者禁用;对有肺、肝、肾功能障碍的患者慎用

第四节　抗肿瘤植物成分药

抗肿瘤植物成分药见表152-4。

表 152-4　抗肿瘤植物成分药

药品名称	常用剂型	作用与用途	用法与用量	注意事项
长春新碱 Vincristine	注射剂	对急慢性白血病、小细胞肺癌、乳癌、恶性淋巴瘤有效,对卵巢癌、恶性黑色素瘤、消化道癌也有效	静脉注射:1.4 mg/(m²·次)(不超过2 mg),通常成人每次1~2 mg溶于生理盐水20 ml,每周1次	对本药或其他长春生物碱过敏者、孕妇、哺乳妇女禁用
紫杉醇 Paclitaxel	注射剂	用于治疗晚期卵巢癌、乳腺癌、肺癌、食管癌、头颈部肿瘤、黑色素瘤等	静脉滴注:135 mg/m²,每次静脉滴注大于2 h,每3周1次	对本药过敏者、孕妇、哺乳妇女禁用
多西他赛 Docetaxel	注射剂	作用机制同紫杉醇,但体内、外抗癌试验中均较强于紫杉醇,且水溶性较好,用于乳腺癌、卵巢癌、非小细胞肺癌	静脉滴注:60~100 mg/(m²·次)每次静脉滴注1 h,每3周1次	对本药过敏者、严重白细胞低下者、严重肝功能不全者禁用
高三尖杉酯碱 Homoharrin Gtonine	注射剂	用于急性早幼粒细胞白血病、急性单核细胞白血病	静脉滴注:0.05~0.1 mg/(kg·d)成人1~4 mg(通常2 mg),加入5%葡萄糖注射液500 ml缓慢静脉滴注3 h,1次/d,连用5~7 d为一疗程	严重或频发心律失常及器质性心血管疾病患者禁用;孕妇及哺乳妇女慎用
依托泊苷 Etoposide	胶囊剂;注射剂	用于小细胞和非小细胞性肺癌、睾丸肿瘤、晚期或复发的霍奇金病和非霍奇金淋巴瘤、卵巢癌、急性粒性白血病等	单用每日60~100 mg/m²,连用10 d,每3~4周重复联合化疗每日50 mg/m²,连用3 d或5 d	对本品过敏者,白细胞和血小板明显低下者,心、肝、肾功能严重不全者,孕妇及哺乳妇女禁用

第五节　其他抗肿瘤药

其他抗肿瘤药见表152-5。

表152-5　其他抗肿瘤药

药品名称	常用剂型	作用与用途	用法与用量	注意事项
顺铂 Cisplatin	注射剂	本品为治疗多种实体瘤的一线用药:肺癌;卵巢癌;骨肉瘤;神经母细胞瘤;头颈部、宫颈、食管及泌尿系统肿瘤等	静脉滴注、动脉注射、胸腹腔内注射剂量视化疗效果和个体反应而定,疗程依临床疗效而定,每3~4周重复疗程	禁忌:①对本药或其他铂制剂过敏者;②严重肾功能不全者;③因本药引起的周围神经病变患者;④水痘及带状疱疹患者,或近期有感染者;⑤痛风患者或有高尿酸血症患者;⑥脱水患者;⑦骨髓功能减退者
卡铂 Carboplatin	注射剂	主要用于实体瘤如小细胞肺癌、卵巢癌、睾丸肿瘤、头颈部癌及恶性淋巴瘤等,均有较好的疗效,也可适用其他肿瘤如宫颈癌、膀胱癌及非小细胞性肺癌等	静脉用药:临用时把本品加入5%葡萄糖注射液250~500 ml中,推荐剂量为0.3~0.4 g/m²,一次给药,或分5次5 d给药。均4周重复给药一次,每2~4周期为一疗程。剂量根据病情、病症及治疗需要而定	有明显骨髓抑制及肾功能不全者禁用;对其他铂制剂甘露醇过敏者禁用;孕妇及有严重并发症者禁用;原应用过顺铂者应慎用;严重肝肾功能损害者禁用
奥沙利铂 Oxaliplatin	注射剂	用于经氟尿嘧啶治疗失败后的结直肠癌转移的患者,可单独或联合氟尿嘧啶使用	静脉滴注,推荐剂量为85~130 mg/m²,加入5%葡萄糖注射液250~500 ml中输注2~6 h。根据病情、病症及治疗需要进行剂量调整	对铂类衍生物有过敏者禁用;妊娠及哺乳期间慎用
奈达铂 Nedaplatin	注射剂	主要用于头颈部癌、非小细胞肺癌、食管癌等实体瘤	静脉滴注,用生理盐水溶解后,再稀释至500 ml,滴注时间不应少于1 h。推荐剂量为每次给药80~100 mg/m²,每疗程给药一次,间隔3~4周后方可进行下一疗程剂量。根据病情、病症及治疗需要而定	禁忌:①有明显骨髓抑制及严重肝、肾功能不全者;②对其他铂制剂及右旋糖酐过敏者;③孕妇、可能妊娠及有严重并发症的患者

续表 152-5

药品名称	常用剂型	作用与用途	用法与用量	注意事项
亚砷酸 Arsenious Acid	注射剂	用于急性早幼粒细胞性白血病、原发性肝癌晚期	1. 治疗白血病:成人每日 1 次,每次 10 mg(或每次 7 mg/m²),4 周为一疗程,间歇 1 ~ 2 周,也可连续用药 2. 治疗肝癌:每日 1 次,每次 7 ~ 8 mg/m²,2 周为一疗程,间歇 1 ~ 2 周可进行下一疗程	非白血病所致的严重肝、肾功能损害、孕妇及长期接触砷或有砷中毒者禁用
门冬酰胺酶 Asparaginase	注射剂	适用于治疗急性淋巴细胞性白血病、急性粒细胞性白血病、急性单核细胞性白血病、慢性淋巴细胞性白血病、霍奇金病及非霍奇金淋巴瘤、黑色素瘤等其中对儿童急淋的诱导缓解期疗效最好	静脉给药,亦可肌内注射。首次用药者或停药至少 1 周者,用药前须做皮试,皮试液浓度为 20 U/ml。根据不同病种、不同的治疗方案,本品的用量有较大差异。以急淋的诱导缓解方案为例:剂量可根据体表面积计,日剂量 500 U/m²,或 1 000 U/m²,最高可达 2 000 U/m²;以 10 ~ 20 d 为一疗程	下列情况禁用:①对本品有过敏史或皮试阳性者;②有胰腺炎病史或现患胰腺炎者;③现患水痘、广泛带状疱疹等严重感染者
培门冬酶 Pegaspargase		本品可用于儿童急性淋巴细胞白血病患者一线治疗	1. 用量:联合使用时,本品推荐剂量为 2 500 IU/m²,肌内注射,每 14 d 给药一次 2. 用法:肌内注射在单一部位注射给药量应少于 2 ml;如需要使用的体积超过 2 ml,则应在多个部位注射	以下患者禁用:①对培门冬酶有严重过敏史患者;②既往使用左旋门冬酰胺酶治疗出现过急性血栓症者;③既往使用左旋门冬酰胺酶治疗出现胰腺炎患者;④既往使用左旋门冬酰胺酶治疗出现严重出血事件者
硼替佐米 Bortezomib	注射剂	用于多发性骨髓瘤、套细胞淋巴瘤	静脉用药:推荐剂量为单次注射 1.3 mg/m²,每周注射 2 次,连续注射 2 周(即在第 1、4、8 和 11 天注射)后停药 10 d(即从第 12 ~ 21 天),3 周为 1 个疗程,两次给药至少间隔 72 h。根据病情,病症及治疗需要而定	不良反应包括神经系统症状(包括肠梗阻)、病毒激活、血液系统骨髓抑制等,少见情况还可以出现急性肺损伤、胰腺炎等
沙利度胺 Thalidomide	片剂;胶囊剂	具有镇静、催眠、止痛、止痒、退热等作用,近年来发现有免疫调节作用	口服:一次 25 ~ 50 mg(1 ~ 2 片),每日 100 ~ 200 mg(4 ~ 8 片),或遵医嘱	对本药过敏者、孕妇禁用
来那度胺 Lenalidomide	胶囊剂	初治及复发难治性多发性骨髓瘤	推荐起始剂量为 25 mg,在每个重复 28 d 周期里的第 1 ~ 21 天,每日口服本品 25 mg,直至疾病进展或遵医嘱	血细胞减少、皮疹为来那度胺常见的不良反应,其余不良反应包括深静脉血栓

第六节　抗肿瘤激素类药

抗肿瘤激素类药见表152-6。

表152-6　抗肿瘤激素类药

药品名称	常用剂型	作用与用途	用法与用量	注意事项
戈舍瑞林 Goserelin	缓释植入注射剂	为促黄体素释放激素的类似物。适于治疗激素依赖性的前列腺癌及妇女的乳腺癌,子宫内膜异位症	皮下注射:每次3.6 mg,每28 d一次。子宫内膜异位症患者治疗不应超过6个月	对本药过敏者,妊娠期哺乳期妇女禁用
氟他胺 Flutamide	片剂	为雄激素拮抗剂。用于晚期前列腺癌	口服:0.25 g/次,3次/d	对本药过敏者,严重肝脏损害者禁用
比卡鲁胺 Bicalutamide	片剂	与促黄体素释放激素类似物或外科睾丸切除术联合应用于晚期前列腺癌的治疗	口服:一片(50 mg),每日1次,用本品治疗应与促黄体素释放激素类似物或外科睾丸切除术治疗同时开始	禁用于妇女和儿童。不能用于对本药过敏的患者。不可与特非那定、阿司咪唑或西沙比利联合使用
他莫昔芬 Tamoxifen	片剂	为非甾体抗雌激素药。阻断雌激素对乳腺癌的促进作用,对绝经期后的晚期乳腺癌有益,对卵巢癌、男性不育症亦有效	口服:10～20 mg/次,2次/d	对本药过敏者、孕妇及哺乳妇女禁用
来曲唑 Letrozole	片剂	为强力选择性芳香化酶竞争性抑制剂。用于绝经后晚期乳腺癌	口服:2.5 mg,1次/d	对本药过敏者、绝经前妇女、严重肝功能不全者、哺乳期妇女、儿童禁用

第七节　抗肿瘤辅助类药

抗肿瘤辅助类药见表152-7。

表 152-7　抗肿瘤辅助类药

药品名称	常用剂型	作用与用途	用法与用量	注意事项
美司钠 Mesna	注射剂	用于预防异环磷酰胺、环磷酰等药物对泌尿系统尤其是膀胱的毒性	静脉滴注：一般总量为抗肿瘤药物剂量的20%，第一次与抗肿瘤药同时使用，以后 4 h、8 h 各使用一次	对含巯基化合物过敏者禁用
左亚叶酸钙 Calcium Levofolinate	注射剂	与 5-氟尿嘧啶合用用于治疗胃癌和结直肠癌，抗代谢物（叶酸拮抗剂）过量的解救	静脉滴注：左亚叶酸钙 100 mg 加入 0.9% 氯化钠注射液 100 ml 中静脉滴注 1 h，之后予以 5-氟尿嘧啶 375 ~ 425 mg/m² 静脉滴注 4~6 h	以前对叶酸或亚叶酸（如左旋亚叶酸或甲酰四氢叶酸）有过敏反应者禁用
昂丹司琼 Ondansetron	注射剂；片剂	用于预防放射治疗和细胞毒性药物化疗引起的恶心、呕吐；亦用于预防手术后的恶心、呕吐	静脉滴注、肌内注射或口服给药剂量和途径视呕吐严重程度而定单次剂量 8 mg，每 8 ~ 12 h 给药一次	对本品有过敏反应者禁用。胃肠道梗阻者禁用
托烷司琼 Tropisetron	注射剂；片剂；胶囊剂	预防肿瘤化疗引起的恶心、呕吐，治疗手术后的恶心、呕吐	每日剂量为 5 mg，推荐第一天采用静脉途径给药，以后每天口服一粒胶囊最多 5 d	禁用于妊娠女性 5-HT3 受体拮抗剂或任何一种赋形剂过敏的患者禁用。有未控制高血压的患者应避免应用 10 mg 以上的剂量以免引起血压进一步升高的危险
格拉司琼 Granisetron	注射剂；片剂；胶囊剂；贴剂	用于放射治疗、细胞毒类药物化疗引起的恶心、呕吐	静脉滴注或者口服成人：通常为 3 mg，必要时可增加给药 1 ~ 2 次，但每日最高剂量不应超过 9 mg。外贴：在化疗前至少 24 h，将单片贴片粘贴在上臂外侧	5-HT3 受体拮抗剂或任何一种赋形剂过敏的患者禁用
帕洛诺司琼 Palonosetron	注射剂；胶囊剂	预防重度致吐化疗引起的急性恶心、呕吐；预防中度致吐化疗引起的恶心、呕吐	1.静脉注射：推荐剂量为 0.25 mg，不推荐 7 d 内重复用药 2.口服：推荐剂量为单次 0.5 mg	对盐酸帕洛诺司琼或该产品任何成分过敏者禁用
阿瑞匹坦 Aprepitant	片剂	预防高度致吐性抗肿瘤化疗的初次和重复治疗过程中出现的急性和迟发性恶心、呕吐	推荐剂量是在化疗前 1 h 口服 125 mg（第 1 天），在第 2 和第 3 天早晨每天一次口服 80 mg	对阿瑞吡坦及其制剂任何成分有超敏反应者禁用

第八节　抗肿瘤靶向药

抗肿瘤靶向药见表 152-8。

表 152-8 抗肿瘤靶向药

药品名称	常用剂型	作用与用途	用法与用量	注意事项
吉非替尼 Gefitinib	片剂	表皮生长因子受体(epidermal growth factor receptor,EGFR)基因具有敏感突变的局部晚期或转移性非小细胞肺癌	口服:250 mg,每日1次	用药期间必须注意常见的皮肤反应和腹泻;应特别注意间质性肺炎、肝脏毒性和眼部症状的发生
厄洛替尼 Grlotinib	片剂	EGFR 基因具有敏感突变的局部晚期或转移性非小细胞肺癌	口服:150 mg 每日1次,至少在进食前1 h或进食后2 h服用	同上
埃克替尼 Icotinib	片剂	EGFR 基因具有敏感突变的局部晚期或转移性非小细胞肺癌	口服:125 mg,每日3次	不良反应主要为常见的Ⅰ、Ⅱ度皮疹和腹泻,应特别关注间质性肺炎的发生
奥希替尼 Osimertinib	片剂	1. 具有 EGFR 外显子19缺失或外显子21(L858R)置换突变的局部晚期或转移性 NSCLC 成人患者的一线治疗 2. 既往经 EGFR-TKI 治疗时或治疗后出现疾病进展,并且经检测确认存在 EGFR-T790M 突变阳性的局部晚期或转移性 NSCLC 成人患者的治疗	口服:推荐剂量为每日80 mg	用药期间必须注意常见的皮肤反应和腹泻,应特别注意间质性肺炎的发生
克唑替尼 Crizotinib	胶囊剂	1 间变性淋巴瘤激酶(anaplastic lymphoma kinase,ALK)阳性的局部晚期或转移性 NSCLC 患者的治疗 2. ROS1 阳性的晚期 NSCLC 患者的治疗	口服:推荐剂量为250 mg,每日2次	用药期间必须注意常见的肝功能异常和视觉异常
塞瑞替尼 Ceritinib	胶囊剂	本品适用于此前接受过克唑替尼治疗后进展的或者对克唑替尼不耐受的ALK 阳性的局部晚期或转移性非小细胞肺癌患者	口服:每日1次,每次450 mg	用药期间须注意胃肠道不良反应、肝毒性、间质性肺炎/非感染性肺炎、心律失常、高血糖等不良反应
伊马替尼 Imatinib	片剂;胶囊剂	适用于费城染色体阳性的慢性髓性白血病、不能切除和(或)发生转移的恶性胃肠道间质瘤、费城染色体阳性的急性淋巴细胞白血病等	口服:通常成人每日1次,每次400 mg 或600 mg 或遵医嘱	用药期间须注意常见的不良反应,如体液潴留、恶心、腹泻、皮疹、中性粒细胞减少、血小板减少、贫血、疼痛性肌痉挛以及肝功能损伤

续表 152-8

药品名称	常用剂型	作用与用途	用法与用量	注意事项
达沙替尼 Dasatinib	片剂	对伊马替尼耐药,或不耐受的费城染色体阳性慢性髓细胞白血病慢性期、加速期和急变期成年患者	口服:100 mg,每日 1 次或遵医嘱	常见不良事件为中性粒细胞减少、血小板减少、贫血、胸腔积液、头痛、腹泻、疲劳等,少数有肺动脉高压
索拉非尼 Ssorafenib	片剂	治疗无法手术或远处转移的肝细胞癌	推荐服用剂量为每次 0.4 g,每日 2 次,空腹或伴低脂、中脂饮食服用	用药期间最常见的不良反应有腹泻、乏力、脱发、感染、手足皮肤反应、皮疹
瑞戈非尼 Regorafenib	片剂	适用于晚期肝细胞、胃肠间质瘤、结直肠癌患者	药品说明书推荐剂量为 160 mg 口服,每日 1 次,建议与食物同服,用药 3 周停药 1 周	亚洲人群最常见不良反应为手足皮肤反应、肝功能异常和高血压;食欲下降及进食减少等不良反应;最严重的不良反应为重度肝功能损伤、出血、胃肠道穿孔及感染;有血栓、栓塞病史者应谨慎使用
依维莫司 Everolimus	片剂	为哺乳动物雷帕霉素靶蛋白(mammalian target of rapamycin, mTOR)的选择性抑制剂,用于晚期肾细胞癌、神经内分泌肿瘤、室管膜下巨细胞型星形细胞瘤、肾血管平滑肌脂肪瘤等	口服:推荐剂量为 10 mg 每日 1 次	用药期间必须注意常见的口腔炎等;应特别注意非感染性肺炎的发生
利妥昔单抗 Rituximab	注射剂	1. 有治疗指征的滤泡性非霍奇金淋巴瘤 2. CD20 阳性弥漫大 B 细胞性非霍奇金淋巴瘤	静脉给药:375 mg/m^2,每周 1 次根据病情、病症及治疗需要调整	接受利妥昔单抗治疗后最常见的不良反应是输注相关反应,主要在首次输注时发生。每次滴注利妥昔单抗前应预先使用抗过敏药物。如果所使用的治疗方案不包括糖皮质激
曲妥珠单抗 Trastuzumab	注射剂	适用于 HER-2 阳性的转移性乳腺癌、早期乳腺癌、转移性胃癌	1. 静脉给药:初始负荷剂量:4 mg/kg 2. 维持剂量:2 mg/kg	曲妥珠单抗开始治疗前应进行左室射血分数的检测,治疗期间须经常密切监测左室射血分数

续表 152-8

药品名称	常用剂型	作用与用途	用法与用量	注意事项
西妥昔单抗 Cetuximab	注射剂	用于治疗表达 *EGFR*、*RAS* 基因野生型的转移性结直肠癌,与伊立替康联合用于经含伊立替康治疗失败后的患者	静脉给药:本品每周给药 1 次。初始剂量为 400 mg/m² 体表面积,其后每周给药剂量为 250 mg/m²	本品常可引起不同程度的皮肤毒性反应,主要表现为痤疮样皮疹,此类患者用药期间应注意避光
贝伐珠单抗 Be-vacizumab	注射剂	联合化疗用于转移性结直肠癌、晚期、转移性或复发性非小细胞肺癌	静脉用药:联合化疗时 5 mg/kg,每 2 周给药 1 次。也可以使用 7.5 mg/kg,每 3 周给药 1 次。根据病情、病症及治疗需要调整	有严重出血或者近期曾有咯血、肿瘤侵犯大血管的患者不应接受贝伐珠单抗治疗
纳武利尤单抗 Nivolumab	注射剂	PD-1 抑制剂	静脉给药:推荐剂量 3 mg/kg,每 2 周 1 次,60 min 输注	可引起免疫相关性不良反应
帕博利珠单抗 Pembrolizumab	注射剂	PD-1 抑制剂	静脉给药:2 mg/kg,静脉输注 30 min 以上,每 3 周给药 1 次	
信迪利单抗 Sintilimab	注射剂	PD-1 抑制剂	静脉输注:推荐剂量为 200 mg,每 3 周给药 1 次	
卡瑞利珠单抗 Camrelizumab	注射剂	PD-1 抑制剂	静脉输注:推荐剂量为 200 mg,每 2 周给药 1 次	
特瑞普利单抗 Toripalimab	注射剂	PD-1 抑制剂	静脉输注:3 mg/kg,每 2 周 1 次	
替雷利珠单抗 Tislelizumab	注射剂	PD-1 抑制剂	静脉输注:200 mg,每 3 周 1 次	
度伐利尤单抗 Durvalumab	注射剂	PD-L1 抑制剂	静脉输注:10 mg/kg,每 2 周 1 次	
阿替丽珠单抗 Atezolizumab	注射剂	PD-L1 抑制剂	静脉输注:1200 mg,每 3 周 1 次	

(王 璇)

参考文献

1 国家基本药物临床应用指南和处方集编委会.国家基本药物处方集(2018 年版)[M].北京:人民卫生出版社,2019:601-666.
2 中华人民共和国国家卫生健康委员会.新型抗肿瘤药物临床应用指导原则(2019 年版)[J].北京:肿瘤综合治疗电子杂志,2020,6(1):16-47.

第153章

维生素类、矿物质类、营养类药

第一节　维生素类药

维生素类药见表153-1。

表153-1　维生素类药

药品名称	常用剂型	作用与用途	用法与用量	注意事项
维生素 A Vitamin A	软胶囊剂	本品用于维生素 A 缺乏症,也用于补充需要,如妊娠、哺乳妇女和婴儿	口服:每日3万~5万U,分2~3次口服。重度缺乏者需加量	慢性肾功能衰竭者慎用。孕妇摄入大量维生素 A 可致胎儿畸形
维生素 D Vitamin D	胶丸剂	用于预防和治疗维生素 D 缺乏症,如佝偻病等	口服:每日1~2粒	高钙血症、高钙尿症、维生素 D 中毒、高磷血症伴肾性佝偻病患者禁用
维生素 AD Vetamin AD	胶丸剂	本品是人体生长发育的必须物质,用于维生素 AD 缺乏症	口服:一次1丸,每日1~3次	一次大剂量或长期过量服用可引起中毒反应
维生素 B$_1$ Vitamin B$_1$	片剂;注射剂	用于脚气病或韦尼克脑病的治疗及各种维生素 B$_1$ 缺乏疾病的辅助治疗	1.口服:每次1片,每日3次 2.肌内注射:一次50~100 mg,每日3次。儿童减量	对本药过敏者禁用
维生素 B$_2$ Vitamin B$_2$	片剂	用于预防和治疗维生素 B$_2$ 缺乏症,如口角炎、唇干裂、舌炎、阴囊炎、结膜炎、脂溢性皮炎等	口服:一次5~10 mg,每日3次	对本药过敏者禁用

续表 153-1

药品名称	常用剂型	作用与用途	用法与用量	注意事项
维生素 B_4 Vitamin B_4	片剂	用于防治各种原因引起的白细胞减少症、急性粒细胞减少症,尤其是对肿瘤化学和放射治疗以及苯中毒等引起的白细胞减少症	口服:一次 10 ~ 20 mg(1 ~ 2 片),每日 3 次	由于此药是核酸前体,应考虑是否有促进肿瘤发展的可能性,权衡利弊后选用
维生素 B_6 Vitamin B_6	片剂;注射剂	本品用于妊娠及放射性呕吐、维生素 B_6 缺乏症、低色素性小细胞贫血、异烟肼中毒及抗肿瘤药物胃肠道反应的防治,治疗糙皮症	1. 口服:每日 10 ~ 20 mg 2. 皮下注射、肌内或静脉注射:一次 50 ~ 100 mg,每日 1 次	孕妇接受大剂量维生素 B_6 可致新生儿产生维生素 B_6 依赖综合征
维生素 B_{12} Vitamin B_{12}	片剂;注射剂	主要用于巨幼细胞贫血,也可用于神经炎的辅助治疗	1. 口服:每日 25 ~ 100 μg(1 ~ 4 片)或隔日 50 ~ 200 μg(2 ~ 8 片) 2. 肌内注射:每日 0.025 ~ 0.1 mg 或隔日 0.05 ~ 0.2 mg	本品过敏者禁用痛风患者使用本品可能发生高尿酸血症
B 族维生素 Vitamin B	片剂	用于营养不良、厌食、脚气病、糙皮病和缺乏 B 族维生素所致疾病的辅助治疗	口服:一次 1 ~ 3 片,每日 3 次	对本药任何成分过敏者禁用
维生素 C Vitamin C	片剂;注射剂	用于预防坏血病,也可用于各种急慢性传染疾病及紫癜等的辅助治疗	1. 口服:一次 100 ~ 200 mg,每日 3 次 2. 肌内或静脉注射:每次 100 ~ 250 mg,每日 1 ~ 3 次	不宜长期过量服用本品,否则,突然停药有可能出现坏血病症状对本品过敏者禁用,过敏体质者慎用
维生素 E Vitamin E	软胶囊剂	用于心、脑血管疾病及习惯性流产、不孕症的辅助治疗	口服:成人,一次 1 粒,每日 2 ~ 3 次	由于维生素 K 缺乏而引起的低凝血酶原血症患者慎用
多维元素片(29) Vitamins With Minerals Tablets (29)	片剂	含人体正常代谢所需要的多种维生素及微量元素。用于预防因维生素和微量元素缺乏引起的疾病和生理需要	口服:每日 1 片或按说明书服用	按规定量服用,过量服用与健康无益
水溶性维生素 Vater-soluble Vitamin for Injection	注射剂	本品系肠外营养不可缺少的组成部分之一,用以满足成人和儿童每日对水溶性维生素的生理需要	静脉输注:成人和体重 10 kg 以上儿童,每日一瓶	某些高敏患者可发生过敏反应。本品加入葡萄糖注射液中进行输注时,应注意避光
脂溶性维生素(Ⅰ) Fat－Soluble Vitamin for Injection(Ⅰ)	注射剂	本品为肠外营养不可缺少组成部分之一,用以满足儿童每日对脂溶性维生素 A、维生素 D_2、维生素 E、维生素 K_1 的生理需要	静脉输注:11 岁以下儿童及婴儿每日每千克体重 1/5 支,每日最大剂量 2 支	本药内含维生素 K_1,可对抗香豆素类抗凝血剂作用,故不宜合用

续表153-1

药品名称	常用剂型	作用与用途	用法与用量	注意事项
脂溶性维生素（Ⅱ）Fat-soluble Vitamin for Injection（Ⅱ）	注射剂	本品为肠外营养不可缺少的组成部分之一，用以满足成人每日对脂溶性维生素 A、维生素 D_2、维生素 E、维生素 K_1 的生理需要	静脉输注：成人和 11 岁以上儿童每日一支（10 ml）	本品含维生素 K_1，可与香豆素类抗凝血药发生相互作用，不宜合用

第二节　矿物质类药

矿物质类药物见表153-2。

表153-2　矿物质类药物

药品名称	常用剂型	作用与用途	用法与用量	注意事项
氯化钙 Calcium Chloride	注射剂	本品用于钙缺乏、急性血钙过低、碱中毒、过敏性疾患、镁中毒、氟中毒、心脏复苏等的解救	1. 静脉注射：低钙或电解质补充时，静脉注射一次 0.5～1 g；2. 静脉滴注：用作强心剂时，用量 0.5～1 g，稀释后静脉滴注	儿童、肾功能不全低钙患者及呼吸性酸中毒患者禁用
葡萄糖酸钙 Calciumgluconate	片剂；注射剂	用于预防和治疗钙缺乏症	口服：一次 1～4 片，每日 3 次。静脉注射：每次 1～3 g	高钙血症、高钙尿症、含钙肾结石或有肾结石病史患者禁用
碳酸钙维生素 D_3 Compound Calcium Carbonate	片剂	治疗低钙血症、骨软化症、佝偻病、骨质疏松及肾性骨病	口服：每次 600 mg（以元素钙计），每日 1～2 次	长期用药可能引起维生素 D 中毒、高钙血症
乳酸钙 Calcium Lactate	颗粒剂	用于预防和治疗钙缺乏症	口服：一次 1 袋，每日 1～2 次，温开水冲服	高钙血症、高钙尿症、含钙肾结石或有肾结石病史患者禁用
醋酸钙 Calcium Acetate	片剂；胶囊剂；颗粒剂	慢性肾功能衰竭所致高磷血症。用于预防和治疗钙缺乏症	口服：一次 1 粒，每日 1 次	高钙血症、高钙尿症患者禁用
甘油磷酸钠 Sodiumglycerophosphate	注射剂	本品为成人静脉营养的磷补充剂，用以满足人体每天对磷的需要。用于磷缺乏症	静脉滴注：常用量每日 10 ml 在静脉营养治疗中则应根据患者的实际需要酌情增减	对本药过敏、休克、脱水、严重肾功能不全者禁用
葡萄糖酸锌 Zinc gluconate	片剂；口服液	本品是微量元素锌的补充剂。用于防治各种原因引起的锌缺乏症	口服：每次 10～25 mg（以锌计算），日 2 次，餐后服	对本制剂的任何成分过敏者、孕妇及哺乳期妇女禁用
多种微量元素	注射剂	本品作为全肠外营养的添加剂，补充微量元素和电解质的消耗需要	静脉滴注：每日 10 ml，加入复方氨基酸注射液和葡萄糖注射液 500 ml 中静脉滴注	由于本品的高渗透压、低 pH 值，故未稀释不能输注

第三节　肠外营养药

肠外营养药见表153-3。

表153-3　肠外营养药

药品名称	常用剂型	作用与用途	用法与用量	注意事项
复方氨基酸（18AA-Ⅱ）Compound Amino Acid（18AA-Ⅱ）	注射剂	氨基酸类药:对于不能口服或经肠道补给营养,以及营养不能满足需要的患者,可静脉输注本品以满足机体合成蛋白质的需要	静脉滴注:根据疾病和治疗需要照说明书或遵医嘱使用	肝性脑病和无条件透析的尿毒症患者以及对本品过敏者禁用
小儿复方氨基酸（19AA-Ⅰ）Pediatric Compound Amino Acid（19AA-Ⅰ）	注射剂	氨基酸类药:用于早产儿、低体重儿及各种病因所致不能经口摄入蛋白质或摄入量不足的新生儿	静脉滴注:根据疾病和治疗需要照说明书或遵医嘱使用	氨基酸代谢障碍者、氮质血症患者禁用
复方氨基酸（15-HBC）Compound Amino Acid（15-HBC）	注射剂	用于大面积烧伤、创伤及严重感染等应激状态下肌肉分解代谢亢进、消化系统功能障碍、营养恶化及免疫功能下降患者的营养支持	静脉滴注:根据疾病和治疗需要照说明书或遵医嘱使用	输注过快或过浓时,可产生呕吐、发热等不良反应。由于含有抗氧化剂焦亚硫酸钠,因此偶可诱发过敏反应
复方氨基酸（3AA）Compound Amino Acid（3AA）	注射剂	各种原因引起的肝性脑病、重症肝炎以及肝硬化、慢性活动性肝炎	静脉滴注:每日250～500 ml（1～2瓶）	对本药过敏者禁用
六合氨基酸（6AA）Compound Amino Acid（6AA）	注射剂	用于慢性肝性脑病、慢性迁延性肝炎、慢性活动性肝炎、亚急性及慢性重型肝炎引起的氨基酸代谢紊乱	口服:一次1袋,每日2～3次;静脉滴注:每日1～2次,每次1瓶	对本品过敏者禁用
丙氨酰谷氨酰胺Alanyl glutamine	注射剂	用于需要补充谷氨酰胺患者的肠外营养,包括处于分解代谢和高代谢状况的患者	静脉滴注:方法与剂量参照说明书	严重肾功能不全（肌酐清除率＜25 ml/min）或严重肝功能不全的患者禁用
脂肪乳（C14-24）Fat Emulsion Injection（C14-24）	注射剂:20%、30%	用于胃肠外营养补充能量及必需脂肪酸,预防和治疗人体必需脂肪酸缺乏症	静脉滴注:按脂肪量计,具体参照说明书	休克、严重脂质代谢紊乱（如高脂血症）和血栓患者禁用

续表 153-3

药品名称	常用剂型	作用与用途	用法与用量	注意事项
中/长链脂肪乳（C6-24）Medium and Long Chain Fat Emulsion（C6-24）	注射剂	用于需要接受胃肠外营养和（或）必需脂肪酸缺乏的患者	静脉滴注：按脂肪量计，具体参照说明书	严重凝血障碍、休克脂肪栓塞、急性心肌梗死和中风、酮症酸中毒昏迷和糖尿病性前期昏迷者禁用
结构脂肪乳（C6-24）Structural Fat Emulsion（C6-24）	注射剂	作为肠外营养的组成部分，提供能量和必需脂肪酸	静脉滴注：按脂肪量计，具体参照说明书	对鸡蛋或大豆蛋白高度过敏；严重高脂血症；严重肝功能不全；噬红细胞综合征；严重凝血障碍；急性休克禁用
ω-3 鱼油脂肪乳ω-3 Fish Oil Fat Emulsion	注射剂	当口服或肠内营养不可能、功能不全或有禁忌时，为患者补充长链 ω-3 脂肪酸，特别是二十碳五烯酸与二十二碳六烯酸	静脉滴注：所需的量应根据患者实际情况决定，参照说明书	脂质代谢受损；严重出血性疾病；未控制的糖尿病；某些急症及危及生命的状况禁用
多种油脂肪乳（C6-24）Multi-Oil Fat Emulsion Injection（C6~24）	注射剂	用于肠外营养，为经口/肠道摄取营养不能、不足或有禁忌时的患者提供能量、必需脂肪酸和 ω-3 脂肪酸	静脉滴注：所需的量应根据患者实际情况决定，参照说明书	对鱼、鸡蛋、大豆、花生蛋白或本品中任何成分过敏，严重高脂血症、严重肝功能不全、严重凝血障碍、严重肾功能不全且无法进行血液滤过或透析、急性休克者禁用
脂肪乳氨基酸（17）葡萄糖（11%）Fat Emulsion, Amino Acids（17）and Glucose（11%）	注射剂	本品用于不能或功能不全或被禁忌经口/肠道摄取营养的成人患者	静脉滴注所需的量应根据患者实际情况决定，参照说明书	对鸡蛋或大豆蛋白或处方中任一成分过敏者；重度高脂血症；严重肝功能不全；严重凝血机制障碍；先天性氨基酸代谢异常等禁用

第四节　肠内营养药

肠内营养药见表 153-4。

表 153-4　肠内营养药

药品名称	常用剂型	作用与用途	用法与用量	注意事项
肠内营养（TP） Enteral Nutritional （TP）	粉剂;乳剂	本品为不含膳食纤维的肠内营养制剂,用于有营养摄入障碍但无严重消化或吸收功能障碍的患者	口服或管饲:用量按患者体重和营养状况等计算	所有不适于用肠内营养、有严重消化和吸收功能障碍者禁用
肠内营养（TPF） Enteral Nutritional （TPF）	乳剂;混悬剂	本品适用于有胃肠道功能或部分胃肠道功能,而不能或不愿进食足够数量的常规食物,以满足机体营养需求的应进行肠内营养治疗的患者	口服或管饲:用量按患者体重、营养状况等计算	肠梗阻或高流量肠瘘、对本品任一成分过敏的患者,半乳糖血症患者及对牛奶蛋白过敏患者禁用
肠内营养（SP） Enteral　Nutritional Suspension（SP）	混悬剂	本品为不含膳食纤维的肠内营养制剂:用于有胃肠道功能或部分胃肠道功能,而不能或不愿进食足够数量的常规食物患者的肠内营养治疗	管饲或口服:用量按患者体重和营养状况等计算	使用本品可能会出现腹泻、腹痛等胃肠道不适反应

（楚明明　李　珺）

参考文献

1　陈新谦,金有豫,汤光.陈新谦新编药物学[M].18 版.北京:人民卫生出版社,2018:933-992.

2　CHAROENNGAM N,HOLICK M F. Immunologic effects of Vitamin D on human health and disease[J] Nutrients,2020,12（7）:2097.

第 154 章

调节水、电解质及酸碱平衡药

第一节　水、电解质平衡调节药

水、电解质平衡调节药见表 154-1。

表 154-1　水、电解质平衡调节药

药品名称	常用剂型	作用与用途	用法与用量	注意事项
氯化钠 Sodium Chloride	注射剂	氯化钠注射液可补充血容量和钠离子,用于各种缺盐性失水症(如大面积烧伤、严重吐泻、大量发汗、强利尿药、出血等引起)	静脉滴注或皮下滴注:剂量根据病情决定,一般每次 500~1 000 ml	脑、肾、心脏功能不全及血浆蛋白过低者慎用肺水肿患者禁用
氯化钾 Potassium Chloride	注射剂;颗粒剂;片剂	用于低钾血症的防治,亦可用于强心苷中毒引起的阵发性心动过速或频发室性期外收缩	口服、静脉滴注:根据病情酌定用量	肾功能减退尿少时慎用,无尿或血钾过高时忌用
氯化钙 Calcium Chloride	注射剂	可用于血钙降低引起的手足搐搦症以及肠绞痛等。与镁离子有竞争性拮抗作用,可解救镁盐中毒。用于防止慢性钙缺乏症等	静脉滴注:用量按病情而定	静脉注射时可有全身发热感,注射宜缓慢(每分钟不超过 2 ml),在应用强心苷期间或停药后 7 d 以内,忌用本品
葡萄糖酸钙 Calciumgluconate	片剂;注射剂	用于预防和治疗钙缺乏症,如骨质疏松、手足抽搐症、骨发育不全、佝偻病以及儿童、妊娠和哺乳期妇女、绝经期妇女、老年人钙的补充	1. 口服:一次 1~4 片,每日 3 次 2. 静脉注射:每次 1~3 g	高钙血症、高钙尿症、含钙肾结石或有肾结石病史患者禁用

续表 154-1

药品名称	常用剂型	作用与用途	用法与用量	注意事项
门冬氨酸钾镁 Potassium Aspartate and Magnesium Aspartate	片剂;注射剂	电解质补充药,可用于低钾血症,洋地黄中毒引起的心律失常以及心肌炎后遗症、充血性心力衰竭、心肌梗死的辅助治疗	口服或静脉滴注:用量按病情而定	禁忌:高钾血症、急性和慢性肾功能衰竭、艾迪生病、三度房室传导阻滞、心源性休克(血压低于 90 mmHg)
复方氯化钠 Compound Sodium Chloride	注射剂	用于补充体液、Na^+、Cl^- 及少量 K^+ 和 Ca^{2+}	静脉滴注:用量按病情而定,一般每日 500～1 000 ml	水盐代谢障碍患者慎用
复方电解质 Multiple Electrolytes Injection	注射剂	本品可作为水、电解质的补充源和碱化剂	静脉滴注:用量视患者年龄、体重、临床症状和实验室检查结果而定,遵医嘱	对需长期注射治疗的患者,须根据临床症状和定期实验室检查监测其体液平衡、电解质平衡、酸碱平衡的变化
口服补液盐Ⅲ Oral Rehydration Salts Ⅲ	溶液剂;散剂	治疗腹泻引起的轻、中度脱水,并可用于补充钠、钾、氯	口服:用量视患者情况而定遵医嘱	一般不用于早产儿

第二节　酸碱平衡调节药

酸碱平衡调节药见表154-2。

表 154-2　酸碱平衡调节药

药品名称	常用剂型	作用与用途	用法与用量	注意事项
乳酸钠 Sodium Lactate	注射剂	可用于纠正代谢性酸血症	静脉滴注:用量根据患者情况而定	如过量,会造成碱血症。肝病、休克缺氧、心功能不全者不宜使用。在一般情况下,不宜用生理盐水或其他氯化钠溶液稀释本品,以免成为高渗溶液
碳酸氢钠 Sodium Bicarbonate	注射剂	静脉给予 5% 溶液,用于代谢性酸血症;能直接增加机体的碱储备,使体内氢离子浓度降低。也用于高钾血症,各种原因引起的伴有酸中毒症状的休克	静脉滴注:用量根据患者情况而定	短时内输入过多的钠盐,可引起水肿。口服与胃酸作用可产生 CO_2,对溃疡患者有继发性胃酸分泌增多及胃穿孔的可能,应慎用

（楚明明）

参考文献

1　国家基本药物临床应用指南和处方集编委会.国家基本药物处方集(2018 年版)〔M〕.北京：人民卫生出版社,2019:682-693.

2　庞晓薇.复方电解质溶液与多种常见药物配伍的稳定性研究〔J〕.健康前沿,2017,26(9):182.

第155章

解 毒 药

解毒药见表155-1。

表155-1　解毒药

药品名称	常用剂型	作用与用途	用法与用量	注意事项
硫代硫酸钠 Sodium Thiosulfate	注射剂	主要用于氰化物中毒,也可用于砷、汞、铅、铋、碘等中毒	1.静脉注射:氰化物中毒,缓慢静脉注射12.5~25 g。可在1 h后重复半量或全量 2.洗胃:口服中毒用5%溶液洗胃,并保留本品适量于胃中	在静脉滴注过程中应密切监测血压,若提示低血压应调慢滴注速度老年患者及肾功能不全患者慎用;必须使用时应注意选择剂量,并监测肾功能
氯解磷定 Pralidoxime Chloride	注射剂	用于解救多种有机磷酸酯类杀虫剂的中毒	肌内注射或静脉缓慢注射0.5~1 g(1~2 支),视病情需要可重复注射	老年人的心、肾潜在代偿功能减退,应适当减少用量和减慢静脉注射速度。用药过程中要随时测定血胆碱酯酶作为用药监护指标。要求血胆碱酯酶维持在60%以上
碘解磷定 Pralidoxime Iodide	注射剂	对急性有机磷杀虫剂抑制的胆碱酯酶活力有不同程度的复活作用,用于解救多种有机磷酸酯类杀虫剂的中毒	静脉注射一次0.5~1 g(1~2 支),视病情需要可重复注射	同上

续表 155-1

药品名称	常用剂型	作用与用途	用法与用量	注意事项
戊乙奎醚 Penehyclidine Hydrochloride	注射剂	本品为选择性抗胆碱药。用于麻醉前给药以抑制唾液腺和气道腺体分泌。用于有机磷毒物(农药)中毒急救治疗和中毒后期或胆碱酯酶(ChE)老化后维持阿托品化	肌内注射:麻醉前用药,术前半小时,成人用量:0.5～1 mg,救治有机磷毒物(农药)中毒:根据中毒程度选用首次用量	用量适当时常常伴有口干、面红和皮肤干燥等,如用量过大,可出现头晕、尿潴留、谵妄和体温升高等,一般不须特殊处理,停药后可自行缓解
亚甲蓝 Methylthioninium Chloride	注射剂	本品对化学物亚硝酸盐、硝酸盐、苯胺、硝基苯、三硝基甲苯、苯醌、苯肼等和含有或产生芳香胺的药物(乙酰苯胺、对乙酰氨基酚、非那西丁、苯佐卡因等)引起的高铁血红蛋白血症有效	静脉注射:亚硝酸盐中毒,一次按体重 1～2 mg/kg,氰化物中毒,一次按体重 5～10 mg/kg,最大剂量为 20 mg/kg	本品不能皮下、肌内或鞘内注射,前者引起坏死,后者引起瘫痪。6-磷酸-葡萄糖脱氢酶缺乏患者和小儿应用本品剂量过大可引起溶血。对肾功能不全患者应慎用
纳洛酮 Naloxone Hydro- chloride	注射剂	本品为阿片类受体拮抗药。用于解除阿片类药物复合麻醉药术后所致的呼吸抑制并催醒患者、阿片类药物过量、急性酒精中毒	静脉输注、注射或肌内注射给药:因本品存在明显的个体差异,应用时应根据患者具体情况由医师确定给药剂量及是否需多次给药	本品慎用于已知或怀疑其母亲对阿片类药物有依赖性的新生儿有心血管疾病史,或接受其他有严重的心血管不良反应(低血压、室性心动过速或心室颤动、肺水肿)药物治疗的患者应慎用本品。肾功能不全者慎用本品。肝脏患者慎用本品
乙酰胺 Acetamide	注射剂	用于氟乙酸胺、氟醋酸钠及甘氟中毒特效解毒	肌内注射:一次 2.5～5 g(1～2 支),每日 2～4 次,或按每日 0.1～0.3 g/kg,分 2～4 次注射,一般连续注射 5～7 d;危重患者可给予 5～10 g(2～4 支)	氟乙酰中毒患者,包括可疑中毒者均应及时给予本品,尤其早期应给予足量。与解痉药、半胱氨酸合用,效果较好

续表 155-1

药品名称	常用剂型	作用与用途	用法与用量	注意事项
氟马西尼 Flumazenil	注射剂	用于逆转苯二氮䓬类药物所致的中枢镇静作用;终止用苯二氮䓬类药物诱导及维持的全身麻醉。作为苯二氮䓬类药物过量时中枢作用的特效逆转剂。用于鉴别诊断苯二氮䓬类其他药物或脑损伤所致的不明原因的昏迷	静脉注射:用量根据患者具体情况而定	对本品过敏患者禁用。对使用苯二氮䓬类药物以控制对生命构成威胁的情况(例如用于控制严重头部损伤后的颅内压或癫痫情形)的患者禁用。严重抗抑郁药中毒者禁用

(楚明明)

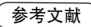 参考文献

1 刘峰,王晓野,龚明霞.快速阿托品化联合碘解磷定复能在有机磷中毒院前急诊中的应用[J].包头医学院学报,2017,33(12):62-63.

2 陈新谦,金有豫,汤光.陈新谦新编药物学[M].18 版.北京:人民卫生出版社,2018:1043-1055.

第156章

生 物 制 品

生物制品见表156-1。

表 156-1　生物制品

药品名称	常用剂型	作用与用途	用法与用量	注意事项
破伤风抗毒素 Tetanus Antitoxin	注射剂	本品系由破伤风类毒素免疫马所得的血浆,经胃酶消化后纯化制成的液体抗毒素球蛋白制剂。含适量硫柳汞防腐剂	皮下或肌内注射:1 次 1 500 ~ 3 000 IU,儿童与成人用量相同,伤势严重者可增加用量 1 ~ 2 倍	同时注射类毒素时、注射部位须分开。过敏试验为阳性反应者慎用
破伤风人免疫球蛋白 Human Tetanus Immuno Globulin	注射剂	主要用于预防和治疗破伤风,尤其适用于对破伤风抗毒素有过敏反应者	臀部肌内注射预防剂量:儿童、成人一次用量 250 IU。创面严重或创面污染严重者可加倍	对人免疫球蛋白类制品有过敏史者禁用
抗狂犬病血清 Rabies Antiserum	注射剂	用于配合狂犬病疫苗对被疯动物严重咬伤如头、脸、颈部或多部位咬伤者进行预防注射	先受伤部位浸润注射,余下血清肌内注射:每千克体重注射 40 IU(特别严重可酌情增至 80 ~ 100 IU),在 1 ~ 2 d 内分次注射	过敏试验为阳性反应者慎用
抗蛇毒血清 Snake Antivenins	注射剂	用于毒蛇咬伤中毒	静脉注射、静脉滴注、肌内注射、皮下注射:用量根据被咬伤者情况而定	使用前做皮肤过敏试验,皮试阳性者慎用,对严重毒蛇咬伤中毒、有生命危险者,可做脱敏注射法
乙型肝炎人免疫球蛋白 Human Hepatitis B Immuno Globulin	注射剂	主要用于乙型肝炎预防	肌内注射:预防,一次注射量儿童为 100 IU,成人为 200 IU。意外感染者,立即按体重注射 8 ~ 10 IU/kg,隔月再注射 1 次	对人免疫球蛋白过敏或有其他严重过敏史者。有抗 IgA 抗体的选择性 IgA 缺乏者

续表 156-1

药品名称	常用剂型	作用与用途	用法与用量	注意事项
人血白蛋白 Human Albumin	注射剂	血容量不足,低白蛋白血症	静脉输注:输注总量和速度取决于患者的状况和对治疗的反应	对白蛋白有过敏反应史,是本品使用的禁忌证。对严重贫血和患有心力衰竭的患者,也禁止使用5%人血白蛋白溶液
静脉注射人免疫球蛋白 Human Immuno-globulinfor Intra-venous Injection	注射剂	原发性和继发性免疫球蛋白缺乏症,自身免疫性疾病	静脉滴注:每个患者的最佳用药剂量和疗程应根据其具体病情而定	对人免疫球蛋白过敏或有其他严重过敏史者。有抗IgA抗体的选择性IgA缺乏者
结核菌素纯蛋白衍生物 Purified Protein Derivative of Tuberculin（TB-PPD)	注射剂	专供结核病流行病学调查及临床疑似结核患者诊断用	皮内注射:每次0.1 ml(2 IU)	患急性传染病(如麻疹、百日咳、流行性感冒、肺炎等)、急性眼结合膜炎、急性中耳炎、广泛皮肤病者及过敏体质者暂不宜使用

(楚明明　李　珺)

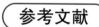 参考文献

1　中国创伤救治联盟,北京大学创伤医学中心.中国破伤风免疫预防专家共识[J].中华外科杂志,2018(3):141-167.

2　陈新谦,金有豫,汤光.陈新谦新编药物学[M].18 版.北京:人民卫生出版社,2018:1084-1118.

第 157 章

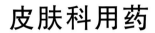

皮肤科用药

第一节 抗感染药

抗感染药见表157-1。

表 157-1　抗感染药

药品名称	常用剂型	作用与用途	用法与用量	注意事项
酮康唑洗剂 Ketoconazole Lotion	洗剂	本品用于花斑癣、脂溢性皮炎及头皮糠疹等	外用:适量涂患部,揉搓片刻、滞留3～5 min,清水洗净花斑癣,每日1次,连用5 d;脂溢性皮炎及头皮糠疹,每周2次,连用2～4周	使用中发生过敏或严重刺激反应者应停药
二硫化硒洗剂 Seleniun Sulfide Lotion	洗剂	用于去头屑及治疗皮脂溢出性花斑癣等	局部外用:洗净皮肤后涂搽本品,保留10～30 min后用温水洗净,每周2次	本品仅供外用,不可内服
膦甲酸钠乳膏 Foscarnet Sodium Cream	乳膏	抗病毒药	外用:适量涂于患处,每日3～4次,连用5 d为一疗程	对本品过敏患者禁用
复方硝酸益康唑乳膏 Compound Econazole Nitrate Cream	乳膏	用于皮肤癣菌、酵母菌等所致的炎症性皮肤真菌病	外用:适量涂于患处,每日2～3次	哺乳妇女不宜使用
喷昔洛韦乳膏 Penciclovir Cream	乳膏	本品用于口唇或面部单纯疱疹、生殖器疱疹	外用:本品适量涂患处,每日4～5次	对本药过敏者禁用不得用于黏膜、眼内及眼周

续表 157-1

药品名称	常用剂型	作用与用途	用法与用量	注意事项
盐酸特比奈芬乳膏 Terbinafine Hydrochloride Cream	乳膏	广谱抗真菌药用于足癣（脚气）、手癣、体癣、股癣和花斑癣	外用本品适量涂患处，并轻揉片刻，每日 2 次，疗程 1～2 周	对本品任何成分过敏者禁用
莫匹罗星软膏 Mupirocin Ointment	软膏	本品用于多种细菌性皮肤感染	外用：适量涂患处（可用敷料包裹），每日 3 次，5 d 一疗程，必要时可重复用药一疗程	禁用于涂眼、鼻腔，对本品过敏禁用，中、重度肾损伤及孕妇慎用。密闭、避光保存
夫西地酸乳膏 Phudicin Cream	乳膏	主要用于革兰氏阳性球菌引起的皮肤感染	外用：本品适量涂患处，并轻揉片刻，每日 2～3 次，疗程 7 d	对夫西地酸乳膏中的任何一种成分过敏者禁用

第二节 角质溶解药

角质溶解药见表157-2。

表 157-2 角质溶解药

药品名称	常用剂型	作用与用途	用法与用量	注意事项
他扎罗汀凝胶 Tazarotene gel	凝胶	有促进表皮细胞分化和增殖等作用。本品用于寻常性斑块银屑病等	外用，晚睡前，本品薄层涂患部皮肤（涂布面积不得超过体表总面积的20%），揉搓片刻，每日 1 次	孕妇、哺乳妇及过敏者禁用；本品不得与眼睛、口腔黏膜及正常皮肤接触。密闭、凉暗处保存

第三节 肾上腺皮质激素类药

肾上腺皮质激素类药见表157-3。

表 157-3　肾上腺皮质激素类药

药品名称	常用剂型	作用与用途	用法与用量	注意事项
丙酸倍他索软膏 Clobetasol Propionate Cream	软膏	有较强的抗炎作用适用于过敏性与炎症性皮肤病和相关疾病	外用,本品薄层涂患处,每日 2 ~ 3 次,病情控制后,每日 1 次	禁用于过敏者,眼、面、腋窝及腹股沟部;不得长期大面积或包封治疗
丁酸氢化可的松软膏 Hydrocortisone Butyrate Cream	软膏	适用于过敏性与炎症性皮肤病和相关疾病	外用,本品薄层涂患处,揉搓片刻,每日 1 ~ 3 次或遵医嘱;症状改善后,每日 1 次,或每周 2 ~ 3 次	不得进行大面积、长期或包封治疗、触及眼睛;合并细菌、真菌及病毒感染者,过敏者禁用
卤米松乳膏 Halometasone Cream	乳膏	强效皮质类固醇类药。适用于过敏性与炎症性皮肤病和相关疾病	外用,本品薄层涂敷患处,按摩片刻,每日 1 ~ 2 次	对本药过敏者,细菌病毒等感染皮肤病禁用
糠酸莫米松乳膏 Mometasone Furoate Cream	乳膏	适用于过敏性与炎症性皮肤病和相关疾病	外用,涂患处,每日 1 次	对本品及皮质类激素类药过敏者禁用
地奈德乳膏 Desonide Cream	乳膏	弱效皮质类固醇类药。适用于过敏性与炎症性皮肤病和相关疾病	均匀涂抹于患处,每日 2 ~ 4 次或遵医嘱	对外用皮质激素或本品中含有的其他成分过敏的患者禁用

第四节　其他药物

其他药物见表157-4。

表 157-4　其他药物

药品名称	常用剂型	作用与用途	用法与用量	注意事项
氟芬那酸丁酯软膏 ButylFlufenamate Ointment	软膏	为非甾体抗炎药,具有抗炎镇痛作用	外用:本品适量涂患处,每日 2 次,或遵医嘱	对本药过敏者禁用
酮洛芬凝胶 Ketoprofengel	凝胶	为非甾体抗炎药,具有抗炎镇痛作用	外用:本品适量涂患部,揉搓片刻,每日 2 次或遵医嘱	局部应用产品可能导致过敏或刺激
双氯芬酸二乙胺乳胶 Diclofenac Diethylamine Emulgel	乳胶	为非甾体抗炎药用于缓解各种肌肉、软组织伤及各种关节痛	外用:取本品适量涂患部,揉搓片刻,每日 3 ~ 4 次;12 岁以下儿童遵医嘱	禁用于对本药过敏者,破损皮肤,感染性伤口、眼及黏膜等部位

续表157-4

药品名称	常用剂型	作用与用途	用法与用量	注意事项
盐酸达克罗宁乳膏 Dyclonine Hydrochloride Cream	乳膏	本品为局部麻醉剂,有止痒、止痛作用	外用:取本品适量涂搽患处	密闭、置阴凉处保存
复方利多卡因乳膏 Compound Lidocaine Cream	乳膏	局部麻醉药,用于皮层局部麻醉	用于皮肤	本品不能用于开放性伤口和儿童生殖器

（叶 飞）

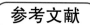 参考文献

1　中国头癣诊断和治疗指南(2018修订版)[J].中国真菌学杂志,2019,2(14):4-6.

2　中国医师协会皮肤科医师分会.带状疱疹中国专家共识[J].中华皮肤科杂志,2018(6):403-408.

3　中国中西医结合学会皮肤性病专业委员会.规范外用糖皮质激素类药物专家共识[J].中华皮肤科杂志,2015,48(2):73-75.

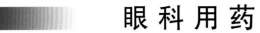

第158章

眼 科 用 药

第一节　抗感染药

抗感染药见表158-1。

表 158-1　抗感染药

药品名称	常用剂型	作用与用途	用法与用量	注意事项
氯霉素 Chloramphenicol	滴眼剂	用于敏感菌所致的沙眼、结膜炎及角膜炎等眼病	滴眼，一次1~2滴，每日3~5次	过敏者、新生及早产儿禁用；孕妇及哺乳妇女慎用；大剂量或长期使用，发生视神经乳头炎时，应立即停药；不得同林可霉素等同时使用
阿米卡星 Amikacin	滴眼剂	用于结膜炎、角膜炎、虹膜炎等	滴眼，一次1~2滴，每日3~5次	对本品过敏者禁用
妥布霉素 Tobramycin	滴眼剂；眼膏剂	用于外眼及附属器的敏感菌引起的感染	滴眼，轻中度感染：每4 h一次，每次1~2滴；重度感染，每小时1次，每次2滴，或遵医嘱	对本品、氨基糖苷类抗生素过敏者禁用
妥布霉素地塞米松 Tobramycin Dexamethasone	滴眼剂；眼膏	复方制剂，有抗炎、抗过敏、抗多种革兰氏阴性杆菌及革兰氏阳性细菌作用用于各种急慢性结膜炎、外周角膜炎、化学烧伤及各种眼手术感染炎病的防治	1.滴眼，一次1~2滴，每日3~6次 2.涂眼，一次将1~1.5 cm长药膏涂于眼结膜囊，每日3~4次	对本品过敏者，树枝状及其他病毒角膜炎、细菌感眼炎等禁用。长期用可致二重感染眼压升高。孕妇及儿童慎用

续表 158-1

药品名称	常用剂型	作用与用途	用法与用量	注意事项
四环素可的松 Tetracycline Cortisone	眼膏	用于沙眼、急性结膜炎、角膜炎、眼睑炎及过敏性眼炎等外眼性炎症	涂眼,本品适量注入结膜囊中,每日 3~4 次或遵医嘱	四环素类药物过敏者禁用,单纯疱疹性或溃疡性角膜炎禁用
红霉素 Erythromycin	眼膏	用于沙眼、结膜炎、眼睑炎及眼外部感染	涂眼,每日 2~3 次	过敏者禁用
氧氟沙星 Ofloxacin	滴眼剂	用于敏感菌感染引起的角膜炎、虹膜炎、泪囊炎等眼病及术后感染	滴入眼睑内,一次 1~2 滴,每日 3 次,或遵医嘱	对本品及其他喹诺酮类药过敏者禁用;不宜长期滴用;出现过敏反应者停用
利福平 Rifampicin	滴眼剂	用于细菌性外眼感染、沙眼、结核菌及某些病毒性眼病	滴眼,取本品 10 mg 用专用溶剂 10 ml 溶解制成滴眼液一次 1~2 滴,每日 4~6 次	过敏者禁用,严重肝功能不全者禁用
左氧氟沙星 Levofloxacin	滴眼剂	用于细菌性眼睑炎、睑腺炎、泪囊炎、结膜炎、睑板腺炎、角膜炎等	滴眼,一次 1 滴,每日 3~5 次	对本品及其他喹诺酮类药过敏者禁用;不宜长期滴用;出现过敏反应者停用
阿昔洛韦 Aciclovir	滴眼剂	用于单纯疱疹性角膜炎	滴眼,一次 1~2 滴,每 2 h 1 次	过敏者禁用
重组人干扰素 α-1b Recombinant Human Interferon α-1b	滴眼剂	用于眼睑单纯疱疹、树枝状角膜炎、带状疱疹眼病、流行性出血结膜炎、腺病角膜炎以及病毒感冒等	滴眼,一次 1 滴急性眼病:每日 4~6 次,逐减为 2~3 次,愈后,每日 1 次,续滴药 1 周。复合病,每日 2 次,连用 3 d 滴鼻,一次 2~3 滴,每日 5~6 次连滴 3 d	对本药过敏者慎用,药液混浊或异常禁用

第二节 青光眼用药

青光眼用药见表 158-2。

表 158-2 青光眼用药

药品名称	常用剂型	作用与用途	用法与用量	注意事项
毛果芸香碱 Pilocarpine	注射剂;滴眼剂	用于开角型、急慢性闭角型青光眼、继发性青光眼降眼压及散瞳眼底检查后拮抗扩瞳剂作用	滴眼:一次 1 滴,每日 1~4 次 注射:一次 2~10 mg,术中稀释后注入前房或遵医嘱	对本品过敏者、虹膜睫状体炎及呼吸道阻塞等病禁用

续表 158-2

药品名称	常用剂型	作用与用途	用法与用量	注意事项
噻吗洛尔 Timolol	滴眼剂	用于原发开角型、某些继发性青光眼以及高眼压症降压,也可用于对药物或手术治疗无效的青光眼	滴眼,一次 1 滴,每日 1~2 次	过敏者、心动过缓者禁用。支气管哮喘、心力衰竭、慢阻肺禁用
倍他洛尔 Betaxolol	滴眼剂	用于慢性开角型青光眼、原发或继发性眼压升高者	滴眼:一次 1~2 滴,每日 2 次如控制眼压效果不足时,可并用毛果芸香碱、肾上腺素或碳酸酐酶抑制剂	对本药过敏,严重窦性心动过缓,房室传导阻滞,心力衰竭者及孕妇禁用
布林佐胺 Brinzolamide	滴眼剂	用于高眼压症、开角型青光眼,以及对 β 阻滞剂降眼压无效患者降眼压	外用:滴入眼结膜囊内,一次 1 滴,每日 2 次	对本药或磺胺过敏者,严重肾功能不全者禁用
乙酰唑胺 Acetazolamide	片剂	用于各种青光眼短期控制降低眼压	口服:250 mg/次,每日 1~3 次	对本品及磺胺类药物过敏者禁用;肝肾功能不全、肝硬化、酸中毒、肝性脑病禁用

第三节　其他药物

其他药物见表 158-3。

表 158-3　其他药物

药品名称	常用剂型	作用与用途	用法与用量	注意事项
阿托品 Atropine	眼膏	本品有散瞳和使睫状肌调节麻痹的作用用于眼底检查及验光前的散瞳,眼科手术前散瞳,术后防止粘连。治疗虹膜睫状体炎	涂眼,每日 1~2 次或每晚或需要时涂眼	青光眼患者禁用
复方托吡卡胺 Compound Tropicamide	滴眼剂	用于诊断及治疗目的的散瞳,调节麻痹	滴眼。散瞳:一次 1~2 滴。调节麻痹:一次 1 滴,3~5 min 一次,连续滴药 2~3 次	禁用于未治疗的闭角型青光眼和对本药过敏者
可的松 Cortisone	眼膏剂;滴眼剂	用于虹膜睫状体炎、虹膜炎、角膜炎、过敏性结膜炎等	眼膏剂:涂眼,每日 2~3 次。滴眼剂:滴眼,一次 1~2 滴,每日 3~4 次	单纯疱疹性或溃疡性角膜炎禁用

续表 158-3

药品名称	常用剂型	作用与用途	用法与用量	注意事项
重组牛碱性成纤维细胞生长因子 Recombinant Bovine Basic Fibroblast Growth Factor(BF GF)	滴眼剂	用于各种原因引起的角膜上皮缺损和点状角膜病变如轻、中度眼干燥症,角膜擦伤、轻、中度化学伤、角膜术后愈合不良及地图状单疱性角膜溃疡等	滴眼,一次 1~2 滴,每日 4~6 次,或遵医嘱	过敏者禁用。角膜急性感染或炎症期患者,应同时配合抗感染及抗感染治疗
重组人表皮生长因子 Recombinant Human Epidernal Growth Factor	滴眼剂	用于角膜移植及翳状酱肉手术的治疗	滴眼,一次 2~3 滴,每日 4 次	未见明显不良反应,药液发生混浊或异常时不得滴用。启瓶后 1 周内用完
康柏西普 Conbercept	注射剂	用于治疗湿性年龄相关性黄斑变性	玻璃体腔内注射:前 3 个月每月一次,每次 0.5 mg,之后每 3 个月一次	对本品过敏者禁用,眼部/眼周感染,活动性眼内炎禁用

(邹 朗)

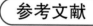

参考文献

1 中华医学会眼科学分会青光眼学组,中国医师协会眼科医师分会青光眼学组. 中国青光眼指南(2020年)[J]. 中华眼科杂志,2020,56(8):573-586.

2 中华医学会眼科学分会青光眼学组. 中国新生血管性青光眼诊疗专家共识(2019 年)[J]. 中华眼科杂志,2019,55(11):814-817.

3 中华医学会眼科学分会青光眼学组. 中国抗青光眼药物复方制剂使用的专家共识(2019 年)[J]. 中华眼科杂志,2019,55(8):569-571.

第 159 章

耳鼻喉科用药

耳鼻喉科用药见表 159-1。

表 159-1　耳鼻喉科用药

药品名称	常用剂型	作用与用途	用法与用量	注意事项
过氧化氢 Hydrogen Peroxide	溶液剂	有抗菌、除臭作用。用于清洗耳内脓液、伤口创面、脓窦、烧伤创面等	洗耳:每日 1~3 次	放氧迅速,产生气泡易引起气栓和扩大感染,深部腔道慎用
盐酸氮䓬斯汀 Azelastine Hydrochloride	鼻喷雾剂	用于治疗季节性过敏性鼻炎、常年性过敏性鼻炎	喷鼻:早晚各 1 次	6 岁以下儿童禁用
盐酸羟甲唑啉 Oxymetazoline	滴鼻剂; 喷雾剂	用于治疗急慢性鼻炎及过敏性鼻炎、鼻窦炎等,以缓解鼻黏膜充血症状	1.滴鼻:一次一侧 1~3 滴,早晚各 1 次 2.喷鼻:每次 1~3 喷,每日早、晚各 1 次	孕妇禁用。连续用药不得超过 7 d
麻黄碱 Ephedrine	滴鼻剂	用于急慢性鼻炎及鼻窦炎,缓解鼻黏膜充血肿胀引起的鼻塞,减少鼻腔分泌物,用于鼻出血的辅助治疗	滴鼻:一次 2~4 滴,每日 3~4 次	鼻腔干燥、萎缩性鼻炎患者禁用
氧氟沙星 Ofloxacin	滴耳剂	用于敏感菌引起的中耳炎、外耳道炎、鼓膜炎	滴耳:一次 6~10 滴,每日 2~3 次	对本品所含成分及喹诺酮类药物过敏者禁用
地芬尼多 Difenidol	片剂	用于防治多种原因或疾病引起的眩晕、恶心、呕吐	口服:一次 25~50 mg,每日 3 次	对本品过敏者,6 个月内婴儿,肾功能不全禁用
丙酸氟替卡松 Fluticasone Propionate	鼻喷雾剂	用于预防和治疗季节性过敏性鼻炎和常年性过敏性鼻炎	喷鼻:一次一侧 2 喷,每日 1 次	对任何含有氟替卡松成分的药品有过敏史者禁用
糠酸莫米松 Mometasone Furoate	鼻喷雾剂	用于治疗成人、青少年和 3~11 岁儿童季节性或常年性鼻炎	喷鼻:一次一侧 2 掀,每日 1 次	对本品过敏者和对其他糖皮质激素过敏者禁用

（邹　朗）

参考文献

1　中国鼻病研究协作组.鼻炎分类和诊断及鼻腔用药方案的专家共识[J].中国耳鼻咽喉颅底外科杂志，2019，25(6)：573-577.

2　中华耳鼻咽喉头颈外科杂志编辑委员会，中华医学会耳鼻咽喉头颈外科学分会.变应性鼻炎诊断和治疗指南(2015年，天津)[J].中华耳鼻咽喉头颈外科杂志，2016，51(1)：6-23.

3　CHENG L，CHEN J J，FU Q L，et al. Chinese society of allergy guidelines for diagnosis and treatment of allergic rhinitis[J]. Allergy Asthma Immunol Res，2018，10(4)：300-353.

第 160 章

妇产科用药

妇产科用药见表160-1。

表 160-1　妇产科用药

药品名称	常用剂型	作用与用途	用法与用量	注意事项
缩宫素 Oxytocin	注射剂	用于引产、催产、产后及流产后因宫缩无力或缩复不良而引起的子宫出血;催产素激惹试验	静脉滴注:用量根据疾病类型和病情而定	心脏病、临界性头盆不称、曾有宫腔内感染史,宫颈曾经手术治疗、宫颈癌、早产、胎头未衔接等禁用
马来酸麦角新碱 Ergometrine Maleate	注射剂	主要用在产后或流产后预防和治疗由于子宫收缩无力或缩复不良所致的子宫出血;用于产后子宫复原不全	肌内或静脉注射:一次 0.2 mg(1 支),必要时可 2~4 h 重复注射一次,最多 5 次	在胎盘未剥离娩出前使用,可使胎盘嵌留宫腔内,应禁用
垂体后叶 Posterior Pituitary	注射剂	用于肺、支气管、消化道出血、产科催产及产后收缩子宫、止血等。对腹腔手术后肠道麻痹、尿崩症等有效	静脉滴注、肌内注射:用法用量根据病症、病情而定	对本品及所含成分过敏者、心肌炎、血管硬化、剖宫产史患者口禁用。催产时禁用于骨盆狭窄、双胎、羊水过多等
卡前列甲酯 Carboprost Methylate	栓剂	与米非司酮等序贯用,应用于终止早期妊娠。预防和治疗宫缩迟缓所引起的产后出血	阴道给药:每次 1 mg(2 枚)	前置胎盘及宫外孕、急性盆腔感染、胃溃疡者禁用。糖尿病,高血压,严重心、肝、肾功能不全者慎用

续表 160-1

药品名称	常用剂型	作用与用途	用法与用量	注意事项
利托君 Ritodrine	注射剂;片剂	对子宫平滑肌 β_2 受体有较高选择性,松弛子宫平滑肌,减少子宫收缩频率,减弱子宫收缩强度,缩短宫缩持续时间,延长妊娠期。用于防止早产,胎儿窘迫	1.静脉滴注:监测子宫收缩和不良反应,以确定最后用量 2.口服:监测子宫收缩和不良反应,以确定最后用量	对本药过敏者、妊娠不足 20 周、正常分娩、严重心血管疾病、阴道大量出血、子痫及严重子痫先兆、绒毛膜羊膜炎患者、高血压者禁用
咪康唑 Miconazole	栓剂;软胶囊剂	本品有抗常见皮肤真菌、酵母菌及某些革兰氏阳性球菌和杆菌作用。用于白念珠菌和革兰氏阳性球菌双重感染性阴道炎	阴道给药:每日 1 次,每晚睡前取本栓 1 粒塞入阴道深处,连续塞药 3 d 为 1 疗程	对本品过敏者禁用,发生过敏反应者停用,妊娠 3 个月内在医师指导下使用,哺乳期慎用,性伴感染者应给予恰当治疗
甲硝唑 Metronidazole	栓剂	细菌性阴道病、滴虫性阴道炎	阴道给药:每日 1 次,于晚上临睡前清洗外阴后,将本品 0.5 g (1 枚)放入阴道后穹窿处,连用 7 ~ 10 d	对本品以及成分之一过敏者禁用
克霉唑 Clotrimazole	栓剂	用于念珠菌性外阴阴道病	阴道给药:每晚 1 次,一次 1 枚	使用本品时应避开月经期
重组人干扰素 α-2a Recombinant Human Interferon α-2a	栓剂	本品为广谱抗病毒药。用于病毒感染所致的慢性宫颈炎及宫颈糜烂	阴道给药:晚上睡前,取本栓 1 粒,塞入阴道深处,隔日 1 次或遵医嘱,6 ~ 10 次为一疗程	孕妇禁用,月经期停用,用药期禁坐浴和房事。避免干燥及 8 ℃ 以下处保存
重组人干扰素 α-2b Recombinant Human Interferon α2b	栓剂	本品为广谱抗病毒药。用于病毒感染所致(或合并病毒引起)宫颈糜烂	阴道给药:晚上睡前,取本栓 1 粒,塞入阴道深处,隔日 1 次或遵医嘱,6 ~ 10 次为 1 疗程	孕妇禁用,月经期停用,用药期禁坐诊和房事,避免干燥及 8 ℃ 以下保存
地诺前列酮 Dinoprostone	栓剂	本药为前列腺素的一种,刺激子宫收缩,也可使宫颈变软,有利于子宫扩张。用于各种时期引产	阴道给药:流产,每次 20 mg,3 ~ 5 h 一次。引产前宫颈不成熟,前一日晚 3 mg。足月引产,首次 3 mg,8 h 无效者,可重复 3 mg	胎位不正者禁用

（楚明明）

参考文献

1　杨宝峰,陈建国.药理学［M］.3 版.北京:人民卫生出版社,2015:341-345.

2　OSTERMAN M J,MARTIN J A. Recent declines in induction of labor by gestational age［J］. Nchs Data Brief,2014,155(155):1-8.

3　LIU K Y,TEITLER J O,RAJANANDA S,et al. Elective deliveries and the risk of autism［J］. Am J Prev Med,2022,63(1):68-76.

4　GIRI T,JIANG J,XU Z,et al. Labor induction with oxytocin in pregnant rats is not associated with oxidative stress in the fetal brain［J］. Sci Rep,2022,12(1):3143.

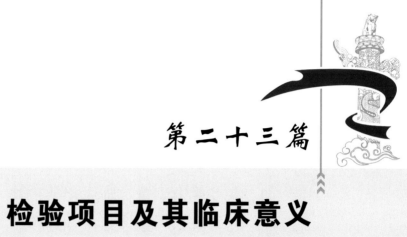

第二十三篇

检验项目及其临床意义

内容概览

第 161 章　临床血液及体液检验

第 162 章　临床化学检验

第 163 章　临床免疫检验

第 164 章　分子生物学检验

第 165 章　临床微生物检验

　　检验医学作为临床医学中的一门综合性学科,为人类疾病诊断、治疗监测、预后判断和评估健康状况提供了大量的实验室监测指标。检验一般分为五大类试验:第一类是筛选试验;第二类是有诊断价值的确诊试验;第三类是功能试验;第四类是对治疗提供可靠信息和依据的药敏试验、药物浓度测定(therapeutic drug monitoring, TDM)等;第五类是对预后判断有价值的试验。熟悉并了解检验项目的临床意义对临床医护人员很有必要,对患者疾病诊治及预后判断都发挥了极其重要的作用。

临床血液及体液检验

第一节 血液一般检验

一、血细胞分析

（一）白细胞计数

1.参考区间　成人:$(3.5 \sim 9.5) \times 10^9/L$;1~12岁:$(8 \sim 10) \times 10^9/L$;0~1岁:$(11 \sim 12) \times 10^9/L$。

2.临床意义

（1）生理性增多:新生儿、运动、疼痛、情绪变化、应激、妊娠、分娩。

（2）病理性增多:急性化脓性感染所引起的急性全身性感染、局部炎症及一些细菌感染,组织损伤,手术后急性心肌梗死,急慢性粒细胞性白血病,尤以慢性白血病增高最多,各种恶性肿瘤晚期如肝癌和胃癌等、骨髓纤维化、真性红细胞增多症、尿毒症、酸中毒、某些药物中毒,烧伤等。大于$12.0 \times 10^9/L$可视为增多,白细胞分类对确定增多原因有一定价值,应寻找感染的来源。$30 \times 10^9/L$或更多者有白血病可能,应做白细胞分类及骨髓检查。

（3）病理性减少:某些细菌感染(如伤寒、副伤寒),病毒感染(如流感、风疹、麻疹),再生障碍性贫血,急性粒细胞缺乏症、恶性网状细胞增多症、脾功能亢进及各种原因所致的脾大、班替综合征,放射性物质、X射线、某些抗癌药、解热镇痛药等也可造成白细胞减少。少于$0.5 \times 10^9/L$提示患者受感染的危险极大,应采取适当的预防措施,并仔细监测。少于$3.0 \times 10^9/L$可认为白细胞减少,应了解白细胞分类,并做进一步检查。

（二）中性粒细胞绝对值

参考区间:$(1.8 \sim 6.3) \times 10^9/L$。

（三）中性粒细胞百分率

1.参考区间　0~1岁:31%~40%;1岁至成人:40%~75%。

2.临床意义　①中性粒细胞增高见于急性感染和化脓性感染,如肺炎、败血症、脓肿等;组织损伤,如大手术后、心肌梗死、肺梗死等;恶性肿瘤、急慢性白血病、淋巴瘤等;各种中毒,如尿毒症、糖尿病酸中毒等。②中性粒细胞减少见于某些传染病,如流感、伤寒、副伤寒、麻疹;某些血液病,如再生障碍性贫血、粒细胞缺乏症、白细胞减少症;化疗或放疗后、抗癌药物、X射线及镭照射;脾功能亢进;自身免疫性疾病;高度恶病质。

（四）淋巴细胞绝对值

参考区间:(1.1~3.2)×10⁹/L。

（五）淋巴细胞百分率

1. 参考区间　0~1岁:40%~60%;1岁至成人:20%~50%。

2. 临床意义　①淋巴细胞增多见于某些病毒所致急性传染病,如传染性淋巴细胞增多症、传染性单核细胞增多症、传染病恢复期、结核病、百日咳;淋巴细胞性白血病、白血性淋巴肉瘤。②淋巴细胞减少见于应用肾上腺皮质激素、接触放射线、细胞免疫缺陷病、某些传染病的急性期。

（六）单核细胞绝对值

参考区间:(0.12~0.8)×10⁹/L。

（七）单核细胞百分率

1. 参考区间　3%~8%。

2. 临床意义　①单核细胞增多见于某些感染,如伤寒、结核、疟疾、黑热病、亚急性细菌性心内膜炎;某些血液病,如单核细胞性白血病、淋巴瘤、骨髓异常增殖综合征、恶性组织细胞病。②单核细胞减少临床意义尚不明确。

（八）嗜酸性粒细胞绝对值

参考区间:(0.05~0.5)×10⁹/L。

（九）嗜酸性粒细胞百分比

1. 参考区间　0.5%~5%。

2. 临床意义　①嗜酸性粒细胞增多见于变态反应性疾病、支气管哮喘、药物过敏、荨麻疹、血管神经性水肿、过敏性紫癜;寄生虫病,如蛔虫病、钩虫病、血吸虫病;某些皮肤病,如湿疹、牛皮癣、剥脱性皮炎等;某些血液病,如慢性粒细胞白血病、恶性淋巴瘤、嗜酸性粒细胞性白血症、多发性骨髓瘤、霍奇金病等。②嗜酸性粒细胞减少见于应用糖皮质激素、促肾上腺皮质激素及伤寒、副伤寒等病患者。

（十）嗜碱性粒细胞绝对值

参考区间:(0~0.1)×10⁹/L。

（十一）嗜碱性粒细胞百分比

1. 参考区间　0~1%。

2. 临床意义　嗜碱性粒细胞增多见于慢性粒细胞白血病、嗜碱性粒细胞白血病,某些转移癌及骨髓纤维化。

（十二）血红蛋白

1. 参考区间　0~28 d:180~190 g/L;28 d~1岁:110~120 g/L;1~12岁:120~140 g/L;成人（男）:130~175 g/L;成人（女）:115~150 g/L。

2. 临床意义　①贫血、白血病、产后、手术后、大量失血、钩虫病等减少,缺铁性贫血时尤为明显。②肺气肿、肺心病、先天性心脏病、严重呕吐、腹泻、出汗过多、大面积烧伤、慢性一氧化碳中毒及真性红细胞增多症等增高(长期居住高原者生理性增高)。血红蛋白低于45 g/L者应予输血治疗(充血性心力衰竭者除外),低于105 g/L者应寻找贫血原因,高于180 g/L者应做进一步检查,高于230 g/L者,应紧急采取治疗措施。

（十三）红细胞计数

1. 参考区间　0~28 d:(5.2~6.4)×10¹²/L;28 d~1岁:(4.0~4.3)×10¹²/L;1~12岁:(4.0~4.5)×10¹²/L;成人（男）:(4.3~5.8)×10¹²/L;成人（女）:(3.8~5.1)×10¹²/L。

2. 临床意义　①红细胞增多见于严重呕吐、腹泻、大面积烧伤及晚期消化道肿瘤患者,多为脱水血浓缩使血液中的有形成分相对增多所致;心肺疾病,如先天性心脏病、慢性肺病及慢性一氧化碳中毒等,因缺氧必须借助大量红细胞来维持供氧需要;干细胞疾病,如真性红细胞增多症。②红细胞减少见于急性或慢性失血,红细胞遭受物理、化学或生物因素破坏,缺乏造血因素、造血障碍和造血组织损伤,各种原因的血管内或血管外溶血。

（十四）血细胞比容

1. 参考区间　男:0.40～0.45;女:0.35～0.45。

2. 临床意义　①血细胞比容(hematocrit,Hct)增加见于大量脱水、血液丢失及真性红细胞增多症,均由于血液浓缩而使血细胞比容增高。②Hct 减少见于各种贫血。低于 0.14 者必须给予输血治疗(有充血性心力衰竭者不宜);低于 0.33 者应进一步检查,寻找贫血原因。男性高于 0.56、女性高于 0.53 同时结合血红蛋白增高应考虑血浆容量问题。达到或高于 0.70 者为紧急静脉放血的指征。

（十五）红细胞平均血红蛋白含量

1. 参考区间　27～34 pg。

2. 临床意义　红细胞平均血红蛋白含量(mean corpuscular hemoglobin,MCH)增加见于大细胞性贫血,减少见于单纯小细胞性贫血和小细胞低色素性贫血。

（十六）红细胞平均血红蛋白浓度

1. 参考区间　320～360 g/L。

2. 临床意义　大细胞性贫血时红细胞平均血红蛋白浓度(mean corpuscular hemoglobin concentration,MCHC)正常或减小,单纯小细胞性贫血时 MCHC 正常,小细胞低色素性贫血时 MCHC 减小。

（十七）平均红细胞体积

1. 参考区间　80～100 fl。

2. 临床意义　平均红细胞体积(mean corpuscular volume,MCV)在正常红细胞性贫血时(MCV)正常,大细胞性贫血时增大,小细胞性贫血时体积(MCV)减小。MCV 减小常见于严重缺铁性贫血,遗传性球型细胞增多症;MCV 增大常见于急性溶血性贫血及巨红细胞性贫血(表 161-1)。

表 161-1　各型贫血时 3 种红细胞平均值的改变

贫血类型	MCV	MCH	MCHC	临床意义
大细胞性贫血	>正常	>正常	正常	恶性贫血,及营养性巨幼细胞贫血等
正常细胞性贫血	正常	正常	正常	急性失血、溶血性贫血、造血组织病等
单纯小细胞性贫血	<正常	<正常	正常	感染、中毒、慢性炎症、尿毒症等
小细胞低色素性贫血	<正常	<正常	<正常	慢性失血性贫血、缺铁性贫血

（十八）红细胞分布宽度

1. 参考区间　11.5%～15.5%。

2. 临床意义　红细胞分布宽度(red cell distribution width,RDW)与 MCV 结合可将贫血分为小细胞均一性与不均一性贫血、正常细胞均一性与不均一性贫血及大细胞均一性与不均一性贫血。在治疗过程中大细胞性或小细胞性贫血的这一指标会有动态变化。

（十九）血小板计数

1. 参考区间　(100～300)×10⁹/L。

2. 临床意义　①血小板计数(platelets,Plt)增多见于原发性血小板增多症、慢性粒细胞性白血病、真性红细胞增多症、溶血性贫血、淋巴瘤,手术后、急性失血后、创伤、骨折,某些恶性肿瘤、感染、缺氧。②血小板减少见于原发性血小板减少性紫癜、白血病、再生障碍性贫血、阵发性睡眠性血红蛋白尿、巨幼细胞贫血等,脾功能亢进、放射病、癌的骨髓转移,某些传染病或感染如败血症、结核、伤寒,以及某些药物过敏如氯霉素、抗癌药等。

(二十)血小板平均体积

1. 参考区间　7.5～12.5 fl。

2. 临床意义　①原发性血小板减少性紫癜、妊娠后期伴水肿和蛋白尿者,以及急性失血(外伤)或大手术后的巨大血小板综合征时血小板平均体积(mean platelet volume,MPV)增大。②非免疫性血小板破坏、再障、湿疹和血小板减少反复感染综合征(Wiskolt-Aldrich 综合征)、骨髓移植恢复期、先兆子痫及慢性粒细胞性白血病时 MPV 减少。

(二十一)血小板分布宽度

1. 参考区间　15.5%～17.5%。

2. 临床意义　巨幼红细胞贫血、急性粒细胞白血病、骨髓异常增生综合征(myelodysplasia syndrome,MDS)、原发性血小板减少性紫癜等时都可引起血小板分布宽度(platelet distribution width,PDW)增大。

(二十二)网织红细胞

1. 参考区间　0.8%～2.7%。

2. 临床意义　①网织红细胞(reticulocyte,RET)增多见于各种增生性贫血,特别是急性溶血,急性大出血引起的失血性贫血,当缺铁性贫血和巨幼细胞贫血治疗有效时,短时间内 RET 会大量增加。②RET 减少多见于骨髓增生低下,如再生障碍性贫血和某些溶血性贫血有再障危象时,如阵发性血红蛋白尿。

二、红细胞沉降率测定

1. 参考区间　男:0～15 mm/h;女:0～20 mm/h。

2. 临床意义　红细胞沉降率(erythrocyte sedimentation rate,ESR)测定增快见于活动性结核病、风湿热、肺炎、某些恶性肿瘤、组织变性或坏死性疾病(如心肌梗死、胶原病)、严重贫血、白血病、多发性骨髓瘤、严重急性感染、肾脏疾病等。

三、红斑狼疮细胞检验

1. 参考区间　阴性。

2. 临床意义　系统性红斑狼疮患者,红斑狼疮细胞(lupus cytology,LEC)检验阳性率一般为70%～90%。通常在活动期后消失。除系统性红斑狼疮外,类风湿、硬皮病、活动性肝炎等偶亦可发现红斑狼疮细胞。

四、血微丝蚴检验

1. 参考区间　阴性。

2. 临床意义　丝虫寄生于人体淋巴管,只有微丝蚴在外周血中才能见到,镜检阳性可提示微丝蚴感染。

五、疟原虫检验

1. 参考区间　阴性。

2. 临床意义　当检测到原虫或是裂殖体时均可判定有疟原虫感染。

第二节　凝血检验

一、凝血酶原时间

1. 参考区间　9～14 s;国际标准化比值(international normalized ratio,INR)0.7～1.3。

2. 临床意义　①凝血酶原时间(prothrombin time,PT)超过正常对照 3 s 为延长,见于 Ⅱ、Ⅴ、Ⅶ、Ⅹ 因子缺乏,以及纤维蛋白的缺乏,获得性凝血因子缺乏,如弥散性血管内凝血(disseminated intravascular coagulation,DIC)、原发性纤溶亢进等。②PT 缩短见于先天性 Ⅴ 因子增多、DIC 早期(高凝状态)、口服避孕药等。

二、国际标准化比值

1. 参考区间　0.7～1.3。

2. 临床意义　口服抗凝药监护时,当 INR 值在 2～4 时为抗凝治疗的合适范围,INR>4.5 时应减少或停止用药。

三、活化部分凝血活酶时间

1. 参考区间　22.6～45.0 s。

2. 临床意义　①活化部分凝血活酶时间(activated partial thromboplastin time,APTT)超过正常对照的 10 s 为延长,见于 Ⅷ、Ⅸ、Ⅺ、Ⅻ 因子的缺乏。②APTT 缩短见于 DIC、血栓前状态及血栓性疾病。肝素治疗监护时应维持 APTT 在正常对照的 1.5～3.0 倍为宜。

四、凝血酶时间

1. 参考区间　8.0～15 s。

2. 临床意义　凝血酶时间(thrombin time,TT)延长见于肝素增多或类肝素物质存在、系统性红斑狼疮(systemic lupus erythematosus,SLE)、肝病、肾病、低(无)纤维蛋白原血症、异常纤维蛋白原血症(纤维蛋白原功能不良症)、纤维蛋白降解产物(fibrin degradation product,FDP)增多、异常球蛋白血症或免疫球蛋白增多等疾病。

五、纤维蛋白原

1. 参考区间　2.0～4.0 g/L。

2. 临床意义　①纤维蛋白原(fibrinogen,FIB)升高见于糖尿病及其酸中毒、动脉粥样硬化、急性传染病、急性肾炎、尿毒症、骨髓病、休克、外科术后及轻度肝炎等。②FIB 降低见于 DIC、原发性纤溶症、重症肝炎、肝硬化等。

六、D-二聚体

1. 参考区间　0～0.3 mg/L。

2. 临床意义　D-二聚体>0.5 mg/L 作为诊断 DIC 的标准,其阳性率为96%,特异性为97%。反应体内凝血酶和纤溶活性时,以 D-二聚体最为理想,较血小板、凝血酶原时间及纤维蛋白原含量具有更高的诊断价值。当 D-二聚体<0.2 mg/L 可完全排除深部静脉栓塞(deep vein thrombosis,DVT),但不能作为DVT 的阳性诊断指标。AMI 患者发病时血浆 D-二聚体含量明显升高,梗死后6 h 可继续升高,反映体内血栓形成。溶栓治疗后,血栓迅速溶解,血浆中 D-二聚体含量急剧上升。如溶栓药物已达疗效,则 D-二聚体含量迅速下降,若升高后仍维持在高水平,提示溶栓药物用量不足。D-二聚体在溶栓后6 h 升至峰值,24 h 降至溶栓前水平。

七、抗凝血酶-Ⅲ

1. 参考区间　<150%。

2. 临床意义　增高见于抗凝血酶-Ⅲ(AT-Ⅲ)酶活性降低,是发生静脉血栓与肺栓塞的常见原因之一。AT-Ⅲ缺乏一般因合成障碍(如肝受损)或消耗过度(DIC、脓毒血症、深静脉血栓、急性早幼粒白血病等)所致。

八、纤维蛋白降解产物

1. 参考区间　0～5 μg/ml。

2. 临床意义　纤维蛋白降解产物(fibrin degradation product,FDP)主要反映纤维蛋白溶解功能。①FDP 增高见于原发性纤维蛋白溶解功能亢进、继发性纤维蛋白溶解功能亢进、高凝状态弥散性血管内凝血、肾脏疾病、器官移植排斥反应溶栓治疗等,血管栓塞性疾病(心肌梗死、闭塞性脑血管病、深部静脉血栓)、白血病化疗诱导期后出血性血小板增多症、尿毒症、肝脏疾患或各种肿瘤、妊娠后期凝血因子Ⅷ减少、非可溶性纤维蛋白难于形成而纤维蛋白复合物极易被纤溶酶水解,此外孕期部分静脉回流不畅从而引起静脉内皮释放活化素增多,使纤维蛋白原降解物增高。②FDP 降低见于遗传性纤溶活性降低,如纤溶酶原活化素释放异常、患者内皮细胞释放纤溶酶活化素的反应低下,以及纤溶酶原异常、患者血浆中纤酶的抗原性正常,但活力仅为正常人的20%～40%,α_2抗体溶酶增多。

第三节　尿液检验

一、尿液一般检验

(一)尿量

1. 参考区间　成人:1.0～2.0 L/24 h,大于2.5 L 为多尿、少于0.4 L 为少尿。

2. 临床意义　①生理性尿量减少见于饮水少、出汗多等;病理性常见于肾炎、尿毒症肾功能衰竭、休克、脱水、严重烧伤、心功能不全等。②尿量增多见于出汗少、饮水过多、饮浓茶、酒精类、精神紧张、病理性尿崩症、糖尿病、慢性肾炎等。

(二)颜色

1. 参考区间　淡黄色透明。

2. 临床意义　灰白色云雾状混浊常见于脓尿,红色云雾状混浊常为血尿,酱油色多为急性血管内溶血所引起的血红蛋白尿,深黄色为可见于阻塞性或肝细胞性黄疸,乳白色为乳糜尿,有时有小血块并存,常见于血丝虫病,混浊多为无机盐结晶尿。

（三）比重

1. 参考区间　正常人一天中尿比重为 1.15 ~ 1.025,比重最大的波动幅度可达 1.003 ~ 1.030;新生儿在 1.002 ~ 1.004。

2. 临床意义　①尿比重降低常见于慢性肾盂肾炎、尿崩症、慢性肾小球肾炎、急性肾衰竭的多尿期等。②尿比重增高多见于糖尿病、高热、脱水、急性肾小球肾炎等。

（四）酸碱性

1. 参考区间　尿 pH 值在 5.5 ~ 7.4,一般情况下在 6.5 左右。

2. 临床意义　①尿 pH 值小于正常值,常见于酸中毒、糖尿病、痛风、服酸性药物。②尿 pH 值大于正常值,多见于碱中毒、膀胱炎或服用碳酸氢钠等碱性药物等。

二、尿沉渣检验

（一）尿红细胞

1. 参考区间　男:0 ~ 9.9 个/μl;女:0 ~ 17.6 个/μl。

2. 临床意义　尿红细胞增加常见于肾小球肾炎、膀胱炎、泌尿系结核、结石、恶性肿瘤等。

（二）尿白细胞

1. 参考区间　男:0 ~ 10.4 个/μl;女:0 ~ 15.4 个/μl。

2. 临床意义　尿白细胞增加表示泌尿系统有感染、前列腺炎等。

（三）上皮细胞

1. 参考区间　男:0 ~ 5 个/μl;女:0 ~ 8.7 个/μl。

2. 临床意义　小圆上皮细胞增加,常见于肾小管损害。

（四）管型

1. 参考区间　男:0 ~ 0.89 个/μl;女:0 ~ 0.62 个/μl。

2. 临床意义　透明管型常见于轻度或暂时性肾功能改变;肾实质病变如肾小球肾炎时可见较多的颗粒管型;红细胞管型常见于急性肾小球肾炎;脂肪管型见于慢性肾炎;蜡样管型提示肾脏有长期而严重的病变。

（五）黏液丝

1. 参考区间　阴性。

2. 临床意义　阳性常见于泌尿系统感染、前列腺炎等。

三、尿化学检验

（一）亚硝酸盐

1. 参考区间　阴性。

2. 临床意义　阳性常见于泌尿系统感染。

（二）尿蛋白

1. 参考区间　阴性或 10 ~ 150 mg/24 h 尿。

2. 临床意义　一般正常尿液中仅含微量蛋白质,尿液中蛋白质含量超过 150 mg/24 h 的称为蛋白尿。在某种生理状态下可出现暂时蛋白尿增多,常见于剧烈运动后(运动性蛋白尿)、体位变化(体位性蛋白尿)、身体突然受冷暖刺激或人的情绪激动等。因在这些情况下,肾小球内皮细胞收缩或充血,使肾小球通透性增高。这类生理性蛋白定量测定不能过高。病理性增多临床常见病有急性肾小球肾炎、肾病综合征、肾盂肾炎、慢性肾炎、高血压肾病、苯中毒等。

（三）尿糖

1. 参考区间　阴性或 0.56 ~ 5.0 mmol/L。

2. 临床意义　正常人尿中含糖量甚少,尿糖增加超过正常值则属病态反应。尿糖增多常见于糖尿病、肾病综合征、胰腺炎、肢端肥大症等疾病。

（四）胆红素

1. 参考区间　阴性。

2. 临床意义　阳性常见于肝实质性或阻塞性黄疸病。

（五）尿酮体

1. 参考区间　阴性。

2. 临床意义　尿酮体阳性常见于糖尿病酮症酸中毒、剧烈运动后、妊娠剧烈呕吐、饥饿、消化吸收障碍、脱水等。

（六）尿胆原

1. 参考区间　弱阳性。

2. 临床意义　尿胆原增多常见于病毒性肝炎、溶血性黄疸、心力衰竭、肠梗阻、内出血、便秘等病症;尿胆原减少,多见于长期应用抗生素、阻塞性黄疸等。

（七）尿液维生素C

1. 参考区间　<0.15 mmol/L。

2. 临床意义　尿液维生素C可以反映人体内维生素C的水平,评估对尿糖、胆红素、隐血、亚硝酸盐实验测定结果的影响。

（八）隐血试验

1. 参考区间　阴性。

2. 临床意义　隐血试验阳性见于蚕豆病、疟疾、伤寒、大面积烧伤并发血红蛋白尿、砷、苯、铅中毒及毒蛇咬伤所引起的血红蛋白尿。

（九）尿微量白蛋白

1. 参考区间　0 ~ 20 mg/L。

2. 临床意义　尿液中偶然出现微量白蛋白可能是生理性、功能性或体位性蛋白尿,若连续出现提示糖尿病微血管病变和糖尿病肾病早期。尿微量白蛋白现在已作为糖尿病肾病、心血管和妊娠子痫前期等疾病并发症、肾功能衰竭的临床早期标志物。

四、尿含铁血黄素试验

1. 参考区间　阴性。

2. 临床意义　阵发性睡眠性血红蛋白尿,其他血管内溶血。

五、尿本周蛋白检验

1. 参考区间　阴性。

2. 临床意义　约50%的多发性骨髓瘤患者及约15%的巨球蛋白血症患者,其尿液可出现本周蛋白(Bence-Jones protein);肾淀粉样变、慢性肾盂肾炎及恶性淋巴瘤患者等,亦可出现本周蛋白。

六、乳 糜 试 验

1. 参考区间　阴性。

2. 临床意义　尿液乳糜试验阳性见于丝虫病、腹腔内结核、肿瘤、胸腹部创伤、手术或其他原因造成淋巴管阻塞致尿路淋巴管破裂而形成的乳糜尿。

七、尿液人绒毛膜促性腺激素

1. 参考区间　阴性。

2. 临床意义　受孕 1 周后可呈阳性。过期流产或是不完全流产,子宫内仍有活胎盘组织时,本试验仍呈阳性。人工流产后,如果本试验仍呈阳性,提示体内仍残留胚胎组织,应进一步检查。宫外孕时人绒毛膜促性腺激素(human chorionic gonadotropin,hCG)低于正常,但仍有 60% 的阳性率,有助于与其他急腹症相鉴别。葡萄胎、恶性葡萄胎、绒毛膜上皮癌及男性睾丸畸胎瘤等恶性肿瘤时 hCG 会很高。

八、尿 1 h 沉渣计数

1. 参考区间　尿红细胞数:男 $<3\times10^4/h$,女 $<4\times10^4/h$;尿白细胞数:男 $<7\times10^4/h$,女 $<14\times10^4/h$;尿液管型数:$<3\ 400/h$。

2. 临床意义　尿红细胞增加常见于肾小球肾炎、膀胱炎、泌尿系统结核、结石、恶性肿瘤等。尿白细胞增加表示泌尿系统有感染、前列腺炎等。尿液管型增加按其不同分类:透明管型常见于轻度或暂时性肾功能改变;肾实质病变如肾小球肾炎时可见较多的颗粒管型;红细胞管型常见于急性肾小球肾炎;脂肪管型见于慢性肾炎;蜡样管型提示肾脏有长期而严重的病变。

九、24 h 尿液浓缩稀释试验

1. 参考区间　正常人夜尿尿量 <750 ml、比重 >1.018,昼尿最高一次比重 >1.018,其最高与最低比重差 >0.008。昼尿与夜尿尿量比值为 $(3\sim4):1$。

2. 临床意义　夜尿量超过 750 ml 提示肾脏浓缩功能不全。昼尿最高一次比重不到 1.018,昼尿最高与最低比重之差降至 $0.001\sim0.02$,或比重恒定在 1.010 左右,说明肾脏已丧失浓缩能力。昼尿每次比重固定在 1.018 以上,常见于急性肾炎等。

十、24 h 尿肌酐

1. 参考区间　$8.4\sim13.2$ mmol/24 h。

2. 临床意义　24 h 尿肌酐可以辅助诊断很多临床疾病,如尿蛋白肌酐比值可以帮助诊断糖尿病早期肾损害;尿淀粉酶与尿肌酐的比值可以辅助诊断急性胰腺炎;24 h 尿肌酐与血肌酐同时检测,可计算出 24 h 肌酐清除率。肌酐清除率是临床上用于评估肾小球滤过率的主要指标之一,为急、慢性肾病的诊断、检测和预后提供科学的依据。①24 h 尿肌酐增高:体内肌酐生成过多的疾病,如肢端肥大症、巨人症、糖尿病、感染、甲状腺功能减退症等。②24 h 尿肌酐降低:肾衰竭、重度充血性心力衰竭等。

十一、24 h 尿总蛋白

1. 参考区间　$0\sim0.15$ g/24 h。

2. 临床意义　正常尿中有少量蛋白,一般 ≤150 mg/24 h,当尿蛋白含量 >150 mg/24 h,蛋白定性试验阳性即称为蛋白尿,尿蛋白的测定是鉴别肾病的重要指标。

十二、24 h尿微量白蛋白

1. 参考区间　<30 mg/24 h。

2. 临床意义　尿微量白蛋白测定对糖尿病肾病的早期诊断和监测具有重要价值,已作为糖尿病肾病病情观察和疗效、预后评估上不可缺少的重要指标。

十三、尿液酶测定

（一）尿胰蛋白酶原-2测定

1. 参考区间　阴性。

2. 临床意义　用于急性胰腺炎的早期筛查,能够检测出几乎所有重症急性胰腺炎,阴性结果可以基本排除急性胰腺炎。

（二）尿淀粉酶测定

1. 参考区间　0～450 IU/L。

2. 临床意义　尿淀粉酶(urinary amylase,UAMY)在起病12～24 h开始升高,下降也较血淀粉酶慢,故对急性胰腺炎的预后更有价值。肾功能严重障碍时,血清淀粉酶可增高,而尿淀粉酶下降。血清淀粉酶和尿淀粉酶同时下降时,可见于各种肝病。

（三）尿N-乙酰-β-D-氨基葡萄糖苷酶

1. 参考区间　0.3～12 U/L。

2. 临床意义　尿液N-乙酰β-D-氨基葡糖苷酶活性反映肾实质病变,对急性损伤和活动期特别灵敏,可用于早期肾损伤的监测和病程的观察。升高见于肾小管疾病、肾病综合征、休克引起的肾功能衰竭、流行性出血热、中毒性肾病、肝硬化晚期等。

（四）尿丙氨酰氨基肽酶

1. 参考区间　1～20 U/L。

2. 临床意义　尿丙氨酰氨基肽酶在肾小管损伤、肾移植排斥反应、肾毒性药物所致肾小管损伤时有不同程度增高。

（五）尿β-半乳糖苷酶

1. 参考区间　0～20 U/L。

2. 临床意义　β-半乳糖苷酶用于对各种肾病或肾毒性药物造成肾小管的损伤和修复期及整个治疗期间的病情诊断和预后。

第四节　阴道分泌物常规检验

1. 参考区间　未见滴虫,未见霉菌,清洁度Ⅰ～Ⅱ度,细菌性阴道病(bacterial vaginosis,BV)为阴性。

2. 临床意义　滴虫或霉菌阳性分别见于滴虫性阴道炎和霉菌性阴道炎,清洁度在Ⅰ～Ⅱ度为正常,Ⅲ、Ⅳ度为异常,多数为阴道炎。找到线索细胞是诊断阴道加德纳菌的重要依据,细菌性阴道病(BV)检测阳性提示加德纳菌感染引起的细菌性阴道病(表161-2)。

表 161-2　阴道分泌物清洁度分级及意义

清洁度	所见成分	临床意义
Ⅰ度	大量上皮细胞,无杂菌或极少,白细胞 0～5/HP	正常
Ⅱ度	中等量上皮细胞,少量杂菌,白细胞 5～15/HP(+)	正常
Ⅲ度	少量上皮细胞,杂菌较多,白细胞 15～30/HP(++)	提示有炎症
Ⅳ度	无或有少量上皮,大量杂菌,白细胞>30/HP(+++以上)	多见于严重的阴道炎

第五节　粪便检验

一、外观检验

(一)颜色

1. 参考区间　黄褐色、婴儿为金黄色或黄绿色。

2. 临床意义　上消化道出血,服中药、铁剂、活性炭等大便为黑色。下消化道出血,如痢疾、痔疮、肛裂等大便为鲜红色。胆道阻塞、胆汁缺乏、服用钡剂等大便为灰白色。食用大量绿色蔬菜、婴儿消化不良时大便为绿色。阿米巴痢疾及细菌性痢疾时大便为果酱色。

(二)性状

1. 参考区间　正常人为软便且成形,婴儿便是糊状。

2. 临床意义　①脓血便多见于细菌性痢疾、溃疡性结肠炎、血吸虫病。②黏液便见于肠炎、阿米巴痢疾和细菌性痢疾、急性血吸虫病、结肠癌。③米汤样便见于霍乱或副霍乱等。④蛋花样便多见于婴儿消化不良。⑤羊粪样粒便见于痉挛性便秘。⑥水样便消化不良、急性肠炎。

二、显微镜检验

1. 参考区间　无红细胞、虫卵、原虫,偶见少量白细胞或上皮细胞。

2. 临床意义　①红细胞增多多见于肠炎、痢疾、结肠肿瘤、息肉等。②白细胞增多常见于过敏性肠炎、肠寄生虫病、细菌性痢疾。③寄生虫卵多见于肠道及肝胆寄生虫患者,如蛔虫病等。

三、粪便隐血试验

1. 参考区间　阴性。

2. 临床意义　隐血试验阳性常见于消化道疾病如溃疡性结肠炎、结肠息肉以及消化道肿瘤等。

四、粪便转铁蛋白检测

1. 参考区间　阴性。

2. 临床意义　适用于患者消化道出血的定性筛查,消化道恶性肿瘤的筛查指标;阳性常见于消化道疾病如溃疡性结肠炎、结肠息肉以及消化道肿瘤等。

五、粪便轮状病毒检测

1. 参考区间　阴性。

2. 临床意义　轮状病毒(rotavirus,RV)感染常引起肠炎,起病急,常伴有发热和呼吸道感染症状,粪便中 RV 的检测可以帮助医师和患者及早得知腹泻病的病因。

第六节　精液检验

一、精液常规检验

(一)精液量

1. 参考区间　2～5 ml。

2. 临床意义　若数日未射精且精液量少于 1.5 ml 者为不正常,说明精囊或前列腺有病变。若精液量减至数滴,甚至排不出,称为无精液症,见于生殖系统的特异性感染,如结核、淋病和非特异性炎症等。若精液量过多(一次超过 8 ml),则精子被稀释而相应减少,有碍生育。

(二)精液颜色

1. 参考区间　灰白或乳白色,久未射精者可呈浅黄色。

2. 临床意义　黄色或棕色脓样精液见于精囊炎或前列腺炎等,鲜红或暗红色血性精液见于生殖系统的炎症、结核和肿瘤等。

(三)黏稠度和液化检查

1. 参考区间　黏稠胶冻状,30 min 内自行液化。

2. 临床意义　精液黏稠度低、似米汤样、可因精子量减少所致,见于生殖系统炎症。液化时间过长或不液化,可抑制精子活动而影响生育,常见于前列腺炎症等。

(四)精子活动率检测

1. 参考区间　正常精子活力一般在Ⅲ级(活动较好,有中速运动,但波形运动的较多)以上,射精后 1 h 内有Ⅲ级以上活动能力的精子应>0.60。

2. 临床意义　如果 0 级(死精子,无活动能力,加温后仍不活动)和Ⅰ级(活动不良,精子原地旋转、摆动或抖动,运动迟缓)精子在 0.40 以上,常为男性不育症重要原因之一。

(五)精子活动力检测

1. 参考区间　射精后 30～60 min 活动力为Ⅲ级以上的精子>0.80,射精后 120 min 内活动力为Ⅲ级以上的精子>0.60,射精 120 min 后 0.25～0.60 的精子仍能活动。

2. 临床意义　活动不良或不活动的精子增多,是导致不育的重要原因之一。常见于精索静脉曲张、泌尿生殖系的非特异性感染如大肠杆菌感染,某些代谢药、抗疟药、雌激素、氧化氮芥等,也可使精子活动力下降。

(六)精子计数

1. 参考区间　$(100～150)×10^9/L$ 或一次排精总数为 $(4～6)×10^8$。

2. 临床意义　精子计数小于 $20×10^9/L$ 或一次排精总数少于 $1×10^8$ 为不正常,见于精索静脉曲张、铅金属等有害工业污染、大剂量放射线及某些药物影响。精液多次未查到精子为无精症,主要见于睾丸生精功能低下、先天性输精管、精囊缺陷或输精管阻塞。输精管结扎术 2 个月后精液中应无精子,否则说明手术失败。老年人从 50 岁开始精子数减少以至逐步消失。

（七）精子形态检查

1. 参考区间　畸形精子<10%，凝集精子<10%，未成熟精细胞<1%。

2. 临床意义　精索静脉曲张患者的畸形精子增多，提示精子在不成熟时已进入精液，或静脉回流不畅造成阴囊内温度过高和睾丸组织缺氧，或血液带有毒性代谢产物从肾或肾上腺静脉逆流至睾丸，上述原因均有损于精子形态。精液中凝集精子增多，提示生殖道感染或免疫功能异常。睾丸曲细精管生精功能受到药物或其他因素影响或伤害时，精液中可出现较多病理性未成熟精细胞。

（八）精液细胞检查

1. 参考区间　白细胞<5 个/HP（高倍镜视野），红细胞 0/HP 到偶见/HP。

2. 临床意义　精液中白细胞增多，常见于精囊炎、前列腺炎及结核等。精液中红细胞增多，常见于精囊结核、前列腺癌等。精液中若查到癌细胞，对生殖系癌有诊断意义。

（九）精液酸碱度检查.

1. 参考区间　pH 值 7.2~8.0。

2. 临床意义　①精液酸碱度 pH 值<7.0，多见于少精或无精症，常反映输精管道阻塞、先天性精囊缺如或附睾病变等。②精液 pH 值>8.0，常见于急性感染，如精囊炎、前列腺炎等。

（十）男性生育力指数测定

1. 参考区间　正常人生育力指数>1。

2. 临床意义　计算公式为 $I=M(N×V)/(A×106)$，I 为男性生育力指数、M 为活动精子百分率、N 为每毫升的精子数、V 为精子运动的速度、A 为畸形精子的百分率。生育指数为 0 表明完全无生育能力，生育指数为 0~1 表明有不同程度的生育障碍。

二、精液化学及免疫学检验

（一）精浆果糖测定

1. 参考区间　9.11~17.67 mmol/L。

2. 临床意义　精液果糖为 0，可见于先天性两侧输精管及精囊腺缺如、两侧输精管完全阻塞或逆行射精。精液果糖降低，常见于精囊炎和雄激素分泌不足，果糖不足可导致精子运动能量缺乏，甚至不易受孕。

（二）精浆酸性磷酸酶测定

1. 参考区间　金氏法：>255 nmol/（s·L）。

2. 临床意义　精浆酸性磷酸酶含量增高，常见于前列腺肥大或早期前列腺恶性肿瘤患者。精浆酸性磷酸酶含量降低，常见于前列腺炎患者。精浆酸性磷酸酶检测是法医鉴定有无精液最敏感的方法。

（三）精浆顶体酶活性测定

1. 参考区间　（36.72±21.43）U/L。

2. 临床意义　精子顶体酶活力与精子密度及精子顶体完整率呈正相关，其活力不足，可导致男性不育。

（四）精浆乳酸脱氢酶-X 同工酶测定

1. 参考区间　乳酸脱氢酶-X（lactate dehydrogenase-X，LDH-X）绝对活性（2 620±1 340）U/L；LDH-X 相对活性≥0.426。

2. 临床意义　LDH-X 具有睾丸及精子的组织特异性，是精子运动获能的关键酶，该酶检测可作为诊断男性不育有价值的指标。睾丸萎缩患者 LDH-X 降低或消失，精子发生缺陷时无 LDH-X 形成，少精或无精者可致 LDH-X 活性降低。服用棉酚也可抑制此酶活性。

（五）抗精子抗体测定

1. 参考区间　阴性。

2. 临床意义　抗精子抗体(antisperrm antibody,AsAb)检测对不育原因检查有重要临床意义。存在于血清或生殖道分泌液中的AsAb,可抑制精子的活动,干扰精子的运行,阻碍精子穿透及精卵结合,使受精发生障碍。即使已经受精,也可能影响发育中的胚胎,造成免疫性流产。不育夫妇 AsAb 阳性者占25%~30%,当精子输出管道受阻、睾丸损伤、炎症、附睾等生殖系感染时,系精子外逸而产生的自身抗体。

第七节　前列腺液常规检验

一、前列腺液颜色和量

（一）颜色

1. 参考区间　淡乳白色稀薄液体。

2. 临床意义　前列腺病变时(如前列腺炎、前列腺癌),可出现红色黏丝或浅黄色脓样液体。

（二）量

1. 参考区间　数滴至 1 ml。

2. 临床意义　前列腺炎时排泄量增加。

二、前列腺液成分与内容物

（一）卵磷脂小体

1. 参考区间　多量(镜检+++~++++),均匀分布满视野。

2. 临床意义　前列腺炎时,卵磷脂小体常减少或消失,且分布不均匀,有成堆的倾向。

（二）淀粉样体

1. 参考区间　少见,老年易见到。

2. 临床意义　老年人较多,一般认为与疾病无明显关系。

（三）细胞检查

1. 参考区间　白细胞<10 个/HP,红细胞<5 个/HP,上皮细胞少量,颗粒细胞偶见,无癌细胞。

2. 临床意义　前列腺炎时白细胞增多,前列腺液中可见白细胞成堆出现。前列腺癌时红细胞增多,按摩过重也可见较多的红细胞。前列腺病变时可见上皮细胞增多。前列腺炎或老年人可见前列腺颗粒细胞增多。在前列腺液中查到癌细胞,对前列腺癌有诊断价值。

（四）滴虫

1. 参考区间　阴性。

2. 临床意义　前列腺液中查到滴虫,对滴虫性前列腺炎有确诊作用。

（五）精子

1. 参考区间　阴性。

2. 临床意义　前列腺液中查到精子与疾病无关,由于采取前列腺液时按摩压迫精囊,故可在前列腺液中可出现精子。

（六）细菌

1. 参考区间　阴性。

2. 临床意义　前列腺脓肿时,其分泌物浓厚且常带黏丝,并可找到细菌,常见致病菌有大肠杆菌、葡萄球菌和链球菌等。

第八节　脑脊液检验

一、脑脊液常规检验

（一）颜色检查

1. 参考区间　无色水样液体。

2. 临床意义　①红色常见于蛛网膜下腔出血、脑出血、硬脑膜下血肿等。如腰椎穿刺时观察到流出的脑脊液先红后转无色,为穿刺损伤性出血。②黄色见于陈旧性蛛网膜下腔出血及脑出血、包囊性硬脑膜下血肿、化脓性脑膜炎、脑膜粘连、脑栓塞、椎管梗阻、脑脊髓肿瘤及严重的结核性脑膜炎,各种原因引起的重症黄疸,心功能不全、含铁血黄素沉着症、胡萝卜素血症、早产儿等。③乳白色见于化脓性脑膜炎。④微绿色见于铜绿假单胞菌性脑膜炎、甲型链球菌性脑膜炎。⑤褐色或黑色见于中枢神经系统的黑色素瘤、黑色素肉瘤等。

（二）透明度检查

1. 参考区间　清晰透明。

2. 临床意义　①微混常见于乙型脑炎、脊髓灰质炎、脑脓肿（未破裂者）。②混浊常见于化脓性脑膜炎、结核性脑膜炎等。③毛玻璃状常见于结核性脑膜炎、病毒性脑膜炎等。④凝块见于化脓性脑膜炎、脑梅毒、脊髓灰质炎等。⑤薄膜形成常见于结核性脑膜炎等。

（三）蛋白质定性

1. 参考区间　阴性或<0.45 g/L。

2. 临床意义　①脑脊液蛋白明显增高（++以上）常见于化脓性脑膜炎、结核性脑膜炎、脊髓腔等中枢神经系统恶性肿瘤及其转移癌、脑出血、蛛网膜下腔出血及梗阻等。②脑脊液蛋白轻度增高（+ ~ ++）常见于病毒性脑膜炎、真菌性脑膜性、乙型脑炎、脊髓灰质炎、脑膜血管梅毒、麻痹性痴呆、脑血栓形成等。

（四）白细胞计数

1. 参考区间　成人:(0 ~ 8)×10⁶/L;儿童:(0 ~ 15)×10⁶/L;新生儿:(0 ~ 30)×10⁶/L。

2. 临床意义　白细胞数明显增高（>200×10⁶/L）常见于化脓性脑膜炎、流行性脑脊髓膜炎,中度增高（<200×10⁶/L）常见于结核性脑膜炎,正常或轻度增高常见于浆液性脑膜炎、流行性脑炎（病毒性脑炎）、脑水肿等。

（五）细胞分类

1. 参考区间　红细胞无或少量,淋巴及单核细胞少量,间皮细胞偶见。

2. 临床意义　①红细胞增多常见于脑出血、蛛网膜下腔出血、脑血栓、硬脑膜下血肿等。②淋巴细胞增多见于结核性脑膜炎、霉菌性脑膜炎、病毒性脑膜炎、麻痹性痴呆、乙型脑炎后期、脊髓灰质炎、脑肿瘤、脑出血、多发性神经炎。③嗜中性粒细胞增多见于化脓性脑膜炎、流行性脑脊髓膜炎、流行性脑炎、脑出血、脑脓肿、结核性脑膜炎恶化期。④嗜酸性粒细胞增多见于寄生虫性脑病等。⑤单核细胞增多常见于浆液性脑膜炎。⑥吞噬细胞常见于麻痹性痴呆、脑膜炎。肿瘤细胞见于脑、脊髓肿瘤。⑦白血病细胞见于中枢神经系统白血病。

二、脑脊液化学检验

(一)蛋白质定量

1. 参考区间　腰椎穿刺 0.15~0.45 g/L；脑室穿刺 0.05~0.15 g/L；脑池穿刺 0.10~0.25 g/L。

2. 临床意义　化脓性脑膜炎、流行性脑膜炎蛋白质含量为 3.00~6.50 g/L，结核性脑膜炎刺激症状期蛋白质含量为 0.30~2.00 g/L、压迫症状期为 1.90~7.00 g/L、麻痹期为 0.50~6.50 g/L，脑炎蛋白质含量为 0.50~3.00 g/L。引起脑脊液循环梗阻的疾病，如脊髓蛛网膜炎与脊髓肿瘤等，其蛋白质含量可在 1.00 g/L 以上。脑软化、肿瘤、退行性病变等脑脊液蛋白可增至 0.25~0.80 g/L。多发性神经根炎、浆液性脑膜炎、脑脊髓梅毒、麻痹性痴呆、脑出血、脑栓塞、蛛网膜下腔出血、流行性脑炎、脊髓灰炎等脑脊液蛋白亦增加。

(二)葡萄糖定量

1. 参考区间　成人 2.8~4.5 mmol/L；儿童 3.1~4.4 mmol/L；婴儿 3.9~5.0 mmol/L。

2. 临床意义　①脑脊液葡萄糖增高常见于血性脑脊液、糖尿病、脑干急性外伤或中毒、早产儿或新生儿等。②葡萄糖降低常见于化脓性脑膜炎、结核性脑膜炎。③病毒性脑膜炎患者脑脊液葡萄糖含量正常。

(三)氯化物测定

1. 参考区间　成人 120~132 mmol/L；儿童 111~123 mmol/L；婴儿 110~122 mmol/L。

2. 临床意义　①增高见于慢性肾功能不全、肾炎、尿毒症、浆液性脑膜炎及生理盐水静脉滴注时。②降低见于流行性脑膜炎、化脓性脑膜炎等细菌性脑膜炎，尤其是结核性脑膜炎时最为明显。③病毒性脑炎、脑脓肿、脊髓灰质炎、中毒性脑炎、脑肿瘤等，氯化物含量稍低或无显著变化。

(四)脑脊液蛋白质电泳

1. 参考区间　前白蛋白 3.0%~7.0%、白蛋白 51.0%~63.0%、α_1球蛋白 6.0%~8.0%、α_2球蛋白 6.0%~10.0%、β球蛋白 14.0%~19.0%、γ球蛋白 6.0%~10.0%。

2. 临床意义　①前白蛋白增高常见于舞蹈症、帕金森病、手足徐动症等，前白蛋白减少常见于脑膜炎。②白蛋白增高常见于脑血管病，如脑梗死、脑出血等，白蛋白减少见于脑外伤急性期。③α_1球蛋白增高常见于脑膜炎、脑脊髓灰质炎等。④α_2球蛋白增高常见于脑肿瘤、转移癌、脑胶质瘤等。⑤β球蛋白增高常见于某些退行性变如帕金森病、外伤后偏瘫等。⑥γ球蛋白增高常见于脑胶质瘤、重症脑外伤、癫痫、视神经脊髓炎、多发性硬化症、脑部感染、周围神经炎等。

(五)色氨酸试验

1. 参考区间　阴性。

2. 临床意义　化脓性脑膜炎、结核性脑膜炎、流行性脑膜炎，均可出现阳性反应。凡外观为无色透明的脑脊液，本试验阳性，则多为结核性脑膜炎。

(六)乳酸定量试验

1. 参考区间　1.0~2.8 mmol/L。

2. 临床意义　脑脊液乳酸含量增高常见于化脓性脑膜炎、结核性脑膜炎、脑血流量明显减少、低碳酸血症、脑积水、癫痫大发作或持续状态、脑脓肿、急性脑梗死、脑死亡等。

(七)谷氨酰胺测定

1. 参考区间　0.41~1.61 mmol/L。

2. 临床意义　脑脊液谷氨酰胺增高常见于肝硬化晚期，进入肝性脑病期时可高达 3.4 mmol/L，出血性脑膜炎患者呈轻度增高。

三、脑脊液酶学与免疫学检测

（一）脑脊液酶学测定

1. 参考区间　转氨酶（丙氨酸转氨酶、天冬氨酸转氨酶）约为血清酶活性的 1/2,乳酸脱氢酶（lactate dehydrogenase,LDH）约为血清酶活性的 1/10,肌酸激酶（creatine kinase,CK）低于血清酶活性。

2. 临床意义　①ALT、AST 活性增高常见于脑梗死、脑萎缩、急性颅脑损伤、中毒性脑病及中枢神经系统转移癌等。②LDH 活性增高常见于细菌性脑膜炎、脑血管病、脑瘤及脱髓鞘病等有脑组织坏死时。③CK 活性增高常见于化脓性脑膜炎、结核性脑膜炎、进行性脑积水、继发性癫痫、多发性硬化症、蛛网膜下腔出血、慢性硬膜下水肿、脑供血不足及脑肿瘤等。

（二）脑脊液免疫球蛋白测定

1. 参考区间　IgG 为 10～40 mg/L,IgA 为 0～6 mg/L,IgM 为 0～13 mg/L,IgE 极少量。

2. 临床意义　①IgG 增高常见于神经梅毒、化脓性脑膜炎、结核性脑膜炎、病毒性脑膜炎、小舞蹈病、神经系统肿瘤。②IgA 增高常见于化脓性脑膜炎、结核性脑膜炎、病毒性脑膜炎、肿瘤等。③IgM 增高常见于化脓性脑膜炎、病毒性脑膜炎、肿瘤、多发性硬化症等。④IgE 增高常见于脑寄生虫病等。

第九节　浆膜腔积液检验

一、浆膜腔液量

临床意义:在正常情况下,浆膜腔内有少量液体起润滑作用。若有多量液体潴留,形成积液,即为病理变化。这些积液因部位不同而分别称为胸腔积液、腹腔积液、心包积液等。临床上分为漏出液和渗出液两类,漏出液为非炎症所致,渗出液为炎症、肿瘤所致。

二、浆膜腔液颜色

临床意义:红色血性常见于急性结核性胸、腹膜炎,出血性疾病,恶性肿瘤,穿刺损伤等。黄色脓性或脓血性常见于化脓性细菌感染,如葡萄球菌性肺炎合并脓胸时。乳白色常见于丝虫病、淋巴结结核及肿瘤、肾病变、肝硬化、腹膜癌等。绿色见于铜绿假单胞菌感染,黑色提示胸膜曲霉菌感染,黏稠样积液提示恶性间皮瘤,含"碎屑"样积液常见类风湿性病变,混浊性积液见于结核性胸、腹膜炎,阑尾炎穿孔、肠梗阻等引起腹膜炎等。

三、浆膜腔液透明度

临床意义:漏出液清晰或微混,渗出液多混浊。

四、浆膜腔液比重

临床意义:小于 1.018 为漏出液,大于 1.018 为渗出液。

五、浆膜腔液 pH 值测定

临床意义:浆膜腔积液 pH 值测定有助于鉴别良性积液或恶性积液,恶性积液 pH 值多>7.4,而化脓性积液则多<7.2。

六、浆膜腔液细胞计数及分类

临床意义:漏出液细胞较少,常<$0.1×10^9$/L,以淋巴细胞为主,并有少量间皮细胞。渗出液细胞较多,常>$0.5×10^9$/L。中性分叶核粒细胞增多常见于化脓性渗出液,结核性浆膜炎早期亦可见中性粒细胞增多。淋巴细胞增多主要提示慢性疾病,如结核性、梅毒性、肿瘤等渗出液。慢性淋巴细胞性白血病如乳糜性积液时,也可见淋巴细胞增多。嗜酸性粒细胞增多常见于变态反应和寄生虫病所致的渗出液。多次穿刺刺激、人工气胸、脓胸、手术后积液、肺梗死、充血性心力衰竭、系统性红斑狼疮、霍奇金病、间皮瘤等,均可见嗜酸性粒细胞在积液中增多。在炎症情况下除可出现大量中性粒细胞外,常伴有组织细胞。间皮细胞增多表示浆膜刺激或受损,在肿瘤性积液时常见明显增多。

七、浆膜腔液细胞学检查

临床意义:在胸腔积液、腹腔积液中检查肿瘤细胞,对诊断胸、腹腔肿瘤十分必要,其敏感度和特异性均达90%。肺癌、肝癌、胰腺癌、卵巢癌及原发性间皮细胞瘤、间皮细胞肉瘤等发生转移时,均可在浆膜腔积液中找到其有关的肿瘤细胞。

八、浆膜腔液蛋白质测定

临床意义:漏出液蛋白定性(李凡他试验)阴性,定量<25 g/L,常由心功能不全、肾病、肝硬化腹腔积液引起。渗出液蛋白定性阳性,定量>40 g/L,常见于化脓性、结核性疾患,恶性肿瘤,肝静脉血栓形成综合征等。

九、浆膜腔液葡萄糖测定

临床意义:漏出液中葡萄糖含量与血糖相似,而渗出液中葡萄糖含量低于血糖。如积液中葡萄糖含量低于 3.63 mmol/L,或积液中葡萄糖含量同血中含量的比值<0.5,常见于风湿性积液、积脓、恶性肿瘤性积液、结核性积液、狼疮性积液或食管破裂等。

十、浆膜腔液乳酸脱氢酶活性测定

临床意义:乳酸脱氢酶(lactate dehydrogenase,LDH)检测主要用于渗出液和漏出液的鉴别。当浆膜腔积液中 LDH 与血清 LDH 之比值逸 0.6 时,多为渗出液;反之则为漏出液。当胸腔积液或腹腔积液中 LDH 与血清 LDH 比值>1 时,对胸、腹膜恶性肿瘤或转移癌的诊断有一定意义。

十一、浆膜腔液腺苷脱氨酶活性测定

临床意义:腺苷脱氨酶(adenosine deaminase,ADA)活性测定对结核性积液与恶性肿瘤性积液的区别有重要参考价值。在结核性浆膜腔积液、风湿性积液或积脓时,ADA 活性明显增高(常>50 U/L);在恶性肿瘤性积液、狼疮性积液。以及由肝炎、肝硬化所致的积液时,其 ADA 活性仅轻度增高(常<50 U/L 或正常)。

十二、浆膜腔液溶菌酶检测

临床意义:结核性胸水患者胸水溶菌酶的含量同血清溶菌酶含量的比值常>1.0,而恶性胸水患者此比值皆<1.0,故对二者的鉴别诊断有一定意义。

十三、浆膜腔液铁蛋白测定

临床意义:胸腔积液中浆膜腔液铁蛋白(serosal fluid ferritin,IBP)可作为肿瘤性积液与结核性胸膜炎性积液的鉴别诊断指标,若胸水中 IBP>1 500 ng/ml,则为肿瘤性积液的可能性较大。

十四、渗出液与漏出液的鉴别

渗出液与漏出液的鉴别见表 161-3。

表 161-3　渗出液与漏出液的鉴别

项目	渗出液	漏出液
原因	炎性积液:由感染、恶性肿瘤、外伤、变态反应性疾病、结缔组织病等引起	非炎性积液:由血浆渗透压、心力衰竭、肝硬化、静脉瘀血等引起
颜色	红色:急性结核性胸、腹膜炎,恶性肿瘤,出血性疾病,创伤等。黄色:化脓性细菌感染乳。白色:丝虫病、淋巴结结核及肿瘤等。绿色:铜绿假单胞菌感染。黑色:胸膜曲霉菌感染	常为淡黄或草绿色
透明	混浊	清或微混
凝固	自然凝固	不易凝固
比重	>1.018	<1.018
蛋白定量	>25 g/L	<25 g/L
蛋白定性	一般为阳性	一般为阴性
葡萄糖定量	一般低于血糖	与血糖类似
细胞计数	>0.5×10^9/L	<0.1×10^9/L
细胞分类	淋巴细胞增多:慢性炎症。中性粒细胞增多:急性炎症。嗜酸性粒细胞增多:过敏状态及寄生虫感染。大量红细胞:出血、肿瘤、结核。少量红细胞:穿刺损伤。肿瘤细胞:恶性肿瘤	以淋巴细胞为主,偶见间皮细胞
细菌	可见致病菌,如葡萄球菌、链球菌、肺炎球菌、结核分枝杆菌等	无

第十节 关节腔积液检验

一、关节液颜色

1.参考区间　淡黄色或草黄色。

2.临床意义　①红色见于穿刺损伤或血友病的病理出血,如血友病色素性绒毛结节性滑膜炎等。②乳白色见于结核性关节炎、急性痛风性关节炎或红斑狼疮病。③绿色见于化脓性关节炎、慢性类风湿性关节炎、痛风。

二、关节液透明度

1.参考区间　清晰透明。

2.临床意义　炎症性关节病变时呈不同程度的混浊,甚至呈脓样。非炎症性病变可清晰或微混。

三、关节液黏稠度

1.参考区间　悬滴法:4~6 cm;自然下滴法:1滴<1 s。

2.临床意义　各种炎症时黏稠度下降。

四、关节液蛋白测定

1.参考区间　黏蛋白定性阳性(+++),总蛋白定量10.7~21.3 g/L,白蛋白/球蛋白20/1。

2.临床意义　黏蛋白定性(+++)以下为异常,见于各种炎症,如化脓性、痛风性及类风湿性关节炎。炎症性关节炎总蛋白多为20~30 g/L,类风湿性关节炎或结晶性滑膜炎总蛋白多为40~70 g/L。

五、关节液葡萄糖测定

1.参考区间　3.89~6.11 mmol/L。

2.临床意义　关节液葡萄糖最好与空腹血糖同时测定。非炎症关节炎时两者葡萄糖差约为0.56 mmol/L,炎症性关节炎时两者葡萄糖差为>1.40 mmol/L,或关节液葡萄糖明显减少为<2.24 mmol/L。

六、关节液有核细胞计数

1.参考区间　$(0.2~0.6) \times 10^9/L$。

2.临床意义　各种关节炎时有核细胞数增加。

七、关节液有核细胞分类

1.参考区间　有少量散在的细胞,主要是单核细胞、淋巴细胞及少量中性粒细胞,偶见散在的滑膜细胞。

2.临床意义　①白细胞数>50×10⁹/L,中性粒细胞常>0.90,见于感染性炎症疾病,如急性细菌性感染、结核、赖特综合征(Reiter 综合征;又称结膜-尿道-滑膜综合征)、病毒感染等。②白细胞数为(3~5)×10⁹/L,中性粒细胞常<0.30,见于轻度非感染性炎症疾病,如系统性红斑狼疮(systemic lupus erythematosus,SLE)、硬皮病、绒毛结节状滑膜炎等。③白细胞数为(12~50)×10⁹/L,中性粒细胞常>0.50,见于重度非感染性炎症疾病,如类风湿性关节炎、风湿性关节炎、痛风性关节炎。④白细胞数为(1~2)×10⁹/L,中性粒细胞<0.30,见于非炎症性疾病,如创伤性关节炎、退变性关节炎、肿瘤等。⑤其他,类风湿细胞见于类风湿性关节炎、痛风及化脓性关节炎等,红斑狼疮细胞见于 SLE 等,组织细胞(吞噬细胞)见于 Reiter 综合征等,多核软骨细胞见于骨关节炎,肿瘤细胞见于骨肿瘤。

八、关节液结晶

1.参考区间　阴性。

2.临床意义　尿酸盐结晶见于尿酸盐引起的痛风,焦磷酸钙结晶见于软骨石灰沉着病,滑石粉结晶见于滑石粉引起的慢性关节炎,类固醇结晶见于类固醇制剂引起的急性滑膜炎。胆固醇结晶见于结核性、类风湿性关节炎。

九、类风湿因子测定

1.参考区间　阴性。

2.临床意义　类风湿性关节炎时,关节液类风湿因子(rheumatoid factor,RF)阳性率可达80% ~ 90%,且在血清阳性之前出现。

第十一节　胃液与十二指肠引流液检验

一、胃 液 检 验

(一)胃液量

1.参考区间　50~70 ml。

2.临床意义　胃液量>100 ml 为异常,见于十二指肠溃疡、卓-艾综合征(Zollinger-Ellison syndrome;又称胃泌素瘤)、胃蠕动功能减退、幽门梗阻或痉挛。胃液量<10 ml 为异常,见于胃蠕动功能亢进等。

(二)胃液颜色

1.参考区间　清晰无色。

2.临床意义　①少量红色因咽管擦伤黏膜所致。②咖啡残渣样提示胃内有陈旧性出血,常见于胃癌、十二指肠溃疡、急性胃炎、胃外伤等。③灰白色见于胃内黏液增多(如胃炎)。④黄绿色见于胆汁反流。⑤食物残渣见于胃扩张、胃下垂、幽门溃疡、肿瘤所致阻塞或部分阻塞等。

(三)pH 值

1.参考区间　pH 值0.9~1.8。

2.临床意义　①pH 值降低常见于十二指肠溃疡、胃溃疡等。②pH 值增高常见于胃癌、萎缩性胃炎、恶性贫血等。

(四)黏液

1.参考区间　少量。

2.临床意义　黏液增多常见于慢性胃炎。

（五）红细胞

1.参考区间　无。

2.临床意义　少量红细胞(red blood cell,RBC)见于插导管时损伤所致,大量红细胞见于胃溃疡、糜烂炎症以及肿瘤等。

（六）白细胞

1.参考区间　少量。

2.临床意义　胃液白细胞(white blood cells,WBC)增多常见于胃黏膜的各种炎症,口腔、鼻旁窦、鼻咽部及呼吸道的炎症,以及在少数情况下十二指肠、胰腺及胆道炎症等。

（七）上皮细胞

1.参考区间　少见。

2.临床意义　少量鳞状上皮细胞(epithelial cell,EPi)来自口腔、咽部及食管,临床意义不大。柱状上皮细胞增多常见于胃炎。

（八）食物残渣

1.参考区间　极少量。

2.临床意义　胃液食物残渣(food residue,FR)增多,出现大量淀粉颗粒、脂肪滴、肌肉纤维等,多见于胃肠蠕动功能减低(如胃下垂、胃扩张)或幽门梗阻(如消化性溃疡、胃癌)。

（九）幽门弯曲菌

1.参考区间　阴性。

2.临床意义　胃液内查到幽门弯曲菌,常见于慢性活动性胃炎、胃溃疡等。

（十）胃酸分析

1.参考区间　基础胃酸分泌量(basal acid output,BAO)1.39～5.17 mmol/h,最大胃酸分泌量(maximum acid output,MAO)3.0～23.0 mmol/h,高峰胃酸分泌量(peak acid output,PAO)12.23～28.97 mmol/h。

2.临床意义　①胃酸增高最常见于十二指肠球部溃疡患者,在十二指肠球部溃疡和复合性溃疡时,其BAO及PAO均增加。PAO 15 mmol/L为十二指肠球部溃疡的阈值,低于此值而患十二指肠溃疡者颇为罕见。如PAO>40 mmol/h,高度提示即将有出血穿孔等并发症。胃泌素瘤患者BAO>15 mmol/h,PAO>30 mmol/h,BAO/PAO>0.6。单纯性胃溃疡患者,BAO及PAO值常与正常人数值相近。②胃酸减少见于胃癌、萎缩性胃炎等。

（十一）隐血试验

1.参考区间　阴性。

2.临床意义　隐血试验(occult blood test,OB)阳性见于急性胃炎、消化性溃疡、胃癌以及食管损伤、牙龈出血等。

（十二）乳酸

1.参考区间　阴性。

2.临床意义　乳酸(lactic acid,LA)阳性见于食物潴留,如幽门梗阻、萎缩性胃炎、慢性胃扩张,以及胃癌、其他恶性肿瘤等。

（十三）胃蛋白酶

1.参考区间　$(4～6)×10^4$ U/L。

2.临床意义　减少常见于胃炎、慢性胃扩张、慢性十二指肠炎等。胃癌、恶性贫血等胃液内无游离盐酸者,常无胃蛋白酶分布。

二、十二指肠引流液检验

（一）引流液量

1. 参考区间　D 液 10～20 ml,A 胆汁 10～20 ml,B 胆汁 30～60 ml,C 胆汁随引流时间而异。

2. 临床意义　无胆汁液排出常见于胆总管梗阻,一般由胆结石、肿瘤引起。如果仅无 B 胆汁排出,可因胆囊梗阻、胆囊收缩不良或已做过胆囊摘除术后所致。

（二）引流液颜色

1. 参考区间　D 液为淡黄色,A 胆汁为金黄色,B 胆汁为深褐色,C 胆汁为柠檬黄色。

2. 临床意义　十二指肠液（D 液）可因混入胆汁而呈黄绿色,如带有血色则表示十二指肠或胃部溃疡。胆汁液颜色变淡,表示胆囊浓缩能力减退。如同时伴有血液,可见于急性十二指肠炎、消化性溃疡、肿瘤等。如 B 胆汁呈绿色或黑褐色,多见于胆道扩张伴有感染。

（三）引流液透明度

1. 参考区间　清晰透明略黏稠。

2. 临床意义　混浊常见于胃液混入、十二指肠炎或胆道感染等。胆汁浓厚常见于胆石症所致的胆囊液淤积。胆汁稀淡常见于慢性胆囊炎所致的浓缩功能低下。

（四）引流液 pH 值

1. 参考区间　D 液 pH 值 7.6,A 胆汁 pH 值 7.0,B 胆汁 pH 值 6.8,C 胆汁 pH 值 7.4。

2. 临床意义　十二指肠引流液呈酸性,常见于有胃液混入。

（五）引流液白细胞

1. 参考区间　偶见。

2. 临床意义　白细胞大量出现,常见于十二指肠和胆道感染。

（六）引流液红细胞

1. 参考区间　阴性。

2. 临床意义　红细胞阳性常见于引流管擦伤,十二指肠、肝、胆、胰等部位的出血性炎症及肿瘤等。

（七）引流液上皮细胞

1. 参考区间　少量鳞状上皮细胞。

2. 临床意义　柱状上皮细胞增多,常见于十二指肠炎、胆道炎症等。

（八）引流液黏液丝

1. 参考区间　阴性。

2. 临床意义　黏液丝（mucous filament,MT）阳性常见于十二指肠炎症及胆总管发炎,尤其是胆囊颈部发炎。

（九）引流液结晶

1. 参考区间　阴性。

2. 临床意义　胆结石时可见到胆固醇或胆红素结晶。

（十）引流液寄生虫

1. 参考区间　无。

2. 临床意义　在十二指肠引流液中,尤其是在 B 胆汁中发现蓝氏贾第鞭毛虫滋养体、中华分枝睾吸虫卵、钩虫卵、蛔虫卵、粪圆线幼虫、阿米巴滋养体或包囊等,见于相应的寄生虫病感染。

第十二节 羊水检验

一、一般检验

1.参考区间 早期妊娠羊水量为 450～1 200 ml,足月妊娠羊水量为 500～1 400 ml。羊水颜色为无色透明或淡黄色。

2.临床意义 羊水过多常见于先天性胎儿发育异常、母亲糖尿病等。羊水过少见于先天性畸形、肾发育不全、肺发育不全等。羊水黏稠黄色见于过期妊娠、胎盘功能不全。羊水深绿色见于胎儿窘迫症。

二、细胞学检验

1.参考区间 有鳞形细胞,细胞表面上有脂类物质,经染色可染成橘黄色。妊娠 39 周左右,橘黄细胞含量增加至 10%～15%。

2.临床意义 羊水中橘黄细胞含量<10% 表示胎儿未成熟。

第十三节 痰液检验

一、外观检验

（一）颜色

1.参考区间 无色或灰白色。

2.临床意义 咖啡色多见于肺吸虫病、阿米巴肺脓肿,黄色或黄绿色呼吸系统化脓感染,绿色见于铜绿假单胞菌感染、肺癌等,红色为肺结核等。

（二）性状

1.参考区间 稍黏稠状。

2.临床意义 浆液脓性见于肺组织坏死、支气管哮喘、肺脓肿。黏液性见于支气管哮喘、大叶性肺炎等,血性见于肺结核、肺吸虫、支气管扩张、肺梗死、肺癌,脓性见于肺脓肿、穿透性脓胸、支气管扩张。

二、显微镜检查

（一）细胞

1.参考区间 正常人痰液有少量柱状上皮细胞及白细胞,无红细胞及心力衰竭细胞。

2.临床意义 红细胞增多为血性痰,常见于肺或气管出血,白细胞增多见于呼吸道炎症,嗜酸性粒细胞增多见于过敏性支气管哮喘、肺吸虫病等,柱状上皮细胞见于急性支气管炎或支气管哮喘,心力衰竭细胞见于肺炎、心力衰竭、肺栓塞等。

（二）寄生虫和细菌

1.参考区间 正常人痰液无寄生虫卵及致病菌。

2.临床意义　寄生虫卵在痰液中有肺吸虫卵及蛔虫蝴、钩虫蝴,可分别诊断为肺吸虫病、蛔虫病、钩虫病。致病菌有肺炎双球菌可诊断为肺炎,有放线菌块可诊断为放线菌病。

第十四节　渗透压测定

1.参考区间　血浆渗透压为 270~300 mOsm/(kg·H$_2$O),尿渗透压为 600~1 000 mOsm/(kg·H$_2$O)

2.临床意义　测定血清或血浆、尿液、胃液、脑脊液、唾液、汗液以及各种代血浆、注射液、透析液、婴儿饮料、电镜固定液、组织细胞培养液和保存液等溶液的渗透压,对于研究水盐代谢平衡、评价肾功能紊乱、监护糖尿病、观察抗利尿激素(antidiuretic hormone,ADH)内分泌失调,了解创伤、烧伤、休克、大手术后等外科危急病情的变化以及对人工透析,输液疗法的监护和药物(尤其对中草药)的药理分析等,都有重要意义。

第十五节　卵泡刺激素排卵预测

临床意义:在排卵期检测女性尿液中的卵泡刺激素(follicle-stimulating hormone,FSH)变化情况,可以准确预测掌握排卵时间。一般需要选择月经中期,在每日同一时间连续测试 5 d,当尿液检测结果出现阳性后,说明绝大多数正常女性将于 14~28 h 内排卵。

第十六节　胎儿纤维连接蛋白检测

1.参考区间　<50 ng/ml。

2.临床意义　胎儿纤维连接蛋白(fetal fibronectin,fFN)在孕 20~35 周正常状况下不会出现于阴道中,一旦出现则提示该孕妇有发生早产的风险,因此临床上把此期间阴道后穹窿 fFN 检测结果作为判断孕妇早产风险的一项指标,可以更客观地预测早产风险,有效地减少过度干预和诊断、干预不及时的情况;fFN 联合宫颈长度检测可以有效提高早产预测的准确性;足月产(怀孕 37~42 周)的预测。

(唐　朋)

参考文献

1　张曼.医学检验结果导读[M].北京:化学工业出版社,2015:87-156.

2　尚红,王毓三,申子瑜.全国临床检验操作规程[M].4 版.北京:人民卫生出版社,2015:279-314.

3　王薇,钟堃,何法霖,等.2012 年全国凝血试验检验项目参考区间现状调查分析[J].中华血液学杂志,2015,36(1):39-43.

4　戴雯,吴嘉,汪俊军,等.脑脊液酶学参数检测对开颅手术后颅内感染的临床意义[J].临床检验杂志,2020,38(6):434-436.

5　陈绵虹,蔡敏兰.胎儿纤维连接蛋白联合 B 超宫颈监测对早产治疗的指导作用[J].生物医学工程与临床,2020,24(6):709-713.

临床化学检验

第一节 肝功能检验(分五类)

其一,识别肝实质细胞通透性改变的试验:丙氨酸转氨酶(ALT;又称谷丙转氨酶,GPT)、天冬氨酸转氨酶(AST;又称谷草转氨酶,GOT)等升高。

其二,指示肝细胞坏死的试验:血清中出现谷氨酸脱氢酶和线粒体谷草转氨酶。

其三,肝实质细胞内质网蛋白质合成机制障碍的试验:如血清白蛋白、胆碱酯酶、凝血因子和纤维蛋白等浓度下降。

其四,指示肝内或肝外胆道阻塞的试验:如血清碱性磷酸酶、5′-核苷酸酶、谷氨酰转肽酶和某些胆汁酸增高。

其五,肝脏间质成分增生的试验:血清蛋白电泳中 α_2 和 γ 球蛋白增加,单胺氧化酶活性升高。

一、总 蛋 白

1. 参考区间 60~80 g/L。

2. 临床意义 ①总蛋白(total protein,TP)升高见于各种原因失水所致的血液浓缩;多发性骨髓瘤、巨球蛋白血症、冷沉淀球蛋白血症等单克隆性免疫球蛋白病;系统性红斑狼疮、多发性硬化和某些慢性感染造成球蛋白(多克隆)升高的一些慢性病。②TP 降低见于体内水分过多,各种渠道的血清蛋白丢失,如肾病综合征、严重烧伤、蛋白丢失性肠病、营养不良;消耗增加,如结核、甲状腺功能亢进、肿瘤,蛋白合成障碍,如肝细胞病变、肝功能受损等。黄疸、溶血、脂血可使检测结果偏高。

二、白 蛋 白

1. 参考区间 35~55 g/L。

2. 临床意义 ①白蛋白(albumin,Alb)升高偶见于脱水所致的血液浓缩。Alb 降低与 TP 原因大致相同,急性降低见于大量出血与严重烧伤。②慢性降低见于肾病蛋白尿、肝功能受损、腹腔积液形成、肠道肿瘤与结核慢性失血、营养不良和消耗性疾病等。Alb 如低于 20 g/L,临床可出现水肿。

三、球 蛋 白

1. 参考区间　20～40 g/L。

2. 临床意义　①球蛋白(globulin,GLB)升高见于:炎症或感染反应,如结核病及血吸虫病等;自身免疫性疾病如系统性红斑狼疮、风湿热、类风湿性关节炎及硬皮病;某些恶性疾病如多发性骨髓瘤、恶性淋巴瘤等;慢性肝脏疾病如慢性活动性肝炎、肝硬化。②GLB 降低见于:生理性减少(出生后至 3 岁);先天性或后天获得性免疫缺陷,如低 γ 球蛋白血症;使用免疫抑制剂,如长期使用肾上腺皮质类固醇制剂。

四、白蛋白/球蛋白

1. 参考区间　1.2～2.4。

2. 临床意义　①白蛋白/球蛋白(A/G)比值可反映肝功能损害程度,A/G 比值<1.25 提示有肝脏损害;A/G 比值<1 时病变严重,常见于肝硬化。②A/G 比值降低也见于肾病综合征、慢性疟疾、风湿热、亚急性心内膜炎、自身免疫性疾病、巨球蛋白血症、多发性骨髓瘤等。

五、血清胆红素

1. 参考区间　血清总胆红素(total bilirubin,TBil):5.1～22 μmol/L;血清直接胆红素(direct bilirubin,DBil):1.7～6.8 μmol/L。

2. 临床意义　TBil 和 DBil 临床上多用于黄疸的诊断和黄疸性质的鉴别。溶血性黄疸时血清 TBil 升高,DBil 约占 TBil 的 20%。肝细胞性黄疸 TBil 升高,DBil 约占 TBil 的 35% 以上。而阻塞性黄疸 DBiL 占 50% 以上。病毒性肝炎前期或无黄疸型肝炎时血清 TBil 往往不高,DBil 已升高。血清 TBil 于 9 ℃,7 d 内稳定;于室温不稳定,3 d 后即降低。明显溶血对血清 TBil 测定有负干扰,脂浊对其有正干扰。

六、丙氨酸氨基转移酶

1. 参考区间　<50 U/L。

2. 临床意义　丙氨酸氨基转移酶(alanine aminotransferase,ALT;又称谷丙转氨酶,glutamic-pyruvic transaminase,GPT),人体中很多脏器都含有此酶,其分布大致为肝>肾>心>肌肉。肝内 ALT 活性远远超过其他脏器的活性,主要存在于肝细胞质的可溶性部分,故测定 ALT 反映肝脏损害具有特殊意义。血清 ALT 活性增高原因:急性病毒性肝炎;骨骼肌、肾脏及胰腺等组织坏死;伴有急性肝炎的传染性单核细胞增多症;严重心肌梗死、心力衰竭时的肝淤血;胆道疾病、肝外癌性胆道梗阻性黄疸(如胆管癌、胰头癌)、胆石症、胆管炎及胆囊炎;应用氯丙嗪、异烟肼、锑剂、喹啉、呋喃西林、利福平、某些避孕药、苯巴妥、利眠宁等药物,以及酒精、铅、汞、四氯化碳等中毒;外科手术、麻醉、剧烈运动、早期妊娠等。红细胞内 ALT 比血浆高约 7 倍,溶血时红细胞内 ALT 可进入血浆,导致检测结果偏高。

七、天冬氨酸氨基转移酶

1. 参考区间　<50 U/L。

2. 临床意义　天冬氨酸氨基转移酶(aspartate aminotransferase,AST;又称谷草转氨酶,glutamic-oxaloacetic transaminase,GOT),临床 AST 测定主要用于诊断急性心肌梗死(acute myocardial infarction,AMI)、肝细胞及骨骼肌疾病。AMI 发作后 6～8 h 开始升高,24 h 达高峰,3～5 d 恢复正常。升高还见于肺栓塞、充血性心力衰竭、病毒性肝炎、中毒性肝炎、肝硬化、肝癌(早期正常)、胆道阻塞、溶血性疾病、骨骼肌疾病如进行性肌营养不良、皮肌炎(神经性肌炎正常)、挤压性肌肉损伤、坏疽、急性胰腺炎等。肝炎发病早期,由于肝 ALT 含量高,往往血清 ALT/AST>1,但由于 AST 清除较慢,所以不久 AST>ALT。恢复期一般也是 ALT 恢复较慢。ALT 和 AST 持续升高,往往是慢性肝炎的指标。红细胞内 AST 活性约为血清中的 10 倍,故溶血标本可使测定结果偏高。剧烈的体力劳动,因骨骼肌细胞通透性增加,酶活力也增加。

八、γ-谷氨酰转移酶

1. 参考区间　男:11～50 U/L;女:7～32 U/L。

2. 临床意义　γ-谷氨酰转移酶(γ-glutamyltransferase,GGT)主要存在于肾、脑、前列腺、胰及肝等组织中,以肾组织含量最高,但血清中 GGT 主要来源于肝胆系统,肝脏中 GGT 主要定位于胆小管内上皮细胞及肝细胞的滑面内质网中。酒精及某些药物(如双香豆乙酯、苯巴比妥及苯妥英)可诱导微粒体合成该酶,使 GGT 升高达正常上限的 4 倍,GGT 升高是酒精中毒的敏感指标。酗酒者增高,但一般性饮酒不增高。急性胰腺炎、糖尿病升高,其 GGT 可能来源于胰腺。心肌梗死后 4～8 d 可升高,可能是继发于心功能不全的肝脏损害。GGT 活力可用于鉴别 ALP 升高者,骨骼疾病及妊娠时 GGT 正常。青春发育期,由于骨骼生长 ALP 升高,如 GGT 升高则表明肝胆系统可能有病。胆汁郁积可诱导 GGT 合成,胆汁可使 GGT 从膜结合部位溶解释出:含高浓度的胆汁反流入血,以及细胞破坏和通透性改变导致血清中 GGT 活性增高,这是各种肝胆系统疾病血清 GGT 增高的原因。如肝癌、阻塞性黄疸、胆汁性肝硬化、胆管炎、胰头癌均明显增高;传染性肝炎、肝硬化、胰腺炎,均轻度或中度增高。明显溶血对 GGT 检测有负干扰。

九、碱性磷酸酶

1. 参考区间　成年(男):45～125 U/L;成年(女):35～135 U/L。

2. 临床意义　血清中碱性磷酸酶(alkaline phosphatase,ALP)的测定主要用于肝胆系统及骨骼系统疾病的诊断。在胆道梗阻、肝细胞损害、肝细胞和胆管上皮细胞再生或癌变等情况下,血清 ALP 均可升高。升高原因是 ALP 漏入血液,或阻碍胆汁排泄的因素诱导肝细胞合成 ALP,或蓄积的胆汁酸溶解细胞膜释放出 ALP。氯丙嗪、肿剂、甲睾酮及某些抗生素可引起胆汁郁积性肝炎,导致血清 ALP 增高。肝病患者若血清胆红素逐渐升高,ALP 反下降,是病性恶化之兆;反之表示肝细胞有再生现象。骨病患者主要由于成骨细胞增殖致血清 ALP 升高。变形性骨炎(Paget 病)显著升高,相当于正常上限的 10 倍到几十倍。原发性及继发性甲状旁腺功能亢进累及骨骼者、胱氨酸贮积病、骨骼愈合时高,骨软化病、佝偻病升高经维生素 D 治疗后下降;成骨骨癌血清 ALP 特高。正常妊娠、新生儿骨质生成和正在发育的儿童升高,是正常生理性升高。此外安妥明、硫唑嘌呤、摄入高钙可降低血清 ALP。硫唑嘌呤、单用雌激素或与雄激素并用及摄入高钙、维生素 D 过量等均可使血清 ALP 降低。溶血对血清 ALP 检测有负干扰。

十、总胆汁酸

1. 参考区间　0～12 μmol/L。

2. 临床意义　急性肝炎时血清总胆汁酸(total bile acid,TBA)显著增高,可达正常人水平 10～100 倍,甚至更高。急性肝炎初愈患者血清 TBA 由最初的高值几乎与 AST 在同一时间降至正常水平,若持续不降或反而升高者则有发展为慢性的可能。在慢性肝炎患者中,若 TBA 水平超过 20 μmol/L,可考虑慢性活动性肝炎。慢活肝的 TBA 显著高于慢迁肝。肝硬化患者的 TBA 水平一般高于慢性活动性肝炎,当肝病活动降至最低时,胆红素、转氨酶及 ALP 等正常,而 TBA 仍维持在较高水平。当酒精性肝病发生严重肝损伤时,血清 TBA 明显增高,而轻、中度损伤增高不明显。血清 TBA 测定对中毒性肝病的诊断优于常规肝功能试验。对胆汁淤积的诊断有较高灵敏度和特异性。肝外胆管阻塞及肝内胆汁淤积包括急性肝炎、初期胆管性肝硬化、新生儿胆汁淤积、妊娠性胆汁淤积等均可引起 TBA 增高。有胆管阻塞的初期,胆汁分泌减少,使血清中的 TBA 显著增高,且在阻塞的不同阶段几乎保持不变;而血清胆红素水平则随着不同阶段而变化。肝外阻塞经引流缓解后,血清 TBA 水平迅速下降,而其他指标则缓慢恢复正常。

十一、前 白 蛋 白

1. 参考区间　220～440 mg/L。

2. 临床意义　血清前白蛋白(prealbumin,PA)在无感染情况下降低是营养不良的灵敏指标,在蛋白质-能量不足型营养不良中随着营养状况的改善,多数患者血清 PA 水平显著升高而血清 TP、Alb 未见明显升高。肝脏疾病时血清 PA 变化较 Alb 早,有 30% 肝病患者血清 Alb 正常而 PA 降低。大量临床观察显示,各型肝炎患者(病毒性肝炎、酒精性肝炎和药物性肝炎)血清 PA 水平均有不同程度降低,以肝硬化和重症肝炎降低最著。动态随访测定血清 PA,对重型肝炎预后有较大的参考价值。PA 明显上升者,往往预后良好,PA 持久降低者,预后险恶。血清 PA 升高见于肾病综合征,发作期 PA 升高 ALB 下降、恢复期 PA 下降 ALB 升高。

十二、α-L-岩藻糖苷酶

1. 参考区间　0～40 U/L。

2. 临床意义　原发性肝癌患者血清 α-L-岩藻糖苷酶(α-L-fucosidase,AFU)活性不仅明显升高,而且也明显高于转移性肝癌、胆管细胞癌、恶性间皮瘤、恶性血管内皮细胞瘤、肝硬化、先天性肝囊肿和其他良性肝占位性病变。血清 AFU 明显增加的肝硬化患者应及时检测其他肝癌标志以明确诊断。随妊娠周数增加血清 AFU 递增,在自然分娩或人工终止妊娠后,迅速下降,5 d 后降至正常。恶性卵巢瘤患者血清 AFU 活性明显低于其他恶性肿瘤、女性生殖道良性肿瘤。

十三、5′-核苷酸酶

1. 参考区间　0～10 U/L。

2. 临床意义　血清中 5′-核苷酸酶(5′-nucleotide enzyme,5′-NT)活性增高主要见于肝胆系统疾病,如阻塞性黄疸、原发性及继发性肝癌、肝炎等,通常其活性变化与 ALP 的活性一致。在骨骼系统疾病中,如肿瘤转移、畸形性骨炎、甲状旁腺功能亢进、佝偻病等,ALP 活性通常增高,但 5′-NT 正常。所以 ALP 和 5′-NT 同时测定有助于肝胆系统和骨骼系统疾病的鉴别诊断。

十四、单胺氧化酶

1. 参考区间　0～11 U/L。

2. 临床意义　急性肝炎单胺氧化酶(monoamine oxidase,MAO)活性可正常或稍增高,而当有大块肝坏死,血液中单胺氧化酶会明显增高;慢性肝炎在无活动性肝细胞损害的情况下,单胺氧化酶多属正常,但当有活动性肝细胞损害时,单胺氧化酶亦增高。70%～80% 重症肝硬化患者单胺氧化酶增高,而且与肝硬化结节程度呈正相关,但对早期肝硬化并不敏感。肝外疾病如甲状腺功能亢进症、系统性硬化症、慢性充血性心力衰竭、糖尿病、因心功能不全引起心源性肝硬化或肝窦长期高压,单胺氧化酶也可升高。单胺氧化酶降低见于烧伤、高尿酸血症。阿司匹林、对乙酰氨基酚、异烟肼、无机砷等可使单胺氧化酶增高。避孕药、呋喃唑酮、肾上腺皮质激素等使单胺氧化酶降低。

十五、腺苷脱氨酶

1. 参考区间　4～24 U/L。

2. 临床意义　腺苷脱氨酶(adenosine deaminase,ADA)是一种参与嘌呤代谢作用的酶,用作拆解食物组织中的核酸中的腺苷。在人体中主要参与了免疫细胞的制造,若该酶突变会造成 T 细胞、B 细胞、自然杀伤细胞皆无法表现的严重复合型免疫缺乏症。因此,ADA 水平升高与艾滋病有关。ADA 也可用于淋巴细胞性胸腔积液或腹膜腹水的检查,这种低 ADA 水平的样本基本上不考虑结核病,结核性胸腔积液中 ADA 水平明显增高。

第二节　肾功能检验

一、肌　酐

1. 参考区间　男:44 ~ 80 μmol/L;女:70 ~ 115 μmol/L。

2. 临床意义　血浆肌酐(creatinine,Cr)浓度反映肾脏损害、肾小球滤过率、尿路通畅性等肾功能,是一项比尿素、尿酸更特异的肾功能指标。因为肌酐浓度受饮食、运动、激素、蛋白质分解代谢等因素的影响较少。肾脏代偿与储备能力强,只有肾功能明显受损才使肌酐浓度升高。通常血浆肌酐浓度与疾病严重性平行。肾前性及肾性早期的损害一般不会使血肌酐浓度升高。

二、尿　素　氮

1. 参考区间　2.9 ~ 8.2 mmol/L。

2. 临床意义　各种肾脏疾病,肾小球病变,肾小管、肾间质或肾血管的损害都可引起血浆尿素浓度的升高。但血浆尿素并不是肾功能的特异指标,它受肾脏以外因素的影响。血液中尿素浓度升高引起的氮质血症可分为 3 类。①肾前性氮质血症(prerenal azotemia):由于肾血液灌注减少或尿素生成过多引起。后者见于高蛋白饮食、饥饿、发热、脓毒血症所致的蛋白质分解代谢增加,以及胃肠出血后血液蛋白重吸收等。脱水、休克、心力衰竭引起肾供血不足,使血浆尿素浓度升高。肾前性氮质血症血浆肌酐浓度往往不伴随升高。②肾性氮质血症(renal azotemia):由于急性与慢性肾功能衰竭、肾小球肾炎、肾盂肾炎、肾病等引起。肾结核、肾积水的血浆尿素增高与肾组织破坏程度相关。③肾后性氮质血症(postrenal azotemia):经输尿管、膀胱、尿道的尿流受阻引起的血尿素升高。如尿路结石、泌尿生殖系统的肿瘤、前列腺肥大、阻塞造成肾小管内压力升高,使管内尿素倒扩散入血液。血浆尿素浓度降低见于婴儿、孕妇以及低蛋白高糖饮食的正常人,一般无意义。

三、尿　酸

1. 参考区间　成人(男):210 ~ 420 μmol/L;成人(女):150 ~ 350 μmol/L。

2. 临床意义　尿酸(uric acid,UA)增高多见于痛风,核酸代谢增强的疾病,如白血病、多发性骨髓瘤、红细胞增多症、溶血性贫血、恶性贫血治疗期等。肾功能受损的疾病尿酸值也增高,但因肾外因素的影响较多。妊娠毒血症、高乳酸血症由于排泄结合位置的竞争作用,使血液尿酸值升高。吃富含嘌呤的食物,如动物肝、肾、胰、贝类等可因外源性嘌呤增加而致尿酸值升高。尿酸降低见于剥脱性皮炎,亦见于嘌呤醇治疗后。

四、胱　抑　素 C

1. 参考区间　0 ~ 1.16 mg/L。

2. 临床意义　当肾功能受损时,胱抑素 C(Cys C)在血液中的浓度随肾小球滤过率变化而变化。肾衰竭时肾小球滤过率下降,Cys C 在血液中浓度可增加 10 多倍;若肾小球滤过率正常,而肾小管功能失常时,会阻碍 Cys C 在肾小管吸收并迅速分解,使尿中的浓度增加 100 多倍。因此,Cys C 是一种反映肾小球滤过率变化的理想内源性标志物。

五、视黄醇结合蛋白

1.参考区间　25 ~ 70 mg/L。

2.临床意义　视黄醇结合蛋白(retinol-binding protein,RBP)降低多见于维生素 A 缺乏症、低蛋白血症、吸收不良综合征、肝疾病(除外营养过剩性脂肪肝)如急慢性肝炎、肝硬化、阻塞性黄疸等、甲状腺功能亢进症、感染症、外伤等。视黄醇结合蛋白升高有见于肾功能不全、营养过剩性脂肪肝、尿液视黄醇结合蛋白增高见于急慢性肾炎、糖尿病肾病、慢性肾衰竭等。

第三节　心肌酶谱检验

一、肌 酸 激 酶

1.参考区间　成人(男):50 ~ 300 U/L;成人(女):40 ~ 200 U/L。

2.临床意义　肌酸激酶(creatine kinase,CK)主要存在于骨骼肌和心肌,其次为胎盘、脑等。其活性测定最初用于诊断骨骼肌疾病,各种类型的进行性肌萎缩时,血清 CK 活性增高,神经原因引起的肌萎缩如脊髓灰白质炎时活力正常,皮肌炎时可有轻度或中度增高。在假肥大性肌营养障碍[迪谢内(Duchenne)肌营养不良]血清 CK 极度增高,可高达正常上限的 50 倍。在心肌梗死时 CK 活力升高出现较早,梗死后 2 ~ 4 h 就开始升高,可高达正常上限的 12 倍。其对心肌梗死的诊断特异性高于 AST 和 LD。但此酶升高持续时间短,2 ~ 4 d 就恢复正常;如再次升高,往往说明再次梗死。病毒性心肌炎时也明显增高,对诊断和预后有参考价值。脑血管意外、脑膜炎、甲状腺功能减退也可增高。此外剧烈运动、各种插管、手术,肌内注射冬眠灵、抗生素也可能增高。

二、肌酸激酶同工酶

1.参考区间　酶速率法:肌酸激酶 MB 同工酶(CK-MB)为 0 ~ 18 U/L;肌酸激酶 MM 同工酶(CK-MM)为 0 ~ 18 U/L;肌酸激酶 BB 同工酶(CK-BB)为 0 U/L。

2.临床意义　正常血清中绝大部分为 CK-MM 的活力,含有少量的 CK-MB,不超过总活力的 5%。增高主要见于急性心肌梗死(acute myocardial infarction,AMI),有胸痛发作后,血清 CK-MB 上升先于总活力升高,24 h 达峰值,36 h 内其波动与总活力相平行,到 48 h 消失。8 ~ 12 h 达峰值者比 24 h 达峰值预后佳。若下降后再度上升,提示有心肌梗死复发。由于 CK 同工酶半衰期短,故酶活性的高低受标本采集时间的影响较大。

三、乳酸脱氢酶

1.参考区间　109 ~ 245 U/L。

2.临床意义　乳酸脱氢酶(lactate dehydrogenase,LDH)广泛存在于人体各组织中,各器官和组织病变都可释放 LDH 至血液中,使其活性增高,故无特异性。降低无临床意义。增高主要见于急性心肌梗死、病毒性肝炎、肝硬化、肺梗死、某些恶性肿瘤、骨骼肌病、有核红细胞骨髓内破坏(无效造血)、白血病尤其是急性淋巴细胞型白血病、恶性贫血。在急性心肌梗死 LDH 水平于发作后 12 ~ 24 h 开始升高,48 ~

72 h 达到高峰,升高可达 10 d。恶性肿瘤仅在发展到相当阶段时才升高,故对肿瘤早期诊断意义不大。某些肿瘤所致的胸腔积液、腹腔积液中,LDH 活力往往升高。此外,脑脊液中 LDH 总活力升高出现在蛛网膜下腔出血及脑血管血栓形成并出血。脑或脑膜肿瘤不升高,而原发于其他部位转移入脑的可升高。溶血使红细胞中的 LDH 稀释入血,造成检测结果偏高。

四、α-羟丁酸脱氢酶

1. 参考区间　72～182 IU/L。

2. 临床意义　α-羟丁酸脱氢酶(α-hydroxybutyrate dehydrogenase,α-HBDH)与乳酸脱氢酶(LDH)、肌酸激酶(CK)、谷草转氨酶(GOT)一起构成了心肌酶谱,对于诊断心肌梗死有重要意义。血清 α-HBDH 增高主要见于心肌梗死、活动性风湿性心肌炎、急性病毒性心肌炎、溶血性贫血等。尽管肝脏和心脏疾病均可引起 α-HBDH 活性增高,但 α-HBDH 活性在肝脏疾病时变化不是很大,而在心脏疾病时有明显增高,故 α-HBDH 可用于肝病和心肌梗死的鉴别诊断。活动性风湿性心肌炎、急性病毒性心肌炎、溶血性贫血等因可引起血清中 LDH1 和 LDH2 活性增高,故 α-HBDH 活性亦增高。

五、缺血修饰白蛋白

1. 参考区间　0～85 U/ml。

2. 临床意义　缺血修饰白蛋白(Ischemic modified albumin,IMA)是检测早期心肌缺血的敏感指标,能更早发现急性心肌缺血,更早预测心脏事件的相对危险。IMA 是急性冠脉综合征(acute coronary syndrome,ACS)诊断的生物标志,ACS 具有发病急、变化快、临床表现与危险性不均一等特征,早期诊断困难。传统的生物标志物如心肌肌钙蛋白(cardiac troponin,cTn)、肌红蛋白(myoglobin,Myo,Mb)、肌酸激酶同工酶(CK-MB)只有在心肌发生坏死时才升高,但这时已给患者带来了不可逆的病理损害。IMA 对ACS 患者心肌缺血检出的灵敏度是心电监护仪的 2 倍、cTn 的 4 倍。IMA 是一个缺血标志物,而不是一个坏死诊断标志物。IMA 是检测冠脉痉挛导致缺血的生化标志物。IMA 不仅可以用于 ACS 患者的早期诊断,还可以用于冠脉事件即 PCI 术后判断指标。无侧支循环患者的 IMA 值明显高于有侧支循环者,IMA 值升高与病变严重程度相关。IMA 值可作为早期辨别急性脑卒中生化标志物,脑出血发作初期,其中位数水平增加。

第四节　心肌梗死、心力衰竭标志物检验

一、心肌肌钙蛋白 I

1. 参考区间　0～0.15 ng/ml。

2. 临床意义　急性心肌梗死(AMI)后 4～8 h 血中心肌肌钙蛋白 I(cardiac troponin I,cTnI)升高,12～14 h 出现峰值,发病 10～120 h 内检测敏感性达 100%。因此,cTnI 可作为心肌损伤的特异性标志物和 AMI 的确诊标志物。

二、肌 红 蛋 白

1. 参考区间　0～100 ng/ml。

2. 临床意义　AMI 后 1～2 h 血中肌红蛋白(myoglobin,Myo,Mb)浓度升高,6～9 h 达峰值,20～30 h

恢复正常。由于 Mb 在发生 AMI 后入血时间快、半衰期短、反应性远大于心肌酶,若胸痛发作后 6~12 h 不升高,可排除 AMI。因此,连续检测 Mb 水平可用于 AMI 早期诊断,具有良好的排除意义。

三、肌酸激酶 MB 同工酶质量测定

1. 参考区间　男:<3.61 ng/ml;女:<4.87 ng/ml。

2. 临床意义　AMI 后血中肌酸激酶 MB 同工酶(CK-MB)在 3~8 h 出现升高,8~24 h 达到峰值,48~72 h 恢复正常。通常血中 CK-MB 来自心肌,若患者具有 CK-MB 升高或下降的序列性变化,且峰值超过参考上限 2 倍,又无其他原因可解释时,应考虑 AMI。

四、N 末端脑钠肽

1. 参考区间　0~250 pg/ml。

2. 临床意义　血中 N 末端脑钠肽(NT-proBNP)水平与心力衰竭严重程度成正比,与左室射血分数(left ventricular ejection fractions,LVEF)呈负相关。因此,NT-proBNP 在对心功能评价上与客观指标和主观指标均具有高度一致性,是心脏功能衰竭程度评价中一项具有重要参考价值的实验室新指标。

第五节　脂类及脂蛋白检验

一、三 酰 甘 油

1. 参考区间　0.56~1.69 mmol/L。

2. 临床意义　血清三酰甘油(triacylglycerol,TG)水平受年龄、性别和饮食的影响。血三酰甘油增高可见于家族性高三酰甘油血症,饮食大量三酰甘油和继发于某些疾病如糖尿病、甲状腺功能减退、肾病综合征和胰腺炎等。降低见于甲状腺功能亢进、肾上腺皮质功能降低、肝功能严重低下等。

二、胆 固 醇

1. 参考区间　2.23~5.17 mmol/L。

2. 临床意义　高胆固醇血症与动脉粥样硬化的形成有明确关系,降低血清胆固醇(cholesterol,CH)使冠心病的发病率降低及停止粥样斑块的进展。血清胆固醇水平受年龄、性别等影响。除家族性高胆固醇血症外、血清胆固醇增高多见于继发于肾病综合征、甲状腺功能减退、糖尿病和胆道梗阻等。胆固醇降低见于甲状腺功能亢进、营养不良和肝功能严重低下等。

三、高密度脂蛋白

1. 参考区间　成年男性:0.90~1.45 mmol/L;成年女性:1.15~1.68 mmol/L。

2. 临床意义　约25%的胆固醇在高密度脂蛋白(high density lipoprotein,HDL)中,一般认为 HDL 与心血管疾病的发病率和病变程度呈负相关,HDL 或 HDL/总胆固醇(total cholesterol,TC)比值较 TC 能更好地预测心脑动脉粥样硬化的危险性。HDL 降低见于急、慢性肝病、急性应激反应(心肌梗死、外科手术、损伤)、糖尿病、甲状腺功能亢进或减低、慢性贫血等。

四、低密度脂蛋白

1. 参考区间　1.3～4.0 mmol/L。

2. 临床意义　低密度脂蛋白(low density lipoprotein,LDL)是动脉粥样硬化发生和发展的主要脂类危险因素,过去只测定 TC 代表 LDL 水平,但 HDL 升高也会使 TC 偏高,我国男子 HDL 比美国男子高,则在同一 TC 水平下,我国男子 LDL 就会比美国人低一些,所以应采用 LDL 这项指标代替 TC。体内调控 LDL 水平的诸因素中,很重要的是各种细胞表面广泛存在的 LDL 受体功能(或称 ApoB、ApoE 受体),此种受体的遗传缺陷可使 LDL 明显升高,即所谓家族性高胆固醇血症,这种患者 LDL 极高,而 HDL 往往偏低,在高脂蛋白血症中属于Ⅱ型(多为Ⅱa型)。Ⅱ型高脂蛋白血症的诊断必须具有 LDL 升高这一特点。Ⅳ型患者 VLDL 很高时,TC 也会高于正常,但 LDL 不增高,在诊断时不应误作 TG、TC 都高的Ⅱb型。由于 LDL 颗粒中也含有少量 TG,LDL 极高时 TG 也会高于正常,而 VLDL 并不增高,故应诊断为Ⅱa型而非Ⅱb型。

五、载脂蛋白 A1

1. 参考区间　1.00～1.60 g/L。

2. 临床意义　载脂蛋白 A1(apolipoprotein A1,ApoA1)为 HDL 的主要结构蛋白(约占 HDL 总蛋白的65%左右)。

六、载脂蛋白 B

1. 参考区间　0.60～1.10 g/L。

2. 临床意义　载脂蛋白 B(apolipoprotein B,ApoB)为 LDL 的主要结构蛋白(占 LDL 总蛋白98%),所以 ApoA1 和 B 可直接反映 HDL 和 LDL 的含量。ApoB 增高和 ApoA1 减低是心、脑血管疾病的危险因素。ApoB 增高和 ApoA1 减低还可见于未治糖尿病和肾病。

七、载脂蛋白 E

1. 参考区间　0.03～0.05 g/L。

2. 临床意义　载脂蛋白 E(apolipoprotein E,ApoE)在脂蛋白代谢中发挥着重要的作用,同时 ApoE 也参与神经系统的正常生长和损伤后修复过程。ApoE4 是阿尔茨海默病的独立危险因子。ApoE 具有抗动脉粥样硬化作用,可能与 ApoE 能增加外周细胞胆固醇流出及血浆中含胆固醇脂蛋白的清除有关。ApoE 增高:Ⅰ、Ⅲ、Ⅴ型高脂蛋白血症、阻塞性黄疸、肾病综合征、急性肝炎等。ApoE 降低:ApoE 缺乏症等。

八、脂　蛋　白

1. 参考区间　0～300 mg/L。

2. 临床意义　脂蛋白主要是在肝脏合成,主要的生理功能可能是阻止血管内血块溶解,病理上可促进动脉粥样硬化形成。脂蛋白水平持续升高与心绞痛、心肌梗死、脑出血有密切关系。是脑卒中和冠心病的独立危险因子。脂蛋白增高见于动脉粥样硬化性心脑血管病、急性心肌梗死、家族性高胆固醇血症、先天性高脂蛋白血症、糖尿病、大动脉瘤及某些癌症等。脂蛋白降低见于先天性脂蛋白缺乏、肝脏疾病、酗酒、摄入新霉素等药物后。

第六节　无机离子检验

一、钾　离　子

1. 参考区间　3.5~5.5 mmol/L。

2. 临床意义

血清钾升高主要见于以下几点。①钾摄入过多。②肾脏排钾减少。③严重溶血或组织损伤、炎症坏死、化疗时肿瘤细胞破坏、大量输入陈旧库血、挤压综合征、灼伤、运动过度,均可使红细胞或肌肉组织内的钾大量放入细胞外液导致血钾升高。④组织缺氧:呼吸或循环功能不全、手术麻醉时间过长、休克,均可导致组织缺氧,促进大量细胞内钾转移至细胞外液,发生高血钾。⑤其他:含钾药物及潴钾利尿剂过度使用,如注射大剂量青霉素钾盐或长期应用安体舒通、甲氨蝶呤等,尤其在合并肾功能受损时可发生高钾血症。

血清钾降低见于以下几点。①钾盐摄入不足:长期禁食、低钾饮食、厌食等。②钾丢失过多:严重呕吐、腹泻或胃肠减压等;大量应用排钾利尿剂及肾上腺皮质激素等;肾上腺皮质功能亢进或醛固酮增多症;某些慢性消耗性疾病,由于细胞分解过多,大量钾从尿中排出;代谢性碱中毒时肾脏排钾增多;烧伤,腹腔引流,血液及腹膜透析使钾丢失过多;某些药物影响:如大量注射青霉素钠盐时,肾小管会大量失钾。③钾在体内的分布异常:心功能不全、肾性水肿或大量输入无钾盐的液体,使细胞外液稀释,血清钾降低;大量应用胰岛素细胞外钾大量移入细胞内以保持细胞内外相对平衡,促使血钾下降;急性碱中毒时细胞外液的钾急剧转入细胞内,引起低血钾;家族性周期性低钾麻痹患者发作时细胞外钾可转入细胞内发生低血钾症,可低至2.5 mmol/L,但间歇周期可正常。

二、钠　离　子

1. 参考区间　136~145 mmol/L。

2. 临床意义　①血清钠降低见于呕吐、腹泻等胃肠道失钠;肾炎、肾病综合征、肾上腺皮质机能不全、尿崩症、糖尿病等尿路失钠;烧伤、大汗时皮肤失钠。②血清钠增高见于脑外伤、脑血管意外、垂体瘤、严重脱水、肾上腺皮质功能亢进等。

三、氯　离　子

1. 参考区间　96~108 mmol/L。

2. 临床意义　①血清氯降低在临床上较为多见。如严重呕吐丢失胃液盐酸、失盐性肾炎、代谢性酸中毒、肾功能衰竭排酸困难、心力衰竭限盐利尿、艾迪生病等。②血清氯增高见于脱水、摄取盐过多、不适当地输盐水、肾血流减少、原发性甲状旁腺功能亢进等。

四、总二氧化碳

1. 参考区间　22~34 mmol/L。

2. 临床意义　①总二氧化碳(total CO_2,TCO_2)增高见于代谢性碱中毒、呼吸性酸中毒,如肺心病、呼吸中枢抑制、呼吸肌麻痹、肺气肿、支气管扩张和气胸等。②TCO_2减低见于代谢性酸中毒:如严重腹泻、肾功能衰竭、糖尿病酮症、感染性休克、服酸性药物过多等。慢性呼吸性碱中毒,由于长时间呼吸增速,肺泡中 PCO_2 减低,肾小管代偿性 HCO_3^- 排出增多。

五、阴 离 子 隙

1. 参考区间　8~16 mmol/L。

2. 临床意义　阴离子隙(anion gap, AG)是反映代谢性酸碱失衡的一个指标。代谢性酸中毒、AG正常：急性腹泻、胰或胆管瘘管引流或肾小管病变(特别是近曲小管)等所致的酸中毒，由于HCO_3^-的丢失伴有等量Cl^-的增加，故有高氯性酸中毒之称。代谢性酸中毒、AG升高多见于重症酮症酸中毒或尿毒症。

六、钙 离 子

1. 参考区间　成人：2.03~2.54 mmol/L；儿童：2.25~2.67 mmol/L。

2. 临床意义　①血清钙浓度升高见于下列疾病：甲状旁腺功能亢进、维生素D过多症、多发性骨髓瘤(因溶骨现象及球蛋白结合钙增高)、肿瘤的骨转移、结节病(肠道吸收钙过量)、艾迪生病。②血清钙降低将引起神经肌肉应激性增强，而致手足搐搦症，见于下列疾病：甲状旁腺功能减退、假性甲状旁腺功能减退(不缺乏甲状旁腺激素，而缺乏对甲状旁腺激素起反应的腺苷酸环化酶)、佝偻病、乳糜泻(饮食中的钙与脂肪酸生成钙皂被排出，使吸收不良)、慢性肾炎、尿毒症(因磷高而总钙低，但离子化钙反而增高，不发生手足搐搦)、大量输血后(输入大量枸橼酸盐抗凝剂，与钙结合，使血钙降低)。

七、无 机 磷

1. 参考区间　成人0.96~1.62 mmol/L，儿童1.45~2.10 mmol/L。

2. 临床意义　①增高见于肾功能不全、肾衰竭、尿毒症、慢性肾炎晚期等磷酸盐排泄障碍。甲状旁腺功能减退、高维生素D血症、生长激素分泌增多症等肠道吸收磷及肾小管筛吸收磷增加使血清磷增高。白血病、淋巴瘤、骨肿瘤细胞毒素类药物治疗后可使血磷增高。②降低见于肾近曲小管变性(Fanconi综合征)磷重吸收障碍。甲状旁腺功能亢进、维生素D缺乏所致的软骨病与佝偻病，磷排泄过多而吸收过少。在糖类吸收时，葡萄糖进入细胞内被磷酸化，磷可降低。长期服制酸剂类药物，因含有$Mg(OH)_2$或$Al(OH)_3$，能与无机磷结合，生成不溶性磷酸盐，不能被肠道吸收，致血清无机磷减低。肠外营养过度，使磷进入肌肉与脂肪细胞，因而血清磷较低。

八、镁 离 子

1. 参考区间　0.67~1.04 mmol/L。

2. 临床意义　血清镁浓度降低主要与消化道失镁、尿路失镁及摄取不足有关。常见于慢性腹泻、醛固酮增多症、甲状旁腺功能减退、肝硬化、胰腺炎、溃疡性结肠炎、血液透析患者、慢性酒精中毒、妊娠毒血症、注射胰岛素后(镁移入细胞内)、慢性肾炎多尿期等。低镁类似低钙，可引起神经肌肉的兴奋性增强，出现抽搐、强直、反射亢进、定向力障碍等症状。

九、血 清 铁

1. 参考区间　男：11~30 μmol/L；女：9~27 μmol/L。

2. 临床意义　①血清铁降低见于体内总铁不足，如营养不良，铁摄入不足或胃肠道病变，缺铁性贫血；铁丢失增加，如泌尿道、生殖道、胃肠道的慢性长期失血；铁的需要量增加，如妊娠及婴儿生长期；感染、尿毒症、恶病质等疾病。②增高见于血色沉着症(含铁血黄素沉着症)，如溶血性贫血从红细胞释放铁增加、肝坏死储存铁从肝脏放出；铅中毒、再生障碍性贫血、血红素合成障碍，如铁粒幼红细胞贫血等铁利用和红细胞生成障碍。

十、总铁结合力

1. 参考区间　男:50～77 μmol/L;女:54～77 μmol/L。

2. 临床意义　①总铁结合力降低多见于遗传性运铁蛋白缺乏症,运铁蛋白合成不足;肾病、尿毒症运铁蛋白丢失;肝硬化、含铁血黄素沉着症储存铁蛋白缺乏。②总铁结合力升高多见于各种缺铁性贫血、运铁蛋白合成增强;肝细胞坏死等储存铁蛋白从单核巨噬细胞系统释放入血液增加。

第七节　糖代谢测定

一、血　糖

1. 参考区间　3.89～6.11 mmol/L。

2. 临床意义　①生理性增高:饭后 1～2 h,注射葡萄糖后,情绪紧张时肾上腺素分泌增加,注射肾上腺素后,会使得血糖(blood glucose,GLU)暂时性增高。②病理性增高:各种糖尿病、慢性胰腺炎、心肌梗死、甲状腺功能亢进、肾上腺功能亢进、颅内出血等。③生理性降低:常见于饥饿、剧烈运动、注射胰岛素后,妊娠、哺乳和服用降糖药后。④病理性降低:常见于胰岛细胞瘤、糖代谢异常、严重肝病、垂体功能减退、肾上腺功能减退、甲状腺功能减退、长期营养不良、注射胰岛素过量等。

二、血清果糖胺

1. 参考区间　1.65～2.65 mmol/L。

2. 临床意义　血清果糖胺(fructosamine,FMN)的含量可反映糖尿病(diabetes mellitus,DM)患者近 2～3 周内血糖的水平。糖化血红蛋白(glycosylated hemoglobin,HbA1c)代表过去 6～8 周血糖平均水平,且变化晚于 FMN。对不稳定 DM 血糖值变化较大时,FMN 能及时监测病情,调整治疗方案。血清 FMN 与 C-肽呈负相关,与空腹血浆胰岛素无差异。故可作为胰岛素治疗 DM 的病情监测指标。且 FMN 反映糖代谢比 HbA1c 更敏感。对判断 DM 的短期疗效,及时选用合理的治疗方案,比 HbA1c 更有用。血清 FMN 可作为 DM 妊娠与孕期高血糖的鉴别。

三、糖化血红蛋白

1. 参考区间　HbA1c 占总血红蛋白的 6.5+1.5%,>8.0% 为 HbA1c 增高。

2. 临床意义　HbA1c<8.0% 多不考虑 DM。反映测定前 1～2 个月的平均血糖水平。DM 合并视网膜病的患者,其 HbA1c 为 8%～10%,表示病变中等程度,可用激光治疗;若大于 10% 则为严重病损,预后差。对妊娠糖尿病(gestational diabetes mellitus,GDM),判断是否致畸、死胎和子痫前期则更有意义,故测定 HbA1c 是 GDM 控制的重要参数。HbA1c 可使红细胞黏度升高,流动性变小,变形能力明显降低。还可造成氧合 Hb 的离解速度减慢,红细胞对氧的亲和力增加,红细胞 2,3-二磷酸甘油酸(2,3-diphosphoglyceric acid,2,3-DPG)量显著下降,成为 DM 组织缺氧的重要因素。伴有葡萄糖-6-磷酸脱氢酶缺乏症(glucose-6-phosphate dehydrogenase deficiency,G6PD)缺乏的 DM 患者,由于红细胞平均寿命仅为正常人的 1/4,大大降低了 HbA1c 的形成,故伴有 G6PD 缺乏的 DM 患者中,用 HbA1c 作为 DM 监控指标可能会造成偏差,宜用空腹血糖监控。急性脑血管病患者由于伴有 DM 或应激性血糖升高。临床上及时诊断并控制高血糖对脑卒中患者的预后有较重要的作用。可通过检测 HbA1c 鉴别血糖增加的原因是 DM 还是应急性。

四、糖化白蛋白

1. 参考区间　11%～16%。

2. 临床意义　糖化白蛋白可用于观察血糖2～3周的变化情况。在一些特殊情况下,如透析性的贫血、急性全身性疾病期、肝病、糖尿病合并妊娠、降糖药物调整期等,糖化白蛋白能更准确地反映短期内的平均血糖变化。

五、胰 岛 素

1. 参考区间　1.2～25.0 mIU/L。

2. 临床意义　①1型糖尿病:患者胰岛β细胞遭到严重破坏,分泌胰岛素(insulin,INS)的功能明显低下无论是空腹或饭后,血清胰岛素常低于5 mIU/L或测不出。但经长期应用胰岛素的患者,因产生胰岛素抗体使测定值偏低,这时可通过测定血清中C-肽浓度,来了解β细胞的功能情况。②2型糖尿病:发病原因为胰岛素分泌异常和(或)胰岛素作用受损,或胰岛素受体缺陷,分泌异常胰岛素等。患者胰岛素分泌相对不足,释放反应迟钝。③继发性糖尿病:某些内分泌疾病、药物、胰腺疾病和遗传性疾病等,由于抑制胰岛素的分泌,干扰对胰岛素的外周作用,或胰岛素受体的缺陷,均可以继发产生糖尿病。④妊娠糖尿病:孕后3个月胎盘内胎盘泌乳素、绒毛膜促性腺激素等多种激素分泌增加,有拮抗胰岛素的作用,同时胎盘的胰岛素酶还可以加速胰岛素的降解,如果β细胞对葡萄糖反应缺陷,胰岛素分泌不足,难以克服胰岛素抵抗因素,则GDM即可发生。⑤肥胖与肥胖型糖尿病:肥胖者多伴有高胰岛素血症。

低血糖综合征可因外源性或内源性(胰岛素瘤)分泌胰岛素过多而引起。胰岛素瘤患者呈自主性、阵发性分泌INS,不受血糖水平调节。胰岛素自身免疫综合征:胰岛素、C-肽均升高。胰岛素受体异常:血糖和胰岛素水平均升高。非胰岛素依赖型糖尿病(noninsulin-dependent diabetes mellitus,NIDDM)合并高血压:此类患者的胰岛素、胰岛素/C-肽比值明显高于NIDDM血压正常者。胰腺炎:由于胰腺功能受损,胰岛素水平低于正常,若24 h内血糖超过11.0 mmol/L者,可引起永久性糖尿病。胰岛素抗体阳性者:此类患者胰岛素水平很低或测不出来。约1/3的痛风患者、饥饿或营养不良、胰岛α细胞瘤,INS分泌胰岛素减少。部分严重肝硬化患者可由于肝脏对INS灭活降低,对抗INS的激素(胰高血糖素、生长激素)浓度增加,肝细胞膜受体减少,INS活力下降和代偿分泌增加等综合因素所致高INS血症。肥胖症、高血压、冠心病、高血脂等表现为依赖INS组织对葡萄糖的利用障碍,而致血清INS升高。

六、C-肽

1. 参考区间　<50 U/L。

2. 临床意义　C-肽不受胰岛素抗体干扰,与胰岛素抗体无交叉免疫反应。C-肽和胰岛素原之间有交叉免疫反应,但由于血清中胰岛素原的浓度还不到C-肽浓度的1/10,故应用放射免疫测定法测得的C-肽(总C-肽)对评价β细胞分泌功能较胰岛素更为可靠。

可鉴别各种低血糖原因,如C-肽超过正常,可认为是胰岛素分泌过多所致,如C-肽低于正常,则为其他原因所致。通过检测C-肽指标,对诊断胰岛细胞瘤很有临床价值。测定C-肽浓度,可有助于鉴别糖尿病的临床类型。可判断胰岛素瘤手术效果。若术后血中C-肽水平仍很高,说明有残留组织。若在随访中,C-肽水平不断上升,揭示肿瘤复发或转移的可能性很大。糖尿病患者治疗的选择:对成人发病及肥胖型糖尿病,如血糖甚高,是否应用胰岛素治疗?胰岛素治疗效果不佳时,是用药剂量不足或患者依从性不好?测定C-肽水平无疑是有参考的指标。C-肽测定用于了解胰岛移植和胰腺移植是否存活。肝硬化时由于肝脏摄取和降解胰岛素减少,血中胰岛水平升高,而肝脏不摄取C-肽,故外周血中C-P/胰岛素比值降低。

第八节　甲状腺功能检验

一、三碘甲状腺原氨酸

1. 参考区间　1.6 ~ 3.0 nmol/L。
2. 临床意义　血清总三碘甲腺原氨酸(triiodothyronine, T_3)量一般与甲状腺素(thyroxine, 3,5,3′,5′-tetraiodo thyronine, T_4, 又称四碘甲腺原氨酸)量的变化一致, 是诊断甲状腺功能的灵敏指标, 尤其对早期诊断有重要意义, 它是 T_3 型甲状腺功能亢进的特异诊断, 但对甲状腺功能诊断价值不大, 对采用抗甲状腺药物治疗的患者, 宜与总甲状腺素(total tetraiodothyronine, TT_4)联合测定, 必要时需同时测定促甲状腺素(thyroid stimulating hormone, TSH), 方能有助于甲状腺功能状态的判断。

二、甲 状 腺 素

1. 参考区间　成人:65 ~ 155 nmol/L, 儿童:129 ~ 270 nmol/L。
2. 临床意义　血清总甲状腺素(T_4)测定是甲状腺功能基本筛选试验, 在甲状腺素结合球蛋白(thyroxine binding globulin, TBG)浓度正常情况下, 对健康人、甲状腺功能亢进未治疗及甲状腺功能减退患者诊断符合可在96%以上。TBG 浓度及其结合力改变(如妊娠、哺乳、肝硬化、肾病综合征等)可使 TT_4 发生有意义的变化, 甲状腺功能亢进治疗过程中不宜以单一血清 TT_4 测定作其功能判断指标。

三、促甲状腺素

1. 参考区间　0.27 ~ 4.2 pmol/L。
2. 临床意义　促甲状腺素(TSH)是垂体前叶分泌的激素之一, 其主要功能是控制、调节甲状腺的活动。测定血清(浆)中的促甲状腺激素是诊断和治疗甲状腺功能亢进症和甲状腺功能减退以及研究下丘脑-垂体-甲状腺轴的重要指标之一。在诊断甲状腺功能减退和鉴别诊断原发性和继发(下丘脑性或垂体性)甲状腺功能减退等方面是不可缺少的工具。甲状腺功能亢进和甲状腺功能减退治疗时, 其 TSH 可作为疗效的判断指标。此外还可用于观察垂体 TSH 的储备功能, 并可进一步区别下丘脑和垂体的病变。血清 TSH 升高常见于分泌 TSH 的垂体和垂体性甲状腺功能亢进、原发性甲状腺功能亢进、缺碘性地方性甲状腺肿。血清 TSH 降低常见于甲状腺功能亢进, 继发性甲状腺功能减退和临床应用大剂量糖皮质激素。

四、游离三碘甲腺原氨酸

1. 参考区间　3.1 ~ 6.8 pmol/L。
2. 临床意义　游离三碘甲腺原氨酸(free triiodothyronine, FT_3)是诊断甲状腺功能亢进的灵敏指标, 早期或发先兆 Graves 病, FT_3 升高早于游离四碘甲腺原氨酸(freetetraiodothyronine, FT_4), 有助于 Graves 病确诊。自主性甲状腺结节 T_3 分泌较高, 此等病例 FT_4 可以正常, 但常伴有 FT_3 升高, 甲状腺结节患者测定 FT_3 可有助于甲状腺功能的判断。对甲状腺功能低诊断价值不及 FT_4。

五、游离四碘甲腺原氨酸

1. 参考区间　10.5 ~ 23.2 pmol/L。

2.临床意义 血清 FT_4 是甲状腺功能体外试验的灵敏指标,在生理及病理情况下引起 TBG 结合力和浓度改变时,能较准确反映甲状腺的功能,对甲状腺功能减退诊断优于 FT_3。在甲状腺功能亢进早期及随访,或某些疾病引起的低 T_3 综合征等情况,与 FT_3 及 TSH 测定配合,可提高诊断的准确率。

六、甲状腺过氧化物酶

1.参考区间 0～40 IU/ml。

2.临床意义 自身免疫性甲状腺疾病(autoimmune thyroid disease,AITD)包括弥漫性甲状腺肿(Graves 病)、慢性淋巴细胞性甲状腺炎(桥本病)及特发性黏液性水肿等,它们均和自身免疫有关。这类患者体内可存在多种针对甲状腺的自身抗体。AITD 患者用药物治疗前及治疗时 α-甲状腺过氧化物酶(α-thyroid peroxidase,α-TPO)阴性者,停药后复发率高于 α-TPO 阳性者。产后甲状腺炎、萎缩性甲状腺炎 α-TPO 可为阳性。部分结节性甲状腺肿患者 α-TPO 可为阳性。

七、甲状腺球蛋白抗体

1.参考区间 0.0～115 IU/mL。

2.临床意义 慢性淋巴细胞性甲状腺炎:阳性率约为 80%。Graves 病:阳性率约 60%,滴度一般较低,经治疗后滴度下降提示治疗有效。如果滴度持续较高,易发展成黏液性水肿。疑有甲状腺功能减退的患者,测到甲状腺球蛋白抗体(thyroglobulin antibody,TgAb)阳性有助于诊断。甲状腺功能亢进患者若测得 TGAb 阳性且滴度较高,提示抗甲状腺药物治疗效果不佳,且停药后易复发。若用手术或[131]I 治疗,日后发生甲状腺功能减退的可能性大。某些非甲状腺疾病:TGAb 有一定的阳性率,如类风湿疾病、红斑狼疮等。正常人特别是女性和老年人,TGAb 有 2%～10% 的阳性率。

八、甲状腺结合球蛋白

1.参考区间 1.4～78.0 ng/L。

2.临床意义 测定血清甲状腺结合球蛋白常用来排除非甲状腺功能紊乱所引起的 T_3、T_4 变化。

九、促甲状腺受体抗体

1.参考区间 0～1.75 IU/L。

2.临床意义 Graves 病的诊断和甲状腺功能亢进病因的鉴别。

第九节 激素检验

一、雌 二 醇

1.参考区间 男:128.5～239 pmol/L;女:卵泡期 147～209 pmol/L、排卵前夕 1.29～2.63 nmol/L、黄体期 0.55～1.4 nmol/L。

2.临床意义 ①雌二醇(estradiol,E_2)分泌增加见于妇女妊娠期、卵巢颗粒细胞瘤、卵泡细胞瘤、肾上腺皮质瘤、性早熟、男子乳房发育症等。②减少见于先天性卵巢发育不全、性幼稚、垂体性矮小症、垂体前叶功能减退症和绝经期综合征等。

二、泌乳素

1. 参考区间　男:<20 μg/L;女:卵泡期 <23 μg/L、黄体期 5.0~40.0 μg/L、妊娠前3个月 <80 μg/L、妊娠中3个月<160 μg/L、妊娠末3个月<400 μg/L。

2. 临床意义　泌乳素瘤是引起高泌乳素血症的常见病因,也是垂体肿瘤的常见病因之一。下丘脑肿瘤、神经胶质瘤和颅咽管瘤可使泌乳素抑制因子分泌减少,使得泌乳素分泌增加。

三、孕　酮

1. 参考区间　男:0.48~1.53 nmol/L;女:卵泡前期(月经周期的 1~9 d)0.48~3.50 nmol/L、卵泡后期(月经周期的 7~16 d)0.48~13.36 nmol/L、黄体前期(月经周期的 16~24 d)25.12~65.51 nmol/L、黄体后期(月经周期的 22~30 d)3.18~56.92 nmol/L。

2. 临床意义　测定血中孕酮含量主要是了解卵巢有无排卵,在卵泡期孕酮含量很低,排卵后增加,如排卵后孕酮持续升高。则可能为妊娠。对于某些由于黄体功能不全而致的习惯性流产患者,测定其中孕酮,具有一定的诊断价值。

四、睾　酮

1. 参考区间　成年男性 14~25.4 nmol/L,成年女性 1.3~2.8 nmol/L。

2. 临床意义　①含量增高可见于睾丸的良性间质细胞瘤、性早熟、先天性肾上腺增生症、多囊卵巢综合征及部分女性多毛症等。②含量降低可见于原发性睾丸发育不全性幼稚、垂体前叶功能减退、垂体性矮小症、甲状腺功能减退症、皮质增多症及部分男性乳房发育患者。

五、促黄体生成素

1. 参考区间　男性 1.24~8.63 mU/ml;女性:卵泡期 2.12~10.89 mU/ml、排卵期 19.18~103.03 mU/ml、黄体期 1.20~12.86 mU/ml、绝经期 10.87~58.64 mU/ml。

2. 临床意义　血清黄体生成素(luteinizing hormone,LH)降低主要用于鉴别原发性(卵巢性)闭经和继发性(垂体性)闭经,对于男性主要用于鉴别原发性睾丸功能低下和继发性睾丸功能低下。血清 LH 检测可鉴别青春期前儿童真性或假性性早熟。在月经周期中,LH 高峰一经出现,预示24~36 h 卵巢排卵,因此在月经中期监测血清 LH 峰值,可以确定最佳受孕时间。血清 LH 增高见于多囊卵巢综合征(持续性无排卵及雄激素过多等)、特纳(Turner)综合征、原发性性腺功能低下、卵巢功能早衰、卵巢切除后以及更年期综合征或绝经期妇女。长期服用避孕药、使用激素替代治疗后,LH 也可下降。

六、促卵泡激素

1. 参考区间　男:1~7 U/L;女:卵泡期 1~9 U/L、排卵期 6~260 U/L、黄体期 1~9 U/L、绝经期30~118 U/L。

2. 临床意义　①促卵泡激素(follicle-stimulating hormone,FSH)降低见于雌激素和孕酮治疗、继发性性功能减退症、垂体功能减退症、希恩(Sheehan)综合征、多囊卵巢综合征、晚期腺垂体功能减退症等。②促卵泡激素升高则见于睾丸精原细胞瘤、克兰费尔特(Klinefelter)综合征、特纳综合征、原发性闭经、先天性卵巢发育不全、使用肾上腺皮质激素治疗后、原发性生殖功能减退症、卵巢性肥胖、早期腺垂体功能亢进症、巨细胞退行性肺癌等。

七、胰岛素样生长因子结合蛋白-3

1. 参考区间　3.4～7.8 µg/ml。

2. 临床意义　对于是生长激素缺乏导致的矮小还是生长激素受体缺陷所致的矮小具有鉴别意义。

八、血清生长激素

1. 参考区间　0～8.0 ng/ml。

2. 临床意义　血清生长激素测定有助于巨人症、肢端肥大症、遗传性生长激素生成缺陷所致的生长激素缺乏症诊断。

九、胰岛素样生长因子-1

1. 参考区间　116～358 ng/ml。

2. 临床意义　定量检测血清中胰岛素样生长因子-1（insulin like growth factor-1，IGF-1）含量，对生长紊乱评估起辅助作用。

第十节　贫血相关检验

一、促红细胞生成素

1. 参考区间　4.3～29.0 mIU/ml。

2. 临床意义　促红细胞生成素（erythropoietin，EPO）又称红细胞刺激因子、促红素，是一种人体内源性糖蛋白激素，可刺激红细胞生成。

二、叶　酸

1. 参考区间　3.0～17.0 ng/ml。

2. 临床意义　叶酸在蛋白质合成及细胞分裂与生长过程中具有重要作用,对正常红细胞的形成有促进作用。缺乏时可致红细胞中血红蛋白生成减少、细胞成熟受阻,导致巨幼红细胞性贫血。

三、维生素 B_{12}

1. 参考区间　193.0～982.0 pg/ml。

2. 临床意义　是维生素 B_{12} 红细胞生成不可缺少的重要元素,如果严重缺乏,将导致恶性贫血。

第十一节　骨代谢相关标志物检验

一、降 钙 素

1. 参考区间　男:0~8.4 pg/ml;女:0~5 pg/ml。

2. 临床意义　降钙素通过对骨的作用,与甲状旁腺素(parathyroid hormone,PTH)一起起着调节体内钙平衡的作用。

二、总 I 型胶原氨基酸延长肽

1. 参考区间　男:9.06~76.24 ng/ml;女:绝经前 15.13~58.19 ng/ml、绝经后 20.25~76.31 ng/ml。

2. 临床意义　总 I 型胶原氨基酸延长肽是骨形成的一个特异性标志物,用于监测骨质疏松治疗的疗效。

三、甲状旁腺激素

1. 参考区间　12~65 pg/ml。

2. 临床意义　调节脊椎动物体内钙和磷的代谢,促使血钙水平升高、血磷水平下降。

四、25-羟基维生素 D

1. 参考区间　30~40 ng/ml。

2. 临床意义　血液中 25-羟基维生素 D 浓度偏低(维生素 D 缺乏症)可增加患慢性病的风险,包括癌症、自身免疫性疾病或免疫缺陷病或心血管疾病。

五、β-胶原特殊序列

1. 参考区间　男:43.0~783 pg/ml;女:绝经前 30~573 pg/ml、绝经后 113~1 008 pg/ml。

2. 临床意义　β-胶原特殊序列是评价骨重吸收的一个很有价值、可靠的生化指标。

六、骨 钙 素

1. 参考区间　男:14~46 ng/ml;女:绝经前 11~43 ng/ml、绝经后 13~48 ng/ml。

2. 临床意义　骨钙素的变化情况鉴别骨质疏松是高转换型的还是低转换型的。但甲旁亢性骨质疏松症中骨钙素升高明显。

第十二节　其他临床化学检验

一、脂肪酶

1. 参考区间　23~300 U/L。

2. 临床意义　人体脂肪酶(lipase,LPS)主要来源于胰腺。血清 LPS 增高常见于急性胰腺炎及胰腺癌,偶见于慢性胰腺炎。急性胰腺炎时血清淀粉酶增高的时间较短,而血清 LPS 通常可持续 10~15 d。腮腺炎当未累及胰腺时,LPS 通常在正常范围,因而 LPS 对急性胰腺炎的诊断更具有特异性。此外,胆总管结石、胆总管癌、胆管炎、肠梗阻、十二指肠溃疡穿孔、急性胆囊炎、脂肪组织破坏(如骨折、软组织损伤、手术或乳腺癌)、肝炎、肝硬化,有时亦可见增高。吗啡及某些引起 Vater 壶腹收缩的药物可使 LPS 升高。测定十二指肠中 LPS 对诊断儿童囊性纤维化(cystic fibrosis)有帮助,十二指肠液中 LPS 水平过低提示此病存在。

二、胆碱酯酶

1. 参考区间　4 650~12 220 U/L。

2. 临床意义　有机磷是胆碱酯酶(choline esterase,ChE)的强烈抑制剂,测定 ChE 是有机磷中毒的诊断及预后估计的重要指标。许多病理情况,尤其是肝病、恶病质时活力降低,可作为肝实质细胞损害及癌症病程发展的有力指标。饥饿、营养不良及烧伤也降低。

三、淀粉酶

1. 参考区间　30~110 U/L。

2. 临床意义　急性胰腺炎、流行性腮腺炎,血和尿中淀粉酶(amylase,AMY)显著增高。一般认为,在急性胰腺炎发病的 8~12 h 血清 AMS 开始升高,12~24 h 达高峰,2~5 d 下降到正常。如超过 500 U 即有诊断意义,达 350 U 时应怀疑此病。其他如急性阑尾炎、肠梗阻、胰腺癌、胰腺外伤、胆石症、胆囊炎、胆总管阻塞、溃疡病穿孔及吗啡注射后等均可增高,但常低于 500 U。正常人血清中淀粉酶主要由肝脏产生,故减低见于某些肝硬化、肝炎等肝病。尿淀粉酶于起病后 12~24 h 开始增高,下降也比血清 AMS 慢。所以在急性胰腺炎后期测尿淀粉酶更有价值。肾功能严重障碍时,血清 AMS 可增高,而尿 AMS 降低。血清和尿 AMS 同时减低见于各种肝病。

四、酸性磷酸酶

1. 参考区间　0~9 U/L。

2. 临床意义　测定血清酸性磷酸酶(acid phosphatase,ACP)有助于前列腺癌的鉴别诊断。尤其在前列腺癌有骨转移时,血酸性磷酸酶可显著升高。轻度升高见于急性尿潴留或近期做过直肠检查者。

五、甘氨酰脯氨酸二肽氨基肽酶

1. 参考区间　44~116 U/L。

2. 临床意义　原发性肝癌和继发性肝癌患者血清中甘氨酰脯氨酸二肽氨基肽酶(glycylproline

dipeplidyl aminopeplidase,GPDA)活性明显高于慢性肝炎、肝硬化、胆石症、阻塞性黄疸及正常对照组。急性肝炎、慢活肝、肝硬化、阻塞性黄疸等,血清 GPDA 可有不同程度升高,升高幅度不及肝癌患者。但重症肝炎、酒精性肝炎时,血清 GPDA 可高于肝癌患者。血清 GPDA 升高,可以排除肝血管瘤的诊断。

胃癌患者血清 GPDA 明显下降,一般在正常人的 1/2 左右。其他良性胃肠道病变。GPDA 也可有下降。下降幅度较大的为胃溃疡,依次为慢性胃炎和十二指肠球部溃疡。胃癌切除后,患者血清 GPDA 有回升趋势。类风湿性关节炎患者病程在 15 个月以上者,血清 GPDA 活性显著低于健康对照,酶活性与病程长短呈负相关。系统性红斑狼疮患者血清也显著降低,但酶活性与临床表现不相关。急性淋巴细胞性白血病、淋巴肉瘤和霍奇金病患者,血清 GPDA 显著降低。血清 GPDA 测定对鉴别肝脏良恶性病变、监测癌的肝转移和胃癌的检测,均具有意义。药物性肝损害、原发性胆汁性肝硬化引起肝内胆汁淤积者,血清 GPDA 活性升高,临床应用中应予以注意。

六、透 明 质 酸

1. 参考区间　2 ~ 110 ng/ml。

2. 临床意义　透明质酸(hyaluronic acid,HA)是人体基质的重要成分之一,由于主要在肝内代谢,目前已作为反映肝病变程度和肝纤维化程度最敏感、最可靠的指标之一。绝大多数肝病患者血清 HA 增高,并随肝病加重递增,肝硬化明显高于非肝硬化。血清 HA 水平是判断肝病严重程度,鉴别有无肝硬化和预测其发展趋势的良好血清学指标。反映慢性肝病向肝硬化转化过程中肝纤维化的指标中,HA 的诊断价值最佳,Ⅲ型前胶原和层粘连蛋白次之。肝癌患者血清 HA 显著升高,有报道恶性肿瘤患者体液或组织中 HA 水平升高。故 HA 可作为鉴别良、恶性病变的辅助指标。

肾病综合征患者和肾小球肾炎患者 HA 明显升高,慢性肾炎和慢性肾衰竭患者 HA 均显著高于正常对照。HA 水平与肾脏损害程度成正比。观察血清和骨髓液 HA 变化,对鉴别良恶性血液病、判断急性白血病病性及估计预后有意义。结缔组织病患者 HA 显著升高。脑脊液(cerebrospinal fluid,CSF)中 HA 测定有助于脑膜炎的鉴别诊断,浓度由高到低依次为脑囊虫病、病毒性脑膜炎、化脓性脑膜炎、结核性脑膜炎,化脓性脑膜炎与病毒性脑膜炎 CSF-HA 有显著性差异,与结核性脑膜炎也有显著性差异,但结核性脑膜炎与病毒性脑膜炎之间差异不显著。CSF 中 HA 浓度与有核细胞数、蛋白及乳酸浓度呈正相关,与糖及氯化物呈负相关。

七、层粘连蛋白

1. 参考区间　0 ~ 150 pg/mL。

2. 临床意义　血清层粘连蛋白(laminin,LN)水平随肝纤维化程度加重而增高。慢性肝病患者、随门静脉压的增高,血清 LN 亦增高,且二者呈显著正相关。肝硬化患者血清 LN 水平明显高于非肝硬化患者;血清 LN 水平可作为酒精中毒的生化标志。血清 LN 检测对评价慢阻肺、肺心病继发肺间质纤维化和肺组织损伤及预后估计有参考价值;恶性肿瘤患者血清 LN 显著高于正常人及良性炎症患者;糖尿病患者血、尿 LN 水平均显著高于正常对照,并可作为监测糖尿病微血管病变的参考指标。

八、乳 　 酸

1. 参考区间　0.7 ~ 2.1 mmol/L。

2. 临床意义　血乳酸在正常人身体中,是少量存在的。血乳酸的临床意义是非常重要的,它代表了机体的一个循环状态的好坏。因为血乳酸的生成是身体在已经缺氧的状态下,组织、器官细胞氧合减少,从而像三羧酸循环,这个主要的能量代谢过程大大减少,所以就出现了向另外一个方向发展,出现无氧酵解过程,无氧酵解所产生的物质就是乳酸。如果血乳酸增高,代表机体缺血、缺氧状态,也就是循环状态不佳。所以检查血乳酸,对判断机体循环状态的好坏,有非常重要的意义。

九、β-羟丁酸

1. 参考区间　0.031～0.263 mmol/L。

2. 临床意义　糖尿病酮症酸中毒时,葡萄糖氧化作用受到损害,葡萄糖转化速率提高,酮体的生成加速,而利用降低。β-羟丁酸并结合乙酰乙酸的测定,对酮症酸中毒的鉴别诊断很有帮助。

十、同型半胱氨酸

1. 参考区间　5～15 μmol/L。

2. 临床意义　同型半胱氨酸(homocysteine,Hcy)水平与心血管疾病密切相关。血液中 Hcy 增高导致炎症和血管壁斑块形成,造成动脉血管损伤,最终引起心脏血流受阻。高同型半胱氨酸尿症患者由于严重遗传缺陷影响,造成高 Hcy 血症。轻微的遗传缺陷或 B 族维生素营养缺乏会伴随中度或轻度的 Hcy 升高,也会增加心脏病的危险。Hcy 升高还可引起神经管畸形及先天性畸形等出生缺陷类疾病。

十一、葡萄糖-6-磷酸脱氢酶

1. 参考区间　(9.34±1.59)U/gHb(37 ℃)。

2. 临床意义　遗传性葡萄糖-6-磷酸脱氢酶(G6PD)缺乏症是一种遗传性代谢缺陷,为 X 伴性不完全显性遗传,男性发病多于女性。由于 G6PD 缺乏症变异型很多,临床表现差异极大,轻型得可无任何症状,重型者可表现为先天性非球形红细胞溶血性贫血,一般多表现为服用某些药物、蚕豆或在感染后诱发急性溶血,重得可危及生命。

十二、超敏 C 反应蛋白

1. 参考区间　0～3 mg/L。

2. 临床意义　C 反应蛋白(C-reactive protein,CRP)作为急性时相蛋白升高幅度与人体受感染的程度呈正相关。CRP 可用于细菌和病毒感染的鉴别诊断。在表面健康人群中,CRP 的浓度和发生冠心病的危险直接相关。

十三、血　氨

1. 参考区间　2～60 μmol/L。

2. 临床意义　血氨增高常见于各种肝病及其他疾病引起的合并症,当肝功能衰竭时或血液不能正常地流经肝脏时引起血氨增高。高血氨有神经毒,引起肝性脑病。成人血浆测定主要用于肝性脑病的监测和处理。

（李　涛）

参考文献

1　徐克前.临床生物化学检验[M].北京:人民卫生出版社,2014:745-863.

2　何小魁,万晓华,张晓红,等.2 型糖尿病合并高血压患者血清同型半胱氨酸及常用肾功能指标检测分析[J].国际检验医学杂志,2020,41(24):2986-2989.

3　尚白雪,丁家望,汪心安.缺血修饰性白蛋白临床研究进展[J].中国老年学杂志,2019,39(4):981-985.

4　张永选.血清 TPOAb、TGAb、TRAb 水平检测对 Graves 病及桥本甲状腺炎的诊断价值分析[J].四川解剖学杂志,2020,28(3):173-174.

5　张萌萌,张秀珍,邓伟民,等.骨代谢生化指标临床应用专家共识(2020)[J].中国骨质疏松杂志,2020,26(6):781-796.

临床免疫检验

第一节　肝炎标志物检验

一、甲型肝炎病毒抗体

1. 参考区间　阴性。
2. 临床意义　甲型肝炎病毒抗体(抗-HAV)-IgM 是早期诊断甲型肝炎的可靠指标。

二、丙型肝炎病毒抗体

1. 参考区间　阴性。
2. 临床意义　丙型肝炎病毒抗体(抗-HCV)是诊断丙型肝炎的可靠指标。

三、丁型肝炎病毒抗体

1. 参考区间　阴性。
2. 临床意义　抗丁型肝炎病毒抗体(抗-HDV)是诊断丁型肝炎的可靠指标。

四、戊型肝炎病毒抗体

1. 参考区间　阴性。
2. 临床意义　戊型肝炎病毒抗体(抗-HEV)是诊断戊型肝炎的可靠指标。

五、庚型肝炎病毒抗体

1. 参考区间　阴性。
2. 临床意义　庚型肝炎病毒抗体(抗-HGV)是诊断庚型肝炎的可靠指标。

六、乙型肝炎病毒前 S1 抗原

1. 参考区间　阴性。
2. 临床意义　乙型肝炎病毒前 S1 抗原用于乙型肝炎病毒感染的辅助诊断。

七、乙型肝炎病毒前 S2 抗原

1. 参考区间　阴性。
2. 临床意义　乙型肝炎病毒前 S2 抗原用于乙型肝炎病毒感染的辅助诊断。

八、乙型肝炎二对半

乙型肝炎二对半检验见表 163-1。

表 163-1　乙型肝炎二对半检验

项目	HBsAg	HBsAb	HBcAb	HBeAg	HBeAB
急性乙型肝炎	暂时阳性（<6 个月）	恢复期出现和持续阳性	在 HBsAg 出现后阳性恢复期逐渐降低	急性期短暂阳性或测不出	恢复期可阳性
慢性 HBV 携带者	持续阳性（>6 个月）	不能测出	在 HBsAg 出现后阳性，并持续存在	可能阳性	健康携带者阳性慢性肝病者阳性
亚临床型原发性抗体反应	不能测出	于暴露后出现并持续阳性	暂时阳性（<6 个月）低滴度	不能测出	不能测出或可能阳性
亚临床型继发性抗体反应	不能测出	于暴露前常乙阳性于感染后滴度再度上升	于暴露前测不出或阳性但暴露后滴度无影响	不能测出	不能测出或可能阳性

第二节　肿瘤标志物检验

一、糖类抗原 19-9

1. 参考区间　<37.0 U/ml。
2. 临床意义　消化道癌肿患者血清糖类抗原 19-9（carbohydrate antigen 19-9，CA19-9）明显增高；血清 CA19-9 可用于癌性黄疸和其他阻塞性黄疸的鉴别，后者的 CA19-9 一般小于 200 U/L；还有助于鉴别胰腺癌和临床症状极为相似的慢性胰腺炎，前者血清 CA19-9 浓度显著升高，后者则正常。胃癌的阳性率为 25%~60%，结肠癌为 18%~58%，与 CEA 联合检测可提高阳性率。手术切除肿瘤后，CA19-9 在 2~4 周不能降到临界值，提示有可能复发，可考虑第二次手术；若 CA19-9 在术后 2~4 周下降到临界值，提示手术成功，以后可姑息治疗。术后 1~2 个月检测 CA19-9 对肿瘤复发的判断比影像检查早 3~9 个月。

二、癌抗原 12-5

1. 参考区间　<35.0 U/ml。

2. 临床意义　用于卵巢癌的早期诊断,浆液性腺癌患者血清癌抗原 12-5(cancer antigen 12-5,CA12-5)显著增高,黏液性卵巢囊腺癌患者 CA12-5 也升高,但其程度不如浆液性腺癌。卵巢癌术后 CA12-5 下降,并持续<35 U/ml,说明手术成功,患者的存活率长;若术后 CA12-5 不能恢复至正常范围,应考虑到残存肿瘤的可能性;若术后下降后又升高,表明肿瘤复发和转移,CA12-5 水平与癌体大小密切相关。CA12-5 抗原不是卵巢癌特有抗原,在肺癌、子宫颈癌、输卵管癌、子宫癌以及消化系统和其他系统的肿瘤 CA12-5 也可以增高。

三、癌抗原 15-3

1. 参考区间　<23.4 U/ml。

2. 临床意义　乳腺癌患者癌抗原 15-3(cancer antigen 15-3,CA15-3)升高,乳腺癌初期的敏感性为 60%,乳腺癌晚期的敏感性为 80%。CA15-3 对乳腺癌的疗效观察、预后判断,复发和转移的诊断有重要价值。其他恶性肿瘤也有一定的阳性率。如肺癌、结肠癌、胰腺癌、卵巢癌、子宫颈癌、原发性肝癌等。肝脏、胃肠道、肺、乳腺、卵巢等非恶性肿瘤性疾病,阳性率一般<10%。此外,CA15-3 水平增高的乳腺癌患者发生转移的时间较 CA15-3 正常的患者要早许多。据分析研究,乳腺癌患者血清 CA15-3 水平变化与其局部淋巴结及远处转移情况之间存在改变的一致性,尤其是有远处转移灶者,其 CA15-3 表达水平及阳性率均显著增加,所以,CA15-3 具有对乳腺癌转移起监视的作用,如其血清水平持续升高,则应开始或加强化疗、放疗或改用内分泌治疗等。

四、癌 胚 抗 原

1. 参考区间　<6.0 ng/ml。

2. 临床意义　恶性肿瘤,特别是胃肠道恶性肿瘤、肺癌、乳腺癌等患者血清癌胚抗原(carcinoembryonic antigen,CEA)含量可明显增高。血清 CEA 含量增高程度与肿瘤转移有一定的相关性。术后肿瘤若复发,血清 CEA 值降低后可再次升高,如结肠癌、直肠癌,CEA 值降低后逐渐提示局部复发,若快速升高(通常>20 μg/L)表明有肝或骨转移。直肠癌、结肠癌患者 CEA 升高常在临床复发前 1~14 个月出现,另在化疗过程中,因肿瘤组织坏死,可释放出大量的 CEA 致血清含量暂时性明显升高,不可认为疗效不佳,就予注意。CEA 升高也见于肠梗阻、胆道梗阻、尿毒症、胰腺炎、肝硬化、结肠或直肠息肉、溃疡性结肠炎、局部性肠炎和溃疡病。这些患者中 25% 的人血清 CEA 可暂时升高。

五、甲 胎 蛋 白

1. 参考区间　<10.0 ng/ml。

2. 临床意义　甲胎蛋白(alpha fetoprotein,AFP)是诊断肝细胞癌(hepatocellular carcinoma,HCC)或原发性肝癌(primary hepatic carcinoma,PHC)的肿瘤标志物,目前国内的大多医院采用 AFP>400 μg/L,持续 8 周作为 HCC 的诊断标准,AFP 的含量与肿瘤的大小、癌细胞的分化程度有一定的关系。恶性畸胎瘤患者 AFP 和 HCG 同时增高,血清 AFP 降低是卵巢肿瘤完全切除的指征,如 AFP 再度升高,则是复发的标志。13~14 周的羊水 AFP 为 17.8~32.8 μg/L;羊水 AFP 的检测研究发现,90% 以上的胎儿神经管缺损和 100% 的无脑儿羊水 AFP 测定明显高于正常值。羊水中 AFP 升高还可见于肾病综合征、脐膨出、先天食管或十二指肠闭锁等。15 周的孕妇血液中 AFP 为 10~53 μg/L,如孕妇血液中 AFP 升高为正常的 3~20 倍,提示胎盘早期剥离、先兆流产和胎死宫内。

六、总前列腺特异性抗原

1. 参考区间 <4.0 ng/ml。

2. 临床意义 总前列腺特异性抗原(total prostate-specific antigen,tPSA)用于早期诊断前列腺癌,对45岁以上男性每年进行一次血清PSA测定,来对前列腺癌进行早期筛选诊断,以及前列腺癌的分期和预后监测。

七、游离前列腺特异性抗原

1. 参考区间 <0.77 ng/ml。

2. 临床意义 若血清tPSA和游离前列腺特异性抗原(free prostate-specific antigen,fPSA)升高,而fPSA/tPSA降低,则考虑诊断前列腺癌,以此来提高诊断的特异性和正确性。前列腺炎、前列腺肥大、肾炎、前列腺息肉和泌尿生殖系统的疾病也可见血清tPSA和fPSA轻度升高。单独使用tPSA或fPSA诊断前列腺癌时,并不能排除前列腺良性疾病影响。

八、复合前列腺特异抗原

1. 参考区间 0~4 μg/L。

2. 临床意义 当PSA升高时,同时测定复合前列腺特异抗原(complex prostate-specific antigen,cPSA)可以鉴别恶性和良性肿瘤,在前列腺癌患者中PSA增高以cPSA为主要存在形式。

九、神经元特异性烯醇化酶

1. 参考区间 <16.3 ng/ml。

2. 临床意义 神经元特异性烯醇化酶(neuron specific enolase,NSE)是参与糖酵解途径的烯醇化酶中的一种,存在于神经组织和神经内分泌组织中。NSE在脑组织细胞的活性最高,外周神经和神经分泌组织的活性水平居中,最低值见于非神经组织、血清和脊髓液。它被发现在与神经内分泌组织起源有关的肿瘤中,特别是小细胞肺癌(small cell lung carcinoma,SCLC)中有过量的NSE表达,导致血清中NSE明显升高。

十、鳞状细胞癌相关抗原

1. 参考区间 <1.5 ng/ml。

2. 临床意义 血清鳞状细胞癌相关抗原(squamous cell carcinoma antigen,SCCA)测定对各种鳞状上皮细胞癌的诊断均有很高的特异性,是外阴、阴道和宫颈鳞状上皮细胞癌的有效和敏感的标记物。对外阴及阴道的原发癌,敏感性40%~50%;对原发性子宫颈鳞癌,诊断敏感性可达50%~70%;对复发癌诊断的敏感性可达65%~85%。宫颈癌患者血清SCCA浓度高低与临床期别呈正相关,SCCA水平的升降与疾病进展或好转相致。动态监测血清SCCA水平可作为宫颈癌病情监测的一个指标,宫颈癌患者治疗后血清SCCA水平再次上升,或治疗前血清SCCA阴性,治疗后SCCA反呈阳性反应时应考虑为癌瘤复发,且血清SCCA水平升高较临床出现复发迹象或影像学提示肿瘤复发为早。

十一、铁 蛋 白

1. 参考区间 男:28~365 ng/ml;女:5.0~148.0 ng/ml。

2.临床意义　血清铁蛋白(ferritin,SF)是体内含铁最丰富的一种蛋白质。肝、脾、红骨髓及肠黏膜是铁储备的主要场所,约占全身总铁的66%。测定血清铁蛋白是判断体内铁储量的重要指标。在诊断缺铁性贫血、铁负荷过度、营养状况调查等方面都有重要意义。铁蛋白作为一种肿瘤标志物,主要在肝癌、肺癌和胰腺癌时中度升高。

十二、胃蛋白酶原Ⅰ

1.参考区间　67~200 ng/ml。

2.临床意义　胃蛋白酶原Ⅰ(pepsinogenⅠ,PGⅠ)是检测胃泌酸腺细胞功能的指标,胃酸分泌增多PGI升高,分泌减少或胃黏膜腺体萎缩PGI降低。

十三、胃蛋白酶原Ⅱ

1.参考区间　0~15 ng/ml。

2.临床意义　胃蛋白酶原Ⅱ(pepsinogenⅡ,PGⅡ)与胃底黏膜病变的相关性较大(相对于胃窦黏膜),其升高与胃底腺管萎缩、胃上皮化生或假幽门腺化生、异型增殖有关;PGⅠ/Ⅱ比值进行性降低与胃黏膜萎缩进展相关。因此,联合测定PGⅠ和PGⅡ比值可起到胃底腺黏膜"血清学活检"的作用。

十四、非小细胞肺癌相关抗原

1.参考区间　<2.08 ng/ml。

2.临床意义　监测非小细胞肺癌的病程和预后。血中非小细胞肺癌相关抗原水平显著升高提示肿瘤的晚期或预后差;如果对非小细胞肺癌的治疗效果好,其水平会很快下降或恢复到正常水平,如值不变或轻度降低提示肿瘤未完全去除或有多发性肿块存在。

十五、人绒毛膜促性腺激素

1.参考区间　女:非怀孕<5.0 mIU/ml、早孕5.0~25.0 mIU/ml、妊娠201~225 000 mIU/ml。

2.临床意义　血人绒毛膜促性腺激素(human chorionic gonadotropin,hCG)值可作为宫内妊娠、异位妊娠和妊娠失败、绒癌的判断指标。

十六、人附睾蛋白4

1.参考区间　女:绝经前<70.0 pmol/ml;绝经后<140.0 pmol/ml。

2.临床意义　人附睾蛋白4(human epididymal protein 4,HE4)是女性卵巢癌的肿瘤细胞表面抗原。虽然CA12-5被广泛应用于卵巢癌检测的临床诊断,然而研究表明HE4比CA12-5在卵巢癌的早期诊断中更有优势,尤其是对于患良性卵巢癌的患者,HE4是目前卵巢癌诊断敏感性最高的肿瘤标志物。

十七、血清100蛋白

1.参考区间　≤0.105 μg/L。

2.临床意义　恶性黑色素瘤患者血清100蛋白(serum 100 protein,S100)浓度会升高连续检测有助于疗效评估,多种类型的大脑损伤,脑脊液中的S100浓度升高,并释放到血液中。

第三节　优生优育检验

一、抗风疹病毒抗体

1. 参考区间　阴性。

2. 临床意义　风疹多发于学龄儿童和青少年。80%以上人群为此病毒抗体阳性。感染病毒后2~3周抗体滴度明显升高,以后逐渐下降至一定水平,并维持很长时期,甚至终生。风疹临床表现较轻,一般不产生严重后果,但孕妇感染后病毒随血流传给胎儿,可使胎儿发育不良或宫内死亡。分娩后约有20%新生儿于1年内死亡,幸存者也有失明、聋哑或智力障碍等可能后果,故检测抗体对优生有积极意义。

二、人抗巨细胞病毒抗体

1. 参考区间　阴性。

2. 临床意义　人群感染巨细胞病毒(cytomegalovirus,CMV)十分普遍,但多呈亚临床隐性和潜伏感染,当被感染者免疫力低下或妊娠、接受免疫抑制剂治疗、器官移植、患肿瘤时,可激活病毒导致临床症状。据报道60%~90%成人可检出IgG类CMV抗体,而血清中抗CMV IgM和IgA是病毒复制和早期感染的标志。

三、抗单纯疱疹病毒抗体

1. 参考区间　阴性。

2. 临床意义　人群中感染单纯疱疹病毒(herpes simplex virus,HSV)占20%~40%。该病毒分两个亚型,HSV1主要感染生殖道,HSV2以非生殖道感染为主。初次感染后4~8 d体内可检出抗体。

四、抗弓形体抗体

1. 参考区间　阴性。

2. 临床意义　在妊娠早中期发生感染,可引起流产、死胎或畸形(如颅内钙化、小头畸形、脑积水)、胎儿宫内发育迟缓;在妊娠晚期感染,胎儿发育可以正常,但可有早产,或出生数月或数年后才逐渐出现症状,如视网膜脉络膜炎、视力障碍、癫痫、精神发育障碍。

五、孕中期唐氏综合征筛查

1. 参考区间　唐氏综合征风险率<1/270,神经管缺陷风险(MOM临界值)<2.5,18三体综合<1/350。

2. 临床意义　该检测通过测定孕中期孕妇血清中生化指标:AFP、HCG和游离雌三醇(uncojugated estriol,uE$_3$)的含量,结合孕妇的年龄、体重等因素来计算胎儿罹患唐氏综合征、神经管缺陷和18三体综合征此3种先天性疾病的风险。其项目的报告结果只是对胎儿患该先天疾病风险的评估,不是诊断。

第四节　风湿系列检验

一、抗链球菌溶血素 O

1. 参考区间　<116 U/ml。

2. 临床意义　链球菌所致感染是人类最常见的感染性疾病,对人致病者 90% 属于 A 族溶血性链球菌(简称 A 链)。急性 A 链感染主要引起上呼吸道炎症(咽炎或扁桃体炎)或皮肤感染。更重要的是,A 链感染后的免疫反应可致风湿热、肾小球肾炎等疾病。IgM 类抗链球菌溶血素 O(antistreptolysin O,ASO) 多见于链球菌感染的急性期,IgG 类 ASO 多见于恢复期。

二、类风湿因子

1. 参考区间　<25 U/ml。

2. 临床意义　类风湿因子(rheumatoid factor,RF)是一种以变性 IgG 为靶细胞抗原的自身抗体。类风湿性关节炎(RA)患者和约 50% 的健康人体内都存在有产生 RF 的 B 细胞克隆,在变性 IgG(或与抗原结合的 IgG)或 EB 病毒直接作用下,可大量合成 RF。RF 有 IgG、IgM、IgA、IgD、IgE 5 类。IgM 类 RF 含量与 RA 的活动性无密切关系;IgG 类 RF 患者的滑膜炎、血管炎和关节外症状密切相关;IgA 类 RF 临床见于 RA、硬皮病、费尔蒂(Felty)综合征和 SLE,是 RA 临床活动的一个指标。IgD 类 RF 研究甚少;IgE 类 RF 除 RA 患者外也见于 Felty 综合征和青年型 RA。

三、C 反应蛋白

1. 参考区间　<8 mg/L。

2. 临床意义　在各种急性和慢性感染、组织损伤、恶性肿瘤、心肌梗死、手术创伤、放射线损伤等时升高。

四、抗环瓜氨酸肽抗体

1. 参考区间　<5 IU/ml。

2. 临床意义　抗环瓜氨酸肽抗体是以合成的环化瓜氨酸多肽为抗原的自身抗体,对类风湿性关节炎(rheumatoid arthritis,RA)具有较高的敏感性和特异性,是 RA 早期诊断的一个高度特异指标。

第五节　免疫球蛋白和补体检测

一、免疫球蛋白 A

1. 参考区间　0.7~4.0 g/L。

2. 临床意义　增高见于免疫球蛋白 A(immunoglobulin A,IgA)型多发性骨髓瘤、类风湿性关节炎、系统性红斑狼疮、肝硬化、湿疹、血小板减少及某些感染性疾病时;降低常见于自身免疫病、输血反应、原发性无丙种球蛋白血症,继发性免疫缺陷及吸收不良综合征。

二、免疫球蛋白 G

1. 参考区间　7~15 g/L。
2. 临床意义　增高常见于免疫球蛋白 G(immunoglobulin G,IgG)型多发性骨髓瘤、类风湿性关节炎、系统性红斑狼疮、黑热病、慢性肝炎活动期及某些感染性疾病。降低常见于肾病综合征、自身免疫病、原发性无丙种球蛋白血症,继发性免疫缺陷及某些肿瘤。

三、免疫球蛋白 M

1. 参考区间　0.4~2.6 g/L。
2. 临床意义　免疫球蛋白 M(immunoglobulin M,IgM)增高见于类风湿性关节炎、巨球蛋白血症、系统性红斑狼疮、黑热病、肝病及某些感染性疾病;降低常见于原发性无丙种球蛋白血症,继发性免疫缺陷。

四、免疫球蛋白 E

1. 参考区间　0~300 IU/ml。
2. 临床意义　免疫球蛋白 E(immunoglobulin E,IgE)增高常见于过敏性疾病。

五、补体成分 3

1. 参考区间　0.88~2.01 g/L。
2. 临床意义　在急性炎症、传染病早期、肝癌、组织损伤时补体成分 3(C3)增高;在肾小球肾炎、活动性红斑狼疮、溶血性贫血、肝脏疾病、类风湿性关节炎等疾病时则会降低。

六、补体成分 4

1. 参考区间　0.16~0.47 g/L。
2. 临床意义　很多疾病血清补体成分 4(C4)含量可因合成增加而升高,如风湿热的急性期、结节性动脉周围炎、皮肤炎、心肌梗死、伤风、赖特(Reiter)综合征和各种类型的多关节炎等,可能是一种急性时相反应。C4 含量降低与 C4 的遗传缺陷,合成减少,消耗增加有关。遗传性 C4 低下常见于自身免疫性慢活肝、系统性红斑狼疮(SLE)、胰岛素依赖型糖尿病、多发性硬化、类风湿性关节炎、良性复发性血尿、IgA 肾病、过敏性紫癜(又称 Henoch-Schonlein 紫癜)、亚急性硬化性全脑炎、IgA 遗传性缺乏症、麻风病等多种疾病。SLE、慢性肝炎等自身免疫病活动期时,补体经两条途径激活,C4 水平常显著降低。尤其是 SLE,C4 的降低常早于其他补体成分,回升则晚于其他成分。另外 C4 还可鉴别狼疮性肾炎和非狼疮性肾炎,前者 C4 降低,而后者多数正常。脑脊液中 C4 含量测定有助于神经系统狼疮的诊断和观察。

第六节　自身免疫疾病相关检测

一、过敏原检测

1. 参考区间　阴性。
2. 临床意义　过敏原主要检测由 IgE 介导的 I 型超敏反应的常见吸入性和食入性致敏物质。

二、抗核抗体谱

1. 参考区间　阴性。
2. 临床意义　抗核抗体谱实际是抗核抗体广义的一组各有不同临床意义的自身抗体。

抗 U1-nRNP 抗体：是混合性结缔组织病（mixed connective tissue disease，MCTD，夏普综合征）的标志，抗体效价与疾病活动性相关。抗 U1-nRNP 抗体可在多种风湿病中存在，并不具有特异性，在系统性红斑狼疮患者中可检出抗 U1-nRNP 抗体，但几乎总伴有抗 Sm 抗体。在系统性硬化中约 14% 阳性，原发干燥综合征 12% 阳性，在肌炎患者中约 15% 阳性。在抗 U1-nRNP 抗体阳性的 MCTD 或 SLE 患者中，常与肌炎、食管蠕动功能低下、雷诺征、关节痛、指硬化和肺间质病变症状密切相关，而肾炎发生率较低。

抗 SmD1 抗体：是系统性红斑狼疮的特异性标志，与抗 dsDNA 抗体一起，是系统性红斑狼疮的诊断指标，但阳性率仅为 5%～10%。对早期不典型 SLE 或经治疗缓解后的 SLE 回顾性诊断有很大帮助。

抗 SS-A：抗体最常见于干燥综合征，其次是系统性红斑狼疮和原发性胆汁性肝硬化，偶见于慢性活动性肝炎。此外，在 100% 的新生儿红斑狼疮中可出现抗 SS-A 抗体。该抗体可经胎盘传给胎儿引起炎症反应和新生儿先天性心脏传导阻滞。

抗 SS-A（Ro52）抗体：在自身免疫性疾病中是一个非特异性指标，与多种自身免疫性疾病都有相关性，在很多疾病处于稳定期、控制好的情况下会显示阴性；如果阳性会提示复发或者优先于其他预警指标，能起到预防提示作用。此指标合并其他指标阳性，常会提示预后不好。

抗 SS-B 抗体：几乎仅见于干燥综合征和部分系统性红斑狼疮患者中，在干燥综合征中抗 SS-A 抗体和抗 SS-B 抗体常同时出现。

抗 Scl-70 抗体：见于 25%～75% 的进行性系统性硬化症（弥散型）患者中，因实验方法和疾病活动性而异。在局限型硬化症中不出现。

抗 Jo-1 抗体：见于多肌炎，阳性率为 25%～35%。常与合并肺间质纤维化相关。

抗 PM-Scl 抗体：在 50%～70% 的所谓的重叠综合征患者中可检出这些抗体，在这些患者中可合并出现多肌炎（PM）、皮肌炎（DM）和进行性系统性硬化症（Scl）。抗 PM-Scl 抗体在进行性系统性硬化症（弥散型）中的阳性率为 3%，在多肌炎和皮肌炎中的阳性率为 8%。

抗着丝点抗体：与局限型进行性系统性硬化症（CREST 综合征：钙质沉着、Raynaud 病、食管功能障碍、指硬皮病、远端血管扩张）有关，阳性率为 70%～90%。

抗 PCNA 抗体：对系统性红斑狼疮具有很高的特异性，但其阳性率仅为 3%。

抗 dsDNA 抗体：对系统性红斑狼疮具有很高的特异性。除抗 Sm 抗体外，抗 dsDNA 抗体也可作为该病的一个血清学指标，阳性率为 40%～90%。

抗核小体抗体：改良的核小体制品纯度高，经电泳证实只含有核小体单体，不含 H1、Scl-70、其他非组蛋白和残留的染色质 DNA 成分。用该试剂进行检测时，抗核小体抗体对 SLE 的特异性几乎为 100%，与健康献血员或硬化症、干燥综合征和多肌炎患者血清不反应。

抗一种或几种组蛋白抗体或抗 H2A-H2B 复合物抗体：在药物（普鲁卡因胺、肼酞嗪以及其他药物）

诱导的红斑狼疮中比较常见(阳性率为95%)。另外,30%~70%的系统性红斑狼疮和15%~50%的类风湿性关节炎患者中也可检出抗组蛋白抗体。

抗核糖体P蛋白抗体:抗核糖体P蛋白抗体(anti-ribosomal P-protein autoantibody,ARPA)是系统性红斑狼疮的特异性标志。SLE的活动性与ARPA的效价不具有相关性,对于有中枢神经系统症状、肾炎或肝炎的SLE患者,ARPA的阳性率与整个SLE人群基本相同。在其他有SLE症状的患者中也可检出ARPA。

抗M2抗体:高效价的抗M2抗体是原发性胆汁性肝硬化的标志,丙酮酸脱氢酶复合物的酶E2和蛋白X为主要的靶抗原。另外,在其他慢性肝脏疾病(30%)和进行性系统性硬化症(7%~25%)中也可检出抗M2抗体,但主要为低效价。抗M2抗体阳性的进行性系统性硬化症患者,很可能临床重叠有原发性胆汁性肝硬化。

抗Mi2抗体:在10%~15%的急性皮肌炎患者中检测到,诊断特异性>96%。

抗Ku抗体:可见于1%~7%的肌炎患者。许多自身免疫疾病发现有Ku抗体,包括多发性肌炎、狼疮及硬皮病。抗Ku抗体检测阳性可以提示有肌炎的高度危险。

三、抗双链 DNA

1. 参考区间　阴性。

2. 临床意义　抗双链DNA抗体是抗DNA抗体中的一种,是系统性红斑狼疮(SLE)的血清学标志物,而且是临床上最常进行的一项实验室检测指标。SLE是一种常见的慢性自身免疫性疾病,其发病原因和机制尚未明确,通常认为,是由于细胞和体液免疫紊乱,机体正常的免疫耐受性受损,导致对自身组织产生免疫反应而出现组织损害。抗dsDNA抗体主要出现于SLE患者的血清中,对SLE患者的组织器官损伤有致病作用。

四、抗中性粒细胞胞质抗体

1. 参考区间　阴性。

2. 临床意义　抗中性粒细胞胞质抗体(antineutrophil cytoplasmic antibody,ANCA)是存在于血液中的一种自身抗体,当中性粒细胞受抗原刺激后,胞质中的α-颗粒释放蛋白酶-3、髓过氧化物酶物质及白细胞抗原生成,刺激机体而产生ANCA,现已证实该抗体是一组系统性坏死性血管炎的血清标志抗体,对血管炎的诊断、分类、鉴别诊断以及预后评估都具有十分重要的意义。

五、抗肾小球基底膜抗体

1. 参考区间　阴性。

2. 临床意义　抗肾小球基底膜抗体阳性患者占自身免疫性肾炎的5%,在肾小球性肾炎、咯血综合征患者中有80%的阳性检出率,半月体形成性肾小球肾炎患者中有20%~70%的阳性检出率,也可在增殖性肾炎中检出。

六、抗 RA33 抗体

1. 参考区间　阴性。

2. 临床意义　抗RA33抗体是类风湿性关节炎患者血清中的一种自身抗体。靶抗原(RA33抗原)为一种异质性核糖核蛋白(hnRNP)的核心蛋白A2,其能参与核蛋白剪接体的形成,该抗体为核抗原抗体。类风湿性关节炎(RA)患者在病程开始时产生的自身抗体限制性较强,只针对hnRNP,故可在早期RA患者血清中即出现抗RA33抗体,因此抗RA33对RA早期诊断有较好价值。抗RA33抗体在RA发病早期即可出现,适用于早期 RA 的筛查,是诊断 RA 的有效血清学指标,其对早期的 RA 患者尤其是当不典型 RA(RF 阴性)时有重要的诊断价值。抗 RA33 除在 RA 患者中呈阳性外,在系统性红斑狼疮(SLE)和混合性结缔组织病(MCTD)等非 RA 弥漫性结缔组织病中亦有一定阳性率。

七、抗 α-胞衬蛋白

1. 参考区间   阴性。

2. 临床意义   抗 α-胞衬蛋白抗体可出现于原发性干燥综合征(primary Sjögren syndrome,PSS)、继发性干燥综合征(secondary Sjögren syndrome,SSS)、其他结缔组织病患者中,阳性率分别约为 60%、37%、35%,在 SS 患者的特异性为 79.4%,表明抗 α-胞衬蛋白抗体对于 PSS 或 SSS 的诊断有一定意义。且研究表明抗 α-胞衬蛋白抗体与 PSS 或 SSS 患者临床表现、其他自身抗体无明显相关性,可能与患者的病情活动有关。

八、抗内皮细胞抗体

1. 参考区间   阴性。

2. 临床意义   抗内皮细胞抗体与系统性红斑狼疮患者多数临床症状无关,与血管炎及狼疮性肾炎显著相关,且多见于狼疮性肾炎活动期,故可将抗内皮细胞抗体视为活动性狼疮性肾炎的标志之一。

九、抗角蛋白抗体

1. 参考区间   阴性。

2. 临床意义   抗角蛋白抗体可用于类风湿性关节炎早期诊断。

第七节   细菌和真菌抗原抗体检测

一、降 钙 素 原

1. 参考区间   0 ~ 0.25 ng/ml。

2. 临床意义   降钙素原(procalcitonin,PCT)是无激素活性的降钙素前肽物质。在健康人体内含量极少,血液中几乎不能被检测到(<0.1 ng/ml)。而在病理状态下,各组织器官几乎都能分泌 PCT,其生成过程受细菌毒素和炎症细胞因子的多种因素的调节。当严重细菌、真菌、寄生虫感染以及脓毒症和多脏器功能衰竭时它在血浆中的水平升高。自身免疫、过敏和病毒感染时 PCT 不会升高。局部有限的细菌感染、轻微的感染和慢性炎症不会导致其升高。细菌内毒素在诱导过程中担任了至关重要的作用。当发生严重细菌感染和脓毒症时,血浆 PCT 异常升高,2 h 即可检测到,6 h 急剧上升,8 ~ 24 h 维持高水平,半衰期为 22 ~ 29 h。PCT 在体内外稳当性好,不易被降解,PCT 的检测不受临床用药的影响。

二、A 族链球菌抗原检测

1. 参考区间   阴性。

2. 临床意义   A 型链球菌主要通过咽喉部或者伤口进入人体,在人体内迅速繁殖,迅速产生多种大量的毒素,侵蚀肌肉和身体组织,引起坏死性结膜炎、猩红热、丹毒、新生儿败血症、脑膜炎、多器官功能衰竭等。早期的症状跟流感症状相似,出现发热、肌肉酸痛、咽喉疼痛等。患者皮肤伤口会越来越痛,体温逐渐升高,肌肉和身体部位受到破坏,血压可能会下降,引起休克,影响血液循环,进一步使身体组织缺血坏死。A 族链球菌抗原检测阳性提示有感染 A 族链球菌,可使用青霉素、头孢类抗生素抗感染治疗。

三、肺炎链球菌抗原检测

1. 参考区间　阴性。
2. 临床意义　用于检测肺炎患者尿液和脑膜炎患者脑脊液中的肺炎链球菌抗原。

四、无乳链球菌抗原检测

1. 参考区间　阴性。
2. 临床意义　B 族链球菌学名无乳链球菌,为兼性厌氧的革兰氏阳性链球菌,正常寄居于阴道和直肠,属于机会致病菌,是造成孕妇产褥期脓毒血症和新生儿脑膜炎的一个重要原因。

五、真菌 β-D-葡聚糖试验

1. 参考区间　0 ~ 60 pg/mL。
2. 临床意义　真菌 β-D-葡聚糖试验简称 G-试验,当机体吞噬细胞吞噬真菌后,能持续释放其真菌细胞壁成分 1,3-β-D-葡聚糖,使血液及体液中含量增高(浅部真菌感染无类似现象)。1,3-β-D-葡聚糖可特异性激活鲎(Limulus)变形细胞裂解物中的 G 因子,引起裂解物凝固,故称 G-试验。适用于除隐球菌和接合菌(包括毛霉菌、根霉菌等)外的所有深部真菌感染的早期诊断,尤其是念珠菌和曲霉菌,但不能确定菌种。

六、真菌半乳甘露聚糖抗原试验

1. 参考区间　指数 I 值<0.5。
2. 临床意义　半乳甘露聚糖抗原(galactomannan antigen,GM)试验检测的是半乳甘露聚糖,主要适于侵袭性曲霉菌感染的早期诊断。曲霉菌特有的细胞壁多糖成分是 β(1-5)呋喃半乳糖残基,菌丝生长时,半乳甘露聚糖从薄弱的菌丝顶端释放,是最早释放的抗原。GM 释放量与菌量成正比,可以反映感染程度。连续检测 GM 可作为治疗疗效的监测。

七、隐球菌荚膜抗原检验

1. 参考区间　阴性。
2. 临床意义　荚膜多糖是新型隐球菌特有的分泌物,其分子组成与结构区别于其他真菌和细菌,是隐球菌存在的直接证据。在感染的初期,荚膜多糖就能够在血清、脑脊液、肺泡灌洗液和尿液中被检测到,可作为隐球菌病早期诊断的标志物。随着病情的发展,荚膜多糖的含量会随之发生变化,可作为病情监测的指标。荚膜多糖抗原检测快速、简便,脑脊液和血清样本抗原检测的敏感性可达到 97% 和 87%,能实现早期快速诊断。

八、肥 达 试 验

1. 参考区间　O <1:80;H <1:160。
2. 临床意义　伤寒和副伤寒是由沙门菌属中的伤寒杆菌和副伤寒甲、乙、丙杆菌引起的急性肠道传染病。伤寒和副伤寒杆菌的菌体和鞭毛抗原可引起机体产生抗体。这是肥达试验的依据。

第八节　梅毒螺旋体病的血清学检验

梅毒是由苍白螺旋体(treponema pallidum)引起的一性病,主要通过性接触传播,人是唯一的传染源。梅毒螺旋体能通过胎盘进入胎儿体内,也可引起先天性梅毒。人体感染梅毒螺旋体后,除产生特异性的抗梅毒螺旋体抗体外,受损的宿主细胞可释放出一种具抗原性的类脂质,能刺激机体产生抗类脂质的抗体即反应素,属 IgG、IgM。梅毒的血清学检查分两类:一类为非梅毒螺旋体抗原试验,另一类为梅毒螺旋体抗原试验。

一、不加热(灭能)血清反应素试验

1. 参考区间　阴性。

2. 临床意义　该试验敏感性很高,而特异性较差,可作为梅毒的辅助诊断,分析结果必须紧密结合临床。已知病史或有梅毒体征者,本试验阳性即可证实为梅毒患者。如为阴性,可于 2～4 周后复查。病史不详或无体征者,初试效价>4,2～4 周后复试,效价上升≥4 倍,或初试、复试均为高效价,可作为梅毒的诊断依据。感染后 30 年未治疗的晚期梅毒患者,约 50% 本试验阴性。由于该方法检测的是属于心磷脂抗原诱生的抗体。而心磷脂是组织被螺旋体损伤时释放的一种物质。故该法可出现生物学假阳性(biological false positive,BFP),分为两组:①急性 BFP 抗体效价一般不超过 1∶8,在数周至 6 个月内转阴性。此种发生率极低。多见于急性感染,如肺炎、亚急性心内膜炎、风疹、水痘等。②慢性 BFP 血清反应素(unheated serum reagin,USR)阳性能持续数月或数年甚至终身。如麻风和药物成瘾者阳性可达 20%。有报告称慢性 BFP 见于多种自身抗体存在的胶原病和自身免疫性疾病。常见的有 SLE、类风湿性关节炎、风湿性心脏病、麻风、肝硬化、自身免疫性溶血性贫血、多发性结节性动脉炎、桥本甲状腺炎伴甲状腺毒症、干燥综合征、慢性肾炎和系统性硬化症等。

二、梅毒螺旋体血凝试验

1. 参考区间　阴性。

2. 临床意义　该试验特异性强,可用作证实试验。但本试验仍难将梅毒螺旋体与其他致病螺旋体相区别。故作梅毒诊断尚需结合临床症状。还有麻风、传染性单核细胞增多症及某些结缔组织病变也可能导致 BFP。甚至健康人群也可能有小于 1% 的 BFP。原因不详,可能与潜伏的疾病有关。

USR 与梅毒螺旋体血凝试验(treponema pallidum hemagglutination assay,TPHA)结果关联解释:①USR(-)TPHA(-):非梅毒或刚感染梅毒,数周内复查。②USR(+)TPHA(+):梅毒或 BFP。③USR(-)TPHA(+):梅毒治疗后或感染后历时甚久或 BFP。④USR(+)TPHA(-):梅毒感染初期或 BFP。

(黄微微)

参考文献

1　陈侃.血清中胃泌素-17、胃蛋白酶原 I 和胃蛋白酶原 II 与胃癌的相关性分析[J].赣南医学院学报,2020,40(8):776-779.

2　秦文燕,廖杰,陈博.不同肿瘤标志物对肺恶性肿瘤的诊断及鉴别诊断价值[J].广西医学,2018,40

（17）:1955-1957.

3　李文先,杜莉,李旻明,等.2011-2018 年上海市唐氏综合征发生率和流行病学特征［J］.中华疾病控制杂志,2020,24（9）:1083-1086.

4　刘鉴达,周燕.自身抗核抗体谱检测与干燥综合征的相关性分析［J］.国际检验医学杂志,2019,40（15）:1853-1856.

5　武永康,张乃丹,翟建昭.自身抗体检测现状及展望［J］.国际检验医学杂志,2019,40（11）:1368-1373.

第 164 章

分子生物学检验

一、乙型肝炎病毒 DNA 定量检测

1. 参考区间　<100 IU/ml 或 1×10E3 copies/ml。

2. 临床意义　HBV-DNA 定量检测对于判断病毒复制程度、传染性大小、抗病毒药物疗效等有重要意义。诊断方面：HBV-DNA 是 HBV 存在最直接的依据、是 HBV 复制的标志、是患者具有传染性的标志。对血清学标志起补充诊断作用：①HBeAg(−)/抗-HBe(+)乙型肝炎(前 C 区变异)；②HBsAg(−)乙型肝炎(S 区变异)；③低水平感染、如单项抗-HBc(+)乙型肝炎。治疗方面：作为用药指征、是决定是否用抗病毒药的重要因素。一般情况下，HBV-DNA 低载量的患者，抗病毒药的疗效较好，HBV-DNA 是目前判断乙型肝炎抗病毒药物疗效最敏感的指标。

二、乙型肝炎病毒耐药突变位点检测

1. 参考区间　敏感。

2. 临床意义　作为常规抗病毒治疗的核苷(酸)类似药物，拉米夫定(LAM)和阿德福韦酯(ADV)等能够有效抑制 HBV 的复制，然而长期使用会导致耐药的发生，使治疗效果明显下降。随着分子生物学的快速发展，越来越多的分子生物学技术用于 HBV 的基因分析，从而为乙型肝炎患者的抗病毒治疗提供科学的依据。尽早检测 HBV 变异，准确判断拉米夫定和阿德福韦酯等治疗后耐药，指导个性化用药，对于提高乙型肝炎治疗成功率具有很重要的价值。

三、丙型肝炎病毒 RNA 定量检测

1. 参考区间　<50 IU/ml。

2. 临床意义　血清中 HCV RNA 出现较抗-HCV 为早，一些 HCV 感染者抗 HCV 尚未阳转时，其血清中已可测到 HCV RNA。HCV RNA 阳性，说明病毒在体内复制。HCV RNA 阴转，说明病毒被清除。抗-HCV 和 HCV RNA 检测结果可出现以下四种模式：

HCV RNA 及抗-HCV 均为阳性并伴近期 ALT 升高存在以下 3 种可能：①结合近期高危暴露史，考虑是否为急性 HCV 感染；②慢性 HCV 感染急性加重；③合并其他病原体导致急性肝炎的慢性 HCV 感染；抗-HCV 阳性而 HCV RNA 阴性提示：①HCV 感染痊愈；②急性 HCV 感染后 HCV RNA 的清除期；③假阳性或假阴性结果；此时，建议 4~6 个月后再行 HCV RNA 检测以明确诊断；抗 HCV 阴性而 HCV RNA 阳

性,提示为抗体产生之前的急性感染早期或免疫抑制患者慢性 HCV 感染,也有可能为 HCV RNA 假阳性结果,建议 4~6 个月后复查抗 HCV 和 HCV RNA;患者 ALT 升高而抗 HCV 及 HCV RNA 均为阴性,考虑可除外急性或慢性丙型肝炎诊断。推荐 4~6 个月后复查抗-HCV。需要说明的是,抗-HCV 和 HCV RNA 不能用于确定疾病的严重性,也不能用于预测疾病的预后和进展。

四、结核分枝杆菌 DNA 定量检测

1. 参考区间　<1 000 IU/ml。

2. 临床意义　结核分枝杆菌在体外培养周期长,阳性检出率不高,因此对临床的早期诊断和确定药物治疗都带来一定的困难,应用聚合酶链反应(PCR)技术检测结核分枝杆菌,能明显提高结核分枝杆菌的检出率和检出特异性,有利于临床即时治疗。标本采自患者的痰、支气管分泌物、脑脊液、心包积液、胸腔积液、胸腹水等。阳性见于各种结核病。

五、人巨细胞病毒 DNA 定量检测

1. 参考区间　<400 IU/ml。

2. 临床意义　为人巨细胞病毒(human cytomegalic virus,HCMV)感染的早期诊断和鉴别诊断提供分子病原学依据,定量检测血液 HCMV,有助于 HCMV 感染者抗病毒治疗的疗效观察,孕妇在孕期感染 HCMV 易致胎儿畸形。

六、EB 病毒核酸检测

1. 参考区间　<5 000 IU/ml。

2. 临床意义　通过检测外周血中 EB 病毒 DNA,阳性提示机体存在活动性的 EB 病毒感染,但不能判断是原发性感染,还是既往感染再激活。因有部分慢性携带 EB 病毒 DMA 患者,可以存在很长时间不发病。所以测定 EB 病毒 DNA 不能确定是近期感染还是既往感染再激活,但是外周血中 EB 病毒 DNA 阳性,那么就有传染性的。所以诊断疾病的时候还需要做 EB 病毒系列的测定。

七、人乳头瘤病毒核酸检测

1. 参考区间　阴性。

2. 临床意义　人乳头瘤病毒(human papilloma virus,HPV)核酸检测可以发现患者有无该病毒感染及其感染病毒的分型。乳头瘤病毒是一种球形 DNA 病毒,能引起人体皮肤黏膜的鳞状上皮增殖,目前已分离出 130 多种,不同的型别引起不同的临床表现,根据侵犯的组织部位不同可分为:皮肤低危型包括HPV1、2、3、4、7、10、12、15 等与寻常疣、扁平疣、跖疣等相关;皮肤高危型包括 HPV5、8、14、17、20、36、38与疣状表皮发育不良有关;黏膜低危型如 HPV6、11、13、32、34、40、42、43、44、54 等与感染生殖器、肛门、口咽部、食管黏膜;黏膜高危型 HPV16、18、30、31、33、35、53、39 与宫颈癌、直肠癌、口腔癌、扁桃体癌等。

八、甲型流感病毒 H1N1 核酸检测

1. 参考区间　阴性。

2. 临床意义　甲型流感病毒的 H1N1 亚型包含猪流感、禽流感和人流感 3 种流感病毒的基因片段,是一种新型猪流感病毒(2009 流行株)。甲型 H1N1 流感病毒可直接从猪传播至人,亦可出现人际间的传播,人也可能通过接触到被甲型 H1N1 流感病毒污染的物品后触摸口鼻而获得感染。甲型 H1N1 引起的临床症状与流感类似,包括发热、咳嗽、咽痛、躯体疼痛、头痛、畏寒和疲劳等。部分患者会出现腹泻和

呕吐,病情发展迅速,突然高热、肺炎,重症者可出现呼吸衰竭、多器官损伤,导致死亡。

九、H7N9 禽流感病毒核酸检测

1. 参考区间　阴性。
2. 临床意义　甲型流感依据流感病毒血凝素蛋白(hemagglutinin,HA)的不同可分为 1~16 种亚型,根据病毒神经氨酸酶蛋白(neuraminidase,NA)的不同可分为 1~9 种亚型,HA 不同亚型可以与 NA 不同亚型相互组合形成不同的流感病毒,而禽类特别是水禽类是这些流感病毒的自然宿主。H7N9 禽流感病毒从病毒生物学上属于禽源流感病毒,人感染 H7N9 禽流感一般表现为流感样症状,如发热、咳嗽、少痰,可伴有头痛、肌肉酸痛和全身不适。重症患者病情发展迅速,表现为重症肺炎,体温大多维持在 39 ℃ 以上,出现呼吸困难,可快速进展出现急性呼吸窘迫综合征、休克、多器官衰竭等,甚至死亡。

十、呼吸道合胞病毒核酸检测

1. 参考区间　阴性。
2. 临床意义　呼吸道合胞病毒感染症状主要包括咳嗽、鼻塞、流涕、咽喉不适等呼吸道局部症状和发热、乏力、头痛、肌肉酸痛等全身症状,婴幼儿常伴发热、气急,X 射线胸片常显示明显的支气管肺炎和(或)毛细支气管炎表现。在成人和年长儿,感染可能症状不明显或仅表现为无热型上呼吸道感染。

十一、JC 病毒核酸定量检测

1. 参考区间　<5 000 IU/ml。
2. 临床意义　JC 病毒感染可以出现在童年时期,且随着年龄的增长感染率相应增加。大多数人感染 JC 病毒后没有明显症状,健康成年人的免疫系统能够使 JC 病毒处于休眠状态,但对于免疫力缺陷和长期服用免疫抑制药物的患者,可引起进行性多灶性脑白质病。JC 病毒还能在肾脏组织中复制,并通过尿液排出病毒。器官移植后,免疫抑制剂的使用是诱导多瘤病毒激活复制的重要原因,其中,40% 以上的肾移植患者可检测到 JC 病毒的复制。与 BK 病毒一样,JC 病毒的感染也可致肾移植患者的多瘤病毒相关性肾病。多瘤病毒相关性肾病被认为是影响肾移植手术成功与否关键的因素之一。

十二、BK 病毒核酸定量检测

1. 参考区间　<5 000 IU/ml。
2. 临床意义　BK 病毒原发感染发生在儿童时期,一般存在于人体泌尿道及外周血白细胞中,一般不会引起肾功能损害。但在接受免疫抑制治疗的人群中,特别是肾移植术后患者,BK 病毒再激活率会明显增高,并可能导致 BK 病毒相关性肾病。肾脏是健康人 BK 病毒潜伏感染的主要部位,10% ~60% 肾移植术后患者可在尿液中检测到 BK 病毒,其中多数患者表现为无症状病毒血症或暂时的移植肾功能异常,而且在切除的移植肾标本中发现病毒引起的组织损伤。BK 病毒相关性肾病(BK virus associated nephropathy,BKVAN)相关研究发现,约 5% 的肾移植受者可发生 BKVAN,其中约 45% 会出现移植肾失功。近年研究发现,初次感染 BK 病毒后,BK 病毒常潜伏于肾小管上皮细胞及尿路移行上皮细胞内,当宿主免疫力下降时,BK 病毒可再次激活并开始迅速大量复制。肾移植术后患者中 BK 病毒再激活的发生率为 10%~68%,1%~7% 的肾移植患者术后会出现 BKVAN。肾移植术后的免疫抑制剂治疗可使 BKV 发生较高水平的复制,造成受感染细胞出现松解和破坏,并发生组织炎症细胞浸润,导致肾脏组织结构破坏,最终影响其功能。

十三、肠道病毒通用型 RNA 检测

1. 参考区间　阴性。

2. 临床意义　肠道病毒通用型阳性,一般提示手足口病。如果疱疹仅在口腔咽峡部,就叫疱疹性咽峡炎,手足掌、臀部、咽峡部都有疱疹,则属于手足口病,这两种疾病的病原体都是肠道病毒。

十四、柯萨奇病毒 A16 型 RNA

1. 参考区间　阴性。

2. 临床意义　柯萨奇病毒 A16 型感染者可出现疱疹和斑丘疹,主要分布躯干外周侧、背部、四肢背面,呈离心性分布,尤以面部手指、足趾、背部皮疹多见。手、足、口腔病通常由柯萨奇 A16 型病毒所引起。

十五、CYP2C9 和 VKORC1 基因多态性检测

1. 参考区间　野生型。

2. 临床意义　CYP2C9 即是华法林最主要的代谢酶。到目前为止,已发现的 CYP2C9 等位基因有 30 种,其中以野生型最为常见。携带有变异性等位基因的患者,其华法林代谢酶的活性明显低于野生型,并且其出血的危险性增加 2～3 倍。维生素 K 环氧化物还原酶是华法林作用的靶蛋白。华法林通过抑制 *VKORC1*,使无活性的氧化型(还氧化物型)维生素 K 无法还原为有活性的还原型(氢醌型)维生素 K 而起到抗凝作用。研究显示 *VKORC1*(1639G>A)基因多态性可明显影响华法林的个体给药剂量。

十六、CYP2C19 基因检测

1. 参考区间　野生型。

2. 临床意义　CYP2C19 是细胞色素 P450(cytochrome P450)酶第二亚家族中的重要成员,是人体重要的药物代谢酶,在肝脏中大量表达。P450 与许多药物代谢有密切关系,而 P450 酶负责代谢的药物中,12% 由 CYP2C19 参与代谢,如环磷酰胺在体内需经 P450 代谢为 4-羟基环磷酰胺成为有效成分,而 CYP2C19 降低了环磷酰胺的有效药物浓度,与环磷酰胺的耐药相关。CYP2C19 基因检测辅助临床对相关药物代谢类型进行分析。

十七、乙醛脱氢酶 2 基因检测

1. 参考区间　野生型。

2. 临床意义　乙醛脱氢酶 2(aldehyde dehydrogenase, ALDH2)基因正常的人能及时将乙醛最后分解为水和二氧化碳。*ALDH2* 基因异常的人,不能快速完成酒精代谢过程,导致乙醛在体内堆积,少量饮酒即出现脸红、心跳加速等不适,容易对人体的肝、肾、心、脑造成伤害,因此 *ALDH2* 基因突变者是很多临床疾病的高危人群。硝酸甘油(nitroglycerine, GTN)是治疗心绞痛首选药物,但中国人含服硝酸甘油无效比例高达 25%,研究表明这与"乙醛脱氢酶 2"(*ALDH2*)的基因型密切相关,携带突变基因的患者硝酸酯酶活性降低 10 倍以上,难以发挥药效。因此,检测 *ALDH2* 基因型可为合理使用硝酸甘油提供参考。

十八、地中海贫血基因检测

1. 参考区间　野生型。

2. 临床意义　地中海贫血基因是引起地中海贫血的直接原因,是一组遗传性肽链合成障碍导致的血

红蛋白异常性疾病。地中海贫血主要分 α 和 β 两种,以 α 地中海贫血较常见,是由于血红蛋白分子中的珠蛋白肽链结构异常或合成速率异常,造成肽链不平衡而产生以溶血性贫血为主的症状群。

十九、遗传性耳聋基因检测

1. 参考区间　野生型。

2. 临床意义　遗传性耳聋基因检测主要是对患者的 DNA 进行检查,看看是否有耳聋基因突变位点,临床上对于家族中有先天性耳聋的患者或者以前有不明原因的耳聋患者,对耳聋的基因的检查还是很有必要的,临床上有很重要的意义。

二十、细菌耐药基因 KPC 检测

1. 参考区间　阴性。

2. 临床意义　KPC 的产生是目前引起肠杆菌科细菌对碳青霉烯类抗生素耐药的主要原因,对 KPC 型碳青霉烯酶的及时、准确检测是监控 KPC 快速扩散的关键。

二十一、抗甲氧西林金黄色葡萄球菌核酸检测

1. 参考区间　阴性。

2. 临床意义　金黄色葡萄球菌和抗甲氧西林菌株菌感染的辅助诊断及疗效监控。

(邱宗文)

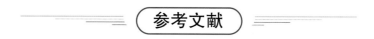

参考文献

1　宋树森,李强,谷海峰,等.测序仪对乙型肝炎病毒耐药突变基因的检测与分析[J].中国医疗器械信息,2020,26(4):57-58

2　史伟,李慎,吴瑞,等.2017—2018 年陕西省 H7N9 禽流感病毒流行特征及基因进化分析[J].中国人兽共患病学报,2020,36(2):124-129.

3　商璇,徐湘民.地中海贫血的分子基础与精准诊断[J].中国实用儿科杂志,2018,33(12):954-957.

临床微生物检验

一、血液、骨髓细菌培养

1. 参考区间　无细菌和真菌生长。

2. 临床意义　当人体局部感染向全身播散和出现全身感染时,血液和骨髓中可出现细菌,即菌血症、毒血症或败血症。临床上患者有发热、感染血象和症状时,可以进行血液及骨髓细菌培养。血液及骨髓细菌培养用于检测菌血症、真菌血症患者血液中微生物、大多数菌血症是间歇性的,需要多次培养证实。

二、脑脊液、心包液、关节液、胸腹水等细菌培养

1. 参考区间　无细菌和真菌生长。

2. 临床意义　脑脊液、心包液、关节液、胸腹水等都来自机体无菌部位的液体,正常人是无菌的,检出细菌提示细菌感染。

三、痰细菌培养

1. 参考区间　呼吸道正常菌群生长。

2. 临床意义　下呼吸道标本培养生长的细菌是否与疾病有关,需各方面综合分析,排除常居菌后,才可做出正确的判断。下呼吸道的痰液应是无细菌的,而经口腔咳出的痰带有多种呼吸道的正常寄生菌(如草绿色链球菌)。若从患者痰标本中查见致病菌或机会致病菌,提示可能有呼吸道细菌感染。肺炎链球菌是肺炎最常见的社区感染病原菌,儿童细菌性肺炎多为流感嗜血杆菌所致。医院获得性肺炎的常见病原菌是革兰氏阴性杆菌,主要有肺炎克雷伯菌、铜绿假单胞菌、沙雷菌属和肠杆菌属细菌等,金黄色葡萄球菌也是下呼吸道感染病原菌。

四、粪便细菌培养

1. 参考区间　未分离到明显致病菌。

2. 临床意义　正常情况下肠道中有多种细菌寄生,包括大量的厌氧菌、肠球菌、大肠埃希菌、肠杆菌、变形杆菌、粪产碱杆菌等。引起感染性腹泻的病原微生物有以下几种。①细菌性:产毒素型腹泻,包括霍乱弧菌、肠毒素型大肠埃希菌等;侵袭型腹泻,包括志贺菌、肠致病型大肠埃希菌和肠侵袭型大肠埃希菌

等;食物中毒,包括沙门菌、金黄色葡萄球菌、副溶血性弧菌、蜡样芽孢杆菌和肉毒梭菌等;伪膜性肠炎,包括艰难梭菌或金黄色葡萄球菌;慢性腹泻,可能由结核分枝杆菌引起。②真菌性:念珠菌、毛霉菌等。③病毒性:轮状病毒等。

五、中段尿细菌培养

1. 参考区间　无细菌和真菌生长阴性杆菌菌落计数$<10^5$ CFU/ml;阳性球菌菌落计数$<10^4$ CFU/ml。

2. 临床意义　尿液细菌学检查对于泌尿道感染的诊断有重要价值。正常尿液是无菌的,而外尿道有正常菌群寄生,标本的采集必须无菌操作。另外,细菌培养必须结合尿常规检查来辨别是否为病原菌。尿细菌菌落计数仅限于采集标本很严格并对尿道口进行清洁后留取的尿液才具有判断价值,通常致病菌或机会致病菌菌落计数$>10^5$ CFU/ml,常见病原菌主要有大肠埃希菌、葡萄球菌、肠球菌等。

六、脓汁及伤口分泌物细菌培养

1. 参考区间　未分离到明显致病菌。

2. 临床意义　从脓液及创伤标本中能检出的病原微生物种类很多,最常见的由葡萄球菌和链球菌引起的局部化脓性感染,包括有毛囊炎、疖、痈、甲沟炎、扁桃体炎、乳腺炎、中耳炎、外耳道疖肿、外耳道炎、细菌性结膜炎、脓疱疮、外科切口及创伤感染等。化脓性骨髓炎、化脓性关节炎的主要致病菌是金黄色葡萄球菌,慢性骨髓炎和慢性化脓性关节炎病原菌中,除上述细菌外,主要为结核分枝杆菌。脓液标本中可检出铜绿假单胞菌、变形杆菌类和类白喉棒状杆菌等,常为继发感染或污染所致。气性坏疽主要致病菌为产气荚膜梭菌,其次为水肿梭菌、败毒梭菌及溶组织梭菌等。坏疽常继发葡萄球菌、链球菌、大肠埃希菌或其他需氧菌感染。器官脓肿和机体深部组织的脓肿多为厌氧菌感染。

七、支原体培养

1. 参考区间　无支原体生长。

2. 临床意义　肺炎支原体主要侵犯呼吸道,是青少年急性呼吸道感染的主要病原体之一,引起支气管炎,常伴有上呼吸道感染症状,1/3 的感染者可致肺炎。潜伏期为 2～3 周,在家庭中传播易见,个别患者可发生肺外并发症,包括脑膜炎、心包炎、溶血性贫血、关节炎和皮肤黏膜损害等。解脲支原体、人型支原体主要引起泌尿生殖道系统的感染,如非淋菌性尿道炎、阴道炎、宫颈炎、绒毛膜羊膜炎、自然流产、早产、前列腺炎、附睾炎和不育症等。

八、放线菌培养

1. 参考区间　无放线菌生长。

2. 临床意义　放线菌是人和动物的机会致病菌,引起人类放线菌病,包括口腔、眼部、肺部、腹部、胃肠道、泌尿生殖道、大脑或中枢神经系统和皮肤或软组织等部位感染,临床表现为相应部位炎症,可在感染局灶部形成脓肿和肉芽肿以及窦道,也可引起心内膜炎。临床最常见放线菌主要是衣氏放线菌。放线菌常与其他细菌一起引起混合感染。

九、奴卡菌培养

1. 参考区间　无奴卡菌生长。

2. 临床意义　奴卡菌在自然界中广泛分布,多为腐生寄生菌,与人类疾病关系最大的是星形奴卡菌和巴西奴卡菌,多为外源性感染。星形奴卡菌是一种机会致病菌,主要通过呼吸进入肺部,引起化脓性炎症及坏死,症状类似结核病,病灶可向其他组织器官扩散,进而引起脑膜炎、腹膜炎等,星形奴卡菌肺炎患者的痰标本呈肺结核样的乳酪样痰。巴西奴卡菌可通过损伤的皮肤侵入皮下组织,产生慢性化脓性肉芽肿,表现为脓肿及多发性瘘管,称为足菌肿,好发于足和腿部。

十、艰难梭菌培养

1. 参考区间　艰难梭菌生长。

2. 临床意义　艰难梭菌为人和动物肠道的正常菌群。外源性感染可通过各种途径,特别是粪口途径进入机体而引起感染,主要引起伪膜性结肠炎;内源性感染由肠道内寄生的艰难梭菌引起,多数表现为抗菌药物相关性腹泻。

(邱宗文)

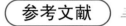

参考文献

1　李叶静.急重度腹泻患者排泄物细菌培养及临床特征[J].热带医学杂志,2017,17(2):191-193.

2　郭昱瑄,张盛玉,王熙业,等.肺炎支原体实验室诊断的研究进展[J].医学信息,2019,32(11):26-28.

3　张瑞苗,尹凤荣,韩菲,等.溃疡性结肠炎患者合并艰难梭菌感染的临床特征及危险因素分析[J].中华炎性肠病杂志,2020,4(3):212-216.

汉英名词对照索引

A

阿尔茨海默病	Alzheimer's disease	675
阿米巴性肝脓肿	amoebic liver abscess	1573
阿–斯综合征	Adams-Stokes syndrome	746
癌	cancer,carcinoma	215,1790
癌抗原15-3	cancer antigen 15-3,CA15-3	2300
癌胚抗原	carcinoembryonic antigen,CEA	243, 263, 271, 275, 727,2300
癌前疾病	precancerous disease	1790
癌性发热	cancerous fever	250
癌性疼痛	cancerous pain	248
癌症相关性疲劳	cancer related fatigue,CRF	258
艾迪生病	Addison disease	765
氨基糖苷类抗生素	aminoglycoside antibiotics	207
奥迪括约肌	sphincter of Oddi,SO	1209

B

巴雷特食管	Barrett esophagus	1206
白蛋白	albumin,Alb	2276
白天过度嗜睡	excessive daytime sleepiness,EDS	564
白细胞	white blood cells,WBC	2272
白细胞介素-2	interleukin-2,IL-2	94
白细胞介素	interleukin,IL	96
白血病抑制因子	leukemia inhibitory factor,LIF	96
斑点杂交	dot blot	76,120
斑块	plaque	613
斑疹	macula	612
瘢痕	scar	617
半乳甘露聚糖抗原	galactomannan antigen,GM	2309
半随机对照试验	quasi randomized controlled trial	344
伴随诊断	companion diagnostics,CD	1772
包容性	flexibility	165

保护性隔离	protective isolation	1920
贝赫切特综合征	Behcet syndrome	689
贝-维综合征	Beckwith-Wiedemann syndrome,BWS	131
被动违拗	passive negativism	607
贲门失弛缓症	achalasia	743,1458
本体感受性反射	proprioceptive reflex	1342
苯二氮䓬类受体激动剂	benzodiazepine receptor agonists,BZRA	561
本周蛋白	Bence-Jones protein	2258
鼻出血	epistaxis	675
鼻干燥	xeromycteria	676
鼻疖	furuncle of nose	677
鼻前庭炎	nasal vestibulitis	676
鼻饲法	nasogastric gavage	1988,2046
鼻痛	nasal pain	674
鼻阻	nasal obstruction	673
比奥呼吸	Biot respiration	902,1936
比较基因组杂交	comparative genomic hybridization,CGH	120,140
比气道传导率	specific airway conductance,sGaw	1298
比气道阻力	specific airway resistance,sRaw	1298
比数积	odd product	356
比值比	odds ratio,OR	356,433
闭合性气胸	closed pneumothorax	721
闭合性损伤肝破裂	closed injury liver rupture	1577
闭塞性鼻音	rhinolalia clausa	676
变态反应	allergic reaction	151
变性	denature	82
变异系数	coefficient of variation	308
变应素	allergin	151
变应原	allergen	57,151
便秘	constipation	757,1943
便血	hematochezia	758
标记的链亲和素-生物素	labelled streptavidin-biotin,LSAB	1779
标记的葡聚糖聚合物	labeled dextran polymer,LDP	1779
标记染色体	marker chromosome,Mar	805
标准差	standard deviation	308
标准的药品	standard medicine	2122
标准碱剩余	standard base excess,SBE	1350
标准碳酸氢盐	standard bicarbonate,SB	1350
标准预防	standard precaution	1919
表达载体	expression vector	70
表观扩散系数	apparent diffusion coefficient,ADC	1518,1532
表观遗传学	epigenetic inheritance	118
表皮生长因子	epidermal growth factor,EGF	222
表皮生长因子受体	epidermal growth factor receptor,EGFR	217
濒死	dying	1961
濒死期	agonal stage	1962
丙型肝炎病毒	hepatitis C virus,HCV	418
病毒	virus	191
病毒性结膜炎	viral conjunctivitis	620

病毒性脑炎	viral encephalitis	1553
病理反射	pathological reflex	1043
病理学	pathology	1771
病理诊断	pathological diagnosis	1771
病历	case history	450
病例对照研究	case-control study	350
病例交叉研究	case-crossover study	2119
病例–时间–对照研究	case-time-control study	2119
病史采集	history taking	445
病危面容	critical facies	906
病因	agent	349
病原体相关分子模式	pathogen associated molecular pattern,PAMP	148
病原微生物	pathogenic microorganism	143,191
玻璃体后脱离	posterior detachment of vitreous,PVD	648
搏动指数	pulsatility index,PI	1174
补呼气量	expiratory reserve volume,ERV	1282
补体	complement,C	144
补吸气量	inspiratory reserve volume,IRV	1282
不合格	ineligibility	361
不良反应	adverse event,AE	35,2108
不良事件	adverse event/adverse experience,AE	2106
不明原因消化道出血	obscure gastrointestinal bleeding,OGIB	1206
不宁腿综合征	restless legs syndrome,RLS	583
不确定性	uncertainty	380
不稳定型心绞痛	unstable angina pectoris	743
不依从	noncompliance	361
部分胃肠外营养	partial parenteral nutrition,PPN	2047

C

彩色多普勒超声检查	color Doppler ultrasonography,CDS	1389
彩色多普勒血流成像	color Doppler flow imaging,CDFI	1568
彩色血流图	color flow mapping,CFM	1568
参与式医学与公共医学	participatory medicine and populatized medicine	60
残气量	residual volume,RV	1282
苍白螺旋体	treponema pallidum	2310
测量	measurement	339,343,346
层粘连蛋白	laminin,LN	2295
插入	insertion	117
掺钕钇铝石榴石激光	neodymium-doped,yttrium aluminum garnet laser,Nd:YAG	1260
肠梗阻	intestinal obstruction	1496
肠内营养	enteral nutrition,EN	2044
肠套叠	intussusception	1498
肠外营养	parenteral nutrition,PN	258
肠易激综合征	irritable bowel syndrome,IBS	63
肠胀气	flatulence	1944
常见变异	common variants	106
常染色体显性遗传病	autosomal dominant genetic diseases,AD	129
常染色体隐性遗传病	autosomal recessive genetic diseases,AR	129
超急性排斥反应	hyperacute rejection	166

超快代谢者	ultra-rapid metabolizer,UM	2077
超敏反应	hypersensitivity reaction	151
超声	ultrasound,US	1385
超声检查	ultrasonography	1385
超声内镜	ultrasonic endoscope	1215
超声内镜检查	endoscopic ultrasonography,EUS	1215
超声内镜引导下胆管引流术	endoscopic ultrasound guided bile drainage,EUS-BD	1234
超声内镜引导下胰管引流术	endoscopic ultrasound guided pancreatic duct drainage, EUS-GPD	1235
超声造影	contrast enhanced ultrasonography,CEUS	1568
超声诊断学	ultrasound diagnostics	1568
潮气量	tidal volume,V_T	1282
潮气末二氧化碳分压	partial pressure of end-tidal carbon dioxide,$P_{ET}CO_2$	1320
潮式呼吸	tidal respiration	902
沉淀反应	precipitation reaction	171
陈-施呼吸	Cheyne-Stokes respiration	902,1936
成分血	blood components	1957
成纤维细胞生长因子	fibroblast growth factor,FGF	219
程序性死亡受体-1	programmed cell death protein-1,PD-1	290
弛缓性瘫痪	flaccid paralysis	555
弛豫过程	relaxation process	1388
迟发型超敏反应	delayed type hypersensitivity,DTH	160,177
持续性非节律性 δ 活动	persisted nonrhythmic delta activity,PNDA	1164
持续性植物状态	persistent vegetative state	586
齿状核红核苍白球丘脑下部核萎缩	dentatorubral-pallidoluysian atrophy,DRPLA	130
冲击波碎石术	shock wave lithotripsy,SWL	826
重搏脉	dicrotic pulse	1934
重复	duplication	136
重复神经电刺激	repeating nerve electric stimulation,RNES	1168
重复肾	duplex kidney	1600
重接	rejoin	136
重组 Taq DNA 聚合酶	recombinant Taq DNA polymerase,rTaq pol	82
重组活载体	live recombinant vaccines	101
重组抗原疫苗	recombinant antigen vaccine	182
重组人白细胞介素	recombinant human interleukin,rhIL	96
重组人促红细胞生成素	recombinant human erythropoietin,rhEPO	97
重组人干扰素	recombinant human interferon,rhIFN	96
重组人集落刺激因子	recombinant human colony stimulating factor,rhCSF	96
重组人粒细胞集落刺激因子	recombinant human granulocyte colony stimulating factor, rhG-CSF	97
重组人生长激素	recombinant human growth hormone,rhGH	94
重组人胰岛素	recombinant human insulin	92,94
重组人肿瘤坏死因子	recombinant human tumor necrosis factor,rhTNF	97
重组载体疫苗	recombinant vector vaccine	182
臭鼻症	ozena	675
初次肿瘤细胞减灭术	primary debulking surgery,PDS	285
处方事件监测	prescription-event monitoring,PEM	2115
触觉震颤	tactile fremitus	932
触诊	palpation	893

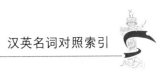

氚标记的胸腺嘧啶核苷	^{3}H-Thymidine riboside, ^{3}H-TdR	177
穿梭载体	shuttle vector	70
传播机制	mechanism of transmission	396
传播途径	route of transmission	396
传染性软疣性睑结膜炎	molluscum contagiosum blepharoconjunctivitis	627
传染源	source of infection, resevoir	394
创伤性颅脑损伤	traumatic brain injury	1534
垂体神经内分泌肿瘤	pituitary neuroendocrine tumors, PitNETs	1819
垂体腺瘤	pituitary adenoma	1545
垂体性侏儒症	pituitary dwarfism	909
纯红细胞再生障碍性贫血	pure red-cell anemia, PRCA	785
磁共振波谱	magnetic resonance spectrum, MRS	1518
磁共振成像	magnetic resonance imaging, MRI	4, 1385
磁共振灌注加权成像	magnetic resonance perfusion weighted imaging, MR-PWI	1533
磁共振尿路造影	magnetic resonance urography, MRU	1503
磁共振血管成像	magnetic resonance angiography, MRA	660, 1388
雌二醇	estradiol, E_2	75, 2290
雌激素受体	estrogen receptor, ER	289, 1808, 1831
次要指标	secondary outcome	361
次要组织相容性抗原	minor histocompatibility antigen, mH antigen	164
刺突糖蛋白	spike glycoprotein	99
从实验台到病床	bench to bed-side	2071
促红细胞生成素	erythropoietin, EPO	96, 259, 2292
促黄体素	luteinizing hormone, LH	809
促甲状腺激素	thyroid-stimulating hormone, TSH	766
促甲状腺激素释放激素	thyrotropin-releasing hormone, TRH	94
促甲状腺激素受体抗体	thyroid stimulating hormone receptor antibody, TRAb	1688, 1689
促甲状腺素	thyroid stimulating hormone, TSH	157, 1688, 2289
促瘤炎症	tumor-promoting inflammation	215
促卵泡激素	follicle-stimulating hormone, FSH	809, 2291
脆性 X 综合征	fragile X syndrome, FraX	130, 138
存活队列偏倚	survival cohorts bias	371

D

打喷嚏	sneezing	674
大肠埃希菌	Escherichia coli	68
大肠腺瘤	adenoma of large intestines	1790
大环内酯类抗生素	macrolide antibiotics	207
大脑后动脉	posterior cerebral artery, PCA	1175
大脑前动脉	anterior cerebral artery, ACA	1175
大脑中动脉	middle cerebral artery, MCA	1175
大细胞神经内分泌癌	large cell neuroendocrine carcinoma, LCNEC	1818
大叶性肺炎	lobar pneumonia	1430
呆小病	cretinism	909
代价	cost, C	380
代谢	metabolism	2073
代谢当量	metabolic equivalent, MET	1328
代谢组学	metabolomics	89
带现象	zone phenomenon	170

单胺氧化酶	monoamine oxidase, MAO	2279
单纯疱疹病毒	herpes simplex virus, HSV	127, 2303
单纯疱疹性角膜炎	herpes simplex keratitis, HSK	621
单纯性气胸	simple pneumothorax	721
单纯性小肠梗阻	simple small intestinal obstruction	1496
单光子发射计算机断层成像	singlephoton emission computed tomography, SPECT	1686
单核苷酸多态性	single nucleotide polymorphism, SNP	46, 87, 88, 106, 120, 133
单核吞噬细胞系统	mononuclear phagocytic system, MPS	1714
单核细胞趋化蛋白-1	monocyte chemoattractant protein-1, MCP-1	160
单基因病	monogenic disease	106, 114, 129
单基因遗传病	single gene disease	114, 129
单克隆 B 淋巴细胞增殖病	monoclonal B-cell lymphocytosis, MBL	1825
单克隆抗体	monoclonal antibody, mAb	98
单孔胸腔镜手术	single port video-assisted thoracoscopic surgery, SP-VATS	288
单链 RNA	single-stranded RNA, ssRNA	101
单链抗体	single-chain variable fragment, scFv	99
单卵双生	monozygotic, MZ	132
单气囊电子小肠镜	single-balloon enteroscopy SBE	1200
单亲二倍体	uniparental disomy, UPD	131
单细胞测序	single cell sequencing, SCS	108
单向免疫扩散	single immunodiffusion	171
单样本 t 检验	one sample/group test	311
胆道蛔虫病	biliary ascariasis	1584
胆固醇	cholesterol, CH	2283
胆管癌	carcinoma of bile duct	1484, 1584
胆管细胞肝癌	intrahepatic cholangiocellular carcinoma, ICC	1578
胆碱复合物	choline complex, Cho	1518
胆碱酯酶	choline esterase, ChE	2294
胆囊癌	carcinoma of gallbladder	1588
胆囊胆固醇沉着症	cholesterolosis of gallbladder	1589
胆囊收缩素	cholecystokinin, CCK	1709
胆囊炎	cholecystitis	1482
胆汁淤积	cholestasis	763
弹性成像	elasticity imaging	1568
蛋白质微阵列	protein microarray	175
蛋白质芯片	protein chip	175
蛋白质杂交	protein hybridization	75
蛋白质组学	proteomics	42, 43, 89
导管腺癌	ductal adenocarcinoma	1804
导尿术	urethral catheterization	1889, 1991
倒位	inversion	136
得益	benefit, B	380
德奎尔甲状腺炎	De Quervain subacute thyroiditis	1642
等级资料	ranked data	296
等位基因	allele	118
等位基因特异性扩增法	allele specific amplification, ASA	103
低度危险性物品	non-critical items	1915
低剂量螺旋 CT	low-dose spiral CT, LDCT	227

低密度脂蛋白	low density lipoprotein,LDL	2284
低效消毒剂	low-efficacy disinfectant	1914
低血压	hypotension	1935
地高辛	digoxin	75
地塞米松抑制试验	dexamethasone suppression test,DST	1695
第一秒用力呼气量	forced expiratory volume in first second,FEV$_1$	1282
颠换	transversion	117
电磁导航支气管镜	electromagnetic navigation bronchoscope,ENB	1255
电荷耦合器件	charge-coupled device,CCD	1201,1251
电化学发光免疫分析	electrochemiluminescence enzyme immunoassay,ECLIA	175
电喷雾质谱	electrospray ionization-mass spectrometry,ESI-MS	89
电视胸腔镜外科手术	video-assisted thoracoscopic surgery,VATS	1267
电子支气管镜	electronic bronchoscope	1251
淀粉酶	amylase,AMY	2294
调节性 T 细胞	regulatory T cell,Treg/Tr cell	145
定量气雾剂	metered-dose aerosol,MDI	1315
动静脉瘘	arteriovenous fistula,AVF	1665
动力学数据	kinetic data	2102
动脉穿刺术及插管术	arterial puncture and cannulation	1857
动脉脉搏	arterial pulse	1932
动脉血二氧化碳分压	partial pressure of carbon dioxide in arterial blood,arterial partial pressure of carbon dioxide,PaCO$_2$	1239
动脉粥样硬化闭塞症	atherosclerosis	1657
动眼神经	oculomotor nerve	997
痘苗病毒	vaccinia virus,VV	127
毒理学	toxicology	2071
毒性弥漫性甲状腺肿	toxic diffuse goiter	1643
端坐呼吸	orthopnea	732
短肠综合征	short-bowel syndrome,SBS	95
短串联重复	short tandem repeat,STR	106
短串联重复序列	short tandem repeat,STR	107
断裂	breakage	136
队列事件监测体系	cohort-event monitoring,CEM	2124
队列研究	cohort study	345
对比增强	contrast enhancement,CE	1387
对照组的事件发生率	control event rate,CER	363
多层螺旋 CT	multi-slice spiral computed tomography,MSCT	1446
多次睡眠潜伏时间试验	multiple sleep latency test,MSLT	560
多导睡眠图	polysomnography,PSG	556,560,565
多发性大动脉炎	takayasu arteritis,TA	1651
多发性肾囊肿	multiple renal cystic disease	1602
多基因病	polygenetic disease	106,115
多基因遗传病	polygenic inherited disease	115,132
多克隆抗体	polyclonal antibody,pAb	97
多克隆位点	multiple cloning site,MCS	70
多囊肝	polycystic liver	1574
多囊肝病	polycystic liver disease,PCLD,PLD	1574
多囊性肾病	polycystic kidney disease	1513
多态性	polymorphism,pleiomorphism	118

多位点序列分型	multilocus sequence typing, MLST	103
多学科交叉合作	multidisciplinary treatment, MDT	41
多学科协作诊疗	multi-disciplinary team, MDT	8,1771
多药耐药蛋白1	multidrug resistance protein 1	2074
多重 PCR	multiplex PCR	107

E

额区间断节律性 δ 活动	frontal intermittent rhythmic delta activity, FIRDA	1164
厄贝沙坦氢氯噻嗪	Irbesartan/Hydrochlorothiazide	2164
呃逆	hiccup, hiccough	750
恶病质	cachexia	258
恶心	nausea	769
恶性肠梗阻	malignant bowel obstruction, MBO	251
恶性浆膜腔积液	malignant serous effusion	254
恶性外胚层间叶瘤	malignant ectodermal mesenchymal, MEM	1832
恶性肿瘤	malignant tumor	215,232
耳郭外伤	auricle trauma	670
耳漏	otorrhea	665
耳鸣	tinnitus	663
二倍体	diploid, 2n	135
二级预防	secondary prevention	391
二维凝胶电泳	two-dimensional gel electrophoresis, 2-DE	89
二硝基苯	dinitrobenzene	75
二氧化碳结合力	carbondioxde combining power, CO_2CP	1350
二重感染	superinfection	2108

F

发光免疫分析	luminescence immunoassay, LIA	174
发射计算机断层显像	emission computed tomography, ECT	1686
发育	development	909
法特壶腹	Vater ampulla	1230
反流性食管炎	reflux esophagitis	1457
反食	regurgitation	771
反酸	sour regurgitation	769
反跳痛	rebound tenderness	952
反向引物	reverse primer	83
反义寡核苷酸	antisense oligonucleotide, AON	100
反义核酸	antisense nucleic acid	100
反转录病毒	retrovirus, RV	126
方差齐性检验	homogeneity of variance	314
房室结折返性心动过速	atrial junction reentry tachycardia, AJRT	738
房性期前收缩	premature atrial flutter, PAF	738
放射变应原吸附试验	radioallergosorbent test, RAST	155
放射科信息系统	radiology information system, RIS	1390
放射免疫测定	radioimmunoassay, RIA	174,2097
放射免疫显像	radioimmunoimaging, RII	1686
放射性核素显像	radionuclide image	1686
放射性核素心肌灌注显像	myocardial perfusion imaging, MPI	1742
放射性胶体显像剂	radio-colloid imaging agent	1714

放射性同位素	radioactive isotope, radioisotope	75
放射治疗	radiotherapy	1790
放射治疗肿瘤学组递归分区分析	radiation therapy oncology group recursive partitioning analysis, RTOG-RPA	257
放线菌	actinomyces	191
飞蚊症	muscae volitantes, floaters	633
非参数检验	nonparametric test	322
非典型导管内增生	atypical intraductal proliferation, AIP	1804
非典型增生	atypical hyperplasia	1790
非霍奇金淋巴瘤	non-Hodgkin lymphoma, NHL	1491
非结合胆红素	unconjugated bilirubin, UCB	762
非快速眼动	non-rapid eye movement, NREM	556,577,1160
非室分析	non-compartment analysis	2090
非随机对照试验	non randomized controlled tail	345
非特殊型浸润性乳腺癌	invasive breast carcinoma of no special type, NST	1809
非特异性间质性肺炎	nonspecific interstitial pneumonia, NSIP	1257
非特异性免疫	nonspecific immunity	145
非特指	not otherwise specified, NOS	1803
非线性动力学	nonlinear mechanics	2083
非线性混合效应模型	nonlinear mixed effect model, NONMEM	2104
非小细胞肺癌	non-small cell lung carcinoma, NSCLC	275
非胰岛素依赖型糖尿病	noninsulin-dependent diabetes mellitus, NIDDM	2288
非营养不良性肌强直综合征	non-dystrophic myotonia, NDM	62
非甾体抗炎药	nonsteroidal anti-inflammatory drug, NSAID	743
非整倍体	aneuploid	135
肥大细胞	mast cell	144
肺癌	lung cancer	235,1435
肺孢子菌肺炎	Pneumocystis carinii pneumonia, PCP	730
肺尘埃沉着病	pneumoconiosis	1257
肺出血-肾炎综合征	pulmonary-renal syndrome	157,715
肺灌注显像	pulmonary perfusion imaging	1751
肺活量	vital capacity, VC	1282,1321
肺结核	pulmonary tuberculosis	1433
肺扩张反射	pulmonary inflation reflex	1342
肺量计	spirometer	1284
肺量计检查	spirometry	1284
肺弥散量	diffusion capacity of lung, D_L	1292
肺囊性纤维化	pulmonary cystic fibrosis, CF	1313
肺脓肿	lung abscess	1432
肺气肿	emphysema	1427
肺容积	lung volume, pulmonary volume	1281
肺实变	pulmonary consolidation	1427
肺栓塞诊断前瞻研究 I	prospective investigation of pulmonary embolism diagnosis, PIOPED I	1759
肺通气功能	pulmonary ventilatory function	1284
肺萎陷反射	pulmonary deflation reflex	1342
肺炎球菌	pneumococcus	67
肺炎球菌性肺炎	pneumococcal pneumonia	39
肺一氧化碳弥散量	diffusion capacity for carbon monoxide of lung, $D_L CO$	1291

肺总量	total lung capacity,TLC	1282
分布	distribution	2073,2075
分布容积	apparent volume of distribution,V_d	2085
分化群	cluster of differentiation,CD	144
分泌型免疫球蛋白 A	secretory immunoglobulin A,sIgA	154
分子靶向治疗	molecular targeted therapy	43,289
分子克隆	molecular cloning	67
分子模建	molecular modeling	98
分子生物学	molecular biology	41,42
分子医学	molecular medicine	46
分子杂交	molecular hybridization	74
分子诊断	molecular diagnosis	102
粪便嵌塞	fecal impaction	1943
风湿性关节炎	rheumatic arthritis	876
风团	wheal	613
风险	risk	380
风险预测与风险干预医学	predictive medicine and pre-warning medicine	60
峰值摄氧量	peak or maximum oxygen uptake,VO$_2$ peak	1327
辅助性 T 细胞	T helper cell,Th cell	145
负荷剂量	loading dose	2087
妇科腹腔镜	gynecological laparoscopy	1246
复发性口疮	recurrent aphthae/canker sores	689
复发性口腔溃疡	recurrent oral ulcer,ROU	689
复合肌肉动作电位	compound muscle action potential,CMAP	1168
复合前列腺特异抗原	complex prostate-specific antigen,cPSA	2301
复视	diplopia	631
复杂性囊肿	complicated cyst	1512
复制子	replicon	70
副神经	accessory nerve	1009
腹膜腔穿刺术	abdominocentesis	1869
腹腔积液	ascites	773
腹腔镜胆囊切除术	laparoscopic cholecystectomy,LC	1239
腹腔镜检查	laparoscopy	1237
腹式呼吸	abdominal respiration	902
腹水	ascites	1492
腹痛	abdominal pain	752
腹泻	diarrhea	755,1943

G

干啰音	wheezes,rhonchi	936
干扰素	interferon,IFN	96,645
干细胞治疗	stem cell treatment	42
干血斑	dried blood spots	2096
甘氨酰脯氨酸二肽氨基肽酶	glycylproline dipeplidyl aminopeplidase,GPDA	2294
肝大	hepatomegaly	760
肝胶体显像	liver colloid imaging	1714
肝局灶性结节增生	focal nodular hyperplasia,FNH	1480,1576
肝囊肿	hepatic cyst	1572
肝内胆管结石	intrahepatic bile tube stone	1582

肝脓肿	hepatic abscess	1573
肝损伤	liver injury	1494
肝外胆管结石	extrahepatic bile tube stone	1582
肝细胞癌	hepatocellular carcinoma,HCC	1478,1578,2300
肝血管瘤	hepatic hemangioma	1575
肝血流限速药物	flow-limited drug	2089
肝硬化	liver cirrhosis	1570,1790
肝淤血	liver congestion	1572
感觉神经传导速度	sensory nerve conduction,SCV	1168
感觉神经动作电位	sensory nerve action potential,SNAP	1168
感觉障碍	abnormal sensation	592
感染	infection	102
感染性疾病	infectious diseases	195
感受态细胞	competent cell	73
感知综合障碍	disturbance of sensorial synthesis	594
肛周脓肿	perianal abscess	782
高度危险性物品	criticalitems	1915
高峰胃酸分泌量	peak acid output,PAO	2272
高级别前列腺上皮内瘤变	high grade prostatic intraepithelial neoplasia,HGPIN	1804
高灵敏度肌钙蛋白测定	high sensitivity troponin assays	744
高密度脂蛋白	high density lipoprotein,HDL	2283
高通量测序	high throughput sequencing	87
高通量检测	high throughput detection	86
高危人群策略	high risk strategy	419
高显性单基因病	monogenic disease,single gene disorder	133
高效消毒剂	high-efficacy disinfectant	1914
高效液相色谱	high efficiency liquid chromatography,HPLC	2097
高血压	hypertension	1935
高压性气胸	pressure pneumothorax	721
格雷夫斯病	Graves disease	1688
隔离	isolation	1918
个体化医疗	personalized medicine	107
个体化医学	personalized medicine	46
个体化用药	personalized medicine	46
个体试验	individual trial	351
个性化医学与人群为中心医学	personalized medicine and people-centered medicine	60
个性化治疗	personalized medicine	2098
给药个体化	individualization of drug therapy	2098
功能残气量	functional residual capacity,FRC	1282
功能磁共振成像	functional magnetic resonance imaging,fMRI	1388
供者	donor	163
宫颈癌	uterine cervical carcinoma,UCC	1620
宫颈上皮内瘤变	cervical intraepithelial neoplasia,CIN	277,1275
宫颈微偏腺癌	minimal deviation adenocarcinoma of cervix,MDA	228
宫颈转化区	transformation zone,TZ	1273
宫腔镜	hysteroscope	1275
宫腔镜检查	hysteroscopy	1275
宫腔粘连	intrauterine adhesion,IUA	1277
宫外孕	extrauterine pregnancy	1628

巩膜炎	scleritis	622
枸橼酸盐	citrate,Cit	1518
古德帕斯丘综合征	Goodpasture syndrome	157
古菌	archaea	191
古细菌	archaebacteria	191
股骨头坏死	femoral head necrosis	882
骨骼肌牵张反射	muscle strach reflex	1342
骨化中心	ossification centre	1392
骨结核	skeletal tuberculosis	1415
骨巨细胞瘤	giant cell tumor of the bone	1418
骨膜反应	periosteal reaction	1398
骨囊肿	bone cyst	1419
骨肉瘤	osteosarcoma	1419
骨软骨瘤	osteochondroma	1417
骨髓穿刺术	bone marrow aspiration	1861
骨髓瘤	myeloma	1420
骨髓异常增生综合征	myelodysplasia syndrome,MDS	2254
骨形成蛋白-2	bone morphogenetic protein-2,BMP-2	886
骨与软骨钙化	bone and chondral calcification	1399
骨折	fracture	1404
骨质坏死	osteonecrosis	1400
骨质破坏	destruction of bone	1397
骨质软化	osteomalacia	1397
骨质疏松	osteoporosis	1396
骨质增生硬化	hyperostosis osteosclerosis	1398
鼓膜外伤	tympanic membrane trauma	671
固有免疫	innate immunity	145
寡核糖核苷酸	oligoribonucleotide	100
寡脱氧核糖核苷酸	oligodeoxyribonucleotide	100
冠状动脉疾病	coronary artery disease,CAD	743
灌肠法	enema	1998
光密度值	optical density,OD	172
光学相干断层成像	optical coherence tomography,OCT	635
郭霍法则	Koch postulates	192
国际标准化比值	international normalized ratio,INR	1253,2255
国际卫生研究院	National Institutes of Health,NIH	44
过碘酸希夫反应	periodic acid-Schiff reaction,PAS reaction	1780
过度作用	excessive effect	2108
过客白细胞	passenger leukocyte	167
过敏反应	anaphylaxis	151
过敏性结膜炎	allergic conjunctivitis	621
过敏原	anaphylactogen	57,151
过失误差	gross error	296
过氧化物酶-抗过氧化物酶	peroxidase-anti-peroxidase,PAP	1779

H

海绵状血管瘤	cavernous angioma	1539
罕见变异	rare variants	106
耗氧量	oxygen consumption,QO_2	1326

合成肽疫苗	synthetic peptide vaccine	183
核磁共振	nuclear magnetic resonance,NMR	90
核分裂象	mitotic figure	1790
核酶	ribozyme	100
核素心肌灌注显像	myocardial perfusion imaging,MPI	1747
核酸分子杂交	nucleic acid hybridization	75
核酸酶 S1 保护分析法	nuclease S1 protection assay	77
核酸适配体	nucleic-acid aptamer	100
核酸疫苗	nucleic acid vaccine	101
核酸原位杂交	nucleic acid hybridization in situ	77
核糖核酸	ribonucleic acid,RNA	75,100,116
核糖核酸干扰	ribonucleic acid interfere,RNAi	42
核糖体结合位点	ribosome-binding site,RBS	70
核因子-κB	uclear factor-κB,NF-κB	224
黑便	melena	758
黑–伯反射	Breuer-Hering reflex	1342
黑色素瘤抗原基因-1	melanoma antigen gene-1,*MAGE*-1	270
亨廷顿病	Huntington disease,HD	130
红斑狼疮细胞	lupus cytology,LEC	2254
红细胞 2,3-二磷酸甘油酸	2,3-diphosphoglyceric acid,2,3-DPG	2287
红细胞	red blood cell,RBC	2272
红细胞沉降率	erythrocyte sedimentation rate,ESR	2254
红细胞分布宽度	red cell distribution width,RDW	2253
红细胞平均血红蛋白含量	mean corpuscular hemoglobin,MCH	2253
虹膜睫状体炎	iridocyclitis	622
洪脉	bounding pulse	1933
喉返神经	recurrent laryngeal nerve,RLN	734
喉痉挛	laryngospasm	708
喉鸣	laryngeal stridor	707
后基因组时代	postgenome era	46
呼出气二氧化碳分压	partial pressure of carbon dioxide in mixed expired gas,$P_{\bar{E}}CO_2$	1320
呼气流量峰值	peak expiratory flow,PEF	1285,1304
呼气流量峰值变异率	peak expiratory flow variability,PEFR	1290
呼吸	respiration,R	901,1935
呼吸储备	breathing reserve,BR	1332
呼吸感应体积描记仪	respiratory-inductive plethysmography	1323
呼吸过缓	bradypnea	1936
呼吸过速	tachypnea	1936
呼吸困难	dyspnea	730
呼吸商	respiratory quotient,RQ	1336
呼吸相关性觉醒	respiratory-related awakening,RERA	568
呼吸阻抗响应频率	respiratory impedance response frequency,Fres	1316
胡桃夹食管	nutcracker esophagus	743
壶腹周围癌	periampullary carcinoma	1593
琥珀酸脱氢酶	succinate dehydrogenase,SDH	1801
互补决定区	complementarity-determining region,CDR	98
互补脱氧核糖核酸	complementary DNA,cDNA	69
滑车神经	trochlear nerve	997
化脓性骨髓炎	pyogenic osteomyelitis	1413

化脓性关节炎	pyogenic arthritis	1414
化脓性脑膜炎	purulent meningitis	1550
化脓性脑炎	purulent encephalitis	1550
化学发光酶免疫分析	chemiluminescence enzyme immunoassay, CLEIA	174
化学发光免疫分析	chemiluminescence immunoassay, CLIA	174
化学感受器触发带	chemoreceptor trigger zone, CTZ	770
化学消毒灭菌法	chemical methods of disinfection and sterilization	1913
化学治疗	chemotherapy	1790
还原	reduction	2077
环孢素 A	ciclosporin A, CsA	185
环磷酸腺苷	cyclic adenosine monophosphate, cAMP	155,755
环脂肽类抗生素	cyclic lipopeptide antibiotics	208
缓冲碱	buffer base, BB	1350
缓激肽	bradykinin, BK	741
缓慢性心律失常	chronic arrhythmia	738
幻嗅	olfactory hallucination	675
患病率	prevalence rate	357
患者自控镇痛	patient-controlled analgesia, PCA	250
黄疸	jaundice	761,1584
磺胺类药物	sulfonamides	208
挥发性硫化合物	volatile sulfur compounds, VSC	686
荟萃分析	meta-analysis	2070
惠普尔三联征	Whipple triad	1592
昏迷	coma	906
昏睡	lethargy	906
混合功能氧化酶系统	mixed-function oxidase system	2077
混合静脉血氧饱和度	oxygen saturation in mixed venous blood, $S_{\bar{v}}O_2$	1320
混合静脉血氧分压	partial pressure of oxygen in mixed venous blood, $P_{\bar{v}}O_2$	1320
混合性结缔组织病	mixed connective tissue disease, MCTD	2306
混合性神经内分泌-非神经内分泌肿瘤	mixed neuroendocrine-non-neuroendocrine neoplasm, MiNEN	1794
混合性腺神经内分泌癌	mixed adeno-neuroendocrine carcinoma, MANEC	1794
活化	activation	2078
活化部分凝血活酶时间	activated partial thromboplastin time, APTT	2255
活检	biopsy	1771
活体组织检查	biopsy	234
获得性簇状血管瘤	acquired tufted angioma	1830
获得性免疫	acquired immunity	145
获得性免疫缺陷综合征	acquired immunodeficiency syndrome, AIDS	101,192,225, 535,792
获益	benefit	380
霍奇金病	Hodgkin disease, HD	93
霍奇金淋巴瘤	Hodgkin lymphoma, HL	93,1491

J

机遇点	chance nodes	379
肌电图	electromyogram, EMG	1165
肌钙蛋白 I	cardiac troponin I, cTnI	2282
肌红蛋白	myoglobin, Myo, Mb	2282

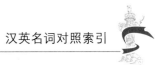

肌内注射法	intramuscular injection, IM	2011
肌肉特异性肌动蛋白	muscle specific actin, MSA	1830
肌酸	creatine, Cre	1518
肌酸激酶	creatine kinase, CK	742, 2267, 2281
肌酸激酶同工酶	creatine kinase isoenzyme	744, 748
肌阵挛性癫痫伴破碎红纤维综合征	myoclonus epilepsy associated with ragged-red fibers syndrome, MERRF	115
积分光密度	integrated optical density	78
基本饮食	basic diet	2040
基础体温	basal body temperature	1930
基础医学	preclinical medicine	43
基底动脉	basilar artery, BA	1175
基线资料	baseline	360
基因工程	genetic engineering	42, 67
基因工程药物	genetically engineered drug	92
基因拼接技术	gene pasting technology	67
基因突变	gene mutation	215
基因芯片	gene chip	87
基因治疗	gene therapy	187, 284
基因重组人生长激素	Met-recombinant human growth hormone, Met-rhgh	95
基因转移	gene transfer	126
基因组文库	genomic library	69
基因组学	genomics	43
基因组印记	genomic imprinting	115, 131
基于测序的分型法	sequencing based typing, SBT	107
基于实践的学习与改进	practise-based learning, PBL	9
基于系统的实践	systems-based practise, SBP	9
基质辅助激光解吸电离−飞行时间质谱	matrix-assisted laser desorption/ ionization time of flight mass spectrometry, MALDI-TOF-MS	89
激活域	activation domain, AD	78
极差	range	307
极端嗜热细菌	Thermococcus litoralis	82
极性翻转的高细胞癌	tall cell carcinoma with reversed polarity	1810
即反应性	reactivity	1304
急腹症	acute abdomen	1492
急性鼻炎	acute rhinitis	677
急性闭角型青光眼	acute angle-closure glaucoma	623
急性胆囊炎	acute cholecystitis	1585
急性动脉栓塞	acute arterial embolism	1658
急性肺栓塞	acute pulmonary embolism, APE	1753
急性冠脉综合征	acute coronary syndrome, ACS	743, 744, 2282
急性呼吸窘迫综合征	acute respiratory distress syndrome, ARDS	730
急性化脓性胆管炎	acute suppurative cholangitis	1583
急性泪囊炎	acute dacryocystitis	624
急性淋巴细胞白血病	acute lymphoblastic leukemia, ALL	788
急性排斥反应	acute rejection	166
急性生理学和慢性健康状况评价 Ⅱ	acute physiology and chronic health evaluation Ⅱ, APACHE Ⅱ	454
急性血行播散型肺结核	acute miliary pulmonary tuberculosis	1434
急性髓细胞性白血病	acute myelogenous leukemia, AML	788

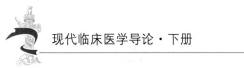

急性心肌梗死	acute myocardial infarction,AMI	743,2277,2281
急性胰腺炎	acute pancreatitis	1485,1590
疾病病程	course of disease	390
疾病自然史	nature history of disease	389
集合偏倚	assembly bias	370
集落刺激因子	colony-stimulating factor,CSF	96
几何均数	geometric mean	306
脊髓小脑共济失调Ⅰ型	spinocerebellar ataxia Ⅰ,SCA Ⅰ	130
脊髓延髓肌萎缩	spinal and bulbar muscular atrophy,SBMA	130
计划免疫	planned immunization	183
计量资料	measurement data	296
计数资料	enumeration data	296
计算机断层扫描术	computer tomography,CT	4
记录联结	record linkage	2115
记忆障碍	dysmnesia,disorder of memory	599
继发性肺结核	secondary pulmonary tuberculosis	1434
继发性干燥综合征	secondary Sjögren syndrome,SSS	2308
继发性肝癌	secondary liver cancer	238
继发性自发性气胸	secondary spontaneous pneumothorax,SSP	720
痂	crust	617
家族	family	2077
甲基丙烯酸羟乙基酯	hydroxyethyl methacrylate,HEMA	1786
甲基胆蒽	methyl-cholanthrene,MCA	270
甲胎蛋白	alpha fetoprotein,AFP	172,230,238,271, 276,1478,2300
甲状旁腺放射性核素显像	parathyroid radionuclide imaging	1692
甲状旁腺素	parathyroid hormone,PTH	2293
甲状腺癌	thyroid cancer	1645
甲状腺放射性核素显像	thyroid radionuclide imaging	1687
甲状腺功能亢进症	hyperthyroidism	1687
甲状腺激素	thyroid hormone,TH	342
甲状腺球蛋白抗体	thyroglobulin antibody,TgAb	1689,2290
甲状腺素	thyroxine,3,5,3′,5′-tetraiodo thyronine,T_4	766,2289
甲状腺素结合球蛋白	thyroxine binding globulin,TBG	2289
甲状腺微粒体抗体	thyroid microsome antibody,TmAb	1689
甲状腺显像	thyroid imaging	1687
甲状腺转录因子1	thyroid transcription factor 1,TTF1	264
假性动脉瘤	pseudoaneurysm	1660
假阳性率	false positive rate	355
假阴性率	false negative rate	354
间充质干细胞	mesenchymal stem cell,MSC	169
间断呼吸	cogwheel breathing	1936
间断节律性δ活动活动	intermittent rhythmic delta activity,IRDA	1164
间接凝集反应	indirect agglutination reaction	171
间接识别	indirect recognition	165
间接输血法	indirect transfusion	2025
间停呼吸	meningitic breathing	902
间歇脉	intermittent pulse	1933
间质性肺炎	interstitial pneumonia	1432

减毒活疫苗	live-attenuated vaccine	182
简并性	degeneracy	165
碱缺失	base deficit, BD	1350
碱剩余	base excess, BE	1348, 1350
碱性磷酸酶	alkaline phosphatase, ALP	172, 2278
健康促进与医养结合医学	promotive medicine and prolonging medicine	60
健康社会决定因素	social determinants of health, SDH	49
浆膜腔液铁蛋白	serosal fluid ferritin, IBP	2269
降钙素原	procalcitonin, PCT	2308
交叉感染	cross infection	1912
交叉试验	cross-over trial	344
交替脉	alternating pulses	1933
交通性气胸	unclosed pneumothorax	721
胶囊内镜检查	capsule endoscopy, CE	1204
胶体溶液	colloid solution	1954
角蛋白	keratins	266
绞窄性肠梗阻	strangulated intestinal obstruction	1497
教育学	education	1385
酵母双杂交	yeast two-hybrid system	78
结肠癌	colon cancer	241
结肠镜	colonoscope	1193
结肠镜检查	colonoscopy	1193
结肠息肉	colonic polyp	1476
结构变异	structure variation, SV	88
结构域	binding domain, BD	78
结果节点	outcomes	379
结合胆红素	conjugated bilirubin, CBil	762
结合疫苗	conjugate vaccine	182
结核菌素试验	tuberculin test	1902
结核性脑膜炎	tuberculous meningitis	1551
结核性胸膜炎	tuberculous pleurisy	1435
结节	nodule	614
结节性甲状腺肿	nodular goiter	1690
结局	outcome	368
结膜下出血	subconjunctival hemorrhage	621
结直肠癌	colorectal cancer	1475
介导抗体依赖性细胞介导的细胞毒作用	antibody-dependent cell-mediated cytotoxicity, ADCC	98, 156
介入放射学	interventional radiology, IR	1562
介入性超声	interventional ultrasound	1568
介入医学	interventional medicine	1562
金标准	gold standard	353
紧张性木僵	catatonic stupor	607
紧张性兴奋	catatonic excitement	606
浸渍	maceration	616
经导管动脉灌注术	transcatheter arterial infusion, TAI	1565
经导管溶栓术	transcatheterdirected thrombolysis	1565
经导管血管栓塞术	transcatheter arterial embolization, TAE	1565
经典型滤泡淋巴瘤	classic follicular lymphoma, cFL	1825

经颅多普勒超声	transcranial doppler, TCD	1174
经皮肺穿刺术	percutaneous lung aspiration	1854
经皮肝穿刺活体组织检查术	percutaneous liver biopsy	1872
经皮腔内血管成形术	percutaneous transluminal angioplasty, PTA	1564
经皮血管内支架置入术	percutaneous intravascular stent implantation, PTS	1565
经皮血管造影术	percutaneous angiography	1564
经皮针刺活检术	percuta neousneedle biopsy, PNB	1566
经瞳孔温热治疗术	transpupillary thermotherapy, TTT	645
经外周中心静脉置管	peripherally inserted central catheter, PICC	1954
经验医学	experience medicine	290
经支气管镜防污染保护毛刷	protected specimen brush, PSB	1259
经支气管镜肺活检术	transbronchial lung biopsy, TBLB	1254
经支气管镜活检术	transbronchial biopsy, TBB	1254
经支气管镜腔内超声	endobronchial ultrasonography, EBUS	1255
经支气管镜针吸活检术	transbronchial needle aspiration, TBNA	1254
晶体溶液	crystalloid solution	1953
精囊角	seminal vesicles angles	1518
精确性	presicion	365
精神运动性抑制	psychomotor inhibition	607
精准医学	precision medicine	2071
颈部残疾指数	neck disability index	62
颈动脉窦综合征	carotid sinus syndrome, CSS	745
颈动脉内膜剥脱术	carotid endarterectomy, CEA	1655
颈动脉体化学感受器瘤	chemodectoma of carotid body	1651
颈动脉体瘤	carotid body tumor	1651
颈内动脉	internal carotid artery, ICA	1175
颈项透明层厚度	nuchal translucency, NT	1624
痉挛性瘫痪	spastic paralysis	554
静脉畸形	venous malformation	1539
静脉尿路造影	intravenous urography, IVU	825
静脉肾盂造影	intravenous pyelography, IVP	1504
静脉输血	blood transfusion	1956
静脉输液	intravenous infusion	1953
静脉注射法	intravenous injection, IV	2014
静息每分通气量	minute ventilation at rest, VE	1321
局部脑血流量	regional cerebral blood flow, rCBF	1686
局部视网膜电图	local electroretinogram, LERG	644
矩	moment	2090
巨人症	gigantism	909
巨噬细胞	macrophages	144
巨噬细胞集落刺激因子	macrophage colony-stimulating factor, M-CSF	96
巨细胞病毒	cytomegalovirus, CMV	2303
具有导管特征的腺癌	adenocarcinoma with ductal features	1804
聚丙烯酰胺凝胶电泳	polyacrylamide gel electrophoresis, PAGE	77
聚合酶链反应	polymerase chain reaction, PCR	68, 69, 80, 119, 234, 1771
聚集的规则间隔的短回文重复序列	clustered regularly interspaced short palindromic repeats, CRISPR	94
聚偏二弗乙烯	polyvinylidene fluoride, PVDF	179
聚乙二醇	polyethylene glycol, PEG	1194

聚蔗糖–泛影葡胺	ficoll-hypaque	175
决策分析	dicision analysis	372
决策节点	decision nodes	379
决策矩阵	decision matrix	376
决策树	decision tree	379
决策树分析法	decision tree analysis	381
绝对危险度减少	absolute risk reduction, ARR	364
绝对危险度增加	absolute risk increase, ARI	364

K

卡罗利病	Caroli disease	1581
开放系统	open system	2080
开放性鼻音	rhinolalia aperta	676
开放性二室模型	open two compartment model	2081
开放性脊柱裂	spina bifida aperta	1631
开放性气胸	open pneumothorax	721
开放性一室模型	open one compartment model	2080
抗表皮生长因子受体	epidermal growth factor receptor, EGFR	43
抗核抗体	antinuclear antibody, ANA	652
抗核糖体 P 蛋白抗体	anti-ribosomal P-protein autoantibody, ARPA	2307
抗精子抗体	antisperrm antibody, AsAb	2264
抗链球菌溶血素 O	antistreptolysin O, ASO	2304
抗淋巴细胞球蛋白	antilymphocyte globulin, ALG	168
抗生物素蛋白–生物素–过氧化物酶复合物技术	avidin-biotin-peroxidase complex technique, ABC technique	1779
抗体	antibody, AB	97, 144
抗体药物偶联物	antibody-drug conjugate, ADC	93
抗胸腺细胞球蛋白	antithymocyte globulin, ATG	168
抗血管内皮生长因子	vascular endothelial growth factor, VEGF	640
抗原调变	antigenic modulation	272
抗原结合片段	fragment of antigen binding, Fab fragment	98
抗原抗体反应	antigen antibody reaction	100
抗原提呈细胞	antigen presenting cell, APC	101, 144, 149
抗中性粒细胞胞质抗体	antineutrophil cytoplasmic antibody, ANCA	2307
拷贝数变异测序	copy number variation sequencing, CNV-seq	140
柯斯质粒	cosmid	71
咳嗽	cough	714
咳嗽变异性哮喘	cough variant asthma, CVA	1314
咳痰	expectoration	716
可溶性受体	soluble receptor	99
可溶性载体	solute carrier, SLC	2073
可弯曲支气管镜	flexible bronchoscopy	1251
克隆	clone	73
克隆性	clonal expansion	146
克隆载体	cloning vector	70
克罗恩病	Crohn disease, CD	1196, 1470
克罗伊茨费尔特–雅各布病	Creutzfeldt-Jakob disease, CJD	95
克–雅病	Creutzfeldt-Jakob disease, CJD	1163
空斑形成单位	plaque forming unit, PFU	202

恐怖症	phobia	688
口臭	fetor oris,halitosis	684
口服	per os,po	2074
口服给药	administering oral medications	1949
口干	dry mouth	682
口腔护理	oral care	1920
叩诊	percussion	895
叩诊音	percussion sound	896
库伯韧带	Cooper ligament	1632
库肯勃瘤	Krukenberg tumor	1529
库斯莫尔呼吸	Kussmaul respiration	902
库斯莫呼吸	Kussmaul respiration	1936
库欣综合征	Cushing syndrome	462
快代谢者	extensive metabolizer,EM	2111
快乐木偶综合征	Angelman syndrome,AS	131
快速眼动	rapid eye movement,REM	556,1160,1162
快速眼动睡眠	rapid eye movement sleep,REM	580
快速眼动睡眠行为障碍	rapid eye movement sleep behavior disorder,RBD	1162
框架区	framework region,FR	98
眶蜂窝织炎	orbital cellulitis	624
喹诺酮类	quinolone	208
喹诺酮类抗菌药物	quinolone antibacterial drugs	208
溃疡	ulcer	615
溃疡性结肠炎	ulcerative colitis,UC	1473,1793

L

蜡样屈曲	waxy flexibility	607
辣根过氧化物酶	horseradish peroxidase,HRP	172
蓝细菌	cyanobacteria	191
朗格汉斯细胞组织细胞增生症	Langerhans cell histiocytosis,LCH	787
类病毒	viroid	191
类毒素	toxoid	99,182
类肺炎性胸腔积液	parapneumonic effusions	729
类风湿性关节炎	rheumatoid arthritis,RA	160,878,2304
类风湿因子	rheumatoid factor,RF	2271,2304
类固醇激素	steroid hormones	1695
类固醇生成因子-1	steroidogenic factor-1,CSF-1	222
类(准)实验	quasi experiment	345
冷冻治疗	cryotherapy	1264
冷结节	cold nodule	1690
离体	ex vivo	125
立克次体	rickettsia	191
立体定向放疗外科	stereotactic radiosurgery,SRS	257
粒细胞集落刺激因子	granulocyte colony-stimulating factor,G-CSF	96,274
粒细胞-巨噬细胞集落刺激因子	granulocyte-macrophage colony-stimulating factor,GM-CSF	96,154,274
良性前列腺增生	benign prostatic hyperplasia,BPH	1519
良性蝾螈瘤/神经肌肉迷芽瘤	benign triton tumour/neuromuscular choristoma,NMC	1832
良性阵发性位置性眩晕	benign paroxysmal positional vertigo,BPPV	667
凉结节	cool nodule	1690

裂隙	fissure	616
林可霉素类抗生素	lincomycin antibiotics	208
临床病理讨论会	clinical pathological conference,CPC	1776
临床决策	clinical decision	380
临床决策分析	clinical decision analysis	380
临床流行病学	clinical epidemiology	339
临床群医学	clinical population medicine,CPM	51
临床生物医学	clinical biomedical science	56
临床生理医学	clinical physiological medicine,CPM	61
临床试验	clinical trial	350,2072
临床思维	clinical thinking	507
临床思维能力	clinical thinking ability	509
临床死亡期	clinical death stage	1962
临床药动学监测	clinical pharmacokinetic monitoring,CPM	2093
临床药理学	clinical pharmacology	2069
临床药物代谢动力学	clinical pharmacokinetics	2073
临床医师	clinicist	22
临床医学	clinical medicine	3,43,49
临床医学服务	clinical medicine service	12
临床预防	clinical prevention	392
临床组学	clinomics	47
临界值	cut off point	353
临终关怀	hospice care	1960
淋巴毒素	lymphotoxin,LT	97
淋巴瘤样甲状腺肿	struma lymphomatosa	1642
淋巴细胞白血病/小淋巴细胞淋巴瘤	chronic lymphocytic leukaemia/small lymphocytic lymphoma, CLL/SLL	1825
磷酸二酯酶抑制剂	phosphodiesterase inhibitor	743
磷酸肌醇 3-激酶	phosphatidylinositide 3-kinase,PI-3K	216
磷酸组胺	histamine phosphate	1305
磷钨酸苏木精	phosphotungstic acid hematoxylin,PTAH	1780
鳞屑	scale	616
鳞柱交界	squamocolumnar junction,SCJ	1274
鳞状上皮内病变	squamous intraepithelial lesion,SIL	1273
鳞状上皮细胞	epithelial cell,EPi	2272
鳞状细胞癌相关抗原	squamous cell carcinoma antigen,SCCA	277
零级动力学过程	zero-order kinetic process	2083
留置导尿管术	retention catheterization	1994
流产	abortion	1628
流量-容积曲线	flow-volume curve	1284
流式细胞术	flow cytometry	234
流式细胞仪	flow cytometer,FCM	1781
流涕	rhinorrhea	674
流行病学	epidemiology	339
咯血	hemoptysis	718
漏逸	sneaking through	272
漏诊率	omission diagnostic rate	354
颅脑外伤	cerebral trauma	1534
颅内出血	intracranial hemorrhage	1539

颅内动脉瘤	intracranial aneurysm	1540
颅内血肿	intracranial hematoma	1534
颅咽管瘤	craniopharyngioma	1546
滤泡大B细胞淋巴瘤	follicular large B-cell lymphoma,FLBL	1825
氯化乙酰甲胆碱	acetyl-β-methylcholine chloride	1305
氯霉素类抗生素	chloramphenicol antibiotics	209
卵巢癌	ovarian carcinoma	46
卵巢囊肿	ovarian cyst	1526
卵泡刺激素	follicle-stimulating hormone,FSH	2275
轮状病毒	rotavirus,RV	2262
罗丹明	rhodamine	76

M

麻痹性肠梗阻	paralytic intestinal obstruction	1497
麻木	numbness	611
马查多-约瑟夫病	Machado-Joseph disease,MJD	130
马蹄肾	horseshoe kidney	1503,1601
脉搏	pulse,P	901
脉搏短细	pulse deficit	1933
脉冲场凝胶电泳	pulsed-field gelelectrophoresis,PFGE	103
脉律	pulse rhythm	1933
脉率	pulse rate	1932
脉压	pulse pressure	1934
慢病毒	lentivirus	127
慢代谢者	poor metabolizer,PM	2111
慢性单纯性鼻炎	chronic simple rhinitis	677
慢性胆囊炎	chronic cholecystitis,CC	1586
慢性非传染性疾病	non-communicable chronic disease,NCD	62,412
慢性粒细胞白血病	chronic myelocytic leukemia,CML	104
慢性淋巴细胞性甲状腺炎	chronic lymphocytic thyroiditis,CLT	1642,1689
慢性难治性非感染性疾病	chronic difficulty-curable non-communicable disease,CDND	62
慢性排斥反应	chronic rejection	166
慢性乳腺炎	chronic mastitis	1638
慢性肾脏病	chronic kidney disease,CKD	828
慢性疼痛	chronic pain	248
慢性细菌性结膜炎	chronic bacterial conjunctivitis	627
慢性血行播散型肺结核	chronic hematogenous disseminated pulmonary tuberculosis	1434
慢性胰腺炎	chronic pancreatitis	1591
慢性支气管炎	chronic bronchitis	1429
慢性阻塞性肺疾病	chronic obstructive pulmonary disease,COPD	39,563,715
毛细血管扩张症	capillary telangiectasia	1539
毛细血管氧分压	partial pressure of oxygen in capillary blood,P_cO_2	1293
矛盾意向	ambivalence	606
梅毒螺旋体血凝试验	treponema pallidum hemagglutination assay,TPHA	2310
酶联免疫斑点试验	enzyme-linked immunospot assay,ELISPOT assay	173,179
酶联免疫吸附试验	enzyme linked immunosorbent assay,ELISA	172
酶免疫法	enzyme immunoassay,EIA	2097
美国毕业后医学教育认证委员会	The Accreditation Council for Graduate Medical Education,ACGME	9

美国肠外和肠内营养协会	American Society for Parenteral and Enteral Nutrition, ASPEN	2045
美国国家压疮咨询委员会	National Pressure Ulcer Advisory Panel, NPUAP	1926
弥漫性甲状腺肿	diffuse goiter	1690
弥散加权成像	diffusion-weighted imaging, DWI	1532
弥散性血管内凝血	disseminated intravascular coagulation, DIC	2255
弥散张量成像	diffusion tensor imaging, DTI	1532
迷走神经	vagus nerve	1007
糜烂	erosion	615
米–曼氏速率过程	Michaeils-Menten rate process	2083
米氏常数	Michaelis constant	2083
泌乳–闭经综合征	amenorrhea-galactorrhea syndrome	808
绵羊红细胞	sheep red blood cell, SRBC	176, 177
免疫	immunity	46, 143
免疫 PCR	immuno PCR, Im-PCR	179
免疫比浊法	immunonephelometry	172
免疫标记技术	immunolabeling technique	172
免疫层析法	immunochromatography	175
免疫沉淀	immunoprecipitation	78
免疫电泳	immunoelectrophoresis	172
免疫防御	immune defence	144
免疫复合物	immune complex, IC	158
免疫复合物肾小球肾炎	immune complex glomerulonephritis	160
免疫共沉淀	co-immunoprecipitation	78
免疫监视	immune surveillance	144
免疫胶体金技术	immunological colloidal gold signature, ICS	175
免疫酶测定法	enzyme immunoassay, EIA	172
免疫球蛋白	immunoglubulin, Ig	97
免疫球蛋白 A	immunoglobulin A, IgA	2304
免疫球蛋白 E	immunoglobulin E, IgE	151, 2305
免疫球蛋白 G	immunoglobulin G, IgG	156, 2305
免疫球蛋白 M	immunoglobulin M, IgM	155, 2305
免疫受体酪氨酸激活基序	immunoreceptor tyrosine-based activation motif, ITAM	153
免疫损伤	immune injury	151
免疫逃逸	immune evasion	215
免疫特赦	immunological privilege	167
免疫系统	immune system	143
免疫细胞	immunocyte	143
免疫性结膜炎	immunity conjunctivitis	627
免疫应答	immune response	145
免疫荧光技术	immunofluorescence technique	173
免疫预防	immunoprophylaxis	181
免疫治疗	immunotherapy	184
免疫自稳	immune homeostasis	144
免疫组化技术	immunohistochemistry technique	173
免疫组织化学	immunohistochemistry, IHC;简称免疫组化	1779
面容	facial features	906
面神经	facial nerve	1003
描述统计	descriptive statistics	305
灭活	inactivation	2078

灭活疫苗	inactivated vaccine	182
灭菌	sterilization	1913
灭菌保证水平	sterility assurance level, SAL	1913
灭菌剂	sterilant	1914
敏感度	sensitivity	354,1304
模式识别受体	pattern recognition receptor, PRR	148
末端脱氧核苷酸转移酶	terminal deoxyribonucleotidyl transferase, TdT	178
末端脱氧核苷酸转移酶介导的 dUTP-生物素缺口末端标记法	terminal deoxynucleotidyl transferase-mediated dUTP-biotin nick end labeling assay; TUNEL assay	178
末梢导管小叶单位	terminal ductal-lobular unit, TDLU	1632
墨菲征	Murphy sign	954,1586
木僵	stupor	607

N

耐甲氧西林金黄色葡萄球菌	methicillin resistant Staphylococcus aureus, MRSA	207
耐药性	drug resistance	210
男性内生殖器	male internal genital organ	958
男性外生殖器	male external genital organ	958
囊腺癌	cystadenocarcinoma	1623
囊性畸胎瘤	cystic teratoma	1528
囊性纤维化病	cystic fibrosis, CF	128
囊性纤维跨膜通道调节因子	cystic fibrosis transmembrane conductance regulator, CFTR	128
囊肿	cyst	615
脑出血	cerebral hemorrhage	1539
脑挫裂伤	contusion and laceration of brain	1534
脑电图	electroencephalography, EEG	1158
脑动静脉畸形	cerebral arteriovenous malformation, CAVM	1539
脑干听觉诱发电位	brainstem auditory evoked potential, BAEP	1171
脑梗死	cerebral infarction	1537
脑脊液	cerebrospinal fluid, CSF	565,676,2295
脑脊液鼻漏	cerebrospinal rhinorrhea	676
脑脊液耳鼻漏	cerebrospinal otorrhea and rhinorrhea	676
脑膜刺激征	meningeal irritation	1044
脑膜瘤	meningioma	1544
脑膜脑膨出	meningoencephalocele	1630
脑囊虫病	cerebral cysticercosis	1552
脑内血肿	intracerebral hematoma	1534
脑脓肿	brain abscess	1550
脑神经	cranial nerve	993
脑血管畸形	cerebral vascular malformation	1539
脑转移瘤	metastatic tumor of brain	1549
内环境稳定	homeostasis	146
内镜逆行胰胆管造影术	endoscopic retrograde cholangiopancreatography, ERCP	1201,1209
内镜逆行胰胆管造影术术后胰腺炎	post-ERCP pancreatitis, PEP	1210
内镜黏膜下剥离术	endoscopic submucosal dissection, ESD	1792
内镜下括约肌切开术	endoscopic sphincterotomy, EST	1209
内镜下黏膜切除术	endoscopic mucosal resection, EMR	1792
内科胸腔镜	medical thoracoscope	1267
内源性呼气末正压	intrinsic positive end-expiratory pressure, PEEPi	1322

内源性医院感染	endogenous nosocomial infection	1912
内在清除率	intrinsic clearance	2089
能量代谢异常	abnormal energy	215
逆转录酶	reverse transcriptase	69
年龄标准化发病率	age standardized incidence rate, ASIR	226
黏膜下子宫肌瘤	submucosal fibroids	1277
黏液癌	mucinous carcinoma	1810
黏液丝	mucous filament, MT	2273
黏液性囊腺癌	mucinous cystadenocarcinoma	1529, 1809
鸟苷二磷酸	guanosine diphosphate, GDP	216
鸟苷三磷酸	guanosine triphosphate, GTP	216
尿淀粉酶	urinary amylase, UAMY	2260
尿酸	uric acid, UA	2280
颞骨骨折	temporal bone fracture	671
颞下颌关节紊乱综合征	temporomandibular joint disorder syndrome, TMJDS	680
凝集反应	agglutination reaction	171
凝胶阻滞技术	gel retardation assay	79
凝血酶时间	thrombin time, TT	2255
凝血酶原时间	prothrombin time, PT	2255
浓度-时间曲线	concentration-time curve	2081
浓度-时间曲线下面积	area under the concentration-time curve, AUC	2083, 2085
脓疱	pustule	614
女性内生殖器	female internal genital organ	961
女性生殖道先天性畸形	congenital anomalies of female reproductive tract	1522
女性外生殖器	internal genital organ of female	961

O

呕吐	vomiting	769
呕吐中枢	vomiting center	770
呕血	hematemesis	779

P

帕金森病	Parkinson disease	911
排便失禁	fecal incontinence	777, 1943
排尿困难	urination difficulty	826
排泄	excretion	2073, 2078
膀胱癌	bladder carcinoma	1517
膀胱冲洗	bladder irrigation	1996
膀胱结核	tuberculosis of urinary bladder	1512
膀胱结石	bladder calculus	1507
膀胱破裂	rupture of bladder	1505
膀胱肿瘤	tumor of urinary	1517
配对 t 检验	paired/matched t-test	312
皮肤黏膜出血	mucocutaneous hemorrhage	793
皮肤损害	skin damage	612
皮内注射法	intradermal injection, ID	2007
皮下气肿	subcutaneous emphysema	1238
皮下注射法	subcutaneous injection, H	2009
脾梗死	splenic infarction	1597

脾结核	splenic tuberculosis	1598
脾淋巴瘤	splenic lymphoma	1491,1598
脾囊肿	splenic cyst	1490,1596
脾脓肿	splenic abscess	1489
脾破裂	rupture of spleen	1493
脾血管瘤	splenic hemangioma	1490,1596
频数分布表	frequency distribution table	305
平衡障碍	disequilibrium	667
平滑肌肌动蛋白	smooth muscle actin,SMA	1829
平均动脉压	mean arterial pressure	1934
平均红细胞体积	mean corpuscular volume,MCV	2253
平均数	average	305
平均血红蛋白浓度	mean corpuscular hemoglobin concentration,MCHC	2253
平均血流速度	mean velocity,Vm	1174
平均滞留时间的方差	variance of mean resid ence time,VRT	2091
平均驻留时间	mean residence time,MRT	2091
评价	evaluation	339,343
坪值	plateau	2087
葡萄胎	hydatidiform mole,vesicular mole	1628
葡萄糖-6-磷酸脱氢酶缺乏症	glucose-6-phosphate dehydrogenase deficiency,G6PD	2110,2287
浦肯野纤维	Purkinje fiber	1054
普拉德-威利综合征	Prader-Willi syndrome,PWS	95

Q

期望值	expected value,EV	383
奇脉	paradoxical pulse	1934
气促	polypnea	1936
气道传导率	airway conductance,Gaw	1298
气道反应性	airway reactivity	1300
气道高反应性	bronchial hyperresponsiveness,BHR	1300
气道可逆性	airway reversibility	1300
气道阻力	airway resistance,Raw	1297
气体交换率	respiratory exchange ratio,R	1336
气相色谱质谱联用仪	gas chromatography mass spectrometer,GCMS	2097
气胸	pneumothorax	720,1428
气肿性肺大疱	emphysematous bulla	720
起始队列	inception cohort	371
器质性木僵	organic stupor	607
器质性兴奋	organic excitement	606
迁移偏倚	migration bias	370
牵张反射	pulmonary strach reflex	1341
前白蛋白	prealbumin,PA	2279
前列腺癌	carcinoma of prostate,prostate cancer,PCa	1520,1616
前列腺素 D_2	prostaglandin D_2,PGD_2	155
前列腺素	prostaglandin,PG	741
前列腺酸性磷酸酶	prostate acid phosphatase,PAP	1804
前列腺特异性抗原	prostate-specific antigen,PSA	230,263,277, 1520,1804
前列腺炎	prostatitis	1616

前列腺增生	hyperplasia of prostate	1614
前体 B 细胞白血病	B-cell prolymphocytic leukaemia, B-PLL	1825
前体 T 淋巴细胞肿瘤	precursor T-cell neoplasms	1827
前庭蜗神经	vestibulocochlear nerve	1005
潜伏膜性蛋白	latent membrane protein, LMP	1831
浅表性肢端纤维黏液瘤	superficial acral fibromyxoma	1829
浅快呼吸指数	rapid shallow breathing index, RSBI	1319
嵌合抗原受体修饰的 T 细胞	chimeric antigen receptor T cell, CAR-T	187
嵌合体	chimera	131,136
腔隙性脑梗死	lacunar infarction	1538
强代谢者	extensive metabolizer, EM	2077
强离子差	strong ion difference, SID	1357
强迫意向	obsessive intentions	606
强直性脊柱炎	ankylosing spondylitis, AS	1413
敲进	knockin	132
桥本病	Hashimoto disease	1689
桥本甲状腺炎	hashimoto thyroiditis, HT	1642
亲和素	avidin, A	173
青春性兴奋	hebephrenic excitement	606
青霉素过敏性休克	anaphylactic shock	1952
青霉素类抗生素	penicillin antibiotics	206
倾向性偏倚	popularity bias	371
清洁	cleaning	1913
清洗	washing	1913
丘疹	papule	612
球蛋白	globulin, GLB	2277
球囊血管成形术	balloonangioplosy	1564
巯嘌呤甲基转移酶	thiopurinemethyltransferase, TPMT	46
躯体感觉诱发电位	somatosensory evoked potential, SEP	1170
趋化指数	chemotactic index, CI	178
全程干预医学与程序化医学	processing intervention medicine and programed medicine	60
全基因组关联分析	genome-wide association study, GWAS	106,133
全基因组连锁分析	genome-wide linkage analysis, GWLA	106
全脑放疗	whole brain radiation therapy, WBRT	257
全人群策略	population strategy	419
全身骨显像	whole body bone imaging	1731
全胃肠外营养	total parenteral nutrition, TPN	2047
全血	whole blood	1957
缺乏疗效的报告	lack of efficacy report	2122
缺失	deletion	117,136
缺血修饰白蛋白	Ischemic modified albumin, IMA	2282
缺氧通气反应	hypoxic ventilatory response, HVR	1345
群体药动学	population pharmacokinetics, PPK	2101
群医学	population medicine	49
群医学系	department of population medicine, DPM	53

R

| 染色体 | chromosome | 116 |
| 染色体病 | chromosomal disease | 115 |

染色体涂染	chromosome painting	140
染色体异常	chromosome disorders	135
染色质免疫共沉淀技术	chromatin immunoprecipitation, ChIP	79
热结节	hot nodule	1690
热量	heat	2038
人白细胞抗原-DR	human leukocyte antigen-DR, HLA-DR	167
人表皮生长因子受体-2	human epidermal growth factor receptor-2, HER-2	98
人附睾蛋白4	human epididymal protein 4, HE4	278,2302
人工被动免疫	artificial passive immunization	181
人工主动免疫	artificial active immunization	181
人际关系与沟通技巧	interpersonal and communication skill, ICS	9
人巨细胞病毒	human cytomegalic virus, HCMV	2313
人抗鼠抗体反应	human anti-mouse antibody reaction; HAMA reaction, HAMA	98
人口健康	population health	52,53
人口学数据	demographic data	2102
人类白细胞抗原-A1	human leukocyte antigen-A1, HLA-A1	270
人类白细胞抗原	human leucocyte antigen, HLA	107,156,164,565
人类表皮生长因子受体-2	human epidermal growth factor receptor-2, HER-2	273,1808
人类蛋白质组计划	human proteome project, HPP	89
人类基因组计划	human genome project, HGP	43,87
人类免疫缺陷病毒	human immunodeficiency virus, HIV	95,192
人绒毛膜促性腺激素	human chorionic gonadotropin, hCG	263,278
人乳头瘤病毒	human papilloma virus, HPV	227,271,418,2313
认知神经科学	cognitive neuroscience	1385
认知心理学	cognitive psychology	1385
妊娠糖尿病	gestational diabetes mellitus, GDM	2287
容积–时间曲线	volume-time curve	1284
容量限定过程	capacity-limited rate processes	2083
溶血空斑形成试验	hemolytic plague assay	177
肉瘤	sarcoma	215,1790
肉芽肿	granuloma	161
乳酸	lactic acid, LA	1353,2272
乳酸脱氢酶	lactate dehydrogenase, LDH	177,727,2267, 2268,2281
乳酸脱氢酶-X	lactate dehydrogenase-X, LDH-X	2263
乳腺癌	breast carcinoma	46,1638
乳腺导管内乳头状瘤	breast intraductal papilloma	1635
乳腺囊性增生症	disease of the breast cystic hyperplasia	1635
乳腺纤维瘤	breast fibroadenoma	1633
乳腺纤维囊性变	mammary fibrocystic disease	1790
弱代谢者	poor metabolizer, PM	2077
弱酸总浓度	the total concentration of weak acids, A_{TOT}	1357

S

三丙胺	tripropyl amine, TPA	175
三叉神经	trigeminal nerve	1001
三碘甲腺原氨酸	triiodothyronine, T_3	766,2289
三核苷酸动态突变	trinucleotide dynamic mutation	130
三级预防	tertiary prevention	392

三甲氧氨苄嘧啶	trimethoprim, TMP	208
三联律	trigeminy	1933
三链核酸	triple helix nucleic acid	100
三羟甲基氨基甲烷盐酸盐	trimethyloc aminomethane hydrochloride, Tris-HCl	81
三体	trisomy	135
三重酸碱平衡紊乱	triple acid-base disorder, TABD	1356
瘙痒	pruritus	611
色觉异常	color vision anomalia	634
杀伤性 T 细胞	killer T cell	145
伤残调整寿命年	disability adjusted life year, DALY	418
上皮间质转化	epithelial-mesenchymal transition, EMT	222
上皮膜抗原	epithelial membrane antigen, EMA	1829
上皮内瘤变	intraepithelial neoplasia	1791
上气道阻塞	upper airway obstruction, UAO	1264
上腔静脉综合征	superior vena canal syndrome, SVCS	253
舌痛	tongue pain, glossodynia	679
舌下给药	sublingual	2075
舌下神经	hypoglossal nerve	1009
舌咽神经	glossopharyngeal nerve	1007
设计	design	339, 343
社会科学软件包	statistical package for the social science, SPSS	297
社会学	sociology	1385
社区试验	community trail	351
射频	radio frequency, RF	1388
摄取性转运体	uptake transporter	2073
摄氧量	oxygen uptake, VO$_2$	1326
深部静脉栓塞	deep vein thrombosis, DVT	2256
深吸气量	inspiratory capacity, IC	1282
神经传导速度	nerve conduction velocity, NCV	1167
神经内分泌癌	neuroendocrine carcinoma, NEC)	1794
神经内分泌肿瘤	neuroendocrine neoplasm, NEN	1794, 1815
神经系统	nervous system, NS	993
神经元特异性烯醇化酶	neuron specific enolase, NSE	277, 2301
肾	kidney	1600
肾单纯性囊肿	simple cyst of kidney	1512
肾后性氮质血症	postrenal azotemia	2280
肾结核	renal tuberculosis	1510
肾结石	renal calculus	1506
肾母细胞瘤	nephroblastoma	1515
肾脓肿	renal abscess	1509
肾前性氮质血症	prerenal azotemia	2280
肾缺如	renal agenesis	1503
肾上腺皮质显像	adrenocortical imaging	1695
肾上腺髓质显像	adrenal medullary imaging	1697
肾外伤	renal injuries	1505
肾细胞癌	renal cell carcinoma	1514
肾小球滤过率	glomerular filtration rate, GFR	741
肾性氮质血症	renal azotemia	2280
肾血管平滑肌脂肪瘤	renal angiomyolipoma, RAML	1604

肾盂癌	renal pelvic carcinoma	1515
肾盂肾炎	pyelonephritis	1508
肾盂输尿管重复畸形	duplication of kidney	1504
生长激素	somatotropin，growth hormone，GH	95
生长抑素	somatostatin	92
生理药动学模型	physiologically based pharmacokinetic model	2088
生命体征	vital sign	901
生命心理自主神经系统	psycho-autonomic axis system，PAAS	61
生态学研究	ecological study	350
生物标志物	biomarker	46
生物发光免疫分析	bioluminescence immunoassay，BLIA	174
生物反应调节剂	biological response modifiers，BRM	284
生物素	biotin，B	75，173
生物素–酶标亲和素系统	biotin-avidin system-ELISA，BSA-ELISA	173
生物信息学	bioinformatics	46
生物学假阳性	biological false positive，BFP	2310
生物学死亡期	biological death stage	1962
生物医学模式	biomedical model	59
生物应答调节剂	biological response modifier，BRM	184
生物转化	biotransformation	2077
生殖细胞瘤	germinoma	1547
尸体腐败	postmortem decomposition	1962
失访	loss to follow-up	361，370
失认	agnosia	547
湿啰音	moist crackles	935
十二烷基磺酸钠	sodium dodecyl sulfate，SDS	74
十二指肠癌	duodenal cancer	1469
十二指肠溃疡	duodenal ulcer	1468
十二指肠憩室	duodenal diverticulum	1469
实际碳酸氢盐	actual bicarbonate，AB	1350
实时聚合酶链反应	real-time PCR，RT-PCR	179
实验室关联性研究	clinical-laboratory correlative studies	47
食管癌	esophageal carcinoma	240，1459
食管动力障碍	esophageal motility disorder	743
食管静脉曲张	esophageal varices	1460
食管裂孔疝	esophageal hiatus hernia	1461
食管平滑肌瘤	leiomyoma of esophagus	1458
食管破裂	esophageal rupture	743
食管胃交界	esophagogastric junction，EGJ	1187
食物残渣	food residue，FR	2272
食欲亢进	hyperphagia	764
食欲缺乏	anorexia	764
世界卫生大会	World Health Assembly，WHA	2069
事件发生率	experimental event rate，EER	363
事件相关电位	event-related potential，ERP	1172
试验饮食	test diet	2041
视黄醇结合蛋白	retinol-binding protein，RBP	2281
视觉模拟评分法	visual analogue scale	1792
视觉诱发电位	visual evoked potential，VEP	646，649，1171

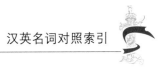

视疲劳	asthenopia,Asth	659
视频多导睡眠图	video polysomnography,vPSG	581
视神经	optic nerve	994
视网膜电图	electroretinogram,ERG	649
视网膜中央静脉阻塞	central retinal vein occlusion	639
视野缺损	defect of visual field	648
视诊	inspection	893
适应性免疫	adaptive immunity	145
室管膜瘤	ependymoma	1544
室性期前收缩	premature ventricular hyperactivity,PVC	738
室性心动过速	ventricular tachycardia,VT	738
嗜铬粒蛋白 A	chromogranin A,CgA	266,1804
嗜铬细胞瘤	pheochromocytoma	739
嗜碱性粒细胞	basophilic granulocyte,basophil	144
嗜热古细菌	Pyrococus furisus	82
嗜睡	drowsiness,lethargy	906
嗜酸性粒细胞	eosinophilic granulocyte,eosinophil	144
嗜酸性实性和囊性肾细胞癌	eosinophilic,solid,and cystic RCC	1802
噬菌粒	phagemid	71
噬菌体	phage	71
收缩期峰值血流速度	systolic velocity,Vs	1174
收缩期杂音	systolic murmur,SM	942
首过消除	first-pass elimination	2075
首过效应	first-pass effect	2075
受体	receptor	99
受者	recipient	163
舒张期血流速度	diastolic velocity,Vd	1174
舒张压	diastolic pressure	1934
输尿管	ureter	1608
输尿管结核	ureteral tuberculosis	1511
输尿管结石	ureteral calculus	1506
输尿管肿瘤	tumor of ureter	1516
树突状细胞	dendritic cell,DC	144,148
数字 X 射线摄影	digital radiography,DR	868
数字减影血管造影	digital subtraction angiography,DSA	1385,1388,1531
双集合系统	duplex collecting system	1600
双卵双生	dizygotic,DZ	132
双盲、双模拟法	double-blind,double-dummy	362
双气囊电子小肠镜	double-balloon enteroscopy,DBE	1200
双特异性 T 细胞衔接子	bispecific T cell engager,BiTE	187
双脱氧核苷三磷酸	dideoxyribonucleoside triphosphate,ddNTP	87,1782
双相透明变砂粒体性肾细胞癌	biphasic hyalinizing psammomatous RCC,BHP RCC	1803
双向免疫扩散	double immunodiffusion	172
水冲脉	water hammer pulse	1933
水解	hydrolysis	2077
水疱	vesicle	614
水平传播	horizontal transmission	396
睡眠呼吸紊乱综合征	sleep breath disordered syndrome	673
睡眠呼吸障碍	sleep-related breathing disorder,SDB	570

睡眠中周期性肢体运动	periodic leg movement in sleep	585
丝裂原活化蛋白	mitogen activated protein, MAP	216
丝裂原活化蛋白激酶	mitogen-activated protein kinase, MAPK	216
思维	thinking	594
思维障碍	thought disorder	594
死亡	death	1961
四分位数间距	interquartile range	307
四环素类抗生素	tetracyclines	208
四肢静脉血栓形成	extremity venous thrombosis	1663
速发型超敏反应	immediate hypersensitivity	151
宿主	host	163
宿主抗移植物反应	host versus graft reaction, HVGR	166
宿主细胞	host cell	73
酸碱平衡紊乱	acid-base disturbance, ABD	1348
酸性磷酸酶	acid phosphatase, ACP	2294
算术均数	arithmetic mean	305
随机对照试验	randomized controlled trial, RCT	30,38,343,2070
随机化隐匿	randomization concealment	364
随机扩增多态性 DNA	random amplified polymorphic DNA, RAPD	103
随机模型	random effect	433
随机误差	random error	296
随时消毒	concurrent disinfection	1916
髓系来源的抑制性细胞	myeloid-derived suppressor cells, MDSC	272
梭形细胞脂肪肉瘤	spindle cell liposarcoma	1830
缩胆囊素	cholecystokinin, CCK	764
缩瘤	residual disease, RD	285
锁骨下动脉盗血综合征	subclavian steal syndrome, SSS	1661

T

胎儿宫内生长受限	fetal growth restriction, FGR	1629
胎盘屏障	placental barrier	2076
苔藓样变	lichenification	618
痰液体位引流	sputum postural drainage	1899
叹息样呼吸	sighing respiration	902
探针	probe	75
碳酸氢根	bicarbonate, HCO_3^-	1349
碳酸氢盐隙	bicarbonate gap, BG	1351
碳氧血红蛋白	carboxyhemoglobin, COHb	1293
糖化血红蛋白	glycosylated hemoglobin, HbA1c	2287
糖类抗原 12-5	carbohydrate antigen 12-5, CA12-5	263,276
糖类抗原 15-3	carbohydrate antigen 15-3, CA15-3	276
糖类抗原 19-9	carbohydrate antigen 19-9, CA19-9	276
糖类抗原 72-4	carbohydrate antigen 72-4, CA72-4	277
糖耐量减低	impaired glucose tolerance, IGT	366
糖尿病	diabetes mellitus, DM	2287
糖皮质激素	glucocorticoid	168
糖肽类抗生素	glycopeptide antibiotics	208
特发性肺纤维化	idiopathic pulmonary fibrosis, IPF	1257
特发性间质性肺炎	idiopathic interstitialpneumonia, IIP	1257

特发性身材矮小	idiopathic short stature,ISS	95
特发性睡眠	idiopathic hypersomnia,IH	567
特纳综合征	Turner syndrome,TS	95
特殊口腔护理	special oral care	1922
特异度	specificity	354
特异性免疫	specific immunity	145
疼痛	pain	248,611
体表温度	body surface temperature	1930
体格检查	physical examination	891,900
体内	in vivo	125
体位	position	901
体温	body temperature,T	901,1930
体温过低	hypothermia	1932
体温过高	hyperthermia	1931
体征	sign	891
体征学	physiology	891
替代指标	surrogate outcome	361
天然免疫	natural immunity	145
听神经瘤	acoustic neurinoma	1548
听诊	auscultation	897
听诊器	stethoscope	897
停药综合征	withdrawal syndrome	2109
通气过度综合征	hyperventilation syndrome,HVS	733
通气血流比例	ventilation/perfusion ratio,$\dot{V}/\dot{Q}$	1292
通气应答	ventilation response	1341
同型半胱氨酸	homocysteine,Hcy	2296
同种同基因移植	syngraft	163
同种异体移植	allograft	163
同种异型反应	allotype rejection	163
同种异型抗原	alloantigen	163
统计矩	statistical moment	2090
统计效力	statistical power	360
头孢菌素	cephalosporin	206
头昏	lightheaded	667
头晕	dizziness	667
投稿信	cover letter	440
透明质酸	hyaluronic acid,HA	2295
透射电子显微镜	transmission electron microscope,TEM	1780
突触素	synaptin,Syn	1804
突触小泡蛋白	synaptophysin	266
突眼性甲状腺肿	exophthalmic goiter,EG	1643
图像存档与传输系统	picture archiving and communication system,PACS	1390
图形视觉网膜电流图	pattern electroretinogram, PERG	644
图形视觉诱发电位	pattern visual evoked potential,PVEP	644
团块肾	lump kidney	1602
退出	withdrawal	361
退火	annealing	82
退行性关节病	degenerative osteoarthropathy	851
吞咽困难	dysphagia	766

脱氧胞苷三磷酸	deoxycytidine triphosphate,dCTP	87
脱氧核苷三磷酸	deoxyribonucleoside triphosphate,dNTP	81,87
脱氧核糖核酸	deoxyribonucleic acid,DNA	100,116
脱氧核糖核酸重组技术	deoxyribonucleic acid recombination technology	67
脱氧鸟苷三磷酸	deoxyguanosine triphosphate,dGTP	87
脱氧腺苷三磷酸	deoxyadenosine triphosphate,dATP	87
脱氧胸苷三磷酸	deoxythymidine triphosphate,TTP	87

W

外科病理讨论会	surgical pathological conference,SPC	1776
外科病理学	surgical pathology	1771
外排性转运体	efflux transporter	2073
外伤性脑脊液鼻漏	cerebrospinal fluid rhinorrhea	676
外源性医院感染	exogenous nosocomial infection	1912
外周血单核细胞	peripheral blood mononuclear cell,PBMC	175
完全缓解率	complete response,CR	290
顽固性发作性喷嚏	intractable paroxysmal sneezing	674
网织红细胞	reticulocyte,RET	2254
危险因素	risk factor	366
微传感器	micro sensor,MS	1255
微孔	stomas	725
微嵌合现象	micro-chimerism	168
微生物	microorganism	191
微小 RNA	micro RNA,miRNA	87,279
微阵列比较基因组杂交	array comparative genomic hybridization,a-CGH	87
为收缩压	systolic pressure	1934
卫生假说	hygiene hypothesis	154
未分类	not elsewhere classified,NEC	1811,1814
未特指	not otherwise specified,NOS	1811,1814
位听神经	acoustic nerve	1005
尾部型同源框转录因子2	caudal type homeobox transcription factor 2,CDX-2	264
胃癌	gastric carcinoma	238,1464
胃肠道穿孔	gastro-intestinal perforation	1495
胃肠道间质瘤	gastrointestinal stromal tumors,GIST	1467
胃肠外营养	parenteral nutrition,PN	2047
胃肠胀气	flatulence	772
胃蛋白酶原 I	pepsinogen I,PG I	2302
胃蛋白酶原 II	pepsinogen II,PG II	2302
胃镜	gastroscope	1183
胃镜检查	gastroscopy	1183
胃溃疡	ulcer of the stomach	1463
胃淋巴瘤	gastric lymphoma	1466
胃食管反流病	gastroesophageal reflux disease,GERD	686,743
胃酸分泌量	basal acid output,BAO	2272
胃息肉	gastric polyp	1467
胃炎	gastritis	1462
萎缩	atrophy	617
温结节	warm nodule	1690
稳态血药浓度	steady-state plasma concentration,C_{ss}	2087

无创 DNA 产前检测技术	non invasive prenatal testing,NIPT	140
无创产前筛查技术	non-invasive prenatal testing,NIPT	123
无脑儿	anencephalus	1630
无氧阈	anaerobic threshold,AT	1329
物理消毒灭菌法	physical methods of disinfection and sterilization	1913
误诊率	mistake diagnostic rate	355
雾化吸入法	inhalation	1950

X

吸入气氧分压	inhaled partial oxygen pressure,PIO$_2$	1293
吸收	absorption	2073,2074
吸痰法	aspiration of sputum	2034
息肉	polyp	1197
膝关节腔穿刺术	knee joint cavity paracentesis	1886
习服疗法	tinnitus retaining therapy,TRT	664
席汉综合征	Sheehan syndrome	765
洗胃	gastric lavage	2031
系统评价	systematic review,SR	31
系统误差	systematic error	296
系统性红斑狼疮	systemic lupus erythematosus,SLE	160,2255,2271
细胞病变效应	cytopathic effect,CPE	202
细胞毒性 T 细胞	cytotoxic T lymphocyte,CTL	145,148,225
细胞角蛋白 7	cytokeratin 7,CK7	264
细胞角蛋白	cytokeratin,CK	1829
细胞色素 P450	cytochrome P450,CYP P450	2077
细胞外基质	extracellular matrix,ECM	221
细胞信号转导	cell signaling transduction	42
细胞因子	cytokine,CK	96,144
细胞因子释放综合征	cytokine release syndrome,CRS	98
细菌	bacterium	191
细菌生物膜	bacterial biofilm	212
细菌性肝脓肿	pyogenic liver abscess,PLA	1477,1573
细菌性结膜炎	bacterial conjunctivitis	620
细菌性阴道病	bacterial vaginosis,BV	2260
细脉	small pulse	1933
狭缝杂交	slot blotting	77
下丘脑-垂体-肾上腺轴	hypothalamic-pituitary-adrenal axis,HPA	259
下一代测序技术	next generation sequencing,NGS	88
下肢静脉瓣功能不全	venous valvular incompetence	1665
先天性胆管囊状扩张症	congenital biliary dilatation,CBD	1581
先天性耳前瘘管	congenital preauricular fistula	670
先天性肝内胆管囊状扩张症	congenital cystic dilatation of intrahepatic duct	1581
先天性外耳及中耳畸形	congenital microtia and middle ear dysmorphia	669
纤维蛋白降解产物	fibrin degradation product,FDP	2255,2256
纤维蛋白原	fibrinogen,FIB	2255
纤维连接蛋白	fetal fibronectin,fFN	2275
纤维支气管镜	bronchofibroscope	1251
显微藻类	microalgae	191
现场试验	field trial	350

限制性核酸内切酶	restriction endonuclease	72
限制性片段长度多态性	restriction fragment length polymorphism,RFLP	103
线粒体 DNA	mitochondrial DNA,mtDNA	116,131
线粒体病	mitochondrial disease	115,131
线粒体遗传病	mitochondrial genetic disorder	115,131
线性动力学	linear kinetics	2082
腺病	adenosis	1636
腺病毒	adenovirus,AV	71,126
腺病毒相关病毒	adeno-associated virus,AAV	126
腺苷二磷酸	adenosine diphosphate,ADP	1326
腺苷三磷酸	adenosine triphosphate,ATP	174,1325
腺苷脱氨酶	adenosine deaminase,ADA	127,128,727, 2268,2279
相对危险度	relative risk,RR	364,433
相对危险度减少	relative risk reduction,RRR	364
相对危险度增加	relative risk increase,RRI	364
相关性疾病	autonomic nervous associated disease,ANAD	61
像素	pixel	1386
消毒	disinfection	1913
硝基蓝四氮唑	nitroblue tetrazolium,NBT	178
硝酸甘油	nitroglycerine,GTN	2315
硝酸纤维素膜	nitrocellulose filter,NC	179
小扁豆凝集素	lens culinaris agglutinin,LCA	276
小肠镜检查	small intestinal endoscopy	1200
小肠淋巴瘤	lymphoma of the small intestine	1472
小肠腺癌	adenocarcinoma of the small intestine	1471
小肠腺瘤	adenoma of the small intestine	1471
小分子抗体	mini molecular antibody	98
小干扰 RNA	small interfering RNA,siRNA	100
小细胞肺癌	small cell lung carcinoma,SCLC	1818,2301
小叶原位癌	lobular carcinoma in situ,LCIS	1809
效力	efficacy	363
效应	effectiveness	363
斜视	squint	625
心包穿刺术	pericardiocentesis	1865
心包摩擦音	pericardial frication sound	943
心电图	electrocardiogram,ECG	737,1053
心动过缓	bradycardia	1933
心动过速	tachycardia	1933
心房颤动	auricular fibrillation,AF	738
心房扑动	atrial flutter	738
心肺运动试验	cardiopulmonary exercise testing,CPET	1325
心肌肌钙蛋白	cardiac troponin,cTn	2282
心悸	palpitation	737
心理评估	psychological assessment	909
心理学	psychology	56
心理自主神经反应模式	psycho-autonomic reaction model,PARM	61
心理自主神经系统紊乱状态	psycho-autonomic nervous disorders,PAND	61
心理自主系统医学	psycho-autonomic medicine,PAM	61

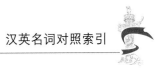

心输出量	cardiac output, CO	745, 1933
心因性木僵	psychogenic stupor	607
心因性兴奋	psychogenic excitement	607
心源性哮喘	cardiac asthma	732
心脏传导阻滞	cardiac block	738
心脏压塞	cardiac tamponade	1865
新辅助化疗后再行中间性肿瘤细胞减灭术	neoadjuvant chemotherapy-interval debulking surgery, NACT-IDS	285
新型冠状病毒肺炎	novel coronavirus pneumonia, NCP	80
信号转导	signal transduction	115
信使核糖核酸	messenger RNA, mRNA	68
星形细胞肿瘤	astrocytic tumors	1541
性分化异常	disorders of sex differentiation	803
胸苷激酶	thymidine kinase, TK	102
胸廓扩张度	thoracic expansion	931
胸膜腔穿刺术	thoracentesis	1841
胸腔闭式引流术	closed thoracic drainage	1846
胸腔积液	pleural effusion	725, 1428
胸式呼吸	thoracic respiration	902
胸痛	chest pain	741
胸主动脉夹层分离	thoracic aortic dissection	743
溴化乙啶	ethidium bromide, EB	84, 119
虚拟导航支气管镜	virtual navigation bronchoscope, VNB	1255
需要治疗的人数	number needed to treat, NNT	364
序列特异性寡核苷酸	sequence specific oligonucleotide, SSO	107
序列特异性引物	sequence specific primer, SSP	107
嗅觉倒错	parosmia	675
嗅觉过敏	hyperosmia	675
嗅觉减退	hyposmia	675
嗅觉丧失	anosmia	675
嗅觉障碍	olfactory dysfunction	675
嗅神经	olfactory nerve	993
嗅诊	smelling	898
选择性5-羟色胺再摄取抑制药	selective serotonin reuptake inhibitor, SSRI	561
眩晕	vertigo	667
血管紧张素转化酶	angiotensin converting enzyme, ACE	2094
血管紧张素转换酶2	angiotensin-converting enzyme 2, ACE2	99
血管紧张素转换酶抑制剂	angiotensin converting enzyme inhibitors, ACEI	32
血管瘤	hemangioma	1423
血管内发生长因子受体	vascular endothelid growth factor receptor, VEGFR	43
血管内皮生长因子-A	vascular endothelial growth factor-A, VEGF-A	99
血管内皮生长因子	vascular endothelial growth factor, VEGF	219
血管内皮细胞	vascular endothelial cell, VEC	166
血管平滑肌脂肪瘤	renal angiomyolipoma	1516
血浆肌酐	creatinine, Cr	2280
血浆碳酸氢盐	serum bicarbonate	1348
血脑屏障	blood brain barrier, BBB	533, 2076
血凝素蛋白	hemagglutinin, HA	2314
血清100蛋白	serum 100 protein, S100	2302

血清癌抗原 12-5	cancer antigen 12-5, CA12-5	2300
血清病	serum sickness	159
血清果糖胺	fructosamine, FMN	2287
血清黄体生成素	luteinizing hormone, LH	2291
血清肌钙蛋白	serum troponin, cTnI	748
血清鳞状细胞癌相关抗原	squamous cell carcinoma antigen, SCCA	2301
血清三酰甘油	triacylglycerol, TG	2283
血清糖类抗原 19-9	carbohydrate antigen 19-9, CA19-9	2299
血清铁蛋白	ferritin, SF	2302
血人绒毛膜促性腺激素	human chorionic gonadotropin, hCG	2302
血糖	blood glucose, GLU	795, 2287
血小板分布宽度	platelet distribution width, PDW	2254
血小板活化因子	platelet activating factor, PAF	159
血小板计数	platelets, Plt	2253
血小板凝集素-1	thrombospondin-1, TSP-1	219
血小板平均体积	mean platelet volume, MPV	2254
血小板生成素	thrombopoietin	97
血行播散型肺结核	hematogenous disseminated pulmonary tuberculosis	1434
血压	blood pressure, BP	901, 1934
血氧饱和度	oxyhemoglobin saturation, SO_2	1352
循环负荷过重反应	circulatory overload reaction	1955
循环游离 DNA	circulating free DNA, cfDNA	278
循环阈值	cycle threshold, Ct	85
循证医学	evidence-based medicine, EBM	28, 41, 290, 342, 2070
循证影像学	evidence-based imaging, EBMI	526

Y

压疮	pressure ulcer	1924
压疮愈合量表	pressure ulcer scale for healing, PUSH	1930
压疮状态工具	pressure sore status tool, PSST	1930
压痛	tenderness	952
牙痛	toothache	680
亚单位疫苗	subunit vaccine	182
亚急性甲状腺炎	subacute thyroiditis, SAT	1642, 1688
亚家族	subfamily	2077
氩等离子电凝	argon plasma coagulation, APC	1263
氩等离子体凝固术	argon plasma coagulation, APC	1261
烟酰胺腺嘌呤二核苷酸	nicotinamide adenine dinucleotide, NAD	174
延伸	extension	83
严重急性呼吸系统综合征冠状病毒 2	severe acute respiratory syndrome coronavirus 2, SARS-CoV-2	80
严重急性呼吸综合征	severe acute respiratory syndrome, SARS	184, 393, 730, 1920
炎症	inflammation	1789
炎症性肠病	inflammatory bowel disease, IBD	1583, 1790
盐水宫腔超声造影	saline infusion sonohysterography, SIS	1624
眼电图	electrooculogram, EOG	644
眼动脉	ophthalmic artery, OA	1175
眼睑痉挛	blepharospasm	660
羊水指数	amniotic fluid index, AFI	1630
阳性似然比	positive likelihood ratio	355

阳性体征	positive sign	891
阳性预测值	positive predict value	355
氧合	oxygenation	1319
氧化	oxidation	2077
腰椎病	lumbar spondylopathy	865
腰椎穿刺	lumbar puncture	1882
腰椎间盘突出症	prolapse of lumbar intervertebral disc, lumbar interverte-bral disc herniation	865
药品不良事件	adverse drug event, ADE	2107
药物不良反应	adverse drug reaction, ADR	46, 2106, 2107
药物代谢	drug metabolism	2077
药物代谢动力学	pharmacokinetics	2071
药物基因组学	pharmacogenomics	43
药物警戒	pharmacovigilance	2122
药物流行病学	pharmacoepidemiology	2118
药物浓度测定	therapeutic drug monitoring, TDM	2250
药物相互作用	drug interaction	2072
药效学	pharmacodynamics	2071
药源性疾病	drug-induced diseases, DID	2120
要素饮食	elemental diet	2045
液体抑制反转恢复序列	fluid attenuated inversion recovery sequence, FLAIR sequence	1532
液相–质谱联用	liquid chromatography-mass spectrometry, LC-MS	2097
液性囊腺癌	serous cystadenocarcinoma	1529
一级动力学	first-order kinetic	2082
一级预防	primary prevention	390
一口气呼吸法肺一氧化碳弥散量	D_LCO single-breath method, D_LCO-sb	1292
医疗服务	patient care, PC	9
医疗相关感染	healthcare-associated infection	1911
医学观	medical view	11
医学免疫学	medical immunology	143
医学模式	medical model	11
医学难以解释的症状	medically unexplained symptom, MUS	60
医学统计学	medical statistics	295
医学无法解释的呼吸困难	medically unexplained dyspnea	734
医学影像技术学	medical imaging technology	1385
医学影像学	medical imaging	1385
医学知识	medical knowledge, MK	9
医源性疾病	iatrogenic disease	2120
医院感染	nosocomial infection	1911
医院获得性感染	hospital-acquired infection	1911
医院信息系统	hospital information system, HIS	2124
依从性	compliance	2098
胰岛素	insulin, INS	94, 2288
胰岛素瘤	insulinoma	1592
胰岛素样生长因子-1	insulin like growth factor-1, IGF-1	2292
胰腺癌	pancreatic cancer	1487, 1593
胰腺导管内乳头状黏液性肿瘤	intraductal papillary mucinous neoplasm of the pancreas, IPMN	1228
胰腺导管腺癌	pancreatic ductal adenocarcinoma, PDAC	234
胰腺假性囊肿	pseudocyst of the pancreas	1591

胰腺囊腺癌	pancreatic cystadenocarcinoma	1487
胰腺囊腺瘤	pancreatic cystadenoma	1487,1593
胰腺囊肿	pancreatic cyst	1591
胰腺上皮内瘤变	pancreatic intraepithelial neoplasia,PANIN	1793
胰腺实性-假乳头状瘤	solid pseudopapillary neoplasm of the pancreas	1488
胰腺真性囊肿	true cyst of pancreas	1591
移植	transplantation	163
移植物	graft	163
移植物抗宿主反应	graft versus host reaction,GVHR	166
移植物抗宿主疾病	graft versus host disease,GVHD	166
遗传	heredity	46,113
遗传病	genetic disease,inherited disease,hereditary disease	113
遗传多态性	polymorphisms	2077
遗传性非息肉性结肠癌	hereditory nonpolyposis colon cancer,HNPCC	241
遗传性平滑肌瘤病和肾细胞癌综合征相关性肾细胞癌	hereditary leiomyomatosis and RCC syndrome-associated RCC,HLRCC	1802
遗传学	genetics	113
疑诊偏倚	diagnostic suspicion bias	371
乙二胺四乙酸	ethylenediamine tetra acetic acid,EDTA	81
乙醛脱氢酶2	aldehyde dehydrogenase,ALDH2	2315
乙酰胆碱	acetylcholine,ACh	156
乙酰胆碱受体	acetylcholine receptor,AChR	156
乙型肝炎病毒	hepatitis B virus,HBV	418
乙型肝炎疫苗	hepatitis B vaccine	94
乙状肾	sigmoid kidney	1601
钇铝石榴石激光	yttrium aluminum garnet laser,YAG	1260
异丙基硫代半乳糖苷	isopropyl β-D-thiogalactoside,IPTG	70
异常子宫出血	abnormal uterine bleeding,AUB	1277
异硫氰酸荧光素	fluorescein isothiocyanate,FITC	76,174
异柠檬酸脱氢酶	isocitrate dehydrogenase,IDH	1781
异位妊娠	ectopic pregnancy,eccyesis	1628
异型增生	dysplasia	1790
异质性	heterogeneity	39,359
异种反应	xenoreaction	163
异种抗原	xenoantigen	163
异种移植	xenograft	163
抑郁性木僵	depressive stupor	607
易受暗示性	suggestibility	606
易位	translocation,t	136
疫苗	vaccine	181
疫源地消毒	disinfection for infectious focus	1916
意识模糊	confusion of consciousness,mental confusion	906
意识丧失	loss of consciousness,LOC	745
意识障碍	disturbance of consciousness	585,906
意向处理分析	intention-to-treat,ITT	362
意向倒错	parabulia	606
意志减弱	hypobulia,avolition	606
意志缺乏	abulia	606
意志行为	volitional behavior	605

意志增强	hyperbulia	605
阴道镜	colposcope	1273
阴道镜检查	colposcopy	1273
阴茎	penis	959
阴离子隙	anion gap, AG	2286
阴性似然比	negative likelihood ratio	355
阴性预测值	negative predict value	355
引物	primer	81
引物二聚体	primer dimer	84
引物延伸分析法	primer extension analysis	77
饮食与营养	diet and nutrition	2038
隐血	occult blood	758
隐血试验	occult blood test, OB	2272
印迹	blotting	75
婴儿未分化圆细胞肉瘤	infantile undifferentiated round cell sarcoma, IURCS	1834
婴幼儿原始黏液性间叶性肿瘤	primitive myxoid mesenchymal tumour of infantile, PMMTI	1834
荧光激活细胞分类仪	fluorescence activated cell sorter, FACS	176
荧光免疫法	fluorescence immunoassay, FIA	2097
荧光偏振免疫法	fluorescence polarization immunoassay, FPIA	2097
荧光引物法	light upon extension, LUX	86
荧光原位杂交	fluorescence in situ hybridization, FISH	104, 139, 1781
荧光原位杂交技术	fluorescence in situ hybridization, FISH	120
营养	nutrition	46
营养风险筛查 2002	nutritional risk screening 2002, NRS-2002	2038
营养素	nutrient	2038
营养治疗	nutritional therapy	2038
影像存储与传输系统	picture archiving and communication system, PACS	722
影像增强器	image intensifier, II	1388
硬脑膜外血肿	epidural hematoma	1534
硬脑膜下血肿	subdural hematoma	1534
硬质支气管镜	rigid bronchoscope	1251
用力肺活量	forced vital capacity, FVC	1284
用力呼出 x% 肺活量的呼气流量	forced expiratory flow at x% of FVC exhaled, $FEFx_{\%}$	1285
用药失误	medication error	2122
幽门螺杆菌	*Helicobacter pylori*, HP	1184, 1790
尤因肉瘤	Ewing sarcoma	1780, 1832
尤因肉瘤家族	Ewing sarcoma family of tumor, EFT	1833
游离雌三醇	uncojugated estriol, uE_3	2303
游离基免疫法	free radical immunization, FRAT	2097
游离甲状腺素	free thyroxine, FT_4	1688
游离前列腺特异性抗原	free prostate-specific antigen, fPSA	2301
游离三碘甲腺原氨酸	free triiodothyronine, FT_3	1688, 2289
游离四碘甲腺原氨酸	freetetraiodothyronine, FT_4	2289
又称桥本甲状腺炎	Hashimoto thyroiditis, HT	1689
语言学	linguistics	1385
预防性输卵管-卵巢切除	risk-reducing salpingo-oophorectomy, RRSO	229
预防性消毒	preventive disinfection	1916
预防医学	preventive medicine	43, 49, 392
预防医学与保护医学	preventive medicine and protective medicine	60

预后	prognosis	366
预后因素	prognostic factor	366
预激综合征	preexcitation syndrome	739,1146
阈值浓度	threshold concentration,TC	1311
原发性干燥综合征	primary Sjögren syndrome,PSS	2308
原发性肝癌	primary hepatic carcinoma,PHC	237,1578,2300
原发性硬化性胆管炎	primary sclerosing cholangitis,PSC	1583
原发性自发性气胸	primary spontaneous pneumothorax,PSP	720
原发灶不明的转移癌	cancers of unknown primary site,CUP	262
原发综合征	primary complex	1433
原肌球蛋白受体激酶	tropomyosin receptor kinase,TRK	1835
原生动物	protozoa	191
原始神经外胚层肿瘤	primitive neuroectodermal tumor,PNET	1832
原位癌	carcinoma in situ	1791
远端食管痉挛	distal esophageal spasm	743
孕激素受体	progesterone receptor,PR	289,1808
孕激素受体	progesterone receptor,PR	1831
运动单位动作电位	motor unit action potential,MUAP	1167
运动神经传导速度	motor never conduction,MCV	1168
运动诱发电位	motor evoked potential,MEP	1173
晕厥	syncope	667,745

Z

载体	vector	69
载脂蛋白 A1	apolipoprotein A1,ApoA1	2284
载脂蛋白 B	apolipoprotein B,ApoB	2284
载脂蛋白 E	apolipoprotein E,ApoE	2284
再分布	redistribution	2075
再生障碍性贫血	aplastic anemia,AA	785
早期食管癌	early esophageal cancer,EEC	1187
藻红蛋白	phycoerythrin,PE	174
躁狂性兴奋	manic excitement	606
增强化学发光法	enhanced chemiluminescence,ECL	76
增强抗体	enhancing antibodies	272
窄带成像	narrow band imaging,NBI	1187
谵妄	delirium	906
谵妄性兴奋	delirium arousal	607
展神经	abducent nerve	997
张力性气胸	tension pneumothorax	721,743
阵发性室上性心动过速	paroxysmal supraventricular tachycardia,PSVT	738
诊断病理学	diagnostic pathology	1771
诊断性试验	diagnostic test	352
真菌	fungus	191
真性动脉瘤	true aneurysm	1659
真阳性率	true positive rate	354
真阴性率	true negative rate	355
整倍体	euploid	135
整合临床医学	integrated clinical medicine,ICM	53
整合医学	holistic integrative medicine,HIM	58

整体整合医学诊断	holistic integrative medical diagnosis, HIMD	63
整体整合诊疗	holistic integrative diagnosis and treatment, HIDT	63
正常 P 波	normal P wave	1063
正常值下限	lower limits of normal, LLN	1295
正电子发射断层成像	positron emission tomography, PET	237,1385
正电子发射断层成像/磁共振成像	positron emission tomography/magnetic resonance imaging, PET/MRI	1763
正电子发射断层成像/计算机断层成像	positron emission tomography/computed tomography, PET/CT	740
正电子发射计算机断层成像	positron emission computerized tomography, PECT	227,243,1686
正向引物	forward primer	83
证据	evidence	380
症状	symptom	533
支架	stent	1263
支气管肺泡灌洗	bronchoalveolar lavage, BAL	1256
支气管肺炎	bronchopneumonia	1431
支气管激发试验	bronchial provocation test	1300
支气管镜检查	bronchoscopy	1251
支气管扩张	bronchiectasis	1429
支气管黏膜活检术	bronchial mucosal biopsy	1254
支气管舒张试验	bronchial dilation test	1300
支气管阻塞	bronchial obstruction	1427
支原体	mycoplasma	191
支原体肺炎	mycoplasmal pneumonia	1431
知觉障碍	perception deficit	592
脂肪肝	fatty liver	1481,1569
脂肪瘤	lipoma	1422
脂肪酶	lipase, LPS	2294
脂肪肉瘤	liposarcoma	1423
脂质缺乏性眼干燥症	aqueous tear deficiency, LTD	652
直肠癌	carcinoma of rectum	242
直肠给药	rectal delivery	2075
直接胆红素	direct bilirubin, DBil	2277
直接凝集反应	direct agglutination reaction	171
直接识别	direct recognition	164
直接输血法	direct transfusion	2026
职业素养	professionalism, PROF	9
植入前遗传诊断	preimplantation genetic diagnosis	122
指数富集的配体系统进化	systematic evolution of ligands by exponential enrichment, SELEX	100
质粒	plasmid	70
质粒的不相容性	plasmid incompatibility	71
质谱	mass spectrum, MS	89,90
治疗相关的神经内分泌前列腺癌	treatment-related neuroendocrine prostate cancer, t-NEPC	1804
治疗药物监测	therapeutic drug monitoring, TDM	2093
治疗饮食	therapeutic diets	2041
治疗阈值	therapeutic threshold	382
置换	replacement	117
中川血管母细胞瘤	angioblastoma of Nakagawa	1830

中等代谢者	intermediate metabolizer, IM	2077
中度危险性物品	semi-criticalitems	1915
中国仓鼠卵母细胞	Chinese hamster oocytes, CHO	93
中枢神经系统	central nervous system, CNS	566,745
中位缓解时间	median response duration, MRD	290
中位数	median	306
中效消毒剂	intermediate-efficacy disinfectant	1914
中心静脉压	central venous pressure, CVP	1896
中性粒细胞	neutrophils	144
中央室	central compartment	2081
中医学	traditional chinese medicine	56
终板	end plate	1393
终点	endpoint	368
终末消毒	terminal disinfection	1916
肿瘤	tumour	232,1789
肿瘤标志物	tumor marker, TM	233,275
肿瘤坏死因子	tumor necrosis factor, TNF	97
肿瘤坏死因子-α	tumor necrosis factor-α, TNF-α	97,160
肿瘤坏死因子-β	tumor necrosis factor-β, TNF-β	97,160
肿瘤浸润淋巴细胞	tumor infiltrating lymphocyte, TIL	187,284
肿瘤抗原的单链抗体	single-chain antibody fragment, ScFv	187
肿瘤淋巴结转移分期	tumor node metastasis classification, TNM 分期	1216
肿瘤排斥抗原	tumor rejection antigen, TRA	270
肿瘤特异抗原	tumor specific antigen, TSA	270
肿瘤特异移植抗原	tumor specific transplantation antigen, TSTA	270
肿瘤相关巨噬细胞	tumor-associated macrophage, TAM	222
肿瘤相关抗原	tumor-associated antigen, TAA	270
周边室	peripheral compartment	2081
周期性染色体综合征	recurrent chromosomal syndromes	115
周期性一侧性癫痫样放电	periodic lateralizing epileptiform discharges, PLED	1163
周期性肢体运动障碍	periodic limb movement disorder, PLMD	584,1162
周细胞	perithelial cell	220
昼夜节律失调性睡眠觉醒障碍	circadian rhythm sleep-wake disorder, CRSWD	560
蛛网膜下腔出血	subarachnoid hemorrhage, SAH	1536
主动脉夹层	aortic dissection, AD	1451
主动违拗	active negativism	607
主要指标	primary outcome	361
主要组织相容性复合体	major histocompatibility complex, MHC	144,272
主要组织相容性抗原	major histocompatibility antigen, MH antigen	164
注射给药法	administering injection	1949
抓痕	excoriation	617
转化	transformation	73
转化生长因子-β	transforming growth factor-β, TGF-β	217
转化医学	translational medicine	41,2071
转基因植物疫苗	transgene plant vaccine	183
转录激活样效应因子核酸酶	transcription activator-like effector nuclease, TALEN	94
转染	transfection	73
转移性肝癌	metastatic cancer of the liver	238
转移性骨肿瘤	metastatic tumor of bone	1421

转运 RNA	transfer RNA, tRNA	116
椎动脉颅内段	vertebral artery, VA	1175
椎弓环	vertebral arch ring	1393
准分子激光屈光性角膜切削术	photorefractive keratectomy, PRK	647
准分子激光上皮瓣下角膜磨镶术	laser epithelial keratomileusis, LASEK	647
准分子激光原位角膜磨镶术	laser in situ keratomileusis, LASIK	647
准确度	accuracy	356
卓-艾综合征	Zollinger-Ellison syndrome	2271
灼口综合征	burning mouth syndrome, BMS	679
子宫肌瘤	uterine myoma	1523
子宫颈癌	cervical carcinoma	1525
子宫颈上皮内病变	cervical intraepithelial lesion	1791
子宫颈上皮内瘤变	cervical intraepithelial neoplasia, CIN	1791
子宫内膜癌	endometrial carcinoma	1277,1524,1620
子宫内膜息肉	endometrial polyp	1277,1620
子宫内膜异位症	endometriosis	1525
子宫平滑肌瘤	uterine leiomyoma	1523
子宫输卵管造影术	hysterosalpingography, HSG	1277
子宫腺肌病	adenomyosis	1525,1619
子宫纵隔切除术	transcervical resection of septum, TCRS	1277
自发呈报	spontaneous reporting system, SAS	2124
自然杀伤 T 细胞	Natural killer T cell	144
自然杀伤细胞	natural killer cell, NK cell	97,144,148,225
自身免疫性甲状腺炎	autoimmune thyroiditis	1689,2290
自身耐受性	self-tolerance	146
自身前-后对照试验	self before-after controlled study	344
自身医院感染	autogenous nosocomial infection	1912
自体移植	autograft	163
自我意识障碍	disturbance of self-consciousness	586
自愿报告制度	spontaneous reporting system, SRS	2114
自主复制序列	autonomously replicating sequence, ARS	70
自主神经功能紊乱	autonomic nervous disorder, AND	61
自主神经系统	autonomic nervous system, ANS	63
自主神经治疗技术	autonomic treatment approach, ATA	63
纵隔镜检查	mediastinoscope	1271
纵隔子宫	septate uterus	1277
总胆固醇	total cholesterol, TC	2283
总胆红素	total bilirubin, TBil	762,2277
总胆汁酸	total bile acid, TBA	2278
总蛋白	total protein, TP	2276
总二氧化碳含量	total carbon dioxide content, TCO_2	1350
总甲状腺素	total tetraiodothyronine, TT_4	2289
总前列腺特异性抗原	total prostate-specific antigen, tPSA	2301
总体清除率	total body clearance, TBCL	2086
综合性群医学	integrated population medicine, IPM	53
综合与整合治疗	holistic integrative medical treatment, HIMT	63
综合治疗	multimodality therapy	282
阻力指数	resistance index, RI	1174,1569
阻塞型睡眠呼吸暂停低通气综合征	obstructive sleep apnea hypopnea syndrome, OSAHS	581

阻塞性肺不张	obstructive atelectasis	1427
组胺	histamine	152,741
组织化学	histochemistry	1780
组织型纤溶酶原激活物	tissue-type plasminogen activator,t-PA	93
最大 0.1 秒口腔闭合压	maximal mouth occlusion pressure at 0.1 s after onset of inspiratory effort,$P_{0.1}$max,$P_{0.1}$max	1343
最大呼气压	maximal expiratory pressure,MEP	1346
最大呼气中期流量	maximal mid-expiratory flow,MMEF	1285
最大经鼻吸气压	sniff nasal inspiratory pressure,SNIP	1346
最大跨膈压	maximum transdiaphragmatic pressure,Pdimax	1323
最大摄氧量	maximal oxygen uptake,$VO_{2\,max}$	1326
最大胃酸分泌量	maximum acid output,MAO	2272
最大吸气压	maximal inspiratory pressure,MIP	1323,1346
最大心率	maximal heart rate,HR_{max}	1331
最大心率储备	maximal heartrate reserve,HRR_{max}	1331
最大羊水池深度	amniotic fluid's depth,AVD	1630
最大自主通气量	maximal voluntary ventilation,MVV	1285
最低杀菌浓度	minimum bactericidal concentration,MBC	198
最低抑菌浓度	minimum inhibitory concentration,MIC	198,210
最小有效浓度	minimum effective concentration,MEC	2098
最小中毒浓度	minimal toxic concentration,MTC	2098
左室射血分数	left ventricular ejection fractions,LVEF	2283
佐剂	adjuvant	183

Others

0.1 秒口腔闭合压	mouth occlusion pressure at 0.1 s after onset of inspiratory effort,$P_{0.1}$	1343
^{111}In-喷曲肽	^{111}In-pentetreotide	1697
^{125}I 标记的尿嘧啶核苷	^{125}I-Uridine riboside,^{125}I-UdR	177
^{131}I-6-碘代胆固醇	^{131}I-6-iodocholesterol,^{131}I-6-IC	1695
^{131}I-间位碘代苄胍	metaiodobenzyl guanidine,MIBG	1697
^{18}F-氟代脱氧葡萄糖	^{18}F-fluorodeoxyglucose,^{18}F-FDG;FDG	237,240,1697
5′-核苷酸酶	5′-nucleotide enzyme,5′-NT	2279
5-羟色胺	5-hydroxytryptamine,5-HT	741
5-羟色胺 3	5-hydroxytryptamine 3,5-HT3	770
^{99m}Tc-二巯基丁二酸	^{99m}Tc-dimercaptosuccinic acid,^{99m}Tc-DMSA	1687
^{99m}Tc-甲氧基异丁基异腈	^{99m}Tc-methoxy isobutyl isonitrile,^{99m}Tc-MIBI	1692
A 类反应	augmented reaction	2110
A 型药物不良反应	type A adverse drug reaction	2107
Bates-Jensen 伤口评价工具	Bates-Jensen wound assessment tool,BWAT	1930
BK 病毒相关性肾病	BK virus associated nephropathy,BKVAN	2314
B 类反应	bugs reaction	2110
B 淋巴母细胞白血病/淋巴瘤	B-cell lymphoblastic leukaemias,B-ALL	1825
B 淋巴细胞	B lymphocyte	144
B 细胞受体	B cell receptor,BCR	144,148
B 型药物不良反应	type B adverse drug reaction	2107
cDNA 文库	complementary DNA library	69
CT 尿路造影	CT urography,CTU	1502
CT 血管造影显像	angiography computed tomography,CTA	1387

C 反应蛋白	C-reactive protein,CRP	2296
C 类反应	chemical reaction	2110
C 型药物不良反应	type C adverse drug reaction	2108
DNA 聚合酶	DNA polymerase,DNA pol	81
DNA 迁移率实验	DNA mobility shift assay	79
DNA 疫苗	DNA vaccine	182
D 类反应	delivery reaction	2110
EB 病毒	Epstein-Barr virus,EBV	271,1831
E-钙黏蛋白	E-cadherin	221
E 类反应	exit reaction	2110
F 类反应	familial reaction	2110
Graves 病	Graves disease,GD	1643
G 类反应	genotoxicityreaction	2110
H 类反应	hypersensitivity reaction	2110
Leber 遗传性视神经病	Leber hereditary optic neuropathy,LHON	115
MH 抗原分子优势结合	MH antigen-dominant binding	165
Northern 印迹杂交	Northern blotting	76
PCR 单链构型多态性 PCR	single strand conformational polymorphism,PCR-SSCP	107
Prader-Willi 综合征	Prader-Willi syndrome,PWS	131
P-糖蛋白	P-glycoprotein,P-gp	2074
P 物质	substance P,SP	741
RNA 酶保护分析法	RNA enzyme protection assay	77
Southern 印迹杂交	Southern blotting	76
Taq DNA 聚合酶	Taq DNA polymerase	81
TCR-T 细胞受体工程	T cell receptor-engineered	187
T 淋巴母细胞白血病/淋巴瘤	T-lymphoblastic leukaemia/lymphoma,T-ALL	1827
T 淋巴细胞	T lymphocyte	144
t 秒用力呼气量	forced expiratory volume in t second,FEVt	1284
T 细胞受体	T cell receptor,TCR	144,148
U 类反应	unclassified reaction	2110
WPW 综合征	Wolff-Parkinson-While syndrome	1146
X-连锁显性遗传病	X-linked dominant genetic diseases,XD	129
X-连锁隐性遗传病	X-linked recessive genetic diseases,XR	129
X 射线	X-ray	1385
X 射线计算机断层成像	X-ray computed tomography,X-CT/ CT	1385
X 射线数字荧光透视	digital fluorography,DF	1388
"S"形肾	S-shaped kidney	1601
Ⅰ 相反应	phase Ⅰ reaction	2077
Ⅰ 型超敏反应	type Ⅰ hypersensitivity	151
Ⅱ 相反应	phase Ⅱ reaction	2077
Ⅱ 型超敏反应	type Ⅱ hypersensitivity	155
Ⅲ 型超敏反应	type Ⅲ hypersensitivity	157
Ⅳ 型超敏反应	type Ⅳ hypersensitivity	160
α-L-岩藻糖苷酶	α-L-fucosidase,AFU	2279
α-甲状腺过氧化物酶	α-thyroid peroxidase,α-TPO	2290
α 干扰素	interferon-α,IFN-α	93,96
α-羟丁酸脱氢酶	α-hydroxybutyrate dehydrogenase,α-HBDH	2282
β-内酰胺类抗生素	β-lactam antibiotics	206
β 干扰素	interferon-β,IFN-β	96

β 受体阻滞剂 β-receptor antagonist,β-RA 32

β 珠蛋白生成障碍性贫血 β thalassemia 127

γ/δT 细胞 γ/δ T cell 144

γ-氨基丁酸 γ-aminobutyric acid,GABA 561

γ-谷氨酰转移酶 γ-glutamyltransferase,GGT 2278

ω-3 多不饱和脂肪酸 ω-3 polyunsaturated fatty acid,ω-3 PUFA 417

β 受体阻滞剂 β-receptor antagonist,β-RA 32